# HANDBUCH DER HAUT- UND GESCHLECHTSKRANKHEITEN

## J. JADASSOHN

# ERGÄNZUNGSWERK

BEARBEITET VON

G. ACHTEN · J. ALKIEWICZ · R. ANDRADE · R. D. AZULAY · H.-J. BANDMANN · L. M. BECHELLI
M. BETETTO · H. H. BIBERSTEIN · R. M. BOHNSTEDT · G. BONSE · S. BORELLI · W. BORN · O.
BRAUN-FALCO · J. BRODY · W. BURCKHARDT · J. CABRÉ · F. T. CALLOMON† · C. CARRIÉ
H. CHIARI · G. B. COTTINI · R. DOEPFMER · CHR. EBERHARTINGER · H. EBNER · G. EHRMANN
R. A. ELLIS · A. ENGELHARDT · F. FEGELER · E. FISCHER · H. FLEISCHHACKER · H. FRITZ-
NIGGLI · H. GÄRTNER · O. GANS · M. GARZA TOBA · P. E. GEHRELS · H. GÖTZ · L. GOLDMAN
H. GOLDSCHMIDT · A. GREITHER · H. GRIMMER · P. GROSS · TH. GRÜNEBERG · J. HÄMEL · D.
HARDER · W. HAUSER · E. HEERD · E. HEINKE · H.-J. HEITE · S. HELLERSTRÖM · A. HENSCHLER-
GREIFELT · J. J. HERZBERG · J. HEWITT · G. VON DER HEYDT · G. E. HEYDT · H. HILMER · H.
HOBITZ · H. HOFF · G. HOPF · O. HORNSTEIN · L. ILLIG · W. JADASSOHN · M. JÄNNER · E. G.
JUNG · R. KADEN · K. H. KÄRCHER · FR. KAIL · K. W. KALKOFF · W. D. KEIDEL · PH. KELLER
J. KIMMIG · G. KLINGMÜLLER · N. KLÜKEN · A. G. KOCHS† · FR. KOGOJ · G. W. KORTING
E. KRÜGER-THIEMER · H. KUSKE · F. LATAPI · H. LAUSECKER† · P. LAVALLE · A. LEIN-
BROCK · K. LENNERT · G. LEONHARDI · W. F. LEVER · P. G. LIEBALDT · W. LINDEMAYR
K. LINSER · H. LÖHE† · L. J. A LOEWENTHAL · A. LUGER · E. MACHER · F. D. MALKINSON
J. T. McCARTHY · R. T. McCLUSKEY · K. MEINICKE · W. MEISTERERNST · N. MELCZER · A. M.
MEMMESHEIMER · J. MEYER-ROHN · A. MIESCHER · G. MIESCHER† · P. A. MIESCHER · A.
MUSGER · TH. NASEMANN · FR. NEUWALD · G. NIEBAUER · H. NIERMANN · W. NIKOLOWSKI
F. NÖDL · H. OLLENDORFF-CURTH · B. OSTERTAG · F. PASCHER · R. PFISTER · K. PHILIPP
A. PILLAT · H. PINKUS · W. POHLIT · H. PORTUGAL · M. I. QUIROGA · W. RAAB · R. V. RAJAM
B. RAJEWSKY · J. RAMOS E SILVA · H. REICH · R. RICHTER · G. RIEHL · H. RIETH · H. RÖCKL
N. F. ROTHFIELD · ST. ROTHMAN† · T. ŠALAMON · S. A. P. SAMPAIO · R. SANTLER · E. SCHEI-
CHER-GOTTRON · C. SCHIRREN · C. G. SCHIRREN · H. SCHLIACK · W. SCHMIDT · R. SCHMITZ
W. SCHNEIDER · U. W. SCHNYDER · H. E. SCHREINER · H. SCHUERMANN† · K.-H. SCHULZ
R. SCHUPPLI · J. SCHWARZ · M. SCHWARZ-SPECK · E. J. van SCOTT · H.-P.-R. SEELIGER
R. D. G. PH. SIMONS · J. SÖLTZ'SZÖTS · C. E. SONCK · E. SOHER · H. W. SPIER · R. SPITZER
D. STARCK · Z. STARY · G. K. STEIGLEDER · H. STORCK · J.S.STRAUSS · G. STÜTTGEN · M. B.
SULZBERGER · A. SZAKALL† · A. TANAY · J. TAPPEINER · J. THEUNE · W. THIES · G. VELTMAN
J. VONKENNEL† · F. WACHSMANN · G. WAGNER · W. H. WAGNER · E. WALCH · G. WEBER
R. WEHRMANN · K. WEINGARTEN · G. G. WENDT · A. WIEDMANN · H. WILDE · A. WINKLER
D. WISE · A. WISKEMANN · P. WODNIANSKY · KH. WOEBER · H. WÜST · K. WULF · L. ZALA · J.
ZEITLHOFER · J. ZELGER · P. ZIERZ · M. ZINGSHEIM · L. ZIPRKOWSKI

HERAUSGEGEBEN GEMEINSAM MIT

R. DOEPFMER · O. GANS · H. GÖTZ · H. A. GOTTRON · J. KIMMIG · A. LEIN-
BROCK · G. MIESCHER† · TH. NASEMANN · H. RÖCKL · C. G. SCHIRREN · U. W.
SCHNYDER · H. SCHUERMANN† · H. W. SPIER · G. K. STEIGLEDER · H. STORCK
A. WIEDMANN

VON

## A. MARCHIONINI


VIERTER BAND · TEIL 1 A

SPRINGER-VERLAG
BERLIN · HEIDELBERG · NEW YORK
1965

# INFEKTIONSKRANKHEITEN DER HAUT I

BEARBEITET VON

H. H. BIBERSTEIN · F. T. CALLOMON† · M. GARZA TOBA
W. HAUSER · A. G. KOCHS† · K. MEINICKE · J. MEYER-ROHN
H. PORTUGAL · R. V. RAJAM · H. RÖCKL

HERAUSGEGEBEN VON

**A. MARCHIONINI** UND **H. GÖTZ**

MIT 202 TEILS FARBIGEN ABBILDUNGEN

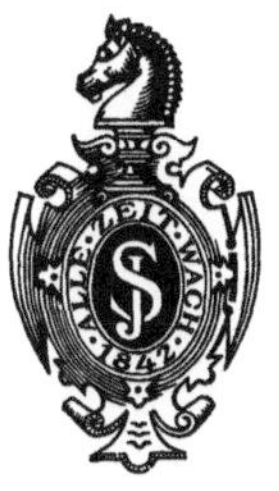

SPRINGER-VERLAG
BERLIN · HEIDELBERG · NEW YORK
1965

**ISBN-13: 978-3-642-94919-7**     **e-ISBN-13: 978-3-642-94918-0**
**DOI: 10.1007/978-3-642-94918-0**




Druck der Universitätsdruckerei H. Stürtz AG., Würzburg

Titel-Nr. 5526

# Vorwort

Vor mehr als 30 Jahren erschienen die „Infektionskrankheiten der Haut" in der 1. Auflage des Jadassohnschen Handbuches für Haut- und Geschlechtskrankheiten verstreut in teils nicht zusammenhängenden Bänden. Nach unserer ursprünglichen Konzeption sollten daher die in einer Generation hinzugewonnenen neuen Erkenntnisse dieses Spezialgebietes in einem einzigen Band (IV/1) des Ergänzungswerkes vereinigt werden. Die erstrebte Zusammenfassung ist zwar erfolgt, doch — bedingt durch die Fülle des Stoffes — erwies sich eine Zweiteilung des gesamten Materials in die Bände IV/1 A und IV/1 B als notwendig, von denen wir nunmehr den ersten Teil vorlegen.

Eine besondere Freude war es uns, als Bearbeiter von Teilgebieten des vorliegenden Bandes zwei Autoren gewinnen zu können, die bereits 1929 das gleiche Thema dargestellt hatten (F. T. Callomon und H. H. Biberstein). Einige tropische und subtropische Dermatosen wurden von erfahrenen Spezialisten jener Regionen bearbeitet, was unseres Erachtens für das Werk von großem Nutzen war. Bei Berücksichtigung dieses Gesichtspunktes schien uns andererseits die Verwendung der englischen Sprache in dem Kapitel über die Framboesie von R. V. Rajam in einem sonst im wesentlichen deutschsprachigen Handbuch von untergeordneter Bedeutung.

Wenn auch viele der im alten Handbuch niedergelegten Beobachtungen nach wie vor ihre Gültigkeit besitzen, vor allem auf klinischem Gebiete, so sind die in den vergangenen Jahrzehnten hinzugewonnenen Forschungsergebnisse doch beeindruckend. Das gilt insbesondere für die Ätiologie und Pathogenese bestimmter Krankheiten, beispielsweise für die Pinta, die viele Jahre lang als Pilzkrankheit angesehen worden war, bis es nach zahlreichen Irrwegen 1938 gelang, als Erreger ein Treponema aufzudecken. Das gilt des weiteren für die Therapie der Infektionskrankheiten, die nach der Entdeckung der Sulfonamide und der Antibiotica geradezu revolutioniert wurde.

Ungewöhnlich erscheinen mag manchen Lesern die Bearbeitung der Acrodermatitis chronica atrophicans Herxheimer, des Erythema migrans und der Lymphadenitis cutis benigna in diesem Bande. Auch hier spiegeln sich aber neue, in der Nachkriegszeit gewonnene Erkenntnisse wider, die uns veranlaßten, diese Dermatosen in dem Kapitel „Wahrscheinliche Infektionskrankheiten der Haut" zusammenzufassen.

Schließlich möchten wir allen Autoren für ihren unermüdlichen Eifer danken. Ihre anerkannte Sachkenntnis, gepaart mit beispielhaftem Fleiß, waren unabdingbare Voraussetzungen für das Erscheinen des nunmehr vorliegenden Bandes. In gleicher Weise gebührt unser aufrichtiger Dank dem Springer-Verlag, der wie immer bemüht war, oft auch weitgehenden individuellen Wünschen nachzukommen und von der technischen Seite her allen Ansprüchen gerecht zu werden.

München/Essen, September 1964

A. Marchionini und H. Götz

# Inhaltsverzeichnis

Inhaltsverzeichnis VII

**Das Erysipeloid.** Von Dr. FRITZ T. CALLOMON-Berkeley (California). (Mit 1 Abbildung) 239



**Orientbeule.** Von Priv.-Doz. Dr. ALBERT GEORG KOCHS†-Riyadh (Saudi-Arabien)/
(Mit 50 Abbildungen) . . . . . . . . . . . . . . . . . . . . . . . . . . . . . . 262

Inhaltsverzeichnis                                                XIII

# Saprophytische und pathogene Bakterien der Haut

Von

## Johannes Meyer-Rohn-Hamburg

Mit 30 Abbildungen

## I. Geschichtliches

Schon vor Beginn der eigentlichen bakteriologischen Ära hat sich LEBERT (1845) mit der parasitären Hautbesiedlung beschäftigt. Ohne die kurze Zeit später gewonnenen Erkenntnisse über die Bedeutung der Bakterien im Haushalt der Natur und ihre Eigenschaften als Krankheitserreger zu kennen, mußten manche Beobachtungen später eine andere Deutung erfahren. Brauchbare Untersuchungen stammen erst — wie HILGERS berichtet — von EBERTH (1875), der verschiedene Regionen der menschlichen Haut mikroskopisch untersuchte und daselbst zahlreiche bewegliche punktförmige, stark lichtbrechende Gebilde fand, die er für pflanzliche Mikroorganismen hielt und die seiner Ansicht nach für Hautveränderungen verantwortlich zu machen waren. BIZZOZERO kommt bereits 10 Jahre später zu den ersten Anfängen einer Topographie der auf der Haut vorkommenden Mikroorganismen; er stellte fest, daß die Haut dort, wo sie durch Schweiß- und Talgabsonderungen feucht gehalten wird, besonders stark besiedelt ist. BORDONI-UFFREDUZZI hat die ersten Reinkulturen von Mikroorganismen der menschlichen Haut isoliert; er beschreibt fünf Arten von Mikrokokken, darunter zwei Farbstoffbildner, die er als normale Bewohner der Haut bezeichnet. MAGGIORA beschreibt nach HILGERS 1889 bereits 29 verschiedene von der Haut isolierte Mikroorganismen. MARKOFF hat dann 1896 in einer Dissertation alle über die Hautbakteriologie bekannten Arbeiten und Tatsachen zusammengefaßt und eine für die damaligen Verhältnisse gute Beschreibung der einzelnen Arten gegeben. Mit Beginn der auf den Erkenntnissen von PASTEUR und KOCH fußenden bakteriologischen Ära stieg die Zahl der mit Hilfe künstlicher Nährmedien isolierten und beschriebenen Stämme rapide an. Freilich sind die im ersten Überschwang beschriebenen unzähligen Keimarten inzwischen wieder auf ein Normalmaß reduziert worden, da sie sich zum großen Teil als identisch erwiesen haben.

Von dermatologischer Seite haben NEISSER, UNNA, WEIL, BRUCK, HIDAKA, VEIEL, HEBRA, KAPOSI, JULIUSBERG, SCHOLTZ und viele andere die Hautbakteriologie vorangetrieben. Allerdings ist es in erster Linie die Suche nach der Ursache entzündlicher Dermatosen gewesen, die zur Erweiterung der Kenntnisse geführt hat. Dadurch wurde man sehr gut mit der Qualität der Mikroorganismen auf der Haut bei verschiednen Dermatosen vertraut. Das Endergebnis all dieser Bemühungen war schließlich die pathogenetisch einheitliche Gruppe der bakteriell bedingten Hauterkrankungen. Die Untersuchungen über die quantitativen Verhältnisse der Hautbakterien wurden aus allgemein-hygienischen Gründen durchgeführt: die Wirkung der Körperreinigung, der Kleidung, des Lichtes auf die

Hautflora. Viele Erkenntnisse stammen dabei aus Desinfektionsversuchen, bei denen die Keimzahlen vor und nach Einwirkung des Desinfiziens bestimmt werden.

Es ist nun interessant, daß seitens der Fachbakteriologen wenig über die Hautflora gearbeitet worden ist, wenngleich von ihnen bei den meisten Keimarten deren Beziehung zur menschlichen und tierischen Haut besprochen wird. Erst 1928 erschien von SÜSSMANN eine größere fachwissenschaftliche Arbeit, die sich speziell mit der Keimbesiedlung der Haut befaßt. Aber weder im Handbuch der pathogenen Mikroorganismen von KOLLE, KRAUS, UHLEN-HUTH (1935) noch im bakteriologischen Standardwerk von LEHMANN-NEUMANN ist unter Bakterienflora bestimmter Standorte die Haut gesondert abgehandelt. Noch in den 1956 bzw. 1957 erschienenen Büchern von WINKLE bzw. HALLMANN sind über die Bakterienflora der Haut nur wenige summarische Sätze und Feststellungen enthalten.

Heute ist insofern ein Wandel in der Betrachtungsweise der Hautflora eingetreten, als allgemein-hygienische oder ätiologische Gesichtspunkte in den Hintergrund getreten sind zugunsten physiologischer, biochemischer und im Zeitalter der Antibiotica resistenzanalytischer Fragestellungen und den damit in Zusammenhang stehenden Problemen des Infektionswechsels. SCHADE, MIESCHER, CERUTTI, MARCHIONINI, BURTENSHAW, PILLSBURY, SHELLEY, KLIGMAN und viele andere sind hier zu nennen, die die neue Forschungsrichtung entscheidend beeinflußt haben.

So muß man heute das große Gebiet der Hautbakteriologie in zwei Gruppen aufteilen:

1. Die Mikrobiologie der gesunden Hautoberfläche.

2. Saprophytische und pathogene Bakterien der Haut.

Während die erste Gruppe zur normalen und pathologischen Physiologie der Haut (Band I/2) gehört, die von H. RÖCKL bearbeitet wird und hauptsächlich funktionelle Gesichtspunkte beinhaltet, dient die zweite Gruppe als Grundlage für die bakteriell bedingten Dermatosen. Der vorliegende Artikel kann und darf aber nicht nur deskriptiver Natur sein, sondern wird sich mit Fragen der Pathogenität und Virulenz, Fragen des Infektionswechsels usw. befassen müssen. Immunisatorische Vorgänge, die in der Haut ablaufen oder die durch die Bakterienflora ausgelöst werden, sind dagegen Inhalt des von W. JADASSOHN bearbeiteten Kapitels Immunbiologie der Haut in diesem Band.

## II. Begriffsbestimmung und Einteilung der Hautkeime

Hier schließen wir uns der Auffassung HILGERS an: Die Bezeichnung „Hautbakterien" ist ein topographischer Sammelbegriff für alle auf der Körperoberfläche und den mit ihr in Verbindung stehenden Körperhöhlen und -öffnungen vorkommenden Mikroorganismen aus dem Bakterienreich. Über das Vorkommen von Virusarten und Fungi wird in den entsprechenden Kapiteln dieses Handbuchbandes von TH. NASEMANN (Viruskrankheiten) und GÖTZ (Pilzerkrankungen der Haut) zu berichten sein, worauf an dieser Stelle verwiesen wird.

HILGERS teilt die Hautbakterien in drei Gruppen ein:

1. Ubiquitär vorkommende Keime, die sich rein mechanisch ohne mit der Unterlage in Wechselwirkung zu treten, auf belebten und unbelebten Gegenständen niederlassen.

2. Keime, die die Körperoberfläche als Nährmedium benutzen. Diese Keime lösen also schon im Gegensatz zu denen der Gruppe 1 einen biochemischen Prozeß aus.

3. Keime, die aktiv oder passiv auf die Haut gelangen, hier haften bleiben und je nach ihrer Virulenz und der immunbiologischen Lage des Wirtsorganismus entweder als harmlose Saprophyten leben oder in die Tiefe als Invasionskeime eindringen und hier einen pathologischen Prozeß auslösen können.

So kann also ein zunächst harmloser Saprophyt plötzlich zum Infektionskeim werden, eine Tatsache, die aus der allgemeinen Bakteriologie und Infektionslehre bekannt ist; dieses Verhalten läßt auch eine Einteilung der Hautkeime in apathogene und pathogene Bakterien als inopportun erscheinen, ja, es macht eine solche Einteilung praktisch unmöglich. Fragen der Infektiosität — Pathogenität — Virulenz — Saprophytentum — Parasitismus der Mikroorganismen spielen hier herein, die gesondert in diesem Artikel abgehandelt werden sollen.

HILGERS gibt seinen drei Gruppen die Bezeichnungen *Anflugskeime*, *Haftkeime* und *Invasionskeime*. BERGER unterscheidet bei der Mundflora zwei Gruppen: die *Standortflora*, die mehr oder weniger regelmäßig und dauernd in jeder gesunden Mundhöhle gefunden wird und die *Durchgangsflora*, deren Arten nur zufällig und vorübergehend einmal nachgewiesen werden können. Auch hier gehören zu beiden Gruppen harmlose und pathogene Keimarten. NEUFELD, der als Fachbakteriologe 1942 ausgedehnte Untersuchungen über die Flora der menschlichen Haut durchgeführt hat, teilt ein in *Dauerbewohner* und „*fremde*" *Keime;* PRICE schließlich in *vorübergehende* und *beständige* Hautbakterien, welch letztere auch durch Reinigungsmaßnahmen im Gegensatz zu den vorübergehenden Keimen nur schwer von der Haut zu entfernen seien.

Zu den Anflugskeimen kann praktisch jede bisher bekannte Keimart gehören; es wäre also müßig, sie hier aufzuführen. Die Gruppe der Haftkeime ist dagegen gut übersehbar; sie zeichnet sich durch eine ausgesprochene Einförmigkeit aus. Ihr gehören vor allem Mikrokokken, Corynebakterien und Streptokokken an. Freilich muß hier — wie ganz allgemein bei Betrachtungen über die Hautflora — betont werden, daß die Zahl der gefundenen Arten großen individuellen Schwankungen unterworfen ist. Außerdem spielen hier Technik der Keimentnahme, Art der Nährmedien, Zeitpunkt der Entnahme und viele andere Faktoren eine Rolle, auf die noch hinzuweisen sein wird.

Die dritte Gruppe schließlich umfaßt als Invasionskeime die im klinischen Sinn pathogenen Keime. Diese Keime können ihr „Hautdasein" eine mehr oder weniger lange Zeit als Anflugskeime beginnen, durchlaufen das Stadium des Haftkeimes, um schließlich ihre Laufbahn nach Durchwanderung der Epidermis als Invasionskeim und Infektionskeim zu krönen. Das geschieht auf Grund eigener Kraft oder auf Grund der vorgefundenen günstigen Ernährungs- und Lebensbedingungen. Auch hier wäre es müßig, die einzelnen Keimarten alle aufzuführen. In einem speziellen Kapitel dieses Artikels werden Morphologie und Biologie der häufigsten Keimarten dieser und auch der zwe iten Gruppe ausführlich besprochen

Während HILGERS noch resignierend schreiben mußte, daß es unmöglich sei, artgleiche Gruppen der Haftkeime durch bakteriologische Technik in pathogene und saprophytische Keime zu trennen, ist man heute dazu wohl in der Lage durch Prüfung des biologischen Verhaltens der einzelnen Arten gegenüber Blutfarbstoff, Plasma, Zuckerarten, durch Hyaluronidase- und Phosphatasebildung usw.

# 1. Nomenklatur

Es hat wohl kaum einen Wissenszweig gegeben, auf dem es soviel Unklarheiten, soviel Überschneidungen und mangelndes gegenseitiges Verstehen gegeben hat und noch gibt wie die Mikrobiologie. Botaniker, Zoologen, Veterinäre, Ärzte, Bakteriologen haben oft die gleichen Arten mit ihrer eigenen Nomenklatur belegt, so daß der naturwissenschaftliche Bakteriologe den medizinischen Bakteriologen nicht verstehen konnte und umgekehrt, obgleich beide den gleichen Keim meinten. Dieser Mißstand sollte auf dem I. Internationalen Mikrobiologenkongreß in Paris 1930 durch Schaffung eines internationalen Nomenklaturkodex beseitigt werden. Damals wurde ein Nomenklatur-Komitee gegründet, dem etwa 100 Mitglieder angehören, das in Permanenz tagt und das der Internationalen Gesellschaft für Mikrobiologie laufend seine Vorschläge und Empfehlungen macht. Diese 1930 niedergelegte Nomenklatur ist im angelsächsischen Schrifttum im Gegensatz zum deutschen und französischen allgemein geläufig. Im Interesse einer allgemeinen wissenschaftlichen Verständigung auf diesem Gebiet ist es aber unbedingt erforderlich, daß auch bei uns die internationale Nomenklatur festen Fuß faßt, worauf

Tabelle 1. *System der für die Humanmedizin wichtigen Bakterien (nach* BERGEY)

| Ordnung | Familie | Tribus | Gattung | Art (Beispiel) |
|---|---|---|---|---|
| Pseudomo-nadales | Pseudomonaceae Spirillaceae | | Pseudomonas Vibrio Spirillum | aeruginosa comma undula |
| Eubac-teriales | Micrococcaceae | | Staphylococcus Sarcina Gaffkya | aureus lutea tetragena |
| | Neisseriaceae | | Neisseria Veillonella | gonorrhoeae parvula |
| | Lactobacillaceae | Streptococceae | Diplococcus Streptococcus | pneumoniae pyogenes |
| | | Lactobacilleae | Lactobacillus | lactis |
| | Corynebacteriaceae | | Corynebacterium Listeria Erysipelothrix | diphtheriae monocytogenes insidiosa |
| | Achromobacteriaceae | | Alcaligenes | faecalis |
| | Enterobacteriaceae | Escherichieae | Escherichia Aerobacter Klebsiella | coli aerogenes pneumoniae |
| | | Serratieae | Serratia | marcescens |
| | | Proteeae | Proteus | vulgaris |
| | | Salmonelleae | Salmonella Shigella | typhosa dysenteriae |
| | Brucellaceae | | Pasteurella Actinobacillus Brucella Haemophilus Moraxella | pestis mallei abortus aegyptius lacunata |
| | Bacterioidaceae | | Dialister Fusobacterium Bacteroides | pneumosintes fusiforme fragilis |
| | Bacillaceae | | Bacillus Clostridium | anthracis tetani |
| Actino-mycetales | Mycobacteriaceae | | Mycobacterium | tuberculosis |
| | Actinomycetaceae | | Nocardia Actinomyces | asteroides bovis |
| | Streptomycetaceae | | Streptomyces | griseus |
| Spiro-chaetales | Treponemataceae | | Borrelia Treponema Leptospira | vincentii pallidum icterohae-morrhagiae |
| Rickettsiales | Rickettsiaceae | Rickettsieae | Rickettsia Coxiella | prowazekii burnetii |

MEYER-ROHN bereits einmal hingewiesen hat. Im folgenden wird ausschließlich die international festgelegte Nomenklatur benutzt, wie sie auch im Standardwerk der bakteriologischen Bestimmungsmethoden, in BERGEY's Manual of determinative Bacteriology niedergelegt ist. Ebenso wird im folgenden nach der im Bergey festgelegten Klassifikation verfahren.

Als Beispiel soll hier nur auf zwei der am häufigsten falsch angewendeten Gattungsnamen hingewiesen werden: als Bacillus gelten seit 80 Jahren nur aerobe Sporenbildner; es ist also unrichtig, auch heute noch von Typhusbacillen oder Tuberkelbacillen zu sprechen. Spirochaeta ist seit mehr als 50 Jahren kein Gattungsbegriff mehr in der Humanmedizin, sondern gilt nur für freilebende Arten; es muß also heißen Treponema pallidum (SCHAUDINN 1905) und nicht mehr Spirochaeta pallida.

Die verschiedenen im System aufgeführten Einheiten tragen charakteristische Wortendungen; die Ordnungen auf -ales, die Familien auf -aceae, die Stämme auf -eae. Die Gattungen sind Substantive und werden groß geschrieben; Artnamen schreibt man klein, sie sind in der Regel Adjektive oder Substantive im Genitiv. Tabelle 1 zeigt das Bergey-System; nur Gattungen mit humanmedizinischer Bedeutung sind darin aufgeführt.

Es erscheint angebracht, die bekanntesten und immer wieder im Text erscheinenden Arten tabellarisch mit alter und (neuer) internationaler Nomenklatur zusammenzustellen (Tabelle 2).

Tabelle 2. *Gegenüberstellung alter und neuer Namen der bekanntesten Keimarten*

| Internationale Nomenklatur | Alte Bezeichnung bzw. Trivialbezeichnung |
| --- | --- |
| Pseudomonas aeruginosa | Bacterium pyocyaneum |
| Staphylococcus aureus | Mikrococcus pyogenes var. aureus |
| Diplococcus pneumoniae | Pneumococcus |
| Neisseria gonorrhoaea | Gonococcus |
| Erysipelothrix insidiosa | Erysipelothrix rhusiopathiae |
| Escherichia coli | Bacterium coli |
| Klebsiella pneumoniae | Friedländerbacillen |
| Serratia marcescens | Bacterium prodigiosum |
| Salmonella typhosa | Bacterium typhi |
| Shigella dysenteriae | Bacterium dysenteriae |
| Pasteurella pestis | Bacterium pestis |
| Actinobacillus mallei | Rotzbacterium |
| Fusobacterium | Fusiforme Stäbchen |
| Haemophilus influenzeae | Influenzabacterium |
| Haemophilus aegyptius | Koch-Week-Bacterium |
| Moraxella | Diplobacterium Morax-Axenfeld |
| Brucella abortus | Bang-Bacterium |
| Clostridium tetani | Tetanusbacillus |
| Mycobacterium tuberculosis | Mycobact. tuberculosis Typus humanus |
| Mycobacterium bovis | Mycobact. tuberculosis Typus bovinus |
| Borrelia recurrentis | Spirochaeta recurrentis |
| Treponema pallidum | Spirochaeta pallida |

## 2. Methoden zur Untersuchung der Hautflora

Es war bereits darauf hingewiesen worden, daß die absoluten Keimzahlen und die Zahlen der gefundenen Arten großen Schwankungen unterliegen, die z. T. auf die bakteriologische Technik der einzelnen Untersucher zurückzuführen sind. Vergleiche der Untersuchungsergebnisse mehrerer Autoren sind daher eigentlich nur möglich, wenn diese ihre genaue Untersuchungsmethodik angeben.

J. KOCH hat bereits 1908 in einer Veröffentlichung über das Vorkommen pathogener Staphylokokken auf der Körperoberfläche des Menschen und seiner Umgebung eine Methode angegeben, bei der *Agarquadrate* für kurze Zeit auf die zu untersuchende Hautstelle verbracht werden. Diese werden dann 24 Std bei 37° bebrütet, anschließend die Keime differenziert. Für die Ausbeuten spielt dabei, — wie JORDAN an eigenen Untersuchungen zeigen konnte — die Größe des untersuchten Hautbezirkes die entscheidende Rolle. MARCHIONINI und SCHMIDT entwickelten die sog. *Glockenmethode*, die sie zur vergleichenden Bestimmung der

Hautflora empfahlen. Bei dieser Versuchsanordnung wird eine sterile an der Basis offene Glasglocke, die oben mit einem Wattestopfen verschlossen ist, auf die Haut gebracht. Der Durchmesser der Glockenöffnung umfaßt einen Bezirk von 5 cm². Die Glasglocke, die fest auf der Haut aufliegen muß, wird nun von oben mit 1 ml Nährbouillon beschickt, die 3 min auf der Haut verweilen muß. Mit einer 1 ml-Pipette wird sodann ein Tropfen der Bouillon auf Agar verbracht, ausgespatelt und die Platte bebrütet. RAZZINI schlägt für quantitative und qualitative Untersuchungen der Hautflora die sog. *Abklatschkultur* vor. Im Gegensatz zu der von J. KOCH angegebenen Methode wird hier die gesamte Agarfläche einer Petri-Schale auf die Haut gebracht, 2 min liegengelassen und dann bebrütet. RAZZINI gibt als Vorteile seiner Methode an: leichtere Handhabung, weniger Verunreinigungen, höhere Haltbarkeit des Nährbodens, damit größere Sicherheit der Resultate. STORCK trug für qualitative Untersuchungen Epidermisteilchen bis zur leichten Blutung aus den Papillenenden mit sterilem Skalpell ab und verimpfte sie in Rosenow-Bouillon sowie auf den Sabouraud-Maltoseagar. Daneben verwendete er noch ein quantitatives Abklatschverfahren mit Kochblutagar (Nährboden nach WARREN-CROWE). GÖTZ und RUNGE haben eine *Filternutschenmethode* angegeben, mit der auch Keime aus den tiefen Poren der Haut erfaßt werden sollen. Alle diese Methoden haben Vor- und Nachteile. Die Glockenmethode MARCHIONINIs gewährt wohl weitgehend konstante Versuchsbedingungen. Sie ist aber zeitraubend und es können leicht Verunreinigungen vorkommen. Außerdem muß die Frage gestellt werden, ob ein Anreicherungsverfahren bei dem Keimreichtum der Haut überhaupt notwendig ist. Die Filternutschenmethode ist relativ umständlich. — Wir bedienten uns bei eigenen Untersuchungen der Hautabklatschmethode, nachdem wir in Vergleichsversuchen festgestellt hatten, daß die sehr einfach und schnell zu handhabende Abklatschkultur die gleichen Resultate liefert wie die Filternutschenmethode. Durch Spannen der Haut vor dem Auflegen der Agarscheibe können u. E. auch die Keime der tiefen Poren miterfaßt werden. — Zur Ermittlung der Bakterienflora der Hände kann man neben den schon beschriebenen Versuchsanordnungen auch die *Handwaschmethode* benutzen. Dabei werden die Hände in steriler NaCl-Lösung 5 min lang gewaschen. 10 ml dieses „Waschwassers" werden dann durch ein Membranfilter gezogen, das anschließend bakteriologisch aufgearbeitet wird. Diese Methode gilt als Standardmethode zur Prüfung von Desinfektionsmitteln; sie liefert zweifellos bei Untersuchungen der Hände genauere Resultate als die Abklatschmethode.

Alle diese Methoden und noch andere — RÖCKL u. MÜLLER haben einen guten Überblick gegeben — dienen der Erfassung der Oberflächenflora. Will man die Lokalisation der Mikroben in den einzelnen Hautschichten studieren, so bedient man sich der von STÜPEL und SZAKALL beschriebenen Cellophan-Abrißmethode: Von einer Tesafilmrolle werden jeweils 12 cm lange Stücke abgetrennt und nacheinander auf dieselbe gekennzeichnete Stelle der zu untersuchenden Hautregion geklebt. Zur Markierung der Entnahmestelle und zum Abdecken der Umgebung werden die angrenzenden Hautgebiete nach dem Ankleben des ersten Filmstreifens mit Nobecutan besprüht, das beim Trocknen einen kontinuierlichen Plastikfilm ergibt. Nach Abziehen des Tesa-Filmstreifens von der Haut wird er an beiden Enden mittels steriler Instrumente gekürzt, so daß ein 5 cm langes und 2,5 cm breites, annähernd 12 cm² großes Stück resultiert. Dieses wird dann mit der Seite der adhärenten Schuppen auf eine Blutplatte gelegt. Nach 18stündigem Aufenthalt bei einer der Hautoberfläche adäquaten Temperatur von 32⁰ C unter aeroben Bedingungen wird der Filmstreifen durch rasches Abheben mittels einer Pinzette entfernt (die Temperatur von 37⁰ C hat sich deshalb nicht bewährt, weil es hier unter Umständen schon unter dem Tesafilm zu einer, wenn auch nur gering sichtbaren Koloniebildung kommen kann). Die Bebrütung erfolgt für 24 Std bei 37° C und für weitere 24 Std bei Zimmertemperatur. Dann werden die Kolonien unter dem Plattenmikroskop ausgezählt und die auf 1 cm² treffenden Werte daraus berechnet.

Bei jedem Versuch werden Kontrollstreifen steril entnommenen Tesafilms unter gleichen Bedingungen auf ihre Keimfreiheit geprüft. — Es werden so viele Abrisse durchgeführt, bis eine feuchtglänzende, dem Stratum lucidum etwa entsprechende Oberfläche sichtbar wird.

Röckl und Müller sowie Jettmar haben mit Hilfe dieser Versuchsanordnung interessante und wichtige Erkenntnisse über Sitz und Mengenverhältnisse der Hautflora sammeln können.

Bei der Verarbeitung des Materials spielt die Wahl des Nährbodens eine dominierende Rolle. Ein hochempfindlicher Blutagar muß ganz andere Resultate liefern als ein gewöhnlicher Agar ohne Aminosäuren. Im allgemeinen werden Blutnährböden verwendet; für gezielte Fragestellungen können Selektivnährmedien angewandt werden. Bei besonders keimreichen Hautregionen bedient man sich der fraktionierten Aussaat, um Einzelkolonien zu erhalten. Die Frage flüssiger oder fester Nährboden, die nur für die Differenzierung der Arten von Bedeutung ist, ist zugunsten des festen Mediums längst entschieden (Flandin und Duchon).

Zur Bestimmung der Keimzahlen gibt es eine Reihe von Methoden, die im fachbakteriologischen Schrifttum angegeben sind (Winkle, Hallmann, Price, Pohle und Stuart u. a.). Allen Zählmethoden haftet eine enorm große Fehlergrenze an, so daß heute vielfach an der Notwendigkeit von Keimzählungen überhaupt gezweifelt wird. Für rein bakteriologische Zwecke (Colititer-Wasserhygiene) oder auch bei der experimentellen Chemotherapie sind genaue Keimzahlangaben notwendig, wenngleich man mehr und mehr dazu übergeht, die Infektionsdosis in Gewichtseinheiten anzugeben. — Fahlberg u. Mitarb. berichten über Schwankungen der Keimzahl von 240000 bis 23 Millionen. Wir glauben, daß den absoluten Keimzahlen für die Hautflora nicht die Bedeutung zukommt, die man früher darin gesehen hat. Unseres Erachtens genügen relative Angaben über die Höhe der Keime in den einzelnen Hautregionen vollständig. Darüber hinaus spielt aber die Qualität der Hautflora oft eine größere Rolle als die Quantität, was noch näher auszuführen sein wird.

## III. Herkunft der Hautkeime und Beginn der Hautbesiedlung

Während man sich im dermatologischen Schrifttum in erster Linie vom Standpunkt der Hautphysiologie mit der Hautflora auseinandersetzt (s. H. Röckl, Bd. I/2 dieses Handbuches), daneben aber auch zahlreiche Untersuchungen über das Vorkommen von Bakterien auf der Haut, insbesondere der Hand vorliegen, haben sich Fachbakteriologen für die Herkunft dieser Keime interessiert. Neufeld hat diese Frage besonders intensiv bearbeitet; auch er ging wie die meisten Bakteriologen von der Händedesinfektion aus. So glaubte Hägler, daß die Hautkeime zum größten Teil aus dem Staub der Luft stammen und daß ihre Vermehrung an gepflegten Händen sehr unwahrscheinlich sei. Küster sagte: „Könnte man die Hände nach jeder Desinfektion, die bis an die Grenze des Erreichbaren fortgesetzt ist, vor Neuinfektion schützen, so wäre vielleicht auf die Dauer eine keimfreie Hand erreichbar." Nun, demgegenüber hat die Mehrzahl der Untersucher die Ansicht vertreten, daß die gesunde menschliche Haut (ähnlich wie die Schleimhäute in Mund, Auge, Nase, Vagina usw.) normalerweise von Bakterien besiedelt ist. Das ist schon seit mehr als 50 Jahren die herrschende

Meinung, die auch heute noch absolute Gültigkeit hat. Die Hautstaphylokokken stammen nach NEUFELD nicht etwa aus der Luft, sondern sie gelangen umgekehrt vom Menschen und auch vom Tier erst in die Luft. NEUFELD ist sogar der Meinung, daß sie sich auch nur in der Luft bewohnter Zimmer, nicht aber im Freien befinden. Das ist sicher zu eng begrenzt, denn der Mensch gibt ja seine Hautkeime auch außerhalb der Wohnungen laufend in die Umgebung ab. Man wird die Hautstaphylokokken — darunter ist immer Staphylococcus epidermidis zu verstehen — allerdings in wesentlich größerer Anzahl in Zimmern antreffen. NEUFELD gibt an, daß im Badewasser nach einem Vollbad regelmäßig 1000 bis 100000 Hautstaphylokokken pro ml gefunden werden. Die Dauerbewohner oder Haftkeime haben also eine andere Herkunft als die „fremden" oder Anflugskeime oder die Durchgangsflora der menschlichen Haut. Wenn NEUFELD allerdings meint, daß dieser Staphylococcus epidermidis der einzige Dauerbewohner der Haut des Menschen ist, so stimmt das nicht: Corynebakterien und Streptokokken sind ebenfalls regelmäßig vorkommende Dauerbewohner der Haut. NEUFELD konnte Staphylococcus epidermidis auch von der Körperoberfläche von Kaninchen, Meerschweinchen und Mäusen isolieren, dagegen nicht von Vögeln, die offenbar eine andere Hautflora haben; so wird bei Kanarienvögeln regelmäßig an Stelle von Kokken ein gramnegatives, unbewegliches Stäbchen auf der Haut gefunden.

## 1. Sitz der normalen Hautflora

Die oft geäußerte und in der Literatur vielfach als erwiesene Tatsache angeführte Vermutung, daß die Ausführungsgänge der Talgdrüsen die eigentlichen Brutstätten dieser Keime seien, kann schon deswegen nicht zutreffen, weil Talgdrüsen an den besonders keimreichen Fingerkuppen fehlen. NEUFELD erscheint es am wahrscheinlichsten, daß die Dauerbewohner in den Zwischenräumen der verhornenden Epidermiszellen ihren Hauptsitz haben. Nach seiner Ansicht tragen sie zu deren Lockerung bei und werden mit ihnen laufend nach außen abgestoßen. Man kann nach über einstündiger sehr gründlicher Reinigung der Haut mit Wasser und Seife noch Staphylococcus epidermidis in ihr nachweisen; auch hier wieder am reichlichsten an den Fingerkuppen. Die Anflugs- oder Durchgangsflora sitzt dagegen meist oberflächlicher; sie gelangt aber auch teilweise in tiefere Hautschichten. So konnten SCHIEMANN, und LANDAU zeigen, daß E. coli intensiv in die Fingerkuppen eingerieben — sich durch Bürsten mit heißem Wasser und Seife fast nie völlig entfernen läßt.

RÖCKL und MÜLLER konnten mit Hilfe von schichtweiser Abtragung des Stratum corneum (Tesafilmabrißmethode), kombiniert mit kultureller Bestimmung einerseits des Keimgehaltes der einzelnen Schichten, andererseits des unter bestimmten Kautelen gewonnenen Schweißes und Talges folgendes feststellen:

1. Der Keimgehalt des Stratum corneum nimmt von der Oberfläche nach der Tiefe zu deutlich und kontinuierlich ab. — Etwa 75% der Keime befinden sich zwischen den Hornlamellen der Pars disjuncta, die restlichen 25% der Hautmikroben sind in der Pars conjuncta oder Barriere des Stratum corneum enthalten; unter Umständen können bis zu einer etwa dem Stratum lucidum entsprechenden Tiefe Keime gefunden werden.

2. Schweiß- und Talgdrüsen bzw. deren Ausführungsgänge enthalten keine Hautmikroben.

3. Follikelmündungen könnten unter Umständen Hautmikroben enthalten.

Aus den Untersuchungsergebnissen wird der Schluß gezogen, daß sich die eigentlichen Reservoirs der normalen Mikrobenflora der Haut im Stratum corneum

und unter Umständen in den Follikelmündungen befinden und daß Schweiß-
und Talgdrüsen sowie deren Ausführungsgänge frei von Haftkeimen der Haut sind.

Die Frage nach einem möglichen *Dermatotropismus* von auf der Haut vorkommenden Streptokokken wird immer wieder aufgeworfen. Lévine u. Mitarb.
haben festgestellt, daß die aus Pyodermieherden isolierten Stämme ausnahmslos
dem Typ II nach Dold angehören; sie nehmen daher für diese Arten einen Dermatotropismus an, mit dem sie die Kontagiosität der Impetigo erklären. Garbini
konnte dagegen bei 18 Streptokokkenstämmen keinen Tropismus im Sinne Rose-
nows nachweisen. Für Mikrokokken kann das auf Grund von Kaninchenver-
suchen, die Amerigo und Trasino durchgeführt haben, auch nicht angenommen
werden. Mikrokokken gehen in *alle* Organe.

Als *Eintrittspforten* für die Erreger von Pyodermien dienen einmal mechanische
Kontinuitätstrennungen der Haut durch Verletzungen (Per, Paschkow u. Mitarb.),
dann die Follikelostien (Gotô, Bizzozero und Leone, Gaté, O'Brien) und die
Ausführungsgänge der apokrinen Schweißdrüsen (F. Koch).

## 2. Beginn der Hautbesiedlung

Neufeld hat gemeinsam mit H. Kuhn Untersuchungen an Neugeborenen
und Kaiserschnittkindern angestellt, um die Frage der erstmaligen Besiedlung
der menschlichen Haut mit Bakterien zu klären. So untersuchten sie zunächst
eine Anzahl von Säuglingen in den ersten Lebenstagen, indem sie von Händen,
Rücken und Beinen mittels feuchter, mit Bouillon getränkter Wattetupfer Abstriche auf Agar- und Blutplatten machten. Die Ergebnisse waren erstaunlicher-
weise fast die gleichen wie bei Erwachsenen; reichlich Staphylococcus epidermidis,
daneben spärlicher andere Arten; auch die am Tage nach der Geburt untersuchten
Kinder unterschieden sich nicht in ihrer Hautflora von den etwas älteren.

Neufeld denkt bei der Frage nach dem Woher dieser Keime daran, daß im
Verlauf der Geburt die in der mütterlichen Vagina vorhandenen Mikroorganismen
unter starkem Druck in die Haut des Kindes eingepreßt werden und daß von
zahlreichen Bakterien, die dabei auf und in die Haut des Kindes gelangen, gerade
die Mikrokokken imstande sind, sich dort nicht nur dauernd zu halten, sondern
sich sogleich so stark zu vermehren, daß sie schon am nächsten Tage überall
reichlich nachzuweisen sind. Andererseits können die Keime auch aus der Umgebung, also von der Haut, vor allem natürlich von den Händen der Mutter und
des Pflegepersonals stammen.

Die Untersuchungen an Kaiserschnittkindern wurden so durchgeführt, daß vier Kinder
sofort, d.h. innerhalb 15 min nach der Operation untersucht wurden (vor oder nach dem
ersten Bad), wobei der Blasensprung bei den Müttern zu ganz verschiedener Zeit erfolgt war,
nämlich z.T. erst während der Operation, z.T. bis zu 17 Tagen vorher. Die Entnahme geschah
mit durch Nährbouillon angefeuchteten Wattebausch an den Handflächen und am Rücken.
Die damit beimpften Agarplatten blieben meist völlig steril, gelegentlich wuchsen drei oder
vier Kolonien. Daraufhin wurden weitere Kaiserschnittkinder etwa 1 Std nach der Operation
untersucht mit dem Ergebnis, daß 10—20 Kolonien von Staphylococcus epidermidis durchschnittlich auf den Platten wuchsen. In 11 Fällen, die am Tage nach dem Kaiserschnitt untersucht worden waren, — darunter auch mehrere der sofort nach der Operation schon einmal
untersuchten Kinder — wuchsen jedesmal reichlich bzw. massenhaft Staphylokokken von
den Hautabstrichen.

Danach genügen also die unvermeidlichen Berührungen durch das Pflegepersonal oder die Mutter, um so viele Staphylokokken auf die Haut zu bringen,
daß sie schon am nächsten Tage überall am Körper nachweisbar sind, während
die zahlreichen anderen Keime, die doch zweifellos ebenfalls auf die Haut des
Kindes gelangen, nicht imstande sind, sich in der Haut zu vermehren.

HILGERS hat — auf den Untersuchungen von LOBENSTEIN, SALOMON, KNEISE fußend — 1932 in seinem Handbuchartikel, auf den in der Arbeit NEUFELDs übrigens kein Bezug genommen wird, praktisch die gleichen Ansichten vertreten. Auch die Bifidusforschungen LAUTERs, BOVENTERs u.a. und die Untersuchungen von NAUJOKS über das Vorkommen von Acidophilus bei Schwangeren und Gebärenden und sein zeitlicher Übergang auf den Neugeborenen haben wichtige Kenntnisse für den Beginn der Hautbesiedlung gebracht.

Nach Untersuchungen von WOLINSKY u. Mitarb. über die Staphylokokkenbesiedlung bei Neugeborenen in Entbindungsanstalten kommt die Infektion in erster Linie durch den Kontakt Krankenschwester-Neugeborenes zustande; hier wiederum durch die Hände des Pflegepersonals. Dagegen spielt die Infektion von Neugeborenem zu Neugeborenen nur eine untergeordnete Rolle.

Am zehnten Lebenstag trifft man bereits, wie SALOMON festgestellt hat, 21 Keimarten an; damit ist die Keimbesiedlung im allgemeinen abgeschlossen und ändert sich im Laufe des Lebens auch nicht mehr grundsätzlich.

Die Dauerbewohner oder Haftkeime der menschlichen Haut sind im Kindes-, Erwachsenen- und Greisenalter — sieht man von Individualschwankungen und von pathologischen Zuständen ab — immer konstant die gleichen Arten.

Von gynäkologischer Seite wird von EMMRICH darauf hingewiesen, daß die Durchwanderung der Keime in die Fruchtblase erhebliche Ausmaße annehmen kann, wenn diese bei der Wehe bis zur Vulva vorgetrieben wird. Er untersuchte bei 33 Patientinnen das Fruchtwasser und fand in 14 Fällen Keime. Achtmal lagen Reinkulturen (dreimal E. coli, dreimal Staphylococcus aureus und je einmal Döderleinsche Stäbchen und Alkaligenes faecalis) und sechsmal Mischkulturen vor (Streptococcus pyogenes, Diplococcus pneumoniae, Staphylococcus aureus, E. coli u.a.). Auf diese Weise können also auch Keime, die man dann als Durchgangsflora bezeichnen muß, auf die Haut des Neugeborenen gelangen. DELMOTTE vertritt die Ansicht, daß die ursprünglich sterile Haut des Neugeborenen während des Geburtsaktes durch Keime des mütterlichen Geburtstraktes besiedelt wird, daß sich aber nur eine beschränkte Anzahl von Arten endgültig ansiedeln kann: so z.B. Staphylococcus epidermidis und Corynebakterien. DELMOTTE macht in seiner Mitteilung auch genaue Angaben über die Natur dieser beiden Arten. Von 33 Corynebacterium-Stämmen waren drei Hämolysebildner; alle der 54 Staph. alb.-Stämme bildeten Hämolyse. Diese Stämme zeigten in zehn Fällen serologische Verwandtschaft. Interessant ist, daß DELMOTTE die beiden Keimarten in 60% aller untersuchten Fälle nachweisen konnte, während er Staph. epidermidis nur in 16,6% fand. v. MURALT hält die Vernix caseosa des Säuglings für einen sehr wirksamen Schutz gegen das Eindringen von Keimen in die Haut und empfiehlt zur Prophylaxe von Staphylokokkeninfektionen ein striktes Badeverbot in den ersten Lebenstagen; eine Auffassung, die im Widerspruch zu den meisten Untersuchern steht.

Weitere Untersuchungsergebnisse, die nichts wesentlich anderes bringen, und Schrifttum finden sich bei G. BRACCO.

## IV. Die Topographie der Hautflora

Die ersten Erkenntnisse über qualitative und quantitative Unterschiede der Keimbesiedlung in den einzelnen Körperregionen wurden bereits 1885 von BIZZOZERO gewonnen. HILGERS hat seinem Handbuchartikel ein Kapitel der quantitativen und qualitativen Topographie der Hautbakterien gewidmet. Die dort vertretenen Ansichten haben auch heute noch ihre Gültigkeit; sie bedürfen nur an wenigen Punkten Ergänzungen und Hinweise. Quantitative und qualitative

Unterschiede in der Hautflora bestehen im allgemeinen zwischen Gesunden und Allgemeinkranken — sieht man von Fragen des Infektionswechsels, der Hospitalisierung und bestimmter interner Infektionskrankheiten ab — nicht. Bei einer großen Anzahl von Dermatosen ist das anders. Es muß daher bei topographischen Betrachtungen zunächst einmal die Haut Gesunder oder die Normalhaut untersucht werden. Die Topographie der Hautbakterien bei der erkrankten Haut bietet dann keine Schwierigkeiten.

## 1. Normale Haut

Die Körperoberfläche ist bei ihrer Normaltemperatur von 30—35⁰, mit ihrem mehr oder weniger großen Feuchtigkeitsgehalt, der Ansammlung von Aminosäuren und anderen Nährstoffen in Gestalt von abgestoßenen Epithelien, Talg, Fett u.a. sowie ihrem Aufbau mit zahlreichen Falten und Buchten geradezu ein Idealnährboden für Mikroorganismen. Auf der anderen Seite begünstigen die freien Flächen mit nach außen gerichteter Abstoßungszone, die zudem noch mechanischen Abschabungen in erhöhtem Maße ausgesetzt sind, eine Widerentfernung der Keime. Laufende Keimvermehrung und ebenso laufende Keimentfernung durch Schuppung läßt die Stärke des Keimgehaltes auf der Haut in weiten Grenzen schwanken. Diesen Faktoren muß bei Untersuchungen über die Mengenverteilung der Hautkeime Rechnung getragen werden. So sind ganz allgemein die Keimmengen an Hautregionen mit reichlichem Nährmaterial, mechanischem Schutz und erhöhter Feuchtigkeit groß, während Hautpartien mit wenig Nährmedium, geringer Feuchtigkeit und glatten Flächen weniger Keime beherbergen. An den Händen, den faltenreichen Hautpartien und in Hauttaschen ist der Keimreichtum größer als an den Schultern oder der Brust; die Beugeseiten der Extremitäten beherbergen mehr Keime als die Streckseiten, stark behaarte Körperstellen mehr als unbehaarte.

Massenhaft Keime werden an den Stellen gefunden, an denen bei hoher Feuchtigkeit und mechanischem Schutz (z.B. unter den Mammae, in Hautfalten bei Hängebauch) eine Stagnation von Flüssigkeit, von abgestoßenen Epithelien usw. besteht. Vielfach liegen solche Partien nahe den Körperöffnungen; hier erreichen die Bakterienzahlen sehr hohe Werte, zumal dauernd Nachschub von den Körperöffnungen her erfolgt (Anus, Vulva, Glans penis, Präputialsack). Auch in qualitativer Hinsicht sind die Hautpartien in der Umgebung der Körperöffnungen und die Umschlagstellen von Haut zu Schleimhaut besonders ergiebig. Man findet dort auch die für die entsprechenden Körperhöhlen typische Flora: in der Analfalte Erwachsener E. coli, Clostridien, Enterokokken, Proteus u.a., in der Analfalte von Säuglingen in erster Linie Lactobac. bifidus, Lactobac. acidophilus. Daß hier schon durch die persönliche Sauberkeit des einzelnen große Schwankungen vorhanden sind, liegt auf der Hand. Corynebakterien und Hämophilusarten finden sich in der Umgebung der Augen häufiger als z.B. auf den Schultern usw.

MARCHIONINI hat bei seinen grundlegenden Arbeiten über den Säureschutzmantel der Haut die regionäre Verschiedenheit des Bakterienwachstums in quantitativer und qualitativer Hinsicht gemeinsam mit R. SCHMIDT besonders eingehend untersucht (Abb. 1—3).

In neueren Untersuchungen gemeinsam mit RÖCKL u. PASCHER konnte MARCHIONINI zeigen, daß Streptokokken stärker von $p_H$-(3—5)-Schwankungen als Staphylokokken betroffen werden. Auch ergab sich eine individuelle Schwankungsbreite der verschiedenen Stämme gegen $p_H$-Verschiebungen, deren Zustandekommen für die Hautoberfläche von verschiedenen Faktoren abhängig ist.

APASSOWA fand besonders viel Keime in den Interdigitalräumen und in der Nasolabialfalte, während die Substernalregion den geringsten Keimreichtum aufwies. KANDHARI u. Mitarb. fanden bei Entnahme zwischen den Schulterblättern von 15 gesunden jungen Männern koagulasepositive und -negative Staphylo-

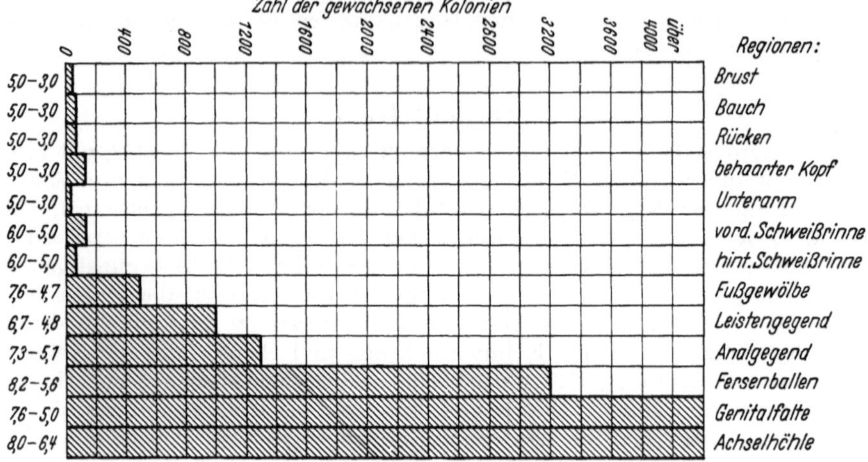


Abb. 1. Regionäre quantitative Verschiedenheit des Bakterienwachstums auf der Hautoberfläche.
(Nach MARCHIONINI)

kokken, hämolysierende und vergrünende Streptokokken, E. coli, Candida, Proteus bei aerober Bebrütung und koagulasepositive und -negative Staphylokokken, β-hämolysierende Streptokokken und Diphtheroide bei anaerober Bebrütung. Die Quantität der gefundenen Arten war dabei sehr unterschiedlich. McKEE

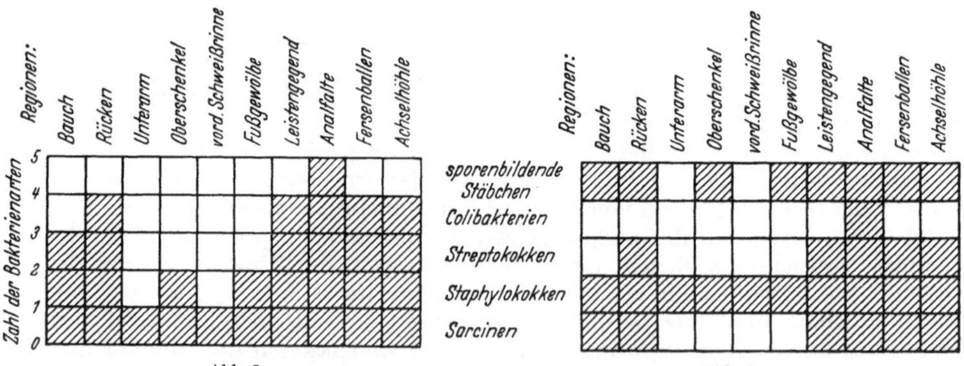


Abb. 2                                    Abb. 3

Abb. 2. Regionäre qualitative Verschiedenheit des Bakterienwachstums auf der Hautoberfläche (Zahl der in einzelnen Regionen gewachsenen Bakterienarten). (Nach MARCHIONINI u. SCHMIDT)
Abb. 3. Regionäre qualitative Verschiedenheit des Bakterienwachstums auf der Hautoberfläche (Differenzierung der gewachsenen Bakterienarten). (Nach MARCHIONINI u. SCHMIDT)

u. Mitarb. berichten über die Bakterienflora der Kopf- und Gesichtshaut von 133 Hautgesunden und Seborrhoikern. Sie fanden neben Staphylococcus epidermidis Corynebakterien (C. acnes) und Pityrosporum ovale, das auch WHITLOCK gehäuft auf der Kopfhaut nachweisen konnte, ohne ihm aber eine Bedeutung für die Schuppenbildung beizumessen. M. BIEHL fand auf den Haaren von Kindern vorwiegend Staph. epidermidis; dagegen wenig andere Keimarten. Auch VIERTHALER weist auf die Verschiedenheiten im Keimgehalt der Hautoberfläche hin und sieht die Gründe, vor allem der Schwankungen, im jeweiligen physiologischen Zustand der Haut, ferner im Beruf und in der Umwelt. CANUTO konnte tageszeitliche Schwankungen im Keimgehalt der Haut feststellen: morgens ist die Flora reichhaltiger als abends; tagsüber sind die unbekleideten, Licht und Luft ausgesetzten Hautpartien keimärmer als die bedeckten. HOSHI fand für sein Land jahreszeitliche Schwankungen mit Gipfelpunkten im Sommer und Herbst. NEGRO u. Mitarb. haben zur Beurteilung der Keimverhältnisse auf der Haut den Begriff des mikrocutanen Index geprägt. Dieser ist auf Brust, Bauch und Schul-

tern sehr niedrig (2—4), steigt an den offengetragenen Gelenkpartien, Stirn und Hals an und erreicht seine höchsten Werte an den distalen Teilen der Gliedmaßen (70). Interessant ist, daß der Index der jeweiligen Körperpartien am Abend ansteigt. In eigenen Versuchen haben wir gemeinsam mit SCHULZ, MOEGLICH und WITTIG die Bakterienflora der Achselhöhle studiert. Bemerkenswert ist der Befund, daß Frauen im allgemeinen etwas weniger Keime in der Axilla aufweisen als Männer, was wir auf häufigeres Waschen gerade der Achselhöhlen zurückführen (Tabelle 3).

Tabelle 3. *Bakterienflora der menschlichen Achselhöhle*

| Keimart | Häufigkeit des Vorkommens | |
|---|---|---|
| | 50 Männer | 50 Frauen |
| Staph. albus | 43 | 36 |
| Staph. albus m. Hämolyse | 37 | 24 |
| Staph. aureus | 6 | 8 |
| Staph. aur. m. Häm. | 11 | 11 |
| Staph. citricus | 3 | 3 |
| Streptokokkus haemolyticus | — | 1 |
| Streptococcen ohne Hämol. | 22 | 16 |
| Strept. faecalis | 2 | 2 |
| Sarcinen | 4 | 6 |
| Corynebact. pseudodiphth. | 3 | 2 |
| E. coli | 4 | 5 |
| Bact. proteus | 3 | 2 |
| Pseudom. aeruginosa | 5 | 3 |
| Klebsiellen | 6 | 5 |
| Sporenbildner | 7 | 8 |
| Nicht weiter differenzierte Keime | 4 | 2 |

Die Achselbehaarung wirkt im Sinne eines Vermehrungsfaktors. Zu analogen Befunden in der Achselhöhle sind STRAUSS und KLIGMAN gekommen.

Grundlegende Unterschiede in den Mengenverhältnissen des Einzelmenschen sind schon durch die Hautbeschaffenheit der einzelnen Individuen gegeben. Die faltenlose Haut des Kindes *muß* ja keimärmer sein als die Runzelhaut des Greises.

## 2. Kranke Haut

Unübersichtlich werden die Keimverhältnisse bei Erkrankungen der Haut. Hier liegen teilweise völlig andere Nährbodenverhältnisse für Bakterien vor, meistens günstigere. Eine nässende Dermatitis oder ein nässendes Ekzem, eine stark schuppende seborrhoische oder psoriatische Erythrodermie muß eine völlig andere Hautflora haben als eine progressive Sklerodermie. Dabei können die oben dargelegten topographischen Gesichtspunkte ihre Gültigkeit verlieren. Schon PAYR konnte — wie HILGERS anführt — feststellen, daß bei Wunden die Haut bis zu einer Entfernung von 20—30 cm vom Rande der Sekretionsquelle mit Keimen bedeckt ist, die aus der Wunde selbst stammen. Wir konnten das in eigenen Untersuchungen bei Unterschenkelgeschwüren, Furunkeln und anderen Pyodermien immer wieder bestätigen. Aber diese Keimverstreuung endet nicht bei der Haut. ZANGEMEISTER konnte Streptokokken, die aus Wunden stammten, an Gegenständen in der Umgebung des Kranken nachweisen, von da können sie wieder auf die Haut kommen. Bei eigenen Untersuchungen auf einer chirurgischen „Prostatiker-Station" konnte Pseudomonas aeruginosa oder Proteus vulgaris, die aus der Blase von Prostatikern stammten, regelmäßig an den Fingern, im Gesicht, ja am Rücken der Patienten nachgewiesen werden; auch an Körperstellen, die im allgemeinen als keimarm gelten. Wie Wunden verhalten sich auch nässende Ekzemherde, die ja häufig durch eine Reihe „fremder" Keime superinfiziert sind. Diese Keime finden sich auch auf den nicht ekzematösen Körperpartien. Krankhaft veränderte Hautpartien sind wohl an Zahl keimreicher, meist sind sie aber — wie z.B. bei Pyodermien oder bei der Acne — qualitativ einförmiger durch die Keime besiedelt, die hier günstige Wachstumsbedingungen finden. Diese Keime findet man dann bis weit in die Umgebung hinein.

# V. Quantität und Qualität der Hautflora

Bei Untersuchungen über die Qualität der Hautflora erhält man — wenn man die bakteriologischen Differenzierungsmethoden beherrscht — zuverlässige Resultate. Anders ist es bei der Quantität der Hautbakterien. Es war schon kurz auf die Schwierigkeiten solcher Untersuchungen hingewiesen worden. HILGERS beschreibt die bis 1932 bekannten Methoden der Hautkeimzählungen und unterzieht sie einer eingehenden Kritik. Zweifellos sind die Methoden in den letzten 30 Jahren weiterentwickelt worden, sie sind sicher auch besser geworden. Wir sind aber der Meinung, daß absolute Keimzahlen wenig besagen, die Relation erscheint hier wie auch bei chemotherapeutischen Fragestellungen wichtiger. Zudem sind auch heute noch die Keimzählmethoden mit einer sehr hohen Fehlerquote behaftet. So glauben wir auf absolute Zahlenangaben hinsichtlich der Zahl der Hautkeime verzichten zu können. Es hat sich gegenüber den Angaben von HILGERS auf diesem Sektor auch praktisch nichts geändert.

## 1. Quantität der Hautflora

Die Quantität der Hautkeime ist abhängig von einer Reihe von Faktoren: der Keimentnahme und dem Nährmedium, kurz der Versuchstechnik; ferner vom physiologischen Zustand der Haut, von der Jahreszeit, vom Beruf, von der Umgebung (Hospitalisierung) und von der persönlichen Sauberkeit des Individuums. REBELL errechnete in jüngster Zeit unter den Bedingungen guter personeller Hygiene eine Totalzahl von 11 Billionen Keimen auf der Haut eines gesunden Erwachsenen.

### a) Versuchstechnik

Ein Hautabstrich, der mit einem trockenen, sterilen Wattetupfer oder mit der Platinöse abgenommen worden ist, ergibt wesentlich weniger Keime als ein solcher, der mit einem in Nährbouillon getränkten Wattetupfer gemacht wird. Die Glockenapparatur-Methode MARCHIONINIs, die Filternutschenmethode von GÖTZ und RUNGE, die Agar-Hautabklatschmethode, überhaupt alle Methoden, bei denen die Hautoberfläche über eine gewisse Zeit mit dem Nährmedium in direkten Kontakt tritt, geben zuverlässigere Resultate. Die Wahl des Nährmediums spielt dabei eine möglicherweise noch größere Rolle; man kann hier nicht verallgemeinern, sondern wird von Fall zu Fall je nach Untersuchungszweck unter den vielen Nährböden seine Auswahl treffen: zur Erfassung hämolysierender Kokken Blutagar, für Pigmentbildner einen farblosen Nähragar, für Coli und andere Darmbakterien Endoagar, für Hefen Bierwürzagar usw. Werden keine oder nur ganz wenig Keime vermutet, muß der Weg über die Anreicherung gegangen werden. Je pathogener ein Keim ist, um so größere Ansprüche stellt er im allgemeinen an das Nährmedium. Auch die Bebrütungstemperatur und die Bebrütungsdauer spielen eine Rolle: saprophytische Mykobakterien gedeihen schon bei Zimmertemperatur und wachsen relativ schnell auf anspruchslosen

Medien, während pathogene Mykobakterien anspruchsvoller sind — sie benötigen bei kleinen Impfmengen Proteinhaltige Nährmedien, eine Temperatur von 37⁰ und wachsen sehr langsam. Es gibt Stämme, die erst nach 3—4 Monaten auf dem Spezialnährboden anwachsen. Andere Arten verlangen streng anaerobe oder halb-anaerobe Bedingungen (Actinomyces israelii, bovis, Neisseria gon., Clostridien), manche brauchen viel (Neisseria gon.), manche wenig Feuchtigkeit.

## b) Zustand der Haut

Es ist bereits darauf hingewiesen worden, daß die Haut des Kindes eine quantitativ andere Flora hat als die des Greises. Bei rauher, feuchter Haut sind wesentlich mehr Keime vorhanden als bei glatter, trockener Beschaffenheit der Körperoberfläche. Die Behaarung spielt für das Haften von Keimen ebenfalls eine große Rolle. Eigene Untersuchungen über die Bakterienflora der Achselhöhle haben gezeigt, daß eine von Haaren befreite Achselhöhle keimärmer ist als eine normal behaarte (Tabelle 4).

Tabelle 4. *Keimreichtum der behaarten und rasierten Achselhöhle bei hautgesunden Frauen*

| Versuchs-person | Rechte Achselhöhle behaart | | Linke Achselhöhle rasiert | |
|---|---|---|---|---|
| | Art | Menge | Art | Menge |
| 1 | Staph. epidermidis | +++ | Staph. epidermidis | ++ |
| | Staph. aureus haemol. | +++ | Staph. aureus haemol. | ++ |
| | Streptokokken ohne Häm. | ++ | — | |
| 2 | Staph. epidermidis | +++ | Staph. epidermidis | + |
| 3 | Staph. epidermidis | +++ | Staph. epidermidis | ++ |
| | Staph. aureus haemol. | ++ | — | |
| | Streptokokken ohne Häm. | ++ | — | |
| | Pseudomonas | ++ | Pseudomonas | (+) |
| 4 | Staph. epidermidis | +++ | Staph. epidermidis | ++ |
| | Sarcina lut. | +++ | Sarcina lut. | + |
| 5 | Staph. epidermidis | +++ | Staph. epidermidis | + |
| 6 | Staph. epidermidis | ++ | Staph. epidermidis | + |
| | Staph. aur. haemol. | +++ | Staph. aur. haemol. | + |
| 7 | Staph. epidermidis | +++ | Staph. epidermidis | ++ |
| | Corynebact. pseudodiphth. | ++ | Corynebact. pseudodiphth. | + |
| | Streptokokken ohne Häm. | ++ | — | |
| 8 | Staph. epidermidis | +++ | Staph. epidermidis | + |
| | Staph. aur. haemol. | +++ | — | |
| 9 | Staph. epidermidis | +++ | Staph. epidermidis | ++ |
| | Proteus | +++ | Proteus | ++ |
| 10 | Staph. epidermidis | +++ | Staph. epidermidis | +++ |
| | Staph. aur. haemol. | ++ | Staph. aur. haemol. | + |
| | Corynebact. pseudodiphth. | +++ | — | |

Über die Keimanzahl bei kranker Haut liegen eine große Reihe von Veröffent-lichungen vor, die alle zeigen, daß auf entzündeter, ekzematöser, vor allem aber nässend entzündeter Haut massenhaft Keime gedeihen. Es ist unmöglich und auch nicht notwendig, alle die Arbeiten, die sich mit dieser Frage befassen, ein-gehend zu referieren (WATANABE, MURAMOTO, TURU, FLANDIN und DUCHON, SANTORI, CIANI, BERNUCCI, PILLSBURY u. Mitarb., BRAND und TAS, FELDMAN, ROBERT, MIESCHER, STORCK, ULBRICHT, RÖCKL, MEYER-ROHN und SCHRÖDER u.a.). PACHTMAN u. Mitarb. weisen darauf hin, daß Unterschiede in den Keim-zahlen zu verschiedenen Entnahmezeiten mitunter größer sein können, als die zwischen Seborrhoikern und Normalen. Wie stark die Keimzahlen auf gesunder und nässender Haut differieren, zeigt eine Zusammenstellung von LOBENSTEIN (Tabelle 5).

Bei quantitativen Betrachtungen über die Hautflora beim bakteriellen Ekzem wird man feststellen (STORCK, RÖCKL, MEYER-ROHN und SCHRÖDER), daß die quantitativen Unterschiede in der Besiedlung der Ekzemherde und der noch intakten Haut nur gering sind. Der Streueffekt der Keime von Krankheitsherden auf die gesunde Umgebung und der Zustand und die Ausdehnung der Ekzemherde sind hier für die quantitativen Verhältnisse maßgeblich: ein großer nässender Herd enthält mehr Keime und kann dementsprechend auch mehr streuen als ein kleiner trockner Herd (Abb. 4).

Tabelle 5. *Keimzahlen auf 2 cm² Haut (nach LOBENSTEIN)*

| | |
|---|---|
| Intakte Haut . . | 168 |
| Milchschorf . . . | 1281 |
| Erythema . . . | 1405 |
| Trockenes Ekzem | 3045 |
| Intertrigo. . . . | 4032 |
| Nässendes Ekzem | 26955 |

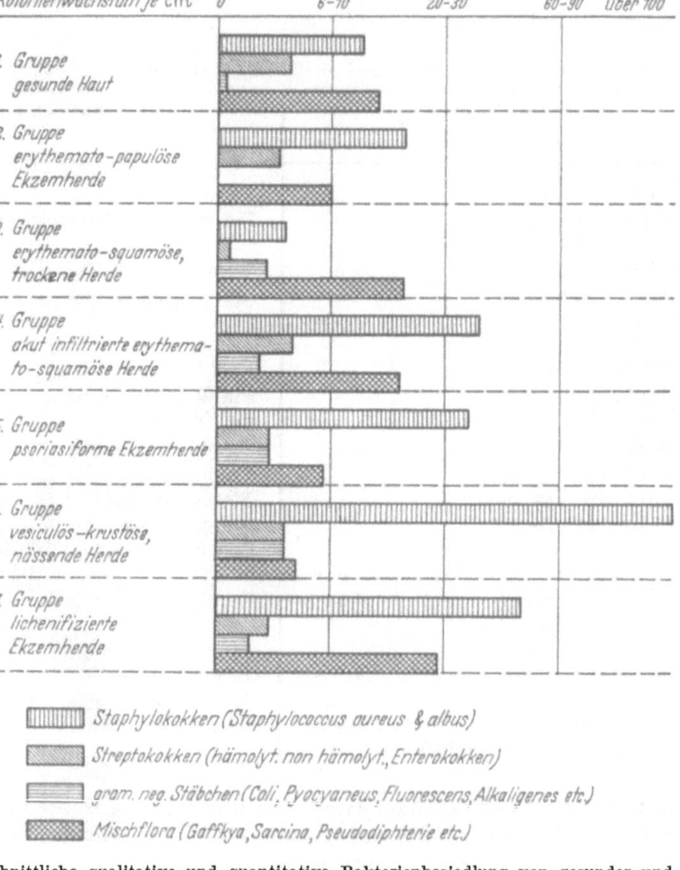


Abb. 4. Durchschnittliche qualitative und quantitative Bakterienbesiedlung von gesunder und ekzematöser Haut. (Nach STORCK)

### c) Beruf und Umgebung

Schon HILGERS hat darauf hingewiesen, daß die berufliche Tätigkeit großen Einfluß auf die quantitative und qualitative Keimbesiedlung der Haut hat. Berufe mit hoher Verschmutzungs- und Verstaubungsmöglichkeit verursachen eine rapide Zunahme der Anflugskeime während der Arbeitszeit (Erdarbeiter, Straßenarbeiter, Müllarbeiter, Soldaten im Gelände, Mühlenarbeiter usw.). Dagegen haben Angehörige von Berufen, die größte Sauberkeit erfordern und laufendes Händewaschen (Arzt, Pflegepersonal) notwendig machen, wesentlich kleinere Keimzahlen auf ihrer Haut. Besonders keimarm ist die Haut bei Arbeitern und Arbeiterinnen in Penicillin-Abfüllbetrieben durch Baden vor der Arbeitszeit, sterile Arbeitskleidung und UV-Schleusen. Wir haben einmal die Hautflora von Arbeiterinnen der Plätterei in der Eppendorfer Klinik, die von Arbeitern im Tierstall und die von Ärzten und Pflegepersonal der Eppendorfer Hautklinik verglichen und dabei ganz beträchtliche Unterschiede hinsichtlich Zahl und Artenreichtum festgestellt. Bei Patienten, die stationär behandelt werden, findet im Laufe des Klinikaufenthaltes ein deutlicher Wechsel in Quantität und Qualität der Hautflora statt. Dieser Wechsel hat besondere Bedeutung in der Frage des Hospitalismus erlangt. Daß in einer gepflegten sauberen Umgebung (Klinik, Büro) weniger Keime auf den Menschen übergehen können als in einem Mühlenbetrieb oder in einer Lumpenaufarbeitungsfabrik, bedarf eigentlich kaum der Erwähnung. Interessant sind in diesem Zusammenhang die Untersuchungen der Hände von Charcuteriearbeitern auf ihre Bakterienflora von KÄMPE. Am Morgen vor Beginn der Arbeit sind nur wenig Keime festzustellen; sie nehmen aber im Laufe des Tages bei der Fleischbearbeitung ganz rapide zu. Reine Seifenwaschungen reduzieren hier die Keimzahlen nur unbedeutend, während der Gebrauch von Desinfektionslösungen die Keimzahlen zu senken vermag.

## d) Persönliche Sauberkeit — Einfluß von Waschungen

Durch kosmetische Maßnahmen wie Abreibungen mit Gesichtswässern, austrocknenden Prozeduren durch Puder, glättenden Maßnahmen durch Salben u. a. werden die Ansiedlungsbedingungen für Bakterien verschlechtert, die Keimzahlen auf der Haut werden geringer, genau so wie sie durch häufiges Waschen mit Wasser, Seife und Bürste stark reduziert werden können. Der Begriff der persönlichen Sauberkeit weist schon auf die Bedeutung dieses Individualfaktors für die Keimzahlen auf der Haut hin. BORSOTTI hat 1936 auf die quantitativen Veränderungen der Hautflora durch Antiseptica aufmerksam gemacht. Durch Zusatz von Hexachlorophen, einer stark bactericid wirkenden Substanz zur Seife kann die Keimflora der Haut bei Waschungen stark reduziert werden (FREISE, KJELLANDER, FAHLBERG u. Mitarb., MEYER-ROHN und SCHULZ u. a.). Man erzielt nicht nur eine starke, sondern auch eine anhaltende Keimverarmung, weil das Hexachlorophen noch lange Zeit als dünner Film auf der Haut aufliegt. FAHLBERG u. Mitarb. konnten ermitteln, daß die Keimmengen nach Hexachlorophen-Seifenwaschungen auf $^1/_{10}$ der Ausgangswerte absinken. KJELLANDER kommt zu gleichen Ergebnissen, denen auch wir uns auf Grund eigener Versuche anschließen können. v. BORMANN kommt ebenfalls zu der Erkenntnis, daß das alltägliche Waschen hohe Keimzahlen erheblich senken kann. 1—3 min langes Händewaschen mit Kernseife reduziert die normale Hautflora um ein Drittel, rein qualitativ wird sie dagegen nur unwesentlich (im Gegensatz zu desinfizierenden Seifen) geändert. NEGRO hat Untersuchungen über die Bakterienflora vor und nach einem Vollbad durchgeführt: es kommt beim Baden in der Badewanne zu einer Keimverminderung von 10%. Das Umgekehrte kann aber — wie HILGERS schreibt — auch eintreten: eine nicht saubere Wanne oder nicht gründliches Abspülen können die Keimzahlen auf der Haut erhöhen, was beim Baden im strömenden Wasser, also unter der Brause wegfällt. Das große Experiment der großen Kriege mit ihrem Seifenmangel hat uns gelehrt, daß in solchen Zeiten die Pyodermien immer ansteigen (GLASS), was nicht zuletzt auf das Ansteigen der Hautkeime infolge des Seifenmangels zurückzuführen ist. Auch UV-Bestrahlungen können, wie NEGRO und DUCATO nachgewiesen haben, stark keimzahlvermindernd wirken; nach zehnminutiger UV-Bestrahlung (Abstand 2 m!) tritt eine Verminderung der Hautkeime um 30% ein.

Auf die Bedeutung des Hautklimas, für das eine hygienisch einwandfreie Kleidung verantwortlich ist, hat schon HILGERS unter Bezugnahme auf die Arbeiten von FLÜGGE und BACHMANN und FLEISCHER hingewiesen. Unzweckmäßige, d.h. eine für Luft undurchgängige Kleidung führt zur Erhöhung der Wasserdampfansammlung auf der Körperoberfläche und damit auch zu einer Vermehrung von Bakterien auf der Haut. In solchen Fällen ist häufiger Wäschewechsel der Wirkung eines Reinigungsbades unter der Brause gleichzusetzen. Auf die hygienische Bedeutung kochbarer Wäsche für die Keimflora der Haut muß im Nylon- und Perlon-, kurz im Kunststoffzeitalter hingewiesen werden. Ein großer Teil von Kunststoffen kann bekanntlich nicht gekocht werden; eine Reinigung mit Wasser und Seife kann daher nie zur Keimvernichtung, sondern nur rein mechanisch zur Keimverarmung führen. Welch große Bedeutung aber gerade die Unterkleidung für den Keimreichtum der Haut hat, wissen wir aus der allgemeinen Hygiene. Der Stoff der Unterwäsche nimmt ja sowohl die flüssigen als auch die festen Hautabsonderungen (Hautschuppen, Talg, Schweiß) sowie je nach der Sauberkeit des Individuums Urintropfen, Kotteile, Vagina'sekret u. a. auf.

## 2. Qualität der Hautflora

Es war bereits einleitend zum Ausdruck gebracht worden, daß alle in Luft, Wasser, Boden, Staub usw. vorkommenden Keimarten als Anflugskeime auf der Haut vorkommen können. Es ist unmöglich, sie alle aufzuführen; man kann sie in BERGEYs Manual nachlesen. Will man die Keimarten der Haut untersuchen und bestimmen, so muß man die bakteriologische Differenzierungstechnik beherrschen. Es müssen daher zum Verständnis des Folgenden einige Ausführungen über Differenzierungsmöglichkeiten in der Bakteriologie vorausgeschickt werden. Da in einem Handbuch für Hautkrankheiten keine spezielle Nährbodentechnik Platz haben kann, können hier nur allgemein gehaltene Angaben gemacht werden. Bezüglich Einzelheiten über Nährbodenzusammensetzungen usw. wird auf die entsprechende Fachliteratur (WINKLE, HALLMANN u. a.) verwiesen.

### a) Möglichkeiten der Differenzierung von Keimarten

Wenn der zu bestimmende Keim in Reinkultur vorliegt, dann wird zunächst sein Verhalten gegen Gram im mikroskopischen Präparat geprüft; dann wird sein Hämolyse- und Pigmentbildungsvermögen untersucht. Während die Hämolyse auf Blutagar gut sichtbar zu machen ist, zeigt sich die Pigmentierung deutlicher auf einer durchsichtigen Nähragarplatte. Bei der Hämolysebildung der Mikrokokkenarten unterscheidet man heute mindestens drei verschiedene Hämotoxine, das $\alpha$-, $\beta$- und $\delta$-Toxin, die die Erythrocyten verschiedener Blutarten (Mensch. Kaninchen, Pferd, Schaf) verschiedenartig angreifen. Dadurch kann eine Differenzierung erfolgen. Bei Streptokokken trifft man auf festen Blutnährböden verschiedene Hämolysetypen an, die ebenfalls mit griechischen Buchstaben bezeichnet werden.

*α-Hämolyse.* Um die Kolonien herum findet sich ein schmaler Saum dunkler „fixierter" Erythrocyten, an den sich ein breiterer Hof partieller Hämolyse anschließt. Makroskopisch erscheint dieser Hof mehr oder weniger grün verfärbt. Stämme mit α-Hämolyse werden als „vergrünende Streptokokken" bezeichnet.

*β-Hämolyse.* Hier sind praktisch alle Erythrocyten in der Umgebung der Kolonie zerstört, das Hämoglobin ist völlig entfärbt. Makroskopisch ist die Hämolysezone farblos und transparent. Diese Erscheinung wird auch als echte Hämolyse oder Hämolyse schlechthin bezeichnet.

*γ-Hämolyse.* Hier findet man nur gelegentlich in unmittelbarer Umgebung der Kolonien einen grünen Randsaum. Die meisten γ-hämolytischen Streptokokken verändern den Nährboden aber überhaupt nicht. Die Namensgebung erscheint daher etwas unglücklich.

Die Vergrünung des Blutagars durch α-Hämolyse beruht teilweise auf der Fähigkeit dieser Streptokokkenstämme, Peroxyd zu bilden, durch welches das Hämoglobin in ein dem Methämoglobin ähnliches Oxydationsprodukt umgewandelt wird. — Die Bezeichnungen α-, β und γ-Hämolyse gelten nur für Streptokokken. Eine weitere Aufgliederung der Streptokokken erfolgt dann serologisch (SEELEMANN) oder biologisch. Die Gattung Micrococcus wird je nach Pigmentbildung in die Species lutens, flavus, roseus, rubens usw. unterteilt. Zur Pathogenitätsbestimmung muß das biologische Verhalten dieser Keime untersucht werden, worüber in Kapitel VI zu berichten sein wird.

Die Neisseriaarten werden durch ihr verschiedenes Verhalten gegenüber diversen Zuckerarten voneinander getrennt (Lingelsheimsche Reihe).

|  | Maltose | Dextrose | Lävulose |
|---|---|---|---|
| Neisseria gonorrhoeae . . | — | + | — |
| Neisseria meningitidis . . | + | + | — |
| Neisseria catarrhalis . . . | — | — | — |
| Neisseria sicca . . . . . | + | + | + |

Zur Differenzierung weiterer Arten werden weitere Zuckerarten (Glucose, Fructose, Saccharose) und das Pigmentbildungsvermögen herangezogen.

Von den gramnegativen Darmbakterien werden E. coli und E. freundii sowie Klebsiella und Aerobacter durch Beweglichkeit, Indolbildung, Methylrotreaktion, die Voges-Proskauer-Reaktion, Citrat- (Verwertung von Citrat als einziger C-Quelle), $H_2S$-, KCN- und Harnstoffabbau voneinander getrennt. Das alles erfordert Selektivnährböden. — Coli, Enteritis-, Paratyphus- und Ruhrerreger und Salmonella typhi werden auf Grund ihres Verhaltens gegenüber Lactose und Glucose, ihres Gas- und Indolbildungsvermögens und ihrer Beweglichkeit voneinander differenziert. — Die Proteusarten zeichnen sich durch das bekannte Terrassenwachstum auf anspruchslosen Nährböden aus; die verschiedenen Arten werden wiederum biologisch voneinander getrennt. Pseudomonas aeruginosa bildet auf festen transparenten und flüssigen Nährmedien einen grünen Farbstoff. Hämophilusarten wachsen gern in Symbiose mit Staphylokokken im sog. „Ammenwachstum". Diplococcus pneumoniae wird in Optochinbouillon gehemmt und spaltet kein Äsculin, während sich die meisten Streptokokkenarten hier anders verhalten.

Schließlich muß neben dem morphologischen, biologischen und serologischen Verhalten in manchen Fällen noch der Tierversuch herangezogen werden, z.B. bei folgenden Entscheidungen:

Diplococcus pneumoniae ↔ Streptokokken
Enteritiserreger
  (BRESLAU, GÄRTNER) ↔ Salmonella typhi
Haemophilus pertussis ↔ Haemophilus influenzae
Clostridium tetani ↔ andere Clostridium-Arten

Auch die Typendifferenzierung von Tuberkulosebakterien kann mit Hilfe des Kaninchenversuchs durchgeführt werden: Bovine Stämme (Mycobacterium bovis) verursachen eine generalisierte Tuberkulose, während humane Stämme (Mycobacterium tuberculosis) nur zu einer mehr oder weniger starken Lokalreaktion führen.

In neuerer Zeit sind verschiedene in vitro-Methoden zur Typendifferenzierung vorgeschlagen worden, so z.B. die Verwendung von typenspezifischen Tuberkulostatica (BSH- und TCH-Test nach BÖNICKE), der Niacin-Test nach KONNO, der Nitrat-Reduktionstest nach VIRTANEN und der Nicotinamidase-Test nach BÖNICKE u. LISBOA. Ein besonderer

Vorteil dieser neueren Methoden besteht darin, daß sie im Gegensatz zum Kaninchenversuch auch bei virulenzgeschwächten Stämmen eine einwandfreie Typendiagnose gestatten. — Diese Beispiele für die Möglichkeiten der Bestimmung von Bakterienarten mögen genügen.

## b) Bakterienarten der normalen Haut

Haben wir bei den Anflugskeimen der Haut eine außerordentlich vielgestaltige Flora vor uns, deren Skala von völlig apathogenen Kokkenarten bis zu den hochpathogenen „Tetanusbacillen" (Mollo) oder dem gefährlichen „Milianschen Gangränbacillus" (Balog) reicht, so verschwindet diese Vielzahl der Arten bei den eigentlichen Hauthaftkeimen einschließlich der Invasionskeime. Es ist allerdings schwierig, bei Untersuchungen der Hautflora die Durchgangs- von der Standortflora zu trennen. So wird man nur die Arten als Standortkeime oder Dauerkeime bezeichnen dürfen, die immer wieder von den verschiedenen Autoren gefunden und beschrieben werden. Seit 1932 sind eine ganze Reihe von Untersuchungen dieser Art durchgeführt worden. Die Untersuchungen von Robert und Miescher über die Rolle der Bakterienflora für die Ekzemgenese, vor allem aber die Arbeiten Storcks über die Bedeutung der Hautmikroben für das Ekzem haben wichtige Erkenntnisse gebracht. In den Veröffentlichungen dieser Autoren wird auch der Bakteriengehalt der Haut in qualitativer Hinsicht eingehend beleuchtet. Storck kommt zu dem Ergebnis, daß sich die qualitative Mikrobenbesiedlung von gesunder und ekzematöser Haut nicht wesentlich unterscheidet.

Die in der Literatur mitgeteilten Befunde von Streptokokken auf gesunder Haut zeigen ganz erhebliche Abweichungen voneinander, je nach Untersuchungstechnik und Körperregion. Ähnlich ist es bei der Gruppe der Mikrokokken. Jordan hat darauf hingewiesen, daß die positive Ausbeute an Streptokokken in der Literatur mit 7,5—64% niedergelegt ist. Er selbst fand bei 150 Personen 148mal, also praktisch in jedem Fall Streptokokken; dabei ging er so vor, daß sechs talergroße Hautstellen — Nasolabialfalte, Retroaurikulargegend, Achselhöhle, Unterarm, Unterschenkel und Rücken — untersucht wurden. Am häufigsten fand er die Streptokokken nicht in der Achselhöhle, sondern auf dem Rücken. Leone fand Streptokokken am häufigsten im Gesicht, am wenigsten an den bedeckten Körperstellen. Apassowa fand bei 443 Individuen 249mal Mikrokokken, 53mal Streptokokken, 10mal Sarcinen, 8mal Corynebacterium diphtheriae, 2mal Sporenbildner, 8mal Bac. cereus, 5mal Bac. mesenthericus, 2mal Hefen, 2mal Clostridien und je 1mal Clostr. butyricum und Bac. subtilis. Colebrook u. Mitarb. untersuchten bei 160 Frauen, die sich in den letzten Wochen der Gravidität befanden, die Perinealregion und fanden hier 11mal hämolysierende Streptokokken (davon 1mal A = Lancefield). 181 Normalpersonen hatten an den Händen immer vergrünende oder nichthämolysierende Streptokokken und 12mal wurden hämolysierende Streptokokken gefunden (7mal Gruppe A); schließlich untersuchten diese Autoren die Intrascapulargegend von 14 Normalpersonen, wo sie 2mal hämolysierende Staphylokokken fanden. Flandin und Duchon fanden als vorherrschenden Keim Staphylococcus epidermidis, aber niemals Staph. aureus; letzteren fanden sie nur bei Pyodermien. Streptokokken o. H. fanden sie selten, Streptokokken mit Hämolyse nie auf gesunder Haut, sondern nur bei Pyodermien. Santoni untersuchte 68 hautgesunde Personen auf das Vorkommen von Corynebakterien auf der Haut: Corynebact. diphtheriae wurde in keinem Fall gefunden, dagegen auffallend häufig Corynebact. pseudodi. und zwar vor allem in der Anal- und Genitalregion. Vierthaler fand bei 31% seiner untersuchten Personen Staph. aureus, davon 10% auch in tieferen Schichten der Epidermis. Neufeld steht auf dem Standpunkt, daß als Dauerbewohner der Haut nur Staphylococcus epidermidis anzutreffen ist. Pillsbury und Rebell, denen wir grundlegende Untersuchungen

über die Hautflora und deren Funktion verdanken, geben auf Grund eigener
Forschungen und denen anderer Autoren nachfolgende Einteilung der Keime der
normalen Haut:

I. Normale Haut-Mikrokokken (EVANS u. Mitarb.; REBELL u. Mitarb.)
Staphylococcus epidermidis, Staphylococcus albus (aurantiacus), Staphylococcus candidus, Staphylococcus flavus.

II. Diphtheroide (CRISSEY u. Mitarb.; POLLOCK u. Mitarb.; REBELL u. Mitarb.)
Normale aerobe Haut-Diphtheroide, Corynebacterium acnes (LOVEJOY u.
Mitarb.), „Nocardia" tenuis.

III. Lipophile Cryptokokken (KLIGMAN, BENHAM)
Pityrosporon ovale, Pityrosporon orbiculare.

Streptokokken und gramnegative Darmbakterien gehören nicht zur eigentlichen Hautflora, wenngleich sie häufig auf der Haut angetroffen werden; sie sind
als „fremde" oder Durchgangskeime zu betrachten. EVANS, SMITH u. Mitarb.
vertreten die Ansicht, daß sich eigentlich nur die Individualität der Bakterienflora
jedes einzelnen Menschen beweisen läßt. Auffällig sind bei ihnen die häufigen
Befunde von Corynebacterium acnes, das an erster Stelle steht vor Staph. epidermidis, Staph. candidus, Staph. flavus und Staph. aureus. Corynebact. acnes
wird von LENTZE als ubiquitärer Epiphyt der gesunden Haut bzw. der Talgdrüsen
angesehen. LENTZE züchtete diesen Keim bereits 1940 in verschiedenen Gegenden
Deutschlands (Beuthen, Kattowitz, Erlangen) aus der Luft in Wohnräumen, Laboratorien und Hörsälen, sofern sich Menschen in ihnen aufhielten, niemals aber im
Freien. Die von SCHUERMANN isolierten anaeroben „Actinomyceten" gruppiert man
heute als Corynebacterium acnes in die Corynearten ein; wir gehen aber mit SCHUER-
MANN in der Bewertung dieser Species als normale Haftkeime der Haut konform.

In einer Dissertation, die bei der Techn. Hochschule Stuttgart eingereicht
wurde, befaßt sich H. DACHTLER mit den Mikroorganismen der menschlichen Haut
vom Standpunkt der Textilfaserkunde. In dieser sehr interessanten, leider sehr
schwer zugänglichen Arbeit befaßt sich die Autorin mit der Gewinnung der
Arten von der gesunden menschlichen Haut und aus menschlichem Schweiß,
mit der Häufigkeit und natürlichen Gemeinschaften der Bakterien und deren
Bestimmung sowie mit Untersuchungen über die natürlichen, antagonistischen
Wirkungen u. a. DACHTLER fand bei sechs Versuchspersonen in der Achselhöhle, bei zehn Versuchspersonen am Nacken und bei sieben Versuchspersonen am
Oberarm folgende Arten (Tabelle 6).

Tabelle 6. *Keimarten auf gesunder Haut (nach* DACHTLER[1]*)*

|  | Kokken | Zahl | Sarcinen | Zahl | Stäbchen | Zahl |
|---|---|---|---|---|---|---|
| Achselhöhle | M. epidermidis | 5 | S. flava | 2 | Proteus | 1 |
|  | M. candidus | 2 | S. alba | 1 |  |  |
|  | M. roseus | 2 | S. lutea | 1 |  |  |
|  | M. conglomeratus | 1 |  |  |  |  |
|  | M. luteus | 1 |  |  |  |  |
| Nacken | M. epidermidis | 7 | S. flava | 4 | Proteus | 1 |
|  | M. luteus | 3 | S. lutea | 2 | Bac. mesenter. | 2 |
|  | M. candidus | 2 |  |  | B. sphaer. | 1 |
|  | M. pyog. aur. | 1 |  |  |  |  |
|  | M. pyog. alb. | 1 |  |  |  |  |
| Oberarm | M. epidermidis | 1 | S. flava | 1 | B. sphaer. | 1 |
|  | M. candidus | 1 |  |  |  |  |

[1] Die Tabelle ist im Original übernommen worden; aus diesem Grund sind keine Änderungen
wie z.B. Micrococcus epidermidis in (richtig) Staphylococcus epidermidis u.a. vorgenommen
worden.

DACHTLER gibt auch einen Überblick über die Häufigkeit der isolierten Arten (Abb. 5).

Während Stäbchen nur verschwindend wenig gefunden werden, überwiegen die Mikrokokken und Sarcinen.

In eigenen Untersuchungen haben wir gemeinsam mit SCHRÖDER auch feststellen können, daß sich die Hautflora Gesunder in qualitativer Hinsicht nur unwesentlich von der des Ekzematikers bei Hautabklatschkulturen vom Rücken (Gesunder) und vom Ekzemherd unterscheidet (Tabelle 7).

REBELL hat in neuester Zeit (1962) betont, daß coagulosepositive Staphylokokken nicht auf die normale Haut gehören, sondern nur auf kranker Haut zu finden sind. Zur Normalflora zählt er neben Diphtheroiden und Mikrokokkenarten auch Aerobacter aerogenes (in der Achselhöhle).

Auffallend ist die Vielzahl der gefundenen Arten, die u. E. auf eine subtile Differenzierungstechnik zurückzuführen ist.

MELCZER u. VÁSÁRHELYI fanden bei 150 hautgesunden Personen bei Abimpfung von verschiedenen Hautgegenden — Stirn, Gesicht, Brust, Hand- und Fußrücken — in 3,3% PPLO. Die Autoren sind der Ansicht, die wir auch teilen, daß PPLO-Stämme aus der Umgebung und von den mit der Haut benachbarten Schleimhäuten ständig auf die Haut gelangen können und hier als harmlose Saprophyten leben.

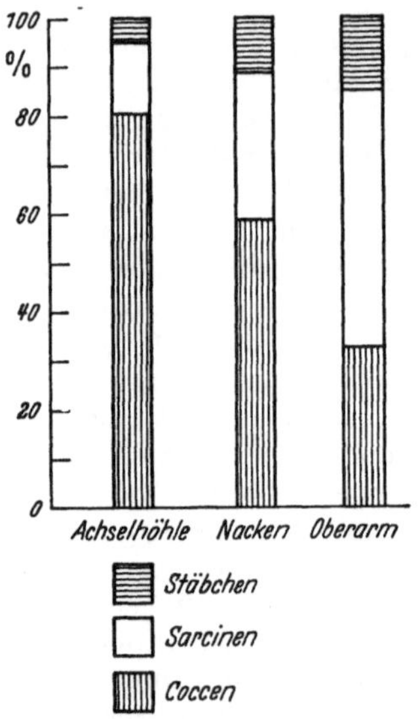

Wenngleich in diesem Artikel nur die Bakterienflora behandelt werden soll, so darf hier in diesem Zusammenhang kurz auf das Vorkommen von Hefen hingewiesen werden. CONNELL und SKINNER haben nachgewiesen, daß auf der Haut recht häufig Hefen und hefeähnliche Mikroorganismen anzutreffen sind, ja sie können auf der Haut häufiger als in der Luft und der Umgebung des Menschen nachgewiesen werden. Es handelt sich dabei in der Hauptsache um nichtpigmentierte Stämme. Die beiden Autoren konnten allein acht verschiedene Cryptococcus- und vier Candidaarten sowie Lipomyces isolieren. Tabelle 8 gibt einen Überblick über die Häufigkeit solcher Befunde.

Abb. 5. Häufigkeit der Keimarten in Prozent. (Nach DACHTLER)

IMAI isolierte aus den Hautschuppen Gesunder 41 Hefestämme, wovon 6 tierpathogen waren; diese waren von Hautpartien (Mundwinkel, After) isoliert worden, an denen Krankheitsherde bestanden.

RIETH fand nach bisher unveröffentlichten Untersuchungen am Gesamtmaterial (1951—1959) der Universitätshautklinik Hamburg-Eppendorf in 9347 Proben von Hautschuppen einschließlich Gehörgang 1717mal Hefen, wovon 145 Candida albicans waren; aus 2618 Nägeln isolierte er 866 Hefestämme, davon 138mal Candida albicans; aus 1383 Vulva- oder Vaginalabstrichen 418 Hefestämme, davon 314 Candida albicans.

HÜBSCHMANN, KRAUSKOPF u. FRÁGNER haben bei Untersuchungen der Hautmykoflora unter „durchschnittlichen Umständen" auf der sauberen gesunden Haut des IV. Zehenzwischenraumes von 216 Personen 7mal und auf krankhaft veränderter Haut der gleichen Region 9mal Candida albicans gefunden. Auf verunreinigter Haut betrugen die entsprechenden Zahlen 7:32. Die Verfasser sind auf Grund ihrer Befunde der Ansicht, daß Candidaarten auf gesunder Haut normalerweise nicht vorkommen, und daß es sich um exogen bedingte Zufallsbefunde handelt.

Götz untersuchte die Frage der Häufigkeit von C. albicans in Hautläsionen und züchtete bei insgesamt 1495 Untersuchungen (1960/62) 67mal Candida albicans (c. a.) = in 4,5% aller Fälle. Dabei zeigten sich Schwankungen zwischen 0,5 und 48%. Götz bemerkt dazu, daß solche Zahlen nichts über die tatsächliche Häufigkeit von c. a. aussagen, weil sie reine Zufallsbefunde darstellen; denn zur kulturellen Untersuchung kamen dabei von vornherein nur im Sinne einer Soor-Mykose suspekte Affektionen von Mundhöhle, Vagina und Analregion.

Bei solchen Erhebungen sollte immer daran gedacht werden, daß verschiedene Faktoren einen fördernden Einfluß auf c. a. haben wie z. B. Zustand der Haut (krank), Alter (Säugling, Greis), Lokalisation (Schleimhaut, intertriginöse Regionen), konsumierende Grundkrankheiten, Antibiotica, Berufe in feuchtem Milieu und bei der kulturellen Verarbeitung auch das Nährmedium.

Schirren hat gemeinsam mit Leutner 500 Personen ohne ekzematische Erscheinungen auf Hefepilze untersucht und fand dabei 253mal Hefen, die sich auf vier Gruppen prozentual wie folgt verteilen:

Tabelle 7. *Bakterienflora von gesunden (A) und kranken (B) Hautpartien bei Ekzematikern*

| Keimart | Stämme von A | | Stämme von B | |
|---|---|---|---|---|
| | Anzahl | % | Anzahl | % |
| Staph. aureus haemolyticus · . . | 123 | 28 | 131 | 32 |
| Staph. aureus anhaemolyticus . . | 50 | 11 | 47 | 12 |
| Staph. albus haemolyticus . . . | 42 | 10 | 34 | 9 |
| Staph. albus (epidermidis) . . . | 59 | 13 | 38 | 9 |
| Staph. citreus . . . . . . . . . | 1 | | 1 | |
| Gruppe der Staphylokokken . . | 275 | 62 | 251 | 62 |
| Gaffkya tetragena . . . . . . . | 21 | 5 | 9 | 2 |
| Sarcina alba . . . . . . . . . | 8 | | 6 | |
| Sarcina flava . . . . . . . . . | 5 | | 3 | |
| Sarcina lutea . . . . . . . . . | 10 | | 16 | |
| Sarcina citrea . . . . . . . . . | 1 | | 8 | |
| Sarcina urea . . . . . . . . . | 2 | | 2 | |
| Gruppe der Sarcinen . . . . . . | 26 | 6 | 35 | 9 |
| Strept. haemolyticus . . . . . . | 13 | (3) | 14 | (3) |
| Strept. zymogenes. . . . . . . | 5 | | 2 | |
| Strept. faecalis . . . . . . . . | 3 | | 5 | |
| Strept. alvi . . . . . . . . . . | 1 | | — | |
| Strept. lactis . . . . . . . . . | 27 | | 16 | |
| Strept. salivarius . . . . . . . | — | | 1 | |
| Diplococcus pneumoniae . . . . | 2 | | 3 | |
| Gruppe der Streptokokken . . . | 51 | 11 | 41 | 9 |
| Corynebact. pseudodiphteriticum | 33 | | 27 | |
| Corynebact. xerosis . . . . . . | — | | 1 | |
| Gruppe der Corynebakterien . . | 33 | 7 | 28 | 7 |
| Neisseria catharrhalis . . . . . | 1 | | 1 | |
| Neisseria flava . . . . . . . . | 6 | | 6 | |
| Neisseria cinerea . . . . . . . | — | | 1 | |
| Neisseria sicca . . . . . . . . | 3 | | 1 | |
| Neisseria mucosa . . . . . . . | 1 | | 1 | |
| Neisseria-Gruppe . . . . . . . | 11 | 2 | 10 | 2 |
| Bac subtilis . . . . . . . . . . | 5 | | 8 | |
| Bac. mesenthericus . . . . . . | 3 | | 3 | |
| Bac. megatherium . . . . . . . | 4 | | 2 | |
| Bac. alvei . . . . . . . . . . . | 2 | | | |
| Gramnegative Sporenbildner . . | 2 | | | |
| Gruppe der Sporenbildner . . . | 16 | 4 | 13 | 3 |
| Escherichia coli commune . . . | 4 | | 5 | |
| Escherichia coli intermedia . . . | 2 | | 1 | |
| Escherichia coli mucosa . . . . | 2 | | | |
| Atypische Escherichia coli . . . | 1 | | 6 | |
| Alkaligenes faecalis . . . . . . | 1 | | | |
| Aerobacter aerogenes . . . . . | 1 | | | |
| Escherichia-Gruppe . . . . . . | 11 | 2 | 13 | 3 |
| Bacterium flavum . . . . . . . | | | 2 | |
| Pseudomonas aeruginosa . . . . | | | 1 | |
| Klebsiella ozaenae . . . . . . . | | | 1 | |
| Proteus vulgaris . . . . . . . . | 3 | | 4 | |
| Proteus mirabilis . . . . . . . . | | | 2 | |
| Gruppe d. übrigen gramneg. Stäbch. | 3 | 1 | 10 | 2 |
| Gesamtzahl der gefund. Stämme . | 447 | | 408 | |

Tabelle 8. *Anzahl nichtpigmentierter Hefen von verschiedenen Körperpartien — Saccharomyces Lipomyces, Cryptococcus und Candida (nach* CONNELL *und* SKINNER)

| Körperstelle | Mit Vergärung | | Ohne Vergärung | | Gesamt | % |
|---|---|---|---|---|---|---|
| | Zahl | % | Zahl | % | | |
| Zwischen den Zehen . . . | 191 | 37,7 | 46 | 25,6 | 237 | 34,5 |
| Zwischen den Fingern . . | 117 | 23,05 | 45 | 25,0 | 162 | 23,58 |
| Inframammär. . . . . . | 59 | 11,6 | 27 | 15,0 | 86 | 12,52 |
| Nabel . . . . . . . . . | 53 | 10,5 | 30 | 16,7 | 83 | 12,1 |
| Lumbalregion. . . . . . | 51 | 10,1 | 16 | 8,9 | 67 | 9,75 |
| Axilla . . . . . . . . . | 36 | 7,1 | 16 | 8,9 | 52 | 7,57 |
| Gesamt . . . . . . . . | 507 | | 180 | | 687 | |

Männer ambulant 70%, Männer stationär 55%, Frauen ambulant 52%, Frauen stationär 26%.

Häufigster Fundort waren die Füße; das dort herrschende feuchtwarme Milieu bietet naturgemäß ideale Wachstumsbedingungen; es folgen Hände, Ohren und Nabel.

Die Differenzierung der 253 Hefestämme ergab für c.a. einen Hundertsatz von 4,2%. SCHIRREN schließt daraus, daß damit keine Rede mehr davon sein kann, daß Candida albicans ein „ubiquitär vorkommender" und somit „bedeutungsloser" Hefepilz ist.

Wir möchten dieser Schlußfolgerung in dieser Form nicht beipflichten, denn ubiquitäres Vorkommen und Bedeutungslosigkeit ist keine Alternative, wie aus vielen Beispielen aus der Bakteriologie bekannt ist: Salmonellen, Neisseria mengitidis, hämolysierende Streptokokken und Staphylokokken, Escherichia coli, Clostridium tetani u.a.

HUXLEY und HURD fanden in erster Linie Rhodotorula-Arten, die auch häufig in der Luft zu finden sind; allerdings bei weitem nicht in den Ausmaßen wie CONNELL. HEYMER hat in letzter Zeit auf das Vorkommen von Streptomyces coelicolor auf Haut und Schleimhäute hingewiesen; er fand diese Streptomycetenart 60mal bei 300 Probanden auf der Haut und 25mal bei 150 Probanden auf den Tonsillen.

### c) Bakterienarten auf der kranken Haut

Durch die Untersuchungen von ROBERT, MIESCHER, STORCK, PILLSBURY u. Mitarb., MARCHIONINI, GOETZ u. RÖCKL, RÖCKL, ULBRICHT, MEYER-ROHN und vielen anderen wissen wir, daß sich die Flora auf Ekzemherden hinsichtlich der Qualität nur unwesentlich von der normalen Haut unterscheidet. Über die Keimflora beim seborrhoischen Ekzem liegen Angaben von PACHTMANN u. Mitarb., sowie McKEE u. Mitarb., McDANIEL u. Mitarb., RAJKA, NIEMAND-ANDERSSEN u.a. vor. So fand NIEMAND-ANDERSSEN bei 600 Patienten mit ekzematoiden Hautveränderungen 137mal Corynebakterien (C. diphtheriae, C. xerosis, C. pseudodiphtheriticum), denen sie auch pathogenetische Bedeutung beimißt. RAJKA fand auf der Ekzemhaut in 62% M. pyogenes. McDANIEL und TAMURA isolierten aus dem Bläscheninhalt und dem Exsudat bei 30 ekzematisierten Dermatitiden in erster Linie Staph. aur., haem. und non haem., ferner hämolysierende und nichthämolysierende Streptokokken sowie Corynebakterien. PACHTMANN u. Mitarb. fanden neben Staph. epidermidis noch Staph. aur., Staph. alb. haemolyt. und non haemolyt., N. catarrhalis und verschiedene Corynebakterien, u.a. Corynebact. acnes. McKEE u. Mitarb. isolierten letzteren Keim häufig bei Seborrhoikern. ferner Staph. epidermidis, Staph. aur. und Pityrosporon ovale. SANTONI untersuchte 170 Patienten zwischen 1 und 78 Jahren der Hautklinik Rom auf das Vorkommen von Corynebacterium diphtheriae; gleichzeitig wurden Abstriche von Nase und Rachen entnommen. Er fand folgendes:

|  | C. diphtheriae % | C. pseudodiphtheriticum % |
|---|---|---|
| Ulceröse Dermatosen . . | 2,2 | 6,7 |
| Dermatitis, Ekzem . . | 2,2 | 4,4 |
| Pyodermien . . . . . | 2,1 | 2,1 |
| Sonstige Dermatosen . . | — | 3,2 |

Von diesen Patienten waren über 3% Keimträger (Rachen oder Nase), am häufigsten die Vier- bis Zehnjährigen. Bei Pyodermien fand MURAMOTO in 90% pathogene Staphylokokken (aur. 72,6%, alb. 25,2% und citr. 2,1%) in den Krankheitsherden und deren Umgebung. Demgegenüber stellt OTTOLENGHI-LODIGIANI fest, daß sich bei Pyodermien die gesunde Haut hinsichtlich der Keimflora nicht von der Umgebung der Pyodermieherde unterscheidet. FELDMAN fand bei Untersuchungen von 1781 Pyodermien bei Kindern in erster Linien Streptokokken; Staphylokokken waren dominierend bei Schweißdrüsenabscessen der Säuglinge und follikulären „Staphylodermien". Auf Erysipelherden fanden wir regelmäßig Streptokokken, gelegentlich Staph. aur. Bei Erysipeloid-Patienten fanden wir häufig auf der entzündeten Haut Erysipelothrix insidiosa. ZELIGMAN und SINESI isolierten Gaffkya tetragena aus einem Karbunkel und dessen Umgebung. BRAND und TAS fanden bei Pityriasis simplex, die nach DABES und JONES, sowie SULZBERGER und BAER zu den Pyodermien zu zählen ist, Staphylococcus aur. und alb., sowie Strept. o.H., dagegen keine hämolysierenden Streptokokken. Über das Vorkommen von N. meningitidis auf der Haut bei Meningokokkensepsis berichten RICHTER, BONELL und CARNEVALE; über einen Fall einer Symbiose von Meningokokken und C. diphtheriae Lenzi. Daß auch Salmonella typhi auf der Haut vorkommen kann, wissen wir aus einer kasuistischen Mitteilung von ZANNELLI- wir selbst haben einen analogen Fall in unserer Klinik beobachtet. Japanische Autoren (TURU, WATANABE) haben wiederholt über Perlèche berichtet, bei der sie immer wieder Hefen in den Mundwinkeln nachweisen konnten, denen sie auf Grund von Tierexperimenten auch eine ätiologische Rolle zubilligen (TURU). WATANABE isolierte bei 42 Perlèche-Kranken folgende Keime (in %) von den Mundwinkeln:

| | |
|---|---|
| Strept. viridans . . . . . | 100 |
| Staph. aur. . . . . . . | 50 |
| Staph. alb. . . . . . . . | 31 |
| Strept. non haemol. . . . | 40 |
| Strept. haemol. . . . . . | 21 |
| Gram + Diplokokken . . | 55 |
| Gram ∅ Diplokokken . . | 48 |
| Hefen . . . . . . . . . | 38 |

Daß auf kranker Haut auch Hefen wachsen, nimmt nach dem bisher Gesagten nicht wunder. RIETH, ITO u. SCHIRREN fanden aus Schuppenmaterial verschiedener Dermatosen Candida albicans in 5,9% aller Fälle. GÖTZ, STURDE u. GRUBER fanden bei der Untersuchung von 100 Ekzempatienten, daß sich Sproßpilze begünstigt auf entzündlich veränderte Hautflächen, wie sie sich bei jeder Ekzemart entwickeln, anzusiedeln vermögen. Im einzelnen fanden sie bei Ekzematikern in 64% Hefebesiedlung im Gegensatz zu 14% bei Hautgesunden. Anscheinend besteht ein gewisser Antagonismus zwischen Hefe- und Bakterienwachstum auf der Haut: 109 Bakterienstämmen von gesunden Hautpartien standen 35 Hefestämme gleicher Lokalisation gegenüber, 94 Bakterienstämmen von kranker Haut aber 65 Hefestämme.

Bei Exanthemen, die im Verlaufe einer Sepsis auftreten, können manchmal die ursächlichen Erreger auch auf der Haut nachgewiesen werden (WILLARD). Embolische bakterielle Metastasen im Verlauf von septicämischen Prozessen können sich ebenfalls in entsprechenden Keimbefunden auf der Haut widerspiegeln. So berichtet S. ROBINSON über Befunde von Streptokokken, Pseudomonas, E. coli, N. gonorrhoeae, N. meningitidis u. a.

Nach Untersuchungen von MELCZER u. VÁSÁRHELYI wurde bei 200 Patienten mit verschiedenen Dermatosen aus Schuppen Eiter, Lymphe, Gewebsmaterial auf proteinreichen flüssigen und festen Nährmedien in 45% ein der PPLO-Gruppe zugehöriger Keim gezüchtet. Die Autoren sind der Ansicht, daß das Vorkommen von PPLO bei den verschiedensten Dermatosen Beachtung verdient. Die auf der Hautoberfläche vorkommenden PPLO sind aber wahrscheinlich nur Saprophyten, denen eine pathogenetische Bedeutung nicht zugeschrieben werden kann.

### d) Beruf und Umgebung — Hospitalismus

Es war bereits gesagt worden, daß der Beruf oft bestimmend für die Qualität der Hautflora sein kann: bei Schlachtern, Stallarbeitern oder Kanalarbeitern findet man eine Reihe von Keimarten auf der Haut (Coli, Pseudomonas, Alkaligenes), die man — um ein Extrem zu nehmen — bei der Säuglingsschwester nur selten oder überhaupt nicht auf der Haut findet. In eigenen Untersuchungen haben wir Hautabklatschkulturen von der Beugeseite des rechten Unterarms bei je fünf Versuchspersonen dreier Berufsgruppen angelegt; die Ergebnisse sind aus Tabelle 9 ersichtlich.

Tabelle 9. *Hautflora verschiedener Berufsgruppen*

| Keimarten | Ärzte | Plätterinnen | Stallarbeiter |
|---|---|---|---|
| Staphylococcus epidermidis . | +++ | +++ | +++ |
| Staphylococcus aureus . . . | + | + | +++ |
| Sarcinen . . . . . . . . . | ++ | ++ | ++ |
| Corynebact. pseudodiphth. . | + | ++ | ++ |
| Aerobe Sporenbildner . . . | + | + | +++ |
| E. coli . . . . . . . . . . | — | (+) | +++ |
| Enterokokken . . . . . . . | — | — | +++ |
| Pseudomonas aerug. . . . . | — | — | ++ |
| Proteus . . . . . . . . . . | — | — | ++ |
| Hefen . . . . . . . . . . | — | + | +++ |

In der vorbakteriologischen Ära war der *Hospitalismus* als unvermeidliches Übel eines Hospitalaufenthaltes bekannt und gefürchtet. Man verstand darunter diejenigen Infektionen, die während des Krankenhausaufenthaltes dort von Patienten erworben wurden. Mit der Einführung der Asepsis und der Desinfektion in der Medizin konnte diese Erscheinung, deren Prototypen Gasbrand und Puerperalsepsis waren, in ihre Schranken gewiesen werden. Mit der Entwicklung der Chemotherapie und der Einführung der Antibiotica schien der Hospitalismus der medizinischen Vergangenheit anzugehören. Durch Resistenzentwicklung hauptsächlich von Staph. aur. gegenüber Penicillin und anderen Antibiotica ist diese Frage neuerdings wieder in den Blickpunkt des Interesses gerückt worden (KIKUTH, KIKUTH und GRÜN, KNORR und WALLNER, ZIERZ, PAETZOLD u. SINAI, MEYER-ROHN u.v.a.). Im Bereich der Dermatologie wirkt sich der Staphylokokken-Hospitalismus in seiner möglichen Schwere praktisch nicht aus. Die früher gelegentlich beobachteten „Stationsinfektionen", die durch Verunreinigung der Salbentöpfe mit verschiedenen Keimarten verursacht worden waren, wurden immer mit Recht als echte Schmierinfektionen bezeichnet. Solche Infektionen kommen heute auch noch vor. Sie können, falls sie durch Antibiotica-resistente Keime ausgelöst werden, zum Formenkreis des Hospitalismus gezählt werden.

Zweifellos dürfen diese Erscheinungen nicht überbewertet werden; da eine große Reihe von Antibiotica mit verschiedenen Wirkungsmechanismen zur Verfügung stehen, ist die antibiotische Waffe noch keineswegs stumpf. Sollte dies jedoch einmal eintreten, dann könnte sich dieser neue Hospitalismus verheerend auswirken. Die Hautflora könnte dabei eine wichtige Rolle spielen.

Nach den Arbeiten MURAMATOs, der die Hautflora von Laboranten, Krankenpflegern und Anstaltspatienten (mit Pyodermien) nach gleicher Methodik vergleichend untersucht hat, zeigten die Staphylokokkenbefunde bei beiden Gruppen auf der Haut nahezu gleiche Werte; das Pflegepersonal hatte immerhin einen Anteil an pathogenen Staphylokokken von nahezu 30%. Bei den oberflächlichen Staphylokokkeninfektionen Neugeborener — aus denen sich schwere septische Krankheitsbilder entwickeln können — ist nach FORFAR u. Mitarb. als Infektionsquelle meist das Pflegepersonal ermittelt worden, bei dem auf der Haut, vor allem aber in der Nase (53%) die gleichen Staphylokokkenstämme wie die in den Eiterherden isoliert wurden.

## e) Der Einfluß von Seife und desinfizierenden Maßnahmen auf die Qualität der Hautflora

Über die Beeinflussung der Bakterienzahl durch Waschungen usw. ist bereits im Abschnitt 1d dieses Kapitels berichtet worden. Für die qualitativen Verhältnisse der Hautflora gilt praktisch das dort Gesagte. Sowenig man mit Kern-

Tabelle 10. *Die Bakterienflora der Achselhöhle bei 10 Frauen vor und nach Waschung mit Kernseife und Hexaseife*

| | Vor der Waschung | Nach 10 min Waschen mit | |
| --- | --- | --- | --- |
| | | Kernseife (linke Axilla) | Hexa-Seife (rechte Axilla) |
| 1 | Staph. alb.<br>Staph. alb. m. Häm.<br>Strept. m. Häm. | Staph. alb.<br>Staph. alb. m. H.<br>— | Staph. alb. m. H.<br>—<br>— |
| 2 | Staph. albus<br>Strept. o. Häm.<br>Corynebact. pseudodi. | Staph. alb.<br>Strept. o. H.<br>— | Staph. albus<br>—<br>— |
| 3 | Staph. albus<br>Staph. aur. m. Häm.<br>Sarcina lutea | Staph. albus<br>Staph. aureus m. H.<br>Sarcina lutea | —<br>Staph. aur. m. H. (spärlich)<br>— |
| 4 | Staph. albus<br>Bac. subtilis | Staph. albus<br>Bac. subtilis | Staph. albus (spärlich)<br>— |
| 5 | Staph. albus<br>Staph. albus m. H.<br>Staph. aur. m. H.<br>Strept. o. H. | Staph. albus<br>Staph. alb. m. H.<br>Staph. aur. m. H.<br>— | —<br>Staph. alb. m. H.<br>—<br>— |
| 6 | Staph. alb. m. H.<br>Staph. albus<br>Strept. o. H. | Staph. alb. m. H.<br>Staph. albus<br>— | Staph. alb. m. H.<br>—<br>— |
| 7 | Staph. alb. m. H.<br>Staph. albus<br>Bac. subtilis | Staph. alb. m. H.<br>Staph. albus<br>— | Staph. alb. m. H.<br>—<br>— |
| 8 | Staph. albus<br>Staph. aureus<br>E. coli | Staph. albus<br>Staph. aur.<br>E. coli | —<br>—<br>E. coli |
| 9 | Staph. alb. m. H.<br>Staph. aur. m. H.<br>Strept. o. H.<br>Sarcina lutea | Staph. alb. m. H.<br>Staph. aur. m. H.<br>Strept. o. H.<br>Sarcina lutea | Staph. alb. m. H.<br>—<br>—<br>— |
| 10 | Staph. alb.<br>Strept. viridans<br>Staph. alb. m. H. | Staph. alb.<br>Strept. viridans<br>— | —<br>—<br>Staph. alb. m. H. |

oder auch Feinseife — sieht man von der rein mechanisch bedingten Keimreduzierung ab — die Quantität beeinflussen kann, so bleibt auch die Qualität die gleiche. Anders ist es mit desinfizierenden Maßnahmen; auch hier bestehen Parallelen zur Quantitätsminderung durch Hexachlorophenseife oder durch Waschungen mit Zephirol, Sagrotan, Quartamon u.a. Mittel. FARQUHARSON u. Mitarb. konnten in Kinderabteilungen, in denen immer wieder Staphylokokkeninfektionen durch das Pflegepersonal oder die Mütter eingeschleppt worden waren, mit einer Desinfektionsprophylaxe (pHisoHex), die Zahl der pyodermischen Hautinfektionen von 6,54% auf 0,63% senken. Eigene Untersuchungen mit hexachlorophenhaltiger Seife haben sehr deutlich eine Reduzierung auch der Zahl der Keimarten der Achselhöhle gezeigt (Tabelle 10).

### f) Beeinflussung der Hautflora durch Antibiotica — Fragen des Infektionswechsels

Man könnte meinen, daß die Hautflora durch antibiotische Behandlung völlig verändert werden kann. STORCK hat bei seinen Untersuchungen über die Hautbakterienflora beim Ekzem gemeinsam mit RINDERKNECHT auch diese Frage bearbeitet. Danach geht die bakteriologische Sanierung der Hautflora in den Ekzemherden — beurteilt nach dem Abklatschverfahren — nicht parallel mit dem klinischen Verlauf. In 4 von 14 bakteriologisch genau verfolgten Fällen erwies sich die Hautflora saniert, ohne daß die bakteriologische Heilung von einer klinischen Besserung gefolgt war. Nun kann man auch gar nicht erwarten, daß solch träge Reaktionen wie Schuppung, Infiltration, Lichenifikation sich gleichzeitig mit dem Verschwinden der vorher in Massen vorhandenen Keime zurückbilden. Man denke an die Pneumonie, wo es unter Sulfanilamid- oder Antibioticaeinwirkung zum Erlöschen der Infektion kommt (Fieberabfall, Wohlbefinden), der physikalische Befund bildet sich dagegen erst in Tagen bzw. Wochen zurück. Wir haben beim bakteriellen Ekzem in mehr als 80 Fällen die Hautflora nach antibiotischer Therapie bakteriologisch kontrolliert und konnten die Befunde von STORCK und RINDERKNECHT voll bestätigen. Man muß dabei allerdings Unterschiede zwischen parenteraler und örtlicher Antibioticaapplikation machen. Bei örtlicher Anwendung von Tetracyclin in Salben-, Puder- oder Lösungsform kommt das Antibioticum mit den Mikroben der Haut in Konzentrationen in Kontakt, wie sie in dieser Höhe nie auf dem Umweg über die Blutbahn erzielt werden können. Werden Hautabklatsche nach Tetracyclinsalbenbehandlung oder nach Applikation einer Tetracyclin-haltigen Schüttelmixtur abgenommen, so finden sich in der Mehrzahl der Fälle sterile Kulturen; es sei denn, die Keime waren Tetracyclin-resistent. Von der Resistenzentwicklung bleiben bekanntlich die cutanen Staphylokokkenstämme nicht verschont; sie können ein ganzes Resistenzspektrum zeigen. So fand DELMOTTE von 100 cutanen Stämmen

26% gegen Penicillin allein resistent,
26% gegen Penicillin + Chlortetracyclin + Oxytetracyclin resistent und
7% gegen Penicillin + Chlortetracyclin + Oxytetracyclin + Chloramphenicol
resistent.

KLIGMANN und SHEHADEH haben den Einfluß örtlich angewandter Antibiotica auf die normale Hautflora untersucht und kamen dabei zu folgenden Ergebnissen: Eine Neomycinresistenz tritt nicht vor einer Anwendung, die sich über 6 Monate erstreckt, auf. Staphylokokken werden schnell Streptomycin-resistent. Parallel dazu geht eine starke Wucherung der gramnegativen Keime, die im übrigen nicht für den typischen Axillargeruch verantwortlich sein sollen (SHEHADEH u. KLIGMAN).

Mit der Frage der Beeinflussung der Hautflora durch Antibiotica eng verknüpft ist das Problem des Infektionswechsels. Während dieses Problem für die Haut u. E. noch keine Bedeutung erlangt hat, spielt es zweifellos eine Rolle für die Schleimhäute nach protrahierter antibiotischer Behandlung.

Ein Teilproblem im Fragenkreis des Infektionswechsels nach oder unter antibiotischer Therapie ist das gehäufte Auftreten von Candida albicans auf den Schleimhäuten des Respirations-, Gastrointestinal- oder Genitaltraktes. Entsprechende Beobachtungen liegen vor nach Anwendung von Penicillin, Streptomycin, Chloramphenicol und vor allem von den sich durch ein breites Wirkungsspektrum auszeichnenden Tetracyclinen. Zur Erklärung dieses klinisch beobachteten und bakteriologisch bestätigten Phänomens werden im Schrifttum verschiedene Mechanismen vorgesehlagen, die kurz angeführt werden sollen.

1. Die Antibiotica selbst oder Beimengungen und Verunreinigungen der Präparate wirken direkt stimulierend auf das Wachstum von Candida albicans (CAMPBELL und SASLAW, FOLEY und WINTER, MOORE, PAPPENFORT und SCHNALL, WOODS, LIPNIK u. Mitarb., R. G. JANKE u. a.).

2. Quantitative und qualitative Veränderungen der normalen Bakterienflora der verschiedenen Schleimhautbereiche unter der Einwirkung der Antibiotica können zu einer Verbesserung der Lebensbedingungen für Candida albicans führen, wenn Mikroorganismen vernichtet werden, die normalerweise durch Sekretion spezifischer Stoffe die Entwicklung von Candida albicans hemmen (MC GOVERN u. Mitarb., SMITH, PAINE, HUPPERT u. Mitarb.), oder wenn durch eine Reduktion der Gesamtkeimzahl den Individuen der gegen das Antibioticum resistenten Restflora eine relativ große Nährstoffmenge zur Verfügung gestellt wird, oder wenn beim Zerfall nichtresistenter Keime Stoffe frei werden, welche das Pilzwachstum fördern. Dabei bleibt die zahlenmäßige Zunahme von Candida glücklicherweise meist ohne ernsthaftere Konsequenzen; sie erhöht aber die Wahrscheinlichkeit für das Auftreten einer lokal begrenzten und möglicherweise im weiteren Verlauf generalisierten Candidiasis, deren Prognose infaust ist.

Wir haben uns gemeinsam mit LANGE-BROCK eingehend mit diesen Fragen befaßt. Man muß dieses Problem sicher im Auge behalten, wenngleich es zur Zeit für den Bereich der Dermatologie im Hintergrund steht. Auch die Veränderungen der Darmflora nach Antibioticagaben gehören in dieses Gebiet (MEYER-ROHN).

# VI. Die Bakterienflora der Körperhöhlen

Die Körperhöhlen und auch die Körperöffnungen haben eine gegenüber der freien Hautfläche qualitativ und quantitativ verschiedene Bakterienflora. Die Gründe hierfür sind:

1. stark erhöhte Feuchtigkeit, vor allem wenn die Körperhöhle mit stark absondernden Drüsen in Verbindung steht,

2. die Körperhöhlen sind mit Schleimhaut ausgekleidet, die von vornherein Mikroorganismen bessere Lebensmöglichkeiten bieten,

3. durch Sekretion und Retention werden den Bakterien gute Nährböden angeboten,

4. in den Körperhöhlen herrschen z. T. halbanaerobe Verhältnisse.

Die Bakterienflora dieser Regionen sind aus klinischen und experimentellen Gründen Gegenstand eingehender Spezialuntersuchungen der einzelnen Disziplinen in der Medizin geworden. Im Rahmen dieses Artikels kann die Bakteriologie dieser Körperpartien nur insoweit berücksichtigt werden, als sie dem Verständnis der Hautflora dient. Im übrigen muß auf die entsprechenden Monographien und Handbücher der einzelnen Fachdisziplinen verwiesen werden.

## 1. Nase und Nebenhöhlen

Es besteht wohl kein Zweifel darüber, daß die Nasenhöhle ein recht wichtiges Keimreservoir darstellt, von dem aus Infektionen der Haut unterhalten und von dem Infektionen von Mensch zu Mensch übertragen werden können. Die Naseneingänge müssen bei der Therapie von Kokkenerkrankungen der Haut mitsaniert werden. — Als Methode für bakteriologische Untersuchungen der Nase sollte weniger die einfache Abstrichmethode als viemehr die von GRUBB und PUETZER angegebene Olivenmethode benutzt werden, die wesentlich genauere Resultate ergibt.

Der Beginn der Keimbesiedlung der Nase fällt nach CASTELLO und MAGGIA schon in die ersten Lebenstage: von 55 untersuchten Neugeborenen hatten in den ersten Lebenstagen schon 80% Staphylokokken in der Nase. Dagegen beherbergen nach YANGs Untersuchungen an 40 Heimkindern größere Kinder weniger pathogene Keime. GOLDMAN u. Mitarb. fanden in Nasenabstrichen von Kindern wenig apathogene Arten bzw. gar keine Keime. Im Nasopharynx wurden bei diesen Kindern dagegen Sc. viridans, Diploc. pneumoniae und H. influenzae gefunden. Wenn auch keine Zusammenhänge zwischen der Nasenflora und Psoriasis, Lichen ruber, Urticaria und anderen nicht bakteriell bedingten Dermatosen zu erkennen sind (KIERLAND), so bestehen zweifellos Wechselwirkungen zwischen der Nasenflora und den aus Pyodermieherden isolierten Staphylokokken oder Streptokokken. Hier liegt eine Reihe von Beobachtungen von LONG u. Mitarb., JANULA, TULLOCH, HOBBS u. Mitarb. u.a. vor. Daß die Staphylokokkenflora der Nase ein wichtiges Glied in der Infektionskette beim Hospitalismus sein kann, darauf haben GILLESPIE u. Mitarb. schon vor 20 Jahren hingewiesen. Von 159 Hospitalstudenten wurden Abstriche aus der Nase und von den Fingerknöcheln gemacht mit folgendem Ergebnis: 43,4% hatten pathogene Staphylokokken in der Nase, 19,5% auf der Haut der Finger und 12,6% waren Doppelträger. TERRIER sieht bezüglich der Frage des Hospitalismus seitens der Nase als Keimreservoir noch keine größeren Gefahren. Wenngleich die Klinik ein gutes Milieu zur Verbreitung der Erreger darstellt, so konnten an der Lausanner HNO-Klinik keine signifikanten Unterschiede zwischen der Nasenflora hospitalisierter und nichthospitalisierter Patienten festgestellt werden. Der Finger spielt bei der Weiterverschleppung der Keime von der Nase auf die Haut anderer eine recht beachtliche Rolle, wie HARE und THOMAS zeigen konnten. VOGELSANG untersuchte Rachen- und Nasenabstriche in drei Bergener Krankenhäusern: von 764 untersuchten Personen hatten 584 pathogene Staphylokokken in der Nase (Plasmacoagulase, Mannitvergärung, Hämolyse). LE BUSSY u. Mitarb. fanden bei 1559 Kindern und Erwachsenen 36—63% Staph. aur. haem. GOULD und KILLOP ermittelten bei 500 Studenten in 39% regelmäßig und in 42% gelegentlich durch Phagentypisierung sich als pathogen erwiesene Staphylokokken. KOURILSKY und MERCIER sowie MERCIER u. Mitarb. weisen darauf hin, daß die vordere Nasenschleimhaut noch mehr als die Haut der normale Sitz von Mikrokokken mit schwach pathogenen Eigenschaften ist; wenn sich irgendwo auf der Haut ein pyogener Prozeß entwickelt, dann werden auch die Nasenmikrokokken (Finger!) pathogen. TZAMOURANIS bestimmte bei 80 Staphylokokkenstämmen aus Furunkeln den Phagentyp und konnte durch gleichzeitige Entnahme von den Nasenöffnungen nachweisen, daß hier das Hauptkontingent der Stämme zu suchen war. MONGELLI-SCIANNAMEO weist auf Erscheinungen des Infektionswechsels in der Nasenflora nach protrahierter antibiotischer Therapie hin. Interessant ist die Feststellung von MOUNIER-

Kuhn, der bei vergleichenden Untersuchungen (10 Jahre vorher) einen deutlichen Wechsel in der Flora der Nasennebenhöhlen beobachten konnte. Während 1943 Streptokokken dominierten, waren es 1953 Pneumokokken.

Auf Grund eigener Untersuchungen möchten wir die normale Flora der Nasenschleimhaut bezüglich der Keimarten so charakterisieren: Staphylococcus aureus steht an erster Stelle, es folgen Staph. epidermidis (am Naseneingang), verschiedene Streptokokkenarten, vor allem vergrünende, wenig hämolysierende, ferner Corynebakterien, Diploc. pneum., H. influenzae u. a.

Bei Kieferhöhleneiterungen, bei denen das Sekret ja in die Nase entleert wird, fand Decher am häufigsten Pneumokokken; es folgen H. influenzae, hämolysierende Streptokokken, Keime der Alkaligenes- und Klebsiellagruppe und vergrünende Streptokokken.

Greven fand bei bakteriellen Infektionen der Kieferhöhlen in 38% Diplococcus pneumoniae, 32% Staphylococcus aureus, 22% Streptokokken ohne und 4% Sc. mit Hämolyse, vereinzelt auch Klebsiella pneumoniae und Pseudomonas aeruginosa. Die gesunde Kieferhöhle, vielfach aber auch die subakut oder chronisch entzündliche Kieferhöhle ist dagegen keimfrei (Beickert).

Die Flora des Nasopharynx ist außerordentlich vielgestaltig, sie stellt ein Gemisch der Keimarten aus Nase und Mundhöhle dar. Streptokokkenarten dominieren aber hier bei weitem. Es bestehen zweifellos Relationen zwischen der Rachen- und Hautflora bei Impetigo contagiosa. Cruickshansk fand bei Impetigokindern die gleichen Streptokokken im Rachen wie in den Impetigoherden. Auf Staphylokokkenbefunde weisen Turpin u. Mitarb. bei Untersuchungen an 31 Säuglingen hin, aus deren Respirationstrakt sie 201 Stämme isolierten. Davon waren 140 pathogen und 61 apathogen. Wu fand in 1568 Kulturen von 1055 Schwangeren ohne Rachenkatarrh in 5,9% hämolysierende Streptokokken, davon 1,8% Gruppe A. Bei 155 Krankenschwestern waren die entsprechenden Prozentzahlen 13,4%, davon 4% der Gruppe A. Auch hier kann also die normale Flora z. T. vom Beruf abhängig sein. Meads u. Mitarb. untersuchten Nasen- und Rachenabstriche im Rahmen von Arbeiten über den Infektionswechsel vor, während und nach Aureomycin-Medikation: in den ersten 24 Std verminderten sich die Keimzahlen rapide. $\beta$-hämolysierende Streptokokken und H. influenzae verschwanden völlig, $\alpha$-hämolysierende Streptokokken wurden reduziert. Gramnegative Kokken nahmen zu, ebenso Monilien (um 20%). Coliforme Keime, wie z. B. nach Penicillinbehandlung, erschienen jedoch nicht. Die Flora normalisierte sich wieder innerhalb 2—3 Wochen nach Absetzen von Aureomycin; die Neisseriaflora hat sich jedoch erst nach 2—3 Monaten wieder erholt. Durch Antibiotica oder auch Antiseptica ist also die Rachenflora erheblichen Schwankungen unterworfen. Über die Bronchialflora berichten Herzog und Schild an Hand von 126 mit Bronchoskopie gewonnenen Bronchialsekreten: Die Flora ist weitgehend abhängig vom Zustand des Bronchialbaums (Ca., Tbc., Bronchitis), verschiedene Streptokokkenarten, Corynebakterien, Sarcinen, Neisseria catarrhalis werden nahezu regelmäßig festgestellt. Hefen, hämolysierende Streptokokken, Staphylokokken finden sich nicht selten bei Bronchitiden. Demgegenüber müssen Befunde über die Keimflora der tieferen Luftwege bei der Leiche (Piringer und Pinggera) mit Vorsicht gewertet werden, da es postmortal sehr schnell zur Einwanderung von Darmkeimen usw. kommt.

## 2. Ohr

Der äußere Gehörgang enthält beim Gesunden die gleiche Keimflora wie die Haut. Das hat sich seit Hilgers auch nicht geändert. Seki, der bei seinen Untersuchungen über die Flora des gesunden äußeren Gehörganges nur Prozentzahlen angibt, fand in 83% Staphylococcus epidermidis, in 5% hämolysierende Staphylokokkenarten, in 25% verschiedene nicht näher differenzierte „Bacillenarten" und zu 9% Bac. subtilis. MOLLER-CHRISTENSEN untersuchte 50 gesunde Versuchspersonen, die nie eine Otitits und nie ein Ohrekzem gehabt hatten; es wurden dabei isoliert: 91mal Staph. epidermidis, 9mal Staph. aur., 13mal grampositive Kokken ohne nähere Differenzierung, 5mal Streptokokken o.H., 3mal gramnegative und 22mal grampositive Stäbchen. PERRY und NICHOLS weisen auf Grund von Untersuchungen an 45 Versuchspersonen mit gesunden Ohren darauf hin, daß die Bakterienflora sehr konstante Verhältnisse zeigt, die auch keinen jahreszeitlichen und geographischen Schwankungen unterworfen seien. Bei diesen 45 Versuchspersonen wurden aus 90 normalen äußeren Gehörgängen isoliert:

| | | |
|---|---|---|
| Staph. alb. haem. | 78mal | |
| Staph. alb. | 66mal | |
| Staph. aureus haem. | 11mal | 162mal Staphylokokkenarten |
| Staph. aureus | 6mal | |
| Staph. citricus | 1mal | |
| Streptokokken mit α-Hämolyse | 1mal | |
| Streptokokken mit β-Hämolyse | 1mal | 4mal Streptokokken |
| Streptokokkcn mit γ-Hämolyse | 2mal | |
| Corynebakterien mit Hämolyse | 21mal | 94mal Corynebakterien |
| Corynebakterien ohne Hämolyse | 73mal | |
| Coliforme | 7mal | |
| Proteus | 1mal | |
| Clostridium haemol. | 1mal | |
| Sarcina, Gaffkya | 4mal | |
| Bacillen non diff. | 14mal | |

Interessant ist die Tatsache, daß Pseudomonas aeruginosa, die häufig bei nässenden Ohrekzemen angetroffen wird, im normalen Gehörgang nicht existieren kann, wie Übertragungsversuche von PERRY und NICHOLS ergeben haben; dem Cerumen kommt dabei jedoch kein antibiotischer Effekt zu. Die noch bei HILGERS zu findende Angabe, daß in Cerumen und Cholesteatommassen menschenpathogene Aktinomyceten häufig seien, wird man heute dahingehend berichtigen müssen, daß es sich bei diesen „Aktinomyceten" vorwiegend um Corynebacterium acnes handelt.

Bei bakteriellen Erkrankungen des Innenohrs wandern die verantwortlichen Erreger vielfach in den äußeren Gehörgang, so z.B. der Erreger der gefürchteten „Mucosus-Otitis", der Diplococcus mucosus (Typ III), der weder mit dem schleimig wachsenden β-hämolytischen Sc. mucosus (Gruppe A und C) noch mit Sc. hominis identisch ist. Beim Ohrekzem findet man die gleiche reichhaltige Flora wie beim Ekzem des gesamten Integuments; auffällig sind beim nässenden Ohrekzem die gehäuften Befunde von Pseudomonas aeruginosa, Proteus, Klebsiella pneumoniae, Alkaligenes faecalis u.a. recht therapierefraktärer Arten aus der Gruppe der gramncgativen Stäbchen.

## 3. Auge

Die Bakterienbesiedlung der Conjunctiva beginnt — wie die gonorrhoische Infektion des kindlichen Auges unter der Geburt beweist — beim Durchtritt des Kopfes durch den mütterlichen Geburtskanal. Unsere Kenntnisse über die Bakteriologie des Auges verdanken wir den grundlegenden Arbeiten AXENFELDs (1907) und v. HERRENSCHWANDs (1927), auf die schon HILGERS 1932 in seinem Handbuchartikel über saprophytische und pathogene Bakterien der Haut hingewiesen hat.

In Lehrbüchern der Augenheilkunde (AMSLER-BRÜCKNER) oder solchen der Bakteriologie (HALLMANN, WINKLE u. a.) findet man bei der normalen Bakterienflora des Auges im Conjunctivalsekret übereinstimmend Corynebact. xerosis, Staphylococcus epidermidis, Sarcinen, sowie gelegentlich vergrünende Streptokokken, Pneumokokken Typ IV und X, selten hämolysierende Strept. und Staph. und Hämophilusarten. Bei Entzündungen der Conjunctiva findet sich dagegen eine wesentlich zahlreichere und reichhaltigere Flora mit Corynebact. diphtheriae und pseudodiphtheriticum, Haemophilus influenzae, H. conjunctivitidis oder H. aegyptius (PITTMAN und DAVIS), triv. Koch-Weeks-Bakt., H. lacunatus (triv. Morax-Axenfeld), E. coli, Klebsiella pneumoniae, Bac. subtilis, Pseudomonas, Proteus, Staph. und Strept. mit Hämolyse, Pneumokokken, Neisserien (gon., mening., catarrh.), Mycobacterium tuberculosis, Mycobact. leprae; ferner eine Reihe nicht näher differenzierter Bakterienarten, selten Pilze u. a. und Virusarten. SUURKÜLA warnt allerdings vor einer Überbewertung bakteriologischer Befunde bei Conjunctivitiden, da er in normalen und entzündeten Augen beinahe identische Keimbesiedlung gefunden hat.

Bedingt durch die anatomischen Verhältnisse bestehen große Ähnlichkeiten zwischen der Bakterienflora der Nase und der Conjunctiva. Das Conjunctivalsekret pflegt durch den ständigen Abfluß zur Nase hin keimärmer zu sein; andererseits begünstigt die gleichmäßige Beschaffenheit der Tränenflüssigkeit und die vor Luftbestreichung geschützte Lage der Conjunctiva das Auftreten bestimmter eng begrenzter Arten. Anflugs- oder Durchgangskeime sind wesentlich seltener als in der Nase. Durch die Entwicklung antibioticaresistenter Keime sind neue Möglichkeiten gegeben, die Zusammenhänge zwischen Conjunctival- und Nasenflora zu untersuchen. So fanden LATTE und PINO bei der Untersuchung von 180 Staphylokokkenstämmen aus Conjunctiva und Nase von Patienten, deren Conjunctiven mit Penicillinsalben behandelt worden waren, vor der Penicillin-Applikation 2,5% resistente Staphylokokkenstämme sowohl in der Conjunctiva wie in der Nase; nach Penicillin-Behandlung waren in der Conjunctiva 62% aller Staphylokokken Penicillin-resistent, die Zahl der Penicillin-resistenten Varianten aus der Nase dieser Patienten stieg jedoch nicht an.

Die Qualität der Conjunctivalflora ist großen regionalen Schwankungen unterworfen. Während in europäischen Ländern Corynebact. xerosis das Hauptkontingent der normalen Conjunctivalflora stellt, herrschen nach Untersuchungen von SOUDAKOFF in USA die Staphylokokken vor. Das geht deutlich aus Vergleichen der Befunde europäischer und amerikanischer Autoren hervor (Tabelle 11).

Tabelle 11. *Normale Conjunctivalflora. Befunde vier verschiedener Autoren in Prozent*

| Keimart | England GRIFFITH | Deutschland AXENFELD | Kanada GURD | USA KHORAZO |
|---|---|---|---|---|
| Corynebact. xerosis . . | 57 | 83 | 30 | 36 |
| Staph. albus . . . . . | 22 | 65 | 40 | 64 |
| Staph. aureus . . . . . | 8 | 11 | 1,5 | 0 |
| Streptokokken | 0 | 3 | 11,5 | 4,6 |
| Pneumokokken . . . . | 2 | 5 | 0 | 2,6 |
| Sarcina. . . . . . . . | 3 | 1 | 0,5 | 0 |
| H. Morax Axenfeld . . | 0 | 0 | 0 | 0 |
| Andere Keime . . . . | 3 | 5 | 0 | 23 |

Noch deutlicher kommt das in einer Zusammenstellung SOUDAKOFFs über 3000 Conjunctivalabstriche zum Ausdruck (Tabelle 12). In der gleichen Arbeit weist der Autor auf ähnliche Untersuchungen in China hin, die wiederum ein anderes Bild der Augenflora ergeben haben. Daß am entzündlich veränderten

Tabelle 12. *Keimgehalt von 3000 Conjunctivalabstrichen des Estelle Doheny Eye Foundation Laboratory in Los Angeles* (SOUDAKOFF)

| Keimart | Zahl | % | |
|---|---|---|---|
| Nicht pathogene Staph. . . | 1106 | 36,8 | |
| Pathogene Staphylokokken . | 994 | 30 | |
| Corynebact. xerosis . . . . | 84 | 2,8 | |
| Strept. mit Haem. . . . . . | 76 | 2,5 | |
| Pseudomonas aerugin. . . . | 74 | 2,5 | |
| Strept. viridans . . . . . . | 40 | 1,3 | |
| Proteus vulgaris. . . . . . . | 33 | 1,1 | |
| Bac. subtilis . . . . . . . . | 24 | 0,8 | |
| Klebsiella pneumoniae . . . | 19 | 0,6 | |
| Diploc. pneumoniae . . . . | 18 | 0,6 | Unter 0,2%: |
| E. coli . . . . . . . . . . | 18 | 0,6 | Micrococcus tetragen. |
| Haemophilus influenzae. . . | 11 | 0,3 | Lactobac. acidophilus |
| Neisseria catarrh. . . . . . | 8 | 0,2 | Aerobacter aerogenes |
| Neisseria gonorrhoeae . . . | 6 | 0,2 | Streptothrix (6 Fälle) |
| Keine Keime . . . . . . . | 630 | 21 | |

Auge (Conjunctivitis, Dakryocystitis u.a.) die Staphylokokken überwiegen, nimmt nicht wunder. Aber auch bei Mitteilungen dieser Art betonen die Autoren (z.B. TOMILA und FORSIUS), daß die Befunde in Finnland oder (z.B. McNEILL) in USA oder (BACHRACH u. Mitarb.) in Israel so seien. Letztere Autoren fanden in den Conjunctivalsekreten von 277 gesunden Personen in 67% Bakterienwachstum, davon 51,6% Staph. epidermidis, 17,7% C. pseudodiphtheriticum, 6,4% Staph. aur. und je 5,4% Corynebact. xerosis und Sc. viridans. Man darf also derartige Befunde nicht verallgemeinern.

Über die Reichhaltigkeit der Conjuctivalflora bei entzündlichen Prozessen legt Tabelle 13 von McNEILL Zeugnis ab.

Tabelle 13. *Conjunctivalflora bei entzündlichen Prozessen des äußeren Auges* (nach McNEILL)

| Keimarten | Chronische Conjunctivitis | Chronische Blepharitis | Chronische Blepharo-Conjunctivitis | Chronische Dakryocystitis (Erwachsene) | Chronische Dakryocystitis (Kinder) | Gesamt | Normale Conjunctiva (Kontrollen) |
|---|---|---|---|---|---|---|---|
| Pathogene Staphylokokken | 25 | 23 | 29 | 7 | 4 | 88 | 7 |
| Strept. haemolytic. . . . . | 3 | 2 | 0 | 0 | 0 | 5 | 3 |
| Strept. non haemolytic. . . | 8 | 0 | 4 | 1 | 0 | 13 | 0 |
| Strept. viridans . . . . . | 1 | 0 | 0 | 1 | 3 | 6 | 0 |
| Diploc. pneumoniae . . . | 1 | 0 | 0 | 1 | 7 | 9 | 0 |
| Neisseria catarrhalis . . . | 0 | 0 | 0 | 0 | 0 | 0 | 1 |
| E. coli . . . . . . . . . . | 1 | 0 | 1 | 2 | 0 | 4 | 1 |
| Proteus vulgaris . . . . . | 4 | 1 | 1 | 2 | 1 | 9 | 1 |
| Pseudomonas aeruginosa . | 4 | 0 | 0 | 7 | 0 | 11 | 0 |
| Aerobacter aerogenes . . . | 0 | 0 | 0 | 1 | 0 | 1 | 0 |
| Gram ⊘ Stämme gesamt . | 9 | 1 | 2 | 12 | 11 | 35 | 2 |

Auch bei der Augenflora spielt der Infektionswechsel infolge der antibiotischen Therapie eine Rolle. SMITH hat bei Bearbeitung von über 5000 Fällen festgestellt, daß seit der Antibioticaära die Zahl der gramnegativen Bakterien in der Bindehaut im stetigen Ansteigen ist. Auch CASON und WINKLER kommen zu dem gleichen Ergebnis. Sie geben die Zahl der gramnegativen Darmbakterien in der normalen Conjunctivalflora mit 7% an.

## 4. Mundhöhle

Die Mundhöhle ist zweifellos diejenige Körperhöhle des Menschen, die die bunteste Mischflora von Bakterien, Viren, Protozoen und Pilzen beherbergt; es

gibt wohl kaum eine Keimart, die nicht auch gelegentlich in der Mundhöhle angetroffen werden kann. Um eine gewisse Ordnung in die Bedeutung dieses nahezu
unübersehbaren Artengewirrs zu bringen, unterscheidet BERGER zwei Gruppen
von Mikroorganismen nach ihrem Verhältnis zum Makroorganismus: die Standortflora, die fast regelmäßig und dauernd in jeder gesunden Mundhöhle gefunden
wird und die Durchgangsflora, deren Arten nur zufällig und vorübergehend einmal
nachgewiesen werden. Zu beiden Gruppen gehören harmlose aber auch pathogene
Keime.

Es war eingangs dieses Kapitels schon erwähnt worden, daß im Rahmen dieses
Artikels die Keimflora der einzelnen Körperhöhlen nur soweit berücksichtigt
werden kann, wie sie dem Verständnis dermatologischer Krankheitsbilder dienen
kann. Das trifft für die Mundhöhle in besonderem Maße zu. Es wird daher auf
die ausgezeichnete Monographie BERGERs ,,Mikrobiologie der Mundhöhle" und
die Übersicht von HOFFMAN (mit 129 Literaturangaben) verwiesen; hier soll in
erster Linie auf die qualitativen Verhältnisse eingegangen werden, zumal die
Bestimmung der Keimzahlen im Speichel von vornherein großen individuellen,
tageszeitlichen und anderen Schwankungen ausgesetzt und dadurch mit einer sehr
großen Anzahl von Unsicherheitsfaktoren behaftet ist. So findet man die höchsten
Werte im allgemeinen morgens vor dem Frühstück, da die Mundflora während
der Nacht Zeit und Ruhe gefunden hat, sich kräftig zu vermehren. Die niedrigsten
Werte erhält man dagegen jeweils nach den Mahlzeiten — sie können nach
BERGER auf ein Viertel des Nüchternwertes reduziert sein — doch sind die Aus-
gangswerte nach 2—3 Std wieder erreicht (EIGLER, OSTROLENK u. Mitarb. u. a.). —
Durch Antiseptica kann die Mundflora ganz erheblich reduziert werden (OSTRO-
LENK); die ursprünglichen Verhältnisse sind aber auch nach solchen Maßnahmen
nach 2—3 Std wiederhergestellt. Einschneidende quantitative und qualitative
Veränderungen der Mundflora können nach protrahierter Antibiotica-Behandlung,
vor allem bei lokaler Anwendung (GRILL und NIKOLOWSKI, SLANETZ und BROWN,
BRAUSS und HERBERHOLZ, LONG u. a.) eintreten. Durch langsame Zurückdrän-
gung der physiologischen Mundflora kann es dabei im Zuge des Infektionswechsels
zur extremen Vermehrung unerwünschter Mikroorganismen kommen, wie E. coli,
Aerobacter, Proteus, Enterokokken, Candida albicans u. a. und zu daraus resultierenden Stomatitiden (CROSS; BEHAM und PERR). Analoge, wenngleich nicht
so schwerwiegende Störungen des mikrobiellen Gleichgewichtes der Mundhöhle
können auch bei der Anwendung von Sulfonamiden auftreten (JULIANELLE und
SIEGEL). Nach Absetzen des verantwortlichen Antibioticums bzw. Chemothera-
peuticums kommt es aber auch hier — solange keine Erkrankung der Mundschleimhaut manifest geworden ist — sehr rasch wieder zur Restitution der ursprünglichen Besiedlungsverhältnisse. — Welch relativ banale Einflüsse die Mundflora irritieren können, geht aus den Untersuchungen von TÜRKHEIM und auch
APPLETON bei Rauchern hervor. Danach wird die normale Mundflora durch
Tabakrauch ganz erheblich reduziert bzw. verändert. Der Individualfaktor spielt
nach KRAUS und GASTON bei all diesen quantitativen Erhebungen eine große
Rolle. Ein Phänomen bleibt aber konstant: die Vermehrung oder Verminderung
einer Art geht immer wieder auf Kosten einer anderen.

## Qualitative Verhältnisse

Die normale *Standortflora* der Mundhöhle setzt sich aus etwa 30 Arten zusammen; dazu gehören nicht nur Bakterien, sondern auch Protozoen, Fungi und Viren.
Ein Teil dieser Mikroorganismen konnte noch nicht einmal kultiviert und klassifiziert werden. Vergrünende Streptokokken machen den Hauptanteil der aerob

wachsenden Arten aus: 60—90% der auf Blutplatten zählbaren Kolonien (HEGE-
MANN, SLANETZ und BROWN, BERGER, MORRIS u. a.). Diese Streptokokken können
nicht generell als „Mund- und Speichelstreptokokken" angesprochen werden, da
sie auch in anderen Körperregionen gefunden werden. Ihre Hämolyseform entspricht den Typen $\alpha$, $\alpha'$ und $\gamma$; einheitlich ist diesen Stämmen der starke Ver-
grünungshof auf Blutagar, der manchmal leicht zu Verwechselungen mit Diplococcus pneumoniae Veranlassung gibt. Meist handelt es sich um Sc. salivarius,
von dessen fünf Typen die Typen 2 und 4 am häufigsten gefunden werden
(RABL und SEELEMANN) und um eine biochemisch heterogene Gruppe. Daneben
bilden Dipl. pneumoniae, Sc. equinus, vergrünende Strept. der Gruppen B, D,
H, K und N den kleineren Teil dieses Ausschnittes der Mundflora. Streptokokken
sind kräftige Säurebildner, ausnahmsweise, wie Sc. liquefaciens, haben sie proteolytische Fähigkeiten.

Nächst den Streptokokken findet man in der Mundhöhle saprophytische Neisserien sowohl der pigmentbildenden Arten wie N. pharyngis, als auch der pigment-
freien Arten wie N. sicca. Man erkennt die Neisserien leicht an der positiven
Oxydasereaktion: die Kolonien färben sich schwarz bei Betupfen mit einer wäßrigen Lösung von p-Phenylendiamin, dessen Tetramethylderivat oder mit dem
Nadi-Reagens ($\alpha$-Naphthol+Dimethyl-p-Phenylendiamin). Neisserien haben keine
proteolytische, nur geringe saccharolytische Fähigkeiten.

Es folgen nach ihrer Häufigkeit apathogene Staphylokokken mit einer teilweise hohen Katalaseaktivität; Staphylokokken sind kräftige Säurebildner. Ebenso
häufig und in großer Zahl werden apathogene Corynebakterien gefunden: Corynebact. pseudodiphtheriticum, C. xerosis. Regelmäßige, wenn auch nicht so häufig
nachgewiesene Bewohner der Mundhöhle sind Diplokokken, Hämophilus-Arten,
Milchsäurebakterien. Aber auch pathogene Keime wie Staphylococcus aureus
und hämolysierende Streptokokken (serologische Gruppen A, C, F, G) müssen
noch zur normalen Mundflora gerechnet werden; das ist nur scheinbar ein Widerspruch, denn sie sind nicht in der Lage, das biologische Gleichgewicht zu stören,
solange sie nur in geringer Zahl vorkommen.

Zur streng anaeroben Standortflora gehören die Spirochätengattungen Borrelia und Treponema, Fusobakterien, Leptotrichia, Bacteroides melaninogenicus,
Spirillum sputigenum, Vibrionen, Aktinomyceten, Veillonellen (DOUGLAS). Wie
reichhaltig die Flora allein an anaerob wachsenden fadenbildenden Mikroorganismen ist, geht aus Untersuchungen von BIBBY und BERRY hervor: beide Autoren
konnten aus der Mundhöhle 83 fadenförmige Keime isolieren, von denen nur der
kleinste Teil als Leptotrichia buccalis sive alt. var. oder Fusiforme identifiziert
werden konnten. — Das normale Bild der Standortflora wird vervollständigt
durch Candida albicans und andere Candidaarten, Entamoeba gingivalis, Trichomonas tenax u. a.

Bei der *Durchgangsflora* lassen sich nach BERGER drei Gruppen unterscheiden:
1. Arten der normalen Darm- und Genitalflora,
2. freilebende Arten der Außenwelt,
3. pathogene Arten, die die Mundhöhle im Rahmen des Keimträgertums vorübergehend besiedeln.

Die qualitativen Unterschiede zwischen Mund-, Darm- und Genitalflora sind
nicht sehr groß: enge Verwandte sind Trichomonas tenax der Mundhöhle, T. hominis des Darmtraktes und T. vaginalis des Genitales, desgleichen Entamoeba gingivalis und E. histolytica. An Darmkeimen werden im Mund gefunden: E. coli,
E. freundii, E. colofoetida, Klebsiella, Aerobacter, Proteus, Pseudomonas und als
Vertreter der Anaerobier Clostridium welchii.

Es ist unmöglich, die Mikroorganismen der Außenwelt, die mit der Nahrung, durch das Eßbesteck, mit den Fingern usw. in die Mundhöhle gelangen, alle zu nennen. Es können praktisch alle im BERGEY niedergelegten Keimarten sein.

Keimarten, die bei Keimträgern gefunden werden, können, wie oben schon erwähnt, auch normalerweise in der Mundhöhle vorkommen. Der Prozentsatz nimmt aber erst bei Epidemien und in der Umgebung Erkrankter stark zu, so daß das Keimträgertum zu einem Problem wird. Hier ist vor allem das Vorkommen von Diphtheriebakterien, Meningo- Pneumo-, hämolysierenden Streptokokken, Haemophilus influenzae und der Virusarten Poliomyelitis, Coxsackie, Grippe u. a. in der Mundhöhle gemeint.

Man weiß heute noch nicht sicher, ob die Mundflora in ähnlicher Weise wie die Darmflora eine physiologische Bedeutung hat. Eine Mitwirkung bei der Verdauung ist, entgegen der Auffassung GREITERs, ziemlich unwahrscheinlich, weil die Nahrung viel zu kurz in der Mundhöhle verweilt und weil die zur Verdauung nötigen Fermente in ausreichender Menge von den Speicheldrüsen geliefert werden. Auf die Wichtigkeit der Erhaltung des mikrobiellen Gleichgewichtes war schon hingewiesen worden. GREEN und DODD haben zeigen können, daß Sc. mitis das Wachstum von Lactobakterien noch besser zu inhibieren vermag als Sc. salivarius Die Lactobakterien stehen wiederum in Wechselwirkung zu Candida albicans: während Candida Nährstoffe für Lactobakterien liefert, verhindern diese ein Überwuchern der Hefen. Wenn Lactobakterien durch Antibiotica ausgeschaltet werden, so kann nach Untersuchungen von YOUNG u. Mitarb. eine Candidiasis entstehen. Durch diese Wechselbeziehungen bestimmter Keimarten wird die Mundflora zu einem Teilproblem der Immunbiologie.

Analog den Verhältnissen bei der Haut gibt es auch eine topographische Bakteriologie der Mundhöhle, in der zwei Regionen, das Paradentium und die Rachengegend mit den Tonsillen, relativ gut erforscht sind. So herrscht Strept. pyogenes (Gruppen A und C) im Rachen und auf den Tonsillen deutlich vor, selten findet man Sc. minutus. Auf der Gingiva, den Zahnfleischtaschen und in Zahngranulomen liegen dagegen die Verhältnisse gerade umgekehrt: hier dominiert Sc. minutus, während Sc. pyogenes (A, C) in der Umgebung der Zähne fast nie gefunden wird (BERGER). Gramnegative Bakterien der Escherichia-Klebsiella-Aerobacter-Gruppe trifft man häufiger in der Tonsillengegend als auf dem Zahnfleisch.

Die Mundflora unterliegt qualitativen Änderungen mit dem Lebensalter. Die Mundhöhle ist unmittelbar post partum steril oder enthält wenige Keime aus dem mütterlichen Geburtstrakt wie Milchsäurebakterien, Coli, Staphylokokken und Streptokokken. Diese Keimarten nehmen wenige Stunden nach der Geburt an Zahl ab, um der typischen Säuglingsflora Platz zu machen. Quellen dieser Besiedlung sind in erster Linie, Brust, Mundhöhle und Hände der Mutter; die Besiedlung schreitet von der Zahnleiste her in die Tiefe der Mundhöhle fort und erreicht in 1—3 Tagen die Tonsillen. Man findet vor der Zahnung *nur* Aerobier: saprophytische Mikro- und Streptokokken, Corynebakterien und Candida; bald erscheinen aber auch die fakultativ pathogenen Pneumokokken, hämolysierende Strepto- und Staphylokokken. Erst mit der Zahnung können sich Anaerobier ansiedeln: Fusobakterien, Spirochäten, Bacteroides melaninogenicus, Actinomyces und Veillonellen (LAMMERS, ANDRE, MATTIG). Aus diesen Befunden wird verständlich, daß Fusospirochätosen und Actinomykosen — beides endogene Infektionen — bei Kleinstkindern nicht beobachtet werden. Nach neueren Untersuchungen von BERGER, KAPOVITS und PFEIFER besteht offenbar kein Zusammenhang zwischen dem Ereignis der Dentition und dem Auftreten von Anaerobiern in der kindlichen Mundhöhle, wie durch Untersuchungen an 120 Säuglingen gezeigt werden konnte.

Veillonella alcalescens ist gelegentlich schon am ersten Lebenstag, regelmäßig vom Ende der ersten Lebenswoche an in der Mundhöhle zu finden. — Fusobakterien treten nach einigen Wochen hinzu und werden spätestens vom Beginn des fünften Monats ab regelmäßig angetroffen. Seltener, aber ebenfalls schon frühzeitig finden sich anaerobe, in schwarzen Kolonien wachsende Haufen- und Kettenkokken sowie mikroaerophile Corynebakterien; der Nachweis von Bacteroides melaninogenicus gelang dagegen niemals. — Spirillum sputigenum und Vibrionen stellen bei zahnlosen Kindern Gelegenheitsbefunde dar; Spirochäten konnten erst nach Beginn der Dentition nachgewiesen werden.

Solange die Zähne fehlen, wird die Schleimhaut der Tonsillarregion von den Anaerobiern bevorzugt besiedelt.

Die Flora des 3—5jährigen Kindes entspricht weitgehend der des Erwachsenen. Erst bei Zahnausfall oder im Senium ändert sich die Flora qualitativ und quantitativ im regressiven Sinn.

Die pathologisch veränderte Mundflora bei Zahnbelag, Zahnstein, Caries (CLAPPER und HEATHERMANN) Pulpitis, den Fusospirochätosen, Granulomen bietet dem Bakteriologen ein reizvolles Forschungsgebiet; eine Besprechung dieser Verhältnisse würde den Rahmen dieses Kapitels sprengen. Auf die einschlägige zahnärztliche Literatur, vor allem auf die schon zitierte „Mikrobiologie der Mundhöhle" von BERGER sei hier verwiesen.

## 5. Vulva und Vagina

Die Bakterienflora der Vulva ist sehr reichhaltig, die Nähe des Anus, die faltenreichen Buchten, die gepreßte Lage zwischen Oberschenkeln und Nates, die Öffnungen von Urethra und Vagina bieten anaeroben und aeroben Keimen günstige Nährbodenverhältnisse.

Vorherrschend sind Staphylokokken, die praktisch immer vorhanden sind; das nimmt nicht wunder, da 70—80% der Vaginalflora aus Staphylokokken besteht (BERNHARDT; ALLERMANN und LUDWIG). Zahlreich sind die Darmbakterien wie E. coli, Enterokokken, Bac. mesentericus, Clostridien, Streptokokken, verschiedene Neisseriaarten, Pseudodiphtheriebakterien, Borrelien, säurefeste Stäbchen (Mycobact. smegmatis) und andere. Quantität und Qualität der Flora sind hier weitgehend abhängig von der Sauberkeit des Individuums.

Einen guten Überblick über die Vaginalflora hat BERNHARDT gegeben. In den Scheidenabstrichen von 1000 Frauen wurden nach seinen Untersuchungen folgende, in Tabelle 14 aufgeführten Keime außer den Döderleinschen Stäbchen gezüchtet.

Die Keimbesiedlung des Neugeborenen beginnt praktisch unter der Geburt, so z.B. die Übertragung von Lactobacillus bifidus aus der mütterlichen Scheide (BOVENTER). Unmittelbar nach der Geburt gelangen nach Untersuchungen von GÖTERS die Döderleinschen Stäbchen in die Vagina. Die Scheidenlangstäbchen des Neugeborenen umfassen fünf Rassen: Thermobacterium lactis und cereale, Streptobacterium casei und plantarum und Betabacterium longum. Im Kindesalter ist die Vagina relativ keimarm. Es finden sich wenig Säurebildner, lediglich Staphylokokken, Streptokokken, E. coli, Sarcinen und Hefen. Mit dem Beginn der normalen Ovarialfunktion erscheint eine reichhaltige Säureflora (HORSTMANN und HERRENBERGER). Unter normalen Verhältnissen und in den ersten Monaten der Schwangerschaft überwiegen die langen, dicken, grampositiven Döderleinschen Milchsäurebakterien. Lactobacillus bifidus findet sich ebenfalls bei 50% aller Frauen in der Vagina (BOVENTER). Die Döderleinschen Stäbchen bilden aus dem Glykogen der abgestorbenen Scheidenepithelien Milchsäure. So entsteht in der Scheide ein $p_H$ von 4,0—4,7, wodurch Fäulnisbakterien und Streptokokken unterdrückt werden. Die Döderleinschen Stäbchen, die nach TOURAINE und anderen Untersuchern identisch sind mit „Bacillus" crassus (LIPSCHÜTZ), bilden

Tabelle 14. *Vaginalflora bei 1000 Frauen* (BERNHARDT)

| Keimart | Fälle | % | |
|---|---|---|---|
| Staphylokokken | 727 | 72,7 | |
| Streptokokken | 179 | 17,9 | |
| Diplokokken | 212 | 21,2 | |
| Enterokokken | 7 | 0,7 | |
| Mikrokokken | 6 | 0,6 | |
| Escherichia coli | 257 | 25,7 | |
| Proteus vulgaris | 26 | 2,6 | |
| Pseudomonas aeruginosa | 1 | 0,1 | |
| Bacillus mesentericus | 115 | 11,5 | |
| Bacillus vulgatus | 102 | 10,2 | |
| Bacillus mycoides | 5 | 0,5 | |
| Bacillus subtilis | 1 | 0,1 | |
| Bacillus cochlearis | 2 | 0,2 | |
| Bacillus tertius | 17 | 1,7 | |
| Bacillus tetanomorphus | 1 | 0,1 | |
| Pilzsporen | 11 | 1,1 | |
| Kokkobacillen | 1 | 0,1 | |
| Gramnegative Stäbchen (non diff.) | 10 | 1,0 | |
| Grampositive Stäbchen (non diff.) | 37 | 3,7 | |
| Bac. emphysematosus Fränkel | 102 | 10,2 | |
| Bac. putrificus verrucosus | 60 | 6,0 | Clostridien |
| Bac. parasarkophysematosus (Pararauschbrand) | 36 | 3,6 | (Gasbranderreger nach ZEISSLER) |
| Bac. sporogenes Sordelli | 6 | 0,6 | |
| Bac. oedematicus Novy | 5 | 0,5 | 212 Fälle = 21,2% |
| Bac. putrificus tenuis | 3 | 0,3 | |

In den meisten Fällen handelt es sich um Mischkulturen: 29% Monokulturen stehen 71% Mischkulturen gegenüber.

damit einen natürlichen Schutz der weiblichen Geschlechtsorgane („Bacillus" ist hier die eingebürgerte, aber falsche Bezeichnung für Keime aus der Gruppe der Milchsäurebakterien). Tritt infolge einer Genitalinfektion, bei Ovarialinsuffizienz oder durch unsachgemäße desinfizierende Maßnahmen eine Störung in diesem für die Selbstreinigung der Vagina wichtigen Mechanismus ein, so werden unter mehr oder weniger deutlichen klinischen Erscheinungen (Fluor) die Leukocyten zahlreicher und es siedeln sich Strepto- und Staphylokokken, gramnegative Diplokokken, E. coli, Pseudodiphtheriebakterien, Anaerobier u.a. pathogene Keime, Candida albicans, Trichomonaden u.a. an. Die Milchsäurebakterien treten immer mehr zurück und verschwinden in schweren Fällen ganz. Man hat je nach der Zusammensetzung der Vaginalflora verschiedene Reinheitsgrade aufgestellt, deren Kenntnis für Diagnose und Therapie von Vaginalinfektionen wichtig ist.

Reinheitsgrad I: fast nur Döderleinsche Stäbchen, Epithelien.

Reinheitsgrad II: weniger Döderleinsche Milchsäurebakterien, vereinzelt Leukocyten, Kokken, gramnegative Stäbchen und Vibrionen.

Reinheitsgrad III: reichlich Leukocyten, gramnegative Stäbchen und grampositive Kokken; kaum Döderleinsche Stäbchen.

Reinheitsgrad IV: völliges Überwuchern der gramnegativen Stäbchen, grampositiver Kokken, Trichomonaden, Vibrionen; reichlich Leukocyten. Keine Döderleinschen Stäbchen.

Während der Schwangerschaft, besonders gegen das Ende, ist eine an Milchsäurebakterien ärmere Flora physiologisch. Neuerdings haben JIROVEC u. Mitarb. die Aufnahme von zwei weiteren Graden in diese Skala vorgeschlagen. Candida und Trichomonas sollen dabei berücksichtigt werden.

Tabelle 15. *Säuretiter und Keimflora der Vagina* (BERNHARDT)

| Säuretiter des Scheidensekretes | Staphylokokken | Streptokokken | Diplokokken | Bacterium coli | Bacillus mesentericus | Bacillus vulgatus | Gasbrandbacillen |
|---|---|---|---|---|---|---|---|
| 3,0 | 2 = 0,3% | | 1 = 0,5% | | | | |
| 3,25 | 7 = 1,0% | | | | | | |
| 3,5 | 12 = 1,6% | 4 = 2,2% | 6 = 2,8% | 5 = 1,9% | 3 = 2,6% | 3 = 2,9% | 5 = 2,4% |
| 3,75 | 24 = 3,3% | 8 = 4,4% | 11 = 5,2% | 6 = 2,3% | 5 = 4,3% | 3 = 2,9% | 3 = 1,4% |
| 4,0 | 50 = 6,9% | 10 = 5,6% | 13 = 6,2% | 28 =10,9% | 13 =11,3% | 11 =10,8% | 14 = 6,6% |
| 4,25 | 46 = 6,3% | 9 = 5,0% | 12 = 5,7% | 13 = 5,0% | 7 = 6,1% | 2 = 2,0% | 20 = 9,4% |
| 4,5 | 63 = 8,7% | 15 = 8,4% | 22 =10,4% | 23 = 8,9% | 18 =15,6% | 8 = 7,8% | 21 = 9,9% |
| 4,75 | 83 =11,4% | 17 = 9,5% | 31 =14,6% | 26 =10,1% | 17 =14,8% | 11 =10,8% | 24 =11,3% |
| 5,0 | 84 =11,5% | 19 =10,6% | 27 =12,7% | 44 =12,1% | 13 =11,3% | 13 =12,7% | 40 =18,9% |
| 5,25 | 72 = 9,9% | 11 = 6,1% | 9 = 7,8% | 25 = 9,7% | 9 = 7,8% | 4 = 3,9% | 12 = 5,7% |
| 5,50 | 65 = 8,9% | 18 =10,9% | 22 =10,4% | 19 = 7,4% | 9 = 7,8% | 11 =10,8% | 18 = 8,5% |
| 5,75 | 55 = 7,6% | 16 = 8,9% | 11 = 5,2% | 17 = 6,6% | 6 = 5,2% | 9 = 8,8% | 10 = 4,7% |
| 6,0 | 56 = 7,7% | 17 = 9,5% | 16 = 7,5% | 17 = 6,6% | 4 = 3,5% | 13 =12,7% | 12 = 5,7% |
| 6,25 | 19 = 2,6% | 3 = 1,7% | 5 = 2,4% | 7 = 2,7% | 2 = 1,7% | 1 = 1,0% | 3 = 1,4% |
| 6,50 | 23 = 3,2% | 8 = 4,4% | 6 = 2,8% | 9 = 3,5% | 3 = 2,6% | 5 = 4,1% | 3 = 1,4% |
| 6,75 | 20 = 2,7% | 5 = 2,8% | 5 = 2,4% | 12 = 4,7% | 1 = 0,9% | 3 = 2,9% | 7 = 3,3% |
| 7,0 | 5 = 0,7% | 1 = 0,5% | 1 = 0,5% | 1 = 0,4% | 1 = 0,9% | | 2 = 0,9% |
| 7,25 | 4 = 0,5% | 2 = 1,1% | 1 = 0,5% | 5 = 1,9% | | 1 = 1,0% | 2 = 0,9% |
| 7,50 | 13 = 1,7% | 4 = 2,2% | 3 = 1,4% | 3 = 1,2% | 1 = 0,9% | 3 = 2,9% | 5 = 2,4% |
| 7,75 | 3 = 0,4% | 2 = 1,1% | | | 1 = 0,9% | | |
| 8,0 | 6 = 0,8% | 3 = 1,7% | 4 = 1,9% | 3 = 1,2% | 2 = 1,7% | | 5 = 2,4% |
| 8,25 | 4 = 0,5% | | | | | | |
| 8,50 | 4 = 0,5% | 2 = 1,1% | 2 = 0,9% | 2 = 0,8% | | | 3 = 1,4% |
| 8,75 | 3 = 0,4% | 2 = 1,1% | | 1 = 0,4% | | | 3 = 1,4% |
| 9,0 | 4 = 0,5% | 3 = 1,7% | 4 = 1,9% | 1 = 0,4% | | | |
| Fallzahl | 727 | 179 | 212 | 257 | 115 | 102 | 212 |

Durch Chemotherapeutica und Antibiotica werden die Döderleinschen Stäbchen in gleicher Weise wie die pathologische Mischflora vernichtet bzw. stark devitalisiert (THOMSEN). So verschwinden nach Untersuchungen von SCHMAGER und GOCHT die Döderleinschen Stäbchen bei täglichen Injektionen von 400000 E Depot-Penicillin i.m. nach insgesamt 1,6—2 Mill. E Penicillin aus der Scheide, während die anderen Mikroorganismen nur an Zahl abnehmen. Durch das Verschwinden der Milchsäurebakterien kommt es zu $p_H$-Erhöhungen in der Vagina und damit wieder zum Überwuchern gramnegativer Bakterien usw., es entsteht ein regelrechter circulus vitiosus. BERNHARDT hat die Abhängigkeit der Keimflora vom Säuretiter des Scheidensekrets eingehend untersucht (Tabelle 15). Um die Pathologie des Fluor genitalis aut vaginalis zu verstehen, bedarf es einer genauen Kenntnis der physiologischen Sekretion des Gentiale. Aus dieser Kenntnis leiten sich dann die therapeutischen Maßnahmen oft von allein ab. RABL und SEELEMANN haben eingehende Untersuchungen über die Biologie und die pathogene Bedeutung der Streptokokken in den weiblichen Genitalorganen durchgeführt. Bei normal saurem Vaginalsekret werden Strept. nur selten in der Vagina angetroffen; bei Vorhandensein handelt es sich meistens um Sc. salivarius und Diplokokken der Gruppe D. Hämolysierende Sc. bei Puerperalinfektionen siedeln sich in der Mehrzahl der Fälle hämatogen an.

Nach völliger Sterilisierung der Scheidenflora pflegen die Döderleinschen Stäbchen nach Ablauf von 4—10 Tagen spontan wieder in Erscheinung zu treten (THOMSEN). Hier bestehen absolute Parallelen zur Wiederherstellung der physiologischen Darmflora nach massiver Anwendung von Tetracyclinen (MEYER-ROHN). Die Frage nach dem Vorkommen von Candidaarten in der Vagina ist durch die steigende Verwendung von Antibiotica und dem vielfach daraus resultierenden

Infektionswechsel in den Blickpunkt des Interesses gerückt worden. Dabei mußte zunächst einmal ermittelt werden, ob und wie häufig Candida in der Scheide vorkommt. Während BERNHARDT bei Untersuchungen der Scheidensekrete von 1000 Frauen keine Hefen fand, konnten RÜTHER, RIETH und KOCH in den Vaginalabstrichen von 100 gynäkologisch symptomfreien Frauen zehnmal Candida albicans, einmal Candida tropicalis, viermal Torulopsis glabrata und zweimal nicht weiter differenzierte Hefepilze finden; bei weiteren 100 Schwangeren fanden die Autoren 20mal Candia albicans, je einmal Candida krusei, Candida nov. spec., Torulopsis sake, Saccharomyces baillii und Saccharomyces non diff. sowie zweimal Torulopsis glabrata. Bei 200 Frauen ohne klinischen Symptome wurden also in 44 Fällen (Candida albicans 30mal) Hefepilze aus dem Scheidensekret gezüchtet. Demgegenüber wurden bei 200 Patientinnen mit Kolpitis und Pruritus in 85 Fällen Hefepilze, davon 74mal Candida albicans aus der Vagina kultiviert. Die Autoren kommen zu dem Schluß, daß Candida albicans für die Kolpitiden verantwortlich zu machen ist. Die Frage primäre oder sekundäre Besiedlung ist bei Candidabefunden immer schwer zu beantworten. Man kann ebenso den Standpunkt vertreten, daß Hefen infolge der Kolpitis und der dadurch bedingten Änderung der physiologischen Verhältnisse der Vagina günstigere Nährbodenverhältnisse vorfinden und sich stark ausbreiten können. Die starke Zunahme von Hefen würde dabei auf Konto des Fehlens von Antagonisten in der normalen Scheidenflora gehen, nicht auf Änderungen des Säuretiters, da Candidamyceten gegenüber $p_H$-Änderungen sehr widerstandsfähig sind.

Eines scheint festzustehen: durch die Anwendung der Antibiotica, insbesondere der Breitspektrum-Antibiotica (Tetracycline, Chloramphenicol) werden Hefen häufiger in der Scheide gefunden als vorher. ALVAREZ-BRAVO beobachtete so innerhalb kurzer Zeit an einem nicht ausgesuchten Material nach Antibioticagaben eine Zunahme der Candida-Vulvovaginitis von 2,4 auf 24,6%. Von 172 Kranken mit vaginalem Fluor hatten 34, von denen 31 kurz vorher mit Antibiotica behandelt worden waren, eine Candidainfektion. Analoge Berichte liegen vor von NICORA, REICH u. Mitarb., SCHERFF, HOSEMANN, DE BRUINE und RODENBURG u.v.a.

## 6. Urethra

Die Bakterienflora der Urethra ist auf Grund anatomischer und physiologischer Verhältnisse bei den Geschlechtern qualitativ und quantitativ verschieden.

Trotz der für eine Infektion günstigen Verhältnisse kommt es — sieht man von der Gonorrhoe ab — selten zu Infekten der weiblichen Urethra. Die in gesunden weiblichen Harnröhren gefundenen Keime entsprechen im allgemeinen der Flora der männlichen Harnröhre, also Staphylokokken, Streptokokken, Proteus u.a. E. coli und Milchsäurebakterien sind dagegen häufiger zu finden als bei Männern.

RÖCKL fand in 115 gesunden männlichen Harnröhren in 40% Staph. alb., 39% Staph. aur., 1% gramnegative Diplokokken, 7% anhämolytische, 8% hämolysierende und 5% vergrünende Streptokokken, 10% Proteus vulgaris, 3% Hefen und in 2,6% keine Keime. Corynebakterien wurden dabei nicht gezüchtet. KLIKA fand bei 50 gesunden Männern in der Harnröhre 58% Staph. alb., 10% Staph. aur. haem., 18% Corynebakterien, 6% Sarcinen und 2% Alkaligenes faecalis. WEBER vergleicht die physiologische Harnröhrenflora mit den übrigen Keimdepots des Organismus (Haut, Nasen-, Rachenraum, Vagina, Darm); dort besteht ebenfalls ein Gleichgewicht zwischen Mikro- und Makroorganismus, dessen Störung klinische Symptome hervorrufen kann. Staph. alb. und apathogene Corynebakterien bilden das Hauptkontingent der normalen Urethralbesiedlung.

Pleuropneumonie-ähnliche Organsimen (PPLO) wurden von RÖCKL, NASEMANN und STETTWIESER in 19,1% bei gesunden und in 27% bei an unspezifischer

Urethritis erkrankten Männern aus der Urethra isoliert. Bei Frauen fanden sich in 62% der untersuchten Fälle positive Kulturen, während Mädchen mit häufig wechselndem Geschlechtsverkehr sogar in 74% PPLO aufwiesen. Die PPLO scheinen danach zur normalen Flora des Urogenitaltraktes zu gehören, wenngleich nach MEMMESHEIMER noch keine völlige Gewißheit darüber herrscht. Die PPLO wurden von RÖCKL u. Mitarb. auch bei gesunden Knaben und Mädchen gefunden und zwar von 31 Fällen viermal.

Bei eigenen Untersuchungen züchteten wir aus 100 Urethralabstrichen von Männern 19mal Staph. aur., 48mal Staph. albus, 27mal Streptokokken verschiedener Art, 48mal Corynebakterien usw. Die Art und der Anteil der Keime sind in Tabelle 16 aufgeführt. Auffallend ist der hohe Anteil von Corynebakterien, die u. E. zur normalen Keimbesiedlung der Urethra gehören.

Tabelle 16. *Bakterienflora der Harnröhren von 100 Männern*

| Keimart | % | Keimart | % |
|---|---|---|---|
| Staph. aur. ohne Hämolyse . | 16 | Corynebakterien (Corynebact. pseudodiphtheriticum) | 48 |
| Staph. aur. mit Hämolyse. . | 3 | C. xerosis . . . . . . . . . . . . | |
| Staph. epidermidis . . . . . | 48 | E. coli. . . . . . . . . . . . . | 3 |
| Streptoc. haemol. ($\beta$) . . . . | 6 | Proteus vulgaris . . . . . . . . | 2 |
| Strept. o. H. ($\gamma$) . . . . . . | 9 | Lactobakterien . . . . . . . . . | 1 |
| Strept. m. Vergrünung ($\alpha$) . | 9 | Klebsiella pneumoniae. . . . . . . | 1 |
| Strept. faecalis. . . . . . . | 2 | Keime aus der Hämophilusgruppe . | 3 |
| Diplococcus pneumoniae . . | 1 | Neisseria catarrhalis. . . . . . . | 3 |
| Sarcinen . . . . . . . . . | 3 | | |
| Gaffkya tetragena . . . . . | 4 | | |

Sehr häufig fanden wir in den Abstrichen feine gramnegative Stäbchen, die sich nur selten kultivieren ließen. Wir halten sie für Keime der Hämophilusgruppe. ZANON hat ähnliche Keime in der Vaginalflora beobachtet, er konnte sie auch nicht auf den üblichen Nährmedien züchten und wirft die Frage auf: PPLO oder Hämophilus.

Auf die Bakterienflora der Harnröhre bei der unspezifischen Urethritis wird in Band VI/1 dieses Handbuches von MEMMESHEIMER ausführlich eingegangen. Hier darf nur vermerkt werden, daß der Übergang saprophytär vorkommender Keime in pathogene Bakterien oft ein rein quantitatives Grenzproblem (FRIEDERICH und RASP) ist. Praktisch können aus einer entzündeten Harnröhre alle pathogenen Keime gezüchtet werden. Die Skala der gefundenen Erreger reicht von den Virusarten über Rickettsien — Bakterien — Hefen bis zu den Fungi.

Erfahrungsgemäß bestehen nicht immer signifikante Unterschiede hinsichtlich der Häufigkeit des Vorkommens der einzelnen Bakterienarten in der Urethra bei Gesunden und an nicht gonorrhoischer Urethritis Erkrankten. In Übereinstimmung mit MARCHIONINI und RÖCKL möchten wir erst von einer pathogenen Urethral-Flora sprechen, wenn aus der Harnröhre Reinkulturen von E. coli, Pseudomonas aeruginosa, Proteus vulgaris, hämolysierenden Staphylokokken oder Streptokokken, nicht gonorrhoische Neisseriaarten (JOHNSTON) oder aber auch Mischkulturen dieser und anderer Keime, die, wie z.B. Candida albicans, nur selten in der Urethra vorkommen, gezüchtet werden. Es müssen schon massive Befunde in der Kultur vorliegen, während eine Einzelkolonie dieser oder jener Keimart zurückhaltend beurteilt werden muß und meist ohne Bedeutung ist.

PPLO-Befunde in der entzündlich veränderten Harnröhre werden verschieden gedeutet. Für eine pathogene Bedeutung sprechen sich SHEPARD, GRIMBLE u. CSONKA, KLIENEBERGER-NOBEL und mit Einschränkungen auch CARD aus. KING, KLIKA, NAZARRO; RUITER u. WENTHOLT halten die Pathogenität der PPLO-Gruppe für umstritten. Dagegen sind JOIRIS, DIEM; MELÉN u. LINNROS; HARKNESS sowie RÖCKL u. Mitarb. in Übereinstimmung mit der Mehrzahl der Autoren der Auffassung, daß die PPLO harmlose Saprophyten des Urogenitaltraktes darstellen und daß ihnen keine pathogene Bedeutung zukommt. Freundt hat darauf hingewiesen, daß PPLO durch Entzündungsvorgänge in der Harnröhre unterdrückt werden können; er begründet das damit, daß er bei Patienten mit subklinischer, nicht gonorrhoischer Urethritis oder Gonorrhoe in 30%, bei gesunden Kontrollpersonen aber in 53% PPLO in der Urethra nachweisen konnte.

Recht vielgestaltig ist die Bakterienflora im Präputialsack, der durch seinen organischen und feuchten Detritus hervorragende Nährbodenverhältnisse bietet. Mycobacterium smegmatis und andere säurefeste Stäbchen, verschiedene grampositive und gramnegative Kokkenarten, Sarcinen, Hefen, grampositive und gramnegative Stäbchen, Spirillen und Borrelien werden regelmäßig gefunden. Qualität und Quantität der Flora sind weitgehend abhängig von der Sauberkeit des Individuums.

Bei der Vielzahl der Arten und dem starken Keimgehalt der glans penis überhaupt sind Angaben über Bakterienbefunde in der Urethra immer mit Vorsicht zu bewerten, vor allem, wenn genaue Angaben über die Versuchsmethode, nach der die Keime isoliert worden sind, in den Mitteilungen fehlen.

Wir haben bei 100 Versuchspersonen Abklatschkulturen von der glans penis gemacht und konnten dabei folgende Keimarten isolieren (Tabelle 17).

Tabelle 17. *Bakterienflora der glans penis. Abklatschkulturen von 100 Gesunden*

| Arten | Häufigkeit in % | Arten | Häufigkeit in % |
|---|---|---|---|
| Staphylococcus epidermidis . . . . | 98 | Lactobacillus lactis . . . . | 4 |
| Staphylococcus aureus . . . . . . | 24 | Bacillus subtilis . . . . . . | 10 |
| Gaffkya tetragena . . . . . . . . | 2 | Bacillus mesentericus . . . | 2 |
| Sarcina lutea . . . . . . . . . . | 14 | Bacillus alvei . . . . . . . | 2 |
| Sarcina flava . . . . . . . . . . | 22 | E. coli . . . . . . . . . . | 4 |
| Vergrünende Streptokokken . . . . | 28 | Proteus vulgaris. . . . . . | 2 |
| Sc. faecalis . . . . . . . . . . | 6 | Pseudomonas aeruginosa . . | 4 |
| Neisseria pharyngis. . . . . . . . | 4 | Chromobact. flavum . . . . | 12 |
| Corynebact. pseudodiphtheriticum . | 42 | Bact. herbicolum . . . . . | 4 |
| Corynebact. xerosis . . . . . . . | 10 | | |

# VII. Die Pathogenität der auf der Haut gefundenen Keime

Bevor auf die Pathogenität eingegangen wird, muß eine Reihe von Begriffen aus der allgemeinen Immunitäts- und Infektionslehre klar definiert werden.

**Infektiosität** ist die Fähigkeit von Mikroorganismen, den Makroorganismus anzustecken (inficere), d.h. von der Haut oder Schleimhaut her in das gesunde Gewebe einzudringen, sich hier zu adaptieren und sich zu vermehren.

**Pathogenität** ist die Eigenschaft der Keime, nach dem Eindringen und Haften eine Krankheit hervorzurufen. Darunter versteht man, daß diese Keime im Gewebe Veränderungen erzeugen, die klinische Symptome zur Folge haben. Eine universelle Pathogenität gibt es nicht; ein Keim kann für den Menschen hochpathogen, für das Tier aber vollkommen harmlos sein; umgekehrt gibt es Keime, die für das Tier hochpathogen sind, für den Menschen aber nicht. Der Begriff Pathogenität erfordert daher immer noch die Nennung der Gattung, für den der Keim pathogen ist: also menschenpathogen oder tierpathogen. Da es im Tierreich unzählige Gattungen gibt, muß hier noch näher spezifiziert werden: also mäusepathogen, kaninchenpathogen usw. Als Beispiele mögen dienen: Staphylococcus aureus, der für Menschen pathogen, für Mäuse aber meist völlig harmlos ist. E. coli zeigt Meerschweinchenpathogenität, für Ratten ist sie harmlos.

Infektiosität und Pathogenität einer Art gehen häufig, aber nicht prinzipiell parallel: Das Varicellenvirus ist in unseren Breiten wohl hochinfektiös, aber nur schwach pathogen. Mycobact. leprae ist nur sehr gering infektiös, aber hoch menschenpathogen. FREI sieht das Zentralproblem der Pathogenität im Chemismus der Bakterienwirkung im Gewebe (Ecto- und Endotoxine). BLOCH hat schon 1947 auf die enzymatischen Vorgänge bei der Infektion hingewiesen.

**Virulenz.** Man versteht darunter die Kombination verschiedener Eigenschaften eines individuellen Stammes, aus der seine Giftwirkung für den Makroorganismus resultiert. Die Virulenz wird aus defensiven und agressiven Eigenschaften gebildet. Die Schleimkapseln oder Plasmacoagulasen erlauben es einem Keim, den Abwehrkräften des befallenen Organismus zu widerstehen. Der Agression dienen Toxine, toxinähnliche Fermente wie Fibrinolysin, Hyaluronidase u.a. Die Virulenz ist keine konstante Größe, sie kann durch Tier- und Menschenpassagen gesteigert werden. LEWIN führt die Multiplizität von Furunkeln und die Hartnäckigkeit der Furunkulose auf solche Virulenzsteigerungen der Staphylokokken zurück. Auch kann die Virulenz jahreszeitlichen Schwankungen unterliegen. SILVESTRI erklärt damit das gehäufte Auftreten von Pemphigus staphylogenes neonatorum in den Sommermonaten. KOURILSKY u. Mitarb. haben über Virulenz- und Pathogenitätssteigerungen von Staphylokokken durch Kaninchenpassagen und auch über entsprechende Beobachtungen am Menschen berichtet. Die Virulenz ist eine Errungenschaft der Mikroorganismen per se, während die Pathogenität nur in Beziehung zu einer Wirtsspecies definiert werden darf. Beispiel: Der BCG-Stamm von Mycobact. tuberculosis weist eine herabgesetzte, gleichmäßige Virulenz auf; seine Pathogenität dagegen variiert je nach der damit infizierten Tierart: er tötet den Hamster, ist jedoch für das Meerschweinchen völlig apathogen.

Die Wirkungen dieser drei Eigenschaften greifen ineinander über und sind im Einzelfall oft nicht scharf voneinander zu trennen. Sie sind schließlich auch von der Disposition des Wirtes, die sich aus Resistenz und Immunität zusammensetzt, abhängig.

**Resistenz** ist die genotypisch verankerte Widerstandskraft gegen Infektionserreger und ist unspezifisch. Man unterscheidet hier humorale (Alexine, Opsonine) und celluläre (Phagocyten, RES) Abwehrvorrichtungen. Von der allgemeinen Resistenz wird vielfach noch die lokale abgetrennt, da nicht alle Gewebe bzw. Organe eine gleichmäßig kräftige unspezifische Widerstandskraft gegen Infektionen besitzen. Eine besonders stark ausgeprägte lokale Resistenz haben Mundhöhle, Anal- und Genitalregion. Unter den gleichen Begriff fallen die Art-, Rassenund Altersresistenz, die besagen, daß bestimmte Arten, Rassen oder Altersklassen gegen bestimmte Infektionen weitgehend oder völlig geschützt sind.

**Immunität** ist eine im Gegensatz zur Resistenz streng spezifische Fähigkeit des Makroorganismus, bestimmte Mikroorganismen, mit denen er schon einmal in Berührung gekommen ist, in ungünstigem Sinne zu beeinflussen. Man unterscheidet die erworbene und die angeborene, die natürliche und die künstliche, die aktive und die passive Immunität; Begriffe, die zur medizinischen Allgemeinbildung gehören (Tabelle 18).

Tabelle 18. *Die Arten der spezifischen Immunität (nach U. BERGER)*

|  | Natürliche Immunität | Künstliche Immunität |
|---|---|---|
| Erworbene Immunität | Krankheit<br>Keimträgertum<br>stumme Feiung | Impfung { aktiv: Vaccine<br>passiv: Immunserum<br>simultan: Vaccine + Serum |
| Angeborene Immunität | | diaplacentare Immunität |

All diese Begriffe sind für das Schicksal der Mikroorganismen im menschlichen Körper mitbestimmend: es kann im Saprophytentum oder im Parasitismus bestehen.

**Saprophytismus.** Man versteht darunter in der Humanbakteriologie den Zustand des Zusammenlebens von Mikro- und Makroorganismus, aus dem keine Nachteile für den Organismus entstehen. Saprophyten sind also Mikroorganismen, die auf der Haut oder den Schleimhäuten vorübergehend oder dauernd leben, ohne dort Krankheiten hervorzurufen. Der Grund hierfür kann im Mangel an Angriffsstoffen des Keimes oder in der Resistenz des Menschen liegen. Gegen Saprophyten werden keine Antikörper gebildet. Dafür sprechen die erfolglosen Versuche MURAMOTOs zur Entwicklung von Agglutinations- und Komplementablenkungsreaktionen zur Diagnostik von Pyodermien. Bestehen gegenseitige Abhängigkeitsverhältnisse zwischen Makro- und Mikroorganismus, so unterteilt man weiter in Commensalismus und Symbiose.

**Commensalen** sind solche Keime, die von „Abfällen" leben, die am Ort ihrer Ansiedlung entstehen. Commensalen sind daher für das Leben des Menschen entbehrlich; zu ihnen gehören nach dem derzeitigen Stand des Wissens alle Angehörigen der Mund-, Genital- und Hautflora, die keine lebenswichtige Bedeutung haben.

**Symbiose** drückt dagegen ein obligates Abhängigkeitsverhältnis von Mikro- und Makroorganismus aus. Beispiel: Darmbakterien helfen beim Abbau der Nahrung und bei der Vitaminsynthese.

In der Humanbakteriologie bezeichnet man alle apathogenen am oder im Menschen gefundenen Mikroorganismen schlechthin als Saprophyten. Die Übergänge zum Parasitismus sind allerdings fließend, da Saprophyten an atypischer Stelle hochpathogen werden können. Beispiele: Sc. salivarius an den Herzklappen, E. coli im Nierenbecken, N. catarrhalis auf den Hirnhäuten.

**Parasitismus** ist der Zustand, bei dem die Mikroorganismen nicht nur im Makroorganismus, sondern auch auf Kosten desselben leben. Dadurch können sie Schädigungen = Krankheit hervorrufen. Alle pathogenen Mikroorganismen galten als Parasiten. Sie sind vielfach so stark an ein parasitisches Dasein gewöhnt, daß sie in der Außenwelt nicht existieren können und auch auf künstlichen Nährböden nur angehen, wenn ihnen menschliches oder tierisches Eiweiß angeboten wird (N. gonorrhoeae, Treponema pallidum). Extreme Beispiele sind als obligate Zellschmarotzer die verschiedenen Virusarten.

Es gibt Keimarten, die Saprophyten und Parasiten zugleich sind: Tetanus- und Gasbrandbacillen leben saprophytär im Darm; sie können aber zu hochpathogenen Parasiten werden, wenn sie passiv in die Tiefe von Wunden gelangen.

Man nimmt an, daß sich die Parasiten aus biologisch nahestehenden Saprophyten durch Anpassung an einen spezifischen Wirt entwickelt haben, so Salmonella typhosa aus E. coli, das Treponema pallidum aus saprophytischen Spirochäten der Genitalschleimhaut. Gestützt wird diese Annahme durch die Tatsache, daß parasitische Keime häufig im gleichen Organ Krankheiten verursachen, in denen nahe verwandte Saprophyten normalerweise vegetieren. Das könnte man auf Staph. epidermidis und Staph. aureus für die Verhältnisse des Integumentes anwenden.

Für den Nachweis der Erregernatur eines Mikroorganismus gelten die drei Kochschen Forderungen:

1. Der fragliche Keim muß in den Krankheitsherden regelmäßig und zahlreich und unter Umständen, die die pathologischen Veränderungen und klinischen Symptome erklären können, vorhanden sein.

2. Er muß sich aus dem Krankheitsherd in Reinkultur über mehrere Passagen züchten lassen.

3. Mit diesen Reinkulturen muß sich die gleiche Krankheit mit allen typischen Symptomen wie beim normalen Wirt erzeugen lassen.

Die Forderungen sind bisher noch nicht bei allen Infektionen, z.B. bei den Geschlechtskrankheiten zu erfüllen gewesen. In solchen Fällen kann als Beweis für die Erregernatur das Auftreten spezifischer Antikörper im Wirtsorganismus gelten.

Die Frage ob Staphylokokken, die bei Krankheitsfällen aus Blut, Eiter, Wunden oder anderem Untersuchungsmaterial isoliert worden sind, als Krankheitserreger anzusprechen sind, stellt den Bakteriologen vielfach vor eine schwierige Entscheidung. Besonders schwierig ist diese Entscheidung bei Mikrokokken, Streptokokken und anderen Arten, die von der Haut gezüchtet worden sind, da diese Keimarten ja auch auf jeder normalen = gesunden Haut und Schleimhaut anzutreffen sind.

Was gibt es nun für Möglichkeiten zur Trennung apathogener und pathogener Mikrokokken? Dem Hämolysierungsvermögen und der Pigmentbildung hat man früher (Kondratjev und Jumajev) eine zu große Bedeutung hinsichtlich ihrer Pathogenität beigemessen. Jedem Bakteriologen ist die Tatsache bekannt, daß hierbei Einflüsse des Milieus und der Nährbodenbedingungen, z.B. Lithiumgehalt (Barber), oft eine ausschlaggebende Rolle spielen. Man mußte also nach zuverlässigeren Trennungsmerkmalen suchen. Als solche sind heute bekannt:

## 1. Plasmakoagulase und Plasmaagglutination

Die Methode geht auf eine Beobachtung von H. Much im Jahre 1908 zurück und beruht darauf, daß lebende Staphylokokken die Fähigkeit haben, menschliches und tierisches Citratplasma im Reagensglas zur Gerinnung zu bringen; am besten bewährt sich dabei Kaninchenplasma hinsichtlich Intensität und Schnelligkeit des Reaktionsablaufs. Man weiß heute, daß die Fähigkeit zur Plasmakoagulierung ausschließlich pathogenen Staphylokokken zukommt und bei saprophytischen Stämmen fehlt. Die Koagulasereaktion gilt nach Römer und vielen anderen Autoren wie Kourilsky und Mercier, Epstein, de Alessi, Daranyi, Bruschettini, Clapper und Wood, Blair, Penfold, Reid und Jackson, Pinetti, Götz und Runge u.a. als die zuverlässigste Methode zur Unterscheidung apathogener und pathogener Staphylokokkenstämme.

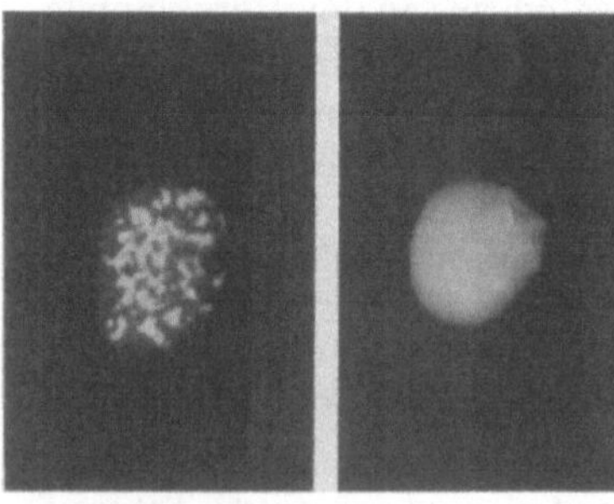

Abb. 6. Plasmaagglutination links + und rechts ∅

Die Koagulasereaktion wird durch die gleiche Substanz wie die Plasmaagglutination ausgelöst, die an der Oberfläche der Mikrokokken haftet. Beide Reaktionen laufen absolut parallel und man zieht heute im allgemeinen die leicht auf einem Objektträger durchzuführende Plasmaagglutination (slide test) der Koagulasereaktion vor (Römer und Schmitz, Cadnes-Graves u. Mitarb.). Auch wir verwenden diese Objektträgermethode bei unseren Untersuchungen (Abb. 6). Penfold und Reid und Jackson haben eine Agar-Plattenmethode zur Koagulaseprüfung beschrieben, die aber zu umständlich ist und auch nicht so zuverlässige Werte liefert. Zebovitz u. Mitarb. haben einen Tellurit-Glycerin-Agar angegeben zur quantitativen Erfassung der Koagulase. Rammelkamp u. Mitarb. haben drei verschiedene Koagulasetypen gefunden, was bei Koagulasereaktionen beachtet werden muß, um keine Fehlschlüsse zu ziehen. Daß man auch die Koagulasereaktion besser in Verbindung mit anderen Differenzierungsmöglichkeiten auswerten soll, geht aus Untersuchungen von Lominsky u. Mitarb. hervor, die zeigen konnten, daß gewisse Rauhformen von Staph. einen koagulasezerstörenden Faktor produzieren. Durch Antibiotica kann die Koagulaseaktivität von Staph. zerstört werden (Boniece, Holmes und Wick).

Bei Untersuchungen von Hautstaphylokokken der gesunden Haut fanden Götz und Runge unter 196 Stämmen nur 4 = 2% mit positiver Plasmakoagulase. Pinetti fand bei 29 aus Pyodermien isolierten Staphylokokkenstämmen *immer* eine positive Koagulasereaktion. Wir können die Befunde beider Autoren auf Grund von Untersuchungen an 500 Staphylokokkenstämmen voll und ganz bestätigen.

## 2. Kohlenhydratspaltung

Während die Zersetzung von Zuckerarten für die Unterscheidung pathogener und apathogener Stämme im allgemeinen wenig geeignet erscheint, hat lediglich die *Mannitvergärung* für die Differenzierung eine größere Bedeutung erlangt. Römer und Schmitz haben sie vergleichsweise mit mehreren anderen Differenzierungstesten bei 350 Staphylokokkenstämmen benutzt und als brauchbare Reaktion bezeichnet. Götz und Runge haben sie in Verbindung mit der Plasmakoagulase und der α-Hämolyse als Kriterium für pathogene Stämme angegeben.

## 3. Kristallviolettnährböden

Epstein berichtet über gute Erfolge mit einem Differenzialnährboden mit Zusatz von Kristallviolett (1 : 30000); die meisten pathogenen Stämme sollen auf diesem Agar als kleine violette Kolonien wachsen, während apathogene Varianten in üppigen weißen bis orangefarbenen Kolonien zu wachsen pflegen. Pinetti hat die Arbeiten Eppsteins, Chapmanns und Berens bei Untersuchungen von Mikrokokken von gesunder und pyodermischer Haut bestätigen können.

## 4. Hyaluronidase, Fibrinolysin, Phosphatase

Diese Fermente werden in der Hauptsache von pathogenen Stämmen gebildet, wie zahlreiche Autoren festgestellt haben (J. Boe, J. Schmidt, Gorskaja, Salupenko, Kaffka, Lack u.a.). Kaffka kommt auf Grund von Untersuchungen an 400 Stämmen zu dem Ergebnis, daß der Hayluronidasenachweis dem Koagulasetest gleichzusetzen ist. Salupenko hält die Hayluronidasebildung für den wichtigsten Indicator der Pathogenität. Je schwerer eine Staphylodermie sei, um so stärkere Hyaluronidasebildung sei bei dem auslösenden Staphylokokkenstamm vorhanden; parallel dazu verlaufen Plasmakoagulase, Mannitvergärung und Hämolyse. Wir möchten diese Befunde hinsichtlich der Hyaluronidase (Abb.7) unterstreichen. Nach Carrère und Roux zeigen alle pathogenen Stämme nach 8—72 Std positive Phosphatase-Reaktion (Abb. 8); Stämme, die in dieser Zeitspanne nicht positiv sind, sind apathogen. Auch die Fibrinolysebildung ist nach Kaffka und eigenen Untersuchungen, die sich vor allem auf amerikanische Autoren stützen, eine wenn auch nicht immer brauchbare Differenzierungsreaktion (Abb. 9).

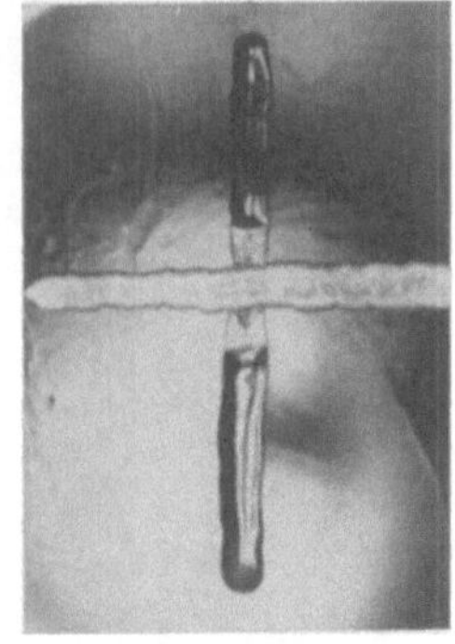

Abb. 7. Hyaluronidase positiv (Dekapsulationstest). Der schleimig wachsende Sc. equi kann in der Nabe des Hyaluronidase-bildenden Staphylokokkenstammes (waagerecht) nicht wachsen

Auf die Versuche von Kato über die Azostaphylokokken- und Azostreptokokkenproteine, mit denen bei Herdinfektionen positive Hautreaktionen zu erzielen sind, soll hier nur verwiesen werden. Silvestrini mußte noch 1937 nach Prüfung von 41 Stämmen auf Gelatineverflüssigung, Plasmagerinnung, Temperaturresistenz, Intracutanreaktion nach Dold, Virulenzprüfung nach Dreyer und Gallelöslichkeit etwas resigniert feststellen, daß keines der angegebenen Prüfungsverfahren eine eindeutig zuverlässige Auskunft über die Frage pathogen oder nicht zu geben vermag. Das ist mit den heutigen Verfahren auf Grund ausgedehnter Versuchsreihen zweifellos besser geworden.

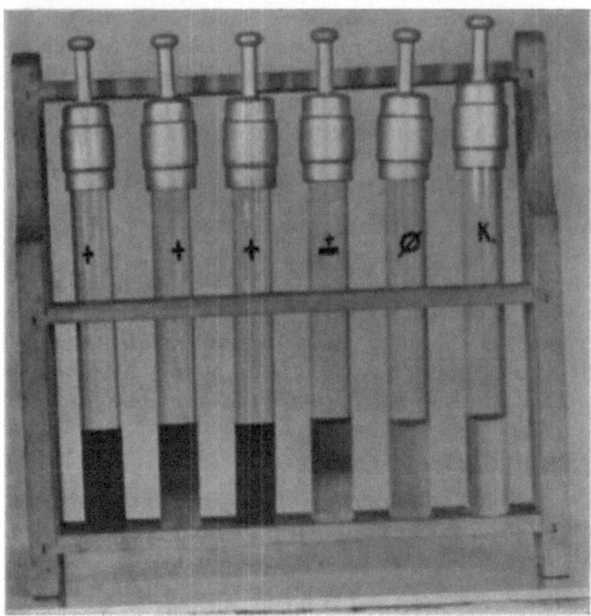


Abb. 8. Phosphatasereaktion

RÖMER und SCHMITZ untersuchten 350 Stämme mit folgenden Differenzierungsmethoden:

Koagulasereaktion, Plasmaagglutination, Glucosaminspaltung, Mannitspaltung, Harnstoffspaltung, Gelatineverflüssigung, Pigmentbildung, Hämolysebildung.

Pigment- und Hämolysebildung sind inkonstant und unzuverlässig. So verschwindet nach Untersuchungen von SUZUE und TANAKA das gelbrote Pigment, hauptsächlich δ-Carotin und Rubixanthin von Tetracyclin-sensiblen Staph. aureus, in Tetracyclin-resistenten Varianten dieser Keime, die dann in der Kultur praktisch farblos erscheinen. Der Verlust der Farbe ist nicht auf Lipoxydase zurückzuführen, da sowohl Tetracyclin-sensible als auch Tetracyclin-resistente Stämme frei von Lipoxydase sind. Spektrophotometrisch kann nachgewiesen werden,

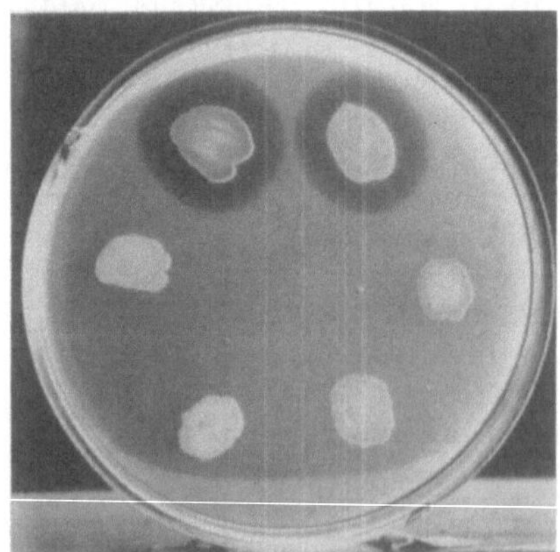

Abb. 9. Fibrinolysinreaktion — oben zwei positive Stämme

daß resistente Stämme keinerlei δ-Carotin und Rubixanthin enthalten. Tetracyclin blockiert demnach einen Schritt in der Biosynthese des Carotins. Plasmaagglutination entspricht der Plasmakoagulase: beides sind die zuverlässigsten Methoden. Die Glucosaminabspaltung stimmt zu 94% mit der Koagulasereaktion überein, ist aber der Mannitprobe an Zuverlässigkeit nicht überlegen. Harnstoffzersetzung in Peptonwasser ist ein Kennzeichen saprophytärer Stämme, sie findet sich aber nicht bei allen apathogenen Staphylokokken.

Wir glauben, daß man erst mit diesem Rüstzeug, das sich auf mehrere Bestimmungsmethoden stützen soll, zuverlässige Pathogenitätsbestimmungen bei der Hautflora durchführen kann. Bevor über eigene Untersuchungen berichtet wird, soll noch auf die Ergebnisse von PECORA hingewiesen werden: während er in Pyodermieherden immer pathogene Stämme fand, erwies sich der von normaler Haut am häufigsten isolierte Staph. epidermidis als apathogen (langsame Mannitvergärung, keine Toxine, negative Plasmakoagulase). RUDZKI und CHORZELSKI bestimmten die Enzymproduktion pyogener Bakterien von gesunder und kranker

Haut (allergische Ekzeme). Die von ekzematöser Haut isolierten Staphylokokken waren zu 30% pathogen, sie zeigten in sich große Schwankungen in der Fibrinolyse- und der Hyaluronidase-Aktivität. Nur 10% der von gesunder Haut isolierten Staphylokokken waren pathogen. IMAI fand in Japan bei 366 Hautabstrichen als Hauptvertreter apathogene Sporenbildner, in zweiter Linie Staph.

Tabelle 19. *Unterscheidungsmerkmale der pathogenen und apathogenen Staphylokokken; modifiziert (nach* BERGER)

| Merkmal | Pathogen | Apathogen | Zuverlässigkeit |
|---|---|---|---|
| Morphologie . . . | klein, gleichmäßig | gröber, gleichmäßig | |
| Koagulase . . . . | + | — | |
| Hyaluronidase . . | + | — | sichere Merkmale |
| Phosphatase . . . | + | — | |
| Fibrinolyse . . . . | + | — | |
| Hämotoxin . . . . | + $(\alpha, \delta)$ | vorwiegend — $(\varepsilon)$ | |
| Gelatinase . . . . | + | — | |
| Mannitspaltung . . | + | –- | |
| Urease . . . . . . | — | + | weniger sichere |
| Pigment . . . . . | aureus > albus > citreus | weiß, gelb, rot ohne | Merkmale |
| Staphylokinase . . | + | — | |
| Enterotoxin . . . | + | — | |

epidermidis und M. aurantiacus; jedoch nur sechsmal Staph. aureus, von denen wiederum nur zwei Stämme Pathogenität zeigten.

Wir haben an der Universitäts-Hautklinik Hamburg-Eppendorf bei 500 von gesunder und kranker Haut isolierten Staphylokokkenstämmen Pathogenitäts-bestimmungen durchgeführt, wobei wir als Pathogenitätskriterien Plasmaagglutination, Hyaluronidase-, Phosphatase-, die nach BERGER (Tabelle 19) als sichere und zuverlässige Merkmale gelten, und Fibrinolysebildung untersuchten.

Wir fanden bei unseren Untersuchungen die Angaben von RÖMER, KAFFKA, BERGER u.a. hinsichtlich der Brauchbarkeit und Zuverlässigkeit der Methoden bestätigt (Tabelle 20) mit der Einschränkung, daß die Phosphatasereaktion bei Koagulase-negativen Stämmen erhebliche Abweichungen von den beiden anderen Reaktionen zeigt.

Was nun die Pathogenität der überprüften 500 Stämme anbetrifft, so haben

Tabelle 20. *Die Relation von Hyaluronidase-, Fibrinolysin- und Phosphatasereaktion zur Plasmaagglutination in Prozent*

| | Plasma-agglutination positiv 281 Stämme % | Plasma-agglutination negativ 219 Stämme % |
|---|---|---|
| Hyaluronidase | | |
| positiv . . . | 97,7 | 7,4 |
| negativ . . . | 3,3 | 92,6 |
| Fibrinolysin | | |
| positiv . . . | 92,7 | 8,4 |
| negativ . . . | 7,3 | 91,6 |
| Phosphatase | | |
| positiv . . . | 94,8 | 28,3 |
| negativ . . . | 5,2 | 71,7 |

wir die Stämme nach der Herkunft in vier Gruppen aufgegliedert und anschließend ausgewertet. Zur Gruppe 1 zählen alle durch Staphylokokken ausgelösten Pyodermien; Gruppe 2 sind Stämme aus Sekundärinfektionen bei Verbrennungen, Dermatitiden, Ekzemen der verschiedensten Genese, Dermatomykosen u.a. Gruppe 3 enthält die Stämme, die aus dem Genitalbereich stammen (Balanitis, Kolpitis, Cystitis, Prostatitis, Epididymitis, Lymphopathia venerea u.a.). In Gruppe 4 sind schließlich die Stämme zusammengefaßt, die auf der Haut bei Erythemen, Thrombosen, Exanthemen u.a., also bei Krankheiten gefunden werden, bei denen die Hautflora im allgemeinen der der gesunden Haut entspricht.

Aus Pyodermien gezüchtete Staphylokokken — das zeigt Tabelle 21 sehr deutlich — sind praktisch alle pathogen, ebenso die meisten aus Sekundärinfektionen isolierten. Anders sieht es bei den beiden anderen Gruppen aus. Klar ersichtlich ist auch, daß Staph. aur. mit Häm. vorwiegend pathogen ist, während die weißen Varianten, die in erster Linie von Staph. epidermidis gestellt werden, meistens apathogen sind.

Tabelle 21. *Pathogenitätsbestimmung von 500 Staphylokokkenstämmen von kranker und normaler Haut*

| | Gruppe | Plasma-agglutination | | Hyaluronidase | | Phosphatase | | Fibrinolyse | |
|---|---|---|---|---|---|---|---|---|---|
| | | + | Ø | + | Ø | + | Ø | + | Ø |
| Staphylococcus aureus mit Hämolyse | 1 | 114 | 1 | 115 | — | 115 | — | 115 | — |
| | 2 | 100 | 6 | 105 | 1 | 105 | 1 | 101 | 5 |
| | 3 | 12 | 9 | 15 | 6 | 14 | 7 | 12 | 9 |
| | 4 | 38 | 5 | 40 | 3 | 38 | 4 | 36 | 7 |
| Staphylococcus aureus ohne Hämolyse | 1 | — | 2 | — | 2 | — | 2 | — | 2 |
| | 2 | — | 7 | 1 | 6 | 1 | 6 | 1 | 6 |
| | 3 | — | 4 | — | 4 | — | 4 | — | 4 |
| | 4 | — | 2 | — | 2 | — | 2 | — | 2 |
| Staphylococcus epidermidis | 1 | — | 10 | — | 10 | 4 | 6 | — | 10 |
| | 2 | — | 31 | — | 31 | 9 | 22 | 1 | 30 |
| | 3 | 2 | 37 | — | 39 | 12 | 27 | — | 39 |
| | 4 | 5 | 42 | 2 | 45 | 18 | 29 | 2 | 45 |
| Staphylococcus epidermidis mit schwacher Hämolyse | 1 | — | 7 | — | 7 | 4 | 3 | — | 7 |
| | 2 | — | 9 | — | 9 | 3 | 6 | 1 | 8 |
| | 3 | 3 | 35 | 2 | 36 | 8 | 30 | 2 | 36 |
| | 4 | 7 | 12 | 7 | 12 | 6 | 13 | 5 | 14 |

Mit Absicht ist auf die Staphylokokken und deren Pathogenitätsverhältnisse so ausführlich eingegangen worden, weil diese Keimart das Hauptkontingent der Hautflora stellt und weil Pathogenitätsbestimmungen immer häufiger zur Klärung unklarer Krankheitsbilder herangezogen werden.

Für die *Streptokokken* liegen die Verhältnisse noch komplizierter. Die frühesten Einteilungsversuche, die sich nach der Kettenlänge im flüssigen Medium richteten (Sc. brevis, Sc. longus, Sc. longissimus) hat man längst verlassen; aber auch die Einteilung nach der Form der Hämolyse ($\alpha$, $\beta$, $\gamma$) reicht nicht aus; ebensowenig befriedigen Vergärungsversuche wegen der Inkonstanz der Arten. Man teilt heute nach zwei Prinzipien ein:

1. Besitz gruppenspezifischer Antigene,
2. Verhalten gegenüber verschiedenen Schädlichkeiten (Temperatur, NaCl, Galle, Alkali, Methylenblautoleranz, den sog. Sherman-Kriterien).

Nach dem Besitz spezifischer Polysaccharid-Haptene läßt sich die Mehrzahl der Streptokokken in serologische Gruppen (LANCEFIELD) einteilen, die mit großen lateinischen Buchstaben bezeichnet werden; so kennt man heute die Gruppen A—P. Die Technik der serologischen Bestimmung ist allerdings für Routine-Untersuchungen zu zeitraubend; man hat deshalb versucht, auf einfacherem Wege zu einer Gruppendiagnose zu kommen, das ist auch in zwei Fällen gelungen. S. pyogenes der Gruppe A kann durch seine höhere Bacitracinempfindlichkeit nach MAXTED (LÖFFLER; LEVINSON und FRANK) von allen anderen $\beta$-hämolysierenden Arten abgetrennt werden. Die Streptokokken der Gruppe B lassen sich mit Hilfe des **Camp**-Tests erkennen (CHRISTIE-ATKINS-MUNCH-PETERSEN). — Eine eingehende Darstellung der Serologie der Streptokokken würde den

Rahmen dieses Artikels weit überschreiten; es muß daher auf die einschlägige Fachliteratur verwiesen werden, so vor allem auf die „Biologie der Streptokokken" von M. SEELEMANN, ferner auf zusammenfassende Darstellungen von RÖMER, BERGER, TILLET u. Mitarb., HÖRING, SHERMAN, WAGNER, M. SEELEMANN u. a.

Für praktische Zwecke genügt im allgemeinen der Nachweis der Pathogenität, der mit ausreichender Sicherheit durch $\beta$-Hämolyse und positive Streptokinasereaktion erbracht wird. Hämolyse allein ist kein ausreichendes Pathogenitätsmerkmal.

# VIII. Spezielle Bakteriologie

Es ist nicht Aufgabe dieses Handbuchartikels, eine spezielle Bakteriologie schlechthin zu vermitteln. Zu diesem Zweck muß auf die entsprechende bakteriologische Fachliteratur verwiesen werden. Im nachfolgenden Kapitel soll lediglich eine Charakterisierung der für die Haut bedeutungsvollen Bakterien gegeben werden.

## 1. Mikrokokken und Staphylokokken

sind grampositive, unbewegliche, kugelförmige Mikroorganismen in oft traubenförmiger Lagerung. Sie sind wenig anspruchsvoll und viele Arten bilden bei Luftzutritt weiße, gelbe und rötliche Pigmente. Sie kommen ubiquitär vor, zahlreiche Arten aber auch als Saprophyten oder Parasiten auf Schleimhäuten der offenen Körperhöhlen.

### Staphylococcus aureus

*Morphologie.* Kleine kugelige Kokken gleicher Größe von etwa 0,8 $\mu$ Durchmesser (Abb. 10); unbeweglich, bilden keine Kapseln. Im Eiter liegen sie meist in kleinen unregelmäßigen Haufen oder Trauben; aus der Kultur isoliert, zeigen sie in ihrer Lagerung regelmäßige Anordnung. Sie färben sich mit den üblichen Farbstoffen gut an.

*Kultur.* Sehr anspruchslos, aerob und anaerob zwischen 22 und 37° C auf allen üblichen Nährböden. Auf festen Medien wachsen sie als relativ große, kreisrunde, glänzende Kolonien mit verschiedenem Pigment (aureus, albus, citreus). Auf Blutagar zeigen die Kolonien in der Regel mehr oder weniger breite Hämolysehöfe. In Nährbouillon: starke Trübung und Säurebildung, später Bodensatz.

*Toxine und aggressive Fermente.*

1. Plasmakoagulase = sicherstes Pathogenitätszeichen.

2. Fibrinolysin (Staphylokinase).

3. Gelatinase.

4. Hyaluronidase.

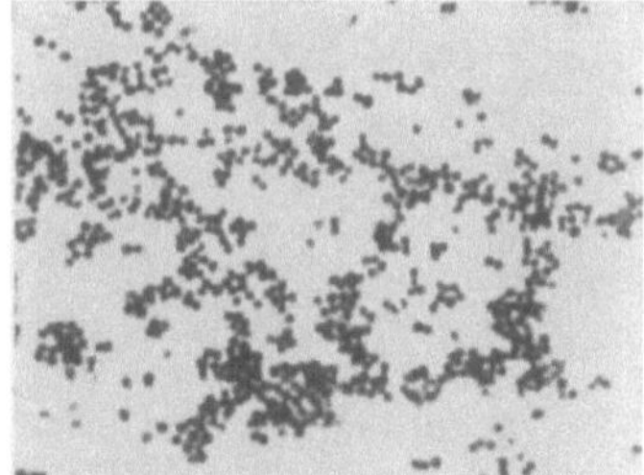

Abb. 10. Staphylococcus aureus

5. Hämotoxine (Staphylolysine). Menschenpathogene Stämme: $\alpha$- und (oder) $\delta$-Toxin; tierpathogene Stämme: $\beta$-Toxin; apathogene Stämme: $\varepsilon$-Toxin.

Weitere Toxine: Leukozidin lähmt die Phagocytose.

Dermotoxin verursacht nach intracutaner Injektion Hautnekrosen und ist möglicherweise identisch mit dem $\delta$-Toxin.

Enterotoxine bilden Staphylokokkenstämme, die bei Nahrungsmittelvergiftungen im Darminhalt oder in den verdorbenen Nahrungsmitteln vorkommen. Gefürchtet sind enterotoxinbildende Stämme, die tetracyclinresistent sind und nach Tetraglycingaben im Darm überhand nehmen können.

*Tierpathogenität.* Mäuse und Meerschweinchen gering, Kaninchen stark; Septicämie, Abscesse).

Übertragungsmodus: Tröpfchen- und Schmierinfektion oder peroral. Ausbreitung im Organismus erfolgt per continuitatem oder hämatogen.

### Saprophytische Mikrokokken

finden sich auf der Haut und den Schleimhäuten des Verdauungs- und Respirationstraktes in großer Zahl. Sie bilden z.T. noch schönere Pigmente als

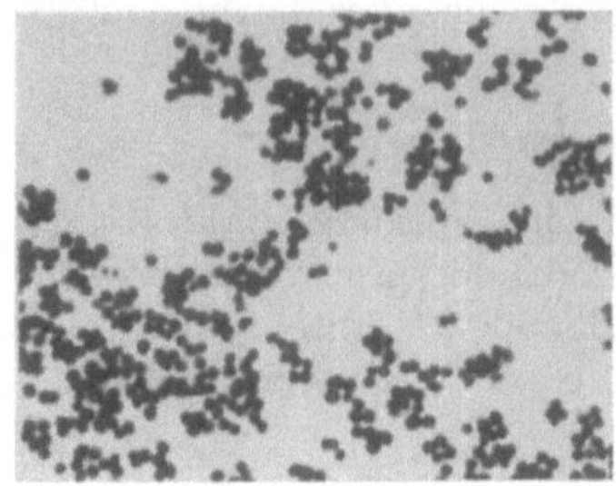
Abb. 11. Staphylococcus epidermidis

die parasitischen Arten: M. luteus, M. ruber, M. niger, M. aurantiacus, M. roseus weisen dies schon durch ihre Namen aus. Man kann sie wegen ihres unregelmäßigen Korns — sie sind gröber und ungleichmäßig — oft schon mikroskopisch von den Erregern unterscheiden (Abb. 11). Teilweise bilden diese Arten Wasserstoffperoxyd und täuschen dadurch antibiotische Eigenschaften vor.

*Staph. epidermidis* vegetiert auf der Haut und bildet kein Pigment, keine Koagulase, nur selten ein Hämotoxin (Typ $\varepsilon$), greift Mannit nicht an und verflüssigt Gelatine nur langsam. Nach E. MEYER wächst er in großen und kleinen Kolonieformen, von denen erstere die Ausgangskolonien bilden.

*M. flavus* vegetiert auf der Haut, wächst in gelben Kolonien, verflüssigt Gelatine langsam und zeigt keine Mannitspaltung.

*M. ureae* ist pigmentlos und säuert Mannit.

*M. varians* wächst in gelben Kolonien, läßt Gelatine und meist auch Mannit unverändert, kommt in der Mundhöhle vor.

### Gaffkya tetragena (M. tetragenus oder Sarcina tetragena)

Gaffkyen sind in Viererformation liegende, von einer Kapsel umgebene, unbewegliche Kokken von 0,6—0,8 $\mu$ Durchmesser; sie wachsen aerob auf Agar in weißlich glänzenden Kolonien; auf Blutagar zeigen sie keine Hämolyse. In Bouillon bilden sie schleimigen Bodensatz. Sie sind biochemisch träge und spalten nur einige einfache Zucker unter Säurebildung. Bei Mäusen erzeugen sie eine

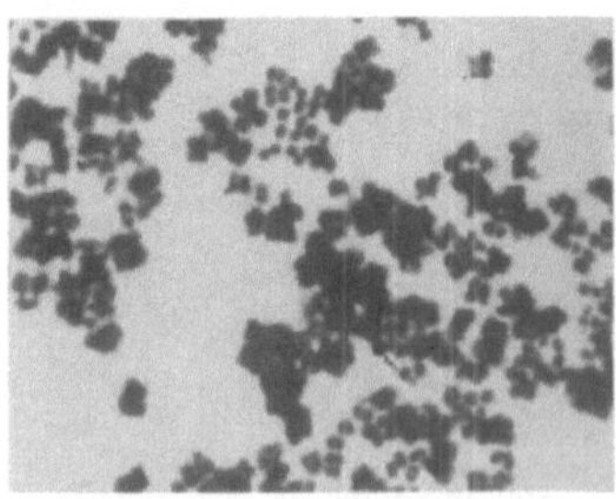
Abb. 12. Sarcina in typischer Lagerung

tödliche Sepsis. Gelegentlich zeigt sie Pathogenität beim Menschen (Eiterungen, Meningitis).

### Sarcina

ist eine Gattung apathogener kokkenartiger Keime von größerem Durchmesser als Mikrokokken. Sie zeigen infolge ihres Teilungsvorganges in drei Ebenen die typischen Paketformen (Abb. 12). Sie gehören wegen ihres ubiquitären Vorkommens und ihrer Fähigkeit, sich noch bei 4° C zu vermehren, zu den häufigsten Verunreinigungen unserer Nährböden; sie bilden sehr farbenprächtige Pigmente (S. aurantiaca, S. alba, S. lutea, S. flava usw.). Beim Menschen finden sich neben den vielen Arten auf der Haut die Sarcina ventriculi, die sich noch bei einer $p_H$ von 1(!) vermehren kann und die Sarcina urea im Urin, die peritrich begeißelt ist und aus Harnstoff Ammoniumcarbonat zu bilden vermag.

## 2. Streptokokken

Streptokokken (Sc.) sind kugelige Gebilde von 0,6—1 $\mu$ Durchmesser, die in kurzen oder langen Ketten gelagert sind (in Bouillon am besten ausgebildet). Die

Sc. sind verhältnismäßig anspruchsvoll; sie wachsen auf Blut- und Serumagar langsam in kleinen Kolonien. In Bouillon ist die Wuchsform von der Kettenlänge abhängig: kurze Ketten trüben gleichmäßig, lange Ketten bilden oft nur Bodensatz (Abb. 13 und 14).

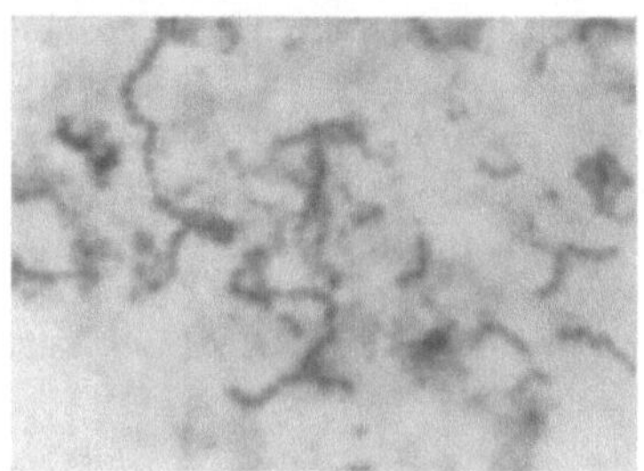

Abb. 13. Streptokokken (Eiter)

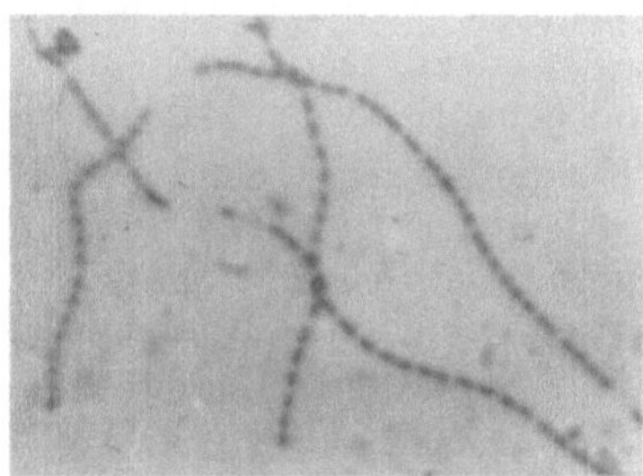

Abb. 14. Streptokokken; lange Ketten in Bouillon

Das Einteilungsprinzip der Sc. wurde in Kapitel VII bereits kurz angedeutet. Die Übertragung erfolgt bei allen hämolysierenden Sc. durch Schmier-, Staub- und Tröpfcheninfektion; es kommt aber auch alimentäre Infektion durch die Milch vor.

## β-Hämolytische Streptokokken

Das Phänomen der $\beta$-Hämolyse ist an gewisse serologische Gruppen gebunden, die Lancefield-Gruppen A, C, E, F, G, L, M und P. Von ihnen sind die letzten drei für die menschliche Pathologie bedeutungslos. Man hat in allen diesen Gruppen auch $\alpha$- und $\gamma$-hämolytische Stämme gefunden (ROEMER) und man kann der weitverbreiteten Meinung, daß bestimmte Lancefield-Gruppen nur von $\beta$-hämolytischen Sc. gebildet werden, nicht mehr zustimmen. Dazu kommen noch einige $\beta$-hämolytische Stämme der Gruppe D, während man gewisse Stämme der Gruppe B (z.B. Sc. Aronson) zu den vergrünenden ($\alpha$-Hämolyse) Sc.-Arten zählt.

## Streptococcus pyogenes (Serologische Gruppe A)

Sc. pyogenes wächst in kurzen bis mittellangen Ketten vorwiegend kapsellos. Einige Stämme bilden jedoch Kapseln (Sc. mucosus); diese dürfen jedoch nicht mit dem ebenfalls bekapselten „Pneumococcus mucosus" verwechselt werden. Die Kapsel besteht im Gegensatz zur Pneumokokkenkapsel aus Hyaluronsäure. Man bedient sich derartiger Stämme im Dekapsulationstest zum Hyaluronidasenachweis bei pathogenen Staphylokokken. Auf Blutagar wächst Sc. pyogenes in zarten, transparenten, $\beta$-hämolytischen Kolonien, in Bouillon ohne wesentliche Trübung als körniger Bodensatz.

*Toxine.* A-Streptokokken bilden zwei verschiedene Hämotoxine, das oxydable Streptolysin O und das nicht oxydable Streptolysin S; sie besitzen außerdem ein Leukozidin, Streptokinase und eine Hyaluronidase. Gefürchtet ist bei allen durch Sc. pyogenes ausgelösten eitrigen Prozessen (Phlegmonen, Mastoiditis, Osteomyelitis usw.) die fehlende Abgrenzungstendenz, die auf die Streptokinase- (Fibrinolysin-) und Hyaluronidase-Aktivität zurückgeführt wird. Die Bestimmung der Antistreptolysin-, Antistaphylolysin- und Anticolilysintiter hat nach Untersuchungen von SONCK und WIDHOLM praktisch keine Bedeutung für die Dermatologie, es sei denn für die Aufdeckung von Fokaltoxikosen (v. ZEZSCHWITZ).

*Tierpathogenität.* Sc. pyogenes ist für Mäuse hochpathogen, während Kaninchen und Meerschweinchen weitgehend dagegen resistent sind.

### Streptococcus pyogenes humanus (Serologische Gruppe C)

Gruppe C enthält neben dem überwiegenden Anteil tierpathogener Arten auch einige menschenpathogene Stämme. Sie tragen dann die Bezeichnung Sc. pyogenes var. humanus (oder „human C“) zum Unterschied von Sc. pyogenes var. animalis dieser Gruppe. Beide Varietäten sind mäusepathogen. Human C bildet im Gegensatz zur tierischen Varietät eine Streptokinase und eine Hyaluronidase; sie sind beim Menschen seltener als die Sc. pyogenes-Stämme der Gruppe A.

Über die Sc. der serologischen Gruppe E herrschen noch manche Unklarheiten hinsichtlich der Hämolyse (Seelemann); sie bilden weder Streptokinase noch Hyaluronidase und sind apathogen für die Maus. Gruppe E wird ausnahmslos bei Tieren gefunden, ausnahmsweise in Eiterungen bei bäuerlicher Bevölkerung und in der Mundhöhle (Berger).

### Streptococcus minutus (Serologische Gruppe F)

Die Einzelkokken sind kleiner, die Kolonien sind zarter und werden erst nach 2—3 Tagen sichtbar. Die Hämolysehöfe sind im Verhältnis zur Koloniegröße breiter als bei Sc. pyogenes. Sc. minutus bildet nur Streptolysin S. und Hyaluronidase, aber keine Streptokinase. Er ist apathogen für Mäuse und findet sich auf den Schleimhäuten von Mund, Nebenhöhlen, Darm und Vagina. In der gesunden Mundhöhle läßt er sich bei 6 % der Menschen nachweisen; in Granulomen (Guthof) und entzündlichen Paradentopathien (Berger) dagegen häufiger; bis zur Hälfte der Fälle. Sehr häufig wird Sc. minutus bei Glomerulonephritis (79 %) und akutem Gelenkrheumatismus (43 %) gefunden (Long u. Mitarb.).

### Serologische Gruppe G

Die Mehrzahl der Stämme wächst wie Sc. pyogenes, ein kleiner Teil wie Sc. minutus. Sie bilden Streptolysin O und S, meist auch Streptokinase und Hyaluronidase. Normalerweise kommen Sc. der Gruppe G auf den Schleimhäuten der Mundhöhle, der oberen Luftwege und der Vagina vor; sie sind fakultativ pathogen und werden oft gemeinsam mit Stämmen der A-Gruppe gefunden.

Tabelle 22. *Biologische Eigenschaften der wichtigsten Streptokokkokenarten (nach* Berger*)*

| Art | Lancefield-Gruppe | Hämolyseform | Toxine | | | Sherman-Kriterien | | | | | | Pathogenität | |
|---|---|---|---|---|---|---|---|---|---|---|---|---|---|
| | | | Streptolysin | Streptokinase | Hyaluronidase | 10° C | 45° C | NaCl 6,5% | pH 9,6 | Methylenblau 1:1000 | Galle 40% | Mensch | Maus |
| Sc. pyogenes | A | β | O, S | + | + | − | − | − | − | − | − | + | + |
| Sc. agalactiae | B | γ, α | S | − | (+) | − | − | − | − | − | − | (+) | (+) |
| Sc. pyogenes humanus „human C“ | C | β | O, S | + | + | − | − | − | − | − | − | + | + |
| Sc. faecalis | D | γ, α | S | − | − | + | + | + | + | + | + | (+) | − |
| Sc. bovis | D | α, γ | | | | − | + | − | − | − | + | (+) | |
| Streptococcus sp. | E | β, γ | S | − | − | − | − | − | − | − | − | (+) | − |
| Sc. minutus | F | β | S | − | − | − | − | − | − | − | − | + | − |
| Streptococcus sp. | G | β | O, S | (+) | (+) | − | − | − | − | − | + | (+) | − |
| Streptococcus sp. | H | γ, α | S | − | (+) | − | + | − | − | − | − | (+) | |
| Streptococcus sp. | K | α, γ | S | − | (+) | | − | − | − | − | − | − | |
| Sc. lactis | N | α, γ | | − | | + | − | − | − | + | + | − | |
| Sc. salivarius | − | α, α′ | | | (+) | − | (+) | − | − | − | (+) | + | (+) |
| Sc. equinus | − | α, γ | | | | − | − | − | − | − | − | (+) | |

BERGER hat die biologischen Eigenschaften der wichtigsten Sc.-Arten tabellarisch zusammengefaßt. Tabelle 22 wurde nach BERGER modifiziert und bringt in übersichtlicher Form die Eigenschaften der für die Pathologie so wichtigen Mikroorganismen (Tabelle 22).

## Vergrünende Streptokokken mit Gruppenantigen

Hierher gehören die α- und γ-hämolytischen Arten der Gruppen B, D, H, K, N und O. Sie sind teilweise trotz Fehlens von Streptokinase und Hämotoxin fakultativ pathogen. Die Arten der Gruppe D sind beim Menschen am häufigsten, treten aber alle zahlenmäßig gegenüber der Gruppe vergrünender Sc. ohne Gruppenantigen zurück.

Zur Gruppe B gehört *Sc. agalactiae*, der in langen Ketten mit Staket- oder Palisaden-förmiger Anordnung der Einzelindividuen wächst und auf Blutagar α- oder γ-Hämolyse zeigt. Hierzu gehört auch der stark mäusepathogene Sc. Aronson, der so starke α-Hämolyse macht, daß er lange Zeit als β-hämolytisch angesprochen worden ist. Sc. agalactiae ist der Erreger des „gelben Galtes" beim Rind. Beim Menschen wird er (nicht häufig) auf Tonsillen, im Nasenrachenraum, im Urogenitaltrakt, bei Meningitis im Liquor und bei Endocarditis im Blut angetroffen.

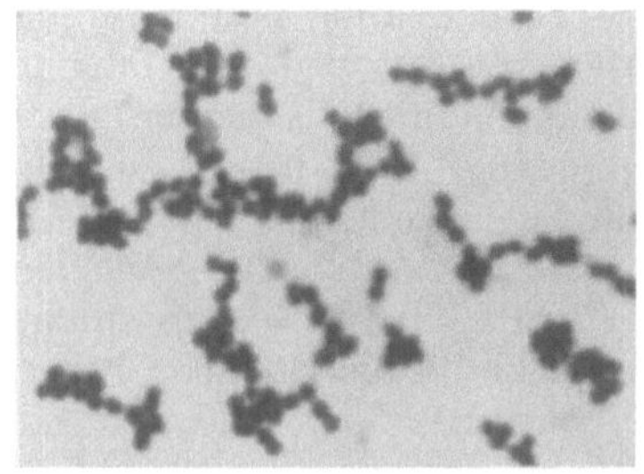
Abb. 15. Enterokokken

**Enterokokken** gehören zur serologischen Gruppe D und umfassen die Unterarten Sc. faecalis, Sc. glycerinaceus, Sc. liquefaciens und Sc. zymogenes als telluritresistente, Sc. durans und Sc. bovis als telluritempfindliche Arten. Die Enterokokken wachsen in Paaren oder ganz kurzen Ketten (Abb. 15); die Individuen sind nicht kugelig, sondern in der Kettenachse langgezogen. Sie sind anspruchslos, die Kolonien sehen grauweiß aus und verursachen auf Blutagar γ-, sehr wenige Arten auch α-Hämolyse mit Vergrünung. Sc. durans und Sc. zymogenes bilden β-Hämolyse.

Die Mehrzahl der Enterokokkenarten ist gegenüber Tellurit und anderen Schädlichkeiten und vor allem gegenüber Penicillin und Streptomycin stark resistent. Tierpathogenität besteht im allgemeinen nicht. Der Hauptfundort ist der Darm von Mensch und Tier, aber auch Mundhöhle, Vagina und Urethra. Als Erreger finden sie sich bei Peritonitis, Otitis, Cholecystitis, Pyelitis, Cystitis, Endocarditis lenta u.a. Die Übertragung erfolgt — ohne daß man die Ursache weiß — weitgehend endogen.

Die Arten der serologischen Gruppen H und K findet man im Nasenrachenraum und auch im Speichel und im Darm. Bei Endocarditis lenta wurden sie nach SEELEMANN und GUTHOF auch aus dem Blut isoliert. Ihnen sehr nahe stehen die Arten der Gruppe O, die α-Hämolyse und starke Vergrünung aufweisen. Sie finden sich auf der Conjunctiva, den Schleimhäuten der tiefen Atemwege und in der Vagina.

**Streptococcus lactis** gehört zur Gruppe N, die die echten Milchsäurestreptokokken umfaßt. Sie sind morphologisch und kulturell den Enterokoken sehr ähnlich, können von ihnen aber auf Grund der Gruppe und der Sherman-Kriterien exakt abgegrenzt werden. Sie bilden keine Toxine, dafür aber produzieren einige Stämme das Antibioticum Nisin mit einem Wirkungsspektrum, das Sc. pyogenes, Diplococcus pneumoniae, nicht aber E. coli und Sc. faecalis umfaßt (MATTICK und HIRSCH). Sc. lactis findet sich in Milch und Milchprodukten; beim Menschen in der Mundhöhle bei Caries; ausnahmsweise im Blut bei Endocarditis (SEELEMANN).

### Vergrünende Streptokokken ohne Gruppenantigen

Diese sog. „Viridans-Gruppe" ist in ihrer Nomenklatur sehr verworren, weil sich die in BERGEYs Manual niedergelegten Artnamen mit den deutschen nicht immer decken (SEELEMANN). Der Sc. viridans Schottmüller existiert in seiner Art heute nicht mehr; der seinerzeit als Lentasepsis-Erreger so bezeichnete Streptococcus ist keine einheitliche Art, sondern umfaßt Sc. salivarius und andere vergrünende Sc. Da wir im deutschsprachigen Schrifttum fast ausschließlich die deutsche Nomenklatur anwenden, soll im nebenstehenden auch diese verwandt werden.

*Nomenklatur*

| Deutsch | Amerikanisch |
| --- | --- |
| Sc. salivarius | Sc. mitis |
| Sc. hominis | Sc. salivarius |
| Sc. equinus | Sc. equinus |

Sc. viridans existiert als übergeordneter Begriff in beiden Nomenklaturen.

**Sc. salivarius** bildet längliche Diplokokken, die vorwiegend in kurzen, aber auch wie Typ V in sehr langen Ketten wächst. Auf Blutagar wächst er in feinen Kolonien mit teils glattem und teils gezaehneltem Rand; er bildet meist α-, seltener γ- oder α'-Hämolyse. Die Bouillon wird diffus getrübt. SEELEMANN hat Sc. salivarius seinem Verhalten Inulin und Raffinose gegenüber in fünf Typen aufgeteilt. Sc. salivarius stellt den Hauptanteil aller in Mund und Nasenrachenraum vegetierenden Sc.-Arten; auch im Darm kommt er häufig vor. Er ist die häufigste Ursache für die Endocarditis lenta (nach Zahnextraktion!), aber auch Meningitis, Nephritis, Pneumonie und Empyeme sind vielfach auf Sc. salivarius zurückzuführen.

**Sc. hominis** wächst auf saccharosehaltigen Nährböden in schleimigen Kolonien. Die Schleimsubstanz unterscheidet sich von der der A- und C-Streptokokken, sowie der des Pneumococcus mucosus dadurch, daß sie im wesentlichen aus Levan, bei einigen Stämmen aus Dextran besteht. In Bouillon bildet Sc. hominis kurze Ketten; auf Blutagar zeigt er keine Hämolyse. Er besitzt kein Hämotoxin und keine Streptokinase, einige Stämme bilden aber Hyaluronidase.

Sc. hominis findet sich praktisch in jeder Mundhöhle, wenn auch in kleinerer Zahl als S. salivarius. Ferner wird er gefunden im Stuhl, Urin, Duodenalsaft und der Nasenschleimhaut. Im Darm ist er oft die häufigste Sc.-Art.

**Sc. equinus** ist die vorherrschende Sc.-Art im Pferdedarm; er kommt aber auch im menschlichen Darm vor und in der Mundhöhle. Bei Endocarditis, Appendicitis und in eitrigen Exsudaten wird er gelegentlich angetroffen.

RABL und SEELEMANN haben darauf hingewiesen, daß außer diesen Arten noch zahlreiche α- und γ-hämolytische Stämme beim Menschen gefunden werden, die heute noch nicht zu klassifizieren sind. Die bei der Erstzüchtung streng anaerob wachsenden Sc.-Arten spielen in der Dermatologie praktisch keine Rolle, wenngleich streng anaerobe Arten auf den Schleimhäuten der Mundhöhle, der Atemwege, des Darms und der Vagina angetroffen werden. Unter pathologischen Verhältnissen finden sie sich in Symbiose mit anderen Keimen bei Lungen- und auch Hautgangrän, wie ganz allgemein bei putriden Infektionen; sie zeichnen sich teilweise infolge ihrer Gasbildung durch großen Gestank aus: Sc. anaerobius, Sc. foetidus, Sc. putridus.

### Diplococcus pneumoniae

Nach der alten Nomenklatur als Pneumokokken geführt, bildet D. pneumoniae grampositive, in Paaren gelagerte, lanzett- oder kerzenförmige Kokken (Abb. 16), im Makroorganismus sind sie von Kapseln umgeben, die aus typenspezifischen Polysacchariden aufgebaut sind. Sie wachsen auf gewöhnlichen Nährböden schlecht, dagegen gut auf eiweißhaltigen Medien (Blut, Serum, Ascites); Serumbouillon wird getrübt mit feinem Bodensatz. Auf Blutagar bilden sie zarte, flache, glänzende Kolonien mit zentraler Delle und starke, beinahe schwarz wirkende α-Hämolyse. D. pneumoniae bildet kräftig Wasserstoffperoxyd, womit er sich im flüssigen Medium selbst zum Absterben bringt. Äsculin wird von einem Teil der Stämme gespalten. Ektotoxine werden nicht gebildet, wohl aber ein oxydables Hämotoxin (Pneumolysin), das mit Streptolysin O nahe verwandt ist und Antigencharakter hat. Die Pneumokokken können serologisch (Agglutination) in mehrere Gruppen aufgegliedert werden (I, II, III und X). Die Gruppe X läßt sich serologisch wiederum aufgliedern in mehr als 80 Typen.

*Tierpathogenität.* Bei Mäusen erregen alle Typen nach i.p.-Infektion eine letale Sepsis.

Pneumokokken finden sich beim Gesunden regelmäßig auf den Schleimhäuten der Atemwege und der Mundhöhle. Als Erreger werden sie isoliert bei Pneumonie, Otitis, Pleuritis, Meningitis, Keratitis, Conjunctivitis, Osteomyelitis; vielfach auch als Begleitkeime bei Pneumonien durch Klebsiellen, Hämophilen und Psittakosevirus.

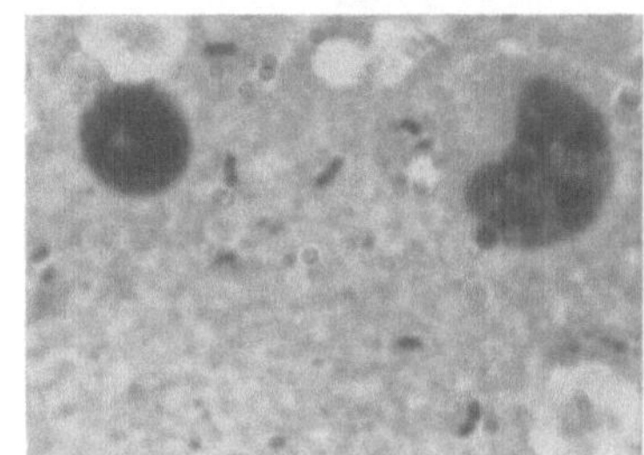

Abb. 16. Diplococcous pneumoniae

Nicht alle Typen sind gleichmäßig pathogen.

Gruppe I und II: Lobärpneumonien (nie normale Mundhöhle);

Gruppe III = Pn. mucosus: „Mucosus-Otitis";

Gruppe X: Lobuläre oder Bronchopneumonien, Ulcus serpens, aber auch als saprophytäre Keime der Luftwege und der Mundhöhle.

Der Pneumococcus mucosus ist weder mit dem schleimig wachsenden β-hämolytischen Sc. mucosus noch mit Sc. hominis identisch.

Der Infektionsmodus bei Typen der Gruppe X beruht auf Autoinfektion (endogen) nach lokaler Resistenzschwächung. Für die Gruppen I und II gilt das gleiche, z.T. aber auch Tröpfcheninfektion.

Die Unterscheidung gegen die ähnlichen α-Sc.-Arten erfolgt durch die starke Gallen- und Optochinempfindlichkeit der Pneumokokken; sie bilden ferner Kapseln, sind streng mäusepathogen und besitzen ein artspezifisches Antigen.

# 3. Neisserien

Zu dieser Gattung gehören neben N. gonorrhoeae und N. meningitidis noch eine Reihe meist saprophytischer Arten. Alle Neisserien sind gramnegative Kokken und liegen in vivo in Paaren zusammen, wobei die einander zugekehrten Seiten abgeplattet sind. In der Kultur überwiegen dagegen sphärische Formen mit unregelmäßiger Lagerung. Die meisten Neisserien — sonst biochemisch wenig aktiv — besitzen eine Indophenoloxydase, die durch Schwarzfärbung der Kolonien beim Betupfen mit einer wäßrigen Lösung von p-Phenylendiamin, dessen Tetramethylderivat oder mit α-Naphthol+Dimethyl-p-Phenylendiamin (Nadi-Reagens) nachgewiesen wird.

**N. gonorrhoeae.** Kleine Diplokokken von 0,6—0,8 μ Durchmesser, die im Eiterausstrich z.T. intracellular (Phagocytose) gelagert sind (Abb. 17 u. 18). Die Kultur gelingt am besten auf Ascitesagar in feuchtem, $CO_2$-reichem Milieu bei 38° C. Die Differenzierung gegenüber N. meningitidis oder saprophytischen N.-Arten erfolgt auf Lingelsheim-Platten durch Unterschiede in der Zuckervergärung. N. gonorrhoeae greift nur Dextrose an (Tabelle 23).

Vorkommen: nur als Erreger der Gonorrhoe in Sekreten von Urethra, Cervix, Vagina, Prostata, Epididymis, Adnexe, Rectalschleimhaut, bei Sepsis im Blut und auf dem Endokard, bei metastatischem Befall in den Augen, Gelenken und Meningen.

**N. meningitidis** unterscheidet sich von N. gonorrhoeae biochemisch dadurch, daß sie außer Dextrose auch Maltose vergärt. In der Kultur ist sie nicht ganz so

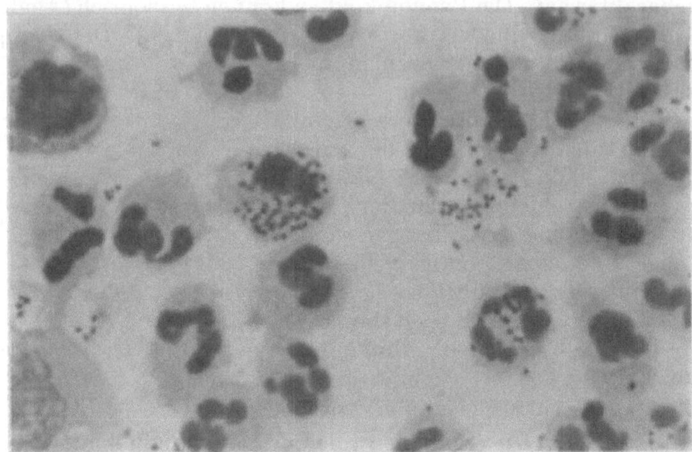

Abb. 17. N. gonorrhoeae; intracelluläre Lagerung (Gram)

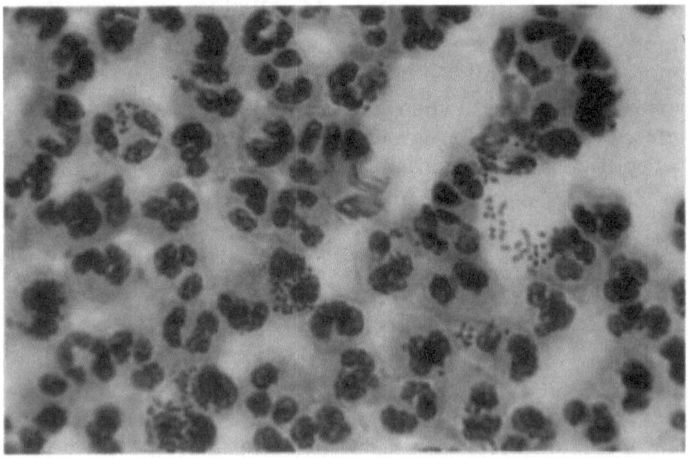

Abb. 18. N. gonorrhoeae (Methylenblau)

anspruchsvoll wie N. gonorrhoeae, sie wächst auch nicht anaerob; in flüssigen Kulturen bildet sie Oberflächenhäutchen; es besteht Gallelöslichkeit. N. meningitidis ist genau wie N. gonorrhoeae wenig tierpathogen; durch Zugabe von Mucin oder Eigelb kann bei beiden Arten Mäusepathogenität erzielt werden.

**Die apathogenen Neisseria-Arten** werden auch Pseudomeningokokken und Pseudogonokokken genannt. Sie sind alle sehr anspruchslos und wachsen auf gewöhnlichen Nährböden schon bei Zimmertemperatur (22° C). Morphologisch sind die Arten

Tabelle 23

|  | Maltose | Dextrose | Lävulose |
|---|---|---|---|
| Neisseria menigitidis . | + | + | − |
| Neisseria gonorrhoeae . | − | + | − |
| Neisseria catarrhalis . | − | − | − |
| Neisseria sicca . . . . | + | + | + |

nicht voneinander zu trennen. Kulturell bilden sie teilweise (N. catarrhalis) feste Kolonien, die in toto auf dem Nährboden verschoben werden können, teilweise bilden sie Pigmente. Biochemisch sind sie teilweise träge (N. catarrhalis), teilweise aber aktiver (N. sicca, subflava, flava, perflava) als die pathogenen Arten.

Bei i.p.-Infektion mit großen Keimmengen verursachen N. catarrhalis und N. perflava bei Mäusen und Meerschweinchen eine tödliche Sepsis.

Der Hauptfundort der saprophytischen Neisserien ist die gesunde Mund- und Nasenhöhle, aber auch der Genitaltrakt. Die Differenzierung der saprophytischen Neisserien erfolgt durch die Zuckerreihe; sie werden auch nicht agglutiniert von Meningokokken-Immunserum.

Die Zahl der saprophytischen Neisseriaarten ist beträchtlich. BERGER hat in einer Übersichtsarbeit mehr als 30 „anspruchslose Neisserien" beschrieben.

## 4. Diplokokken

**Diplococcus mucosus** neigt stark zur Pleomorphie, vor allem nach mehreren Nährbodenpassagen, wonach er Stäbchen und sogar Fäden bildet, er wächst auf gewöhnlichem Agar bei 22° C in schleimigen, großen Kolonien und in Bouillon unter Trübung und Bodensatzbildung. Oxydasereaktion ist negativ, er vergärt Glucose, Arabinose und Xylose. Er kommt normalerweise auf der Haut und den Schleimhäuten der Mundhöhle und oberen Luftwege vor.

**Diplococcus crassus** verhält sich gramlabil und wächst im Gegensatz zu N. meningitidis auf gewöhnlichen Nährmedien in weißgrauen körnigen Kolonien bei Zimmertemperatur. Auf Blutagar bildet er gelegentlich Hämolyse. D. crassus ist der aktivste der gramnegativen Diplokokken, er vergärt Glucose, Fructose, Lactose, Maltose, Galaktose und Saccharose, nicht aber Mannit. Die Oxydasereaktion ist positiv. Normalerweise wird er im Nasopharynx gefunden, unter pathologischen Verhältnissen aber auch im Liquor. Wegen seiner Gramlabilität ist die sichere Identifizierung von Diplococcus crassus schwierig. Auch die Frage der Gattungszugehörigkeit von Dipl. crassus ist noch in der Schwebe.

## 5. Escherichia coli, Aerobacter, Klebsiella

**Escherichia coli** bildet kurze, plumpe, in der Regel kapsellose gramnegative Stäbchen von $1 \times 3 \mu$ Größe (Abb. 19), die meist schwach beweglich sind. In der Kultur ist E. coli anspruchslos und wächst auf allen üblichen Nährböden bei 10—45° C in Form grauweißer, erhabener, glänzender Kolonien mit glattem (S-Form) oder etwas gezacktem Rand (R-Form). Auf Blutagar bilden einige Stämme Hämolyse; einige Stämme sind starke Schleimbildner (E. coli mucosum). E. coli ist biochemisch stark aktiv. An Zuckern werden Glucose, Lactose und Mannit unter Gasbildung ($CO_2$ und $H_2S$) gesäuert. Saccharose wird nicht gespalten. Indol wird im allgemeinen (Ausnahme E. coli anindolicum) gebildet. Auf Endoagar zeigen die roten Kolonien einen metallischen Glanz („Mistkäferglanz"). Die Methylrotreaktion ist positiv, Voges-Proskauer negativ, Gelatine wird nicht verflüssigt, Harnstoff nicht gespalten. Die Bouillon wird diffus getrübt und stinkt. Außer dem relativ seltenen Hämotoxin bildet E. coli ein neurotropes Ekto- und ein enterotropes Endotoxin. Die JMViC-Formel ist: ++ — —. E. coli ist der normale Bewohner des menschlichen Dickdarmes und besitzt lebenswichtige Funktionen bei der Vitaminsynthese (B-Komplex, K) und bei der Verdauung durch Mithilfe beim fermentativen Abbau der Nahrung sowie Hemmung der Fäulnisflora. Es gibt eine Reihe biochemisch atypischer Colistämme, die mit Paracoli bezeichnet werden und die als Erreger kindlicher Dyspepsien angesehen werden. Außerhalb des Darmes wird E. coli bei Cystopyelitis, Peritonitis,

Cholecystitis als Erreger gefunden. Auf der Haut kommt E. coli in der Anal- und Genitalregion häufig vor. E. colofoetida wird wegen ihres penetranten Geruches als Ursache des Foetor oris betrachtet, sie ist mit E. freundii identisch, die schon zu Klebsiella-Aerobacter überleitet.

**Aerobacter aerogenes** bildet gramnegative plumpe Stäbchen, die in der Kultur auch neben kokkoiden Formen Fadenbildung zeigen können. In Bouillon bildet er eine Kahmhaut im Gegensatz zum Coli; auf festen Medien wächst er in schleimig glänzenden, auf Endoagar meist nur in rosa Kolonien mit rotem Zentrum und ohne Metallglanz. Er bildet kein Indol, Methylrotreaktion ist negativ, Voges-Proskauer dagegen positiv. Die JMViC-Formel ist: $--++$. Aerobacter kommt im normalen Darm, aber auch in der freien Natur (Coli dagegen nicht!), häufig auch in geronnener Milch vor.

**Klebsiella** gehört zur gleichen Familie wie Aerobacter. Grundlegende biochemische Unterschiede der beiden Gattungen bestehen nicht. Es handelt sich um gramnegative unbewegliche, kurze Stäbchen mit Polysaccharidkapseln, deren Kolonien auf festen Nährböden stark schleimig wachsen und zum Konfluieren neigen. Indol und H$_2$S werden nicht gebildet, Neutralrot häufig negativ, Voges-Proskauer häufig positiv, Harnstoff wird gespalten, Gelatine nicht verflüssigt. JMViC-Formel: $--++$.

Klebsiellen sind stark mäusepathogen. Von Klebsiella kennt man drei Typen: K. pneumoniae, K. rhinoscleromatis und K. ozaenae.

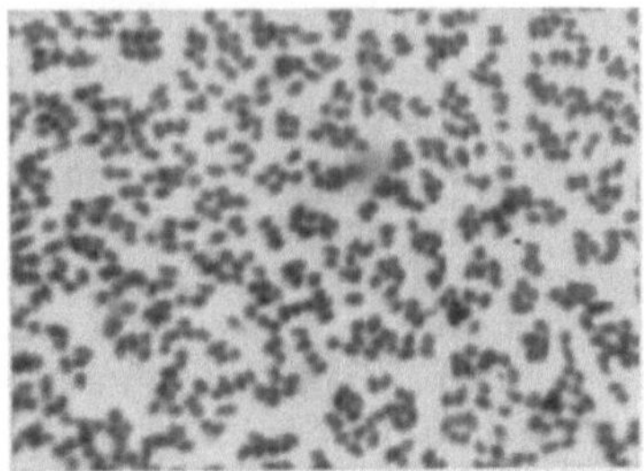

Abb. 19. Escherichia coli

**K. pneumoniae** kommt häufig in der Außenwelt, beim Menschen saprophytär auf den Schleimhäuten des Respirations- und Verdauungstraktes vor. Ein kleiner Prozentsatz lobärer Pneumonien wird durch sie ausgelöst (starke Verschleimung, fadenziehender Schleim bei der Sektion!); auch Infektionen des Genitaltraktes, der Gallenwege und des Mittelohres. Die Erregernatur von *K. rhinoscleromatis* und auch von *K. ozaenae* für das Rhinosklerom bzw. die Ozaena ist noch umstritten, wenngleich sie häufig in den Krankheitsherden gefunden werden.

## 6. Proteus, Alcaligenes, Pseudomonas

Zu dieser Gattung gehören die aktivsten Proteolyten, die im menschlichen Organismus gefunden werden. Es sind gramnegative Stäbchen von erheblicher Pleomorphie (Name!) mit peritricher Begeißelung und dadurch lebhafter Beweglichkeit (Abb. 20). In der Kultur ist Proteus anspruchslos; er bildet meist keine geschlossenen Kolonien, sondern schwärmt auf der Agarplatte, die er mit einem hauchartigen Rasen (H-Stämme) terrassenförmig überzieht, aus. Es gibt aber auch unbewegliche, ohne diesen Hauch (O-Stämme) wachsende Varianten. Eine solche ist Proteus OX19, die bei der Weil-Felix-Reaktion Verwendung findet. Biochemisch ist Proteus recht aktiv. Die einzelnen Arten können auf Grund ihres verschiedenen biochemischen Verhaltens identifiziert werden (Tabelle 24).

Einige Proteusstämme bilden Hämotoxine und starke Enterotoxine. Proteus wirkt, i.p. in flüssiger Kultur Mäusen gegeben, für diese (infolge der sehr starken Toxine) meist tödlich. Proteus kommt ubiquitär vor und erzeugt Nahrungsmittelvergiftungen, bei Säuglingen Enteritiden mit hoher Letalität. Cystopyelitis, Peritonitis, Otitis und andere eitrige Infektionen können durch Proteus ausgelöst werden. Bei Ozaena wird er neben Klebsiella und Corynebakterien auf der

Nasenschleimhaut gefunden. In der Mundhöhle gilt er als Antagonist der Cariesflora (BERGER). Auf der Haut wird er häufig bei Ohrekzemen und Unterschenkelgeschwüren gefunden.

**Alcaligenes faecalis** findet sich ebenfalls auf torpiden Ulcera und in verjauchenden Mammacarcinomen. A. faecalis ist ein gramnegatives Stäbchen und wird normalerweise im Darm gefunden; er bildet aus Kohlenhydraten weder Säure noch Gas, die Methylrotreaktion ist immer negativ. Über eine mögliche Pathogenität dieser Gruppe ist noch wenig bekannt.

**Pseudomonas aeruginosa.** Das früher als Bact. pyocyaneum bezeichnete gramnegative Stäbchen ($0,5 \times 2$—$4\,\mu$) ist durch 1—3 endständige Geißeln lebhaft beweglich und wächst auf allen üblichen Nährmedien ohne besondere Temperaturansprüche. In Bouillon dichte Trübung und Kahmhautbildung. Auf festen Medien bildet Ps. einen dichten Rasen, der von einem metallischen Häutchen überzogen scheint. Die Kulturen zeigen einen eigentümlichen, süßlich-aromatischen Geruch; auf Blutagar Hämolyse. Ps. aeruginosa bildet bei Sauerstoff- und Lichtzufuhr drei verschiedene Pigmente: blaues chloroformlösliches Pyocyanin, gelb-grünes wasserlösliches Fluorescein und das rote

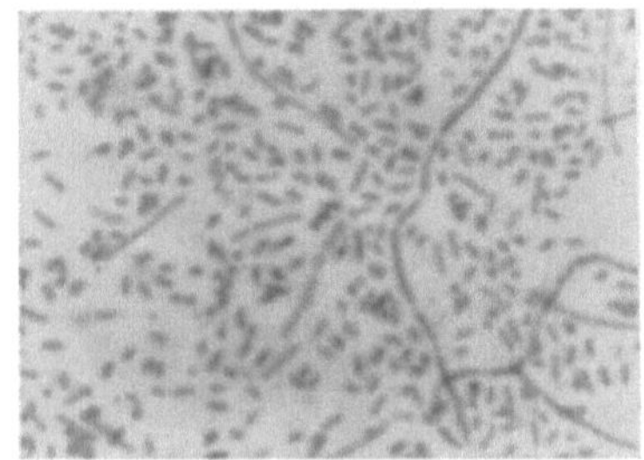
Abb. 20. Proteus vulgaris

Pyorubin. Glucose wird schwach gesäuert, Lactose, Saccharose und Mannit werden nicht angegriffen, Indol ist meist negativ, $H_2S$ wird nicht gebildet und Gelatine wird verflüssigt. An Toxinen wird neben dem Hämotoxin ein sehr starkes Ektotoxin gebildet, das für Meerschweinchen tödlich ist. Auf die Pyocyanase, die eines der ersten Antibiotica mit Wirkung auf Anthrax, Kokken und

Tabelle 24. *Biochemisches Verhalten der Proteusarten*

| Art | Saccharose | Maltose | Xylose | Mannit | $H_2S$ | Indol | Gelatine |
|---|---|---|---|---|---|---|---|
| P. vulgaris . . . . | + | + | + | − | + | + | + |
| P. mirabilis . . . . | + | − | + | − | + | − | + |
| P. morganii . . . . | − | − | − | − | + | + | − |
| P. rettgeri . . . . . | + | − | − | + | − | + | − |

Corynebakterien darstellt, heute aber keine Verwendung mehr findet, ist in Bd. V/1 dieses Handbuches im Kapitel Antibiotica ausführlich eingegangen worden.

Ps. aeruginosa kommt ubiquitär vor, beim gesunden Menschen findet sie sich gelegentlich im Darm und in der Mundhöhle. Unter pathologischen Verhältnissen kommt Ps. eigentlich nur als Sekundärinfektion bei vielen eitrigen Prozessen vor (Wunden, Empyeme, Otitis, Cystitis, Meningitis), die selten einmal zu einer Sepsis mit multiplen Nekrosen der Haut und Schleimhäute führen. Auf der Haut findet sich Ps. häufig bei nässenden Ohrekzemen, Ulcera crurum, Ecthymata, aber auch bei nässenden Ekzemen und Dermatitiden als Sekundärinfektion.

## 7. Fusobacterium

BERGEY faßt in seiner Systematik alle fusiformen Stäbchen in der Gattung Fusobacterium zusammen. Es gibt sechs Arten: F. fusiforme, F. nucleatum, F. polymorphum, F. biacutum, F. praeacutum und F. vescium. Eine sinnvollere Einteilung ist die in Proteolyten und Saccharolyten. Alle Arten können auf Grund ihrer fermentativen Leistung identifiziert werden. Die Fusobakterien haben mehr oder weniger ausgeprägte Spindelform (Länge 3—16 $\mu$, Dicke 0,2 bis 1 $\mu$): größte Dicke in der Mitte, Verjüngung nach beiden Enden; sie sind schlank, liegen oft in Paaren oder kurzgliedrigen Ketten zusammen; sie sind gramnegativ und zeigen bei Giemsa-Färbung im blaßvioletten Plasma meist paarige rote Granula. Fusobakterien sind strenge Anaerobier und wachsen auf 20% Ascites- oder 10% Blutagar in allen möglichen Kolonienformen. Als flüssige Medien sind Glucosebouillon mit Zusatz einer reduzierenden Substanz (Thioglykolat) + 20% Ascites optimal: hier wachsen sie unter diffuser Trübung und Bodensatzbildung.

Fusobakterien finden sich in jeder normalen Mundhöhle, oft auch an den Genitalien und im Darm (auch bei Affen und Haustieren). In Reinkultur gelten sie als apathogen; in Mischkulturen werden sie in Symbiose mit Spirochäten, Spirillen, Vibrionen und Kokken angetroffen und verursachen als fusospirochätäre Symbiosen eine Reihe pathologischer Prozesse (Angina Plaut-Vincenti, Noma).

## 8. Pasteurella

Zu dieser Gattung gehören sehr kleine, oft kokkoide, unbewegliche, gramnegative Stäbchen, deren Cytoplasma sich in Polnähe verdichtet (Polfärbung). Die beiden menschenpathogenen Arten haben kleine Nagetiere (Ratten, Lemminge) zum Wirt; die Übertragung auf den Menschen erfolgt durch Insekten bzw. direkten Kontakt.

**Pasteurella pestis** wächst auf üblichen Nährböden mit Wachstumsoptimum bei 25—30° C. P. pestis bildet ein starkes Toxin, dessen Charakter noch nicht geklärt ist. Tierpathogenität besteht für Ratten und Meerschweinchen. Von den beiden klinischen Erscheinungsformen ist die Lungenpest wegen der Tröpfcheninfektion hochinfektiös.

**Pasteurella tularensis** kann so kleine Stäbchen haben, daß sie Filter passieren. Zur Kultur muß der Tierversuch (Meerschweinchen) vorgeschaltet werden; von der Milz der verendeten Tiere wird das Material auf Blut-Traubenzucker-Cystinagar oder Eiernährböden gegeben, wo Wachstum in kleinen glasigen farblosen Kolonien erst in 10—14 Tagen eintritt.

**Pasteurella multocida** bildet teilweise Kapseln und wächst dann in schleimigen Kolonien auf Blutagar. Indol und $H_2S$ werden gebildet. P. multocida ist der Erreger der hämorrhagischen Septicämie bei Tieren und erzeugt gelegentlich auch beim Menschen membranöse Bronchitiden und chronische Pleuritiden. Auch von Ulcera crurum haben wir sie schon isoliert.

**Actinobacillus mallei** ist ein gramnegatives, unbewegliches pleomorphes Stäbchen mit granulärer Struktur (Methylenblaulösung verdünnt), das auf Glycerin-Traubenzucker-Agar in transparenten Kolonien, bei Alterung in einem gelblich und schleimig konfluierenden Rasen wächst. Die Eintrittspforten des vorwiegend für den Veterinär wichtigen Rotzes sind beim Menschen Haut und Schleimhäute.

**Brucella** führt drei pathogene Arten, die auch einmal auf den Menschen übertragen werden können (BURGER); es handelt sich um sehr kleine, kokkoide, gramnegative, unbewegliche Stäbchen. Die Kultur gelingt auf eiweißreichen Medien (Blut, Ascites) in $CO_2$-Atmosphäre. Die drei Arten sind B. melitensis, B. suis und B. abortus; letztere bildet Hyaluronidase.

## 9. Hämophilusgruppe

Diese Gruppe wird von drei Gattungen sehr kleiner unbeweglicher, gramnegativer Stäbchen gebildet (Haemophilus, Moraxella, Dialister). Die Hämophilen leben streng parasitisch, also nicht ubiquitär; durch ihren Bedarf an Wachstumsfaktoren können sie z.T. voneinander differenziert werden.

**H. influenzae.** Kleine Stäbchen an der Grenze der lichtmikroskopischen Darstellung, nicht selten in Paaren oder auch kurzen Ketten gelagert (Abb. 21). Auf Blutnährböden wächst er im „Ammenwachstum" mit Mikrococcus pyog. aur. in Form tautropfenartiger kleiner, am Ammenstrich größerer Kolonien. H. influenzae ist für Mäuse hochpathogen. Er findet sich als Saprophyt auf den Schleimhäuten der Mundhöhle und des Respirationstraktes, aber auch in der männlichen Harnröhre. Bei krankhaften Prozessen wird er bei Angina, Pneumonie, Conjunctivitis, Otitis und der besonders bösartigen Influenzameningitis nachgewiesen.

**Bordetella pertussis** wird dagegen niemals auf der normalen Schleimhaut der Mundhöhle und des Respirationstraktes gefunden; ihr Nachweis gelingt nur bei Keuchhustenpatienten. B. pertussis wächst am besten auf Kartoffelblutagar und wächst hier im Gegensatz zu H. influenzae in opaken, silbrig glänzenden Kolonien mit Hämolyse. B. pertussis bildet ein starkes Dermatoxin (Meerschweinchen-Bauchhaut), das zu Nekrosen führt.

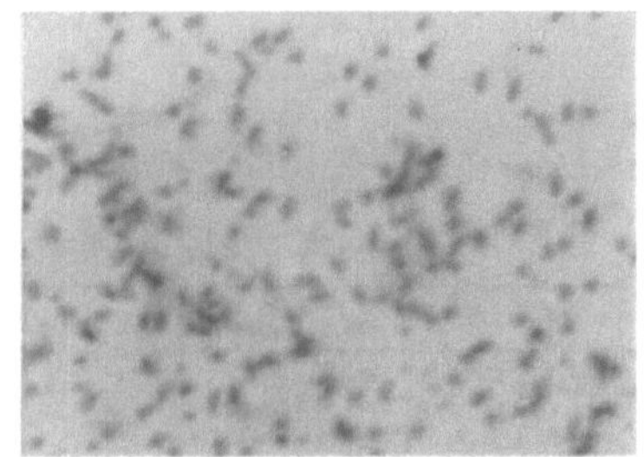

Abb. 21. Haemophilus influenzae

**H. ducreyi** zeigt die bekannte fischzugartige Lagerung im mikroskopischen Präparat, wenn das Material von den Randpartien des Ulcus entnommen wird. Bei Methylgrünpyroninfärbung erscheinen die Stäbchen rot auf grünem Grund.

**H. aegyptius** wurde früher als „Bacillus Koch-Weeks" bezeichnet und ist verantwortlich für die doppelseitige epidemische Conjunctivitis; kommt nur auf der Conjunctiva vor.

**Moraxella lacunata,** früher als „Diplobacillus Morax-Axenfeld" bezeichnet, ist der Erreger der Blepharoconjunctivitis; es ist ein gramnegatives, feines Stäbchen, das vorwiegend in Paaren angeordnet ist; auf Blutagar bildet es Hämolyse.

Weitere Moraxellaarten, die im Nasenrachenraum und der Conjunctiva nachgewiesen werden können, sind M. non-liquefaciens und M. Iwoffi.

## 10. Corynebacterium

Alle Corynebakterien sind grampositive, unbewegliche Stäbchen mit abgerundeten, häufig verdickten Enden (Keulenform), die häufig wie bei C. diphtheriae V-förmig oder fingerförmig oder wie bei C. pseudodiphtheriticum parallel gelagert sind (Abb. 22).

**Corynebacterium diphtheriae.** Als strukturelle Besonderheit der schlanken Stäbchen sind die Polkörnchen zu nennen, die aus Nucleinsäuren bestehen. Diagnostisch wichtig ist die Neisser-Färbung, bei der die Bakterienleiber gelbbraun und die Polkörnchen dunkelviolett erscheinen. Die Kultur erfolgt auf Blut-, Serum- oder den von CLAUBERG beschriebenen Selektivnährböden, die Kaliumtellurit enthalten.

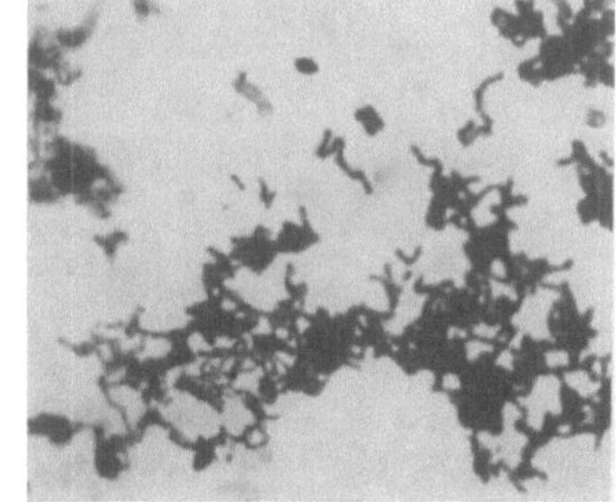

Abb. 22. Corynebacterium diphtheriae
(Polfärbung)

An Toxinen bildet C. diphth. ein Endotoxin mit Proteincharakter, das beim autolytischen Zerfall der Erreger frei wird und das die Pathogenität der Keime bestimmt. Daneben gibt es bei vielen Stämmen ein nichtlösliches Hämotoxin und ein Fibrinolysin.

C. diphth. hat drei Typen, die früher mit der Schwere des von ihnen ausgelösten Krankheitsbildes in Beziehung gebracht wurden, was jedoch heute von den meisten Autoren bezweifelt wird.

Typ gravis: große Kolonien mit unregelmäßigem Rand („Gänseblümchenform"), Hämolyse, Stärkesäuerung.

Typ intermedius: kleine Kolonien mit zentralem Knopf, Stärkehydrolyse und Hämolyse fehlen.

Typ mitis: kleine runde, gewölbte Kolonien (S-Form). Hämolyse vorhanden, Stärkehydrolyse fehlt.

Hauptfundorte sind die menschliche Mund- und Nasenhöhle; hier nicht nur bei Erkrankten, sondern auch bei gesunden Keimträgern. Auf der Haut kann sich C. diphth. in Wunden ansiedeln; es gibt aber auch die reine Hautdiphtherie und die der Genitalschleimhäute (Tabelle 25).

Tabelle 25. *Biochemische Eigenschaften der menschlichen Corynebakterien*

| Art | Glucose | Saccharose | Stärke | Harnstoff | Hämolyse | Toxin |
|---|---|---|---|---|---|---|
| C. diphtheriae | | | | | | |
| Typ gravis . . . . . . | + | − | + | − | + | + |
| Typ intermedius . . . | + | − | − | − | − | + |
| Typ mitis . . . . . . | + | − | − | − | + | + |
| C. pseudodiphtheriticum . | − | − | − | + | − | − |
| C. xerosis. . . . . . . . | + | + | − | − | − | − |

Die apathogenen Corynebakterien sind regelmäßige Bewohner der menschlichen Haut und Schleimhäute, sie unterscheiden sich von C. diphth. durch ihre andersartige biochemische Aktivität, sie bilden keine Toxine, besitzen nur vereinzelt Polkörperchen, sind oft plumper, weisen mehr parallele Lagerung auf (Palisaden, Parkett), schließlich sind sie gramfester. Die bekanntesten Arten sind C. pseudodiphtheriticum (Abb. 23) und C. xerosis; ferner C. acnes, das in Comedonen und Acnepusteln saprophytisch vorkommt, aber mit der Ätiologie der Acne wahrscheinlich nichts zu tun hat (Lentze, Linzenmeier, Meyer-Rohn).

**Erysipelothrix insidiosa**, ein zartes, unbewegliches grampositives Stäbchen, das auf alkalischen Nährböden aerob und anaerob bei 37° C in kleinen, runden, transparenten Kolonien, auf Blutagar mit Vergrünung wächst. Es findet sich im Boden und Wasser und kommt auf dem Umweg über das Tier (Schweine, Schafe, Mäuse, Fische) in den Menschen, wo es das Erysipeloid auslöst.

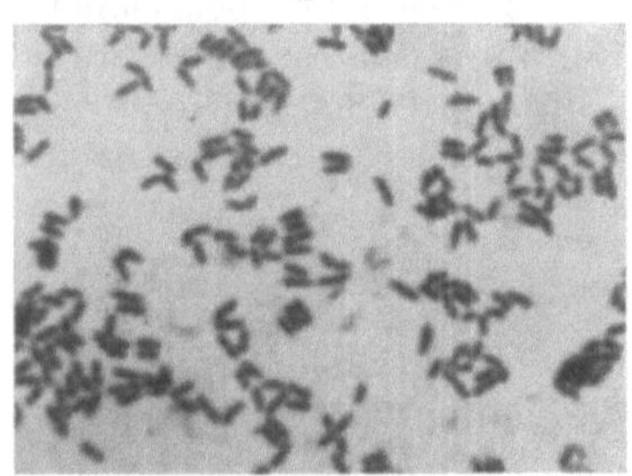

Abb. 23. Corynebacterium pseudodiphtheriticum

# 11. Milchsäurebakterien

Von den Milchsäurebakterien, die in der gesamten Natur weit verbreitet sind und die für die Ernährungsindustrie, wo sie sich teils als erwünschte Helfer betätigen, teils aber auch durch unerwünschte Fermentation Schaden stiften, bedeutungsvoll sind und die für die quantitative Bestimmung von Vitaminen und Aminosäuren benutzt werden, haben einige medizinische Bedeutung erlangt: so die heterofermentativen Milchsäurebakterien, die aus niederen Zuckern hochmolekulare Polysaccharide von schleimiger Konsistenz synthetisieren, ferner die ovalen Lactobakterien und der Lactobacillus bifidus.

Lactobakterien sind ziemlich große, grampositive, oft granulierte Stäbchen, die zur Pleomorphie neigen und nicht selten kettenförmige Anordnung zeigen;

sie sind unbeweglich. Sie wachsen auf den üblichen Nährböden schlecht, gut aber auf einem von KULP und WHITE angegebenen Medium, das neben Agar und Pepton 40% Tomatensaft und 1% peptonisierte Milch bei einer $p_H$ von 5 enthält. Milchsäurebakterien kommen normalerweise in der gesunden Mundhöhle, in Darm und Vagina vor. Zu den Lactobakterien gehören die Döderleinschen Stäbchen in der Scheide (Abb. 24), die Boas-Applerschen „Bacillen" im Magensaft bei Ca. ventriculi und auch Lactobacillus bifidus, der im Gegensatz zu den anderen Arten ein strenger Anaerobier ist. L. bifidus gehört zur normalen, lebenswichtigen Darmflora des Säuglings.

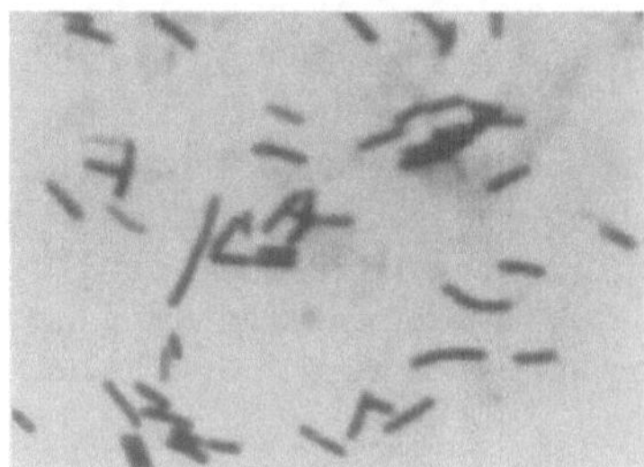

Abb. 24. Döderleinsche Stäbchen

## 12. Mycobacterium

Mycobakterien sind feine, unbewegliche, grampositive Stäbchen, die weder Sporen noch Kapseln bilden; sie bilden z.T. gabelartige Verzweigungen und zeichnen sich durch Säurefestigkeit aus: infolge ihres hohen Gehaltes an wachsartigen Substanzen nehmen sie die üblichen Farbstoffe in der Kälte kaum auf; ist der Farbstoff aber einmal gebunden, dann geben die Keime ihn auch bei

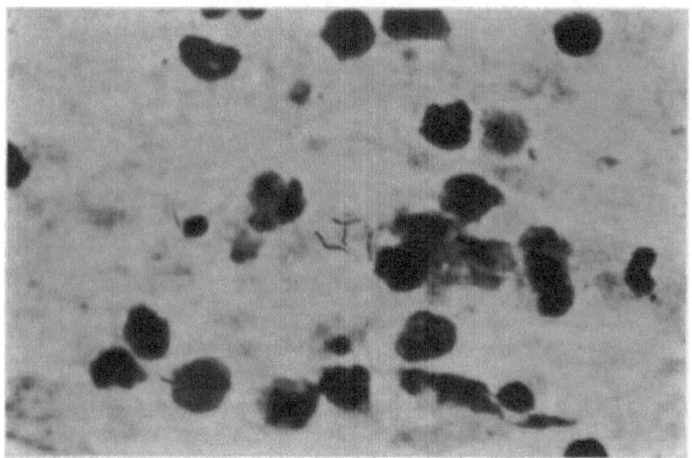

Abb. 25. Mycobact. tuberculosis (Sputum) — Ziehl-Neelsen

Behandlung mit HCl-Alkohol nur sehr langsam wieder ab. Zwei menschenpathogene Arten als Erreger schwerer chronischer Krankheiten von relativ geringer Kontagiosität gehören zur Gattung: M. tuberculosis und M. leprae.

**M. tuberculosis.** Schlanke, oft leicht gekrümmte Stäbchen von 0,3 $\mu$ Dicke und 1—5 $\mu$ Länge; mitunter sind sie stark granuliert, was als Stadium in der Cyclogonie der Keime aufzufassen ist (Abb. 25). Als Medium eignen sich die Eiernährböden nach LÖWENSTEIN-JENSEN oder HOHN, ferner Dubos-Medium, HO-DU, KIRCHNER, SAUTON u.v.a. Auf Eiernährböden wächst M. tuberculosis in gelben, krümeligen („Streußelkuchen") Kolonien. Es wächst langsam (2 bis 6 Wochen, manche Stämme 3—4 Monate) und bevorzugt feuchtes Milieu. Im flüssigen Dubos Tween 80-Medium wächst es als krümeliger Bodensatz schon nach 8—10 Tagen. Früher faßte man M. tuberculosis, M. bovis und M. avium

als Varianten einer Art auf, heute gelten sie als selbständige Arten. Tierpathogen
sind humane und bovine Stämme für Meerschweinchen und Mäuse. Für Kaninchen ist Mycobact. bovis hochpathogen und führt zu einer kavernösen Lungen-
Tbc, während Mycobact. tuberculosis nur örtliche Krankheitserscheinungen beim
Kaninchen macht („Typendifferenzierung"). Eintrittspforten für M. tuberculosis
und M. bovis sind die Schleimhäute des Respirationstraktes und selten einmal
die Haut (Tbc cutis necrogenica). Unter normalen Bedingungen kommen sie auf
Haut und Schleimhaut nicht vor, nur unter pathogenen Verhältnissen (Offen-
tuberkulöse, Pflegepersonal).

*M. leprae* unterscheidet sich weder morphologisch noch färberisch von M. tuberculosis bzw. M. bovis (Abb. 26); M. leprae ist auch heute noch nicht kultivier-

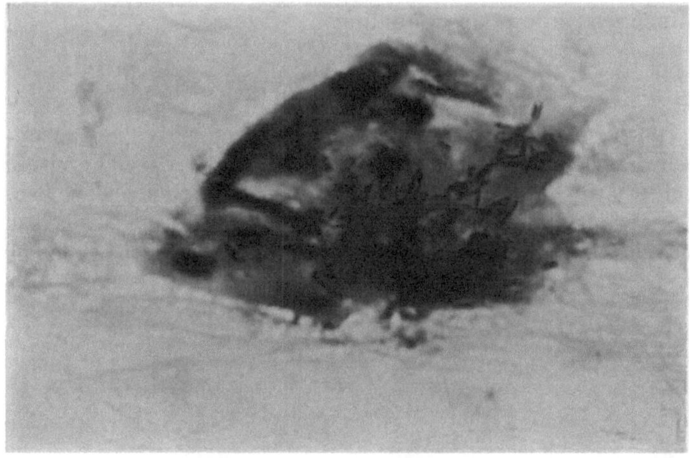

Abb. 26. Mycobact. leprae (Nasenabstrich)

bar; es ist nicht pathogen für Mäuse und Meerschweinchen. Eintrittspforte für
die Infektion ist die Nasenschleimhaut, von wo aus ein Übergreifen auf die
Mundschleimhaut eintritt. Die Ausscheidung erfolgt durch Nasensekret und auch
durch die Haut.

*M. smegmatis, M. phlei* und *M. fortuitum* sind zumeist saprophytische Mycobakterien, die
in der Natur und auch auf der gesunden Haut (Präputialsack, Vulva, Stirnhaargrenze, Unterarme usw.) vorkommen und sehr leicht zu Verwechslungen mit M. tuberculosis Anlaß geben
können, zumal sie in puncto Säurefestigkeit und Morphologie keine Unterschiede zu ihm
zeigen; sie sind aber in der Mehrzahl apathogen und leichter kultivierbar. Wieweit das
M. balnei (identisch mit M. marinum) zu den saprophytischen oder pathogenen Mycobakterien
zu rechnen ist (HELLERSTRÖM u. Mitarb.), ist noch nicht geklärt. Bezüglich der sog.
„atypischen" Mycobakterien sei auf die ausgezeichnete zusammenfassende Darstellung von
FREERKSEN verwiesen.

### Strahlenpilze

Die Strahlenpilze stehen als fadenförmige, grampositive Stäbchen oder Fäden
mit echten Verzweigungen zwischen den Bakterien und den Fungi. Die beiden
Gattungen Actinomyces und Nocardia unterscheiden sich nicht nur durch ihre
Züchtungsbedingungen, sondern auch durch die Schwere ihrer Krankheitsbilder:
Aktinomykose und Nocardiose.

**Actinomyces israeli.** Die morphologische Beschreibung ist schwierig, weil einerseits typische verzweigte Fäden bis zu 50 $\mu$ Länge (myzeliale Form) und andererseits diphtheroide Stäbchen (bakterielle Form) gefunden werden (Abb. 27). Im
Eiter kommen schwefelgelbe Körnchen, die Drusen vor, die aus verfilzten Fäden

mit einer Randzone strahlig angeordneter, hyaliner, keulenförmiger Gebilde bestehen. A. israeli ist ein strenger Anaerober, der auf Tarozzi-Bouillon in feinen weißen Krümelchen, auf Blut- und Ascitesagar (als Fortner-Platte) in typischer R-Form, aber auch in uncharakteristischer S-Form wächst; beide Formen lassen sich durch ihr Verhalten gegen Salicin und Glycerin trennen. Tierpathogenität besteht für Hamster. A. israeli ist ein nahezu regelmäßiger Parasit der Mund-

höhle und der Rachenschleimhaut. Die Ursachen für das Entstehen einer Infektion sind noch unklar (Grannen-Theorie, Zahnextraktion, Trauma); es handelt sich aber auf jeden Fall um eine endogene Infektion, deren Eintrittspforten die Schleimhäute von Respirations-, Verdauungs- und Genitaltrakt darstellen.

**Nocardia asteroides** wächst dagegen aerob bei Zimmertemperatur unter Pigmentbildung; die Tierpathogenität ist hoch (Nagetiere); Vorkommen ubiquitär; Infektion ist exogen und befällt die Haut als Madurafuß (Mycetoma

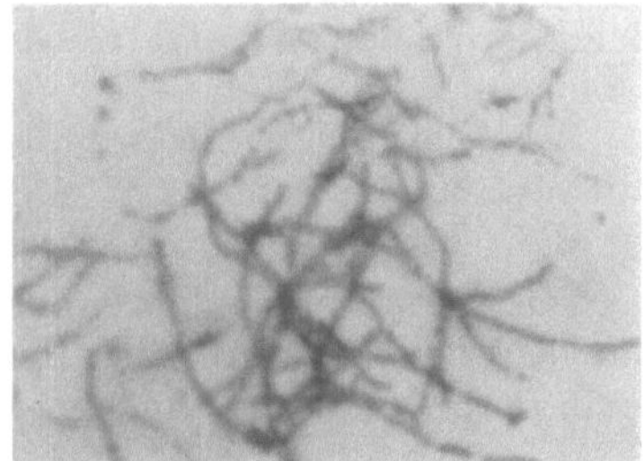

Abb. 27. Actinomyces israelii

pedis) und als fistelnder chronischer Prozeß auch Brustwand, Tränenkanal und Lungen. Morphologisch sind die Verzweigungen zahlreicher; sie gehen meist rechtwinklig vom Hauptzweig ab.

## Bacillus

Der Ausdruck ist der Gattungsname für sporenbildende, aerobe, grampositive Stäbchen; die Gattung umfaßt eine pathogene unbewegliche und zahlreiche saprophytische, ubiquitär vorkommende bewegliche Arten.

**Bacillus anthracis** bildet große (1 $\mu$ Dicke und 10 $\mu$ Länge) bambusartige Stäbchen, die häufig in Ketten liegen (Abb. 28), im Tierkörper sind sie von einer

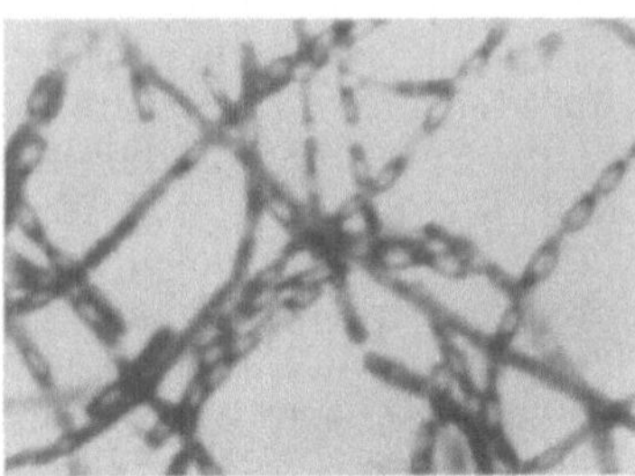

Abb. 28. Bacillus anthracis

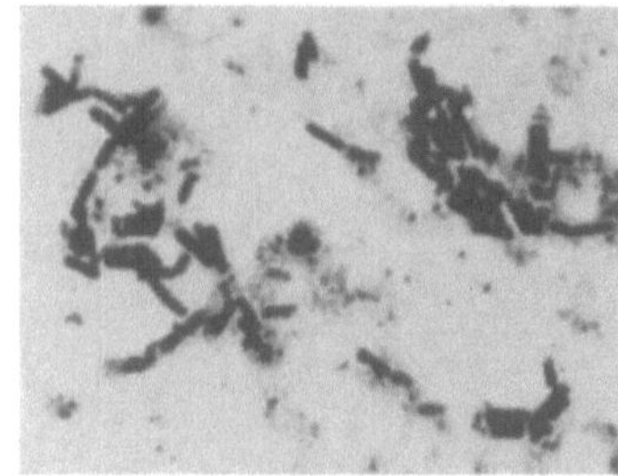

Abb. 29. Bacillus subtilis

Schleimkapsel umgeben; unter ungünstigen Wachstumsbedingungen bilden sie elliptische, zentral gelegene Sporen aus. An die Kultur stellt B. anthracis keine besonderen Ansprüche. Auf Agar wachsen Kolonien mit lockenartigen Ausläufern (Medusenhaupt), die Stichkultur zeigt gläserbürstenartiges Aussehen. Zur Züchtung kann man das meist verunreinigte Material auf 80⁰ erhitzen, um die Begleitkeime zu eliminieren. B. anthracis verflüssigt Gelatine, bildet $NH_3$, peptonisiert Milch, bildet aber weder Indol noch $H_2S$. Die Sporen vertragen strömenden Dampf (100⁰ C) bis zu 30 min. B. anthracis ist für alle Pflanzenfresser pathogen. Der Milzbrand ist primär eine Tierseuche, die durch Felle, Haare und Wolle verseuchter Tiere auf den Menschen übertragen wird und als Eintrittspforten Kratzwunden und andere kleine Verletzungen, seltener den Respirations- und Verdauungstrakt benutzt.

**Apathogene aerobe Bacillen.** Eine Reihe von Arten gehört hierher, die sich von B. anthracis durch ihre Beweglichkeit (peritriche Geißeln), das Fehlen von Kapseln und ihre Apathogenität auch im Tierversuch unterscheiden. Sie kommen ubiquitär vor, aber auch im Verdauungstrakt des Menschen.

**B. subtilis (Heubacillus)** ist ein langes, schlankes Stäbchen mit ovalen Sporen; oft in Ketten angeordnet (Abb. 29).

**B. cereus var. mycoides** (Wurzelbacillus) bildet plumpe, kurze Stäbchen, die bei Sporenbildung aufgetrieben werden. Auf Agar wächst er in wurzelartigen Kolonien.

**B. megatherium** bildet lange, dicke Stäbchen mit abgerundeten Enden und mittelständigen Sporen.

**B. brevis** zeichnet sich durch Kürze und zentraler Spore aus.

Die apathogenen Sporenbildner werden auf der Haut häufig angetroffen; sie haben Bedeutung durch ihre antibiotischen Fähigkeiten erlangt: Bacitracin, Tyrocidin, Gramicidin, Polymyxine.

# 13. Clostridium

Dieser Gattungsname ist allein den anaeroben grampositiven Sporenbildnern vorbehalten, auch wenn sie nicht immer spindelförmig sind. Die hierher gehörenden Arten sind überall in der Natur anzutreffen; beim Menschen finden sie sich normalerweise im Darm. Sie können zu Erregern schwerster toxischer Infektionen werden, wenn sie bei Verletzungen in die Tiefe des Wundgebietes geraten (Tetanus, Gasbrand) oder wenn ihre Stoffwechselprodukte (Botulismus) mit der Nahrung aufgenommen werden. Sie bilden äußerst starke Ektotoxine, die auf Nervensystem, Darm, Blut, Kreislauf, Muskulatur usw. wirken. Sie sind mit Ausnahme von Cl. perfringens durch peritriche Begeißelung gut beweglich und besitzen starke proteolytische und saccharolytische Fähigkeiten. Die Sporen liegen bei Gasbranderregern zentral, bei Cl. botulinum subterminal und bei Cl. tetani terminal. Die größte Kochresistenz weisen die Sporen von Cl. botulinum, Cl. tetani und Cl. perfringens Typ F (Enterotoxicus) auf, die 3—4 Std gekocht werden können. Im Autoklav werden die Sporen jedoch bei 1 atü = 120° C in wenigen Minuten abgetötet.

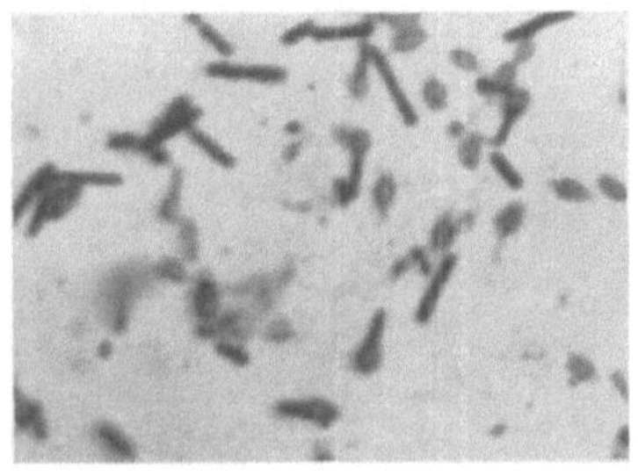

Abb. 30. Clostridium tetani

Die **Gasbranderreger** sind plumpe, grampositive Stäbchen, die im Zeissler-Verfahren auf Agarplatten mit Zusatz von 2% Glucose und 20% Blut oder in Leberbouillon, Lebermilch und Hirnbrei wachsen. Die einzelnen Arten sind: Clostridium perfringens (Fraenkelscher Gasbacillus), Cl. novyi (früher Bacillus des malignen Ödems), Cl. septicum (Vibrion septique), Cl. histolyticum und andere. Die Identifizierung der Arten erfolgt nach ihren biologischen Eigenschaften (Zuckervergärung, Milchgerinnung, Hämolyse usw.).

**Clostridium tetani** bildet lange, schlanke, peritrich begeißelte Stäbchen, denen die endständigen kreisrunden Sporen ein charakteristisches Aussehen verleihen (Trommelschlägel) (Abb. 30). Wachstum erfolgt auf der Traubenzuckerblutplatte, wo die Kolonien von einer hämolytischen Zone umgeben werden; die Kolonien neigen zu Rasenbildung; ferner in Tarozzi-Leberbouillon unter Trübung und Gasbildung. Die Sporen sind in der Erde 50 Jahre und länger noch lebensfähig. Zum diagnostischen Tierversuch bedient man sich der Maus (Hauttasche), bei der es zu aufsteigenden Lähmungen und Exitus kommt.

**Clostridium botuliuum.** Lange plumpe Stäbchen mit peritricher Begeißelung und ovalen subterminalen Sporen (Tennisschlägerform). Wachstum auf Glucose-blutplatte als flache Kolonien mit lockenförmigen Ausläufern, Hämolyse und Neigung zu Rasenbildung; ferner in Leberbouillon. Das Botulinusgift ist eines der stärksten neurotropen Ektotoxine überhaupt. Es wird im Magen-Darmkanal nicht zerstört. Die letale Dosis für den erwachsenen Menschen liegt bei 10 $\gamma$. Das Toxin ist auch gegen Hitze relativ stabil. Zum Tierverusch eignen sich nicht alle Tierarten, sehr gut aber Meerschweinchen und Mäuse.

## Candida

Candida albicans als Hauptvertreter der Art gehört zu den Sproßpilzen. In Abstrichen von erkrankter Schleimhaut und in zuckerhaltigen flüssigen Nähr-böden kann man sowohl fädiges Mycel, an dessen Enden sich manchmal Abschnü-rungen zeigen, als auch Sproßpilzformen nachweisen. Von Maismehl-Agar ent-nommene Kolonien zeigen im mikroskopischen Präparat Trauben und Blasto-sporen an den Mycelsepten. Chlamydosporen (Dauerform) einzeln oder in Trauben können sehr zahlreich sein. Alle menschenpathogenen Candidaarten erweisen sich für Kaninchen als hoch pathogen, für Mäuse als fakultativ pathogen. Die ver-schiedenen Candidaarten (C. tropicalis, C. krusei, C. parakrusei, C. stellatoidea u.a.), von denen Candida albicans am häufigsten ist, unterscheiden sich vonein-ander durch verschiedene Fermentation und Assimilation. — Candida läßt sich leicht anfärben mit Methylenblau und anderen Anilinfarben. Sie läßt sich eben-falls einfach auf zuckerhaltigen Nährböden, aber auch auf Blutagar kultivieren.

## PPLO

Den Namen PPLO (pleuropneumonia-like organisms) hat die Gruppe von ihrer Ähnlichkeit mit dem Erreger der Lungenseuche der Rinder, einer kontagiösen und in 30—50% letal verlaufenden Erkrankung (RÖCKL). Die in ihrer Morpho-logie unterschiedlichen und in ihrer Größe zwischen 200 und 700 m$\mu$ schwankenden Erreger wurden 1937 erstmals beim Menschen aus einem Bartholinischen Absceß isoliert. Seither konnten PPLO sowohl aus dem menschlichen Urogenitaltrakt als auch aus verschiedenen Körperflüssigkeiten gezüchtet werden.

PPLO passieren wie Viren bakteriendichte Filter, sie wachsen aber im Gegen-satz zu diesen auf unbelebten Nährmedien. Die Vermehrung erfolgt vorwiegend intracellulär. Ihre Identifizierung ist nur kulturell möglich. Die Züchtung gelingt relativ einfach aus Nährböden mit hohem Proteingehalt (RÖCKL und NASEMANN; MORTON, SMITH und LEBERMANN). Nach 2—6tägiger Bebrütung bei 37° C er-kennt man mit dem unbewaffneten Auge kaum sichtbare Kolonien, deren Durch-messer je nach Wachstumsbedingungen schwankt. Auf der Chorioallantois und im Dottersack wachsen PPLO ebenfalls. Mikroskopisch sieht man im Abklatsch-präparat der Kolonien Gebilde verschiedenster Morphe: kleinste Körnchen, Ringe, Bläschen verschiedener Größe, Granula von kokkoider, diplokokkoider oder kokkobacillärer Form (RÖCKL, SAINT MARTIN u. Mitarb.).

Die Mikroaufnahmen wurden mit Objektiv Planachromat 100 und Ockular 12 von dem med.-techn. Assistenten Werner Liehr angefertigt, wofür ihm an dieser Stelle herzlich ge-dankt sei. Mit Absicht wurde auf Schemazeichnungen, die in vielen Lehrbüchern die Morphologie der Keime „bilderbuchmäßig" vermitteln, verzichtet, weil Mikroaufnahmen den wirklichen Verhältnissen eher entsprechen.

## Literatur

ALESSI, E. DE: Kulturelle Prüfungen von 35 aus normalen und pathologischen Elementen isolierten Staphylokokkenstämmen. G. Med. milit. 87, 1028 (1939). — ALLEMANN, O., u. F. LUDWIG: Die Behandlung der Vagina mit Antibioticis. Gynaecologia (Basel) 133, 285

(1952). — ALVAREZ BRAVO, A., y M. GONZALES RAMOS: Moniliasis vaginal consecutiva al uso terapeutico de antibioticos. Obstet. Ginec. lat.-amer. 10, 295 (1952). — AMSLER, A., A. BRÜCKNER, A. FRANCESCHETTI, H. GOLDMANN u. E.B. STREIF: Lehrbuch der Augenheilkunde. Basel: Karger 1954. — ANDRE, H.: Beitrag zur aeroben Mundflora. Dtsch. zahnärztl. Wschr. 37, 433 (1934). — APASSOWA, E.: Die Flora der normalen menschlichen Haut. Sovet. Vestn. Vener. Derm. 3 (11), 946 (1934). — APPLETON, J.L.T., and E. LEHMER: Effect of cigarette smoking on number of bacteria removable in mout rinsings. Dent. Cosmos 70, 1111 (1928). — AXENFELD, TH.: Bakterien in der Augenheilkunde. Jena: Gustav Fischer 1907. BACHMANN, W., u. L. FLEISCHER: Studien zur Erkältungsfrage. II. Mitt. Z. Hyg. Infekt.-Kr. 107, 28 (1927). — BACHRACH, N., J. GUREVITCH, J. LANDAU and D. BIRNBAUM: The flora of normal conjunctiva of healthy people in Israel. Acta med. orient. (Tel-Aviv) 12, 10 (1953). — BALOG, P.: Über den Bacillus gangraenae cutis (Milan) und die durch ihn verursachten Hautveränderungen. Arch. Derm. Syph. (Berl.) 166, 1 (1932). — BARBER, M.: Pigment production by staphylococci. J. gen. Microbiol. 13, 338 (1955). — BEHAM, J., u. PERR: Über die Stomatitiden als Folge der Behandlung mit Streptomycin. Ref. Dtsch. zahnärztl. Z. 6, 156 (1951). — BEICKERT, P.: Erfahrungen mit Penicillin-Sulfonamidplomben in der Lokalbehandlung entzündlicher Nebenhöhlenerkrankungen. HNO (Berl.) 3, 309 (1952/53). — BENHAM, R.W.: Cultural characteristics of Pityrosporon ovale. Proc. Soc. exp. Biol. (N.Y.) 46, 176 (1941). — BERGER, U.: Über das Vorkommen von Streptokokken der serologischen Gruppe F in der kranken Mundhöhle. Dtsch. Zahn-, Mund- u. Kieferheilk. 16, 472 (1952). — Zur Methodik der Speichelkeimzählung. Arch. Hyg. (Berl.) 136, 399 (1952). — Hämolysierende Streptokokken bei entzündlichen Paradentopathien. Z. Hyg. Infekt.-Kr. 138, 73 (1953). — Weitere Untersuchungen über Vorkommen und Eigenschaften hämolysierender Streptokokken bei den entzündlichen Paradentopathien. Z. Hyg. Infekt.-Kr. 139, 372 (1954). — Mikrobiologie der Mundhöhle. München u. Berlin: Urban & Schwarzenberg 1955. — Die anspruchslosen Neisserien. Ergebn. Mikrobiol. 36, 97 (1963). — BERGER, U., M. KAPOVITS u. G. PFEIFER: Zur Besiedlung der kindlichen Mundhöhle mit anaeroben Mikroorganismen. Z. Hyg. Infekt.-Kr. 145, 564 (1959). — BERGEY, D. H.: Bergey's manual of determinative bacteriology, VII, ed. Baltimore: Williams & Wilkins Company 1957. — BERNHARDT, P.: Die Chemotherapie der Genitalinfektionen der Frau. Stuttgart: Ferdinand Enke 1951. — BERNUCCI, F.: Beitrag zum Studium der mikrobischen Flora in der gesunden und kranken Haut. Dermosifilografo 17, 527 (1942). — BIBBY, B.G., and G. P. BERRY: A cultural study of filamentous bacteria obtained from human mouth. J. Bact. 38, 263 (1939). — BIEHLER, M.: Contribution a l'étude de la floe bactérienne constante dans la chevalure des enfants. Arch. Méd. Enf. 39, 157 (1936). — Ständige Bakterienflora der Haare bei Kindern. Ped. patr. pol. 16, 325 (1936). Ref. Zbl. Haut- u. Geschl.-Kr. 56, 238 (1937). — BIZOZZERO, E.: Über das konstante Vorkommen usw. Zbl. med. Wiss. 1885, Nr 45. Zit. nach HILGERS. — BIZZOZERO, D.E., u. R. LEONE: Über die Pathogenese staphylogener Follikulitiden. Dermatologica (Basel) 94, 269 (1947). — BLAIR, J.E.: Bacterial and mycotic infection of man, 2e edit. Philadelphia, Pens.: J.B. Lipincott Company 1952. — BLOCH, H.: Enzymatische Vorgänge bei der Infektion. Schweiz. Z. Path. 10, 366 (1947). — BOE, J.: Investigations on the Duran-Reynals spreading factors in staphylococci. Acta path. microbiol. scand. 21, 587 (1944). — BÖNICKE, R.: Über die tuberkulostatische Wirksamkeit pentaheterocyclischer Carbonsäurehydrazide. Z. Hyg. Infekt.-Kr. 145, 263 (1958). — Die Differenzierung humaner und boviner Tuberkelbakterien mit Hilfe von Thiophen-2-carbonsäurehydrazid. Naturwissenschaften 45, 392 (1958). — Die Bedeutung der Acylamidasen für die Identifizierung und Differenzierung der verschiedenen Arten der Gattung Mycobacterium. Jahresbericht Borstel, Bd. 5, S. 7—87. Berlin-Göttingen-Heidelberg: Springer 1961. — Derzeitiger Stand der Verfahren zur routinemäßigen Differenzierung der verschiedenen Mycobacterium-Arten. Ann. Soc. belge Méd. trop. 4, 403 (1962). — BÖNICKE, R., u. B.P. LISBOA: Typendifferenzierung der Tuberkulosebakterien mit Hilfe des Nicotinamidase-Tests. Tuberk.-Arzt 13, 375 (1959). — BONELL, G.: Zum Meningokokkennachweis in der Haut. Arch. Kinderheilk. 125, 153 (1942). — BONIECE, W. S., D. H. HOLMES and W. E. WICK: The effects of various antibiotics upon coagulase activity of antibiotic-resistant and antibiotic-sensitive Staphylococcus strains. Antibiot. and Chemother. 6, 550 (1956). — BORDONI-UFFREDUZZI, G.: Über die biologischen Eigenschaften der normalen Hautmikrophyten. Fortschr. Med. 5 (1886). Zit. nach HILGERS. — BORMANN, F. v.: Die Einwirkung des „alltäglichen" Händewaschens auf die Bakterien der Haut. Medizinische 1955, 411. — BORSOTTI, P.C.: Untersuchungen über quantitative Änderungen der Mikroflora der Haut. G. Batt. 17, 382 (1936). — BOVENTER, K.: Bacterium bifidum und seine Bedeutung. Arg. Hyg. Bakt. Immunforsch. u. exp. Ther. 26, 193 (1949). — BRACCO, G.: Ricerche sulla flora microbica cutanea del neonato. G. Batt. Immun. 46, 138 (1953). — BRAND, A., u. J. TAS: Pityriasis simplex faciei (Dartre volante). Dermatologica (Basel) 105, 145 (1952). — BRAUSS, F.W., u. M.L. HERBERHOLZ: Über den Einfluß einiger neuerer Zahnpasten auf die Bakterienbesiedlung der Mundhöhle. J. med. Kosmet. 12, 341 (1956). — BRUINE DE, T.L.A., and A.C.J. RODENBURG: Severe leukorrhea due to monilia secondary to aureomycin therapy; case. Ned. T. Geneesk. **98**, 924 (1954). — BRUSCHETTINI, G.: Sulla differenzazione degli stafilococci. Ann. Igiene **52**, 249 (1949). — BURGER, J.L.: Hautbrucellose. Arch. klin. exp. Derm. **204**, 13 (1957).

CADNESS-GRAVES, B., R.WILLIAMS, G.J. HARPER and A.A. MILES: Slide-test for coagulase positive staphylococci. Lancet **1943 I**, 736. — CAMPBELL, C.C., and S. SASLAW: Enhancement of growth of certain fungi by Streptomycin. Proc. Soc. exp. Biol. (N.Y.) **70**, 563 (1949). — CANUTO, A.: Topographische Verteilung der Mikroflora der menschlichen Haut unter normalen Bedingungen und unter der Einwirkung verschiedener Reize. G. Batt. **18**, 496 (1937). — CARD, D.H.: PPLO of human genital origin; serological classification of strains and antibody distribution in man. Brit. J. vener. Dis. **35**, 27 (1959). — CARNEVALE, A.: Beitrag zur Kenntnis der Meningokokkensepsis mit ausschließlicher Lokalisation auf der Haut. Pediat. Riv. **50**, 285 (1942). Ref. Zbl. Haut- u. Geschl.-Kr. **70**, 306 (1943). — CARRÈRE, L., et J. ROUX: Activite phosphatasique des staphylocoques. Ann. Inst. Pasteur **87**, 349 (1954). — CASON, L., and C.H.WINKLER: Bactériology of the eye, normal flora. Arch. Ophthal. **51**, 196 (1954). — CASTELLO, L., u. O. MAGGIA: Untersuchungen über die Gegenwart von Staphylokokken in der Nasenschleimhaut von Neugeborenen. G. Batt. Immun. **43**, 120 (1951). — CHAPMAN, C.H., C. BERENS, A. PETERS and L. CURCIO: Coagulase and hemolysin tests as measures of pathogenity of staphylococci. J. Bact. **28**, 343 (1934). — Crystal violet agar as differential medium for staphylococci. J. Bact. **29**, 437 (1935). — CHRISTIE, R., N.E. ATKINS and E. MUNCH-PETERSEN: Note on lytic phenomenon shown by group B streptococci. Austral. J. exp. Biol. **22**, 197 (1944). — CIANI, M.: Untersuchungen über die Bakterienflora der Haut. Atti Soc. ital. Derm. Sif. 188 (1937). — CLAPPER, W.E., and M.E. HEATHERMAN: Strain differences in oral lactobacilli and the relation to dental caries. J. Bact. **58**, 261 (1949). — CLAPPER, W.E., and D.C.WOOD: Comparision of three methods for the determination of coagulase activity in staphylococci. J. Bact. **67**, 545 (1954). — COLEBROOK, L., W.R. MAXTED and A.M. JOHNS: The presence of hemolytic and other strepto: cocci on human skin. J. Path. Bact. **41**, 521 (1935). — CONNELL, G.H., and C.E. SKINNER. The external surface of the human body as a habitat for nonfermenting nonpigmented yeasts. J. Bact. **66**, 627 (1953). — CRISSEY, J.T., G. REBELL and J.J. LASKAS: The causative organism of the trichomycosis axillaris. Zit. nach PILLSBURG u. REBELL. — CROSS, W.G.: Oral reactions to penicillin. Brit. med. J. **1949 I**, 171. — CRUICKSHANCK, R.: Bacteriology of impetigo contagiosa. Lancet **1941 I**, 275.

DACHTLER, H.: Mikroorganismen der menschlichen Haut und ihre Wirkung auf verschiedene Textilfasern. Melliand-Textilber. **33**, 705 (1952). — Mikroorganismen der menschlichen Haut und ihre Wirkung auf verschiedene Textilfasern. Diss. Stuttgart 1952. — DARANYI, J. v.: Pathogenität und Einteilung der Staphylokokken. Zbl. Bakt., I. Abt. Orig. **99**, 74 (1926). — Über den Nachweis der Pathogenität der Staphylokokken. Zbl. Bakt., I. Abt. Orig. **134**, 13 (1935). — DECHER, H.: Installationsbehandlung von Kieferhöhleneiterungen mit einem neuen Lokalantibiotikum. HNO (Berl) **6** (4), 125 (1957). — DELMOTTE, A.: Recherches sur l'ensemencement microbien de la région axillaire pendant les premières semaines de la vie extrauterine. Arch. belges Derm. **5**, 1 u. 5, 173 (1948). — Apparition rapide des souches eutanées de staphylocoques dorés polyrésistants aux antibiotiques. Arch. belges Dermat. **11**, 336 (1956). — DIEM, E.: Aphorismen zur Urethritis simplex. Dermatologica (Basel) **105**, 239 (1952). — DOBES, W.L., and J. JONES: Erythema streptogenes. Arch. Derm. Syph. (Chic.) **53**, 107 (1946). — DOUGLAS, H.C.: On the occurence of the lactate fermenting anaerobe, micrococcus lactilyticus in human saliva. J. dent. Res. **29**, 304 (1950).

EIGLER, G.: Gibt es eine Mund- und Rachendesinfektion? Med. Welt **18**, 319 (1944). — EMMRICH, J.P.: Über das Eindringen von Keimen in den Uterus unter der Geburt bei stehender Fruchtblase und das Eindringen von Keimen in die Blutbahn bei normaler Entbindung und geburtshilflichen Eingriffen. Arch. Gynäk. **171**, 291 (1941). — EPSTEIN, ST.: Beitrag zur staphylogenen Impetigo contagiosa. Derm. Z. **70**, 328 (1935). — Untersuchungen über die Unterscheidung der Staphylokokken bei den verschiedenen Staphylokokkenerkrankungen der Haut. Arch. Derm. Syph. (Berl.) **170**, 586 (1934). — EVANS, C.A., W.M. SMITH, E.A. JONSTON and E.R. GIBLETT: Bacterial flora of the normal human skin. J. invest. Derm. **15**, 305 (1950).

FAHLBERG, W.J., J.C. SWAN and C.V. SEASTONE: Studies on the retention of hexachlorophene (G. 11) in human skin. J. Bact. **56**, 323 (1948). — FARQUHARSON, C.D., S.F. PENNY, H.E. EDWARDS and E. BARR: The control of staphylococcal skin infections in the nursery. Canad. med. Ass. J. **67**, 247 (1952). — FELDMAN, V. J.: Pyodermien bei Kindern. Vestn. Derm. Vener. **4**, 28 (1953). Ref. Zbl. Haut- u. Geschl.-Kr. **89**, 139 (1954). — FLANDIN, CH., et L. DUCHON: Technique bactériologique d'un examen de flore cutanée. Bull. Soc. franç. Derm. Syph. **45**, 983 (1938). — La flore des dermites microbiennes Conséquences thérapeutiques. Bull. Soc. franç. Derm. Syph. **45**, 978 (1938). — Aperçus sur la flore de la peau saine. Bull. Soc. franç. Derm. Syph. **45**, 982 (1938). — FLÜGGE, C.: Grundriß der

Hygiene, 11. Aufl. Berlin: Springer 1940. — Foley, G.E., and W.D. Winter: Increased mortality following Penicillin therapy of chick embryos infected with candida albicans var. stellatoidea. J. infect. Dis. **85**, 268 (1949). — Forfar, J.O., Ch.L. Balf, T.F. Elias-Jones and P.N. Edmunds: Staphylococcal infections of the newborn. Brit. med. J. **1953**, Nr 4829, 170. — Freerksen, E.: Die sogenannten atypischen Macobakterien. Klin. Wschr. **38**, 297 (1960). — Frei,W.: Die Pathogenität der Bakterien als biochemisches Problem. Schweiz. Arch. Tierheilk. **86**, 171, 224 (1944). — Freise, H.-J.: Praktische Versuche über die Reduktion der Hautbakterienflora bei Anwendung germicider Seife zur Operationsvorbereitung. Med. Klin. **51**, 184 (1956). — Freundt, E.A.: Occurence and ecology of Mycoplasma species (pleuropneumonia-like organisms) in the male urethra. Brit. J. vener. Dis. **32**, 188 (1956). — Friderich, H., u. K.F. Rasp: Beitrag zur Behandlung der unspezifischen Urethritiden. Z. Haut- u. Geschl.-Kr. **16**, 114 (1954).

Garbini, R.: Beobachtungen und Untersuchungen über den Tropismus von Streptokokken, welche aus Infektionsherden von Personen mit Erythema nodosum isoliert wurden. Pathologica **27**, 223 (1935). — Gaté, J.: Les staphylococcies cutanées. Maroc. méd. **34**, 567 (1955). — Gillespie, E.H., E.A. Devenish and S.T. Cowan: Pathogenic staphylococci. Their incidence in the nose and on the skin. Lancet **1939** II, 870. — Glass,W.: Zum Frequenzanstieg der Pyodermien unter besonderer Berücksichtigung kriegsbedingter Einflüsse. Wien. med. Wschr. **1941**, 905. — Göters,W.: Die Vaginalflora des Neugeborenen. II. Mitt. Zur Systematik der Vaginalbazillen (Morphologie und Stoffwechselleistung der Scheidenstäbchen). Mschr. Kinderheilk. **84**, 21 (1940). — Götz, H.: Zur Frage der Häufigkeit von Candida albicans in Hautläsionen. In Schirren/Rieth, Hefepilze als Krankheitserreger bei Mensch und Tier, S. 16. Berlin-Göttingen-Heidelberg: Springer 1963. — Götz, H., u. P.A. Runge: Ein Beitrag zur Isolierung von Staphylokokken gesunder Haut sowie zur Bestimmung ihrer Pathogenität und Penicillinresistenz. Klin. Wschr. **29**, 55 (1951). — Götz, H., u. H. Röckl: Resistenzbestimmungen der Bakterienflora von Hautkrankheiten gegen Penicillin, Aureomycin und Streptomycin sowie ihre therapeutischen Folgerungen. Hautarzt **3**, 118 (1952). — Götz, H., H.C. Sturde u. E. Gruber: Hefebefunde bei Ekzemen und ihre Bedeutung. Arch. klin. exp. Derm. **204**, 523 (1957). — Goldman, J.L., S.M. Bloom and C. Herschberger: Bacteriologic and clinical interpretation of the flora of the nose and nasopharynx in children. J. Pediat. **44**, 299 (1954). — Gorskaja, T.V.: Die Fähigkeit der Hautflora, Hyaluronidas abzusondern. Vestn. Derm. Vener. **6**, 19 (1953). Ref. Zbl. Bakt., I. Abt. Orig. **156**, 90 (1955). — Gotô, S.: Experimentelle Untersuchungen über die Bakterieneinschleppung durch die abgelöste bzw. die gesunde Haut. Jap. J. Derm. **26**, 47 (1934). — Gould, J.C., and E.J. McKillop: The carriage of Staph. pyog. var. aur. in the human nose. J. Hyg. (Camb.) **52**, 304 (1954). — Green, G.E., and M.C. Dodd: Inhibition of oral lactobacilli by streptococci. J. Bact. **72**, 690 (1956). — Greither, A.: Dermatologie der Mundhöhle und der Mundumgebung, S. 30. Stuttgart: Georg Thieme 1955. — Greven, H.: Die konservative Behandlung der Sinusitis maxillaris. HNO (Berl.) **1**, 398 (1947—1949). — Grill, R., u. W. Nikolowski: Kaugummi, Penicillin und Mundflora. Med. Klin. **50**, 93 (1955). — Grimble, A.: Aetiology of non specific urethritis. Further observations on pleuropneumonia infection in the lower genito-urinary tracts of men and women. Urol. int. (Basel) **9**, 275 (1959). — Grimble, A., and G.W. Csonka: Skin testing in 246 patients with nonspecific urethritis with a review of the important literature. Brit. J. vener. Dis. **31**, 228 (1955). — Grubb, T.C., and B. Puetzer: A method for counting bacteria in the nasal cavity. J. Bact. **54**, 51 (1947). — Guthof, O.: Wandlung des Streptococcus salivarius-Begriffes? Arch. Hyg. (Berl) **133**, 299 (1950).

Hägler, C.: Händereinigung, Händedesinfektion und Händeschutz. Basel: B. Schwabe 1900. — Hallmann, L.: Bakteriologie und Serologie, S.18. Stuttgart: Georg Thieme 1950. — Bakteriologische Nährböden. Stuttgart: Georg Thieme 1953. — Hare, R., and C.G.A. Thomas: The transmission of staphylococcus aureus. Brit. med. J. **1956** II, 840. — Harkness, A.H.: Non-gonococcal urethritis. Edinburgh: E. & S. Livingstone Ltd. 1950. — Hegemann, F.: Neue Versuche zur Klärung der keimschädigenden Wirkung des menschlichen Speichels. Z. Hyg. Infekt.-Kr. **124**, 202 (1942). — Hellerström, S., H. Ericsson u. K. Lagercrantz: Verschiedene Typen der durch Mycobacterium verursachten Schwimmbadinfection. Acta derm.-venereol. (Stockh.) **36**, 249 (1956). — Herrenschwand, F. v.: Die pathogenen Mikroorganismen des Auges. Wien u. Berlin: Urban & Schwarzenberg 1927. — Herzog, H., u. C.A. Schild: Die Bedeutung der Bakterienflora des Bronchialbaums für die Klinik. Helv. med. Acta **20**, 375 (1953). — Heymer, H.: Über das Vorkommen von Streptomyces coelicolor auf der menschlichen Haut und Schleimhaut und seine fungistatische Wirkung. Arch. klin. exp. Derm. **205**, 212 (1957). — Hilgers, W.E.: Saprophytische und pathogene Bakterien der Haut. In: J. Jadassohns Handbuch der Haut- und Geschlechtskrankheiten, Bd. II, S. 301. Berlin: Springer 1932. — Hobbs, B.C., H.L. Carruthers and J. Gough: Sycosis barbae. Serological types of staphylococcus pyog. in nose and skin and results of penicillin treatment. Lancet **1947** II, 572. — Höring, F.O.: Die Vielfalt der Erregertypen als nosologisches Problem. Dtsch. med. Wschr. 1953, 655. — Hoffman, H.: Oral microbiology. Ann. Rev. Microbiol. 11, 183 (1957). — Horstmann, F.H., u. K. Herrenberger: Der Einfluß des Follikelhormons auf die Vaginalflora. Arch. Gynäk. 169, 76 (1939). — Hosemann, H.: Gynäkologische Schäden durch moderne Körperpflege und Therapeutika. Med. Klin. 49, 804 (1954). — Hoshi, Shiro: Über die Verbreitung der Staphylokokken auf der menschlichen Hautoberfläche. Mitt. med. Ges. Chiba 15, H. 10, 87 (1937). — Hübschmann, K., J. Krauskopf u. P. Frágner: Beitrag zur Kenntnis der Hautmykoflora unter durchschnittlichen Umständen. Derm. Wschr. 139, 49 (1959). — Huppert, M., D.A. McPherson and J. Cazani: Pathogenesis of candida albicans infection following antibiotic therapy. I. The effect of antibiotics on the growth of Candida albicans. J. Bact. 65, 171 (1953). — Huxley, M.J., and R.C. Hurd: Pink yeasts isolated from human skin surfaces. J. Bact. 71, 492 (1956).

Imai, K.: Über die Hefen der gesunden und der kranken Haut. Hihu-to-Hitunyo 6, 27 (1938). Ref. Zbl. Haut- u. Geschl.-Kr. 59, 256 (1938). — Imai, T.: Study on the relation between dermatosis and bacterial allergy, especially concerning M. pyogenes. Pathogenic M. pyogenes of normal human skin. Jap. J. Derm. 67, 376 (1957).

Janula, J.: Verhältnis der mikrobiellen Hautflora zur Flora des Nasopharynx. Bratisl. lek. Listy 33, 669 (1953). Ref. Zbl. Haut- u. Geschl.-Kr. 91, 41 (1955). — Janke, R.G.: Studien über die Antibiotikawirkung bei Sproßpilzen. Zbl. Bakt., I. Abt. Orig. 160, 628 (1954). — Jettmar, H.M.: Die Zellophanklebestreifen-Methode zum Studium der Hautbakterien. Derm. Wschr. 140, 893 (1959). — Jirovec, O., R. Peter and J. Malek: The microbial picture of the vagina. A new classification of the microbial flora of the vagina in six fundamental features. Arch. Farm. Bioquim. Tucuman 6, 201 (1954). — Johnston, J.: Nongonococcal Neisserian strains isolated from the genitourinary tract. Amer. J. Syph. 35, 79 (1951). — Joiris, E.: Les uréthrites „non specifiques". Rev. méd. Liège 11, 377 (1956). — Jordan, P.: Über die Häufigkeit des Vokommens von Streptokokken auf normaler Haut. Arch. Derm. Syph. (Berl.) 159, 152 (1929). — Julianelle, L.A., and M. Siegel: Epidemiology of acute respiratory infections conditioned by sulfonamides; gross alterations in naseopharyngeal flora associated with treatment. Ann. intern. Med. 22, 10 (1945).

Kämpe, Å.: Untersuchungen der Hände von Charcuteriearbeitern auf ihre Bakterienflora. Medlemsbl. Sveriges Vet. förbund. 5, 6 (1953). Ref. Zbl. Bakt., I. Abt. Ref. 152, 562 (1953/54). — Kaffka, A.: Erfahrungen mit einfachen Untersuchungsmethoden zum Nachweis von Hyaluronidase, Fibrinolysin u. Phosphatase bei Staphylokokken. Zbl. Bakt., I. Abt. Orig. 168, 381 (1957). — Kandhari, K.C.: Om Prakash and Gurmohan Singh: Bacterial flora of normal skin. Indian J. Derm. 29, 53 (1963). — Kato, Y.: Skin test by azostaphylococcal and azostreptococcal protein inskin diseases. Jap. J. Derm. 67, 91 (1957). — Kierland, R.R.: Attempts to prove the specifity of streptococci isolated from the nasopharynx of patients with psoriasis. J. invest. Derm. 3, 273 (1940). — Kikuth, W.: Fragen moderner Hygiene und Desinfektion im Rahmen der Unfallmedizin. Medizinische 7, 243 (1956). — Kikuth, W., u. L. Grün: Zur Hygiene und Bakteriologie des Staphylokokken-Hospitalis. mus. Dtsch. med. Wschr. 82, 549 (1957). — King, A.: Arthritis and veneral urethritis. Proc. 11th Intern. Congr. of Dermatology, Stockholm 1957, III, S. 1004. — Kjellander, J.: The bactericidal effect of soape containing hexachlorophene. Hyg. Rev. 41, 159 (1952). — Klieneberger-Nobel, E.: Possible significance of PPLO in human genital infection. Brit. J. vener. Dis. 35, 20 (1959). — Kligman, A.M., and N. Shehadeh: Effect of prolonged use of topical antibiotics on the normal flora of the skin. Excerpta med. 52, XII, Internat. Congr. of. Dermat., Sept. 9—15, 1962, S. 76, Washington. — Klika, M.: Die mikrobielle Flora der vorderen Harnröhre und ihre biologische und klinische Bedeutung. Münch. med. Wschr. 38, 1255 (1955). — Knörr, K., u. A. Wallner: Möglichkeiten zur Bekämpfung des Staphylokokken-Hospitalismus. Dtsch. med. Wschr. 82, 1473 (1957). — Koch, F.: Zur Histogenese und Pathogenese des Schweißdrüsenabscesses. Dtsch. med. Wschr. 1937, 965. — Koch, J.: Über das Vorkommen pathogener Staphylokokken auf der Hautoberfläche des Menschen und seiner Umgebung. Z. Hyg. Infekt.-Kr. 58, 287 (1908). — Kondratjew, G., u. G. Jumajew: Die Mikrobenflora und ihre Virulenz bei einigen Formen der Pyodermie. Kazan. med. Zh. 31, 1034 (1935). Ref. Zbl. Haut- u. Geschl.-Kr. 52, 590 (1936). — Konno, K.: New chemical method to differentiate human type tubercle bacilli from other mycobacteria. Science 124, 985 (1956). — Kourilsky, R., et P. Mercier: Etude experimentale sur les variations du pouvoir pathogène du staphylocoque. C.R. Soc. Biol. (Paris) 135, 159 (1941). — Les variations du pouvoir pathogène du staphylocoque chez l'homme suivant son habitat. C.R. Soc. Biol. (Paris) 135, 16 (1941). — Sue les méthodes de differenciation entre des staphylocoques pathogènes et non pathogènes. Rev. Immunol. (Paris) 7, 53 (1947). — Kourilsky, R., P. Mercier, M. Monin et P. Fonbrune: Transfert d'une souche de staphylocoques non pathogènes provenant d'une bactérie unique dans la groupe des pathogènes. C.R. Soc. Biol. (Paris) 136, 462 (1942). — Kraus, F.W., and C. Gaston: Individual constance of numbers among the oral flora. J. Bact. 71, 703 (1956). — Küster, E.A.H.: Vergleichende Untersuchungen über die Wirkung neuerer Händedesinfektionsmethoden. Arb. Gesundh.-Amte (Berl.) 48, 412 (1918). — KÜSTER, E. A. H., u. A. GEISSE: Bakteriologische Untersuchungen über Händedesinfektion nach der „Bolusmethode" Liermann. Dtsch. med. Wschr. 38, 1594 (1912). — KULP, W. L., and V. WHITE: Modified medium for plating L. acidophilus. Science 76, 17 (1932).

LAMMERS, T.: Bakteriologische Studien über die Mundflora und Mundhygiene. Dtsch. Zahn-, Mund- u. Kieferheilk. 18, 378 (1953). — LATTE, B., and G. PINO: The appearance of penicillin-resistant strains of staphylococci after local treatment with penicillin ointment. G. ital. Oftal. 4, 343 (1953). — LAUTER, L.: Über das Vorkommen des Bazillus bifidus beim Neugeborenen. Zbl. Bakt., I. Abt. Orig. 86, 579 (1921). — LE BUSSY, JV., J. DE COSQUINO, J. J. VAN LOGHEM en K. ALIDA, VISSER: Staphylokokkus aureus in den gezonden neus. Ned. T. Geneesk. 86, 1273 (1942). — LENTZE, F. A.: Zur Bakteriologie und Serologie des sogenannten „Acne-Bazillus" sive Bact. renale cuniculi (Manteufel und Herzberg). — Der AB als Luftkeim eine gefährliche Fehlerquelle der bakteriologisch-serologischen Technik. Zbl. Bakt., I. Abt. Orig. 155, 290 (1950). — LENZI, G.: Über Hauterscheinungen durch Meningokokken (Symbiose von Meningokokken und mit Diphtheriebakterien). Clin. pediat. 23, 25 (1941). — LEONE, R.: Die Häufigkeit, Anzahl und Verteilung der Streptokokken auf normaler Haut. G. ital. Derm. 82, 1049 (1941). — LÈVINE, E. M., J. M. LÉVINE, M. M. LÉVINE et M. S. RABINOVITCH: Recherches expérimentales sur le dermotropisme des microbes dans la streptodermie. Ann. Derm. Syph. (Paris) 5, 849, 920 (1934). — LEVINSON, M. L., and P. F. FRANK: Differentiation of group a from other $\beta$-hmolytic streptococci with Bacitracin. J. Bact. 69, 284 (1955). — LEWINA, M. M.: Einige neue Befunde über Furunkel und Furunkulose. Derm. Z. 71, 197 (1935). — LIGAS AMERIGO, e M. TRASINO: Sul tropismo sperimentale dello stafilococco aureo per il pulmone. Pathologica 34, 253 (1942). — LINZENMEIER, G.: Serologie anaerober Corynebakterien. II. Mitt. Zbl. Bakt., I. Abt. Orig. 170, 85 (1957). — LIPNIK, M. J., A. M. KLIGMAN and R. STRAUSS: Antibiotics and fugus infections. J. invest. Derm. 18, 247 (1952). — LÖBENSTIEN, F.: zitiert nach HILGERS in J. JADASSOHN: Handbuch der Haut- und Geschlechtskrankheiten, Bd. II. Berlin: Springer 1932. — LÖFFLER, H.: Der Bacitracintest, eine einfache Methode zur Bestimmung hämolytischer Streptokokken der Gruppe A. Z. Hyg. Infekt.-Kr. 139, 329 (1954). — LOMINSLKY, J., D. D. SMITH and R. B.. MORRISON: A coagulase-destroying factor produced by variants of staphylococcus aureus. Nature (Lond.) 171, Nr 4344, 214 (1953). — LONG, D. A.: Effects of penicillin on bacterial flora of the mouth. Brit. med. J. 1947, No 4533, 819. — LONG, P. A., C. MCKENNAN and L. L. CHENEY: Hospital infections. II. Nasopharyngeal flora and disease of the respiratory tract in infants. Amer. J. Dis. Child. 57, 1363 (1939). — LONG, P. H., E. A. BLISS and C. F. WALCOTT: Studies upon minute hemolytic streptococci; distribution of minute hemolytic streptococci in normal and dieseased human beings. J. exp. Med. 60, 633 (1934). — LOVEJOY, E. D., and T. W. HASTINGS: Isolation and grwoth of the acne bacillus. J. cutan. Dis. 29, 80 (1911).

MARCHIONINI, A., G. PASCHER and H. RÖCKL: The pH of the skin surface and its significance concerning the prevention of bacteria. Excerpta med. 52, XII, Internat. Congr. of Dermat., Sept. 9—15, 1962, S. 25, Washington. — MARCHIONINI, A., u. H. RÖCKL: Ätiologie, Diagnose, Therapie der gonorrhoischen und nicht gonorrhoischen Urethritiden. Münch. med. Wschr. 99, 173 (1957). — MARCHIONINI, A., u. R. SCHMIDT: Säuremantel der Haut und Bakterienabwehr. III. Mitt. Über die regionäre Verschiedenheit des Bakterienwachstums auf der Hautoberfläche. Klin. Wschr. 17, 775 (1938). — MARKOFF, G. J.: Zur Frage der Hautverunreinigungen der Kranken durch die Mikroorganismen. Ref. Zbl. Bakt., I. Abt. Org. 20, 604 (1896). — MATTIG, G.: Untersuchungen über die Entwicklung der Mundflora im kindlichen Mund. Zahnärztl. Rdsch. 47, 583 (1938). — MATTICK, A. T. R., and A. HIRSCH: Powerful inhibitory substance produced by group N streptococci. Nature (Lond.) 154, 551 (1944). — MAXTED, W. R.: Use of Bacitracin for identifying group a hemolytic streptococci. J. clin. Path. 6, 224 (1953). — MCDANIEL, and J. TAMURA: Autosensitization in infectious eczematoid dermatitis. Arch. Derm. Syph. (Chic.) 62, 703 (1950). — MCGOVERN, J. J., R. H. PARROT, C. W. EMMONS, S. ROSS, F. G. BURKE and E. C. RICE: The effect of Aureomycin and chlorophenicol on the fungal and bacterial flora of children. New Engl. J. Med. 248, 397 (1953). — MCKEE, G. M., G. M. LEWIS, M. E. PINCERTON and M. E. HOPPER: Dandruff and seborrhea. II. Flora of the face, and further studies on the flora of the scalp. J. invest. Derm. 2, 31 (1939). — MCNEILL, J. A.: Bacterial sensitivity tests in the treatment of chronic external ocular infections. J. Amer. Ophth. 36, 480 (1953). — MEADS, M., W. P. ROWE and N. M. HASLAM: Alterations in the bacterial flora of the throat during oral therapy with aureomycin. Arch. intern. Med. 87 (4), 533 (1951). — MELCZER, N., u. P. VÁSÁRHELYI: Pleuropneumonieähnliche Organismen in der Hautbesiedlung bei verschiedenen Dermatosen. Arch. klin. exp. Derm. 207, 431 (1958). — Pleuropneumonieähnliche Organismen unter den Anflugskeimen der normalen Haut. Hautarzt 10, 202 (1959). — MELÉN, B., and B. LINNROS: Pleuropneumonia-like organisms in cases of non-gonococcal urethritis in man. Acta derm.-venerol. (Stockh.) 32, 77 (1952). — MEMMESHEIMER, A.: Die Bedeutung der Urethritis non gonorrhoica für den Venerologen. Derm. Wschr. 135, 105 (1957). — MERCIER, P., J. PILLET et G. LeMER: Les fosses nasales „réservoir du virus" staphylococique? Presse méd. 56, 658 (1948). — MEYER, E.: Staphylococcus epidermidis albus. Cultural and immunlogic reactions of large and small colony types. J. Lab. clin. Med. 24, 1146 (1939). — MEYER-ROHN, J.: Dermatologie und Bakteriologie. Hautarzt 6, 49 (1955). — Hospitalismus in der Dermatologie. Fortschr. Med. 79, 423 (1961). — Keimresistenz gegen Antibiotika, ihre Analyse und Bedeutung für die Klinik. Ther. d. Gegenw. 101, 391 (1962). — Veränderungen der normalen Darmflora unter Tetrazyklingaben. Ärztl. Forsch. 10, (I) 299 (1956). — MEYER-ROHN, J., u. TH. LANGE-BROCK: Untersuchungen zur Frage der Wachstumsstimulierung von Candida albicans durch Antibiotika. Arch. klin. exp. Derm. 204, 58 (1957). — MEYER-ROHN, J., u. G. SCHRÖDER: Die Bedeutung von Bakterienstoffwechselprodukten für die Ekzemgenese. Arch. Derm. Syph. (Berl.) 196, 305 (1953). — MEYER-ROHN, J., u. K. H. SCHULZ: Untersuchungen über die Ursachen des Geruches der Achselhöhle und seine Beseitigung. Med. Kosmetik 1, 7 (1957). — MIESCHER, G.: Betrachtungen zur Ekzemfrage. Die Bedeutung der Mikrobenbesiedlung. Arch. Derm. Syph. (Berl.) 188, 36 (1949). — MOEGLICH, CH.: Die Beeinflussung des Körpergeruches, vornehmlich des Geruches der Achselhöhle, durch Hexachlorophen. Inaug.-Diss. Hamb.-Epp. 1956. — MOLLER-CHRISTENSEN, P.: Bakteriologie des normalen äußeren Gehörgangs. Ugeskr. Laeg. 1953, 1910. Ref. Zbl. Haut- u. Geschl.-Kr. 88, 34 (1954). — MOLLO, L.: Träger von Tetanusbazillen. G. Batt. 15, 417 (1935). — MONGELLI SCIANNAMEO, N.: Cultural findings on the flora of tonsils and pharynx of subjects after prolonged chloramphenicol treatment. Boll. Soc. ital. Biol. sper. 29, 654 1953). — MOORE, M.: In vivo and in vitro effect of aureomycin Hydrochloride on Syringospora (Monilia, Candida) albicans. J. Lab. clin. Med. 37, 703 (1951). — MORRIS, E. O.: The bacteriology of the oral cavity. I. The distribution of bacteria in and on the dental enamel. Brit. dent. J. 95, 77 (1953). — The bacteriology of the oral cavity (V. Corynebacterium and grampositive filamentous organisms. Brit. dent. J. 97, 29 (1954). — MORTON, H. E., P. F. SMITH and P. R. LEBERMAN: The cultivation of pleuropneumonia-like organisms from the human genitourinary tract with reference to their possible veneral transmission. Amer. J. Syph. 35, 14 (1951). — MOUNIER-KUHN, P.: Données actuelles sur la bactériologie des sinusites maxillaires chroniques d'après 56 abservations. J. franç. Oto-rhino-laryng. 2 (1), 1 (1953). — MURALT, G. v.: Die Streptokokkeninfektionen der ersten Lebensmonate. Praxis 1956, 665. — MURAMOTO, G.: Über die klinische Bedeutung von Staphylokokken-Agglutination und Komplementbindungsreaktion bei Pyodermien. Jap. J. Derm. 8, 237 (1935). — Untersuchung über den pyogenen Erreger an der Haut. IV. Mitt. Über den Zusammenhang zwischen den Staphylokokken auf der normalen Haut und den Pyokokken aus Pyodermien. Fukuoka Acta med. 30 (11), 119 (1937).

NAUJOKS: Das Vorkommen des Bacillus acidophilus bei Schwangeren und Gebärenden und sein zeitlicher und örtlicher Übergang auf den Neugeborenen. Zbl. Bakt., I. Abt. Orig. 86, 582 (1921). — NAZZARO, P.: Le uretriti non gonococciche. Primi risultati delle ricera del Chlamidozoon oculo-genitale e degli organismi „L". Minerva derm. 27, 19 (1952). — NEGRO, G.: Untersuchungen über die Bakterienflora der Haut vor und nach einem Vollbad. G. Batt. 27, 524 (1941). — NEGRO, G., u. E. DUCATO: Das Verhalten der Hautflora unter dem Einfluß von UV-Bestrahlungen. G. Batt. 27, 485 (1941). — NEGRO, G., E. DUCATO e G. MORIONDO: Ricerche sul microbismo cutaneo. G. Batt. 26, 237 (1941). — NEUFELD, F.: Untersuchungen über die Bakterien der menschlichen Haut und über die natürlichen Abwehrkräfte der Haut und der Schleimhäute. Z. Hyg. Infekt.-Kr. 124, 429 (1942). — NICORA, G., u. A. SANNA: Sepsi da Pseudomonas pyocyanea in gravidanza al V⁰ mese con esito in aborto e risconto del germe nel feto nel liquido amniotico. Clin. estet. ginec. 54, 306 (1952). — NIEMAND-ANDERSSON, J.: Über die Rolle der echten und Pseudodiphtheriebazillen bei ekzematoiden Hauterkrankungen. Wien. klin. Wschr. 1949, 874. — Über Diphtheriebazillenbefunde auf erkrankter Haut und deren Nachweis. Arch. Derm. Syph. (Berl) 190, 209 (1950).

O'BRIEN, J. P.: Experimental staphylococcal folliculitis. Comment on its possible relationship to acne. Arch. Derm. Syph. (Berl.) 65, 206 (1952). — OSTROLENK, M., W. WEISS, H. EDELSON and S. FRIEDBERG: Influence of „oral antiseptics" on number of bacteria washed out of mouth as measured by rinse technique. J. Amer. pharm. Ass. 42, 200 (1953). — OTTOLENGHI-LODIGIANI, F.: Klinische und experimentelle Studien über Sekundäraffektionen bei Pyodermien. G. ital. Derm. 82, 758 (1941).

PACHTMAN, E. A., E. E. VICHER and M. J. BRUNNER: The bacteriologic flora in seborrheic dermatitis. J. invest. Derm. 22, 389 (1954). — PAINE, TH. F.: In vitro experiments with monilia and E. coli to explain moniliasis in patients receiving antibiotics. Antibiot. and Chemother. 2, 654 (1952). — PAPPENFORT, R. B., and E. S. SCHNALL: Moniliasis in patients treated with antibiotics. Arch. intern. Med. 88, 729 (1951). — PECORA, G.: Über die Pathogenität der Staphylokokken bei einigen Hautkrankheiten. Athena (Roma) 20, 315 (1954). — PER, M., B. PASCHKOW, S. SCHADEHAN-KATZ u. W. FELDMANN: Die Rolle kleiner Traumen in der Entstehung der Pyodermien im Maschinenbaugewerbe. Sovet. Vestn. Venerol. i Derm.

3, 589 (1934). Ref. Zbl. Haut- u. Geschl.-Kr. 49, 540 (1935). — Perry, E.T., and A.C. Nichols: Studies on the growth of bacteria in the human ear canal. J. invest. Derm. 27, 165 (1956). — Penfold, J.B.: Coagulase production by staphylococci on a solid medium. J. Path. Bact. 56, 247 (1944). — Pillsbury, M.: Bakteriologie der Haut. X. Internat. Dermat. Kongr. London 1952. — Pillsbury, M., and A.C. Nichols: Bacterial flora of the normal and infected skin: an evaluation of various methods of performing skin cultures. J. invest. Derm. 7, 365 (1949). — Pillsbury, M., and G. Rebell: The bacterial flora of the skin factors influencing the growth of resident and transient organisms. J. invest. Derm. 18, 173 (1952). — Pinetti, P.: Untersuchungen über die Staphylokokken der Haut unter normalen und pathologischen Bedingungen. I. Über die Möglichkeit, die pathogenen Staph. auf Grund ihres Verhaltens auf die Kristallviolett-Nährböden zu differenzieren. G. ital. Derm. 78, 215 (1937). — Über die Differenzierungsmöglichkeit der von Hautläsionen isolierten Staphylokokken; vom Standpunkt der pathogenen Wirkung. Atti Soc. ital. Derm. Sif. 658 (1937). Ref. Zbl. Haut- u. Geschl.-Kr. 60, 111 (1938). — Untersuchungen über die Haut. II. Über eine besondere agglutinierende Wirkung, die von Citratplasma auf Staphylokokkenstämme verschiedener Pathogenität ausgeübt wird. Atti Acad. Fisiocr. Siena 4, 215 (1937). — Piringer, W., u. L. Pinggera: Untersuchungen über die Keimflora der tieferen Luftwege der Leiche. Zbl. Bakt., I. Abt. Orig. 146, 238 (1940). — Pittman, M., and D.J. Davis: Identification of the Koch-Week-Bacillus (Hemophilus aegyptius). J. Bact. 59, 413 (1950). — Pohle, W.D., and L.S. Stuart: The germicidal action of cleansing agent. J. infect. Dis. 67, 275 (1940). — Pollock, M.R., S.D. Wainwright and E.E.D. Manson: Oleic acids requiring diphtheroids. J. Path. Bact. 61, 274 (1949). — Price, P.: The bacteriology of normal skin; a new quantitative test applied to a study of the bacterial flora and the disinfectant action of mechanical cleansing. J. infect. Dis. 63, 301 (1938). — New studies in surgical bacteriology and surgical technique with special reference to disinfection of the skin. J. Amer. med. Ass. 111, 1993 (1938).

Rabl, R., u. M. Seelemann: Die Biologie und pathogene Bedeutung der Streptokokken in den weiblichen Genitalorganen. Z. Hyg. Infekt.-Kr. 130, 384 (1949/50). — Rajka, Ö.: La question de l'eczéma coccogène. Borgyog. Szemle 4, 6 (1950). Ref. Zbl. Haut- u. Geschl.-Kr. 77, 32 (1951). — Rammelkamp, C.H., M.M. Hezebicks and J.H. Dingle: Specific coagulases of Staphylococcus aureus. J. exp. Med. 91, 3, 295 (1950). — Razzini, M.: Rilievi critici e sperimentali sui metodi dic valutazione delle microflora cutanea. G. Batt. 28, 732 (1947). — Rebell, G.: Bacteria of the human skin. Excerpta med. 52, XII, Internat. Congr. of Dermat., Sept. 9—15, 1962, S. 76, Washington. — Reich, W.J., M.J. Nechtow, A.M. Kurzon, N. Subotnik and J.B. Reich: The treatment of monilial vaginitis with caprylic acid. Amer. J. Obstet. Gynec. 65, 180 (1953). — Reid, J.D., and R.M. Jackson: An improved method for determining the coagulase activity of staphylococci by means of the Plasma agar plate. J. Lab. clin. Med. 30, 155 (1945). — Richter, A.B.: Meningococcemia. Report of 2 cases with recovery. J. Amer. med. Ass. 102, 2012 (1934). — Rieth, H., K. Ito u. C. Schirren: Japan-Reis in der Hefe-Diagnostik. Hautarzt 9, 36 (1958). — Robert, P.: Beiträge zur Ekzemfrage. IV. Mitt. Untersuchungen über die Wirkung von Mikrobentoxinen auf die Haut. Arch Derm. Syph. (Berl.) 173, 267 (1936). — Robinson, S.: Septicemia eruptios. With special reference to the difference of septic and drug eruptions. Urol. cutan. Rev. 41, 490 (1937). — Röckl, H.: Ätiologie, Klinik und Therapie der unspezifischen Urethritis. In: Fortschritte der praktischen Dermatologie, Bd. 2, S. 276. Berlin-Göttingen-Heidelberg: Springer 1955. — Untersuchungen zur Klinik und Pathogenese des mikrobiellen Ekzems. IV. Mitt. Die Bakterienflora ekzematöser Haut. Hautarzt 7, 113 (1956). — Bakterien und Pleuropneumonie-ähnliche Organismen (PPLO) und ihre Bedeutung für die nichtgonorrhoische Urethritis. Arch. klin. exp. Derm. 213, 819 (1961). — Röckl, H., u. E. Müller: Beitrag zur Lokalisation der Mikroben der Haut. Arch. klin. exp. Derm. 209, 13 (1959). — Röckl, H., u. Th. Nasemann: Die Pleuropneumonie-ähnlichen Organismen (PPLO) und ihre Bedeutung für die unspezifische Urethritis. Zbl. Bakt., I. Abt. Orig. 165, 313 (1956). — The influence of bacteria, PPLO, Cysticetes and Trichomonas in the genital tract on nongonococcal urethritis. Urol. int. (Basel) 9, 266 (1959). — Röckl, H., Th. Nasemann u. E. Stettwieser: Untersuchungen zur Pathogenität der Pleuropneumonie-ähnlichen Organismen im Urogenitaltrakt des Menschen mit besonderer Berücksichtigung der unspezfifischen Urethritis. Hautarzt 5, 340 (1954). — Roemer, G.B.: Das serologische und biologische Verhalten der für den Menschen pathogenen Streptokokken. Ergebn. Hyg. Bakt. 26, 139 (1949). — Z. Hyg. Infekt.-Kr. 137, 168 (1952). — Untersuchungen über die biochemischen Eigenschaften menschenpathogener Streptokokken und ihre Beziehungen zur serologischen Gruppenzugehörigkeit. Zbl. Bakt., I. Abt. Orig. 152, 458 (1948). — Roemer, G.B., u. B. Schmitz: Untersuchungen über die Eignung verschiedener Methoden zur Differenzierung pathogener und apathogener Staphylokokken unter besonderer Berücksichtigung der Plasmaagglutination, Glukosamin- u. Harnstoffspaltung. Arch. Hyg. (Berl.) 135, 274 (1951). — Rudzki, E., u. T. Chorzelski: The determination of virulence and enzyme production of pyogenic bacteria of the skin.

Przegl. derm. **6**, 397 (1957). — Rüther, E., H. Rieth u. H. Koch: Die Bedeutung der Candidamykosen (Moniliasis) für Gynäkologie und Geburtshilfe. Geburtsh. u. Frauenheilk. **18**, 22 (1958). — Ruiter, M., and W. Entholt, H.M.M.: Incidence, significance and bacteriological features of pleuropneumonia-like organisms in a number of pathological conditions of the human genitourinary tract. Acta derm.-venereol. (Stockh.) **33**, 130 (1953).

Saint-Martin, M., J.M. Desrauleau et L. Sylvestre: Technique courante pour l'isolement de PPLO dans le tractus uro-genital. Urol. int. (Basel) **9**, 283 (1959). — Salomon, R.: Beiträge zur Entstehung der Mund- und Rectumkeime beim Neugeborenen. Zbl. Gynäk. **51**, 562 (1922). — Salupenko, V.N.: Der Durchlässigkeitsfaktor bei Pyodermien. Vestn. Vener. Derm. **3**, 24 (1955). Ref. Zbl. Haut- u. Geschl.-Kr. **93**, 90 (1955/56). — Santori, G.: Über die Anwesenheit von Diphtherie- und Pseudodiphtheriebakterien auf der menschlichen gesunden und kranken Haut. G. ital. Derm. **80**, 307 (1939). — Scherf, M.: Vulvovaginitis als Nebenwirkung von Aureomycin. Münch. med. Wschr. **94**, 1869 (1952). — Schiemann, O., u. H. Landau: Über die Händedesinfektion und Händereinigung in ihrer Bedeutung zur Verhütung von Krankheitsübertragungen. Z. Hyg. Infekt.-Kr. **88**, 129 (1919). — Schirren, C.: Hefepilze auf gesunder Haut. In: Schirren/Rieth, Hefepilze als Krankheitserreger bei Mensch und Tier, S. 24. Berlin-Göttingen-Heidelberg: Springer 1963. — Schmager, A., u. W. Gocht: Die Wirkung parenteraler Penicillinmedikation auf die Vaginalflora. Dtsch. med. Wschr. **78**, 986 (1953). — Schmidt, J.: Vergleichende Untersuchungen über das Hyaluronidasebindungsvermögen von Mastitisstaphylokokken und pyogenen Staphylokokken aus anderen eitrigen Prozessen. Zbl. Bakt., I. Abt. Orig. **166**, 353 (1956). — Schuermann, H.: Zur klinischen Verwertbarkeit bakteriologischer Aktiomycetenbefunde, zuzüglich ein Beitrag zur Flora der Hautdecke. Arch. Derm. Syph. (Berl.) **178**, 757 (1939). — Seelemann, M.: Streptokokken bei Tieren und ihre Übertragbarkeit auf den Menschen. Ergebn. Hyg. Bact. **24**, 465 (1941). — Biologie der Streptokokken, 2. Aufl. Nürnberg: Carl 1954. — Seki, K.: Untersuchungen des äußeren Gehörgangs. I. Über die Arten und Verteilung der Bakterien. Z. Otol. etc. (Tokyo) **40**, 32 (1934). Ref. Zbl. Haut- u. Geschl.-Kr. **54**, 9 (1937). — Shehadeh, N.H., and A.M. Kligman: The effect of topical antibacterial agents on the bacterial flora of the axilla. J. invest. Derm. **40**, 61 (1963). — Shepard, M.C.: The recovery of pleuropneumonia-like organisms from Negro men with and without nongonococcal urethritis. Amer. J. Syph. **38**, 113 (1954). — Sherman, J.M.: The streptococci. Bact. Rev. **1**, 3 (1937). — Silvestri, U.: Einige Bemerkungen über die kulturellen und biologischen Eigenheiten des Staph. pyog. des Pemphigus der Neugeborenen in der Sommer- und Winterzeit. Atti. Soc. ital. Derm. Sif. **3**, 423 (1940). — Silvestrini, V.: Sulla virulenza degli stafilococci. G. Batt. **8**, 590 (1937). — Slanetz, L.W., and E.A. Brown: Studies of the effect of glycerite of hydrogen peroxide upon numbers of oral microorganisms. J. dent. Res. **25**, 223 (1946). — Studies on the number of bacteria in the mouth and their reduction by the use of oral antiseptics. J. dent. Res. **28**, 313 (1949). — Smith, C.H.: Bacteriology of the healthy conjunctiva. Brit. J. Ophthal. **38**, 719 (1954). — Smith, D.T.: The disturbance of the normal bacterial ecology by the administration of antibiotics with the development of new clinical syndromes. Ann. intern. Med. **37**, 1135 (1952). — Sonck, C.E., u. O. Widholm: Zur Frage der Antistreptolysin- und Antistaphylolysintiter bei einigen Hautkrankheiten. Z. Haut- u. Geschl.-Kr. **17**, 175 (1954). — Die Antilysine im Blutserum bei Hautkrankheiten. Acta derm.-venereol. (Stockh.) **34**, 426 (1954). — Soudakoff, P.S.: Bacteriologic examination of the conjunctiva a survey on 3000 patients. Amer. J. Ophthal. **38**, 374 (1954). — Stork, H.: Experimentelle Untersuchungen zur Frage der Bedeutung von Mikroben in der Ekzemgenese. Dermatologica (Basel) **96**, 177 (1948). — Stork, H., u. P. Rinderknecht: Über die Bedeutung der Hautbakterienflora beim Ekzem, gemessen an der therapeutischen Wirkung von Aureomycin und Chloramphenicol. Dermatologica (Basel) **101**, 231 (1950). — Strauss, J.S., and A. Kligman: The bacteria responsible for apocrinic odor. J. invest. Derm. **27**, 67 (1956). — Stüpel, H., u. A. Szakall: Die Wirkung von Waschmitteln auf die Haut. Heidelberg: A. Hüthig 1957. — Süssmann, Ph.O.: Über Bakterien und bakterielle Zersetzungen auf der Körperoberfläche. Arch. Hyg. (Berl.) **100**, 211 (1928). — Sulzberger, M.B., and R.L. Baer: Jear book of Derm. and Syph. S. 27 (1950). — Suurküla, J.: Über die Bewertung des bakteriologischen Befundes bei Bindehautentzündungen. Ophthalmologica (Basel) **97**, 20 (1939). — Suzue, G., and S. Tanaka: Carotinogenesis and resistance of Micrococcus pyogenes to tetracyclines. Science **129**, 1359 (1959).

Terrier, G.: Considérations sur l'importance actuelle des staphylococcies en oto-rhinolaryngologic. Pract. oto-rhino-laryng. (Basel) **18** (5), 347 (1956). — Thomsen, K.: Chemoprophylaxe und Chemotherapie in der Gynäkologie. Biologie und Pathologie des Weibes. In: Handbuch Seitz-Amreich, 2. Erg.-Bd. München u. Berlin: Urban & Schwarzenberg 1958. — Tillet, W.S., S. Sherry, L.R. Chrtstensen, A.J. Johnson and G. Hazleherrst: Streptococcal enzymatic debridement. Ann. Surg. **131**, 12 (1950). — Tomila, V., and H. Forsius: Bacteria appearing in conjunctivitis and dacryocystitis and their sensitivity to antibiotics. Acta ophthal. (Kbh.) **34**, 133 (1956). — Touraine, A., A. François-

Rouzaud: Le „Bazillus crassus", saprophyte banale des muqueuses. Bull. Soc. franç. Derm. Syph. **51**, 419 (1941). — Türkheim, H.J.: The effect of tobacco smoke upon some bacteria. J. dent. Res. **31**, 326 (1952). — Tulloch, L. G.: Nasal carriage in staphylococcal skin infections. Brit. med. J. **1954** II, 912. — Turpin, R., J. Pillet, J. Camels et J. Pillet: Recherches sur l'individualisation des staphylocoques. Application à l'étude de l'endémie staphylococcique. Sem. Hôp. Paris 3904 (1953). — Turu, H.: Inokulationsversuche von Blattmyces am Mundwinkel von Mensch und Tier. Fukuoka Acta med. **31**, 158 (1938). Ref. Zbl. Haut- u. Geschl.-Kr. **61**, 108 (1939). — Über die Morax-Axenfeldschen Diplobazillen bei Perlècte. Hiu-to-Hitunyo 7, 248 (1939). Ref. Zbl. Haut- u. Geschl.-Kr. **63**, 496 (1940). — Tzamouranis, N.: Les staphylocoques des furoncles (Lysotypie. Origine). Arch. Inst. Pasteur **5**, 127 (1959).

Ulbricht, H.: Über Ekzeme durch Bakterien und deren Toxine. Arch. Derm. Syph. (Berl.) **192**, 94 (1951).

Vierthaler, R.W.: Über Beziehungen zwischen Keimgehalt und physiologischer Beschaffenheit der Hautoberfläche (insbesondere ein Beitrag zur Frage des Vorkommens von Dauerträgern pyogener Kokken). Z. Hyg. Infekt.-Kr. **123**, 126 (1940). — Virtanen, S.: A study of nitrate reduction by mycobacteria. The use of the nitrate reduction test in the identification of mycobacteria. Acta tuberc. scand. (Suppl. 48) (1960). — Vogelsang, Fh.M.: Staphylococcal studies in Hospital Staffs. I. Carrier rates of pathogenic staphylococci. Acta path. microbiol. scand. **33** (3), 294 (1953).

Wagner, Vl.: Übersicht über die neueren Ansichten über die Streptokokken. Čas. Lék. česk. **1940**, 1143. Ref. Zbl. Haut- u. Geschl.-Kr. **67**, 231 (1941). — Watanabe, S.: Über Perlèche. Jap. J. Derm. **41**, 86 (1937). — Über Perlèche. Hiu-to-Hitunyo 4, 4 (1936). Ref. Zbl. Haut- u. Geschl.-Kr. **55**, 145 (1957). — Weber, B.: Bakterielle Besiedlungsformen des unspezifischen Harninfektes. Medizinische **1956**, 193. — Whitlock, F.A.: Pityrosporum ovale and some scaly conditions of the scalp-. Brit. med. J. **1953** I, 484. — Willard,V.: Exantheme bei Sepsis mit besonderer Berücksichtigung der Pneumokokken- und Colisepsis. Derm. Z. **70**, 271 (1935). — Winkle, St.: Mikrobiologische und serologische Diagnostik, S. 17. Stuttgart: Gustav Fischer 1955. — Wittig, M.: Die Bakterienflora der Achselhöhle und ihre Beeinflussung durch Hexachlorophenseife. Inaug.-Diss. Hamb.-Epp. — Wolinsky, E., Ph.J. Lipsitz, E.A. Mortimer jr. and Ch.H. Rammelkamp jr.: Acquisition of staphylococci by newborns. Direct versus indirect transmission. Lancet **1960** II, 620. — Woods, J.M., I.H. Manning and C.N. Patterson: Monilial infections complicating the therapeutic use of antibiotics. J. Amer. med. Ass. **145**, 207 (1951). — Wu, C.J.: Hemolytic streptococci in the throats of normal individuals with reference to their serological classification. Clin. med. J. **60**, 34 (1941).

Yang, H.S.: Nasal flora of the children in a day nursery. Amer. J. Dis. Child. **61**, 262 (1941). — Young, G., R.J. Krasner and P.L.Yudofsky: Interactions of oral strains of candida albicans and Lactobacilli. J. Bact. **72**, 525 (1956).

Zangemeister: Über die Verbreitung der Streptokokken im Hinblick auf die Infektiosität und hämolytischen Eigenschaften. Münch. med. Wschr. **1909**, 1268. — Zannelli, P.: Spezifische Geschwüre der Genitalien bei einer Typhuskranken. Policlinico, Sez. prat. **1937**, 1687. Ref. Zbl. Haut- u. Geschl.-Kr. **58**, 118 (1938). — Zanon, A.M.: Ricerche sulla flora batterica vaginale. Nota praeliminare. Nuovi Ann. Ig. **6**, 433 (1955). — Zebovitz, E., J.B. Evans and C.F. Niven: Tellurite-glycine Agar: a selective plating medium for the quantitative detection of coagulase positiv staphylococci. J. Bact. **70**, 686 (1955). — Zeligman, J., and S. Sinesi: Carbuncle caused by Gaffkya tetragena treated with oxytetracycline (Terramycin). Arch. Derm. **58**, 382 (1953). — Zezschwitz, K.-A. v.: Antistreptolysintiterbestimmungen bei Dermatosen. Derm. Wschr. **135**, 185 (1957). — Zierz, P., O.H. Paetzold u. B. Sinai: Zur Frage des Staphylokokken-Hospitalismus im Bereich der Dermatologie. Hautarztt **12**, 365 (1961).

# Pyodermien

Von

## Helmut Röckl-München

Mit 25 Abbildungen

## Definition

*Seit* LELOIR *verstehen wir unter ,,Pyodermien" die exogen entstandenen, durch ,,banale" Eitererreger (Pyokokken = Staphylokokken und Streptokokken) hervorgerufenen Krankheiten der Haut.* Diese Definition hat heute noch ihre Gültigkeit.

Bezüglich Nomenklatur folgen wir den im Jahre 1912 von J. JADASSOHN vorgeschlagenen ätiologisch-anatomischen Bezeichnungen, die sich erfreulicherweise seitdem mehr und mehr eingebürgert haben. Alte Benennungen wie Impetigo, Pemphigoid usw. sollten, wie es schon JESSNER im Handbuch empfohlen hat, nicht mehr verwendet und insbesondere auch in Lehrbüchern vermieden werden. Die Tabelle 1 zeigt eine Einteilung der Pyodermien in Anlehnung an diejenige von J. JADASSOHN.

# A. Epidermale Pyodermien
## I. Staphylodermia Bockhart

*Synonyma und bislang gebräuchliche Bezeichnungen:* Impetigo Bockhart — Staphylodermia follicularis superficialis — Folliculitis staphylogenes — Perifolliculitis superficialis — Staphylodermia periporitica superficialis — Periporitis staphylogenes (LEWANDOWSKY).

### 1. Geschichte und Nomenklatur

Die Staphylodermia Bockhart wurde erstmals von ERASMUS WILSON (1850) unter dem Namen Impetigo simplex beschrieben. Nach Einführung des Begriffes der Impetigo contagiosa durch TILBURY FOX (1864) kam es naturgemäß zu unseligen Verwechslungen, denen erst MAX BOCKHART (1887) insofern ein Ende machte, als er dem Wilsonschen Begriff der Impetigo simplex wieder zur Anerkennung verhalf und damit eine klare Trennung dieser beiden Impetigo-Formen durchgeführt hat. Anscheinend kam es jedoch später wieder zu einer Verkennung der offenbar mehr zitierten als gelesenen epochalen Bockhartschen Arbeit, indem die Staphylodermia Bockhart als ein Pustelausschlag mit ausschließlicher Beziehung zu den Haartalgdrüsen bezeichnet wurde. Dies ist nach BOCKHART aber nur bedingt richtig. Im Selbstversuch verimpfte sich BOCKHART Staphylococcus aureus. Es entwickelten sich stecknadelkopf- bis linsengroße Pusteln, von denen nur ein Teil Beziehungen zu Schweißdrüsenausführungsgängen und Follikeln hatte, während die restlichen Pusteln ohne Verbindung zu den Hautanhangsgebilden waren. Die Staphylodermia Bockhart ist also eine Pustel, die bei ein und demselben Individuum verschieden lokalisiert sein kann, so daß es sich *entweder um eine Periporitis, eine Perifolliculitis oder um eine einfache subcorneale Pustel ohne Beziehung zu den Hautanhangsgebilden* handelt. Demzufolge kann die Staphylodermia Bockhart zum Ausgangspunkt von Schweißdrüsenabscessen, insbesondere von multiplen des Säuglingsalters (LEWANDOWSKY), bzw.

Tabelle 1. *Einteilung der Pyodermien* (in Anlehnung an J. Jadassohn)

| Erreger | Staphylococcus aureus | | | Streptococcus pyogenes |
|---|---|---|---|---|
| Lokali-sation | an Anhangsgebilde der Haut gebunden | | von Anhangsge-bilden der Haut unabhängig | von Anhangsge-bilden der Haut unabhängig |
| | Schweißdrüsen | Haarfollikel | | |
| epi-dermal | | Staphylodermia Bockhart | Impetigo contagiosa Staphylodermia superficialis Staphylodermia bullosa manuum Staphylodermia superficialis bullosa neonatorum Staphylodermia superficialis diffusa exfoliativa (v. Rittershain) | Streptodermia superficialis Streptodermia bullosa manuum |
| epi-dermal-dermal | | *Staphylodermia follicularis superficialis* Folliculitis simplex disseminata Folliculitis barbae Folliculitis decalvans Folliculitis sykosiformis atrophicans Folliculitis varioliformis sive necroticans Folliculitis sclerotisans nuchae Folliculitis et Perifolliculitis capitis suffodiens et abscedens Pyodermia chronica papillaris et exulcerans (Pyodermia ulcerosa serpiginosa) | Pyodermia chancriformis | Streptodermia ekthymatosa (Ekthyma simplex) Streptodermia cutanea lymphatica (Erysipelas) |
| dermal-hypo-dermal | Staphylodermia sudoripara suppurativa disseminata Staphylodermia sudoripara suppurativa localisata | Staphylodermia follicularis profunda (necroticans) (Furunkel, Karbunkel) | Staphylodermia phlegmonosa | Streptodermia phlegmonosa |

von Folliculitiden oder Furunkeln werden. Die Staphylodermia Bockhart ausschließlich an Follikel gebunden zu betrachten, entspricht nicht den Tatsachen, wodurch zugleich das Adjektiv „follicularis" seine Berechtigung verliert. Wir haben deshalb bei dieser Form oberflächlicher pustulöser Pyodermien dem Vorschlag Jadassohns entsprechend die *Bezeichnung* Impetigo durch den ätiologischen Begriff Staphylodermia ersetzt und damit dieses Krankheitsbild *Staphylodermia Bockhart* benannt, wobei, wie dargestellt, aus Gründen der variablen feingeweblichen Lokalisation des Prozesses auf ein Adjektiv entweder vollkommen zu verzichten ist oder das Adjektiv *periporitica* bzw. *perifollicularis* hinzugefügt werden kann. — Da die Staphylodermia Bockhart einerseits zu einer Folliculitis bzw. Furunkelbildung, andererseits zu Schweißdrüsenabscessen führen kann, war man geneigt (Lewandowsky, Frieboes), sie als selbständiges Krankheitsbild aufzugeben. Dieser Auffassung ist jedoch nicht zuzustimmen (GANS), da bei zahlreichen Fällen von Staphylodermia Bockhart die Pustelbildung rein oberflächlich bleibt, d.h. als Ostiofolliculitis, Ostioporitis oder ohne Beziehung zu Anhangsgebilden der Haut vorkommt und sich nicht nach der Tiefe zu ausdehnt.

## 2. Klinik

Die *Staphylodermia Bockhart ist in Anlehnung an* P. TACHAU *eine kleine, nur bis wenige Millimeter im Durchmesser große, in der Epidermis gelegene Pustel.* Sie erreicht in wenigen Stunden ihre endgültige Größe, die dem Ausmaß eines Steck-

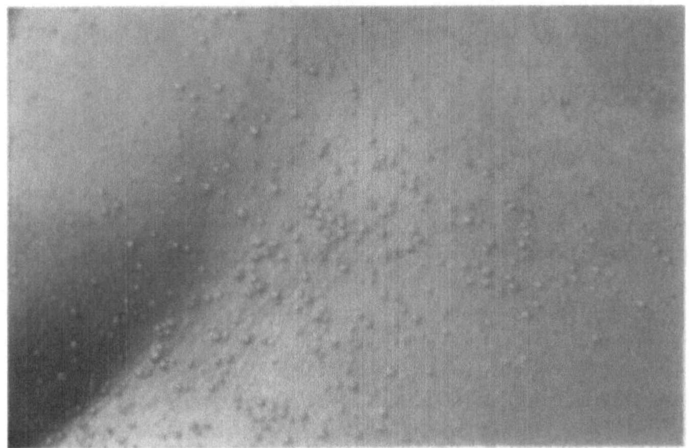

Abb. 1. Staphylodermia Bockhart

nadelkopfes, höchstens einer Linse entspricht. Die Pustel ist flach, von einem schmalen roten Hof umgeben und wird u.U., wenn es sich um einen perifollikulär gelegenen Prozeß handelt, von einem Haar durchbohrt. Diese Pustel, die wegen der Festigkeit der Blasendecke spontan nicht immer platzt, bleibt in der Entwicklungsstufe, die sie schon wenige Stunden nach ihrem „blitzartigen" Auftreten erreicht hat, unverändert bis etwa 5 Tage bestehen. Dann trocknet sie unter Bildung eines gelben bis bräunlichen Krüstchens ein, das später abfällt. Narben bleiben nicht zurück. Subjektiv macht der Ausschlag in der Regel keinerlei Beschwerden, gelegentlich etwas Juckreiz. Die Efflorescenzen stehen meist einzeln, neigen nicht zur Konfluenz. In leichten Fällen finden sich oft nur einzelne wenige Pusteln, manchmal stehen sie in größeren Gruppen beisammen, selten ist eine größere Partie der Hautoberfläche ganz von ihnen bedeckt (Abb. 1). *Prädilektionsstellen* sind Extremitäten und Nates. An Stellen mit Terminalbehaarung findet man die follikulär gebundene Staphylodermia Bockhart in der Regel nicht in klassischer Form, da es hier zu einem Übergreifen auf die tieferen Partien des Follikels kommt, wodurch die Efflorescenz einen knötchenartigen Charakter annimmt und dem Krankheitsbild der Folliculitis entspricht. Zu einem Befall des behaarten Kopfes unter dem Bild der Staphylodermia Bockhart kommt es nach SABOURAUD nur bei Kindern.

Der *Verlauf* der Staphylodermia Bockhart ist gutartig, wenn auch mit Reziiven gerechnet werden muß. Als *Komplikationen* können, wie oben dargelegt, Follikulitiden, Furunkel und im Säuglingsalter multiple Schweißdrüsenabscesse vorkommen.

## 3. Histopathologie

Das typische Bild der Staphylodermia Bockhart ist die *subcorneale Pustel*, die nach BOCKHART einmal ohne Beziehung zu dem Ausführungsgang einer Schweißdrüse oder eines Haarbalges steht, ein anderes Mal um diese Anhangsgebilde angeordnet sein kann. Im übrigen ist der histologischen Beschreibung von P. TACHAU bzw. von BOCKHART, GANS, J. JADASSOHN, KYRLE, SABOURAUD, P. G. UNNA nichts hinzuzufügen.

## 4. Ätiologie

Als Erreger der Staphylodermia Bockhart wurde ausschließlich *Staphylococcus aureus* festgestellt, wenn man von der vorerst einzig dastehenden Mitteilung SPRAFKEs absieht, der bei drei Fällen von Staphylodermia Bockhart Streptococcus pyogenes züchten konnte.

## 5. Diagnose und Differentialdiagnose

Die Diagnose der Staphylodermia Bockhart ist unschwer zu stellen, wenn man sich vergegenwärtigt, daß die stecknadelkopf- bis linsengroße, von einem schmalen roten Hof umgebene, flache Pustel ganz oberflächlich gelegen ist und bei perifollikulärer Lokalisation von einem Haar durchbohrt wird. Diese perifollikulär angeordneten Pusteln lassen sich nur dann schwer von kleineren Follikulitiden abgrenzen, wenn man den im Gegensatz zur *Follikulitis*, bei der durch Mitbeteiligung tieferer Follikelanteile ein pusteltragendes Knötchen vorliegt, nur oberflächlichen Sitz der Bockhartschen Pustel nicht beachtet. — Im übrigen ist der Differentialdiagnose, wie sie von P. TACHAU beschrieben worden ist, mit Ausnahme der Möglichkeit einer *Candidainfektion*, nichts hinzuzufügen.

# II. Impetigo contagiosa (Coccodermia superficialis)

## 1. Einleitung und Nomenklatur

Im Sinne der ätiologisch-anatomischen Einteilung der Pyodermien wäre es u. E. zweckmäßiger, anstatt der Bezeichnung Impetigo, die beide Formen, nämlich Staphylodermia superficialis (einschließlich circinata) und Streptodermia superficialis umfaßt, die beiden Formen übergeordnete Bezeichnung *Coccodermia superficialis* einzuführen. Wir verdanken den beiden japanischen Autoren DOHI und KURITA (1904) die Erkenntnis, daß die gemeinhin als Impetigo contagiosa oder vulgaris bezeichnete Pyodermie zwei klinisch und ätiologisch ganz differente Formen umfaßt. Diese Erkenntnis hat heute trotz anfänglicher gegenteiliger Ansichten allgemeine Anerkennung gefunden. Dadurch, daß sehr häufig beide Formen bei der Erfassung nicht voneinander getrennt worden sind, wird der Wert der statistischen Zahlen beeinträchtigt.

## 2. Klinik und Histologie

### a) Streptodermia superficialis und Staphylodermia superficialis

Während für die Streptodermia superficialis schon vor dem Handbuch zahlreiche ausführliche Beschreibungen vorlagen, wurde die *Staphylodermia superficialis* erstmals eingehender und zusammenfassend im Handbuch von JESSNER dargestellt. Sie fand jedoch im Gegensatz zur Streptodermia superficialis nur langsam allgemeine Anerkennung.

Der Beschreibung des makroskopisch-klinischen und mikroskopisch-histologischen Befundes durch JESSNER im Handbuch und GANS-STEIGLEDER ist nichts Neues hinzugefügt worden. Erwähnt sei lediglich noch bezüglich *Lokalisation* eine Zusammenstellung von STAUFFER über 2028 Fälle von Coccodermia superficialis. Der Kopf war in 86% der Fälle Sitz der Erkrankung; daneben in einem jeweils sehr geringen Prozentsatz Extremitäten, Hals, Nacken und Stamm. Bei 527 Patienten waren zwei oder mehrere Körperteile befallen.

Bei einer Aufgliederung nach *Alter* und *Geschlecht* fand STAUFFER, daß bei Knaben das Gesicht, beim Manne speziell die Bart- und Nackengegend bevorzugt befallen sind. An den Beinen fand sich die Coccodermia superficialis bei Knaben doppelt so häufig als bei Männern. Mädchen und Frauen erkranken besonders im Gesicht. Aus den Zahlen kann geschlossen werden, daß in allen Lebensaltern und bei beiden Geschlechtern diejenigen Körperstellen am meisten befallen werden, die im besonderen Maße *Traumen* ausgesetzt sind.

Bezüglich der nach Abheilung einer Kokkodermie zurückbleibenden *Flecke* ist SPRAFKE der Ansicht, daß ihr Auftreten bzw. ihre Intensität keine Unterscheidung zwischen staphylogen und streptogen bedingten Formen zuläßt. Die Intensität ist vielmehr abhängig von der Stärke der jeweils vorliegenden normalen Hautpigmentierung. Je stärker diese im Einzelfall ist, desto dunkler ist die Farbe des Residualfleckes. Histologische Untersuchungen dieser Veränderungen zeigten, daß die Verfärbung durch echtes Melaninpigment bedingt ist. Im allgemeinen bleiben die Residualflecke bis zu 6 Wochen sichtbar. Leukoderme nach Kokkodermien wurden nicht beobachtet.

**Schleimhautbeteiligung.** JESSNER faßt im Handbuch seine Ausführungen über die *Streptodermia superficialis* dahingehend zusammen, daß bei dieser Form der Pyodermie an der ganzen Mundschleimhaut Erscheinungen vorkommen können, die mit großer Wahrscheinlichkeit mit der Erkrankung der Haut zu identifizieren sind. Hierfür sei ein strikter Beweis aber noch nicht erbracht worden. Die Veränderungen wurden von ihm als einzelstehende, zuerst plane, matte, dann leicht prominente, „diphtheroid" belegte, von einem entzündlichen Hof umgebene Efflorescenzen verschiedener Größe beschrieben, die zu scharf begrenzten Herden konfluieren können.

ST. EPSTEIN, der sich jahrelang mit Pyodermien beschäftigt hat und durch seine Selbstversuche zur Aufklärung der Coccodermia superficialis besonders hervorgetreten ist, ist der Ansicht, daß *bei Streptodermia superficialis, wenn auch selten, die Schleimhaut des Mundes befallen werden kann.* Nach SCHUERMANN ist die *Einbeziehung der Mundschleimhaut*, gegebenenfalls unter entzündlichen Vegetationen, *möglich*, wenn auch ein sehr seltenes Ereignis. Nach GOTTRON handelt es sich bei allen Fällen von angeblicher Schleimhautbeteiligung bei Streptodermia superficialis um eine durch Herpes simplex-Virus bedingte *Stomatitis aphthosa* oder um ein *Aphthoid Pospischill-Feyrter.*

Wir selbst konnten einen 7jährigen Jungen beobachten, der neben einer typischen, im Gesicht, besonders perioral, lokalisierten Streptodermia superficialis mit kulturell massenhaftem Vorkommen von Streptococcus pyogenes gleichzeitig an der Wangen- und Lippenschleimhaut grauweißliche Blasenreste und ovale, gelblich belegte, von einem geröteten Hof umgebene Erosionen zeigte. Die regionären Lymphdrüsen waren schmerzhaft geschwollen. Fieber bestand nicht. Das Allgemeinbefinden war nicht gestört. Ein Aphthoid Pospischill-Feyrter war auszuschließen. Eine Stomatitis aphthosa konnte an Hand der Komplementbindungsreaktion im Serum mit Herpesvirus-Antigen ebenfalls abgegrenzt werden, da der Titer zu Beginn der Erkrankung und 3 Wochen später jeweils 1:8 betrug. So dürfte kein Zweifel darüber bestehen, daß es sich um eine Mundschleimhautbeteiligung bei Streptodermia superficialis gehandelt hat.

Bezüglich der *Staphylodermia superficialis* ist man dagegen allgemein der Ansicht, daß die Schleimhäute, abgesehen von der Neugeborenen- und frühen

Säuglingsperiode (SCHUERMANN), unbeteiligt bleiben. Einen seiner Meinung nach eindeutigen Fall einer Staphylodermia superficialis der Mundschleimhaut bei einem 1¹/₂jährigen Kind sah MÜLLER. Neben den ausgedehnten Erscheinungen im Gesicht fanden sich auf der Schleimhaut der Unterlippe zahlreiche halblinsengroße, geringgradig erhabene bläschenartige Effloreszenzen. Die umgebende Schleimhaut war gering gerötet und geschwollen. Im Bläscheninhalt konnten massenhaft Staphylokokken nachgewiesen werden. Durch Überimpfung von Bläscheninhalt auf die Haut des Oberarms konnte eine typische Staphylodermia superficialis erzeugt werden, während die Inoculation auf eine Kaninchencornea ohne Erscheinungen ablief.

## b) Staphylodermia superficialis circinata

Die Staphylodermia superficialis circinata (annulata, gyrata, serpiginosa) ist, wie schon 1900 MATZENAUER sagte, nichts anderes als eine oberflächliche Staphylodermie, bei der die Neigung zu zentraler Abheilung und peripherem Fortschreiten mit daraus resultierenden polycyclisch begrenzten Herden besonders intensiv ausgeprägt ist. Als erster hat wohl UNNA (1894) klinisch die „Impetigo circinata" von den anderen „kontagiösen Impetigines" abgetrennt. Später (1897) fügt er hinzu, daß die „Impetigo circinata" sich nicht auf das Kindesalter beschränke. Er betont bei der Beschreibung der Histologie die geringe Menge von serösem Exsudat und Leukocyten im Verhältnis zu der sehr ausgedehnten Abhebung der Hornschicht. Es liegt also eine sehr flache, relativ trockene Blasenbildung vor.

Die *Primärefflorescenz* der Staphylodermia superficialis circinata unterscheidet sich nicht von derjenigen der gewöhnlichen oberflächlichen Staphylodermie. Das anfänglich mit wasserklarem Inhalt gefüllte, später durch Einwanderung von Leukocyten *graugelb gefärbte, stecknadelkopf- bis linsengroße*, auf normaler Haut befindliche *Bläschen* ist zwar zuerst prall gespannt, wird aber bald flach und schlaff. Schon ab Erbsengröße zeigt das Bläschen, indem sich die zentralen Partien der Unterlage wieder auflegen, eine *Ringform*. Dieser wenig erhabene Blasenring läßt nun durch Unterminierung der Hornschicht eine ausgesprochene Tendenz zu peripherem Fortschreiten erkennen, wobei sehr bald entweder nur einzelne Kreissegmente oder auch der ganze Blasenring zu einer dünnen gelbbraunen Kruste eintrocknen. An anderen Stellen wiederum sieht man ringförmige, schmale, braun-rote, meist von flachen und dünnen Krusten bedeckte *Erosionen*, denen nach außen eine nur angedeutete, flache, blasige Abhebung der Hornschicht vorgelagert ist. Gegen das normale oder etwas braun-rot verfärbte, mitunter pityriasiform schuppende *Zentrum* zu ist die Blasendecke nicht selten colleretteartig abgehoben. Die zentral zurückbleibende leichte Pigmentierung bleibt sehr häufig für einige Zeit bestehen. Aus den anfänglich nur münzengroßen annulären Herden entwickeln sich durch peripheres Fortschreiten allmählich bis handtellergroße Effloreszenzen. Durch Konfluenz, Auftreten von neuen Efflorescenzen und teilweise Abheilung entstehen polycyclische, gyrierte, serpiginöse, girlandenförmige Figuren (Abb. 2a u. b). Die *Histologie* zeigt ein subcorneal gelegenes Bläschen bzw. eine Pustel; unterscheidet sich demnach nicht von dem feingeweblichen Bild der Staphylodermia oder Streptodermia superficialis.

**Lokalisation.** Die Staphylodermia superficialis circinata kann bei dazu disponierten Personen mitunter in kurzer Zeit die ganze Körperoberfläche befallen. Im Gegensatz zur gewöhnlichen oberflächlichen Staphylodermie zeigt die circinäre Form keine ausgesprochene Vorliebe für das Gesicht. Sie befällt vielmehr genau so häufig die bedeckt getragenen Körperstellen, ja es können sogar nur Rumpf und Extremitäten befallen werden. Bestimmte Prädilektionsstellen lassen sich nicht feststellen. Das *Allgemeinbefinden* ist in der Regel nicht beeinträchtigt. Der *Verlauf* und die teils wochenlange *Dauer* der Krankheit werden beeinflußt von der allgemeinen Abwehrlage, die sehr häufig auf Grund gleichzeitig bestehender anderer Erkrankungen vermindert ist. Dies dürfte auch für die Nachschübe bzw. *Rezidive* nach klinischer Abheilung verantwortlich sein.

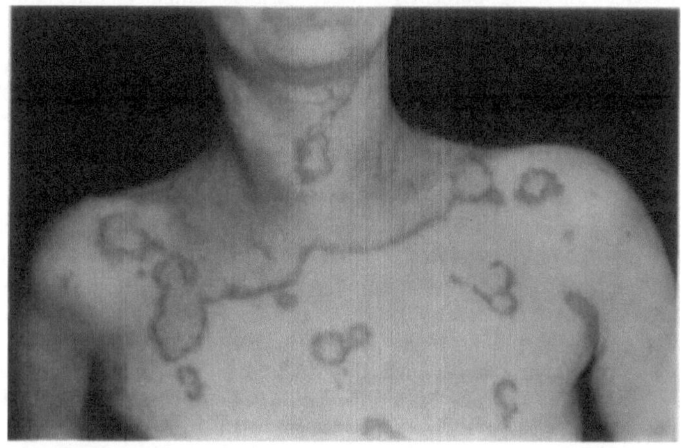

a

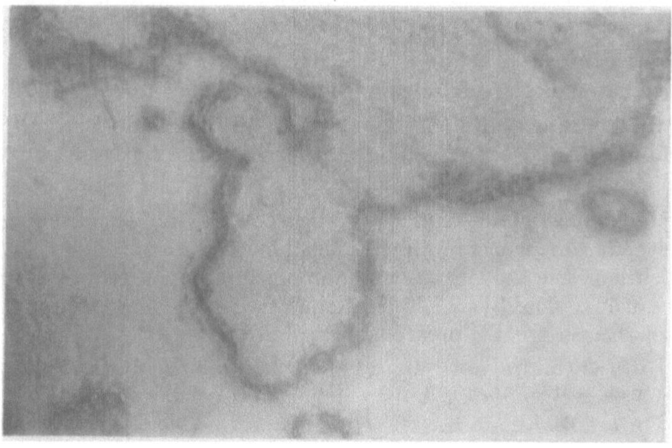

b

Abb. 2 a u. b. Staphylodermia superficialis circinata

## c) Staphylodermia/Streptodermia superficialis bullosa manuum

Den Beschreibungen SABOURAUDS, JADASSOHNS und der Zusammenfassung von JESSNER im Hauptwerk ist bezüglich dieser Pyodermieform nichts Neues hinzuzufügen.

# Anhang: Die sog. varioliforme Pyodermie

Die im Jahre 1898 von JULIUSBERG offenbar für einen Fall von Eczema herpetiforme (KAPOSI) geprägte Bezeichnung „Pustulosis acuta varioliformis" war anscheinend der Anlaß, in der Folgezeit einerseits, wie MEYER-ROHN betont, hartnäckig an einer Staphylokokken-ätiologie des Eczema herpetiforme sive herpeticatum festzuhalten, andererseits von diesem auf Grund z. T. irreführender Benennungen (Pustulosis vacciniformis acuta, Pustulosis varioliformis acuta [BENDRE], varioliforme Pyodermie [BENDRE, STREITMANN]) auch eine varioliforme Pyodermie als Sonderform von den staphylogenen oberflächlichen Pyodermien differentialdiagnostisch abzutrennen (NASEMANN und BANDMANN). Die Bezeichnung varioliforme Pyodermie für das Eczema herpeticatum ist irreführend und sollte nach KIMMIG eliminiert werden. Daß, wie auch MEYER-ROHN betont, eine durch Staphylokokken bedingte oberflächliche Pyodermie einmal varioliforme Bilder zeigen kann, dürfte nicht von der Hand zu weisen sein. Ob diese Tatsache allerdings berechtigt, dieser Variation einen eigenen Namen zu geben, erscheint uns mehr als zweifelhaft. Im übrigen hat uns ein Fall von klinisch und *histologisch* (intraepitheliale Pustel mit ballonierender Degeneration) eindeutigem Eczema herpeticatum mit Staphylococcus aureus im Pustelinhalt gezeigt, daß, wie es hier der Fall war, negative virologische Befunde keineswegs dann die Diagnose varioliforme Pyodermie erlauben.

## 3. Diagnose und Differentialdiagnose

Die Diagnose der Staphylo- und Streptodermia superficialis ist bei typischer Ausbildung ihrer Charakteristika fast stets leicht. Auch die makroskopisch-klinische Unterscheidung der beiden Typen ist für den erfahrenen Untersucher bei *nicht kompliziertem* Erscheinungsbild in der Regel ohne weiteres möglich (FREYER). Immerhin dürfte nach LEWANDOWSKY, DORA FUCHS, JESSNER, ST. EPSTEIN bei der klinischen Diagnose der Staphylodermia superficialis mit etwa 10%, bei der Streptodermia mit etwa 5% *Fehldiagnosen* zu rechnen sein, z. T. deswegen, weil entweder *atypische Veränderungen* oder Charakteristika beider Typen zu finden sind (ST. EPSTEIN). Viele dieser Fälle sind *primäre oder sekundäre Mischinfektionen* oder es finden sich bei ein und demselben Patienten mehrere Formen oberflächlicher Pyodermien nebeneinander (SPRAFKE). *An der rein klinischen Unterscheidbarkeit bei der Mehrzahl der Fälle ist heute nicht mehr zu zweifeln*, obwohl dies immer wieder einmal bestritten wird.

Die wesentlichen Unterscheidungsmerkmale sind zusammengefaßt folgende:

**Streptodermia superficialis.** Meist kleine, schnell platzende Blasen. Es bilden sich dicke, honiggelbe, seröse, eitrige oder hämorrhagische Krusten. Oft zeigt sich ein roter Hof. Zurück bleiben rote Flecke.

**Staphylodermia superficialis.** Flache, vielfach große, länger bestehende, zentrifugal fortschreitende, im Zentrum abheilende Blasen, die zu dünnen, firnisartigen Krusten eintrocknen. Sie haben meist keinen entzündlichen Hof. Häufig bleiben braune Flecke zurück. Die Blasen haben eine ausgesprochene Neigung, circinäre und polycyclisch begrenzte Efflorescenzen zu bilden.

Bezüglich Differentialdiagnose zu *sekundärluischen Erscheinungen*, insbesondere papulo-krustösen Syphiliden, haben sich neue Gesichtspunkte nicht ergeben. Die klinische Differentialdiagnose zwischen einer *Coccodermia superficialis* und sog. *„impetiginisierten" Affektionen* kann mitunter Schwierigkeiten bereiten. Dies trifft insbesondere zu für das pustulöse abakterielle Ekzem, für das mikrobielle Ekzem (RÖCKL) (Eczema impetiginosum, impetiginisiertes Ekzem, pyodermisches Ekzem, Eczema staphylo- bzw. streptogenes) und für die Coccodermia superficialis, die u. U. sekundär ekzematisieren kann und dann als *ekzematisierte Pyodermie* bzw. Staphylo- oder Streptodermia superficialis zu bezeichnen ist. Die Unterscheidung wird erleichtert, wenn stets die Grundkrankheit (bei ekzematisierter Pyodermie = Pyodermie, bei pyodermisiertem bzw. mikrobiellem Ekzem = Ekzem) Berücksichtigung findet, was nicht nur durch sorgfältige Erhebung der Anamnese, sondern auch durch Beachtung des klinischen Erscheinungsbildes wie Begrenzung, Dissemination, flächenhafte, zentrale Abheilungstendenz, Juckreiz usw. (RÖCKL) ermöglicht wird.

Bezüglich der Staphylodermia superficialis circinata sind differentialdiagnostisch in erster Linie drei Hautkrankheiten in Erwägung zu ziehen. Die

*Dermatitis herpetiformis Duhring* und der *Pemphigus vulgaris* lassen sich, abgesehen von einer Reihe objektiver und subjektiver klinischer Merkmale, von der circinären oberflächlichen Staphylodermie einerseits durch die pathologisch-anatomischen, andererseits durch die bakteriologischen Besonderheiten wohl ohne größere Schwierigkeiten abtrennen. Die Dermatitis herpetiformis zeigt, was heute größtenteils Anerkennung gefunden hat, ein subepidermal gelegenes Bläschen, die Kokkodermie ein subcorneales und die Blasen der Pemphigusgruppe sind

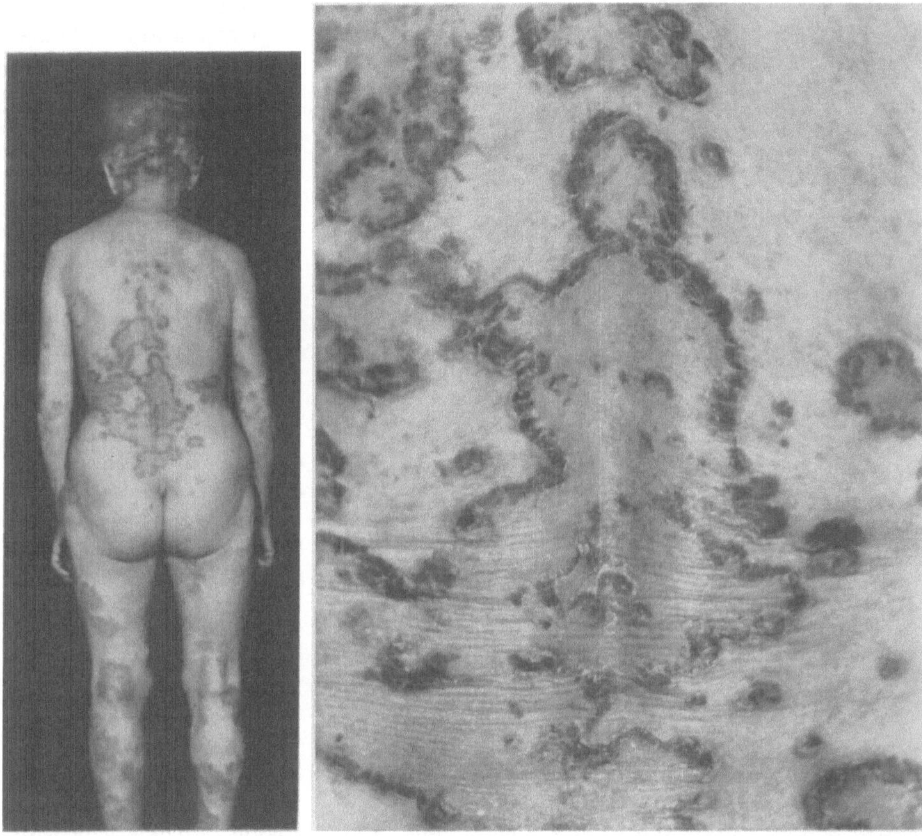

a         b

Abb. 3a u. b. Subcorneale pustulöse Dermatose (Dermatitis pustulosa subcornealis). (RÖCKL, H.: Fortschritte der praktischen Dermatologie und Venerologie, Bd. III. Berlin-Göttingen-Heidelberg: Springer 1960)

charakterisiert durch die insbesondere von CIVATTE, TZANCK, LAPIÈRE und LEVER herausgestellte intraepitheliale (suprabasale bzw. intragranuläre) akantholytische Spaltbildung. Schließlich erweisen sich *frische* (worauf besonders zu achten ist) Bläschen und Blasen der Dermatitis herpetiformis und der Pemphigusgruppe bakteriologisch stets als steril. Die *orale Jodkaliprovokation* besitzt bei der Diagnose einer Dermatitis herpetiformis immer noch einen gewissen differential-diagnostischen Wert, während dem *epicutanen Jodidtest*, bei dem es sich nach SPIER u. Mitarb. um einen unspezifischen toxischen Effekt im Rahmen der Hofmeister-Anionenreihe handelt, eine sehr fragwürdige Bedeutung zukommen dürfte. Andererseits können Exacerbationen auf oral verabreichtes Jodkali auch einmal bei anderen, insbesondere ausgedehnten oberflächlichen Staphylodermien beobachtet werden.

Die Abgrenzung der Staphylodermia superficialis circinata von der 1956 von
SNEDDON und WILKINSON beschriebenen[1], später von HELLIER, MEARA und CAL-
NAN, TULLOCH, DUPERRAT und BOLGERT, CERUTTI, GREENBAUM und LEE,
SCHOENFELD, ELLIS, SUURMOND, BARSKY und CORNBLEET, SCHUPPENER und
THAL, RÖCKL als Krankheitseinheit bestätigten und *subcorneale pustulöse Derma-
tose (Dermatitis pustulosa subcornealis)* benannten Hautkrankheit kann klinisch
*und* histologisch unmöglich sein.

Gemeinsam ist beiden Dermatosen dieselbe Primärefflorescenz in Form der schlaffen Pustel mit der Tendenz, sich unter Abheilung im Zentrum zentrifugal auszubreiten und bizarr konfigurierte, annuläre, polycyclische, gyrierte, serpiginöse Figuren zu bilden (Abb. 3 a u. b, 4), außerdem ein fehlender oder nur geringgradiger Juckreiz bei nicht gestörtem Allgemeinbefinden. Der Unterschied zwischen beiden Dermatosen besteht aber darin, daß sich *im Pustelinhalt der oberflächlichen circinären Staphylodermie stets zahlreich Staphylococcus aureus* nachweisen läßt, *im Gegensatz zur sterilen Pustel der subcornealen pustulösen Dermatose*, und die Hauterscheinungen, wenn nicht bereits auf lokale *antibakterielle Maßnahmen*, so doch auf eine

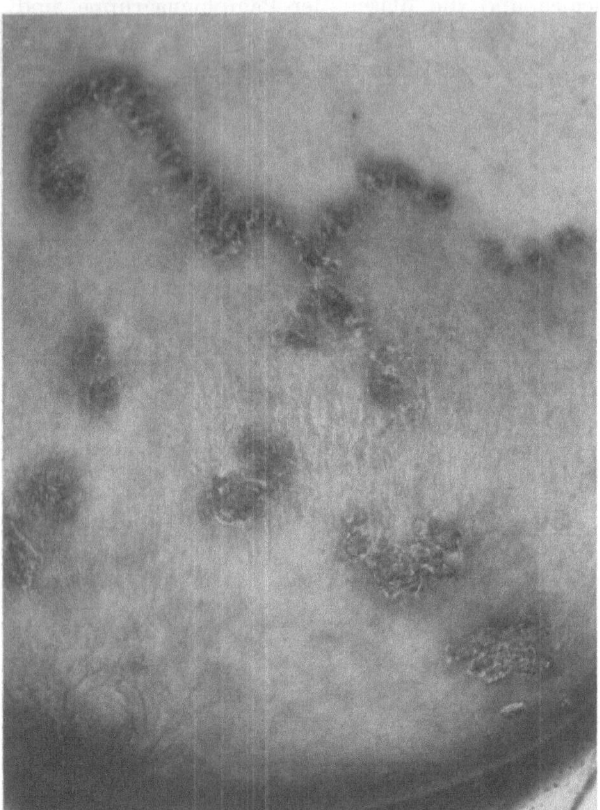

Abb. 4. Subcorneale pustulöse Dermatose (Dermatitis pustulosa subcornealis). [I. B. SNEDDON and D. S. WILKINSON: Brit. J. Derm. 68, 385
(1956)]

Kombination mit innerlichen in kurzer Zeit zur Abheilung zu bringen sind. Die
*Dermatitis pustulosa subcornealis* ist *durch antibakterielle Maßnahmen nicht zu
beeinflussen*.

Schließlich bedarf die *Trichophytia superficialis*, die der circinären Staphylodermie manchmal sehr ähnlich sehen kann, der Berücksichtigung bei der Besprechung der Differentialdiagnose oberflächlicher, insbesondere circinärer Staphylodermien.

KRISTENSEN und GRANDJEAN (1934) weisen auf die klinisch oft schwierige
Unterscheidung der Kokkodermie von der Haut*diphtherie* hin. Bei 45 untersuchten Kokkodermiefällen konnten sie bakteriologisch niemals Diphtherie-

---

[1] Patienten mit ähnlichen Hauterscheinungen wurden auch in früheren Jahren, so 1932
von RUITER, 1952 von CARNEY und 1954 von CIPOLLARO unter verschiedensten Diagnosen
(atypische Dermatitis herpetiformis, Impetigo herpetiformis, Moniliasis usw.) publiziert bzw.
sind auf Tagungen vorgestellt worden.

bakterien nachweisen; nur in drei Fällen fanden sich diphtherieähnliche Stäbchen, die sich im Vergärungsversuch jedoch als Pseudodiphtheriebakterien identifizieren ließen.

Inzwischen dürfte die Hautdiphtherie seit dem letzten Jahrzehnt, zumindest in Deutschland, zu den wirklich seltenen Dermatosen gerechnet werden. Dies ist wahrscheinlich nicht zuletzt auch auf die Verfeinerung der kulturellen Unterscheidung zwischen echten Diphtherie-, Pseudo- und Paradiphtheriebakterien zurückzuführen.

**Besondere Fälle.** Über eine Streptodermia superficialis mit anormal großer Blasenbildung bei einer 26jährigen Frau berichtet MAYESAWA. Die Blasen erreichten eine Größe von $8 \times 5$ cm, waren gespannt und gelblichblau verfärbt. Aus dem Inhalt ließen sich massenhaft Streptokokken züchten. FERNET u. Mitarb. beobachteten bei einem 13jährigen Mädchen im Gesicht bis zehnpfennigstückgroße *infiltrierte* Herde, mit violett gefärbtem Zentrum und serpiginösen erhabenen Rändern. Stellenweise fanden sich festanhaftende Krusten oder eine mäßige feine Schuppung. Eine kulturelle Untersuchung wurde nicht durchgeführt, jedoch kam es nach Anwendung von Zink- und Kupfersulfatsalbe zur schnellen Abheilung. FERNET bezweifelt nicht, daß es sich um eine Streptodermie gehandelt hat und gibt dieser eigentümlichen infiltrierten Form den Namen „Streptodermia erysipelatoides". — Unter der Bezeichnung „chronische symmetrische Impetigo" bespricht CRAWFORD ein Krankheitsbild, das bereits 1908 von ADAMSON beschrieben worden war. Es handelt sich um eine insbesondere bei Kindern symmetrisch auftretende Dermatose, deren Primärefflorescenz eine stecknadelkopfgroße, von einem geröteten Hof umgebene Papulo-Vesikel ist. Die Efflorescenzen können den ganzen Körper befallen. Juckreiz wird nur beim Erwachsenen beobachtet. Die bakteriologische Untersuchung ergab Staphylococcus aureus. Streptokokken wurden niemals gefunden. Die histologische Untersuchung der Efflorescenzen zeigte keine charakteristischen Merkmale.

# 4. Ätiologie und Pathogenese

Die viele Jahre lang akute Streitfrage, ob die Kokkodermie auf einen einheitlichen Erreger, nämlich Streptokokken, zurückzuführen ist oder ob auch Staphylokokken die Krankheit hervorrufen können, darf heute als entschieden betrachtet werden. Es gibt eine streptogene und eine staphylogene Form der Kokkodermie, wobei der bei Streptodermia superficialis gefundene *Streptococcus pyogenes* und der bei Staphylodermia superficialis nachgewiesene *Staphylococcus aureus* die wirklichen *Erreger dieser Krankheiten* sind. R. KOCHs Postulate für die Anerkennung der ätiologischen Bedeutung wurden bei beiden Kokkenarten erfüllt: 1. die Mikroben wurden regelmäßig aus den Efflorescenzen gezüchtet, 2. durch Verimpfung von Reinkulturen der betreffenden Erreger konnten mit der primären Erkrankung identische Efflorescenzen erhalten werden und 3. aus den experimentell erzeugten Efflorescenzen konnten dieselben Mikroben wieder gezüchtet werden.

Während an der streptogenen Form niemals gezweifelt worden ist, wurde das Vorkommen der Staphylodermia superficialis lange Zeit bestritten und wird auch heute von einigen wenigen, noch unter dem Eindruck der Sabouraudschen Arbeiten stehenden Autoren, insbesondere in Frankreich, Großbritannien und den USA (WHITE), abgelehnt. Die experimentellen Untersuchungen von DOHI und seinen Mitarbeitern, JADASSOHN, LEWANDOWSKY, TACHAU und später die Selbstversuche ST. EPSTEINs haben jedoch eindeutig bewiesen, daß es eine ausschließlich durch Staphylokokken hervorgerufene Form gibt. Auch die lange Zeit vorherrschende Meinung, daß die mitunter gezüchteten goldgelben, hämolysierenden Staphylokokken einer Sekundärinfektion zuzuschreiben sind (MITCHELL) oder schon als Saprophyten in den Efflorescenzen vorkommen, hat kaum mehr Anhänger. Es konnten nämlich einerseits in zahlreichen Kokkodermiefällen Reinkulturen entweder von Staphylo- oder Streptokokken gezüchtet werden (FRIEDBERG), andererseits hat man bei Untersuchungen der Bakterienflora der normalen Hautoberfläche mit moderner bakteriologischer Technik gefunden, daß *Staphylococcus aureus* in der Regel *nicht saprophytär auf der Haut* lebt (FRIEDBERG); vielmehr handelt es sich bei den von normaler Haut gezüchteten Staphylokokken fast ausschließlich um dissoziierte Staphylokokken *(Micrococcus epidermidis)*, die weder goldgelbes Pigment bilden, noch Hämolyse verursachen können und sich bei Prüfung von Plasmakoagulation, Hyaluronidase, Phosphatase, Fibrinolysin als kaum pathogen erweisen (MEYER-ROHN, s. auch Beitrag in diesem Band).

Außerdem liegen, worauf ST. EPSTEIN hinweist, bislang noch keine Beweise dafür vor, daß von normaler Haut gezüchtete dissoziierte Staphylokokken in der Lage sind, eine Staphylodermia superficialis zu erzeugen. Bei kulturellem *Nachweis von Streptococcus pyogenes gleichzeitig mit Staphylokokken* sind demnach alle diejenigen Fälle, in denen lediglich nicht pigmentbildende und hämolysierende Staphylokokken nachgewiesen werden, als reine Streptodermia superficialis anzusehen. Damit ist bereits die immer wieder diskutierte Frage der *Bedeutung der Mischinfektion* angeschnitten, worunter naturgemäß nur solche Fälle zu zählen sind, bei denen neben Streptococcus pyogenes auch Staphylococcus aureus nachgewiesen wird. Die Höhe des Prozentsatzes festgestellter Mischinfektionen dürfte dabei ganz wesentlich davon bestimmt werden, zu welchem Zeitpunkt die kulturelle Abimpfung erfolgt. Wissen wir doch, daß bei blasenbildenden, sicher nicht staphylogen oder streptogen bedingten Dermatosen, wie z. B. Pemphigus vulgaris oder Dermatitis herpetiformis, nur frische Blasen steril sind, während eine kulturelle Abimpfung einige Tage später häufig Wachstum einer dieser Kokkenarten erkennen läßt. Diese Tatsache wird bei bakteriologischen Untersuchungen von Kokkodermiebläschen meist nicht berücksichtigt, wodurch die außerordentliche Schwankungsbreite bezüglich mitgeteilter Prozentzahlen der Mischinfektionen ihre Erklärung finden könnte.

*Bei Vorkommen beider Kokkenarten in ein und derselben Efflorescenz dürften die klinischen Erscheinungen denen einer Streptodermie entsprechen.* LEWANDOWSKY konnte nämlich zeigen, daß Keimgemische bei Verimpfung auf die Haut zu denselben makroskopisch-klinischen Veränderungen führen wie die Verimpfung von Streptokokkenreinkulturen. Staphylokokken spielen in diesem Falle nur die Rolle einer gewöhnlichen *Sekundärinfektion,* wie sie fast bei allen exsudativen Hautkrankheiten vorkommen kann und bei denen viel häufiger Staphylococcus aureus als hämolysierende Streptokokken gefunden werden. Auch BIZZOZERO und LEONE konnten experimentell zeigen, daß bei Impfungen mit Reinkulturen der zwei Kokkenarten einerseits und prozentual unterschiedlich zusammengesetzten Gemischen dieser Kokkenarten andererseits der Staphylococcus aureus, auch wenn er in weit größerer Anzahl als der Streptococcus pyogenes mitverimpft wird, in keiner Weise das Aussehen und den Verlauf der vom letzteren hervorgerufenen Efflorescenzen verändern. *Damit wurde gezeigt, daß Streptokokken von einer bestimmten Virulenz ab* (BIZZOZERO und LEONE) *bei Mischinfektionen bezüglich der morphologischen Ausprägung dominierend sind, daß aber die ätiologische Bedeutung der Staphylokokken für die staphylogene Form dadurch nicht verlorengeht.*

Der Ansicht von SABOURAUD, daß Staphylokokken bei der Kokkodermie stets sekundär und Streptokokken niemals sekundär in Staphylodermien einwandern, ist heute in dieser strengen Formulierung nicht mehr zuzustimmen; denn wenn auch Staphylokokken häufiger sekundär eindringen als Streptokokken, so tun die letzteren das doch auch (ST. EPSTEIN).

Die Frage nach der ätiologischen *Bedeutung* des *Staphylococcus albus* bei der Staphylodermia superficialis, die in der alten Bezeichnung Impetigo albo-staphylogenes von DOHI noch zum Ausdruck kommt, hat im Laufe der letzten beiden Jahrzehnte ihre Aktualität fast vollständig verloren. In Europa ist als Erreger fast ausschließlich Staphylococcus aureus anzusehen. In Japan wurde z.T. ausschließlich, z.T. in der Mehrzahl der Fälle Staphylococcus albus gefunden. Spätere japanische Arbeiten zeigen allerdings, daß sich auch dort zunehmend Aureus-

Stämme züchten ließen. So berichtet ASANO über 158 Fälle, bei denen sich in 18,3% Staphylococcus aureus fand, ein anderes Mal über 165 Fälle, bei denen 36mal Staphylococcus aureus in Reinkultur gezüchtet werden konnte. ST. EPSTEIN, der neben Staphylococcus aureus bei 141 Fällen 31mal weiße Staphylokokken isolieren konnte, glaubt, daß diese keine pathogene Bedeutung haben, da sie bei Abimpfungen von mehreren Stellen eines Falles nicht überall zu finden waren, meist nur spärlich vorhanden und fast stets koagulase-negativ sind und daß sich bei Übertragung auf den Menschen keine Staphylodermie erzeugen lasse. Nur einmal sah ST. EPSTEIN eine allerdings etwas atypische Staphylodermia superficialis, aus deren Efflorescenzen ein koagulase-positiver Staphylococcus albus gezüchtet werden konnte, der als Erreger in Frage kam. Moderne Nährmedien und insbesondere die Verwendung einheitlicher Nährböden haben die anfänglich so große geographische Diskrepanz der Züchtungsergebnisse zwischen Staphylococcus aureus und albus verschwinden lassen; vielmehr wird heute bei Mitteilungen über bakteriologische Befunde bei Staphylodermien meist Staphylococcus aureus aufgeführt. Dem Staphylococcus albus — zudem meist in Mischinfektion vorhanden — wird ätiologisch keine wesentliche Bedeutung mehr beigelegt, zumal sich bei genauerer bakteriologischer Differenzierung diese Kokkenart zu einem hohen Prozentsatz als Micrococcus epidermidis entpuppte. FREYER z.B. konnte bei Untersuchung gezüchteter Albus-Stämme in 79% Micrococcus epidermidis feststellen. Die *Pathogenese* der Kokkodermien scheint durch die Versuche von ST. EPSTEIN geklärt. Sie entstehen dann, wenn Staphylococcus aureus oder hämolysierende Streptokokken in die oberflächlichen Epidermisschichten eindringen können. — Den Antistreptolysin-Titer fanden ZAUN und HEITE bei Impetigo contagiosa in 31,8% ihrer Fälle erhöht.

## 5. Bakteriologie

Es kann nicht Aufgabe eines Handbuches für Dermatologie sein, auf die heute gebräuchlichen modernen bakteriologischen Kulturverfahren zur Züchtung der bei Kokkodermien vorhandenen Mikroben einzugehen, noch können alle diejenigen modernen Verfahren beschrieben werden, die heute zur bakteriologischen Differenzierung der einzelnen Bakterienarten untereinander, insbesondere der Streptokokkengruppe, und zur Bestimmung ihrer Pathogenität (Plasmakoagulase, Fibrinolyse, Hyaluronidase, Phosphatase usw.) eines gezüchteten Stammes in Routine und Forschung gebräuchlich sind. Verwiesen sei hier auf die betreffenden Hand- und Fachbücher der Bakteriologie. Hier sollen lediglich diejenigen Arbeiten Berücksichtigung finden, die sich speziell mit bakteriologischen Fragen bei Coccodermia superficialis auseinandersetzen.

Im Gegensatz zu früheren Autoren (K. DOHI, SH. DOHI und LEWANDOWSKY) glaubt BARROW, daß die bei Staphylodermia superficialis gefundenen Staphylokokken sich von den bei anderen Staphylokokkenerkrankungen gefundenen unterscheiden. Nach seinen Untersuchungen gehörten die Staphylokokken bei Staphylodermia superficialis in 80% dem *Phagentyp 71* an. Da sich dieser Typ bei anderen Staphylokokkenerkrankungen nur zehnmal unter 2000 Stämmen fand, ist BARROW der Ansicht, daß dieser Typus besondere Eigenschaften besitzen müsse, die ihn dazu befähigen, auf der Haut das Bild der Staphylodermia superficialis hervorzurufen. Übrigens fanden auch PARKER u. Mitarb., daß 75% der gezüchteten Staphylokokken zu dem Phagentyp 71 gehören. SCHMIDT u. Mitarb. untersuchten 32 Fälle von Coccodermia superficialis. Bei $^2/_3$ der Patienten wurden Staphylokokken, die der *Bakteriophagengruppe II* angehörten, gefunden, zu der außer vier anderen auch der Phagentyp 71 zu rechnen ist. Die Untersuchungen

BARROWs konnten dadurch bestätigt werden. Ähnliche Ergebnisse erhielten BRUNDIN und LAURELL. HIEMCKE (1934) ging bezüglich der bei Streptodermia superficialis isolierten hämolysierenden Streptokokken mittels Bakteriophagentechnik (SCHWARTZMAN) der Frage nach, ob sich diese Erreger von *Streptokokken, die aus Erysipeln und aus Rachenabstrichen Scharlachkranker* isoliert worden waren, *unterscheiden* lassen.

Streptodermia superficialis- und Scharlach-Streptokokken wurden im Gegensatz zu den Erysipel-Streptokokken von den verwendeten Bakteriophagen nicht aufgelöst. Auch FRIEDBERG (1943) gelang es mit Hilfe von kulturellen und modernen *serologischen* Methoden nicht, grundlegende Unterschiede zwischen Streptokokken von Streptodermia superficialis-Fällen und den aus Rachenabstrichen isolierten Streptokokken aufzufinden.

## 6. Vorkommen, Häufigkeit, Epidemiologie

Man ist sich heute darüber einig, daß bei *Kindern* im Spielalter am häufigsten die Streptodermia superficialis auftritt, während bei *Erwachsenen* die Staphylodermia superficialis dominiert. Dies gilt besonders für die circinären Formen (ST. EPSTEIN, MARCHIONINI und ṢADAN TOR, FREYER, FELDMAN, SPRAFKE). ST. EPSTEIN fand, daß $^4/_5$ der Patienten mit Streptodermia superficialis Kinder sind. Bei Verteilung auf die *Geschlechter* fand STAUFFER bei seinen 2044 Patienten mit Coccodermia superficialis, daß in 62% der Fälle das männliche Geschlecht befallen war.

Bezüglich der *jahreszeitlichen Häufigkeit* sind nunmehr die bereits von JESSNER, DOHI und DORA FUCHS gemachten Erfahrungen, daß die Staphylodermia superficialis vorwiegend in den heißen Sommermonaten des Jahres, die Streptodermia superficialis in den Herbstmonaten am häufigsten auftritt, von DONOVAN, ŠIROKOV, ST. EPSTEIN, ASANO, BERGGREEN, MARCHIONINI und ṢADAN TOR, STAUFFER, PETZOLDT bestätigt worden.

Die *örtlich verschiedene Häufigkeit* der Coccodermia superficialis im allgemeinen und Staphylodermie bzw. Streptodermie im besonderen dürfte vorwiegend 1. auf klimatischen, 2. auf *epidemiologischen Besonderheiten* beruhen.

So ist in Ländern mit gemäßigtem Klima die prozentuale Häufigkeit annähernd gleich; dagegen steigen die Zahlen bei Übergang in subtropische und tropische Klimaten sprunghaft an (MARCHIONINI und ṢADAN TOR). Die lokale Verschiedenheit betrifft aber außer der Häufigkeit auch die Erregerart. So überwiegt durchschnittlich in Europa, insbesondere im westlichen Teil, und in den östlichen Ländern der Vereinigten Staaten die streptogene Form, in Japan und im mittleren Westen der USA die staphylogene (ST. EPSTEIN). Diese regionären Verschiedenheiten der Formen sind aber keineswegs obligat. Die Verhältnisse können sich am gleichen Ort umkehren und es kann aus epidemiologischen Gründen die an einem Ort bisher vorherrschende Form zumindest vorübergehend zahlenmäßig von der anderen übertroffen werden (SPRAFKE).

Die *Ursache für die besondere Häufigkeit der Pyodermien in den Sommer- und Herbstmonaten* wird von den einzelnen Autoren unterschiedlich interpretiert. MARCHIONINI und ṢADAN TOR kamen auf Grund ihrer Studien in Anatolien zu der Ansicht, daß dies auf eine *Verbesserung der Wachstumsbedingungen für die Erreger* auf der Haut zurückzuführen ist. Sowohl das UV-Licht als auch die hohe Umgebungstemperatur führen zu Veränderungen im Chemismus der Hautoberfläche, die — im Sinne einer Terrainbereitung — die Ansiedlung der Kokken begünstigen. Insbesondere bedingen diese Klimafaktoren in der Hautoberschicht eine Herabsetzung des Säure- und Diastasegehaltes, während der Zucker-, Calcium- und

Katalasegehalt eine Zunahme erfahren. Zusätzliche Faktoren sind, insbesondere in Zentralanatolien, *Staubreichtum* der Luft sowie starke Entwicklung der *Phlebotomen*, die über die Phlebotomen-Stichkrankheit die Übertragung begünstigen. Auch Stauffer führt den Anstieg der Kokkodermie in den Sommermonaten auf eine *Vermehrung* von *Insekten* wie Fliegen, Stechmücken und Wespen zurück. Einen zweiten Faktor sieht er allerdings noch, da der Gipfel mit der Reifezeit der meistverbreiteten Früchte zusammentrifft, in dem *vermehrten Genuß roher Früchte*. Als Grund für diese Eigentümlichkeit nimmt Roller, der ebenfalls alljährlich in der Zeit der Obsternte in Niederösterreich ein sprunghaftes Ansteigen der Coccodermia superficialis beobachten konnte, einen durch übermäßigen Obstgenuß verursachten relativen Chlormangel an.

Der reichliche Obstverzehr bedeute stoffwechselchemisch eine Belastung mit kochsalzarmer Flüssigkeit und organischen Säuren. Erfordert der Flüssigkeitsumsatz eine besondere osmotische Leistung, so belasten die organischen Säuren die Neutralitätsregulation. Bei beiden Vorgängen würden Cl-Ionen verbraucht, wobei für die Osmoregulation das Chlor als NaCl wirksam sei.

Jausion und Pagès schreiben das häufige Vorkommen im Sommer-Herbst der *Photosensibilisierung* zu. Der Höhepunkt des Auftretens der Streptodermia superficialis fällt nach Newman mit den streptogenen Infektionen im allgemeinen zusammen. Die *Kontagiosität*, die in der alten Bezeichnung Impetigo contagiosa zum Ausdruck kommt, wird insbesondere für die Streptodermia superficialis häufig überbewertet. Hier ist ein relativ enger Kontakt für die Übertragung notwendig. Aus diesen Gründen finden sich häufiger Epidemien in Familien und Kinderheimen als in Schulen (St. Epstein). Die *Staphylodermia superficialis* ist *wesentlich kontagiöser*; dies trifft besonders für die Staphylodermia superficialis bullosa neonatorum zu. Auf Grund jahrelanger Erfahrung kommt Flood zu der Auffassung, daß das *epidemische Auftreten* von oberflächlichen Kokkodermien *in Säuglingsheimen* als Kontaktinfektion, die von den Händen des Pflegepersonals ihren Ausgang nimmt, aufzufassen ist, wobei ein sporadischer Krankheitsfall in seiner Entstehungsweise meist nicht mehr aufgeklärt werden kann. Auch Farquharson u. Mitarb. machen für das Auftreten von Pyodermien in Kinderabteilungen die Mütter und das Pflegepersonal verantwortlich.

## 7. Komplikationen

Von *lokalen Komplikationen* bei Streptodermia superficialis ist die häufigste eine Anschwellung der regionären Lymphknoten. In seltenen Fällen kann es zur Abszedierung des Lymphknotens kommen (Connor u. Mitarb.). Nicolas u. Mitarb. sahen drei Patienten mit Streptodermia superficialis, in deren Verlauf sich Ulcerationen und Nekrosen einstellten (Impétigo gangréneux). Bei einem 5jährigen Knaben kam es nach Abklingen einer im Gesicht lokalisierten circinären Coccodermia superficialis an den ehemaligen Herden zum Auftreten zahlreicher, gruppiert angeordneter weißer Epithelcysten.

Von *allgemeinen Komplikationen* ist bei Streptodermia superficialis die wichtigste die echte, akute hämorrhagische *Glomerulonephritis*, die Catteruccia in 3,9% seiner 535 Fälle von Pyodermien bei Kindern beobachten konnte. Lindenstrauss berichtet über 15 Fälle von Nephritis bei oder nach Coccodermia superficialis. Elf von diesen Fällen wurden als echte Impetigonephritis aufgefaßt. Callaway und O'Rear sahen 73 Fälle kindlicher Glomerulonephritis, bei denen in 26 Fällen eine Impetigo contagiosa vorausgegangen war. *Urämische Erscheinungen* beobachtete Bergamini in einem von drei Fällen von Streptodermia superficialis mit Glomerulonephritis. Im Gegensatz zur streptogenen Form findet man bei der Staphylodermia superficialis nur sehr selten eine Anschwellung des regionären Lymphknotens. St. Epstein beobachtete gelegentlich eine *staphylogene Conjunctivitis*. Eine *Komplikation der Staphylodermia superficialis mit Furunkel ist ebenso selten wie die Komplikation der Streptodermie mit einem Erysipel*. St. Epstein sah unter mehreren hundert Fällen von Staphylodermie nur in drei Fällen Furunkel, in einem Fall ein Erysipel bei Streptodermie. Eine Nephritis bei oder nach Staphylodermia superficialis dürfte sehr selten sein.

# III. Staphylodermia superficialis bullosa neonatorum et infantum; Staphylodermia superficialis diffusa exfoliativa (Ritter von Rittershain)

## 1. Nomenklatur

Schon Tachau betont im Handbuch, daß die alten Bezeichnungen Pemphigus neonatorum und Dermatitis exfoliativa neonatorum (Ritter von Rittershain) nicht mehr Anwendung finden sollten. Sie stammen aus einer Zeit, in der die Ätiologie dieser Dermatosen noch nicht bekannt war und haben deshalb heute keine Daseinsberechtigung mehr. J. Jadassohn hat bekanntlich 1912 im Sinne einer ätiologisch-anatomischen Nomenklatur der Pyodermien anstatt der Bezeichnung Pemphigus neonatorum den Namen *staphylogenes Pemphigoid* der *Neugeborenen* und *Kinder*, kurz *Pemphigoid der Säuglinge* vorgeschlagen. *Diese Bezeichnung* hat sich wegen ihrer Prägnanz (Tachau) im Laufe der Jahre mehr und mehr eingebürgert, obwohl der Name Pemphigoid *nicht* als *ideal* bezeichnet werden darf, zumal man heute mit der Bezeichnung Pemphigoid oder pemphigoides sehr zurückhaltend ist. So hat z.B. das sog. *Alterspemphigoid* bzw. das *bullöse Pemphigoid* (Lever) oder die *Dermatitis pemphigoides* (Kogoj und Puretić) weder mikroskopisch-anatomisch noch ätiologisch Beziehungen zum Pemphigoid der Säuglinge. Die ähnliche Benennung könnte, wie seinerzeit bei der Impetigo simplex und contagiosa, zu Verwechslungsmöglichkeiten führen. Es wäre demnach auch hier vorteilhaft, wenn der Name Pemphigoid durch die ätiologisch-anatomische Bezeichnung Staphylodermia superficialis bullosa ersetzt würde. Im gleichen Sinne würde man die Dermatitis exfoliativa neonatorum, die lediglich eine sehr schwer verlaufende Staphylodermia superficialis bullosa darstellt, Staphylodermia superficialis diffusa exfoliativa nennen, um Verwechslungsmöglichkeiten z.B. mit der Dermatitis exfoliativa Wilson-Brocq und anderen exfoliativen Dermatitiden, auch der Erythrodermia desquamativa (Leiner), zu vermeiden.

## 2. Klinik und Histologie

Bezüglich der makroskopisch-klinischen Bilder der Staphylodermia superficialis bullosa (Abb. 5) und exfoliativa liegen neuere Erkenntnisse nicht vor. Klöckler beobachtete am 4. Lebenstag eines Säuglings, einen Tag vor Manifestwerden der Staphylodermia superficialis bullosa, eine Leukocytose von 134000 mit starker Linksverschiebung. Während die Zahl der Leukocyten im weiteren Verlauf der Erkrankung schnell zurückging, nahm bis zum Höhepunkt des Hautausschlages die Linksverschiebung zu (bis zu 8% Myeloblasten), um dann langsam zurückzugehen. Die Leukocytose und Hyperglobulie während der Erkrankung wurden auf eine besonders gute Reaktionsfähigkeit des Knochenmarks zurückgeführt.

Über die *Geschlechtsverteilung* der Staphylodermia superficialis bullosa sind kaum Mitteilungen vorhanden. Unter den 25 Fällen dieser Erkrankung, die Tappeiner in den Jahren von 1939—1945 an der Wiener Hautklinik beobachten konnte, waren 64% Mädchen. In den Jahren 1939, 1941 und 1945 wurden nur Mädchen davon befallen.

Die Staphylodermia superficialis diffusa exfoliativa tritt fast ausschließlich in der *Neugeborenenperiode*, am häufigsten in der 2. Lebenswoche auf. Sofern die Beobachtungen ältere Säuglinge und Kinder im Spielalter betraf, wurde die Richtigkeit der Diagnose einer Rittershainschen Krankheit bislang stets angezweifelt. Auch im neueren Schrifttum finden sich wieder Fälle, die einer genaueren Besprechung bedürfen.

Vaulx berichtet von einem 8 Monate alten Kind, bei dem unter Fieber zuerst im Gesicht, später an allen übrigen Körperstellen Eiterblasen aufgetreten sind. Nach deren Zerfall haben die Veränderungen das Bild einer ausgedehnten Verbrennung geboten. Blutübertragungen und Rubiazol führten nach 3 Wochen zur Abheilung.

Ebenfalls 8 Monate alt war das Mädchen, das Baize beobachten konnte. Über Nacht traten einige Bläschen um den Mund und am Kinn auf. Innerhalb von einem Tag Blasenausbruch an Hals, Oberkörper und Oberarmen. Am 2. Tag fließen die Blasen zu riesigen Gebilden zusammen, die dazwischenliegende Haut ist scharlachrot. Die Temperatur beträgt 38,5° C; Erbrechen und Durchfälle bestehen nicht. Nach weiterer Ausbreitung platzen die Blasen auf und lassen einen grauen, schmierigen Blasengrund sichtbar werden. Die Hauterscheinungen erinnern an eine Verbrennung 2. Grades. Bereits bei leichtem Druck löst sich die Epidermis ab. Lunge, Leber und Milz sind palpatorisch, auskultatorisch und perkutorisch ohne Befund. Nach Anwendung eines Azofarbstoffes war das Kind nach 7 Tagen fieberfrei, 3 Wochen später ausgeheilt. Baize ist sich im Hinblick auf das Alter des Kindes der Besonderheit seines Falles bewußt, kommt jedoch,

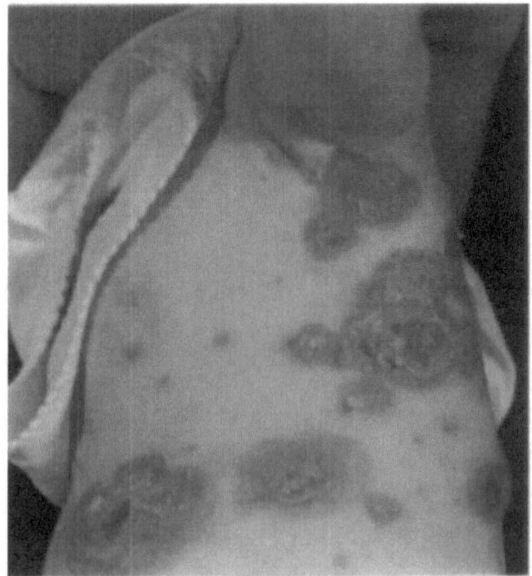

Abb. 5. Staphylodermia superficialis bullosa neonatorum et infantum

obwohl er alle differentialdiagnostischen Möglichkeiten gegeneinander gewissenhaft abwägt, zu dem Schluß, daß es sich tatsächlich um eine Rittershainsche Krankheit gehandelt habe.

Im Gegensatz dazu ist sich Budde bei der Mitteilung einer „*Streptokokkensepsis unter dem Bild einer Dermatitis exfoliativa*" selbst darüber im klaren, daß dieses Krankheitsbild nicht zur echten Staphylodermia superficialis exfoliativa gehört. Die Erkrankung begann mit einem morbilliformen Exanthem, dem eine Woche später ein urticariaähnliches folgte. An den ausgedehnt befallenen Stellen löste sich alsdann die Haut auf den geringsten Druck ab, so daß an mehreren Stellen das nässende und ödematös infiltrierte Corium freilag. In den postmortal aus dem Blut durch Herzpunktion angelegten Kulturen ließen sich hämolysierende Streptokokken in Reinkultur züchten.

In der *Histologie* der Blasen unterscheiden sich Staphylodermia superficialis bullosa und exfoliativa nicht von der Staphylodermia und Streptodermia superficialis. Es handelt sich stets um eine subcorneale Blase.

## 3. Diagnose und Differentialdiagnose

Differentialdiagnostisch kommen in erster Linie in Betracht: *Konnatale pemphigoide Syphilis, Erythema exsudativum multiforme, bullöse Arzneimittelexantheme, Epidermolysis bullosa hereditaria simplex und Erythrodermie ichthyosiforme congénitale*. Auf ihre Differentialdiagnose wird bei Tachau im Handbuch neben der ätiologisch und pathologisch noch nicht geklärten *Erythrodermia desquamativa Leiner* und dem *Pemphigus vulgaris* sowie der *Dermatitis herpetiformis Duhring im Säuglingsalter*, die besonderer Erwähnung bedürfen, ausführlich eingegangen. Tappeiner stellt bezüglich Differentialdiagnose Staphylodermia superficialis

Tabelle 2. *Differentialdiagnose der Staphylodermia superficialis bullosa neonatorum, der Staphylodermia superficialis diffusa exfoliativa und der Erythrodermia desquamativa* (nach TAPPEINER)

| Staphylodermia superficialis | | Erythrodermia desquamativa (LEINER) |
|---|---|---|
| a) bullosa | b) exfoliativa (RITTERSHAIN) | |
| Bei Neugeborenen, seltener bei älteren Kindern | Beginn meist 2. Lebenswoche | Auftreten zwischen 4. und 8. Lebenswoche |
| Blasen auf normaler oder leicht geröteter Haut | Blasenbildung auf primärem Erythem und Ödem | keine Blasenbildung |
| Platzen und Eintrocknen der Blasen | rasche Exfoliation | blätterteigartige Schuppung |
| Blasengrund entzündlich rot, nässend | Blasengrund dunkelrot, nässend | gelblichrot, ohne Nässen |
| Keine Prädilektionsstellen | Beginn meist perioral und im Gesicht | Beginn häufig am Kopf |
| Nikolsky negativ | Nikolsky positiv | Nikolsky negativ |
| Palmae, Plantae frei | Palmae, Plantae befallen | Palmae, Plantae häufig befallen |
| Akuter Verlauf | akuter Verlauf | subakuter-chronischer Verlauf |
| Allgemeinbefinden nicht wesentlich gestört | meist keine Allgemeinerscheinungen, manchmal Verdauungsstörungen | zunehmender Verfall, Ödeme, gastro-intestinale Störungen |
| Ätiologie: Staphylokokken | Ätiologie: Staphylokokken | Ursache unbekannt |
| Prognose meist günstig | Prognose zweifelhaft | häufig infaust |
| Häufig endemisch | häufig endemisch | nicht kontagiös |

bullosa und exfoliativa einerseits und Erythrodermia desquamativa Leiner andererseits folgende Charakteristika zusammen (Tabelle 2).

Obwohl, wie schon TACHAU betont und aus der Tabelle 2 zu ersehen ist, die klinischen Unterschiede eine Abgrenzung der einzelnen Dermatosen ohne weiteres ermöglichen, kommen COLE jr. u. Mitarb. an Hand des Schrifttums (außer den Originalarbeiten von RITTER VON RITTERSHAIN und LEINER sind europäische Arbeiten jüngeren Datums nicht berücksichtigt) und Untersuchungen an drei Fällen von Rittershainscher Krankheit und einem Fall von Leinerscher Krankheit zu der Auffassung, daß diese Krankheiten wegen der klinischen Ähnlichkeit und des Fehlens kennzeichnender, feingeweblicher Unterschiede miteinander identisch seien. Die Erythrodermia desquamativa wird als eine subakute Form der Rittershainschen Krankheit dargestellt. Beide Krankheiten seien Staphylokokkeninfektionen, wobei als disponierender Faktor ein Vitamin B-Mangel angenommen wird. In der dem Bericht angeschlossenen Diskussion tritt jedoch M. B. SULZBERGER mit sehr exakten Daten für eine strenge Trennung beider Krankheiten ein.

Ob *Pemphigus vulgaris* und *Dermatitis herpetiformis Duhring im frühen Kindesalter* (Pemphigus juvenilis) vorkommen, ist umstritten; in der Neugeborenenperiode werden sie wohl überhaupt nicht beobachtet. Unseres Wissens liegen keine Angaben darüber vor, daß — sollte es wirklich einen juvenilen Pemphigus und eine juvenile Dermatitis herpetiformis geben — diese schon in den ersten Tagen bzw. Wochen nach der Geburt auftreten. Im übrigen dürfte es, seitdem insbesondere durch CIVATTE, LAPIÈRE und LEVER als Differentialkriterium des Pemphigus vulgaris und seiner Varianten die degenerative suprabasale bzw. intragranuläre *Acantholyse* erarbeitet wurde, möglich sein, die fragliche Existenz des juvenilen Pemphigus im negativen oder positiven Sinne einer Klärung zuzuführen.

Zur *Unterscheidung zwischen Staphylodermia, Pemphigus und Dermatitis herpetiformis sind zu beachten:* 1. die morphologisch-klinischen Merkmale, 2. der mikroskopische Befund (Lage der Blase: bei Staphylodermie subcorneal; bei Pemphigus suprabasale bzw. intragranuläre acantholytische Spaltbildung; bei Dermatitis herpetiformis subepidermal), 3. das bakteriologisch-kulturelle Ergebnis.

# 4. Ätiologie und Pathogenese

Die seit langem und von der Mehrzahl der Autoren (s. bei TACHAU) vertretene Ansicht, daß die Staphylodermia superficialis bullosa und diffusa exfoliativa durch Staphylococcus aureus hervorgerufen wird, wurde weiter von HIEMCKE, HART, SILVESTRI, KRAG ANDERSEN, SPAREVOHN und TAPPEINER untermauert, so daß heute als absolut gesicherte Tatsache anzusehen ist, daß der *Staphylococcus aureus der Erreger* ist. Die schon früher nur noch vereinzelt diskutierte Frage, ob auch *Streptokokken* diese beiden Dermatosen hervorrufen können, darf heute im negativen Sinne beantwortet werden. Lediglich ADAMSON erwägt theoretisch, ohne sich auf eigenes Untersuchungsmaterial stützen zu können, ob die Staphylokokken nicht erst sekundär einwandern und dann die ursächlichen Streptokokken überwuchern. Daß dies sehr wahrscheinlich nicht möglich ist, haben die auf S. 90 erwähnten Impfversuche von BIZZOZERO gezeigt.

Insbesondere von pädiatrischer Seite wird die einheitliche Ätiologie der Staphylodermia superficialis bullosa und diffusa exfoliativa immer wieder einmal angezweifelt, wobei für die Rittershainsche Krankheit in erster Linie an ein (dermatropes) *Virus* als Erreger gedacht wird (ARIZTIA, STEINMAURER, REUSS, FREYER). Jedoch ist für diese Hypothese bislang kein eindeutiger Beweis erbracht worden. STEINMAURER will fluorescenzmikroskopisch und im mit Viktoriablau gefärbten Blasenausstrich „Elementarkörperchen" wie bei Varicellen nachgewiesen haben. Weiterhin berichtet er, daß es ihm gelungen sei, mit einem Blasenflüssigkeitsfiltrat von einer Rittershainschen Krankheit (Berkefeld-Filter) bei zwei gesunden Kindern nach intracutanen Injektionen Blasen zu erzeugen. Diese Ergebnisse sind bislang nicht bestätigt worden. Einen anderen Beweis für die Virusätiologie oder maßgebliche Virusbeteiligung der Rittershainschen Krankheit wollen einige Autoren darin erblicken, daß Bayer 205 (Germanin) bei dieser Dermatose wie beim Pemphigus vulgaris (bei dem eine Virusätiologie ebenfalls vermutet wird) eine günstige Wirkung ausüben würde (ARIZTIA, REUSS, STEINMAURER).

Dagegen ist zu bemerken, daß 1. bislang keine eindeutigen Beweise dafür vorliegen, daß der Pemphigus vulgaris oder seine Varianten durch ein Virus hervorgerufen werden (MARCHIONINI und NASEMANN) und 2. beeinflußt Bayer 205 bekanntlich therapeutisch günstig eine Reihe von Dermatosen völlig verschiedener Genese: Pemphigus vulgaris, Dermatitis herpetiformis, Herpes simplex, Staphylodermia bullosa, Epidermolysis bullosa, die als gemeinsames Charakteristikum lediglich Blasenbildung aufweisen. So kann seine Wirkung hier wohl nur symptomatisch (über das Hyaluronsäure-Hyaluronidasesystem?), nicht aber kausal sein.

Bezüglich *Pathogenese* sind seit der erschöpfenden zusammenfassenden Darstellung von TACHAU im Handbuch keine wesentlich neuen Gesichtspunkte in der Literatur mitgeteilt worden. Die Frage der *hämatogenen* (diaplacentaren) *Infektion,* die dann als *konnatale* (nicht syphilitisch) *bullöse Staphylodermie* zu bezeichnen wäre, ist auch heute noch nicht endgültig beantwortet. Schon TACHAU hat, obwohl damals 33 Fälle beschrieben worden sind, an der Existenz dieser konnatalen Rittershainschen Krankheit sehr gezweifelt. Mit der Verfeinerung der Untersuchungsmethoden, insbesondere auch der serologischen auf Lues, ist es sehr ruhig um diese Frage geworden. Lediglich BROCHIER und ROUSSET sowie GALÁN und MESTRE berichten über je einen Fall von „*Pemphigus epidemicus congenitalis".*

Das Kind der ersteren sei mit großen Blasen an Gliedern und Gesäß bei völliger Aussparung der Hände und Füße auf die Welt gekommen. Aus den Blasen konnte Staphylococcus albus gezüchtet werden. Neben Fieber stellte sich Cyanose ein, schließlich erfolgte Exitus im Kollaps. Die Mutter hatte am Ende der Schwangerschaft ein sehr ausgedehntes Panaritium, das nur durch eine verstümmelnde Operation zur Heilung gebracht werden konnte. Auch Galán und Mestre sahen das intrauterine Auftreten einer Staphylodermia superficialis diffusa exfoliativa. Lues und Rh-Inkompatibilität waren auszuschließen. Mehrfach mit Blaseninhalt angelegte Kulturen blieben allerdings steril. Nach 20 Tagen waren unter der Behandlung mit Penicillin-Streptomycin und ACTH die Erscheinungen völlig abgeheilt. Gokinaeva fand, daß 22 Säuglinge mit Staphylodermia superficialis bullosa im Gegensatz zu gesunden Säuglingen sehr stark auf Staphylokokkenserum reagierten.

## 5. Bakteriologie und Epidemiologie

Bei der bakteriologischen Untersuchung verschiedener Epidemien von Staphylodermia superficialis bullosa glaubt Krag Andersen als Erreger dieser Staphylodermie einen ganz bestimmten Staphylokokkentypus festgestellt zu haben, der sich einerseits in Nasen- und Rachenabstrichen sowie im Blaseninhalt der kranken Kinder, andererseits in den Nasen- und Rachenabstrichen der betreffenden Mütter und des Pflegepersonals fand. Der Unterschied von anderen Staphylokokken trat nur in Agglutinations- und Komplementbindungsversuchen sowie im Verhalten zu Kaninchenblut zutage, das vom Staphylokokkentyp dieser Dermatose nicht hämolysiert wurde, im Gegensatz zu anderen Staphylokokken, die Kaninchenblut mehr oder weniger stark hämolysierten. Die Verfasserin schließt daraus, daß die Staphylodermia superficialis bullosa der Neugeborenen und Kinder durch einen *besonderen Staphylokokkentypus* hervorgerufen wird. Sparevohn bestätigte diese Ergebnisse von Krag Andersen. Bei einer 40 Kranke zählenden Epidemie von Staphylodermia superficialis bullosa wurden in sämtlichen 40 Fällen Reinkulturen dieses „speziellen" Staphylokokkenstammes gefunden. Im Nasenabstrich fand er sich in 58%, im Rachenabstrich in 56% der kleinen Patienten. Die Mütter der Kinder zeigten in Nasenabstrichen in 23%, im Rachenabstrich in 6% diesen Staphylokokkentypus. Beim Pflegepersonal (90 Angestellte) konnte er nur neunmal nachgewiesen werden.

Bei der Staphylodermia superficialis bullosa und diffusa exfoliativa handelt es sich oftmals um eine *exogene Infektion*. Die *Ermittlung der Infektionsquelle* bei der En- oder Epidemie wird daher mit besonderer Sorgfalt zu erfolgen haben. Die *Infektion kann erfolgen: 1. durch eitrige Prozesse beim Kranken selbst, 2. durch Mittelspersonen, 3. durch unbelebte Gegenstände.*

Neuere epidemiologisch-bakteriologische Untersuchungen haben gezeigt, daß die *Hauptinfektionsquelle* der oberflächlichen Staphylodermie der Neugeborenen und Kinder, was früher noch als sehr zweifelhaft angesehen worden ist (Tachau), tatsächlich beim *Pflegepersonal* (Ärzte, Schwestern, Hebammen) zu suchen ist. Dabei geht die Infektion nicht so häufig von Pyodermien des Pflegepersonals aus (Bergstrand, Elliot u. Mitarb., Gokinaeva), sondern vielmehr von Bakterienträgern unter dem Pflegepersonal. Bei vielen En- und Epidemien hat man im *Nasen-Rachenraum* einzelner Pflegepersonen mehr oder minder zahlreich Staphylococcus aureus gefunden (Lubczynski, Silvestri, Brandstrup und Poulsen, Kronig, Allison und Hobbs, Forfar u. Mitarb., Rountree u. Mitarb., Clarke u. Mitarb., Baldwin u. Mitarb.). Barber u. Mitarb. untersuchten bei einer Staphylodermia bullosa-Epidemie in einer Entbindungsanstalt das Pflegepersonal und fanden bei 68% des Personals Staphylococcus aureus auf den Händen oder im Nasen-Rachenabstrich. Vergleichswerte, die bei dem Personal eines Warenhauses gewonnen wurden, zeigten, daß sich darunter nur 33% Staphylokokkenträger fanden. Im Gegensatz zu den penicillin-resistenten Erregern, die aus der Entbindungsanstalt stammten, waren die aus dem Warenhaus penicillin-empfindlich.

GILLESPIE u. Mitarb. beobachteten eine Staphylodermia bullosa-Epidemie, wobei sich im Blasenausstrich der meisten Säuglinge ein Staphylokokkenstamm vom Phagentyp 71 fand. Als Quelle der Infektion wurde eine Schwester angesehen, bei der im Nasenabstrich der gleiche Stamm gefunden wurde und die 3 Jahre vorher eine Staphylodermia superficialis gehabt hatte.

Daß die Epidemien tatsächlich von den gesunden Bakterienträgern unter dem Personal ihren Ausgang nehmen, wurde von BRANDSTRUP und POULSEN deshalb für sehr wahrscheinlich gehalten, weil nach Ausschaltung der Bakterienträger schlagartig neue Krankheitsfälle nicht mehr auftraten. DENTON u. Mitarb. fanden bei einer Epidemie, daß das ganze Klinikpersonal Träger des für die Epidemie verantwortlichen Staphylococcus vom Phagentyp A war.

Gegenüber diesen zahlenmäßig weit im Vordergrund stehenden Infektionsquellen treten andere Möglichkeiten offenbar zurück; naturgemäß sind aber Staphylokokkeninfektionen beim kranken Kind selbst, insbesondere *Schnupfen* (HART, ALLISON und HOBBS), *Nabelinfektionen* (YAMAGUCHI) sowie eine *Pyodermie oder Mastitis der Mutter* (HART, SILVESTRI, ISBISTER u. Mitarb. u. a. m.) ebenfalls von Bedeutung.

## 6. Komplikationen

Der Verlauf der Staphylodermia superficialis bullosa der Neugeborenen und Kinder ist in der Regel gutartig. Das Allgemeinbefinden der Kinder ist in leichten oder mittelschweren Fällen nicht wesentlich gestört. Komplikationen sind bei einwandfreier Pflege sehr selten. Als relativ harmlos sind anzusehen die allerdings ziemlich häufig auftretenden eitrigen *Conjunctivitiden*, *Schweißdrüsenabscesse*, *Eiterungen am noch nicht verheilten Nabelstumpf* und Infektionen der Mundschleimhaut mit Candida albicans (TAPPEINER).

Von den ernsten Komplikationen ist in erster Linie der Übergang in die schwerere, exfoliative oberflächliche Staphylodermie zu nennen. Als weitere, in ihrem Verlauf sehr tückische und prognostisch als ernst anzusehende Komplikationen sind Eiterungen in den inneren Organen im Gefolge der Staphylodermia superficialis bullosa. PAKULA u. Mitarb. und FORFAR u. Mitarb. beschrieben Fälle von *Staphylokokkensepsis* bei oberflächlichen Pyodermien. BEBRÉ u. Mitarb. berichten von *Abscessen in der Lunge*, die im Anschluß an diese Staphylodermieform bei sieben Säuglingen aufgetreten waren, wovon zwei Säuglinge starben. Andere Beobachtungen über das schwere Krankheitsbild der im Gefolge einer Staphylodermia bullosa auftretenden Lungenabscesse und Pleuraempyeme stammen von GUTHRIE und MONTGOMERY, BERNHEIM und GAILLARD, CHAPTAL u. Mitarb., MURALT. RICHARZ und MARGET, die im Gefolge einer oberflächlichen Pyodermie außer abszedierenden Pneumonien, Phlegmonen, Abscesse, Osteomyelitiden sowie septische Krankheitsbilder sahen, sind der Ansicht, daß diese Komplikationen als hämatogene Streuung, von der oberflächlichen Pyodermie ausgehend, aufzufassen sind. Die Komplikationen entfielen fast gänzlich auf die Kinder, die in Krankenhäusern entbunden wurden. Von sechs Kindern mit staphylogenen Lungenabscessen starben drei.

## 7. Vorkommen, Mortalität, Prophylaxe

Bezüglich der jahreszeitlichen Verteilung der Staphylodermia superficialis bullosa und diffusa exfoliativa finden sich im Handbuch keine, in der neueren Literatur nur vereinzelte Angaben. SILVESTRI konnte eine deutliche *Häufung in der heißen Jahreszeit* feststellen. Er führt diese Tatsache darauf zurück, daß die pathogenen Eigenschaften der Staphylokokken im Sommer größer seien. TAPPEINER

beobachtete bei einer Zusammenstellung der Fälle der Jahre 1939—1945,
daß die Erkrankung nur in den Jahren 1939 und 1940 fast ausschließlich in den
*Sommermonaten* aufgetreten war. Bei Berücksichtigung der Gesamtzahl der
24 Fälle von Staphylodermia superficialis bullosa und des einen Falles von
exfoliativa fielen 15 Fälle in die Monate Juni, Juli, August, September, die restlichen 10 in die Monate Januar (1), Februar (1), April (1), Oktober (3), November
(3), Dezember (1). Vergleicht man diese Zahlen mit der Staphylodermia superficialis, die bekanntlich ihren Jahresgipfel in den Sommer- *und* Herbstmonaten
hat, so zeigt sich, daß nicht weniger als 21 von den 25 Fällen in diesen Jahreszeiten
auftraten. Dies dürfte ein weiterer Hinweis dafür sein, daß die Infektionsmöglichkeit der Neugeborenen mit der Häufigkeit oberflächlicher Pyodermien
zunimmt. Die *Mortalität* wird von HAXTHAUSEN für Dänemark für die Jahre
1931—1938 bei Staphylodermia superficialis bullosa mit durchschnittlich 9,2%
angegeben. Bei dem Material von TAPPEINER betrug die Mortalität 8,3%. Hat
schon die Einführung der Asepsis zu einer wesentlichen Abnahme der Krankheits-
zahlen geführt, so sind durch den weiteren Ausbau und die Verfeinerung der Hygiene
in Entbindungs- und Säuglingsheimen derartige Krankheiten auf ein Mindestmaß
gesunken. Einen wesentlichen Anteil daran hat nicht zuletzt die zielbewußte
*Prophylaxe* gewonnen, wie Meldepflicht der Hebammen, sofortige Aufdeckung
und Ausschaltung der Infektionsquelle, insbesondere Untersuchung und Überwachung des Pflegepersonals, Fernhalten von Personen mit Pyodermien gleich
welcher Art und gegebenenfalls strenge Isolierung von Mutter und Kind. Schließlich berichten noch HOLZBACH und KRONIG über ausgezeichnete prophylaktische
Erfolge nach „aktiver Immunisierung", die sofort nach der Geburt durch intracutane Injektionen einer polyvalenten Staphylokokkenvaccine vorgenommen
worden ist.

## IV. Therapie der epidermalen Pyodermien

In der äußerlichen Therapie der oberflächlichen Pyodermien hat sich im Prinzip und in der Methodik ihrer Durchführung gegenüber der Darstellung, wie sie
uns JESSNER im Handbuch schildert, nichts geändert: „Es kommt hier immer
wieder darauf hinaus: falls Blasen vorhanden sind, diese abzutragen, falls — wie
zumeist — die Affektionen schon krustös sind, die Krusten zu entfernen und
Blasen- bzw. Krustengrund zu desinfizieren und zu bedecken; daneben durch Desinfektion und eventuelle Abdeckung der gesunden Haut die Weiterverbreitung zu
verhindern. Welche Art von Desinfiziens man wählt, welche Pasten oder Pinselungen man zur Be- und Abdeckung verwendet, ist sicher recht unerheblich, die
Hauptsache ist die Sorgfältigkeit der Behandlung ..." Während als bewährtes
Mittel zur Entfernung der Krusten nach wie vor 5—10% Salicylvaseline oder
Salicyl-Diachylonsalbe Verwendung findet, sind die früher gebräuchlichen Desinfizientien, insbesondere Quecksilber- und Zinnober-haltige Salben, Greifswalder
Blau, Gentianaviolett u.a.m., heute weitgehend durch antibioticahaltige Salben
und Puder verdrängt. Dabei soll man sich zur Regel machen, nur solche Antibiotica zur äußeren Behandlung zu verwenden, die entweder parenteral oder
enteral nicht applizierbar sind (wie z.B. Bacitracin, Tyrothricin, Xanthocillin
usw.) oder von vornherein praktisch keine Sensibilisierungspotenz besitzen, wie
das bei den Tetracyclinen der Fall ist. Besondere Erwähnung bedarf die Staphylodermia superficialis bullosa neonatorum bzw. diffusa exfoliativa noch deshalb, weil
ausgedehnte Veränderungen im Säuglings- und Kleinkindalter u.U. auch eine
innerliche, *gezielte* antibiotische Behandlung erforderlich machen, wobei der immer
weiter ansteigenden Penicillinresistenz, insbesondere in Krankenhäusern und

Säuglingsabteilungen, in der Wahl des Antibioticums Rechnung zu tragen ist. Mit Breitspektrumantibiotica sollten Säuglinge allerdings nicht über längere Zeiträume behandelt werden, um die lebensnotwendige Bifidusflora nicht zu gefährden. Bei ausgedehnten exfoliativen Erscheinungen wird man zusätzlich Corticosteroide verabreichen.

# B. Epidermal-dermale Pyodermien

## I. Staphylodermia follicularis superficialis; Folliculitis staphylogenes

### 1. Klinik, Histopathologie, Ätiologie, Pathogenese, Differentialdiagnose

Unter Staphylodermia follicularis superficialis verstehen wir eine staphylogene Folliculitis, die von der Staphylodermia Bockhart scharf abzutrennen ist. Wir sind auf die Bockhartsche Staphylodermia oben deshalb näher eingegangen, weil diese sehr häufig als alleinige staphylogene Entzündung des Follikels bzw. des Follikelostiums angesehen wird, wodurch Verwechslungsmöglichkeiten mit der Folliculitis simplex disseminata entstehen. Die Staphylodermia Bockhart ist, wie BOCKHART auf Grund seiner Selbstversuche eindeutig beweisen konnte und dies auch herausstellte, eine flache, subcorneal gelegene Pustel, die am Ausgang des Follikels (Perifolliculitis), am Ausgang der Schweißdrüsen (Periporitis) oder unabhängig von den Anhangsgebilden der Haut lokalisiert sein kann. In diesem Sinne gebrauchen wir für die Follikulitiden, da sie nur durch Staphylokokken hervorgerufen werden, die Bezeichnung Staphylodermia follicularis. Das weitere Adjektiv superficialis soll zum Ausdruck bringen, daß es sich hier um eine oberflächlichere (jedoch nicht ausschließlich epidermale) Infektion handelt, im Gegensatz zur tiefen, nekrotisierenden Follikulitis, die Furunkel genannt wird (Staphylodermia follicularis profunda [necroticans]). Die Staphylodermia follicularis superficialis (Folliculitis staphylogenes) unterscheidet sich von der perifollikulär angeordneten Pustel der Staphylodermia Bockhart wesentlich. Bei letzterer sitzt die *plateauartig* flache, von einem im Hautniveau gelegenen schmalen roten Hof umgebene Pustel als solche lediglich der Haut auf, während die spitze Pustel der Folliculitis staphylogenes einem etwa stecknadelkopfgroßen, derben, geröteten und schmerzhaften Knötchen aufsitzt, wodurch eine *Papulo-Pustel* entsteht. Dieser bereits makroskopisch-klinisch deutliche Unterschied kommt insofern auch mikroskopisch zum Ausdruck, als die Pustel bei der Staphylodermia Bockhart ausschließlich subcorneal und gegebenenfalls perifollikulär (ostiofollikulär) lokalisiert ist, während sich bei der Pustel der Folliculitis staphylogenes eine intrafollikuläre, im Bereich des sackartig erweiterten Follikelostiums liegende (unter anderen GANS-STEIGLEDER) und bis zur Einmündung der Talgdrüsen reichende Leukocytenanhäufung findet. Außerdem aber besteht im Gegensatz zur Staphylodermia Bockhart und dem klinischen Bild der *Papulo-Pustel* entsprechend eine mehr oder minder starke leukocytäre perifollikuläre Infiltration, die verschieden weit in die Cutis hinein- und hinabreicht, wodurch sich Übergänge zum Furunkel ergeben. Die Farbe des Eiters ist bei der Staphylodermia Bockhart mehr weißlich, bei der Folliculitis mehr gelblich-grünlich. Die Pustel der Staphylodermia follicularis superficialis wird *stets* von einem Haar durchbohrt, die der Staphylodermia superficialis Bockhart *kann* von einem Haar durchbohrt werden.

In einzelnen Fällen zeigt die Staphylodermia follicularis superficialis, bedingt durch Lokalisation und besondere Eigentümlichkeiten im Bereich des Integuments verschiedene Formen bzw. ist durch bestimmte Merkmale charakterisiert, wobei es bei einzelnen Formen, worauf noch einzugehen sein wird, noch immer fraglich ist, ob sie überhaupt oder ausschließlich auf eine Infektion mit Staphylokokken zurückzuführen sind.

1. Bei der **Folliculitis simplex disseminata** finden sich die Efflorescenzen wahllos über große Teile des Körpers verstreut, wobei Rumpf und insbesondere die Rückenpartien bevorzugt befallen werden. Während sich die älteren Papulo-Pusteln zurückbilden, erscheinen immer wieder neue. Provozierend wirken stärkeres Schwitzen sowie dauernde Reibung in Verbindung mit Staub und Schmutz. Nicht allzuselten tritt diese Form der staphylogenen Follikulitis in Seebädern auf, wo sie durch das auf der Haut angetrocknete Meerwasser in Verbindung mit Sand entsteht. *Differentialdiagnostisch* sind bei Brust- und Rückenlokalisation lediglich Acne-Pusteln auszuschließen. Bei Negerkindern beobachteten IRGANG und ALEXANDER in der ersten Lebenswoche eine aus stecknadelkopf- bis erbsengroßen Papulo-Pusteln bestehende oberflächliche Follikulitis, aus denen Staphylococcus albus isoliert werden konnte.

2. Der Beschreibung der **Folliculitis barbae** von TACHAU im Handbuch ist bezüglich Klinik, Histologie und Differentialdiagnose nichts hinzugefügt worden.

Die Bezeichnung Sykosis (abgeleitet von σῦκον = Feige) (vera, barbae, simplex oder non parasitaria) ist früher gebraucht worden für Affektionen, deren Elemente das Aussehen einer wohl aufgebrochenen Feige haben sollen. Dies mag annähernd zutreffen für die Trichophytia profunda der Bartgegend (sog. Sykosis parasitaria), jedoch nicht für die Folliculitis barbae. Es wäre deshalb empfehlenswert, wenn der Name Sykosis nicht mehr gebraucht würde, da er keine Daseinsberechtigung mehr hat. Zumindest aber sollte die Bezeichnung Sykosis non parasitaria ausgemerzt werden.

Als *perforierende Follikulitis der Nase* wird eine ungewöhnlich tiefe Follikulitis der Vibrissae im Bereich der Nasenflügel besonders erwähnt (SREBNY, PILLSBURY, SHELLEY und KLIGMAN). Die Primärefflorescenz ist, wie bei der gewöhnlichen Folliculitis, eine oft sehr schmerzhafte Papulo-Pustel. Das Besondere im Verlauf dieser staphylogenen Infektion besteht darin, daß der Prozeß beim Fortschreiten in die Tiefe den ganzen Nasenflügel durchwandert und sich schließlich als Papulo-Pustel an der Hautoberfläche zeigt.

Als wichtigste *auslösende Ursache*, insbesondere für die Folliculitis barbae der Oberlippe, gelten auch heute noch akute oder mehr noch chronische *Erkrankungen der Nasenschleimhaut* bzw. *Nasennebenhöhlen* (BUISSON, NOGUER-MORÉ). Die Bedeutung der chronischen nasalen Staphylokokken-Infektionen in der Ätiologie der Folliculitis barbae, aber auch der Furunkulose wird unterstrichen durch die serologischen und durch Phagen-Typisierung gewonnenen Ergebnisse, die unter anderen insbesondere von MILES u. Mitarb., HOBBS u. Mitarb., VALENTINE und HALL-SMITH, TULLOCH erarbeitet worden sind. Bezüglich der *Ätiologie der Folliculitis barbae* besteht Einigkeit darüber, daß der Erreger dieser Krankheit des Follikels der *Staphylococcus aureus* ist. Die Ansicht, daß die Folliculitis barbae außerdem primär durch *Hefen* hervorgerufen werden könne (RISCHIN, BENEDEK, SYLVEST) wurde neuerdings durch C. SCHIRREN und RIETH experimentell gesichert. Diese Autoren beobachteten zwei Fälle von Folliculitis barbae, bei denen aus Schuppen und Haaren Reinkulturen von *Candida albicans* gewonnen werden konnten. Der Nachweis der Humanpathogenität wurde durch zwei Selbstversuche insofern erbracht, als 6 Tage nach Aufbringen bzw. Einreiben von Candida albicans-Kulturmaterial auf die Streckseite des Unterarmes eine eindeutige Follikulitis auftrat. Die Autoren sind der Meinung, daß damit der Beweis primär Candida-bedingter Follikulitiden, die erst sekundär bakteriell superinfiziert werden, erbracht sei. Zur *Pathogenese* der Follikulitiden ganz allgemein

nehmen BIZZOZERO und LEONE an Hand eigener experimenteller Untersuchungen
Stellung. Werden mit einer reichlich Staphylokokken enthaltenden Aufschwemmung getränkte Gazekompressen auf die Haut *aufgelegt,* so entstehen keine
Follikulitiden, wohl aber, wenn die Keimsuspension auf epilierter wie nicht epilierter Haut *eingerieben* wird. Es spielt also der den Follikel abschließende Hornpfropf eine schützende Rolle. Da sich bei Personen mit Follikulitiden durch Einreiben von Staphylokokken eine bedeutend höhere Zahl von Follikulitiden erzeugen
ließ als bei gesunden, vermuteten BIZZOZERO und LEONE, daß bei der Entstehung
der Follikulitiden ein allergischer Zustand der Haut in erheblichem Maße mit

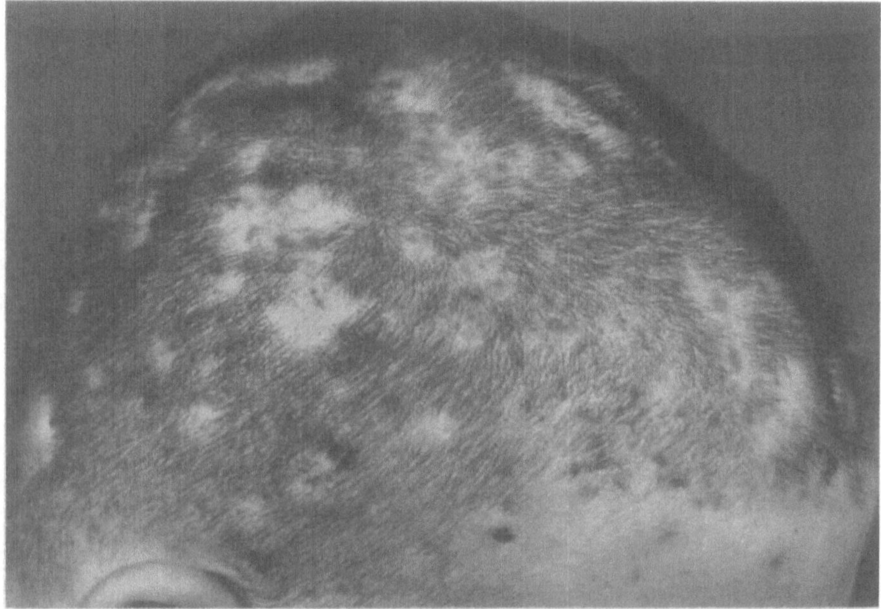

Abb. 6. Folliculitis decalvans

spielen müsse, daß daneben aber sicher weitere, heute noch nicht identifizierbare
Faktoren beteiligt seien.

3. Der Beschreibung der seltenen **Folliculitis decalvans** (BROCQ) (Folliculite
épilante et déstructive [QUINQUAUD]) von GALEWSKY ist nichts hinzuzufügen
(Abb. 6). — Daß die Krankheit auch andere behaarte Körperstellen wie Achselhöhlen und die Schamgegend befallen kann, zeigt der von BOGG beschriebene Fall.
BINAZZI beschreibt je einen Fall von Folliculitis decalvans und Folliculitis sykosiformis atrophicans; seiner Ansicht, daß die makroskopisch-klinischen Erscheinungsbilder zusammengehörten und daß die morphologischen Verschiedenheiten
lediglich durch bestimmte, noch unbekannte Faktoren bedingt seien, ist nicht
zuzustimmen. Die *Ätiologie der Folliculitis decalvans* ist bis heute nicht eindeutig
geklärt. Die schon von BROCQ als Erreger bezeichneten Staphylokokken wurden
auch von SAKURANE und FORMAN nachgewiesen. Die Mißerfolge der gegen
Staphylokokken gerichteten therapeutischen Maßnahmen haben allerdings stets
an der staphylogenen Ätiologie der Folliculitis decalvans Zweifel aufkommen
lassen. Die *Differentialdiagnose* hat in erster Linie alle mit fleckförmigem Haarausfall einhergehenden Dermatosen zu berücksichtigen, wie Lichen ruber, Erythematodes chronicus, Lupus vulgaris, Alopecia areata, Pseudopelade Brocq.

4. Auch bei der **Folliculitis sykosiformis atrophicans** (capillitii, barbae, corporis[1]) (E. HOFFMANN), Ulerythema sykosiforme (UNNA), Sykosis lupoide (BROCQ) ist die ätiologische Bedeutung der Staphylokokken zweifelhaft (Abb. 7 u. 8). Von dieser ebenfalls sehr alten, vorwiegend aber keineswegs nur bei Männern vorkommenden Dermatose, deren Klinik und Histologie zusammenfassend von GALEWSKY ausführlich dargestellt worden ist, sind seitdem nur wenige Fälle mitgeteilt worden, jeweils ein Fall von TOSCKOW, BLOOM und G. RIEHL, WRIGHT u. MATTE, MATZ, acht Fälle von TAKIGAWA, zwei von VILANOVA, ein Fall von LOEWENTHAL. Bei allen waren die Hauterscheinungen symmetrisch an den Schläfen

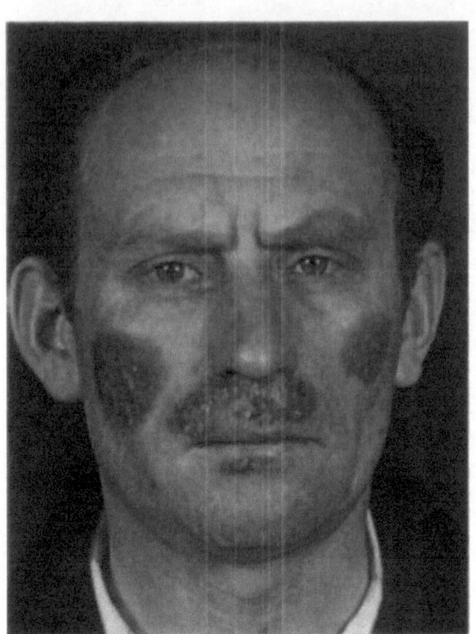

Abb. 7. Folliculitis sycosiformis atrophicans

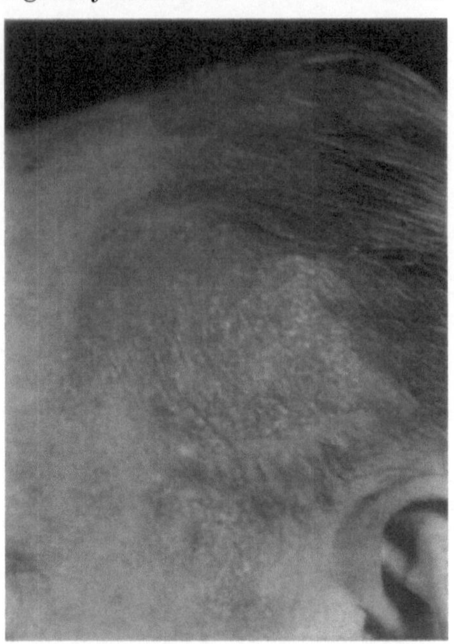

Abb. 8. Folliculitis sycosiformis atrophicans

lokalisiert. Daß diese Dermatose mehrere Körperstellen gleichzeitig befallen kann, haben SANTORI und LOEWENTHAL, MESQUITA, FARIÑAS und PARDO CASTELLÓ sowie MILLER gezeigt. Außer der Kopfregion sind besonders Unterarme, Ober- und Unterschenkel Sitz der Veränderungen.

ZURHELLE und BEIJERINCK konnten bei ihrer 20jährigen Patientin aus den seit dem 3. Lebensjahr über beiden Ohren lokalisierten Herden Staphylococcus aureus kulturell isolieren. Mit der aus diesem Stamm hergestellten Autovaccine sind nach intracutanen Injektionen an beiden Unterarmen follikulär angeordnete, gerötete Papeln aufgetreten. Der gleichzeitig bei der Patientin bestehende Lichen spinulosus dürfte allerdings, wie die Autoren selbst betonen, nicht mit der Folliculitis sykosiformis atrophicans zusammenhängen. Die Vermutung, daß es sich bei dieser Dermatose um den „Ausdruck eines allergischen Phänomens" handelt, ist durch die Reaktion auf die Staphylokokkenvaccine weder bewiesen noch bekräftigt worden.

Histologisch konnten LOEWENTHAL, SANTORI, VILANOVA und GALLEGO neben den schon bekannten Veränderungen teils exsudativer, teils granulomatös-produk-

---

[1] Die am Körper vorkommende Form ist identisch mit dem von ARNOZAN Folliculite dépilante des parties glabres bezeichneten Krankheitsbild. Sie unterscheidet sich nur infolge der veränderten Lokalisation, der Verschiedenartigkeit der Lanugo- von der Bart- und Kopfbehaarung und dem dadurch bedingten anderen klinischen Bild bzw. der Verlaufsform.

tiver Art zahlreiche Plasmazellen mitunter in herdförmiger Anordnung, vorzugsweise in der Tiefe des Prozesses, nachweisen.

An Hand von drei Fällen, darunter eine Frau, gehen MINAMI und HIGUTI (1935) auf die 15, bis zum Jahre 1935 in Japan publizierten Fälle von Folliculitis sykosiformis atrophicans ein. Die Hauterscheinungen waren mit Ausnahme von zwei Fällen, in denen die Stirnhaargrenze befallen war, meist an der Schläfengegend lokalisiert; bei 14 Patienten symmetrisch, nur bei einem Fall asymmetrisch. Bei zwölf Fällen fand sich Staphylococcus aureus. In den Gewebsschnitten ihrer drei Fälle konnten MINAMI und HIGUTI Hefezellen nachweisen. In einem Fall waren die *Hefen* sowohl aus den Pusteln als auch aus Speichel, Magensaft, Faeces, Harn und Vaginalsekret kulturell zu züchten. Die Autoren halten deshalb Hefen für die Erreger dieser Dermatose. Auch OKUNO (1940) ist dieser Ansicht, da es ihm gelungen war, bei einer Patientin pathogene Hefen (Myceloblastanon Ota) aus den Pusteln der 15 Jahre lang bestehenden Hauterscheinungen zu züchten. Bei der Patientin fanden sich gleichzeitig Perlèche, Soormykose der Mundhöhle, Erosio interdigitalis blastomycetica und Onychomycosis blastomycetica an Finger- und Zehennägeln. Aus allen diesen Herden konnten Myceloblastanon Ota-Hefen gezüchtet werden. Bei einer zweiten Patientin mit einer Folliculitis sykosiformis atrophicans ließen sich die Hefen dagegen nur aus Speichel und Faeces züchten. Die sehr interessanten Mitteilungen bezüglich Ätiologie dieser Dermatose, die beide aus der Universitätshautklinik von Hukuoka stammen, bedürfen der Nachprüfung. Es fragt sich, ob der von SAALFELD vorgestellte Patient mit einer Onycholyse an allen Fingern nicht ebenfalls an einer Hefeerkrankung gelitten hat. — *Differentialdiagnostisch* sind zu erwägen die eigentliche Folliculitis barbae, Folliculitis decalvans, u.U. Lupus vulgaris und Erythematodes chronicus.

Bei den beiden nun folgenden Follikulitiden ist die verschiedentlich noch gebrauchte Bezeichnung „Acne" nicht mehr berechtigt, da diese Dermatosen mit der Acne vulgaris nichts zu tun haben.

5. **Folliculitis varioliformis sive necroticans** (Acne varioliformis, Acne necroticans). Die Krankheit ist meist auf die Stirnhaargrenze beschränkt und greift von hier nur gelegentlich auf die seitlichen und hinteren Kopfpartien (Abb. 9), mitunter auf Augenbrauen, Bartregion und Brust über. In seltenen Fällen kann die Folliculitis necroticans aber eine ungewöhnliche Ausdehnung zeigen und fast den ganzen Körper, insbesondere die Rumpfpartien, einnehmen, wobei bis pfennigstückgroße Narben zurückbleiben können (LEHNHARDT, GRÜNWALD, BERGGREEN, ENGELHARDT, SMOLKA und KRAMER, HOPF, PERTHAIN). Bei einem 20jährigen Mann beobachtete ESCARTEFIGUE eine Folliculitis necroticans, die am Penis lokalisiert war und dort von der Vorhaut bis zur Wurzel reichte. — Nicht immer findet sich eine symmetrische Anordnung der Efflorescenzen. An zwei 43jährigen eineiigen männlichen Zwillingen sah CONRATHS die Folliculitis necroticans nur an der linken Stirnhaargrenze auftreten. Die Fälle sind interessant deshalb, weil die Hautkrankheit nahezu gleichzeitig bei beiden auftrat, obwohl sie getrennt voneinander lebten. Gleichzeitiges Auftreten, übereinstimmende ungewöhnliche asymmetrische Lokalisation sprechen für einen erbmäßigen kausalen Zusammenhang, der — bei ausdrücklicher Anerkennung der bakteriellen Ätiologie — das Vorliegen einer idiotypischen Disposition eines nicht erblichen Leidens wahrscheinlich macht. Die schon von UNNA und SABOURAUD geäußerte Ansicht, daß die Folliculitis necroticans ätiologisch auf eine exogene bakterielle Infektion zurückzuführen ist, ist dadurch sehr wahrscheinlich geworden. Die Mehrzahl der Autoren sehen heute als Erreger der Folliculitis necroticans *Staphylokokken* an, wobei zur Auslösung der besonderen Hauterscheinungen offenbar ein spezieller

individueller Reaktionsmechanismus nötig ist (RYLL-NARDZEWSKI). VÁMOS und KÁROLYI konnten in 34 von 54 Fällen mit Folliculitis necroticans Staphylococcus albus, bei den restlichen 20 Fällen Staphylococcus aureus züchten. FORMAN fand, daß das Toxin des bei Folliculitis necroticans isolierten Staphylococcus aureus vom α-Typus war und in der Haut von Meerschweinchen keine ungewöhnliche Reaktion hervorrief.

Die pathogene Bedeutung anderer Keime ist bisher nicht bewiesen. Die *Folliculitis necroticans miliaris*, erstmals 1928 von SABOURAUD (Acné nécrotique miliare) beschrieben, von LANE später Acne necrotica miliaris of the scalp genannt, dürfte die Früh- bzw. Abortivform der Folliculitis necroticans darstellen (SABOURAUD, MONTGOMERY, STRITZLER u. Mitarb.). Im Bereich der behaarten Kopf-

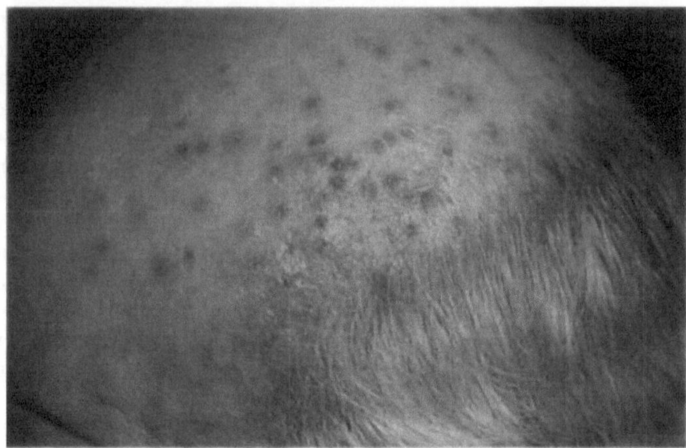

Abb. 9. Folliculitis varioliformis sive necroticans

haut, insbesondere am Hinterkopf, finden sich disseminiert wenige, selten mehr als ein Dutzend (LANE) — MONTGOMERY (bis 100) — stecknadelkopfgroße (1—3 mm im Durchmesser), follikulär lokalisierte Krüstchen. Die Primäreffloreszenz ist ein nur kurze Zeit bestehendes winziges Bläschen bzw. eine Pustel. Juckreiz der Kopfhaut ist oft heftig, fehlt selten. Die *histologische* Untersuchung zeigt Veränderungen, wie sie bei einer geringgradigen bzw. frühen Folliculitis necroticans (GANS-STEIGLEDER) gefunden werden. Eine ausgesprochene Geschlechts- oder Altersdisposition besteht nicht, obwohl Männer offenbar häufiger befallen werden (MONTGOMERY). Die Folliculitis necroticans unterscheidet sich von der miliaren Form dadurch, daß bei letzterer die vorwiegende Lokalisation der Efflorescenzen an der Stirnhaargrenze fehlt und sich lediglich einige verstreute Herde im Bereich des Capillitiums finden. Die Folliculitis necroticans geht außerdem meist mit einer Seborrhoea capitis einher, die bei der miliaren Form vermißt wird. Allerdings fand MONTGOMERY bei seinen 25 Fällen achtmal eine Seborrhoe, jedoch dürfte mit Übergangsformen zu rechnen sein, wenn auch der von STRITZLER u. Mitarb. beschriebene Fall, der wegen des Fehlens der Seborrhoe als Übergangsform angesehen wurde, so zahlreiche, insbesondere an der Stirnhaargrenze, der Bartgegend und zwischen den Schulterblättern lokalisierte Efflorescenzen aufwies, daß er unbedingt zur Folliculitis necroticans zu rechnen ist.

Zu den nekrotisierenden Follikulitiden wurde außerdem die *Folliculitis* (Acne) *necroticans et exulcerans serpiginosa nasi*, erstmals von KAPOSI (1894) beschrieben, gerechnet. Sie ist eine seltene Dermatose, die akut an der Nasenspitze und an den Nasenflügeln auftritt. Es entstehen stecknadelkopf- bis linsengroße, weiche gerötete Knötchen, die rasch eitrig einschmelzen:

dies führt zur Bildung lochartig ausgestanzter konfluierender serpiginöser Geschwüre, die narbig abheilen. Da immer wieder neue Knötchen auftreten können, kann im Laufe der Zeit die ganze Nase narbig entstellt werden. *Histologisch* fand SCHREUS die Epidermis im Bereich der Ulceration vollständig fehlend; entzündliche Infiltrate, besonders am Rand des Ulcus bis zur Tiefe der Talgdrüsen; in den mittleren Partien frisches, gegen das Bindegewebe sehr deutlich abgesetztes Granulationsgewebe. *Differentialdiagnostisch* erwägt DARIER Bromoderm und Jododerm, ulceröse Lues oder einen pustulösen Lupus vulgaris „mit äußerst schnellem Verlauf". Nach FINGER soll diese Krankheit zur Hauttuberkulose gehören und nur einer eigentümlichen Form des Lupus vulgaris entsprechen (GANS und DRESEL).

6. Über die **Folliculitis sclerotisans nuchae** (EHRMANN) (Dermatitis papillaris capillitii-Acnekeloid) (Abb. 10) konnten die wenigen seit 1930 mitgeteilten Kasuistiken gegenüber dem Beitrag von GALEWSKY im Handbuch keine neuen Gesichtspunkte erbringen.

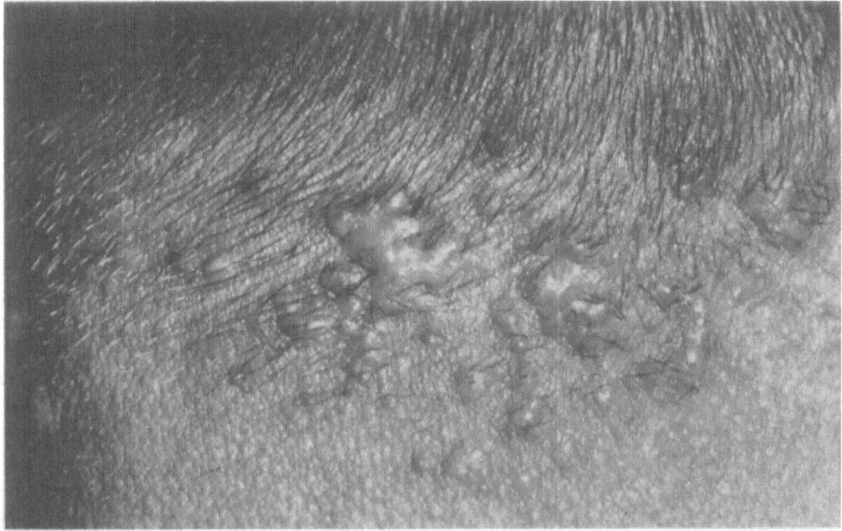

Abb. 10. Folliculitis sclerotisans nuchae

7. Der klinischen Schilderung der **Folliculitis et Perifolliculitis capitis abscedens et suffodiens** durch E. HOFFMANN (1908) und der zusammenfassenden Darstellung der bis 1930 darüber erschienenen Literatur von GALEWSKY ist wenig hinzugefügt worden. Der harmlose Beginn dieser Erkrankung mit einzelnen, kleinen, abszedierenden Follikulitiden am Hinterkopf führt oft lange Zeit zur Verkennung des wahren Charakters dieser Dermatose. Erst nach Wochen und Monaten zeigt sich die ganze Schwere dieses Leidens, das Jahre und Jahrzehnte bestehen kann. Die Abszedierungen pflegen tiefer zu gehen, das umgebende Bindegewebe fängt an, unter dem dauernden Druck- und Entzündungsreiz der nicht zur Rückbildung gelangenden Follikelhyperplasien zu proliferieren und sich zu dicken, schwieligen Knoten vorzuwölben. In der Tiefe stoßen die Infiltrate zusammen und der Eiter, der nach außen hin durch die feinen Follikelmündungen keinen genügenden Abfluß findet, bricht von Absceß zu Absceß durch, so daß ein weitverzweigtes Netz von Gängen und Fisteln entsteht. Die Krankheit befällt fast ausschließlich Männer und es muß als Ausnahme gelten, daß sich unter den in den USA von 1921—1955 publizierten 34 Fällen, die McMULLAN und ZELIGMAN (1956) zusammen mit vier eigenen Beobachtungen zusammenstellten, fünf Frauen mit Folliculitis et Perifolliculitis capitis suffodiens et abscedens finden. Das Alter der Patienten schwankte zwischen 19 und 46 Jahren, die Dauer der Krankheit

zwischen 6 Monaten und 20(!) Jahren. Auch die fünf von ASBECK beschriebenen Fälle waren Männer. Über weitere 6 Fälle berichten MOYER und WILLIAMS. Die *Lokalisation* wird übereinstimmend entweder mit behaarter Kopfhaut insgesamt oder mit Nacken- oder Hinterhauptgegend allein angegeben. Jedoch dürfte dies davon abhängen, in welcher Krankheitsphase der Patient zur Beobachtung kam. Bezüglich Lokalisation fällt lediglich der von MIESCHER mitgeteilte Fall aus dem Rahmen, auf den später näher einzugehen sein wird. Klinisch ist weiterhin bemerkenswert, daß fast alle Patienten gleichzeitig an einer mehr oder minder ausgeprägten *Acne vulgaris*, sehr häufig *Acne conglobata*, oder aber an chronisch rezidivierenden Follikulitiden oder *Furunkeln* leiden oder früher daran erkrankt waren (FRACCARI, RITTER, BORDA). In dem Material von McMULLAN und ZELIGMAN waren es über 30% der Fälle, bei ASBECK hatten alle fünf Patienten irgendeine Form von Acne. Diese Tatsache hat ASBECK bewogen anzunehmen, daß die Folliculitis et Perifolliculitis capitis abscedens et suffodiens eine Systemerkrankung sei. Ein weiteres konstitutionell begünstigendes Moment sieht er in der an sich schon stark verdickten, lederartig genarbten Nacken- und Hinterkopfhaut, worin sich eine Veranlagung zu cutansubcutaner, bindegewebiger Hypertrophie offenbart.

ASBECK ist bei der *histologischen Untersuchung* des Materials seiner fünf Patienten neben den ziemlich gleichartigen morphologischen Veränderungen eine außerordentliche Hyperplasie des Talgdrüsenapparates mit vielen, dichtstehenden, zuweilen riesenhaften Follikel- und Talgdrüsencysten aufgefallen.

Bezüglich der *Ätiologie* der Folliculitis et Perifolliculitis capitis abscedens et suffodiens ist bis heute keine einheitliche Meinung festzustellen. Immerhin konnte Staphylococcus *aureus* bei der Mehrzahl der Fälle aus den Läsionen isoliert werden (ASBECK, ANDERSON und STOUT, LOWENFISH, McMULLAN, RAMOS E SILVA). Nur vereinzelt fanden sich *Streptokokken*, und wenn, dann meist mit Staphylokokken zusammen. Andererseits wird in den späteren Stadien der Erkrankung sehr häufig eine *Mischinfektion* gefunden, in der neben Kokken verschiedenster Art gramnegative Bakterien wie Pseudomonas pyocyanea, Proteus vulgaris, Escherichia coli usw. überwiegen. Eine ursächliche Bedeutung wird ihnen im Gegensatz zum goldgelben Staphylococcus jedoch nicht zugeschrieben. PORTUGAL und ANTUNES (ein Fall) und schon früher RAMOS E SILVA (vier Fälle) fanden Trichophyton acuminatum und schließen daraus, daß es offensichtlich zwei ätiologisch verschiedene Formen von Folliculitis et Perifolliculitis capitis abscedens et suffodiens gibt. Später (1956) stellte RAMOS E SILVA seine 21 im Verlauf von 20 Jahren beobachteten Fälle dieser Krankheit zusammen. Bei 14 Patienten, also in $^2/_3$ der Fälle, konnten entweder mikroskopisch oder kulturell Trichophyton-Pilze nachgewiesen werden (Tr. acuminatum, sulfureum, mentagrophytes). Auch diese Befunde lassen die Frage nach der Ätiologie dieser so äußerst hartnäckigen Krankheit unbeantwortet. Nach OBERSTE-LEHN treten die entzündlichen Veränderungen meist an den von mehreren Haaren (Bündelhaare) besetzten Follikeln auf.

Über einen *bezüglich Lokalisation besonderen Fall* berichtet MIESCHER. — Zum Zeitpunkt der Beobachtung war es bei einem 53jährigen Mann im 39. Lebensjahr zu einer Schwellung in der rechten Achselhöhle mit anschließender Bildung multipler Fisteln, im 42. Lebensjahr auch in der Sacralregion zu absceßartigen Schwellungen mit Fistelbildung und brettharten Infiltrationen gekommen, die zunächst lokal rezidivierten, dann auf die ganze rechte Gesäßhälfte, die linke Achselhöhle und zuletzt im Alter von 52 Jahren auch auf die linke Gesäßhälfte übergriffen. Bakteriologisch fand sich eine Mischflora aus grampositiven und -negativen Kokken und Stäbchen. Histologisch war die Cutis durchzogen von langgestreckten und unregelmäßig verlaufenden Kanälen, die an der Oberfläche mündeten und Hornmassen, Detritus, Leukocyten und Bakterien enthielten. Die diese Kanäle auskleidende Epidermis besaß ein breites Stratum Malpighi und ein mehrschichtiges Stratum granulosum. Der Papillarkörper war reich entwickelt, die Interpapillarleisten auffallend lang und z.T. unregelmäßig verzweigt. Das Stroma war schwielig verändert, fibrös, stellenweise ödematös und infiltriert mit Lymphocyten und Plasmazellen. — MIESCHER knüpft an diesen Fall die Frage, ob bei der Folliculitis et Perifolliculitis capitis suffodiens et abscedens und bei der Acne conglobata nicht ähnliche Verhältnisse vorliegen, d.h. ob nicht bei diesen Krankheiten primäre Mißbildungen des Follikelapparates die eigentliche Ursache der Krankheit sind und den torpiden Verlauf erklären. Bezüglich der *Nomenklatur* wäre noch zu sagen, daß die von amerikanischen Autoren vielfach gebrauchte Bezeichnung „dissecting cellulitis of the scalp" indiskutabel ist, da es sich 1. nicht um eine „Cellulitis" handelt (MCMULLAN und ZELIGMAN) und 2. es weder eine „Cellulitis" gibt noch irgend jemand sagen kann, was eine „Cellulitis" ist.

## 2. Therapie der Follikulitiden

1. Bei *Folliculitis simplex disseminata* wird man in der Regel durch desinfizierende Bäder (z.B. mit Kaliumpermanganat), durch Anwendung eines 3% Salicyl — 1% Phenol-Spiritus oder einer Vioform-(Jodchloroxychinolin) — oder Sulfonamid (KIMMIG) enthaltenden Zinkschüttelmixtur sehr rasch Heilung erzielen können.

2. Die Therapie der *Folliculitis barbae* hat Überempfindlichkeitserscheinungen gegen Rasierseife und Eau de Cologne sowie insbesondere chronische Staphylokokkeninfektionen der Nasenschleimhaut bzw. Nasennebenhöhlen zu berücksichtigen. *Rasieren* kann lediglich mit dem elektrischen Apparat als Trockenrasur erlaubt werden. Die Pusteln sind zu eröffnen, Haare u.U. mit der Pinzette herauszuziehen und Krusten abzulösen. Bei stark entzündlichen Erscheinungen mit evtl. vorliegender sekundärer Ekzematisation wird man feuchte Umschläge mit Desinfizientien als Zusatz (Chinosol, Hexachlorophen, Antibiotica) verordnen. Nach Abklingen der akuten Erscheinungen, in vielen Fällen von vornherein, sind Pasten und Salben anzuwenden, wobei die weiße Präcipitatsalbe und die Zinnobersalbe nach wie vor Vorzügliches zu leisten vermögen. In manchen Fällen werden beim Übergang zur Pasten- bzw. Salbenbehandlung vorübergehende Pinselungen mit Farbstoffen (Brillantgrün, Pyoktanin) von Vorteil sein. Für die ambulante Behandlung eignen sich, insbesondere im späteren Stadium, am besten Antibiotica- oder Sulfonamid-enthaltende Salben und farblose, desinfizierende, spirituöse Lösungen (3% Salicyl — 1% Phenol-Spiritus). Auch bei stärkeren Entzündungserscheinungen hat sich vielfach die mehrmals (mindestens zehnmal) tägliche Applikation einer Hydrocortison-*Breitspektrum*-Antibioticasalbe bewährt. In hartnäckigen Fällen empfiehlt sich zur Lokalbehandlung die innerliche Anwendung von Antibiotica nach Prüfung der Empfindlichkeit der vorliegenden Keime am besten in Kombination mit einer Autovaccine. Da bei vielen Patienten eine gewisse Disposition zu Follikulitiden im Bartbereich auch weiterhin bestehen bleibt, erlangt die Nachbehandlung und insbesondere Prophylaxe (Ausschaltung der Foci im Hals-Nasen-Ohrbereich) große Bedeutung. Hierzu empfiehlt sich das am besten zweimal täglich, vorzugsweise nach dem Rasieren, vorzunehmende Betupfen der Bartgegend mit einem 1% Salicyl — 0,5% Phenol-Spiritus. Die Röntgentherapie der Folliculitis barbae ist heute nicht mehr indiziert.

3. Die Behandlungsergebnisse bei *Folliculitis decalvans* konnten auch durch die Einführung der Antibiotica nicht wesentlich verbessert werden. Angezeigt sind Versuche mit weißer Präcipitatsalbe, Antibioticasalben, am besten mit Zusatz von Hydrocortison, ein Salicyl-Phenol-Spiritus, die Anwendung einer Staphylokokken- (wenn möglich Auto-)vaccine, kombiniert mit Höhensonnenbestrahlungen. Jedoch lassen sich Rezidive und eine weitere Ausbreitung meist nicht verhindern.

4. Auch bei der *Folliculitis sykosiformis atrophicans* ist die Therapie ziemlich machtlos. Alle ausschließlich antibakteriellen lokalen und innerlichen Maßnahmen

zeitigen in der Regel, wenn überhaupt, nur einen vorübergehenden Erfolg. Eine gewisse Besserung kann durch mehrmals täglich intensive und fortwährende Anwendung einer Hydrocortison-Breitspektrum-Salbe erzielt werden. In einem Fall sahen wir vollständige Erscheinungsfreiheit nach innerlicher Applikation größerer Prednisolondosen. Nach Absetzen des Medikaments traten die Veränderungen jedoch sofort wieder in Erscheinung. LOEWENTHAL und STEPPERT sahen Abheilung nach Anwendung von Terramycin innerlich.

5. Bei der *Folliculitis varioliformis sive necroticans* haben sich die Aussichten einer endgültigen Abheilung durch Antibioticasalben, am besten mit Hydrocortison-Zusatz, wesentlich gebessert. Zumindest ist bei fortwährender diskreter Anwendung weitgehende Erscheinungsfreiheit zu erzielen. Die innerliche Applikation von Antibiotica hat keinen Erfolg gezeitigt. Bewährt haben sich bei dieser Dermatose weiße Präcipitatsalbe oder Zinnobersalbe sowie Abreibungen mit einem 3% Salicyl — 1% Phenol-Spiritus. Verschiedentlich konnten wesentliche Besserungen durch Staphylokokken-Toxoid erzielt werden (SULZBERGER).

6. Bei der *Folliculitis sclerotisans nuchae* führen antibakterielle Maßnahmen gleich welcher Art zu keinem therapeutischen Erfolg. Mitunter genügt eine Röntgen-Epilation der Haare im Bereich der Nackengegend; am besten ist, die Knötchen durch Elektrokoagulation zu zerstören oder mit der Diathermieschlinge abzutragen. Neuerdings konnten gute therapeutische Erfolge durch eine intraläsionale Applikation von Triamcinolon erzielt werden.

7. Eine Ausheilung der *Folliculitis et Perifolliculitis capitis suffodiens et abscedens* ist nur durch eine radikale chirurgische Freilegung der die Haut unterminierenden und epithelisierten Gänge möglich. Röntgen-Bestrahlungen bzw. Epilation haben mitunter Erfolge gezeigt, am besten in Kombination mit den chirurgischen Maßnahmen (ASBECK, CANNON, ESTRIN, WOLF, McMULLAN u. ZELIGMAN). Antibiotica innerlich und lokal sowie Autovaccine führen bestenfalls zu kurzfristigen Besserungen. Lediglich GRACIANSKY und GRUPPER sahen eine Abheilung nach lokaler und innerlicher Applikation von Erythromycin und Terramycin.

## II. Streptodermia ecthymatosa, Ecthyma simplex, Streptodermia epidermidocutanea circumscripta

Zu dieser durch hämolysierende Streptokokken hervorgerufenen ulcerösen Pyodermie haben sich seit der Beschreibung im Handbuch von JESSNER kaum neue Gesichtspunkte ergeben. Die schon damals diskutierte Frage, ob es auch ein *staphylogenes Ecthyma simplex* gibt, ist nach wie vor unentschieden; jedoch dürften staphylogene Fälle, sofern sie überhaupt vorkommen und die Diagnose Ecthyma simplex aufrechterhalten werden kann, äußerst selten sein. Im übrigen ist die schon immer mehr oder minder als „Schmutzkrankheit" angesehene Dermatose zumindest in unserem Lande offenbar sehr selten geworden.

Bemerkenswert ist eine Mitteilung von Ecthyma simplex mit tödlichem Ausgang. Dieser Fall (FISCHER) „Ecthyma simplex streptogenes mit tödlichem Ausgang" (1935) betrifft einen 47jährigen Mann, bei dem anamnestisch rezidivierende krampfartige Schmerzen des ganzen rechten Beines angegeben wurden (Endarteriitis obliterans) und bei dem plötzlich am rechten Unterschenkel und Fuß papulo-krustöse, pfennig- bis dreimarkstückgroße Effloreszenzen auftraten. Nach Entfernung der Krusten zeigten sich wie ausgestanzte Ulcera mit schmierig-nekrotischem Grund und geröteten, scharfen, wallartigen Rändern. Aus den Randpartien der Geschwüre konnten nur Streptokokken, im Zentrum auch Staphylokokken gezüchtet werden. Das rechte Bein fühlte sich kühl an, die Arteria poplitea war nicht zu tasten. Trotz Behandlung mit Prontosil starb der Patient unter dem Zeichen einer Sepsis.

Bei der Therapie des *Ecthyma simplex* sind nach Beseitigung der Krusten und Freilegung des Geschwürsgrundes neben der Anwendung von antibakteriellen Umschlägen, Pasten und Salben auch allgemeine roborierende Maßnahmen erforderlich. Das Auftreten die Infektion begünstigender Umstände, wie juckender Dermatosen, Insektenstiche, Unsauberkeit, Diabetes mellitus sind zu beseitigen. Eine Steigerung der Abwehrkräfte, z.B. durch eine unspezifische Reizkörpertherapie, ist anzustreben. In schweren Fällen wird man auch Antibiotica innerlich und bei mehrmaligen Rezidiven eine Autovaccine verabreichen.

# III. Pyodermia chancriformis

## 1. Geschichte

Die schankerähnliche Pyodermie wurde im deutschsprachigen Raum erstmals von E. HOFF-MANN 1925 erwähnt (isolierte vaccine- oder schankerähnliche Pyodermie), genauer beschrieben 1934. Schon vorher lagen jedoch von spanischen und französischen Autoren Mitteilungen über eine eigentümliche *schanker- bzw. vaccineähnliche Pyodermieform* vor. So beschrieben 1925 COVISA und BEJARANO drei Fälle von „*Pyodermitis chancriforme*" an der Vorhaut kleiner Kinder. Die Inguinaldrüsen waren geschwollen, in den Herden waren nur Staphylo- und Streptokokken nachweisbar, histologische Untersuchungen wurden mitgeteilt. 1934 faßten diese Autoren ihre Beobachtungen noch einmal zusammen und vertraten die Meinung, daß die schankerähnliche Pyodermie auch bei älteren Personen und nicht nur an den Genitalien, sondern auch an anderen Körperstellen, insbesondere im Gesicht auftreten könne. Die Ähnlichkeit mit den Fällen von E. HOFFMANN ist auffallend, so daß man nicht ohne weiteres von zwei gänzlich verschiedenen Krankheitsbildern sprechen kann, wie dies HOFFMANN und KRANTZ taten.

GOUGEROT und BLUM (1929) berichten unter der Bezeichnung „*Granulome vénérien bénin*" über ein längere Zeit bestehendes Ulcus am Limbus praeputialis eines 51jährigen Mannes, GATÉ und TREPPOZ (1930) über eine Ulceration an der Brust einer Amme („*Pyodermite nécrotique atypique*"?). 1930 erwähnen erstmals GOUGEROT u. Mitarb. unter der Bezeichnung „*Pyodermite muqueuse chancriforme*" das Vorkommen dieser Pyodermieform an der Mundschleimhaut bei einem 10jährigen Kind.

Es dürfte heute nicht mehr feststellbar sein, wem das Primat der Erstbeschreibung bzw. Ersterwähnung zukommt; immerhin haben die oben angeführten spanischen und französischen Autoren zumindest auf die Existenz einer derartigen, eigentümlichen Pyodermieform aufmerksam gemacht, wobei die Ähnlichkeit mit dem Schanker bzw. der Vaccine inoculata immer wieder hervorgehoben wurde.

Im Anschluß an die Beschreibung von E. HOFFMANN erfolgt eine Reihe von Mitteilungen über Beobachtungen dieser Pyodermieform. ELISABETH UNNA beschreibt eine schankerähnliche Pyodermie an der Brust einer Frau, PHOTINOS am Ellenbogen, STRAVROPOULOS an der Innenseite der linken großen Schamlippe eines 20 Monate alten Kindes, MATRAS am rechten Augenoberlid, GOTTRON am linken oberen Augenlid, KOCH und FRITSCHI an der Unterlippe, STRYKER am linken äußeren Augenwinkel, TOURAINE und GUEX an der Nase, PEYRI am Finger, KRANTZ an der Unterlippe, RICHTER bei einem Mann am rechten Oberlid und bei einer Frau am rechten Unterlid, GREITHER und FORMAN am Augennasenwinkel. FRAIN-BELL berichtet über drei Fälle von Pyodermia chancriformis (Kinn, Augenunterlid, Unterkieferwinkel), SPRAFKE über vier Fälle, auf die wegen ihrer Beziehung zur Staphylodermia bzw. Streptodermia superficialis noch näher einzugehen sein wird.

## 2. Klinik

Die Pyodermia chancriformis *beginnt* mit einem braungelben bis roten Fleck, auf dem sich sehr bald ein kleines Bläschen entwickelt. In diesem Stadium ist das Aussehen dem eines beginnenden Herpes simplex ähnlich (FRAIN-BELL), während sich in den nächsten Tagen das Bläschen, dessen Inhalt mehr oder minder trüb ist, etwas vergrößert und platzt und die daruntergelegene Haut eine derbe und harte Beschaffenheit annimmt. Die Umgebung ist ein wenig geschwollen.

Die *voll ausgeprägte Efflorescenz* der Pyodermia chancriformis ist ein kreisrundes oder ovales, meist oberflächlich gelegenes, selten tiefer gehendes, kahn-

oder schüsselförmiges Ulcus (Abb. 11, 12). Die *Größe* des Ulcus schwankt zwischen einigen Millimetern und etwa 2 cm Durchmesser. Der Geschwürsgrund ist glatt, braunrot verfärbt, glänzt *firnisartig* (GREITHER) und sondert reichlich ein aus-

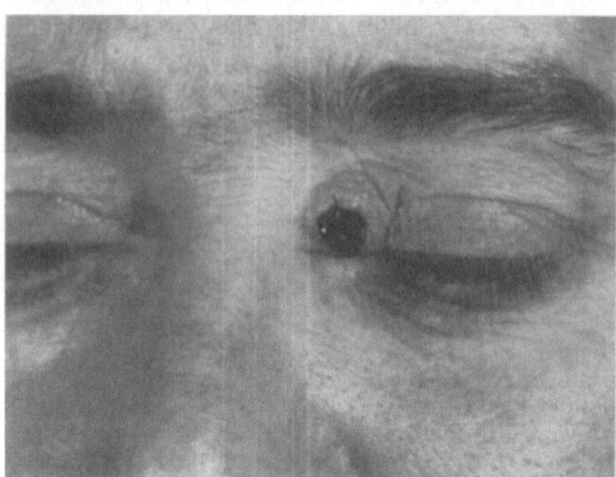

Abb. 11. Pyodermia chancriformis. [GREITHER, A.: Hautarzt **1**, 420 (1950)]

gesprochen seröses, nicht eitriges Sekret ab. Der *Ulcusrand* ist etwas erhaben und scharf begrenzt, die Umgebung etwas geschwollen. Das Ulcus ist fast stets in der Einzahl vorhanden, *Schmerzen* fehlen in der Regel. Bei Palpation fühlt man die ganze Efflorescenz als in die Haut eingebettete, sehr derbe, scheibenförmige (knopfförmige), gut abgrenzbare und auf der Subcutis gut verschiebliche Infiltration. In diesem Stadium der Erkrankung sind die *regionären Lymphknoten* meist, jedoch *nicht obligat* (RICHTER) geschwollen. Sie sind in der Regel derb und indolent. Das *Allgemeinbefinden* ist nicht gestört. Die bevorzugte *Lokalisation* der schankriformen Pyodermie ist das Gesicht, und hier insbesondere die Augenlider, seltener Augennasenwinkel, Ober- und Unterlippe und Nase; bei 10 von 20 Fällen (HOFF-

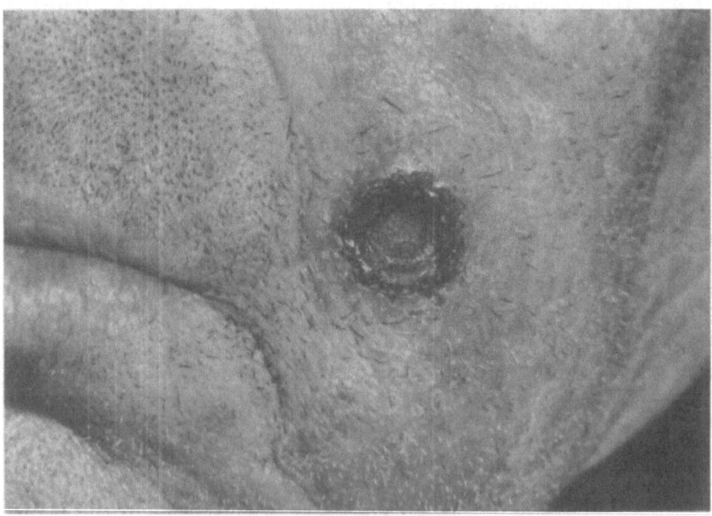

Abb. 12. Pyodermia chancriformis

MANN, STRYKER, GREITHER, BAMBER, RICHTER, GOTTRON, FRAIN-BELL) waren die Augenlider befallen; daneben können andere Körperstellen wie Unterkieferwinkel, Brust, Extremitäten und Genitale ergriffen werden. Eine *Beteiligung der Mundschleimhaut* ist offenbar möglich, wie E. HOFFMANN, GOUGEROT u. Mitarb. sowie LUDWIG beobachtet haben.

Der *Verlauf* der schankerähnlichen Pyodermie, über den KRANTZ ausführlich Mitteilung macht, gestaltet sich im allgemeinen so, daß die anfänglich meist sehr heftige seröse Sekretion im Verlauf der 3.—4. Woche geringer wird und damit mehr die Krustenbildung in den Vordergrund tritt. Allmählich sistiert die Sekretion und die Ulceration überhäutet sich. Die *Dauer* der Krankheit schwankt zwischen 4 und 10 Wochen. Nach Abheilung bleibt eine flache, weiche *Narbe* zurück. Die narbige Abheilung wird von allen Autoren übereinstimmend angegeben, lediglich SPRAFKE konnte auffallenderweise bei keinem seiner insgesamt vier Fälle eine Narbenbildung feststellen. Rezidive mit typischen klinischen Erscheinungen können nach vollständiger Abheilung vorkommen, wie die Fälle von E. HOFFMANN, RICHTER, STRYKER und FRAIN-BELL zeigen.

*Vorkommen.* Die schankerähnliche Pyodermie ist eine Krankheit, die zumeist Erwachsene ohne Unterschied der Geschlechter befällt. Jedoch können auch Kinder davon ergriffen werden, wobei das Ulcus dann meist im Bereich der Genitalien lokalisiert ist. Abgesehen von der erwähnten, in den meisten Fällen gleichzeitig auftretenden Anschwellung der regionären Lymphknoten sind *Komplikationen* bislang nicht bekannt geworden.

Über die *Epidemiologie* ist wenig bekannt. Hinweise auf eine Kontagiosität der Pyodermia chancriformis finden sich nicht, mit Ausnahme der vier Fälle von SPRAFKE:

Bei drei Patienten (Alter: 18, 22, 36 Jahre) trat die schankerähnliche Pyodermie im Gefolge einer Impetigo contagiosa des Gesichts auf; bei einem Patienten konnte aus dem Ulcus Streptococcus longus gezüchtet werden. Der vierte Patient (41 Jahre), bei dem sich im Geschwürsausstrich hämolysierende Streptokokken fanden, erkrankte an einer schankerähnlichen Pyodermie am Kinn, während bei seinen Kindern gleichzeitig eine ausgedehnte Impetigo contagiosa bestand. Diese Beobachtungen sind wegen ihrer Einmaligkeit sehr bemerkenswert, zumal sämtliche vier Fälle im Verlaufe bzw. in der nächsten Umgebung einer vorliegenden Impetigo contagiosa auftraten. Die vier Fälle von SPRAFKE fallen aber nicht nur wegen dieser Beziehungen zur Impetigo contagiosa aus der Reihe der bislang mitgeteilten Beobachtungen, sondern auch deshalb, weil sie alle vier ohne Narbenbildung abheilten. Es erhebt sich darum die Frage, ob diese Veränderungen zwanglos zur Pyodermia chancriformis gerechnet werden können.

## 3. Histopathologie

Die spärlichen bislang vorliegenden histologischen Untersuchungen von Covisa und BEJARANO, E. HOFFMANN, ELISABETH UNNA, STRYKER, PEYRI und FRAIN-BELL bedürfen der Ergänzung, wenn auch im allgemeinen die Befunde der einzelnen Autoren große Übereinstimmung erkennen lassen.

Die Epidermis zeigt randwärts eine Acanthose. Im ödematösen Corium findet sich ein unspezifisches Granulationsgewebe, bestehend aus einem mehr oder minder dichten, lymphocytären und polymorphkernigen leukocytären Infiltrat mit wenigen Eosinophilen, Histiocyten und Fibroblasten. Vereinzelt sieht man Mastzellen, manchmal auffallend viele Plasmazellen. Die Blut- und Lymphgefäße sind erweitert. COVISA und BEJARANO beschrieben außerdem eine mitunter zur Obliteration führende Endo- und Periarteriitis und -Phlebitis, E. HOFFMANN eine toxische Endovasculitis an kleinen Venen und Arterien.

## 4. Ätiologie und Pathogenese

Es ist im Namen dieser Krankheit bereits die Meinung zum Ausdruck gebracht, daß es sich um eine besondere Art einer Pyodermie handelt, obwohl damit bezüglich der Ätiologie etwas vorweggenommen ist, was noch keineswegs ganz zweifelsfrei bewiesen ist. In der Mehrzahl der bakteriologisch eingehend untersuchten Fälle konnte allerdings *Staphylococcus aureus* meist in Reinkultur nachgewiesen werden. Bei allen von neun mitgeteilten Fällen (HOFFMANN, PEYRI,

FRITSCHI, BAMBER, STRAVROPOULOS, STRYKER, FRAIN-BELL) konnte diese Kokkenart isoliert werden und nur bei zwei Patienten (FRAIN-BELL) fanden sich gleichzeitig einmal anaerobe hämolysierende *Streptokokken* und *gramnegative Bakterien*, das andere Mal Mikrokokken. Auch hier fallen, wie bereits erwähnt, die zwei bakteriologisch untersuchten Fälle von SPRAFKE aus dem Rahmen, bei denen nur hämolysierende Streptokokken isoliert werden konnten. Staphylococcus aureus ist also die einzige Erregerart, die bei der Pyodermia chancriformis mehr oder minder regelmäßig festgestellt worden ist. Bei Annahme einer staphylogenen Ätiologie der schankriformen Pyodermie müßten die Veränderungen jedoch Folge einer abnormen Gewebsreaktion auf diesen Erreger sein. GOUGEROT und BLUM führten eine Autoinoculation am Arm des Patienten durch. Es trat eine Blase mit nachfolgendem gangränösem Ulcus auf, in dem sich die gleichen Kokken wie im Originalgeschwür fanden. Die Suche nach anderen Mikroorganismen, insbesondere nach Haemophilus ducreyi, Tuberkelbakterien, Viren und Spirochäten sind bisher negativ verlaufen, zumindest wird von Autoren, die danach auch mit Hilfe von Tierversuchen (unter anderem Kaninchen-Cornea) gesucht haben, nur über negative Resultate berichtet. Auch die von STRYKER durchgeführten Serumagglutinationsreaktionen auf Tularämie und Brucellosen brachten kein Ergebnis. Bei einem Fall von E. HOFFMANN und bei einem von FRAIN-BELL war anamnestisch ein gewisser Zusammenhang mit einem Insektenstich festzustellen.

## 5. Diagnose und Differentialdiagnose

Die Diagnose der Pyodermia chancriformis ist nicht leicht zu stellen, da eine Reihe von ähnlichen bzw. fast gleich aussehenden Hautkrankheiten zu erwägen ist. Differentialdiagnostisch kommen in erster Linie in Frage: *luischer Primäraffekt, Ulcus molle* und *Vaccinia inoculata*. In zweiter Linie sind zu berücksichtigen: *Ulcera der Haut bei Tuberkulose, Carcinom, Diphtherie, Tularämie* (ulcero-glandulärer Typus) und *Katzenkratzkrankheit*.

Es ist wohl nicht nötig, hier die Merkmale anzuführen, die bei all den genannten Krankheiten differentialdiagnostisch verwertbar sind. In unklaren Fällen wird es notwendig sein, das ganze Rüstzeug der modernen diagnostischen Untersuchungsmethoden heranzuziehen. Lediglich bezüglich des luischen Primäraffektes, der wichtigsten differentialdiagnostisch zu erwägenden Krankheit, sei die Schwierigkeit der klinischen Unterscheidbarkeit besonders betont, da beide Affektionen gemeinsam haben: 1. Größe und rotbraune Farbe der runden bis ovalen glattaussehenden Erosion und den firnisartigen Glanz, 2. Derbheit der wallartigen Ränder und 3. Schmerzlosigkeit. Eine vollkommen sichere Abgrenzung zwischen luischem Primäraffekt und schankerähnlicher Pyodermie ist nur durch den Spirochätennachweis möglich.

Auch zum Ausschluß der anderen Dermatosen sind serologische (Tularämie), bakteriologische (Ulcus molle, Tuberkulose, Diphtherie), virologische (Vaccinia inoculata, Katzenkratzkrankheit) oder histologische (Carcinom) Untersuchungen notwendig.

## 6. Therapie

Bei der meistenteils einige Wochen dauernden *Pyodermia chancriformis* hat die Lokalbehandlung, in erster Linie mit bakteriostatischen Salben (Tetracyclinsalben), keinen wesentlichen Einfluß auf den Verlauf der Krankheit. Die Abheilung geht auch unter der antipyodermischen Therapie nur sehr langsam vor sich.

# IV. Streptodermia cutanea lymphatica, Erysipelas

Obwohl sich im Schrifttum seit der im Jahre 1929 im Handbuch erschienenen Darstellung von DELBANCO und CALLOMON wieder etwa 100 Arbeiten über die Wundrose finden, so zeigt sich bei eingehender Sichtung doch nur relativ wenig Neues, vorzugsweise statistische Angaben bezüglich Alter, Geschlecht, Mortalität usw. Wir werden deshalb im Sinne der *Ergänzung* des Jadassohnschen Handbuches auch hier versuchen, alle Wiederholungen tunlichst zu vermeiden und nur das anführen, was uns entweder neu und erwähnenswert oder zum Verständnis des Zusammenhanges notwendig erscheint.

## 1. Klinik

Der morphologisch-klinischen Beschreibung von DELBANCO und CALLOMON im Handbuch ist nichts hinzugefügt worden.

Ein besonderer klinischer Typus ist bekanntlich das über weite Flächen des Hautinteguments weiterwandernde bzw. fortkriechende Erysipel *(Erysipelas migrans)*. Diese „*Wanderrose*" fand GRASSO in 4% der von ihm untersuchten 3655(!) Fälle von Erysipel. Sie tritt besonders gern bei Neugeborenen und Kindern auf. Zu „Wanderrosen" neigen vorzugsweise Infektionen, die im Bereich des Dammes und Gesäßes sowie der Gelenke beginnen.

Eine schwere und gefährliche Verlaufsform nimmt das insbesondere am Scrotum (MIESCHER, GOCKELL) und Penis, jedoch auch an jeder beliebigen Körperstelle (CASAUBON — Unterbauch und Lendengegend, LEMIERRE — Oberschenkel, KREUTZER — Gesicht) auftretende *gangränöse Erysipel*. Sehr selten sind bekanntlich Erysipele der *Schleimhäute*. Sie können sowohl primär als auch sekundär durch Übergreifen der Erscheinungen von der benachbarten Haut her erkranken. ZYPIN sah ein primäres Erysipel der Rachenschleimhaut, das an der Uvula mit Rötung und Schwellung begann und sich im weiteren Verlauf auf das Gesicht und Mittelohr ausbreitete. An der Haut traten Blasen auf, das Trommelfell war gerötet und perforierte. In dem hämorrhagischen, aus dem Ohr fließenden Sekret fand sich Streptococcus haemolyticus. Das primäre Rachenerysipel kann, wie die zwei Fälle von HAARDT zeigen, nicht nur unter dem Bild einer schweren Angina, sondern auch schleichend wie eine ganz leichte Angina verlaufen.

Die Diagnose des *primären* Schleimhauterysipels ist jedenfalls schwer. Mit Sicherheit ist sie wohl nur dann zu stellen, wenn die Infektion Blasen bildet und entweder von der Haut auf die Schleimhäute oder umgekehrt übergeht. *Fieber* und begleitender Schüttelfrost gehören zu den Kardinalsymptomen der Krankheit, obwohl auch abortive Fälle ohne Fieber vorzukommen scheinen (MILIAN und MONGHAL). Bezüglich des Verhaltens der *inneren Organe* fand LOIZAGA bei seinen 128 Fällen in 25% eine Vergrößerung der Leber und in 45% Eiweiß im Urin. Die häufigsten *Folgeerscheinungen an der Haut* bei chronisch rezidivierenden Erysipelen sind bekanntlich chronische Lymphstauungen, in deren Verlauf es durch Fibroblastenwucherung im eiweißreichen Ödem zur dauernden Hautverdickung mit papillomatös-verrukösen Wucherungen, u. U. Lymphangiektasien und schließlich zum vollausgeprägten Bild der *Elephantiasis nostras* kommen kann (BURCKHART, OCHSNER, LONGACRE und MURRAY, JAEGER und DELACRÉTAZ).

Das *Erysipel der Säuglinge und Kleinkinder* ist anerkanntermaßen eine prognostisch sehr ernst zu bewertende Krankheit. Dabei gilt als Faustregel: Je jünger der Säugling, um so größer die Mortalität. Am schwersten und unbeeinflußbar(!) verläuft nach MISCHKE das Erysipel beim Neugeborenen. Für den 1. Lebensmonat ist bis zum Jahre 1935 mit einer Letalität von etwa 95% gerechnet worden. Aus der Sulfonamidära (1940) wird von ROSENFELD über eine Letalität von nur mehr etwa 50% für den 1. Lebensmonat berichtet. Dabei hatte das gewöhnliche erythematöse Erysipel die beste Prognose, während dem gangränösen Erysipel eine fast 100%ige Letalität zukam. Von 14 gangränösen Wundrosen fielen allein 12 auf den 1. Lebensmonat. Die Migransform war bei 54% der Fälle zu beobachten, davon fielen 75% auf die ersten 2 Lebensmonate. Die bullöse Form wurde weniger beobachtet. Avellone sah in den ersten Lebensmonaten vorwiegend „Wanderrosen" auftreten. Auch bei Säuglingen und Kleinkindern werden in erster Linie Gesicht und Kopf befallen, in zweiter Linie Extremitäten und Genitalgegend (Rosenfeld, Hadley). Die durchschnittliche Dauer der Erysipelerkrankung betrug bei den Beobachtungen von Avellone 18 Tage.

Die Herausstellung des *sog. Staphylokokkenerysipels* als besondere Form des Erysipels halten eine Reihe von Autoren (Czeyda-Pommersheim, Freund und Friedrich, Behrendt, Orsós) für nicht gerechtfertigt. Sie sind vielmehr der Ansicht, daß es sich hier um eine Krankheit handelt, die mit der eigentlichen, durch Streptococcus pyogenes hervorgerufenen Wundrose nichts zu tun hat und daß diese Affektionen *zu den Phlegmonen gerechnet werden* müßten. Zwar besteht auch bei den sog. Staphylokokkenerysipelen ein sehr starkes, im Gegensatz zum streptogenen Erysipel bis in die Subcutis reichendes Ödem, aber sonst unterscheiden sich diese beiden Affektionen, abgesehen von ihrer Bakteriologie, auch durch Klinik und Verlauf wesentlich voneinander, wie schon Kulenkampff festgestellt hat. Beim sog. staphylogenen Erysipel handelt es sich gewöhnlich um eine meist im Gesicht lokalisierte, von einem kleinen Furunkel ausgehende erysipelähnliche, bis in die Subcutis reichende, dicke und derbe (Orsós) Schwellung, wobei die Ränder nicht so scharf begrenzt sind wie beim Streptokokkenerysipel. Die Farbe der Staphylokokkeninfektion ist mehr bläulich, an Stelle der Bläschen und Blasen des echten Erysipels können sich miliare Pusteln finden. Ein weiterer sehr wesentlicher Unterschied besteht darin, daß sich in der Subcutis fast stets perlschnurartig thrombosierte Venen tasten lassen. Während das Erysipel meist lokalisiert bleibt, entwickeln sich bei dieser Staphylokokkeninfektion häufig und bald metastatische Abscesse und eine allgemeine Staphylokokkensepsis. Diese vom Erysipel zweifellos abweichende Schilderung zeigt, daß eine Abtrennung des *sog. Staphylokokken*„erysipels" berechtigt sein dürfte. Es wäre dann allerdings vorteilhaft, diese Staphylokokkeninfektion nicht mehr mit dem Namen Erysipel zu versehen und sie zu den Phlegmonen zu rechnen. In diesem Sinne teilen wir die Meinung von Heuck nicht, daß man, weil sich die staphylogene und streptogene Wundrose klinisch nicht voneinander unterscheiden würden, lediglich den Begriff des Erysipels als klinisch klar begrenztes Krankheitsbild beibehalten und den Erreger jeweils ermitteln sollte, um entweder von Staphylokokken- oder Streptokokkenerysipel zu sprechen. Heuck und Knothe glaubten den Beweis der auch staphylogenen Ätiologie des Erysipels erbracht zu haben. Es gelang ihnen nämlich, an der Bauchhaut des Kaninchens mit Staphylokokken oder deren Bouillonfiltraten ein Erysipel zu erzeugen. Von 17 aus menschlichem Untersuchungsmaterial gezüchteten Staphylokokkenstämmen besaß aber nur ein Stamm diese Fähigkeit. Ob dieser Versuch als Beweis genügt, erscheint uns fraglich; zumindest bedarf er der Bestätigung.

Ob die Bezeichnung „akute maligne Staphylomykose" dafür besonders glücklich gewählt ist (Freund und Friedrich u.a.), möchten wir allerdings bezweifeln ($\mu\acute{v}\varkappa\eta\varsigma$ = Pilz!). Ähnlich dürfte es sich mit dem sog. *phlegmonösen* Erysipel verhalten, das sich, obwohl durch Streptokokken hervorgerufen, klinisch kaum vom sog. staphylogenen Erysipel unterscheiden läßt. Auch hier fehlt die scharfe Begrenzung, die Farbe ist mehr bläulich-weiß und der Verlauf schwer. Bei Lokalisation an den oberen Extremitäten tritt nicht selten auch eine seröse Entzündung des Handgelenkes und eine Bursitis olecrani hinzu. Das sog. phlegmonöse Erysipel findet sich vorwiegend bei Ärzten, Leichendienern, Metzgern und Köchinnen.

Ob man diese Infektion, auch wenn sie durch Streptokokken hervorgerufen wird, zum echten Erysipel rechnen soll, erscheint uns ebenfalls zweifelhaft, zumal sich auch hier Klinik, Verlauf, regionäre und allgemeine Komplikationen anders verhalten, als das zumindest in der Regel beim echten Erysipel der Fall ist. Die *Lokalisation* des Erysipels ist meistenteils eng verknüpft mit der *Eintrittspforte* der Erreger, die prinzipiell an jeder Stelle des Körpers Eingang finden können. Dabei kann die Läsion mikroskopisch klein sein (ANDERSON). HOYNE u. Mitarb. fanden die Wundrose in 86% im Gesicht, in 7% an den Extremitäten und in 2% am Rumpf lokalisiert. Auch LOIZAGA sah bei 102 von 128 Erysipelfällen das Gesicht befallen. Bei WEICHARDT (114 Fälle) waren in 73% Gesicht und behaarter Kopf, in 17% die Unterschenkel, in 2% der Rumpf und in 2% die Arme befallen.

Die häufigste *Eintrittspforten* für die hämolysierenden Streptokokken sind neben den bereits bekannten Prädilektionsstellen im Kopf-, speziell Gesichtsbereich *Nase* und *äußere Gehörgänge*. Besondere Bedeutung als Eintrittspforte der Erreger kommt den *Haut-Schleimhautübergangsstellen*, insbesondere den Nasenöffnungen, zu, an denen es nicht selten zu kleineren, manchmal winzigen Rhagadenbildungen kommen kann. Aber auch entzündliche Affektionen der *Nasennebenhöhlen* können als Streptokokkenreservoir in Frage kommen, wie die beiden, seit einigen Jahren an rezidivierenden Erysipelen im Gesichtsbereich leidenden Patienten von BAUER zeigten. Hier konnte erst dann eine endgültige Heilung erzielt werden, als in einem Falle ein entzündlicher Polyp der Kieferhöhle, im anderen Falle eine haselnußgroße, mit dünnflüssigem Eiter gefüllte Cyste der Zygomaticusbucht entfernt worden waren. Zusammenhänge zwischen Otitis media und Erysipel werden immer wieder betont (KRISO), wobei die Wundrose naturgemäß häufiger bei operierten Fällen beobachtet wird. Im Anschluß an 877 Aufmeißelungen des Ohres sah SEPPÄLÄ in 80 Fällen (9,1%) Erysipel auftreten. Nach Radikaloperation der Nebenhöhlen trat diese Komplikation nur in 1%, nach Tonsillektomie in 0,15% der Fälle ein.

An *Händen* und *Fingern* treten Erysipele besonders bei Personen auf, die durch ihren Beruf vermehrt Verletzungen im Bereich dieser Körperstellen ausgesetzt sind. Weitere Lieblingslokalisationen der Wundrose sind Füße und Unterschenkel, wo sie, abgesehen von der Komplikation des varicösen Symptomenkomplexes, nicht allzuselten *im Gefolge einer Fußmykose* auftritt. Die meist nicht beachteten Eintrittspforten der Streptokokken können hier ganz unauffällige kleinste Rhagaden und Erosionen in den Interdigitalräumen sein. Diese bei Mykosen in deren Lymphabfluß auftretenden Erysipele werden ebenfalls durch Streptokokken hervorgerufen und sind nicht etwa als Pilzinfektionen oder Mykide aufzufassen. DOSTROVSKY und RAUBITSCHEK konnten bei diesen Erysipelen niemals Pilze im Krankheitsherd, wohl aber Streptokokken nachweisen. Eine bevorzugte Körperstelle ist weiterhin namentlich bei Kindern die *Genitalregion*, wo das Erysipel, wie erwähnt, häufiger in eine gangränöse Form übergeht. Fast generalisierte Erysipele scheinen vorzukommen. LEREBOULLET u. Mitarb. sahen einen 3 Wochen alten Knaben, bei dem das Erysipel den ganzen Körper mit Ausnahme des Gesichtes und der oberen Extremitäten eingenommen hat. Am Scrotum und am Penis fanden sich einige gangränöse Herde.

*Atypische Erysipele können die Diagnose schwierig gestalten.* In manchen Fällen fehlt z.B. die scharfe Begrenzung. Auch stärkere Temperatursteigerungen, Schüttelfrost und Erbrechen können, namentlich bei älteren Patienten, ausbleiben (FLENSBORG). Die größten Schwierigkeiten kann die Differentialdiagnose zwischen Erysipel und Phlegmone bereiten. Nicht allzu selten finden Verwechslungen mit akuten Arzneiexanthemen und Ekzemen, Erythema solare, Erythema nodosum, Erysipeloid, Herpes zoster ophthalmicus, Lymphangitis statt.

Bezüglich der *Geschlechtsverteilung* gehen die Meinungen der einzelnen Autoren nach wie vor auseinander. Während die einen (NAKASHIMA, AISU und ISHIBASHI, WEICHARDT) das Erysipel bei Frauen durchschnittlich in 60% aller Beobachtungen auftreten sahen, konnten die anderen (HOYNE u. Mitarb.) 60% männliche Patienten bei ihrem Krankengut feststellen. SCHULTZ fand bei 211 Gesichtserysipelen 75% Frauen. Wir glauben, daß man nicht fehl geht, wenn man sich im Hinblick auf die wenig signifikanten Unterschiede der Meinung SAWADAs, der 450 Fälle zählen konnte, anschließt, daß das Erysipel beide Geschlechter annähernd gleich häufig befällt.

Das *Lebensalter* spielt keine wirklich entscheidende Rolle, wenn auch allgemein festzustellen ist, daß die Wundrose mehr im Kindesalter und bei Personen über dem 40. Lebensjahr aufzutreten pflegt (RIDDEL, NAKASHIMA, AISU und ISHIBASHI). Bei einer Untersuchung der Altersverteilung von 211 Gesichtserysipelen fand SCHULTZ, daß die Häufigkeit nach der Pubertät stark ansteigt und die höchste Anzahl bei der Gruppierung in halben Dezennien vom 25.—60. Lebensjahr angetroffen wird. Die Zahlen nehmen dann ab und zwar erheblich jenseits des 70. Lebensjahres.

Die Untersuchungen widersprechen der Ansicht von WEICHARDT, daß das Erysipel eine ausgesprochene Erkrankung der höheren Altersklassen sei; ebenso die hohe Zahl der Säuglingserysipele.

Die *jahreszeitliche Häufigkeit* wird ebenfalls unterschiedlich beurteilt. WEICHARDT und NAKASHIMA fanden das Maximum im Frühling und im Sommer. SAWADA dagegen im Winter, HOYNE u. Mitarb. im Frühling und Winter, und RIDDEL (686 Fälle) in den Monaten Oktober bis einschließlich Januar.

## 2. Ätiologie und Pathogenese

Der Erreger des Erysipels ist *Streptococcus pyogenes*. Genauere Differenzierungen der Art oder der überwiegend vorkommenden Art nach modernen, insbesondere serologischen Methoden liegen nicht vor.

Auf die Frage, ob auch Staphylococcus aureus ein Erysipel erzeugen kann, das *klinisch* und *histologisch vollkommen* demjenigen des streptogenen entspricht, wurde auf S. 116 bereits eingegangen. Hier sei nur vermerkt, daß wir die Beantwortung der Frage offenlassen wollen, die Existenz des staphylogenen Erysipels aber so lange anzweifeln, bis eindeutige Beweise hierfür vorliegen. Ist nun bereits gegenüber der staphylogenen Ätiologie des Erysipels Zurückhaltung angebracht, so scheint uns, daß Beobachtungen von Erysipelen, bei denen Pneumokokken, Coli-, Typhus-, Pyocyaneus-, Diphtherie-Bakterien oder Milzbrandbacillen gezüchtet worden sind, mit größter Skepsis bezüglich Richtigkeit der Diagnose zu betrachten sind.

Die Annahme, daß das Erysipel durch einen besonderen Streptococcus erysipelatosus Fehleisen (1882) hervorgerufen wird, hat sich als falsch erwiesen. Alle Versuche, morphologisch oder kulturell die Erysipelstreptokokken von solchen aus Scharlachfällen oder anderen septischen Streptokokkenerkrankungen zu unterscheiden, sind erfolglos geblieben. Es wurde kein Merkmal gefunden, das nur den Erysipelstreptokokken zukäme. Wenn sich manche Erysipelstreptokokkenstämme von manchen Scharlach- und anderen pyogenen Stämmen trotzdem unterscheiden lassen, so handelt es sich hier nach WILLIAMS um eine Typendifferenzierung im Sinne GRIFFITHs und nicht um einen besonderen Erysipelstreptococcus. Es ist unmöglich, Erysipelstreptokokken sicher von anderen $\beta$-hämolytischen Streptokokken zu unterscheiden (KEEFER und SPINK). Wenn trotzdem gewisse qualitative Toxinunterschiede vorhanden sind, so bestehen solche zwischen Scharlachstreptokokken untereinander ebenso wie zwischen diesen und Erysipelstreptokokken.

Ein Erysipelantitoxin kann gelegentlich ein Erysipeltoxin nicht neutralisieren, während dies ein Scharlachantitoxin kann. In diesem Sinne dürfen also die Exotoxine von Scharlach- und Erysipelstreptokokken nicht als krankheitsspezifisch bezeichnet werden. Andererseits hinterläßt bekanntlich Scharlach eine Immunität, während das Erysipel vielfach für weitere Erkrankungen zu disponieren pflegt. Extrakt der Bakterienleiber hämolysierender Streptokokken intracutan injiziert, ergab bei 90% der Scharlachpatienten in der 4. Krankheitswoche eine positive Reaktion, bei Erysipelpatienten trat die Reaktion schon in der 1. Woche auf (McGibbon).

Im Blut von Patienten mit Wundrose und im Blut von Kaninchen, bei denen mit hämolytischen Streptokokken von Erysipelkranken ebenfalls ein Erysipel erzeugt worden war, konnte Furukawa mittels Bestimmung der Agglutinine, Opsonine, Präcipitine und komplementbildender Antikörper den Ablauf der immunologischen Verhältnisse verfolgen. Die Verhältnisse im Tierversuch glichen vollkommen denjenigen bei erysipelkranken Menschen.

Mitteilungen über Untersuchungen des *Antistreptolysintiters* beim Erysipel sind vereinzelt. Todd fand bei acht Erysipelfällen durchschnittlich einen O-Antistreptolysintiter bei der Aufnahme des Patienten von 130 E/cm³, bei der Entlassung von 300 E/cm³, einen S-Antistreptolysintiter bei der Aufnahme von 6,5 E/cm³, bei der Entlassung von 8 E/cm³. Bergamasco und Bugiardini fanden den O-Antistreptolysintiter bei zwei Erysipelen nur mäßig erhöht, Zezschwitz konnte vorwiegend pathologische Werte feststellen. Durch Antibioticagaben wird der Titer herabgesetzt (Zezschwitz). Brandão konnte bei insgesamt 30 untersuchten Fällen, insbesondere beim chronisch rezidivierenden Erysipel, einen hohen Antistreptolysintiter feststellen. Das C-reaktive Protein ist beim akuten und chronischen Erysipel in gleicher Höhe und Zeitdauer nachzuweisen. Zaun und Heite fanden einen erhöhten Antistreptolysintiter in 46,2% ihrer Fälle. Welche Rolle die Streptolysine für die Pathogenese der Streptokokkenerkrankungen des Menschen spielen, darüber wissen wir allerdings bis heute so gut wie nichts.

In der *Pathogenese* des Erysipels sind auch heute noch nicht alle Fragen gelöst. Die Eintrittspforte für die Erreger bilden stets kleinere oder größere Kontinuitätstrennungen der Haut oder einiger der äußeren Haut benachbarter Schleimhäute. Meist sind diese Hautdefekte so unbedeutend, daß sie gar nicht bemerkt werden.

Auf die Bedeutung von Affektionen der Nasennebenhöhlen, des Ohres und der Tonsillen wurde bereits hingewiesen.

Die Schwere des Verlaufes eines Erysipels hängt bekanntlich einerseits ab von der Virulenz des Erregers, andererseits vom örtlichen (Gewebe) und allgemeinen (humoralen) Widerstand des betreffenden Individuums.

Besonders unklar ist nach wie vor die *Pathogenese der Erysipel-Rezidive*. Nach Hegler bleiben nach einem überstandenen Erysipel einzelne, wenn auch abgeschwächte Streptokokken in dem ehemaligen Krankheitsherd zurück, die sich dann bei passender Gelegenheit, u.U. bei vorübergehender Abschwächung der örtlichen oder allgemeinen Resistenz des Organismus, vermehren und wiederum ein Erysipel verursachen. Diese Deutung würde erklären, warum die Rezidive in der Tat meist wieder die Hautbezirke befallen, die schon vorher erkrankt waren. Andererseits ist zu bedenken, daß sehr häufig die Eintrittspforte der Erreger, z.B. kleinste Rhagaden, nicht gesucht und nicht zur Abheilung gebracht wird und deshalb auch weiterhin als Eintrittspforte bestehenbleibt. Sehr oft wird endgültige Ausheilung erzielt, wenn diese Eintrittspforten ausgeschaltet werden.

Bezüglich der Erysipel-Rezidive, z.B. bei Lupus vulgaris, ist Weichardt der Auffassung, daß diese sicherlich nicht nur allein auf die Kontinuitätstrennung der Haut infolge der lupösen Veränderungen und der zunehmenden ulcerösen Zerfallserscheinungen und dem dadurch gegebenen Invasionsweg für den Erreger zurückzuführen ist, sondern auch auf die bestehenden Zirkulationsstörungen. Insbesondere würde den veränderten lokalen Verhältnissen im Bereich der terminalen Strombahn im Sinne GOTTRONs eine wesentliche Rolle dabei zukommen. Hypothese ist in diesem Zusammenhang der Standpunkt GOTTRONs, daß als Saprophyten auf der Haut lebende Streptokokken bei Verletzungen in die Tiefe verschleppt werden und dann dort auf Grund der durch die Verletzung gesetzten lokalen Veränderungen im Bereich der terminalen Strombahn pathogen werden. Diese vegetativ-vasculären Faktoren mögen von Bedeutung sein für die Schwere des Verlaufes, für die Auslösung eines Erysipels dürften sie bestenfalls als Co-Faktoren in Frage kommen.

## 3. Komplikationen und Mortalität

Im Verlauf eines Erysipels können eine Reihe von z. T. ernsten *Komplikationen* eintreten. Diese reichen von einer harmlosen Angina, Lymphangitis und Lymphadenitis, Otitis media, Bronchitis bis zur Bronchopneumonie, Meningitis, Nephritis, Pyelitis und, wenn auch seltener, allgemeinen Sepsis (KANEKO, SAWADA). JUROW und CLARK beobachteten eine Schwangere, bei der im Verlauf eines Erysipels des Gesichts, Halses und der Brust eine zum Tode führende akute Mediastinitis, Pleuritis und Perikarditis auftraten. Beim Kinder-Erysipel sind die häufigste Komplikation Bronchopneumonie (DE LA MAZA) und Lungentuberkulose sowie Myokarditis (TOOMEY). Obwohl *Scharlach und Erysipel* in gleicher Weise durch hämolysierende Streptokokken hervorgerufen werden, kommen Kombinationen beider Krankheiten sehr selten vor und in demselben Sinne ist das Erysipel auch bei Scharlach eine seltene Komplikation. HADLEY sah einen Fall von Scharlach, der im Gefolge eines Erysipels auftrat und SETEANU berichtet über zwei Patienten, bei denen sich direkt an das Gesichtserysipel ein typischer Scharlach anschloß. Im Verlauf des Scharlachs trat dann noch ein Erysipelrezidiv auf. Besonders gefürchtet ist der Übergang eines Gesichtserysipels auf die *Augen*. Abgesehen von einer Lidgangrän und einer Keratitis, kann es, wenn auch selten, zu Glaskörperabscessen, eitriger Chorioretinitis und Iridocyclitis kommen. Meist zwischen dem 2. und 4. Tage auftretende, oft doppelseitige Orbitalphlegmonen sind nach BELLOWS häufig auf nicht frühzeitig genug incidierte Lidabscesse zurückzuführen. In schweren Fällen kann schließlich eine Neuritis optica mit und ohne Netzhautbeteiligung hinzutreten. Interessant ist die Beobachtung von MARX. Bei einem 6jährigen Jungen trat im Verlaufe eines Erysipels der rechten Ohrmuschel eine Protrusio bulbi und Chemosis conjunctivae links auf. Die Wahrscheinlichkeitsdiagnose einer linksseitigen Sinus-Cavernosus-Thrombose mit Meningitis wurde durch die Sektion bestätigt.

Die *Mortalität* des Erysipels kann nur dann beurteilt werden, wenn das Lebensalter Berücksichtigung findet. Des weiteren sei darauf hingewiesen, daß die nun folgenden Angaben der Mortalitätszahlen fast ausschließlich aus der Zeit vor Einführung der Antibiotica stammen. Mit Einführung des Penicillins in die Therapie des Erysipels dürfte die Mortalität auch im Säuglings- und Greisenalter ganz erheblich zurückgegangen sein, jedoch liegen hierüber größere Statistiken nicht vor.

Die höchste Mortalität fand sich im Säuglingsalter, und zwar mit fast 100% im 1. Lebensmonat (AIZENSTEIN). Bis Ende des 1. Lebensjahres wurde dann nur noch eine durchschnittliche Mortalität von 30—50% festgestellt. Vom 2. Lebensjahr an sinkt die Mortalität nunmehr ganz erheblich, um etwa zwischen 5. und 50. Lebensjahr das Minimum von durchschnittlich 5% zu erreichen. Erst ab dem 50. Lebensjahr beginnt die Sterblichkeit wieder langsam anzusteigen und erreicht über dem 60. Lebensjahr eine Mortalität von etwa 20%, über dem 70. Lebensjahr eine solche von etwa 40% (HASAMA, NAKASHIMA, KANEKO, DE LA MAZA, SAWADA, TOOMEY, HOYNE u. Mitarb.). PAVLOVIĆ und ČVORIĆ beobachteten von den im Jahre 1950 in Jugoslawien aufgetretenen Erysipel-Erkrankungen eine Mortalität von 0,38%.

## 4. Therapie

In der Behandlung des Erysipels hat sich mit Einführung der Sulfonamide und Antibiotica ein grundlegender Wandel vollzogen. Die Therapie der Wahl besteht heute in der Verabreichung von Sulfonamiden, besser noch von Antibiotica. Dabei ist Penicillin — evtl. in Kombination mit Omnadin (Omnacillin) — allen anderen Antibiotica vorzuziehen, zumal eine Resistenz bislang nicht beobachtet worden ist. Es ist ratsam, anfänglich täglich zweimal 400000 IE zu verabreichen. Bei chronisch rezidivierendem Erysipel sollte man mindestens eine Gesamtdosis von 4 Mill. IE geben (MARCHIONINI und RÖCKL). Auf eine konsequent durchzuführende desinfizierende Lokalbehandlung, insbesondere der Ausschaltung vorhandener Eintrittspforten (kleinere Wunden, Rhagaden usw.) für die Erreger ist größter Wert zu legen. Die Röntgentherapie wird heute nicht mehr geübt.

# V. Chronische vegetierende Pyodermien

## 1. Nomenklatur und Einteilung

Bei Durchsicht der Literatur sind Beschreibungen von chronischen vegetierenden Pyodermien unter zahlreichen Benennungen zu finden. Wir halten vorerst folgende Einteilung in zwei Gruppen für möglich und brauchbar: 1. *Pyodermia chronica papillaris et exulcerans*, 2. *Pyodermia ulcerosa serpiginosa* (Pyoderma gangraenosum (Dermatitis ulcerosa).

**1. Pyodermia chronica papillaris et exulcerans** (ZURHELLE und KLEIN 1926, KUMER 1926, KOGOJ 1929). Perifolliculitis suppurée et conglomerée en plaquards (LELOIR 1884), Folliculitis exulcerans (LUKASIEWICZ 1891), Perifolliculitis necrotica (JANOVSKY 1894), Perifolliculitis suppurativa und frambösiforme Vegetationen (HUBER 1899), Dermatitis verrucosa (ANTHONY 1902), vegetierende Pseudoepitheliome (AZÚA-SALA 1903), Folliculitis staphylogenes (TRUFFI 1906), frambösiforme Erkrankung (PICK 1907), Dermatitis chronica verrucosa (BOSELLINI 1909), Pyodermitis chronica vegetans papillomatosa en plaques mit epithelialen Horncysten (AZÚA 1910), Pyodermitis vegetans postimpetiginosa (AZÚA 1911), Pyodermitis chronica papillomatosa vegetans (LEDO 1913), Folliculitis et Perifolliculitis ulcerans serpiginosa (BIZZOZERO 1913), kleinpustulöse vegetierende Dermatose (FISCHL 1922), vegetierende Staphylodermie (ARTOM 1923), Pyodermia chronica granulomatosa et exulcerans (BAER 1925), Pyodermitis vegetans (PEYRI 1926), Pyodermia superficialis (erosiva) chronica (HAGEN 1926), Pyodermite papillomateuse et verruqueuse traumatique à staphylocoques (MILIAN und KITCHEVATZ 1926), Pyodermia chronica serpiginosa superficialis ulcerativa (DAMANN 1927).

Auf die Zugehörigkeit der *Pyodermite végétante Hallopeau* (1889) zu den chronischen vegetierenden Pyodermien wird in Anbetracht der darüber herrschenden Meinungsverschiedenheit im Anschluß an die Beschreibung der Pyodermia chronica papillaris et exulcerans im Kapitel Klinik und Differentialdiagnose näher eingegangen.

**2. Pyodermia ulcerosa serpiginosa.** Granuloma herpetiforme „exoticum" (BOSELLINI 1903), chronische vegetierende Pyodermie (TSCHERNOGUBOFF 1924), „Acne conglobata-ähnliche Dermatosen (H. HOFFMANN 1926, MARTENSTEIN 1930), Pyodermia vegetans (HABERMANN 1927), Pyodermia chronica ulcerosa bzw. ulcerativa (GLAUBERSON 1929, LEEUWEN 1928, RASCH 1930), Pyodermia chronica serpiginosa (TISCHNENKO und KROICZIK 1928, KUZNEC 1930), chronic pyodermia with serpiginous ulceration (O'LEARY, GOECKERMAN, MONTGOMERY und BRUNSTING 1930), Pyoderma gangraenosum (BRUNSTING, GOECKERMAN und O'LEARY 1930), Pyoderma ulcero-serpiginosum (MIESCHER und FISCHER 1955), Pyodermia chronica vegetans et ulcerans (GÖTZ 1952), Pyodermia chronica serpiginosa superficialis ulcerativa (GRANT PETERKIN 1952), Dermatitis ulcerosa (KRESBACH 1959).

Wenn man die bislang im Schrifttum unter den eben aufgeführten Bezeichnungen mitgeteilten Fälle einerseits nach morphologisch-klinischen Gesichtspunkten, andererseits nach ihrem Verlauf bzw. ihrer Beeinflußbarkeit durch antibakterielle Maßnahmen sichtet und einzuordnen versucht, so schälen sich im wesentlichen zwei relativ gut charakterisierte Krankheitsgruppen heraus. Das ist einmal die von ZURHELLE und KLEIN (1926) an Hand von acht Fällen (mit Ausnahme der Fälle V und VIII, u. U. auch VI und VII) beschriebene Pyodermia chronica papillaris et exulcerans und das andere Mal eine Dermatose, zu der wir die eben ausgenommenen Fälle von ZURHELLE und KLEIN, die von TSCHERNOGUBOFF „chronische vegetierende Pyodermie", von H. HOFFMANN „Acne conglobata-ähnliche Dermatose" und später von O'LEARY u. Mitarb. sowie MCCARTHY und FIELDS „Pyoderma serpiginosum gangraenosum" genannten Fälle zählen. Schon TACHAU hatte darauf hingewiesen, daß sich in manchmal mit ein und demselben Namen bezeichneten Krankheitsgruppen Prozesse finden, die in therapeutischer Hinsicht Unterschiede erkennen lassen. Und zwar pflegt die Pyodermia chronica papillaris et exulcerans im Gegensatz zur Pyodermia ulcerosa serpiginosa gutartig zu verlaufen und auf antibakterielle Lokalbehandlung relativ schnell abzuheilen. Der naheliegende Schluß, daß es sich um zwei völlig verschiedene Dermatosen handeln könne, wurde jedoch nicht gezogen. Erst später, als sich herausstellte, daß die Pyodermia ulcerosa serpiginosa sehr häufig mit *Colitis ulcerosa* kombiniert ist und Antibiotica dabei keinen therapeutischen Erfolg zeitigen, war man geneigt, diese Dermatose von der Pyodermia chronica papillaris et exulcerans wegen deren Gutartigkeit und relativ schnelleren Heilbarkeit abzutrennen und die Zugehörigkeit zu den durch banale Eitererreger bedingten Dermatosen anzuzweifeln. *Wenn wir sie trotzdem hier besprechen, so tun wir das ohne präjudizierende Absicht und vorbehaltlich der noch zu klärenden Ätiologie.*

Die *Einteilung* der chronischen vegetierenden Pyodermien, die P. TACHAU einerseits wegen der geringen Zahl der bisher mitgeteilten und meist nur ungenügend beschriebenen Fälle, andererseits wegen der verschiedenen Benennung noch große Schwierigkeiten bereitet hat, gestaltet sich heute deshalb einfacher, weil eine Reihe publizierter, bis ins kleinste beschriebener Krankheitsbilder unseres Erachtens eine vorerst wenigstens befriedigende Trennung erlauben.

TACHAU versuchte seinerzeit, die chronischen vegetierenden Pyodermien — im Sinne der Jadassohnschen Einteilung — ebenfalls in solche mit follikulärer Lokalisation und solche, die nicht an die Hautanhangsgebilde gebunden sind, einzuteilen. Diese nach topographisch-anatomischen Gesichtspunkten vorgenommene Unterscheidung, die nicht auf Grund des voll ausgeprägten Erscheinungsbildes, sondern nur durch den später fast durchwegs nicht mehr feststellbaren Sitz bei Beginn der Dermatose möglich ist, macht verständlich, daß es TACHAU nicht gelungen ist, die bis dahin unter so vielen Bezeichnungen mitgeteilten Fälle befriedigend einzugruppieren.

Wir glauben, daß bei den chronischen vegetierenden Pyodermien die Einteilung in follikuläre und nicht an die Anhangsgebilde der Haut lokalisierte deshalb nicht vorteilhaft ist, weil wir heute wissen, daß die Pyodermia chronica papillaris et exulcerans einerseits in der Mehrzahl der Fälle nach einer Verletzung auftritt und auch sonst bewiesenermaßen nicht follikulär beginnt (RUITER), daß sie sich andererseits aber auch an eine gewöhnliche Staphylodermia superficialis oder eine Folliculitis staphylogenes anschließen kann. Follikuläre und nichtfollikuläre primäre Lokalisationen führen demnach später zu morphologisch-identischem Krankheitsbild.

Das bezüglich *Nomenklatur* anfänglich herrschende, geradezu chaotische Durcheinander ist durch die von ZURHELLE und KLEIN für diese Form der chronischen vegetierenden Pyodermien herausgestellte Bezeichnung *Pyodermia chronica papillaris et exulcerans* im wesentlichen beseitigt worden. Der Name charakterisiert die wichtigsten Eigenschaften dieser Dermatose und es wäre zweckmäßig, ihn beizubehalten, wie schon kurze Zeit später KUMER (1926) bei der Beschreibung der in Wien beobachteten Fälle bemerkt. Obwohl diese Krankheit schon früher von spanischen Autoren, insbesondere AZÚA, unter einer anderen Bezeichnung beschrieben worden ist, möchten wir an dem von ZURHELLE und KLEIN geprägten Namen in Anbetracht seiner Zweckmäßigkeit und fast ausschließlichen Verwendung im deutschsprachigen Schrifttum festhalten. Die wohl zuerst von H. HOFFMANN unter der Bezeichnung „Acne conglobata-ähnliche Dermatosen", später unter verschiedenen Namen wie chronische serpiginöse ulceröse Pyodermie (O'LEARY, GOECKERMAN, MONTGOMERY, BRUNSTING), Pyodermia chronica ulcerativa (RASCH), Pyodermia chronica serpiginosa (TISCHNENKO und KROICZIK) und Pyoderma gangraenosum usw. publizierten Fälle gehören nicht zur Pyodermia chronica papillaris et exulcerans. Auch einige unter dem Namen Pyodermia chronica papillaris et exulcerans aufgeführten Fälle gehören auf Grund der klinischen Erscheinungen und des Verlaufs nicht zu dieser Form der vegetierenden Pyodermien. Das betrifft mit Sicherheit die Fälle 5 und 8 und wahrscheinlich 6 und 7 von ZURHELLE und KLEIN, den Fall 9 von KUMER sowie den Fall von GÖTZ (Pyodermia chronica vegetans et ulcerans) und schließlich die Fälle 1, 2 und 6 von GÄRTNER und KALKOFF. Für diese Dermatose, deren Zugehörigkeit zu den durch banale Eitererreger bedingten Hautkrankheiten noch geklärt werden muß, möchten wir die Bezeichnung *Pyodermia ulcerosa serpiginosa* bzw. KRESBACH folgend *Dermatitis ulcerosa* gebrauchen und sie damit klar von der Pyodermia chronica papillaris et exulcerans abtrennen.

Da, wie ausgeführt, sehr viele Fallpublikationen, insbesondere auch nach 1930, die allgemeine Bezeichnung „chronische vegetierende Pyodermie" oder „vegetierende Pyodermie" tragen, ist es erst nach Studium der klinischen Beschreibung, des Verlaufs usw. möglich, zu entscheiden, in welche der beiden Dermatosen die Mitteilung einzureihen ist. Es wäre deshalb wünschenswert, wenn allgemeine Bezeichnungen vermieden und eine deutliche Trennung dieser beiden grundsätzlich verschiedenen Dermatosen durchgeführt würde.

## 2. Pyodermia chronica papillaris et exulcerans

Die Pyodermia chronica papillaris et exulcerans, die seit ihrer ersten zusammenfassenden Beschreibung von ZURHELLE und KLEIN, kurze Zeit später von KUMER und daran anschließend durch zahlreiche weitere Beobachtungen ergänzt (VOLAVSEK, WINKLER u.a.m.) und als Einheit bestätigt worden ist, kann heute als eine durchaus charakteristische und wohldefinierte Affektion angesehen werden. Von ihr u. E. grundsätzlich abzutrennen ist, worauf in der Einleitung schon hingewiesen worden ist, die Pyodermia ulcerosa serpiginosa, deren Zugehörigkeit zu den durch banale Eitererreger hervorgerufenen Pyodermien zweifelhaft ist. Die Unterscheidung bei chronischen vegetierenden Pyodermien sollte auch in der Nomenklatur zum Ausdruck kommen bzw. Beachtung finden.

### a) Klinik

Über den eigentlichen *Beginn* der Pyodermia chronica papillaris et exulcerans sind die Meinungen geteilt. Während die einen, sich KUMER anschließend, den primären Sitz im Follikel sehen, haben andere, vor allem DAMMANN, eine Abhängigkeit von den Hautanhangsgebilden nicht beobachten können. Nur in wenigen Fällen war es möglich, das Krankheitsbild von Anfang an zu verfolgen, aber selbst diese geringe Zahl der Beobachtungen (ZURHELLE und KLEIN, KAADEN, MIYASAKI, MARGAROT, RIMBAUD und RAVOIR, PHOTINOS) hat genügt zu zeigen, daß diese Hautkrankheit *keine einheitliche, von den Hautanhangsgebilden abhängige oder nichtabhängige Primärefflorescenz* hat. Vielmehr kann sie, was meistenteils

der Fall ist, entweder im Anschluß an eine kleinere oder größere *Verletzung* mit
nachfolgender Infektion auftreten oder sich nach einer *oberflächlichen Kokkodermie*,
einer *Follikulitis*, einem *Furunkel* oder einem *mikrobiellen Ekzem* entwickeln. Die
ersten Veränderungen, mögen sie nun von den Hautanhangsgebilden ausgehen
oder nicht, traumatisch bedingt sein oder nicht, pflanzen sich nun aber weniger
in die Tiefe als vielmehr flächenhaft in der oberen Coriumschicht fort. Zunächst

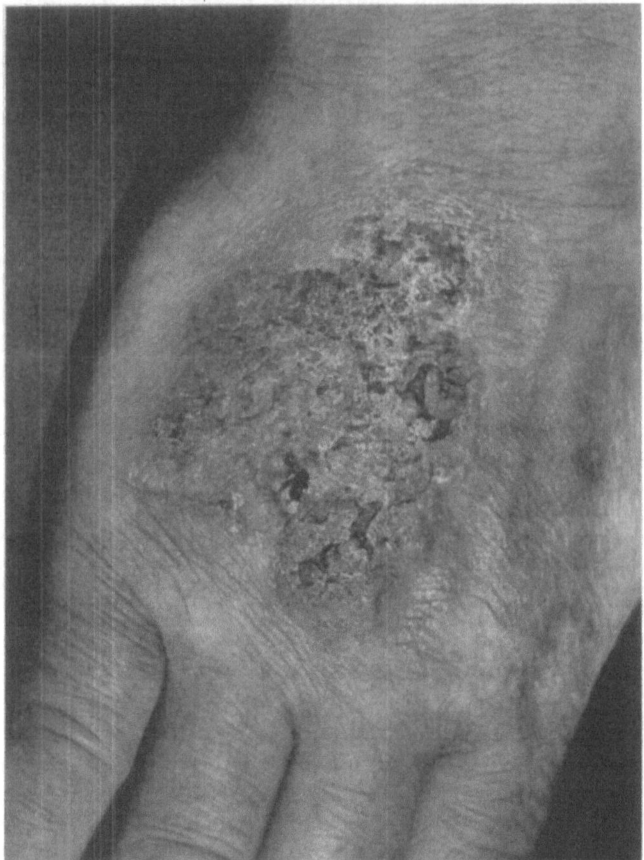

Abb. 13. Pyodermia chronica papillaris et exulcerans

entstehen in der Umgebung der Ausgangsläsion *Rötung* und *Schwellung* und im
weiteren Verlaufe treten in den so veränderten Partien schließlich *ulceröse,
verruköse, papillomatöse und pseudocarcinomatöse Veränderungen* hinzu. Bei
*zentraler narbiger Abheilungstendenz* kommt es zu einem, allerdings sehr langsamen,
*zentrifugalen serpiginösen Fortschreiten* der Hautkrankheit.

Das *klinische Bild* stellt sich dem Untersucher einerseits je nach Stadium der
Krankheit, andererseits je nach vorliegender Reaktionsart des betreffenden
Kranken bzw. dem Orte der Lokalisation anders dar. So stehen einmal mehr
ulceröse, ein anderes Mal mehr verruköse, papillomatöse, pseudocarcinomatöse
oder granulomatöse Veränderungen im Vordergrund. Diese verschiedenen Typen
können auch nebeneinander oder nacheinander ablaufen. Deshalb wird die von
einigen Autoren (Azúa, Peyri, Margarot, Nanta und Bazex) nach morphologischen Gesichtspunkten vorgenommene Einteilung der Pyodermia chronica

papillaris et exulcerans in verschiedene voneinander zu trennende Typen, den jeweils durch individuelle Reaktionsart und Lokalisation bestimmten, sehr polymorphen Erscheinungsbildern nicht vollkommen gerecht werden können. Dabei kann die *Ähnlichkeit mit einem spinocellulären Carcinom* oder *einer Tuberculosis cutis verrucosa* so groß sein, daß eine nur klinische Unterscheidung nicht möglich ist und Laboratoriumsuntersuchungen herangezogen werden müssen. Im großen und ganzen wird jedoch ein Erscheinungstypus sehr häufig und insbesondere bei der noch zu erwähnenden Hauptlokalisationsstelle am Handrücken beobachtet, so daß man in diesem Falle ruhig von dem vorwiegenden und zugleich für die Pyodermia chronica papillaris et exulcerans pathognomonischen klinischen Bild sprechen kann. Es entspricht dem Bild, das man sich wohl bei Erwähnung dieser Pyodermieform unwillkürlich im Geiste vorstellt und das von ZURHELLE und KLEIN, etwas später von KUMER und von verschiedenen Autoren, wenn auch, wie eingangs zusammengestellt, sehr oft unter anderer Bezeichnung beschrieben worden ist.

Man findet in sehr verschiedener *Größe*, nicht selten bis zu Handtellergröße und noch darüber hinausreichende, mehr oder minder scharf begrenzte, das normale Hautniveau überragende Herde. Diese zeigen in den Randpartien eine schwammig ödematöse Infiltration, in deren Bereich die Haut eigenartig livid verfärbt, glänzend und glatt ist. Im Zentrum finden sich teils mit schmutzig-graugelben Krusten und Borken bedeckte, verruköse oder mehr papillomatöse Veränderungen, die nicht selten

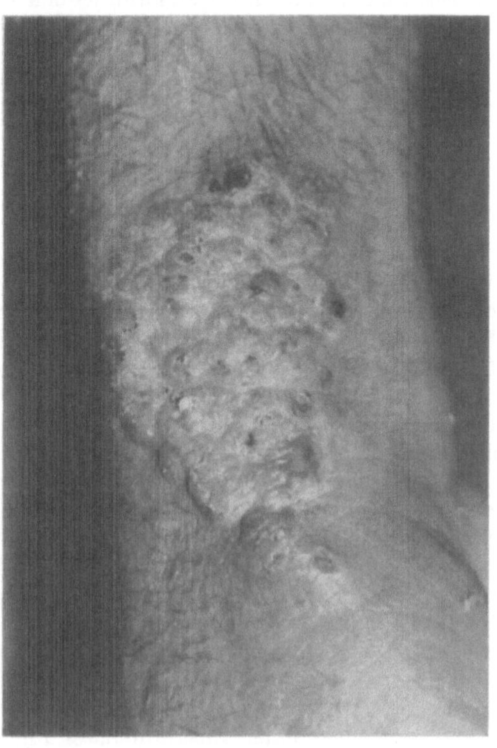

Abb. 14. Pyodermia chronica papillaris et exulcerans

von tiefen Furchen und Rhagaden in bizarrer Anordnung durchzogen werden (Abb. 13, 14). Stellenweise zeigen sich nach Entfernung der Krusten und Borken kraterförmige Geschwüre verschiedener Größe, mit zackigen Rändern und schmierig-eitrig belegtem, jedoch stets auch kleine Granulationen aufweisenden Grund. Das Gewebe ist matschig und die Sonde läßt sich oft unter dem Herd auf weite Strecken und nach allen Richtungen hin in einem System miteinander kommunizierenden, mit Eiter und Hornmassen gefüllten Höhlen weiterschieben, ohne dabei große Schmerzen zu verursachen. Drückt man auf die krankhaft veränderten Stellen, die manchmal Fluktuation aufweisen, so dringen aus zahlreichen kleinsten Öffnungen und Vertiefungen zwischen den verrukösen und papillomatösen Wucherungen wie aus einem Schwamme Eitertröpfchen hervor. Bei anderen Fällen lassen sich aus Talg, Epithelzellen und Hornmassen bestehende, würmchenförmige, gelb bis grau verfärbte, in ihrer Konsistenz breiartige Massen herauspressen. Ab und zu kommt es im Verlauf der Krankheit, insbesondere bei Eiteransammlungen, zur *Lymphgefäß-* und *Lymphknotenentzündung.*

Im weiteren *Verlauf* zeigt der Prozeß eine Tendenz zu zentraler Abheilung und peripherem, nicht selten einseitigem, unregelmäßigem Fortschreiten, so daß serpiginöse Ränder entstehen. Die Abheilung, die bezüglich des ganzen Herdes spontan nur sehr selten zu beobachten ist, erfolgt unter oberflächlich und flächenhafter glatter oder leicht höckeriger, nicht betont „gestrickter" Narbenbildung. Kontrakturen bilden sich meist nicht. Die subjektiven *Beschwerden* sind gewöhnlich nicht sehr groß. Der bei akut verlaufenden Eiterungen auftretende Entzündungsschmerz fehlt fast vollkommen. Eine Beeinträchtigung der Beweglichkeit bei Sitz an den Extremitäten kann jedoch, insbesondere in Gelenknähe, vorhanden sein. *Allgemeinerscheinungen* fehlen fast immer. *Rezidive* scheinen nicht selten vorzukommen, wobei die Zweiterkrankung nicht immer an die Stelle der ersten gebunden ist. Meistens handelt es sich dabei um ältere Personen in schlechtem Ernährungszustand. Die Pyodermia chronica papillaris et exulcerans tritt vorzugsweise als *Einzelherd* auf, es können aber auch *mehrere Herde* an verschiedenen Körperstellen vorhanden sein.

Was die *Lokalisation* betrifft, so können anscheinend alle Hautpartien mit Ausnahme von Vola manus, Planta pedis und Capillitium (KUMER) befallen sein. Ausgesprochene *Prädilektionsstellen* sind die Extremitäten und hier in besonderem Maße die *Handrücken*. Sie sind ein- oder beidseitig in über der Hälfte der beschriebenen Fälle (ZURHELLE und KLEIN, KUMER, ELLER, VOLAVSEK) Sitz dieser Krankheit. Daneben gelten als bevorzugte Lokalisationen Gesicht und Hals sowie Unterarme (WILLIAMS, SAIPT, SALARRULLANA, MIYASAKI, BENETAZZO, ROEDERER und HÉE, HASEGAWA, WINKLER, SIGEMATU, GATÉ und CHANIAL). Alle anderen Körperpartien werden selten befallen und bei Lokalisation im Bereich des Rumpfes und der Intertrigines finden sich meist gleichzeitig mehrere Herde (ROBERT).

Bezüglich der *Geschlechtsverteilung* geht aus der Zusammenstellung aller publizierten Fälle hervor, daß das männliche Geschlecht weitaus häufiger an Pyodermia chronica papillaris et exulcerans erkrankt als das weibliche. ELLER konnte 64,6% männliche und nur etwa 19,4% weibliche Patienten errechnen. Durch die restlichen 16% der ohne Angabe des Geschlechts der Erkrankten veröffentlichten Beobachtungen dürfte das zahlenmäßige Bild nicht mehr wesentlich verschoben werden. Die Krankheit befällt also mehr als dreimal soviel Männer wie Frauen.

Das *Alter* scheint bei der Entstehung dieser Pyodermieform eine gewisse Rolle zu spielen. Die Affektion befällt häufiger ältere Menschen, wobei der Gipfel der Häufigkeit nach einer Zusammenstellung von ELLER mit etwa 33% zwischen 50. und 60. Lebensjahr liegt. Die Verteilung auf die anderen Dezennien ist etwa gleich, sie bewegt sich zwischen 10 und 15%. Daraus geht einwandfrei hervor, daß die Disposition zur Erkrankung bei älteren Leuten gesteigert ist. Es sind jedoch auch Fälle von Pyodermia chronica papillaris et exulcerans bei Kindern beschrieben worden (unter anderen VOLAVSEK 11jähriges ♂, GOTTRON 12jähriges ♀, PIERINI 5jähriges ♀ Kind). Hinzutretende *Komplikationen* sind sehr selten. KAMINSKY und MELMANN beobachteten bei einem 22jährigen Mann an beiden Unterschenkeln prätibial eine Pyodermia chronica papillaris et exulcerans, in deren Verlauf es zur Osteoperiostitis des Schienbeines und Wadenbeines beiderseits (Osteopathia pyogenica nach GLAUBERSON) gekommen war.

### b) Histopathologie

Das histologische Bild ist entsprechend den makroskopisch-klinischen Unterschieden nicht einheitlich. So stehen das eine Mal mehr *exsudative*, das andere Mal mehr *produktiv-granulomatöse Veränderungen* im Vordergrund. Jedenfalls besteht eine große histologische Ähnlichkeit der Pyodermia chronica papillaris et exulcerans mit der *Folliculitis et Perifolliculitis capitis suffodiens et abscendens*, der

*Tuberculosis cutis verrucosa*, der *Papillomatosis cutis carcinoides* bzw. einem hochdifferenzierten *Plattenepithelcarcinom*. Die histologischen Erscheinungen wechseln nicht nur von Fall zu Fall, sondern auch nach dem Stadium der Krankheit, in dem die Excision vorgenommen wird. Anfänglich sieht man Zeichen einer akuten Entzündung mit starkem Ödem und mehr oder minder reichlicher Leukocyteninfiltration. Später kommt es zu einer mächtigen, konsekutiven Wucherung des Epithels, das sich in Form von Zapfen in die Tiefe senkt. Nicht selten nimmt dabei die pseudocarcinomatöse Epithelwucherung ihren Ausgang vom Follikel. Die Follikel sind erweitert, mit Hornmassen, Detritus und polynucleären Leukocyten ausgefüllt.

Erst im fortgeschrittenen Stadium der Krankheit mit dem oben ausführlich geschilderten, am häufigsten beobachteten voll ausgeprägten klinischen Bild findet man die histologischen Veränderungen, wie sie insbesondere ausführlich von Azúa, Damann, Zurhelle und Klein, Kumer, Volavsek, Eller, Kogoj dargestellt wurden. Am auffallendsten ist die immer vorhandene, meistenteils mächtige akanthotische Wucherung des *Epithels* mit tief ins Corium vordringenden Retezapfen. Sie bilden dort ein ausgedehntes System teils schmaler, hirschgeweihartiger, teils plattenartig verbreiterter, untereinander netzförmig verbundener, im Querschnitt manchmal rechteckiger oder quadratischer (Kogoj) Epithelbalken. Diese als Inseln imponierenden quergetroffenen Epithelzapfen lassen im Innern mitunter noch Cutisanteile erkennen. Die Epidermiswucherung reicht über die Schweißdrüsenzone nicht hinaus. Als besondere Charakteristika heben Kumer und Kogoj die in zwei oder gar drei Etagen gewucherte Epidermis hervor. Mehr oder minder starke, an der Oberfläche sich lamellös abhebende Hyperkeratosen ortho-, teils auch parakeratotischer Art, sind fast stets vorhanden. Die Keratohyalinschicht ist meist ausgebildet. Der Aufbau der in der Tiefe liegenden Epithelzellen ist fast normal. Die Zellgrenzen sind vielleicht nicht mehr so deutlich, manchmal kann ein starkes Ödem zur spongiotisch-pyknotischen Bläschenbildung führen. Sehr häufig umschließen die balkenförmigen Epithelwucherungen Kügelchen aus zwiebelschalenartig geschichteten Hornlamellen, wodurch der Ausschluß eines malignen Prozesses, insbesondere eines Plattenepithelcarcinoms, histologisch sehr erschwert wird. Andererseits findet man, oft in recht beträchtlichem Ausmaße, offenbar aus Horn und Talg bestehende, mehr oder minder homogene Massen in cystenartigen Hohlräumen, die untereinander und durch die Follikelmündungen mit der Oberfläche kommunizieren können. Sie dürften den bei der klinischen Beschreibung erwähnten, durch seitlichen Druck exprimierbaren, würmchenförmigen, teigigen Massen entsprechen. Die enorme Wucherung der Epidermis bringt Bilder hervor, die tatsächlich manchmal an ein Plattenepithelcarcinom erinnern, aber an anderen Stellen findet man die der Cutis angrenzenden Epithelzellen in regelmäßiger Anordnung aneinandergereiht. Nirgends zeigt sich atypisches oder infiltrierendes Wachstum.

Die Veränderungen in der *Cutis* werden durch ein mehr oder minder starkes diffuses, an bestimmten Stellen herdförmig bis zu kleinen Abscessen massiertes, vorwiegend aus polynucleären Leukocyten bestehendes Infiltrat bestimmt. Daneben finden sich aber auch Lymphocyten, Bindegewebszellen und oftmals in sehr reichlicher Zahl Plasmazellen, während eosinophile Leukocyten in der Regel nur spärlich vorhanden zu sein pflegen. Die eitrigen Einschmelzungen können ziemliche Ausmaße annehmen. Das Infiltrat reicht meist bis zur Schweißdrüsenzone, ist aber auch hier meist noch in Resten zu finden. Manchmal sieht man noch in den Fettläppchen entzündliche Erscheinungen. Epitheloidzellen und Riesenzellen können hier und da vorhanden sein, bei Vorliegen stärkerer *tuberkuloider Strukturen* ist der sichere Ausschluß einer Tuberculosis cutis verrucosa nur durch den negativen Kultur- oder Tierversuch möglich. Schließlich fand KOGOJ hier und da Zellen, die mehrere Kerne im Zentrum und ein gut gefärbtes Protoplasma hatten. Sie glichen weder Langhansschen noch Fremdkörper-Riesenzellen. Im Bereich der Infiltrate sind die elastischen Fasern nur mehr in Resten oder überhaupt nicht mehr nachweisbar. In älteren Fällen kann eine starke Wucherung des Bindegewebes im Vordergrund stehen. Die Arterien zeigen in einigen Fällen Wandverdickung und Schwellung des Endothels, die zur Obliteration führen können. Venen und Lymphgefäße sind erweitert.

### c) Ätiologie und Pathogenese

Die Ätiologie der Pyodermia chronica papillaris et exulcerans ist vorläufig nicht befriedigend geklärt. Auch experimentelle Untersuchungen an Mensch und Tier haben in keiner Richtung zu eindeutig verwertbaren Ergebnissen geführt. Immerhin konnten von fast allen Untersuchern mehr oder minder regelmäßig *Staphylokokken* teils in Reinkultur, teils zusammen mit anderen Kokken und Bakterien nachgewiesen werden. In zweiter Linie ließen sich *hämolysierende Streptokokken* nach RUITER insbesondere dann in Reinkultur isolieren, wenn das Material aus dem Rand des Herdes untersucht worden war. In vielen Fällen wurde Staphylococcus aureus zusammen mit Streptococcus pyogenes gezüchtet. Andere Mikroorganismen fanden sich in wechselnder Anzahl und selten in Reinkultur, insbesondere handelte es sich dabei um gramnegative Bakterien, wie *Escherichia coli* (ANTHONY, HIGUTI), *Pseudomonas pyocyanea*, *Proteus vulgaris*, *Bacteroides fungiformis* (WILLIAMS), *Hefen* (KUMER). Der so häufig gelungene Nachweis von Staphylococcus aureus und Streptococcus pyogenes läßt vermuten, daß diese Kokkenarten in der Ätiologie der Pyodermia chronica papillaris et exulcerans zumindest irgendeine Rolle spielen. Auch die Tatsache, daß die Prozesse gutartig verlaufen und relativ schnell auf antibakterielle, unspezifische Maßnahmen abheilen und daß in einigen Fällen die Pyodermia chronica papillaris et exulcerans ihren Ausgang eindeutig von einer oberflächlichen Staphylodermie, Streptodermie oder einer Follikulitis genommen hat, spricht für die ätiologische Bedeutung der Kokken bei dem in Rede stehenden Krankheitsbild. Die große Mehrzahl der Autoren anerkennt demnach die pathogenetische Bedeutung der pyogenen Kokken. Einzelne Autoren glauben an die Ätiologie eines noch unbekannten Virus oder nehmen an, daß erst das Zusammenspiel zweier oder mehrerer Bakterienarten zu den eigentümlichen Veränderungen dieser Pyodermieform führt. Aber selbst die regelmäßigen Staphylokokkenbefunde und die eben angeführten Argumente zugunsten der kokkogenen, insbesondere staphylogenen Ätiologie, können nicht als ausreichender Beweis angesehen werden, zumal es bisher nicht gelungen ist, weder durch Überimpfung beim gleichen Patienten oder auf einen anderen Menschen noch auf das Tier (RUITER, GAY PRIETO) eine ähnliche Pyodermieform regelmäßig zu erzeugen. Dagegen ist man allgemein der Ansicht, daß den sonstigen nachgewiesenen Mikroorganismen eine nennenswerte Bedeutung nicht zukommt und daß sie lediglich als saprophytäre Keime anzusehen sind.

Auch die Frage, ob eine *Virulenzverminderung* bzw. eine weitgehende Modifikation der pathogenen Eigenschaften der Erreger erst zur Pyodermia chronica papillaris et exulcerans führen, ist unbeantwortet. Nach RUITER ist die vielfach angenommene Virulenzverminderung nicht konstant. Aber sicherlich handelt es sich weder um eine ,,spezifische" Pathogenität, noch um eine besondere Virulenz seitens des Erregers (Staphylokokken, Streptokokken), sondern es dürfte dem Faktor Terrain für das Zustandekommen und die eigenartige Ausgestaltung der Pyodermia chronica papillaris et exulcerans die größere Bedeutung beizumessen sein, d.h. der *individuellen Reaktionsbereitschaft* des einzelnen Patienten im allgemeinen und den *Terraineigenschaften der erkrankten Hautstelle* im besonderen (SCOLARI, NANTA und BAZEX). Einen Hinweis für die Besonderheit des Terrains glaubt ROBERT bei einem Falle darin zu sehen, daß hier nur Körperstellen (Axillen, Dammgegend) befallen waren, die den physiologischen Lücken im Säuremantel der Haut (MARCHIONINI) entsprachen. Die Hauterscheinungen heilten unter antibakterieller Behandlung bei diesem Patienten erst dann ab, als der gleichzeitig bestehende Diabetes mellitus sich besserte. Wir glauben jedoch, daß die physiologischen Lücken im Säuremantel zur Manifestation der Pyodermia chronica papillaris et exulcerans nicht prädisponieren, weil sie nicht häufiger als andere Körperstellen befallen sind. Der hier und da einmal beobachtete relativ schlechte Ernährungs- und Allgemeinzustand der Patienten betrifft unseres Erachtens eher Patienten mit Pyodermia ulcerosa serpiginosa und nicht sosehr Kranke mit Pyodermia chronica papillaris et exulcerans.

Wie schon eingangs erwähnt, tritt die Pyodermia chronica papillaris et exulcerans in der überwiegenden Zahl der Fälle im Anschluß an eine *Verletzung* auf. Damit dürfte im Zusammenhang stehen, daß diese Pyodermieform am häufigsten an den Händen lokalisiert ist, die bekanntlich vermehrt Traumen ausgesetzt sind. In der Literatur findet sich eine Reihe von Angaben über das auslösende Trauma: Verletzungen mit Holzsplittern (GOLDSMITH, GAY PRIETO, SUGAI u.a.), durch Steine (GAY PRIETO), Hutnadel (FOLPMERS), Insektenstiche (GARNIER) u.a.m. Bedeutend seltener tritt sie im Gefolge einer oberflächlichen Pyodermie, einer Follikulitis, eines Furunkels oder eines Geschwürs auf. Grundsätzlich scheint jedoch jede Epidermisläsion als Ausgangspunkt möglich, so z.B. Operation einer vereiterten Talgdrüsencyste im Nacken (NICOLAS und ROUSSET), Verbrennung und Ekzem (ZURHELLE und KLEIN).

*Wenn wir abschließend die bislang bezüglich Ätiologie und Pathogenese der Pyodermia chronica papillaris et exulcerans herrschenden Ansichten zusammenfassen, so scheint diejenige Auffassung den Tatsachen am nächsten zu kommen, die gleichzeitig mehrere Faktoren beim Zustandekommen dieser eigenartigen Hautaffektion berücksichtigt. Dabei stehen im Vordergrund einerseits die Erreger, sehr wahrscheinlich Staphylokokken oder Streptokokken, andererseits individuelle, noch unbekannte Terraineigenschaften. Aber erst die Wechselwirkungen zwischen diesen beiden Hauptfaktoren Bakterien und Terrain dürften zu dem Bild der Pyodermia chronica papillaris et exulcerans führen.*

## d) Diagnose und Differentialdiagnose

Da die Pyodermia chronica papillaris et exulcerans hinsichtlich des klinischen Bildes und des Verlaufes mit anderen Hautkrankheiten viel gemeinsam hat, ist die Differentialdiagnose sehr erschwert. — Dies trifft in Anbetracht der Hauptlokalisation dieser Pyodermieform im Bereich der Hände, insbesondere für die dort ebenfalls mit Vorliebe auftretende *Tuberculosis cutis verrucosa* zu. Beide Hautkrankheiten können u.U. makroskopisch-klinisch nicht voneinander getrennt werden, auch wenn man bezüglich des Verlaufes berücksichtigt, daß die Tuberculosis cutis verrucosa doch noch chronischer zu verlaufen pflegt, die entzündlichen Erscheinungen in der Regel geringer sind und die Bildung von kleinen Abscessen nicht so ausgeprägt ist. In den meisten Fällen wird die Sicherung der Diagnose erst der histologische Befund, in manchen Fällen wohl erst Kultur- oder Tierversuch erbringen können.

Große Ähnlichkeit kann die Pyodermia chronica papillaris et exulcerans mit *tubero-ulcerösen Syphiliden* haben. Auch hier wird die Unterscheidung der beiden Krankheiten oft nur auf Grund der Seroreaktionen möglich sein.

Schwierig gestaltet sich die Differentialdiagnose auch bezüglich der *Blasto-mykose*, der *Sporotrichose*, bei gewissen Fällen und besonderer Lokalisation einer *tiefen Trichophytie*. Auch hier wird im Zweifelsfalle der mikroskopische und kulturelle Befund eine Entscheidung herbeiführen können. In der älteren Litera-tur wurde, insbesondere von E. HOFFMANN sowie ZURHELLE und KLEIN, KOGOJ, TSCHERNOGUBOFF, immer wieder auf die nahe Verwandtschaft des in Rede stehenden Krankheitsbildes mit der *Folliculitis sclerotisans nuchae* einerseits und der *Folliculitis et Perifolliculitis capitis suffodiens et abscedens* andererseits hin-gewiesen. In diesem Zusammenhang betont schon KUMER, daß — auch wenn beiden Krankheiten manche Eigenschaften gemeinsam sind — hier eine scharfe Grenze zu ziehen sei. Allein auf Grund des klinischen Befundes unter besonderer Berücksichtigung der Lokalisation wird die Differentialdiagnose wohl selten Schwierigkeiten bereiten, ebenso wie die Abgrenzung zur *Acne conglobata*. Daß letztere Krankheit früher differentialdiagnostisch so häufig miteinbezogen wurde, beruht offensichtlich darauf, daß H. HOFFMANN u.a. ihre Fälle von Pyodermia serpiginosa ulcerosa unter der Bezeichnung „*Acne conglobata-ähnliche Dermatosen*" publiziert haben. Schließlich bedürfen der Erwähnung noch die durch *Jod* und *Brom* verursachten vegetierenden Hautveränderungen *(Bromoderma, Jododerma tuberosum)*. Versagen hier klinische Merkmale, so wird wohl eine kurze ana-mnestische Frage die Entscheidung bringen können.

Außerdem müssen differentialdiagnostisch noch zwei Krankheitsbilder ab-gegrenzt werden. Es sind dies die *Papillomatosis cutis carcinoides* und die *Pyo-dermia vegetans* (Pyodermite végétante) Hallopeau und insbesondere das Platten-epithelcarcinom.

Die erstmals von GOTTRON (1932) und später unter derselben Bezeichnung von MIESCHER, NIKOLOWSKI und EISENLOHR beschriebene Papillomatosis cutis car-cinoides kann klinisch sehr große Ähnlichkeit mit der Pyodermia chronica papil-laris et exulcerans haben. Diese Tatsache hat GAY PRIETO bewogen, die Papillo-matosis cutis carcinoides mit dem 1894 von AZÚA unter dem Namen „epitelioma excrecente seudo-inflamatorio", später (1910) als chronische vegetierende Pyo-dermitis beschriebenen Krankheitsbild zu identifizieren und sie damit der Pyo-dermia chronica papillaris et exulcerans zuzuordnen.

Gegen diese Auffassung kann allerdings angeführt werden, daß die Pyodermia chronica papillaris et exulcerans sehr häufig unter lokalen antibakteriellen Maßnahmen abzuheilen pflegt, während damit bei der Papillomatosis cutis carcinoides keine wesentliche Beeinflussung zu erzielen ist. Es bedarf u.E. noch weiterer Studien und experimenteller Untersuchungen zur Klärung der Frage, ob die Papillomatosis cutis carcinoides als selbständige Hautkrankheit anzuerkennen ist oder ob sie eine Form der chronischen vegetierenden Pyodermien, u.U. eine eigentümliche Reaktion auf banale Eitererreger oder auch andere noch unbekannter Mikroben darstellt, ob es sich um eine gutartige pseudocarcinomatöse Epithelwucherung oder um ein echtes hochdifferenziertes Plattenepithelcarcinom handelt, wie das MIESCHER annimmt[1].

Eine ebenfalls schwierig zu beantwortende Frage ist diejenige, ob die bei der Pyodermia chronica papillaris et exulcerans zu erwägende *Pyodermite végétante* Hallopeau eine bestimmte Form der chronisch vegetierenden Pyodermie ist oder eine benigne Variante des Pemphigus vegetans Neumann darstellt.

Dieses Krankheitsbild wurde erstmalig 1889 von HALLOPEAU unter dem Namen „Dermatite pustuleuse chronique et végétante en foyers à progression excentrique" publiziert und später (1898) von ihm selbst dem vegetierenden Pemphigus von NEUMANN zugeordnet. Seitdem wird die Pyodermite végétante Hallopeau (die Hallopeausche Acrodermatitis con-

---

[1] WODNIANSKY vertritt die Ansicht, daß die Papillomatosis cutis carcinoides, die Pyo-dermia chronica papillaris et exulcerans und die pseudoepitheliomatöse Hyperplasie weder als eigene Krankheitseinheiten aufzufassen noch zu identifizieren sind. Bei allen drei Prozessen dürfte es sich um pseudoepitheliomatöse Epithelreaktionen auf der Basis ätiologisch diffe-renter chronisch-entzündlicher Erkrankungen des Integuments handeln.

tinua suppurativa hat bekanntlich damit nichts zu tun) von den einen Autoren (z. B. Degos und Carteaud, Danel, Kogoj, Lotte, Nanta und Bazex, Rimbaud, Ravoire und Rioux) zu den chronischen vegetierenden Pyodermien gerechnet, von den anderen Autoren (z. B. Herzberg, Riecke, Ribuffo, Vasileva, Sáinz de Aja, Gaté, Chanial und Ballivet, Kottmerier, Rivelloni, Radaeli, Lever, Spier) als benigne Variante des Pemphigus vegetans aufgefaßt. Die erstmals von McCarthy (1949) beschriebene und später von Hornstein (1957) an Hand eines Falles auch in der deutschsprachigen Literatur herausgestellte *Pyostomatitis vegetans* wird von beiden Autoren als nur auf die Schleimhäute beschränkte „Pyodermite végétante Hallopeau" aufgefaßt und zum Formenkreis der chronischen vegetierenden Pyodermien gerechnet. — Lever fand bei seinen zwei Fällen histologisch eindeutige Akantholyse, allerdings nur in den frischen Efflorescenzen, d. h. in den eben aufgetretenen Pusteln, und ist deshalb der Auffassung, daß die Pyodermite végétante Hallopeau einschließlich der Pyostomatitis vegetans zum Pemphigus vegetans Neumann zu rechnen ist, zumal, was auch unsere Meinung ist, die Hallopeausche vegetierende Pyodermie in der Regel weder auf lokale noch innerliche antibakterielle Maßnahmen abzuheilen pflegt, während Corticosterloide eine gute Wirksamkeit zeigen. Viele histologische Beschreibungen dieser Krankheit lassen eine nachträgliche Einordnung nicht zu, weil auf das u. E. pathognomonische Zeichen der Akantholyse bzw. akantholytischen Spaltbildung als Substrat aller Pemphigusformen nicht genügend geachtet wurde bzw. sehr häufig ältere Efflorescenzen untersucht worden sind. — An Hand eines Falles versucht Röckl (1964) zu beweisen, daß die Pyodermite végétante von Hallopeau eine gutartige Variante des Pemphigus vegetans von Neumann darstellt und daß von Pemphigus vegetans a) Typus Neumann und b) Typus Hallopeau gesprochen werden kann, wobei Übergänge möglich sind.

Faßt man das, was im Kapitel Differentialdiagnose gesagt wurde, zusammen, so ergibt sich in Anbetracht der banalen Erregerbefunde und der Polymorphie der klinischen und histologischen Erscheinungen, daß die Diagnose Pyodermia chronica papillaris et exulcerans wohl in der Mehrzahl der Fälle erst nach Ausschluß aller in Frage kommender anderer Krankheiten gestellt werden darf, wobei den Laboratoriumsbefunden bakteriologischer und serologischer Art das Primat zukommen dürfte.

### e) Therapie

Das Prinzip der Behandlung der Pyodermia chronica papillaris et exulcerans besteht in der Schaffung sauberer Wundverhältnisse. Lokale antibakterielle Maßnahmen im Sinne einer Applikation von feuchten Umschlägen, Pinselungen und Salben führen meist nur dann zu einer Heilung, wenn vorher die verrukösen und papillomatösen Veränderungen mit dem Messer, der Diathermieschlinge oder dem scharfen Löffel abgetragen und Abscesse und Hohlräume freigelegt werden. Eine zusätzliche innerliche Anwendung eines Breitspektrumantibioticums dürfte insbesondere bei größeren oder mehreren Herden von Vorteil sein. Schließlich ist die Widerstandskraft des Organismus durch allgemeine roborierende Maßnahmen zu heben.

## 3. Pyodermia ulcerosa serpiginosa, Pyoderma gangraenosum, Dermatitis ulcerosa

Die Zugehörigkeit der Pyodermia ulcerosa serpiginosa zu den durch banale Eitererreger (Staphylokokken, Streptokokken) hervorgerufenen Pyodermien ist aus mehreren Gründen, wie in der Einleitung zu den chronischen vegetierenden Pyodermien bereits ausgeführt wurde, umstritten. Die hier im Rahmen der Pyodermien vorgenommene Darstellung soll nichts präjudizieren und geschieht, was ausdrücklich vermerkt sei, vorbehaltlich der noch zu klärenden Ätiologie. Sie erfolgt an dieser Stelle lediglich deshalb, weil sie in allen Hand- und Lehrbüchern vorerst noch im Kapitel Pyodermien abgehandelt wird.

In der Literatur ist diese relativ selten zu beobachtende Krankheit unter verschiedenen, einander allerdings meist recht ähnlichen Namen zu finden, wie die Zusammenfassung auf S. 121 zeigt.

Im Handbuch der Haut- und Geschlechtskrankheiten von J. JADASSOHN stellt P. TACHAU unter der von H. HOFFMANN für seine eigenen Fälle geprägten Bezeichnung „Acne conglobata-ähnliche Dermatosen" einige, von den einzelnen Autoren unterschiedlich benannte Krankheitsbilder zusammen, die auf Grund ihrer Beschreibung der Pyodermia ulcerosa serpiginosa zugeordnet werden können. Dazu gehören die Fälle von H. HOFFMANN, BOSELLINI, TSCHERNOGUBOFF, MARTENSTEIN, TISCHNENKO und KROICZIK, GLAUBERSON, LEEUWEN, RASCH, KUZNEC. Die erste zusammenfassende, die Einheitlichkeit der Krankheitsbilder betonende Darstellung erfolgte 1930 von BRUNSTING, GOECKERMAN und O'LEARY. Sie stellten fünf eigene Fälle vor, von denen vier gleichzeitig Colitis ulcerosa aufwiesen, und wählten als Bezeichnung den insbesondere in der angelsächsischen Literatur bis heute vorwiegend gebrauchten Namen „Pyoderma gangraenosum". Seitdem haben von der Pyodermia ulcerosa serpiginosa, z.T. unter anderen, jedoch mehr oder minder ähnlichen Namen berichtet: MCCARTHY und FIELDS; CHRISTIANSEN; COHEN; ZURHELLE und KLEIN; MINTZER; MONTGOMERY; KUMER; JANKELSON und MCCLURE; GÄRTNER und KALKOFF; KUSKE; FOX und MALONEY; ZURHELLE und RUITER; KOZIKOWSKI; C. SCHIRREN; EGOROVA; CALDWELL; BLOOM; FOX; GUY und KERR; WEINER; COWETT; MADDEN; HÉE und LUTZ; KRÖBER; PIROGOVA; GENTELE; KIEL; RUSSELL; ULBRICHT; LUTZ; GÖTZ; SCHULZ; JADASSOHN und PAILLARD; WOOLDRIDGE und HOGEBOOM; WALTHER; BLUEFARB; RODIN und DEL BUSTO; BLUEFARB, RODIN und HOIT; HARE; HEILESEN; MARCUSSEN; DOSTROVSKY u. SAGHER (58 Fälle); MIESCHER und FISCHER; PETERKIN; WENTHOLT; HASSELMANN; PERCIVAL; PERRY und BRUNSTING; SCHUPPLI und BIRKHÄUSER; WRIGHT und GRECO; PILLSBURY und AARONSON; HENNING und WÜST; PIERARD; SALFELD. KRESBACH schlägt in Analogie zur Colitis ulcerosa die Bezeichnung „Dermatitis ulcerosa" vor. Damit könnte, wie er sich ausdrückt, ein Dreifaches vor Augen geführt werden: Die Möglichkeit des gemeinsamen Vorkommens, die Wahrscheinlichkeit ähnlicher konstitutioneller und dispositioneller Realisationsfaktoren und die Tatsache der bisher ungeklärten Ätiologie und Pathogenese beider Affektionen.

Gelegentlich sind Fälle von Pyodermia ulcerosa in der französischen Literatur mit Phagédénisme cutane bzw. -géométrique, in der amerikanischen mit Phagedenic ulcer, MELENEYs ulcer oder Postoperative progressive gangrene bezeichnet. Dabei dürften sich insbesondere unter den beiden letzten Namen zweifellos eine Reihe von Fällen finden, die mit dem bisher zu beschreibenden Krankheitsbild nichts zu tun haben.

## a) Klinik

Bei der Beschreibung des klinischen Bildes der Pyodermia ulcerosa serpiginosa sind entsprechend dem chronischen Verlauf der Krankheit und der Entwicklung der Efflorescenzen im wesentlichen *vier Stadien* erkennbar: Das *Initialstadium* mit der Entwicklung der *Primärefflorescenzen,* das voll ausgeprägte *ulceröse Stadium,* das *chronische Stadium* des Herdes mit der Tendenz zur *zentralen Abheilung* und *peripherer serpiginöser Ausdehnung* und schließlich das *Narbenstadium.* Die einzelnen Entwicklungsstadien mit ihren unterschiedlich aussehenden Efflorescenzen können nebeneinander vorkommen, so daß das Krankheitsbild ein buntes Aussehen erhält.

Die *Primärefflorescenz* der Pyodermia ulcerosa serpiginosa ist nicht einheitlich. Vorhanden sein können Bläschen, Blasen (PERCIVAL, ULBRICHT, WALTHER), Pusteln, einzeln oder gruppiert angeordnet (BRUNSTING, GOECKERMAN und O'LEARY, PERCIVAL, MIESCHER und FISCHER), rot bis blaurot gefärbte, u.U. schmerzhafte Knötchen und Knoten (PERRY und BRUNSTING, GENTELE, WALTHER, KRESBACH), allein oder nebeneinander. In einigen Fällen wurden als Primärefflorescenzen bzw. Ausgangsläsionen Furunkel (HASSELMANN, GUY und KERR) und oberflächliche Abscesse beobachtet (BRUNSTING, GOECKERMAN und O'LEARY, MADDEN). PETERKIN beschrieb im Anfangsstadium rote, flächenhafte, anfangs juckende, infiltrierte Herde, die sich blauschwarz verfärbten und schließlich ulcerierten(Abb. 15, 16). Die im Handbuch von P. TACHAU diskutierte, auch bezüglich Einteilung wichtige Frage, ob die Primärefflorescenzen follikulär gebunden sind oder unabhängig von den Anhangsorganen der Haut auftreten, verlor ihre Bedeutung, als sich herausstellte, daß beide Möglichkeiten beim Patienten vorkommen und daß auch am Orte vorausgegangener Traumen die ersten Primärefflorescenzen auftreten können. So unterschiedlich die Initialerscheinungen auch sein mögen, die *Weiterentwicklung* scheint stets die gleiche zu sein. Aus allen Efflorescenzen entsteht nach mehr oder minder langer Bestandsdauer — aus Knoten, nachdem diese schwammig ödematös geworden sind — ein kleines, anfänglich seichtes Geschwür, das sich schnell seitlich, z. T. auch nach der Tiefe zu, ausdehnt. Das relativ monomorphe und bei voller Ausprägung charakteristische Bild des *ulcerösen Stadiums* der Pyodermia ulcerosa serpiginosa ist gekennzeichnet durch ein zuweilen tieferes, im allgemeinen jedoch eher flaches Geschwür, dessen Größe zwischen der einer Münze und der mehrerer Handflächen schwanken kann. Neben Fällen mit einem einzigen Geschwür sind auch solche beschrieben, bei denen gleichzeitig bis zu 25 Ulcerationen vorhanden waren. Die *Form des Ulcus* ist dem Entwicklungsstadium entsprechend einmal rund oder oval, nierenförmig oder bizarr konfiguriert, ein andermal entstehen durch Konfluenz mehrerer Ulcera, polycyclisch begrenzte, anfänglich durch unterminierte und bereits morsche schmale Hautbrücken noch angedeutet

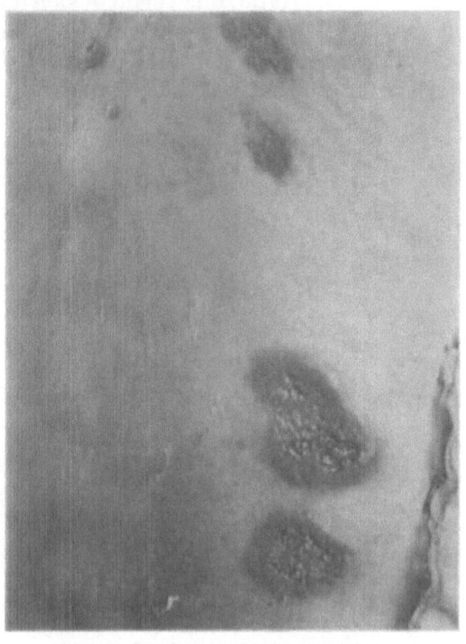

Abb. 15. Pyodermia ulcerosa serpiginosa

getrennte, riesige, ganze Körperteile einnehmende Geschwürsflächen (Abb. 17). Eine besondere Bedeutung in diagnostischer Hinsicht kommt der charakteristi-

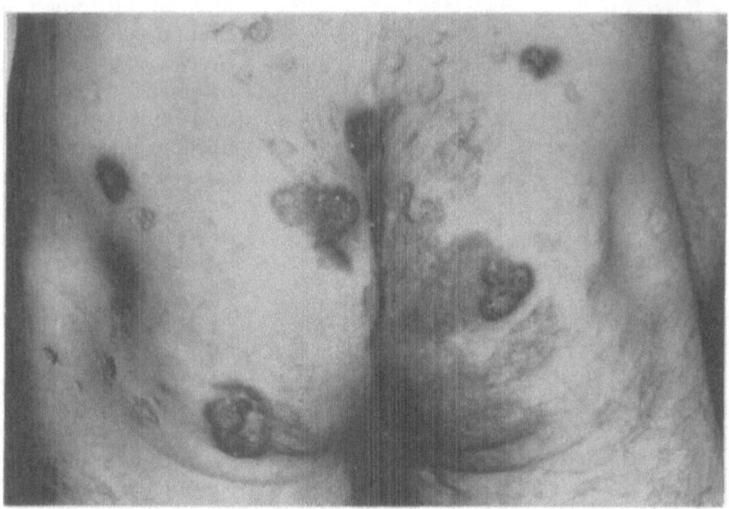

Abb. 16. Pyodermia ulcerosa serpiginosa

schen *Randzone* des Geschwürs zu. Der Ulcusrand wird durch zackige, rot gefärbte, morsche, in das Geschwür hineinreichende, unterschiedlich lange Hautfetzen gebildet. Die daran anschließende Zone zeigt bei kleineren und insbesondere nur kurze Zeit bestehenden Geschwüren eine meist blaurote Ver-

färbung und das Hautniveau überragende, u.U. bis mehrere Zentimeter breite,
derbe Infiltrationen. Bei älteren Geschwüren kommt es zur Einschmelzung dieser
Infiltrate. Die Randzone verfärbt sich dann blaurot bis blauschwarz, wird ödematös,
ist teils wallartig aufgeworfen, teils bereits eingesunken und zum Ulcusrand ab-
fallend, matschig-weich und hier und da von kleinen Abscessen durchsetzt. Daß
sich unter der anfänglich noch intakten Haut der Randzone herdförmig kleine
eitrige Einschmelzungspro-

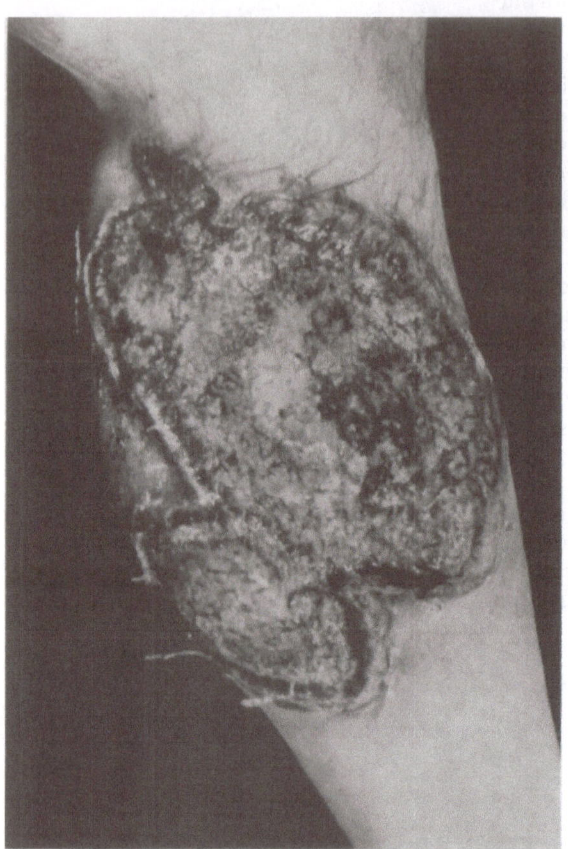

Abb. 17. Pyodermia ulcerosa serpiginosa. [Götz, H.: Hautarzt **3**, 418 (1952)]

zesse befinden, wird insbesondere dadurch offenbar, daß
sich bei Druck auf die Randzone aus zahlreichen kleinen
Öffnungen seitlich in das Geschwür hinein Eitertropfen
entleeren. Der Eiter ist in der
Regel von grüngelber Farbe
und dickflüssig. Im weiteren
Verlauf führt die Einschmelzung zu vollständigem Verlust des Gewebes unter der
nicht selten noch längere Zeit
hindurch blaurot bis schwarz
verfärbten, größtenteils intakten, selten von Fisteln
durchlöcherten Haut, so daß
unterschiedlich ausgedehnte,
buchtig unterminierte Ge-
schwürsränder entstehen.
Der in der Regel kaum oder
nur an einzelnen kleineren
Stellen speckig-eitrig belegte
*Geschwürsgrund* zeigt eine
rote bis rotbraune Farbe
und eine saubere unebene,
höckerige, stellenweise unterschiedlich hohe, matschige,
schon auf geringfügige Traumen leicht blutende, Granulationen aufweisende Oberfläche, ohne ausgesprochene

Zeichen eines nekrotischen bzw. gangränösen Zerfalls. Das von der Geschwürsfläche abgesonderte Sekret ist meist blutig-serös, seltener und dann eher in den
Randpartien ausgesprochen eitrig. Bezüglich *Tiefenausdehnung* zeigte sich, daß die
Geschwüre fast nie über die Subcutis hinausgehen; nur in seltenen Fällen führt
der Gewebszerfall bis zur Freilegung von Muskeln und Blutgefäßen (Hasselmann,
Melmann, Kozikowski, Jankelson und McClure). Übereinstimmend wird
eine unterschiedlich starke, vorzugsweise die Randpartien betreffende *Schmerzhaftigkeit* angegeben, die weniger spontan als auf Berührung sich bemerkbar macht.
Die regionalen *Lymphknoten* sind in der Regel nicht angeschwollen.

Diesem ausgesprochenen Geschwürsstadium folgt das für die Pyodermia
ulcerosa serpiginosa ebenfalls sehr charakteristische *Stadium der zentralen Abheilung und der zentrifugalen, oft einseitig sich fortsetzenden Ausbreitung*; so entstehen für diese Entwicklungsphase kennzeichnende, serpiginös fortkriechende,

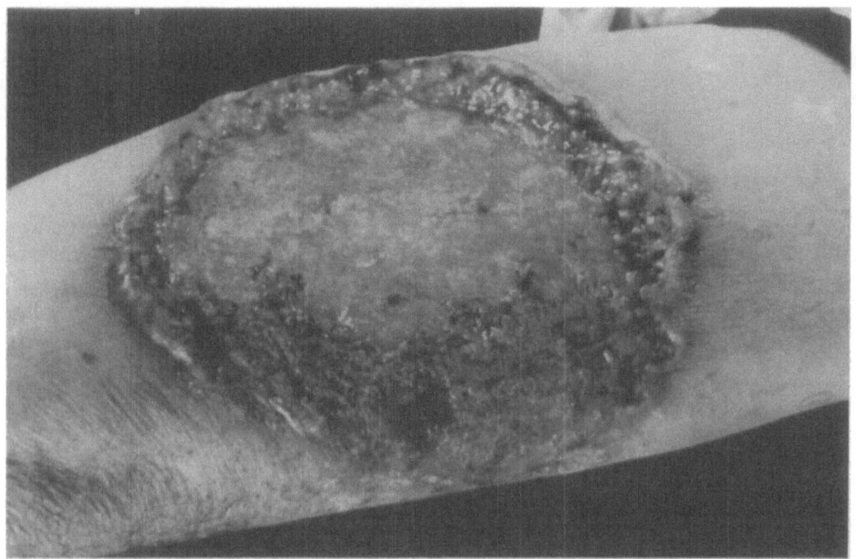

Abb. 18. Pyodermia ulcerosa serpiginosa. [GÖTZ, H.: Hautarzt **3**, 418 (1952)]

oftmals größere Körperpartien einnehmende, bandartige, einen eitrig einschmelzenden, unterminierten Rand vor sich herschiebende Geschwüre (Abb. 18, 19, 20).

Die beginnende Abheilung macht sich
bemerkbar durch das Auftreten von
frischen, dünnen Hautinseln in den zentralen Geschwürspartien, die im weiteren
Verlauf miteinander konfluieren und sich
allmählich zu einem festen Narbengewebe entwickeln. Diese *Narben* einer
schließlich abgeheilten Pyodermia ulcerosa serpiginosa haben ein für diese
Krankheit ebenfalls eigentümliches Aussehen. Sie sind relativ scharf begrenzt,
manchmal von einem intensiven Pigment-
saum umgeben, eher flach als hypertrophisch oder eingezogen, von rötlich-
blauer Farbe oder gleichzeitig teils
hyper-, teils depigmentiert. Am auf-
fälligsten ist die nur angedeutete, kleinste
unregelmäßige kolben- und fadenförmige
Hautzipfelbildung, die der Narbe das
*charakteristische* Aussehen verleiht, das
man treffenderweise mit „*gestrickter
Narbe*" bezeichnet hat (Abb. 21, 22).

Eine bestimmte oder bevorzugte *Lokalisation* der Pyodermia ulcerosa serpi-

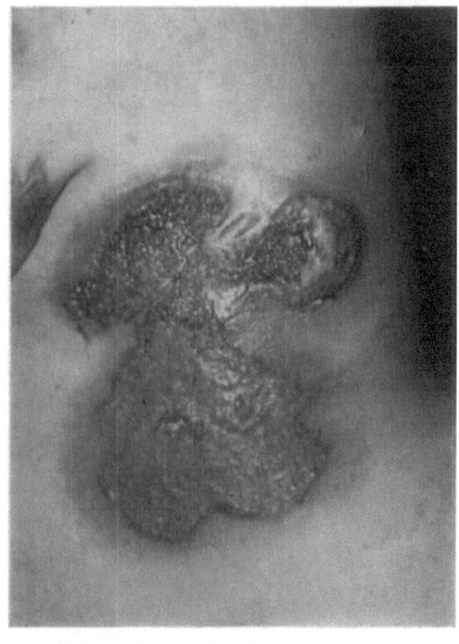

Abb. 19. Pyodermia ulcerosa serpiginosa

ginosa ist nicht bekannt. Die Ulcerationen können, offenbar mit Ausnahme der
Handteller und Fußsohlen, jede Körperstelle befallen, wenn auch Kopf- und
Genitalregion meistenteils davon verschont bleiben. Von DOSTROVSKY und SAGHER
wird der Befall der Unterschenkel besonders hervorgehoben. Auch die Brust-,

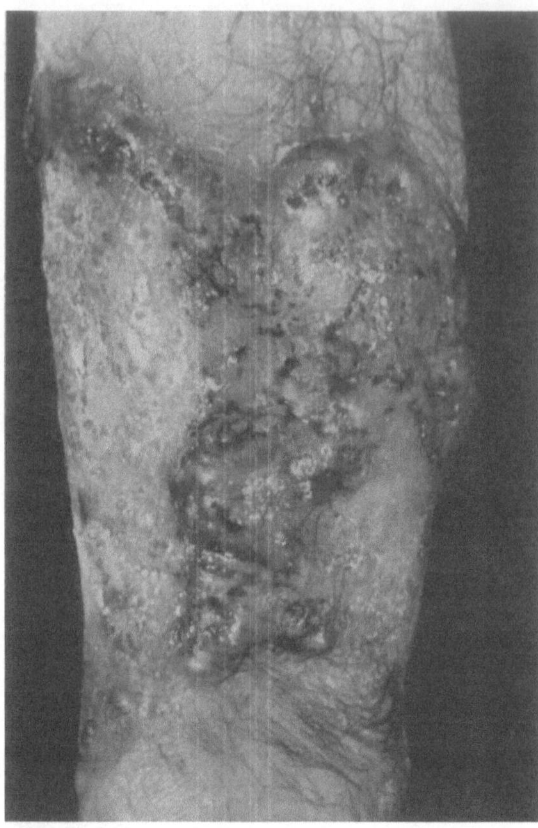

Abb. 20. Pyodermia ulcerosa serpiginosa. [Götz, H.: Hautarzt **3**, 418 (1952)]

Schulter- und Gesäßpartien lassen eine gewisse Bevorzugung erkennen. In einigen Fällen nahm die Pyodermia ulcerosa serpiginosa ihren Ausgang von Amputationsstümpfen. Auffallend ist, daß bei ein und demselben Patienten zahlreiche Geschwüre gleichzeitig vorhanden sein können, bei anderen die ganze Krankheit nur auf ein einziges, sehr häufig allerdings dann ausgedehntes Geschwür beschränkt bleibt.

Obwohl oftmals eine beträchtliche Ausdehnung der Krankheitsherde vorliegt, wird das *Allgemeinbefinden* der Patienten *ohne* Colitis ulcerosa in der Regel als auffallend gut und ungestört angegeben; obwohl in manchen Fällen ein ausgesprochen reduzierter Kräfte- und Ernährungszustand mit Schwächezuständen, Anämie, Gewichtsverlust und u. U. Kachexie vorlag. Fieber wird in der Regel vermißt, nur in einzelnen Fällen fanden sich septische Temperaturen (Brunsting, Goeckerman und O'Leary; Jankelson und McClure). — Das in der Regel gute Allgemeinbefinden bei Pyodermia ulcerosa serpiginosa wird nur dann und u. U. erheblich in Mit-

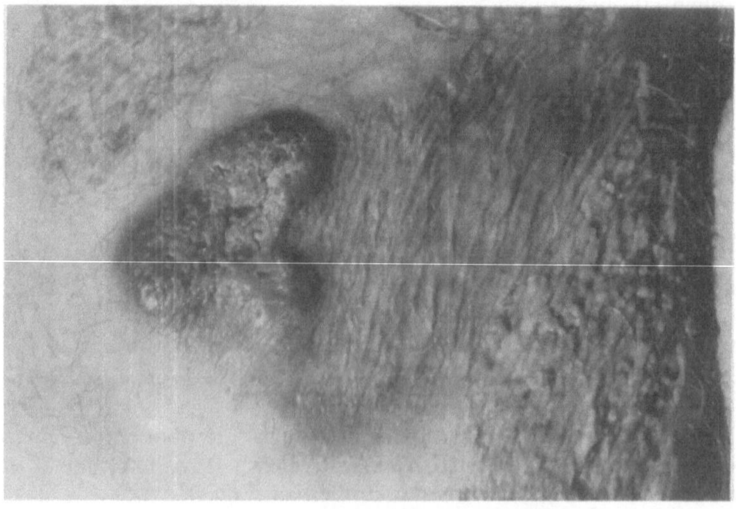

Abb. 21. Pyodermia ulcerosa serpiginosa. — Wie gestrickt aussehende Narbenbildung neben aktivem Herd

leidenschaft gezogen, wenn gleichzeitig eine Colitis ulcerosa, auf deren Beziehung zu diesem Krankheitsbild später noch eingegangen wird, besteht oder hinzutritt.

*Vorkommen.* Die Pyodermia ulcerosa serpiginosa befällt beide Geschlechter etwa gleich häufig. Zum Beispiel befanden sich unter 72 in der Literatur niedergelegten Fällen 38 Männer (etwa 53%). Eine die Dezennien berücksichtigende

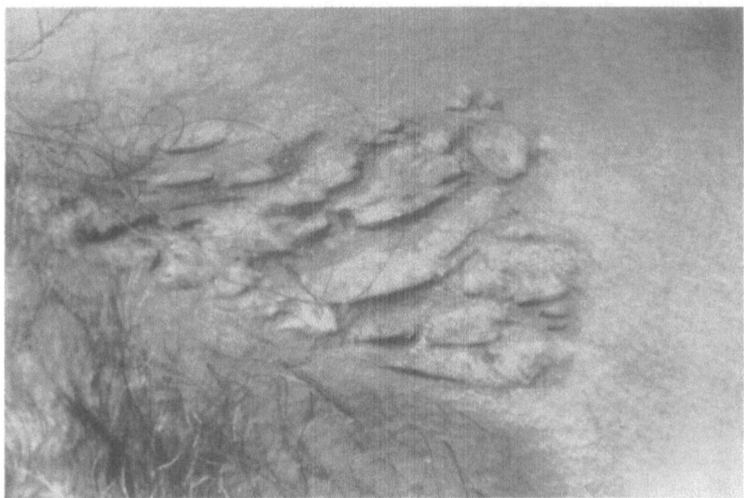

Abb. 22. Pyodermia ulcerosa serpiginosa. — Wie gestrickt aussehende Narbenbildung

*Altersaufteilung* der 72 Fälle (Tabelle 3) läßt einen Erkrankungsgipfel zwischen 3. und 6. Lebensjahrzehnt beim männlichen Geschlecht erkennen. Der jüngste Patient war 4, der älteste 71 Jahre. Das weibliche Geschlecht zeigte eine bevorzugte Morbidität zwischen dem 2. und 5. Lebensjahrzehnt. Die jüngste Patientin war 4 Jahre alt, die älteste befand sich im 7. Jahrzehnt ihres Lebens.

Eine Bevorzugung bestimmter Berufsgruppen, Rassen oder bestimmte geographische Zusammenhänge konnten vorerst, auch in Anbetracht der meistenteils sehr spärlichen diesbezüglichen Angaben, nicht festgestellt werden. Ebenso kann das bei der Pyodermia ulcerosa serpiginosa zu beobachtende schubweise Auftreten in keinen jahreszeitlichen Zusammenhang gebracht werden. KRESBACH erwähnt allerdings, daß bei dem von ihm gesehenen Fall während der Sommerhalbjahre jeweils keine frischen Schübe aufgetreten seien. Über die *Häufigkeit* der Pyodermia ulcerosa serpiginosa können angesichts der wenigen bislang publizierten Fälle begreiflicherweise keine Angaben gemacht werden. Jedenfalls handelt es sich um eine relativ selten zu beobachtende Hautkrankheit.

Tabelle 3. *Altersverteilung von 72 Fällen mit Pyodermia ulcerosa serpiginosa*

| Lebens-jahrzehnt | Männer | Frauen |
|---|---|---|
| 1 | 2 | 2 |
| 2 | 2 | 6 |
| 3 | 8 | 10 |
| 4 | 8 | 5 |
| 5 | 8 | 8 |
| 6 | 8 | 0 |
| 7 | 2 | 2 |
| 8 | 1 | 0 |

Die Pyodermia ulcerosa serpiginosa zeigt bei der Mehrzahl der Fälle einen chronischen, über Monate, meistens Jahre sich erstreckenden *Verlauf.* In der Literatur ließen sich diesbezügliche Angaben bei 73 Fällen finden. Davon heilten 15 Fälle innerhalb von 8 Wochen bis 6 Monaten ab, bei 19 Patienten kam die Krankheit nach etwa 18 Monaten, bei 16 Patienten nach etwa 3 Jahren zum Stillstand. In 7 Fällen dauerte die Krankheit bis 5 Jahre, in 6 Fällen bis 7 Jahre, in weiteren 6 Fällen bis zu 10 Jahren und bei 4 Fällen war die Krankheit auch nach 10 Jahren noch nicht abgeheilt. *Rezidive* nach vollständiger Erscheinungsfreiheit sind keine Seltenheit, bei den Fällen von Percival, Miescher und Wentholt traten nach jahrelanger Erscheinungsfreiheit plötzlich wieder neue Herde auf.

*Pyodermia ulcerosa serpiginosa und Colitis ulcerosa.* Perry und Brunsting sind der Ansicht, daß in etwa 60% der Fälle von Pyodermia ulcerosa serpiginosa mit dem gleichzeitigen Bestehen einer Colitis ulcerosa gerechnet werden muß. Bei den 84 Fällen, die wir in der uns zugänglichen Literatur ausfindig machen konnten, bestand jedoch nur bei 30 Patienten, demnach etwa 36%, gleichzeitig eine Colitis ulcerosa. Ein vergleichendes Studium zeigt, daß hinsichtlich des klinischen Bildes und des Verlaufes zwischen den Fällen mit und ohne Colitis ulcerosa keine wesentlichen Unterschiede bestehen; es dürfte sich vielmehr tatsächlich um *ein und dasselbe Krankheitsbild* handeln. Das erste Auftreten von Hauterscheinungen fällt nur selten auch mit dem Beginn der Colitis ulcerosa zusammen, in den meisten Fällen gehen die Darmerscheinungen zeitlich den Hautveränderungen um viele Jahre voraus (Caldwell, Gentele, Walther); im Durchschnitt konnten 5—6 Jahre, in einem Fall 12 Jahre ermittelt werden. In mehreren der beschriebenen Fälle ging eine Verschlechterung der Colitis ulcerosa gleichzeitig mit einer Exacerbation der Hautveränderungen einher. Cohen beobachtete eine Tendenz zur Abheilung bei Sistieren der Durchfälle. Diese werden als blutig, schleimig, eitrig, wäßrig und mitunter als stinkend bezeichnet. Pro Tag konnten 4—5, in manchen Fällen bis zu 30 Stuhlentleerungen beobachtet werden. Das *Allgemeinbefinden* dieser Patienten ist im Gegensatz zu denjenigen ohne Colitis ulcerosa meist mehr oder minder stark beeinträchtigt, während hinsichtlich des chronischen, über Jahre sich hinziehenden, von krankheitsfreien Perioden unterbrochenen Verlaufes das gleichzeitige Bestehen einer Colitis ulcerosa keinen Unterschied zu bewirken scheint. In vielen Beschreibungen kann man die Tendenz erkennen, die *Hautveränderungen als Komplikation des Darmleidens* aufzufassen. Ohne auf Einzelheiten, die im Kapitel Ätiologie und Pathogenese noch Erwähnung finden, einzugehen, sei hier lediglich vermerkt, daß auch nach Ansicht Percivals die Frage, ob zuerst die Haut und dann erst das Intestinum oder umgekehrt ergriffen werden oder ob beide Organe unabhängig voneinander erkranken, vorläufig noch unbeantwortet bleiben muß. In diesem Zusammenhang ist vielleicht eine Zusammenstellung von Sloan u. Mitarb., die 2000 Fälle von Colitis ulcerosa kritisch gesichtet haben, interessant. In 55% waren Männer befallen, am häufigsten Menschen um das 30. Lebensjahr herum. Nur in einem geringen Prozentsatz fanden sich gleichzeitig Hauterscheinungen, und zwar in 1% der Fälle ein Erythema nodosum und in 1,3% Veränderungen im Sinne einer Pyodermia ulcerosa serpiginosa.

Abgesehen von der Colitis ulcerosa, die offensichtlich eine Zugehörigkeit zum Krankheitsbild selbst besitzt, sind *Komplikationen* bei der Pyodermia ulcerosa serpiginosa relativ selten beobachtet worden.

Perry und Brunsting sowie Ayres und Ayres sahen bei drei ihrer 19 Patienten einige Monate bis Jahre nach dem Auftreten der ulcerös-serpiginösen Pyodermie vesico-bullöse Efflorescenzen. Die teils gruppiert, teils Ringform bildenden Bläschen erinnerten an eine Dermatitis herpetiformis Duhring oder eine Staphylodermia superficialis circinata. — In einigen Fällen traten im Verlauf der Krankheit schwere sekundäre Anämien auf, die wohl als im Zusammenhang stehend mit den Darmerkrankungen angesehen werden müssen. Außerdem beobachteten Perry und Brunsting bei sechs Patienten Arthritiden, die den Hautveränderungen zeitlich vorausgingen, bei zwei Patienten traten sie gleichzeitig mit der Pyodermia ulcerosa serpiginosa in Erscheinung und bei einem Patienten im Verlauf der Krankheit. Bloom beobachtete eine Tuberkulose, die schließlich zum Exitus des Patienten führte. Brunsting, Goeckerman und O'Leary berichten über ein gleichzeitig bestehendes Pleuraempyem bei einem ihrer Fälle, das im Anschluß an eine Grippe aufgetreten war. Über ungewöhnliche Beobachtungen berichteten Schuppli und Birkhäuser sowie Kresbach. In beiden Fällen dürfte die Frage, ob es sich bei den beobachteten Veränderungen um Komplikationen oder um zugehörige Manifestationen an anderen Organen handelt, vorerst nicht eindeutig zu beantworten sein. — SCHUPPLI und BIRKHÄUSER berichten über eine Patientin mit einer Pyodermia ulcerosa serpiginosa an den Unterschenkeln, bei der gleichzeitig ganz ungewöhnliche chronisch-rezidivierende Lungenveränderungen nachzuweisen waren. Es handelt sich dabei um atypische Lungenabscesse, deren Auftreten und Intensität insofern in einem Zusammenhang mit den Hautgeschwüren standen, als während einer nunmehr 10jährigen Beobachtungszeit neue Lungenherde stets mit verstärkter Ulcusbildung an den Beinen einhergingen. Ein bestimmter Erreger konnte für beide Affektionen nicht gefunden werden. SCHUPPLI und BIRKHÄUSER faßten Haut- und Lungenveränderungen als gemeinsamen Ausdruck einer hyperergischen Reaktion des Organismus auf. — Bei der Patientin von KRESBACH trat im Verlauf der Pyodermie eine fleckförmige, fibrinöse Cystitis auf, die aus zwei Gründen interessant war: einmal durch den gelungenen kulturellen Nachweis von Proteus vulgaris im Harn *und* in den Hautgeschwüren, zum anderen deshalb, weil die Harnblasenveränderungen ebenso wie die Hautulcera unter der Germanin-Wismutbehandlung abheilten. Als Fokalinfekt konnte die Cystitis jedoch deshalb ausgeschlossen werden, weil im weiteren Verlauf, selbst nach einem Jahr völliger und rückfallfreier Abheilung der Cystitis, wieder neue Hautgeschwüre auftraten. KRESBACH faßte Cystitis und Hauterscheinungen als gleichgeordnete Symptome ein und derselben Grundkrankheit auf und ist der Meinung, daß dem Fall von SCHUPPLI und BIRKHÄUSER — vielleicht ähnlich dem seinen — in gewisser Hinsicht eine Mittelstellung zwischen den Fällen, die ohne Beteiligung eines inneren Organs und jenen, die mit einer Colitis ulcerosa einhergehen, einzuräumen sei.

Wenn man das bislang über Pyodermia ulcerosa serpiginosa einerseits und Colitis ulcerosa andererseits Mitgeteilte zusammenfassend betrachtet, so lassen sich vom Morphologisch-Klinischen her zwischen den Fällen mit und ohne Colitis ulcerosa keine wesentlichen Unterschiede feststellen; es dürfte sich vielmehr um ein und dasselbe Krankheitsbild handeln und, wie KRESBACH betonte, dürfte das Haut- und Darmleiden als Ausdruck eines einheitlichen pathogenetischen Prinzips anzusehen sein, dessen Manifestation an Darm und/oder Haut den Charakter eines Syndroms besitzt, dem zumindest vorläufig nur im Klinisch-Morphologischen eine Spezifität zuzukommen scheint.

Die *Prognose* der Pyodermia ulcerosa serpiginosa ist, auch bei ausgedehnten und mit Colitis ulcerosa kombinierten Fällen fast stets eine gute. Hinsichtlich der Dauer der Krankheit ist sie allerdings, wie auf S. 137 ausgeführt, insbesondere bei geschwächten Patienten, mit einer gewissen Zurückhaltung zu stellen. Außerdem muß mit Rezidiven stets gerechnet werden.

Die *Mortalität* kann vorerst, wie aus den von uns zusammengestellten 84 Fällen der Weltliteratur zu entnehmen ist, mit etwa 5% angegeben werden, wobei die Todesursache meistenteils im Auftreten von schwerwiegenden Komplikationen gesucht werden muß.

In einem Falle (BLOOM) führten Hauterscheinungen, Colitis ulcerosa und eine hinzutretende Tuberkulose den Exitus herbei, in einem anderen (BRUNSTING, GOECKERMAN und O'LEARY) trat der Tod durch eine im Anschluß an die chirurgische Vergrößerung der Pleuraempyemdrainage auftretende Sepsis ein. Im Falle JANKELSON und MCCLURE hatten die Ulcerationen der Haut und des Darmes ein derartiges Ausmaß angenommen, daß die dadurch herbeigeführte Verschlechterung des Allgemeinzustandes schließlich zum letalen Ende führte. Bei der von BLUEFARB mitgeteilten 25jährigen Frau traten nach einem Abortus unter hohem Fieber Diarrhoen mit Schmerzen und erneut Ulcerationen der Haut auf. Nach einer vorübergehenden Besserung durch Bluttransfusion, Antibiotica und Cortison kam es nach 14 Tagen erneut zu einer akuten Verschlechterung, die schließlich zum Tode der Patientin führte. Über den tödlichen Ausgang einer Pyodermia ulcerosa serpiginosa berichtet auch CHRISTIANSEN. Die Autopsie ergab hinsichtlich der Ätiologie jedoch keinen Anhalt.

Über eine *Infektiosität* bzw. *Kontagiosität* liegen keine Angaben vor. In keiner der die von uns gesichteten 84 Fälle betreffenden Publikationen wird über eine Ausbreitung oder Übertragung der Pyodermia ulcerosa serpiginosa berichtet.

### b) Histopathologie

Die histologischen Veränderungen lassen hinsichtlich des meistenteils beschriebenen Geschwürstadiums insofern eine dem makroskopisch-klinischen Bild entsprechende relativ große Einheitlichkeit erkennen, als es sich um ein mehr oder

minder ausgeprägtes Granulationsgewebe handelt, das jegliche Spezifität vermissen läßt. Der Grad der Entzündung wird bestimmt vom Alter der Efflorescenz.
Während im akuten Stadium mehr die exsudative Note in den Vordergrund tritt,
finden sich im chronischen eher proliferative Veränderungen. Am einheitlichsten
sind die Veränderungen im Bereich der zur Einschmelzung neigenden *Randzone
des Geschwürs* (Abb. 23). Die *Epidermis*, deren Stratum corneum Hyper-, Ortho-
und Parakeratose zeigen kann, ist größtenteils akanthotisch verbreitert, die Reteleisten sind ausgezogen und man kann hier und da geringe spongiotische Auf-
hellungsherde mit Rundzelleneinwanderungen sehen. Im späteren chronisch vege-

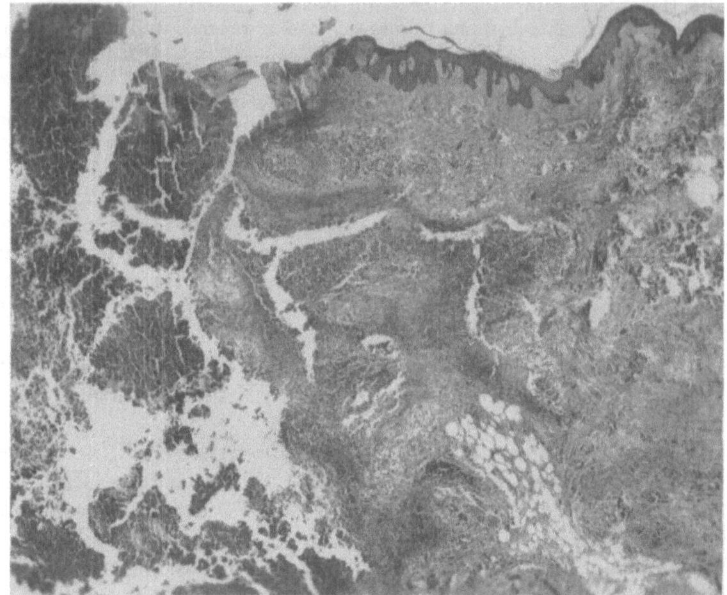

Abb. 23. Histologie einer Pyodermia ulcerosa serpiginosa. Unterminierte Randzone

tierenden Stadium läßt die Epidermis in der Regel eine ausgesprochene pseudo-
carcinomatöse Epithelwucherung erkennen. Ulcuswärts tritt eine starke Verschmälerung der Epidermis ein (MIESCHER). Unter der Epidermis findet sich ein
bis an und teils in die Subcutis reichendes, unterschiedlich starkes, teils herd-
förmiges absceßartiges, teils diffuses entzündliches *Infiltrat*, das unvollständig
durch ödematöse Bindegewebszüge voneinander getrennt wird. Im Zentrum der
Zellanhäufungen fand WENTHOLT beginnende Nekrosen. Der Grad der Entzündung scheint dem Alter des Herdes zu entsprechen. Die Infiltrate bestehen in
erster Linie aus polymorphkernigen Leukocyten, zwischen denen sich herdweise
oder diffus in unterschiedlicher Zahl eosinophile Leukocyten (KRESBACH), Lymphocyten, Plasmazellen (PETERKIN, KRESBACH) und Bindegewebszellen verschiedenen
Reifegrades befinden. Im späteren vegetierend-proliferativen Stadium treten dann
tuberkuloide (Fremdkörper-)Strukturen mehr in den Vordergrund des histologischen Bildes (BRUNSTING, GOECKERMAN und O'LEARY). Riesenzellen vom
Langhans- und Fremdkörpertypus können u.U. zahlreich vorhanden sein (ZUR-
HELLE und RUITER). Die zahlreichen, neugebildeten Capillaren sind stark erweitert
und mit Erythrocyten vollgefüllt. Die *größeren Gefäße*, insbesondere Arteriolen
und Arterien, zeigen nicht selten Veränderungen im Sinne einer *Endo-* und *Periarteriitis*, mit Wandverquellung und Leukocytoklasie im Bereich der Wände und

der nächsten Umgebung (ZURHELLE und RUITER, MINTZER). Im u.U. ebenfalls entzündlich veränderten *Fettgewebe* konnte MINTZER eine zahlenmäßige Zunahme der kleinen Gefäße in den Bindegewebssepten feststellen. Die Gefäßwände waren geschwollen und die Lumina beinahe verschlossen. WALTHER, die ein frisches, etwa 8 Tage altes, eben erweichendes Knötchen und einen größeren Knoten histologisch untersuchen konnte, fand in beiden Excisaten an der aus der Subcutis aufsteigenden „wandstarren" Arterie, die zu den Knötchen bzw. Knoten zu führen schien, Veränderungen im Sinne einer Endarteriitis. Die Gefäße zeigten eine ausgeprägte, fast die Hälfte der ganzen Gefäßdicke einnehmende Intimaverdickung mit stark ödematös gequollenen Endothelzellen. Stellenweise fehlte das Endothel und Fibrinablagerungen führten zu einer weiteren Verengung des Lumens. Manche Gefäße zeigten eine vollständige Hyalinisierung der Wandung. Die Wand war durchsetzt mit reichlich Leukocyten und Erythrocyten, im Gefäßlumen fand sich häufig eine größere Zahl von eosinophilen Leukocyten. Bei einem Excisat fiel in dem das Gefäß umgebenden Mantel von entzündlichen Zellen die große Zahl von Mastzellen (Kresylechtfärbung) auf. — Die auf Grund dieser Befunde hinsichtlich Ätiologie und Pathogenese der Pyodermia ulcerosa serpiginosa von WALTHER vorgenommene Deutung wird in dem betreffenden Kapitel besprochen.

Auch die Histologie des *Geschwürsbodens* läßt, wie die Randzone, nur uncharakteristische Veränderungen erkennen. Die Ulcusoberfläche wird durch eine aus Leukocyten, Kerntrümmern und nekrotischen Massen bestehende Zone gebildet. Darunter findet sich ein lockeres Granulationsgewebe mit Gefäßneubildungen und ein Infiltrat aus Leukocyten, Lymphocyten und Bindegewebszellen, das nach der Tiefe zu eine kontinuierliche Abnahme zeigt, jedoch in manchen Fällen bis an und in das subcutane Fettgewebe reichen kann. Das *Narbenstadium* (SCHUBERT, H. HOFFMANN) zeigt entsprechend der makroskopisch-klinisch feststellbaren Zipfelbildung („gestrickte" Narbe) atypische Epithelwucherungen mit unterschiedlich langen fibromartigen Ausläufern. Die elastischen Fasern fehlen im Narbengewebe über größere Bezirke, finden sich jedoch z.T. vermehrt in den zipfelförmigen Ausläufern (H. HOFFMANN).

Abgesehen von der histologischen Untersuchung von Knötchen und Knoten im Anfangsstadium der Pyodermia ulcerosa serpiginosa finden sich bezüglich der Histologie der anderen, bei diesem Krankheitsbild noch beschriebenen Primäreffloreszenzen in der Literatur kaum Angaben. Lediglich PERCIVAL beschreibt ausführlich das mittels Serienschnitten beobachtete histologische Bild einer sterilen *subcorneal* gelegenen Pustel, deren Boden an einer kleinen umschriebenen Stelle im Zentrum allerdings vom Corium gebildet wird. Im Pustellumen fanden sich außer Leukocyten und Lymphocyten auffallend viele und degenerierte Epithelzellen. PERCIVAL glaubt, daß diese bei seinem Fall beobachtete Degeneration von Epidermiszellen die Folge eines bestimmten Faktors mit spezifischem Angriffspunkt an der Epidermis sei, in Parallele zu den Beobachtungen von BODDINGTON und TRUELOVE (1956) bei der Colitis ulcerosa.

### c) Laboratoriumsbefunde einschließlich Bakteriologie

Bei den allgemein üblichen Routineuntersuchungen des Blutes fällt in erster Linie auf eine in etwa zwei Drittel der in der Literatur beschriebenen Fälle festgestellte *sekundäre Anämie* mit einem durchschnittlichen Hämoglobingehalt von 55%, ferner eine mäßige *Leukocytose* mit Werten um 9000 mm³, bei einem Höchstwert von 19000 mm³ (BRUNSTING, GROECKERMAN und O'LEARY). In vielen Fällen fand sich eine — meist in der ersten Stunde sich bemerkbar machende — stark bis extrem beschleunigte *Blutkörperchensenkungsgeschwindigkeit*. Die wohl bemerkenswertesten Befunde bei der Pyodermia ulcerosa serpiginosa erbrachte die *Eiweiß-Elektrophorese* des *Serums*. Dabei wurde von MARCUSSEN; WRIGHT u. GRECO; STRITZLER; FISHER; BLOOM, FISHER und DANNENBERG sowie BECKE und ROSE auf die beobachtete Hypo-$\gamma$-Globulinämie (0 bis maximal 6,8 rel.-%) bei zum Teil erheblicher (bis 38 rel.-%) Vermehrung der $\beta$-Globuline aufmerksam gemacht, während SOLTA sowie BOLTON u. Mitarb. auf pathologische Eiweißfraktionen im $\beta$-Globulin-Bereich hinwiesen. Als erste haben wohl DUPERRAT, GOGUEL und GALY (1962) bei einem Fall von „Phagédénisme cutané" bei Hypo-$\gamma$-Globulinämie mit Hilfe der Immunoelektrophorese $\beta_2$-A-Globuline festgestellt und neuerdings berichten RÖCKL, KNEDEL und SCHRÖPL (1964) über 6 Patienten mit Pyodermia ulcerosa serpiginosa, von denen bei 4 Fällen mittels Immunoelektrophorese und Ultrazentrifugenuntersuchung im Serum eine $\gamma_1$-A-Paraproteinämie ($\beta_1$-A-Globulin [GRABAR] ist identisch mit $\gamma_1$-A-Globulin) nachgewiesen werden konnte. Im *Urin* konnten, mit Ausnahme des Falles von KRESBACH, bei dem eine fleckförmige, fibrinöse Cystitis bestand, und des Falles 2 von RÖCKL, KNEDEL und SCHRÖPL, bei dem die Bence-Jones-Reaktion im Urin positiv war, keine wesentlichen pathologischen Befunde erhoben werden. Den *Antistreptolysintiter* fand KRESBACH mit 1:800 gering erhöht. In *mikrobiologischer* Hinsicht verliefen sämtliche Untersuchungen auf Mykobakterien, Blastomyceten, Pilze und Hefen ergebnislos. Bei Fällen mit Colitis ulcerosa konnten von BLUEFARB sowie PERRY und BRUNSTING *Entamoeba histolytica* festgestellt werden, ohne daß diesem Befund von den Autoren eine ätiologische Bedeutung beigemessen worden wäre.

Im Gegensatz zu der Einheitlichkeit des klinischen Bildes der Pyodermia ulcerosa serpiginosa in Geschwürsstadien zeigt eine Zusammenstellung der Ergebnisse der *bakteriologischen Untersuchungen* eine geradezu tropisch anmutende Fülle hinsichtlich Zahl und Art der gezüchteten Mikroben. Das außerordentlich bunte bakteriologische Bild wird noch verstärkt durch die Tatsache, daß die nachgewiesenen Bakterien nicht nur von Fall zu Fall, sondern auch während des Verlaufes der Krankheit und sogar bei ein und demselben Geschwür eine erhebliche Variationsbreite zeigten, wie mehrmalige, in gewissen Abständen vorgenommene Abimpfungen ergaben (GÖTZ, SEVIN, KRESBACH u.a.). — Schon die bakteriologischen Ergebnisse allein scheinen zu beweisen, daß der Pyodermia ulcerosa serpiginosa zumindest primär *keine einheitliche bakterielle Ätiologie* zugrunde liegt.

In der Mehrzahl der Fälle konnten aus den Efflorescenzen allein oder in Kombination mit anderen Bakterien weiße oder *goldgelbe, hämolysierende* oder *nichthämolysierende Staphylokokken* gezüchtet werden. In zweiter Linie fanden sich *hämolysierende* oder *nichthämolysierende Streptokokken*, die von ZURHELLE und RUITER sowie DOSTROVSKY und SAGHER besonders in den Randpartien der Geschwüre nachgewiesen werden konnten. Eine bedeutende Rolle in der Bakteriologie der Efflorescenzen der Pyodermia ulcerosa serpiginosa spielt die Gruppe der gramnegativen Bakterien, unter ihnen insbesondere *Escherichia coli*, *Proteus vulgaris* und *Pseudomonas pyocyanea*. In einem Großteil der Fälle konnten diese drei Keime gleichzeitig in den Geschwüren gefunden werden. Bei dem Fall von KRESBACH fand sich im Eiter anfänglich eine *Mischflora*, bestehend aus hämolysierenden Staphylokokken und Streptokokken, Proteus vulgaris und Pseudomonas pyocyanea, später bei wiederholten Untersuchungen nur mehr Proteus vulgaris allein, der interessanterweise gleichzeitig auch im Urin während einer fleckförmigen fibrinösen Cystitis festgestellt werden konnte (KRESBACH). Ähnliche Verhältnisse lagen bei dem mit einer Colitis ulcerosa einhergehenden Falle von WALTHER vor. Hier konnten aus den Primärefflorescenzen stark schleimbildende *Enterokokken* gezüchtet werden, die besser unter anaeroben als aeroben Bedingungen wuchsen. Die offensichtlich gleichen Keime konnten unter anderem auch aus dem Colon (Stuhl, Spülflüssigkeit) isoliert werden.

Neben diesen eben aufgezählten, bei der Mehrzahl der Fälle festgestellten Bakterienarten fanden sich in seltenen Fällen andere Bakterien aus der Farbstoffbildnergruppe und in einem Falle (WRIGHT und GRECO) im Ulcussekret feine *Spirochäten*. Andererseits wurden noch geschlossene Primärefflorescenzen (FREI und WIENER, PERCIVAL) und passager auch Geschwüre (KRESBACH) als steril befunden, ebenso wie die vielfach durchgeführten Blutkulturen niemals verwertbare Resultate ergaben. Die aus den Herden gezüchteten Erreger erwiesen sich im Tierversuch fast durchwegs als nicht pathogen.

Schließlich sei noch auf die mehrfach angestellten Versuche eingegangen, mit Hilfe von *Agglutinationen, Komplementbindungs-* und *Hautreaktionen* sowie *Tierversuchen* zur Prüfung der Keime auf antigene Fähigkeit zwischen der Pyodermia ulcerosa serpiginosa und den aus den Herden gezüchteten Erregern eine Beziehung herzustellen bzw. diese zu verifizieren.

Die von ZURHELLE und KLEIN bei zwei Fällen festgestellte Agglutination gegen die gezüchteten Staphylokokken in Serumverdünnungen von 1:160 und 1:2500 konnte zwar von GÄRTNER und KALKOFF bestätigt werden, aber die von letzteren Autoren angestellten Versuche mit Kontrollseren ergaben ebenfalls relativ hohe Agglutinationstiter, so daß den Befunden keine Bedeutung beigemessen werden kann. Die Komplementbindungsreaktion fanden GÄRTNER und KALKOFF bei zweien ihrer Patienten positiv. Dagegen ist es KRESBACH auf verschiedenen methodischen Wegen nicht gelungen, mittels Agglutinations- und Komplementbindungsreaktionen im Serum seiner Patientin Antikörper gegen die aus den Geschwüren gezüchteten Keime nachzuweisen. GÄRTNER und KALKOFF konnten bei den Intracutantests mit Staphylokokken und deren Bouillonkulturfiltraten feststellen, daß Patienten mit Pyodermia ulcerosa serpiginosa eine gegenüber gesunden Kontrollpersonen um etwa zwei Zehnerpotenzen stärkere Toxinmenge vertrugen. Die Autoren deuteten diese Ergebnisse im Sinne des Bestehens eines Gleichgewichtszustandes bei den chronischen Pyodermien zwischen einem teilweise immunisierten Makroorganismus und reversibel modifiziertem Mikroorganismus. KRESBACH konnte mit den aus den Ulcerationen isolierten Keimen bzw. deren Stoffwechselprodukten keine über das Normale hinausgehende Überempfindlichkeitsreaktion erzielen. Auch eine Autosensibilisierung gegen mit diesen Keimen infiziertes, arteigenes Hautgewebe konnte an Meerschweinchen nicht beobachtet werden, ebensowenig wie es gelang, gegen infiziertes Hautgewebe der Patientin KRESBACHs Überempfindlichkeit zu erzeugen.

## d) Ätiologie und Pathogenese

Ätiologie und Pathogenese der Pyodermia ulcerosa serpiginosa einschließlich der Colitis ulcerosa sind bis heute unbekannt. Alle diesbezüglich durchgeführten Versuche konnten keine eindeutige Klärung herbeiführen. Es bestehen bei einigen Autoren weitgehende Unterschiede in den Auffassungen selbst darüber, ob die bei der Pyodermia ulcerosa serpiginosa in etwa 30% der Fälle gleichzeitig bestehende Colitis ulcerosa mit den Hauterscheinungen im Zusammenhang steht oder nicht.

Wie aus den im Kapitel Laboratoriumsbefunde dargestellten Ergebnissen der bakteriologischen Untersuchungen hervorgeht, scheint der Krankheit — soweit dies vorerst beurteilt werden kann — keine spezifische bakterielle Ätiologie zugrunde zu liegen.

Wenn auch in der Mehrzahl der Fälle aus den Ulcerationen Staphylokokken und Streptokokken isoliert werden konnten, so fanden sich in anderen wiederum Enterokokken allein, gramnegative Bakterien oder mit den Kokken zusammen eine ausgesprochene Mischflora, wobei Pseudomonas pyocyanea und Proteus vulgaris eine nicht unerhebliche Rolle spielen. MELCZER glaubt, elementarkörperartige Gebilde in der Flora der Veränderungen gesehen zu haben. — Bedeutungsvoller als diese bakteriologischen Befunde aus älteren Herden sind u.E. diejenigen, die von Primäreffflorescenzen erhalten worden sind. Sie wurden von mehreren Untersuchern als steril befunden. Der jeweils mehr oder minder reichlich vorkommenden Mischflora dürfte sehr wahrscheinlich, außer u.U. einer sekundären, keine primäre bzw. ätiologische Bedeutung zukommen, zumal die qualitative Zusammensetzung der Mischflora im Verlauf der Krankheit außerdem stark wechseln kann, wie es wiederholt festgestellt werden konnte. Diese Tatsachen im Verein mit der weitgehenden Unwirksamkeit auch gezielter antibakterieller, insbesondere antibiotischer Therapie lassen in der Tat berechtigte Zweifel an der alleinigen ursächlichen Bedeutung der nachgewiesenen Keime für Entstehung und Fortbestand der Krankheit aufkommen.

Verschiedentlich wird die Ansicht vertreten (O'Leary, Brunsting, Goeckerman und O'Leary, McCarthy und Fields, Wooldridge und Hogeboom), daß die Ursache der Krankheit in einer *Symbiose* der so häufig gefundenen hämolysierenden Streptokokken mit den Staphylokokken zu suchen sei. Crawford erwähnt in einer Diskussionsbemerkung zu einem vorgestellten Falle zwei Patienten, bei denen eine Arteriolitis mit Thromben durch Staphylokokken die Ursache der Gangrän in den versorgten Hautbezirken gewesen war. Walther hält ihren Fall von Pyodermia ulcerosa serpiginosa bei Colitis ulcerosa einerseits für einen embolisch-metastatischen Prozeß durch hämatogen verschleppte Darmbakterien, wie er auch schon bei Fällen von Jankelson und McClure sowie Crawford in Erwägung gezogen wurde, da sowohl im Dickdarm wie auch in den Hautgeschwüren schleimbildende Enterokokken nachgewiesen werden konnten. Andererseits werden für die auffallend geringen Bakterienbefunde in den histologischen Hautpräparaten ebenso wie für die lange Dauer und schwierige Beeinflußbarkeit der Haut- und Darmveränderungen allergische Vorgänge verantwortlich gemacht, die ihren sichtbaren Ausdruck in histologisch nachgewiesenen Veränderungen an den Gefäßen der Cutis und des Papillarkörpers finden.

Die *allergische Genese* wird auch von anderen Autoren vertreten. So ist Ulbricht der Meinung, daß die (sensibilisierte) Haut auf die von *außen* übertragenen Darmbakterien in Gestalt eines sterilen Bläschens mit nachfolgender Sekundärinfektion des Bläschens reagiert.

Andere Untersucher vertreten die Meinung, daß Haut- und Darmveränderungen gleichgeordnete Symptome einer auf allergischer Grundlage beruhenden Allgemeinstörung (Michelson, Brunsting und Underwood), eines von kranken Zähnen ausgehenden fokalinfektiösen Geschehens (Kiel) oder einer Allergie gegen Staphylokokken-Antigene (Hofstad) sind. Kuske sah Abheilung einer Pyodermia ulcerosa serpiginosa nach Ausräumen der Unter- und Oberkiefer von Wurzelresten und Granulomen. Rostenberg hält ein Shwartzman- oder Arthus-Phänomen für möglich und schlägt ebenfalls die Suche nach inneren Foci vor.

Kresbach diskutiert an Hand seines Falles die Möglichkeit einer *Autosensibilisierung*, ohne sie bei seinem Fall mittels diesbezüglich durchgeführter funktioneller Hautproben, serologischer Untersuchungen und Tierversuche allerdings beweisen zu können. Dabei ging er von der Vorstellung aus, daß Überempfindlichkeitsphänomene im Zusammenhang mit den nachgewiesenen Keimen und/oder eine Autosensibilisierung gegen das infektiöse erkrankte Hautgewebe eine Rolle spielen könnten. Diese Hypothese scheint gleichzeitig eine Möglichkeit zu bieten, die bisher unbefriedigend geklärte Rolle der Bakterien bei dieser Krankheit im neuen Lichte zu sehen. Die Bakterien wären sozusagen als unspezifische primäre Krankheitsursache anzusehen, für den chronischen Verlauf und das klinische Bild der Krankheit käme aber der durch den primären Infekt provozierten Autosensibilisierung gegen die eigene Haut die entscheidende Rolle zu. Die Krankheit sei nach diesen Gesichtspunkten als eine sog. „Autoaggressionskrankheit" aufzufassen. In diesem Zusammenhange weist Kresbach darauf hin, daß interessanterweise solche Autoantikörper bei Kranken mit Colitis ulcerosa (ohne Hauterscheinungen) bereits nachgewiesen werden konnten (Scheiffarth u. Mitarb.). Welche Bedeutung der von Duperrat und Röckl beobachteten $\gamma_1$-A-Paraproteinämie für die Ätiologie oder Pathogenese dieser Krankheit zukommt, ist vorerst unbekannt. Bei der Seltenheit dieses Krankheitsbildes einerseits und der Paraproteinämie andererseits dürfte ein zufälliges Zusammentreffen ausgeschlossen sein.

Eine *Resistenzminderung des Gewebes* gegenüber Pyokokken durch Unterernährung und Dehydration wird von MINTZER, RICKETTS u. Mitarb., JANKELSON und MCCLURE, RUSSELL, TOMITA u. Mitarb., WEINER als Entstehungsursache angesehen. COHEN hält die Krankheit für eine *komplexe Mangelkrankheit*, bei der weniger eine Infektion als das Fehlen von Schutzstoffen oder Vitaminen in der Haut und in den Verdauungswegen eine Rolle spielt. Von BLUEFARB, RODIN und DEL BUSTO werden offensichtliche Zusammenhänge der Pyodermia ulcerosa serpiginosa mit Gravidität und Abortus aufgezeigt. BRUNSTING denkt in der Diskussion zu seinem Fall an eine mit der Gravidität in Verbindung stehende „*hypersensible Reaktion*". PERCIVAL schließt aus der in den Primärläsionen sowohl der Haut wie des Darmes feststellbaren Degeneration der Epithelzellen, daß von dem pathogenen Agens zuerst das Epithel betroffen wird. Haut- und Darmläsionen dürften durch ein und dasselbe Agens hervorgerufen werden. Die daraus resultierende Frage, ob zuerst das Darmepithel und von hier aus erst die Haut befallen wird, oder ob das Agens einmal den Darm, ein andermal wieder die Haut, oder beide gleichzeitig angreift, bleibt unbeantwortet. Die Tatsache, daß auch über Hautgeschwüre berichtet wird, die einer Colitis ulcerosa vorangegangen sind, lassen die letztere Annahme wahrscheinlich erscheinen. Schließlich ist noch erwähnenswert, daß verschiedentlich das Auftreten von Läsionen im Anschluß an ein *Trauma* (PERRY, BRUNSTING, DOSTROVSKY, SAGHER) oder nach einem *Insektenbiß* (KOZIKOWSKI) erfolgte und die Einnahme von Jodverbindungen zu einer meist sehr heftigen Exacerbation des Krankheitsbildes mit Auftreten neuer Herde führte (ZURHELLE und RUILTER, EGOROVA, KRÖBER u. a.), was von PERRY und BRUNSTING allerdings nicht bestätigt werden konnte. Wenn wir das, was bis heute über Ätiologie und Pathogenese der Pyodermia ulcerosa serpiginosa bekannt ist, abschließend zusammenfassen, so kann gesagt werden, daß für die Krankheit ein spezielleres Bacterium ursächlich wohl kaum in Frage kommen dürfte und daß die bakterielle Ätiologie allein, insbesondere auch auf Grund der fast stets versagenden antibakteriellen Therapie, immer mehr an Wahrscheinlichkeit verloren hat. Dies hat KRESBACH auch bewogen, für die Hautveränderungen die der Colitis ulcerosa analoge und nicht präjudizierende Bezeichnung Dermatitis ulcerosa, u. E. mit Recht, vorzuschlagen. Aus den bisher bezüglich Ätiologie und Pathogenese durchgeführten Untersuchungen scheint jedoch mehr und mehr hervorzugehen, daß *diese Krankheit auf einem offenbar durch verschiedene Bakterien auslösbaren infektions-(Auto ?-)allergischen, sich vorzugsweise am Gefäßsystem manifestiertem Geschehen beruht, wobei eine unspezifische gesteigerte Reaktionsbereitschaft zusätzlich mitwirkt.*

### e) Diagnose und Differentialdiagnose

Die klinische Diagnose und Differentialdiagnose bereitet im allgemeinen dann keine wesentlichen Schwierigkeiten, wenn sich die Pyodermia ulcerosa serpiginosa im Geschwürsstadium befindet und die charakteristischen „gestrickten" Narben sichtbar sind. Auch dann, wenn mit den Hauterscheinungen gleichzeitig noch die Symptome einer Colitis ulcerosa vorliegen, bestehen kaum mehr Zweifel an der Diagnose. Jedoch wird man wohl in vielen Fällen bereits auf Grund der eigenartigen phagedänischen Geschwüre mit ihrer Tendenz zur zentralen Abheilung und dem serpiginösen, meist dann einseitigen Fortschreiten auf den ersten Blick zumindest auch eine Pyodermia ulcerosa serpiginosa in Erwägung ziehen. Etwas schwieriger mag sich die Diagnose im Anfangsstadium gestalten, da unter anderem relativ uncharakteristische Effloreszenzen, wie Bläschen, Pusteln, Knötchen, Knoten und mehr oder minder umschriebene erythematöse Infiltrate, auftreten. Weil diese jedoch sehr bald einschmelzen und dann zu den charakteristischen

Geschwüren führen, wird meist schon nach wenigen Tagen eine wesentliche Einengung der anfänglich weit gefaßten differentialdiagnostischen Erwägung möglich sein. Die eigentümlichen „gestrickten", teils de-, teils insbesondere randwärts hyperpigmentierten Narben lassen auch bei Fehlen von Geschwüren noch nachträglich mit mehr oder minder großer Wahrscheinlichkeit die Diagnose einer abgeheilten oder z.Z. erscheinungsfreien Pyodermia ulcerosa serpiginosa zu.

Die differentialdiagnostischen Erwägungen haben sich in erster Linie auf die *Pyodermia chronica papillaris et exulcerans* zu erstrecken, die insbesondere dann in den Blickpunkt rückt, wenn nur ein Herd, wie das manchmal ausschließlich oder längere Zeit hindurch der Fall sein kann, vorliegt. Abgesehen von der therapeutischen Ansprechbarkeit der Pyodermia chronica papillaris et exulcerans auf lokale antibakterielle Maßnahmen im Gegensatz zur Pyodermia ulcerosa serpiginosa erlauben Morphologie und Verlauf eine deutliche Abgrenzung; im Gegensatz zu dem bei der Pyodermia ulcerosa serpiginosa im Vordergrund stehenden phagedänischen Ulcus mit schwammig weichem, breitem unterminierten Randsaum und serpiginösem Fortschreiten, überwiegt bei der Pyodermia chronica papillaris et exulcerans die papillomatös-verrukös indurierte Note. Wenn, wie einleitend dargestellt, früher beide Krankheiten oft unter einem Namen, meistenteils demjenigen der Pyodermia chronica papillaris et exulcerans, mitgeteilt worden sind, so sicherlich nicht deshalb, weil Klinik und Verlauf keine Unterscheidung zugelassen haben, sondern in erster Linie wohl deshalb, weil man für beide Krankheiten lange Zeit, insbesondere im deutschsprachigen Schrifttum, einfach keine nomenklatorische Unterscheidung vorgenommen hat. Beide Krankheiten sind jedoch, das darf heute gesagt werden und wir konnten das u.E. auch klar herausstellen, streng voneinander zu trennen. Während die Pyodermia chronica papillaris et exulcerans mit Sicherheit zu den Pyodermien gerechnet werden darf, ist die Zugehörigkeit der Pyodermia ulcerosa serpiginosa zu dieser Gruppe von Krankheiten nicht sicher und bedarf weiterer Untersuchungen.

Die Unterscheidung des offenbar selten gewordenen *Ecthyma gangraenosum* (sive terebrans) wird durch die rasche Entwicklung scharfrandiger, wie ausgestanzt erscheinender, mit Eiter oder Nekrosen belegter Geschwüre charakterisiert und deshalb differentialdiagnostisch wohl kaum Schwierigkeiten bereiten. Die in der Regel foudroyant verlaufende *Pyocyaneus-Infektion* befällt fast ausschließlich kachektische, in ihrem Allgemeinzustand weitgehend reduzierte Säuglinge und Kleinkinder; nur selten konnte ein Ecthyma gangraenosum auch bei durch Allgemeinkrankheiten geschwächten Erwachsenen beobachtet werden.

Von einer *tertiären Syphilis* sind insbesondere die teilweise narbig abgeheilten und serpiginös fortschreitenden Herde klinisch u.U. nicht zu unterscheiden, jedoch wird das Fehlen positiver Seroreaktionen oder eine Therapie ex juvantibus eine Lues ohne Schwierigkeiten ausschließen lassen.

Eine *Tuberkulose der Haut* im Sinne einer Tuberculosis cutis colliquativa oder u.U. der Tuberculosis subcutanea fistulosa sowie der Tuberculosis fungosa serpiginosa wird sich weniger durch die histologische Untersuchung, als durch Kulturoder Tierversuch mit weitgehender Sicherheit ausschließen lassen. Schließlich wird eine mikroskopische Untersuchung eines Ausstriches oder der histologischen Schnitte, einschließlich einer kulturellen Untersuchung, stets noch die bei der Pyodermia ulcerosa serpiginosa differentialdiagnostisch zu bedenkenden Pilz-Hefe-Krankheiten, wie die *Blastomykose*, die *Sporotrichose* und in den Tropen das Ulcus tropicum, eine Klärung bringen können. Die in früheren Arbeiten allenthalben noch angeführte Acne conglobata, die heute ein fest umrissenes Krankheitsbild darstellt, bedarf wohl kaum mehr der Erwähnung.

### f) Therapie

Die Ungewißheit über die Ätiologie der Pyodermia ulcerosa serpiginosa (Dermatitis ulcerosa) wird am besten demonstriert durch die zahlreichen Versuche, eine erfolgreiche Therapie zu finden.

### α) Allgemeine Therapie

In der vorantibiotischen Ära wurden — fast ausschließlich erfolglos — versucht: Jodkali (KRÖBER, ZURHELLE und RUITER, SCHUPPLI und BIRKHÄUSER, HOFFMANN), Arsen und Schwefel (BRUNSTING u. Mitarb.), Neosalvarsan (H. HOFFMANN). Die Anwendung von Autovaccinen der aus den Geschwüren gewonnenen Keime brachte nur in einigen Fällen eine vorübergehende Besserung der Hauterscheinungen (FOX und MALONEY, BLOOM, SCHUBERT, H. HOFFMANN, ZURHELLE und KLEIN). Unwirksam blieben außerdem Injektionen mit Fremdproteinen (BRUNSTING u. Mitarb.). Ein gewisser, die Heilung begünstigender Effekt konnte durch Vitamine und mehrmalige Bluttransfusionen erzielt werden. PERRY und BRUNSTING behandelten 19 Patienten mit täglich 4,0 g Salicyl-Azosulfapyridin. Bei neun Kranken trat eine wesentliche Besserung ein. Bei einigen konnte Abheilung erreicht werden. Auch die die Hauterscheinungen z.T. begleitende Colitis ulcerosa wurde günstig beeinflußt. — Die Berichte über die Wirkung von Sulfonamiden widersprechen sich. Eine vorübergehende Besserung sahen GÄRTNER und KALKOFF, WEINER eine Abheilung innerhalb von 3 Monaten nach 6—8 g täglich, und MIESCHER berichtet über eine Abheilung nach mehrmaligen Cibazolstößen bei gleichzeitiger radikaler Verschorfung der Geschwüre. — Bei einem von GÖTZ publizierten Fall trat, nachdem Jodkali, Neosalvarsan und verschiedenste Antibiotica erfolglos angewendet worden sind, unter einer Kombination von Wismut und Germanin sehr bald eine Abheilung der Hauterscheinungen ein. Insgesamt wurden 10,0 g Germanin und 20,5 g Bismogenol verabreicht. Bei anderen Fällen (KRESBACH, SCHULZ) war mit Germanin-Wismut entweder nur eine vorübergehende Besserung oder überhaupt kein Erfolg zu erzielen. Die Hoffnungen, die man, wie so oft, so auch hier, auf die Antibiotica gesetzt hatte, wurden in keiner Weise erfüllt. Mit Penicillin konnte in keinem einzigen Falle eine Besserung erreicht werden (MIESCHER, PIROGOVA, CALDWELL, PETERKIN, GÄRTNER und KALKOFF, WENTHOLT). Auch die anderen Antibiotica, insbesondere die Breitspektrumantibiotica, brachten keine entscheidende Wendung. Eine raschere Abheilung der Geschwüre konnte vereinzelt dann festgestellt werden, wenn gleichzeitig verschiedenste Medikamente gegeben wurden, so z.B. Antibiotica, Sulfonamide, Vitamin C und B-Komplex, Bluttransfusion, Olobintin, γ-Globuline (MARCUSEN), wenn also eine antibakterielle Therapie gleichzeitig unterstützt wurde durch allgemein roborierende Maßnahmen und Steigerung der allgemeinen Abwehrkräfte. Die bislang aussichtsreichste Therapie dürfte die Anwendung von Corticosteroiden sein. Eine Besserung erzielte damit PERCIVAL, WRIGHT und GRECO, BLUEFARB. CALDWELL berichtete von einer Abheilung innerhalb von 14 Tagen.

### β) Lokale Therapie

In keinem Fall konnte die Behandlung der Geschwüre mit antibakteriellen Umschlägen, Pasten, Pinselungen und Salben eine Heilung herbeiführen. Am besten hat sich die Verschorfung (FOX und MALONEY, TRAUB) oder die radikale Entfernung der Geschwüre im Gesunden mit dem Messer oder der Diathermieschlinge (SCHUPPLI und BIRKHÄUSER, SCHIRREN, JANKELSON und McCLURE, WENTHOLT) bewährt.

# C. Dermal-Hypodermale Pyodermien

## I. Staphylodermia follicularis profunda (necroticans), Furunkel, Karbunkel

*Als Furunkel bezeichnen wir eine abszedierende, mit zentraler Nekrose (Sequestrierung) einhergehende, eitrige Entzündung des Follikels (Follikulitis) und seiner nächsten Umgebung (Perifollikulitis), bei der der Follikel in seiner ganzen Ausdehnung erkrankt.*

Da sich der Furunkel ausschließlich auf den Follikel beschränkt, staphylogene Talg- und Schweißdrüsenentzündungen damit nichts zu tun haben, sind, wie schon P. Tachau betont, Bezeichnungen wie Talgdrüsenfurunkel, Schweißdrüsenfurunkel, Zellgewebsfurunkel unrichtig.

### 1. Klinik und Histopathologie

Hinsichtlich Klinik und Histopathologie des Furunkels ist der Darstellung von P. Tachau im Handbuch kaum wesentlich Neues hinzugefügt worden.

Schölzke berichtet über die *Häufigkeit* der Furunkulose bei im Ruhrbergbau Beschäftigten und stellt auf Grund von ausführlichen, mehrfachen Umfragen fest, daß die Furunkulose bei unter Tage arbeitenden Bergleuten häufiger auftritt als bei über Tage oder in anderen Industriebetrieben Arbeitenden. Ujiie, der 1679 Patienten mit Furunkel und 122 Patienten mit Karbunkel beobachten konnte, fand das Verhältnis von Männern zu Frauen bei Furunkel 5:3, bei Karbunkel 2:1. Furunkel treten meistenteils vor dem 30. Lebensjahr, Karbunkel nach dem 50. Lebensjahr auf. Im Hochsommer war die Morbidität am größten. Furunkel waren in 39% der Fälle im Gesicht lokalisiert, Karbunkel fanden sich am häufigsten im Nacken, am Rücken und in der Hüftgegend.

Unter *Furunkulose* versteht man bekanntlich Krankheitszustände, bei denen viele Wochen und Monate lang ein Furunkel nach/oder neben dem anderen entsteht. Jeder einzelne Krankheitsherd entspricht dabei in Aussehen und Verlauf einem ganz gewöhnlichen Furunkel. Nicht unter diesen Begriff gerechnet wird das Vorhandensein eines oder einiger weniger Furunkel oder die Entwicklung einer Gruppe von Furunkeln in unmittelbarer Umgebung eines Furunkels. Für die Diagnose Furunkulose ausschlaggebend ist demnach lediglich die Tatsache, daß über lange Zeit die Aufeinanderfolge der Furunkel nicht abreißt. Whitwell und Sutherland, die ein ständiges Anwachsen der Furunkulose während der Jahre 1943—1947 feststellen konnten, fanden, daß die Krankheit vorzugsweise im letzten Viertel des Jahres auftritt.

Eine gewisse Sonderstellung nimmt der *Gesichtsfurunkel*, insbesondere der Oberlippenfurunkel insofern ein, als er sich durch eine besondere Bösartigkeit auszeichnet. Im Gegensatz zu den Furunkeln anderer Körperpartien sind sie von Anfang an meist nicht gut abgrenzbar, die entzündliche Infiltration ist mehr diffus über eine größere Fläche ausgedehnt und bietet häufig das Bild einer örtlichen, fortschreitenden Phlegmone. Das umgebende Ödem ist sehr ausgedehnt, das lockere Bindegewebe der Lippen und Augenlider schwillt unförmig an. Fast stets findet sich eine Temperaturerhöhung, meist Schüttelfröste, Brechreiz, Benommenheit und Kopfschmerzen. Für den Einbruch in den Blutkreislauf werden die besonderen venösen Abflußbedingungen und die Sonderstellung der mimischen Muskulatur verantwortlich gemacht, welch letztere nicht von einer Fascie umgeben ist und infolgedessen unmittelbar an die Gesichtshaut angrenzt (Pratt).

Der am häufigsten von der fortschreitenden Entzündung eingeschlagene Weg zum Sinus cavernosus führt vorzugsweise über die Vena angularis und Vena ophthalmica superior; ein anderer Weg ist möglich von der Vena facialis anterior über die Vena ophthalmica inferior oder auf noch größerem Umweg über die Vena facialis posterior und den Plexus pterygoideus. Neben der Sinus cavernosus-Thrombose, die meistenteils durch eine Thrombophlebitis der zuführenden Venen gewissermaßen per continuitatem entsteht und durch eine eitrige Meningitis zum Tode führt, ist die septische Streuung in die Blutbahn mit eitrigen Metastasen im Körper, vor allem in den Lungen, eine sehr ernste Komplikation.

Über 331 stationär behandelte Gesichtsfurunkel *vor der* antibiotischen Ära berichtet v. OEYNHAUSEN. Von diesen waren 48 dem Befund und Verlaufe nach bösartig, 16 davon kamen ad exitum. Die Todesursache war in drei Fällen Sinusthrombose, in sieben Fällen Sinusthrombose mit ausgedehnten Lungenmetastasen, in den restlichen sechs Fällen allein multiple Lungenmetastasen. Die örtliche Verteilung der 16 tödlich verlaufenden Gesichtsfurunkel zeigt Abb. 24.

UJIIE fand bei Gesichtsfurunkel ebenfalls vor der Antibiotica-Ära eine Mortalität von 39%, CLAIRMONT bei 116 Fällen eine solche von 4,3%. Über tödlich verlaufende Fälle von Gesichtsfurunkel berichten weiterhin DUTREY und DÉROT, SCHUMACHER, ABRAMSON und FLACKS (von sechs Fällen vier Todesfälle), über eine Staphylokokkensepsis bei Gesichtsfurunkel GUIBAL und SAUVÉ. Als *Komplikationen* beobachtete HESSE das Auftreten einer Unterkieferosteomyelitis bei einem Kinnfurunkel, AMERISO bei zwei Patienten einen Septumsabsceß nach Furunkel des linken Nasenflügels und WACK sah eine Patientin, bei der ein Furunkel an der Oberlippe, nachdem es zu einer starken Schwellung der gesamten linken Gesichtshälfte, des Halses und der Stirne gekommen war, im weiteren Verlaufe

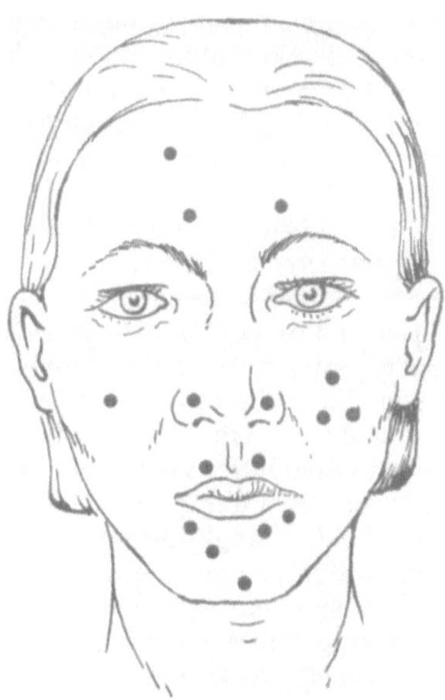

Abb. 24. Verteilung von 16 tödlich verlaufenen Gesichtsfurunkeln [vor der Antibiotica-Ära (v. OEYNHAUSEN)]

zu einer Pustelaussaat über der linken Wange, zu septischen Symptomen und im weiteren Verlauf wegen einer Atrophia simplex des linken Nervus opticus zu einer Erblindung des linken Auges führte.

## 2. Ätiologie und Pathogenese

Der Erreger des Furunkels und der Furunkulose ist der *Staphylococcus aureus* mit Hämolyse, Plasmakoagulase und anderen Anzeichen der Pathogenität. Unterschiede in der Virulenz der Staphylokokken und unterschiedliche Immunitätsverhältnisse der einzelnen Kranken lassen neben noch zu besprechenden Faktoren den Furunkel einmal leicht und von kurzer Dauer, ein andermal bedrohlich und von langer Dauer mit Übergang in eine Furunkulose auftreten. Nach den Untersuchungen von LEWIN nimmt die Virulenz der Staphylokokken analog zu Tierpassagen im Furunkel zu, was wiederum die Multiplizität begünstigt und die Hartnäckigkeit einer Furunkulose erklärt.

Der *Weg der Infektion* ist durch den Verlauf des Haarfollikels vorgezeichnet. Die Invasion der Staphylokokken erfolgt in erster Linie von außen. Da das Follikelepithel keine schützende Hornschicht besitzt, ist es begreiflich, daß es dem Eindringen der Erreger keinen großen Widerstand entgegenzusetzen vermag.

Die schon immer interessierende Frage, ob ein Furunkel oder besser eine Furunkulose auch auf hämatogenem Wege entstehen kann, d.h. ob eine von einem Furunkel oder von einem im Körperinnern lokalisierten Focus ausgehende Staphylokokkenstreuung ebenfalls unter bestimmten Umständen zu einem Furunkel bzw. einer Furunkulose führen kann, ist auch heute noch nicht beantwortet. Die meisten Autoren lehnen eine hämatogene Entstehung jedenfalls ab. Grundsätzlich würde die sehr reichliche korbartige Versorgung des Follikels mit Gefäßen die Möglichkeit einer Strandung hämatogen gestreuter Kokken erhöhen. MOIROUD vertritt z.B. die Meinung, daß die Furunkulose u.U. der manifeste Ausdruck einer latenten Septicämie sein könne. Nach LACASSIE haben weder die Verfechter der rein „exogenen" noch diejenigen der allein „endogenen" Theorie recht, vielmehr seien beide Entstehungsmöglichkeiten auf das engste miteinander verbunden, wie er an Hand von Beispielen glaubt beweisen zu können. Bei rezidivierenden Furunkeln und insbesondere der Furunkulose erfolgt die Infektion nicht selten immer wieder aus sog. Bakterienreservoirs, die sich, wie bei der Folliculitis barbae, im Bereich der Nasenschleimhaut, des Auges und der äußeren Gehörgänge finden. Darauf haben DOLMAN, VALENTINE und HALL-SMITH sowie WHITWELL und SUTHERLAND aufmerksam gemacht. — Es darf angenommen werden, daß beim Furunkel und insbesondere bei der Furunkulose den örtlichen wie allgemeinen Verhältnissen der *Infektions-Immunität* und *-allergie* eine nicht unerhebliche Bedeutung zukommt, auch wenn dies kaum oder nur mangelhaft beweisbar ist. In vielen Fällen besteht sicher eine besondere Empfindlichkeit gegenüber den Staphylokokken. Ob es sich dabei um ein anergisches oder ein hyperergisches Phänomen handelt, ist noch nicht sicher entschieden. Doch dürfte die Annahme einer erhöhten Sensibilität eher zutreffen. POHL schließt dies auch aus der Tatsache, daß Furunkel im Säuglingsalter nicht, im Kindesalter selten und erst im Erwachsenenalter auftreten, nachdem eine erworbene Überempfindlichkeit gegen Staphylokokken sich eingestellt hat. SMITH fand bei 100 Furunkulose-Kranken einen unterschiedlich erhöhten Antistreptolysintiter. Weil die Furunkulose vorzüglich bei Männern vorkommt, wirft KRANTZ die Frage einer Männerkrankheit auf und stellt zur Diskussion, ob nicht ein ursächlicher Zusammenhang mit hormonellen Vorgängen besteht.

Beim Zustandekommen einer Furunkulose spielt außer den bereits erwähnten Faktoren sicherlich noch eine Reihe anderer, von Fall zu Fall verschiedener Ursachen eine nicht unerhebliche Rolle. In einem Teil der Fälle ist die Furunkulose nur Folge eines evtl. durch äußere Umstände bedingten nachlässigen Verhaltens gegenüber den einzelnen Furunkeln. Durch zu häufiges Daranherumdrücken und -tasten wird mit dem an die Finger gelangenden Eiter die Infektion auf neue Stellen verschleppt oder es wird durch das Scheuern von Kleidern immer wieder bakterienhaltiges Sekret auf die umgebende Haut verteilt, wohl z.T. direkt dort einmassiert. Der Schmierinfektion dürfte übrigens eine besondere Bedeutung bei der Entstehung der bösartigen Gesichtsfurunkel zukommen, da das Gesicht ganz besonders mechanischen Reizen ausgesetzt ist (Reibungen, Rasieren, andauernde Bewegung durch die mimische Muskulatur usw.). Hier kann eine harmlos erscheinende oberflächliche Follikulitis durch Fortschreiten der Infektion in die Tiefe viel eher zu einem Furunkel führen, als dies an anderen Körperstellen der Fall ist. Das Ausdrücken und Aufstechen von kleinen Pusteln und Furunkeln kann im Gesicht ernste Folgen haben. MAES konnte bei seinem Krankengut zeigen, daß in $^9/_{10}$ der Fälle ein „traumatischer Faktor" durch Drücken oder Betasten von seiten des Kranken oder des Arztes eine Rolle gespielt hat.

Hinsichtlich der *Bergmannsfurunkulose* ist MECHELEN der Ansicht, daß die Ursache für das gehäufte Auftreten einerseits von der erhöhten Temperatur der

Grube, andererseits in den zahlreichen kleinen Verletzungen, die sich die Arbeiter ständig zuziehen, zu suchen ist. Nach SCHÖLZKE spielt bei der Entstehung neben mechanischen Schädigungen, denen besonders Arme und Beine ausgesetzt sind, die Verstopfung der Haarfollikel mit feinen Kohleteilchen (Ölacne mit sekundärer Furunkulose) und die Reizwirkung der Magerkohle — im Gegensatz zur Fettkohle, die die Haut firnisartig überzieht und eher einen Schutz gewährt — eine Rolle. Außerdem dürften Grubenwässer mit hohem Solegehalt, die Reizwirkung der täglichen kräftigen Reinigungsprozeduren und die Infektion von Mann zu Mann nicht unterschätzt werden.

Während der Großteil der Autoren die Ansicht vertritt, daß ein Vitaminmangel bei der Furunkulose ursächlich kaum von Bedeutung ist, glaubt LASOWSKI auf Grund von therapeutischen Erfolgen und Analogieschlüssen, daß die in Palästina sehr häufig auftretende Krankheit auf eine A-Hypovitaminose zurückzuführen ist. ROLLER denkt wiederum an eine abnorme Osmoregulation als wesentlichen Faktor beim Zustandekommen einer Furunkulose. PIETRZYKOWSKA fand bei Untersuchungen über das Säure-Basengleichgewicht im Blut bei Grubenarbeitern mit Furunkulose, daß in 90% der Fälle eine Verringerung der Alkalireserven des Blutes bzw. eine ausgeglichene Acidose bestand. Schließlich sind bekanntlich zusätzliche, die Furunkulose unterhaltende Faktoren wie Stoffwechselkrankheiten (Diabetes mellitus, Fettleibigkeit, Gicht, Magen- und Darmstörungen, Unterernährung, Nephritiden, Tonsillitiden usw.) in Betracht zu ziehen. Staphylotoxine, wie wir heute wissen, inaktivieren das Insulin, was bei der Einstellung eines Diabetikers mit Furunkulose zu bedenken ist.

In diesem Zusammenhang sind Untersuchungen von STAPIŃSKI über das Verhalten der Zuckerkurven und des Zuckerspiegels in Cantharidenblasen bei Patienten mit Furunkulose interessant. STAPIŃSKI fand bei den meisten der untersuchten Fälle eine Störung des Kohlehydratstoffwechsels in Form eines erhöhten Zuckerspiegels in der Cantharidenblasenflüssigkeit, eine niedrige Zuckerkurve, geringen Unterschied des Zuckergehaltes des arteriellen und venösen Blutes nach Glucosebelastung und unerhebliche Tagesschwankungen des Zuckerspiegels.

## 3. Therapie

Die Behandlung wird bestimmt durch Lokalisation, Ausdehnung und Entwicklungsstadium des Furunkels.

*Lokaltherapie.* Mitunter ist es möglich, einen im Entstehen begriffenen Furunkel durch lokale Wärmeapplikation, z.B. in Form von Umschlägen, ohne Einschmelzung zur Resorption zu bringen. Ist dies nicht mehr zu erreichen, werden die infiltrierten Partien mit Ichthyol pur., über das eine dicke Schicht Watte kommt, bedeckt. Der Verband ist alle 24 Std zu erneuern. Nach eingetretener Fluktuation wird der Eiter durch eine *Stich*incision entleert und, wenn notwendig, die Wunde durch einen Streifen oder Gummidrain so lange offen gehalten, bis die Abszeßhöhle von Grund auf granuliert. Bei jedem Furunkel ist die Umgebung täglich zu desinfizieren, u.U. mit einer Vioformzinkpaste abzudecken. Sind verschiedene Körperstellen Sitz von Furunkeln, empfiehlt sich ein tägliches Vollbad mit Kaliumpermanganat oder einem anderen Desinfiziens. Bei fortgeschrittenen Prozessen schafft Kauterisation oder Ätzen mit in Phenolum liquefactum getauchten Holzstäbchen der Furunkelkuppe oftmals eine wesentliche Linderung der Schmerzen und führt zu schnellerer Reifung bzw. Abheilung. Striktest zu vermeiden sind Heftpflasterverbände und Ausdrücken mit dem Finger. Besondere Bedeutung hat insbesondere bei mehreren Furunkeln, beim Gesichtsfurunkel und bei Furunkulose die *innere Behandlung* mit Antibiotica (s. auch Bd. V/1, Therapie der Hautkrankheiten) erlangt. Ist eine Resistenzbestimmung der vorliegenden Keime nicht möglich, sollen von vornherein Breitspektrumantibiotica (Tetracycline,

Chloramphenicol, Streptomycin) in der üblichen Dosierung zur Anwendung gelangen. Bei entsprechender Empfindlichkeit bewährten sich außer Penicillin (am besten in Kombination mit Omnadin) Erythromycin oder Oleandomycin. Die antibiotische Behandlung sollte vor dem 10. Tage nicht abgebrochen werden. — Gute Erfolge zeigten außerdem Sulfanilamide bzw. die neueren Sulfanilamid-Kombinationen, wie Protocid, Andal, Pluriseptal, Dosulfin, Orisul usw.

Der *Gesichtsfurunkel* verlangt eine sofort einsetzende gezielte Behandlung mit Antibiotica oder Sulfanilamiden, absolute Ruhigstellung mit Bettruhe, Sprech-verbot und die Einnahme nur flüssiger Nahrungsmittel. Chirurgische Maßnahmen sind soweit als möglich zu vermeiden.

Die *Furunkulose* bedarf außer der Lokalbehandlung und der Anwendung einer innerlichen gezielten Antibiotica-Therapie zusätzlich, abgesehen von der Besei-tigung von Begleitkrankheiten und als Infektionsherde in Frage kommender Staphylokokken-Reservoirs (insbesondere im Hals-Nasen-Ohrenbereich) allge-meiner, die Abwehrkraft hebender Maßnahmen. Dazu gehören in erster Linie die Behandlung mit unspezifischen Reizkörpern (Omnadin, Olobintin), die Durch-führung von Fieberstößen (z.B. mit Pyrifer oder Pyrexal), Höhensonne-Ganz-bestrahlungen, die Einnahme hoher Dosen von Vitamin C (täglich 1—2 g) usw. Schließlich hat sich bei diesen Fällen besonders die Anwendung einer Autovaccine, von polyvalenten Antigenkomplexen oder eine Staphylokokken-Formol-Toxoid-Behandlung bewährt.

# II. Der ekkrine und apokrine Schweißdrüsenabsceß

Die heute gültige und grundsätzliche Einteilung der Schweißdrüsenabscesse in die meistenteils disseminierten *Schweißdrüsenabscesse der Säuglinge* und die meistenteils lokalisierten (fast ausschließlich axillären) *Schweißdrüsenabscesse der Erwachsenen* wurde ermöglicht einerseits durch die Untersuchungen von LEWAN-DOWSKY, andererseits durch die auf die Voruntersuchungen von ROBIN (1845), HORNER (1846) sowie v. KÖLLIKER (1854) aufbauenden Untersuchungen SCHIEF-FERDECKERs (1921), der a- und e-Drüsen unterschied. Die schon damals auf-geworfenen Fragen, warum bei Säuglingen nur die (ekkrinen) Schweißdrüsen und nicht die Follikel, bei Kindern und Erwachsenen nur die apokrinen Schweißdrüsen *und* die Follikel, nicht jedoch die ekkrinen Schweißdrüsen befallen werden, kann auch heute noch nicht beantwortet werden. Verschiedentlich aufgestellte Hypo-thesen sind Vermutungen geblieben und konnten nicht bewiesen werden.

## 1. Staphylodermia sudoripara suppurativa disseminata; Multiple Schweißdrüsenabscesse der Säuglinge

### a) Klinik und Histopathologie

Bei den multiplen Schweißdrüsenabscessen der Säuglinge, deren minutiöser Darstellung von P. TACHAU im Handbuch kaum Neues hinzugefügt worden ist, handelt es sich um zahlreiche teils stecknadelkopfgroße, von einem zarten Ery-themsaum umgebene oberflächliche Pusteln (Periporitis), teils um tiefcutan oder subcutan gelegene kirsch- bis haselnußgroße, rotblau verfärbte Knoten von weicher Konsistenz. Die Knoten pflegen sehr bald zentral zu erweichen, aufzubrechen und einen fadenziehenden blutigen Eiter zu entleeren. *Prädilektionsstellen* sind vor-zugsweise aufliegende Körperteile des Säuglings wie Hinterkopf, Nacken, Rücken, Gesäß und Stellen, an denen die Windeln den Körper berühren (MICHELSON); doch finden sich auch Efflorescenzen am ganzen Stamm, den Extremitäten und insbesondere periumbilical. Die Krankheit tritt in der Regel nur bei Säuglingen auf, jedoch können, wie die Fälle von MOPPER, PINKUS und IACOBELL zeigen, auch Kinder befallen werden. Ein Mädchen war 18 Monate, eines $2^1/_2$ Jahre alt, und beide befanden sich in ausgezeichnetem Ernährungszustand. Die Aussaat erfolgt meistenteils in Fieberschüben, jedoch können nennenswerte Temperatursteigerungen auch fehlen. Das *Allgemeinbefinden* wird durch die Abscesse selbst in der Regel nicht wesentlich beeinträchtigt, wenn es sich auch fast ausschließlich um bereits primär mehr oder minder dystrophische oder hautvorgeschädigte Säuglinge handelt. GATÉ, CHANIAL und GONNET sahen multiple Schweißdrüsenabscesse bei einem $2^1/_2$ Monate alten Kind, das mehrere Tage hindurch hohe Temperaturen hatte und bei dem Leber und Milz im Sinne eines septico-pyämischen Zustandsbildes als deutlich vergrößert befunden wurden. KÖNIG berichtet über einen Todesfall und bespricht an Hand des Sektionsergebnisses die Pathogenese, auf die im folgenden Kapitel noch eingegangen wird. Die *Prognose* wird bestimmt durch den jeweils vorliegenden Ernährungs- und Kräftezustand des kleinen Patienten, wobei auch hier die heute zur Verfügung stehenden Chemotherapeutica und Antibiotica Wesentliches zu einer günstigen Prognose beigetragen haben. — Hinsichtlich Histopathologie ist auch heute, wie schon TACHAU betont hat, den Arbeiten von LEWANDOWSKY und später von GANS nichts Neues hinzugefügt worden.

## b) Ätiologie und Pathogenese

Der Erreger der multiplen Schweißdrüsenabscesse ist *Staphylococcus aureus*. In seltenen Fällen (CERCHIAI) wurden hämolysierende Streptokokken gezüchtet, jedoch erhebt sich, insbesondere auch bei Fällen, bei denen andere Keime, z.B. gramnegative Bakterien wie Escherichia coli, Proteus vulgaris, Pseudomonas pyocyanea, gefunden wurden, die Frage, ob tatsächlich ekkrine Schweißdrüsenabscesse vorgelegen haben. Bezüglich *Pathogenese* ist man seit LEWANDOWSKY, ESCHERICH, ULLRICH der Ansicht, daß die Abscesse durch eine Infektion von außen entstehen, indem die Staphylokokken von der Haut her in die Ausführungsgänge der Schweißdrüsen eindringen. KÖNIG, der bei der Sektion eines unter dem Bild einer Sepsis ad exitum gekommenen 11 Wochen alten Säuglings mit multiplen Schweißdrüsenabscessen ein Empyem der Kieferhöhle, eine eitrige Otitis media beiderseits und eine Mastoiditis rechts fand, vertritt an Hand des sog. Gräffschen Syndroms die Ansicht, daß es sich zumindest bei seinem Fall um hämatogen entstandene Schweißdrüsenabscesse gehandelt hat. Als Primärinfekt wurde die vereiterte Kieferhöhle angesehen, von der aus es zu den anderen Infektionen und insbesondere zu der Infektion der ekkrinen Schweißdrüsen gekommen sei. Weitere diesbezügliche Beobachtungen werden notwendig sein, um die auch hämatogene Entstehungsmöglichkeit der multiplen Schweißdrüsenabscesse der Säuglinge als Tatsache anzuerkennen.

## c) Therapie

Multiple Schweißdrüsenabscesse der Säuglinge verlangen neben der Beseitigung evtl. vorliegender anderer Krankheiten und der Hebung des Allgemeinzustandes des kleinen Patienten von vornherein die Anwendung von Antibiotica nach vorhergehender Resistenzbestimmung des Erregers. Fluktuierende Abscesse werden, am besten im warmen Kaliumpermanganat-Bad, durch Stichincision eröffnet und anschließend mit Ichthyol-Wattepackungen versorgt. Eine Desinfektion der Gesamthaut soll täglich mit Hilfe geeigneter Desinfizienzien enthaltender Vollbäder und anschließender Applikation einer 1% Vioformschüttelmixtur vorgenommen werden. Auf eine Nachbehandlung mit 1% Salicyl-8% Glycerin-Spiritus ist Wert zu legen.

## 2. Staphylodermia sudoripara suppurativa localisata, Schweißdrüsenabscesse der Erwachsenen

### a) Klinik und Histopathologie

Der Beschreibung des klinischen Erscheinungsbildes von P. TACHAU im Handbuch konnten die bis heute erschienenen diesbezüglichen Arbeiten nichts Neues hinzufügen. Schweißdrüsenabscesse der Erwachsenen sind fast ausschließlich in den Achselhöhlen lokalisiert; die anderen apokrinen Schweißdrüsenregionen werden nur sehr selten befallen. TACHAU (1939) sah gelegentlich Abscesse in der Umgebung der Mamillen, der regio pubica, der Labia majora und perianal; CORNBLEET fand in zwei Fällen neben einem Befall der Axillen gleichzeitig Erscheinungen an der rechten Mamille bzw. am Perineum. In den Axillen können Schweißdrüsenabscesse ein- oder beidseitig, gleichzeitig oder nacheinander auftreten. Beide Axillen gleichzeitig befallen fanden bei ihrem Krankengut TACHAU in 26%, BERING in 36,8%, PROPPE in 17,1%, DORNUF und SCHÖNWALD in 20,0% der Fälle, und WOLF konnte hinsichtlich der Bevorzugung nur einer Seite keinen signifikanten Unterschied feststellen. Bezüglich der *Geschlechtsverteilung* ist ein deutliches Überwiegen des weiblichen Geschlechts festzustellen. Bei 107 Fällen von Schweißdrüsenabscessen konnte TACHAU (1939) eine Beteiligung des weiblichen Geschlechts in 72% ermitteln.

BRUNSTING fand unter 22 Patienten 12 Frauen, BENEDEK unter 82 Patienten 42 Frauen und PROPPE konnte bei 583 Fällen eine prozentuale Beteiligung des weiblichen Geschlechts von 51% ermitteln. Die Hautklinik in Tübingen (Dissertation STERZ) konnte bei insgesamt 346 Beobachtungen ein Verhältnis der Männer zu den Frauen wie 1:2,2 erfassen. Was das *Lebensalter* anbetrifft, so berechnet BRUNSTING als Durchschnittsalter seiner beobachteten Fälle 30 Jahre, PROPPE fand bei den Männern den Gipfel der Erkrankung um das 40. Lebensjahr, während bei Frauen eine Gipfelbildung um das 21. und 37. Lebensjahr festzustellen war. Bei STERZ traten Schweißdrüsenabscesse der Erwachsenen in 62,2% im 2. und 3. Lebensjahrzehnt auf. Der jüngste Patient war 14 Jahre alt. Apokrine axilläre Schweißdrüsenabscesse können offenbar selten auch bei Kindern beobachtet werden. TACHAU erwähnt einen 4jährigen Knaben, BENEDEK ein $2^1/_2$jähriges Mädchen und COLE und DRIVER sahen ein 3jähriges Kind.

Die Histopathologie der Schweißdrüsenabscesse der Erwachsenen, ausführlich dargestellt im Handbuch von P. TACHAU auf Grund der Arbeiten insbesondere von GANS, F. ROST, FEHRMANN, TÖRÖK, zeigt im Frühstadium der Krankheit, worauf neuerdings KORTING und BREHM hinweisen, eine interstitielle, d.h. periglanduläre, überwiegend rundzellige, auch plasmazellhaltige Infiltration, während die einzelnen Schweißdrüsentubuli in den Anfangsstadien der Krankheit an dieser zelligen Infiltration noch nicht teilhaben. Erst zu einem späteren Zeitpunkt, d.h. sekundär, würde es auch zu einer leukocytären Durchsetzung des Drüseninfiltrates und schließlich Destruktion der Schweißdrüsenwände kommen.

### b) Ätiologie und Pathogenese

Als Erreger der Schweißdrüsenabscesse der Erwachsenen ist, wie bei den multiplen Schweißdrüsenabscessen der Säuglinge, *Staphylococcus aureus* anzusehen. Nach P. TACHAU (1939) beweist die Züchtung anderer Keime, unter anderem auch Streptokokken, nicht deren ätiologische Bedeutung, wenn nicht gewisse Vorsichtsmaßregeln hinsichtlich Alter des Prozesses und Abimpfung beachtet werden.

Die Frage, auf welchem Wege und unter welchen Bedingungen die Infektion erfolgt, ist nach wie vor strittig. Während nach einem Teil der Autoren (unter anderen SHELLEY und CAHN, KOCH, TACHAU) die Infektion der apokrinen Schweißdrüsenabscesse vorzugsweise auf exogenem Wege, d. h. über die Ausführungsgänge der a-Drüsen, entstehen, sind andere (BENEDEK) der Ansicht, daß der endogenen Infektion, z. B. auf dem Blut- oder Lymphwege (F. GANS, ROST), in der Entstehungsweise der Vorrang gebührt. STEINER und GRAYSON nehmen insofern eine Mittelstellung ein, als sie der Meinung sind, daß *akute* Schweißdrüsenabscesse überwiegend exogen, *chronische* vorzugsweise endogen entstünden. Bei letzteren würden Fokalinfektionen, endokrine Insuffizienzen und Störungen des Stoffwechsels im Vordergrund stehen. Das oftmals gleichzeitige Vorkommen von Acne, Follikulitis, Gynäkomastie, Morbus Cushing, Obesitas oder Diabetes mellitus scheint darauf hinzuweisen.

In ähnlicher Weise betonen F. KOCH und später WOLF die engen Zusammenhänge des apokrinen Organs mit dem menstruellen Cyclus, die sich gerade bei rezidivierenden Schweißdrüsenabscessen als prämenstruelle Exacerbationen äußern. CORNBLEET weist auf die Rückbildungsneigung während der Gravidität und Rezidivbereitschaft nach der Entbindung hin. Nach BRUNSTING, der Schweißdrüsenabscesse der Erwachsenen, Acne vulgaris und conglobata sowie die Folliculitis et Perifolliculitis capitis suffodiens et abscedens als einheitliches Krankheitsgeschehen mit verschiedener Lokalisation betrachtet, beruhen die genannten Prozesse auf einer Störung im hormonellen Gleichgewicht in Verbindung mit einer vererbten Disposition. Als pathogenetische Teilfaktoren wurden vereinzelt des weiteren neuro-vegetative Impulse geltend gemacht, die vermutlich über eine derart vermittelte Durchblutungsänderung Einfluß nehmen (WOLF). So kann nicht nur Hyperhidrosis und Maceration der Axillarhaut zu einer Infektion der Schweißdrüsen per continuitatem führen, sondern auch Anhidrosis und Hypohidrosis infolge mangelhafter Durchblutung und Ausscheidung der Drüsen (ČERNOHORSKÝ). Die von PROPPE festgestellte gipfelmäßige Häufung von Schweißdrüsenabscessen in den späten Sommermonaten kann gleichermaßen auf einen gewissen Zusammenhang der Abscesse mit einer in der warmen Jahreszeit vermehrten Schweißsekretion wie auch mit dem in diesen Monaten allgemein bekannten zahlenmäßigen Anstieg der Pyodermien schließen lassen. Ein wichtiger Faktor in der Entstehung der apokrinen Abscesse sieht KOCH im Sinne MARCHIONINIs in der Abweichung der Wasserstoffionenkonzentration des Schweißes nach der alkalischen Seite hin, wodurch den Bakterien eine bedeutend günstigere Entwicklungsmöglichkeit gegeben wird. Schließlich erblicken SHELLEY und CAHN in Obstruktionsvorgängen und dadurch bedingter apokriner Sekretionsverhaltung die Ursache auch für eine entzündliche und letztlich zur Abსზeßbildung führenden Reaktion der a-Drüsen. SPILLER und KNOX sind der gleichen Meinung im Hinblick auf drei Fälle, bei denen gleichzeitig eine Fox-Fordycesche Krankheit und apokrine Schweißdrüsenabscesse bestanden. Von allen Autoren wird jedoch die Bedeutung evtl. bestehender Begleitkrankheiten, wie z. B. Ekzeme, Pilzaffektionen, Scabies, Furunkulose und anderer staphylogener Pyodermien (PROPPE stellt bei einem Viertel seiner Fälle eine vorausgehende Scabies oder Furunkel fest) sowie insbesondere lokale Traumatisierung wie Reizungen durch Enthaarungsmittel, Rasieren, Reibung eng anliegender Kleidung, Schweißblätter, Antihidrotica usw. hervorgehoben.

## c) Therapie

Die Behandlung der Schweißdrüsenabscesse der Erwachsenen verlangt von vornherein Berücksichtigung des häufig äußerst protrahierten Verlaufs und der Rezidivneigung des Leidens. Am Beginn der Therapie steht u. E. in jedem Falle die sofortige Anwendung eines Antibioticums oder Sulfanilamids. Bei *rechtzeitiger*

Applikation wird man in der Mehrzahl der Fälle den Prozeß kupieren und eine Einschmelzung vermeiden können. Da eine Resistenzbestimmung in diesem Stadium der Krankheit naturgemäß nicht möglich ist, sollen von vornherein Breitspektrumantibiotica oder geeignete Antibiotica-Kombinationen zur Anwendung gelangen. In Anbetracht der hohen Penicillinresistenz der Staphylokokken (bis 70%) wird man von Penicillin absehen. Die antibiotische Therapie soll mindestens 10 Tage fortgesetzt werden, wobei auf zusätzlich allgemein roborierende und die Abwehrkräfte hebende Maßnahmen (unspezifische Reizkörpertherapie: Omnadin, Olobintin; Fieberstöße, Pyrifer, Pyrexal), insbesondere bei bereits vorliegenden Rezidiven, Wert gelegt werden sollte. War eine Eitergewinnung und damit Züchtung der Erreger möglich, wird eine mit der antibakteriellen Behandlung gleichzeitig durchgeführte Applikation einer Autovaccine das Bestmögliche sein. Bei Fluktuation soll stets *stich*incidiert werden.

Eine breite Eröffnung der Abscesse oder gar radikale Maßnahmen im Sinne einer „Ausräumung der Achselhöhle" dürften heute kontraindiziert sein.

Wenn auch bei den apokrinen Schweißdrüsenabscessen der Erwachsenen die innerlichen antibakteriellen Maßnahmen im Vordergrund der Therapie stehen, so darf eine sachgemäße Lokalbehandlung und insbesondere Prophylaxe bzw. Nachbehandlung doch nicht vernachlässigt werden. Nach Rasieren der Haare wird die Anwendung von Ichthyol-Watte-Verbänden eine Einschmelzung beschleunigen und die tägliche Desinfektion der Axillen, auch der u.U. (noch) gesunden kontralateralen Seite, Rezidive bzw. Neuinfektionen weitgehend hintanhalten. Rotlicht- und Kurzwellenbestrahlungen können ebenfalls zu einer Beschleunigung des Reifeprozesses beitragen.

## Anhang: Enterokokken-Granulome

Chronische, cutane und subcutane Enterokokkengranulome wurden erstmals von BAUDET, GOUGEROT, LEMOULT und PEYRE erwähnt. — Bei einem jungen Mädchen traten jahrelang bestehende bzw. rezidivierende entzündliche Knoten, Abscesse, Fisteln und phagedänische Ulcera im Bereich der rechten Axilla auf. Aus dem Absceßeiter konnten stets Enterokokken gezüchtet werden. Im Jahre 1952 beschrieb KORTING ausführlich einen Fall von chronischen tiefcutanen Enterokokkengranulomen und 1953 bzw. 1956 stellte LIMBERGER auf der Sitzung der Medizinisch-wissenschaftlichen Gesellschaft für Dermatologie in Leipzig ebenfalls einen Patienten mit Enterokokkengranulom vor. Wir selbst konnten 1957 einen Fall beobachten (s. Abb. 25). Diese spärlichen, bislang über diese Dermatose vorliegenden Mitteilungen bedürfen der Ergänzung, auch im Hinblick auf die u.E. noch keineswegs gesicherte nosologische Einheit dieses Krankheitsbildes. Dies dürfte gleichermaßen für die von WORINGER unter dem Namen „Pyodermites fistuleuses chroniques périonales" beschriebenen Fälle gelten.

Das *klinische Bild* der Enterokokkengranulome, die vorzugsweise bei Männern aufzutreten scheinen, zeigt bislang hauptsächlich im Bereich der Axillen, des Gesäßes, der Perianal- und Scrotalregion sowie der Genito-Cruralfalten lokalisierte, anfänglich in der Tiefe der Haut gelegene, einzelne oder mehr oder weniger paketartig zusammenhängende bis walnuß- oder kleinapfelgroße, derbfeste, wenig schmerzhafte Knoten, in deren Bereich die Haut blaurot verfärbt ist. Im weiteren Verlauf der Krankheit brechen die knotenförmigen Infiltrate nach außen durch, es kommt zu unterschiedlich großen, schmierig belegten Geschwüren und insbesondere kraterförmig eingesunkenen, teilweise zipfel- und brückenbildenden narbigen Veränderungen, in deren Bereich u.U. auf größere Strecken sondierbare und miteinander kommunizierende Fisteln nach außen münden. Spontan und auf Druck entleert sich ein dünnflüssiger Eiter. Die *regionären Lymphknoten* können vergrößert sein, das *Allgemeinbefinden* ist kaum beeinträchtigt. Die Krankheit pflegt chronisch rezidivierend sich über Jahre zu erstrecken. Das *histologische Bild* zeigt eine chronisch granulierende Entzündung, die keine besondere kennzeichnende Note aufweist (KORTING). Bei der *bakteriologischen Untersuchung* des Eiters fanden sich entweder Reinkulturen von *Enterokokken* (KORTING) oder eine Mischflora, wobei Enterokokken zahlenmäßig überwogen (BAUDET u. Mitarb., LIMBERGER). Bei *Intracutantestung* mit einer Enterokokken-Autovaccine konnte KORTING eine Lokal- und Herdreaktion erzielen. — Die *Differentialdiagnose* hat insbesondere durch Histopathologie und Laboratoriumsuntersuchungen eine Lues, Affektionen durch Tuberkelbakterien (Tuberculosis cutis colliquativa, Tuberculosis subcutanea fistulosa, Tuberculosis fungosa serpiginosa), Aktinomyceten, Hefen bzw. Pilze (Sporotrichose, Blastomykose usw.) auszuschließen. — Die *Therapie* scheint vorerst nur dann erfolgversprechend zu sein, wenn eine gezielte, langfristige innerliche *und* lokale Anwendung von Antibiotica mit chirurgischen Maßnahmen (breite Eröffnung der Fistelgänge) kombiniert werden.

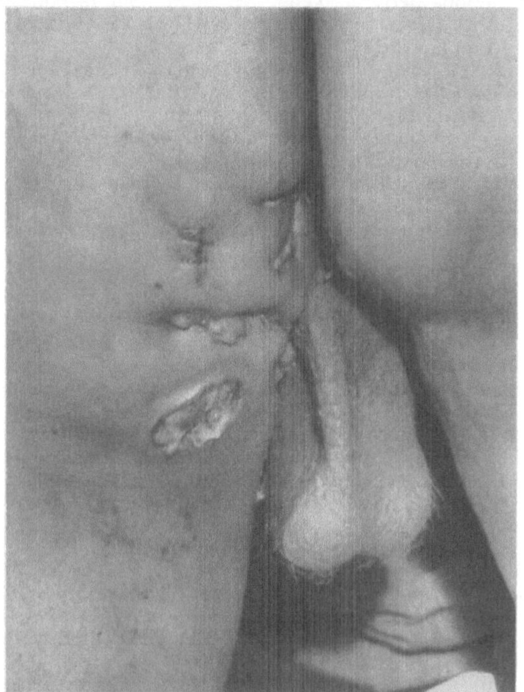

Abb. 25. Enterokokkengranulome

# Literatur

### Definition der Pyodermien

JADASSOHN, J.: Einteilung der Hautkrankheiten. Ergebn. allg. Path. path. Anat. 4, 271 (1896). — Über Pyodermien, die Infektion der Haut mit banalen Eitererregern. Halle: Marhold 1912. — Die Pyodermien. Samml. Abh. Derm. 1, H. 2 (1912). — JADASSOHN, J., u. M. JESSNER: Definition und Einteilung der Pyodermien. In: J. JADASSOHNs Handbuch der Haut- und Geschlechtskrankheiten, Bd. IX/2, S. 29. Berlin: Springer 1934.

LELOIR, H.: Über die nach Impfung mit eitererregenden Mitteln entstehenden Hautkrankheiten. M.h. prakt. Derm. 13, 2 (1891). — Des Pyodermites. J. mal. cut. et syph. **1893**, 385.

### A. Epidermale Pyodermien

### I. Staphylodermia Bockhart

BOCKHART, M.: Über die Ätiologie und Therapie der Impetigo, des Furunkels und der Sykosis. Mh. Derm. 6, 450 (1887).

FOX, TILBURY: On contagious impetigo. J. cutan. Med. **1869**, 231. — FRIEBOES, W.: Atlas der Haut- und Geschlechtskrankheiten. Zugleich ein Lehrbuch. Leipzig: F. C. W. Vogel 1927. — Atlas der Haut- und Geschlechtskrankheiten. Leipzig 1928.

GANS, O.: Histologie der Hautkrankheiten, Bd. 1, S. 336 u. 347. Berlin: Springer 1925. — GANS, O., u. G. K. STEIGLEDER: Impetigo follicularis staphylogenes (Impetigo Bockhart). In: Histologie der Hautkrankheiten, Bd. I, S. 367. Springer 1955.

JADASSOHN, J.: Einteilung der Hautkrankheiten. Ergebn. allg. Path. path. Anat. 4, 271 (1896). — Über Pyodermien, die Infektion der Haut mit banalen Eitererregern. Halle: Marhold 1912. — Die Pyodermien. Samml. Abh. Derm. 1, H. 2 (1912).

KYRLE, J.: Histo-Biologie der menschlichen Haut und ihrer Erkrankungen, Bd. 2, S. 96 u. 132. Berlin: Springer 1927.

Lewandowsky, F.: Zur Pathogenese der multiplen Abscesse im Säuglingsalter. Arch. Derm. Syph. (Berl.) **80**, 179 (1906). — Zur Pathogenese und Therapie der multiplen Abscesse im Säuglingsalter. Dtsch. med. Wschr. **1907, 1950**.

Sabouraud, R.: Étude iconographique de la pustule staphylococcique et de lésions dérivées d'elle. Ann. Syph. (Paris) Derm. **6**, 353 (1925). — Étude iconographique de la staphylopustule et des lésions dérivées d'elle. II. mém. Sur le bourbillon du furoncle et l'abcès perifolliculaire. Ann. Derm. Syph. (Paris) **6**, 417 (1925). — Pyodermites et eczémas. Masson & Cie. 1928. — Coup d'oeil d'ensemble sur les pyodermites. Arch. derm. syph. (Paris) **5**, 1 (1933). — Sprafke, H.: Über Pyodermien. Derm. Wschr. **1949, 455**.

Tachau, P.: Follikuläre Pyodermien. I. In: J. Jadassohns Handbuch der Haut- und Geschlechtskrankheiten, Bd. IX/2, S. 235. Berlin: Springer 1934.

Unna, P. G.: Impetigo Bockhart, der durch Eiterkokken verursachte Oberhautabsceß. Berl. Klin. **1892**, H. 46. Ref. Mh. Derm. **15**, 257 (1892). — Die Histopathologie der Hautkrankheiten. Berlin: August Hirschwald 1894. — Histologische Illustrationen zur Pathologie der Haut. Mh. Derm. **23**, 66, 217 (1896).

Wilson, E.: Die Krankheiten der Haut. 1850.

## A. II. Impetigo contagiosa (Coccodermia superficialis)

Adamson, H. G.: On a form of chronic superficial dermatitis in circumscribed patches with symmetrical distribution occuring in children. Brit. J. Derm. **20**, 109 (1908). — Asano, H.: Weitere Beiträge zur Frage der Erreger von Impetigo contagiosa albo-staphylogenes (Dohi). Jb. Kinderheilk. **144**, 222 (1935). — Studien über den Erreger von Impetigo contagiosa albo-staphylogenes (Dohi). Jap. J. Derm. **37**, 782 (1935). Ref. Zbl. Haut- u. Geschl.-Kr. **53**, 108 (1936). — Klinisch-statistische Beobachtungen über Impetigo albo-staphylogenes (Dohi). Jap. J. Derm. **38**, 271 (1935). Ref. Zbl. Haut- u. Geschl.-Kr. **52**, 458 (1936).

Barrow, G. I.: Clinical and bacteriological aspects of impetigo contagiosa. J. Hyg. (Lond.) **53**, 495 (1955). — Barsky, S., and Th. Cornbleet: Subcorneal pustular dermatosis. J. invest. Derm. **32**, 69 (1959). — Bergamini, V. E.: Gewöhnlicher Impetigo und Glomerulonephritis. Sem. méd. **1936 II**, 474 [Spanisch]. Ref. Zbl. Haut- u. Geschl.-Kr. **56**, 203 (1937). — Berggreen, P.: Impetigo contagiosa beim Kinde. Med. Klin. **1940 II**, 999. — Bizzozero, E., u. R. Leone: Über die Streptodermien. Arch. Derm. Syph. (Berl.) **176**, 16 (1938). — Bolgert, M., J. Tabernat, Mlle. Bagot et M. M. Hodara: Cas pour diagnostic: dermatose pustuleuse sous-cornée de Sneddon et Wilkinson? Bull. Soc. franç. Derm. Syph. **64**, 695 (1957). — Brundin, G., and G. Laurell: Phage Typing in Staphylodermia. Acta derm.-venereol. (Stockh.) **43**, 25 (1963).

Callaway, J. L., and H. B. O'Rear: Pyogenic infections of skin: Etiologic factor in acute glomerulonephritis of children. Arch. Derm. Syph. (Chic.) **64**, 159 (1951). — Carney, J. W.: Case for diagnosis: Duhring's disease (Dermatitis herpetiformis)? Impetigo herpetiformis? Moniliids? Arch. Derm. Syph. (Chic.) **66**, 421 (1952). — Catteruccia, C.: Contributo alla conoscenza delle nefropatie da piodermiti. Policlinico, Sez. prat. **2**, 1653 (1931) (II). — Cerutti, P.: Pemfigo di Gougerot-Hailey e dermatosi pustolare subcornea di Sneddon e Wilkinson. Minerva derm. Atti Soc. ital. Derm. Sif. **32**, 77 (1957). — Cipollaro, A. D.: A case for diagnosis (Dermatitis herpetiformis; Impetigo herpetiformis?). Arch. Derm. Syph. (Chic.) **70**, 390 (1954). — Civatte, A.: Diagnostic histopathologique de la dermatite polymorphe douloureuse ou maladie de Duhring-Brocq. Ann. Derm. Syph. (Paris) **3**, 1 (1943). — Connor, W. H., E. W. Netherton and H. N. Cole: Impetigo with suppurating adenitis. Arch. Derm. Syph. (Chic.) **33**, 559 (1936). — Crawford, St.: Chronic symmetric impetigo. Arch. Derm. Syph. (Chic.) **59**, 55 (1949).

Dohi, K., u. Sh. Dohi: Zur Klinik und Ätiologie der Impetigo contagiosa. Arch. Derm. Syph. (Berl.) **111**, 629 (1912). — Dohi, K., u. S. Kurita: Beiträge zur Lehre von der Impetigo. Jap. J. Derm. **4**, 3, 4 (1904). Ref. Mh. Derm. **41**, 505 (1905). — Donovan, W. J.: Impetigo in schools. Lancet **1931 I**, 461. — Duperrat, B.: Pustulose thoracique amicrobienne récidivante: Maladie de Duhring? Maladie de Sneddon-Wilkinson? Ann. Derm. Syph. (Paris) **84**, 514 (1957).

Ellis, F. A.: Subcorneal pustular dermatosis. Arch. Derm. **78**, 580 (1958). — Epstein, St.: Beitrag zur staphylogenen Impetigo contagiosa. Derm. Z. **70**, 328 (1935). — Staphylococcic impetigo contagiosa. Arch. Derm. Syph. (Chic.) **42**, 840 (1940). — Impetigo contagiosa. The streptococcic and staphylococcic varietes and their management. Wis. med. J. Mai (1941). — Staphylococcic impetigo contagiosa. Arch. Derm. Syph. (Chic.) **44**, 317 (1941).

Farquharson, C. D., S. F. Penny, H. E. Edwards and E. Barr: The control of staphylococcal skin infections in the nursery. Canad. med. Ass. J. **67**, 247 (1952). — Feldman, V. I.: Pyodermien bei Kindern. Vestn. Vener. Derm. **4**, 28 (1953) [Russisch]. Ref. Zbl. Haut- u. Geschl.-Kr. **89**, 139 (1954). — Fernet, P., M. A. Lévy-Franckel et R. Tourneville: Un cas anormal de streptococcie cutanée. Bull. Soc. franç. Derm. Syph. **47**, 115 (1940). — Flood, R. G.: Control of impetigo. Amer. J. Dis. Child. **58**, 931 (1939). — Freyer,

U.: Bakteriologie der Pyodermien Zentralanatoliens. Hautarzt 7, 261 (1956). — FRIEDBERG, R.: Bacteriological studies on impetigo, especially the streptogenic form. Acta derm.-venereol. (Stockh.) 23, fasc. 4, 297 (1943). — FUCHS, DORA: Beitrag zur Frage der Impetigo contagiosa und des Ecthyma. Arch. Derm. Syph. (Berl.) 139, 132 (1922).

GANS, O., u. G. K. STEIGLEDER: Impetigo streptogenes und staphylogenes (LEWAN-DOWSKY). In: Histologie der Hautkrankheiten, Bd. I, S. 356. Springer 1955. — GOTTRON, H.: Zur Frage der Impetigo contagiosa der Schleimhäute. Krankendemonstration. Schles. Derm. Ges. Breslau. Sitzg vom 23. 4. 38. Zbl. Haut- u. Geschl.-Kr. 59, 634 (1938). — Aphthoid Pospischill-Feyrter, ein Beitrag zu dem durch Herpesvirus bedingten Haut- und Schleimhautveränderungen. Mschr. Kinderheilk. 74, 82 (1938). — GREENBAUM, C. H., and J. B. LEE: Subcorneal pustular dermatosis. Arch. Derm. 77, 512 (1958).

HELLIER, F. F.: Generalized pustular bacterid. Its relationship to the pustular dermatosis of Sneddon and Wilkinson. Brit. J. Derm. 68, 395 (1956). — HIEMCKE, H. J. TH.: Untersuchungen über Impetigo vulgaris und verwandte Erkrankungen. Arch. Derm. Syph. (Berl.) 170, 123 (1934).

JADASSOHN, J.: Einteilung der Hautkrankheiten. Ergebn. allg. Path. path. Anat. 4, 271 (1896). — Über Pyodermien, die Infektion der Haut mit banalen Eitererregern. Halle: Marhold 1912. — Die Pyodermien. Samml. Abh. Derm. 1, H. 2 (1912). — JAUSION, H., et F. PAGÈS: Les maladies de lumière et leur traitement. Paris: Masson & Cie. 1933. — JESSNER, M.: Impetigo contagiosa und Ecthyma simplex. In: J. JADASSOHNs Handbuch der Haut- und Geschlechtskrankheiten, Bd. IX/2, S. 35. Berlin: Springer 1934.

KRISTENSEN, B., u. E. GRANDJEAN: Impetigo und Diphtherie. Ugeskr. Læg. 1934, 507. Ref. Zbl. Haut- u. Geschl.-Kr. 49, 237 (1935).

LAPIÈRE, M.: A propos du diagnostic différential du pemphigus chronique vulgaire et de la dermatite polymorphe de Duhring-Brocq. Arch. belges Derm. 1, 216 (1939). — LEVER, W. F.: Pemphigus: A histopathologic study. Arch. Derm. Syph. (Chic.) 64, 727 (1951). — Pemphigus. Medicine (Baltimore) 32, 1 (1953) (Monographie). — Histopathologie der Haut. Stuttgart: Gustav Fischer 1958. — LEWANDOWSKY, F.: Ein Fall von impetigoartiger Haut-krankheit beim Menschen, verursacht durch Demodex follicularis canis. Dtsch. med. Wschr. 1907, Nr 20, 801. — Über Impetigo contagiosa s. vulgaris. Arch. Derm. Syph. (Berl.) 94, H. 2 u. 3 (1909). — Zur Impetigofrage. 12. Kongr. Dtsch. Derm. Ges. Hamburg. Arch. Derm. Syph. (Berl.) 138, 438 (1922). — LINDENSTRAUSS, H.: Die Impetigonephritis im Kindesalter unter besonderer Berücksichtigung ätiologischer und pathogenetischer Ver-hältnisse. Diss. Königsberg 1932, 51 S.

MARCHIONINI, A., u. ŞADAN TOR: Zur Klimatophysiologie und -pathologie der Haut. Arch. Derm. Syph. (Berl.) 181, 239 (1941). — MATZENAUER, R.: Impetigo contagiosa. Sonderdruck aus der Neumann-Festschrift. Wien und Leipzig: Franz Deuticke 1900. — Impetigo conta-giosa (sive vulgaris). In: MRAČEKs Handbuch der Hautkrankheiten, Bd. II, S. 725. Wien: Alfred Hölder 1902. — MAYESAWA, T.: Abnorm große Blasen bildende Impetigo streptogenes. Jap. J. Derm. 36, 31 (1934). Ref. Zbl. Haut- u. Geschl.-Kr. 49, 452 (1935). — MEARA, R. H., and C. D. CALNAN: Subcorneal pustular dermatosis. Trans. St. John's Hosp. derm. Soc. (Lond.) 37, 23 (1956). — MEYER-ROHN, J.: Die Pathogenität der auf der Haut vorkommenden Mikrokokkenarten. Hautarzt 9, 218 (1958). — MITCHELL, J. H.: Streptococcic infection simulating ringworm of the hands and feet. J. Amer. med. Ass. 104, 1220 (1935). — MÜLLER, H.: Über die Impetigo der Mundschleimhaut. Derm. Wschr. 115, 629 (1942).

NEWMAN, J. L.: Impetigo contagiosa, its epidemiology and control. J. Hyg. (Lond.) 35, 150 (1935). — NICOLAS, J., J. ROUSSET et J. COLAS: Impétigo gangréneux. Bull. Soc. franç. Derm. Syph. 43, 1331 (1936).

PARKER, M. T., A. J. H. TOMLINSON and R. E. O. WILLIAMS: Impetigo contagiosa. The association of certain types of staphylococcus aureus and of streptococcus pyogenes with superficial skin infections. J. Hyg. (Lond.) 53, 458 (1955). — PETZOLDT, D.: Erfahrungen bei Impetigo contagiosa. Med. Klin. 58, 433 (1963).

RÖCKL, H.: Untersuchungen zur Klinik und Pathogenese des mikrobiellen Ekzems. II. Mitt. Hautarzt 7, 14 (1956). — Subcorneale pustulöse Dermatose. Dermatitis pustulosa subcornealis. In: Fortschritte der praktischen Dermatologie und Venerologie, Bd. III (A. MARCHIONINI u. H. RÖCKL). Berlin-Göttingen-Heidelberg: Springer 1960. — ROLLER, M.: Ein Beitrag zur Pathogenese und Therapie der Impetigo. Wien. klin. Wschr. 1947, 720. — RUITER, M.: Zum Bilde der Pyodermia chronica papillaris et exulcerans (Horn-cystenbildung) und über ihr Auftreten bei Dermatitis herpetiformis Duhring. Arch. Derm. Syph. (Berl.) 166, 184 (1932).

SABOURAUD, R.: Pathogénie et traitement de l'impétigo. Arch. Méd. Enf. 1898, 21. — Étude clinique et bactériologique de l'impétigo. Ann. Derm. Syph. (Paris) I, 62, 320, 427 (1900). — Le streptocoque envisagé comme dermatophyte. Festschrift Kaposi. Erg.-Bd. zu Arch. Derm. Syph. (Berl.) 1900, 785. — Dermatologie topographique. Paris: Masson & Cie. 1905. — Impétigo. Prat. derm. 2, 856 (1907). — Pyodermites et eczémas. Paris:

Masson & Cie. 1928. — Les parakeratoses microbiennes du bout des doigts. Ann. Derm. Syph. (Paris) 2, 206 (1931). — SCHMIDT, H., K. R. ERIKSEN and K. ROSENDAL: Impetigo. Results of bacteriological and serological investigations in 32 patients. Ugeskr. Læg. 1957, 1388 [Dänisch]. Ref. Zbl. Haut- u. Geschl.-Kr. 100, 105 (1958). — SCHOENFELD, R. J.: Subcorneal pustular dermatosis. Arch. Derm. 78, 589 (1958). — SCHUERMANN, H.: Krankheiten der Mundschleimhaut und der Lippen, 2., erweiterte Aufl. München u. Berlin: Urban & Schwarzenberg 1958. — SCHUPPENER, H. J., u. M. THAL: Die subcorneale Pustulose. Subcorneal pustular dermatosis (Sneddon-Wilkinson). Hautarzt 10, 312 (1959). — SCHWARTZMAN, G.: Studies on streptococcus bacteriophage. I. A powerful lytic principle against hemolytic streptococci of erysipelas origin. J. exp. Med. 46, 497 (1927). — ŠIROKOV, S.: Die Impetigo contagiosa. Ž. Izuč. rann. det. Vozr. 10, 546 (1930) [Russisch]. Ref. Zbl. Haut- u. Geschl.-Kr. 40, 90 (1932). — SNEDDON, I. B., and D. S. WILKINSON: Subcorneal pustular dermatosis. Brit. J. Derm. 68, 385 (1956). — SPIER, H. W., C. G. SCHIRREN, U. DESSIN u. T. EWINGER: Zur Frage der Jodempfindlichkeit bei der Dermatitis herpetiformis Duhring. Der epicutane Jodkali-Test als unspezifischer Hofmeister-Anioneneffekt. Arch. Derm. Syph. (Berl.) 195, 105 (1952). — SPRAFKE, H.: Über Pyodermien. Derm. Wschr. 1949, 455. — STAUFFER, H.: Beiträge eines praktischen Dermatologen zur Impetigo contagiosa. Dermatologica (Basel) 115, 406 (1957). — SUURMOND, D.: Dermatitis pustulosa subcornealis (Sneddon und Wilkinson). 150. Tagg Niederl. Derm. Ver. 3. 11. 1957 in Den Haag. Dermatologica (Basel) 116, 114 (1958).

TACHAU, P.: The bacteriology of impetigo contagiosa. Brit. J. Derm. 50, 113 (1938). — TULLOCH, L. G.: Subcorneal pustular dermatosis (Sneddon and Wilkinson) (Cortisone therapy complicated by severe acne-like eruption). Brit. J. Derm. 69, 107 (1957). — TZANCK, A.: Le cytodiagnostic immédiat en dermatologie. Ann. Derm. Syph. (Paris) 8, 205 (1948).

UNNA, P. G.: Impetigo Bockhart, der durch Eiterkokken verursachte Oberhautabsceß. Berl. Klin. 1892, H. 46. Ref. Mh. Derm. 15, 257 (1892). — Die Histopathologie der Hautkrankheiten. Berlin: August Hirschwald 1894. — Histologischer Atlas zur Pathologie der Haut. Hamburg u. Leipzig: Voß 1897. — Über Impetigo vulgaris und Impetigo circinata nebst Bemerkungen über die klinisch-experimentelle Epoche der Dermatologie. Dtsch. med. Ztg 1899, Nr 89. — Die Eiterkokkenkrankheiten der Haut (Staphylodermien). Dtsch. med. Wschr. 1921, 1251.

WHITE, S. J.: Impetigo. Arch. Derm. Syph. (Chic.) 43, 704 (1941).

ZAUN, H., u. H.-J. HEITE: Antistreptolysintiter-Bestimmungen bei dermatologischen Erkrankungen. Arch. klin. exp. Derm. 214, 137 (1961).

### *Anhang: Die sog. varioliforme Pyodermie*

BENDRE, V.: Über das Krankheitsbild der varioliformen Pyodermie (Pustulosis varioliformis acuta). Derm. Wschr. 1935I, 305.

JULIUSBERG, F.: Pustulosis acuta varioliformis. Arch. Derm. Syph. (Berl.) 46, 21 (1898).

KIMMIG, J.: Beitrag zur Ursache und Behandlung des Eczema herpeticatum (Pustulosis herpetica infantum [Kaposi], Kaposi's varicelliform eruption). Hautarzt 1, 11, 518 (1950).

MEYER-ROHN, J.: Kokkenerkrankungen. In: GOTTRON-SCHÖNFELD, Dermatologie und Venerologie, Bd. II/2, S. 1154. Stuttgart: Georg Thieme 1959.

NASEMANN, TH., u. H.-J. BANDMANN: Zur Differentialdiagnose der varioliformen Pyodermie. Hautarzt 7, 137 (1956).

STREITMANN, B.: Über varioliforme Pyodermien. Arch. Derm. Syph. (Berl.) 178, 99 (1938).

### *A. III. Staphylodermia superficialis bullosa neonatorum et infantum, Staphylodermia superficialis diffusa exfoliativa* (RITTER V. RITTERSHAIN)

ADAMSON, H. G.: On the bacteriology of pemphigus neonatorum, and a suggestion for further investigation by a different method of cultural proceeding. Brit. J. Derm. 49, 93 (1937). — ALLISON, V. D., and B. C. HOBBS: An inquiry into the epidemiology of pemphigus neonatorum. Brit. med. J. 1947, 1, No 4513. — ARIZTIA, A.: Eine neue Behandlung der Dermatitis exfoliativa (Rittersche Krankheit). Rev. chil. Pediat. 8, 447 (1937) [Spanisch]. Ref. Zbl. Haut- u. Geschl.-Kr. 59, 62 (1938).

BAIZE, M. P.: Maladie de Ritter. Bull. méd. (Paris) 52, 323 (1938). — BALDWIN, J. N., M. S. RHEINS, R. F. SYLVESTER jr. and TH. E. SHAFFER: Staphylococcal infections in newborn infants. III. Colonization of newborn infants by staphylococcus pyogenes. J. Dis. Child. 94, 107 (1957). — BARBER, M., F. G. H. HAYHOE and J. E. M. WHITEHEAD: Penicillinresistant staphylococcal infection in a maternity hospital. Lancet 1949 II, 1120. — BEBRÉ, R., P. MOZZICONACCI et P. BLONDET: Les images bulleuses pulmonaires au cours des staphylococcies du nourrisson. Sem. Hôp. Paris 28, 595 (1952). — BERGSTRAND, K.: Über die Staphylokokkenpyodermien und ihr Verhältnis zum Pemphigus neonatorum. Svenska Läk.-Tidn. 1937, 1241 [Schwedisch]. Ref. Zbl. Haut- u. Geschl.-Kr. 58, 369 (1938). — BERNHEIM,

M., e L. Gaillard: Le stafilococcie pleuro-polmonari del bambino. Minerva pediat. 4, 950 (1952). — Bizzozero, E., u. R. Leone: Über die Streptodermien. Arch. Derm. Syph. (Berl.) 176, 16 (1938). — Brandstrup, E., and A. Poulsen: Combating of pemphigus neonatorum. Acta obstet. gynec. scand. 23, 63 (1943). — Brochier, A., et J. Rousset: Nouveau cas d'éruption bulleuse congénitale chez un nourrision (pemphigus épidemique congénital). Bull. Soc. franç. Derm. Syph. 44, No 2, 188 (1937). — Budde, G.: Eine Streptokokkensepsis unter dem Bilde einer Dermatitis exfoliativa beim älteren Kind. Kinderärztl. Prax. 9, 196 (1938).

Chaptal, J., D. Brunel, R. Jean, P. Puech, R. Loubatières et D. Alram: Staphylococcies pulmonaires du premier âge 15 observations récentes, dont 12 d'évolution mortelle, confrontation anatomo-clinique et radiologique. Arch. franç. pediat. 9, 856 u. Disk. 868 (1952). — Civatte, A.: Diagnostic histopathologique de la dermatite polymorphe douloureuse ou maladie de Duhring-Brocq. Ann. Derm. Syph. (Paris) 3, 1 (1943). — Clarke, A. J. R., A. H. McGeoch u. G. R. Sippe: Hautinfektionen bei Neugeborenen durch Staphylococcus pyogenes. Med. J. Aust. 43, 655 (1956). — Cole jr., H. N., R. G. Hodges and F. F. Silver: Relationship between Ritters and Leiners disease. Arch. Derm. Syph. (Chic.) 70, 443 (1954).

Denton, G. D., G. Kalz and A. R. Foley: An investigation of an outbreak of staphylococcus folliculitis (pemphigus neonatorum) by the use of bacteriophage typing of staphylococcus pyogenes. Canad. med. Ass. J. 62, 219 (1950).

Elliot, S. D., E. H. Gillespie and E. Holland: An outbreak of "pemphigus neonatorum" in a maternity home. Lancet 1941 I, 169.

Forfar, J. O., Ch. L. Balf, T. F. Elias-Jones and P. N. Edmunds: Staphylococcal infection of the newborn. Brit. med. J. 1953, No 4829, 170. — Freyer, H.-U.: Zur Theorie des Pemphigus neonatorum und der Dermatitis exfoliativa neonatorum. Mschr. Kinderheilk. 99, 261 (1951).

Galán, E., J. J. Mestre: Angeborene Rittersche Krankheit (behandelt mit Antibiotica und ACTH). Rev. cuba. Pediat. 24, 446 (1952) [Spanisch]. Ref. Zbl. Haut- u. Geschl.-Kr. 84, 172 (1953). — Gillespie, W. A., R. C. Pope and K. Simpson: Pemphigus neonatorum caused by staphylococcus aureus type 71. Brit. med. J. 1957, No 5026, 1044. — Gokinaeva, L. I.: Pemphigus neonatorum (Beiträge zur Klinik, Ätiologie, Pathogenese und Epidemiologie). Vestn. Vener. Derm. 30, 14 (1956) [Russisch]. Ref. Zbl. Haut- u. Geschl.-Kr. 99, 40 (1957/58). Guthrie, K. J., and G. L. Montgomery: Staphylococcal pneumonia in childhood. Pathological considerations. Lancet 1947 II, 752.

Hart, F. D.: Pemphigus neonatorum (bullous contagious staphylococcic impetigo of the newly born). An account of two epidemics and a review of the literature. Brit. J. Derm. 50, 118 (1938). — Haxthausen, H.: Behandlung des ansteckenden Pemphigus neonatorum. Ugeskr. Læg. 1941, 266 [Dänisch]. Ref. Zbl. Haut- u. Geschl.-Kr. 67, 442 (1941). — Hiemcke, H. J. Th.: Etwas über Impetigo bullosa neonatorum. Mschr. Kindergeneesk. 3, 223 (1934) [Holländisch]. Ref. Zbl. Haut- u. Geschl.-Kr. 49, 48 (1935). — Holzbach, E.: Die aktive Immunisierung gegen den Pemphigus neonatorum. Zbl. Gynäk. 1941, 1886.

Isbister, C., E. B. Durie, P. M. Rountree and B. M. Freeman: A further study of staphylococcal infection of the new-born. Med. J. Aust. 1954 II, 897.

Jadassohn, J.: Über Pyodermien, die Infektion der Haut mit banalen Eitererregern. Halle: Marhold 1912. — Die Pyodermien. Samml. Abh. Derm. 1, H. 2 (1912).

Keil, E.: Zur Chemotherapie des Pemphigus vulgaris chronicus und anderer blasenbildender Dermatosen. Hautarzt 3, 321 (1952). — Klöckler, G.: Extreme Leukocytose bei einem Frühgeborenen mit Pemphigoid. Arch. Kinderheilk. 119, 136 (1940). — Kogoj, Fr., u. Št. Puretič: Zur Histologie der Dermatitis pemphigoides. Hautarzt 6, 198 (1955). — Krag Andersen, E.: Studies on the specifity of pemphigus staphylococci. Acta obstet. gynec. scand. 22, 272 (1942). — Kronig, O. J. G.: Beitrag zur Prophylaxe gegen den Pemphigus neonatorum. Zbl. Gynäk. 69, 561 (1947).

Lapière, M.: A propos du diagnostic différential du pemphigus chronique vulgaire et de la dermatite polymorphe de Duhring-Brocq. Arch. belges Derm. 1, 216 (1939). — Leiner, C.: Pemphigus contagiosus bei Masern. Impetigo contagiosa. Jb. Kinderheilk. 55, 316 (1902). — Pemphigus acutus contagiosus occuring in febrile diseases. Brit. J. Child. Dis. 5, 371 (1908). — Über eigenartige Erythemtypen und Dermatitiden des frühen Säuglingsalters. Wien 1912. — Über universelle Säuglingsdermatosen. Wien. klin. Wschr. 1922, 751. — Dermatitis exfoliativa (Ritter) und Erythrodermia desquamativa (Leiner). Mschr. Kinderheilk. 42, 331 (1929). — Lever, W. F.: Pemphigus: A histopathologic study. Arch. Derm. Syph. (Chic.) 64, 727 (1951). — Pemphigus. Medicine (Baltimore) 32, 1 (1953) (Monographie). — Histopathologie der Haut. Stuttgart: Gustav Fischer 1958. — Lubczynski, W.: Die Bekämpfung des Pemphigus neonatorum in der städt. geburtshilflich-gynäkologischen Anstalt Hl. Sophie in Warschau. Ginek. pol. 17, 239 (1938). Ref. Zbl. Haut- u. Geschl.-Kr. 61, 265 (1938).

Marchionini, A., and Th. Nasemann: On the virus etiology of pemphigus and dermatitis herpetiformis Duhring. J. invest. Derm. 24, 267 (1955). — Muralt, G. v.: Die Staphylokokkeninfektionen der ersten Lebensmonate. Praxis 1956, 665.

Pakula, R., H. Zapašnik-Kobierska u. F. Rabczyńska: Staphylococcus sepsis among the newborn infants. Pediat. pol. 28, 271 (1953) [Polnisch]. Ref. Zbl. Kinderheilk. 47, 22 (1954).

Reuss, A.: Zur Frage der pemphigoiden Erkrankungen des Neugeborenen. Z. Kinderheilk. 62, 691 (1941). — Richarz, H., u. W. Marget: Zur Frage der Staphylodermie und deren Folgeerscheinungen im frühen Säuglingsalter (zugleich ein Beitrag zur Frage des Hospitalismus). Arch. Kinderheilk. 150, 263 (1955). — Ritter von Rittershain, G.: Die exfoliative Dermatitis jüngerer Säuglinge. Z. Kinderheilk. 2, 3 (1878). — Ritters disease (Dermatitis gangraenosa infantum). Irish. J. med. Sci., Ser. V, No 18, 195 (1923). Ref. Zbl. Haut- u. Geschl.-Kr. 10, 261 (1924). — Rountree, P. M., R. G. H. Barbour and E. F. Thomson: Incidence of penicillin-resistant and streptomycin-resistant staphylococci in a hospital. Lancet 1951 I, 435. — Rountree, P. M., and E. F. Thomson: Incidence of penicillin-resistant and streptomycin-resistant staphylococci in a hospital. Lancet 1949 II, 501.

Silvestri, U.: Sopra una epidemia di pemfigo dei neonati verificatasi in Bologna nell' estate 1937. Atti Soc. ital. Derm. Sif. 1, 988 (1939). Ref. Zbl. Haut- u. Geschl.-Kr. 64 326 (1940). — Alcune osservazioni sulle proprietà culturali e biologiche delle stafilococco piogeno del pemfigo nei neonati nella stagione estiva ed invernale. Atti Soc. ital. Derm. Sif. 3, 423 (1940). — Ref. Zbl. Haut- u. Geschl.-Kr. 68, 423 (1942). — Sparevohn, U. R.: An epidemic of pemfigus neonatorum with verified, specific bacillus. Acta obstet. gynec. scand. 22, 257 (1942). Ref. Zbl. Haut- u. Geschl.-Kr. 70, 387 (1943). — Steinmaurer, H.: Zur Ätiologie des Pemphigus neonatorum. Arch. Kinderheilk. 124, 166 (1941). — Sulzberger, M. B.: Diskussion bei H. N. Cole jr., R. G. Hodges and F. F. Silver: Relationship between Ritters and Leiners diseases. Arch. Derm. Syph. (Chic.) 70, 443 (1954).

Tachau, P.: Pemphigoid der Neugeborenen und Kinder. In: J. Jadassohns Handbuch der Haut- und Geschlechtskrankheiten, Bd. IX/2, S. 159. Berlin: Springer 1934. — Tappeiner, S.: Staphylogene Pemphigoiderkrankungen der Neugeborenen und Säuglinge. Wien. klin. Wschr. 1947, 372.

Vaulx, J. de: Maladie de Ritter. Bull. méd. (Paris) 1938, 509.

Yamaguchi, T.: Über Dermatitis exfoliativa neonatorum Ritter. Jap. J. Derm. 43, 122 (1938) [Japanisch]. Ref. Zbl. Haut- u. Geschl.-Kr. 60, 630 (1938).

### B. Epidermal — dermale Pyodermien
#### I. Staphylodermia follicularis superficialis, Folliculitis staphylogenes

Anderson, N. P., and M. Stout: Perifolliculitis capitis abscedens et suffodiens: Cutis verticis gyrata; Hidradenitis suppurativa: Case presentation. Arch. Derm. Syph. (Chic.) 42, 492 (1940). — Arnozan: Folliculite dépilante des parties glabres. Soc. franç. Derm. 22. 4. 1892. — Asbeck, F.: Perifolliculitis capitis abscedens et suffodiens, Genese und Behandlung. Derm. Wschr. 1937 II, 1605.

Benedek, T.: Zum Fall von Krantz, Sycosis simplex. Aussprache über die Krankenvorstellungen. 15. Kongr. d. Dtsch. Derm. Ges. Bonn 4.—7. 9. 1927. Arch. Derm. Syph. (Berl.) 155, 343 (1928). — Schizosaccharomykosis sycosiformis. Beitrag zur Ätiologie und Pathogenese der sogenannten „Sycosis simplex s. nonparasitaria". Derm. Wschr. 86, 425 (1928). — Berggreen, P.: Acne necroticans. Krankendemonstration. 24. Sitzung d. Nordostdtsch. Derm. Ver. Danzig. 15.—16. 6. 1935. Zbl. Haut- u. Geschl.-Kr. 52, 626 (1936). — Binazzi, M.: In tema di folliculiti decalvanti. Ann. ital. Derm. Sif. 9, 325 (1954). — Bizzozero, E., e R. Leone: Sulla patogenesi delle follicoliti stafilococciche. Dermatologica (Basel) 94, 269 (1947). — Bloom, D.: Folliculitis sycosiformis atrophicans (sycosis lupoides). Arch. Derm. Syph. (Chic.) 35, 316 (1937). — Bockhart, M.: Über die Ätiologie und Therapie der Impetigo, des Furunkels und der Sykosis. Mh. prakt. Derm. 6 (1887). — Bogg, A.: Folliculitis decalvans. Acta derm.-venereol. (Stockh.) 43, 14 (1963). — Borda, J. M.: Perifolliculitis capitis abscedens et suffodiens. Arch. argent. Derm. 2, 241 (1952). Ref. Zbl. Haut- u. Geschl.-Kr. 87, 331 (1954). — Brocq, L.: Pseudopelade. Corresp. franç. J. cutan. vener. Dis. 3, 50 (1885). — Des folliculites et des périfolliculites décalvantes. Bull. Soc. franç. méd. Hôp. Paris. Okt. 1888. — Alopécie atrophiante variété pseudo-pélade. Ann. Derm. Syph. (Paris) 1905. — Pseudopélade et acné décalvante. Ann. Derm. Syph. (Paris) 2, 138 (1901). — Brocq, L., E. Lenglet et J. Ayrignac: Recherches sur l'alopécie atrophiante, variété pseudo pelade. Ann. Derm. Syph. (Paris) 4, 209, (1905). — Buisson, M.: Alcune osservazioni sulle cause di recidiva della sicosi volgare del labbro superiore al trattamento Röntgen. Radiol. med. (Torino) 21, 1054 (1934).

CANNON, A. B.: Perifolliculitis capitis abscedens et suffodiens: Case presentation. Arch. Derm. Syph. (Chic.) **49**, 67 (1944). — CONRATHS, H.: Einseitige Acne necroticans bei eineiigen Zwillingen. Z. Haut- u. Geschl.-Kr. **18**, 169 (1955).

DARIER, J.: Ulceröse serpiginöse Akne. In: Grundriß der Dermatologie, S. 369. Leipzig: Leopold Voss 1935.

EHRMANN, S.: Folliculitis scleroticans seu indurata. Wien. klin. Wschr. **1894**. — Über Folliculitis (Sycosis) nuchae scleroticans etc. Arch. Derm. Syph. (Berl.) **32**, 232 (1895). — Folliculitis nuchae sclerotis. In: MRAČEKs Handbuch der Hautkrankheiten, Bd. II, S. 401. Wien: Alfred Hölder 1902. — ENGELHARDT, W.: Acne necroticans. Krankendemonstration. Frühjahrstagg d. Ver. rhein.-westf. Dermatologen in Düsseldorf 19. 5. 1935. Zbl. Haut- u. Geschl.-Kr. **52**, 69 (1936). — ESCARTEFIGUE, M.: Acné nécrotique du fourreau. Bull. Soc. franç. Derm. Syph. **43**, 1053 (1936). — ESTRIN, M. M.: Perifolliculitis capitis abscedens et suffodiens: Case presentation. Arch. Derm. Syph. (Chic.) **58**, 469 (1948).

FARIÑAS, P., y V. PARDO CASTELLÓ: Folliculitis depilante de la piel lampiña. Estudio de 78 casos. III. Congr. ib.-lat.-amer. Derm., Mem., 1959, S. 344. Ref. Zbl. Haut- u. Geschl.-Kr. **106**, 208 (1960). — FINGER, E.: Zur Ätiologie und Klinik der Tuberkulose. Med. Klin. **5**, 1303 (1909). — FORMAN, L.: Folliculitis decalvans (Quinquaud). Proc. roy. Soc. Med. **27**, 293 (1934). — Acne necrotica. Proc. roy. Soc. Med. **31**, 351 (1938). — FRACCARI, B.: Un caso di steatocisti multiple dei folliculi pilvo sebacei. G. ital. Derm. **1936**, 977.

GALEWSKY, E.: Erkrankungen der Haare und des Haarbodens. 8. Folliculitis decalvans. In: J. JADASSOHNs Handbuch der Haut- und Geschlechtskrankheiten, Bd. XIII/1, S. 354. Berlin: Springer 1932. — Erkrankungen der Haare und des Haarbodens. 10. Ulerythema sycosiforme (UNNA). In: J. JADASSOHNs Handbuch der Haut- und Geschlechtskrankheiten, Bd. XIII/1, S. 362. Berlin: Springer 1932. — Erkrankungen der Haare und des Haarbodens. 17. Dermatitis papillaris capillitii (KAPOSI). In: J. JADASSOHNs Handbuch der Haut- und Geschlechtskrankheiten, Bd. XIII/1, S. 388. Berlin:Springer 1932. — Erkrankungen der Haare und des Haarbodens. 18. Perifolliculitis capitis abscedens et suffodiens (ERICH HOFFMANN). In: J. JADASSOHNs Handbuch der Haut- und Geschlechtskrankheiten, Bd. XIII/1, S. 395. Berlin: Springer 1932. — GANS, O., u. G. K. STEIGLEDER: Impetigo follicularis staphylogenes (Impetigo Bockhart). In: Histologie der Hautkrankheiten, Bd. I, S. 367. Berlin-Göttingen-Heidelberg: Springer 1955. — Folliculitis (Acne varioliformis s. necroticans). In: Histologie der Hautkrankheiten, Bd. I, S. 376. Berlin-Göttingen-Heidelberg: Springer 1955. — GANS, O., u. E. G. DRESEL: In: GANS-STEIGLEDER, Histologie der Hautkrankheiten, Bd. I, S. 478. Berlin-Göttingen-Heidelberg: Springer 1955. — GRACIANSKY, P. DE, et CH. GRUPPER: Perifolliculitis capitis abscedens et suffodiens. Bull. Soc. franç. Derm. Syph. **62**, 13 (1955). — GRÜNWALD, K.: Acne necrotica: Krankendemonstration. Frankfurt. Derm. Ver. 14. 7. 1932. Zbl. Haut- u. Geschl.-Kr. **43**, 602 (1933).

HOBBS, B. C., H. L. CARRUTHERS and J. GOUGH: Sycosis barbae. Serological types of staphylococcus pyogenes in nose and skin and results of penicillin-treatment. Lancet **1947 II**, 572. — HOFFMANN, E.: Folliculitis und Perifolliculitis capitis abscedens et suffodiens. Derm. Z. **15**, 122 (1908). — Zur Klassifizierung und Benennung der atrophisierenden bzw. narbigen Alopecien und Follikulitiden. Arch. Syph. Derm. (Berl.) **164**, 316 (1931). — HOPF, G.: Acne necrotica mit ungewöhnlichen großen Nekroseherden und Narben, teilweise konfluierend, bei 57jährigem Manne. Krankendemonstration. 3. Tagg d. Derm. Ver. Groß-Hamburg 29.—30. 5. 1937. Zbl. Haut- u. Geschl.-Kr. **58**, 323 (1938).

IRGANG, S., and E. R. ALEXANDER: Superficial pustular folliculitis of the newborn. Arch. Derm. Syph. (Chic.) **30**, 257 (1934).

KAPOSI, M.: Über einige ungewöhnliche Formen von Acne (Folliculitis). Arch. Derm. Syph. (Berl.) **26**, 87 (1894). — KIMMIG, J.: In welchen dermato-venerologischen Indikationen sind nach wie vor Sulfonamide zu empfehlen? Derm. Wschr. **125**, 268 (1952). — Neuzeitliche Behandlung mit Antibiotika und Sulfonamiden. Geburtsh. u. Frauenheilk. **8**, 673 (1953). — Antibiotika. In: ULMANNs Enzyklopädie der technischen Chemie, Bd. 3. München u. Berlin: Urban & Schwarzenberg 1953. — Kritische Stellungnahme zu den modernen Behandlungsmethoden in der Dermatovenerologie. In: LANDES, Heutiger Stand der Therapie der Hautkrankheiten, S. 7. 1955.

LANE, J. E.: Acne necrotica miliaris of the scalp. Arch. Derm. Syph. (Chic.) **28**, 10 (1933). — LEHNHARDT, H.-J.: Über einen Fall von Acne necrotica generalisata. Diss. Hamburg 1931, 23 S. Ref. Zbl. Haut- u. Geschl.-Kr. **41**, 600 (1932). — LOEWENTHAL, L. J. A.: A case of lupoid sycosis or ulerythema sycosiforme beginning in infancy. Brit. J. Derm. **69**, 443 (1957). — LOWENFISH, F. P.: Perifolliculitis capitis abscedens et suffodiens; Interstitial keratitis: Case presentation. Arch. Derm. Syph. (Chic.) **68**, 744 (1953).

MATZ, M. H.: Sykosis vulgaris-lupoid type. Arch. Derm. **84**, 1056 (1961). — McMULLAN, F. H., and I. ZELIGMAN: Perifolliculitis capitis abscedens et suffodiens. Its successful treatment with X-ray epilation. Arch. Derm. **73**, 256 (1956). — MESQUITA, A. P. DE: Folliculitis depilans corporis. An. bras. Derm. Sif. **35**, 91 (1960). Ref. Zbl. Haut- u. Geschl.-Kr. **112**,

219 (1962). — MIESCHER, G.: Perifolliculitis abscedens et suffodiens ( ?) an atypischer Lokalisation. Dermatologica (Basel) **104**, 311 (1952). — MILES, A. A., R. E. O. WILLIAMS and B. CLAYTON-COOPER: Zit. bei TULLOCH, L. G.: Nasal carriage in staphylococcal skin infections. Brit. med. J. **1954**, No 4893, 912. — MILLER, R. F.: Epilating folliculitis of the glabrous skin. Arch. Derm. **83**, 777 (1961). — MINAMI, S., u. K. HIGUTI: Über den Erreger der Sycosis lupoide (Brocq). Derm. Wschr. **1935** II, 969. — Über den Erreger der Sycosis lupoide (Brocq). Hihu-to-Hitunyo **3**, 175 (1935) [Japanisch]. Ref. Zbl. Haut- u. Geschl.-Kr. **52**, 41 (1936). — MONTGOMERY, H.: Acne necrotica miliaris of the scalp. Arch. Derm. Syph. (Chic.) **36**, 40 (1937). — MOYER, D. G., and R. M. WILLIAMS: Perifolliculitis capitis abscedens et suffodiens. A report of six cases. Arch. Derm. **85**, 378 (1962).

NOGUER-MORÉ, S.: Beitrag zur klinischen und therapeutischen Kenntnis der rezidivierenden chronischen subnasalen Sykosis. Act. dermo-sifiliogr. (Madr.) **40**, 875 (1949) [Spanisch]. Ref. Zbl. Haut- u. Geschl.-Kr. **75**, 132 (1950/51).

OBERSTE-LEHN, H.: Zur Pathogenese chronischer Follikulitiden. Derm. Wschr. **140**, 1234 (1959). — OKUNO, Y.: Über 2 Fälle der Sycosis lupoides und ihre Genese. Hihu-to-Hitunyo **8**, H. 1, 26 (1940) [Japanisch]. Ref. Zbl. Haut- u. Geschl.-Kr. **65**, 150 (1940).

PERTHAIN: Akne varioliformis von ungewöhnlicher Ausdehnung und Stärke. Krankendemonstration. Öst. Derm. Ges. Wien 14. 10. 1937. Zbl. Haut- u. Geschl.-Kr. **59**, 371 (1938).— PILLSBURY, D. M., W. B. SHELLEY and A. M. KLIGMAN: Dermatology. W. B. Saunders Co. 1956. — PORTUGAL, H., y A. G. ANTUNES: Perifolliculitis capitis abscedens et suffodiens. Rev. bras. Med. **8**, 161 (1951) [Portugiesisch]. Ref. Zbl. Haut- u. Geschl.-Kr. **80**, 49 (1952).

QUINQUAUD, M.: Folliculite épilante décalvante. Ann. Derm. Syph. (Paris) **1889**, 99.

RAMOS E SILVA, J.: Perifolliculitis abscedens von Hoffmann. Ihre mögliche mykotische Ätiologie. Hospital (Rio de J.) **50**, 767 (1956) [Portugiesisch]. Ref. Zbl. Haut- u. Geschl.-Kr. **99**, 241 (1957/58). — RIEHL, G.: Ulerythema sycosiforme. Klin. Med. (Wien) **3**, 231 (1948). — RISCHIN, M.: Über einen Fall von bisher noch nicht beschriebener Parendomyces-Erkrankung, die unter dem Bilde der tiefen (Sycosis parasitaria) und oberflächlichen Trichophytie verlief. Arch. Derm. Syph. (Berl.) **134**, 232 (1921). — RITTER, H.: Zit. nach F. ASBECK, Perifolliculitis capitis abscedens et suffodiens, Genese und Behandlung. Derm. Wschr. **1937** II, 1605. — RYLL-NARDZEWSKI, C.: Über Acne necrotica. Przegl. derm. **28**, 245 (1933) [Polnisch]. Ref. Zbl. Haut- u. Geschl.-Kr. **46**, 183 (1933).

SAALFELD, E.: Fall von Ulerythema sycosiforme zugleich mit Onycholysis der sämtlichen Finger. V. Intern. Kongr. Berlin 1904. — SABOURAUD, R.: Maladies du cuir chevelu, tome 1. Paris: Masson & Cie. 1902. — Acne und Seborrhoe, ihre Ursache und Behandlung. Brit. med. Ass., sect. derm., 19.—26. 7. 1912. Ref. Arch. Derm. Syph. (Berl.) **115**, 293 (1913). — Pyodermites et eczémas: Maladies du cuir chevelu. IV. Les maladies suppuratives et exsudatives. Paris: Masson & Cie. 1928. — Diagnostic et traitment des affections du cuir chevelu. Paris: Masson & Cie. 1932. — SAKURANE: A case of folliculitis decalvans. Jap. J. Derm. **26**, 552 (1921). — SANTORI, G.: Folliculitis sycosiformis atrophicans. Derm. Z. **65**, 115 (1932). — SCHIRREN, C., u. H. RIETH: Folliculitis barbae durch Candida albicans. Arch. klin. exp. Derm. **202**, 577 (1956). — SCHREUS, H.-TH.: Acne necroticans et exulcerans serpiginosa nasi (KAPOSI), Krankendemonstration. Frühjahrstagg d. Verein. rhein.-westf. Dermatologen in Düsseldorf. Sitzg v. 19. 5. 1935. Zbl. Haut- u. Geschl.-Kr. **52**, 67 (1936). — SMOLKA u. KRAMER: Über einen Fall von sehr ausgedehnter Acne varioliformis. Dtsch. Mil.-Arzt **1**, 200 (1936). — SREBNY: Zur Ätiologie und Therapie der Sykosis der Oberlippe. Ther. Mh. H. 4, (1907). Ref. Arch. Derm. Syph. (Berl.) **47**, 456 (1899). — STEIN, R. O.: Die Erkrankungen der Talgdrüsen. E. Acne (Follikulitis) varioliformis sive necroticans. In: J. JADASSOHNs Handbuch der Haut- und Geschlechtskrankheiten, Bd. XIII/1, S. 118. Berlin: Springer 1932. — STEPPERT, A.: Terramycin beim Ulerythema sycosiforme. Hautarzt **6**, 505 (1955). — STRITZLER, C., R. FRIEDMAN and A. B. LOVEMAN: Acne necrotica. Relation to acne necrotica miliaris and response to penicillin and other antibiotics. Arch. Derm. Syph. (Chic.) **64**, 464 (1951). — SULZBERGER, M. B.: Acne varioliformis, successfully treated with staphylococcus toxoid. Arch. Derm. Syph. (Chic.) **38**, 122 (1938). — SYLVEST, B.: "Monila folliculitis", a previously disregarded condition. Clinical and experimental investigations. Acta derm. venereol. (Stockh.) **28**, 201 (1948).

TACHAU, P.: Follikuläre Pyodermien II. In: J. JADASSOHNs Handbuch der Haut- und Geschlechtskrankheiten, Bd. IX/2, S. 323. Berlin: Springer 1934. — TAKIGAWA, K.: Über Sycosis lupoides Brocq. Acta derm. (Kyoto) **17**, 245 (1931) [Japanisch]. Ref. Zbl. Haut- u. Geschl.-Kr. **39**, 69 (1932). — TOSCKOW, D.: Ein Fall von Sycosis lupoides Brocq. Clin. bulgar. **6**, 278 (1934) [Bulgarisch]. Ref. Zbl. Haut- u. Geschl.-Kr. **50**, 56 (1935). — TULLOCH, L. G.: Nasal carriage in staphylococcal skin infections. Brit. med. J. **1954**, No 4893, 912.

UNNA, P.: Über Ulerythema sycosiforme. Mh. Derm. **9**, 134 (1889). — Histopathologie. 1894. — Über die Lochkerne des Fettgewebes. 1897. Arbeiten aus Dr. Unnas Klinik. — Ulerythema sycosiforme. Derm. Mh. **9**, 134 (1899). — Zit. nach J. BLOCH, Praxis der Hautkrankheiten. Wien u. Leipzig: Urban & Schwarzenberg 1908.

VALENTINE, F. C. O., and S. P. HALL-SMITH: Superficial staphylococcal infection. Lancet 1952 II, 351. — VÁMOS, L., u. ST. KÁROLYI: Beiträge zur Ätiologie der Folliculitis necrotica. Ung. Derm. Ges., Budapest. 1. u. 2. 6. 1934. Zbl. Haut- u. Geschl.-Kr. 50, 637 (1935). — WOLF, H. F. DE: Dissecting cellulitis of the scalp (Perifolliculitis capitis abscedens et suffodiens — Hoffmann): Case presentation. Arch. Derm. Syph. (Chic.) 28, 261 (1933). WRIGHT, E. T., and M. L. MATTE: Lupoid Sycosis. Arch. Derm. 77, 234 (1958).

ZURHELLE, E., u. C. W. BEIJERINCK: Lichen spinulosus und follikuläre Überempfindlichkeit bei Folliculitis atrophicans sycosiformis capillitii. Derm. Wschr. 1934 I, 1.

### B. II. Streptodermia ecthymatosa, Ecthyma simplex

FISCHER, C.: Über einen Fall von Ecthyma simplex streptogenes mit tödlichem Ausgang. Derm. Wschr. 1935 II, 1513.

JESSNER, M.: Impetigo contagiosa und Ecthyma simplex. In: J. JADASSOHNs Handbuch der Haut- und Geschlechtskrankheiten, Bd. IX/2, S. 35. Berlin: Springer 1934.

### B. III. Pyodermia chancriformis

BAMBER, G.: Zit. nach W. B. FRAIN-BELL, Pyodermia chancriformis faciei. Brit. J. Derm. 69, 19 (1957).

COVISA, J. L.: Pseudoschanker durch Staphylokokken. Act. dermo-sifiliogr. (Madr.) 17, 67 (1925) [Spanisch]. Ref. Zbl. Haut- u. Geschl.-Kr. 17, 448 (1925). — COVISA, J. L., u. J. BEJARANO: Pathologische Anatomie der schankerartigen Pyodermitiden. Act. dermo-sifiliogr. (Madr.) 17, 130 (1925) [Spanisch]. Ref. Zbl. Haut- u. Geschl.-Kr. 19, 407 (1926). — Neuer Beitrag zum Studium der schankerartigen Pyodermatiden. Act. dermo-sifilogr. (Madr.) 26, 643 (1934) [Spanisch]. Ref. Zbl. Haut- u. Geschl.-Kr. 49, 343 (1935). — Neuer Beitrag zum Studium der schankerförmigen Pyodermien. Diskussion. Act. dermo-sifilogr. (Madr.) 27, 120 (1934) [Spanisch]. Ref. Zbl. Haut- u. Geschl.-Kr. 51, 499 (1935).

FORMAN, L.: Pyodermia chancriformis faciei. Brit. J. Derm. 72, 322 (1960). — FRAIN-BELL, W.: Pyodermia chancriformis faciei. Brit. J. Derm. 69, 19 (1957). — FRITSCHI, TH.: Schankriforme Pyodermie (Pseudoschanker). Z. ärztl. Fortbild. 37, 321 (1940).

GATÉ, J., et R. L. TREPPOZ: Ulcération du sein à caractères de chancre syphilitique au début. Multiples recherches de tréponèmes constamment négatives. Sérologie négative au 35e jour. Pyodermite nécrotique atypique. Bull. Soc. franç. Derm. Syph. 37, 824 (1930). — GOTTRON, H.: Schankriforme Pyodermie am linken oberen Augenlid. Derm. Wschr. 105, 1285 (1937). — GOUGEROT, H., et P. BLUM: „Granulome vénérien" bénin. Pyodermite végétante préputiale. Arch. derm.-syph. (Paris) 1, 418 (1929). Bull. Soc. franç. Derm. Syph. 36, 70 (1929). — GOUGEROT, H., R. BURNIER et J. WEILL: Pyodermite muqueuse chancriforme de la face interne de la joue simulans un chancre syphilitique. Ann. Mal. vénér. 25, 587 (1930). — GREITHER, A.: Schankriforme Pyodermie — Primäraffekt (am rechten bzw. linken Augennasenwinkel). Hautarzt 1, 420 (1950).

HOFFMANN, E.: Über seltene Formen von syphilitischen Primäraffekten des Zahnfleisches, der Wangenschleimhaut und Conjunktiva mit Bemerkungen über Vortäuschung von primärer Lues und den Wert des Spirochätenbefundes. Derm. Z. 45, 40 (1925). — Isolierte schankerähnliche Pyodermie der Gesichtshaut (Pyodermia chancriformis faciei). Arch. Derm. Syph. (Berl.) 170, 403 (1934).

KOCH, F.: Pyodermia chancriformis. Derm. Wschr. 108, 191 (1939). — KRANTZ, W.: Über „Pyodermia chancriformis faciei". Derm. Wschr. 1939 II, 1203.

LUDWIG, E.: Rezidivierende schankriforme Pyodermie der Mundschleimhaut. Derm. Wschr. 138, 1117 (1958).

MATRAS, A.: Schankriformes Ekthyma des Oberlides (Pseudosklerose). Krankendemonstration Wien. Derm. Ges., Sitzg v. 24. 10. 1940. Ref. Zbl. Haut- u. Geschl.-Kr. 66, 295 (1941).

PEYRI, J. M.: Chancriforme Pyodermie am Finger. Act. dermo-sifilogr. (Madr.) 38, 613 (1947) [Spanisch]. Ref. Zbl. Haut- u. Geschl.-Kr. 72, 347 (1949). — PHOTINOS, P.: Pyodermite chancriforme du coude (premier cas observé en Grèce). Bull. Soc. franç. Derm. Syph. 41, 1745 (1934).

RICHTER, R.: Zur Kenntnis der isolierten schankerähnlichen Pyodermie (E. Hoffmann) der Gesichtshaut. Dtsch. Arzt tschechosl. Republ. 1, 337 (1938). Ref. Zbl. Haut- u. Geschl.-Kr. 61, 120 (1939).

SPRAFKE, H.: Über Pyodermien. Derm. Wschr. 120, 455 (1949). — STAVROPOULOS, J.: Pyodermite chancriforme. Bull. Soc. Pédiat. Paris 34, 62 (1936). — STRYKER, G. V.: Pyoderma chancriforme faciei. Arch. Derm. Syph. (Chic.) 42, 447 (1940).

TOURAINE, A., et J. GUEX: Pyodermite chancriforme du nez. Bull. Soc. franç. Derm. Syph. 48, 654 (1941).

UNNA, E.: Zur Frage der schankriformen Pyodermie unter Berücksichtigung der Histologie. Diss. Bonn 1937.

### B. IV. Streptodermia cutanea lymphatica, Erysipelas

AISU, T., u. T. ISHIBASHI: Weitere statistische Mitteilung über 123 Erysipelfälle. Jap. J. Derm. **40**, 139 (1936) [Japanisch]. Ref. Zbl. Haut- u. Geschl.-Kr. **56**, 56 (1937). — AIZENSTEIN, D. M.: Über Rotlauf im Säuglingsalter. Sovetsk. Pediat. Nr 1, 47 (1936) [Russisch]. Ref. Zbl. Haut- u. Geschl.-Kr. **54**, 435 (1937). — ANDERSON, TH.: Erysipelas. Lancet **1939** II, 257. — AVELLONE, U.: Osservazioni statistico-cliniche sull'eresipela dell' infanzia con speciale riguardo all'età del lattante. Pediatrica Riv. **46**, 114 (1938). Ref. Zbl. Haut- u. Geschl.-Kr. **59**, 428 (1938).

BAUER, E.: Rezidivierendes Erysipel, eine infektallergische Reaktion bei latenter Kieferhöhlenentzündung. Z. Laryng. Rhinol. **32**, 509 (1953). — BEHRENDT, H.: Die „progrediente Staphylomykose" des Gesichts oder das „sogenannte Staphylokokkenerysipel" des Gesichts. Langenbecks Arch. klin. Chir. **188**, 391 (1937). — BELLOWS, J.: Ocular complications of erysipelas. Arch. Ophthal. **11**, 678 (1934). — BERGAMASCO, A., e G. BUGIARDINI: Ricerca del titolo della antistreptolisina nel siero di dermopazienti. Arch. ital. Derm. **27**, 193 (1955). — BRANDÃO, F. N.: Serologische Aspekte des Erysipels. Hautarzt **11**, 117 (1960). — BURCKHART, W.: Papillomatöse, verruköse Dermatose nach Erysipelas migrans. Dtsch. Z. Chir. **244**, 391 (1935).

CASAUBON, A., u. S. COSSOY: Zwei Fälle von gangränösem Erysipel. Arch. argent. Pediat. **3**, 298 (1932) [Spanisch]. Ref. Zbl. Haut- u. Geschl.-Kr. **44**, 191 (1933). — CZEYDA-POMMERSHEIM, F.: Orvosképzés **28**, Beil. 6 (1926) [Ungarisch].

DELBANCO, E., u. F. CALLOMON: Erysipel. In: J. JADASSOHNs Handbuch der Haut- und Geschlechtskrankheiten, Bd. IX/1, S. 1. Berlin: Springer 1929. — DOSTROVSKY, A., and F. RAUBITSCHEK: Recurring erysipelas of the lower extremities and its relation to tinea pedis. Dermatologica (Basel) **111**, 14 (1955).

FEHLEISEN, F.: Die Ätiologie des Erysipels. Dtsch. Z. Chir. **16**, 391 (1882). — FLENSBORG, E. W.: Differentialdiagnostische Schwierigkeiten bei Erysipel. Nord. Med. **1942**, 2441 [Dänisch]. Ref. Zbl. Haut- u. Geschl.-Kr. **70**, 168 (1949). — FREUND, R., u. E. FRIEDRICH: Über das sogenannte Staphylokokkenerysipel. Ein Beitrag zum Krankheitsbild der akuten malignen Staphylomykose. Med. Welt **1933**, 1285. — FURUKAWA, M.: Über die Schwankungen der Immunkörper bei Erysipelas und die Typenspezifität der hämolytischen Streptokokken. I. Mitt. Klinische Untersuchung über die Schwankung der Immunkörper bei Erysipelaskranken. Fukuoka Acta med. **28**, Nr 7, 65 (1935) [Japanisch]. Ref. Zbl. Haut- u. Geschl.-Kr. **52**, 365 (1936). — Über die Schwankungen der Immunkörper bei Erysipelas und die Typenspezifität der hämolytischen Streptokokken. II. Mitt. Experimentelle Untersuchung über Schwankung der Immunkörper bei Erysipelaskaninchen. Fukuoka Acta med. **28**, Nr 7, 67 (1935) [Japanisch]. Ref. Zbl. Haut- u. Geschl.-Kr. **52**, 366 (1936). — Über die Schwankungen der Immunkörper bei Erysipelas und die Typenspezifität der hämolytischen Streptokokken. III. Mitt. Über die Typenspezifität der hämolytischen Streptokokken. Fukuoka Acta med. **28**, Nr 7, 69 (1935) [Japanisch]. Ref. Zbl. Haut- u. Geschl.-Kr. **52**, 366 (1936).

GOCKELL, W.: Ein Fall von schwerem gangränösem Erysipel und nutritivem fixen Exanthem. Derm. Wschr. **137**, 369 (1958). — GOTTRON, H.: Der personale Faktor bei Hautkrankheiten. Sonderdruck aus Veröff. Berlin. Akad. ärztl. Fortbild. **5**, 305 (1939). — GRASSO, R.: Considerazioni chliniche sulla erisipela migrante. Policlinico, Sez. prat. **1932**, 1645.

HAARDT, W.: Über das Rachenerysipel. Wien. klin. Wschr. **1944**, 479. — HADLEY, H. G.: Erysipelas of the child. Acta derm. venereol. (Stockh.) **22**, 195 (1941). — HASAMA, T.: Statistische Beobachtung des Erysipelas und seine Behandlungen. Mitt. med. Akad. Kioto **15**, 829 (1935) [Japanisch]. Ref. Zbl. Haut- u. Geschl.-Kr. **53**, 631 (1936). — HEGLER, C.: In: Handbuch der inneren Medizin und Infektionskrankheiten,, 3. Aufl., Bd. I. Berlin: Springer 1934. — HEUCK, F.: Zur Frage der Bedeutung der Staphylokokken bei der Erysipelgenese. Bruns' Beitr. klin. Chir. **183**, 59 (1951). — HEUCK, F., u. K. KNOTHE: Über ein experimentell durch Staphylokokken erzeugtes Erysipel. Ärztl. Wschr. **1954**, 686. — HOYNE, A. L., A. A. WOLF and L. PRIM: Fatality rates in the treatment of 998 erysipelas patients. The influence of sulfanilamid. J. Amer. med. Ass. **113**, 2279 (1939).

JAEGER, H., et J. DELACRÉTAZ: Elephantiasis nostras. Dermatologica (Basel) **108**, 428 (1954). — JUROW, H. N., and R. CLARK: Erysipelas in pregnancy. Report of a case with fatal outcome. J. Amer. med. Ass. **170**, 1299 (1959).

KANEKO, E.: Studie über Fälle von an Erysipelas Gestorbenen. Jap. J. Derm. **40**, 32 (1936). Ref. Zbl. Haut- u. Geschl.-Kr. **55**, 298 (1937). — KEEFER, CH. S., and W. W. SPINK: Studies of hemolytic streptococcal infection. III. The characteristics of the hemolytic streptococci isolated from patients with erysipelas. J. clin. Invest. **16**, 155 (1937). Ref. Zbl. ges. Hyg. **39**, 431 (1937). — KREUTZER, J.: Über eine seltene Form von gangränösem Erysipel. Kinderärztl. Prax. **8**, 332 (1937). — KRISO, O.: Erysipel und Otitis. Arch. Ohr.-, Nas.- u. Kehlk.-Heilk. **146**, 252 (1939). — KULENKAMPFF: 45. Verslg Dtsch. Ges. Chir. 1921.

La Maza, V. de: 70 Beobachtungen von Erysipel bei Kindern. Rev. chil. Pediat. 7, 394 (1936) [Spanisch]. Ref. Zbl. Haut- u. Geschl.-Kr. 56, 693 (1937). — Lemierre, A., H. Brocard et H. C. Pham: Trois cas d'érysipèle gangréneux. Étude clinique et bacteriologique. Bull. Soc. méd. Hôp. Paris, Ser. III, 51, 325 (1935). — Lereboullet, P., H. Gavois et J. Bernard: Érysipèle généralisé du nouveau-né avec gangrène du scrotum, suivi de guérison complète par le chloralhydrate de sulfamido-chrysoidine. Bull. Soc. Pédiat. Paris 34, 561 (1936). — Loizaga, N. S.: Zum Studium des Erysipels. Semana méd. 1937 I, 414 [Spanisch]. Ref. Zbl. Haut- u. Geschl.-Kr. 56, 627 (1937).

Marchionini, A., u. H. Röckl: Antibiotica in der Dermatologie. Münch. med. Wschr. 98, 486 (1956). — Marx, H.: Erysipel des Ohres mit eigenartiger Komplikation. Z. Laryng. Rhinol. 25, 331 (1935). — Mc Gibbon, J. P.: Cutaneous reactions to products of the haemolytic streptococcus in scarlet fever and erysipelas. Lancet 1933 II, 1363. — Miescher, G.: Totalverlust des Scrotums infolge von Erysipelas gangraenosum. Schweiz. med. Wschr. 1936 II, 921. — Milian, G., et Monghal: Érysipèle apyrétique. Paris méd. 1940, 122. — Mischke, H.: Das Erysipel im Säuglingsalter mit besonderer Berücksichtigung der Prognose und Therapie. Kinderärztl. Prax. 6, 263 (1935).

Nakashima, M.: Klinisch-statistische Beobachtungen des Erysipelas. Jap. J. Derm. 39, 456 (1936) [Japanisch]. Ref. Zbl. Haut- u. Geschl.-Kr. 54, 433 (1937).

Ochsner, A., A. B. Longacre and S. D. Murray: Progressive lymphedema associated with recurrent erysipeloid infections. Surgery 8, 383 (1940). — Orsós, I. J.: Erfahrungen bei der Behandlung der Staphylococcus-Erysipelas. Wien. med. Wschr. 1941 II, 623.

Pavlović, J., u. M. Cvorić: Anläßlich eines Todesfalles im Verlaufe des Erysipels. Srpski Arkh. tselok. Lek. 89, 755 (1961) [Serbo-Kroatisch]. Ref. Zbl. Haut- u. Geschl.-Kr. 111, 204 (1961/62).

Riddel, J.: The incidence of erysipelas. Brit. med. J. 1935, No 3906, 946. — Rosenfeld, P. E.: Érysipèle chez le nourrisson. Pediat. No 9/10, 52 (1939) [Russisch]. Ref. Zbl. Haut- u. Geschl.-Kr. 65, 83 (1940).

Sawada, M.: Klinisch-statistische Beobachtungen des Erysipelas. J. orient. Med. 28, Nr 6, 93 (1938) [Japanisch]. Ref. Zbl. Haut- u. Geschl.-Kr. 61, 33 (1939). — Schultz, W.: Zur Frage der Pathogenese des Gesichtserysipels. Münch. med. Wschr. 83, 723 (1936). — Seppälä, A. J.: Das Erysipel nach Mastoidektomien. Acta oto-laryng. (Stockh.) 26, 527 (1938). Ref. Zbl. Haut- u. Geschl.-Kr. 62, 366 (1939). — Seteanu, G.: Rezidivierendes Erysipel mit nachfolgendem Scharlach. Spitalul. 59, 377 (1939) [Rumänisch]. Ref. Zbl. Haut- u. Geschl.-Kr. 67, 248 (1941).

Toomey, J. A.: Prognosis and treatment of erysipelas. Ann. intern. Med. 12, 166 (1938).

Weichhardt, H.: Zur Ätiologie und Pathogenese des Erysipels in individualpathologischer Betrachtung. Pro Med. (Münch.) 19, 439 (1950).

Zaun, H., u. H.-J. Heite: Antistreptolysintiter-Bestimmungen bei dermatologischen Erkrankungen. Arch. klin. exp. Derm. 214, 137 (1961). — Zezschwitz, K. A. v.: Antistreptolysintiterbestimmungen bei Dermatosen. Derm. Wschr. 135, 185 (1957). — Zypin, M.: Ein Fall von Rachenerysipel mit Ausbreitung auf die Gesichtshaut durch das Mittelohr. Ž. ušn. Bol. 11, 188 (1934) [Russisch]. Ref. Zbl. Haut- u. Geschl.-Kr. 49, 236 (1935).

### B. V. Chronische vegetierende Pyodermien

Adam, W., W. Nikolowski u. R. Wiehl: Papillomatosis cutis carcinoides Gottron. Arch. klin. exp. Derm. 203, 357 (1956). — Anthony: Dermatitis verrucosa, vielleicht durch Bact. coli verursacht. J. cutan. genito-urin. Dis., Aug. 1902. Ref. Mh. Derm. 35, 299 (1902). — Artom, M.: Vegetierende Staphylodermien. G. ital. Mal. vener. 64, H. 1 (1923). Ref. Zbl. Haut- u. Geschl.-Kr. 9, 36 (1924). — Ayres jr., S., and S. Ayres III.: Pyoderma gangrenosum with an unusual syndrome of ulcers, vesicles and arthritis. Arch. Derm. 77, 269 (1958). — Azúa, J. de: Pyodermitis chronica vegetans papillomatosa en plaques mit epithelialen Horncysten. Act. dermo-sifiliogr. (Madr.) Nr 5 (1910). Ref. Mh. Derm. 51, 515 (1910). — Pyodermitis vegetans postimpetiginosa. Act. dermo-sifiliogr. (Madr.) Nr 5 (1911). Ref. Derm. Wschr. 54, 209 (1912). — Epitelioma excrecente seudoinflamatorio. Med. y Cirug. Prácts. 34, 372 (1894). Zit. bei J. Gay Prieto u. M. A. Cascos, Über die Pyodermitis chronica vegetans von Azúa. Dermatologica (Basel) 103, 135 (1951). — Azúa, J. de, y C. Sala: Seudo-epitelioma cutaneo. XIV. Congr. Intern. Med., Madrid Abril 1903 [Französisch]. Zit. bei J. Gay Prieto u. M. A. Cascos, Über die Pyodermitis chronica vegetans von Azúa. Dermatologica (Basel) 103, 135 (1951).

Baer, Th.: Pyodermia chronica granulomatosa et exulcerans. Krankendemonstration. Frankfurt. Derm. Ges., Sitzg v. 12. 11. 1925. Zbl. Haut- u. Geschl.-Kr. 19, 202 (1926). — Becke, R. F. A., and T. F. Rose: Pyoderma gangraenosum controlled bei Cortisone. Report of case. Med. J. Aust. 46, I, 633 (1959). Ref. Zbl. Haut- u. Geschl.-Kr. 105, 116 (1959/60). — Benetazzo, G.: Contributo alla conoscenza delle piodermiti chroniche vegetanti. Critti Mem. Giovanni Truffi 1936, 85—134. Ref. Zbl. Haut- u. Geschl.-Kr. 54, 679 (1937). —

BIZZOZERO, E.: Folliculitis und Perifolliculitis ulcerans serpiginosa. Arch. Derm. Syph. (Berl.) **114**, 111 (1913). — BLOOM, D.: Chronic serpiginous ulcerative pyoderma. Arch. Derm. Syph. (Chic.) **34**, 310 (1936). — Pyoderma gangraenosum. Arch. Derm. **75**, 917 (1957). — BLOOM, D., D. FISHER and M. DANNENBERG: Pyoderma gangraenosum associated with hypogammaglobulinemia. Report of two cases. Arch. Derm. **77**, 412 (1958). — BLUEFARB, S. M., H. H. RODIN and C. DEL BUSTO: Pyoderma gangrenosa. Arch. Derm. Syph. (Chic.) **71**, 418 (1955). — BLUEFARB, S. M., H. H. RODIN and L. HOIT: Pyoderma gangrenosa. Arch. Derm. Syph. (Chic.) **71**, 750 (1955). — BODDINGTON, M. M., and S. C. TRUELOVE: Abnormal epithelial cells in ulcerative colitis. Brit. med. J. **1956**, 1318. — BOLTON, F. G,. M. HEWITT, W. B. YEOMAN and R. P. WARIN: Pyoderma gangrenosum with clumping of blood cells and abnormal plasma protein. Brit. J. Derm. **71**, 190 (1959). — BOSELLINI, P. L.: Granuloma herpetiforme „exoticum". Mh. prakt. Derm. **36**, 701 (1903). — Chronische verrukoide Dermatitis der unbedeckten Körperteile. Arch. Derm. Syph. (Berl.) **96**, 229 (1909). — BRUNSTING, L. A., W. H. GOECKERMAN and P. A. O'LEARY: Pyoderma (Ecthyma) gangrenosum: Clinical and experimental observations in 5 cases occuring in adults. Arch. Derm. Syph. (Chic.) **22**, 655 (1930). — BRUNSTING, L. A., and L. J. UNDERWOOD: Pyoderma vegetans in association with chronic ulcerative colitis. Arch. Derm. Syph. (Chic.) **60**, 161 (1949).

CALDWELL, I.: Pyoderma gangrenosum. Brit. J. Derm. **67**, 315 (1955). — CHRISTIANSEN, Sv.: Pyodermia chronica. Krankendemonstration. Dän. Derm. Ges., Sitzg 5. 12. 1934. Derm. Wschr. **103**, 1411 (1936). — COHEN, M. H.: Pyoderma gangraenosum. A deficiency disease complex. Arch. Derm. Syph. (Chic.) **33**, 813 (1936). — COWETT, M. P.: Pyodermia complicating ulcerative colitis. Amer. J. Surg. **38**, 364 (1937). — CRAWFORD, ST.: Pyoderma gangraenosum. Discuss. Pittsburgh Derm. Soc. Sitzg v. 18. 2. 32. Arch. Derm. Syph. (Chic.) **26**, 574 (1932).

DAMMANN, F.: Pyodermia chronica serpiginosa superficialis ulcerativa. Arch. Derm. Syph. (Berl.) **153**, 278 (1927). — DANEL, L.: Un cas de piodermite végétante de Hallopeau avec terminaison mortelle. Rev. franç. Derm. Véner. **7**, 260 (1931). — DEGOS, R., et A. CARTEAUD: Pyodermite végétante d'Hallopeau. (Forme en casque et en demi-cuirasse.) Ann. Derm. Syph. (Paris) **80**, 254 (1953). — DOSTROVSKY, A., and F. SAGHER: Phagedenic ulcer (Pyoderma gangraenosum). Arch. Derm Syph. (Chic.) **48**, 164 (1943). — A study on ulcus phagedenicum cutis. Arch. Derm. Syph. (Chic.) **54**, 408 (1946). — DUPERRAT, B., A. GOGUEL et C. GALY: Phagédénisme cutané faisant découvoir une dysglobulinémie latente. Bull. Soc. franç. Derm. Syph. **69**, 11 (1962).

EGOROVA, K. G.: Pyodermie chronique serpigineuse ulcéreuse avec iododerme. Vestn. Vener. Derm. **9**, 34 (1940) [Russisch]. Ref. Zbl. Haut- u. Geschl.-Kr. **67**, 19 (1941). — ELLER, E. W.: Über Pyodermia chronica papillaris et exulcerans (ZURHELLE und KLEIN). Diss. Freiburg 1936.

FISCHL, F.: Kleinpustulöse vegetierende Dermatose. Arch. Derm. Syph. (Berl.) **139**, 154 (1922). — FISHER, A. A.: Diskussionsbemerkung zu STRITZLER. — FOLPMERS, J. A.: Pyodermia chronica. Ned. T. Geneesk **1937**, 4749 [Holländisch]. Ref. Zbl. Haut- u. Geschl.-Kr. **58**, 204 (1938). — Chronische Pyodermien. Ned. T. Geneesk **1937**, 5408 [Holländisch]. Ref. Zbl. Haut- u. Geschl.-Kr. **58**, 464 (1938). — FOX, H.: Pyoderma gangraenosum. Arch. Derm. Syph. (Chic.) **37**, 118 (1938). — FOX, H., and E. R. MALONEY: Serpiginous ulcerating pyodermia (pyodermia gangraenosa). Arch. Derm. Syph. (Chic.) **30**, 875 (1934). — FREI, W., u. K. WIENER: Ein Fall von ulceröser Hauterkrankung aus der Gruppe des Ecthyma gangraenosum (mit Pyocyaneusbefund). Arch. Derm. Syph. (Berl.) **134**, 106 (1921).

GÄRTNER, H., u. K. W. KALKOFF: Immunbiologische Untersuchungen bei chronischen Pyodermien. Derm. Wschr. **119**, 716 (1948). — GARNIER, G.: Pyodermite ulcéreuse et végétante due à un Proteus pathogène. Bull. Soc. franç. Derm. Syph. **59**, 124 (1952). — GATÉ, J., et G. CHANIAL: Pyodermite végétante banale à type de papillomatose extensive et sèche. Bull. Soc. franç. Derm. Syph. **44**, No 2, 166 (1937). — GATÉ, J., G. CHANIAL et J. BALLIVET: Pyodermite végétante de Hallopeau récidivante. Inofficacité de tous les traitements essayés. Bull. Soc. franç. Derm. Syph. **44**, No 2, 163 (1937). — GAY PRIETO, J., u. M. A. CASCOS: Über die Pyodermitis chronica vegetans von Azúa. Dermatologica (Basel) **103**, 135 (1951). — Un caso di piodermitis vegetante. Act. dermo-sifiliogr. (Madr.) **45**, 799 (1954) [Spanisch]. Ref. Zbl. Haut- u. Geschl.-Kr. **92**, 131 (1955). — GLAUBERSON, S. A.: Pyodermia chronica ulcerosa. Derm. Wschr. **88**, 497 (1929). — GÖTZ, H.: Germanin-Bismogenol zur Behandlung der Pyodermia chronica vegetans et ulcerans. Hautarzt **3**, 418 (1952). — GOLDSMITH, W. N.: Verrucose pyodermia. Proc. roy. Soc. Med. **28**, 364 (1935). — GOTTRON, H. A.: Ausgedehnte, ziemlich symmetrisch angeordnete Papillomatosis cutis beider Unterschenkel bei einem 59jährigen Kranken. Krankendemonstration. Berl. Derm. Ges., Sitzg vom 8. 12. 1931. Derm. Z. **63**, 409 (1932). Zbl. Haut- u. Geschl.-Kr. **40**, 445 (1932). — Pyodermia papillaris vegetans et exulcerans bei 12jährigem Mädchen. Krankendemonstration. Schles. Derm. Ges. Breslau, Sitzg vom 16. 10. 1940. Zbl. Haut- u. Geschl.-

Kr. **66**, 291 (1941). — Grant Peterkin, G. A.: Pyodermia chronica serpiginosa superficialis ulcerativa. Brit. J. Derm. **64**, 305 (1952). — Guy, W. H., and J. C. Kerr: Pyoderma gangrenosum. Arch. Derm. Syph. (Chic.) **26**, 574 (1932).

Habermann, R.: Pyodermia vegetans. Krankendemonstration. Derm. Ges. Hamburg-Altona, Sitzg vom 27. 2. 1927. Zbl. Haut- u. Geschl.-Kr. **24**, 593 (1927). — Hagen, W.: Pyodermia superficialis (erosiva) chronica. Derm. Wschr. **83**, 1848 (1926). — Hallopeau, H.: I. Congr. Internat. de Dermat. Syphil. 1889, 344. — „Pyodermite végétante", ihre Beziehungen zur Dermatitis herpetiformis und dem Pemphigus vegetans. Arch. Derm. **43**, 289 (1898). — Zweite Mitteilung über Pyodermite végétante. Arch. Derm. Syph. (Berl.) **45**, 323 (1898). — Hasegawa, M.: Fall von Pyodermia chronica papillaris et exulcerans. Jap. J. Derm. **46**, 130 (1939) [Japanisch]. Ref. Zbl. Haut- u. Geschl.-Kr. **65**, 83 (1940). — Hasselmann, C. M.: Über Pyodermia gangraenosa mit B. pyocyaneus und B. proteus bei Colitis ulcerosa. Z. Haut- u. Geschl.-Kr. **21**, 267 (1956). — Hée, P., et Cl. Lutz: Pyodermite serpigineuse et ulcéreuse. Bull. Soc. franç. Derm. Syph. **59**, 200 (1952). — Heilesen, Bj.: Pyodermia chronica serpiginosa. Acta derm.-venereol. (Stockh.) **35**, 230 (1955). — Henning, N., u. H. Wüst: Chronisch rezidivierende Hautgeschwüre als Komplikation der ulcerösen Colitis. Med. Klin. **55**, 1507 (1960). — Herzberg, J. J.: In Dermatologie und Venerologie (Gottron-Schönfeld), Bd. II/1. Stuttgart: Georg Thieme 1953. — Higuti, K.: Über einen Fall von Pyodermia papillaris et exulcerans. Hihu-to-Hitunyo **4**, 703 (1936) [Japanisch]. Ref. Zbl. Haut- u. Geschl.-Kr. **56**, 260 (1937). — Hoffmann, E.: Folliculitis und Perifolliculitis capitis abscedens et suffodiens. Derm. Z. **15**, 22 (1908). — Zur Klassifizierung und Benennung der atrophisierenden bzw. narbigen Alopecien und Follikulitiden. Arch. Derm. Syph. (Berl.) **164**, 316 (1931). — Hoffmann, H.: Acne conglobata und verwandte Krankheiten. Zbl. Haut- u. Geschl.-Kr. **19**, 1 (1926). — Über einige der Acne conglobata-ähnliche Fälle. Arch. Derm. Syph. (Berl.) **150**, 154 (1926). — Über einige der Acne conglobata-ähnliche Fälle. Arch. Derm. Syph. (Berl.) **151** (Kongr. Dresden), 387 (1926). — Hofstad, T.: Pyoderma gangrenosum. A case report. Acta derm.-venereol. (Stockh.) **39**, 481 (1959). — Hornstein, O.: Zur Kenntnis der Pyo-(Rhino-)Stomatitis vegetans. Arch. klin. exp. Derm. **205**, 357 (1957). — Huber, A.: Perifolliculitis suppurativa und framboesiforme Vegetationen im Anschluß an Ekzem. Arch. Derm. Syph. (Berl.) **49**, 57 (1899).

Jadassohn, W., et R. Paillard: Pyodermia chronica vegetans et ulcerans. Krankendemonstration. XXXIV. Kongr. d. schweiz. Ges. f. Derm. u. Venerol. 11. u. 12. 10. 1952 in Genf. Dermatologica (Basel) **106**, 289 (1953). — Jankelson, I. R., and Ch. W. McClure: Skin lesions during the course of ulcerative colitis. Acta derm.-venereol. (Stockh.) **21**, 255 (1940). — Janovsky: Perifolliculitis necrotica. Internat. Atlas seltener Hautkrankheiten. 1894.

Kaaden, J. E. van der: Pyodermia chronica papillaris et exuclerans. Geneesk. T. Ned. Ind. **74**, 1473 (1934) [Holländisch]. Ref. Zbl. Haut- u. Geschl.-Kr. **50**, 394 (1935). — Kaminsky, P. G., u. I. S. Melmann: Knochenaffektion bei chronischer Pyodermie. Acta derm. venereol. (Stockh.) **17**, 171 (1936). — Kiel, V. L.: Pyoderma gangraenosum in ulcerative colitis. Arch. Derm. Syph. (Chic.) **56**, 187 (1947). — Kogoj, F.: Pyodermia chronica papillaris et exulcerans. Derm.-venerol. Sekt. Zagreb, Sitzg. v. 16. 1. 1929. Zbl. Haut- u. Geschl.-Kr. **31**, 567 (1929). — Beiträge zur Frage der chronischen Pyodermien. Arch. Derm. Syph. (Berl.) **159**, 14 (1929). — Pyodermia chronica, multilocularis. Atti 37. Congr. Soc. ital. Derm. (Minerva derm. Coll. monogr. Nr. 1) 152—160 (1951). Ref. Zbl. Haut- u. Geschl.-Kr. **82**, 258 (1951). — Kottmerier, H.-L.: Ein Fall von Pemphigus vegetans. Art pyodermite végétante Hallopeau. Acta derm.-venereol. (Stockh.) **16**, 439 (1935). — Kozikowski, E. S.: Pyoderma gangrenosum secondary to insect bite. Arch. Derm. Syph. (Chic.) **74**, 22 (1956). — Kresbach, H.: Ein Beitrag zum Problem der sogenannten Pyodermia ulcerosa. Arch. klin. exp. Derm. **208**, 128 (1959). — Kröber, F.: Kasuistik in Bildern: Pyoderma vegetans. Derm. Wschr. **135**, 96 (1957). — Kumer, L.: Chronische Pyodermie. Krankendemonstration. Wien. Derm. Ges., Sitzg 10. 12. 1925. Zbl. Haut- u. Geschl.-Kr. **19**, 840 (1926). — Pyodermia chronica papillaris et exulcerans. Derm. Z. **48**, 1 (1926). — Kuske, H.: Chronisch rezidivierende, ulcerös vegetierende Pyodermie. Krankendemonstration. XXIII. Jahresvers. d. Schweiz. Ges. f. Derm. u. Venerol. Basel 12. u. 13. 10. 1940. Derm. Wschr. **113**, 605 (1941). — Kuznec, M.: Pyodermia chronica serpiginosa. Russk. Vestn. Derm. **3**, 579 (1930). Ref. Zbl. Haut- u. Geschl.-Kr. **36**, 624 (1931).

Ledo, A.: Pyodermitis chronica papillomatosa vegetans. Acta dermosifiliogr. (Madr.) Febr./März (1913). Derm. Wschr. **60**, 81 (1913). — Leeuwen, Th. M. van: Pyodermia chronica ulcerosa. Ned. T. Geneesk **1928 II**, 5765 [Holländisch]. Ref. Zbl. Haut- u. Geschl.-Kr. **30**, 79 (1929). — Leloir, H.: Sur une variété nouvelle de perifolliculites suppurés et conglomérés en plaquards. Ann. Derm. Syph. (Paris) **1884**, 437. — Lever, W. F.: Persönliche Mitteilung. — Lotte, F.: La pyodermite végétante de Hallopeau. Rev. franç. Derm. Vener. **6**, 215 (1930). — Lukasiewicz, W.: Folliculitis exulcerans. Arch. Derm. Syph. (Berl.)

Erg.-Bd. 2, 57 (1891). — Folliculitis exulcerans. Lemberg. Derm. Ges., Sitzg v. 28. 3. 1923.
Zbl. Haut- u. Geschl.-Kr. 15, 149 (1949). — LUTZ, W.: Serpiginös-ulceröse Pyodermie. In:
Lehrbuch der Haut- und Geschlechtskrankheiten, 1. Aufl., S. 434. Basel: Karger 1951;
2. Aufl., S. 591. Basel: Karger 1957.
MADDEN, J. F.: Gangrenous pyoderma accompanied with hemorrhagic colitis. Arch.
Derm. Syph. (Chic.) 38, 478 (1938). — MARCHIONINI, A., u. W. HAUSKNECHT: Säuremantel
der Haut und Bakterienabwehr. I. Mitt. Die regionäre Verschiedenheit der Wasserstoffionenkonzentration der Hautoberfläche. Klin. Wschr. 1938I, 663. — MARCHIONINI, A.,
R. SCHMIDT u. J. KIEFER: Säuremantel der Haut und Bakterienabwehr. II. Mitt. Über
die regionäre Verschiedenheit der Bakterienabwehr und Desinfektionskraft der Hautoberfläche. Klin. Wschr. 1938I, 736. — MARCHIONINI, A., u. R. SCHMIDT: III. Mitt. Über die
regionäre Verschiedenheit des Bakterienwachstums auf der Hautoberfläche. Klin. Wschr.
1938I, 773. — MARCHIONINI, A.: Säuremantel der Haut und Bakterienabwehr. IV. Mitt.
Bakteriologische Lücken des Säuremantels. Klin. Wschr. 1938II, 1831. — MARCHIONINI, A.,
u. R. SCHMIDT: Der Bakteriengehalt in pathologischen Lücken des Säuremantels. V. Mitt.
Klin. Wschr. 1939I, 461. — MARCUSSEN, P. V.: Hypogammaglobulinemia in pyoderma
gangrenosum. J. invest. Derm. 24, 275 (1955). — MARGAROT, J., P. RIMBAUD et J. RAVOIR:
A propos de six nouvelles observations de pyodermites végétantes locales. Bull. Soc. franç.
Derm. Syph. 56, 394 (1949). — MARTENSTEIN, H.: Acne conglobata-ähnliche Erkrankung.
Krankendemonstration. Verein. Dresden. Derm. Sitzg 3. 12. 1930. Zbl. Haut- u. Geschl.-
Kr. 37, 161 (1931). — McCARTHY, F. P.: Pyostomatitis vegetans. Bericht über 3 Fälle.
Arch. Derm. Syph. (Chic.) 60, 750 (1949). — McCARTHY, L., and R. FIELDS: Pyoderma
gangrenosum. N. Y. St. J. Med. 31, 801 (1931). Ref. Zbl. Haut- u. Geschl.-Kr. 39, 656
(1932). — MELCZER, N.: Zur Kenntnis der chronisch vegetierenden Pyodermie (elementar-
körperartige Gebilde in der Flora der Veränderungen. Hautarzt 11, 107 (1960). — MELENEY,
F. L.: Hemolytic streptococcus Gangrene. Arch. Surg. 9, 317 (1924). — MICHELSON, N.:
Chronic Pyodermia. Discuss. Minnesota Derm. Ass. Sitzg v. 22. 6. 29. Arch. Derm. Syph.
(Chic.) 21, 335 (1930). — MIESCHER, G.: Zur Frage der Papillomatosis cutis carcinoides.
Dermatologica (Basel) 101, 217 (1950). — MIESCHER, G., u. E. FISCHER: Pyoderma ulcero-
serpiginosum. Dermatologica (Basel) 110, 364 (1955). — MILIAN, G., et M. KITCHEVATZ:
Pyodermite papillomateuse et verruqueuse traumatique à staphylocoques. Bull. Soc. franç.
Derm. Syph. 1926, 731. — MINTZER, I. J.: Pyoderma gangraenosum, onychogryphosis
and onycholysis with ulcerative colitis. Arch. Derm. Syph. (Chic.) 40, 541 (1939). —
MIYASAKI, M.: Fall von Pyodermia chronica papillaris et exulcerans. Jap. J. Derm. 32,
98 (1932) [Japanisch]. Ref. Zbl. Haut- u. Geschl.-Kr. 43, 457 (1933). — Ein Fall von Pyo-
dermia papillaris et exulcerans. Jap. J. Derm. 33, 43 (1933) [Japanisch]. Ref. Zbl. Haut-
u. Geschl.-Kr. 45, 219 (1933). — 2 Fälle von Pyodermia chronica papillaris et exulcerans.
Hifu-to Hitsunyo 1, 13 (1933) [Japanisch]. Ref. Zbl. Haut- u. Geschl.-Kr. 46, 340 (1934). —
MONTGOMERY, D. W.: Pyoderma (ecthyma) gangraenosum. Arch. Derm. Syph. (Chic.) 40,
924 (1939).
NANTA, A., et A. BAZEX: Formes cliniques des pyodermites végétantes. Ann. Derm.
Syph. (Paris) 8, 609 (1937). — NICOLAS, J., et J. ROUSSET: Pyodermite végétante. Bull.
Soc. franç. Derm. Syph. 44, No 7, 1113 (1937). — NIKOLOWSKI, W., u. E. EISENLOHR:
Papillomatosis cutis carcinoides. Derm. Wschr. 1950, 238.
O'LEARY, P. A., W. H. GOECKERMAN, H. MONTGOMERY and L. A. BRUNSTING: Chronic
pyodermia with serpiginous ulceration. Arch. Derm. Syph. (Chic.) 21, 333 (1930).
PERCIVAL, G. H.: Pyoderma gangraenosum: The histology of the primary lesion. Brit.
J. Derm. 69, 130 (1957). — PERRY, H. O., and L. A. BRUNSTING: Pyoderma gangraenosum.
Arch. Derm. 75, 380 (1957). — PEYRI, J.: Pyodermite végétante. Congr. derm. lang. franç.
1926. Ann. Derm. Syph. (Paris) 7, 577 (1926). — Zur Kenntnis der Pyodermitis vegetans-
Formen. Rev. españ. Urol. 29, 225 (1927) [Spanisch]. Ref. Zbl. Haut- u. Geschl.-Kr. 27,
648 (1928). — PHOTINOS, P.: Pyodermite papillomateuse et verruqueuse. Bull. Soc. franç.
Derm. Syph. 46, No 7, 1399 (1939). — PICK, W.: Spirochätenbefund bei einer frambösi-
formen (tuberkulösen?) Hauterkrankung. Arch. Derm. Syph. (Berl.) 85, 3 (1907). —
PIERARD, J., J. DE BERSAQUES et A. KINT: A propus du „Pyoderma gangraenosum" de
BRUNSTING, GOECKERMAN et O'LEARY. Arch. belges Derm. 16, 421 (1960). — PIERINI, L. E.:
Über Pyodermitis vegetans. Rev. argent. Dermatosif. 17, 90 (1933) [Spanisch]. Ref. Zbl. Haut-
u. Geschl.-Kr. 50, 238 (1935). — PILLSBURY, D. M., and L. D. AARONSON: Pyoderma gangre-
nosum: probable ulcerative colitis, pregnancy (four months). Arch. Derm. 78, 533 (1958). —
PIROGOVA, O. M.: Zum Problem der chronischen ulcerös vegetierenden Pyodermie. Vestn.
Vener. Derm. 3, 40 (1950) [Russisch]. Ref. Zbl. Haut- u. Geschl.-Kr. 77, 119 (1951/52).
RADAELI, G.: Contributo alla studio del pemfigo vegetante. Nota I. Dati clinici,
anatomo-patologici, batteriologici e sperimentali su tre casi. G. ital. Derm. 74, 583 (1933).
Ref. Zbl. Haut- u. Geschl.-Kr. 46, 317 (1933). — Contributo alla studio del pemfigo vegetante.
II. La questione della cosidetta piodermite vegetante di Hallopeau. G. ital. Derm. 74, 911

(1933). Ref. Zbl. Haut- u. Geschl.-Kr. 47, 410 (1934). — Considerazioni sulla differenziazone tra le piodermiti vegetanti vere e la cosidetta „Piodermite vegetante di Hallopeau", a proposito di un caso di stafilococcia vegetante serpiginosa suppurativa. Dermosifilografo 13, 69 (1938). Ref. Zbl. Haut- u. Geschl.-Kr. 59, 298 (1938). — RASCH, C.: Pyodermitis chronica ulcerativa. Krankendemonstration. 8. Internat. Kongr. f. Derm. u. Syph. Kopenhagen 5.—9. 8. 1930. Zbl. Haut- u. Geschl.-Kr. 37, 739 (1931). — RIBUFFO, A.: Sulla piodermite vegetante di Hallopeau (a proposito di un caso clinico). Dermosifilografo 25, Suppl., 714 (1951). — Sul problema nosologico della piodermite vegetante di Hallopeau. Ann. ital. Derm. Sif. 10, 24 (1955). — Piodermite vegetante di Hallopeau. Atti Soc. ital. Derm. e delle Sez. region. (Minerva derm. 30, H. 4), Suppl. 2, 119 (1955). Ref. Zbl. Haut- u. Geschl.-Kr. 96, 115 (1956). — RICKETTS, W. E., J. B. KIRSNER and S. ROTHMAN: Amer. J. Med. 5, 63 (1948). — RIECKE, E.: Pemphigus. In: J. JADASSOHNs Handbuch der Haut- und Geschlechtskrankheiten, Bd. VII/2, S. 358. Springer: Berlin 1931. — RIMBAUD, P., J. RAVOIRE et J. A. RIOUX: Piodermite végétante de Hallopeau. Bull. Soc. franç. Derm. Syph. 62, 58 (1955). — RIVELLONI, G.: Pemfigo vegetante presentante l'aspetto clinico della piodermite vegetante di Hallopeau. Boll. Sez. region. Soc. ital. Derm. 3, 299 (1935). Ref. Zbl. Haut- u. Geschl.-Kr. 52, 429 (1936). — ROBERT, P.: Zur Kenntnis der Pyodermia chronica papillaris et exulcerans. Derm. Z. 78, 198 (1938). — RÖCKL, H.: Über die Pyodermite végétante von Hallopeau als benigne Form des Pemphigus vegetans von Neumann nebst einigen Bemerkungen zur Pyostomatitis vegetans von McCarthy. Arch. klin. exp. Derm. 218, 574 (1964). — RÖCKL, H., H. KNEDEL u. F. SCHRÖPL: Über das Vorkommen von Paraproteinämie bei Pyodermia ulcerosa Serpiginosa (Pyoderma gangraenosum-Dermatitis ulcerosa). Hautarzt 15, 165 (1964). — ROEDERER, J., et P. HÉE: Pyodermite végétante simultant un kérion de Celse. Bull. Soc. franç. Derm. Syph. 59, 193 (1952). — ROSTEN-BERG jr., A.: The Shwartzman phenomenon: a review with a consideration of some possible dermatological manifestations. Brit. J. Derm. 65, 389 (1953). — RUITER, M.: Zum Bilde der Pyodermia chronica papillaris et exulcerans (Horncystenbildung) und über ihr Auftreten bei Dermatitis herpetiformis Duhring. Arch. Derm. Syph. (Berl.) 166, 184 (1932). — Chronische Pyodermien. Groningen: Diss. 1932, 111 S. u. dtsch. Zus.fass. [Holländisch]. Ref. Zbl. Haut- u. Geschl.-Kr. 45, 491 (1933). — Chronic pyodermas. Urol. cutan. Rev. 41, 633 (1937). — RUSSELL, B.: Phagedenic and gangrenous ulceration of the skin complicating ulcerative colitis (Phagedena geometricum). Brit. J. Derm. 62, 114 (1950).

SÁINZ DE AJA, E. A.: Über die Pyodermia vegetans Hallopeau und ihre Beziehungen zur Duhring-Brocqschen Krankheit. Act. dermosifiliogr. (Madr.) 33, 5 (1941) [Spanisch]. Ref. Zbl. Haut- u. Geschl.-Kr. 69, 37 (1943). — SAIPT, O.: Chronische Pyodermie von seltener Lokalisation. Hautarzt 1, 39 (1950). — SALARRULLANA, F. L.: Durch Pyodermia vegetans vorgetäuschte verruköse Tuberkulose. Act. dermo-sifiliogr. (Madr.) 38, 633 (1947) [Spanisch]. Ref. Zbl. Haut- u. Geschl.-Kr. 73, 388 (1949). — SALFELD, K.: Pyoderma gangraenosum und Erkrankungen an inneren Organen. Derm. Wschr. 149, 425 (1964). — SCHEIFFARTH, F., W. FRENGER u. W. BRICHZY: Kollodium-Präcipitinreaktion und Erythrocytenagglutinationsreaktion. (Vergleichende Untersuchungen zum Nachweis von Organautoantikörpern.) Klin. Wschr. 33, 445 (1955). — SCHIRREN, C.: Z. B. vegetierende Pyodermie. Granulationsgewebe mit Eosinophilie. Falldemonstration. Hamburg. Derm. Ges., Frühjahrstagg 30. 4.—1. 5. 1955. Derm. Wschr. 133, 47 (1956). — SCHUBERT, M.: Ekthyma gangraenosum, Pyodermia vegetans. Krankenvorstellung. Frankfurt. Derm. Vereinig. Sitzg v. 15. 2. 39. Zbl. Haut- u. Geschl.-Kr. 62, 164 (1939). — SCHULZ, W.: Pyodermia chronica vegetans et ulcerosa. Krankendemonstration. Hamburg. Derm. Ges. Tagg vom 8. u. 9. 11. 1952. Derm. Wschr. 128, 729 (1953). — SCHUPPLI, R., u. H. BIRKHÄUSER: Ein Fall von pyoderma gangraenosum mit Lungenveränderungen. Dermatologica (Basel) 115, 648 (1957). — SCOLARI, E. G.: Vegetierende und chronisch ulcerierende Pyodermien. Dermosifilografo 25, Suppl. 168 (1951). — SEVIN, W.: Pyodermia chronica vegetans et exulcerans (Hoffmann-Zurhelle). Krankendemonstration. Verein. Württ. Dermatologen, Sitzg v. 29. 10. 1949. Zbl. Haut- u. Geschl.-Kr. 75, 300 (1950/51). — SIGEMATU, S.: Ein Fall von Pyodermia papillaris et exulcerans im Gesicht. Hihu-to-Hitunyo 8, 32 (1940) [Japanisch]. Ref. Zbl. Haut- u. Geschl.-Kr. 65, 30 (1940). — SLOAN jr., W. P., J. A. BARGEN and R. P. GAGE: Life histories of patients with chronic ulcerative colitis: a review of 2000 cases. Gastroenterology 16, 25 (1950). — SOLTA, V.: Pyoderma granulosum treated with prednisone. Čs. Derm. 36, 105 (1961). Ref. Zbl. Haut- u. Geschl.-Kr. 110, 174 (1961). — SPIER, H. W.: Diskussionsbemerkung. Tagg rhein.-westf. Dermatologen, Bonn 6./7. 10. 1956. Derm. Wschr. 136, 1180 (1957). — STRITZLER, C.: Atresia of left nostril and deformity of upper lip following pyoderma gangrenosum of left upper lip, in a patient with hypogammaglobulinemia. Arch. Derm. 76, 366 (1957). — SUGAI, M.: Über 2 Fälle von Pyodermia chronica papillaris et exulcerans. Hihu-to-Hitunyo 6, H. 2, 13 (1938) [Japanisch]. Ref. Zbl. Haut- u. Geschl.-Kr. 60, 128 (1938).

TACHAU, P.: Acne conglobata und verwandte Dermatosen. In: J. JADASSOHNs Handbuch der Haut- und Geschlechtskrankheiten, Bd. IX/2, S. 392. Berlin: Springer 1934. —

Tischnenko, A., u. A. Kroiczik: Zur Frage der Pyodermia chronica serpiginosa. Derm. Z. **52**, 11 (1928). — Tomita, M., u. Gen Yamanouti: Ein Fall einer auf dem ganzen Körper auftretenden verrukös-vegetierenden Pyodermie. Hihu-to-Hitunyo **6**, 13 (1938) [Japanisch]. Ref. Zbl. Haut- u. Geschl.-Kr. **59**, 299 (1938). — Traub, E. F.: Diskussion bei D. Bloom, Chronic serpiginous ulcerative pyoderma. Arch. Derm. Syph. (Chic.) **34**, 310 (1936). — Truffi, M.: Folliculitis staphylogenes vegetans. G. ital. Mal. vener. 327 (1906). Ref. Mh. Derm. **43**, 352 (1906). — Tschernoguboff, N.: Zur Frage der chronischen Pyodermie. (Ein Fall von chronischer vegetierender Pyodermie.) Arch. Derm. Syph. (Berl.) **149**, 76 (1924).

Ulbricht, H.: Pyoderma gangraenosum bei einer polypös-ulcerösen Colitis. Hautarzt **1**, 372 (1950).

Vasileva, N. N.: Über den chronischen benignen Pemphigus vegetans. Vestn. Vener. Derm. H. 2, 48 (1954) [Russisch]. Ref. Zbl. Haut- u. Geschl.-Kr. **91**, 334 (1955). — Volavsek, W.: Zur Kenntnis der Pyodermia chronica papillaris et exulcerans. Arch. Derm. Syph. (Berl.) **178**, 331 (1938).

Walther, D.: Über die Entstehungsursache des Pyoderma gangraenosum bei Colitis ulcerosa. Z. Haut- u. Geschl.-Kr. **17**, 355 (1955). — Weiner, A. L.: Pyoderma gangraenosum treated with sulfanilamide. Report of a case. Arch. Derm. Syph. (Chic.) **41**, 711 (1940). — Wentholt, H. M. M.: Pyodermia chronica ulcerosa. Hautarzt **6**, 410 (1955). — Williams, R. M.: Severe vegetative pyoderma of the face due to Bacteroides fungiformis, resistant to treatment with penicillin but responsive to treatment with streptomycin. Arch. Derm. Syph. (Chic.) **61**, 506 (1950). — Winkler, K.: Über chronische Pyodermien. Z. Haut- u. Geschl.-Kr. **9**, 57 (1950). — Wodniansky, P.: Die pseudoepitheliomatösen Hyperplasien in klinischer und differentialdiagnostischer Sicht. Dermatologica (Basel) **120**, 1 (1960). — Wooldridge, W. E., and G. W. Hogeboom: Progressive bacterial synergistic gangrene. Report of a case uncontrolled by systemic administration of bacitracin. Arch. Derm. Syph. (Chic.) **67**, 56 (1953). — Wright, E. T., and D. J. Greco: Pyoderma gangrenosum. Report of a case controlled by cortisone. Arch. Derm. **74**, 543 (1956).

Zurhelle, E., u. J. Klein: Chronisch vegetierende und ulcerierende Pyodermien usw. 14. Kongr. Dtsch. Derm. Ges. Dresden. Arch. Derm. Syph. (Berl.) **151**, 387 (1926). — Chronisch vegetierende und ulcerierende Pyodermien mit serpiginösem Fortschreiten usw. Derm. Z. **46**, 63 (1926). — Zurhelle, E., u. M. Ruiter: Klinischer und experimenteller Beitrag zur Pyodermia chronica. Arch. Derm. Syph. (Berl.) **166**, 175 (1932).

### C. Dermal-hypodermale Pyodermien
#### I. Staphylodermia follicularis profunda (necroticans)

Abramson, A. W., and B. Flacks: Staphylococcal septicaemia complicating carbuncle of the face. Recoveries after treatment with M & B 693. Lancet **1939** II, 1065. — Ameriso, J.: Absceß der Nasenscheidewand infolge Furunkulose des Nasenflügels. Rev. méd. Rosario **28**, 351 (1938) [Spanisch]. Ref. Zbl. Haut- u. Geschl.-Kr. **60**, 630 (1938).

Clairmont, P.: Beurteilung und Behandlung der Gesichtsfurunkel. Med. Welt **1934**, 432.

Dutrey, M., et M. Dérot: Anthrax de la lèvre inférieure de staphylococcémie aigue mortelle. Bull. Soc. méd. Hôp. Paris **56**, 55 (1940).

Guibal, J. M., et L. Sauvé: Un cas d'oedème malin généralisé de la face à staphylocoque, avec septicémie. Mém. Acad. Chir. **65**, 315 (1939). Ref. Zbl. Haut- u. Geschl.-Kr. **63**, 125 (1940).

Hesse, G.: Unterkieferosteomyelitis durch Kinnfurunkel? Dtsch. Mschr. Zahnheilk. **51**, 529 (1933).

Krantz, W.: Ist die Furunkulose eine Männerkrankheit? Derm. Wschr. **1950**, 61.

Lacassie, M.-R.: Réflexions sur le furoncle à propos de l'anatoxine staphylococcique. Presse méd. **1938** I, 794. — Lasowski, E.: Zur Furunkulosefrage in Palästina. Folia clin. orient. 1, Fasc. 3, 154 (1937). — Lewin, M. M.: Einige neue Befunde über Furunkel und Furunkulose. Derm. Z. **51**, 197 (1935).

Maes, U.: Infections of the dangerous areas of the face. Their pathology and treatment. Amer. Surg. **106**, 1 (1937). — Mechelen, V. van: Au sujet de la pathogénie et du traitement de la furonculose des mineurs. Rev. hyg. et méd. prévent. **58**, 698 (1936). Ref. Zbl. Haut- u. Geschl.-Kr. **55**, 567 (1937). — Moiroud, P.: Le furoncle et le chirurgien. Mém. Acad. Chir. **63**, 1272 (1937). Ref. Zbl. Haut- u. Geschl.-Kr. **60**, 126 (1938).

Oeynhausen, R.-A. v.: Bösartige Gesichtsfurunkel. Dtsch. med. Wschr. **73**, 448 (1948).

Pietrzykowska, A.: Das Säure-Basen-Gleichgewicht im Blut im Verlaufe von Furunkulose. Polska Derm. Wenerol. 5, 37 (1958) [Russisch]. Ref. Zbl. Haut- u. Geschl.-Kr. **101**, 262 (1958). — Pohl, C.: Ist Furunkulose eine allergische Krankheit? Klin. Wschr. **1938** I, 741. — Pratt, G. H.: Furuncle of upper lip. Amer. J. Surg. **36**, 118 (1937).

Roller, M.: Zur Stoffwechselstörung der Furunkulose. Klin. Med. (Wien) 1, 312 (1946). — Furunkulose und Molekularpathologie. Med. Klin. **1953**, 1409.

Schölzke, K.-H.: Gibt es eine Furunkulose im Bergbau? Über Häufigkeit, Ursache und Bekämpfungsmaßnahmen. Arch. Gewerbepath. Gewerbehyg. 11, 170 (1941). — Schumacher, O.: Gesichtsfurunkel und Thrombose des Sinus cavernosus. Langenbecks Arch. klin. Chir. 169, 789 (1932). — Smith, J. F.: The factor of immunity (serological) in furunculosis. Brit. J. Derm. 48, 84 (1936). — Stapiński, A.: Das Verhalten der Zuckerkurven und des Zuckerspiegels in Cantharidenblasen bei Furunkulose-Kranken. Polska Derm. Wenerol. 5, 30 (1958) [Polnisch]. Ref. Zbl. Haut- u. Geschl.-Kr. 101, 262 (1958).

Tachau, P.: Follikuläre Pyodermien I. In: J. Jadassohns Handbuch der Haut- und Geschlechtskrankheiten, Bd. IX/2, S. 235. Berlin: Springer 1934.

Ujiie, N.: A statistical review of furuncles and carbuncles in Taihoku. J. med. Ass. Formosa 32, No 2, engl. Zus.fass. 21 (1933) [Japanisch]. Ref. Zbl. Haut- u. Geschl.-Kr. 48, 159 (1934).

Valentine, F. C., and S. P. Hall-Smith: Superficial staphylococcal infection. Lancet 1952, 2/8, 351.

Wack, H.: Über bösartige Gesichtsfurunkel mit bisher unbekannten Heilungsausgängen. Med. Klin. 1951, 865. — Whitwell, G. P. B., and J. Sutherland: Boils. An epidemiological survey. Brit. J. Derm. 62, 109 (1950).

### C. II. Der ekkrine und apokrine Schweißdrüsenabsceß

Horner, W. E.: Special anatomy and histology, edit. 7, vol. 1, S. 378. Philadelphia: Lea & Blanchard 1846.

Lewandowsky, F.: Zur Pathogenese der multiplen Abscesse im Säuglingsalter. Arch. Derm. Syph. (Berl.) 80, 179 (1906). — Zur Pathogenese und Therapie der multiplen Abscesse im Säuglingsalter. Dtsch. med. Wschr. 1907, 1950.

Robin, A.: Note sur une espèce particulière des glandes de la peau de l'homme. Ann. Sci. nat. 1845.

Schiefferdecker, P.: Morphologische Sekretionserscheinungen in den ekkrinen Hautdrüsen des Menschen. Arch. Derm. Syph. (Berl.) 132, 130 (1921). — Die Hautdrüsen des Menschen und der Säugetiere, ihre biologische und rassenanatomische Bedeutung, sowie die Muscularis sexualis. Stuttgart: E. Schweizerbert 1922.

### C. II. 1. Staphylodermia sudoripara suppurativa disseminata — Multiple Schweißdrüsenabscesse der Säuglinge

Cerchiai, U.: Ascessi molteplici da streptococco emolitico in un neonato. Boll. Sez. region. Soc. ital. Derm. No 2, 116 (1935). Ref. Zbl. Haut- u. Geschl.-Kr. 51, 567 (1935).

Escherich, Th.: Zur Ätiologie der multiplen Abscesse im Säuglingsalter. Münch. med. Wschr. 1886, 927.

Gans, O.: Pathogenese der Achselhöhlenabscesse. Derm. Wschr. 76, 318 (1923). — Histologie der Hautkrankheiten, Bd. 1, S. 358 u. 360. Berlin: Springer 1925. — Gaté, J., G. Chanial et J. Gonnet: Abcès miliaires chez un nourisson avec état septico-pyohémique. Bull. Soc. franç. Derm. Syph. 44, 1162 (1937).

Köllicker, A. v.: Manual of human microscopic anatomy, translated by G. Busk and T. Huxley, p. 202. Philadelphia: Lippincot, Grambo & Co. 1854. — König, J.: Zur Genese der sogenannten multiplen Abscesse im Säuglingsalter. Z. Kinderheilk. 66, 573 (1949).

Lewandowsky, F.: Zur Pathogenese der multiplen Abscesse im Säuglingsalter. Arch. Derm. Syph. (Berl.) 80, 179 (1906). — Zur Pathogenese und Therapie der multiplen Abscesse im Säuglingsalter. Dtsch. med. Wschr. 1907, 1950.

Michelson, H. E.: Pyodermia staphylogenes sudipora. Arch. Derm. Syph. (Chic.) 30, 118 (1934). — Mopper, C., H. Pinkus and P. Iacobell: Multiple sweat gland abscesses of infants. Arch. Derm. Syph. (Chic.) 71, 177 (1955).

Tachau, P.: Schweißdrüsenpyodermien. In: J. Jadassohns Handbuch der Haut- und Geschlechtskrankheiten, Bd. IX/2, S. 359. Berlin: Springer 1934.

Ullrich, O.: Behandlung einiger kindlicher Hautkrankheiten. Klin. Wschr. 1926 I, 994.

### C. II. 2. Staphylodermia sudoripara suppurativa localisata, Schweißdrüsenabscesse der Erwachsenen

Benedek, T.: Hidradenitis suppurativa, Ätiologie, Pathogenese und spezifische Vaccinetherapie. Acta derm.-venereol. (Stockh.) 37, Suppl. 1—47 (1957). — Bering, F.: Die Röntgenbestrahlung der Achselhöhlenabscesse. Strahlentherapie 73, 164 (1943). — Brunsting, H. A.: Hidradenitis suppurativa; abscess of the apocrine sweat glands. A study of the clinical and pathologic features, with a report of 22 cases and a review of the literature. Arch. Derm. Syph. (Chic.) 19, 310 (1929). — Hidradenitis and other variants of acne. Arch. Derm. Syph. (Chic.) 65, 303 (1952).

ČERNOHORSKÝ, J.: Beitrag zur Pathogenese von Hidrosadenitis axillaris recidivans. Bratisl. lek. Listy **33**, 709 (1953). — COLE, H. N., and J. R. DRIVER: Multiple abscesses of axillary sweat glands. Krankendemonstration. Cleveland Derm. Society, Sitzg v. 27.9.1928. Arch. Derm. Syph. (Chic.) **19**, 310 (1929). — CORNBLEET, TH.: Pregnancy and apocrine gland diseases: hidradenitis, Fox-Fordyce disease. Arch. Derm. Syph. (Chic.) **65**, 12 (1952).

DORNUF, G., u. H. SCHÖNWALD: Zur Röntgentherapie der sogenannten Schweißdrüsenabscesse. Strahlentherapie 84, 439 (1951).

FEHRMANN, W.: Histologie und Pathogenese der Achselhöhlenabscesse. Arch. Derm. Syph. (Berl.) **127**, 327 (1919).

GANS, O.: Pathogenese der Achselhöhlenabscesse. Derm. Wschr. **76**, 318 (1923). — Histologie der Hautkrankheiten, Bd. 1, S. 358 u. 360. Berlin: Springer 1925.

KOCH, F.: Zur Histogenese und Pathogenese des Schweißdrüsenabscesses. Dtsch. med. Wschr. **1937**I, 965. — KORTING, G. W., u. G. BREHM: Funktionsstörungen und Krankheiten der Schweißdrüsen. In: GOTTRON-SCHÖNFELD, Dermatologie und Venerologie, Bd. III/2, S. 696. Stuttgart: Georg Thieme 1959.

PROPPE, A.: Hidradenitis suppurativa axillaris. Z. Haut- u. Geschl.-Kr. **6**, 387 (1949).

ROST, F.: Über die sogenannten Schweißdrüsenabscesse der Achselhöhle. Klin. Wschr. **1**, 2283 (1922).

SHELLEY, W. B., and M. M. CAHN: The pathogenesis of hidroadenitis suppurativa in man. Experimental and histologic observations. Arch. Derm. **72**, 562 (1955). — SPILLER, R. F., and J. M. KNOX: Fox-Fordyce disease with Hidradenitis suppurativa. J. invest. Derm. **31**, 127 (1958). — STEINER, K., and L. D. GRAYSON: Hidradenitis suppurativa of the adult and its management. Arch. Derm. Syph. (Chic.) **71**, 205 (1955). — STERZ, E.: Inaug.-Diss. Tübingen 1947. Zit. nach G. W. KORTING u. G. BREHM, Funktionsstörungen und Krankheiten der Schweißdrüsen. In: GOTTRON-SCHÖNFELD, Dermatologie und Venerologie, Bd. III/2, S. 696. Stuttgart: Georg Thieme 1959.

TACHAU, P.: Schweißdrüsenpyodermien. In: J. JADASSOHNs Handbuch der Haut- und Geschlechtskrankheiten, Bd. IX/2, S. 359. Berlin: Springer 1934. — Abscesses of the sweat glands in adults. Arch. Derm. Syph. (Chic.) **40**, 595 (1939). — TÖRÖK, L.: Krankheiten der Schweißdrüsen. In: MRAČEKs Handbuch der Hautkrankheiten, Bd. 1, S. 384. Wien: Alfred Hölder 1902.

WOLF, K.: Über die Ätiologie der Schweißdrüsenentzündung der Achselhöhle und ihre Behandlung mit Röntgenstrahlen. Strahlentherapie **71**, 192 (1942).

### *Anhang: Enterokokken-Granulome*

BAUDET, H. GOUGEROT, LEMOULT et ED. PEYRE: Abscès sous-cutanés nécrosants, décollants et phagédéniques, subaigus et chroniques, entérococciques. Arch. derm.-syph. (Paris) **4**, 562 (1932). Ref. Zbl. Haut- u. Geschl.-Kr. **44**, 444 (1933).

KORTING, G. W.: Chronische tiefkutane Enterokokkengranulome. Derm. Wschr. **126**, 999 (1952).

LIMBERGER, S.: Tiefkutane Enterokokken-Granulome. Krankendemonstration. Verslg d. Med.-Wiss. Ges. f. Derm. an der Karl-Marx-Universität Leipzig. Sitzg v. 12.12.1953. Derm. Wschr. **130**, 1026 (1954). — 14. Sitzg d. Med.-Wiss. Ges. f. Derm. an der Karl-Marx-Universität Leipzig. Sitzg v. 25.2.1956. Derm. Wschr. **134**, 832 (1956).

WORINGER, FR.: Pyodermites fistuleuses chroniques périanales. Bull. Soc. franç. Derm. Syph. **70**, 177 (1960).

# Die Pyocyaneuserkrankungen der Haut

Von

## Fritz T. Callomon-Berkeley (California)

Mit 3 Abbildungen

## I. Einleitung

Im Schrifttum der beiden letzten Jahrzehnte haben sich Berichte aus aller Welt über eine auffallende Zunahme von Pyocyaneuserkrankungen angehäuft. Nicht nur die örtlich begrenzten Pyocyaneusinfektionen der Haut, des Mittelohrs und des Auges schienen häufiger geworden zu sein, sondern auch die früher so seltenen Fälle von Pyocyaneus-Sepsis und von komplizierenden, durch Pseudomonas aeruginosa bewirkten Organschädigungen. Das Vorkommen einer Pyocyaneus-Endokarditis oder Meningitis kann heute nicht mehr als eine außergewöhnliche Seltenheit gelten.

Die Erklärung dieser Zunahme drängte sich von selbst auf. Während des ständig wachsenden allgemeinen Gebrauchs der Antibiotica hat sich die dem Pyocyaneusbacillus innewohnende potentielle Pathogenität mehr und mehr kundgetan. Infolge der Zerstörung der grampositiven Bakterien durch Penicillin und andere Antibiotica wurde dem seiner Antagonisten ledigen Pyocyaneusbacillus der Weg geebnet, sich zum Krankheitserreger zu entwickeln. Dieser Erklärung haben Kliniker, Pathologen und Bakteriologen vielfach Ausdruck gegeben (HAND; HENNEBERG und MÜLLER; MARTIN u. Mitarb.; NETER und WEINTRAUB; TEITEL und FLORMAN). Bald wurde die Vermutung laut, daß auch eine Virulenzsteigerung der Pyocyaneus-Stämme stattgefunden habe; auch dieses Phänomen ist mit dem allgemeinen Gebrauch der Antibiotica in Zusammenhang gebracht worden (GLANZMAN; YOW).

Die längst bekannte Widerstandsfähigkeit von Pseudomonas aeruginosa gegenüber antibakteriellen Mitteln hat sich nach Einführung der Sulfonamide und Antibiotica aufs neue geoffenbart. Dieses Resistenzvermögen allein mag genügen, um die Schwierigkeiten zu erklären, die sich im Einzelfall einer rationellen Therapie entgegenstellen können. Das ständige Bemühen, ein Antibioticum zu finden, das seine bactericide Wirkung auch auf Pseudomonas aeruginosa ausübt, scheint mit Einführung des Polymyxin B seine Erfüllung gefunden zu haben.

Die heute mehr denn je bestehende Gefahr des Übergangs einer lokalen Pyocyaneusinfektion in eine Allgemeininfektion macht die Früherkennung und möglichst frühzeitige Behandlung dieser Krankheitszustände besonders notwendig. Die Entwicklung neuer diagnostischer Hilfsverfahren hat die frühe Feststellung einer Pyocyaneusinfektion weitgehend erleichtert.

Als unbestrittene Krankheitseinheit gilt noch heute das *Ecthyma gangraenosum*, das von HITSCHMANN und KREIBICH (1921) zuerst beschrieben worden ist. Es stellt die *typische akute* Form der Pyocyaneuserkrankung der Haut dar. Besondere Aufmerksamkeit ist in neuerer Zeit anderen akuten, im Gefolge einer Pyocyaneussepsis auftretenden Hauteruptionen zugewandt worden. Neuzeitliche Forschungen haben hierbei die verhängnisvolle Rolle von Pseudomonas aeruginosa im Gefolge ausgedehnter *Verbrennungen* der Körperoberfläche in drastischem Ausmaß enthüllt.

Noch bedürfen die seltenen *subakut oder chronisch* verlaufenden Pyocyaneuserkrankungen der Haut weitgehender Studien. Die auch im gegenwärtigen Schrifttum zutagetretende Spärlichkeit verwertbarer Berichte erschwert nach wie vor ihre klinische Abtrennung von ähnlichen, mit Nekrose und Geschwürsbildung einhergehenden chronischen Hautläsionen.

## II. Pseudomonas aeruginosa sc. Pyocyanea

### 1. Nomenklatur, Morphologie, Vorkommen

Die einst allgemein geläufige Benennung des Erregers des „blauen" oder „grünen Eiters" als „Bacillus pyocyaneus" ist mehr und mehr der präziseren Bezeichnung *Pseudomonas aeruginosa sc. pyocyanea* gewichen. Die beiden letzteren Namen werden im internationalen Schrifttum wechselnd gebraucht. Gehört doch dieser Organismus zum Genus *Pseudomonas*, einer nach Frobisher nicht weniger als 148 verschiedene Species umfassenden Gruppe stäbchenartiger Gebilde. Die Stäbchen sind von verschiedener Länge (1,5—3 $\mu$ nach Whitry); ihre Länge kann auch innerhalb desselben Stamms wechseln. Ebenso wechseln Länge und Zahl der ihre lebhafte Beweglichkeit ermöglichenden Geißelfäden, die den abgerundeten polaren Enden einzeln oder zu zweit aufsitzen (Bartholomew). Der gramnegative Bacillus bildet keine Sporen. Er wächst aerob. Über seine besondere Fähigkeit, Pigment zu bilden, liegen neuzeitliche Forschungsergebnisse vor.

Die *ubiquitäre Verbreitung* von Pseudomonas aeruginosa in der belebten und unbelebten Natur, ihr Vorkommen in Abwässern und im Erdboden, ist bis in die Gegenwart immer wieder geschildert worden (Ringen und Drake; Wilson und Miles; Frobisher u. a.). Neuerdings ist auch der Nachweis des Mikroorganismus in der *Luft* geglückt (Andersen; Dubos; B. F. Fein; Gouvreau und Moreau).

Am längsten bekannt ist das Vorkommen von Pseudomonas aeruginosa als Saprophyt der menschlichen Haut, wo sie namentlich in der Gegend der Achselhöhle, der Leistenbeuge und der Glutäalfalten zu finden ist. Der Bacillus findet seinen Weg in die Kavitäten der Nase, des Gehörgangs und Mittelohrs. Sein Vorkommen auf den Tonsillen und der Rachenschleimhaut ist von Neter und Weintraub sowie von Stanley aufs neue erwiesen worden: auf der Bronchialschleimhaut hat ihn B. F. Fein bei der bronchoskopischen Untersuchung eines Asthmakranken angetroffen.

Pseudomonas aeruginosa nimmt jede Gelegenheit wahr, sich auf Rissen der Haut, alten Wunden und Geschwürsflächen anzusiedeln. Angesichts dieser Bereitschaft, sich, wo immer möglich, am menschlichen Körper festzusetzen, nennt Frobisher Pseudomonas aeruginosa das „Beispiel eines bakteriellen Opportunisten".

Als Eindringling in den Verdauungskanal findet sich der Bacillus inmitten der Mischflora des Darmkanals und in den Faeces. Nur kurz erwähnt sei an dieser Stelle die Verschleppung von Pseudomonas aeruginosa in die Blase oder das Nierenbecken, in den Spinalkanal oder in die Meningen im Gefolge von instrumentellen Prozeduren (hierzu s. S. 192).

### 2. Biologie und Mikrobiologie

In den letzten Jahrzehnten ist das Problem der für die Pseudomonasgruppe charakteristischen *Pigmentbildung* weitgehend geklärt worden. Die Forschungsergebnisse neuester Zeit sind von Wilson und Milles (1955) in ihrem Handbuch zusammenfassend wiedergegeben worden. Das von Pseudomonas aeruginosa erzeugte Pigment setzt sich aus zwei verschiedenen Substanzen zusammen, und zwar 1. dem *Pyocyanin*, blaugrün, nicht fluorescierend, leicht gewinnbar von Kulturen auf peptonhaltigen Nährböden, löslich in Chloroform und Wasser, in seiner Entwicklung unabhängig von der Gegenwart von Phosphaten und Sulfaten, und 2. dem *Fluorescin*, gelbgrün, das sich nur in Anwesenheit von Phosphaten und Sulfaten bilden kann, löslich in Wasser, unlöslich in Chloroform. Eine verwandte Species, *Pseudomonas fluorescens*, bildet nur das gelbgrüne Fluorescin.

Nochmals muß hier an die schon von BRUCK erwähnten klassischen Versuche GESSARDs (1882), des Namengebers des „Pyocyaneusbacillus", angeknüpft werden, die gezeigt haben, wie wechselvoll sich das Verhalten des Bacillus auf den verschiedenartigen Nährböden gestalten kann: vermochte er doch bei Auswahl verschiedener Medien Varianten hervorzubringen, die entweder nur Pyocyanin oder nur Fluorescin erzeugten. BRUCK fügte hinzu, daß in älteren Kulturen oder im Zusammenwirken mit anderen Bakterien die Pyocyaneusstäbchen die Pigmentbildung überhaupt einstellen können.

Außer der Fähigkeit der Farbstoffbildung hat Pseudomonas aeruginosa ein starkes *proteolytisches* Vermögen. Bis in die Gegenwart reichen die Bestrebungen, die lytische Wirksamkeit und die potentielle Pathogenität der verschiedenen Stämme zu ermitteln. Doch auch das Studium der einschlägigen Forschungsergebnisse (HOLLOWAY; GABY and LOGAN 1960) läßt erkennen, daß vorerst eine Gruppierung der Pseudomonas aeruginosa-Stämme je nach ihrer „Lysogenicity" oder „Pathogenicity" nicht ausreichend begründbar wäre. Das Verflüssigungsvermögen der graugelben Gelatinekulturen wird besonders augenfällig durch die Diffusion des erzeugten blaugrünen Farbstoffs in die sich verflüssigende Gelatine hinein (WILSON und MILLES 1955).

Als *optimale Wachstumstemperatur* werden in der Gegenwart allgemein 37°C angegeben; die untere Wachstumsgrenze liegt nach den Feststellungen von HACKL bei 5°C, die obere bei 42°C. Nach WILSON und MILLES aber soll auch bei niedrigerer Temperatur, ja sogar noch bei 0°C, ein beschränktes Wachstum möglich sein. Abgetötet wird der Bacillus erst nach Erhitzen über 55°C.

Die *Widerstandsfähigkeit* des Organismus gegenüber äußeren Einwirkungen zeigt sich auch darin, daß er ultraviolette Bestrahlung lange Zeit hindurch erträgt, ebenso auch direkte Radiumbestrahlung (HACKL). Wenn BRUCK an die Resistenz des Bacillus gegenüber den gebräuchlichen Desinfektionsmitteln erinnert, so hat sich inzwischen auch die Widerstandsfähigkeit gegenüber manchen Sulfonamidpräparaten oder antibiotischen Mitteln erwiesen.

Über Färbemethoden, Kulturverfahren und Wachstumseigenarten auf den verschiedenen Nährböden gibt BRUCKs Darstellung noch heute hinreichende Auskunft. Kaum bedarf es weiterer Zusätze aus Beschreibungen neuerer Zeit. Immer wieder hat man gefunden, daß sich Pseudomonas aeruginosa mit jedem der gewöhnlichen Medien zufriedengibt.

Die auf Kartoffeln wachsenden Kolonien haben eine braune bis hellbraune (café-au-lait) Färbung. Indoltest negativ. Fermentierung von Glucose unter Säurebildung, doch ohne Gasbildung. WILSON und MILES haben besondere Aufmerksamkeit auf den Prozeß der *Lysis* gelenkt, der bei Züchtung von Pseudomonas aeruginosa auf Nähragar nach 48 Std deutlich wird und nach weiteren 48 Std seine Höhe erreicht, und zwar mit dem Erscheinen charakteristischer gold-silbern schimmernder Flecken in der Kultur („irredescent plaques"), d.h. Bezirken, in denen der Organismus der Lysis anheimfällt. Es gelang WARNER, nachzuweisen, daß es sich hierbei nicht etwa um einen bakteriophagen Vorgang handelt.

**Bactericide Eigenschaften.** Schon in vergangenen Jahrzehnten hatte man erkannt, daß Pseudomonas aeruginosa eine antibakterielle Wirkung auf andere Mikroorganismen auszuüben vermag. EMMERICH und LÖW hatten schon 1890 aus Filtraten alter Bouillonkulturen ein Enzymgemisch, *Pyocyanase* benannt, extrahieren können, das infolge seiner „eiweißverflüssigenden und antibakteriellen" Eigenschaften lange Zeit auch für therapeutische Zwecke gebraucht wurde. So lesen wir bei Bruck (S. 126). Erst 5 Jahrzehnte später hat R. Schöntal (1941) den schlüssigen Beweis erbracht, daß *dieses vermeintliche Enzymgemisch gar kein Enzym enthält.* Als das wirksame Prinzip bei der antibakteriellen Wirkung des Pyocyaneusbacillus hat Schöntal eine Pigmentsubstanz erkannt, die er in kristallinischer Form isolieren und als a-oxyphenacine definieren konnte.

## 3. Neue Methoden der Identifizierung und Früherkennung

Noch heute bestehen Schwierigkeiten für die Unterscheidung der Species Pseudomonas aeruginosa von Pseudomonas fluorescens, einem für den Menschen nicht pathogenen, als Saprophyt häufigen Organismus, der mikroskopisch wie kulturell leicht mit aeruginosa verwechselt wird. Fehlt es doch überhaupt noch an einer exakten Definition und Differenzierung der zahlreichen Pseudomonaden untereinander. Erst in jüngster Zeit ist Pseudomonas fluorescens Gegenstand exakter Forschung geworden (Rhodes 1959).

Immerhin ist es R. D. Simon (1955) gelungen, einige verläßliche Unterscheidungsmerkmale zwischen den beiden Species zu finden. Während die untersuchten Stämme von Pseudomonas aeruginosa durchweg *Pyocyanin* produzierten und ausnahmslos die Fähigkeit zeigten, D-Arabinose auf peptonfreiem Nährboden zu fermentieren, so hat Pseudomonas fluorescens keine dieser beiden Eigenschaften. Auch keine andere Pseudomonasspecies scheint sie zu besitzen, auch eine solche nicht, die die gewöhnlichen Zuckerarten zu fermentieren vermag.

Das Gebot unserer Zeit machte die Entdeckung eines *Schnellverfahrens* notwendig, um Pseudomonas aeruginosa so früh als möglich aufzuspüren; denn bei der heute gesteigerten Gefahr der Umwandlung einer rein örtlichen Pyocyaneusinfektion in eine septische Allgemeinerkrankung ist eine frühe Behandlung die einzig mögliche vorbeugende Maßnahme. Für die Auffindung eines solchen Schnellverfahrens war die Ermittlung eines geeigneten Nährbodens Haupterfordernis, eines Mediums, das so zeitig wie möglich die Anwesenheit des pathogen gewordenen Organismus verrät. Es ist das Verdienst von Davis und seinen Mitarbeitern (1960), diesen Nährboden in Sabourauds *Maltose Agar* gefunden zu haben. Auf diesem Medium gibt sich der erste Beginn der Pigmentbildung am deutlichsten kund. So haben Davis und seine Gruppe das *allererste Sichtbarwerden der Farbstoffbildung* als Kriterium für die *Frühdiagnose* gewählt. Auf die besondere Eignung des Sabouraudschen Maltose-Agar für derartige Zwecke hatten kurz zuvor schon Martineau und Forget (1959) aufmerksam gemacht. — Der einzige Einwand, der gegen dieses Schnellverfahren erhoben werden könnte, ist die früher erwähnte Tatsache, daß Pseudomonas aeruginosa unter bestimmten Bedingungen die Farbstoffbildung mehr oder weniger einstellen kann.

Besonders für die diagnostischen Zwecke des Internisten haben sich zwei neuere Laboratoriumsverfahren bewährt: der „gluconase oxydation test" (Haynes 1951) und der „cytochrome oxydase test" (Gaby und Hadley 1947). Doch sind dies keine Schnellmethoden, sondern erfordern geraume Zeit bis zur Ablesung des Endresultats. Diese beiden biochemischen Verfahren verhelfen zur ätiologischen Klarstellung namentlich bei Kranken, die nur mit den Anzeichen einer akuten bakteriellen Allgemeinerkrankung in die Behandlung eintreten. Wird hierbei auch nur an die Möglichkeit einer Pyocyaneussepsis gedacht, so kann der Ausfall jener Proben für die Diagnose entscheidend sein. — Nähere Einzelheiten über die Technik der Verfahren findet der Leser bei Davis und seiner Arbeitsgruppe.

## 4. Antigenstruktur. Serologie

Angesichts der Verschiedenheiten, die die einzelnen Stämme einer größeren Gruppe von Pseudomonas aeruginosa-Stämmen untereinander aufweisen, hat man versucht, die Stämme auf der Grundlage ihrer antigenen Struktur zu typisieren. Zumeist — so entnehmen wir SANDVIK (1960) — ragt unter den betreffenden Antigenen ein Hauptantigen hervor, das dann als „*Gruppenantigen*" die ganze Gruppe charakterisiert.

ZINSSER kommt in seiner Darstellung auf Vorschläge zu sprechen, die bezwecken, zwei Gruppen von Pseudomonas aeruginosa-Stämmen entsprechend ihren O- und H-Antigenen zu unterscheiden. Doch habe sich die Undurchführbarkeit solcher Vorschläge erwiesen, da Mutationen sowohl bei den Bakterien als den Bakteriophagen zutage traten (Näheres bei ZINSSER, S. 426).

Von großem Interesse dürften die Versuchsergebnisse sein, über die MAYR-HARTING (1948) berichtet:

An einem aus großem Umkreis gesammelten Material von Pseudomonas aeruginosa-Stämmen ließen sich drei Antigene ermitteln, von deren Gegenwart und Menge das serologische Verhalten der einzelnen Stämme abhängig war. Für einen großen Teil dieser Stämme war z. B. das völlige Fehlen der Agglutination nach nur mäßiger Erwärmung charakteristisch, ohne daß dieses Fehlen irgendwie der antigenen Wirkung Abbruch getan hätte.

**Agglutination.** Nur wenig ist den Richtlinien hinzuzufügen, die BRUCKs Schilderung dem Praktiker für die Bewertung des Agglutinationstests bei einer Pyocyaneuserkrankung der Haut darbietet. Sein Anraten, den Test bei Verdacht auf eine Pseudomonas aeruginosa-Infektion nicht nur am Patientenstamm, sondern zugleich an einem oder mehreren Kontrollstämmen vorzunehmen, ist längst zur Regel geworden. Auch die einschränkenden Zusätze der Bruckschen Darstellung haben sich immer wieder bestätigt, insofern als es vorkommen kann, daß das Patientenserum zwar den eigenen Stamm agglutiniert, aber keinen der fremden Stämme, oder daß das Patientenserum den eigenen Stamm überhaupt nicht, hingegen andere Stämme stark agglutiniert. — Von aktuellem Interesse sind die in jüngster Zeit veröffentlichten mikroskopischen und elektromikroskopischen Studien von KLEINMAYER, SHRELL und QUINCKE (1958). Sie konnten nachweisen, daß die antigenische Struktur von Pseudomonas aeruginosa sowohl *thermolabile* als *thermostabile* Antigene aufweist; zugleich vermochten sie die schon makroskopisch erkennbaren Aggregationsformen mikroskopisch aufs genaueste zu verfolgen.

Bei Zusatz eines Antiserums gegen *thermolabile* Antigene zu einer Suspension von lebenden Aeruginosa-Stäbchen erfolgte die Aggregation unter Mitbeteiligung der Geißelfäden, und zwar in Form von Zusammenlagerungen, Streckungen oder Verzwirnungen mehrerer Geißeln. — Bei Zusatz eines Antiserums gegen *thermostabile* Antigene aber erfolgte die Aggregation *ohne* nachweisbare Veränderungen an den Geißeln; die Aggregate zeigten schon von Beginn an eine dichte Packung der bakteriellen Elemente.

Hinsichtlich weiterer Veröffentlichungen über die Antigenstruktur von Pseudomonas aeruginosa, über Bakteriophagen und serologische Fragen sei verwiesen auf Arbeiten von COPE und CASPER; DON und VAN DEN ENDE; KLEINMAIER, SHRELL und QUINCKE; WARNER sowie ZINSSER (Bd. I, S. 426).

# III. Pathogenität

## 1. Pathogenität beim Tier

Außer den gewöhnlichen Laboratoriumstieren ist nach WASSERMANNs Erfahrungen die Ziege und — nach ZINSSER (1957) — auch die Taube als empfindlich gegen Pseudomonas aeruginosa befunden worden. Dem gegenwärtigen Schrifttum nach wird heute wie zuvor das Meerschweinchen als höchstempfindliches Versuchstier für die experimentelle Erzeugung einer Pyocyaneusinfektion allgemein bevorzugt.

Den heutigen Angaben der Hand- und Lehrbücher gemäß werden für den Modellversuch am Meerschweinchen 0,5—1,0 ml einer 24—48stündigen Bouillonkultur von Pseudomonas aeruginosa entweder subcutan oder intravenös injiziert. Nach subcutaner Inoculation erscheint regelmäßig ein sich rasch verhärtendes hämorrhagisches Ödem, gefolgt von metastatischen Absceßbildungen und degenerativen Schädigungen innerer Organe, punktförmigen Ekchymosen in den Wandungen des Magens, des Darms und zuweilen auch des Nierengewebes (Wilson und Miles; Zinsser 1957, S. 489). Die Pyocyaneuserreger finden sich in Massen im lokalen Ödem an der Injektionsstelle sowie in den Organläsionen, im Blut und auch im Urin. Je nach der verabreichten Dosis und der Virulenz des gewählten Stamms erstreckt sich der immer fatal endigende Verlauf über Tage und Wochen. Nach intraperitonealer Injektion erfolgt der Tod zumeist schon in den ersten 24 Std.

Wilson und Miles berichten, daß selbst *tote* Kulturen ähnliche, wenn auch abgeschwächte Folgezustände herbeigeführt haben: dies spräche für die Wirkung eines *Endotoxins*, deren Ausmaß von der Virulenz des gebrauchten Stamms abhängig sei.

Ins Auge des Kaninchens eingebracht, erzeugt Pseudomonas aeruginosa eine mehr oder minder ausgebreitete Infiltration mit Geschwürsbildungen der Cornea und Reizung der Iris, begleitet von einer Conjunctivitis mit bacillenhaltiger Absonderung (Gurd, Moorman, Rottini u.a.).

## 2. Pathogenität beim Menschen

Pseudomonas aeruginosa ist die einzige Species der Gattung Pseudomonas, die für den Menschen pathogen werden kann. Sie ist auch die bisher am gründlichsten erforschte Species. Lange Jahre als ein häufiger Saprophyt der Haut gering eingeschätzt und nur als lästiger Erreger des „grünen Eiters" Gegenstand ärztlicher Wundpflege, steht Pseudomonas aeruginosa heute nach ihrem häufigen Erscheinen als pathogener Organismus im Rampenlicht der Diskussion.

Nach der Schilderung Brucks braucht kaum wiederholt zu werden, wie schwierig es im Einzelfall sein kann, *Quelle* und *Eintrittspforte* einer Pyocyaneusinfektion zu ermitteln. Am häufigsten ist die Eintrittspforte in der *Haut* zu suchen, die der Kontamination am meisten ausgesetzt ist. Gleichwohl können sich Hautläsionen auch sekundär im Gefolge septischer Pyocyaneusinfektionen entwickeln. Stets sind auch die sonstigen Prädilektionsstellen für die Ansiedlung von Pseudomonas aeruginosa zu berücksichtigen: Gehörgang, Mittelohr, Bindehäute, Rachenschleimhaut und vor allem der Intestinaltrakt.

Von all diesen Bezirken aus können die pathogen gewordenen Pyocyaneusbacillen in das strömende Blut eindringen und systemische Erkrankungen hervorrufen. Auch mit der Nahrung gelangt Pseudomonas aeruginosa in den Magendarmkanal, um bei schon vorher geschwächten Individuen schwere Enteritiden zu verursachen.

Besonders bedrohlich sind die seltenen, weitgreifenden *Säuglingsdiarrhoen* mit konstanten Pseudomonas aeruginosa-Befunden in den Entleerungen, wie eine derartige Masseninfektion von Hunter und Ensign im Amer. J. Publ. Health (1947) eindrucksvoll geschildert worden ist. Hier konnten Quelle und Verbreitungswege von der Gesundheitsbehörde bis zur Urquelle zurückverfolgt werden:

Infolge des Herabtropfens von Pseudomonas aeruginosa-haltigem Wasser aus einem überhängenden Lappen wurde ein versehentlich offen darunterstehendes Sammelgefäß für die einzuliefernde Milch kontaminiert. Nach der Auffüllung und der darauffolgenden Verteilung der Milch des Sammelbehälters in dem Kinderhospital brachen jene z.T. fatal auslaufenden Kinderdiarrhoen aus, die schließlich auf Pflegerinnen, Hospitalangestellte und auf Mütter der betroffenen Kinder übergriffen.

Nachdem der Nachweis von Pseudomonas aeruginosa in der *Luft* gelungen war, ist es möglich gewesen, gelegentlich der Ursache bisher unaufklärbarer *respira-*

*torischer* Störungen auf die Spur zu kommen (Mitteilung FEIN: Kulturell gesicherter Pyocyaneusbefund im bronchoskopisch gewonnenen Sekret).

Bis in unsere Gegenwart finden sich Berichte über die *künstliche Einbringung* von Pseudomonas aeruginosa in den menschlichen Körper im Gefolge von instrumentellen Prozeduren. Auf solchem Wege sind Pyocyaneusinfektionen der *Harnwege* hervorgerufen worden (STANLEY; JAWETZ; OSTERWALD) oder *Meningitiden* als Folgen diagnostischer Lumbalpunktionen, oder nach spinaler Anaesthesie (CUTLER; EVANS; KREMER; STANLEY), und in einem Fall der Literatur im Gefolge einer intrathekalen Penicillindarreichung (HARRIS).

Welch wunderliche Wege der Mikroorganismus hierbei einzuschlagen vermag, zeigen die Vorkommnisse von künstlicher Verschleppung von Pseudomonas aeruginosa in das *Herz* (DENTON; BRUNSDON; SHICKMAN). Das kurioseste Beispiel bietet der jüngst mitgeteilte Fall eines 14jährigen Mädchens (TEITEL und FLORMAN): 20 Wochen nach einer Herzoperation am intraatrialen Septum, vorgenommen unter extrakorporaler Zirkulation, stellten sich Symptome einer akuten Endokarditis ein. In der Vermutung, daß sich vom Ort des Eingriffs aus eine Infektion entwickelt habe, wurde das Herz zum zweitenmal eröffnet. Ein von Vegetationen umschlossener Seidenfadenrest ragte in die Herzkammer hinein. Die abgetragene Wucherung zeigte im Schnitt und in der Kultur Mengen von Pseudomonas aeruginosa. Nach diesem zweiten Eingriff erfolgte vollkommene Genesung.

Für ein eingehenderes Studium der Übertragungswege des Mikroorganismus dürfte die folgende Auswahl von Arbeiten der letzten beiden Jahrzehnte dem Interessierten eine brauchbare Handhabe bieten.

So berichten über:

*Pyocyaneus-Septicämie:* DORTMANN; HAND; MARTIN; STOUGH und SHINNER; MARKLEY; MIRABEL; GEPPERT.

*Endokarditis:* KENOYER; McDONALD; WAISBREN; HODGES (Puerperalsepsis und Endokarditis); SHICKMAN.

*Meningitis:* CUTLER; DE BASTOS; FREYSCHMIDT; GRAHL-MADSEN; HAYNES; JANSSEN, JONES, KNIGHT, LOWELL-SMITH; R. B. SMITH; TOMLIN.

*Enteritis:* BLÜMIG; DORTMANN; FLORMAN; GYENGÉSI; MARDOOK.

*Nierenschädigungen:* JAWETZ; OSTERWALD, STANLEY; TOMLIN.

*Augeninfektionen:* CASSADY; GAUVREAU; GURD; MOORMAN; QUINTIERI; ROTTINI.

*Otitis externa und media:* GAUVREAU; R. M. F. JONES; LEMOYNE.

## IV. Die Pyocyaneuserkrankungen der Haut

Noch heute bestehen die von BRUCK geschilderten Schwierigkeiten für eine *Klassifizierung* der durch Pseudomonas aeruginosa hervorgerufenen Hauterkrankungen. Eine Unterscheidung zwischen ektogen und endogen bedingten Pyocyaneuskrankheiten der Haut ist in sehr vielen Fällen schwierig, wenn nicht unmöglich. Ebensowenig läßt sich eine Trennung zwischen rein örtlichen, auf die Haut beschränkten Läsionen und septischen Allgemeininfektionen durch Pseudomonas aeruginosa durchführen. Umschriebene Hautläsionen gehen nicht selten in eine Pyocyaneussepsis über; andererseits kann die Haut bei einer schon bestehenden Pyocyaneusbakteriämie sekundär einbezogen werden. — Nach alledem scheint es auch für diese ergänzende Darstellung am zweckmäßigsten, dem Beispiel BRUCKs folgend, die *klinische* Unterscheidung zwischen den *akut* verlaufenden Formen der Pyocyaneuserkrankungen der Haut und den — weit selteneren — *subakut* oder *chronisch* verlaufenden Formen auch weiterhin gelten zu lassen.

# 1. Ecthyma gangraenosum

## a) Die typische akute Form der Pyocyaneuserkrankung der Haut

Als Ausgangspunkt für das klinische Studium der Pyocyaneuserkrankungen der Haut gilt heute wie zuvor die auf E. Fraenkels pathologisch-anatomische Untersuchungen gestützte Beschreibung des *Ecthyma gangraenosum* durch Hitchmann und Kreibich (1897 und 1899). Ihnen gebührt das Verdienst, das Krankheitsbild aus der Fülle ähnlicher nekrotisierender Hautläsionen herausgehoben und als eine klinisch und histologisch abgegrenzte Einheit erkannt zu haben.

Das Ecthyma gangraenosum stellt die *typische akute Form* der Pyocyaneusinfektion der Haut dar. Ihr weit überwiegendes Vorkommen bei unterernährten und kachektischen Kindern, besonders des ersten Lebensjahres, seltener auch bei hochgradig geschwächten Erwachsenen und Greisen, hatte den Anlaß zu der erweiterten Bezeichnung „*Ecthyma gangraenosum cachekticorum*" (Neumann, Riecke) gegeben; man begegnet ihr in den Handbüchern des älteren Schrifttums. Inzwischen hat sich die Zahl von Beobachtungen an Jugendlichen und Erwachsenen gemehrt. Korting und Adam (1954) haben auf Grund eigener Untersuchungen dem Ecthyma gangraenosum der Kinder ein *Ecthyma gangraenosum adultorum* an die Seite gestellt, d.h. eine subakute oder chronische Verlaufsform, auf die später eingegangen werden soll.

## b) Krankheitsbild und Verlauf

Nach den Beschreibungen von Hitchmann und Kreibich, von E. Fraenkel, Riecke, Bruck und — aus neuerer Zeit — von Holt, Lutz, Korting und Adam steht das Ecthyma gangraenosum als ein geschlossenes Krankheitsbild vor uns. Seine Kennzeichen sind:

1. Das akute, fast stürmische Erscheinen multipler frisch- bis düsterroter, bald quaddelartiger, bald papulöser bohnen- bis münzengroßer Infiltrationen der Haut, die besonders in der Gegend vom Nabel abwärts bis zum Knie, seltener in

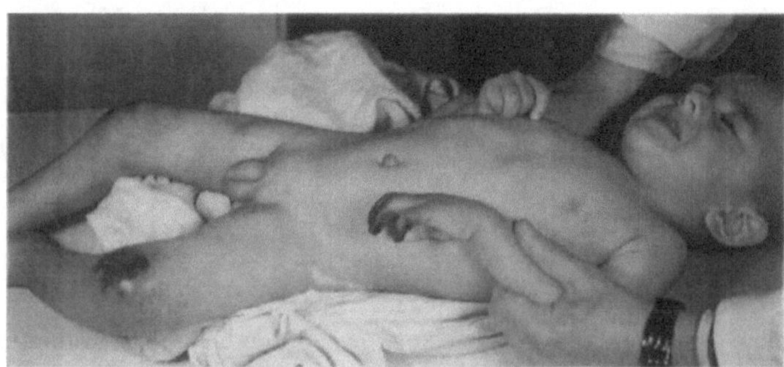

Abb. 1. Ecthyma gangraenosum: die typische akute Form der Pyocyaneuserkrankung der Haut
(Sammlung Prof. Marchionini)

den Achselhöhlen, auftreten; sie zeigen im Weiterverlauf bläschenartige bis blasige Epithelabhebungen.

2. Die nach Bersten der mit trübem Inhalt erfüllten Blasen hinterbleibenden Geschwürsbildungen, steilrandig, wie mit dem Locheisen ausgeschlagen.

3. Die im Zentrum des weichen Geschwürsgrundes beginnende Nekrose, zumeist an einem schwarzen Punkt in der Tiefe erkennbar.

4. Der alsbald entstehende bläulich-grüne eitrige Belag, der mit der Zeit zu ein- oder mehrschichtiger, zuweilen rupiaartiger Krustenbildung führt.

5. Der überwiegend fatale Ausgang.

Der Nekrotisierungsprozeß dringt gewöhnlich nicht tiefer als bis in das Corium, gelegentlich aber bis ins subcutane Gewebe, ja bis in den Muskel vor. Die Zahl der Hautläsionen wechselt. In manchen Fällen besteht nur ein einziger sich fortschreitend vergrößernder geschwüriger Herd. Benachbarte Herde können konfluieren, wobei guirlandenförmige Substanzverluste entstehen. Kommt es zu Reparationsvorgängen, so reinigen sich die Geschwüre unter Abstoßung der nekrotischen Massen, um mit Narbenbildung abzuheilen. Gewöhnlich schreitet der gangränöse Prozeß nach allen Seiten fort. Im floriden Stadium der Infektion gelangt Pseudomonas aeruginosa in den Blutstrom, und es entwickelt sich das Bild einer septischen Allgemeinerkrankung mit Temperaturanstieg, Milz- und Leberschwellung, Albuminurie, Durchfällen oder anderen Organkomplikationen. Die Blutkulturen werden positiv. Der Tod erfolgt innerhalb weniger Tage.

Typisches Beispiel des neueren Schrifttums:

GEPPERT u. Mitarb., Fall 2 ihrer Abhandlung über Pseudomonasinfektionen bei Kindern (1952):

Vier Monate altes Kind von 10 Pfund Körpergewicht, hochgradig geschwächt durch sich häufende Diarrhoen. Therapieresistenz gegen alle üblichen Mittel, einschließlich Penicillin (2mal täglich je 200000 Einheiten). Hierauf Chloramphenicol, 15 mg per Kilo Körpergewicht.

Wenige Tage später *rapid einsetzende Geschwürsbildungen* an den Glutaeen, scharf umschrieben, wie mit dem Locheisen ausgeschlagen, sich rasch vergrößernd zu nekrotischen Geschwüren mit aufgeworfenem Randwall. Um diese Zeit wird in den Stuhlentleerungen Pseudomonas aeruginosa sichtbar, um alsbald das Bild der Darmflora zu beherrschen. Zugleich Fieberanstieg bis zu 40° C, fortschreitende Erschöpfung und Tod.

Die während der letzten 5 Lebenstage täglich angestellten Blutkulturen waren stark positiv. Pseudomonas aeruginosa war auch in Biopsieschnitten sowie post mortem in den inneren Organen demonstrierbar. Histologisch zeigten Schnitte von Hautläsionen die für das Ecthyma gangraenosum typischen, von FRAENKEL beschriebenen Anhäufungen von Pyocyaneusstäbchen in den äußeren Gefäßscheiden.

### c) Pathologische Anatomie

Grundlegend für die Kenntnis der Gewebsveränderungen bei Ecthyma gangraenosum sind bis auf die Gegenwart die Untersuchungsergebnisse von E. FRAENKEL (1917) geblieben, die auf dem Studium von 26 Fällen von Pseudomonas-Infektionen beruhten; von ihnen hatten 16 das Bild des Ecthyma gangraenosum dargeboten. Die Ergebnisse sind von BRUCK — z.T. im Wortlaut — unter Beigabe histologischer Abbildungen FRAENKELs wiedergegeben worden. Bei kritischer Sichtung der histopathologischen Schilderungen neuerer Zeit boten sich keine über FRAENKELs Ergebnisse hinausreichenden Befunde dar. Demgemäß verbleibt auch für unsere ergänzende Darstellung als das charakteristische, ja pathognomonische Merkmal des Ecthyma gangraenosum die *massenhafte Anhäufung der gramnegativen Pyocyaneusstäbchen in den äußeren Gefäßscheiden namentlich der Arterien*.

Auf die *Behandlung* des Ecthyma gangraenosum wird später im Abschnitt über die gesamte Therapie der Pyocyaneuserkrankungen eingegangen werden.

## 2. Sonstige akute Pyocyaneuserkrankungen der Haut.
## Die Rolle von Pseudomonas aeruginosa bei Verbrennungen

Im Zusammenhang mit dem aus aller Welt berichteten Anwachsen von Pyocyaneusinfektionen hat sich auch die verhängnisvolle Rolle von Pseudomonas aeruginosa bei *Verbrennungen* in drastischer Weise kundgetan. Gerade bei diesen mehr oder weniger ausgedehnten Verletzungen der Körperoberfläche konnte sich die dem Mikroorganismus innewohnende Bereitschaft, pathogen zu werden, voll auswirken. Die aktuelle Bedeutung dieser früher so ungewöhnlichen bakteriellen

Erkrankung spiegelt sich im Schrifttum des letzten Jahrzehnts wider. Hatten doch schon 1951 Jackson, Lawbury und Topley über 5 Todesfälle an Pyocyaneussepsis bei Verbrannten aus England berichtet.

Keine Schilderung dürfte die Gefahren einer akuten Pyocyaneusinfektion bei Verbrennungen eindringlicher veranschaulichen als die in den Ann. Surg. (1957) veröffentlichten Ergebnisse einer Sammelforschung der amerikanisch-peruanischen Arbeitsgruppe Markley, Gurmendi, Chavez und Bazan in Lima, Peru.

In Peru ergab sich hierbei ein besonders ernstes Problem. Ein Hauptthema dieser Sammelforschung war das Studium des Verbrennungsschocks. Die ersten Schwierigkeiten erwuchsen aus der zu damaliger Zeit in Peru besonders großen Anzahl von Spättodesfällen nach Verbrennungen namentlich bei Kindern, für deren Erklärung sich die Notwendigkeit einer Nachforschung nach bakteriellen Infektionen von selbst ergab. Dabei mußte die augenfällige Zunahme von Pyocyaneusinfektionen in den Behandlungszentren von Lima in vorderster Reihe berücksichtigt werden, um so mehr, als das *auffallend häufige Vorkommen* von *Pyocyaneussepticämien* besondere Fürsorgemaßnahmen notwendig machte.

Auch im peruanischen Umkreis war der ursächliche Zusammenhang dieser Zunahme von Pseudomonas aeruginosa-Erkrankungen mit der Auswirkung der weitgehenden Anwendung von antibiotischen Wirkstoffen erkannt worden.

Während der Jahre 1951—1956 wurden in den Peruanischen Behandlungszentren insgesamt 172 Kinder und 103 Erwachsene eingeliefert, mit Verbrennungen, die sich über mehr als 10% der Körperoberfläche erstreckten. Innerhalb dieser Gruppe zeigten 29 Kinder und 3 Erwachsene *Läsionen in nichtverbrannten Hautgebieten*, stets kompliziert durch eine kulturell nachgewiesene Pyocyaneus-Septicämie.

Diese Hautläsionen erschienen in zweierlei Form: 1. in der Mehrzahl der Fälle zwischen dem 3. und 8. Tag nach der Verbrennung einsetzende Ausbrüche von Bläschen auf leicht geröteter Basis, nach deren Bersten sich die zurückbleibenden Läsionen unter purpurroter Verfärbung verhärteten und bald zentrale Nekrosen erkennen ließen, und 2. zwischen dem 5. und 28. Tag nach der Verbrennung, auf *nicht*verbranntem Gebiet erscheinende, subcutane berührungsempfindliche Knötchen, sie traten gewöhnlich multipel auf, doch längst nicht so zahlreich als bei der erstgenannten, mehr oberflächlichen nekrotisierenden Form. Zuweilen erschienen beide Typen beim gleichen Patienten vergesellschaftet.

Mit dem Einsetzen der Hauteruptionen auf *nicht* verbrannten Hautfeldern bedeckten sich die *verbrannten* Hautflächen mit grünem Eiter oder mit dicken dunklen Krusten. Zugleich Fieberanstieg bis zu 39° C, starker Durst, aufgetriebener Leib, fortschreitender Kräfteverfall, Depression des Zentralnervensystems und Tod.

Die *Autopsiebefunde* zeigten in der Mehrzahl der Fälle neben ihren in vivo positiven Blutkulturen charakteristische Läsionen des Intestinaltrakts sowie petechiale Hämorrhagien bis zu größeren konfluierenden Infarkten in den inneren Organen.

In Gewebsschnitten von Hautläsionen nicht verbrannter Hautfelder ergab der *histologische* Befund Degeneration und Vacuolenbildung der Epithelzellen sowie Blasenbildung bei mäßiger leukocytärer Infiltration; die erweiterten Blutgefäße in der Umgebung der nekrotisierenden Herde wiesen gramnegative Stäbchen in den äußeren Wandschichten auf, die an die typischen Befunde E. Fraenkels erinnerten.

### a) Bakteriologische Befunde

Bei 25 der 29 verbrannten Kinder und bei 3 Erwachsenen mit Hautveränderungen auf *nicht*verbranntem Gebiet waren die in vivo angestellten Blutkulturen fast ausnahmslos positiv auf Pseudomonas aeruginosa.

Auch in Biopsieproben nichtverbrannter Hautfelder ließ sich Pseudomonas aeruginosa kulturell nachweisen, während Kulturen von den Absonderungen verbrannter Hautfelder neben Pseudomonas aeruginosa auch Staphylokokken und Colibacillen wachsen ließen. —

Allen Verletzten wurden innerhalb der ersten 2 Wochen nach der Verbrennung routinemäßig *prophylaktische* Injektionen von Penicillin G intramuskulär gegeben (50000 Einheiten alle 6 Std bei Kindern, alle 3 Std bei Erwachsenen).

Schon in den beiden Jahren vor der Sammelforschung in Peru hatten sich JACKSON und seine Mitarbeiter über die Rolle von Pseudomonas aeruginosa bei Verbrennungen geäußert. Sie stellten die auffallende Häufigkeit des Vorkommens des Mikroorganismus in Brandwunden fest: Im Jahre 1949 war der Bacillus in 180 von 425 und im Jahre 1950 in 150 von 407 Verbrennungsfällen kulturell von den Wundflächen isolierbar. Neben Pseudomonas aeruginosa fanden sich mehrfach — doch an Zahl nie vorherrschend — auch Staphylokokken und Colibacillen in den Absonderungen der entblößten Hautbezirke. Dieselben Untersucher prüften bereits den prophylaktischen und therapeutischen Wert des Polymyxin B und E, worüber später zu berichten sein wird.

Von sonstigen hierher gehörigen Formen der Pyocyaneusinfektion verbleiben noch die relativ harmlosen Oberflächeninfektionen banaler älterer Hautwunden oder Geschwüre, wobei es in der Regel mit der Entwicklung des durch Farbe und Geruch charakteristischen Eiters sein Bewenden hat.

Daß andererseits auch die unscheinbarste Hautabschürfung besonders bei hochgeschwächten Kindern genügt, um den Boden für die Entwicklung eines Ecthyma gangraenosum abzugeben, ist bereits dargelegt worden.

Wenn nun für die allermeisten Fälle von Ecthyma gangraenosum eine exogene Entstehung anzunehmen ist, so muß es auffallen, wie selten im Einzelfall die Ermittlung der Eintrittspforte des Erregers gelingt. In diesem Zusammenhang möge der folgende Fall GEPPERTs und seiner Mitarbeiter als das seltene Beispiel einer von der ersten Reaktion an der Eintrittspforte bis zur Abheilung verfolgbaren akuten Pyocyaneusinfektion der Haut — abgekürzt — wiedergegeben werden, zugleich als ergänzender Beitrag zur Pathogenese des Ecthyma gangraenosum.

Das frühgeborene, durch Kaiserschnitt zur Welt gebrachte Kind hatte während der Entbindung eine *Hautabschürfung* hinter dem rechten Ohr erlitten. Es erhielt zweimal täglich je 100000 Einheiten von Penicillin. Am 5. Tag verweigerte es die Nahrung, wurde unruhig, begann zu fiebern und die Haut um die Abschürfung herum entzündete sich. Bald zeigte die Wunde das Bild zentraler Nekrose. Kulturen von der Hautläsion und wiederholte Blutkulturen ergaben Pseudomonas aeruginosa in Reinkultur.
Zu diesem Zeitpunkt erfolgte die Eruption von maculo-papulösen Knötchen, der typischen Initialerscheinungen des Ecthyma gangraenosum, das schließlich unter kombinierter Behandlung mit Sulfonamiden und antibiotischen Mitteln völlig abheilte.

Abschließend sei noch jener seltenen Fälle der *sekundären* Einbeziehung der Haut beim Übergreifen einer Pyocyaneuserkrankung der Mundschleimhaut auf die angrenzende Gesichtshaut gedacht. Ein charakteristisches Beispiel bietet ein weiterer Fall aus dem Erfahrungsbereich von GEPPERT und seiner Gruppe:

Ein mit schweren Masern und Diarrhoen eingeliefertes Kind von 10 Monaten hatte schon vor der Aufnahme 5 Tage lang Penicillininjektionen erhalten. Eine sekundäre Pneumonie nötigte zu weiteren Penicillingaben von zweimal täglich je 100000 Einheiten.
Am 10. Tag nach Aufnahme doppelseitige Conjunctivitis mit exzessiver Lidschwellung und Lacerationen der Lidränder. Ähnliche Läsionen in Mund und Nase mit Lacerationen am Nasenseptum und Gaumen. Von allen Herden wurde Ps. aeruginosa in Reinkultur gezüchtet. Schließlich griff der macerierende Prozeß auf die *Gesichtshaut in der Umgebung von Nase und Mund* über. Trotz sorgsamster Mundpflege war die Mundhöhle dauernd mit dickem, übelriechendem, grünlichgelbem Eiter gefüllt. Auch in den Stuhlentleerungen wurde nun Pseudomonas aeruginosa nachgewiesen. Tod unter rapidem Kräfteverfall.

Es dürfte keinem Zweifel unterliegen, daß hier die gehäufte Verabreichung von Penicillin den Boden für das Pathogenwerden von Pseudomonas aeruginosa vorbereitet hat.

## 3. Atypische, subakut oder chronisch verlaufende Pyocyaneuserkrankungen der Haut

Wenn im folgenden aus bereits dargelegten Gründen an der von BRUCK gewählten klinischen Abtrennung der „subakut oder chronisch verlaufenden Pyocyaneuserkrankungen der Haut" vom akut verlaufenden Ecthyma gangraenosum festgehalten wird, so bestehen freilich noch heute die gleichen Schwierigkeiten, denen BRUCK gegenüberstand: Hindernisse, die sich aus der großen Spärlichkeit des verwertbaren Berichtsmaterials ergeben. Noch heute darf mit BRUCK gesagt werden, daß dieser Verlaufstyp der cutanen Pyocyaneusinfektion zu den „außerordentlichen Seltenheiten" gehört. Ebenso ist es noch heute schwer möglich, eine nach allen Seiten abgegrenzte Definition dieser besonderen Form der Pyocyaneuserkrankung zu liefern, d.h. sie von ähnlichen, oft zum Verwechseln ähnlichen chronischen Geschwürsbildungen zu unterscheiden.

Eine Tatsache darf heute als feststehend gelten, daß die subakut oder chronisch verlaufende Form der cutanen Pyocyaneusinfektion trotz aller Hartnäckigkeit einen mehr gutartigen Verlauf nimmt als das prognostisch ungünstige, akut ablaufende Ecthyma gangraenosum von HITCHMANN und KREIBICH.

Unter den von BRUCK besprochenen Einzelbeobachtungen des älteren Schrifttums befindet sich ein Fall von FREI und WIENER vom Jahre 1921. An diesen Fall knüpft die aufschlußreiche Forschungsarbeit von KORTING und ADAM vom Jahre 1954 an. In einer erschöpfenden vergleichenden Studie vermochten KORTING und ADAM die Hauptmerkmale der *subakut oder chronisch verlaufenden* Pyocyaneuserkrankungen der Haut herauszuheben und zugleich die Reichweite unseres gegenwärtigen Wissens zu veranschaulichen.

Diese Merkmale sind:

1. Die zumeist in regellosen Schüben, mehr als Einzelherde wie in multipler Aussaat erscheinenden Hautläsionen befallen ausnahmslos Personen mittleren oder vorgeschrittenen Alters, und zwar im Gegensatz zum Ecthyma gangraenosum nur vorher gesunde oder geringfügig geschwächte Individuen.

2. So gut wie nie kommt es zum Übergang von Pseudomonas aeruginosa ins strömende Blut, kaum je zu einer septischen Allgemeininfektion oder zu Organkomplikationen.

3. Die Hauterscheinungen gleichen in ihrem Aussehen durchaus den Geschwürsbildungen des Ecthyma gangraenosum. Besonders ausgeprägt ist der ödematöse, wulstig aufgeworfene Randwall, der die seichte Geschwürsfläche zu umgrenzen pflegt.

4. Histologische Verschiedenheiten gegenüber dem Ecthyma gangraenosum: Die Nekrosenbildung tritt weit zurück hinter einer zumeist massiven leukocytären Infiltration, die das Gewebsbild völlig beherrschen kann; etwa vorhandene Nekrosen reichen kaum über das Corium hinaus.

Besonders auffallen mußte in den Gewebsbefunden beider Vergleichsfälle das *Fehlen von Pyocyaneusbacillen im gefärbten Schnitt, obwohl ihr Nachweis im Geschwürseiter leicht zu erbringen war* und obgleich der Ausfall des Agglutinationstestes sowie die starke Leukocyteninfiltration schon an sich auf eine bakterielle Invasion schließen lassen könnten.

Um dem Verlaufsgang der vergleichenden Betrachtung in wichtigen Einzelheiten folgen zu können, ist eine erneute gekürzte Wiedergabe des Falls FREI-WIENER an dieser Stelle unerläßlich, bevor die neuen Beobachtungen von KORTING und ADAM näher geschildert werden können.

Fall FREI und WIENER (BRUCK, S. 129): Ungemein chronisch verlaufend, bei einer vorher gesunden 54jährigen Frau:

Ausbruch rötlicher Knoten an Brust und Rücken, spontan heilend. Nach 3 Monaten handtellergroße Geschwürsbildung am linken Unterschenkel, in 4 Monaten abheilend. Nach 2 weiteren Monaten Ausbrüche neuer bis zu Handtellergröße wachsender *schmerzhafter* Geschwüre an Rumpf und Unterschenkeln. — Krankenhausaufnahme: Große, *grüneitrig belegte* Geschwüre mit unterminierten, infiltrierten gezackten Rändern, umgeben von erbsengroßen, blauroten, teilweise pustulösen Knötchen. Im Weiterverlauf Auftreten schmerzhafter, runder, zumeist tiefgehender Infiltrationen nahe dem Unterschenkelgeschwür, aus denen wiederholt Pseudomonas aeruginosa gezüchtet werden konnte. *Agglutination* gegen den eigenen und gegen einige fremde Pyocyaneusstämme positiv (1:160). *Cutireaktion* auf eine Pyocyaneusvaccine stärker ausfallend als bei Kontrollfällen. Schließlich Abheilung aller Geschwüre unter fortgesetzter Vaccinebehandlung. — *Histologisch im gefärbten Gewebsschnitt keine Pseudomonas aeruginosa-Bacillen, auch keine Nekrosen*; nur leukocytäre Infiltration.

Fall KORTING und ADAM (stark abgekürzt): Eine in regellosen Schüben subakut bis chronisch verlaufende Pyocyaneuserkrankung der Haut bei einem 74jährigen, in gutem Ernährungs- und Allgemeinzustand befindlichen Mann:

Beginn nach Unfallverletzung mit Wunde an der rechten Brustseite; Heilung innerhalb von 4 Wochen. 8 Tage später Aufschießen eines pustulösen, bald geschwürig zerfallenden Gebildes nahe der Verletzungsstelle. Das Geschwür erreicht fast Handtellergröße; Abheilung nach 5 Wochen. Wenige Monate hierauf Bildung eines neuen Geschwürs, das sich schließlich vom rechten Knöchel bis über das Schienbein erstreckt, aber unter Krankenhauspflege abheilt.

Ein halbes Jahr später kommt Patient mit ulcerösen Hautveränderungen in der Kreuzbeingegend zur Aufnahme in die Tübinger Univ.-Hautklinik.

*Aufnahmebefund.* Floride Herde am Kreuzbein und rechten Unterschenkel. Über dem *Kreuzbein* eine unscharf bogenartig begrenzte nässende Geschwürsfläche mit wulstigen oder prall-ödematös aufgeworfenen Randbezirken, umgeben von einer erythematösen Außenzone. Im Bereich der Randumwallung finden sich reihenartig angeordnete, kleinknotige Infiltrate, teilweise mit Pustelkuppen. Die Geschwürsfläche ist fleckweise bedeckt mit *grüneitrigen,* schmierigen Belägen; daneben versprengte weißliche Epidermisinselchen und kleine kräftige Granulationen. Am rechten *Unterschenkel* zeigt die Haut vom Knöchel bis zur Kniekehle ein wurmstichiges Aussehen, bewirkt durch zahlreiche Erosionen von Stecknadelspitz- bis Linsengröße. Bei leichter Berührung lebhafte Blutung.

*Histologie* (Keilexcision vom Kreuzbeinherd). Breites akanthotisches Epidermisband; darunter eine bis zum Fettgewebe hinabreichende massive Leukocyteninfiltration mit starker eosinophiler Durchmischung und degenerativen Zellformen. *Keine Bakterien auffindbar,* weder in den Gefäßwandungen noch im Gesamtbild. Nirgends panarteriitische Veränderungen.

*Bakteriologie.* Alle Versuche wurden zugleich mit einem fremden Pyocyaneusstamm durchgeführt, je zweimal im Abstand von 14 Tagen. Typisches Wachstum beider Stämme auf Blutagar, entnommen von den Geschwürsflächen; Einzelkolonien auf Schrägagar. Agglutinationstest positiv bei beiden Stämmen bei 1:160. Beweglichkeit im hängenden Tropfen.

Etwa 4 Wochen nach der Aufnahme in die Klinik waren im Fall KORTING und ADAM keine Pseudomonas aeruginosa-Bacillen mehr von den Geschwürsflächen züchtbar. Trotz Versagens einer Erythromycin-Streptomycin-Behandlung kam es schließlich zur spontanen Abflachung des Randwalls und völliger Epithelisierung.

Und doch flackerte die Erkrankung noch einmal auf mit dem Erscheinen eines neuen, sich langsam vergrößernden Herdes am linken Unterschenkel. Es dauerte lange, bis durch Verabreichung anderer Antibiotica (zuletzt auch lokal mit einer Terramycin- und Polymyxin B-Mischsalbe) die Rückbildung aller Hautläsionen erreicht wurde.

Mancherlei Fragen erhoben sich: Wie läßt sich bei einer Pyocyaneuserkrankung der Haut das Fehlen von Pseudomonas aeruginosa im Gewebsschnitt erklären und wie das Fehlen von charakteristischen Nekrosen, wie sie beim Ecthyma gangraenosum konstant gefunden werden? Sollte vielleicht die Bakterienfreiheit im Gewebsschnitt durch das individuelle Abwehrvermögen eines gegen eindringende Bakterien hochgradig sensibilisierten Organismus zu erklären sein? Schien doch auch der in beiden Vergleichsfällen ermittelte Agglutinationstiter

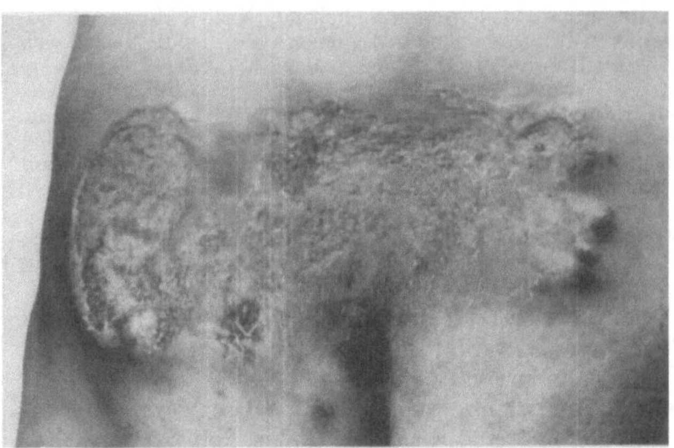

Abb. 2. Ecthyma gangraenosum adultorum mit schmalbandig blasiger Abhebung im Bereich der linken und kleinknotigen Infiltraten im Bereich der rechten Herdkante. [Arch. Derm. Syph. (Berl.) **199**, 485, Abb. 1 (1955). Beitrag Korting und Adam]

von 1:160 (nach Reichel, zit. von Korting und Adam, übrigens heute noch als Grenzwert für Gesunde annehmbar) neben dem schwach positiven Ausfall der Cutireaktion auf Eigenvaccine für eine solche Annahme zu sprechen. Korting und Adam zweifeln, daß diese Argumente für eine derartige immunologische Erklärung ausreichen.

Sowohl der Fall Frei-Wiener als ihre eigene Beobachtung, so folgen Korting und Adam, spiegeln trotz des lang hingezogenen Verlaufs die relative *Gutartigkeit* dieser Form der Pyocyaneuserkrankung der Haut beim *Erwachsenen* wider. Gestützt auf ihre klinisch, histopathologisch und bakteriologisch durchgearbeitete vergleichende Analyse möchten Korting und Adam dem *Ecthyma gangraenosum infantum ein Ecthyma gangraenosum adultorum* an die Seite stellen.

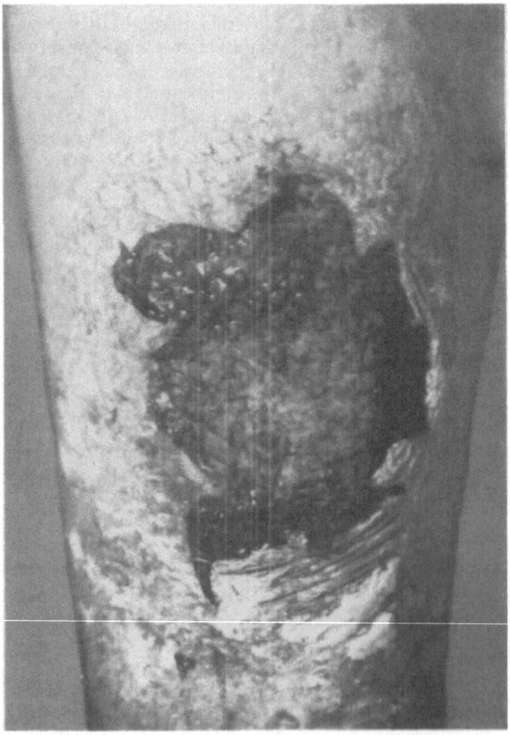

Eine Mittelstellung zwischen der typischen akuten Form des Ecthyma gangraenosum und den subakut oder chronisch verlaufenden Pyocyaneuserkrankungen der Haut dürfte der seltene, von Korting und Adam wiedergegebene Fall Gottrons einnehmen. Hier tritt uns das „Ecthyma gangraenosum der Erwachsenen" in akuter Entwicklung entgegen, und zwar bei einem vollkräftigen 20jährigen Mann, ganz im Gegensatz zum Ecthyma gangraenosum der schon vorher hochgeschwächten Kinder.

Aus kleinpapulösen oder pustelförmigen Knötchen entwickelten sich in rascher Folge weitausgedehnte Geschwüre an Hinterhaupt, Rücken, in der Schultergegend und an der Brust, woraus sich schließlich eine Ulceration

Abb. 3. Großbogig gezacktes Ecthyma gangraenosum am linken Unterschenkel. [Arch. Derm. Syph. (Berl.) **199**, 491. Abb. 7 (1955), Beitrag Korting und Adam]

im Umfang von 29 zu 22 cm bildete. Der Randbezirk war ödematös aufgeworfen, die Geschwürsfläche stellenweise siebartig durchlöchert mit Hautzerstörungen, die bis zu 5 cm Tiefe in die Fascie und den Muskel hineinreichten.

Der bakteriologische Befund zeigte anfangs eine Mischflora von grampositiven und gramnegativen Stäbchen, Streptokokken und — mehr und mehr in den Vordergrund tretend — Pseudomonas aeruginosa-Stäbchen, die schließlich in Reinkultur wuchsen. Anstieg der Leukocytenzahl bis zu 20000 mit 80%iger Neutrophilie. Agglutination gegen den eigenen und gegen Kontrollstämme anfangs 1:80, nach Intracutaninjektion einer Pyocyaneusvaccine bei 1:1000. Der Vaccinetest fiel positiv aus beim Patienten, negativ bei drei Kontrollpersonen.

Dem sich langsam vollziehenden Heilungsverlauf gingen lange Zeit hindurch schwere Störungen des Allgemeinbefindens voraus (Schüttelfröste, hohes Fieber, Tachykardie) — ganz im Gegensatz zu der in regellosen Schüben subakut oder chronisch verlaufenden Form der Pyocyaneuserkrankungen der Haut, die das Allgemeinbefinden auffallend wenig zu beeinträchtigen pflegen. Kein Wunder, daß eine so tiefreichende Gewebszerstörung auch bei dem kräftigen jungen Kranken GOTTRONs zu schwereren Reaktionen geführt hat.

## 4. Neuzeitliche Studien über die Rolle von Pseudomonas aeruginosa bei Erkrankungen der Nägel

Die Schilderungen der Pyocyaneuserkrankungen der Haut würde nicht vollständig sein, wenn nicht abschließend über neuzeitliche Untersuchungen berichtet würde, die sich mit der Rolle von Pseudomonas aeruginosa bei Erkrankungen im Nagelbereich beschäftigen (,,grüne" oder ,,schwarzblaue Nägel", MOORE und MARCUS; ferner GOLDMAN und FOX; BAUER und COHEN).

BAUER und COHEN (1957) schildern vier Fälle von Veränderungen der Fingernägel, im Aussehen ganz ähnlich den von HALLOPEAU beschriebenen panaritiumartigen Entzündungen um das Nagelbett herum. Die Nagelplatten waren schwärzlich-blau verfärbt

Splitter normaler Nagelsubstanz wurden auf wachsende Kulturen von Pseudomonas aeruginosa verbracht. Diese Nagelsplitter nahmen eine blaugrüne bis schwarzgrüne Färbung an, entsprechend dem Pigmentbildungsvermögen des betreffenden Stamms.

Bei zwei der untersuchten Fälle konnte in der auf Druck heraussickernden subungualen Flüssigkeit Pseudomonas aeruginosa nachgewiesen werden, nicht aber in den für die Versuche gebrauchten Splittern normaler Nagelsubstanz. BAUER und COHEN nehmen an, daß Pseudomonas aeruginosa im Anschluß an geringe Traumen in das subunguale Gewebe eindringen kann.

Schon früher haben GOLMAN und FOX sowie MOORE und MARCUS sich um die Erklärung von ,,grünen oder schwarzblauen Nägeln" bemüht. Die letztgenannten Untersucher konnten Pseudomonas aeruginosa in Nagelabkratzungen nachweisen. Während die Paronychien unter Behandlung abheilten, verblieb die Schwarzfärbung der Nagelplatten ein ganzes Jahr lang.

Vorwegnehmend sei bemerkt, daß BAUER und COHEN nach Fehlschlagen jedes anderen Antibioticums völlige Abheilung binnen eines Monats durch feuchte Packungen mit einer 1% Essigsäure enthaltenden Polymyxin B-sulfatlösung erzielten (hierzu s. Therapie).

## V. Diagnose und Differentialdiagnose der Pyocyaneuserkrankungen der Haut

Die Forderungen BRUCKs, die erfüllt sein müssen, um von einer Pyocyaneuserkrankung der Haut zu sprechen, gelten auch heute: Der ,,wiederholt und möglichst von verschiedenen Stellen" gewonnene Erregernachweis in den Absonderungen der Krankheitsherde und im Gewebsschnitt, besonders angehäuft in den Wandungen der Gefäße, und beim Verdacht auf eine Pyocyaneussepsis der Erregernachweis im Blut.

Der Arzt, der Gelegenheit hatte, das Ecthyma gangraenosum in seiner typischen Erscheinungsform zu sehen, mag sich imstande fühlen, die Diagnose beim bloßen Anblick zu stellen, zumal wenn begleitende Ohreneiterungen oder Augenläsionen und der desolute Allgemeinzustand des Kindes den Blick auf die rechte Fährte lenken. Die aus den unscheinbaren Initialknötchen sich rasch entwickelnden Geschwüre mit nur schwacher entzündlicher Reaktion der umgebenden Haut und schließlich die charakteristische Form des voll ausgeprägten Geschwürs mit seinem aufgeworfenen Randwall mögen genügen, um die durch Pseudomonas aeruginosa hervorgerufene Infektion zu vermuten. Und dennoch verbleibt, wie schon Hitchmann und Kreibich betonten, die Diagnose des Ecthyma gangraenosum im Grunde ein bakteriologisches Problem.

Anfängliche Verwechslungen der Initialefflorescenzen mit *Varicellen* oder *Tuberkulidknötchen* werden bei weiterer Beobachtung rasch geklärt sein. Für die Differentialdiagnose der Pyocyaneuserkrankungen der Haut bedarf es in erster Linie der Abgrenzung des Ecthyma gangraenosum von der großen Menge klinisch ähnlicher mit Nekrose einhergehender Geschwürsbildungen. In neuerer Zeit haben sich Korting und Adam der Aufgabe unterzogen, diese unter den verschiedensten Namen beschriebenen Hautläsionen dem Stand gegenwärtigen Wissens gemäß kritisch zu sichten. Sie erwähnen das „Ecthyma terebrans infantum" (Hallopeau), das „Ecthyma terebrans" (Baudouin-Wickham), das „Ecthyma cachecticorum" (Neumann), die „multiple cachectische Hautgangrän" (Simon und Eickhoff) und die „Varicella gangraenosa" (Hutchinson), wobei die Hutchinsonsche Erkrankungsform nach Korting und Adam im Hinblick auf später erbrachte Erregerbefunde den Pyocyaneuserkrankungen der Haut zuzurechnen wäre. Nicht als solche anzuerkennen sei die „Dermatitis gangraenosa infantum" von Walker und Low, bei der nur *Staphylokokken*befunde aufzuweisen waren (Referenzen hierzu bei Korting und Adam, S. 495).

Länger verweilen wir bei der differentialdiagnostischen Frage „*Pyocyaneuserkrankung der Haut*" vs. „*Pyoderma gangraenosum*" (Brunsting u. Mitarb.), ein Problem, das den heutigen Dermatologen, Internisten und Chirurgen in gleichem Maße angeht.

Beide Hautaffektionen sind trotz der weitgehenden Ähnlichkeiten des äußeren Anblicks und örtlichen Verlaufs durchaus verschiedene Erkrankungen.

Wenn in neueren Arbeiten und Lehrbüchern das *Pyoderma gangraenosum* unter der Überschrift „*Pyoderma (Ecthyma) gangraenosum*" abgehandelt wird, so kann dies nur zu Mißverständnissen führen. Die Bezeichnung „*Ecthyma*" sollte, solange keine präzisere Klassifizierung der hierher gehörigen Erkrankungen möglich ist, allein dem von Hitchmann und Kreibich beschriebenen Ecthyma gangraenosum vorbehalten bleiben.

Das *Pyoderma gangraenosum* ist seit seiner Beschreibung und Benennung durch Brunsting, Goeckerman und O'Leary (1930) als eine besondere Krankheit allgemein anerkannt worden. In jüngster Zeit (1957) hat Perry in Gemeinschaft mit Brunsting die Erkrankung erneutem Studium unterzogen. Weitere Arbeiten neuer Zeit liegen vor von Hofstad, Clarke, van der Hoeden, Madsen, Russell, Walther.

Angesichts mancher Unklarheiten in den kasuistischen Schilderungen des Pyoderma gangraenosum erscheint seine Abgrenzung von den chronisch verlaufenden Pyocyaneuserkrankungen der Haut besonders angezeigt. Beiden Krankheitsbildern *gemeinsam* ist:

1. Die zuerst oft vereinzelt auftretenden, sich schubweise wiederholenden Ausbrüche initialer Knötchen, seltener Bläschen und deren Umwandlung in langsam fortschreitende Geschwüre von hartnäckigem, der Therapie Widerstand leistenden Charakter, und

2. die Form dieser Ulcerationen mit ihrem kragenartig aufgeworfenen ödematösen Randwall, innerhalb dessen sich der nekrotisierende Prozeß kundgibt.

*Unterscheidungsmerkmale* sind:

1. Die im Vergleich mit den torpiden Geschwüren der durch Pseudomonas aeruginosa hervorgerufenen, zumeist recht schmerzhaften Läsionen des Pyoderma gangraenosum,

2. die nicht selten neben diesen Geschwüren intermittierend auftretenden Bläschenausbrüche — ganz in der Anordnung der Bläschen der Dermatitis herpetiformis — beim Pyoderma gangraenosum, und

3. eine ausgesprochene Überempfindlichkeit der Haut bei Trägern des Pyoderma gangraenosum gegen verschiedene Stoffe, besonders Jodpräparate, sowie auch die Auslösbarkeit neuer Herde durch geringe Traumen, z.B. an Einstichstellen von Injektionen. Ein Hauptunterscheidungsmerkmal bilden die uncharakteristischen histologischen und bakteriologischen Befunde des Pyoderma gangraenosum gegenüber den konstant nachweisbaren Pyocyaneusbacillen in den Absonderungen der Hautläsionen der Pseudomonaserkrankung.

In der Versuchsreihe ihrer neuen Studien über das Pyoderma gangracnosum hatten PERRY und BRUNSTING 19 Patienten vor sich; alle zeigten die charakteristischen Hautläsionen des Pyoderma, aber nur 11 (= 60%) hatten zugleich eine ulceröse Colitis. Von den übrigen 8 Kranken klagten 4 über andere Intestinalbeschwerden. VAN DER HOEDEN und seine Mitarbeiter konnten bei 4 ihrer 5 Pyodermakranken eine Colitis ulcerosa feststellen.

Jedenfalls verbleiben Fälle, die *nur* die Hautveränderungen des Pyoderma gangraenosum darbieten, und gerade bei diesen Fällen, die dem klinischen Anblick nach der chronischen Form der Pyocyaneuserkrankung der Haut sosehr ähneln können, sollte besondere Aufmerksamkeit auch auf die Möglichkeit einer Pseudomonas aeruginosa-Infektion gerichtet werden.

Die im früheren Schrifttum immer wiederkehrenden Angaben über Befunde von *Staphylokokken* als vermutlicher Erreger des Pyoderma gangraenosum werden in der neuesten Darstellung von PERRY und BRUNSTING nicht mehr erwähnt. Diese Forscher neigen der Ansicht derjenigen zu, die keinem der gewöhnlich aufgefundenen Mikroorganismen (Mikrokokkenarten, Escherichia coli, Pseudomonas u.a.) eine spezifische Bedeutung zuerkennen möchten.

Was aber den inneren Zusammenhang der Haut- und Darmerscheinungen in den mit Colitis ulcerosa vergesellschafteten Fällen anlangt, so darf die Arbeit von DELIA WALTHER nicht unerwähnt bleiben, die ein und denselben Organismus, einen schleimbildenden grampositiven Enterococcus, sowohl im Inhalt einer hämorrhagischen Blase und in der Gewebsprobe eines subcutan gelegenen Knötchens als auch in der Spülflüssigkeit des chirurgisch völlig ausgeschalteten Colons nachweisen konnte. Die Autorin nimmt einen metastatisch-embolischen Prozeß an.

Der Fall WALTHER wird hier auch erwähnt, da er zugleich einen Hinweis für die Pathogenese der *bei schon bestehender Pyocyaneussepsis erfolgenden Hauteruptionen* darbietet.

Kaum je dürfte die Differenzierung einer Pyocyaneuserkrankung der Haut von *Syphiliden*, namentlich der Spätperiode, Schwierigkeiten bereiten. Hingegen kann ihre Abgrenzung von geschwürig zerfallenden Granulationstumoren bei tiefgreifenden Dermatomykosen eine längere Zeit der Beobachtung beanspruchen, sofern nicht der positive Ausfall eines der routinemäßig ausgeführten Teste von vornherein auch an die Möglichkeit einer Funguserkrankung denken läßt.

Wie schwierig sich die Unterscheidung zwischen den chronisch verlaufenden, durch Pseudomonas aeruginosa bewirkten Hautgeschwüren von solchen des Pyoderma gangraenosum, von pilzlichen, zerfallenden Granulationstumoren oder von klinisch ähnlichen nichtbakteriellen Geschwürsformen gestalten kann, zeigt augenfällig ein in der Oktobersitzung (1960) der San Francisco Dermatological Society unter der tentativen Bezeichnung „Pyoderma gangraenosum" zur Diskussion gestellter Fall. Er betrifft einen mittelkräftigen, guternährten Mann mittleren Alters, der seit Jahren an einer chronisch rückfälligen rheumatoiden

Arthritis und einer mit Steinbildung einhergehenden, wiederholt aufflackernden Pyelocystitis litt, seit 2 Jahren außerdem an schubweise auftretenden chronischen Geschwürsbildungen an den unteren Extremitäten. Sie waren so hartnäckig, daß nach erfolgloser Darreichung von Steroidpräparaten und anderen Heilmitteln erst die chirurgische Zerstörung mit nachfolgender Transplantation die Abheilung ermöglichte. Trotz vielfacher klinischer Behandlung und trotz konsultativer Zusammenarbeit von dermatologischen, internen und chirurgischen Spezialisten mußte es schließlich mit Vermutungsdiagnosen sein Bewenden haben.

Aus dem uns zur Verfügung gestellten umfangreichen Berichtsmaterial sei hervorgehoben, daß der Kranke in den letzten Jahren im Bezirk des durch das *endemische Vorkommen von Coccidioidomycosis* berüchtigten San Joaquin Valley auf mehreren Farmen gearbeitet hatte, in ständiger Berührung mit Nutzvieh und Heufutter, dabei zugleich den Möglichkeiten einer Tuberkuloseinfektion ausgesetzt.

Weder die bakteriologischen noch serologischen Befunde ergaben schlüssige Anhaltspunkte für eine ätiologische Diagnose. Die aus uneröffneten epithelialen Abhebungen entnommene Flüssigkeit war stets bakterienfrei und pilzfrei, das Ergebnis von Blutkulturen stets negativ. Geschwürsabstriche zeigten eine uncharakteristische Mischflora, dabei gelegentlich auch Pseudomonasstäbchen, welch letztere aber — dem Protokoll gemäß — niemals im Gesamtbild vorherrschten. Auch die außer B. coli im Harnsediment gefundenen Pseudomonasstäbchen traten nie in den Vordergrund. Das spärliche gelbliche, zuweilen blutvermischte Morgensputum bei mildem Husten zeigte keine bakteriellen Besonderheiten und keine Pilzelemente. Auch Komplementbindungsstudien lieferten keine diagnostisch verwertbaren Ergebnisse.

Weder die vorgeschlagene Deutung der chronischen Hautläsionen als mögliche Folgen einer durch die rheumatische Grundkrankheit bewirkten Vacculitis, noch die Annahme einer Coccidioidomycosis oder einer chronischen Pyocyaneuserkrankung der Haut ließen sich ausreichend stützen.

Die diagnostische Bedeutung wiederholter *Blutkulturen* zur Ermittlung einer *Pyocyaneussepticämie* ist im Vorangehenden wiederholt erörtert worden. Sie sollten beim geringsten Verdacht auf eine durch Pseudomonas aeruginosa hervorgerufene Sepsis so früh als möglich vorgenommen werden — die einzige Möglichkeit, schweren Organkomplikationen durch eine rationelle Therapie vorzubeugen.

Die Diagnose derartiger Komplikationen fällt, soweit sie nicht Patienten betreffen, die mit charakteristischen Hauterscheinungen, Ohreiterungen oder Augenläsionen ärztliche Hilfe aufsuchen, ganz in das Aufgabengebiet des Internisten. Die ansteigende Häufigkeit der durch Pseudomonas aeruginosa erzeugten *Endokarditis* hat zu vielfachen Studien Anlaß gegeben. Waisbren und Hastings haben bei kritischer Sichtung der Literatur und auf Grund eigener Beobachtung nur solche Fälle als Pyocyaneus-Endokarditis gelten lassen, bei denen drei Kriterien erfüllt waren:

1. Die klinische Feststellung einer akuten bakteriellen Endokarditis,

2. die wiederholte Isolierung des Pyocyaneusbacillus vom strömenden Blut, zum mindesten noch kurz vor dem Tod, und

3. *post mortem* der direkte Nachweis desselben in den Vegetationen an den Spitzen der befallenen Herzklappen. Nochmals sei auf das Paradigma des von Teitel und Florman geschilderten Falls einer postoperativen Pyocyaneusendokarditis hingewiesen (s. S. 181).

Besteht der Verdacht auf eine durch Pseudomonas aeruginosa hervorgerufene *Meningitis*, so ist der Nachweis des Erregers in der Spinalflüssigkeit möglich. Von sonstigen Organkomplikationen ist das Befallensein der *Nieren* ein besonders ominöses Vorzeichen. Ist der Harntrakt überhaupt einbezogen, so erscheint Pseudomonas aeruginosa zumeist im Urin. Die exogene Einbringung des Mikroorganismus in die Harnwege scheint — der Kasuistik des Schrifttums gemäß — die endogene, von den Nieren ausgehende Infektion weit zu überwiegen.

Nicht selten trifft man bei Durchsicht der Literatur auf *Autopsiebefunde*, die die Frage offen lassen, ob und inwieweit die geschilderten Organschädigungen durch Pseudomonas aeruginosa bewirkt worden sind. Solche Zweifel mögen z.B. für eine Mitteilung BLÜMIGs gelten, wie sie auch die Autorin selbst andeutet:

BLÜMIG beschreibt den Autopsiebefund eines 1 Monat alten Kindes, das an den Folgen einer *infizierten Myelocystocele (spina bifida partialis)* ad exitum gekommen war. Es fanden sich: *Makroskopisch:* gelblich-weiße Nekrosenherde in Lunge, Leber, Niere Thymusdrüse, Schilddrüse sowie in der die freiliegenden Spina bifida umgebenden Haut. *Mikroskopisch:* Nekrosen in den Nieren und Nebennieren; dazu im Bereich der Leber und Milz Gefäßveränderungen von der Art einer Endophlebitis proliferans, wie sie beim Ecthyma gangraenosum ungewöhlich sind.

Als *bakteriologischer Befund* wird vermerkt: „die kulturelle Untersuchung von Leber und Milz ergibt eine Reinkultur von Pseudomonas aeruginosa-Stäbchen". Auch im Gewebsschnitt war Pseudomonas aeruginosa in Massen gefunden worden.

# VI. Prognose

Die Prognose der typischen akuten Form der Pyocyaneuserkrankung der Haut, des Ecthyma gangraenosum der Kleinkinder oder des Greisenalters ist durchaus infaust. Befällt diese Krankheit doch einen stets schon vorher hochgradig geschwächten Organismus. Die Prognose der septischen Pyocyaneusinfektion nach ausgedehnten Verbrennungen ist — dank der Einführung des Polymyxin B in die Therapie — bei gleichzeitiger, bestmöglicher hygienischer Betreuung nicht mehr so ungünstig wie in früheren Zeiten. Günstig ist die Prognosis quoad vitam in den Fällen der subakut oder chronisch verlaufenden Form der Pyocyaneuserkrankung der Haut, die trotz des langhingezogenen, hartnäckig der Therapie Widerstand leistenden Verlaufs schließlich zur Heilung zu kommen pflegen.

# VII. Therapie der Pyocyaneuserkrankungen der Haut

Bis um das Jahr 1936 galt die *Vaccinebehandlung* der Pyocyaneuserkrankungen der Haut für das vielversprechendste Verfahren. Der Erfolg konnte jedoch nur in Einzelfällen befriedigen. Mit Einführung der *Sulfonamide* war ein Fortschritt erreicht; doch zeigte es sich bald, daß die Empfindlichkeit von Pseudomonas aeruginosa gegen die verschiedenen Derivate — wenn überhaupt vorhanden — gering war. Das *Sulfadiazin* wurde zum Mittel der Wahl; es fehlte nicht an günstigen Erfolgsberichten.

Doch erst mit Einführung der *Antibiotica* in die Therapie der Pyocyaneusinfektionen schien sich eine entscheidende Wendung anzubahnen. Unvermutet freilich zeigte sich zunächst, daß Pseudomonas aeruginosa zahlreichen antibiotischen Präparaten gegenüber eine erhebliche Resistenz besitzt. Kombinationen von Sulfadiazine mit verschiedenen antibiotischen Stoffen schienen das Zustandekommen eines bakteriostatischen Effekts zu fördern. Auch ermöglichten solche Kombinationen eine niedrigere Dosierung der einzelnen Bestandteile (Versuche von PULASKI und BAKER).

Von allen antibiotischen Präparaten steht heute das *Polymyxin B* an der Spitze dank seiner so gut wie konstanten bactericiden Eigenschaften gegenüber Pseudomonas aeruginosa. Es ist nunmehr das Mittel der Wahl sowohl für die topische als parenterale Behandlung der Pyocyaneuserkrankungen geworden.

Dieser Wirkstoff setzt sich aus fünf Fraktionen zusammen, benannt nach den Buchstaben A, B, C, D und E. Sie zeigen sämtlich die gleichen chemischen und biologischen Eigenschaften. Das Polymyxin A, isoliert von Bacillus aerosporus (Aerosporin), erwies sich als zu toxisch. Polymyxin D war hochgradig toxisch für die Nieren. Erst das Polymyxin B ermöglichte eine allgemeine Anwendung (experimentelle Studien von Bliss, Chandler und Schoenbach; Hayes und Yow u. a.) — Polymyxin B ist auch gegen Aerobacter aeruginosum, Sal. typhosa, K-Pneumonie und H-Influenza wirksam.

Die Reichweite der Wirksamkeit des *Polymyxin B-Sulfat* bei Pyocyaneusinfektionen hat sich aufs deutlichste in den Versuchsreihen von E. Jawetz (1952) goffenbart, der das Präparat — 2 Jahre lang — an 35 Patienten erprobt hat, noch eindrucksvoller vielleicht in den Untersuchungen von Kalmár und Ott (1962), die die Heilkraft des Polymyxin B bei der — wenn unbehandelt — stets fatal verlaufenden *Pyocyaneus-Meningitis* aufs drastischste erweisen konnten. Kalmár und Ott haben nach Überprüfung von 187 Veröffentlichungen des Schrifttums 21 Fälle von Pyocyaneus-Meningitis (darunter 3 eigene Patienten) zum Gegenstand besonderen Studiums gemacht. Von diesen 21 *allein* mit Polymyxin B behandelten Kranken wurden 18 Kranke völlig geheilt; nur 3 erlagen der Krankheit. Bei der Autopsie boten sie das gleiche Bild dar wie die unbehandelt zugrunde gegangenen Kranken: die Hirnhäute übersät mit zahllosen Mikroabscessen.

Daß eine beharrlich durchgeführte Behandlung mit Polymyxin B-Sulfat selbst in verzweifelten Fällen von Pyocyaneussepsis lebensrettend wirken kann, veranschaulichen Beispiele des neueren Schrifttums.

So berichten Hayes und Yow über ein 17jähriges Mädchen mit Pyocyaneussepticämie, das nach Versagen von Sulfonamiden und Aureomycin in desolatem, fast hoffnungslosem Zustand schließlich durch eine hochdosierte Polymyxinbehandlung völliger Heilung zugeführt werden konnte. Die Dosierung von im ganzen 80 mg Polymyxin B-Sulfat, alle 6 Std intramuskulär gegeben, sowie von zwei im Abstand von 12 Std verabfolgten Injektionen von je 2 mg, mußte freilich nach 12 Tagen wegen Übelkeit, Erbrechen und allgemeinem Pruritus abgebrochen werden. Noch zwei ähnliche Behandlungscyclen erwiesen sich als nötig infolge von zweimaligem Wiederaufflackern der Krankheit, wobei es geringerer Dosen bedurfte. Nach 7monatigem Krankenlager konnte die Patientin gesund entlassen werden.

**Dosierungsverfahren.** Das Polymyxin B-Sulfat wird entweder intramuskulär oder — besonders bei Pyocyaneus-Meningitis — intrathecal oder suboccipital injiziert. Folgt man den Dosierungsangaben des Schrifttums, so dürften die Mitteilungen von Martin und seinen Mitarbeitern (Mayo-Clinics, 1954), von Jawetz (1952) sowie von Kalmár und Ott (1962) eine ausreichende Grundlage für die jeweilige Dosierung abgeben. Martin und seine Arbeitsgruppe fanden die intramuskulär verabreichte Dosis von 100—200 mg, in vier Einzeldosen über den Tag verteilt, im allgemeinen ausreichend für einen Heilerfolg. Kalmár und Ott gaben in ihren Fällen von Pyocyaneus-Meningitis beim Erwachsenen zunächst 5 mg täglich; war nach 3 Tagen keine Wirkung erkennbar, so wurde die Tagesdosis bis auf 10 mg gesteigert. Bei Kindern freilich muß die tägliche Dosis von Fall zu Fall dem Alter gemäß pro Kilogramm Körpergewicht errechnet werden. Heffner und Smith (1960) empfehlen für Kinder eine Tagesdosis von 2,5 mg pro Kilogramm Körpergewicht als gut verträglich: niemals fanden sie bei ihren kleinen Patienten toxische Nebenwirkungen ernsterer Art. Auch Kalmár und Ott haben bei Kindern unter 2 Jahren mit Pyocyaneus-Meningitis sich an die intrathecale Verabreichung von 2,5 mg pro Kilogramm Körpergewicht und Tag gehalten.

**Toxische Nebenwirkungen.** Angesichts der toxischen Eigenschaften der verschiedenen Polymyxinfraktionen muß besonders die Möglichkeit einer *nephro-*

*toxischen* Wirkung im Auge behalten werden. Auf Grund eigener Versuche hat JAWETZ die relative Seltenheit und Geringfügigkeit derartiger Seiteneffekte feststellen können. Bei den Toxicitätsprüfungen von JAWETZ zeigten von 28 Kranken, die eine Woche lang täglich 1,5—2,8 mg Polymyxin B-Sulfat pro Kilogramm Körpergewicht erhalten hatten, nur sieben einen leichten Anstieg der Proteinurie sowie drei eine Steigerung der Leukocytenzahl, Reaktionen, die nach Aussetzen des Mittels rasch verschwanden. HEFFNER und SMITH heben besonders hervor, daß bei keinem der von ihnen behandelten Kinder nephrotoxische Erscheinungen zutage traten, weder Zylinderbildung noch Hämaturie. Wenn derartige Erscheinungen beim Erwachsenen auftreten, so müssen sie bei dem bedrohlichen Ernst einer Pyocyaneussepsis wohl in Kauf genommen werden, ebenso wie die häufig am Ort der Injektion zustande kommenden schmerzhaften Entzündungen, deren Unannehmlichkeiten durch Procainzusatz gemildert werden können. Das gleiche gilt für neurotoxische Wirkungen (Parästhesien, Juckreiz).

Immer wieder imponiert die Überlegenheit der bactericiden Wirkung des Polymyxin B gegenüber allen früheren Wirkstoffen; obendrein haben KALMÁR und OTT nach eingehendem Studium der Verlaufsweise der durch Polymyxin der Heilung zugeführten Fälle von Pyocyaneussepticämien eine sichtliche *Verkürzung der Behandlungsdauer* feststellen können (nach ihren Ermittlungen von durchschnittlich 33,4 Tagen gegenüber 49,6 Tagen der vorangehenden Behandlungsära).

Nicht weniger eindrucksvoll als die Erfolge der Polymyxin B-Therapie bei geschlossenen Gewebsinfektionen und septischen Allgemeinerkrankungen durch Pseudomonas aeruginosa ist seine Wirksamkeit bei der *topischen Behandlung von Pyocyaneus-Infektionen* offener Wunden, flächenhafter Verbrennungen oder Schleimhautdefekten. Hier tritt nicht allein die Zuverlässigkeit und Überlegenheit des Polymyxin B hinsichtlich seiner bactericiden Kraft, sondern auch die Schnelligkeit des Eintritts seiner Einwirkung besonders zutage.

In ausgedehnten Versuchen hat JAWETZ gefunden, daß bei der örtlichen Behandlung derartiger Hautläsionen schon eine Lösung von 0,1 mg Polymyxin B-Sulfat pro Milliliter physiologischer Kochsalzlösung allen bis dahin gebräuchlichen Lösungen von Sulfonamiden oder Acridinabkömmlingen weit überlegen ist. Rasch schwand unter Spülungen und feuchten Umschlägen mit dieser Lösung der grünliche Eiter von den kontaminierten Wundflächen; die Sekretproben wurden und blieben frei von Pyocyaneuserregern.

Über die hervorragenden Erfolge dieses örtlichen Behandlungsverfahrens haben schon JACKSON, LAWBURY und TOBLEY im Jahre 1951, alsdann besonders MARKLEY und seine Mitarbeiter (1957) eingehend berichtet. Diese Autoren erkannten, daß dem Polymyxin B der Vorrang bei der Behandlung von pyocyaneusinfizierten Brandwunden und *flächenhaften Verbrennungen* gebührt. Dabei hat sich gezeigt, daß selbst bei einer lange fortgesetzten Anwendung dieser Lösung sowenig von dem Polymyxin B-Sulfat absorbiert wird, daß die tägliche Applikation von Spülungen oder Umschlägen unbeschadet über Wochen hinaus durchgeführt werden kann. Sobald freilich der Verdacht oder die Tatsache eines Übergangs der lokalen in eine allgemeine Pyocyaneusinfektion vorliegt, so wird die zusätzliche parenterale Zuführung des Heilmittels unerläßlich.

Nach allen bisher vorliegenden Erfahrungen ist die Zuverlässigkeit der bactericiden Wirkung des Polymyxin auf Pseudomonas aeruginosa soweit erprobt, daß es überflüssig erscheint, die sonst zwecks Auswahl des geeignetsten Antibioticums vorausgeschickten *Empfindlichkeitsprüfungen* des Patientenstamms in vitro überhaupt vorzunehmen. Die hierdurch erzielte Zeitersparnis käme einem möglichst frühzeitigen Einsetzen der Polymyxin B-Behandlung zugute.

13*

**Prophylaktische Verwertbarkeit des Polymyxin B.** Ein kaum weniger wichtiges Problem wie die *Heilung* der Pyocyaneuserkrankungen der Haut stellt die *Verhütung* ihres Zustandekommens dar. Vor Einführung des Polymyxin scheiterten die entsprechenden Versuche oft an der besonderen Widerstandsfähigkeit der Pseudomonas aeruginosa gegenüber den gebräuchlichen keimtötenden Präparaten und Desinfektionsmitteln, nicht selten selbst gegen Sulfonamide und manche Antibiotica. Die zur Vorbeugung von Sekundärinfektionen von Wunden routinemäßig geübte Anwendung der gewöhnlichen Antibiotica, wenn wiederholt und in höherer Dosis gebraucht, kann die Gefahr einer sekundären Pyocyaneusinfektion eher erhöhen als ausschalten. Denn nach Abtötung der grampositiven Bakterien wird dem Pathogenwerden von Pseudomonas aeruginosa nur Vorschub geleistet. Schon deswegen ist es ratsam nach dem Versagen von Sulfonamiden oder Penicillin grundsätzlich eine mehrtägige Pause vor erneuter Behandlung vergehen zu lassen, möglichst bis zur Wiederherstellung der ursprünglich bestehenden Mischflora.

Besondere Bedeutung gewinnen an dieser Stelle die sich über lange Zeit erstreckenden Beobachtungen und Versuchsergebnisse von Markley und seinen Mitarbeitern. An großem Material (Massenverbrennungen nach einem peruanischen Brandunglück) erprobten sie die prophylaktische Auswirkung einer 0,5—1%igen Lösung von Polymyxin (und zwar von Polymyxin E) für Spülungen und Umschläge. Die Untersucher stellten sich drei Kriterien als Grundforderung für die Feststellung des Werts dieser lokalen Maßnahmen: 1. Die Vollständigkeit des Haftungserfolgs von Hautüberpflanzungen auf umschriebene Verbrennungswunden, 2. die Heilungsdauer von Verbrennungen der Haut in allen ihren Schichten, verglichen mit nichtvorbehandelten Kontrollkranken, und 3. die Häufigkeit örtlicher Komplikationen des Heilungsverlaufs sowohl bei prophylaktisch behandelten als nichtbehandelten Patienten.

Die Ergebnisse erwiesen eine raschere Haftung und Heilung von Transplantaten bei mit Polymyxin vorbehandelten Kranken als bei Kontrollkranken. Nach vorbeugender Anwendung der Polymyxinlösung wurden von 162 Verbrannten nur 7% Träger von Pseudomonas aeruginosa im Vergleich mit 24% von 207 unbehandelten Kontrollkranken. Auch war eine merkliche Verkürzung der Heilungsdauer bei den vorbeugend Behandelten gegenüber den Kontrollkranken feststellbar.

Auch Markley und seine Mitarbeiter verzeichneten bei der Behandlung schon bestehende Infektionen von Wundflächen mit Pseudomonas aeruginosa die besten Heilerfolge mit der örtlichen Anwendung der Polymyxinlösung. Unter Spülungen und feuchte Kompressen klärten sich die Wundflächen; rasch schwand der grünliche Eiter von den kontaminierten Hautläsionen; die Sekretproben wurden und blieben frei von Pyocyaneuserregern.

# VIII. Schlußbetrachtung

Vergleicht man die heute den Pyocyaneuserkrankungen allgemein zuerkannte Stellung im Gesamtgebiet bakterieller Infektionen mit der ihnen noch vor zwei Jahrzehnten zugemessenen praktischen Bedeutung, so stößt man sogleich auf das nosologisch wie epidemiologisch bedeutsame Phänomen einer außergewöhnlichen Zunahme ihres Vorkommens. Dem früher im Vordergrund stehenden, gewöhnlich leicht genommenen Oberflächenansiedlungen des Erregers des „blaugrünen Eiters" steht heute die ansehnliche Zahl ernstzunehmender Pyocyaneusinfektionen der Haut gegenüber.

Noch heute bedarf die klinische Erfassung aller Formen der Pyocyaneus-erkrankungen der Haut mancher Ergänzung. So klar das Bild der typischen akuten Form, des Ecthyma gangraenosum, schon seit Jahrzehnten vor uns steht, so unvollkommen ist unsere Kenntnis der subakut oder chronisch verlaufenden Infektionen durch Pseudomonas aeruginosa: einmal infolge der Knappheit verwertbarer Berichte, besonders aber wegen ihrer schwierigen Abgrenzung von ähnlichen bakteriellen Geschwürsbildungen.

Die noch vor wenigen Jahrzehnten vorherrschende Ohnmacht der Therapie gegenüber den Pyocyaneuserkrankungen der Haut ist erst seit Einführung der Sulfonamide und Antibiotica zunächst schrittweise und von Fall zu Fall überwunden worden. Sollte die weitere Forschung die überragende Heilwirkung des Polymyxin B bestätigen, so wäre dem Therapeuten eine zuverläßliche Waffe gegen die Pyocyaneuserkrankungen in die Hand gegeben, deren Gebrauch sich auch noch in scheinbar hoffnungslosen Fällen von Pyocyaneussepsis vielfach bewährt hat.

## Literatur

ANDERSEN, K.: Pseudomonas aeruginosa disseminated from an aircooling apparatus. Med. J. Aust. 46, 529 (1959).

BARTHOLOMEW, J. W.: Flaggelation of cerain species of Pseudomonas seen with the electron microscope. J. gen. Microbiol. 8, 340 (1949/50). — BAUER, M. F., and H. COHEN: The role of Ps. aeruginosa in infections about the nails. Arch. Derm. 75, 304 (1957). — BLISS, F. A., C. A. CHANDLER and E. B. SCHOENBACH: Ann. N. Y. Acad. Sci. 51, 944 (1949). — BLÜMIG, I.: Multiple Nekrosen und Granulome in den Organen von Säuglingen nach Allgemeininfektion mit Ps. aeruginosa. Zbl. allg. Path. path. Anat. 92, 145 (1954). — BRUNSDON, D. F. V., J. B. ENTICKNAP and B. MILSTEIN: A case of subacute bacterial endocarditis due to Pseudomonas pyocyanea complicating valvotomy for advanced mitral stenosis. Guy's Hosp. Rep. 102/03, 303 (1953/54).

CLARKE, I. M.: Pyoderma gangraenosum. Discussion of the literature. Report of a case. Aust. J. Derm. 3, 19 (1955). — COPE, E. J., and J. A. CASPER: A serological study of Proteus Rettiger and similar organisms. J. Bact. 57, 260 (1949). — CUTLER, M., and P. CUTLER: Polymyxin for Pseudomonas aeruginosa. Amer. Practit. 3 (Annex) (1952).

DAVIS, J., W. SELLERS, H. ORBACH and G. WEDDINGTON: An evaluation of several media for the early detection of Ps. aeruginosa encountered in clinical practice. J. Lab. clin. Med. 55, 139 (1960). — DENTON, C., E. G. PAPPAS, J. F. URICCHIO, H. GOLDBERG and W. LICKOFF: Bacterial endocarditis following cardial surgery. Circulation 15, 525 (1957). — DON, P. A., and M. VAN DEN ENDE: Preliminary study of the bacteriophages of Pseudomonas aeruginosa. J. Hyg. (Lond.) 48, 196 (1950). — DORTMANN, A.: Pyocyaneussepsis im Neugeborenenalter bei Geschwistern. Z. Kinderheilk. 78, 412 (1956). — DUBOS, R. J.: Bacterial and mycotic infections of man, 2. ed., p. 417/18. Philadelphia and Montreal: J. B. Lippincott Company 1952.

EMMERICH, R., u. O. LÖW: Bakteriolytische Enzyme der erworbenen Immunität und die Heilung der Infektionskrankheiten durch dieselben. Z. Hyg. Infekt.-Kr. 31, 1—65 (1899). — ENDE, M. VAN DEN: Observation on the antigenis structure of Pseudomonas aeruginosa. J. Hyg. 50, 405 (1952). — EVANS, F. T.: Infection from spinal analgesia. Lancet 1945, 115.

FEIN, B. F.: Bronchial asthma caused by Ps. aeruginosa diagnosed by bronchoscopic examination. Ann. Allergy 13, 639 (1955). — FREYSCHMIDT, P.: Ecthyma gangraenosum bei Erwachsenen. Ärztl. Wschr. 1955, 466. — FROBISHER, M.: Fundamentals of bacteriology, 5. ed., p. 410. Philadelphia and London: W. B. Saunders Company 1953.

GABY, W. L., and C. HADLEY: Practical laboratory test for the identification of Ps. aeruginosa. J. Bact. 74, 356 (1957). — GABY, W. L., and C. LOGAN: Pathogenicity of strains of Pseudomonas aeruginosa for mice. J. Bact. 82, 149 (1961). — GEPPERT, L. J. H., J. BAKER, B. I. COPPLE and E. PULASKI: Pseudomonas-infection in infants and children. J. Pediat. 41, 555 (1952). — GLANZMANN, E.: Zur Klinik der Pyocyaneusinfektion im Säuglings- und Kindesalter. Ann. Pediat. 174, 99 (1950). — GOLDMAN, L., and M. FOX: Greenish pigmentation of nail plates from Ps. pyocyanea infection. Arch. Derm. Syph. (Chic.) 49, 136 (1944). — GOTTRON, H.: Zit. von KORTING und ADAM. — GYENGÉSI, L., T. BODÓ, L. TOTH u. H. KELEMAN: Die ätiologische und epidemische Rolle der Ps. pyocyanea beim Durchfall der Frühgeborenen. Mschr. Kinderheilk. 104, 420 (1956).

HACKL, H. B.: Bakteriologische Untersuchungen bei Infektionen mit Pseudomonas aeruginosa. Arch. Hyg. (Berl.) **140**, 246 (1956). — HADLEY, P.: Transmissible lysis of bacillus pyocyaneus. J. infect. Dis. **34**, 260 (1924). — HAND, M. A.: Pseudomonas aeruginosa sepsis case report and predisposing factors. Sth. med. J. (Bgham, Ala.) **47**, 1049 (1954). — HAYES, E. H., and E. YOW: Meningitis due to Ps. aeruginosa treated with polymyxin B. Amer. J. Sci. **220**, 633 (1950). — HAYNES, W. C.: Pseudomonas aeruginosa, its characterisation and identification. J. gen. Microbiol. **5**, 939 (1957). — HEFFNER, R. W., and B. T. SMITH: Ecthyma gangraenosum and Pseudomonas septicemia. J. Dis. Child. **99**, 527 (1960). — HENNEBERG, G., and E. M. MÜLLER: Über die Chemotherapieresistenz des Pseudomonas aeruginosa. Zbl. Bakt., I. Abt. **161**, 183 (1954). — HITSCHMANN, F., u. K. KREIBICH: Zur Pathogenese des Bacillus pyocyaneus und zur Ätiologie des Ecthyma gangraenosum. (a) Wien. klin. Wschr. 1897, 1093. — (b) Arch. Derm. Syph. (Berl.) **50**, 81 (1899). — HODGES, R. M., and R. R. DE ALVAREZ: Puerperal septicemia and endocarditis by Ps. aeruginosa. J. Amer. med. Ass. **173**, 1081 (1950). — HOEDEN, R. VAN DER, A. DELCOURT et R. DELCOURT: Pyodermite gangréneuse compliquant une colite ulcéreuse. Guérison en course d'un treatment par la cortisone. Acta gastro-ent. belg. **18**, 246 (1955). — HOFSTAD, T.: Pyoderma gangraenosum. Acta derm.-venereol. (Stockh.) **39**, 481 (1959). — HOLLOWAY, B. W.: Grouping Pseudomonas aeruginosa by lysogenicity and pyogenicity. J. Path. Bact. **80**, 448 (1960). — HOLLOWAY, N. W., J. B. EGAB and M. MONK: Lysogeny in Pseudomonas aeruginosa. Aust. J. exp. Biol. med. Sci. **38**, 321 (1960). — HUNTER, C. A., and P. R. ENSIGN: Amer. J. publ. Hlth **37**, 1168 (1947).

JACKSON, D. M., L. LOWBURY and E. TOPLEY: Pseudomonas pyocyanea in burns. Lancet 1951 II, 137. — JAWETZ, E.: Infections with Ps. aeruginosa treated with polymyxin B. Arch. intern. Med. **89**, 90 (1952).

KALMÁR, P., u. H. OTT: Pyocyaneus meningitis. Dtsch. med. Wschr. 1962, 59. — KENOYER, W. L., C. T. STONE and W. LEVIN: Bacterial endocarditis due to Ps. aeruginosa treated with neomycin. Amer. J. Med. **13**, 108 (1952). — KERBY, G. P.: Pseudomonas aeruginosa bacteriemia. Amer. J. Dis. Child. **74**, 610 (1947). — KIETZMANN, I.: Antibiotica-Wirkung auf Pseudomonasstämme. Zbl. Bakt., I. Abt. **163**, 31 (1955). — KIRSCH, E., u. H. HERING: Dtsch. Gesundh.-Wes. 1954, 1518. — KLEINMAYER, H., W. SHRELL u. G. QUINCKE: Mikroskopische und Elektromikroskopische Untersuchungen zur Agglutination von Ps. aeruginosa. Zbl. Bakt., I. Abt. **173**, 229 (1958). — KNIGHT, V., C. HARDY and J. NEGRIN: Meningitis due to Ps. aeruginosa. J. Amer. med. Ass. **149**, 1395 (1952). — KORTING, G. W., u. W. ADAM: Ecthyma gangraenosum adultorum. Arch. Derm. Syph. (Berl.) **199**, 460 (1954/55). — KREMER, M.: Meningitis by lumbar anesthesia. Brit. med. J. 1945 II, 309.

LEMOYNE, G., et P. FLEURY: Otite chronique à Pseudomonas aeruginosa. Ann. Otol. (Paris) **76**, 478 (1959). — LOWELL-SMITH, H. D. J.: Meningitis caused by Ps. pyocyanea treated with polymyxin B. N. Z. med. J. 1954, 520. — LUTZ, W.: Lehrbuch der Haut- und Geschlechtskrankheiten, 2. Aufl., S. 603. Basel: S. Karger 1957.

MADSEN, A.: Pyoderma gangraenosum. (a) Acta derm.-venereol. (Stockh.) **37**, 405 (1957). — (b) Verh. Norw. Dermat. Ges., 26. Mai 1955. — MARKLEY, K., C. GURMENDI, P. M. CHAVEZ and A. BAZAN: Fatal Pseudomonas septicemia in burned patients. Ann. Surg. **145**, 177 (1957). — MARTIN, W. J., A. SPITTEL jr., W. E. WELLMAN and J. B. GERASI: Bacteremia owing to Pseudomonas aeruginosa. Review of 10 cases. Proc. Mayo Clin. **29**, 563 (1954). — MARTINEAU, B., and A. FORGET: Routine use of Sabouraud's maltose agar for the rapid detection of bluish-green pigment of Ps. aeruginosa. J. Bact. **76**, 118 (1958). — MAYR-HARTING, A.: The serology of Pseudomonas pyocyanea. J. gen. Microbiol. **64**, 31 (1948). — MEYER-ROHN, J. J.: Antibioticaresistenz. Z. Haut- u. Geschl.-Kr. **33**, 266 (1962). — MIRABEL, E.: Bacillus pyocyaneus septicemia in infancy and childhood. Bol. Asoc. méd. P. Rico **44**, 82 (1952). — MOORE, M. M., and M. M. MARCUS: Green nails. Arch. Derm. Syph. (Chic.) **64**, 499 (1951).

NETTER, E., C. R. WEBB, C. N. SHUNWAY and H. R. MARDOOK: Study of etiology epidemiology and antibiotic therapy if infections diarrhoe. Amer. J. publ. Hlth **41**, 1990 (1951).

ORMSBY, O. S., and H. MONTGOMERY: Diseases of the skin, 8th edit. Philadelphia: Lee & Febiger 1954. — OSTERWALD, K. H.: Zur Therapie der Pyocyaneusinfektion der Harnwege. Z. Urol. **52**, 561 (1959).

PERRY, H. O., and L. A. BRUNSTING: Pyoderma gangraenosum. A clinical study of 19 cases. Arch. Derm. **75**, 380 (1957).

RHODES, E.: Pseudomonas fluorescens. J. gen. Microbiol. **21**, 221 (1959). — RIECKE, E.: Lehrbuch der Hautkrankheiten. Jena: Gustav Fischer 1931. — RINGEN, L. H., and C. H. DRAKE: A study of the incidence of Pseudomonas aeruginosa from various natural sources. J. Bact. **64**, 841 (1952). — ROTTINI, G.: L'infezione da piocianea nel neonato and lattante. Minerva pediat. **11**, 1193 (1959). — RUSSELL, B.: Phagedic and gangrenous ulceration of the skin complicating ulcerative colitis. Brit. J. Derm. **62**, 113 (1950).

SANDVIK, O.: Serological comparison between strains of Ps. aeruginosa from human and animal sources. Acta path. microbiol. scand. **48**, 56 (1960). — SCHOENTAL, R.: Nature of antibacterial agents present in Pseudomonas pyocyanea cultures. Brit. J. exp. Path. **22**, 137 (1941). — SHIKMAN, M. D., L. B. GUCE and M. L. PIERCE: Ps. aeruginosa bacteriemia following cardial catheterization. New Engl. med. J. **1959**, 1164. — SIMON, R. D.: Use of fermentation reactions and pigment production to differentiate between types of Pseudomonas pyocyanea and other Pseudomonas species especially fluorescens. Brit. J. exp. Path. **37**, 494 (1956). — SMITH, R.T.: Septicemia and meningitis in a newborn infant by Escherichia coli and Ps. aeruginosa. J. Pediat. **47**, 740 (1956). — STANLEY, M. M.: Bacillus pyocyaneus infections. A review, report of cases. Discussion and newer therapy including streptomycin. Amer. J. Med. **2**, 347 (1947). — STROUGH, W. V., and J. J. SHINER: Stillbirth and Pseudomonas septicemia. Amer. J. Obstet. Gynec. **72**, 349 (1956).

TEITEL, M., and A. L. FLORMAN: Postoperative endocarditis caused by Ps. aeruginosa. J. Amer. med. Ass. **172**, 329 (1960). — TOMLIN, C. E.: Pseudomonas meningitis. Report of a case after polymyxin B-therapy. Arch. intern. Med. **87**, 863 (1951).

WAISBREN, B. A., and V. HASTINGS: Bacterial endocarditis due to Pseudomonas aeruginosa. Arch. Path. **55**, 218 (1953). — WALTHER, D.: Über die Entstehungsursache des Pyoderma gangraenosum bei Colitis ulcerosa. Z. Haut- u. Geschl.-Kr. **12**, 355 (1954). — WARNER, P. T. J. P.: (a) The isolation of bacteriophages of Pseudomonas pyocyanea. Brit. J. exp. Med. **31**, 112 (1950). — (b) Irredescent phenomenon of Pseudomonas pyocyanea. J. exp. Med. **31**, 242 (1950). — WHITBY, L.: Medical bacteriology, p.144. New York: Grune & Strutton 1951. — WILSON, G. S., and A. A. MILLES: TOPIRS and WILSONS principles of bacteriology and immunology, 4. ed., vol. I. London: Edward Arnold Publ. 1955.

YOW, E. M.: Development of proteus and pseudomonas infection during antibiotic therapy. J. Amer. med. Ass. **149**, 1184 (1952).

ZINSSER, H.: Textbook of Bacteriology, 11th edit. New York: Appleton Century Crofts Inc. 1957.

# Die Diphtherie der Haut

Von

## Hans H. Biberstein-New York

Mit 6 Abbildungen

Im Band IX/1 des Handbuches der Haut- und Geschlechtskrankheiten, herausgegeben von J. Jadassohn, sind die Grundformen der Hautdiphtherie in einer tabellarischen Anordnung zusammengestellt worden, der diese Bearbeitung mit geringen Änderungen folgt:

A. Epidermale und epidermidal-cutane Formen.
    1. Die pyodermatischen,
      a) die impetiginöse,
      b) die ekthymatöse,
    2. die ekzematoide Form.

B. Cutane, cutan-subcutane und tiefere Formen.
    1. die ulceröse,
    2. die pseudo-erysipelatöse,
    3. die phlegmonöse,
    4. die gangränöse Form.

C. Das Panaritium.

Dazu kommen als besondere klinische Bilder:
    1. die pseudomembranöse Form,
    2. die nekrotisierende Form.
    3. Atypien.

Anhangsweise müssen besprochen werden:
    1. Exantheme bei Diphtherie.
    2. Allgemeinerscheinungen und andere Komplikationen.
    3. Beziehungen der Hautdiphtherie zu anderen Erkrankungen.

Die frühere Darstellung stützt sich auf die bis dahin erschienene Literatur und auf eigene Erfahrungen und ist durch Abbildungen illustriert. Sie ist die Grundage des jetzigen Beitrages, der als ihre Fortsetzung gedacht ist. Weil seit dem Erscheinen des Bandes IX/1 nicht viel Neues zur Klinik der Hautdiphtherie hinzugekommen ist und um unnötige Wiederholungen zu vermeiden, wird hier die Klinik nur in ihren Grundzügen wiedergegeben und mehr Raum solchen Fragen gewidmet, die seit der früheren Ausgabe in den Vordergrund getreten oder eingehender bearbeitet worden sind und deren Erörterung zur Erweiterung unseres Wissens geführt hat. Aus diesen Gründen ist, ohne die Bedeutung der früheren, in der ersten Bearbeitung berücksichtigten Literatur herabzumindern oder gar ihre Kenntnis unnötig zu machen, in der Neubearbeitung in der Hauptsache die Literatur der seitdem verflossenen 30 Jahre verwertet.

## I. Klinik

Daß *die impetiginöse Hautdiphtherie* eine Form der primären Diphtherie der Haut ist, ist wiederholt zum Ausdruck gekommen (Boas, Schröder und Boas,

Nyfeldt, Dahr, Baccaredda, Stallybrass, Santori, Trepat, Williams, Schwarz, Le Coulant und Sourreil), wobei zu betonen ist, daß sie der gewöhnlichen Impetigo contagiosa zum Verwechseln ähnlich sein kann, und zwar der staphylogenen sowohl als auch der streptogenen. Sie kann sich auch als Impetiginisierung anderer Hautkrankheiten, z.B. mancher Ekzeme, besonders intertriginöser Ekzeme, zeigen. Die „erosive" Form, die Milian und Riom, Lewenson und Strawez und Trepat als eine Manifestation der Hautdiphtherie beschreiben, gehört wohl auch hierher. Der impetiginöse Charakter mag das klinische Bild bei einem Kranken beherrschen; das scheint aber nicht sehr häufig zu sein; denn Schwarz fand eine rein impetiginöse Diphtherie nur bei einem ihrer 27 Fälle. Er kommt oft neben anderen Typen bei demselben Patienten vor (Eivine und Schoenbaum, Schwarz). Die Primäreffloreszenz, ein Bläschen, kann hämorrhagisch (Foreman) oder eitrig werden (Grüneberg und Weyrauch, Cameron und Muir, Gill, Saffron, Bixby). Die Bläschen können zu Blasen anwachsen (Gill); sie und auch die Pusteln können in andere Formen der Hautdiphtherie, z.B. in die ulceröse, übergehen.

*Die ektymatöse Hautdiphtherie* wird ebenfalls verschiedentlich erwähnt (Nyfeldt, Jaworowskaja, Brillinger) und ihr Auftreten an den Unterschenkeln und in der Umgebung der Vulva hervorgehoben.

*Die ekzematoide Hautdiphtherie* ist, wie immer wieder betont wird, in der Regel „uncharakteristisch", d.h. sie braucht in nichts vom klinischen Bilde eines Ekzems abzuweichen (z.B. Djewat-Kerim: Eczema neonatorum). Therapieresistente Ekzeme, besonders solche in gewissen Lokalisationen, wie intertriginöse hinter den Ohren, machen sich verdächtig (Musger, Urbach, Eivine und Schoenbaum, Alvarez, Schwarz, Robert, E. Langer, Le Coulant und Sourreil); sie kann aber überall am Körper vorkommen (am behaarten Kopf: Robert, Trepat, Niemand-Anderson; an der Stirn: Behdjet und Chereffedin, Trepat; an den Augenlidern: Friedmann; an der Nase: E. Langer, Marfan; im Gesicht: Stallybrass, Trepat, Schwarz, Robert, Grimmer; an Hals und Nacken: Robert, Schwarz; in Genital- und Aftergegend: E. Langer; am Arm: Alvarez; an den Händen: Church und Mason; an den Beinen: Church und Mason, Niemand, Grimmer, Hornemann, vielleicht Burckhardts Fall 1 mit Maceration auf handtellergroßen hämorrhagischen Infiltraten von Cutis und Subcutis).

Eine Hautdiphtherie ohne fibrinöse Beläge bei unter 6 Monate alten Kindern ist „katarrhalisch" genannt worden (Stux).

Als eine ekzematoide Variante der Hautdiphtherie sind auch *mehr chronische, trockene, erythemato-squamöse Herde* am Stamm, in den Achselhöhlen und den Leistengegenden erwähnt worden (Robert, Schwarz), die stellenweise zur Bildung großer, trocken-schuppender (Hornemann) oder verkrusteter (Schwarz) Plaques führen.

Manche Autoren glauben, daß die ekzematoide Hautdiphtherie ihres „uncharakteristischen" Aussehens wegen nicht so oft diagnostiziert wird, wie sie vorkommt (Pastorino); andere halten sie für selten (Livingood, Perry und Forrester).

Eine wesentliche Bereicherung hat die Kenntnis der ekzematoiden Hautdiphtherie durch die histologischen Untersuchungen von Santori und Labranca und von Robert und durch die klinischen, bakteriologischen und immunologischen von Eva Schwarz und Robert erfahren.

Robert beschreibt die gewöhnliche ekzematoide Hautdiphtherie, ausgehend von einer Excision eines retroauriculären Ekzems folgendermaßen [Abb. 1 (Roberts Beobachtung 5), 2 (Roberts Beobachtung 3), 3 (Roberts

Beobachtung 1)]¹: Die Hornschicht fehlt oder ist, soweit vorhanden, parakeratotisch, aber meist ersetzt durch eine Lage von amorphem Detritus, der hauptsächlich degenerierende Leukocyten enthält mit einigen Kokken auf der Oberfläche, selten Stäbchen. Unter der Hornschicht können leukocytäre Pusteln oder mit Serum gefüllte Hohlräume gefunden werden. Das Stratum granulosum kann intercellulär Leukocyten aufweisen; es kann aber auch fehlen. Die Epidermis ist normal

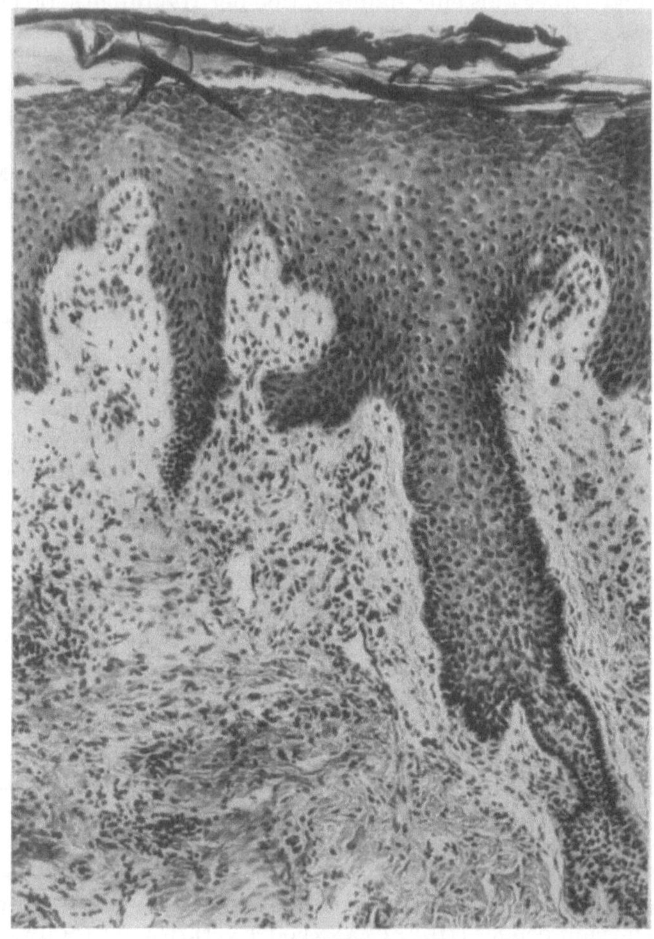

Abb. 1

oder leicht verdickt und akanthotisch mit irregulären Wucherungen, spongiotisch mit intercellulären Lymphocyten und Leukocyten; sie kann aber auch sehr verdünnt sein (SANTORI und LABRANCA). Das Stratum Malpighii und die Basalschicht brauchen nichts besonderes zu zeigen; das erstere kann aber auch auf eine Zellage reduziert sein, die letztere kann teilweise zerstört sein (SANTORI und LABRANCA). An der Epidermis-Cutisgrenze finden sich kleine, mit Serum gefüllte Hohlräume, die sich aus intensivem intercellulärem Ödem entwickelt haben.

¹ Herrn Professor KUSKE (Bern) danke ich auch an dieser Stelle für die freundliche Überlassung mikroskopischer Präparate, die Professor ROBERT seinerzeit angefertigt hatte.
Die Abb. 1, 2, 3 und 4 sind Mikrophotogramme derselben; für ihre Herstellung bin ich Frau ELEANOR MORELAND, New York Skin & Cancer Unit., zu Dank verpflichtet.

Die Papillen, besonders dort, wo sie mit der Epidermis in Kontakt sind, sind
— z.T. sehr — ödematös, so daß sie Pseudobläschen bilden und ballonartig aufgetrieben sind; sie enthalten erweiterte Blut- und Lymphgefäße und Infiltrate,
die aus Leukocyten, Lymphocyten und Fibrocyten bestehen. In der Papillenhöhe
hat intensive Diapedese von Leukocyten in die Epidermis stattgefunden.

Die Entzündung in der Cutis ist ziemlich scharf bandförmig abgesetzt. In der
Tiefe finden sich perivasculäre lymphocytäre Infiltrate und Wucherung von
Fibrocyten; auch einige Plasmazellen können vorhanden sein. Das Infiltrat kann

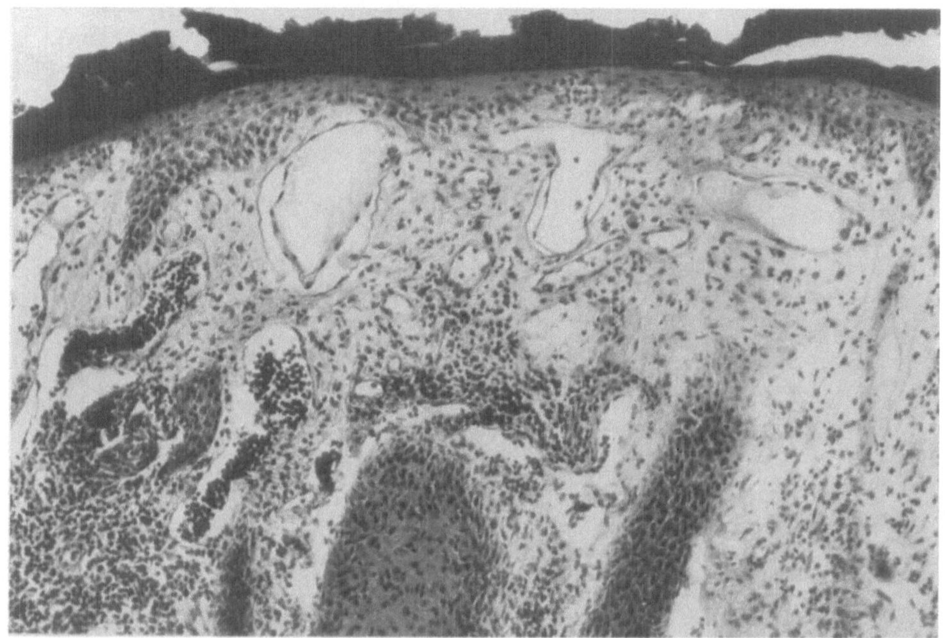

Abb. 2

sehr ausgedehnt sein und ohne scharfe Begrenzung nach der Tiefe gehen; die Cutis
ist dabei sehr ödematös.

Die elastischen Fasern fehlen in den Papillen. In den tieferen Lagen sind sie dissoziiert und schlecht färbbar. In der tief-cutanen Infiltrationszone sind sie zerstört,
im Gegensatz zu den angrenzenden Randbezirken, wo sie intakt zu sein scheinen.

Untersuchung einer postauriculären erythemato-squamösen Läsion [Abb. 4
(ROBERTs Beobachtung 4)] ergab: auf der Oberfläche Kokkenhaufen. Die Ober-
fläche wird von hyperkeratotischen oder parakeratotischen Lamellen gebildet, die
schlecht gefärbte Entzündungszellen mit pyknotischen Kernen enthalten. Unmittelbar unter der Hornschicht finden sich kleine längliche Lichtungen, die weder
Serum noch Zellen enthalten. Das Stratum granulosum kann normal sein. In den
Intercellularräumen des Rete sind einige Leukocyten und Lymphocyten. Die
Basalschicht braucht nicht von der Norm abzuweichen; sie kann aber auch wenig
Pigment und zahlreiche Mitosen aufweisen. Im Papillarkörper sind herdförmig
celluläre Infiltrate, bestehend aus Lymphocyten, Plasmazellen und Histiocyten,
die stellenweise Melanin enthalten, und sehr zahlreichen Fibrocyten. Dieses
celluläre Infiltrat ist nach der Tiefe zu nicht scharf abgesetzt. Die Gefäße sind
von Lymphocytenmanschetten umgeben. Die elastischen Fasern der Cutis sind
schwach gefärbt, in den oberen Lagen dissoziiert.

Robert kam zu dem Schlusse, daß die Läsionen der ekzematoiden Diphtherie nichts Spezifisches darbieten, insbesondere sich in nichts von denen der Dermo-epidermite microbienne Gougerots und der Epidermite Lutzs unterscheiden, was wohl dem Umstande zuzuschreiben sei, daß regelmäßig Mischinfektionen mit Staphylokokken, Streptokokken und Enterokokken vorhanden seien.

Die Geschwüre der *ulcerösen Diphtherie* können sehr klein sein, aber auch beträchtliche Größe erreichen. Sie können sich aus und neben anderen Formen

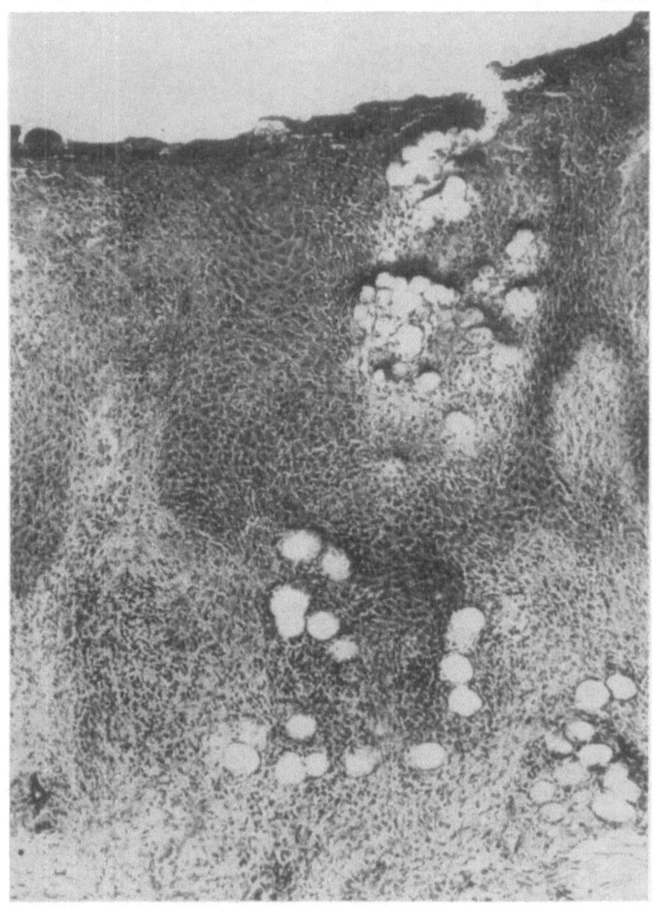

Abb. 3

der Hautdiphtherie bei demselben Kranken entwickeln (z. B. aus der ekzemato-iden: Stux, Lausecker). Als selten zu beobachtende Anfangsstadien, wie schon in der früheren Bearbeitung erwähnt, sind auch seitdem wieder beschrieben worden: Papeln, die in Pusteln und schließlich in Geschwüre übergehen (Shrewsbury, Bernstein, Williams und Novy), Pusteln, z. T. von erheblicher Schwellung um-geben (Gill, Flor-Henry), und perifollikuläre Vesiculo-Pusteln (Saffron), an-scheinend ekthymaähnlich. In einem Falle bildete sich auf einer walnußgroßen Schwellung der Leistengegend eine scharfrandige Ulceration mit festhaftendem weißen Belag, in dem Diphtheriebakterien gefunden wurden (Keizer). Mit einer Schwellung der Leistendrüse, die nach 3 Monaten incidiert wurde, begann die

Erkrankung eines 4jährigen Mädchens (REISS); bei der Incision entleerte sich dickes weißes Material. Einen Monat später stellten sich Schwellung und Ulcerationen der Vulva und der Leistengegend ein, die schließlich als diphtherisch diagnostiziert werden konnten.

Der früheren Beschreibung soll ergänzend hinzugefügt werden, daß der Geschwürsgrund verhältnismäßig sauber sein kann; nicht selten aber ist er von dünnflüssigem Eiter und fibrinösem Material verschiedener Dichte bedeckt

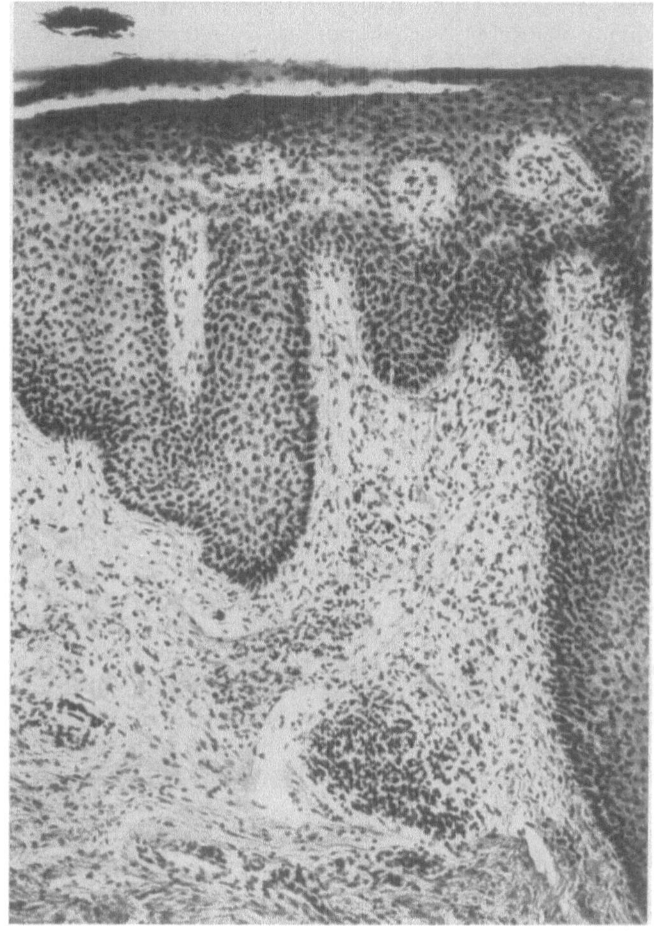

Abb. 4

(STERN), bis zu festhaftender Pseudomembran, die sich in einen dunklen bis schwarzen, lederartigen Schorf umwandeln kann (SAFFRON, LIVINGOOD, PERRY und FORRESTER, BERNSTEIN, WILLIAMS und NOVY, FUNT). Obwohl die Tiefenausdehnung meist nicht bis in die Subcutis reicht (LIEBOW, McLEAN, BUMSTEAD und WELT), sind doch auch tiefergreifende Zerstörungen beobachtet worden (Cutis und das unmittelbar angrenzende subcutane Fettgewebe, aber nicht tiefer: LIVINGOOD, PERRY und FORRESTER; diphtherische Ulceration am Hinterkopf mit reichlich Diphtheriebakterien unter der Galea: LAUSECKER). Der steil abfallende Rand der Geschwüre ist als scharf, rund oder serpiginös, walzenförmig gerollt, überhängend oder unterminiert (SHREWSBURY, LIEBOW,

McLean, Bumstead und Welt, dagegen Livingood, Perry und Forrester), hochrot, infiltriert (Stux) bis blaurot, gelegentlich mit Bläschen und kleinen Geschwüren besetzt (Martinez), manchmal blasenförmig abgehoben, beschrieben worden. Eine einzigartige Form beobachtete Gill: die Geschwüre ähnelten einer reifen aufgeplatzten Schote. Bei Kindern, bei denen die Geschwüre der Genitalgegend meist oberflächlich sind, gelegentlich auch bei erwachsenen Frauen, kann gleichzeitig die ganze Vagina mit Belägen ausgekleidet sein (Lewenson und Strawez, Greppi) und die Abheilung zwar meist ohne, gelegentlich aber auch mit schwerer Narbenbildung [Verengerung, Verkürzung, Atresie der Scheide (Smorodincev, Unseld, Parks)] erfolgen. Ulcera der Haut von wenigstens 3—5 Wochen Dauer weisen nach Livingood, Perry und Forrester eine charakteristische Hyp- oder Anaesthesie auf.

Meist sind mehrere Geschwüre vorhanden, mitunter aber auch nur eines (Keizer, Stux, Martinez, Gill, Saffron).

Saffron unterscheidet eine akute und eine chronische Form: die erste selten, meist solitär, meist bei Patienten, die in Nase oder Rachen Diphtherie haben, meist oberflächlich vesiculo-pustulös beginnend, nach Ruptur eine oberflächliche Ulceration bildend, mit einer Tendenz zur Pseudomembranbildung und zentraler Nekrose; die zweite, wie ausgestanzt, mit scharfen, wallartig unterminierten Rändern und gelegentlich dunkler, anhaftender Membran und Eiterung, gewöhnlich nicht verbunden mit anderen Diphtherien bei demselben Individuum.

Ein breiter pigmentierter Hof um das geheilte Geschwür wird von manchen Autoren als charakteristisch angesehen (Delp, Sutherland und Hashinger, Flor-Henry).

Die ulceröse Diphtherie kann überall an der Körperoberfläche vorkommen: Kopf (Lausecker), Ohren (Santori), Gesicht (Boehm, Reiss), Stamm, einschließlich Leistengegend (Cantrell, Livingood, Perry und Forrester, Church und Mason, Keizer, Reiss), obere Extremitäten (Stux, Cameron und Muir, Saffron), untere Extremitäten (Sundt, Shrewsbury, Santori, Cameron und Muir, Brillinger, Church und Mason, Levy, Bernstein, Williams und Novy, di Fiori, Flor-Henry), männliche Genitalien (A. Schmidt, Hoyne und Levy, Borowsky, Maffei, Dahr, Livingood, Perry und Forrester, Reiss, Serri, E. Langer, Bechelli und Baptista), weibliche Genitalien (Kristjansson, E. Eisner, Smits, Jaroschka, Kolb, Wroblewskaja, Smorodincev, Vanni, Lewenson und Strawez, Jaworowskaja, Stammer, Torne, Bono und Gutiérez, Reiss).

Eine *pseudoerysipelatöse Diphtherie* mit Neigung zu Ulceration und Gangrän erwähnt Marfan; im Gegensatz zum Erysipel zeige sie keine Tendenz zum „Wandern" und „Springen".

Die *phlegmonöse Diphtherie,* in der früheren Bearbeitung ausführlich beschrieben, erörtert Geiger unter den seltenen hochinfektiösen Hauterkrankungen. Sie scheint im zweiten Weltkriege (außer der ulcerösen) häufiger gesehen worden zu sein (Gundel und Heine, Wepler, Burckardts Fall 3). Auch abgesehen von den Kriegsverhältnissen ist sie als Komplikation der Diphtherie überhaupt (Nyfeldt), der diphtherischen Vulvovaginitis kleiner Mädchen (Smorodincev) und der ulcerösen Diphtherie (Santori, Lausecker) beschrieben worden. In einem Falle (König) entwickelte sie sich als subcutanes Ödem der Hand bei einer Operationsschwester, die bei einer Tracheotomie mit dem Messer verletzt worden war. Die phlegmonöse Diphtherie ist eine sehr ernste Erkrankung; die Gefahr allgemeiner Intoxikation (Zikowsky) ist bei ihr besonders groß. Sie führt öfter als andere Hautdiphtherien zu Paresen (Nyfeldt). Nyfeldt warnt vor ihrer chirurgischen Behandlung und empfiehlt Serum.

Die *gangränöse Hautdiphtherie* ist in Einzelläsionen (ANDERSON, FUNT: nach Verletzungen) oder beschränkt auf ein gewisses Hautgebiet beobachtet worden (JOE: Superinfektion mehrerer Varicellenpusteln; ZAHORSKI: Superinfektion einer Varicellenpustel; TUTUI und TAMURA: Augenlider und Tränensackgegend; WEPLING: Penis) und als Ecthyma gangraenosum (NYFELDT). Sie kann neben anderen Formen gleichzeitig bei demselben Individuum vorhanden sein (BEHDJET und CHEREFFEDDIN: neben sehr tiefer ulceröser Hautdiphtherie, nomaähnlicher Diphtherie der Lippen und perforierender Cornealdiphtherie; LEWENSON und STRAWEZ: neben ulceröser und pseudomembranöser Genitaldiphtherie kleiner Mädchen; SANTORI: neben impetiginöser und ulceröser Hautdiphtherie; PARKS: neben ulceröser Vulvovaginitis bei einer Frau; BERNSTEIN, WILLIAMS und NOVY: neben ulceröser Hautdiphtherie).

Das *diphtherische Panaritium* in seiner oberflächlichen, Tourniole-ähnlichen und in seiner tiefen Form mit schneller Zerstörung des Nagelbettes ist wiederholt beschrieben worden (EIVINE und SCHOENBAUM, SANTORI, HORN, GILL, LIVINGOOD, PERRY und FORRESTER, SCHWARZ). GILL glaubt, daß bci der Paronychie eine verhältnismäßig hohe Toxicität vorliege, die wiederholte Antitoxingaben erforderlich mache. In diesem Zusammenhange muß auf den schon in der früheren Bearbeitung erwähnten Fall ABELs hingewiesen werden, der allerdings neben dem Panaritium auch noch andere ausgedehnte Hautdiphtherien an Schenkel und Unterleib hatte, zunächst auf 10000 IE innerhalb von 2 Tagen ausgezeichnet mit schneller Wundreinigung reagierte, aber am 12. Tage unter akuter Herzschwäche ad exitum kam.

Die *pseudomembranöse Hautdiphtherie* hat SANTORI neben der ekzematoiden und impetiginösen als eine Form der oberflächlichen Hautdiphtherie im Gegensatz zu der tiefen ulcerösen und ulcero-gangränösen klassifiziert. Sie kann aber, wie in der früheren Arbeit ausgeführt, in Form weißgelblicher bis graugrünlicher und selbst schwärzlicher, der Unterlage festanhaftender Beläge (PAOLUCCI, VAHALA, RIDELL, SAFFRON, CAMERON und MUIR, HOLLÄNDER, JAWOROWSKAJA, LIVINGOOD, PERRY und FORRESTER) bei jeder Variante der Haut- und Wunddiphtherie vorkommen (bei erosiver: MILIAN und RIOM, bei ekzematoider: MUSGER, bei ulceröser: BÖHM, SAFFRON, KAY und LIVINGOOD, FLOR-HENRY), vorzugsweise anscheinend in manchen Lokalisationen (z.B. am weiblichen Genitale: BACCAREDDA, LEWENSON und STRAWEZ, SMORODINCEV, HANKE). Bei großer Flächen- und Tiefenausdehnung sind Diphtheriebakterien im Blut und Urin der Patienten gefunden worden (HANKE). Das Vorhandensein von Pseudomembranen muß also gewiß Veranlassung geben, auf Diphtheriebakterien zu fahnden; aber andererseits kann die Pseudomembran, wie ebenfalls schon früher ausgeführt, nicht als ein Charakteristikum der Hautdiphtherie angesehen werden; denn sie kommt bei ihr nur in der Minderzahl der Fälle vor (z.B. WILLIAMS: bei 3 von 19) und kann auch durch andere Keime, besonders Streptokokken (z.B. DRÜGG), hervorgerufen werden.

Diphtherische Läsionen verschiedensten klinischen Charakters können zu *Nekrosen* führen (ZIKOWSKY: 69mal fibrinös-nekrotisierende unter 305 Wunddiphtherien; SAFFRON: oberflächliche Geschwürs- und Nekrosenbildung der Basis nach Ruptur von Pusteln; BOEHM: Nekrose in der Mitte des Oberlides und am inneren Augenwinkel bei pseudomembranöser Diphtherie oberhalb des Auges; WEPLER: schwere Degeneration der umgebenden Skeletmuskulatur bis zur vollständigen Nekrose derselben bei Wunddiphtherie; MARTINEZ: zentrale Nekrose eines solitären Geschwürs am Oberschenkel; BURCKHARDT: nekrotische Diphtherie auf einer durch Cuprexeinreibungen erzeugten Dermatitis). STRAZYNSKI glaubt, daß nur bei den nekrotisierenden und den akuten Hautdiphtherien die Diphtheriebakterien eine ätiologische Bedeutung haben, während er ihnen bei den pyodermatischen und ekzematiformen nur eine sekundäre Rolle zuerkennen will.

# II. Atypien

*Follikuläre Bläschen und Pusteln* sind als Frühstadien bei der impetiginösen (Le Coulant und Sourreil) und bei der ekzematoiden Diphtherie beschrieben worden. Cameron und Muir und Saffron erwähnen sie bei ihrer „akuten" Hautdiphtherie, worunter sie solche Diphtherien verstehen, die sich ohne vorher bestehende andere Hauterkrankung bei Menschen entwickeln, die Diphtheriebakterien in Rachen oder Nase beherbergen. Follikuläre furunkuloide Efflorescenzen scheinen Ausgangspunkte von Hautdiphtherien in den Fällen von Löhe ( ? ), Gill, Saffron, Robert und Bixby gewesen zu sein; in anderen Fällen (Kristjansen: Haarboden eines 5jährigen Knaben, der Bacillen in der Nase hatte; Lewenson und Strawez) waren sie permanente Manifestationen der Hautdiphtherie.

Eine nicht-follikuläre Pustel in reizloser Umgebung, in ein Geschwür übergehend, entstand auf der Fußsohle eines 11jährigen Mädchens nach Glassplitterverletzung (Flor-Henry).

In einem Falle (Forman) gingen *Bläschen und Blasen* am Ellenbogen und Fußgelenk, die hämorrhagisch und schließlich eitrig wurden, einer Geschwürsbildung am linken Schienbein voraus, in der schließlich „diphtheroide" Bacillen gefunden wurden, die den Klebs-Löfflerschen Bacillen näher verwandt waren als andere „Diphtheroide". Offenbar an der Stelle einer Verletzung, die Wicht sich bei Vornahme einer Tracheotomie zugezogen hatte, entwickelte sich ein Bläschen am linken Zeigefinger, das pustulös wurde, sich öffnete, wenig Heilungstendenz zeigte und nach 8 Tagen zu einer Rachen-Nasendiphtherie führte.

*Herpetiforme Eruptionen* sind auch in dem dieser Abhandlung zugrunde liegenden Zeitabschnitt wiederholt beobachtet worden. Sie scheinen besonders häufig in der Genitalgegend vorzukommen, so daß Lewenson und Strawez sie als eine der von ihnen für diese Lokalisation aufgestellte Gruppe neben der erosiven, der follikulären und der ulcerösen nennen. Der Nachweis von Diphtheriebakterien, selbst in intakten Bläschen, ist aber nicht einfach zu beurteilen; er scheint nämlich weitgehend von der Gegenwart von Diphtheriebakterien an oder in den befallenen Individuen respektive ihrer Umgebung, insbesondere von dem Vorhandensein einer offenbaren Diphtherieerkrankung abhängig zu sein; deshalb sind Befunde, wie die Polonyis (s. unten) nur im Zusammenhang mit der epidemiologischen Situation zu beurteilen.

Das Vorkommen von *varicellenartig beginnender Hautdiphtherie*, meist in der Umgebung anderer Diphtherieherde (Trousseau, Perrin), ist schon in der früheren Darstellung erwähnt worden. Seitdem sind varicellenähnliche Hautdiphtherien wiederholt beobachtet worden [Behdjet und Chereffeddin: Bläschen mit Bacillenbefund auf der Wange bei Augen- und Nasendiphtherie und impetiginöser und ekzematoider des Gesichts; Eivine und Schoenbaum: varicelliforme (Diphtheriebakterien nur in gebrochenen Bläschen, aber nicht in intakten) neben impetiginöser und intertriginöser Diphtherie und diphtherischem Panaritium; Vermenouze und Segal: varicelliforme Eruption bei Diphtheriebakterienbefund in der Nase]. Es fragt sich, ob diese Fälle varicelliforme Hautdiphtherien sind oder sekundär infizierte Herpes oder sekundär infizierte Varicellen, in deren offenen Läsionen sich Diphtheriebakterien — wie auch andere Keime — von anderen diphtherischen Herden ansiedeln konnten, oder Diphtheride.

*Varicelliforme Hautdiphtherien* scheinen verhältnismäßig häufig in Frankreich aufgetreten zu sein, wo Le Coulant und Sourreil, z. T. zusammen mit Mulon und Sarret bis 1954 13 Fälle veröffentlichen konnten (Abb. 5

und 6)[1]. Sie beschreiben sie folgendermaßen: Meist auf ekzematöser Grundlage, aber auch in gesunder Haut nach einem vorausgegangenen Ödem schießt schlagartig die varicelliforme Eruption auf, deren Efflorescenzen krustös, pseudomembranös, leicht blutend, schmerzhaft werden und einen fötiden Geruch von sich geben können. Eine schwere Toxämie entwickelt sich, die durch hohe Temperaturen, Blässe, Atemnot, schwere Kreislaufstörungen, Nierenschädigung charakterisiert ist. Große Serumgaben, rechtzeitig verabfolgt (40000—80000 IE, innerhalb von 3—4 Tagen), haben, wie die Autoren glauben, bei sechs von acht Kindern lebensrettend gewirkt. Die Grundlagen ihrer Diagnose sind das klinische Bild und der Erfolg der Serumtherapie in den meisten Fällen. Der mikroskopische und kulturelle Nachweis der Bacillen gelang oft nicht. Differentialdiagnostisch ist an Pustulosis vacciniformis Kaposi zu denken (M. WOLF, LE COULANT, SOURREIL und SARRAT).

Zu trennen von den beiden zuletzt besprochenen Gruppen sind Fälle von Varicellen, deren diphtherisch sekundärinfizierte Efflorescenzen gangränös werden (ZAHORSKY) oder Varicellen, die bei gleichzeitig bestehender schwerer Rachendiphtherie hämorrhagisch werden (HEALY).

Einzigartige Beobachtungen scheinen *aphthenähnliche diphtherische Geschwüre* des Gaumens (EIVINE und SCHOENBAUM: bei einem 2jährigen Kinde mit Diphtheriepanaritium und Abscessen) und im Introitus und auf der Schleimhaut der Vagina (FRANK) zu sein; ebenso *Acne necrotica-ähnliche Läsionen*, neben gleichzeitig vorhandener impetiginöser Hautdiphtherie und diphtherischer ulceröser Keratitis und Conjunctivitis (BEHDJET).

In der *puerperalen Mastitis* einer Bacillenträgerin, deren Säugling Diphtheriebakterien in der Nase hatte, wurden Diphtheriebakterien gefunden (TAPPER);

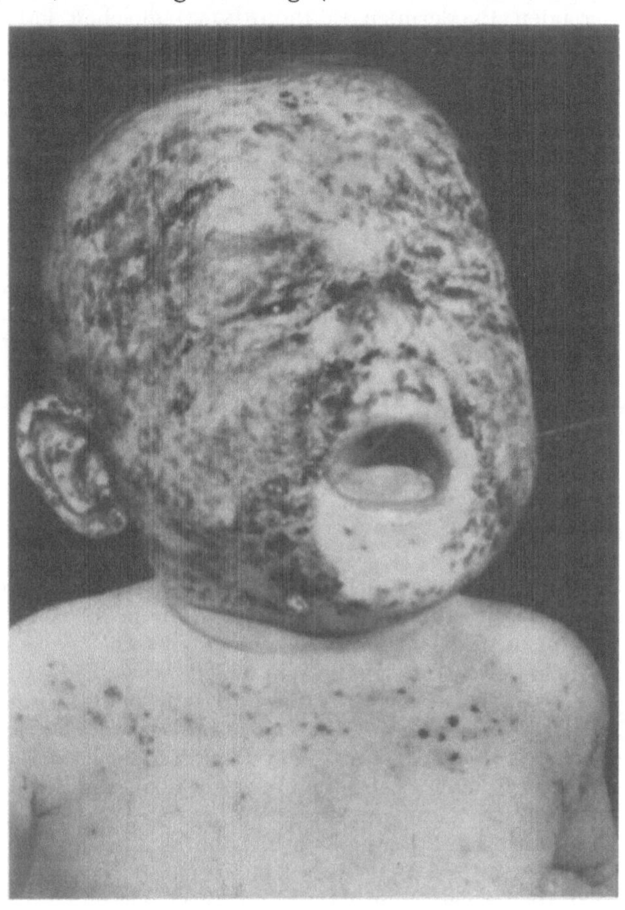

Abb. 5

---

[1] Beide Abbildungen sind Arbeiten von LE COULANT und SOURREIL entnommen [Ann. Derm. Syph. **79**, 49 (1952), dort Abb. 1 und 78, 310; 1951, dort Abb. 10].

Für die freundlichst erteilte Erlaubnis, diese Abbildungen benutzen zu dürfen, danke ich Herrn Professor LE COULANT in Bordeaux und Masson & Cie., Editeurs, in Paris.

ebenso in einem seit 1¹/₂ Jahren bestehenden *schmerzhaften Knoten der rechten Sakroiliacalgegend* bei einer 23 Jahre alten Frau, die im Rachen Diphtheriebakterien hatte (Bezeczny), und in einem *Schwielenabsceß* an der Ferse eines 23jährigen Mannes (Oehring und Baumann), für die eine Quelle nicht gefunden werden konnte.

Nur gelegentlich scheint Neigung zu *vegetativer Wucherung* bei der Hautdiphtherie vorzukommen, die Halogengranulomen (Forman) oder chronisch vegetierenden Pyodermien (Marchionini) gleichen kann. Glasige graue Granulationen erwähnt Wepler. Vielleicht sind klimatische Verhältnisse und entsprechende „physikalische Wundverhältnisse" für das Vorkommen von Vegetationen von Bedeutung; dafür könnte sprechen, daß Gill, der seine Erfahrungen im

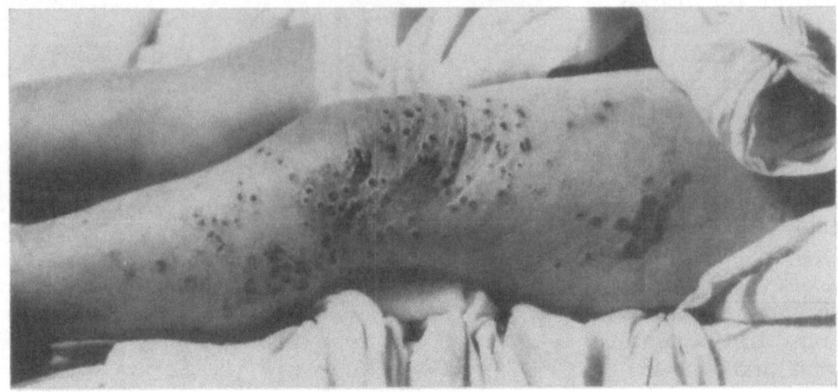

Abb. 6

Nahen Osten gesammelt hat, zwei Formen der ulcerösen Hautdiphtherie unterscheidet: die pseudomembranöse und die proliferierende; die letztere scheint also für ihn nicht ungewöhnlich gewesen zu sein.

Sehr selten scheint die rein *diphtherische Lidrandentzündung* zu sein. Friedmann sah sie bei einem 2jährigen Kinde und einer Angestellten desselben Haushaltes, Behdjet eine Blepharo-Conjunctivitis. Etwas häufiger scheint *Conjunctivitis* (Marfan: in 8% der Diphtherien, katarrhalisch, oberflächlich pseudomembranös oder tief pseudomembranös) und die *Keratoconjunctivitis* zu sein (Milian und Riom, Custodis, Behdjet), die zu Ulceration, Hornhautstaphylom, Hornhautperforation und Phthisis bulbi führen kann (Lesenne und Dumortier, Gutfreund und Plumert, Behdjet).

*Phimose* bei Diphtherie kann durch Geschwüre auf der Glans (Dahr, Rauscher, Church und Mason), dem inneren Vorhautblatt, im Sulcus coronarius und am Frenulum (Serri) verursacht sein. Auch reine *Balanitis diphtherica* (ohne Phimose) scheint vorzukommen (S. Wolff, ältere Literatur bei Monti).

Ferner seien fünf Fälle von *Circumcisionsdiphtherie* erwähnt, die von demselben Beschneider behandelt worden waren (Borowsky); im Krankenhaus, in dem er die Beschneidungen vornahm, war er gezwungen, Handschuhe und Gesichtsmaske zu tragen, hatte aber spätere Verbandswechsel — den ersten 2 Tage nach der Beschneidung — im Hause seiner Patienten vorgenommen; er war 2 Jahre vorher als Bacillenträger festgestellt und nach — wie es schien erfolgreicher — Behandlung entlassen worden. Eine Circumcisionsdiphtherie war wohl die Quelle einer mütterlichen Rachendiphtherie (Levy).

Es sind auch beschrieben worden: syphilisähnliche Geschwüre ohne Pseudomembranen (Gougerot), polycyclische Erosionen, bedeckt mit Pseudomembranen (MILIAN und RIOM), „unverdächtige" Wunden (GUNDEL und HEINE), Erytheme, Ekzeme, Dermatitiden (DELP, SUTHERLAND und HASHINGER), besonders am behaarten Kopf und an den Unterschenkeln, bei denen die kausale Bedeutung der Coryne-Bakterien dadurch gestützt erscheint, daß sich nach ihrer Beseitigung die Heilungstendenz wesentlich besserte [ekzematoide Diphtherien (NIEMAND-ANDERSEN), zusammenfließende herpetiforme Plaques mit polycyclischen Rändern (LE COULANT und SOURREIL)].

# III. Exantheme bei Diphtherie

Eine ausführliche Darstellung der Exantheme bei Diphtherie verdanken wir GLANZMANN. Er unterscheidet polymorphe (stecknadelkopf- bis fünfmarkstückgroße), multiformeähnliche, rubeolaartige scarlatiniforme, auch desquamative (BESNIER), die manchmal terminal auftreten, und purpuraartige; er erwähnt auch ein pemphigusartiges hämorrhagisches Exanthem (MONTI) und cyclisch maculöse, den Choleraexanthemen ähnliche (BAGINSKY); die letzteren, besonders in ihrer tiefroten „saftigen" Form gäben durchaus nicht immer eine schlechte Prognose; aber Nasen- und Magenblutungen seien signa mali ominis.

Das Vorkommen von Herpes simplex bei Diphtherie ist in dem früheren Beitrag erörtert worden; dort ist auch die Tatsache erwähnt, daß in einem verhältnismäßig hohen Prozentsatz virulente Diphtheriebakterien in intakten Bläschen gefunden worden sind, die als exogener Herkunft angesehen wurden. POLONYI fand kulturell zweimal Diphtheriebakterien in Herpes labialis und einmal in einem eitrigen Bläschen am Oberarm eines fiebernden Kindes. Es ist aus seiner Mitteilung nicht ersichtlich, ob diese Kranken auch an anderen Stellen Diphtheriebakterien beherbergten oder an Diphtherie litten.

Die *scarlatiniformen Exantheme* bei Diphtherie haben eine eingehende Bearbeitung durch BRUSA erfahren. Obgleich sie von vielen Autoren mit der gewöhnlich 4—7 Tage vor ihrem Ausbruch eingeleiteten Serumbehandlung in Verbindung gebracht werden, glaubt er, daß sie meist echter Scharlach seien; er begründet seinen Standpunkt damit, daß sie schon vor der Serumära beobachtet worden seien, daß ihr Auftreten in der Klinik der Scharlachkurve in der Stadt parallel laufe, daß echte Serumkrankheit scarlatiniformen Exanthemen vorangegangen oder ihnen gefolgt sei und daß nach Absonderung der verdächtigen Fälle die Häufigkeit der Erkrankungen abgenommen habe.

*Diphtheride*, d.h. Exantheme bei Diphtherie, die nachweislich durch Aussaat von Diphtheriebakterien bei einem Diphtheriekranken erzeugt worden sind, scheinen außerordentlich selten zu sein (s. die frühere Bearbeitung S. 180). ROBERT hat ein generalisiertes Diphtherid bei einem Kinde beschrieben; es reagierte mit hämorrhagisch-nekrotischer Reaktion auf die Einspritzung einer Aufschwemmung abgetöteter Diphtheriebakterien im Gegensatz zu verschiedenen anderen Patienten mit Hautdiphtherie. Er und EVA SCHWARZ prüften vergleichsweise Patienten mit örtlichem Ödem, Halbseitenlähmungen, Trophödem, Hyper- und Hypothyroidismus mit Tuberkulin und Diphtherieana- und -endotoxin. Es wurden erhebliche Differenzen gefunden, abhängig von örtlichen und allgemeinen Faktoren, insbesondere Unterschiede zwischen Tuberkulinreaktionen einerseits und Ana- und Endotoxinreaktionen andererseits in elephantiastischer Haut, aber keine wesentlichen Unterschiede zwischen Hautdiphtherien und Kontrollen. Die Ergebnisse ließen ROBERT zu dem Schlusse kommen, daß die Diphtheriebakterien „schlechtes" Antigen sind (wie auch Staphylokokken, Streptokokken und Enterokokken), dessen Resorption nur unter bestimmten Bedingungen möglich ist, von der Haut schlechter als von der Schleimhaut. Deshalb seien diphtherische Mikrobide bei der Hautdiphtherie so selten.

In die Gruppe der Diphtheride dürfte eine Beobachtung S. W. Beckers gehören: 2—3 Tage nach einem positiven Schick-Test traten erythematöse follikuläre Papeln am ganzen Körper und Desquamation an Handtellern und Fußsohlen auf, die nach 2 Wochen den Charakter des Lichen spinulosus zeigten und 5—6 Wochen nach dem Schick-Test verschwanden.

# IV. Allgemeinerscheinungen

Bezüglich der Krankheitserscheinungen, die sich über die geschilderten örtlichen hinaus einstellen können, ist in der früheren Bearbeitung ausgeführt worden, daß sie bei den oberflächlichen Formen (den pyodermatischen und ekzematoiden) selten sind und ihr Auftreten (z.B. Nierenschädigungen) umstritten; daß aber Lähmungen und Todesfälle beobachtet worden sind, daß auch bei der ulcerösen Form das Allgemeinbefinden meist nicht gestört ist; daß Nierenschädigungen selten und nur in schweren Fällen vorkommen, daß Schädigungen des Herzens und der Zirkulation, Neuritiden und postdiphtherische Lähmungen Ausnahmen sind, und daß Todesfälle am ehesten bei schlechtem Allgemeinzustand und exzessiver Ausbreitung der Hautdiphtherie oder bei Komplikation der Hautdiphtherie mit Diphtherie anderer Lokalisationen beobachtet worden sind; daß postdiphtherische Lähmungen auch nach diphtherischem Panaritium auftraten; daß bei der phlegmonösen und der gangränösen Form und der nomaartigen das Allgemeinbefinden in der Regel schwer gestört ist, bei der ersten viel häufiger als bei den anderen beiden (bei Noma auffällig selten), Nierenschädigungen bis zur hämorrhagischen Nephritis gesehen worden sind und tödlicher Ausgang im Kollaps zu erfolgen pflegt.

Dem ist aus den in der Zwischenzeit gesammelten Erfahrungen hinzuzufügen, daß Störungen des Allgemeinbefindens verschiedenster Art und verschiedenen Grades bei allen Formen der Hautdiphtherie beobachtet worden sind.

*Temperaturerhöhungen* können bei allen Varianten vorkommen, ohne daß eine Gesetzmäßigkeit besteht; so sind sie z.B. bei der Diphtherie der Vulva als gelegentlich vorkommend bezeichnet worden (Smorodincev), als gewöhnlich sehr gering (Paolucci), als häufig (Jaworowskaja), als remittierendes Fieber (Oppenheim); in einem Falle (Torné Bono und Gutiérez) ging ein Schüttelfrost dem Auftreten der Geschwüre 48 Std voraus. Bei der Wunddiphtherie sind Temperaturerhöhungen als minimal (B. Schmidt, Saffron, Flor-Henry) bis hoch berichtet worden (A. Schmidt, Smits, Boehm, Anderson, Dahr, Schwarz, Funt), bei der varicelliformen als hoch (Le Coulant und Sourreil), bei der ekzematoiden als gelegentlich vorkommend (E. Eisner).

*Schwellung der regionären Drüsen* ist bei allen, also auch den oberflächlichen Formen der Hautdiphtherie, meist vorhanden; sie kann aber auch fehlen (Anderson, Funt). Zur Abscedierung scheint es aber bei rein diphtherischer Infektion der Haut nicht zu kommen.

*Lymphangitis* bei reiner Hautdiphtherie scheint sehr selten zu sein. Sie wird bei ecthymaähnlichen Efflorescenzen mit Sekretverhaltung (Brillinger) und — anscheinend häufiger — bei tropischen Geschwüren mit Diphtherie (Dennhoff und Kolodny) erwähnt: In 8 von 56 Patienten mit tropischen Geschwüren oder ulcerierten Dermatitiden wurden Diphtheriebakterien gefunden; zwei von diesen acht hatten Lymphangitis. Der Gegensatz zur reinen Hautdiphtherie, wenn er nicht zufällig oder einer Besonderheit der Stämme zuzuschreiben ist, macht es wahrscheinlich, daß die Lymphangitis durch die Mischinfektion verursacht ist.

Bezüglich der *Herzschädigungen*, die noch SANTORI als sehr selten bezeichnet, scheinen die jüngsten Jahrzehnte doch zu lehren, daß sie häufiger sind, als man früher angenommen hat (HILDEBRAND, SAFFRON). Sie sind bei den verschiedensten Formen der Haut- und Wunddiphtherie, auch bei geringfügigen Symptomen (DE LEE und GREENHILL), beobachtet worden, bei den schweren Formen wohl häufiger (KAY und LIVINGOOD, LIVINGOOD, PERRY und FORRESTER, ZIKOWSKY, BURCKHARDT), und in verschiedenem Prozentsatz (z.B. NYFELDT: einmal bei 215 Fällen, SANTORI und LABRANCA: einmal bei 7 Fällen, MOSER: 14mal bei 73 Fällen), im Durchschnitt wohl in 5% der Fälle (KAY und LIVINGOOD, LIVINGOOD, PERRY und FORRESTER, HOLLÄNDER, U.S. War Department Medical Bulletin), in den Tropen oder unter sonst ungünstigen klimatischen Verhältnissen anscheinend besonders häufig (HÖRING, SAFFRON), schwankend von minimaler (KAY und LIVINGOOD) bis zu schwerster Myokardschädigung mit typischer Myolyse (HILDEBRAND), ohne Unterschied von den im Zusammenhang mit Rachendiphtherie beobachteten (V. KISS). Es scheinen erhebliche Unterschiede im Verlauf zu bestehen; von manchen Beobachtern wird er als meist bland ohne nachfolgende Dauerschädigung bezeichnet (HILDEBRAND), von anderen aber wesentlich ernster beurteilt (V. KISS, PASTORINO). Eiweißausscheidung, auch wenn sie gering ist, aber länger als 5 Tage dauert, lasse Komplikationen, besonders Myokarditis, erwarten (KÜNZEL). Schwierigkeiten in der Erkennbarkeit der Herzerscheinungen und Variationen in ihrer Schwere einerseits und die Tatsache, daß eine vorangegangene oder gar noch bestehende Diphtherie während des Lebens nicht erkannt worden ist (BURCKHARDT) andererseits, macht BRILLINGERs Vermutung verständlich, daß Hautdiphtherien für „kryptogene" Herzmuskelschädigungen verantwortlich sein mögen. Dies und die Zahl der bei Hautdiphtherie beobachteten Todesfälle (s. unten) rechtfertigt, wie ich glaube, die ernstere Beurteilung und die Empfehlung frühzeitiger und wiederholter elektrokardiographischer Untersuchungen (V. BOKAY, TOMESIK, LOVREKOVICH, KANYO, SZIRMAY und V. KISS, MOSER, KAY und LIVINGOOD, LIVINGOOD, PERRY und FORRESTER). KAY und LIVINGOOD geben für das Elektrokardiogramm als bedeutungsvoll an: Abnormitäten in der T-Welle, besonders in CR 3, Depression oder sogar Inversion der T-Welle in sechs Fällen in der 4.—7. Woche nach Auftreten der Hauterscheinungen. CHURCH und MASON machten ähnliche Beobachtungen bei drei von zehn Hautdiphtherien. Die genannten Veränderungen kehrten bei allen Überlebenden schließlich zur Norm zurück.

Die Herzschädigung kann schon verhältnismäßig frühzeitig während der Erkrankung auftreten (SANTORI und LABRANCA, BOTTOMLEY und CHRISTIE), aber auch in späteren Stadien und als Spätfolge (UNSELD: in der 4. Krankheitswoche, SCHWARZ: bei chronisch rezidivierender Hautdiphtherie, die sich über 8 Monate hinzog, SAFFRON).

In etlichen Fällen ist die Myokardschädigung trotz Verabfolgung von Antitoxin — auch in erheblichen Dosen — aufgetreten [ZAHORSKY, UNSELD, PASTORINO, BOTTOMLEY und CHRISTIE, CHURCH und MASON, LE COULANT, SOURREIL und MULON, SMITS (allerdings hier bei gleichzeitig bestehender Rachendiphtherie)]. Trotzdem wird man geneigt sein, der Anregung derjenigen zu folgen, die entweder auf Grund eigener günstiger Erfahrungen oder um nichts zu versäumen, die Anwendung des Serums zum mindesten als Verhütungsmittel empfehlen (ZAHORSKY, V. KISS, SIEGEN, KAY und LIVINGOOD, HOLLANDER, LE COULANT und SOURREIL, KRÖGER und THOFERN). LIVINGOOD, PERRY und FORRESTER, gestützt auf ein Material von 140 Fällen von Hautdiphtherie, unterbreiteten eine Statistik hinsichtlich des Vorkommens von Komplikationen bei ihr überhaupt, die folgendes zeigt: Komplikationen in 20%, wenn Serum innerhalb der ersten

32 Tage verabfolgt worden war, in 31%, wenn es erst später verabfolgt worden war, und in 65% der Fälle, die überhaupt kein Serum erhalten hatten. Ob das Serum noch eine Wirkung nach Auftreten der Schädigung hat, ist strittig. Auch bezüglich des Erycins, das für die bakterielle Sanierung der Diphtherie sehr empfohlen wurde, ist gesagt worden, daß es trotzdem das Auftreten von Myokarditis (und Lähmungen) nach dem 33. Krankheitstage nicht verhüten kann (Krause und Schnauder).

*Nierenschädigung* bei der Haut- und Wunddiphtherie verdient ebenfalls Beachtung. Wie schon früher ausgeführt, kommt Nephritis bei den oberflächlichen Formen selten, nicht so selten bei den tieferen Formen, besonders bei der Phlegmone vor. Aber auch bei chronisch rezidivierender ekzematoider Diphtherie ist Albuminurie, wenn auch nur vorübergehend, beobachtet worden (Schwarz). Santori, der über vier ulceröse (zwei mit impetigoartigen Efflorescenzen) und eine gangränöse berichtet, bezeichnet Nierenschädigungen als relativ häufig. Pastorino sah bei einem 5jährigen Mädchen eine schwere, aber afebril verlaufende Hautdiphtherie der Genitalien, die sich nach Serum zunächst lokal besserte, bei der aber dann Erbrechen, Albuminurie, Cylindrurie und schließlich Anurie eintrat; der Tod erfolgte mit Myokarditis und Kreislaufinsuffizienz. Ferner sahen Anderson am 15. Tage einer Wunddiphtherie, Unseld in der 5. Woche einer sehr schweren Vulvovaginitis — verbunden mit sehr leichter Rachendiphtherie —, Le Coulant, Sourreil und Mulon bei varicelliformer verbunden mit ekzematoider, Burckhardt bei seinen vier tödlich verlaufenden Wunddiphtherien Nierenschädigungen. Für die Diphtherie überhaupt stellte Künzel fest, daß kein tödlicher Fall ohne Albuminurie beobachtet worden sei. Große Eiweißmengen, d.h. mehr als $^1/_4$ pro mille, am 2.—3. Tage seien prognostisch ungünstig; trotz intensiver Behandlung sei der Tod nach spätestens 14 Tagen zu erwarten; auch bei geringerer Albuminurie kann hohe Toxicität tödlichen Ausgang bewirken; zum mindesten müsse man, wenn sie länger als 5 Tage ansteigend anhalte, mit weiteren Komplikationen, besonders Myokarditis (s. oben bei Herzschädigungen), rechnen. Danach sollte auch bei der Hautdiphtherie der Nierenfunktion große Aufmerksamkeit gewidmet werden.

Bezüglich *neurologischer*, im Verlauf oder im Gefolge einer Hautdiphtherie auftretender *Symptome* sind zwei Arten zu unterscheiden: 1. die örtlich im Bereiche der Hauterkrankung sicht entwickelnden, 2. die — oft unabhängig von der Lokalisation der Hauterkrankung — während ihres Verlaufs meist in späteren Stadien oder oft nach ihrem Abklingen sich entwickelnden.

Die ersteren betreffen Hyp- und Anaesthesien diphtherischer Ulcerationen, die 3—5 Wochen alt sind; sie können die Vernarbung überdauern, auch die Heilung ekzematoider Diphtherien (Livingood, Perry und Forrester).

Über die zweite Form neurologischer Komplikationen liegen so zahlreiche Berichte vor, daß diese hier nicht im einzelnen erörtert werden können. Sie kommt hauptsächlich bei der ulcerösen, besonders der multipel ulcerösen (Gaskill und Korb), und den tieferen Formen (Phlegmone) vor, und zwar sowohl bei reinen Hautdiphtherien als natürlich auch bei solchen mit Diphtheriebakterienbefund in Nase und Rachen (Delp, Sutherland und Hashinger). Auftreten von typischen Lähmungen ist retrograd diagnostisch verwertet und anerkannt worden für Fälle, deren Hautmanifestationen vorher nicht diagnostiziert worden waren. Aber andere Erkrankungen, wie Angina, Scharlach, Grippe, Masern können ähnliche neurologische Erscheinungen hervorrufen (Thiess). Avirulenz von Stämmen, gezüchtet aus Erkrankungen, die neurologische Symptome entwickelt haben, sollte ihre ätiologische Bedeutung nicht ausschalten (Dennhoff und Kolodny); s. weiteres darüber im Abschnitt: Bedeutung der Virulenzbestimmung und Differenzierung.

Das Vorkommen neurologischer Symptome scheint in weiten Grenzen zu schwanken, zahlenmäßig sowohl als auch was den Zeitpunkt ihres Auftretens anlangt. ROLLESTON bezeichnet sie als selten. STUX sah unter 27 Fällen oberflächlicher Hautdiphtherien, von denen 16 ulcerös wurden, nie Beteiligung neurologischer Natur, NYFELDT eine Parese unter 215 Fällen, allerdings meist nur oberflächlicher Diphtherien, während die Übersicht des U.S. Kriegsdepartments und HOLLANDER 20%, LIVINGOOD, PERRY und FORRESTER 34%, GASKILL und KORB 43,5%, WARD und MASON 50% Beteiligung von seiten des Nervensystems angeben.

Neurologische Symptome können schon frühzeitig, d.h. schon während des akuten Stadiums der Hautdiphtherie, auftreten (MOSER, SCHARFF und NEUMANN), wenn auch die späteren, postdiphtherischen die häufigeren sind (etwa 9 Tage nach Abstoßung der Membranen beginnend: STAMMER).

Eingefügt sei hier, daß MÉZARD für das Auftreten ernsthafter Zwischenfälle bei maligner Diphtherie überhaupt den 50. Tag als entscheidend ansieht; ein Kind, das den 52. Tag mit diphtherischer Lähmung überstanden hat, könne als gerettet gelten.

GASKILL und KORB überblickten während des Burmafeldzuges ein Material von 140 Fällen, von denen 43,5% multiple Neuritiden entwickelten; dies geschah durchschnittlich 70,4 Tage nach Beginn der Hautdiphtherie, d.h. manchmal erst nach Heilung der ursprünglichen, meist multipel-ulcerösen Hautdiphtherie. Die neurologischen Symptome bestanden in Akkommodationsverlust, Geschmacksstörungen, Taubheitsgefühl in der Zunge, Schwäche des Gaumens und Pharynx, Paraesthesien im Bereiche der peripheren Nerven. Motorisch wurden hauptsächlich der Quadriceps und die Interossei betroffen. Es bestand keine örtliche Beziehung zwischen dem Sitz der Hautdiphtherie und der nervösen Störung.

Die Dauer der Neuritis schwankte zwischen 71,3 Tagen in den milden bis zu 106,1 Tagen in den mittelschweren bis zu 138,1 Tagen in den schweren Fällen; in allen kam es — wenn auch langsam — zur vollständigen Heilung.

Weitere Beiträge zum Vorkommen neurologischer Komplikationen bei Hautdiphtherie ergaben sich aus Beobachtungen bei „Jungle Sores", den „Dersert Sores" des Mittleren Ostens (WARD und MASON: 21 Fälle, 11 mild, 7 mäßig schwer, 3 schwer). Eine Anzahl der Fälle erwies sich mit Sicherheit als diphtherieinfiziert; einer von ihnen erkrankte eine Woche später an Rachendiphtherie. In Ergänzung zu dem oben Gesagten ist zu erwähnen, daß — etwa 10 Wochen nach Beginn der Hauterscheinungen — alle zunächst Sehstörungen entwickelten, vier gleichzeitig auch Sensibilitätsstörungen, alle anderen 3 Wochen später Paraesthesien (in milden Fällen), Kribbeln, Taubheits- und Kältegefühl in den Extremitäten, die zu Schwierigkeit bis zur Unfähigkeit im Gehen und Schreiben, in den schwersten Fällen zu fortschreitender Schwäche der Extremitäten, aufsteigend zu Hüfte und Schulter, Anaesthesie der Extremitäten, Verlust der Fähigkeit, Gegenstände durch Berührung oder Betastung wiederzuerkennen, Ataxie führte. Die Besserung erfolgte in zentrifugaler Richtung. Unter 19 Fällen von „Tropical Ulcers", die DENNHOFF und KOLODNY beobachteten, erwiesen sich 13 als diphtherisch infiziert; in drei von diesen Fällen waren die Bacillen avirulent, aber zwei dieser Patienten erkrankten in der Folgezeit an peripherer Neuritis.

Trotz der Häufigkeit sicherer Diphtheriebefunde bei der genannten Krankheitsgruppe bezweifelt GILL die allgemeine ätiologische Beziehung zwischen „Desert Sores" und akuter ulceröser Hautdiphtherie.

Auf die von WERNER und von OXENIUS wiederbelebte Erörterung der Pseudotabes postdiphtherica kann hier nicht eingegangen werden.

Bezüglich der *Behandlung der entwickelten neurologischen Symptome* wird das Serum verschieden beurteilt. Gaskill und Korb fanden es nutzlos, während ihm andere eine wesentliche Heilwirkung zuschreiben [S. Wolff: 20000 IE intravenös (besser als subcutan) oder intralumbal, wenn die ersten Anzeichen von Beteiligung des Nervensystems sich bemerkbar machen; Scharff und Neumann: Serum kann Fortschreiten von Lähmungen aufhalten; Delp, Sutherland und Hashinger: trotz 100000 IE zunächst Verschlimmerung der Lähmungen]. Vitamin E (Ephynal Roche) 3 mg per os täglich (Buttirini) und Pyrifer (Müller) sind zur Behandlung der Polyneuritis und postdiphtherischer Lähmungen empfohlen worden.

Zur *Verhütung neurologischer Komplikationen* scheint rechtzeitige Anwendung des Serums (allerdings nicht immer: Church und Mason sahen Schluck- und Akkommodationsstörungen 5 Tage nach 80000 IE, Schwäche der Extremitäten 8 Tage nach der Serumgabe) wesentlich geeignet, wenn es vor dem 32. Tage gegeben wird. Gaskill und Korb beobachteten Neuritis in 14% derjenigen, die Serum vor dem 32. Tag erhalten hatten, in 30% derjenigen, die es erst nach dem 32. Tage erhalten hatten, und in 61% derjenigen, die nicht mit Serum behandelt worden waren. Das ist insofern von Bixby bestätigt worden, als er bei 4 von 200 Hautdiphtherien, bei denen keine Naso-Pharyngealdiphtherie bestand und die Serum erst nach der 4. Krankheitswoche erhalten hatten, schwere postdiphtherische Komplikationen auftreten sah.

*Andere im Zusammenhang mit Diphtherie beobachtete Komplikationen* sind *multiple Hautgangrän* beider Beine (Blumberger: am 3. Krankheitstage bei einem 3jährigen Knaben, nachdem er am 2. Krankheitstage 6000 IE erhalten hatte). *Noma* des Zahnfleisches und der Wangenschleimhaut (Cerqueira: bei einem 5jährigen Mädchen, nachdem eine Rachen- und Kehlkopfdiphtherie nach 24000 IE langsam abgeheilt war). Funt erwähnt Blasenbildung und Gewebszerfall im Gebiet abgeheilter Geschwüre und tibiale Periostitis. Anhangsweise, obwohl sie mit der Haut direkt nichts zu tun haben, seien hier fünf Fälle von schwerer *Conjunctivitis diphtherica* (Gutfreund und Plumert) erwähnt, die bei vier überlebenden Kindern einmal mit Hornhautstaphylom, dreimal mit Phthisis bulbi endeten, ferner eine *Cystitis* und *Urethritis crouposa* bei Nasen- und Urogenitaldiphtherie (v. Bokay, Tomesik, Lovrekovich, Kanyo, Szirmay und v. Kiss), eine *Urethritis pseudodiphtherica* mit Gelenkbeteiligung bei gleichzeitig stark positiver Komplementbindung für Gonorrhoe (Smolka). *Meningitis* mit Befund von Coryne-Bakterien ist wiederholt beobachtet worden (Kessel und Romanoff: Coryne-Bacterium Hoffmann, Allgemeininfektion, in Analfissur zusammen mit Colibacillen, Blutkultur positiv schon vor Auftreten der meningealen Symptome; Pockels: ausgehend vom Ohr, Diphtheriebakterien im Liquor zusammen mit Streptokokken; Carlson und Morgan: nach Otitis media und Mastoiditis). — *Hautemphysem* bei nichttracheotomierten Diphtherien sind von Saxl und Mendl Alveolenrupturen zugeschrieben worden. — *Glykosurien* bei schweren Diphtherien verfolgte Brems; sie kehrten für gewöhnlich nach 1—2 Wochen zur Norm zurück; bei einer gangränösen Hautdiphtherie, die zur Heilung kam, wurde im schwer toxischen Stadium von Levy vorübergehende Zuckerausscheidung beobachtet. Dazu lieferte Combiesco einen interessanten experimentellen Beitrag, der hinsichtlich Neben- und Spätwirkungen der Diphtherie beachtlich sein könnte; er fand, daß der Ziesel (Citillus citillus), der wahrscheinlich empfindlicher als das Meerschweinchen gegen Diphtherietoxin sei, mit sehr schwerer hämorrhagischer Bauchspeicheldrüsenentzündung auf dasselbe reagiere; dies deute auf die Möglichkeit hin, daß späteres Versagen des Pankreas beim Menschen durch eine vorangegangene Diphtherie bewirkt sein könnte.

Eine Anzahl von *Todesfällen* bei Hautdiphtherie — oft ohne Diphtherie anderer Organe —, meist infolge von Myokarditis, ist berichtet worden. Sie betreffen — hauptsächlich tiefere — Haut- und Wunddiphtherien in den verschiedensten Lokalisationen, besonders oft in der weiblichen Genitalgegend, aber auch sehr ausgebreitete, anscheinend ekzematoide Diphtherie (TREPAT), varicelliforme Diphtherie (LE COULANT und SOURREIL), auf Varicellen aufgepfropfte gangränöse Diphtherien (JOE, ZAHORSKY), Nabeldiphtherie bei einem 41 Tage alten Kinde mit folgender Zwerchfellähmung und Myokarditis (MONTGOMERY) und eine sehr schwere Conjunctivaldiphtherie (GUTFREUND und PLUMERT: Bronchopneumonie, Otitis media und Sepsis). Obwohl der Tod in einigen Fällen trotz Serumbehandlung eintrat, kann das Serum, rechtzeitig und in ausreichenden Dosen verabfolgt, nach LE COULANT und SOURREIL lebensrettend wirken. Es wird von den meisten Autoren empfohlen, in verdächtigen Fällen auch vor Sicherstellung der Diagnose.

# V. Beziehungen der Hautdiphtherie zu anderen Erkrankungen

Auftreten von Hautdiphtherie im Zusammenhang mit anderen Erkrankungen ist vielfach beobachtet worden, entweder als zufälliges Zusammentreffen oder im Sinne der Begünstigung durch diese. Die Begünstigung kann darin bestehen, daß die andere Erkrankung die Widerstandskraft gegen die Infektion herabgesetzt hat, die Eintrittspforte für die Infektion geschaffen hat oder auch zur Verlängerung ihrer Dauer beiträgt.

Herabsetzung der Widerstandskraft kann durch schlechte Ernährung (GILL), durch Störungen des Verdauungsprozesses (Dyspepsie: STUX; Typhus: FINK, LEWENSON und STRAWEZ, v. VEGH; Dysenterie: COMBIESCO; vielleicht Bandwurm: LEWENSON und STRAWEZ) oder durch andere Allgemeinerkrankungen (Grippe: STUX, LEWENSON und STRAWEZ; exsudative Diathese: STUX, STUX und ZIRULNIK, NIEMAND-ANDERSEN; Allgemeinerkrankungen überhaupt: GILL; postoperative Zustände: JAROSCHKA, WAGNER) bedingt sein.

Hervorzuheben sind die kindlichen Exantheme (Masern: NOBÉCOURT und LERREBOULLET, EIVINE und SCHOENBAUM; Scharlach: ZIKOWSKY), unter ihnen aber ganz besonders die Windpocken, deren Efflorescenzen Eintrittspforten darstellen (JOE, LEWENSON und STRAWEZ, HEALY, BATES). In dasselbe Gebiet gehören die diphtherischen Infektionen einzelner Pockenvaccinepusteln (DE HAAS und WOLFF, LAUSECKER) und auch die einer generalisierten Vaccine (SKALETZ). Dabei ist zu bemerken, daß STUX und ZIRULNIK der Pockenimpfung eine Herabsetzung der allgemeinen Widerstandskraft und der lokalen Immunität zuschreiben, die für Nasendiphtherie empfänglicher mache. Schon MONTI war überzeugt, daß die Hautdiphtherie bei kachektischen, skrofulösen, rachitischen, herabgekommenen Kindern sich besonders lange hinziehen könne.

Hautkrankheiten, auf denen Diphtherie aufgepfropft gefunden wurde, sind Erysipel (ZIKOWSKY, LAUSECKER) und Pilzerkrankungen (CHURCH und MASON). Hinsichtlich der letzteren ist interessant, daß bei Trichophytie- und Favuskindern häufiger ein höherer Antitoxingehalt gefunden wurde als bei gesunden Kindern, bei ihnen also eine stärkere Widerstandskraft angenommen werden sollte (GEN und SKRETSKY).

Die Diphtherien, die sich auf einer Tuberculosis verrucosa cutis (SIEGEN), auf einem Lupuscarcinom (GRÜTZ) und auf einem bestrahlten Portio- und Scheidencarcinom (WAGNER) entwickelten, sind als Wunddiphtherien anzusehen. Das gleichzeitige Vorkommen von Hautdiphtherie mit Ulcus molle, Gonorrhoe und manchen Fällen von Syphilis (Lewenson und Strawez) dürfte auch nur zufällig sein.

Hinsichtlich der Beziehungen von *Diphtherie und Syphilis*, die im früheren Beitrag etwas eingehender besprochen worden sind, sind aus der Zwischenzeit folgende Beobachtungen nachzutragen: Diphtherie und sekundäre Syphilis des Schlundes (de Woodcok) und sehr destruktive tertiäre syphilitische Veränderungen der Nase mit diphtherischen Belägen bei Lues congenita eines 11jährigen Mädchens (Cohen). In diesem Zusammenhang ist von Interesse, daß Boas und Tölköll und Löhe und Rosenfald einen positiven Wassermann von dreimonatiger resp. einwöchiger Dauer bei nichtsyphilitischen Patienten nach Einspritzung von Diphtherieserum fanden.

Unsere eigenen Erfahrungen und die vorliegende Literatur lassen uns die Schlüsse Friedemanns als zu weitgehend erscheinen, daß nämlich die chronische Diphtherie der Haut und die Diphtherie der Vulva und Vagina häufig mit gleichzeitig bestehender Syphilis verbunden sei.

# VI. Bedeutung der Virulenzbestimmung und der Differenzierung

Es scheint noch immer keine Methode zu geben, wirklich scharf und eindeutig die echten Diphtheriebakterien von den hyperaciden, den Pseudodiphtheriebakterien und den Diphtheroiden zu trennen (Dresel).

Vielfach wird für die Anerkennung der Diagnose Hautdiphtherie (einschließlich Wunddiphtherie) noch immer verlangt, daß der reingezüchtete Stamm *tiervirulent* sei (Landau); das konnte auch in vielen Fällen gezeigt werden (Boas, A. Schmidt, Zahorsky, Anderson, Stux, Dahr, Ramon, Debré und Gilbrin, Behcet, Synephias und Limpach, Williams, U.S. War Department Medical Bulletin, Eva Schwarz, Delp, Sutherland und Hashinger, Dennhoff und Kolodny, Serri, Flor-Henry, Funt); in einigen Fällen war die Tiervirulenz nur schwach oder schwankend (Smits, Schroeder und Boas, Schereffetin, Santori und Labranca, Schwarz, Bernstein, Williams und Novy). Andererseits war sie in zahlreichen, auch klinisch typischen Fällen, auch solchen mit typischer Kultur und Vergärung, nicht nachweisbar [Mrongovius, Behcet, Schroeder und Boas, Shrewsbury, Preidt, Bogdanow und Gavrilova, Bates, Eller und Kest, Williams, Schwarz, Cameron und Muir (ein Fall mit nachfolgender Polyneuritis), Dennhoff und Kolodny, Robert]. Das bestätigt ältere, auch eigene Erfahrungen, die schon in der früheren Bearbeitung dargestellt worden sind, nämlich daß aus dem — vielleicht nur zeitweisen — Fehlen der Tiervirulenz keine sicheren Schlüsse auf die Bedeutung von Coryne-Bakterien oder auf ihre Bedeutungslosigkeit für einen bestimmten Fall oder für die Hautdiphtherie im allgemeinen gezogen werden können (Mrongovius, Schroeder und Boas, Clauberg, Schwarz).

Der Wert der *Vergärungsmethode* zur Differenzierung der echten Loefflerschen Bacillen, der Pseudodiphtheriebakterien und der Paradiphtheriebakterien (Lubinski), der in der früheren Arbeit betont worden ist, ist — auch in Verbindung mit der Clauberg-Platte (Burtscher) — weitgehend bestätigt worden (Boas, Nyfeldt, Mrongovius, Schroeder und Boas, Anderson, Ghio, Shrewsbury, Dahr, Grüneberg und Weyrauch, Herrmann und Pütz, Hölzl und Hauptmann, Kalies, Weigmann, Schwarz).

Die von Anderson, Happold, McLeod und Thomson eingeführte *Typenbestimmung* (mitis, gravis und intermedius) ist auch für die Hautdiphtherie viel verwendet worden. Clauberg empfiehlt sie als zuverlässiger als den Tiertest;

aber abgesehen davon, daß sie nicht unbestritten geblieben ist (MENTON, COOPER, DUKE und FUSSELL), hat sich — sicherlich hinsichtlich der Hautdiphtherie — nicht ergeben, daß der eine oder andere Typus ein charakteristisches klinisches Bild bestimmt oder den Verlauf beeinflußt (HILGERS und THOENES, OTTO und HASEMEYER, ZIKOWSKY, LORENTZ, WILLIAMS, SCHWARZ, ROBERT, BOTTOMLEY und CHRISTIE, LAUSECKER, REVELLI, FUNT).

Daß *Coryne-Bakterien, die nicht echte Diphtheriebakterien sind,* Haut- und Wunddiphtherie erzeugen können, wird von den meisten Autoren abgelehnt, selbst wenn die Bacillen in Reinkultur gefunden werden (SANTORI). Sie stellen kein ungewöhnliches Vorkommen auf normaler Haut dar (SANTORI: besonders in After- und Genitalgegend). Ihr Vorhandensein bei der Wunddiphtherie ist dementsprechend als harmlos (KALIES) und nicht behandlungsbedürftig (DRÜGG) bezeichnet worden. Andererseits liegen eine Reihe von Beobachtungen vor, in denen Diphtheroiden allein (KRISTJANSEN, LÖHE, SCHROEDER und BOAS, GRÜNE-BERG und WEYRAUCH, FORMAN, BARBER, GIUSEPPI und KNOTT, SIEGEN, BIN-HOLD) oder in Mischinfektion mit anderen Keimen wie Streptokokken, Staphylo-kokken, Coli, Proteus [NIEMAND-ANDERSEN, HORNEMANN (nosoparasitäre Haut-diphtherie)] eine pathogene Rolle zuerkannt wird, die zum mindesten temporär auf geschwächtem Hautterrain zum Ausdruck kommen kann.

## VII. Der Schick-Test bei der Hautdiphtherie

Unsere Kenntnisse bezüglich des Schick-Tests sind seit Erscheinen der früheren Bearbeitung wesentlich erweitert worden. Er hat eine große Bedeutung erlangt. aber es ist doch auch gezeigt worden, daß spontan geheilte Diphtherien keine freien Antikörper im Blute aufzuweisen brauchen (HAMBURGER und SIEGL), und daß ein erheblicher Prozentsatz von Diphtherien (z.B. SIEGL: 15 von 20 Fällen) mit posi-tivem Schick-Test abheilt. Verschiedene Mitteilungen lassen den Test als un-zuverlässig erscheinen (J. LANGER), besonders seinen negativen Ausfall (KAAN, ROSLING, LEACH und POCH). Erwähnt sei, daß Pferdeserum allein die Schick-Reaktion verschwinden lassen kann (HOTTINGER und LORENZ).

Was nun die Haut- und Wunddiphtherie anlangt, und zwar die oberflächliche und die ulceröse, so sind zwar Fälle mitgeteilt worden, in denen der Schick-Test positiv war (ANDERSON, DAHR, SHREWSBURY, STUX, BECHELLI und BAPTISTA), aber mindestens ebenso viele, in denen er negativ war (DAHR, SANTORI, STUX, ROBERT, SCHWARZ, DELP, SUTHERLAND und HASHINGER, LIEBOW, McLEAN, BUMSTEAD und WELT, von deren Ulcera diphtherica $1/3$ der Fälle negativ war, STERN, FUNT). EVA SCHWARZ betont, daß er bei ihren Patienten nur selten positiv war und daß, wie schon oben bei Erörterung der „Diphtheride" bemerkt, bei der vergleichsweisen Untersuchung von 19 Hautdiphtherien und 25 Kon-trollen (mit Schick-Test und Kontrolle mit intracutaner Injektion von Anatoxin, Mantoux, Aufschwemmung hitzegetöteter Diphtheriebakterien) sich keine Unter-schiede ergeben hätten; der Test sei somit kein sicheres Kriterium bei der Haut-diphtherie. Nur bei dem einzigen beobachteten, generalisierten Diphtherid ergab die Injektion der abgetöteten Bacillenaufschwemmung eine hämorrhagische nekrotische Reaktion.

Den Erfahrungen bei der menschlichen Hautdiphtherie entsprach auch das unregelmäßige Ergebnis experimenteller Untersuchungen der Vaginaldiphtherie bei Meerschweinchen (KISSKALT, v. KREHINGER-GUGGENBERGER und SEISER).

Die Unregelmäßigkeit im Ausfall des Schick-Tests bei der Hautdiphtherie hat man mit besonderen immunologischen Verhältnissen in der Haut bzw. mit Unter-schieden im immunologischen Verhalten der Haut und der Schleimhaut und dem

Gesamtorganismus oder auch unterschiedlichen Resorptionsbedingungen zu erklären versucht (Schwarz). Es könnten wohl auch rein örtliche Faktoren [Reaktionsunterschiede zwischen früher befallenen und nicht erkrankt gewesenen Hautstellen (Biberstein)] eine Rolle spielen. Schließlich ist gezeigt worden, daß große körperliche Anstrengungen, Ernährungs- und Klimawechsel die Empfindlichkeit der menschlichen Haut so ändern können, daß ein Nichtreagierender positiv werden kann und daß erst nach 10 Tagen Rückkehr zur Norm erfolgt (Zlatogoroff und Kostereff). Injektion „rohen" Diphtherietoxoids bewirkt viel häufiger positive Reaktionen als die eines gereinigten (Henocq, Belyveld und Reynaud). Der Gesamteindruck ist, daß ein negativer Schick-Test Erkrankungsmöglichkeit nicht ausschließt (Kaan, Rosling, Leach und Poch, Funt) und sich in einer beachtlichen Anzahl von Fällen als nicht zuverlässig erwiesen hat (Grüneberg und Weyrauch, J. Langer), daß aber ein positiver Test die Empfänglichkeit anzeigt.

## VIII. Behandlung der Hautdiphtherie

In der Behandlung der Hautdiphtherie steht das antitoxische Serum an erster Stelle, ganz besonders für die tieferen Formen. Mit ihm soll nicht bloß eine Heilwirkung auf die Hauterscheinungen selbst ausgeübt werden, sondern auch eine verhütende Wirkung hinsichtlich toxischer Neben- und Nachwirkungen. Die Notwendigkeit möglichst frühzeitiger Verabfolgung ausreichender Dosen — bei starkem klinischem Verdacht schon vor Sicherstellung der Diagnose — wird wiederholt betont.

Was die Dosierung anlangt, so sind für die Rachendiphtherie gewisse Richtlinien vorhanden: die *Schicksche Regel*, die 100—500 IE pro kg Körpergewicht vorsieht, und die von Hamburger empfohlene Dosierung, die für toxische Fälle 500 IE pro kg, für Croup 300—400 IE pro kg vorsieht, zu wiederholen, wenn die Beläge sich nach 48 Std noch ausbreiten, 100—200 IE pro kg für leichte Fälle, 1000 IE pro kg für schwere Fälle; von noch höheren Dosen sei nicht mehr zu erwarten. Besonders hohe Dosen sind für die Diphtherie der Augen angezeigt (Eivine und Schoenbaum).

Wenn unter Berücksichtigung der oben erwähnten Indikationen bei gewissen Formen der Hautdiphtherie Serum verabfolgt wird, sollte sich die Dosierung auf derselben Höhe bewegen wie bei der Rachendiphtherie, zumal manchen Formen der Hautdiphtherie (z.B. Vulvovaginitis: v. Kiss, Unseld, de Lee und Greenhill) keine bessere Prognose zuerkannt wird als der Rachendiphtherie.

Es spricht natürlich nicht gegen die Anwendung des Serums bei den ulcerösen und tieferen Formen der Hautdiphtherie überhaupt, daß gelegentlich Versager vorkommen (ulceröse Wunddiphtherie: A. Schmidt, Burckhardt; Diphtherie auf Varicella gangraenosa: Zahorsky; Scheidendiphtherie: Unseld; Ulcera der Anal- und Perinealgegend: Bogdanow und Gavrilova; Kerato-Conjunctivitis, allerdings mischinfiziert mit Staphylokokken: Lesenne und Dumortier; Vulvovaginitis, Ulcera der Haut und anschließende Rachendiphtherie: Cantrell; Wunddiphtherie: Moser, U.S. War Department Medical Bulletin; Cervical- und Urethraldiphtherie: Bottomley und Christie).

Abgesehen von solchen Versagern der parenteralen Zuführung scheint das Serum überhaupt — entsprechend den schon früher mitgeteilten Erfahrungen — bei vielen ulcerösen und sicherlich oft bei den oberflächlichen Formen keine oder keine wesentliche Wirkung auf den örtlichen Krankheitsprozeß auszuüben (Santori, C. Fischer, Schwarz).

*Aktive Immunisierung* zur Behandlung der Hautdiphtherie wird kaum in Frage kommen, weil andere, bald zu besprechende Maßnahmen in der Regel viel schneller zum Ziele führen, als die sich langsam entwickelnde Immunität es kann. Sie ist mit gewissem Erfolg versucht worden (BECHELLI und BAPTISTA: Anatoxin in Verbindung mit Antitoxin und Penicillin; BARBER, GIUSEPPI und KNOTT: Eigenvaccine aus einem dem Löffler-Bacillus nahestehenden Diphtheroiden). Nebenbei sei bemerkt, daß vollkommen durchgeführte aktive Immunisierung zwei Patienten FLOR-HENRYs gegen Hautdiphtherie nicht schützte und daß KERN und RISSMANN unter 41 Bacillenträgern 9 Kinder hatten, die früher gegen Diphtherie immunisiert worden waren.

Die Anwendung der Löwensteinschen Schutzsalbe zwecks percutaner Immunisierung kann schon deshalb kaum in Frage kommen, weil der Schutz erst nach 6 Wochen einsetzt (POINDECKER).

Unter Berücksichtigung des bezüglich der passiven und natürlich noch mehr der aktiven Immunisierung Gesagten einerseits und der Erfordernisse der Hautdiphtheriebehandlung andererseits (Beseitigung der Bacillen, Verhinderung weiterer Toxinproduktion, Verhinderung der Verschleppung am Kranken selbst und in seiner Umgebung) sollte die Behandlung mit den modernen Chemotherapeutica und den Antibiotica besonders aussichtsvoll erscheinen.

Die verschiedenen *Sulfonamide* wirken in vitro verschieden auf Diphtheriebakterien (HOMPESCH). Das scheint auch bei der klinischen Anwendung so zu sein, und zwar sowohl bei allgemeiner Anwendung als auch bei örtlicher. Es liegen Berichte über befriedigende Ergebnisse vor [C. FISCHER: bei Wunddiphtherie (aber nicht bei ekzematoider); BRILLINGER: bei ekthymatöser und ulceröser; HERRMANN und PÜTZ: bei Brandwunden; GILL: bei ulceröser; MOSER: aber nur auf Mischinfektion wirksam; BIXBY: Sulfadiazinepaste mit Penicillin, nachdem 100000 IE Serum versagt hatten; CHURCH und MASON: Sulfadiazine oral; GRIMMER: bei ekzematoider (6 Tage lang viermal täglich zwei Tabletten Sulfothiazol in Kombination mit Pyriferfiebertherapie in zweitägigen Abständen; Sulfonamidpuder örtlich)]. Aber auch über unbefriedigende wurde berichtet (BATES: bei pustulöser Diphtherie auf Varicellen und Conjunctivitis diphtherica; CAMERON und MUIR: bei pustulöser und ulceröser Hautdiphtherie; U.S. War Department Medical Bulletin: Hautdiphtherien; KOS: bei Wunddiphtherie; LEVY: bei ulcerogangränöser Hautdiphtherie; CHURCH und MASON: bei ulceröser Penisdiphtherie).

Von den *Antibiotica* ist Penicillin am häufigsten geprüft worden. Seine Wirkung auf Diphtheriebakterien scheint viel geringer zu sein als auf die gewöhnlich mischinfizierenden Keime (z. B. Streptokokken [KRÖGER und THOFERN]). Nach seiner Wirkung auf die Diphtherieerkrankung überhaupt zu urteilen, kann es bei schweren und mittelbaren Fällen das Heilserum nicht ersetzen (MISGELD). Es kann toxische Komplikationen nicht verhüten (BOCKENHEISER, v. HUBLER und JACKSON) und nicht beeinflussen (BIXBY). Aber durch Hemmung des Wachstums der Bacillen (HEWITT: in vitro) und durch Beseitigung der Mischinfektion schränkt es die Toxinbildung und die Verbreitung des Toxins ein (VORLAENDER und KARP) und vermag schneller als Serum allein die Beseitigung der Diphtheriebakterien zu bewirken (BAUMGARTNER). Für die Trägerbehandlung ist Penicillin allein parenteral (ÖBERG) und parenteral und örtlich (SCHNEIDER) erfolgreich angewendet worden.

Für die Behandlung der Hautdiphtherie ist Penicillin örtlich in Form von feuchten Umschlägen (SAFFRON, LIEBOW, McLEAN, BUMSTEAD und WELT, DENNHOFF und KOLODNY), örtlich und allgemein (DENNHOFF und KOLODNY, JACOBI), allgemein parenteral in akuten Fällen (LIVINGOOD, PERRY und FORRESTER, BOTTOMLEY und CHRISTIE) und allgemein zusammen mit antitoxischem Serum

(Church und Mason, Dennhoff und Kolodny, Bechelli und Baptista, Jacobi) verwendet worden. In seinem Bericht bezeichnet das *Medical Bulletin des U.S. War Department* die Wirkung parenteraler Penicillinanwendung als noch nicht klar. Das entspricht auch den Schlüssen, zu denen Kröger und Thofern kamen. In örtlicher Verwendung ist es in Vergleichsversuchen gegenüber der parenteralen Einverleibung von Dennhoff und Kolodny als wertvoll bezeichnet worden, aber von Livingood, Perry und Forrester als nicht besser als andere Typen örtlicher Behandlung.

Von anderen Antibiotica scheint bei der Diphtherie Streptomycin — im Gegensatz zu Penicillin — in vivo wirksamer zu sein als in vitro (Hewitt); es ist für die Diphtherieerkrankung überhaupt empfohlen worden (Kröger und Thofern, Ströder). Erythromycin scheint sich in der Diphtherie- und der Trägerbehandlung besonders bewährt zu haben (Dubb, Krause, Krause und Schnauder, Deutsch und Rissmann, Flor-Henry, Funt, Kern und Rissmann, Vyborna, Vyborny und Gebhart).

Kern und Rissmann erzielten mit Novobiocin sehr ermutigende Ergebnisse in der Behandlung von Keimträgern, warnen aber vor toxisch-allergischen Nebenerscheinungen wie Hepatomegalie, Ikterus und Exanthemen.

Im Tierversuch konnte Chloromycetin und Terramycin, das in vitro bakteriostatisch wirkt (Gohar, Elian und Elez), keine Schutzwirkung ausüben. Bezüglich einer Wirkung der genannten Antibiotica auf die Hautdiphtherie konnte ich in der Literatur keine Angaben finden.

Ausgehend von der Tatsache, daß *Hormone der Nebennierenrinde in Verbindung mit Vitamin C* imstande sind, nicht allzu massige Dosen von Diphtherietoxin zu neutralisieren (Herbrand, Thaddea, Bamberger und Wendt), haben Ebel und Mautner entsprechende Präparate bei schwerer Diphtherie zur Verhütung toxigener Komplikationen empfohlen (Pancortex, Cortigen), und Messer hat sieben von neun „hoffnungslosen" Diphtheriefällen erfolgreich mit Pancortex behandelt (zweimal täglich 5 cm³). Im Zusammenhang damit seien die tierexperimentellen Ergebnisse von Ambrosioni, Giberti, Ponzoni und Spampinato erwähnt, die bei Meerschweinchen mit täglichen Cortisondosen von 10 mg per kg Schutzwirkung gegen die degenerative Schädigung erzielen konnten, die Diphtherie in Nebennieren (Mouriquand, Leubler und Sédallian: Abnahme des Adrenalins im Mark, des Cholesterins in der Rinde) und Hoden bewirkt. Andererseits bezeichnen Deutsch und Rissmann und Cickeli den Wert der Corticosteroide für die Diphtheriebehandlung als zweifelhaft; sie könnte Paresen, Herz- und Nierenschädigungen nicht verhüten.

Butterini empfahl zur Behandlung von Diphtherietoxikosen und postdiphtherischen Paresen *Vitamin E* (Ephinal Roche, 3 mg per kg pro die).

Wie schon früher ausgeführt, sollte *die örtliche Behandlung* der meisten Hautdiphtherien im Vordergrunde stehen, weil sie durch Beseitigung der Bacillen nicht nur die örtliche Heilung herbeiführen, sondern auch die Toxinproduktion beenden soll, möglichst bevor örtliche oder allgemeine Schädigungen hervorgerufen sind.

Von den Morgenrothschen Präparaten, deren Anwendungsweise in der früheren Bearbeitung (Band IX/1) ausführlich beschrieben ist, ist das Eucupin noch gelegentlich empfohlen worden (Geiger, Eller und Kest, Kalies). Das Rivanol ist seitdem oft und mit Erfolg verwendet worden, manchmal mit, oft ohne gleichzeitige Serumbehandlung, in Form von Umschlägen oder Spülungen (1:1000) oder als 1%ige Salbe oder Paste, bei krustigen Zuständen auch zusammen mit 3% Acidum salicylicum (Behdjet und Chereffeddin: gangränöse Diphtherie; Jaroschka: Vaginaldiphtherie; Grütz: Diphtherie auf Lupuscarcinom; Alvarez: ekzematoide Diphtherie; Santori: Ulcus diphthericum; Eller und Kest:

ekzematoide Diphtherie bei und nach Otitis media; BRILLINGER: ecthymaähnliche Diphtherie; LORENTZ: diphtherisch infizierte Unterschenkelgeschwüre; B. SCHMIDT: Wunddiphtherie; SCHWARZ: ekzematoide Diphtherie, auch des Gehörganges).

Trypaflavin ist örtlich allein (KALIES, HORNEMANN) oder in Verbindung mit allgemeiner Serumbehandlung (ALVAREZ), auch mit Röntgenepilation (KRIST-JANSEN: follikuläre Diphtherie des behaarten Kopfes) mit Erfolg benutzt worden; ebenso Akriflavinemulsion (BARBER, GIUSEPPI und KNOTT).

Chinosol (Oxychinolinsulfat) hat sich wiederholt besonders auch bei Mischinfektionen als wirksam erwiesen (CLAUBERG, KILIAN, FULL, B. SCHMIDT, BRILLINGER, SCHWARZ).

Yatren wurde von GRÜTZ verwendet.

Methylenblaupulver (0,1—0,2 g), in Substanz auf die Wunden gebracht, ist von MELCHIOR empfohlen und auch von MARCHIONINI bei ekthymatoider ulceröser Diphtherie (in Verbindung mit Serum) erfolgreich benutzt worden.

Methylviolett (Pyoktanin) erwies sich zur Entkeimung von Bacillenträgern nützlich (MEYER).

Besonders günstig beurteilt wurde das Lacuprin, ein Extrakt aus Echinacea purpurea, dem amerikanischen Sonnenhut (C. FISCHER, PORINGER und NIEDERMEYER, SCHWARZ, HINTZEN). Nach Abdeckung des Wundrandes mit Zinkpaste oder -salbe wird ein mit Lacuprinkochsalzlösung (1:5) getränkter Gazetupfer auf die erkrankte Stelle gelegt und mit einem dünnen Gazeschleier bedeckt, um Nachfeuchten zu ermöglichen und den notwendigen Luftzutritt zu gestatten. Nach 7 Tagen waren 49 von 60 so behandelten Patienten negativ, nach weiteren 7—8 Tagen der Rest. Nach Absetzen erfolgte Heilung unter granulierenden Salben (HINTZEN).

Örtliche Anwendung von Neosalvarsan bei Hautdiphtherie (TREPAT) und bei Nasendiphtherie und bei Bacillenträgern (LERREBOULLET und GOURNEY, COURTOIS, NOBÉCOURT und LERREBOULLET, KUHLMANN) hat günstige Beurteilung gefunden.

Von weiteren oberflächlich angewendeten Medikamenten oder Methoden seien genannt: Einpinselungen [Formalin (KOS), Antiformin (SAUTER: $2^1/_2$—5%ige Lösung auf Wunden), Jodtinktur (GEIGER, SIEGEN), Kaliumpermanganat (SCHWARZ), Jodglycerin (FELLER: bei Nasendiphtherie), Neopyocyanase (MOSER), Arningsche Tinktur (E. SCHWARZ: auf abheilende Bezirke)] und feuchte Umschläge [Chlorpräparate wie WEIGELES Chlorpulver (MÖRL), Dakinsche Lösung (KOS), Pantosept (SCHWARZ); Silberpräparate wie Silbernitrat (CAMERON und MUIR), Targesin (KOS, LEUWER), Protargol (WAGNER); Quecksilberpräparate wie Sublimat, Quecksilbercyanid (JAWOROWSKAJA); Kaliumpermanganat (JAWOROWSKAJA, WAGNER); Sodalösung (A. SCHMIDT); Dalibourwasser (GILL, SCHWARZ); Resorcin (STUX); Lebertran (HERRMANN und PÜTZ, CAMERON und MUIR); Kochsalzlösung (LIEBOW, McLEAN, BUMSTEAD und WELT, Medical Bulletin U.S. War Department); Schwefeldioxyd in Form der jedesmal frisch herzustellenden Kleinschen Lösung oder der Verwendung der fertigen Präparate Sulfoliquid (Lösung von Schwefeldioxyd) oder Sulfofix (Mischung von Natriumthiosulfat, Borsäure und Talkum) (HAAS)].

Röntgenbestrahlung ist zwecks Epilation bei follikulärer Diphtherie des behaarten Kopfes (KRISTJANSEN), zwecks Sanierung einer chronischen Scheidendiphtherie, die Serum und örtlich desinfizierender Behandlung getrotzt hatte, in Form ihrer Entzündungsdosis (UNSELD) und zur Entkeimung von Bacillenträgern (WAHL) erfolgreich benutzt worden. CLAUBERG empfiehlt eine HED auf Rachen- oder Wundgegend.

Ultraviolettlicht wurde von GILL und — zur Entkeimung von Bacillenträgern — von FOURNIER verwendet.

# IX. Epidemiologie

Zur Ergänzung dessen, was in der früheren Bearbeitung (S. 181) dargelegt worden ist, sollen folgende Gesichtspunkte erörtert werden:

1. Die Häufigkeit der *Vergesellschaftung der Hautdiphtherie mit anderen Diphtherien bei demselben Individuum*, insbesondere mit Rachen- und Nasendiphtherie, wird verschieden beurteilt: Schwarz fand bei Hautdiphtherie die Schleimhäute oft frei; Kos und Niemand-Andersen bezeichnen das Vorkommen von Rachen- resp. Schleimhautdiphtherie bei Hautdiphtherie als selten; Livingood, Perry und Forrester fanden bei ihrem großen Material von 140 Fällen nie Selbstübertragung von einer Rachendiphtherie. Demgegenüber sahen Eivine und Schoenbaum während einer Rachendiphtherieepidemie, in der 91 Kinder erkrankten, bei 25 von ihnen Hautdiphtherien, Cameron und Muir unter ähnlichen Bedingungen bei 66 Hautdiphtherien 25mal Schleimhautbeteiligung, Ridell bei 41 Lippendiphtherien 15mal Diphtherie der Schleimhaut (Rachen und Nase) und 7mal andere Hautherde. Zikowsky erwähnt sekundäre Rachendiphtherie als häufig bei Wunddiphtherie, und Hanke kam auf Grund seiner diesbezüglichen Literaturstudien und drei eigener Fälle zu dem Schlusse, daß die weibliche Genitaldiphtherie meist mit Diphtherie anderer Lokalisationen verbunden ist.

2. *Hautdiphtherien*, zeitlich mehr oder minder *zusammenfallend mit Diphtherie oder dem Vorhandensein von Trägern im Haushalt (einschließlich Hospital)* und mit Wahrscheinlichkeit auf diese zurückgeführt, sind wiederum in erheblicher Zahl berichtet worden (Behdjet und Chereffeddin, Maccari, Montgomery, Trepat, Schwarz, Levy, Bottomley und Christie, Racouchot, Flor-Henry). Ebenso wie im Haushalt sind in Krankenhäusern Haut- und Wunddiphtherien vorgekommen, die auf andere Diphtheriepatienten (Tauber und Goldmann), auf diphtheriekrankes Personal (wohl die Fälle Jaroschkas) oder auf Träger innerhalb des Personals zurückgeführt worden sind. Deshalb wurde Untersuchung des Personals, evtl. vor der Einstellung (B. Schmidt), und aller auf der Station befindlichen „Wunden" (Horn, B. Schmidt, Zikowsky, Niemand-Andersen) angeregt.

3. Trotzdem die *Infektiosität* und demzufolge die Ansteckungsgefährlichkeit der Diphtheriebakterien von manchen Autoren für geringfügig erklärt worden ist [J. Langer, Binhold, Hünermann (Träger, die nicht gerade in jüngster Zeit erkrankt waren)], sind doch zahlreiche Beobachtungen vorhanden, die bezeugen, daß Übertragungen von Haut- und Wunddiphtherien ausgegangen sind, die zu Rachendiphtherie in Einzelfällen (z.B. Selbstinfektion des Rachens nach Fingerdiphtherie: Wicht) und zu Epidemien geführt haben (Boas und Schroeder, Boas, Massey und Russel, de Haas und Wolff, Graham Little, Grüneberg und Weyrauch, Livingood, Perry und Forrester). Folglich muß in der Hautdiphtherie eine mögliche Quelle für andere Diphtherieinfektionen und selbst für Epidemien erblickt werden (Preidt, Grüneberg und Weyrauch, Pastorino, C. Fischer, Kalies, Liebow, McLean, Bumstead und Welt, Höring).

4. Als *Infektionsquelle außerhalb des menschlichen Körpers*, natürlich nicht bloß für die Hautdiphtherie, kommt „die Luft", besonders in Krankenanstalten, in Frage (Herrmann und Pütz, Müller und Gruhn), in die die Bacillen wohl mit dem aufgewirbelten Staub gelangen (Kalies). Im Staube können sie sich sehr lange virulent erhalten (Crosbie und Wright: 3 Monate im aufbewahrten Staube). Aus diesem Grunde genügen die gewöhnlichen Desinfektionsmittel nicht; stark keimtötende Lösungen, Ölen der Fußböden (Crosbie und Wright) und Luftentseuchung durch Desinfektionsaerosole (B. Schmidt) sind notwendig.

Auch am Hausrat können sich Diphtheriebakterien lange lebensfähig erhalten und wie für die Rachendiphtherie so auch für Hautdiphtherien verantwortlich werden. Außer den in der früheren Arbeit erwähnten Gegenständen wären Bücher (Honl) und Briefmarken zu erwähnen, auf deren Klebeseiten die Diphtheriebakterien noch nach 3 Wochen lebensfähig waren (Mucha und Hock). Bensted berichtete aus Palästina über positive Befunde in Futtermitteln, die aus Indien eingeführt worden waren.

Eine Rachendiphtherieepidemie, die 13 Kinder erfaßte, von denen 6 der Krankheit erlagen, entstand — meist 2 Tage — nach dem Genuß von Sahneeis (Eiscreme); dieses war in einem Laden gekauft worden, dessen Inhaber eine bacillentragende Tochter hatte (E. Bloch).

Schließlich ist in größerem Umfange als früher auf das Vorkommen echter Diphtheriebakterien bei Tieren aufmerksam gemacht worden, die leicht Ansteckungsquellen für den Menschen werden können (Kliewe und Westhues: Wunden — meist nach Kastration — bei Pferden; Kisskalt, v. Krehninger-Guggenberger und Seiser: Scheide von Meerschweinchen, Kühen und Kälbern; Dold und Weigmann: Affen; Martini: Ratten; Helmreich: Wunden, Vagina, Nase und andere Stellen verschiedener Tiere, hauptsächlich Rinder; Poppe: Zitzen und Genitalien von Rindern, offene Wunden bei Pferden).

5. Als *Eintrittspforten* dienen in der Regel kleinere oder größere Verletzungen einschließlich katarrhalischer Zustände der Haut- oder Schleimhautoberfläche (Eivine und Schoenbaum, Liebow, McLean, Bumstead und Welt, Gill, di Fiori), Blutegelbisse (U.S. War Department Medical Bulletin), Verbrennung 2.—3. Grades (Helmerking, Herrmann und Pütz, Schwarz), Frostschäden (Flor-Henry), Genitalcarcinom (Jaroschka), Pockenimpfung (de Haas und Wolff), Operationswunden verschiedenster Art (Appendektomie: Synephias und Limpach; Rippenresektion: Vahala und Stolzova-Sutorisova; Circumcision: Borovsky; Warzenentfernung: Livingood, Perry und Forrester).

Eine besondere Rolle scheint dem Puerperium zuzukommen. Nach de Lee und Greenhill ist zwar die Diphtherie der Genitalien in der Schwangerschaft selten und im Puerperium ungewöhnlich. Hanke ist derselben Meinung, stellte aber aus der Literatur fest, daß $^2/_3$ der Genitaldiphtherien erwachsener Frauen im Zusammenhang mit dem Puerperium aufgetreten sind (16mal post partum, einmal ante partum, einmal post abortum); er selbst beobachtete Anal- und Vulvadiphtherie bei einer Drittgebärenden mit nachfolgender Nabeldiphtherie des Neugeborenen und bei einer anderen Patientin Scheiden-, Portio- und Uterusdiphtherie mit tödlichem Ausgang nach vorangegangener Rachendiphtherie. Biozzi und Favia sahen Conjunctivitis diphtherica des Neugeborenen einer Mutter, die Diphtheriebakterien in der Scheide hatte, und Tapper (s. oben) puerperale Diphtheriemastitis bei einer Mutter, deren Kind Diphtheriebakterien in der Nase hatte. Diese Infektionen mögen Schmierinfektionen sein. Sie können aber auch, soweit sie ihren Ausgang vom Genitale genommen haben, auf Diphtheriebacillen im Urin oder auf ihre hämatogene Aussaat (A. Elkeles, Kessel und Romanoff, Revelli und Casassa, Polonyi, Kaschel; weitere Literatur bei Hanke) oder auch bloß auf zeitweise Virulenzsteigerung schon vorher in der Scheide vorhanden gewesener Bacillen zurückzuführen sein (Literatur bei Biberstein und bei Hanke), wobei der Säuregrad resp. sein Wechsel oder Glykogenverarmung (Jacobi) von Bedeutung sein kann.

6. Viele *Faktoren* sind angeführt worden, *die sonst noch pathogenetisch von Bedeutung* sein können: Dermophilie gewisser Stämme (Livingood, Perry und Forrester), resistenzvermindernde Allgemeinerkrankungen (s. oben), konstitutionelle (Niemand-Andersen: exsudative Kinder), hormonale (Machnicki),

biochemische (Hanke) Momente, Vitaminmangel (Ridell: Lippendiphtherie auf Fissuren und Cheilosis bei Riboflavinmangel, 46 Fälle bei 940 Diphtherien).

Während des Krieges, besonders in tropischen Gegenden, haben Mangel an persönlicher Sauberkeit und hochgradige körperliche Anstrengung das Auftreten von Hautdiphtherien anscheinend begünstigt; denn unter Berücksichtigung von 140 Fällen wurde sie meist bei Leuten gesehen, die an Kampfhandlungen und Patrouillendienst beteiligt waren, kaum bei der ruhenden Truppe (Liebow, McLean, Bunstead und Welt, Gaskill und Korb).

Die mögliche Herkunft der Bakterien, die die Erkrankungen verursachten, wird weiter unten besprochen werden; hier soll nur bemerkt sein, daß sie auf gesunder Haut gesunder Menschen nicht gefunden wurden (Eivine und Schoenbaum, Santori), auch nicht in Epidemiezeiten auf Rachen- und Vaginalschleimhaut (Jaroschka). Bei Hautkranken (Ulcerationen, Dermatitiden, Ekzemen, Pyodermien) hat Santori in 2,35% virulente, in 2—6,6% avirulente Bacillen gefunden. Bei Patienten, die Hautdiphtherie überstanden hatten, insbesondere bei solchen ohne örtliche Behandlung (Jaworowskaja), können, wie schon Lotte Landé festgestellt hatte, Diphtheriebakterien lange persistieren.

7. Immer wieder stößt man auf Berichte, die *die Seltenheit der Haut- und Wunddiphtherie in manchen Ländern* betonen (Boas: der erste in Dänemark publizierte Fall; Bogdanov und Gavrilova: kein Fall in der russischen Literatur vor dem von ihnen publizierten; Synephias und Limpach: Wunddiphtherie in Frankreich so gut wie unbekannt; Hollander: in den USA ungewöhnlich). Das beweist aber noch nicht die wirkliche Seltenheit in diesen Ländern. Boas erwähnt z.B., daß Rasch schon vorher Hautdiphtherien gesehen, aber nicht veröffentlicht hat. Unsere eigenen Erfahrungen haben gezeigt, daß das Vorkommen von Haut- und Wunddiphtherien Schwankungen unterworfen ist, die unter anderem von Epidemien und anderen begünstigenden Umständen (Kriegs- und Nachkriegsverhältnisse) bestimmt zu werden scheinen. Die Erfahrungen des zweiten Weltkrieges in tropischen und subtropischen Gegenden [Livingood, Perry und Forrester, Church und Mason, Liebow, McLean, Bumstead und Welt, Gaskill und Korb (Nordafrika, Indien, Burma, pazifische Inseln), Höring (Nordafrika)] haben darüber hinaus *die Bedeutung klimatischer und rassischer Faktoren gezeigt.*

Luftfeuchtigkeit, Schwitzen und Maceration haben die Entwicklung der Haut- und Wunddiphtherie weitgehend begünstigt. Als ihre Quelle ist die ulceröse Hautdiphtherie der Eingeborenen betrachtet worden, die — im Gegensatz zur Rachendiphtherie (z.B. Smits: Javaner der Ostküste Sumatras) — nicht selten sein soll. Die Seltenheit der Rachendiphtherie sei der frühzeitigen Durchseuchung und dem tropischen Klima zuzuschreiben, die die Entwicklung der Rachendiphtherie verhinderten, aber doch die der harmloseren Hautdiphtherie gestatten (Höring). Ob die relative Immunität der Eingeborenen gegen Rachendiphtherie auf latenter oder manifester frühzeitiger Durchseuchung beruht oder, wie Friedberger, Bock und Fürstenheim glauben, eine Teilerscheinung der Entwicklung der natürlichen — auch gegen nicht-bakterielle Antigene gerichteten und den verschiedenen Altersstufen entsprechenden — Antikörperkurve ist (vgl. Bay-Schmiths Befunde bei Eskimos), kann noch nicht entschieden werden. O. Fischer fand bei 283 Angehörigen der schwarzen Rasse im Alter von 7—22 Jahren nur drei Schick-positive. Die Auswertung des Antikörpertiters von 82 so Untersuchten ergab bei 73% einen Antitoxingehalt von $^1/_2$ IE pro cm$^3$; Kleine und Kroó hatten bei allerdings nur 11 Untersuchten stets mehr als $^1/_2$ IE, zweimal sogar mehr als 1 IE gefunden.

8. Die *Häufigkeit der Hautdiphtherie überhaupt* hat verschiedene Beurteilung erfahren. Die Ursache davon sind tatsächliche Schwankungen, die wir in unserer

eigenen Lebenszeit wahrnehmen konnten. Dementsprechend finden wir Feststellungen wie die, daß die Hautdiphtherie etwas ganz Gewöhnliches (FILATOV), daß sie sehr häufig sei (PORINGER und NIEDERMEYER), häufiger als angenommen (PASTORINO, BINHOLD), oder daß sie unter gewissen Bedingungen besonders häufig sei (MARFAN, OPPENHEIM), oder daß sie in manchen Lokalisationen ziemlich selten sei (Genitaldiphtherie: SCHWARZÄUGL, BOTTOMLEY und CHRISTIE), oder daß sie früher selten, nach dem ersten Weltkrieg aber häufiger geworden sei (KALIES).

Das wirkliche Vorkommen der Hautdiphtherie ist schwer zu beurteilen. Das wird z.B. dadurch illustriert, daß, wie oben erwähnt, BOAS im Jahre 1929 seinen Fall als den ersten in Dänemark publizierten vorstellt, daß aber NYFELDT im Jahre 1930 über 213 Hautdiphtherien unter 1780 Nasen- und Rachendiphtherien (fast 12%) berichtet. Während einer Diphtherieepidemie im Winter 1946/47 in Athen wurden Hautdiphtherien in 0,1% der Fälle gesehen (CHOMERIS, ZERVOS, Padiatellis, PAPADIMITROPULOS und NIKOLETTOU). RIDELL konnte über 46 Lippendiphtherien in einer Epidemie von 940 Erkrankungen berichten, also fast 5%. Nachdem im Wilhelminen-Spital in Wien in rund 10 Jahren 2—3 Fälle von Vulvovaginitis diphtherica bei 1500 Diphtherien gesehen worden waren, traten im Kinderpavillon in einigen Wochen vier Fälle als Hausinfektion auf (SCHWARZÄUGL). Dies alles spricht dafür, daß die Hautdiphtherie zu verschiedenen Zeiten verschieden häufig auftritt, abhängig unter anderem von Epidemien und anderen besonderen Infektionsmöglichkeiten, der Empfänglichkeit des Individuums, der Rasse, vielleicht vom Charakter der Stämme, der Exposition des Patienten, von den geographischen Verhältnissen, wie oben besprochen.

9. Die *Lokalisation* der Hautdiphtherie ist in der früheren Bearbeitung ausführlich dargestellt worden. Aus dem seitdem veröffentlichten Material sollen hier folgende Besonderheiten hervorgehoben werden:

Diphtherie der Zunge beschrieb VASCONCELLOS in drei Fällen (Kinder 5, 7 und 20 Monate alt), die auch Beläge auf den Tonsillen, im Kehlkopf und in der Nase hatten, während die Wangenschleimhaut und die Lippen frei waren. Typische Pseudomembranen fanden sich entlang dem ganzen Zungenrande bis zur Spitze, außerdem bei einem der Kinder auch an der Ober- und Unterfläche, bei zweien nur an der Unterfläche. Zwei starben nach schwerem Krankheitsverlauf trotz Serum. BROCKMANN sah während einer Epidemie eine isolierte primäre Zungendiphtherie, von einem schmalen roten Hof eingefaßt, mit Pseudomembranen auf der leicht geschwollenen Zunge; es wurde nur über Zungenbrennen geklagt; Allgemeinsymptome fehlten. Zungenabstriche ergaben fast Reinkulturen von Diphtheriebakterien; Tonsillen- und Nasenabstriche fielen wiederholt negativ aus. Heilung erfolgte nach 8000 IE.

Diphtherie der Lippen bei Freisein des Rachens und des Larynx teilte VAN DER MEULEN mit, eine isolierte Diphtherie der Unterlippe, zunächst ohne Beteiligung des Rachens und der Nase, beschrieben LAVENDER und SQUIRES bei einem 10 Jahre alten, wegen schwerer Verbrennung eingelieferten Mädchen; erst am 23. Tage wurde der Rachenabstrich positiv, und am 30. Tag wurden die unteren Schneidezähne so locker, daß die Patientin selbst sie entfernen konnte. Aus den Zahntaschen wurden Diphtheriebakterien gezüchtet. MÉNARD, VAN GROENENDAEL und LECLERC sahen bei einem 23jährigen Manne eine seit 2 Monaten bestehende Cheilitis und Stomatitis mit Pseudomembranen und stellenweiser Nekrose und Blutungen, die auf Antibiotica nicht ansprachen; einige Jahre vorher soll er ähnliche Erscheinungen, die damals ebenfalls antibioticaresistent waren, gehabt haben; nach einer im Jahre 1952 beim Militär erhaltenen Diphtherieimpfung war er bis zum Juli 1954 frei geblieben. Die hier berichtete Affektion

heilte nach großen Dosen Antitoxin (80 000 IE). In Ridells Serie von 46 Lippendiphtherien bei Kriegsgefangenen im Fernen Osten hatten 24 nur die Lippen-
erkrankung, während bei den übrigen 22 Erkrankungen des Rachens, der Nase
und der Haut gleichzeitig vorhanden waren. Eine fast perlartig glänzende oder
gelbliche, festhaftende Membran bedeckte die äußeren $^2/_3$ der Oberlippe an jeder
Seite, häufig bis zur Mittellinie reichend; sie stieß sich — ohne Serumbehandlung
in 7—10 Tagen, mit Serumbehandlung in 2 Tagen — ab und hinterließ zunächst
eine flache Ulceration; diese heilte ohne eine Narbe. Allgemeinerscheinungen
fehlten ganz oder waren unbedeutend, wenn es sich um Lippendiphtherie allein
handelte. Ridell glaubt, daß eine besondere Disposition, geschaffen durch
Fissuren in den Mundwinkeln infolge Riboflavinmangel, für die Entstehung der
Lippendiphtherie notwendig sei. Lausecker berichtete über eine Nasendiphtherie
bei einem an Scharlach erkrankten 9jährigen Mädchen; sie führte zu Ulcerationen
beider Mundwinkel, die sich auf Lippen- und Mundschleimhaut und auch auf die
Zunge ausdehnten, aber die Tonsillen ständig frei ließen.

Einen puerperalen Brustdrüsenabsceß (s. oben) bei der Mutter, deren Säugling
Diphtheriebakterien in der Nase hatte, beschrieb Tapper.

Diphtherie der Aftergegend ist wiederholt erwähnt worden (Bogdanov und
Gavrilova, Michalowski, Santori). Bei einem 10jährigen Knaben bestand
gleichzeitig eine Diphtherie der Mastdarmschleimhaut, die nach Serumverabreichung schnell abheilte (Kissine).

Um einen ungefähren zahlenmäßigen Eindruck von der örtlichen Verteilung
zu geben, aber ohne Anspruch auf Genauigkeit oder Vollständigkeit, sei erwähnt,
daß Hautdiphtherien in folgenden Lokalisationen beschrieben worden sind: Im
Bereiche der weiblichen Genitalien, besonders bei Kindern, in 39 Veröffentlichungen, der männlichen Genitalien in 14, der Ohrgegend in 16, des behaarten
Kopfes in 11, des Gesichts in 10, der Arme und Hände in 10, der Beine in 20,
der Conjunctiva in 12.

# X. Diagnose

Die Diagnose der Hautdiphtherie kann klinisch schwer oder unmöglich sein.
Denn selbst die sog. „klinisch typischen" Formen können durch andere Mikroben,
z.B. Streptokokken, hervorgerufen werden, und die echte Hautdiphtherie — auch
ohne Mischinfektion — kann 1. „uncharakteristisch" sein, 2. anderen Krankheiten
zum Verwechseln ähnlich sehen [oberflächliche Hautdiphtherien und Impetigo,
Ecthyma, Ekzem, Panaritium; die ulceröse und Ulcus molle, Ulcus gonorrhoicum;
die Vulvovaginitis und Gonorrhoe (Widowitz, Tonejev); die varicelliforme und
Kaposis Pustulosis varioliformis acuta (Le Coulant und Sourreil, M. Wolff)].
Andere Erkrankungen, die zu differentialdiagnostischen Erwägungen Anlaß geben
können, sind Syphilis, besonders Primäraffekt und tertiäre Syphilis, Anthrax
(Geiger, Funt), multiple Hautgangrän und gangränöse Dermatitis (Behdjet und
Chereffeddin), Esthiomene, Ulcus vulvae acutum (Vanni), „Desert Sores",
tropische Geschwüre, Leishmaniasis (Sundt, Cameron und Muir, Gill, U.S. War
Department Medical Bulletin), Sporotrichosis (Banks), Intertrigo an den Füßen,
in der Leistengegend und im Sulcus coronarius (Church und Mason).

Die Diagnose kann deshalb nur auf Grund des Nachweises von Diphtheriebakterien oder von erfahrungsgemäß diphtherischen oder postdiphtherischen
Neben- oder Nachwirkungen gestellt werden.

Die bakteriologische Diagnose und die Bewertung der Immunreaktionen ist
bereits früher besprochen worden.

# XI. Prognose

Die Prognose der Hautdiphtherie ist bei den oberflächlichen, d. h. bei den pyodermatischen, und ekzematoiden Formen im allgemeinen gut, obgleich selbst bei örtlich geringfügigen Symptomen toxische Wirkungen nicht ausgeschlossen sind (DE LEE und GREENHILL). Dasselbe gilt im allgemeinen auch von der ulcerösen Diphtherie (unsere früheren Erfahrungen, LIVINGOOD, PERRY und FORRESTER) und der Wunddiphtherie (MELCHIOR, KALIES, PORINGER und NIEDERMEYER) bezüglich des Endergebnisses, wenngleich bei letzterer die Wundheilung erheblich verzögert werden kann (PORINGER und NIEDERMEYER, LIVINGOOD, PERRY und FORRESTER).

Die Gefahr des Auftretens allgemein-toxischer Wirkungen besteht bei den ulcerösen Formen mehr als bei den oberflächlichen; sie ist groß bei der Phlegmone, besonders wenn die Serumbehandlung nicht frühzeitig erfolgt. Die Diphtherie der Vulva ist nach PASTORINO immer als ernste Erkrankung zu betrachten. Sekundäre Rachendiphtherie bei Hautdiphtherie wurde von ZIKOWSKY als gefährlich bezeichnet, wohl weil die Widerstandskraft schon herabgesetzt sei.

# XII. Prophylaxe

Hinsichtlich der Prophylaxe der Hautdiphtherie ist dem in der früheren Bearbeitung Gesagten hinzuzufügen, daß die aktive Immunisierung, die mehr oder minder angewendet wird und deren gesetzliche Einführung, verschiedentlich empfohlen (z. B. von SELIGMANN), in einigen Ländern stattgefunden hat (LEMBACH: Frankreich 1938, Italien 1939), wahrscheinlich zur Verhütung der Hautdiphtherie beitragen wird. VÝBORNÁ, VÝBORNÝ und GEBHART erwarten von ihr bessere Ergebnisse als von Sanierungsversuchen bei Bacillenträgern. In dieser Hinsicht sind die Untersuchungen MAGARAs interessant, der nach Immunisierung schwangerer Frauen die Kinder, wenn auch nur verhältnismäßig kurzfristig ($^{1}/_{2}$—1 Jahr), passiv immun fand, ein Ergebnis, das vielleicht noch durch die Zuführung der Muttermilch unterstützt wurde. Auch ein im Laufe der nächsten 1—2 Jahre geborenes Kind derselben Mutter sei immun, weil das Antitoxin der Mutter unverändert geblieben sei.

Bezüglich der örtlichen Maßnahmen, die Verschleppung beim Patienten selbst oder Infektion seiner Umgebung verhindern sollen, sei auf das im Abschnitt „Behandlung" Gesagte, bezüglich allgemeinerer Maßnahmen auf das im Abschnitt „Epidemiologie" Gesagte verwiesen.

Eine wichtige Anregung ist, alle in Kinderheimen und -krankenanstalten aufzunehmenden Kinder vor oder bei der Aufnahme zu untersuchen (JAWOROWSKAJA).

## Literatur

ALVAREZ, G.: Primäre Hautdiphtherie. Rev. Asoc. méd. argent. **49**, 1358 (1935). Ref. Zbl. Haut- u. Geschl.-Kr. **53**, 263 (1936). — AMBROSIONI, P., A. GIBERTI, R. PONZONI e V. SPAMPINATO: Attione protettiva del cortisone sulle lesioni regressive del surrence e del testiculo della cavia in corso di intossicazione difterica. Boll. Ist. sieroter. milan. **32**, 151 (1953). Ref. Zbl. Bakt., I. Abt. Ref. **154**, 577 (1954/55). — ANDERSON, I. S.: Gangrene of the skin of diphtheric origin. Brit. med. J. **1931** II, No 3695, 800. — ANDERSON, J. S., F. C. HAPPOLD, J. W. McLEOD, and J. G. THOMSON: On the existence of two forms of the diphtheria bacillus — Bacillus diphtheriae gravis and Bacillus diphtheriae mitis — and a new medium for their differentiation and for the bacteriological diagnosis of diphtheria. J. Path. Bact. **34**, 667 (1931). Ref. Zbl. Bakt., I. Abt. Ref. **106**, 484 (1932).

BACCAREDDA, A.: Difterite primitiva della vagina. Dermosifilografo **10**, 565 (1935). Ref. Zbl. Haut- u. Geschl.-Kr. **52**, 370 (1936). — BAMBERGER, P., u. L. WENDT: Über Beeinflussung diphtherischer Kreislaufschwäche durch Nebennierenrindenhormon und Vitamin C. Klin.

Wschr. **1935**, 846. — BANKS, H. ST.: Sporotrichosis, resembling diphtheria: Report of unusual case. Lancet **1946**II, 270. — BARBER, H. W., P. L. GIUSEPPI and F. A. KNOTT: Ulceration of the skin caused by a diphtheroid bacillus. Brit. J. Derm. **49**, 360 (1937). Ref. Zbl. Haut- u. Geschl.-Kr. **58**, 118 (1938). — BATES, R. M.: A case of cutaneous and conjunctival diphtheria. Brit. J. Derm. **51**, 76 (1939). Ref. Zbl. Haut- u. Geschl.-Kr. **62**, 483 (1939).— BAUMGARTNER, A.: Über die antibakterielle Behandlung der Diphtherie. Schweiz. med. Wschr. **1947**, 1186. Ref. Zbl. Haut- u. Geschl.-Kr. **72**, 183 (1949). — BAY-SCHMITH, E.: Versuche über die Schick'sche Reaktion bei Eskimos in Grönland. Klin. Wschr. **1929**, 974. — BECHELLI, L. M., u. L. BAPTISTA: Hautdiphtherie mit Lokalisierung an den äußeren männlichen Geschlechtsorganen. Ann. brasil. Derm. **26**, 173 (1951). Ref. Zbl. Haut- u. Geschl.-Kr. **83**, 65 (1953). — BECKER, S. W.: Lichen spinulosus following intradermal application of diphtheria toxoid. Arch. Derm. Syph. (Chic.) **21**, 839 (1930). Ref. Zbl. Haut- u. Geschl.-Kr. **35**, 378 (1931). — BEHCET, H.: Diphthérie cutanée à localisation rare. Bull. Soc. franç. Derm. Syph. **45**, 341 (1938). Ref. Zbl. Haut- u. Geschl.-Kr. **57**, 680 (1938). — BEHDJET, H.: Hautdiphtherie. Türk. Derm. Ges. Stambul. 5. 3. 1933. Ref. Zbl. Haut- u. Geschl.-Kr. **46**, 295 (1933). — BEHDJET, H., u. O. CHEREFFEDIN: Multiple gangränöse diphtherische Geschwüre der Haut. Derm. Wschr. **91**, 1303 (1930, II). Ref. Zbl. Haut- u. Geschl.-Kr. **36**, 218 (1931). — Ein weiterer Fall von Hautdiphtherie, der mit einer diphtherischen Affektion des Auges begonnen hat. Derm. Wschr. **1930**, Nr 48, 1751. — BENSTEDT, H. J.: A limited outbreak of diphtheria exhibiting both cutaneous and faucial lesions. J. Army med. Cps (Poona) **67**, 295 (1936). Ref. Zbl. Haut- u. Geschl.-Kr. **55**, 460 (1937). — BENTHIN: Diphtherie der Vagina. Nordostdtsch. Ges. Gyn., Königsberg 10. 12. 1927. Ref. Zbl. Haut- u. Geschl.-Kr. **30**, 538 (1929). — BERNSTEIN, L. M., R. M. WILLIAMS and F. G. NOVY: Cutaneous diphtheria. U.S. armed Forces med. J. 1, 778 (1950). — BEZECNY: Diphtheria cutis? Derm. Ges. i. d. Tschechosl. Repblk. 20. 11. 1932. Zbl. Haut- u. Geschl.-Kr. **44**, 621 (1933). — BIBERSTEIN, H.: Die Diphtherie der Haut. In: Handbuch der Haut- und Geschlechtskrankheiten, Bd. IX/1, S. 145. Berlin: Springer 1929. — BINHOLD: Über Wunddiphtherie. Dtsch. Militärarzt **143**, 521. Ref. Zbl. Bakt., I. Abt. Ref. **145**, 242 (1944/45). — BIOZZI, G., e N. FAVIA: Difterite oculare in neonato contratta in travaglio di parto. Ann. Igiene **41**, 321 (1931). Ref. Zbl. Bakt., I. Abt. Ref. **103**, 529 (1931). — BIXBY, E. W.: Cutaneous diphtheria. Observations on the primary pustular lesion. Arch. Derm. **58**, 381 (1948). Ref. Zbl. Haut- u. Geschl.-Kr. **73**, 388 (1949). — BLOCH, E.: Diphtheria outbreak associated with ice cream. Lancet **1938**I, 837. Ref. Zbl. Bakt., I. Abt. Ref. **132**, 417 (1939). — BLUMBERGER, K.: Die Gangrän bei Scharlach und der Diphtherie. Arch. Kinderheilk. **107**, 154 (1936). Ref. Zbl. Haut- u. Geschl.-Kr. **53**, 632 (1936). — BOAS, H.: Diphtherie der Haut. Dän. Derm. Ges. 2. 10. 1929. Zbl. Haut- u. Geschl.-Kr. **33**, 27 (1930). — BOAS, H., u. G. TÖLBÖLL: Kann eine Injektion von Diphtherieserum eine positive Seroreaktion für Syphilis bei einem Nichtsyphilitiker hervorrufen? Derm. Wschr. **1932**, 173. Ref. Zbl. Haut- u. Geschl.-Kr. **41**, 393 (1932). — BOCKENHEUSER, V., T. V. HUBLER, and A. L. JACKSON: The place of terramycin and penicillin in the treatment and control of diphtheria. Med. Proc. **2**, Nr 13 (1956). Ref. Zbl. Bakt., I. Abt. Ref. **167**, 368 (1958). — BÖHM, A.: Diphtheria cutis. Ung. Derm. Ges. 10. 1. 1930. Zbl. Haut- u. Geschl.-Kr. **34**, 544 (1930). — BOGDANOV, S., u. K. GABRILOVA: Über Hautdiphtheroide. Sov. Vestn. Venereol. Derm. **1**, 37 (1932). Ref. Zbl. Haut- u. Geschl.-Kr. **44**, 197 (1933). — BOKAY, J. V., J. B. TOMESIK, J. LOVREKOVICH, B. KANYO, F. SZIRMAY u. P. V. KISS: Die Diphtherie seit Bretonneau. Ergebn. inn. Med. Kinderheilk. **42**, 463 (1932). — BOROWSKY, M. P.: Diphtheria of the penis. J. Amer. med. Ass. **104**, 1399 (1935). Ref. Zbl. Haut- u. Geschl.-Kr. **52**, 41 (1936). — BOTTOMLEY, J., and D. R. CHRISTIE: A fatal case of primary diphtheria of the cervix and urethra. J. Obstet. Gynaec. Brit. Emp. **54**, 375 (1947). Ref. Zbl. Haut- u. Geschl.-Kr. **72**, 285 (1949). — BREMS, A.: Blutzuckeruntersuchungen bei Diphtheriepatienten. Acta med. scand. **79**, 1 (1932). Ref. Zbl. Bakt., I. Abt. Ref. **109**, 434 (1933). — BRILLINGER, G.: Atypische Pyodermien und Hautdiphtherie. Derm. Wschr. **116**, 182 (1943). Ref. Zbl. Haut- u. Geschl.-Kr. **70**, 388 (1943). — BROCKMANN, S.: Primäre isolierte Zungendiphtherie. Zbl. inn. Med. **2**, 191 (1947). Ref. Zbl. Haut- u. Geschl.-Kr. **72**, 286 (1949). — BRUSA, P.: Esantemi scarlatiniformi e sieroterapia nel corso della difterite. Scritti med. dedicati a Carlo Comba (pubblicati d. Riv. Clin. pediat.) 426 (1929). Ref. Zbl. Haut- u. Geschl.-Kr. **34**, 603 (1930). — BURCKHARDT, L.: Zur praktischen Bedeutung der Haut- und Wunddiphtherie. Dtsch. med. Wschr. **1947**, 324. Ref. Zbl. Bakt., I. Abt. Ref. **146**, 210 (1947/49). — BURTSCHER, J.: Zur bakteriologischen Diphtheriediagnose. Klin. Wschr. **1943**, 367. Ref. Zbl. Bakt., I. Abt. Ref. **144**, 124 (1943/44). — BUTTIRINI, U.: Paralisi diftiriche e vitamina E. Nota IV. Pathologica **33**, 409 (1941).

    CAMERON, H. S., and E. G. MUIR: Cutaneous diphtheria in Northern Palestine. Lancet **1942**II, 720. Ref. Zbl. Bakt., I. Abt. Ref. **145**, 242 (1944/45). — CANTRELL, R. H.: Diphtheritic vulvovaginitis and diphtheria of the skin, mouth and throat. J. Amer. med. Ass. **102**, 1295 (1934). Ref. Zbl. Bakt., I. Abt. Ref. **114**, 481 (1934). — CARLSON, F. G., and H. W. MORGAN: Diphtheritic meningitis. J. Amer. med. Ass. **106**, 1164 (1936). Ref. Zbl. Bakt., I. Abt. Ref. **122**, 449 (1936). — CERQUEIRA, LUTZ, A.: Ein Fall von Noma nach Diphtherie der oberen

Luftwege. Arch. bras. Med. 18, 908 (1928). Ref. Zbl. Haut- u. Geschl.-Kr. 32, 94 (1929). — CICKELI, H.: Beitrag zur heutigen Behandlung der Diphtherie unter besonderer Berücksichtigung der Corticosteroide. Münch. med. Wschr. 1961, 426. — CHOMERIS, C., N. ZERVOS, K. PADIATELLIS, P. PAPADIMITROPULOS u. K. NIKOLETTOU: Diphtherieepidemie in Athen. Winter 1946/47. Amer. J. Dis. Child. 77, 437 (1949). Ref. Zbl. Bakt., I. Abt. Ref. 148, 552 (1950). — CHURCH, J. M., and P. MASON: Cutaneous diphtheria. Report on 10 cases. Arch. Derm. 56, 357 (1947). Ref. Zbl. Haut- u. Geschl.-Kr. 72, 183 (1949). — CLAUBERG, K. W.: Vorschläge für ärztliche Maßnahmen bei Wunddiphtherie. Dtsch. Milit.-Arzt 1942, 526. Ref. Zbl. Bakt., I. Abt. Ref. 143, 191 (1943). — COHEN, M. H.: Cutaneous diphtheria in congenital syphilis. Arch. Derm. Syph. (Chic.) 30, 207 (1934). Ref. Zbl. Haut- u. Geschl.-Kr. 50, 56 (1935). — COMBIESCO, D.: Sensibilité du spermophile (Citillus citillus) aux toxines diphthérique et dysentériques. C. R. Soc. Biol. (Paris) 114, 290 (1933). Ref. Zbl. Bakt., I. Abt. Ref. 113, 540 (1934). — Sur les lésions du pancreas dans la diphthérie. C. R. Soc. Biol. (Paris) 115, 670 (1934). Ref. Zbl. Bakt., I. Abt. Ref. 114, 483 (1934). — COURTOIS, A.: Le traitment des nourissons porteurs de germes diphthériques par Novarsenobenzol et la Gonacrine. Presse méd. 1930, 1578. Ref. Zbl. Bakt., I. Abt. Ref. 101, 218 (1931). — CROSBIE, W. E., and H. D. WRIGHT: Diphtheria bacilli in floor dust. Lancet 1941B, 656. Ref. Zbl. Bakt., I. Abt. Ref. 144, 123 (1943/44). — CUSTODIS: Seltene Augenkomplikationen bei Infektionskrankheiten (Diphtherie, Scharlach, Masern). Z. Augenheilk. 92, 336 (1937). Ref. Zbl. Bakt., I. Abt. Ref. 130, 112 (1938).

DAHR, P.: Diphtherie der Glans, der Kopfhaut und des Rachens bei drei Kindern einer Familie. Münch. med. Wschr. 1933, Nr 24, 921. Ref. Zbl. Haut- u. Geschl.-Kr. 47, 71 (1934). — DELP, M. H., G. F. SUTHERLAND, and E. H. HASHINGER: Postdiphtheric polyneuritis. Ann. Int. Med. 24, 618 (1946). — DENNHOFF, E., and M. H. KOLODNY: Cutaneous diphtheria and tropical ulcers. Arch. Derm. Syph. (Chic.) 55, 360 (1947). — DEUTSCH, J., u. E. F. RISSMANN: Zur heutigen Behandlung der Diphtherie unter besonderer Berücksichtigung der Corticosteroide. Münch. med. Wschr. 1960, 2406. — DI FIORI, J. A.: Polyneuritis following cutaneous diphtheria. J. nerv. ment. Dis. 114, 333 (1951). — DJEWAT-KERIM: Diphtheria cutis. Türk. Derm. Ges. Istanbul 4. 3. 1934. Zbl. Haut- u. Geschl.-Kr. 49, 125 (1935). — DOLD, H., u. F. WEIGMANN: Affen als Diphtheriebazillenträger. Z. Hyg. 116, 154 (1934). Ref. Zbl. Bakt., I. Abt. Ref. 114, 493 (1934). — DRESEL, E. G.: Diphtheriebazillen und Diphtheroide im menschlichen Organismus. Z. Immun.-Forsch. 109, 328 (1952). Ref. Zbl. Haut- u. Geschl.-Kr. 85, 157 (1953). — DRÜGG, W.: Über Wundinfektionen mit diphtheroiden Bakterien. Münch. med. Wschr. 1929, 1666. Ref. Zbl. Bakt., I. Abt. Ref. 97, 337 (1930). — DUBB, A.: Clinical diphtheria in Non-Europeans. S. Afr. med. J. 29, 586 (1955). Ref. Zbl. Bakt., I. Abt. Ref. 160, 69 (1956).

EBEL, A., u. H. MAUTNER: Experimentelle Beiträge zur Therapie der Diphtherie. Wien. klin. Wschr. 1936, 464. Ref. Zbl. Bakt., I. Abt. Ref. 123, 454 (1936). — EISNER, E.: Hautdiphtherie. Schles. Derm. Ges. 16. 11. 1929. Zbl. Haut- u. Geschl.-Kr. 38, 433 (1931). — EIVINE, P., et N. SCHOENBAUM: Sur les localisations rares de la diphthérie. Arch. Méd. Enf. 37, 337 (1934). Ref. Zbl. Haut- u. Geschl.-Kr. 49, 237 (1935). — ELKELES, A.: Über einen Fall von Diphtheriebazillenseptikaemie nebst Beobachtungen über das Vorkommen von Diphtheriebazillen im strömenden Blut und in den Bauchorganen. Med. Klin. 1929, 674. Ref. Zbl. Bakt., I. Abt. Ref. 96, 242 (1929/30). — ELLER, J. J., and H. L. KEST: Eczema of the ear associated with a diphtheria-like organism. Arch. Derm. Syph. (Chic.) 41, 1020 (1940). Ref. Zbl. Haut- u. Geschl.-Kr. 67, 251 (1941).

FELLER, A.: Primäre Nasendiphtherie. Dtsch. med. Wschr. 1931, 148. Ref. Zbl. Bakt., I. Abt. Ref. 102, 49 (1931). — FILATOV, N.: Kurzes Lehrbuch der Kinderkrankheiten, neue Bearbeitung von LEHNDORF. Wien u. Leipzig 1914. Zit. nach STUX, NOURISSON 1931, S. 228. — FINK: Aussprache zu BENTHIN, Nord-Ostdtsch. Ges. Gyn. Königsberg 10. 12. 1927. Zbl. Haut- u. Geschl.-Kr. 30, 538 (1929). — FISCHER, C.: Über die Behandlung der Hautdiphtherie. Z. ärztl. Fortbild. 36, 483 (1939). Ref. Zbl. Bakt., I. Abt. Ref. 135, 63 (1939). — FISCHER, O.: Untersuchungen zur Frage der Diphtherieimmunität der schwarzen Rasse. Z. Immun.-Forsch. 74, 244 (1931). Ref. Zbl. Bakt., I. Abt. Ref. 106, 492 (1932). — FLORHENRY, P.: Cutaneous diphtheria. Med. Ser. J. Canada 17, 823 (1961). — FORMAN, L.: Diphtheroid ulceration. Proc. roy. Soc. Med. 30, 1059 (1937). Ref. Zbl. Haut- u. Geschl.-Kr. 58, 297 (1938). — FOURNIER: Stérilisation des porteurs de germes diphthériques par les rayons ultraviolets. Presse méd. 1931, 511. Ref. Zbl. Bakt., I. Abt. Ref. 102, 53 (1931). — FRIEDBERGER, E., G. BOCK u. A. FÜRSTENHEIM: Zur Normalantikörperkurve des Menschen durch die verschiedenen Lebensalter und ihre Bedeutung für die Erklärung der Hautteste (Schick, Dick). Z. Immun.-Forsch. 64, 294 (1929). Ref. Zbl. Bakt., I. Abt. Ref. 97, 349 (1931). — FRIEDEMANN, U.: Diphtherie. In: Handbuch der inneren Medizin (MOHR-S[AEHELIN), 3. Aufl. (BERGMANN u. STAEHELIN, I. Infektionskrankheiten), S. 503. Berlin: Springer 1934. — FRIEDMANN: Duplizität von Blepharitis diphtherica und Lidrandentzündung. Dtsch. med. Wschr. 1931, 1542. Ref. Zbl. Bakt., I. Abt. Ref. 105, 1 (1932). — FULL, ST.: Ein

Beitrag zur Behandlung der Wunddiphtherie mit Sulfoliquid. Münch. med. Wschr. 1943, 651. Ref. Zbl. Bakt., I. Abt. Ref. 144, 445 (1943/44). — Funt, T. R.: Primary cutaneous diphtheria. J. Amer. med. Ass. 176, 273 (1961).

Gardère, Ch., et Damez: Un cas de diphthérie chez un nouveau-né avec localisation ombilicale, coryza et otite double. Presse méd. 1935, 689. Ref. Zbl. Bakt., I. Abt. Ref. 119, 145 (1935). — Gaskill, H. S., and M. Korb: Occurrence of multiple neuritis in cases of cutaneous diphtheria. Arch. Neurol. Psychiat. (Chic.) 55, 559 (1946). — Geiger, R.: Seltene hochinfektiöse Hauterkrankungen (ausschließlich akuter Exantheme): Rotz, Milzbrand, Diphtherie und Erysipel. Wien. klin. Wschr. 1928, 915. Ref. Zbl. Haut- u. Geschl.-Kr. 28, 565 (1929). — Gen, E., u. E. Skretzky: Über die Diphtherieresistenz von Kindern, die an Trichophytie und Favus leiden. Sovet. Vrač. Gaz. 23/24, 1125 (1933). Ref. Zbl. Haut- u. Geschl.-Kr. 47, 499 (1934). — Ghio, A.: Contributo alla diagnosi differentiale tra il bacillo di Klebs-Löffler è il bacillo di Hoffmann. Policlinico, Sez. prat. 38, 529 (1931). Ref. Zbl. Bakt., I. Abt. Ref. 102, 532 (1931). — Gill, S.: Ulcerative diphtheria of the skin. Arch. Derm. Syph. (Chic.) 49, 408 (1944). — Ulcerative diphtheria of the skin, desert sore and tropical ulcer. Arch. Derm. Syph. (Chic.) 51, 243 (1945). — Glanzmann, E.: Über die Syntropie von Eiterungen, Erythema exsudativum multiforme, anaphylaktoider Purpura und Diphtherie. Jb. Kinderheilk. 119, 1 (1928). — Gohar, M. A., A. Elian, and F. A. Elez: Action of terramycin on experimental infection with the diphtheria bacillus and its toxicity to Guinea pigs. Z. Hyg. 134, 598 (1952). Ref. Zbl. Bakt., I. Abt. Ref. 154, 451 (1954/55). — Gougerot, H.: Aussprache zu G. Milian u. Riom, Bull. Soc. franç. Derm. Syph. 38, 435 (1931). Ref. Zbl. Haut- u. Geschl.-Kr. 38, 645 (1931). — Graham, Little: Zit. nach Barber, Giuseppi und Knott. Brit. J. Derm. 49, 360 (1937). — Greppi, L.: Su di un caso di difterite vulvare. Policlinico, Sez. prat. 1929, 1845. Ref. Zbl. Bakt., I. Abt. Ref. 98, 242 (1930). — Grimmer, H.: Ekzematoide Diphtherie. Z. Haut- u. Geschl.-Kr. 2, 293 (1947). Ref. Zbl. Bakt., I. Abt. Ref. 146, 600 (1947/49). — Grüneberg, Th., u. F. Weyrauch: Über die epidemiologische Bedeutung der „atypischen" Diphtherie der Haut. Münch. med. Wschr. 1934, 1527. Ref. Zbl. Haut- u. Geschl.-Kr. 50, 395 (1935). — Grütz, O.: Lupuscarzinom und Wunddiphtherie. Ver.igg Rhein-Westf. Derm. 27. 5. 1934. Zbl. Haut- u. Geschl.-Kr. 49, 297 (1935). — Gundel, M., u. W. Heine: Wunddiphtherie, ihre Klinik, Behandlung und Prophylaxe. Med. Welt 1940, 545. Ref. Zbl. Haut- u. Geschl.-Kr. 66, 647 (1940/41). — Gutfreund, F., u. W. Plumert: Bericht über 5 Fälle von Conjunctivitis diphtherica. Z. Augenheilk. 89, 144. Ref. Zbl. Bakt., I. Abt. Ref. 126, 498 (1937).

Haas, W.: Zur Behandlung der Wunddiphtherie. Zbl. Chir. 67, 150 (1940). Ref. Zbl. Bakt., I. Abt. Ref. 142, 64 (1942/43). — Haas, J. H. de, u. I. W. Wolff: Over Wonddiphtherie. Need. T. Geneesk. 71, 1266 (1931). Ref. Zbl. Bakt., I. Abt. Ref. 108, 529 (1932/33). — Hamburger, F.: Wie dosiert man das Diphtherieserum? Wien. klin. Wschr. 1930, 1384. Ref. Zbl. Bakt., I. Abt. Ref. 102, 68 (1931). — Hamburger, F., u. J. Siegl: Beobachtungen bei spontan geheilten Diphtherieerkrankungen. Münch. med. Wschr. 1929, 1537. Ref. Zbl. Bakt., I. Abt. Ref. 97, 349 (1930). — Hanke, R.: Die Diphtherie des weiblichen Genitale. Zbl. Gynäk. 71, 681 (1949). Ref. Zbl. Bakt., I. Abt. Ref. 149, 372 (1951/52). — Healy, J. W.: A case concurrent diphtheria and varicella with hemorrhagic features. Brit. J. Child. Dis. 33, 201 (1936). Ref. Zbl. Haut- u. Geschl.-Kr. 55, 299 (1937). — Helmerking, R.: Ein Fall von Ohrmuscheldiphtherie. Z. Laryng. Rhinol. 24, 358 (1933). Ref. Zbl. Haut- u. Geschl.-Kr. 47, 705 (1934). — Helmreich, W.: Über das Vorkommen von echten Diphtheriebazillen bei Haus- und Laboratoriumstieren. Zbl. Bakt., I. Abt. Orig. 135, 65 (1935/36). — Henocq, E.. E. H. Belyveld et M. Reynaud: La sensibilation aux antigènes diphthériques. Int. Arch. Allergy 20, 262 (1962). — Herbrand: Aussprache zum Vortrag Schuler. 47. Kongr. Dtsch. Ges. Inn. Med. 24.—27. 3. 1935. Klin. Wschr. 1935, 623. — Herrmann, W., u. Th. Pütz: Die Übertragung von Diphtheriebakterien durch die Luft in Krankenhausräumen. Dtsch. med. Wschr. 1942, 1101. Ref. Zbl. Bakt. 143, 182 (1943). — Über das Vorkommen von Diphtherie- und Pseudodiphtheriebakterien auf Brandwunden. Dtsch. med. Wschr. 1943, 744. Ref. Zbl. Bakt., I. Abt. Ref. 144, 436 (1943/44). — Hewitt, L. F.: Protection by Streptomycin, Penicillin, and Licheniformin against C. diphtheriae infections. Brit. J. exp. Path. 29, 289 (1948). Ref. Zbl. Haut- u. Geschl.-Kr. 73, 381 (1949). — Hildebrand, H.: Beitrag zur Wunddiphtherie. Dtsch. med. Rdsch. 2, 57 (1948). Ref. Zbl. Haut- u. Geschl.-Kr. 73, 388 (1949). — Hilgers, W., u. F. Thoenes: Die Bedeutung der Diphtheriebazillentypen für die Klinik der Diphtherie. Klin. Wschr. 1936, 1567. Ref. Zbl. Bakt., I. Abt. Ref. 124, 501 (1936/37). — Hintzen, R.: Lacuprin in der Behandlung der Wunddiphtherie. Zbl. Chir. 78, 466 (1953). Ref. Zbl. Haut- u. Geschl.-Kr. 88, 132 (1954). — Hölzl, H., u. W. Hauptmann: Untersuchungen an Diphtheriebazillen aus dem menschlichen Ohr. Zbl. Bakt., I. Abt. Orig. 150, 56 (1943). Ref. Zbl. Bakt., I. Abt. Ref. 144, 123 (1943/44). — Höring, F. O.: Über die epidemiologische Bedeutung der Diphtherie als eine von der heißen Zone eingeschleppte Krankheit. Berl. mikrobiol. Ges. 16. 12. 1958. Zbl. Bakt., I. Abt. Ref. 174, 565 (1960). — Hollander, M. H.: Diphtheria of the skin. U.S. armed Forces med. J. 2, 229 (1951). Ref. Zbl. Haut- u. Geschl.-Kr. 81, 280 (1952). — HOMPESCH, H.: Über die Wirkung von Sulfonamiden auf die Diphtheriebazillen. Z. Immun.-Forsch. 104, 56 (1943). Ref. Zbl. Bakt., I. Abt. Ref. 144, 445 (1943/44). — HONL, J.: Zit. nach MUCHA u. HOCK. Ref. Zbl. Bakt., I. Abt. Ref. 116, 338 (1934/35). — HORN, C.: Über Wunddiphtherie und ihre Behandlung. Dtsch. Milit.-Arzt 1942, 523. Ref. Zbl. Bakt., I. Abt. Ref. 143, 191 (1943). — HORNEMANN, M.: Zur Klinik der „nosoparasitären" Hautdiphtherie. Derm. Wschr. 128, 685 (1953). Ref. Zbl. Bakt., I. Abt. Ref. 154, 577 (1954/55). — HOTTINGER, A., u. E. LORENZ: Schickreaktion und Serumwirkung. Klin. Wschr. 1931, 2351. Ref. Zbl. Bakt., I. Abt. Ref. 106, 490 (1932). — HOYNE, A. L., and A. J. LEVY: Diphtheria of the penis. J. Amer. med. Ass. 94, 1395 (1930). Ref. Zbl. Haut- u. Geschl.-Kr. 35, 714 (1931). — HÜNERMANN, TH.: Bedeuten Diphtheriebazillen in der Nase und in den Gehörgängen eine Infektionsgefahr für die Umgebung der Bazillenträger? Münch. med. Wschr. 1934, 1661. Ref. Zbl. Bakt., I. Abt. Ref. 117, 263 (1935).

JACOBI, H.: Die genitale Diphtherie in ihren Variationen der Infektkette. Ärztl. Wschr. 1952, 674. Ref. Zbl. Haut- u. Geschl.-Kr. 83, 64 (1953). — JAROSCHKA, K.: Über postoperative vaginale Diphtherieinfektionen. Zbl. Gynäk. 1930, 2291. Ref. Zbl. Bakt., I. Abt. Ref. 100, 241 (1930/31). — JAWOROWSKAJA, A. D.: Primäre Diphtherie der äußeren Genitalien bei kleinen Mädchen. Derm. Wschr. 1936 I, 312. Ref. Zbl. Haut- u. Geschl.-Kr. 53, 632 (1936). — JOE, A.: A case of gangrenous chickenpox due to b. diphtheriae. Brit. J. Child. Dis. 25, 111 (1928).

KAAN, O.: Erfahrungen über die Verwertbarkeit des Schicktests in geschlossenen Anstalten. Wien. klin. Wschr. 1930, 555. Ref. Zbl. Bakt., I. Abt. Ref. 99, 207 (1930). — KALIES, W.: Über Wunddiphtherie. Z. Hyg. 125, 364 (1943). Ref. Zbl. Bakt., I. Abt. Ref. 144, 434 (1943/44). — KAY, C. F., and C. S. LIVINGOOD: Myocardial complikations of cutaneous diphtheria. Amer. Heart J. 31, 744 (1946). — KEIZER, D. P. R.: Primäre Hautdiphtherie. Geneesk. T. Ned.-Ind. 71, 281 (1931). Ref. Zbl. Haut- u. Geschl.-Kr. 39, 82 (1932). — KERN, K. D., u. E. F. RISSMANN: Die Behandlung der Diphtheriebakterienträger mit dem Antibioticum Novobiocin. Münch. med. Wschr. 1961, 912. — KESSEL, L., and A. ROMANOFF: General infection with a diphtheroid bacillus complicated by diphtheroid meningitis. J. Amer. med. Ass. 94, 1647 (1930). Ref. Zbl. Bakt., I. Abt. Ref. 99, 196 (1930). — Wunddiphtherie. Klin. Wschr. 1942, 36. Ref. Zbl. Bakt., I. Abt. Ref. 142, 50 (1942/43). — KISS, P. v.: Myodegeneratio cordis im Gefolge von primärer Volvovaginitis diphtherica. Arch. Kinderheilk. 94, 287 (1931). Ref. Zbl. Bakt., I. Abt. Ref. 105, 481 (1932). — KISSINE, E. G.: Seltener Fall von diphtherischer Erkrankung der Haut. Vestn. Vener. Derm. 9/10, 965 (1937). Ref. Zbl. Haut- u. Geschl.-Kr. 57, 302 (1938). — KISSKALT, K., J. v. KREHINGER-GUGGENBERGER u. A. SEISER: Zur Pathogenese und Epidemiologie der Diphtherie. Münch. med. Wschr. 1933, 801. Ref. Zbl. Bakt., I. Abt. Ref. 113, 1 (1934). — KLEINE, F. K., u. H. KROÓ: Antitoxine im Blut von Eingeborenen in Ostafrika. Dtsch. med. Wschr. 1930, 46. Ref. Zbl. Bakt., I. Abt. Ref. 106, 492 (1932). — KLIEWE, H., u. M. WESTHUES: Über das Vorkommen von Diphtheriebazillen in Wunden von Pferden. Münch. med. Wschr. 1925, 587. — KÖNIG, E.: Subkutane Phlegmone durch Diphtheriebazillen. Chirurg 12, 588 (1940). Ref. Zbl. Bakt., I. Abt. Ref. 143, 178 (1943). — KOLB, E.: Beiträge zur klinischen Kenntnis der Hautdiphtherie. Orv. Hetil. 1930, 856. Ref. Zbl. Haut- u. Geschl.-Kr. 36, 219 (1931). — KOS, E.: Zur Diagnose und Therapie der Wunddiphtherie. Med. Klin. 1947, 807. Ref. Zbl. Haut- u. Geschl.-Kr. 72, 49 (1949). — KRAUSE, W. W.: Erythromycin bei Diphtheriebazillenträgern. Dtsch. med. J. 7, 75 (1956). Ref. Zbl. Bakt., I. Abt. Ref. 164, 300 (1957). — KRAUSE, W. W., u. G. SCHNAUDER: Antibiotika bei klinischer Diphtherie und Diphtheriebakterienausscheidern. Berl. Mikrobiol. Ges. 16. 12. 1958. Zbl. Bakt., I. Abt. Ref. 174, 567 (1960). — KRISTENSEN, B., u. E. GRANDJEAN: Impetigo und Diphtherie. Ugeskr. Laeg. 1934, 507. Ref. Zbl. Haut- u. Geschl.-Kr. 49, 237 (1935). — KRISTJANSEN: Diphtheria cutis. Dän. Derm. Ges. 7. 12. 1932. Zbl. Haut- u. Geschl.-Kr. 44, 14 (1933). — KRISTJANSSON: Geschwür an den Genitalien einer Frau, von pseudodiphtherie-ähnlichem Bazillus hervorgerufen. Dän. Derm. Ges. 1. 2. 1928. Zbl. Haut- u. Geschl.-Kr. 27, 251 (1928). — KRÖGER, E., u. E. THOFERN: Neueres zur Epidemiologie, Pathogenese und Bakteriologie der Diphtherie. Zbl. Bakt., I. Abt. Ref. 154, 1 (1954). — KÜNZEL, O.: Die prognostische Bedeutung der Albuminurie bei der Diphtherie. Dtsch. med. Wschr. 1939, 328. Ref. Zbl. Bakt., I. Abt. Ref. 134, 150 (1939). — KUHLMANN, E. A.: Behandlung der Nasendiphtherie mit Neosalvarsan. Med. Welt 1943, 164. Ref. Zbl. Bakt., I. Abt. Ref. 144, 135 (1943/44).

LANDAU, H.: Die Wunddiphtherie, ihre Erkennung und klinische Bedeutung. Klin. Wschr. 2, 595 (1923). — LANDÉ, L.: Zur klinischen Diagnose der Hautdiphtherie im Kindesalter. Ergebn. inn. Med. Kinderheilk. 15, 715 (1917). — LANGER, E.: Diphtherie. Derm. Ges. a. d. Univ. Berlin u. Berl. med.-wiss. Ges. f. Derm. u. Ven. 9. 3. 1949. Zbl. Haut- u. Geschl.-Kr. 74, 287 (1950). — LANGER, J.: Geschwistererkrankungen und Heimkehrfälle bei der Diphtherie. Med. Klin. 1935, 382. Ref. Zbl. Bakt., I. Abt. Ref. 118, 259 (1935). — LAUSECKER, H.: Autoinfektion bei Diphtheriebazillenträgern. Münch. med. Wschr. 1934, 213. Ref. Zbl. Haut- u. Geschl.-Kr.

48, 322 (1934). — Diphtherie und Milchschorf. Münch. med. Wschr. **1952**, 201. Ref. Zbl. Bakt., I. Abt. Ref. **151**, 425 (1952/54). — LAVENDER, H. J., and J. B. SQUIRES: Diphtheric involvement of the lips with absence of signs in nose and throat. J. Amer. med. Ass. **111**, 915 (1938). Ref. Zbl. Bakt., I. Abt. Ref. **132**, 417 (1939). — LEACH, C. N., u. G. POCH: Über Beziehungen zwischen Schicktest, Antitoxintiter und Diphtherieempfänglichkeit. Wien. klin. Wschr. **1935**, 271. Ref. Zbl. Bakt., I. Abt. Ref. **118**, 267 (1935). — LE COULANT, P., et SOURREIL: A propos de quelques formes de la diphthérie cutanée primitive impétigo, intertrigo, éruption varicelliforme diphthérique chez l'enfant. Ann. Derm. Syph. (Paris) **78**, 300 (1951). Ref. Zbl. Haut- u. Geschl.-Kr. **81**, 281 (1952). — Diphthérie varicelliforme et pustulose varioliforme de Kaposi. Arch. belges Derm. **8**, 156 (1952). Ref. Zbl. Haut- u. Geschl.-Kr. **85**, 157 (1953). — LE COULANT, P., SOURREIL et MULON: Douzième cas de diphthérie cutanée varicelliforme. Bull. Soc. franç. Derm. Syph. **60**, 397 (1953). Ref. Zbl. Haut- u. Geschl.-Kr. **89**, 141 (1954). — LE COULANT, P., SOURREIL et L. SARRAT: Un treizième cas de diphthérie cutanée du nourisson à type de pustulose vacciniforme de Kaposi. Bull. Soc. franç. Derm. Syph. **61**, 185 (1954). Ref. Zbl. Haut- u. Geschl.-Kr. **90**, 203 (1954/55). — LEE, J. B. DE, and G. P. GREENHILL: The principles and practice of obstetrics, p. 493. Philadelphia and London: W. B. Saunders Company 1943. — LEMBACH, K.: Jahreszahlen zur Geschichte der Diphtherie. Med. Mschr. **1**, 369 (1947). Ref. Zbl. Bakt., I. Abt. Ref. **147**, 1 (1949/50). — LEREBOULLET, P., et GOURNAY: Le traitement local des nourisson porteurs de germs diphthériques. Presse med. **1930**, 1128. Ref. Zbl. Bakt., I. Abt. Ref. **100**, 256 (1930/31). — LESENNE, et DUMORTIER: Conjonctivite diphthérique primitive ayant amené la pert d'un oeil. Presse med. **1932**, 266. Ref. Zbl. Bakt., I. Abt. Ref. **106**, 481 (1932). — LEUWER, C.: Ein Fall von primärer Gehörgangsdiphtherie. Med. Welt **1942**, 1185. Ref. Zbl. Bakt., I. Abt. Ref. **143**, 178 (1943). — LEVY, W. C.: Diphtheria infection of the skin of the feet. N.Y. St. med. J. **48**, 2171 (1948). — LEWENSON, N., u. R. STRAWEZ: Die diphtherischen Erkrankungen der Geschlechtsorgane bei Frauen und Kindern. Ginek. **6**, 86 (1935). Ref. Zbl. Haut- u. Geschl.-Kr. **54**, 638 (1936). — LIEBOW, A. A., P. D. McLEAN, J. H. BUMSTEAD, and L. G. WELT: Tropical ulcers and cutaneous diphtheria. Arch. intern. Med. **78**, 255 (1946). — LIVINGOOD, C. S., D. J. PERRY, and J. S. FORRESTER: Cutaneous diphtheria: Report of 140 cases. J. invest. Derm. **7**, 341 (1946). — LÖHE, H.: Pseudodiphtherische Geschwüre der Haut? Berl. Derm. Ges. 11. 12. 1928. Zbl. Haut- u. Geschl.-Kr. **29**, 410 (1929). — LÖHE, H., u. H. ROSENFALD: Bemerkungen zu der Arbeit von BOAS u. TÖLLBÖLL: Kann eine Injektion von Diphtherieserum eine positive Reaktion auf Syphilis bei einem Nichtsyphilitiker hervorrufen? Derm. Wschr. **1932**, 616. Ref. Zbl. Haut- u. Geschl.-Kr. **42**, 244 (1932). — LÖWENSTEIN, E.: Über perkutane Immuni⁰ierung. Wien. klin. Wschr. **1929**, 121. Ref. Zbl. Haut- u. Geschl.-Kr. **30**, 704 (1929). — Salbenprophylaxe der Diphtherie. Wien. klin. Wschr. **1929**, 2283. Ref. Zbl. Haut- u. Geschl.-Kr. **37**, 80 (1931). — LOPATIN, G.: Ein Fall von Hautdiphtherie. Ref. in Zbl. Haut- u. Geschl.-Kr. **41**, 730 (1932). — LORENTZ: Das diphtherische Unterschenkelgeschwür. Dtsch. med. Wschr. **1943**, 455. Ref. Zbl. Bakt., I. Abt. Ref. **144**, 119 (1943/44). — LUTZ, W.: Über Pustulosis vacciniformie sive varioliformis acuta. Dermatologica (Basel) **86**, 138 (1942).

MACCARI, A.: Su due casi di difterite primitiva della vulva. Pediat. Riv. **44**, 59 (1936). Ref. Zbl. Haut- u. Geschl.-Kr. **53**, 109 (1936). — MACHNICKI, ST.: Diphtherie der Vulva und der Vagina. Ginek. pol. **23**, 345 (1952). Ref. Zbl. Haut- u. Geschl.-Kr. **86**, 386 (1953/54). — MAFFEI, W. E.: Diphtheriegeschwür der Haut. An. Fac. Med. S. Paulo **7**, 161 (1932). Ref. Zbl. Haut- u. Geschl.-Kr. **46**, 587 (1933). — MAGARA, M.: On natural and immune antitoxin of diphtheria in the new-born and sucklings. Jap. J. exp. Med. **14**, 355 (1936). Ref. Zbl. Bakt., I. Abt. Ref. **124**, 514 (1936/37). — MARCHIONINI, A.: Chronisch-vegetierende Diphtherie der Haut. Türk. Dermatologenabende in Ankara 3. 1. 1939. Zbl. Haut- u. Geschl.-Kr. **61**, 330 (1938/39). — MARFAN, A. B.: La diphthérie du nouveau-né et du nourisson. Rev. franç. Pédiatr. **6**, 1 (1930). — MARTINEZ TORRES, F.: Hautdiphtherie. Actas dermo-sifiliogr. (Madr.) **31**, 193 (1940). Ref. Zbl. Haut- u. Geschl.-Kr. **66**, 107 (1940/41). — MARTINI, E.: Ein Nachwort zur Alsterdorfer Diphtherieepidemie. Med. Klin. **1934**, 128. Ref. Zbl. Bakt., I. Abt. Ref. **113**, 530 (1934). — MASSEY, A., and G. J. C. RUSSEL: A case of cutaneous diphtheria as the cause of an outbreak. Brit. med. J. **1929**, 992. Ref. Zbl. Bakt., I. Abt. Ref. **96**, 242 (1929/30). — MELCHIOR, E.: La diphthérie des plaies bourgeonnantes. Presse med. **1937**II, 1668. Ref. Zbl. Haut- u. Geschl.-Kr. **57**, 600 (1938). — Über Wunddiphtherie. Türk. Hifiziissihha Tecrübi Biyol. Mecmuasi **2**, 23 (1940). Ref. Zbl. Haut- u. Geschl.-Kr. **66**, 204 (1940/41). — Diphtheria of the granulating wound; its treatment with methylenblue. Surgery **17**, 600 (1950). Ref. Zbl. Haut- u. Geschl.-Kr. **77**, 265 (1951/52). — MÉNARD, E., Mlle. VAN GROENENDAEL et A. LECLERK: Diphthérie bucco-labiale. Bull. Soc. franç. Derm. Syph. **62**, 256 (1955). Ref. Zbl. Haut- u. Geschl.-Kr. **93**, 342 (1955). — MENTON, J., T. V. COOPER, F. W. DUKE, and B. H. FUSSELL: The different types of coryne-bacterium diphtheriae. J. Hyg. (Lond.) **33**, 414 (1933). Ref. Zbl. Bakt., I. Abt. Ref. **115**, 454 (1934). — MESSER, H.: Beitrag zur Nebennierenrindentherapie bei Diphtherie. Dtsch. med. Wschr. **1936**, 1131. Ref. Zbl. Bakt.,

I. Abt. Ref. **123**, 470 (1936). — MESSERKLINGER, W.: Diphtheriebazillen in der Nase. Öst. Ges. f. Mikrobiol. u. Hyg. 18. 12. 1953. Zbl. Bakt., I. Abt. Ref. **156**, 208 (1955). — MEYER, A.: Entkeimung der Diphtheriebazillenträger. Med. Klin. **1932**, 1563. Ref. Zbl. Bakt., I. Abt. Ref. **109**, 445 (1933). — MÉZARD, J.: Diphthérie maligne tardive. Presse méd. **1935**, 656. Ref. Zbl. Bakt., I. Abt. Ref. **119**, 146 (1935). — MICHALOWSKI, B.: Diphtheria cutis. Derm. Ver.igg am Lazarus-Krankenhaus Warschau, 23. 3. 1932. Zbl. Haut- u. Geschl.-Kr. **49**, 112 (1935). — MILIAN, G., et Mlle. RIOM: Diphthérie cutanée greffée sur une eczéma de la face chez un nourisson agé de 5 mois et demi. Bull. Soc. franç. Derm. Syph. **38**, 435 (1931). Ref. Zbl. Haut- u. Geschl.-Kr. **38**, 645 (1931). — MISGELD, F. J.: Penizillin bei der Behandlung der Diphtherie. Ther. d. Gegenw. **1946/47**, 150. Ref. Zbl. Haut- u. Geschl.-Kr. **73**, 215 (1949). — Die Anwendung des Penizillins bei der Behandlung nichtvenerischer Krankheiten. Z. ärztl. Fortbild. **43**, 9 (1949). Ref. Zbl. Haut- u. Geschl.-Kr. **72**, 410 (1949). — MÖRL, F.: Über Wunddiphtherie und ihre Behandlung mit Chlorgas. Zbl. Chir. **1949**, 674. Ref. Zbl. Bakt., I. Abt. Ref. **148**, 229 (1950). — MOLEN, L. VAN DER: Ein Fall von Lippendiphtherie. Ned. T. Geneesk. **1935**, 5753. Ref. Derm. Wschr. **102**, 449 (1936). — MONTGOMERY, J. C.: Diphtheria of the umbilicus. Amer. J. Dis. Child. **40**, 968 (1930). — MONTI, A.: Croup und Diphtheritis im Kindesalter. Monographie. 1884, S. 197, 335, 340. — MOSER, H.: Über Wunddiphtherie. Dtsch. med. Wschr. **1944**, 5. Ref. Zbl. Bakt., I. Abt. Ref. **146**, 210 (1947/49). — MOURIQUAND, G., A. LEUBLER et P. SÉDALLIAN: Toxine diphthérique et corticosurrénal. C. R. Soc. Biol. (Paris) **99**, 1923 (1928). Ref. Zbl. Bakt., I. Abt. Ref. **95**, 199 (1929). — MRONGOVIUS, W.: Ulcera cutanea diphtheroidea. Venerol. **5**, 946 (1928). Ref. Zbl. Haut- u. Geschl.-Kr. **29**, 672 (1929). — Zur Frage der Erreger der diphtheroiden Hautgeschwüre. Zbl. Bakt., I. Abt. Orig. **112**, 49 (1929). — MUCHA, V., u. J. HOCK: Zur Epidemiologie der Diphtherie. Čas. Lék. čes. **1934**, 484. Ref. Zbl. Bakt., I. Abt. Ref. **116**, 338 (1934/35). — MÜLLER, A.: Die Behandlung der postdiphtherischen Polyneuritis mit Pyrifer. Med. Z. **1944**, 54. Ref. Zbl. Bakt., I. Abt. Ref. **146**, 63 (1947/49). — MÜLLER, O., u. F. GRUHN: Über Diphtheriebazillengehalt der Luft in Krankenhäusern mit Diphtheriestationen. Dtsch. med. Wschr. **1943**, 427. Ref. Zbl. Bakt., I. Abt. Ref. **144**, 124 (1943/44). — MUSGER, G.: Hautdiphtherie? Wien. Derm. Ges. 19. 11. 1931. Zbl. Haut- u. Geschl.-Kr. **41**, 40 (1931).

NIEMAND: Diphtheriebazillenbefunde auf erkrankter Haut und deren Nachweis. Zbl. Hautkr. **7**, 419 (1949). Ref. Zbl. Haut- u. Geschl.-Kr. **76**, 161 (1951). — NIEMAND-ANDERSEN, I.: Über die Rolle der echten und Pseudodiphtheriebazillen bei ekzematoiden Hauterkrankungen. Wien. klin. Wschr. **1949**, 874. Ref. Zbl. Haut- u. Geschl.-Kr. **80**, 243 (1952). — Über Diphtheriebazillenbefunde auf der erkrankten Haut und deren Nachweis. Arch. Derm. Syph. (Berl.) **190**, 209 (1950). Ref. Zbl. Haut- u. Geschl.-Kr. **80**, 243 (1952). — NOBÉCOURT, P., et J. LEREBOULLET: Fréquence des porteurs de germes diphthériques chez les rougeoleux; leur desinfection par le Norarsénobenzol. Presse méd. **1931**, 65. Ref. Zbl. Bakt., I. Abt. Ref. **102**, 52 (1931). — NOVOTELNOVA, O.: Ein Fall von Hautdiphtherie. Russk. Vestn. Derm. **6**, 605 (1928). Ref. Zbl. Haut- u. Geschl.-Kr. **28**, 178 (1929). — NYFELDT, A.: 215 Fälle von Hautdiphtherie. Dän. Derm. Ges. 6. 11. 1929. Zbl. Haut- u. Geschl.-Kr. **33**, 28 (1930). — Über Hautdiphtherie. Ugeskr. Laeg. **1930**, 187. Ref. Zbl. Haut- u. Geschl.-Kr. **34**, 602 (1930).]

ÖBERG, G.: Penicillintreatment of carriers of diphtheria bacilli. Acta pediat. **37**, 204 (1949). Ref. Zbl. Haut- u. Geschl.-Kr. **76**, 161 (1951). — OEHRING, H., u. W. BAUMANN: Über die Isolierung von Corynebakterium pyogenes aus einem Schwielenabsceß. Dtsch. Gesundh.-Wes. **14**, 50, 2293 (1959). Ref. Zbl. Bakt., I. Abt. Ref. **176**, 430 (1960). — OPPENHEIM, M.: Aussprache zu E. URBACH, Wien. Derm. Ges. 23. 1. 1930. Zbl. Haut- u. Geschl.-Kr. **34**, 23 (1930). — OTTO, H., u. H. W. HASEMEYER: Klinische und epidemiologische Beobachtungen an Diphtheriekranken unter Berücksichtigung der drei Diphtheriebazillentypen. Mschr. Kinderheilk. **78**, 152 (1939). Ref. Zbl. Bakt., I. Abt. Ref. **135**, 49 (1939). — OXENIUS, K.: Pseudotabes diphtherica. Dtsch. med. Wschr. **1935**, 109. Ref. Zbl. Bakt., I. Abt. Ref. **117**, 262 (1935).

PAOLUCCI, A. G.: Sopra un caso di difterite primitiva della vulva. Policlinico, Sez. prat. **1929**, 630. Ref. Zbl. Bakt., I. Abt. Ref. **96**, 242 (1929/30). — PARKS, J.: Diphtheric vaginitis in the adult. Amer. J. Obstet. Gynec. **41**, 714 (1941). Ref. Zbl. Haut- u. Geschl.-Kr. **68**, 130 (1942). — PASTORINO, V. M.: Caso di difterite vulvare. Arch. ital. Derm. **11**, 237 (1935). Ref. Zbl. Haut- u. Geschl.-Kr. **51**, 568 (1935). — PERRIN: Zit. nach A. MONTI. — POCKELS, W.: Diphtheriebazillen im Liquor. Mschr. Kinderheilk. **49**, 394 (1931). Ref. Zbl. Bakt., I. Abt. Ref. **105**, 3 (1932). — POINDECKER: Aussprache zu E. LÖWENSTEIN, Über percutane Immunisierung. Wien. klin. Wschr. **1929**, 121. Ref. Zbl. Haut- u. Geschl.-Kr. **30**, 704 (1929). — POLONYI, P.: Fälle von seltener Lokalisation des Diphtherieerregers. Klin. Wschr. **1936**, 647. Ref. Zbl. Haut- u. Geschl.-Kr. **54**, 435 (1936). — POPPE: Diphtheriebakterien bei Tieren. Dtsch. med. Wschr. **1936**, 2127. Ref. Zbl. Bakt., I. Abt. Ref. **125**, 502 (1937). — PORINGER, J., u. NIEDERMEYER: Beobachtungen bei der Wunddiphtherie. Wien. klin. Wschr. **1944**, 429. Ref. Zbl. Bakt., I. Abt. Ref. **145**, 434 (1944/45). — PREIDT, H.: Diphtheriebazillen im Ohrsekret. Z. Kinderheilk. **53**, 304 (1932). Ref. Zbl. Bakt., I. Abt. Ref. **108**, 532 (1932/33).

RACHMILEWITZ, L.: Primäre Diphtherie der Nase. Dtsch. med. Wschr. **1930**, 1310. Ref. Zbl. Bakt., I. Abt. Ref. **100**, 241 (1930/31). — RACOUCHOT, J.: Un cas de diphthérie cutaneé. Bull. Soc. franç. Derm. Syph. **59**, 178 (1952). Ref. Zbl. Haut- u. Geschl.-Kr. **84**, 42 (1953). — RAMON, G., R. DEBRÉ et E. GILBRIN: Distinction entre un vrai et un faux bacille diphthérique par l'étude du pouvoir pathogène. C. R. Soc. Biol. (Paris) **116**, 615 (1934). Ref. Zbl. Bakt., I. Abt. Ref. **115**, 456 (1934). — RAUSCHER, E. G.: Balanitis diphtherica. Münch. med. Wschr. **1940**, 537. Ref. Zbl. Bakt., I. Abt. Ref. **138**, 131 (1940). — REISS, F.: Two unusual cases with eruptions resembling lymphogranuloma venereum and ektodermosis erosiva pluriorificialis. Arch. Derm. Syph. (Chic.) **56**, 216 (1947). — REUTER, A., u. W. SCHÄFER: Polyneuritis bei Hautdiphtherie. Med. Z. **1944**, 55. Ref. Zbl. Bakt., I. Abt. Ref. **146**, 62 (1947/49). — REVELLI, U.: Su di un caso di difterite cutanea. G. Batt. **45**, 81 (1953). Ref. Zbl. Haut- u. Geschl.-Kr. **87**, 331 (1954). — REVELLI, U., et M. T. CASASSA: Récherches cliniques et experimentales sur la présence du Corynebakterium diphtheriae dans le sang et les organs. Ann. Inst. Pasteur **55**, 239 (1935). Ref. Zbl. Bakt., I. Abt. Ref. **120**, 5 (1935/36). — RIDELL, G. S.: Labial diphtheria: Report on 46 cases among British prisoners of war in the Far East. Brit. med. J. **1950** I, 818. — ROBERT, P.: Les lésions histologiques de la diphthérie cutanée superficiale de type eczématoide. Dermatologica (Basel) **94**, 334 (1947). Ref. Zbl. Haut- u. Geschl.-Kr. **72**, 49 (1949). — Récherches sur la réactivité cutanée à différents antigènes diphthériques et pseudodiphthériques. Dermatologica (Basel) **99**, 73 (1949). Ref. Zbl. Haut- u. Geschl.-Kr. **75**, 238 (1950/51). — ROLLESTON, J. D.: Nervous complications of the acute fevers. Brit. med. J. **1934** I, 550. Ref. Zbl. Bakt., I. Abt. Ref. **114**, 482 (1934). — ROSLING, E.: Die Schickreaktion und ihre Bedeutung. Seuchenbekämpf. **7**, 38 (1930). Ref. Zbl. Bakt., I. Abt. Ref. **98**, 246 (1930).

SAFFRON, M. H.: Cutaneous diphtheria as a military problem. Arch. Derm. Syph. (Chic.) **51**, 337 (1945). — SANTORI, G.: Sulla difterite cutanea. Arch. ital. Derm. **12**, 345 (1936). Ref. Zbl. Haut- u. Geschl.-Kr. **55**, 460 (1937). — Sulla presenza di bacilli diftirici e pseudodiftirici sulla cute umana sana ed animalata. G. ital. Derm. **80**, 307 (1939). Ref. Zbl. Haut- u. Geschl.-Kr. **63**, 196 (1939/40). — SANTORI, G., e G. LABRANCA: Ulteriori osservazioni ed indagini sulla difterite cutanea. G. ital. Derm. **79**, 75 (1938). Ref. Zbl. Haut- u. Geschl.-Kr. **60**, 128 (1938). — SAUTER, H. B.: Über einen Versuch der Anwendung des Antiformins bei Wunddiphtherie und zur Behandlung der Rachendiphtherie. Z. Immun.-Forsch. **105**, 1 (1944). Ref. Zbl. Bakt., I. Abt. Ref. **145**, 252 (1944/45). — SAXL, O., u. K. MENDL: Hautemphysem bei Diphtherie. Z. Kinderheilk. **59**, 532 (1938). Ref. Zbl. Bakt., I. Abt. Ref. **130**, 112 (1938). — SCHARFF, O., u. H. NEUMANN: Über Wunddiphtherie. Dtsch. med. Wschr. **1944**, 342. — SCHEREFFETTIN, O.: Hautdiphtherie. Türk. Derm. Ges. 5. 3. 1933. Zbl. Haut- u. Geschl.-Kr. **46**, 295 (1933). — SCHMIDT, A.: Wunddiphtherie am Penis und Hodensack. Dtsch. Z. Chir. **215**, 125 (1929). — SCHMIDT, B.: Über Wunddiphtherie. Med. Klin. **1943**, 290. Ref. Zbl. Bakt., I. Abt. Ref. **144**, 118 (1943/44). — SCHNEIDER, R.: Beiträge zur kombinierten Penizillintherapie der Diphtherie. Ärztl. Wschr. **47**, 1112 (1951). Ref. Zbl. Bakt., I. Abt. Ref. **154**, 380 (1954/55). — SCHROEDER, R., u. H. BOAS: Zwei Fälle von Diphtherie der Haut. Derm. Wschr. **90**, 405 (1930). Ref. Zbl. Haut- u. Geschl.-Kr. **34**, 336 (1930). — SCHWARZ, E.: Immunité locale et infection diphthérique cutanée expérimentale. Boll. Soc. int. microbiol. Sec. Ital. **1**, 34 (1929). Ref. Zbl. Haut- u. Geschl.-Kr. **32**, 425 (1929). — Zur Klinik, Bakteriologie und Immunbiologie der Hautdiphtherie. Dermatologica (Basel) **93**, 57 (1946). — SCHWARZÄUGL, A.: Bemerkungen zu einem Fall von Vulvovaginitis diphtherica. Wien. klin. Wschr. **1937**, 500. Ref. Zbl. Bakt., I. Abt. Ref. **126**, 497 (1937). — SELIGMANN, E.: Ist die Diphtherieschutzimpfung auf Grund der bisherigen Erfahrungen zu empfehlen? Z. ärztl. Fortbild. **1931**, 3. Ref. Zbl. Bakt., I. Abt. Ref. **101**, 212 (1931). — SERRI, P.: La difterite dei genitali nell'adulto. G. ital. Derm. **89**, 1158 (1948). Ref. Zbl. Haut- u. Geschl.-Kr. **76**, 308 (1951). — SHREWSBURY, J. F. D.: Cutaneous infection with a diphtheroid bacillus. Brit. med. J. **1931**, 3664, 538. Ref. Zbl. Haut- u. Geschl.-Kr. **39**, 82 (1932). — SIEGEN, J.: Wunddiphtherie und Hauttuberkulose. Diss. Gießen 1940. Ref. Zbl. Haut- u. Geschl.-Kr. **67**, 250 (1941). — SIEGL, J.: Beobachtungen bei spontan geheilten Diphtherieerkrankungen. Arch. Kinderheilk. **88**, 154 (1929). Ref. Zbl. Bakt., I. Abt. Ref. **97**, 350 (1931). — SKALETZ, H.: Vaccine und Hautdiphtherie bei Geschwistern. Mschr. Kinderheilk. **58**, 446 (1933). Ref. Zbl. Haut- u. Geschl.-Kr. **46**, 587 (1933). — SMITS, E.: Wunddiphtherie. Geneesk. T. Ned.-Ind. **69**, 65 (1929). Ref. Zbl. Haut- u. Geschl.-Kr. **31**, 350 (1929). — SMOLKA: Urethritis pseudodiphtherica. Derm. Wschr. **96**, 876 (1933). Ref. Zbl. Bakt., I. Abt. Ref. **112**, 49 (1933/34). — SMORODINCEV, N.: Über primäre Diphtherie der Geschlechtsorgane bei kleinen Mädchen. Sovet. Vestn. Ven. Derm. **1**, 23 (1932). Ref. Zbl. Haut- u. Geschl.-Kr. **43**, 240 (1933). — STALLYBRASS, C. O.: On the use and abuse of the swab in combating diphtheria. Proc. roy. Soc. Med. **29**, 487 (1936). Ref. Zbl. Bakt., I. Abt. Ref. **125**, 510 (1937). — STAMMER, A.: Vulvovaginitis diphtherica. Z. Kinderheilk. **50**, 132 (1930). Ref. Zbl. Bakt., I. Abt. Ref. **101**, 193 (1931). — STERN, R. L.: Cutaneous and epidemic diphtheria. Calif. Med. **69**, 274 (1948). — STRASZYNSKI, A.: Über sogenannte eitrige und ekzematöse Formen der Hautdiphtherie.

Przegl. derm. **26**, 111 (1931). Ref. Zbl. Haut- u. Geschl.-Kr. **39**, 81 (1932). — Ströder, J.: Die Diphtheriebehandlung des praktischen Arztes. Münch. med. Wschr. **1955**, 132. Ref. Zbl. Bakt., I. Abt. Ref. **158**, 308 (1960). — Strotzka, H.: Zur Frage der Polyneuritis nach Hautdiphtherie und anderen Hautaffektionen. Wien. klin. Wschr. **1949**, 394. Ref. Zbl. Bakt., I. Abt. Ref. **148**, 229 (1950). — Stux, H.: Contribution à l'étude de la diphthérie cutanée ches le nourisson. Nourisson **19**, 228 (1931). — Stux, H., u. Z. Zirulnik: Nasendiphtherie im Säuglingsalter. Acta pediat. **15**, 26 (1933). Ref. Zbl. Bakt., I. Abt. Ref. **113**, 11 (1934). — Sundt, O.: Hautdiphtherie unter dem Bilde einer Tropenkrankheit. Norsk Mag. Laegevidensk. **90**, 149 (1929). Ref. Zbl. Haut- u. Geschl.-Kr. **32**, 229 (1929). — Synephias, M., et J. Limpach: Infections par les bacilles diphthériques d'une plaie de laparotomie. Presse med. **1939**, 727. Ref. Zbl. Bakt., I. Abt. Ref. **135**, 49 (1939).

Tapper, S.: Echte Diphtheriebazillen im Eiter einer puerperalen Brustdrüsenentzündung. Zbl. Gynäk. **1934**, 116. Ref. Zbl. Bakt., I. Abt. Ref. **113**, 531 (1934). — Tauber, E. B., and L. Goldmann: Secondary infections of cutaneous lesions with Coryne bacterium diphtheriae. J.-Lancet **62**, 211 (1942). Ref. Yearbook Derm. and Syph. (Wise and Sulzberger), Chicago 1942, p. 155. — Thaddea, S.: Infekt und Nebennierenrinde. Klin. Wschr. **1935**, 1275. — Thiess, A.: Das Facialis- und Peroneusphaenomen bei Diphtherie. Mschr. Kinderheilk. **84**, 224 (1940). Ref. Zbl. Bakt., I. Abt. Ref. **140**, 333 (1941). — Tonejeux, P.: Fall von primärer Diphtherie der weiblichen Genitalien. Sovet. Vestn. Ven. Derm. **5**, 508 (1936). Ref. Zbl. Haut- u. Geschl.-Kr. **54**, 638 (1936). — Torné Bono, J. M., u. B. C. Gutiérez: Einige Betrachtungen anläßlich eines Falles von primärer genitaler Diphtherie. Act. dermo-sifiliogr. (Madr.) **31**, 183 (1940). Ref. Zbl. Haut- u. Geschl.-Kr. **66**, 55 (1940/41). — Trepat, L.: Primäre Hautdiphtherie auf einem kindlichen Ekzem. Rev. Asoc. méd. argent. **50**, 186 (1937). Ref. Zbl. Haut- u. Geschl.-Kr. **59**, 522 (1938). — Trousseau, M.: De la diphthérie cutanée. Arch. gén. Méd. **23**, 383 (1830). — Tutui, Y., u. S. Tamura: Ein Fall von diphtherischer Gangrän der Augenlider und der Tränensackgegend. Acta Soc. ophthal. jap. **37**, 114 (1933). Ref. Zbl. Haut- u. Geschl.-Kr. **45**, 494 (1933).

Unseld, E.: Umstimmung durch Röntgenbestrahlung bei hartnäckiger Diphtherie der Scheide. Strahlentherapie **45**, 355 (1932). Ref. Zbl. Bakt., I. Abt. Ref. **111**, 165 (1933). — Urbach, E.: Isolierte Hautdiphtherie. Wien. Derm. Ges. 23. 1. 1930. Zbl. Haut- u. Geschl.-Kr. **34**, 23 (1930).

Vahala, Z., u. M. Stolzova-Sutorisova: Tödliche Wunddiphtherie nach chirurgischer Empyembehandlung. Čas. Lék. čes. **1931**, 348. Ref. Zbl. Bakt., I. Abt. Ref. **103**, 529 (1931). — Vanni, A.: Difterite vulvale. Soc. Med.-Chir. Venez. 29. 6. 1934. Policlinico, Sez. prat. **1934**, 1266. Ref. Zbl. Bakt., I. Abt. Ref. **116**, 338 (1934/35). — Vasconcellos, J.: Drei Fälle von Zungendiphtherie. Arch. Pediat. Uruguay **1**, 144 (1930). Ref. Zbl. Haut- u. Geschl.-Kr. **35**, 657 (1931). — Vegh, P. v.: Gleichzeitige primäre Vulvadiphtherie und Abdominaltyphus der Erwachsenen. Klin. Wschr. **1939**, 1258. Ref. Zbl. Bakt., I. Abt. Ref. **137**, 231 (1940). — Vermenouze, M. P., et Mme Segal: Pustulose varioliforme de Kaposi-Juliusberg avec bacilles diphthériques dans le naso-pharynx. Bull. Soc. franc. Derm. Syph. **67**, 414 (1960). — Vorlaender, K. O., u. H. Karp: Zur Frage der Diphtheriebehandlung mit Penizillin. Klin. Wschr. **1952**, 982. Ref. Zbl. Bakt., I. Abt. Ref. **154**, 380 (1954/55). — Voss: Positive Seroreaktionen nach Diphtherieheilseruminjektion. Wien. Derm. Ges. 22. 10. 1942. Zbl. Haut- u. Geschl.-Kr. **69**, 590 (1942/43). — Výborná, M., J. Výborný u. H. Gebhart: Die Problematik der Behandlung von Diphtheriebazillenträgern. Z. Ges. inn. Med. **16**, 85 (1961).

Wagner, H.: Wunddiphtherie der Scheide. Zbl. Gynäk. **71**, 473 (1949). Ref. Zbl. Bakt., I. Abt. Ref. **148**, 554 (1950). — Wahl, R.: Was leistet die Röntgenbestrahlung bei der Entkeimung von Diphtheriebazillenträgern? Dtsch. med. Wschr. **1931**, 276. Ref. Zbl. Bakt., I. Abt. Ref. **102**, 547 (1931). — *War Department Medical Bulletin* **7**, 385 (1945). Cutaneous Diphtheria. — Ward, R. L., and A. S. Mason: Polyneuritis after jungle sores. Brit. med. J. **1945 II**, 252. — Weigmann, F.: Bakteriologische Untersuchungen über Wunddiphtherie. Dtsch. med. Wschr. **1943**, 76. Ref. Zbl. Bakt., I. Abt. Ref. **144**, 122 (1943/44). — Wepler, W.: Über toxische Wunddiphtherie. Münch. med. Wschr. **1943**, 403. Ref. Zbl. Bakt., I. Abt. Ref. **144**, 435 (1943/44). — Wepling, J.: Ausgedehntes Ulcus gangraenosum an der Glans penis mit Diphtheriebazillenbefund. Derm. Wschr. **101**, 862 (1935). Ref. Zbl. Bakt., I. Abt. Ref. **120**, 449 (1935/36). — Werner, A.: Über tabiforme Erscheinungen nach Diphtherie. Dtsch. med. Wschr. **1934**, 1543. Ref. Zbl. Bakt., I. Abt. Ref. **116**, 339 (1935). — Wicht, J. F.: Unusual case of infection with Coryne bacterium diphtheriae. Brit. Med. J. **1936 II**, 1082. Ref. Zbl., I. Abt. Ref. **126**, 498 (1937). — Widowitz, P.: Über „dipathogenes" Verhalten des Diphtheriebazillus. II. Mitt. Arch. Kinderheilk. **87**, 161 (1929). Ref. Zbl. Bakt., I. Abt. Ref. **96**, 244 (1929/30). — Wildführ, G.: Zur Frage des Saisongipfels der Diphtherie. Über die jahreszeitlichen Schwankungen des Diphtherie-Antitoxingehaltes im Blut. Z. ges. inn. Med. **4**, 482 (1949). Ref. Zbl. Bakt., I. Abt. Ref. **149**, 379 (1951/52). — Williams, H. C. M.:

Cutaneous and conjunctival diphtheria. Brit. med. J. **1943**II, 416. — WOLF, M.: Bemerkung zum Referat zu LE COULANT, SOURREIL u. MULON. Zbl. Haut- u. Geschl.-Kr. **89**, 141 (1953). — WOLFF, S.: Über Diphtherie. Münch. med. Wschr. **1933**, 1813. Ref. Zbl. Bakt., I. Abt. Ref. **131**, 1 (1934). — WOODCOCK, H. E. DE: A case of simultaneous diphtheritic and syphilitic infection of the throat. Lancet **1930**II, 298. Ref. Zbl. Bakt., I. Abt. Ref. **102**, 49 (1931). — WROBLEWSKA, H.: Primäre Hautdiphtherie. Derm. Ver.igg am Lazaruskrankenhaus in Warschau, 26. 11. 1931. Zbl. Haut- u. Geschl.-Kr. **49**, 106 (1935).

ZAHORSKY, J.: Varicella gangrenosa due to bacillus diphtheriae, with a cardiac complication. J. Amer. med. Ass. **94**, 484 (1930). Ref. Zbl. Haut- u. Geschl.-Kr. **35**, 396 (1931). — ZANCHI, M.: Difterite cutanea primitiva. Atti Soc. Ital. Derm. e della sez. reg. Minerva derm. **30** Suppl. 1, 7 (1955). Ref. Zbl. Haut- u. Geschl.-Kr. **94**, 169 (1956). — ZIKOWSKY, J.: Über Wunddiphtherie. Med. Klin. **1943**, 27. Ref. Zbl. Bakt., I. Abt. Ref. **144**, 117 (1943/44). — ZLATOGOROFF, S. I., et S. A. KOSTEREFF: Oscilations des réactions de Schick et de Dick sous l'influence de marches forcées. C. R. Soc. Biol. (Paris) **106**, 96 (1931). Ref. Zbl. Bakt., I. Abt. Ref. **102**, 534 (1931).

# Das Erysipeloid

Von

## Fritz T. Callomon-Berkeley (California)

Mit 1 Abbildung

## Einleitung

Zur Zeit des Abschlusses des Kapitels „Erysipeloid" in Band IX,1 des Jadassohnschen Handbuchs der Haut- und Geschlechtskrankheiten (1929) schien das klinische Bild des Erysipeloids in allen wesentlichen Punkten geklärt zu sein. Die Frage des spezifischen Erregers *Erysipelothrix rhusiopatiae* war gelöst: seine Identität mit dem Erreger des Schweine-rotlaufs (B. erysipelatis suis) und dem Erreger der Mäusesepticämie (B. murisepticus, Koch) war erwiesen. Der Nachweis des Mikroorganismus durch Färbung und Kultur und seine Pathogenität im Tierversuch (Überimpfung von Kulturmaterial des Kranken auf die Maus) verhalfen zur Sicherung der klinischen Diagnose. Noch wenig gebraucht wurde damals als ein zusätzliches Hilfsverfahren der in der Veterinärmedizin längst eingebürgerte Hämagglutinationstest.

Sammelforschungen namentlich deutscher und amerikanischer Untersucher hatten die Häufigkeit des menschlichen Erysipeloids für ausgedehnte Distrikte zahlenmäßig erwiesen und zugleich die große Mannigfaltigkeit der Übertragungsquellen und Übertragungswege aufgedeckt. Die Häufigkeit des Vorkommens bei Angehörigen bestimmter Berufsklassen hatte die besondere Bedeutung des Erysipeloids als eine gewerbliche Erkrankung klargestellt.

Noch galt um jene Zeit das Erysipeloid in weiten Kreisen der praktischen Ärzte nur als eine zwar lästige, aber harmlose und zeitbegrenzte, schon bei einfacher Ruhigstellung selbstheilende Affektion. Erst langsam hatte sich die Kenntnis von gelegentlich vorkommenden Verlaufsabweichungen und Komplikationen verbreitet, die das Erysipeloid zu einer therapeutisch schwer beeinflußbaren, zuweilen ernsten Erkrankung machen können. Namentlich die Tierärzte, die ja der Berührung mit hochvirulentem Rotlaufbacillenmaterial besonders ausgesetzt waren, wußten hierüber viel zu erzählen. Ihre Selbstberichte legten Zeugnis ab von der explosiven Heftigkeit und Verbreitung der Reaktionserscheinungen. Zugleich mehrten sich Mitteilungen des ärztlichen Schrifttums über die besondere Hartnäckigkeit des *chronisch-rezidivierenden* Erysipeloids mit seinen unvorhersehbaren Exacerbationen und Rückfällen von Hautausbrüchen und arthritischen Erscheinungen; ihre Therapieresistenz gab Anlaß zur Suche nach einer wirksameren, rationellen Therapie.

Im Mittelpunkt der Diskussion stand am Ende der Zwanzigerjahre dieses Jahrhunderts die Einführung von *Immunseren* ad usum humanum gegen die Erysipelothrix-Infektion des Menschen. Bald wurde über drastische Heilerfolge, bald über unverkennbare günstige Behandlungserfolge berichtet; ja, die *Serumtherapie* schien ein spezifisches Heilverfahren für bis dahin schwer zu beeinflussende Erysipeloide zu versprechen. Aber es fehlte auch nicht an weniger günstigen Mitteilungen sowie an ausgesprochenen Fehlerfolgen. Zudem schreckte das gelegentliche Vorkommen anaphylaktischer Nebenwirkungen von vornherein viele Ärzte ab; kein Wunder, daß auch Stimmen grundsätzlicher Ablehnung laut wurden.

Im folgenden soll gezeigt werden, welcher Platz heute der Immunserumbehandlung im Rahmen der Behandlungsverfahren des Erysipeloids zukommt. Einer besonderen Darstellung wird unser gegenwärtiges Wissen der Verlaufseigentümlichkeiten des *chronischen* Erysipeloids bedürfen, und im Zusammenhang damit die heutige Kenntnis über die *Erysipelothrix-Arthritis und Endokarditis*, deren volles Verständnis durch vergleichende Studien mit den neuesten tierpathologischen Fortschritten wesentlich gefördert worden ist.

Schließlich soll versucht werden, eine zusammenfassende Darstellung der seltenen, tödlich verlaufenden Fälle von *Erysipelothrix-Septicämie* beim Menschen zu geben, unter Berücksichtigung der in der Weltliteratur verstreuten Beobachtungen der letzten Jahrzehnte.

# I. Der Erreger (Erysipelothrix rhusiopathiae)

Vom Beginn der Dreißigerjahre unseres Jahrhunderts bis in die Gegenwart sind die Versuche fortgesetzt worden, die Häufigkeit und die näheren Umstände der menschlichen Rotlaufinfektion durch statistische Erhebungen größeren Maßstabs festzulegen. Neue Sammelberichte aus aller Welt haben die frühere Kenntnis erweitert. Das Zusammentreffen gehäufter Erysipeloiderkrankungen mit dem Auftreten oder den jahreszeitlichen Schwankungen von tierischen Rotlaufseuchen im Bereich gewisser ländlicher Bezirke ist immer wieder bestätigt worden. Die fast unabsehbare Mannigfaltigkeit der Übertragungsmöglichkeiten bietet sich eindrucksvoller denn je in der inzwischen gewaltig angesammelten Kasuistik dar.

Was zunächst die *Häufigkeitsermittlungen* der Zwischenzeit anbetrifft, so sei nur kurz hingewiesen auf die Sammelberichte von Stefansky und Grünfeld über 200 Fälle in Odessa (1930), von Pawlowski über seine Studien am Krankengut der Bierschen Klinik (1113 Fälle von Erysipeloid aus 25 Jahren, Berlin, 1932), ferner die Berichte von Hindmarsh, Stockholm (282 Fälle, 1932) und aus neuester Zeit von Proctor und Richardson (235 Fälle, Aberdeen, 1954) und von Nelson (500 amerikanische Fälle, 1955).

Während in den deutschen Berichten die Übertragung vom rotlaufkranken Schwein oder dessen Fleischprodukten durchaus im Vordergrund steht, so tritt diese Übertragungsquelle in den amerikanischen Mitteilungen ganz und gar zurück gegenüber der Rotlaufansteckung von Fischen und Schaltieren. — Auf Grund solcher Ermittlungen wurde die Anerkennung des Erysipeloids als eine Gewerbeerkrankung im versicherungsrechtlichen Sinne teils angebahnt, teils bereits durchgesetzt.

Von neueren Ermittlungen über die Ansteckungsquellen der Erysipelothrix-Infektionen dürften die Beobachtungen von Hillenbrand (1953) Interesse erwecken. Dieser Untersucher beschreibt das gehäufte Vorkommen des Fingererysipeloids als Folge von Verletzungen beim *Walfisch-* und *Robbenfang*. Die Übertragungen erfolgen bei der Handhabung des Fanggeräts und des für die Ausschälung des „blubber" (Fettlagers) gebrauchten Messers („flensing knife"). Auch diese Erysipeloide sind als gewerbliche Schädigungen anerkannt worden. Unter 66 von Entzündung gefolgten Verletzungen vermochte Hillenbrand in 11 Fällen den Nachweis von Erysipelothrix rhusiopathiae zu erbringen. Wie bekannt bei den Walfisch- und Robbenfängern der antarktischen Zonen diese Fingerinfektionen sind, zeigt die in ihren Kreisen gebräuchliche Bezeichnung als „Whale-Finger" oder „Seal-Finger".

Besonders gefürchtet ist in Amerika die zu hohen Verlusten führende Rotlaufseuche des Geflügels, die sich besonders in den *Turkey*farmen geltend macht. Nur nach Abschlachten aller marktfähigen Truthähne kann das rapide Umsichgreifen der Seuche abgebrochen werden (Rosenwald und Dickinson). Über die bakteriell erwiesene Erysipelothrix-Infektion bei einem Pfau berichtet Greener.

Schon in der ersten Bearbeitung dieses Kapitels wurde betont, daß die Rotlaufinfektion des Menschen nicht allein durch direkte Übertragung von einem *rotlaufkranken* Schwein ausgehen muß, da es nachgewiesenermaßen auch unter den Schweinen „*Bacillenträger*" gibt, die den Rotlaufbacillus nur beherbergen, ohne selbst zu erkranken (Nachweis des Erregers auf den Tonsillen und im Darmkanal beim gesunden Tier). Wenig bekannt war lange Zeit das saprophytische Vorkommen von Erysipelothrix rhusiopathiae bei *Pferden, Rindern, Schafen* oder auch bei *Nagetieren*. Auffallend erscheint, daß die sonst als Zwischenträger von Infektionskrankheiten berüchtigte *Ratte* erst neuerdings als gelegentlicher Rotlaufbacillenträger erkannt worden ist. Ohne selbst so hochempfindlich gegenüber dem Bacillus zu sein wie die Maus, kann die „Bacillenträger-Ratte" sehr wohl als Infektionsvermittler in Stallungen in Frage kommen (STILES 1944).

Besonderes Interesse kommt den Ermittlungen WELLMANNs (1955) zu, dem es gelang, die Rolle sowohl der *Stechfliege* (Stomoxys calcitrans) als der *Stubenfliege* (Musca domestica) als mögliche Vermittler von Rotlaufinfektionen klarzulegen. In WELLMANNs Versuchsreihen haben Fliegen, die er in Versuchsställe einfliegen ließ, nachdem er sie an einer hochvirulenten Kultur von Erysipelothrix rhusiopatiae hatte saugen lassen, bei mindestens drei von vierzehn Versuchsschweinen eine klinisch ausgeprägte Rotlaufinfektion und bei vier weiteren Schweinen eine subklinische Infektion bewirkt. Die Bedeutung dieser Feststellungen auch für menschliche Infektionen liegt auf der Hand.

Für das Vorkommen von Erysipelothrixbacillen in der *unbelebten* Natur hat die Veterinärmedizin immer wieder Beispiele beigebracht, die die Ubiquität des Mikroorganismus veranschaulichen. Besonders die lange Lebensfähigkeit des Erregers im *Erdboden* ist immer wieder bestätigt worden. Hervorzuheben sind bei dieser Gelegenheit die Untersuchungsergebnisse HETTCHEs, der beweisen konnte, daß die *Abwässer der Großstädte* vollvirulente Rotlaufbacillen beherbergen können, die von Schlachthöfen, Abdeckereien oder von Stallungen in Vorstädten stammen. Die Mikroorganismen wurden — unabhängig von den Jahreszeiten — wiederholt als hochvirulent befunden. Auch stellte HETTCHE fest, daß die Lebensfähigkeit von Erysipelothrix rhusiopatiae in Aquarien wie in Abwässern meist erheblich ist. Es gelang ihm, durch Verfütterung von rotlaufinfizierten Fleischstückchen eine *latente* Infektion bei Süß- und Salzwasserfischen hervorzurufen.

Von amerikanischen Gewerbeärzten ist über das gehäufte Auftreten von Erysipeloiden bei Arbeitern der *Knopffabrikation* berichtet worden: ein anderer Beweis für die Langlebigkeit des Organismus in totem tierischem Material.

LAWSON und STINNETT haben 237 Erysipeloide bei Angehörigen der Knopfindustrie gesammelt, für deren Entstehung sie die zur Fabrikation benutzten Knochenabfälle verantwortlich machten. Bei allen Erkrankten handelte es sich um die landläufige milde Form des Fingererysipeloids, abgesehen von zehn etwas länger verlaufenden Krankheitsfällen. Mc GINNIS und SPINDLE hatten schon zuvor über die Häufigkeit des Erysipeloids in der Knopfindustrie Untersuchungen angestellt. In einem der Fälle konnten sie Erysipelothrix direkt vom Rohmaterial kulturell isolieren.

Anschließend sei eine französische Mitteilung von DEGOS und FRESNEL angeführt, betreffend ein Erysipeloid, das sich eine Amateur-Naturforscherin bei Zerlegung eines Rehbockschädels zugezogen hatte. Derartige Fingerinfektionen scheinen in Frankreich nicht unbekannt zu sein; werden sie doch schlechthin als „rouge des naturalistes" bezeichnet.

Neuere Untersuchungen von PROCTOR und RICHARDSON (1954) berichten über den Übertragungsmodus des Rotlauferregers im *Fischhandelsbetrieb*. Diese Autoren kommen zu dem Ergebnis, daß eine große Zahl von Rotlaufübertragungen bei Fischhändlern nicht unmittelbar vom Fisch, sondern infolge der Berührung mit dem Schleim vermittelt werden, der die Fischbehälter gewöhnlich überdeckt.

*Morphologie, färberisches Verhalten und Kultur von Erysipelothrix rhusiopathiae.* Um ein abgerundetes Bild des gegenwärtigen Wissensstands über die Morphologie und Bakteriologie des Erysipeloiderregers zu erhalten, greifen wir aus der Fülle hinzugekommener Arbeiten die umfangreichen, durchaus auf eigenen Studien beruhenden Ergebnisse von KARLSON und MERCHANT (1941) und die Arbeit von WOODBINE (1950) heraus. Ihren Schilderungen entnehmen wir:

KARLSON und MERCHANT: Frisch von der Maus isoliert, erzeugten die geprüften Erysipelothrixstämme auf Gelatine frische Kolonien von glatter Oberfläche. Die Bacillen boten sich dar als gerade oder leicht gekrümmte Stäbchen von 1—2 $\mu$ Länge.

Nach wiederholten Kulturpassagen wurden neben den kurzen Stäbchen auch 4—15 $\mu$ lange filamentartige Gebilde sichtbar, teils in Gruppen angeordnet, teils zu wirren Haufen verwickelt. Bei Gentianaviolettfärbung ließen sich in solchen Bündeln bis zu 50 Einzelexemplare abzählen.

Bei Beschickung des Gelatinenährbodens mit Blut- oder Gewebsmaterial des rotlaufkranken Schweins bildeten sich binnen 24 Std rundliche, feuchtglänzende oder durchscheinende Kolonien, die nach 48 Std trübe oder grau wurden. In der Gelatinestichkultur entwickelte sich das charakteristische „gläserbürstenartige" Wachstum. Ein rapides Wachstum wurde auf Agarnährböden erzielt. Kein Wachstum erfolgte auf Kartoffeln.

Woodbine: Kulturen auf Blutagar zeigten leicht convexe Kolonien, die von einer schmalen grünlichen Randzone von Alphahämolyse (wofern dieselben 48 Std lang bei 37⁰ C gehalten worden waren) umgeben waren. Ein mehr erhabenes konfluierendes Wachstum wurde auf Löwenstein-Eiermedium erreicht. In Bouillon wurde eine gleichmäßige Trübung erzeugt, die noch zunahm in Gegenwart von 1% Glucose.

Diese Auszüge mögen genügen, um die weitgehende Übereinstimmung der heutigen mit der früheren Kenntnis des morphologischen und biologischen Verhaltens des Rotlauferregers zu veranschaulichen. In allen Arbeiten wird das *grampositive Verhalten* von Erysipelothrix rhusiopathiae als ein Kardinalmerkmal für die mikroskopische Differenzierung des Mikroorganismus hervorgehoben. Doch haben Karlson und Merchant in besonderen Versuchen nachgewiesen, daß bei längere Zeit fortgeführten Kulturpassagen die Grampositivität allmählich abnimmt, bis schließlich auch gramnegative Exemplare zutage treten. Karlson und Merchant erzielten bei ihren Studien das maximale Wachstum des Organismus auf Nährböden mit einem pH von 7,2—7,6.

Nach allem Vorangehenden müßte es scheinen, daß die morphologischen, färberischen und kulturellen Eigenschaften von Erysipelothrix rhusiopathiae kennzeichnend genug sind, um den Mikroorganismus im Abstrich oder in der Kultur zu identifizieren. Die neuere Forschung aber hat erwiesen, daß es bakterielle Erreger gibt, die sowohl morphologisch als kulturell dem Rotlaufbacillus zum Verwechseln ähnlich sind. Dies sind die Organismen der *Listeria-Gruppe*. Sie sind wohlbekannt als Erreger anderer weitverbreiteter Tierseuchen, unter ihnen besonders *Listerella monocytogenes*. Aber Listerella ist beweglich und Erysipelothrix ist es nicht. Auch zeigt Erysipelothrix rhusiopathiae keine Sporenbildung im Gegensatz zu den Listeria-Organismen. Gerade in letzter Zeit sind dem Vergleich der beiden Erregergruppen besondere Studien gewidmet worden (Julianelle, Hutner, Barber u.a.). Beiden Erregergruppen ist gemeinsam, daß sie als pathogene Erreger eine *Monocytose* hervorzurufen vermögen. Dieses Phänomen hat Barber im Kaninchenexperiment für beide Mikroorganismen bestätigen können. Es ist wichtig zu wissen, daß auch beimMenschen Erysipelothrix-Infektionen von einer Monocytose begleitet sein können. Aber auch am Menschen sind gelegentlich Listeria-Infektionen festgestellt worden und zwar unter gleichen klinischen Erscheinungen, wie sie bei der infektiösen Mononucleosis des Menschen aufzutreten pflegen, z.B. in Form einer schweren Meningitis.

Solche Fälle einer menschlichen Listeriasis sind nach heutigen Berichten durch Darreichung antibiotischer Mittel gut unter Kontrolle zu bringen. Dies zeigt auch die jüngst bekanntgegebene Beobachtung von Chalken und Michaud (1958), die einen neunjährigen Knaben mit Listeria-Meningitis mit Chloramphenicol und Chlortetracycline zu heilen vermochten. Vorher ließ sich der Erreger wiederholt durch Blutkultur identifizieren.

Über die *Lebensdauer* von Erysipelothrix-Kulturen, ihre besondere Widerstandsfähigkeit gegen Austrocknen und Altern, gegen Temperaturschwankungen und andere äußere Einflüsse hat das neuere Schrifttum manche, z.T. erstaunliche Beispiele geliefert. Hatten schon Gelatinekulturen des Rotlauferregers von Karlson und Merchant (1941) einen ganzen Sommer hindurch bei Raumtemperatur ihre vollkommene Virulenz behalten, so zwar, daß eine dieser 20 Kulturen volle 8 Monate hochvirulent blieb, so sind noch weit drastischere Beobachtungen in neuester Zeit bekanntgegeben worden, darunter die einzigartige Mitteilung Wellmanns (1955): Eine 22 Jahre alte Bouillonkultur des Schweinerotlaufbacillus

(Stamm Prenzlau), die nicht einmal bei niedriger Temperatur aufbewahrt worden, sondern allen jahreszeitlichen Schwankungen ausgesetzt war, vermochte noch nach so langer Zeit im Tierversuch die Maus zu töten und — percutan gegeben — bei einem gesunden Schwein eine lokale Hautreaktion hervorzurufen.

Schon im früheren Erysipeloidkapitel wurde ausgeführt, daß *Einsalzen und Räuchern* von rotlaufinfiziertem Fleisch nur sehr langsam die virulenten Erreger abtötet. FIESSINGER und BROUET erwähnen neben anderen Beispielen des französischen Schrifttums eine Mitteilung CORNEVINs: Kleine Stücke verdorbenen Fleischs, die ein Tiefseefischer für fortlaufenden Gebrauch in einer mit Seewasser gefüllten Büchse aufbewahrt hatte, beherbergten noch 170 Tage nach Einbringung virulente Rotlaufbacillen. — Was die Widerstandsfähigkeit des Bacillus gegen Erhitzen anbelangt, so wurde schon 1929 erwähnt, ein wie langes Kochen notwendig ist, um rotlaufbacillenhaltiges Fleisch mit Sicherheit zu sterilisieren.

## 1. Identifizierung und Virulenzprüfung im Tierversuch

Für Routineuntersuchungen hat die *Maus* ihre Vorrangstellung als Test-Tier behalten. Wir lassen wiederum KARLSON und MERCHANT sprechen: Sämtliche für die vergleichende Prüfung der verschiedenen Laboratoriumstiere gebrachten Erysipelothrixstämme erwiesen sich als hochpathogen für die Maus; Tod in 2 bis 3 Tagen nach Injektion von 0,5 cm³ einer 24 Std alten Bouillonkultur. Künstlich infizierte Tauben gingen innerhalb von 3 Tagen zugrunde. Kaninchen und besonders Meerschweinchen zeigten sich weit weniger empfindlich.

Und doch hat sich der Testversuch mit der Maus im Laufe der Zeit als nicht unfehlbar erwiesen; er versagte z.B. in einem später zu besprechenden Fall THJÖTTAs von spetischer Rotlaufinfektion des Menschen (s. S. 251). Für solche Fälle verbleibt die *Taube* als hochempfängliches Testtier. In den Versuchen von KARLSON und MERCHANT starben die Tauben innerhalb von 3 Tagen, ob mit frischem oder altem Kulturmaterial geimpft. Vielleicht noch mehr geeignet ist der syrische *Hamster*, dessen Verwendung bei der Virulenzprüfung von Erysipelothrix SHUMAN und LEE neuerdings empfohlen haben.

KARLSON und MERCHANT haben im Lauf ihrer Untersuchungen die schon früher geäußerte Erfahrung bestätigt, daß die Virulenz des Rotlauferregers durch serienweise fortgesetzte Kaninchenpassagen herabgesetzt werden kann, während sie durch fortlaufende Taubenpassagen für alle Tierspecies erhöht werde.

Der *Hämagglutinationstest*, seit Jahrzehnten in der Veterinärmedizin in ständigem Gebrauch für die Identifizierung des Rotlaufbacillus auf serologischem Wege, hat sich erst allmählich in der Humanmedizin eingebürgert. Heute bildet er ein wertvolles, zusätzliches diagnostisches Verfahren für den Nachweis einer menschlichen Rotlaufinfektion.

Die Hämagglutination tritt regelmäßig als ein spezifisches Phänomen zutage beim Kontakt von Erysipelothrix-haltigem Material mit einem Rotlaufimmunserum. Bei mit normalem Serum angestellten Kontrollversuchen löst die Berührung mit Rotlaufimmunseren keine Hämagglutination aus.

Untersuchungen über die *Spezifität* dieses Tests und seiner vielfachen Modifikationen füllen die tierärztlichen Zeitschriften der vergangenen Jahrzehnte. Weitgehende Verbesserungen sind für die Bereitung des Antigens, seine Anwendung und für die Auslegung des Testergebnisses erreicht worden (DINTER sowie DINTER und BAKOS; KARLSON und McNUTT; WATTS). Neben diesen in vitro angestellten Agglutinationsverfahren hat sich der sog. *Plattenhämagglutinationstest* besonders eingebürgert, den GREY, OSTEEN und SCHOENING beschrieben haben. Der Vorteil dieser Methode besteht darin, daß das Testergebnis auf einer weißen Porzellanplatte schnell abgelesen werden kann. Sowohl volles Blut als Blutserum können hierbei benutzt werden.

Nach Bereitung des Antigens durch Einbringung von Erysipelothrix enthaltendem Kulturmaterial in Rinderbouillon und Fortzüchtung in solcher wird das Zentrifugat der erzielten Bouillonkultur in physiologische Kochsalzlösung verbracht und in dieser Testflüssigkeit bei 37,5⁰ C gehalten. — Kurz vor Gebrauch wird dieselbe mit 2% einer gesättigten Kristallviolettlösung versetzt. Hierauf wird der Gehalt einer Platinöse (= etwa 0,05 cm$^3$) auf die weiße Porzellanplatte verbracht zugleich mit einem Tropfen des vollen Bluts oder Blutserums. Nach Rotation der Platte wird die Verklumpung alsbald sichtbar, zumeist innerhalb einer, höchstens zweier Minuten. Eine nach 1 min wahrnehmbare Agglutination wird als ein stark positives Ergebnis registriert; eine später als 2 min eintretende Verklumpung wird als negativer Ausfall angesehen.

Einen *mikroskopischen* Agglutinationstest haben Karlson und McNutt angegeben und als nicht minder zuverlässig befunden als andere Agglutinationsmethoden. Dieses Verfahren verläuft ganz ähnlich wie der Widalsche Test auf Typhus.

Für den Nachweis der *Spezifität* des Hämagglutinationstests hat Dinter Antigene von zehn verschiedenen Erysipelothrix rhusiopathiae-Stämmen hergestellt, um ihre Wirkungen auf Normalserum oder Diphtherie-Immunseren zu studieren. Das Ergebnis war eindeutig: durch die letztgenannten, heterogenen Seren wurde die Hämagglutination gehemmt, während sie regelmäßig bei Anwendung homologer Immunseren in Erscheinung trat.

Der *Fermentationstest*, in der Tiermedizin dem Agglutinationstest gewöhnlich angefügt, scheint nach den Berichten des Schrifttums für die Diagnostik menschlicher Rotlaufinfektionen nur gelegentliche Anwendung gefunden zu haben. Bei diesem Vergärungstest wird die Fähigkeit von Erysipelothrix ausgewertet, Glucose, Lactose oder d-Lävulose zu vergären (Deem und Williams; Russell und Lamb; Julianelle).

Deem und Williams haben die Einwirkung von 37 verschiedenen Erysipelothrixstämmen auf Proben von sterilisiertem Schweineblut nachgeprüft und den Eintritt der Vergärung bei allen angewandten Zuckerverbindungen festgestellt. Freilich haben sich die Ergebnisse des Fermentationstests für die menschliche Rotlaufinfektion nicht als so konstant erwiesen, als die des Agglutinationstests. Nach Klauder sind die Abweichungen im Einzelfall so zu verstehen, daß in der Menge der Fälle mit verschiedenen Erysipelothrixstämmen gearbeitet worden ist. — Somit darf der positive Ausfall wohl als charakteristisch, aber nicht als spezifisch für eine Erysipelothrixinfektion gelten.

## 2. Studien zur antigenischen Struktur der verschiedenen Erysipelothrixstämme

Besondere Beachtung erfordern die Studien der letzten Vergangenheit, die dem Problem der antigenischen Struktur der verschiedenen Erysipelothrixstämme näher zu kommen suchten (Gledhill; Watts; Dinter und Bakos). Daß diese Struktur je nach der Herkunft der Stämme Varianten aufweist, war in der Veterinärmedizin schon längst bekannt. Es erschien wichtig genug, diesen Unterschiedlichkeiten auch bei der menschlichen Rotlaufinfektion nachzuspüren. Obschon bisher eine feinere Differentiation nicht möglich geworden ist, so hat sich doch ergeben, daß wenigstens *ein* Antigen allen Erysipelothrixstämmen gemeinsam ist, nämlich ein *thermostabiles* Antigen, das die spezifische Agglutination auslöst. Dinter und Bakos haben die Hitzebeständigkeit dieses Antigenkomponenten überzeugend erwiesen; erst nach langem Kochen konnte dieser Antigenbestandteil zerstört werden. — Bis in die Gegenwart hinein reichen die Bestrebungen, das Problem der Antigenstruktur der verschiedenen Erysipelothrixstämme zu lösen. Aus der Fülle von Forschungsarbeiten sei auf diejenige von M. Truszczynski (1961) verwiesen, die darauf zielte, die immunbiologischen Eigenschaften von virulenten und avirulenten Stämmen an der Maus und am Schwein aufzudecken; oder auf die Studien von K.S. CHODNIK und J.W. STEVENS (1962) über die Möglichkeit einer Immunität beim Schwein; endlich auf die Untersuchungen von T.O.WHITE und G.F. KALF (1961) über die verschiedenen Komponenten im Antigenaufbau des Rotlaufbacillus.

# II . Die Krankheit

## 1. Das akute Erysipeloid. Inkubation.
## Verlauf und Verlaufsabweichungen. Das arthritische Symptom

Die Angaben des neueren Schrifttums über die *Inkubationszeit* des Erysipeloids schwanken zwischen denen SCHEMBRAs von 18—48 Std und denen von RUSSELL und LAMB — oder von BARBER — von einem bis zu 5 Tagen. Dies steht im Einklang mit den meisten Angaben des älteren Schrifttums.

Schon im Handbuchkapitel der ersten Auflage wurde gesagt, daß die *Eintrittspforte* für die Infektion nicht gesetzmäßig im Bereich der Finger und Hand liegen muß. Das gelegentliche Vorkommen von *extradigitalen* Infektionen wurde schon damals an Beispielen des Schrifttums erläutert (Gesicht, Naseneingang, Ohr und selbst Infektionen an der Schulter oder an den unteren Extremitäten, je nach den Umständen der primären Hautläsion). Daß diese ungewöhnlichen Lokalisationen der Eintrittspforte selten sind, ging schon aus den Ermittlungen PAWLOWSKIs hervor, der unter den 1130 innerhalb eines Vierteljahrhunderts aufgesammelten Erysipeloiden der Bierschen Klinik nur 30mal extradigitale Infektionen feststellen konnte.

Bis heute kommt jeder unwiderleglichen Beobachtung einer menschlichen Rotlaufinfektion besondere Bedeutung zu, wenn sie nicht von einer Verletzung der Körperoberfläche, sondern vom *Magen-Darmkanal* ihren Ausgang nahm. Der später noch aus anderen Gründen zu würdigende Fall von FIESSINGER und BROUET, diagnostisch sichergestellt durch den Erregerbefund im Blut und den Autopsiebefund, betraf einen Patienten, der unmittelbar nach Genuß von gesalzenem Schweinefleisch unter Fieber, Übelkeit (doch ohne Diarrhoe) und Schwäche erkrankte. Stürmisch entwickelten sich umschriebene und flächenhafte erythematöse Hautausbrüche, weitverstreut über Rumpf und Gliedmaßen.

Der Ausgang einer Rotlaufinfektion vom Magen-Darmkanal — beim Schwein der gewöhnliche Weg der Infektion — ist beim Menschen durchaus ungewöhnlich oder — beim Fehlen einer hinweisenden Vorgeschichte — nicht leicht diagnostizierbar. Was aber die Beobachtung von FIESSINGER und BROUET einzigartig macht, ist der Umstand, daß die gastrointestinale Infektion zu der schwersten, tödlichen Form des Erysipeloids führte, einer Erysipelothrix-Septikämie!

Nicht allzuviel ist heute der früher gegebenen Darstellung des milden, sozusagen landläufigen, akuten Erysipeloids hinzuzufügen. Längst ist das Bild der purpurroten bis bläulichen, leicht erhabenen Rötung, die nur selten die Barriere der Handwurzel überschreitet und binnen 3—4 Wochen abzulaufen pflegt, in das allgemeine Wissensgut des Artzes eingegangen. Jedoch sind im weiteren Ausbau der klinischen Kenntnis graduelle Steigerungen und Verlaufsabweichungen beobachtet worden, die die bis dahin vielfach übliche Bewertung des Fingererysipeloids als eine harmlose Erkrankung in Frage stellen mußten.

Hierher gehören jene Erysipeloide, die akut mit Fieber und Allgemeinerscheinungen einsetzen und fast explosiv von weit über den Körper fortschreitenden

Hautausbrüchen begleitet sind, um sich exacerbierend und remittierend über Wochen und Monate hinzuziehen.

Ein solcher mit Temperatursteigerungen und konstitutionellen Symptomen erfolgender Ausbruch der Erkrankung ist durchaus nicht häufig. Hierüber äußert sich KLAUDER, der nur in einer begrenzten Anzahl seiner Beobachtungen Fiebertemperaturen von 37,8—38,9° C vermerkte; nur einer seiner Kranken zeigte hohes Fieber, Schüttelfrost und Erbrechen, so daß er die ersten Tage bettlägerig war. Nicht eingeschlossen sind hierbei seine Beobachtungen über die schwere, septische Form des Erysipeloids. Seine Angaben entsprechen den Erfahrungen des Verfassers an eigenem Krankengut, der auch im Jahrzehnt nach dem Erscheinen des früheren Kapitels nur gelegentlich einen Einsatz der Erkrankung mit Fiebersteigerungen zu verzeichnen hatte, abgesehen freilich von den damals häufigen, stürmisch mit Schüttelfrost und Fieber einsetzenden Infektionen von Tierärzten durch Berührung mit vollvirulentem Erregermaterial.

Auch Einzelfälle der überreichen Kasuistik der letzten Jahrzehnte zeichnen sich durch besondere Steigerungen des Symptomenbildes des akuten Erysipeloids aus. So kam es bei einem 46jährigen Kranken I.C. EHRLICHs zu einer Infektion, ausgehend von Erosionen beider Hände, die von rapid fortschreitenden, umschriebenen und flächenhaften Rötungen gefolgt war, stellenweise sich steigernd bis zur *Bläschen-* und *Blasenbildung* — eine beim Erysipeloid seltene Reaktionsform. Die Eruptionen verbreiteten sich über das Gesicht, den Hals und die Schultern bis hinab zu den Extremitäten. Von ähnlich heftigen Hauterscheinungen war ein Fall SCHREINERs begleitet; hier trat, erst mehrere Tage nach Erscheinen der ersten Entzündungssymptome, unter Schüttelfrost ein handtellergroßer Erythemherd an der Stirn zu dem lokalen Reaktionsherd an der Hand hinzu.

Das Fortschreiten der Hautausbrüche, oft mit Überspringen auf entfernte Körperbezirke und mit den zugleich zutage tretenden Varianten von Ring- und Streifenbildungen, wird nach DOMRICH, SCHREINER, PAWLOWSKI u.a. zumeist auf dem *Lymphwege* bewirkt. Die regionären Lymphdrüsen können dabei anscheinend ausgelassen werden, so daß der Prozeß ohne sichtbare Veränderungen der regionären Drüsen zu Hautreaktionen in entfernten Gebieten führen kann. In einem seiner Fälle fand SCHREINER die Cubitaldrüsen unverändert, dafür die Achseldrüsen schmerzhaft geschwollen. Selten sind auch in Berichten des neueren Schrifttums Angaben über ausgesprochene *Lymphangitiden*. Auf die Seltenheit dieses Vorkommens hat neuerdings BARBER hingewiesen. Auch komme es nie zu einer Vereiterung. LILJEDAHL und ROMANUS (1952) konnten unter 37 Erysipeloiden ihrer Beobachtung nur in fünf Fällen eine Lymphangitis zugleich mit Lymphadenitis verzeichnen.

Hinsichtlich der *Verlaufsdauer* des akuten Erysipeloids liegen verschiedene Angaben im neueren Schrifttum vor. KLAUDER (1938) faßte seine Erfahrungen wie folgt zusammen: Abheilung binnen eines Monats in acht Fällen, binnen 45 Tagen in einem, und binnen 2 bis zu 8 Monaten in drei Fällen, die schwere septische Form des Erysipeloids nicht eingerechnet. SCHÖLZKE verzeichnet eine Verlaufsdauer von 10 Monaten. Hierbei sind nicht berücksichtigt diejenigen Erysipeloide, die sich aus akuten zu *chronisch-rezidivierenden* Erysipeloiden umwandelten.

Das *arthritische Symptom* des akuten Erysipeloids hat — seit der grundlegenden Beschreibung AXHAUSENs in den zwanziger Jahren des Jahrhunderts — bis heute besondere Studien veranlaßt. Die arthritische Reaktion ist in der Folge über alle Formen des Erysipeloids verfolgt worden, wovon im folgenden Abschnitt über das chronische Erysipeloid mehr zu sagen sein wird.

KLAUDER und seine Mitarbeiter haben erneut betont, daß die Druckempfindlichkeit und Bewegungsbehinderung des betroffenen Gelenks nicht allein durch die Fingeranschwellung des akuten Erysipeloids erklärt werden darf; denn die Schmerzhaftigkeit und Steifigkeit überdauere sehr oft das Abblassen und Abschwellen des Fingers. Der arthritische Schmerz, zuweilen auch die Anschwellung des Gelenks können sich dann auch ohne begleitende Hauterscheinungen wiederholen. Weit eher seien diese Erscheinungen durch periarticuläre Entzündungsvorgänge zu erklären, zumal es bekannt ist, daß die entzündliche Reaktion der Haut bis tief ins subcutane Gewebe hinein histologisch demonstriert worden ist.

Die *Häufigkeit* der Gelenkkomplikation bedarf heut kaum neuer zahlenmäßiger Belege. Es mag genügen, auf die Sammelforschung des russischen Autors BRIND (1941) zu verweisen, der das arthritische Symptom bei 105 seiner 120 Kranken verbuchen konnte.

Über die Befunde des *Röntgenbilds* wird im Zusammenhang mit dem chronischen Erysipeloid berichtet werden.

## 2. Das chronische Erysipeloid. Erscheinungsformen und Verlaufseigentümlichkeiten im Licht neuzeitlicher Forschung

Das chronische Erysipeloid kann sich an die akute Form anschließen oder sich selbständig entwickeln. Tritt die Häufigkeit desselben auch heute weit zurück gegenüber dem Überwiegen des milden akuten Fingererysipeloids, so hat die erweiterte Kenntnis der chronischen Verlaufsformen gezeigt, daß das Erysipeloid zuweilen eine sehr langwierige und ernste Erkrankung werden kann.

Erst die mannigfachen Erfahrungen der letzten Vergangenheit haben die besondere Affinität des Mikroorganismus *Erysipelothrix rhusiopathiae* ins Rampenlicht gerückt. Die sich häufenden Beobachtungen der Monate und Jahre lang wiederkehrenden schmerzhaften Gelenkerscheinungen und der Widerstand solcher Fälle gegen jede Behandlung haben den Arzt vor schwierige Probleme gestellt. Die Pathogenese der Rezidive und ihre Deutung mußte Anlaß zu besonderen Untersuchungen geben. Hier setzt die neuzeitliche Forschung ein.

Wir knüpfen am besten an KARTALs Studie über die „Chronische Arthritis beim menschlichen Erysipeloid" (1935) an. Sie hat den ersten Anstoß zu einer ganzen Reihe von Nachuntersuchungen gegeben. „Wird ein Erysipeloid chronisch — so sagt KARTAL —, so ist es immer von einer Arthritis begleitet." KARTAL unterscheidet eine *chronisch-rezidivierende* und eine *chronisch-stationäre* Form der Arthritis. Die Rezidive treten ohne, mitunter auch mit einer leichten Schwellung der befallenen Gelenkgegend auf; in diesem Fall aber stehe der Grad dieser Schwellung in keinem Verhältnis zu der oft erheblichen funktionellen Behinderung und zu den begleitenden Schmerzen. Unter Behandlung mit Umschlägen, Salbenauflagen und Ruhigstellung pflegen die Symptome zwar zurückzugehen und zumeist soweit, daß man ein völlig normales Gelenk vor sich zu haben glaubt. Aber ohne nachweisbare äußere Ursache flackern die Gelenkattacken wieder auf, nicht selten nach langen freien Intervallen, wenn diese Schmerzzustände schon halb vergessen sein mögen. Nach besonders langhingezogenem Verlauf könne es dann zu einer chronisch-stationären Veränderung kommen, gekennzeichnet durch eine bleibende leichte Verdickung und Bewegungsbehinderung des Gelenks.

Es muß auffallen, daß selbst nach so häufigen Gelenkattacken das *Röntgenbild* nie zerstörende Einwirkungen auf den Knochen erkennen läßt. Höchstens sind geringfügige, doch unverkennbare kleine Läsionen des Knorpels wahrnehmbar oder zum mindesten eine Weichteilschwellung. Die Befunde KARTALs sind in der Folge mehrfach bestätigt worden, so neuerdings von RULAND und ISFORT (1954).

Auch diese Beobachter vermochten im Röntgenbild höchstens eine mehr oder weniger deutliche Weichteilschwellung und nur gelegentlich geringfügige Veränderungen am Knochen (Inaktivitätsatrophie) festzustellen. Gröbere Knochenveränderungen sind in Röntgenaufnahmen bisher nie mitgeteilt worden.

Nicht allzuviele Angaben liegen im neueren Schrifttum hinsichtlich der *Gesamtdauer* chronisch-rezidivierender Erysipeloide vor. Ist doch der Zeitpunkt endgültiger Heilung bei einer Krankheit schwer festzulegen, die selbst nach mehr als Jahresfrist rückfällig werden kann, ungeachtet eines relativen Wohlbefindens im Intervall. Klauder berichtet über eine Verlaufsdauer von 29 Monaten in einem schweren Fall chronischen Erysipeloids, Stiles sogar über einen Gesamtverlauf von etwa 9 Jahren, wobei er freilich die Möglichkeit einer während eines langen Intervalls erfolgten Neuansteckung nicht außer Betracht läßt.

In der Tat, nie ist zu vergessen, daß *Re-Infektionen* auch ohne eine sichtbare oder aus der Vorgeschichte anzunehmende Verletzung vorkommen und alsdann die Haut- und Gelenkerscheinungen eines Rezidivs reproduzieren können. In Band IX/1 des Jadassohnschen Handbuchs der Haut- und Geschlechtskrankheiten hat der Verfasser über eigene Beobachtungen und Ermittlungen von Neuansteckungen und ihre Häufigkeit bei Tierärzten berichtet. Auch in der Folge hat es an solchen Mitteilungen, z.T. an Selbstberichten von Tierärzten nicht gefehlt. Noch in jüngster Zeit hat Schembra (1957) einen Tierarzt kennen gelernt, der angab, sich während vieljähriger Praxis nicht weniger als 15mal ein Erysipeloid zugezogen zu haben. In neuester Zeit sind jedoch die Rotlaufinfektionen der Tierärzte viel seltener geworden (persönliche Mitteilung von Dr. K.L.Wolters; näheres hierzu s. S. 257).

Das immer wieder berichtete Vorkommen von Neuansteckungen hat die sich früh anbahnende Erkenntnis gefestigt, daß das Erysipeloid beim Menschen keine Immunität hinterläßt (Kartal, Hindmarsh, King, Ruland und Isfort). Dies schien im Gegensatz zu stehen zu den Angaben über die, wenn auch zeitbegrenzte Immunität der Schweine im Gefolge der früher allgemein geübten Simultanimpfungen.

Im Laufe der Zeit haben sich jedoch auch andere Gesichtspunkte für die Deutung der sich immer wiederholenden Rezidive des chronischen Erysipeloids geltend gemacht. Wohl als erster hat Kartal die Vermutung geäußert, daß das Zustandekommen jener Rezidive nicht schlechthin als eine direkte Folge der fortdauernden Aktivität des Rotlauferregers gewertet werden dürfe. Wir lassen Kartal selbst sprechen: ,,Meiner Meinung nach — die leider durch kein Experiment erklärt werden kann — genügt bei irgendwie sensibilisierten Patienten schon das einfache Hantieren mit Schweinfleisch, um ein neues Aufflackern der Arthritis hervorzurufen.''

Damit stoßen wir auf die Frage, inwieweit das häufige Wiederaufflammen von Haut- und Gelenkerscheinungen im Gefolge des chronischen Erysipeloids durch *allergische* Vorgänge erklärt werden kann, d.h. als Manifestation einer *Sensibilisierung* des Kranken gegenüber dem Schwein und dessen Fleischprodukten. Dieser Auffassung haben Ruland und Isfort (1954) präzisen Ausdruck gegeben: Immer wenn ein chronisches Erysipeloid Rezidive zeige, so seien diese von einer Arthritis des benachbarten Gelenks begleitet; auf ein endgültiges Schwinden der arthritischen Erscheinungen sei dann kaum noch zu rechen. Gestützt auf eigene Beobachtungen mehrerer jahrelang rückfälligen Erysipeloide, die bezeichnenderweise auf keine Art der Behandlung ansprachen, kommen Ruland und Isfort zu der Schlußfolgerung, daß diese Symptome auf eine *Sensibilisierung* des betroffenen Patienten zurückzuführen seien. Jede Berührung mit dem Tier oder dessen Fleischerzeugnissen könne dann Reaktionen auslösen, die ein Rezidiv des Erysipeloids vortäuschen. Eine der Beobachtungen dieser Untersucher sei als Beispiel wiedergegeben:

Ein Fleischer, der sich 8 Jahre zuvor nach einer Stichverletzung beim Festhaken eines Tierkörpers ein typisches Erysipeloid zugezogen hatte, kam seitdem nie zu völliger Ruhe. Trotz erschöpfender Anwendung aller Heilverfahren konnte den Rezidiven nicht Einhalt geboten werden. Die schmerzhaften Gelenkattacken wollten nicht weichen, ja schienen mit der Zeit an Intensität zuzunehmen. Bei jeder Berührung des Tiers oder bei Bearbeitung des Schweinefleischs riskierte dieser Patient einen neuen Ausbruch von Haut- oder Gelenksymptomen, ohne daß ein einziges Mal eine Verletzung vorausgegangen wäre, die auf eine Neuansteckung hätte hinweisen können. Die Begutachtung dieses Falls führte zur Anerkennung des gewerberechtlichen Anspruchs des Kranken.

Die Bedeutung einer solchen Auffassung für die Beurteilung etwaiger Ansprüche liegt auf der Hand. Doch dürfte sie wohl nur eine begrenzte Anzahl der chronisch-rezidivierenden Erysipeloide erfassen und müßte in jedem Fall durch den exakten, wenn möglich auch experimentellen Nachweis des Bestehens einer Sensibilisierung begründet werden. Am Schluß des Kapitels wird hierauf nochmals eingegangen werden.

*Die Erysipelothrix-Endokarditis.* Neben den bisher geschilderten Verlaufseigentümlichkeiten nehmen jene selteneren Fälle des chronischen Erysipeloids eine besondere Stellung ein, in denen sich — ob mit oder ohne begleitende Hautreaktionen — eine Endokarditis entwickelt. RUSSELL und LAMB haben sich mit dieser Komplikation des Erysipeloids besonders beschäftigt. Der von ihnen beschriebene Fall ist wohl der erste einwandfrei bewiesene seiner Art gewesen, mit einem vollständigen Autopsiebefund und dem positiven Ergebnis bakteriologischer Untersuchungen. Nach RUSSELL und LAMB kann sich bei der menschlichen Rotlaufinfektion eine Endokarditis sowohl mit als auch ohne eine gleichzeitige Polyarthritis entwickeln.

RUSSELL und LAMB beschreiben die Erkrankung eines 37jährigen Lobster-Fischers, der ungefähr 1 Monat vor der Aufnahme unter Schüttelfrost und fortschreitendem Schwächegefühl erkrankt war. Er zeigte beim Eintritt in die Behandlung die Symptome einer subakuten bakteriellen Endokarditis. Der Tod erfolgte 3 Monate nach dem Einsetzen der ersten Krankheitserscheinungen.

Obwohl in diesem besonderen Fall nichts über die näheren Umstände der Übertragung ermittelt werden konnte und Hauterscheinungen nicht beobachtet worden waren, bestand diagnostisch kein Zweifel: in sechs zu Lebzeiten vorgenommenen Blutkulturen wurde Erysipelothrix rhusiopathiae nachgewiesen, und nach dem Tod wurde der Erreger im Herzblut gefunden; auch konnte er von den endokarditischen Vegetationen der Mitral- und Aortenklappe isoliert werden.

Diese Beobachtung einer auf hämatogenem Wege bewirkten Endokarditis leitet über zu der tödlich verlaufenden Rotlaufseptikämie des Menschen. Um zu einem völligen Verständnis dieser systemischen Form des Erysipeloids zu gelangen, bedarf es einer vergleichenden Betrachtung mit den neuzeitlichen Ergebnissen der Tierpathologie.

## 3. Neuere Beiträge zur vergleichenden Pathologie der Rotlauf-Arthritis und Endokarditis beim Tier und beim Menschen

Den im folgenden mitgeteilten Forschungsergebnissen sind besonders die Arbeiten von COLLINS und GOLDIE (1940 und 1956), von GREY, OSTEEN und SCHÖNING (1941) sowie von WELLMANN (1955) zugrunde gelegt worden.

Wenn beim *akuten* Schweinerotlauf erscheinend, sind die Gelenk- und Herzkomplikationen stets Folgen einer septischen Allgemeininfektion; die Mikroorganismen sind dann stets im Blut des Tiers frühzeitig nachweisbar. Auch in den regionalen Lymphdrüsen sind sie zu finden. Beim *chronischen* Schweinerotlauf, der allgemein als Folge einer geringeren Virulenz des Erregers betrachtet wird, braucht das Tier lange Zeit klinisch gar keine Merkmale darzubieten, bis schließlich die Verdickungen der Gelenke und die schwere Bewegungsbehinderung offenbar werden.

In den genannten Arbeiten werden die pathologisch-anatomischen Befunde der *Rotlaufarthritis* des Schweins übereinstimmend wiedergegeben: Im frühen Stadium eine leichte Entzündung der Synovialmembran, nach längerem Bestehen Granulationsbildung und Bindegewebswucherung mit Erzeugung von Proliferationen, die entweder in Verbindung mit der Synovialmembran bleiben oder frei suspendiert in der Gelenkflüssigkeit gefunden werden; zuletzt Verdickung der Kapselgewebe und zuweilen Erosionen an den Gelenkflächen.

Systematische, von tierhygienischen Instituten und Zentralen der Fleischkontrolle in 14 Staaten Amerikas vorgenommene Erhebungen hatten folgendes Ergebnis: 472 arthritische Gelenke an Rotlauf verendeter Schweine wurden bakteriologisch untersucht. Bei 357 (=57,6%) der Gelenke gelang der Nachweis des Rotlauferregers.

COLLINS und GOLDIE haben ihre Untersuchungen auch auf den experimentell erzeugten Prozeß der Arthritis ausgedehnt. Ob im natürlichen Ablauf oder experimentell erzeugt, immer kam es zu einer proliferierenden Arthritis.

Im Vergleich der Arthritis des rotlaufkranken Schweins mit dem menschlichen Gelenkrheumatismus haben sich augenfällige Ähnlichkeiten ergeben. Beide Mal komme es in keinem Fall zur Vereiterung der Gelenke, beide Mal aber zu synovialen Wucherungen mit Pannusbildung und zu intrartikulären Adhäsionen, niemals aber zu ausgesprochenen Knochenschädigungen. Doch warnen COLLINS und GOLDIE, bei diesem Vergleich zu weit zu gehen; denn während die Arthritis des rotlaufkranken Schweins durch Eindringen der Erreger ins Gelenkgewebe bedingt ist, so sei das Erregerproblem beim menschlichen Gelenkrheumatismus noch nicht gelöst. Ähnlich haben SIKES, NEHER und DOYLE (1956) berichtet.

Die *Endokarditis* ist bei der Erysipelothrixinfektion des *Schweins* recht selten, vielleicht seltener als beim Menschen (RUSSELL und LAMB); ihr Vorkommen aber ist von veterinärärztlicher Seite einwandfrei bestätigt worden.

## 4. Die Erysipelothrix rhusiopathiae-Infektion des Menschen als Systemerkrankung

Diese schwerste Form des Erysipeloids, die durch Erysipelothrix rhusiopathiae hervorgerufene Septikämie, ist auch heute noch eine überaus seltene Erkrankung. Ließen sich doch die bis zum Erscheinen des früheren Erysipeloid-Kapitels bekanntgewordenen, völlig gesicherten Fälle an den Fingern einer Hand abzählen; jedoch ist es uns nicht gelungen, für den langen, seither verflossenen Zeitabschnitt mehr als acht diagnostisch begründete neue Beobachtungen aus der europäischen und amerikanischen Literatur zu ermitteln. In zeitlicher Folge erschienen die Mitteilungen von FIESSINGER und BROUET (1934), von KLAUDER (1934), RUSSELL und LAMB (1940), von KLAUDER, KRAMER und NICHOLAS (1943), von THJÖTTA sowie TORKILDSEN (1943), von SKALOVA und FALIŠEVAC (1951), LODENKÄMPER und NICKEL (1952) sowie von ŽIVKOVIĆ und WEISGLASS (1954).

Mehrere der betreffenden Kranken boten von vornherein das Bild einer schweren Allgemeinerkrankung, die mit Fieber, Schüttelfrost und Krankheitsgefühl einsetzte und unaufhaltsam in wenigen Monaten zum Tode führte. In anderen Fällen entwickelte sich die septische Form der Erkrankung erst im Verlauf eines sich lang hinschleppenden chronisch-rezidivierenden Erysipeloids.

Ein Überblick der verfügbaren Beobachtungen zeigt, daß in der Mehrzahl der Fälle die Komplikation einer *Endokarditis* den Tod bedingte. Bei einer Anzahl dieser Kranken waren schon lange *vor* der Erysipeloiderkrankung Herzschädigungen ärztlich fesgestellt worden, obschon die Patienten von Russell und Lamb und von Skalova und Fališevac angaben, niemals irgendwelche Herzbeschwerden gespürt, geschweige eine ärztliche Behandlung benötigt zu haben. Der 61jährige Kranke von Lodenkämper und Nickel hatte in früher Jugend akuten Gelenkrheumatismus, als dessen Folge nach ärztlicher Aussage ein „rheumatisches" Herz zurückgeblieben sei. Die bei der Autopsie zutage tretenden alten und frischen Herzveränderungen erklärten den tödlichen Ausgang. Zwei Blutkulturen hatten ein positives Ergebnis geliefert; Erysipelothrix gedieh in typischer Weise auf verschiedenen Nährböden.

Zweifellos war in solchen Fällen ein „locus minoris resistentiae" für die Ansiedlung des Rotlauferregers gegeben. Daß es sich aber stets um eine „echte" Erysipelothrix-Endokarditis gehandelt hat, ist durch die Isolierung des Organismus direkt von den Vegetationen an den Herzklappen (Fall Russell und Lamb) sowie durch den gesamten Autopsiebefund frischer ulceröser Prozesse an den Herzklappen bestätigt worden.

Der Kranke von Skalova und Fališevac starb nach $3^1/_2$ Monaten; der positive Befund einer Blutkultur war frühzeitig erbracht worden.

Dieser Beobachtung reiht sich der Fall von Živković und Weisglass an, der ebenfalls unter den Symptomen einer Endokarditis tödlich ausging. Die Diagnose des Sektionsprotokolls lautete: Endocarditis septica valvularum aortae et mitralis, bewirkt durch Erysipelothrix rhusiopathiae. Der Erregernachweis war im Kulturverfahren und im Tierversuch erbracht worden; hinzu kam der positive Ausfall des Agglutinationstests.

Besonders unterrichtend sind die Ergebnisse eingehender Studien, die Klauder und seine Mitarbeiter (1943) an Hand folgender Beobachtung bekanntgaben.

Ein 46jähriger Metzger hatte sich ein Fingererysipeloid zugezogen, das schon abgelaufen zu sein schien, als plötzlich 2 Monate nach der Infektion die Krankheit wieder aufflammte, diesmal mit Fieber und ausgedehnten purpurroten Hauteruptionen, so heftig, daß Hospitalaufnahme notwendig wurde. Unter den klinischen Erscheinungen einer Endokarditis erfolgte 6 Monate nach der Ansteckung der Tod. Dreimal erwies sich die Blutkultur positiv; positiv fielen auch der Agglutinations- und Fermentationstest aus. Die Autopsie ergab eine etwa 0,6 cm große Proliferation an einem Zipfel der Aortenklappe.

Einen vorzeitigen dramatischen Abschluß fand der 1934 veröffentlichte Fall Klauders, einen 45jährigen Arzt betreffend, der sich beim Fischfang infiziert und ein chronisch-rezidivierendes Erysipeloid zugezogen hatte. Etwa *29 Monate* zog sich — allen Behandlungsversuchen zum Trotz — die Aufeinanderfolge verbreiteter Hauteruptionen und Gelenkschmerzen hin, bis der verzweifelte Kranke sich eine Schußwunde beibrachte.

Die Gelenkattacken, die vom Fingergebiet auf die Hand-, Ellbogen-, Fuß- und Kniegelenke übergriffen, hatten ihn zum Invaliden gemacht. Noch 15 Monate nach der Ansteckung konnte Erysipelothrix von excidierten Gewebsstücken isoliert werden. Das Röntgenbild der Polyarthritis ließ außer Weichteilschwellungen keine Veränderungen im Gelenk erkennen.

Kurzer Ergänzung bedürfen die früher geschilderten Besonderheiten des Fiessinger und Brouetschen Falls eines septischen Erysipeloids. Einmal hatten hier die purpurroten Erytheme sich auf das Gesicht erstreckt und dabei zu grotesker Anschwellung der Ohren geführt. Diese Beteiligung des Ohrs ist besonders bemerkenswert, da auch beim akuten Rotlauf des Schweins das Ohr hochgradigen Entzündungsprozessen mit dem Ausgang in Gangrän ausgesetzt ist; ähnliche Veränderungen führen zur Gangrän und zum Verlust des Schwanzes. Was aber die Beobachtung besonders beachtlich macht, ist der Befund einer *Leukopenie* und hochgradiger *Monocytose* mit einer Steigerung der Monocytenzahl bis zu 22%.

Einzig dastehend im Weltschrifttum dürfte die skandinavische Mitteilung über einen *Meningealabsceß* erzeugt, durch Erysipelothrix rhusiopathiae, sein, worüber Thjötta als Pathologe und — an anderer Stelle — Torkildsen als klinischer

Beobachter berichtet haben. Sowohl morphologisch als kulturell wurde der Erreger im Absceßeiter nachgewiesen. Der interkranielle Absceß hatte sich in der rechten Schläfengegend zwischen der Dura Mater und der Arachnoidea ausgebildet. Klinisch mußte an einen Hirntumor gedacht werden, bis die kurz vor dem Tod vorgenommene Schädeloperation den Absceß bloßlegte. Nichts war über Weg und Zeitpunkt der Infektion zu ermitteln. Doch betraf die Erkrankung einen 53jährigen Tierarzt. Die überaus große Seltenheit dieses Vorkommens macht folgende nähere Angaben notwendig:

Dr. Torkildsen: Während der letzten Monate vor der jetzigen Erkrankung hatte Patient wiederholt über Rheumatismus zu klagen, d.h. über Gelenkschmerzen, die in Intervallen wiederkehrten. Sonst hatte er sich zumeist ganz wohl gefühlt, bis plötzlich die akute Erkrankung mit Übelkeit und Erbrechen einsetzte; zugleich machte sich ein leichte Lähmung der linken Körperseite bemerkbar.

In diesem Zustand kam er etwa 2 Monate nach Beginn dieser Erscheinungen zur Hospitalaufnahme. Sein Zustand verschlimmerte sich rapid mit heftigem Kopfschmerz, Appetitlosigkeit und unregelmäßigem Fieber. Als der Kranke schließlich in einen komatösen Zustand versank, wurde der Schädel eröffnet; tags darauf erfolgte der Tod.

Dr. Thjötta: Die übersandte Eiterprobe war von dicker, klebriger Beschaffenheit. Mikroskopisch wurden grampositive, fadenartige, zu Klumpen angehäufte Bacillen neben kurzen, leicht gekrümmten Stäbchen sichtbar. Untersuchungen auf Actinomykose verliefen negativ. Die Erkrankung bei einem Tierarzt ließ natürlich an eine tierische Infektion denken. Wiederholte Kulturpassagen erbrachten den endgültigen Beweis einer Erysipelothrix-Infektion. Der Erreger gedieh aerob wie anaerob auf verschiedenen Nährböden.

Auffallend war, daß in diesem Fall die Übertragung auf die Maus versagte. Doch verweist Thjötta auf die wiederholt gemachte Erfahrung, daß Kulturmaterial, gewonnen von einer subakuten oder chronischen Rotlaufinfektion, nicht immer zur Tötung der Maus führt. Er bezieht sich auf W. Riebes Mitteilung, daß Rotlaufstämme, die von einer Endokarditis des Schweins isoliert wurden, sich mehrfach als avirulent für die Maus erwiesen haben. Für den Menschen, so fährt Thjötta fort, sind Fälle wie der vorliegende bisher nicht bekanntgeworden, wogegen das Zustandekommen einer Erysipelothrix-Meningitis beim Schwein durch Isolierung des Erregers von den Belägen der Hirnhäute nachgewiesen worden sei. Die einzige Beobachtung des Weltschrifttums, die der Thjötta-Torkildsenschen Beobachtung an die Seite gesetzt werden kann, ist in den Ann. de l'Instit. Pasteur von Dumont und Cotoni (1921) bekanntgegeben worden. Dort wird über den Befund des Rotlauferregers in der Zerebrospinalflüssigkeit eines 24jährigen, unter den Erscheinungen schwerer Meningitis verstorbenen Soldaten berichtet. Im Kulturverfahren und im Tierversuch konnte Erysipelothrix rhusiopatihae nachgewiesen werden.

## III. Pathologische Anatomie und Histologie

Die heutige Kenntnis der Gewebsveränderungen beim Erysipeloid deckt sich in allen wesentlichen Punkten mit dem Wissensstand im Erscheinungsjahr der früheren Darstellung (1929). Die alten Befunde von Delbanco, Gans, Düttmann u.a. bedürfen somit nur geringer Ergänzung. Die neueren Befunde weisen nur Abweichungen auf, die durch das jeweilige Entwicklungsstadium der untersuchten Gewebsstücke zu erklären sind.

Die jüngste Schilderung haben Gans und Steigleder im ersten Band der „Histologie der Hautkrankheiten" (2. Auf., 1955) gegeben. Durch das Entgegenkommen der Autoren und des Verlags ist die Wiedergabe der Abbildung an dieser Stelle ermöglicht worden (Abb. 1).

Gans und Steigleder schicken voraus, daß das Gewebsbild beim Erysipeloid nicht besonders charakteristisch sei. Dem Grad des ödematösen Zustands entsprechend, besteht eine Auflockerung der Epidermis, des Papillarkörpers und der Cutis. Ausgedehnte, doch nicht besonders kennzeichnende, entzündliche Infiltrate scheiden die erweiterten, strotzend gefüllten Capillaren der tieferen Cutis ein, während ihre Ausbreitung nach der oberen Cutis und dem Capillarkörper hin schwächer wird. Auch die Lymphspalten zeigen sich erweitert und von Rundzellen durchsetzt, wobei polynukleäre Leukocyten fast vollkommen fehlen. Für den

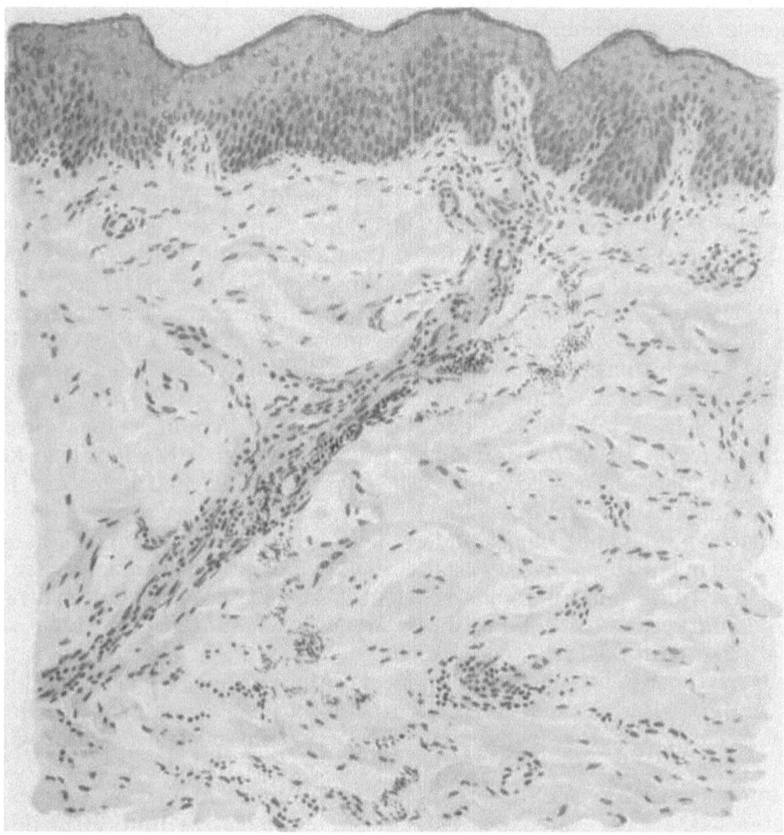

Abb. 1. Erysipelas suis (♀, 20jährig). *Daumen, Streckseite,* fortschreitender Rand. Starkes Ödem der gesamten Haut, perivasculäre Infiltration, besonders in der Cutis. Die Bacillen durchziehen in dichten blaugefärbten Rasen die Cutis. Gram-Alauncarmin. O = 147:1, R = 125:1. (Aus GANS u. STEIGLEDER: Histologie der Hautkrankheiten, 2. Aufl., Bd. I, S. 366. Berlin-Göttingen-Heidelberg: Springer 1955

Bacillennachweis im Gewebsschnitt, so führen GANS und STEIGLEDER aus, muß man sich an die tieferen Cutislagen und das Stratum reticulare halten; im Papillarkörper sind Bacillen meist schwer zu finden. Bei Gram-Alauncarminfärbung kann man die Bacillen in dichten, blaugefärbten Rasen die Cutis durchziehend finden.

## IV. Diagnose und Differentialdiagnose

Das *akute* Erysipeloid der Finger und der Mittelhand, wohlbekannt durch die umschriebene, leicht erhabene, langsam fortschreitende, bläuliche bis purpurfarbene Rötung um den Eintrittsherd herum, wird kaum je Anlaß zu Verwechslungen geben, am wenigsten mit einem Panaritium oder gar dem mit Fieber und

Krankheitsgefühl einsetzenden, rasch fortschreitenden Erysipel. Weiter verbreitete Hautausbrüche, nametlich die gelegentlich zu quaddelartigen Bildungen führenden Eruptionen beim subakuten und chronischen Erysipeloid, erfordern die Unterscheidung vom Erythema exud. multiforme, von urticariellen Ausbrüchen anderer Art oder Arzneiausschlägen. Gegenüber dem Erythema multiforme ist dessen besondere Neigung zum symmetrischen Erscheinen an den Hand- und Fußrücken oder an den unteren Extremitäten sowie auch die gelegentliche Beteiligung der Schleimhäute im Auge zu behalten. Des näheren darf auf die Ausführungen in der früheren Bearbeitung des Kapitels verwiesen werden.

Die fortschreitende Kenntnis der Verlaufseigentümlichkeiten des *chronisch rezidivierenden* Erysipeloids hat erneuten Anlaß gegeben, den Problemen der Differentialdiagnose des Erysipeloids nachzugehen. Gewiß würden die heute verfügbaren diagnostischen Mittel ausreichen, um das Vorliegen einer Rotlaufinfektion in unklaren Fällen von chronisch-rezidivierender Arthritis, auch beim Fehlen begleitender Hauterscheinungen, aufzudecken — wenn nur immer an eine solche Infektionsmöglichkeit gedacht würde. Dieses „Allein-daran-Denken", auch in Fällen, wo weder die Vorgeschichte noch die besondere Berufstätigkeit des Kranken Hinweise bieten, vermag den Schlüssel für die richtige Diagnose zu liefern. Die Suche nach dem vermutlichen Erreger mittels Kultur vom Blut oder Gewebsstück, der Agglutinationsversuch und eine Blutanalyse würden genügen, der Rotlaufinfektion auf die Spur zu kommen.

Größere Schwierigkeiten können sich für die Erkennung einer durch Erysipelothrix bewirkten *Endokarditis* ergeben, um so mehr, als wir zeigen konnten, daß in vielen der bisher studierten Fälle schon *vor* dem Zeitpunkt der Rotlaufinfektion eine alte Herzveränderung, ob angeboren oder erworben, vorlag. Jede unvermittelt mit Fieber einsetzende, nicht erklärbare Verschlimmerung eines lang bestehenden Herzschadens sollte den Anlaß zu bakteriologischer Untersuchung des Bluts und zum serologischen Test geben. Eine gleichzeitige Blutanalyse könnte zur Aufdeckung einer Monocytose führen, die einen weiteren diagnostischen Hinweis gäbe.

Nie darf außer acht gelassen werden, daß die klinische Feststellung des Syndroms Arthritis-Endokarditis-Hautexanthem durchaus nicht spezifisch für die chronische Form des Erysipeloids ist, sondern auch sonst beobachtet wird.

Die Diagnose einer Erysipelothrix-Septikämie darf nach Klauder, Kramer und Nicholas (1943) gestellt werden, wenn neben der klinischen Diagnose einer subakuten bakteriellen Endokarditis zugleich eine positive Blutkultur mit grampositiven Stäbchen gefunden wird, vorausgesetzt, daß der Mikroorganismus nicht-sporenbildend und unbeweglich ist.

# V. Therapie

## 1. Heutige Bedeutung älterer Verfahren.
## Höhensonnen- und Röntgenbestrahlung

Die neuzeitlichen Fortschritte der Therapie durch die Einführung der antibiotischen Wirkstoffe sind auch der Behandlung des Erysipeloids zugute gekommen. Lag es doch nahe, das Penicillin, das — wie Zwicker treffend bemerkt — heute „fast reflektorisch" bei bakteriellen Erkrankungen gegeben wird, „selbst dort, wo eine spontane Heilung bei einfacher lokaler Behandlung erwartet werden darf", auch bei der menschlichen Rotlaufinfektion zu erproben.

Auf kaum eine andere bakterielle Erkrankung passen diese Bemerkungen besser als auf das Erysipeloid. Weiß doch jeder Arzt, daß die bei weitem häufigste, zugleich mildeste Form des akuten Erysipeloids unter einfacher Ruhigstellung, Salbenverbänden oder Umschlägen im Laufe mehrerer Wochen spontan abzulaufen pflegt. ZWICKER selbst hat in seinen 77 behandelten Erysipeloiden niemals auf die Ruhigstellung der betroffenen Hand verzichtet, und RULAND und ISFORT fordern, daß dieselbe beim akuten Erysipeloid für mindestens 3 Wochen beibehalten wird.

Es erübrigt sich, an dieser Stelle auf alle in alter Zeit üblichen Behandlungsverfahren zurückzukommen; hierüber gibt unsere frühere Darstellung Aufschluß. Doch ist es nötig, den heutigen Stand gegenüber der *Höhensonnen-* und *Röntgenbestrahlung* kurz darzulegen. Der Höhensonnenbestrahlung kommt gegenwärtig nur noch ein bedingter Wert zu; am ehesten mag sie, wenn frühzeitig angewandt, den cutanen Entzündungsprozeß aufhalten. Doch bis in die Gegenwart haben die Bemühungen Beachtung gefunden, die Röntgenbestrahlung für die Therapie des Erysipeloids nutzbar zu machen. Unterrichtende Arbeiten liegen vor von LÖHR (1935 und 1937) und von WALTER und ALLEN (1938). Nach LÖHR soll das Bestrahlungsfeld nicht nur den entzündeten Bezirk, sondern auch die gesund erscheinende Umgebung in weitem Umkreis einschließen; 10—15% der HED (Holzknecht-Erythemdosis) genügten, um bei seinem Kranken schnellen Rückgang zu erreichen. WALTER und ALLEN verzeichneten einen rapiden Erfolg mit einer Dosis von 150 r.

Die vor Einführung der neuzeitlichen Verfahren vielfach versuchte „unspezifische Reiztherapie" mit Aolan, Omnadin, Olobintin findet in neueren Arbeiten des Schrifttums kaum noch Erwähnung. Dies trifft auch zu hinsichtlich der lokalen Behandlung des Erysipeloids mit Kohlensäureschnee; die letzte Erwähnung des Schrifttums bietet eine Arbeit von GRISWOLD und BOWEN (1944).

## 2. Sulfonamide; Serumbehandlung und Penicillin; heutige Bewertung der Serumtherapie. Sonstige antibiotische Wirkstoffe

Ausgedehnte Versuche sowohl in vitro als am experimentell infizierten Laboratoriumstier sind der Erprobung der neuzeitlichen Heilmittel beim Erysipeloid vorausgegangen. Die Zahl dieser Studien ist Legion. Wir greifen nur die Arbeiten von SHEATH, ABBOT und CUNLIFF, von SMITH, PRIER und ALBERTS, von KLAUDER und RULE heraus. An dieser Stelle können nur die beim *Menschen* erzielten Heilergebnisse berücksichtigt werden. Weitgehende Übereinstimmung herrscht darüber, daß den *Sulfonamiden* in der heutigen Therapie des Erysipeloids kein Platz zukommt. Ihr Versagen in fast allen behandelten Fällen ist immer wieder bestätigt worden (HEILMEYER und WALTER, GLEDHILL, WOODBIN, und SCHEMBRA).

Demgegenüber nehmen das *Penicillin* und andere Antibiotica eine hervorragende Stellung in der Therapie des Erysipeloids ein; viele Befürworter halten die Penicillinbehandlung für die Methode der Wahl (HEILMANN und HERRELL; PRIER und BENNETT; LILJEDAHL und ROMANUS; SCHEMBRA). Von sonstigen Präparaten liegen Berichte über günstige Heilwirkungen besonders des *Aureomycin*, des *Terramycin* und *Neomycin* vor. Hinsichtlich der graduellen Verschiedenheiten ihrer Wirkung sind die vergleichenden klinischen Versuche noch nicht abgeschlossen.

Eines wird von allen Behandlern hervorgehoben, daß das *Penicillin*, um eine Vollwirkung zu erreichen, in *genügend hoher Dosis* und für eine *genügend lange Zeit* verabreicht wird (HEILMEYER und WALTER; BUSH; ZWICKER). Nie solle man die Penicillinbehandlung aussetzen, bevor die letzten Symptome geschwunden sind. BUSH schildert folgendes Beispiel:

In einem heftig einsetzenden, von ausgedehnten Hautausbrüchen begleiteten Fall von Erysipeloid wurden 100 000 IE Sodiumpenicillin zweimal täglich intramuskulär gegeben. Nach der fünften Einspritzung mußte die Behandlung auf Wunsch des Kranken abgebrochen werden. Nach teilweisem Rückgang flammten die Hauterytheme schon nach 2 Tagen wieder auf. Nach erneuter Behandlung mit der erhöhten Dosis von 250 000 IE, zweimal täglich gegeben, erfolgte endgültige Heilung.

Drastische Heilerfolge durch Penicillin werden von Zwicker und von Stiles geschildert:

Fall Zwicker: Kein anderes Verfahren hatte den 9 Wochen lang hingeschleppten Verlauf eines chronisch-rezidivierenden Erysipeloids abbrechen können, bis durch Darreichung von 300 000 IE Depot-Penicillin, täglich an acht aufeinanderfolgenden Tagen gegeben (insgesamt 24 000 000 IE), vollkommene Heilung erreicht wurde.

Fall Stiles: Immer aufs Neue rezidivierend, hatten die chronisch-rezidivierenden Haut- und Gelenkerscheinungen den Kranken heimgesucht, um noch 4 Jahre nach der Infektion unter gleichen Erscheinungen rückfällig zu werden. Auch diesmal konnte den Symptomen nicht Einhalt geboten werden, bis schließlich — nach zehnmonatlichem Bestehen — das damals gerade aufkommende Penicillin endgültige Heilung brachte. Hier wurden 25 000 IE in dreistündigen Pausen verabreicht, d.h. insgesamt 600 000 IE. Die Dauerheilung ist in mehrjähriger Nachbeobachtung sichergestellt worden; schon 1 Jahr nach Aussetzen des Penicillins war der zuvor immer positive Agglutinationstest negativ geworden.

Der Heilerfolg behält seine Bedeutung, auch wenn es sich im Fall Stiles nicht um ein nach so langer Zeit erfolgendes Rezidiv gehandelt haben sollte, sondern um eine Neuansteckung.

Ergänzend seien folgende Angaben über die Dosierung des Penicillins oder anderer Antibiotica angefügt:

Liljedahl und Romanus fanden 300 000 IE Depotpenicillin, 3—4 Tage hindurch gegeben, voll wirksam; die behandelten Kranken waren nach 5—6 Tagen wieder arbeitsfähig. — Goodwine verabreichte 300 000 IE von Procain-Penicillin zweimal täglich für mindestens 5 Tage.

Gregory erprobte das *Neomycin*, das er kombiniert sowohl intramuskulär als in lokaler Applikation anwandte, mit offensichtlichem Erfolg nach drei bis vier Behandlungen. In nicht prompt ansprechenden Fällen gab er *Neomycin*sulfate in Verbindung mit Penicillin. — Schembra verabreichte täglich 2 mg *Aureomycin* mit günstigem Erfolg. — Galemberti berichtet über ähnliche Erfolge mit *Terramycin*.

Trotz der offensichtlichen Heilwirkung des Penicillins und anderer Antibiotica sind den erreichbaren Resultaten Grenzen gesetzt. Es hat nicht an Versagern gefehlt, namentlich bei seiner Anwendung beim chronisch-rezidivierenden Erysipeloid, insofern als zwar Augenblickserfolge unverkennbar waren, doch die Wiederkehr von Rückfällen nicht verhindert werden konnte. Kein Wunder, daß in den berichteten Fällen von *septischer* Erysipelothrix-Infektion selbst hohe Penicillindosen nicht dem tödlichen Ausgang vorbeugen konnten; in jenen Fällen entschied die bestehende Endokarditis das Schicksal des Kranken. So erreichten auch Lodenkämper und Nickel sowie Skalowa und Falisevac nur vorübergehende Erfolge bei Erysipelothrix-Septicämien; die schon erfolgten Organschädigungen waren nicht mehr beeinflußbar.

Menschliche Rotlaufinfektionen, die nur zögernd oder unzureichend auf antibiotische Präparate ansprachen, hat man versucht durch die *Kombination mit einer Immunserumbehandlung* der Heilung zuzuführen, sei es in Verbindung mit Penicillin oder auch mit Aureomycin (J. Lucas und seine Mitarbeiter 1962). Hat doch die Serumbehandlung des Erysipeloids ungeachtet aller Pro und Contras ihre Geltung als ein brauchbares Heilverfahren bis heut nicht verloren, obwohl ein Vollerfolg durch die Serumbehandlung allein für den Einzelfall nicht vorauszusetzen ist. Neben der Unbeständigkeit der Heilerfolge namentlich in den Fällen eines chronisch rezidivierenden Erysipeloids drängen die Berichte über *anaphylaktische Nebenwirkungen* zu einer gewissen Zurückhaltung im Gebrauch der Serumverabreichung. So warnt Zwicker vor einer indikationslosen Anwendung des Verfahrens. Andererseits neigt er dazu, in chronisch rezidivierenden Erysipeloidfällen zunächst das Serumverfahren zu erproben, *bevor* eine Penicillinbehandlung eingeleitet wird, um dieses Antibioticum für die Möglichkeit späterer Infektionskrankheiten aufzusparen, ohne das Risiko der Entwicklung einer Penicillinresistenz. Die Dosierung des ad usum humanum hergestellten Immunserums pflegt den Inhalt einer Ampulle (10 cm³) nicht zu überschreiten. Nur in besonders bedrohlichen Fällen werden 20 cm³ eingespritzt. Manche Behandler verteilen die Serumgabe von 10 cm³ in der Weise, daß die Hälfte in den Muskel eingespritzt, die andere Hälfte zur subcutanen Umspritzung des primären Entzündungsherds benutzt wird.

Der Verfasser selbst hatte bis zum Abschluß der ersten Darstellung in diesem Handbuch bei fortgesetzten Versuchen nie ernstere Nebenwirkungen zu verzeichnen gehabt. Der Zufall fügte es, daß er sich kaum 1 Jahr später einem lebensbedrohenden anaphylaktischen Schock nach einer Serumeinspritzung gegenübergestellt sah. Die besonderen Umstände des Falls dürften allgemeines Interesse beanspruchen. Handelte es sich doch um den Hersteller des gebrauchten Serums selbst, der bei Bereitung des Immunserums — von der Entnahme des Bluts aus der Ader des immunisierten Pferds an bis zur Einfüllung in die Ampullen — dauernd einer Benetzung mit dem tierischen Blut ausgesetzt war.

Dieser Veterinärarzt hatte sich bei der Sektion eines rotlaufkranken Schweins eine Fingerverletzung mit nachfolgender Infektion zugezogen, die stürmisch unter Fieber einsetzte. Drei Tage nach der Übertragung suchte er den Verfasser auf und ließ sich mit dem hochwertigen Immunserum spritzen, um 7 Tage später das Bild schwerster Serumkrankheit darzubieten, mit Quaddelausbrüchen, Erythemen, Gesichtsödem, Heiserkeit, Oligurie und bedrohlichen Herzstörungen. Diese Komplikation war gefolgt von hochgradiger, weit über den Anfall fortbestehender Mattigkeit.

Es war gewiß kein Zufall, daß gerade bei diesem Patienten, der nie zuvor irgendeine Serumeinspritzung, z. B. von Diphtherieserum, erhalten hatte, solche Folgeerscheinungen auftraten. Hier lag offensichtlich eine durch die häufige Berührung mit Pferdeblut herbeigeführte Sensibilisierung vor. Nicht viel später hatte der Verfasser einen weiteren Fall von Serumkrankheit zu verzeichnen, wieder bei einem Veterinärarzt, doch wesentlich geringeren Grades. Derartigen Zwischenfällen zufolge wurde um jene Zeit ein Immunseren ad usum humanum hergestellt, bei denen das Pferdeblut durch Blut vom Rind oder Hammel ersetzt wurde.

Auch in der *Veterinärmedizin* hat die Einführung des Penicillins zu großen Wandlungen geführt. Einer persönlichen Mitteilung von Dr. K. L. WOLTERS, ehemals Direktor des Bakteriologischen Instituts der Anhaltischen Kreise sowie des Anhaltischen Seruminstituts, jetzt im Ruhestand in München, verdankt der Verfasser folgende autoritative Auskunft: In der Veterinärmedizin ist seit Einführung des Penicillins bei Rotlaufinfektionen der Schweine die Serumtherapie fast völlig verlassen, wenn auch von einigen Tierärzten noch Penicillin kombiniert mit Serum gebraucht werde, um Rezidiven vorzubeugen.

Zur Prophylaxe wird heute in der Tiermedizin an Stelle der Simultanimpfungen mit Rotlaufseren und lebenden virulenten Kulturen fast ausschließlich eine gereinigte, konzentrierte Aluminium-Adsorbat-Vaccine verwendet.

Die Rotlaufinfektionen der Tierärzte seien in den letzten Jahren wesentlich zurückgegangen, ja selten geworden. Dies sei darauf zurückzuführen, daß in der *tierärztlichen Praxis* an Stelle der Impfung mit virulenten Kulturen fast ausnahmslos mit *Rotlaufadsorbatvaccine* geimpft wird*.

---

* Das heute noch in der Deutschen Bundesrepublik in den Apotheken erhältliche Rotlaufimmunserum ad usum hum. der Behring-Werke wird nach neuesten Methoden stabilisiert, auf Schutzeinheiten im Mäuseversuch standardisiert und unter staatlicher Kontrolle in die Ampullen abgefüllt.

Schon im Jahre 1947 hatte sich Traub in der Monatsschrift für Veterinärmedizin gegen die Verwendung lebender Bacillen als immunisierenden Prinzips ausgesprochen, da es bei ihrem Gebrauch für die Simultanimpfungen wiederholt zu akutem Impfrotlauf und damit zur Schaffung neuer Infektionsquellen gekommen war.

Im Bestreben, ein anderes wirksames Verfahren zu finden, bediente sich Traub als imunisierenden Prinzips der Adsorption von Kulturmaterial durch Aluminiumhydroxyd, wie sich dies auch für andere Tierinfektionen (Maul- und Klauenseuche, Hühnerpest) gut bewährt habe. Auf diese Weise sei erreicht worden, eine Depotwirkung und zugleich eine Anreicherung immunisierender Substanzen zu bewirken.

In einer Übersicht vom Jahre 1952 über die wichtigsten Ergebnisse neuerer Rotlaufforschung hat Demnitz (Behring-Werke, Marburg) den Fortschritt geschildert, der mit Einführung des Adsorbat-Impfstoffs in den verschiedenen Behandlungszentren erreicht worden ist. Erhebungen über das Jahr 1950 haben gezeigt, daß diese Impfstoffe auch in Amerika hergestellt und weitgehend gebraucht werden.

## VI. Prognose und Prophylaxe

Die Erfahrungen der letzten Jahrzehnte erlauben es auch weiterhin, das Erysipeloid als eine in der Mehrzahl der Fälle gutartige Erkrankung anzusehen, deren Ablauf oft schon durch einfache Ruhigstellung ermöglicht werden kann. Aber kein Arzt und Kenner der Verlaufsabweichungen wird heute noch geneigt sein, das Erysipeloid schlechthin als eine harmlose Affektion anzusehen.

Vorsicht und Zurückhaltung fordert die Prognosenstellung beim chronischrezidivierenden Erysipeloid, und dies sowohl in Rücksicht auf seine begrenzte Beeinflußbarkeit durch moderne Heilmittel als auf die vorauszusagende Gesamtdauer des einzelnen Falls. Es ist bisher nicht erwiesen, daß selbst ein frühes Einsetzen einer Serum-Penicillinbehandlung beim chronischen Erysipeloid imstande wäre, der Entwicklung einer Erysipelothrix-Endokarditis vorzubeugen. Ihr Zustandekommen wird die Prognosenstellung immer ernst gestalten, namentlich wenn man sich der in Autopsieprotokollen beschriebenen frisch-ulcerösen Veränderungen an den Herzklappen erinnert.

Von einer sogleich nach der erlittenen Verletzung gegebenen *prophylaktischen* Penicillin-Einspritzung kann nur erwartet werden, daß sie andere bakterielle Infektionen verhütet. Hat ein Angehöriger der besonders ausgesetzten Berufsklassen einmal ein chronisch rezidivierendes Erysipeloid durchgemacht, so sollte der beratende Arzt einen Berufswechsel dringend empfehlen. Einmal hinterläßt das überstandene Erysipeloid, welcher Schwere auch immer, keine Immunität; andererseits sollte die Möglichkeit einer im Lauf der Behandlung sich offenbarenden Sensibilisierung des Patienten gegenüber dem Tier und dessen Fleischprodukten mit berücksichtigt werden.

## VII. Das Erysipeloid als gewerbliche und berufliche Erkrankung: gutachtliche und versicherungsrechtliche Beurteilung

Die sich verbreitende Kenntnis der Häufigkeit des Erysipeloids bei Angehörigen bestimmter Berufsklassen, sowohl im Umkreis verseuchter ländlicher Bezirke als in Fischereizentren der Küsten, hat die Anerkennung des Erysipeloids als eine gewerbliche, entschädigungsberechtigte Erkrankung unvermeidlich gemacht. Es ist vorauszusehen, daß versicherungsrechtliche Ansprüche mehr und mehr auch von „sekundär" betroffenen Angestellten des Gastwirtsgewerbes oder der Lebensmittelhandlungen geltend gemacht werden dürften.

Demgegenüber erscheint die Zahl der in der Begutachtung des Erysipeloids besonders erfahrenen Sachverständigen, nach den Mitteilungen des Schrifttums zu urteilen, sehr beschränkt zu sein. Erfordert doch die Begutachtung nicht nur die ärztliche Kenntnis aller Verlaufsformen, sondern zugleich die Kenntnis der vorliegenden gesetzlichen Bestimmungen und der bisherigen Entscheidungen.

RULAND und ISFORT haben in der Monatsschrift für Unfallheilkunde (1954) die einschlägigen Fragen zusammenfassend erörtert. Die Tatsache, daß die Erkrankung vor mehreren Jahren in die Liste der Berufskrankheiten aufgenommen worden ist (5. Berufskrankheiten-Verordnung vom 26. Juli 1952), hat besonderen Anlaß zu Begutachtungen gegeben. Hierher gehören, so führen RULAND und ISFORT aus, „Berufsarbeiten bei der Tierhaltung und der Tierpflege, sowie Tätigkeiten, die durch Umgang oder Berührung mit Tieren, mit tierischen Teilen, Erzeugnissen und Abgängen" (so z.B. beim Erysipeloid) zur Erkrankung Anlaß geben.

Auf Grund vielseitiger gutachtlicher Erfahrung geben diese Ärzte der Chirurgischen Klinik der Universität Münster folgende Richtlinien für die Begutachtung des akuten wie des chronisch-rezidivierenden Erysipeloids bekannt:

Bei einem typischen akuten Erysipeloid wird, zumal beim Vorhandensein einer noch kenntlichen Eintrittspforte des Erregers, die Anerkennung des Unfallzusammenhangs kaum Schwierigkeiten bieten, wenn zugleich eine besondere berufliche Exposition vorliegt. Schwieriger mag sich der Nachweis des Unfallzusammenhangs beim chronisch-rezidivierenden Erysipeloid gestalten. Für einen solchen Zusammenhang sprächen: die der Verletzung folgenden Ersterscheinungen, die berufliche Exposition, das Wiederaufflackern der Symptome ohne eine neue Verletzung in unfallrechtlichem Sinn als Zeichen einer Überempfindlichkeit (Sensibilisierung) gegenüber Tieren und deren Produkten, und schließlich die in solchen Fällen sooft erwiesene Ohnmacht der Therapie. Die Übertragung könne entweder unmittelbar oder auch durch Zwischenträger erfolgt sein.

Im Fall einer nachgewiesenen Sensibilisierung muß nach RULAND und ISFORT zur Sicherung des Behandlungserfolgs und zur Verhütung von Rezidiven ein Berufswechsel gefordert werden.

Läßt sich vorerst auch nicht ermessen, in welchem Ausmaß sich der exakte Nachweis des Bestehens einer solchen Sensibilisierung angesichts immer wiederkehrender Rezidiverscheinungen wird erbringen lassen, so bleibt es das Verdienst von KARTAL und ganz besonders von RULAND und ISFORT, die Aufmerksamkeit auf diese in einer Reihe von Fällen bereits erwiesene Entstehungsmöglichkeit gelenkt zu haben.

## Literatur

ALLEN, A.C.: The skin. A clinicopathologic treatise, p. 350. St. Louis: C.V. Mosby Comp. 1954. — AXHAUSEN: Zur Diagnostik der Fingergelenkerkrankungen. Klin. Wschr. **1923**, 2197.

BARBER, M.: Discussion on swine erysipelas infection (Erysipelothrix rhusiopatiae) in man and animals. Proc. roy. Soc. Med. **41**, 328 (1948). — BRIND, A.J.: Zur Frage der Ätiologie der Erysipeloid-Arthritiden. Zentr.-Org. ges. Chir. **103**, 436 (1941). — BUSH, R.A.: Case of erysipeloid of Rosenbach treated with Penicillin. Lancet **1949** II, 964.

CALLOMON, F.: (1) Serumkrankheit und Rotlaufimmunbehandlung beim Erysipeloid. Derm. Wschr. **1930**, 351. — (2) Fortschritte in der Behandlung des Erysipeloids. Fortschr. Ther. **7**, 521 (1931). — CHALKEN, B.H., and D.T. MICHAUD: Listeria monocytogenes infection and its relations to infectious mononucleosis. Report of a case. New Engl. med. J. **258**, 385 (1958). — CHODNIK, K.S., and J.W. STEVENS: Immunity in swine erysipelas in pigs. Direct challenge with Erysopelthrix rhusiopathiae. J. comp. Path. **72**, 142 (1962). —

Collins, D. H., and W. Goldie: Observations on polyarthritis and experimental erysipelothrix-infection of swine. J. Path. Bact. **50**, 323 (1940). — Cornevin: Zit by Fiessinger et Brouet, Presse méd. **42**, 889 (1934).

Deem, A.W., and Ch.Williams: Fermentation reaction of Erysipelothrix rhusiopatiae. J. Bact. **32**, 303 (1936). — Degos, R., et A. Fresnel: Rosenbach's erysipeloid chez naturalistes (rouge des naturalistes). Bull. Soc. franç. Derm. Syph. **45**, 1820 (1938). — Delbanco, E.: Über das Erysipeloid. Dtsch. Medizinal-Ztg 1898, Nr 78. — Demnitz, A.: Über die wichtigsten Ergebnisse und Fortschritte der Vakzinebehandlung des Schweinerotlaufs. Z. Immun.-Forsch. **109**, 309 (1952). — Dinter, Z.: Spezifität der Hämagglutinationshemmung beim Schweinerotlauf. Zbl. Bakt., I. Abt. **153**, 281 (1948/49). — Dinter, Z., u. K.Bakos: Weitere Studien über die hämagglutinierenden Eigenschaften von Erysipelothrix. Z. Hyg. Infekt.-Kr. **129**, 263 (1949). — Domrich, H.: Über eine schwere Rotlauferkrankung beim Menschen. Zbl. Chir. **1932**, 593. — Drake,C.H., and E.R.Hill: The common rat as source of erysipelothrix rhusiopariae. Amer. J. publ. Hlth **37**, 846 (1947). — Düttmann, G.: Schweinerotlauf und Erysipeloid. Bruns' Beitr. klin. Chir. **123**, 401 (1921). — Dumont, I., et L. Cotoni: Bacille sembrable du bacille du rouget de porc, rencontré dans le liquide céphalo-rachidien d'un méningitique. Ann. Inst. Pasteur **35**, 1021 (1943).

Ehrlich, I.C.: Erysipelothrix rhusiopatiae infection in man; case with cutaneous bullae. Arch. intern. Med. **78**, 565 (1946).

Fiessinger, N., et G. Brouet: Rouget du porc chez l'homme à forme procine et d'origine digestive. Presse méd. **1934**, 889.

Gans, O., u. G.K. Steigleder: Histologie der Hautkrankheiten, S. 366, Bd. I. Berlin-Göttingen-Heidelberg: Springer 1955. — Gledhill, A.W.: (1) Antigenic structure of Erysipelothrix. J. Path. Bact. **57**, 179 (1945). — (2) Properties of thermolabile antigen of Erysipelothrix rhusiopatiae. Bull. Hyg. (Lond.) **22**, 697 (1947). — (3) Discussion on Swine Erysipelas infection in man and animals. Proc. roy Soc. Med. **41**, 328 (1948). — Goldie,W., and D.H. Collins: Erysipelothrix-arthritis, experimental induction in rabbits and response to Cortisone. J. Path. Bact. **71**, 425 (1956). — Goodwin, M.A.: Erysipeloid of Rosenbach, 8 cases treated with Penicillin. Brit. med. J. **1950** (January 7), 765. — Greener, A.W.: Erysipelothrix rhusiopathiae infection in a peacock followed by Erysipelothrix-Infection in man. Brit. J. Derm. Syph. **51**, 372 (1939). — Gregory, P.O.: Therapy of Erysipeloid with special reference to the synergetic action of Neomycin sulfate and Penicillin. J. Maine med. Ass. **44**, 1 (1953). — Grey, C. G., O.L. Osteen and H.W. Schoening: The agglutination test for the diagnosis of swine erysipelas and a report on a study of arthritis in swine. Amer. J. vet. Res. **2**, 74 (1941). — Griswold, C.M., and S.S. Bowen: Cryotherapy with solid Carbon-dioxide. Arch. Dermat. Syph. (Chic.) **49**, 348 (1944).

Heilmann, F.R., and W. E. Herrell: Penicillin and the treatment of experimental infection due to Erysipelothrix. Proc. Mayo Clin. **19**, 340 (1944). — Hettche, H. O.: Zur Ätiologie des Erysipeloids. Nachweis des Erregers in städtischen Abwässern. Arch. Hyg. (Berl.) **119**, 178 (1937). — Hillenbrand, F.K.M.: Whale finger and seal finger related to Erysipeloid. Lanccet **1953I**, 680. — Hindmarsh, I.: Erysipeloid. Zentr.-Org. ges. Chir. **58**, 674 (1932). — Hutner, S.H.: Erysipelothrix, growth requirements and Listerella. J. Bact. **43**, 629 (1942).

Julianelle, L.A.: Identification of Erysipelothrix. Relation to Listerella. J. Bact. **42**, 384 (1941).

Karlson, A.G., and McNutt: Microscopic agglutination test for diagnosis of swine erysipelas. J. infect. Dis. **24**, 51 (1939). — Karlson, A.G., and L.A. Merchant: Cultural and biochemic properties of Erysipelothrix rhusiopatiae. Amer. J. vet. Res. **2**, 5 (1941). — Kartal, S.A.: Chronische Arthritis beim menschlichen Erysipeloid. Dtsch. Z. Chir. **244**, 332 (1935). — King, P.F.: Survey of 115 cases of Erysipeloid. Lancet **1946II**, 196. — Klauder. I.V.: (1) Erysipeloid von 29monatlicher Dauer mit Autopsiebefund. Derm. Wschr. **1934**, 613. — (2) Erysipelothrix rhusiopatiae infection in animals and in human beings. Ann. N.Y. Acad. Sci. **48**, 535 (1947). — (3) Terramycin, Aureomycin, Ilotycin bei der Behandlung des experimentellen Erysipeloid-Infektion der Maus. Verh. 22. Kongr. d. Derm. Ges. Frankfurt 1953. Arch. Derm. Syph. (Berl) **200**, 346 (1955). — Klauder, I.V., D.W. Kramer and L. Nicholas: Erysipelothrix rhusiopatiae septicemia, diagnosis and treatment; fatal case of erysipeloid. J. Amer. med. Ass. **122**, 438 (1943). — Klauder, I.V., and A.M. Rule: (1) Penicillin and Streptomycin in experimental Erysipelothrix rhusiopatiae infection of mice with observations on immunologic reaction to infection, J. invest. Derm. **7**, 329 (1946). — (2) Combined effect of sulfanilamide and penicillin in the treatment of experimental Erysipelothrix rhusiopatiae infection of mice. J. invest. Derm. **12**, 335 (1949).

Lawson, B., and M.S. Stinnett: Erysipeloid occurring in workers in bone button factory. Sth. med. J. (Bgham, Ala.) **26**, 1068 (1933). — Liljedahl, S., u. R. Romanus: Die Behandlung des Rotlaufs mit Penicillin. Zentr.-Org. ges. Chir. **125**, 176 (1952). — Lodenkämper,H., u. H. Nickel: Erysipeloid von septischem Verlauf beim Menschen. Z. ges. inn. Med. **7**, 277

(1952). — Löhr, R.: (1) Röntgentherapie des Erysipeloids. Röntgenpraxis 7, 773 (1935). — (2) Röntgenpraxis des Erysipeloids. Dtsch. Z. Chir. 248, 497 (1937). — Lucas, J., G. Schabinski u. R. Limb: Rotlaufsepsis. Dtsch. med. Wschr. 1959, 1817.

McGinnis, G.F., and F. Spindle: Erysipeloid, condition among workers in bone button factory due to Bacillus of swine erysipelas. Amer. J. publ. Hlth. 24, 32 (1934). — Mériel, P., R. Ruffié, A. Ffurnté, J. Putois et P. Cuq: Atteints du poignet après inoculation par le bacille du rouget du porc. Rev. Rhum. 25, 654—656 (1958).

Nelson, E.: 500 cases of Erysipeloid. Rocky Mtn med. J. 52, 40 (1955).

Pawlowski, E.: Über das Vorkommen des Erysipeloids während eines Zeitraums von 25 Jahren. Dtsch. Z. Chir. 235, 711 (1932). — Proctor, D.M., and I.M. Richardson: Report on 235 cases of Erysipeloid in Aberdeen. Brit. J. industr. Med. 11, 175 (1954).

Riebe, W.: Zit. von Thjötta nach Kolle, Kraus und Uhlenhuth, Handbuch der pathogenen Mikroorganismen, 3. Aufl., Bd. VI, 1, S. 456. Berlin u. Wien: G. Fischer und Urban & Schwarzenberg 1929. — Rosenwald, A. S., and E.M. Dickinson: Swine Erysipelas in turkeys. J. Amer. vet. med. Ass. 98, 202 (1941). — Ruland, L., u. A. Isfort: Zur Behandlung und Begutachtung des akuten und chronischen rezidivierenden Erysipeloids. Mschr. Unfallheilk. 57, 303 (1954).

Schembra, F.W.: Die Behandlung des Erysipeloids. Münch. med. Wschr. 1957, 121. — Schölzke, K.H.: Seltener klinischer Verlauf eines Erysipeloids. Med. Klin. 1937, 1299. — Schreiner, K.: Erysipeloid mit multiplen Herden, 2 Fälle. Derm. Wschr. 1935, 77. — Sheat, P. H. A., I. D. Abbot and A. C. Cunliff: Bacteriology of Erysipelothrix rhusiopatiae. Brit. med. J. 1951 II, 1063. — Shuman, R.D., and A.M. Lee: Susceptibility of hamsters to erysipelothrix rhusiopatiae. J. Bact. 60, 677 (1950). — Sikes, D., G.M. Neher and L.P. Doyle: The pathology of chronic arthritis following natural and experimental erysipelothrix infection of swine. Amer. J. Path. 32, 1241 (1956). — Skalova, R., and I. Falisevač: Systemic human infection caused by erysipelothrix rhusiopathiae. Acta med. iugosl. 5, 238 (1951). — Stefansky, W.K., u. A.A. Grünfeld: Eine Epidemie von Erysipeloid in Odessa. [Russisch.] Zbl. Bact., I. Abt. 117, 376 (1930). — Stiles, G.W.: Chronic erysipeloid in a man. The effect of treatment with Penicillin. J. Amer. med. Ass. 134, 953 (1947). — Sutton jr., R.L.: Diseases of the skin, S. 299. St. Louis: C.V. Mosby Comp. 1956.

Thjötta, T.: Erysipelothrix rhusiopatiae causing fatal meningeal infection in human being. Acta path. microbiol. scand. 20, 597 (1943). — Torkildsen, A.: Intracranial erysipeloid abscess: variety not hitherto observed. Acta chir. scand. 89, 89 (1943). — Traub, E.: Immunisierung gegen Schweinerotlauf mit konzentrierten Adsorbatimpfstoffen. Mschr. Veterinärmed. 2, 165 (1954). — Truszczynski, M.: The antigenic structure of virulent and avirulent strains of Erysipelothrix rhussiopathiae. Amer. J. vet. Res. 22, 836 (1961).

Walter u. Heilmeyer: Antibiotikafiebel. Stuttgart: Georg Thieme 1954. — Watts, P. S.: Erysipelothrix rhusiopathiae. J. Bact. 50, 355 (1940). — Wellmann, G. G.: (1) Die Übertragung des Schweinerotlaufs durch die Stubenfliege (musca domestica). Zbl. Bakt., I. Abt. 156, 261 (1955). — (2) Summaries of experiments on swine erysipelas in Germany. J. Amer. vet. med. Ass. 126, 331 (1955). — White, T.O., and G.F. Kalf: The antigens compounds of Erysipelothrix rhusiopathiae. Arch. Biochem. 95, 458 (1961). — Wolters, K.L.: Persönliche Mitteilung. — Woodbine, M.: Erysipelothrix rhusiopatiae, bacteriology and chemotherapy. Bact. Res. 14, 161 (1950).

Živković, R., and H. Weisglass: Sepsis caused by erysipelothrix rhusiopatiae. Liječn. Vjesn. 16, 361 (1954). — Zwicker, M.: Zur Behandlung des Erysipeloids. Zbl. Chir. 1957, 234.

# Orientbeule

Von

## Albert Georg Kochs †-Riyadh (Saudi-Arabien)-München[1]

Mit 50 Abbildungen

## I. Einleitung

### 1. Wesen der Krankheit

Die Orientbeule (Synonyme: Hautleishmaniose, Aleppo-, Delhi-, Biskrabeule) ist eine spezifische chronische Infektionskrankheit der Haut, die durch Leishmania tropica, ein Protozoon der Trypanosomidenfamilie, verursacht wird. Ihre Erscheinungen bleiben meistens auf die Eintrittsstelle (oder -stellen) der Erreger beschränkt und zeichnen sich durch eine ungewöhnliche Vielgestaltigkeit aus, so daß wegen der Existenz zahlreicher nicht „beulenförmiger" Manifestationen vielfach die Bezeichnung Hautleishmaniose[2] als allgemeiner gültig vorgezogen wird.

Die Krankheit ist, zum mindesten in endemischer Form, nur in einem Gürtel gemäßigt-warmer und subtropischer Länder — weniger der eigentlich tropischen — beheimatet, in manchen Gegenden allerdings so stark verbreitet, daß sie neben der Syphilis und der Lepra zu den häufigsten spezifischen Infektionskrankheiten der Haut überhaupt zählt. Ein Grund für ihre Beschränkung auf Länder mit besonders heißem Sommer ist der Umstand, daß nur dort gewisse blutsaugende Insekten der Gattung Phlebotomus lebensfähig sind, die in der Übertragung eine im einzelnen noch nicht ganz geklärte Zwischenwirtsrolle spielen und ohne deren Einschaltung jedenfalls eine Weiterverbreitung der Infektion in größerem Stil nicht erfolgen kann.

Wenn die Hautleishmaniose auch sonstige Organe nicht befällt, insbesondere fast nie mit visceraler Leishmaniose vergesellschaftet ist, so bestehen doch zu der letzteren wichtige epidemiologische Beziehungen und wahrscheinlich eine Übereinstimmung der Erreger. Die Hautleishmaniose gibt trotz ihres langwierigen Verlaufes verhältnismäßig wenig zu Komplikationen Anlaß und heilt nach einer durchschnittlichen Dauer von 1—3 Jahren in den meisten Fällen spontan unter Narbenbildung aus. Die durchgemachte Erkrankung hinterläßt im allgemeinen eine dauernde Immunität.

### 2. Geschichte

Obgleich die Hautleishmaniose seit langem im ganzen Orient ein vertrautes und stellenweise fast pandemisch verbreitetes Krankheitsbild ist, reichen die geschichtlichen Quellen ihrer Kenntnis nicht weit zurück. Weder die Papyri aus Ägypten (wo sie allerdings nie eine eigentliche Volkskrankheit war), noch die

---

[1] Korrekturlesung durch cand. med. Werner Kochs

[2] Es scheint uns keine sprachlich begründete Veranlassung zu bestehen, die im deutschen Schrifttum traditionelle Krankheitsbezeichnung zugunsten der neuerdings von manchen Autoren aus dem anglo-amerikanischen Sprachgebrauch übernommenen Form „Leishmaniase" zu verlassen.

sumerischen, babylonischen und assyrischen Schriften liefern nach PRINGLE einen Hinweis darauf, daß die Krankheit in frühgeschichtlicher Zeit in den heutigen Endemiegebieten des Zweistromlandes heimisch war. Da die Erkrankung nur die Weichteile befällt, gibt auch das reichlich vorhandene Ausgrabungsmaterial in dieser Hinsicht keinen Aufschluß. Seit dem Siegeszug des Islam im 6. Jahrhundert n.Chr. brachte es die in den religiösen Vorschriften enthaltene strenge Verpönung jeder bildnerischen Darstellung der menschlichen Gestalt und namentlich des Gesichts mit sich, daß uns aus den in Betracht kommenden, überwiegend mohammedanisch gewordenen Ländern kaum Anhaltspunkte erhalten sind, im Gegensatz zu der mit der Orientbeule ätiopathogenetisch identischen amerikanischen Hautleishmaniose, deren Existenz schon durch Tonkrugdarstellungen aus der Inkazeit belegt sein soll (FASAL). Eine seuchenhafte Verbreitung der Orientbeule wird zum erstenmal im Jahre 950 n.Chr. in Russisch-Transkaspien erwähnt (PRINGLE). Von den alten arabischen und persischen Ärzten sind eingehende und treffende Schilderungen der Krankheit überliefert (MARCHIONINI).

Im Vorderen Orient scheint die erste präzise Erwähnung jene des englischen Naturforschers RUSSELL zu sein, der die „Aleppobeule" 1756 als eine in Aleppo und dessen Umgebung heimische Plage aufzeichnete. Um 1800 war Odessa stark mit Hautleishmaniose verseucht, 1840 soll sie in Teheran erstmals beobachtet worden sein. Um 1860 trat sie in Aserbeidschan epidemisch auf, gleichzeitig wird eine Erkrankung fast aller Hunde an derselben Infektion hier erstmals vermerkt (ISMAIL-SADE). 1864 waren in Delhi nach MANSON-BAHR 70% der dort lebenden Ausländer behaftet. In Europa wurden die ersten Fälle erst 1910 von GABBI und LA CAVA in Kalabrien richtig erkannt. Die Identifikation der Hautleishmaniose und ihre Abgrenzung von anderen Hautinfektionen wie Tuberkulose, Syphilis Lepra und den Pyodermien erfolgte also, wie dies aus der klinisch-morphologischen Nachbarschaft erklärlich ist, verhältnismäßig spät.

# II. Ätiologie

## 1. Biologie von Leishmania tropica

Erreger der Orientbeule ist das Protozoon Leishmania tropica.

Nachdem mehrere Forscher 1884 und in den darauffolgenden Jahren — darunter RIEHL 1885 im mikroskopischen Schnitt — den Erreger vermutlich gesehen, aber noch nicht richtig gedeutet hatten, erkannte zwar, worauf HOARE jüngst erneut hinwies, der russische Militärarzt BOROVSKI schon 1898 den Parasiten in Geschwürsabstrichen und klassifizierte ihn als Protozoon, doch wird das Verdienst an der endgültigen Identifikation des Erregers im allgemeinen der klaren Beschreibung durch WRIGHT (1903) zuerkannt. Durch die Kultur, die 1908 NICOLLE und SICRE auf dem modifizierten Nährboden von NOVY und McNEAL gelang, konnte das pathogene Agens in das Genus Leishmania der Familie der Trypanosomiden eingeordnet werden.

In Gestalt der „Leishman-Donovan-Körperchen", in welcher der Parasit im Säugetierorganismus ausschließlich gefunden wird, hat er eine besondere Affinität zu den Zellen des R.E.S., vor allem in Histio- und Monocyten (Abb. 1), in denen er sich nach Ansicht mancher Beobachter allein zu vermehren vermag. Sowohl bei der cutanen wie bei der visceralen Leishmaniose wird er in reticulohistioiden Elementen der Haut bzw. der hämolymphopoetischen Organe, Zellen des peripheren retikulären Gewebes oder fixen Hämohistioblasten angetroffen. Es ist nicht entschieden, ob dabei eine Phagocytose im eigentlichen Sinne, eine aktive Zelleistung vorliegt oder ob diese Zellkategorien nur günstige Beherbergungs- und Vermehrungsmöglichkeiten bieten (BOGLIOLO).

Die *flagellenlose Form* von Leishmania tropica kann auf verschiedene Weise zur Darstellung gebracht werden.

Man sieht sie im Nativpräparat als doppeltbrechende runde oder ovale Körperchen, auch im Dunkelfeldpräparat sind sie nachzuweisen (BEHCET) und manchmal die Kernkonturen zu erkennen. Die geringfügigen, trägen amöboiden Bewegungen, die die unbegeißelten Formen manchmal ausführen, wurden öfters in Zweifel gezogen, vermutlich weil die für praktische Zwecke wenig übliche Nativbetrachtung gleichmäßige, sehr warme Temperatur bzw. einen heizbaren Objekttisch voraussetzt; mit der Erwärmung werden die Bewegungen bis zur Körpertemperatur hin deutlicher, bei nennenswerter Überhöhung sterben die Organismen ab.

Zum Nachweis in der Praxis und zur Feststellung des feineren Baues von Leishmania tropica dienen Färbemethoden, deren üblichste diejenige mit Azur-Eosin-Methylenblau nach GIEMSA ist. Die 2—4 $\mu$ lange und etwa halb so breite Plasmamasse färbt sich damit blaßblau. Eine konstant darin befindliche eosinophile Vacuole ist von unbekannter Bedeutung, etwa in Mehrzahl vorhandene Vacuolen sind möglicherweise Zeichen degenerativer Umwandlung. Der oft peripher verlagerte, etwa 1 $\mu$ große Kern nimmt eine dunkelrote bis violette Färbung an, der stäbchenförmige, dem Kern vorgelagerte, mit ihm offenbar nicht in faseriger Verbin-

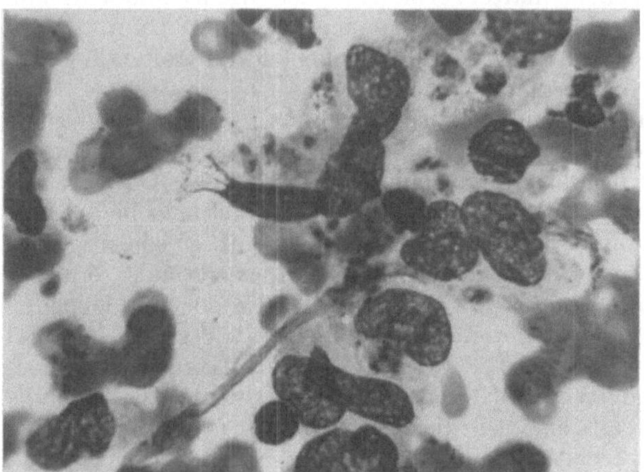

Abb. 1. Leishmania tropica, intracellulär in Histiocyten und Monocyten

dung stehende, zum Kern radiär oder tangential gestellte Blepharoplast nimmt die Färbung noch dichter, oft bis zu einem schwärzlichen Ton auf. Der Organismus, der zum Unterschied von einigen verwandten Protozoen keine Kapsel besitzt, wechselt zwischen Kugelform und einem zu ei-, birnen- oder schiffchenförmigen Konturen abgewandelten, mehr oder weniger länglichen Oval, das am einen Ende plumper als am anderen oder an beiden Enden zugespitzt ist (Abb. 2A—C).

Die Färbungen nach LEISHMAN oder WRIGHT sind ebenso zum Nachweis geeignet. Manchmal, vor allem wenn in späteren Stadien der Krankheit eine geringe Erregerzahl zu erwarten ist, kann man das Nachweisergebnis verbessern, indem man nach UGAZIO, LUCCHETTA und BOTTINI die erste Phase der May-Grünwald-Giemsa-Färbung bis zu 22 Std verlängert; von LISSIA wurde ferner die Färbung mit Toluidinblau, Fuchsin und Essigsäure empfohlen (COTTINI). Abweichungen von der grundsätzlichen, wenn auch variablen Gewebsform der Parasiten scheinen im Säugetierorganismus vorübergehend vorzukommen: Flagellatenformen wurden von MAYER und NAUCK im experimentell geimpften Hamster, mit rudimentären Geißeln versehene Organismen von FLARER (1939) in menschlichen Beulenausstrichen festgestellt.

In der gewöhnlichen, unbegeißelten Gestalt findet man jeweils einzelne bis zu mehreren Dutzend Leishman-Donovan-Körperchen in typischer Weise vor allem in histiocytären Zellen des cutanen Bindegewebes angehäuft. Die befaller en reifen Histiocyten lassen außer einer oft ungewöhnlichen Größe von 20 $\mu$ und mehr keine Zeichen einer Veränderung, insbesondere keine Zellschädigung erkennen. Seltener sieht man Leishmanien in den aus histiocytären Makrophagen hervor-

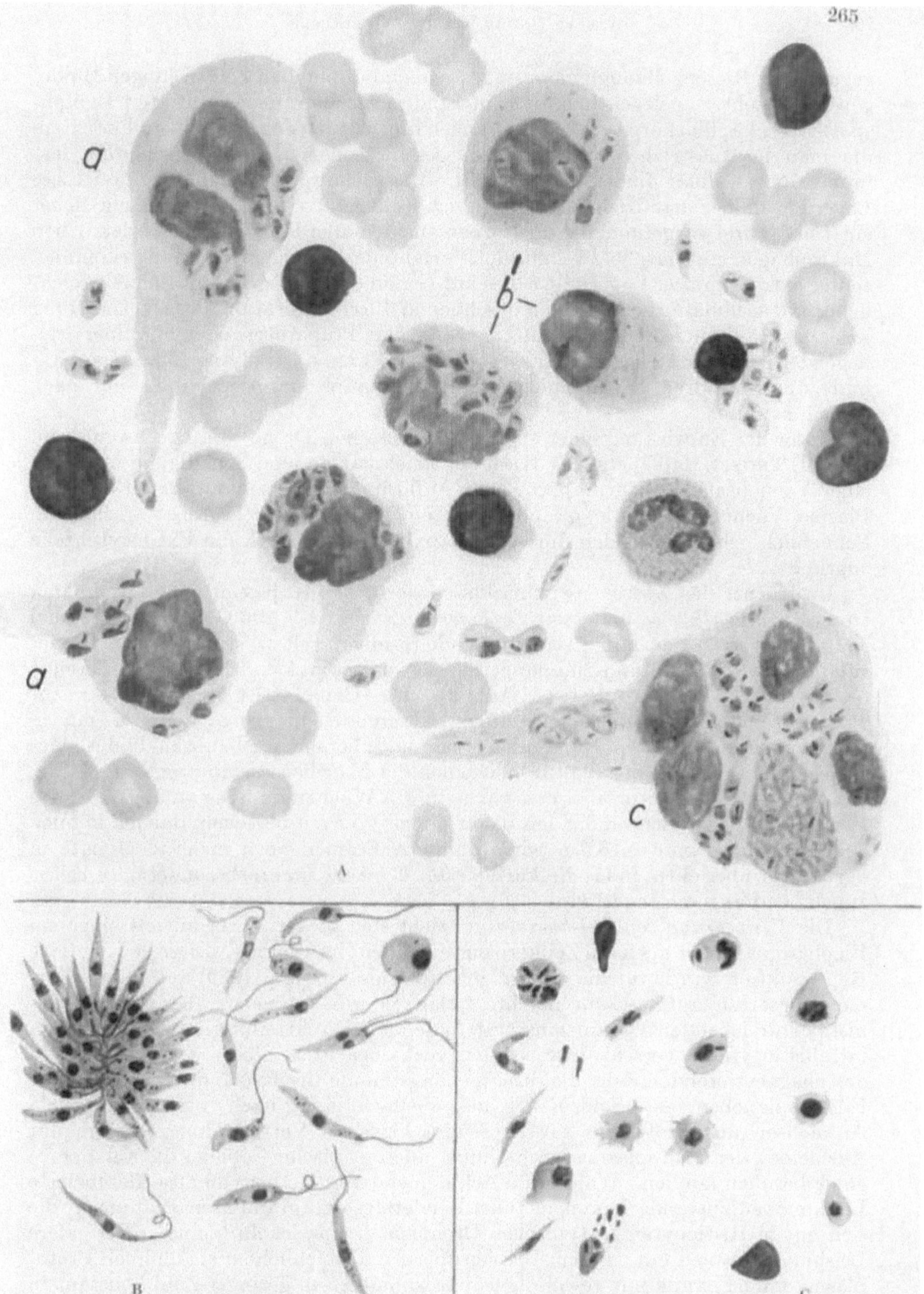

Abb. 2 A—C. A Ausstrich vom Preßsaft einer frischen Orientbeule: Gewebsformen von Leishmania tropica in Histiocyten (*a*), Monocyten (*b*) sowie extracellulär gelagert. Abnorm große, mehrkernige Histiocyten (*c*) enthalten öfters, besonders zahlreiche Leishmanien mit Degenerationszeichen (Vergr. ca. 1800mal). B Leptomonaden von Leishmania tropica aus der Kultur oder dem Darmkanal von Phlebotomen (Vergr. ca. 1200mal). C Einige häufige degenerative Gewebsformen von Leishmania tropica: kernpyknotische, Stern-, Rosetten-, granulierte Formen teils mit erhaltenem, teils fehlendem Blepharoplast sowie protoplasmafrei erscheinende, stark hyperchrome, aus dem Kern (oder auch Blepharoplast?) hervorgegangene Organismen, wovon manche möglicherweise Dauerformen darstellen (Vergr. ca. 1800mal)

gegangenen Riesenzellkonglomeraten, in großen lymphoiden Zellen, jungen Binde-
gewebselementen, gelegentlich auch in Epidermiszellen und erweiterten Lymphspalten des Papillarkörpers. Die Meinungen hinsichtlich der Massen von Parasiten,
die man in Ausstrichen von frischen, geschlossenen Leishmanioseherden fast
immer extracellulär findet, sind geteilt. Die Behauptung mancher, daß diese
Lagerung immer artefiziell bedingt sei, ist wohl übertrieben. Wenn auch sicher
ein Teil der frei vorgefundenen Protozoen aus den allerdings äußerst verletzlichen
Makrophagen stammt, so zweifeln doch erfahrene Kenner nicht am Vorkommen
echter extracellulärer Lagerung, sei es auf Grund der häufigen Anwesenheit reichlicher extracellulärer Leishmanien in schonend durch Aspiration unter Vermeidung
jeder mechanischen Zellschädigung gewonnenen Präparaten oder einzelner frei-
liegender rudimentär begeißelter Organismen (FLARER). Polymorphkernige Granulocyten enthalten Leishmanien, wenn überhaupt, dann jedenfalls nur ganz
ausnahmsweise.

Unter der Einwirkung einer spezifisch wirksamen Droge, wie Brechweinstein,
fand M. TRUFFI, daß zuerst der Kern der Leishmanien eine Schädigung im Sinne
einer Vacuolisation, Schrumpfung und Auflösung zeigt, sodann treten auch im
Plasma Vacuolen auf, die peripher von einem Häutchen begrenzt erscheinen.
Schließlich geht, vermutlich durch Endotoxinwirkung, auch die Phagocytenzelle
zugrunde.

Im Körper des Zwischenwirtinsekts sowie in der Kultur gedeiht Leishmania
tropica in *Flagellaten-*, und zwar *Leptomonadenform*, d.h. die Geißel, die 1—2mal
so lang ist wie der langgestreckt-spindelförmige, selten stumpf-ovaläre oder
rundliche, zwischen 5 und 20 $\mu$ lange Körper, entspringt vor dem am Vorderende
quergestellten Blepharoplast (s. Abb. 2). Die Geißel tritt im Gegensatz zur
Trypanosomenform, wo sie nahe dem Hinterende entspringt und am ganzen
Organismus entlang den Randfaden einer undulierenden Membran bildet, hier
sogleich ins Freie. In der Kultur erscheinen die Flagellaten frühestens am 3. Tag,
zuweilen geht die Kultur aber erst nach einigen Wochen an. Die anfangs lebhafte
Beweglichkeit der Leptomonaden bleibt einige Wochen bestehen, danach können
den Leishman-Donovan-Körperchen ähnliche Formen noch mehrere Monate in
der Kultur überleben, indes die Färbbarkeit der Zelle und insbesondere des Kerns
zunehmend abgeschwächt wird.

Die *Vermehrung von Leishmania* vollzieht sich in der Regel mittels einer am
Blepharoplast oder auch am Zellkern einsetzenden Zweiteilung. Diese gewöhnliche
Reproduktion wurde für die einzige gehalten, bis FLARER (1939) auf andere Ver-
mehrungsarten aufmerksam machte. Danach gibt es neben der beim extra-
histiocytär lebenden Organismus stattfindenden Direktteilung namentlich beim
intrahistiocytären verschiedene, vordem nicht beachtete Modi. Zwar ist auch in
der phagocytierenden Zelle die direkte Längsteilung die Regel, doch beobachtete
FLARER daneben echte Schizogonie, also Vielfachteilung nach voraufgegangenem
Anwachsen des Protozoon sowie pseudoschizogene Vermehrungsvorgänge mit
Ausbleiben der Protoplasmadurchteilung, auch cystische Gebilde, die auf Sporo-
gonie beruhen können. Während durch den ersteren Modus voll ausdifferenzierte
Leishmanien zustande kommen, führt der letztere zu granulären Bildungen, die
sich nur in Histiocyten zu typischen Organismen entwickeln können. Besondere
Leishmaniaformen mit rundem Blepharoplast und reichlichem acidophilen Protoplasma fand FLARER mit gewöhnlichen Leishmanien in geringer Zahl konstant in
einer Weise vereinigt, die vielleicht als eine Art geschlechtlicher Fortpflanzung,
jedenfalls nicht als gewöhnliche direkte Zellteilung zu deuten war. Weiterhin wies
er rudimentär differenzierte, in Histiocyten liegende Organismen mit acidophilem
Plasma nach, die an Stelle des Makro- und Mikronucleus ein einziges, zentral

liegendes Kernkörperchen aufwiesen. Schließlich wurden in älteren Beulen coccoide, oft in einer gleichsam steckengebliebenen, unvollständigen Direktteilung befindliche Figuren gefunden, die vielleicht Resistenz- oder Degenerationsformen darstellen.

In der Beschreibung atypischer Formen wird FLARER vielfach bestätigt von PULLÈ, der z.B. Chromatinanordnung in Rosettenform, ähnlich wie bei Malariaplasmodien, ferner längliche trypanosomenähnliche, einkernige, bündelförmig zu zwei oder drei Organismen zusammenliegende Leishmanien beobachtete.

Die *kulturelle Züchtung* von Leishmania tropica macht keine besonderen Schwierigkeiten. Am meisten üblich ist der sog. NNN-Agar-Nährboden (NOVY-McNEAL-NICOLLE), der aus Agar 14,0/NaCl 6,0/Aqua dest. 900,0 besteht und dem man bei 45—50⁰ im Verhältnis 3:1 defibriniertes Kaninchenblut zusetzt. Man läßt dann den Nährboden schräg erstarren. Die Leishmanien gedeihen im Kondenswasser des zugekappten Röhrchens, am besten bei 16—28⁰, bei 37⁰ verschwinden sie. Die Erstkultur kann auf hämoglobinfreiem Nährboden gelingen, nicht jedoch die Subkultur (BERREBI). In einem ihnen nicht zusagenden Milieu, z.B. bei Zusatz von Pferdeblut, wachsen Leptomonaden gleichwohl, und in Ringer-Lösung, in der sie sonst innerhalb von 24 Std zugrunde gehen, bleiben sie viel länger beweglich, wenn man dem Medium 2% einer geeigneten Zuckerart, vor allem Dextrose, zusetzt. Andere Zucker wie Maltose, Mannit, Sorbit, Dulcit und Dextrin dagegen sind der Kultur eher schädlich. Zur Unterdrückung von Begleitbakterien, deren Anwesenheit mit der Züchtung von Leishmanien nicht vereinbar ist, hat sich ein Zusatz von 250 E Penicillin pro ml Nährboden bewährt, selbst bis zu 1000 E schaden dem Wachstum nicht. Auch Glycerinzusatz hemmt das Wachstum von Sekundärflora (BERREBI). In geeigneten Gewebekulturmedien (Milz, Leber) lassen sich Leishman-Donovan-Körperchen und Flagellatenformen nebeneinander züchten, ebenso gelang mehreren Autoren die gleichzeitige Züchtung beider Varianten auf etwa 7 Tage alten Hühnerembryonen. Auf halbfesten Nährböden mit spezifischem Immunserum wächst Leishmania tropica in Kolonien, die ganz aus Flagellatenformen bestehen können (ADLER).

Es sei bemerkt, daß gegenwärtig keinerlei unterscheidende Kennzeichen zwischen dem Erreger der Haut- und der visceralen Leishmaniose, Leishmania tropica und L. Donovani, bekannt sind, sei es durch die Kultur oder durch irgendwelche morphologische oder färberische Eigenschaften oder auch durch serologische Verfahren. Gelegentlich beschriebene Unterscheidungsmerkmale, z.B. wenige Grade tieferliegende optimale Wachstumstemperatur, kleinere Körper- und größere Geißellänge bei Leishmania Donovani sind weder konstant noch für die Charakterisierung eines an sich variablen Protozoenorganismus ausreichend. Zuletzt hat KIRK die Einheitlichkeit der Species Leishmania festgestellt, unter Anerkennung biologisch-rassischer Variationen, die sich in der klinischen Manifestation und im Tierversuch auswirken.

## 2. Natürliche Wirte und Zwischenwirte

Infektion mit Leishmanien kommt in der Natur bei zahlreichen Säugetieren vor. (Auch verschiedene Kaltblüter fand man von Leishmanien befallen, doch dürfte dies für die Humanpathologie unerheblich sein.) Einzelbeobachtungen von Erkrankungen wurden bei Pferden, Schafen, Ziegen, Eseln, Bären usw. erhoben. Nicht so selten erkranken Katzen an Orten gehäufter Morbidität. Von größerer Bedeutung ist in gewissen Gegenden die leishmaniotische Infektion wildlebender Tiere, die als Wirte und mit Wahrscheinlichkeit als Reservoir des Erregers dienen; öfters wird das Wiesel erwähnt. Dies wurde in verschiedenen

Wüsten- und Steppengebieten studiert, zuerst in Nordafrika (Sergent und Parrot), dann in Mittelasien (Latyshew und Kriukowa; Kojevnikov), wo man zahlreiche Nagetiere wie Angehörige der Familie der Hörnchen, Rhombomys opimus, verschiedene Arten von Meriones, Spermiophilopsis, Spermophilusarten (Ziesel) in ihren Erdhöhlen sowie Vögel in den Nestern an Leishmaniose mit Hauterscheinungen erkrankt fand. Insbesondere den in Höhlen lebenden Nagern, soweit sie nicht weit entfernt sind von menschlichen Behausungen und von Tierställen, wird eine beträchtliche epidemiologische Bedeutung beigemessen, da die übertragenden Insekten hier gleichmäßig das ganze Jahr hindurch ein gleichsam tropisch-feuchtwarmes Klima „im kleinen" vorfinden, ohne jene Temperaturunterschiede, die sonst in der Natur zum mindesten die Leishmaniose der Haut zu einer periodischen Häufigkeitsschwankungen unterworfenen Krankheit machen. Namentlich der gern in Massen auftretende Ziesel ist hier zu nennen, der z.B. nach R. Richter in Anatolien ungeheuer verbreitet und als Virusreservoir verdächtig ist. Auch andere Tiere auf freier Wildbahn, namentlich höhlenbauende wie Füchse, mögen in warmen Ländern als natürliche Wirte in Betracht kommen (Herrer). Verfasser sah im Irak einen verendeten Schakal mit einem Leishmanioseherd an der Schnauze. Eine allgemeine Antwort auf die Frage nach dem Virusreservoir wird jedoch durch alle diese Beobachtungen nicht gegeben. Es ist möglich, daß die Reservoirwirte in den einzelnen Ländern entsprechend den Lebensgewohnheiten der örtlich verschiedenen übertragenden Insektenspecies ganz verschiedenen Gattungen angehören.

Es wird aber immer wahrscheinlicher, daß der Hund als Erregerreservoir von besonderer Wichtigkeit ist, so daß dessen Rolle in der Epidemiologie der Leishmaniose eine gesonderte Erörterung verlangt.

## 3. Die Frage des Erregerreservoirs und die Leishmaniose des Hundes

Wenn es auch erwiesenermaßen möglich ist, mittels zerdrückter Phlebotomen, die auf Leishmanienkulturen oder auf Orientbeulen von Versuchspersonen gefüttert worden waren, Hautleishmaniose zu übertragen (Adler und Theodor, Adler und Ber), so sind damit keineswegs alle epidemiologischen Probleme der Übertragung der Hautleishmaniose gelöst. So ergeben sich ungeklärte Fragen aus den Verhältnissen des Verdauungskanals der Phlebotomen (s. S. 281), andere stellt der Modus des Infektionsmechanismus selbst. Es ist höchst unwahrscheinlich, daß die gewöhnliche Infektionsquelle, von der das übertragende Insekt die Leishmanien bezieht, der Träger der Orientbeule selbst wäre. Die Phlebotomenweibchen sind Frischblutsauger, die Aufnahme der Protozoen käme also nur durch Ansaugen uneröffneter Beulen in Betracht; diese machen jedoch einen so minimalen Anteil der dem Insektenstich exponierten Körperfläche aus, daß eine Übertragung der Krankheit in größerem Stil auf diesem Wege sicher auszuschließen ist. Stiche abseits der Beulen vermitteln keine Infektion, da für gewöhnlich weder die unbefallene Hautfläche noch die Blutbahn des Orientbeulenträgers Leishmanien aufweist.

Gleichwohl ist durch experimentelle Belege und Erfahrungen gesichert, daß die Phlebotomen ein wesentliches Glied im Cyclus der Epidemiologie der Leishmanioseinfektion darstellen. Die von Marchionini für Anatolien nachgewiesene Häufung der Zugänge frischer Orientbeulen in zeitlicher Abhängigkeit von den Schwärmzeiten der Phlebotomen gilt, im einzelnen mit klimabedingten Verschiebungen, in ähnlichem Sinn für die von der Krankheit heimgesuchten arabischen Länder. Ebenso ist auch für diese Marchioninis Angabe nachdrücklich zu bestätigen, daß in besonders heißen, trockenen und langen Sommerperioden sowohl die Menge der schwärmenden Phlebotomen wie die Zugangszahlen an Hautleishmaniosen wesentlich größer sind als in weniger heißen oder wenigstens von einer ausgiebigeren Regenzeit eingeleiteten Jahren. Andererseits weist gerade die jahreszeitliche Verteilung der Neuerkrankungen auf die nur lückenhafte Erklärung hin, die unser gegenwärtiges Wissen über die Rolle der Phlebotomen in der Epidemiologie der Hautleishmaniose zu bieten vermag. Der in vielen Endemiegebieten in den Herbstmonaten liegende Erkrankungsgipfel führt zu Beulen, deren Infektiosität sich im Lauf einiger Monate erschöpft. Die Art und Weise, wie die im folgenden Jahr schwärmende, *zunächst von Leishmanien freie* Phlebotomengeneration diese aufs neue aufnimmt, hat seit langem zu Überlegungen und Untersuchungen Anlaß gegeben, die erst in neuerer Zeit zu einer besseren Aufdeckung des Lebenscyclus der Leishmanien führen.

Die besondere Bedeutung als Mittler in der Epidemiologie der Hautleishmaniose, die man schon seit NICOLLE und COMPTE (1908) immer wieder dem *Hund* beigemessen hat, scheint durch Beobachtungen der letzten Jahre mehr und mehr erhärtet zu werden. MARCHIONINI kommt nach eingehender Würdigung aller irgendwie als Leishmanienreservoir verdächtigen Wirbeltiere und selbst Wirbelloser (nach COTTINI wurden sogar von Leptomonasformen gelegentlich infestierte Pflanzen der Gattung Euphorbia einbezogen) zu dem Schluß, daß beim derzeitigen Stand der Hund als das wahrscheinlichste Virusreservoir in manchen Endemieländern anzusehen ist. Für Anatolien konnte er, darin später von R. RICHTER bestätigt, zwar dafür keine Anhaltspunkte feststellen, ebenso wie PULLÈ in der italienischen Provinz Forli, im Sudan KIRK keine übereinstimmende Verbreitung von Hundeleishmaniose und Hautleishmaniose fanden. Mitteilungen aus anderen Provinzen Italiens sprechen für eine mögliche oder sehr wahrscheinliche epidemiologische Rolle der Hundeleishmaniose (SEVERI und CAGINI, BIAGINI, SIROTTI, TAMPONI, VALCARENGHI u. a.). Auch in zahlreichen anderen europäischen und außereuropäischen Ländern erblicken seit einer Reihe von Jahren immer mehr Autoren im Hund das wichtigste Erregerreservoir, so in Griechenland und Kreta PAPANDONAKIS; MAYER und MALAMOS, in Triest VLACH, in Spanien VILANOVA, für die Mittelmeerländer im allgemeinen JOYEUX, für Palästina SHAPIRO und BTESH, für das westliche Nordafrika LESTOQUARD und DONATIEN. In China machten FENG, CHUNG und HOEPPLI, in Südamerika FASAL für Argentinien, PIFANO für Venezuela auf die Reservoirfunktion des Hundes aufmerksam, für Peru HERRER, der die Parallelität von Hautleishmaniose des Menschen und natürlicher Leishmanioseinfektion der Hunde bewies. Umgekehrt ist zu erwähnen, daß es nach eigenen Erfahrungen Orte gibt, wo Hundeleishmaniose, und zwar die Haut- wie die generalisierte Form, nicht selten ist, menschliche Hautleishmaniose dagegen fehlt. Ein Beispiel dafür ist Amara am Unterlauf des Tigris, ein Gebiet von verbreitetem sozialen Elend; es fehlen Untersuchungen darüber, ob in diesem von Hautleishmaniose freien Gebiet, wo Phlebotomus papatasii und (nach NEWSTEAD) Phl. alexandri gefunden, Phl. sergenti dagegen vermißt wird, menschliche viscerale Leishmaniose existiert. Die Ansicht v. HEELSBERGs, daß die Übertragbarkeit der Hundeleishmaniose auf den Menschen eine enge häusliche Gemeinschaft voraussetze, trifft für manche orientalischen Länder, wo der Hund unzweifelhaft ein Infektionsvermittler von größter Wichtigkeit ist, nicht zu. Als unreines Tier betritt er das Haus des gläubigen Moslem nie, höchstens streunt er auf Nahrungssuche hinreichend nahe um das Haus herum. Die Folge sind vielfach halbwilde, verwahrloste und von vielerlei Krankheiten verseuchte Hundescharen, die z.B. im Irak in hohem Maß Träger von Leishmaniose jeglicher Art sind.

Die *Leishmaniose des Hundes* tritt im wesentlichen in zweierlei Formen in Erscheinung. Es wurde bereits erwähnt, daß die für den Menschen durchführbare scharfe Trennung der

Leishmaniose nach cutaner und visceraler Manifestation für viele Laboratoriumstiere nicht so ausgeprägt gilt, doch liegen darüber in bezug auf den Hund exakte Untersuchungen noch nicht vor. Joyeux spricht zum mindesten in den schweren Fällen von einer viscero-cutanen Mischform. Die häufige und polymorphe Beteiligung des Integuments bei visceraler Leishmaniose des Hundes läßt vermuten, daß bei ihm, wie bei kleineren Laboratoriumstieren, das Vorhandensein einer Generalisation den Bestand typischer cutaner Leishmanioseerscheinungen nicht ausschließt, daß es aber auch andererseits hier den Befall innerer Organe im Anschluß an die schwere Verlaufsform primär-cutaner Leishmaniose gibt. Gleichwohl dürfte beim Hund die isolierte Existenz entweder der rein cutanen oder der visceralen bzw. generalisierten Form die Regel sein.

Die Unterscheidung der *Hautleishmaniose des Hundes* nach einer leichten und schweren Verlaufsform (Cottini) hat nicht nur formalen Sinn. Bei der leichten sind die Hauterscheinungen oberflächlich und heilen in den wenigen Wintermonaten der heißen Länder, denn die Jahreszeit des Erscheinens ist der Spätherbst. Die schwere cutane Verlaufsform, die oft Allgemeinstörungen mit sich bringt und nicht selten tödlich ausgeht, erzeugt tiefe und ausgedehnte Geschwüre. So wie beim Menschen der Allgemeinzustand nicht gleichgültig für die Verlaufsart der Hautleishmaniose ist, so darf angenommen werden, daß auch beim Hund der Ernährungs- und Gesamtzustand die Gut- oder Bösartigkeit des Krankheitsverlaufs wesentlich mitbestimmt. Die leichte Form der Hautleishmaniose des Hundes ist hauptsächlich an den haarlosen und schwachbehaarten Körperstellen lokalisiert. Am häufigsten findet man an Schnauze, Ohren und Augenlidern, auch an den Lippen, Pfoten, bei Hündinnen an der Vulva oberflächliche, meist papulo-ulcero-krustöse Läsionen, aus denen der Leishmaniennachweis nicht immer leicht gelingt. Durch ständiges Kratzen der juckenden Herde kommt es oft, besonders an der Schnauze und Innenseite der Ohrmuscheln, zu einer Vielzahl von Herden und zu kahlen, nässenden, rötlichen, schmierig-eitrig belegten Oberhautdefekten, bei denen man im Gegensatz zu den spezifischen Erscheinungen beim Menschen eine entzündlich gerötete Umgebung vermißt. Knotige Erhebungen bilden sich gern im Innern der Ohrmuschel. Die zerkratzten spezifisch-entzündlichen Infiltrate im Lidbereich, die die Augen zuweilen ganz umsäumen, führen zu schwerer Conjunctivitis. Bei dem oft weit über ein Jahr sich erstreckenden Verlauf der schweren cutanen Form werden die Hunde entkräftet und lahmen ausgestoßen umher. Ohne genauere Untersuchung ist es schwierig zu entscheiden, ob es sich im einzelnen Fall um eine schwere primär-cutane Infektion handelt, oder aber eine vorgeschrittene viscerale Leishmaniose des Hundes mit sekundären geschwürigen Begleiterscheinungen seitens der Haut.

Auch von der *visceralen Form der Hundeleishmaniose* gibt es verschiedene Verläufe, die man vor allem durch die Arbeiten von Curasson besser kennengelernt und deren Kenntnis das Verständnis für die Epidemiologie der menschlichen Leishmaniose wesentlich bereichert hat.

In selteneren Fällen antwortet der Hund auf die Infektion mit Leishmanien mit einer *akuten* fieberhaften Erkrankung, die dann meistens tödlich endet, mit einer Fulminanz, wie sie von der Infektion des Menschen im Kindes- und Erwachsenenalter nicht bekannt zu sein scheint.

Viel häufiger kommt es zu einer chronischen, zehrenden Erkrankung, die epidemiologisch weit wichtiger ist und von der Curasson drei Stadien unterscheidet. Im *ersten* geraten die Hunde in eine von zeitweiligen Heißhungerattacken unterbrochene Appetitlosigkeit, sie werden schlafsüchtig und bekommen nach einigen Wochen einen diffusen Haarausfall, der, jenem im Verlauf mancher menschlichen Infektionskrankheiten vergleichbar und wie jener reversibel, zuerst die infektiös-toxische Überflutung des Integuments ankündet. Im *zweiten* Stadium, in dem die Tiere in zunehmendem Maß abmagern und geschwächt werden, ist eine sekundäre Anämie mit Lympho-Monocytose nachzuweisen. Auf der Haut zeigen sich umschriebene und flächenhafte Oberhaut- und Haardefekte, Kratzläsionen und ulcerierte Granulome, wahllos lokalisiert. Sie sind ein weiterer Ausdruck der schon durch das initiale Effluvium erwiesenen Tatsache, daß die Haut mit ihrem reticulo-endothelialen Apparat nach der eingetretenen Generalisation der Protozoen beim Hund eines der bedeutendsten und regelmäßigen Lokalisationsorgane ist. Nicht nur aus den spezifischen Hautläsionen, Granulomen und Ulcera sind Leishmanien sehr leicht nachzuweisen, sondern auch durch artefizielle Excoriation beliebiger haarloser oder ganz gesund erscheinender Hautstellen findet man Erreger im Ausstrich innerhalb von Makrophagen. Lestoquard und Donatien, die in der Haut an visceraler Leishmaniose erkrankter Hunde in allen Stadien Leishmanien nachwiesen und die Befunde autoptisch nachprüften, empfehlen als Ort der Materialentnahme vor allem die Nagelmatrix. Sie bietet nicht nur den Vorteil, die Erreger verhältnismäßig reichlich zu enthalten — 32 von 61 Fällen wurden positiv gefunden —, sondern diese behalten dort auch ihre normale Gestalt, während sie in Ausstrichen häufig in Form und Größe von der Norm abweichen.

Im *Endstadium* generalisierter Leishmaniose kommen die Hunde in einen kachektischen Zustand, haben unregelmäßige Atmung, Pulsstörungen, bewegen sich schleppend und torkelnd und haben öfters eine Paraplegie der Hinterläufe. Die Milz ist geschwollen, es besteht Albuminurie und schwere Kerato-Conjunctivitis. Die Haut pflegt in großer Ausdehnung die verschiedensten Schädigungen aufzuweisen. Manche Tiere haben nur große, landkartenartige kahle Flächen an Stamm und Extremitäten, viele außerdem krustös-ekzematoide Erscheinungen, abwechselnd mit verstreuten weichen, flach-infiltrativen Erhabenheiten, die ulcerieren können. Derartige elende Tiere kann man bis in die Gegenwart in den verbliebenen Leishmaniosezentren, z.B. in den Altstadtvierteln von Bagdad, nicht selten streunen sehen; sie fallen weniger planmäßigen Seuchenbekämpfungsmaßnahmen, als vielmehr heutzutage häufig dem modernen Straßenverkehr zum Opfer. Infolge der langen Krankheitsdauer von wenigstens einem Jahr und der Tatsache, daß die ausgedehnten, vielfach haarlosen, massenhaft Erreger enthaltenden Hautflächen der abwehrunfähigen Tiere den Phlebotomen die günstigste Stechgelegenheit geben, bildet die chronische generalisierte Leishmaniose des Hundes, wie in zunehmender Weise klargestellt wird, vielerorts die wichtigste Gefahrenquelle für die Weiterverbreitung der Leishmaniose, und zwar vermutlich jeder Form, wenn dies auch keineswegs für alle Endemiegebiete in gleicher Weise zu gelten braucht.

Wenn neuerdings die Neigung besteht, die Leishmanien als eine einheitliche protozoologische Species zu betrachten, so bleibt die Frage nach den Bedingungen der Manifestation der cutanen oder visceralen Erkrankung noch ganz ungeklärt. MAYER und MALAMOS äußerten auf Grund ihrer Studien auf Kreta zuerst die Vermutung, daß der Typus des Insektenüberträgers dabei eine Rolle spiele, indem dort beispielsweise viscerale Leishmaniose durch Phl. maior, Hautleishmaniose durch Phl. sergenti übertragen wird, auch in anderen Ländern soll die Übertragung der einen oder anderen Leishmanioseform an gewisse Phlebotomenrassen gebunden sein. Es ist nachgewiesen, daß verschiedene Leishmanienstämme sich nicht in allen Phlebotomenarten gleich gut entwickeln, z.B. vermehrt sich nach ADLER der palästinensische Stamm von Leishmania tropica leicht in Phl..papatasii, aus Kreta kommende Stämme weniger bereitwillig. Andererseits gibt es reine Hautleishmaniose-Gebiete, in denen auch zur Kala-Azar-Übertragung befähigte Phlebotomenarten schwärmen. Über die personalen Voraussetzungen wie Allgemeinzustand, Lebensalter, Fähigkeit der Haut zur örtlichen Begrenzung der Infektion, ferner die Summe der klimatischen und hygienischen Umweltbedingungen und ihren Einfluß auf die Verwirklichung des visceralen oder cutanen Krankheitstyps ist noch sehr wenig bekannt.

## 4. Tierexperimentelle Leishmaniose

Manche Ergebnisse der experimentellen Leishmanioseforschung sind geeignet, das Verständnis der Hautleishmaniose zu vertiefen. So ist die Erkenntnis wichtig, daß die scharfe Trennung, die zwischen der menschlichen Leishmaniose der Haut und jener der inneren Organe zu bestehen scheint, bei den natürlich und experimentell infizierten übrigen Säugetieren viel weniger in Erscheinung tritt. Als Versuchstiere für die Infektion mit Leishmania tropica sind die meisten Laboratoriumstiere geeignet, so Kaninchen, Ratten, Affen, verschiedene Arten Hamster, Meerschweinchen und bevorzugt die Maus. Die Tiere erkranken teils örtlich, teils allgemein, das Ziesel nach CAMINOPETROS bei intracutaner und subcutaner Impfung nur mit örtlichen Erscheinungen. KYRLE und REENSTJERNA stellten zuerst fest, daß die Virulenz von Passage zu Passage zunimmt. (Bemerkenswerterweise verhält sich dies beim Übertragungsversuch von Hautleishmaniose-Material am Menschen umgekehrt: hier nimmt die Größe der Impfgranulome von Passage zu Passage ab [RIGGIO].) Mit Stämmen von Orientbeulen erzielten MAYER, LAAS und SONNENSCHEIN bei der weißen Maus eine generalisierte Infektion, nachdem schon vordem die Erzeugung generalisierter Krankheitsbilder am Versuchstier mittels Leishmania tropica von mehreren Seiten (PARROT und DONATIEN; DAS GUPTA) bewiesen worden war. Mechanische Reizung der Impfstelle an der Schwanzwurzel der Maus ruft sowohl eine Steigerung des entzündlich-geschwürigen Prozesses wie eine stärkere Bereitschaft zu einer allgemeinen

Infektreaktion hervor. Diese Beobachtung ist insofern von Wichtigkeit, als man sie dahin interpretieren könnte, die Leishmaniose allgemein als eine weder dermatotrope noch viscerotrope Infektion aufzufassen, sondern als eine in bezug auf Organotropie von Haus aus neutrale Infektionskrankheit, bei welcher die Wahl des Erfolgsorgans — innere Organe oder Haut — vom Gleichgewicht der jeweils angetroffenen Widerstandskräfte abhängt.

Russische Untersucher (KOJEVNIKOV 1961) behaupten, daß in den von Hautleishmaniose betroffenen südlichen Gebieten der Sowjetunion zwei klinische Verlaufsformen auseinander-zuhalten seien (s. S. 292). Der „ländliche Typ" der Infektion soll bei der weißen Maus sehr leicht, nämlich zu 90—100%, angehen und öfters zum Tod der Tiere unter septischen Er-scheinungen führen, während der langsam ulcerierende „städtische Typ" nur in etwa 10% der Versuchstiere haftet.

Bei der Allgemeininfektion der Maus ist, insbesondere wenn der Stamm eine größere Zahl von Passagen durchgemacht hat, das Bauchfell in besonderer Weise anfällig. Nachdem zu-nächst ein blutig-seröses Exsudat im Bauchraum erscheint, bildet sich ein schwartiger, das ganze Bauchfell überziehender und vor allem über den parenchymatösen Organen verdichteter Belag, in dem histologisch mit Leishmanien reichlich angefüllte Makrophagen vorherrschen. Neben dieser chronischen proliferativen Peritonitis ist bei einem Teil der Tiere das Parenchym von Milz und Leber wie bei Kala-Azar verändert, so daß die Befunde makroskopisch und pathologisch-anatomisch mit dieser etwa übereinstimmen: vom reticuloendothelialen Apparat ausgehende knötchenförmige Granulome, die massenhaft erregerhaltige gewucherte Makro-phagen enthalten. Eigenartig ist, daß der Befall der Organe nicht alle Tiere einer Versuchsreihe gleichmäßig zu betreffen pflegt, sondern bei manchen Mäusen nur eine auf das Bauchfell und namentlich die Kapsel von Leber und Milz beschränkte pseudomembranöse Peritonitis nach-zuweisen ist. Oft geht ein auffallend großer Teil der mit Leishmanien geimpften Versuchstiere, mit oder ohne Angehen der Hautimpfung, zugrunde, ohne daß die üblichen Untersuchungen eine Organleishmaniose ergeben oder daß in Blutkulturen Erreger nachweisbar wären. Die intracutane, subcutane oder intraperitoneale Injektion von Kulturleishmanien aus Orient-beulen verursacht beim Meerschweinchen auch dann, wenn die Impfstelle äußerlich reaktions-los bleibt, leishmanienhaltige Entzündungsprodukte im Knochenmark und intrabronchiale Leishmanien-positive Herde (DE BLASIO). Auch SANTOIANNI und ROMANO beobachteten am Meerschweinchen allgemeine Infektionserscheinungen nach Injektion von zerriebenem Ma-terial von Orientbeulen in die Nackendrüsen: es wurden eine allgemeine Lymphknoten-vergrößerung mit Erweiterung der Sinus, chronische, plasmazellenhaltige Entzündungsherde in den Organen und eine Hyperplasie des reticuloendothelialen Apparates und der lymphati-schen Zentren der Milz gefunden.

## 5. Beziehungen zwischen Haut- und visceraler Leishmaniose

Die ältere dogmatische Klassifikation der Typen pathogener Leishmanien und deren Beziehung zu klinischen Syndromen unterschied:

L. tropica — Hautleishmaniose (Orientbeule);
L. brasiliensis — Leishmaniosis americana muco-cutanea;
L. infantum — viscerale Leishmaniose des Kindes;
L. Donovani — viscerale Leishmaniose des Erwachsenen.

Diese Einteilung, einst vom rein klinischen Gesichtspunkt der Festlegung offenbar verschiedener klinischer Formen geschaffen, war lange hingenommen worden, ohne daß die zahlreichen Versuche, die Existenzberechtigung der bak-teriologischen Varietäten zu beweisen, irgendeinen bleibenden Erfolg gehabt hätten. Zunächst wurde die Trennung zwischen L. Donovani und L. infantum allgemein aufgegeben. Was die Beziehung zwischen L. tropica und brasiliensis betrifft, so schien es nach älteren Versuchen (NOGUCHI 1926 u.a.), daß die Agglu-tination auf direktem und gekreuztem Wege mittels der Sera spezifisch vorberei-teter Versuchstiere sowie die Komplementablenkung ein verschiedenes Verhalten der orientalischen und südamerikanischen Stämme erkennen ließen. Zahlreiche neuere serologische Studien ergaben jedoch, daß alle Leishmanienstämme iden-tische spezifische Antigene besitzen. Antiserum gegen einen Typ agglutiniert den homologen Typ bei hohem Titer, während heterologe Organismen nur bis zu einem deutlich niedrigeren Titer agglutiniert werden (FASAL).

Noch lebhaft umstritten ist die Frage der bakteriologischen Verschiedenheit oder Identität der Erreger der Haut- und der visceralen Leishmaniose. Wenn auch bis jetzt ein endgültiger Beweis in der einen oder anderen Richtung aussteht, so neigt doch die Meinung der neueren Autoren auf Grund mancher Beobachtungen entschieden dazu, die klassische Theorie der Verschiedenartigkeit der Erreger zu verlassen. Die Anhänger der unitaristischen Auffassung führen dafür z.B. ins Feld, daß praktisch in allen Gebieten der Alten Welt, in denen Leishmaniose überhaupt heimisch ist und in denen darauf systematisch geachtet wurde, viscerale und Hautleishmaniose nebeneinander angetroffen werden. War dies von Süd-, neuerdings auch Mittelitalien, Griechenland und Kreta, Nordafrika, Turkestan schon früher bekannt, so zeigen neuere Erfahrungen in einem mit der Gründlichkeit der Untersuchung zunehmenden Maß, daß auch dort, wo man lange Zeit nur die eine Leishmanioseform vorhanden glaubte [z.B. in Palästina (Shapiro und Btesh) und im Irak Hautleishmaniose, in China Kala-Azar], doch auch die andere Form gefunden wird. Im Sudan und dem daran angrenzenden ägyptischen Süden existieren Hautleishmaniose, viscerale Leishmaniose und Post-Kala-Azar-Leishmanid nebeneinander (Kirk; Kirk und Drew).

Soweit statistisch verwertbare Beobachtungen über das zahlenmäßige Verhältnis von Kala-Azar und Hautleishmaniose vorliegen, lassen sich bestimmte Regeln kaum verallgemeinern. In Italien z.B. überwiegen in der Campagna die visceralen Fälle weit über nur wenige cutane, in den Abruzzen gibt es neben mäßig häufiger Hautleishmaniose sehr wenig viscerale Leishmaniose, in anderen südlichen Provinzen und auf den Inseln Italiens überwiegt wechselnd die eine oder andere Form. Im Sudan findet sich teils endemisch, teils sporadisch cutane neben interner Leishmaniose, wobei besonders in ländlichen Gebieten mit reichlicher Bewässerung und Pflanzenwuchs im allgemeinen die letztere überwiegt (Kirk). Sonst herrscht bei spärlicher Verbreitung von Leishmaniose häufig die cutane Form vor. In Gebieten starker Durchseuchung mit Hautleishmaniose pflegt viscerale Leishmaniose sehr selten zu sein, obwohl sie auch in reinen Hautleishmaniose-Zentren, wo man früher nicht mit der Existenz von Kala-Azar rechnete, wohl nie ganz fehlt. Die bisher nur vereinzelten Mitteilungen über Koinzidenz von visceraler und (echter) cutaner Erkrankung bei ein und demselben Individuum (Kirk) wären vermutlich mit besseren Laboratoriumsmitteln, als sie in den meisten derartigen Ländern vielfach zur Verfügung stehen, leicht zu vermehren.

Cottini möchte auch die herkömmliche Auffassung, daß die „Hautleishmaniose" eine ausschließlich auf die Haut beschränkte Infektion ist, auf Grund gar nicht seltener Beobachtungen von visceralen Manifestationsherden in Begleitung cutaner Leishmaniose, revidieren, wenn die Belege hierfür auch bisher in der Literatur nur vereinzelt zu sein scheinen (Higoumenakis). In diesem Zusammenhang sind die Fälle beachtenswert, in denen das gemischte Vorkommen von visceraler und cutaner Leishmaniose bei verschiedenen Mitgliedern ein und derselben Familie und die Koinzidenz von Hundeleishmaniose und menschlicher cutaner oder visceraler Leishmaniose in einer Hausgemeinschaft festgestellt wurde. Higoumenakis sah bei einer Frau während der spezifischen Behandlung visceraler Leishmaniose den Ausbruch von Hauterscheinungen, die genau dem Typ exogener Hautleishmaniose entsprachen, andere (Gabbi, Laveran, Christopherson) ulceröse Begleitsymptome bei Kala-Azar.

Ein Patient von Pagès, Many und Lapeyre aus Nordafrika hatte, einen Monat bevor bei ihm eine Hautleishmaniose zum Ausbruch kam, einem Neugeborenen Blut gespendet. Das Kind erkrankte (nach nicht angegebenem Zeitintervall) später an Kala-Azar. Wenn der Fall auch keine klaren Folgerungen zuläßt, so verdient er unter Berücksichtigung der Umstände doch Erwähnung: Diese Umstände sind die im allgemeinen lange Inkubationszeit der Hautleishmaniose (d.h. der Spender war zur Zeit der Blutübertragung praktisch sicher Virusträger) sowie die relative Seltenheit sowohl visceraler wie cutaner Leishmaniose im betreffenden nordwestafrikanischen Gebiet (d.h. relativ geringe Wahrscheinlichkeit, daß das Kind zufällig anderweitig Kala-Azar erworben hätte, was immerhin nicht auszuschließen ist).

Eine besondere Stellung in diesem Fragenkomplex nehmen die weiter unten zu erörternden Hauterscheinungen im Zusammenhang mit visceraler Leishmaniose ein.

Die starke Tendenz der neueren Autoren zu einer unitaristischen ätiologischen Auffassung der Leishmaniosen (BRAHMACHARI, HIGOUMENAKIS, MONACELLI, FALCHI, BRUNO und AMOROSI, SHAPIRO und BTESH u.a.) wollen manche in gewissem Sinne einschränken. FLARER meint, daß sich in der Species Leishmania biologische Differenzierungen herausgebildet haben, erworbene Eigenschaften der Stämme von untergeordneter Bedeutung und zu minimal, um morphologisch-kulturell faßbar zu werden, Differenzierungen, die jedoch eine verschieden gerichtete pathogene Aktivität mit sich bringen. Die offenbar dem Genus eigene substanzielle Einheitlichkeit sei unabhängig von der spezifischen Aktivität der einzelnen Leishmanienstämme. Nach MONACELLI gehen die verschiedenen Manifestationen leishmaniotischer Infektion auf eine einzige Erregerspecies zurück, die durch wiederholte Passagen im Zwischenwirt modifiziert wird. Es ist jedoch insgesamt COTTINI darin zuzustimmen, daß alle diese auf rein klinische Fakten sich berufenden Argumente, die für die ätiologische Einheitlichkeit der durch Leishmanien bedingten Krankheitsformen sprechen, noch der Konsolidierung durch weitere, dringend erforderliche Forschungen bedürfen. Wie einige andere Autoren ist BIANCHI der Ansicht, daß die Gründe für eine verschiedene pathogene Wirksamkeit der Leishmanien nicht in einem verschiedenen biologischen Wesen der Krankheitserreger liegen, sondern überhaupt nur in verschiedenen Reaktionsweisen des betroffenen Organismus, je nach dessen Fähigkeit, die Infektion als umschriebene Hauterkrankung zu begrenzen oder nicht. Wie HIGOUMENAKIS glaubt er, daß der jeweilige Inoculationsmechanismus — im einen Fall intra-epidermal oder intracutan, im anderen mehr unmittelbar in die Blutbahn — die späteren klinischen Äußerungen wesentlich mitbestimme.

### a) Hautmanifestationen im Verlauf visceraler Leishmaniose

Die viscerale Leishmaniose, Kala-Azar, mit ihrem wenig übersichtlichen und etwas vagen Symptomenbild ist eine Krankheit, die in den Endemieländern in vielen Fällen spät oder überhaupt nicht zur ärztlichen Feststellung gelangt. Es ist daher nicht verwunderlich, daß die exanthematischen Hauterscheinungen in Verbindung mit ihr bisher nur in recht unbefriedigendem Ausmaß studiert sind. Es wurden solche von aufmerksamen Klinikern in den verschiedensten Stadien der Krankheit beobachtet, sie sind in ihrer Vielfalt durchaus in einer einheitlichen ätiologischen Vorstellung der Leishmaniosen unterzubringen.

Wenn auch die Äußerungen der visceralen Leishmaniose am Hautorgan nicht eigentlich der Zuständigkeit des Dermatologen unterliegen, so sind sie hier doch kurz zu streifen, zumal ihre Bedeutung für die Epidemiologie auch der rein cutanen Leishmaniose noch nicht genügend bekannt ist. Es ist dabei zu beachten, daß nicht nur die Haut des Kala-Azar-Kranken beträchtliche Mengen von Leishmanien enthalten kann (AURICCHIO), sondern nach den Befunden chinesischer Autoren (CHEN u. Mitarb., CHU) sowie FORKNER und ZIA in Peiping die Nasen-, Conjunctival- und Mundschleimhaut bei Kala-Azar reichlich Leishmanien abzusondern vermag und namentlich durch das Nasensekret fast immer eine Ausscheidung pathogener Protozoen erfolgt.

Die diffuse melanodermatische oder auch circumscripte, graduell sehr unterschiedliche Pigmentvermehrung, die dem Kala-Azar („schwarzes Fieber") den Namen gegeben hat, dürfte, ebenso wie leukodermatische oder vitiligoähnliche Depigmentationen, bei der indischen Varietät nur infolge des bei dunklen Rassen allgemein in bezug auf Plus- und Minusvarianten anfälligeren Pigmentapparates häufiger zutage treten; beobachtet wurden diese Pigmentverschiebungen auch in Italien und Griechenland. Sie sind meist an den frei getragenen Körperpartien, im Gesicht, an Händen und Unterarmen sowie am Genitale am stärksten ausgeprägt, öfters stellenweise mit flächenhafter rauher parakeratotischer Schuppung im hyperpigmentierten Bereich verbunden (Abb. 3). Zum Teil gehen den Pigmentstörungen Erytheme voran, möglicherweise genügt aber die bei Kala-Azar offenbar häufige asymptomatische diffuse cutane Invasion mit Leishmanien und die dadurch verursachte infektiös-toxische Schädigung des Pigmentmantels zu ihrer Manifestation. Neben den Pigmentstörungen sind, mehr im Mittelmeerbecken als in fernöstlichen Endemiegegenden, purpuraförmige, anuläre (BRAHMACHARI), pemphigoide, varicelliforme Kala-Azar-Eruptionen mitgeteilt worden (LAVERAN).

Als Einleitung visceraler Leishmaniose, vielleicht als eine Art Primäraffekt aufzufassen, konnte KIRK im Sudan einige Monate vor dem Erscheinen des Kala-Azar ein leishmaniotisches Geschwür feststellen. MIRZOIAN betrachtet sogar die Eruption von häufig nur diskret angedeuteten, einige Monate vor dem Ausbruch visceraler Leishmaniose erscheinenden maculösen, roseolaartigen bis maculopapulösen Exanthemen als etwas ziemlich Gewöhnliches. In deren Efflorescenzausstrichen sind Leishmanien nachzuweisen. Über die exanthematischen Leishmanide zu Beginn und im Verlauf von Kala-Azar ist noch nicht genügend bekannt.

BRAHMACHARI gebührt das Verdienst der Erstdarstellung der für den Dermatologen interessanten Phänomene im Zusammenhang mit visceraler Leishmaniose. Er hat wohl das Hauptgewicht auf die *nach* Überstehen der visceralen Infektion auftretenden Hauterscheinungen gelegt, aber auch schon eine Reihe von Hautsymptomen unterschieden, die sich während der floriden inneren Erkrankung zeigen. Eine Gruppe maculo-papulöser Exantheme, die er bei unbehandelten Kala-Azar-Kranken fand, ist identisch mit den oben erwähnten MIRZOIANs, sie spricht zusammen mit der internen Erkrankung auf Antimonbehandlung an; namentlich aus den papulösen Elementen gelingt der Nachweis von Leishmanien. Die gleiche Art papulöser, leishmanien-positiver Exantheme wurde in Endemiegebieten bei Kranken gefunden, bei denen eine viscerale Infektion nicht nachweisbar, aber offenbar latent vorhanden war, oder die auf Verdacht hin mit Antimon behandelt worden waren. Die am

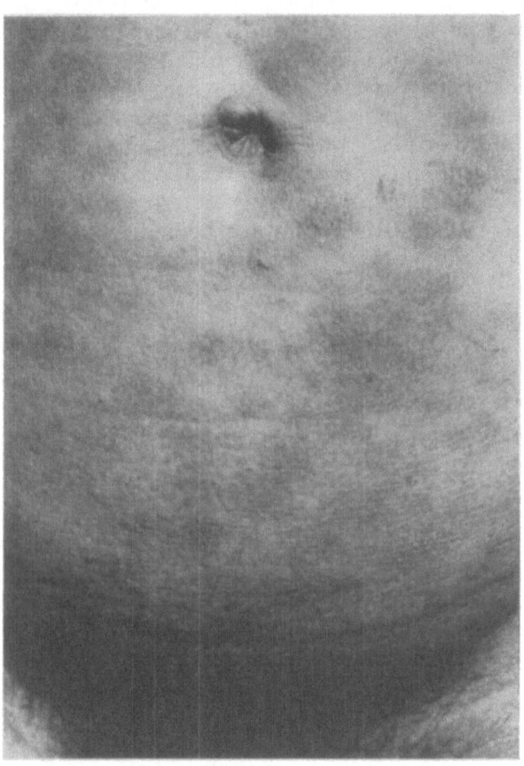

Abb. 3. Kala-Azar-Melanoderm: schmutzig-graubraune Fleckung am Stamm (und Hals), von verwaschener Begrenzung und rauher, leicht schuppiger Oberfläche. (Starke Milz-, mäßige Leberschwellung, remittierende Fieberschübe, Leukopenie; 32jähriger Mann)

besten studierte und mit BRAHMACHARIs Namen am engsten verbundene Gruppe stellen die als Post-Kala-Azar-Leishmanide bezeichneten Exantheme dar.

## b) Post-Kala-Azar-Leishmanide

Diese Eruptionen wurden zunächst vom Erstbeschreiber als dermal leishmanoid, später von ACTON und NAPIER als post-kala-azar-dermal leishmaniasis bezeichnet. Sie treten in 6—10% im Anschluß an viscerale Leishmaniose auf und sind nicht nur wegen ihrer Häufigkeit wichtig, sondern für das Verständnis der Leishmaniose überhaupt, und gewissermaßen als Bindeglied zwischen der Haut- und Eingeweideform. In Indien und China, wo sie in zunehmender Zahl zur Beobachtung kommen, sieht man die meisten Fälle zwischen einem und 3 Jahren nach scheinbarer Abheilung visceraler Leishmaniose, im Sudan fand KIRK diesen Zeitabstand viel kürzer. Es ist noch nicht endgültig entschieden, ob das Attribut

„post" überhaupt eine conditio sine qua non bei dieser Exanthemform ist. Man glaubte lange, daß sie nur in Fällen auftrete, in denen eine spezifische Behandlung vorausgegangen sei, doch sah man sie auch in unbehandelten, spontan geheilten und solchen Fällen, in denen die viscerale Erkrankung offenbar der Feststellung entgangen war. Sicher treten diese Exantheme in der Abheilungsphase und mit Vorliebe nach — offenbar unzureichender — spezifischer Behandlung von Kala-Azar am häufigsten in Erscheinung; in den Herden und in der Blutbahn sind Leishmanien nachzuweisen. Marchionini möchte sie in gewissem Grad mit der Generalisationsperiode der Hautleishmaniose gleichstellen. Wenn es berechtigt ist, die Leishmaniosen als eine ätiologische Einheit aufzufassen, dann kann man sich eine pathogenetische Vorstellung über die Post-Kala-Azar-Leishmanide als immunologisches Phänomen zwanglos machen. Es ist zwar unbekannt, warum die Infektion einmal den reticuloendothelialen Apparat von Leber, Milz und Knochenmark, unter anderen epidemiologischen und individualpathologischen Bedingungen jenen der Haut als Erfolgs- und Reaktionsorgan wählt. Ist aber die Infektion in einem der beiden Organbereiche einmal angegangen, so scheint davon ein weitgehender immunitärer Schutz des anderen Organsystems auszugehen: Kranke mit aktiver oder abgelaufener Hautleishmaniose erkranken praktisch nie an visceraler Leishmaniose, obwohl auf Grund früherer Feststellungen von Ruge, Neumann, Mayer u.a. angenommen werden muß, daß gelegentlich bei Hautleishmaniose im kreisenden Blut sich virulente Erreger befinden. Umgekehrt sind Personen und Versuchtiere nach Überstehen visceraler Leishmaniose gegen Hautleishmaniose immun (Flarer u.a.). Die Ausnahmen von dieser Regel (wozu, wenn man will, auch gewisse Hauterscheinungen im Zusammenhang mit visceraler Leishmaniose zu rechnen sind) bestätigen diese, und ihre Realisierung ist möglich in bestimmten Gleichgewichtslagen einer noch nicht voll ausgebildeten oder — mit oder ohne Einfluß von Medikamenten — abgeschwächten Immunität. Vielleicht ist es daher erlaubt, bei der Leishmaniose, was den Befall der Haut und der inneren Organe betrifft, in ähnlicher Weise von einem praktischen gegenseitigen Ausschließungsverhältnis zu sprechen, wie es in bezug auf die Syphilis eine alte Erfahrung lehrt.

Die Post-Kala-Azar-Leishmaniosen äußern sich in mannigfaltigen klinischen Bildern. Sie beginnen oft im Gesicht, und es kann bei dieser Lokalisation bleiben, indem an Wangen, Lippen oder Jochbögen sich ein fleckiger erythematöser Ausschlag zeigt, der gewöhnlich auf den Hals, selten auf Stamm und Gliedmaßen übergreift. In einem Teil tritt eine Weiterentwicklung zu papulösen bzw. bis zu erbs- und bohnengroßen nodulären Efflorescenzen ein, wiederum mit Vorliebe im Gesicht. Diese können sich weiterhin ähnlich verhalten wie die primäre Hautleishmaniose: der granulomatöse Charakter kann vorherrschen, es kann zu manchmal konfluierenden, bis zu walnußgroßen Knoten kommen (Chu), gelegentlich zu papillomatösen, an den Lippen, Lidern und Nasenflügeln hypertrophisch-frambösiformen Wucherungen, die auch ulcerieren und in Spätstadien ein xanthomähnliches Aussehen (Napier), am Nagelfalz verruköse Neigung annehmen können. Kirk sah im Sudan einen mikropapulösen Exanthemtyp. Der Nachweis von Leishmanien aus den Efflorescenzen gelingt oft. Der wichtige Hinweis chinesischer Autoren auf plaques-muqueuses-artige, z.T. ulcerierende Erscheinungen auf der Rachen-, Nasen-, Conjunctival- und Rectalschleimhaut mit reichlicher Absonderung von Leishmanien sowie der positive Erregerbefund aus Lymphknotenpunktaten (Chu; Chen u. Mitarb.) ergänzt das in ihrer Symptomatik manchmal an syphilitische Krankheitsverläufe gemahnende Wesen dieser Leishmanide. Wie bei der Syphilis spielen Störungen des Pigmentmantels eine Rolle. Bei den Post-Kala-Azar-Leishmaniden handelt es sich hauptsächlich um Depigmentationen, häufig ausgedehnter Flächen, die wohl als leukodermatische Pigmentverluste in Begleitung oder im Anschluß an entzündliche Hautveränderungen aufzufassen sind, denn auch beim rein hypopigmentiert-maculösen Post-Kala-Azar-Leishmanid sind solche in geringem Umfang zum mindesten mikroskopisch nachzuweisen, ebenso sind Parasiten bei dieser Abart wie bei allen übrigen Varianten innerhalb der reticuloendothelialen Elemente der Cutis gewöhnlich ohne Schwierigkeit zu finden, wenn auch in den maculösen nicht so reichlich wie in den nodulären Efflorescenzen. Es gelang auch, Phlebotomen, die man an nodulären Elementen, aber auch an depigmentierten Zonen zur Fütterung ansetzte, mit Leishmanien zu infizieren, wenn auch die Infektiosität dieser Fälle in der Praxis nicht als hoch anzusehen ist (NAPIER und DAS GUPTA; SOUTHGATE und ORIEDO).

Immerhin berichtet SYMMERS (1960) aus England über eine „venerische" Kontaktinfektion in einem lehrreichen Fall, von einem nach Post-Kala-Azar-Leishmanid klinisch scheinbar schon geheilten Mann auf die Vulva der Ehefrau, die an typischer nodös-ulceröser Hautleishmaniose erkrankte.

Die Hauterscheinungen in Begleitung oder im Gefolge von visceraler Leishmaniose werden von den italienischen Autoren als „cutane Leishmaniose durch Leishmania Donovani" zusammengefaßt. Ihre morphologische Übereinstimmung mit primär-cutanen leishmaniotischen Manifestationen läßt die Auffassung zu, daß es sich um echte Leishmanide handelt, sei es, daß von internen Herden eine Parasiteninvasion der Haut ausgeht oder ihre Toxine auf spezifisch sensibilisiertes Hautterrain auftreffen.

# III. Epidemiologie

## 1. Allgemeine Voraussetzungen der Verbreitung

Die Hautleishmaniose ist, wenn man von verschleppten Einzelfällen absieht, nur in bestimmten Ländern der warmen Zonen heimisch, teils in sporadischer, teils in endemischer Form bis zu so hohen Morbiditätsziffern, daß kaum ein Einheimischer oder ständig Wohnhafter im Lauf des Lebens von der Infektion verschont bleibt. Für manche Orte wie Bagdad, Aleppo, einige Herde in Turkestan galt dies zum mindesten bis in die jüngste Vergangenheit, während sich neuerdings gerade in den stärkst befallenen Endemiebezirken ein Rückgang der Erkrankungshäufigkeit am meisten bemerkbar macht, während in geringgradig betroffenen, wie Italien, vielfach eine Zunahme verzeichnet wird, vermutlich durch verbesserte Diagnosestellung bedingt. Erfahrungsgemäß gibt es oft mitten in stark verseuchten Gebieten, wo alle Voraussetzungen gegeben scheinen, von der Krankheit ausgesparte Zonen.

Die Verbreitung der Hautleishmaniose setzt heißes Klima, namentlich lange, trockene Sommer deswegen voraus, weil die für die Kontinuität der Übertragung offenbar unerläßlichen „Sandfliegen" nur unter diesen Bedingungen lebensfähig sind. Daneben gibt es aber unverkennbar einen kontinuierlichen Übergang zwischen einem meist blanden Verlauf in gemäßigtem Klima, heftigerem in heißem, und besonders bösartigem, zerstörendem und langwierigem in reinem Tropenklima.

Wo neuerdings ein Rückgang der Morbidität zu bemerken ist (RIGGIO 1957, RICHTER, BRÄUER), tritt er zuerst bei den sozial gehobenen Bevölkerungsschichten zutage. MARCHIONINI führt hierfür das Beispiel Ankaras und einer Reihe weiterer Städte aus dem Schrifttum an, wo sich zeigt, daß Altstadtviertel stärker von der Hautleishmaniose heimgesucht sind als neue Siedlungen derselben Städte und nach modernen Gesichtspunkten angelegte Teile, die fast völlig frei bleiben. Genau dasselbe läßt sich in Bagdad beobachten. Mehrfach wurde auf das Ansteigen der Erkrankungsziffern in Kriegs- und Nachkriegszeiten hingewiesen (BEHCET für die Türkei, AMATI für Süditalien im allgemeinen, LISSIA für Sardinien sowie

BRUNO und AMOROSI für die Provinz Ancona). Die Ursache liegt in der erhöhten Fluktuation der Bevölkerung, ebenso wie dies von Maßnahmen zur Verbesserung der Verkehrsverbindungen, Eisenbahnen, Straßenerschließung mehrfach behauptet und auch erwiesen ist. So erhöhte sich MARCHIONINIs Krankenziffer in Anatolien nach Eröffnung einer Bahnstrecke zum Endemiegebiet von Diyarbakir deutlich. Als anderes Beispiel dafür kann die Hauptstadt Saudiarabiens, Riyadh, gelten, die, obschon auf altem Siedlungsboden, als Großstadt mit entsprechenden Luft- und Bodenverkehrsverbindungen und reichlichem Zuzug aus den nahöstlichen Ländern in wenigen Jahren sozusagen aus dem Boden geschossen ist. Während seit Jahrzehnten ansässige Ärzte, darunter mit der Krankheit wohlvertraute und selbst narbengezeichnete Kollegen aus Syrien, behaupten, daß die Hautleishmaniose hier früher unbekannt gewesen sei, ist sie jetzt recht verbreitet, so daß das Krankenhausambulatorium während des jahreszeitlichen Gipfels bis zu zwölf tägliche Neuzugänge aufweist. Ein Haupteinzugsgebiet ist der wasser- und vegetationsreiche Oasenort Kherdsh 80 km nordöstlich der Stadt. Die dort betriebene Landwirtschaft und insbesondere Viehzucht ist mancherorts ein günstiger Umstand für die Ausbreitung der Hautleishmaniose, wie es scheint insbesondere dann, wenn Phl. papatasii oder perfiliewi die übertragenden Insekten sind. In Italien, wo dies der Fall ist, betonten COTTINI und zuletzt REALE das starke Überwiegen des Landwirtschaft treibenden Bevölkerungsteils an der Leishmaniosemorbidität.

Felsiger Boden ist in manchen Gegenden der Ausbreitung der Hautleishmaniose günstig (CHATTON, MARCHIONINI), viele andere Regionen wiederum weisen trockenen Sandboden auf; z.B. in der Sahara und im Westen der arabischen Halbinsel gibt es extrem trockene Wüstenstriche mit starker Morbidität, bei Grundwasserspiegeln bis zu mehreren hundert Metern Tiefe. Mehrfach hat man nach Erdbeben und anderen viel Schutt verursachenden Ereignissen eine plötzliche Ausbreitung der Infektion bemerkt. Auf Sizilien ist der besser bewässerte Ostteil der Insel viel mehr von der Krankheit betroffen als der sehr wasserarme Westen. Mancherorts tritt sie in Alluvialland gehäuft auf, wie im Westen Indiens (NAPIER) und im Irak. Es scheint hier keine starre Regel zu geben.

Die Verschiedenheit der Voraussetzungen in bezug auf die Geländebeschaffenheit hängt wahrscheinlich von der jeweils übertragenden Insektenspecies und deren Lebensbedingungen ab. Wo hauptsächlich bäuerliche Bevölkerung unter der Krankheit leidet, wie im südlichen Italien, in Nordwestafrika und Anatolien, ist Phl. papatasii der vorherrschende, vielfach alleinige Überträger, z.T. gemeinsam mit Phl. perfiliewi, dessen Vorkommen in einigen Teilen Italiens mit jenem der Hautleishmaniose übereinstimmt und dessen Lebensgewohnheiten mit jenen von Phl. papatasii im wesentlichen übereinstimmen (VANNI). Anders sind die epidemiologischen Grundlagen dort, wo Phl. sergenti die Übertragung der Hautleishmaniose vorherrschend besorgt, wie dies in Indien (SINTON und SHORTT) und im Irak (PRINGLE) nachgewiesen ist.

Nach neueren Untersuchungen von PRINGLE gibt eine gewisse Gegensätzlichkeit der Ansprüche von Phl. papatasii und Phl. sergenti manchen Aufschluß. Dem Gedeihen der ersteren ist, neben Gerümpel, Schutt und trockenen Dungablagen in der Nähe der Wohnhäuser, zur Eiablage und zum Aufenthalt der Larven und Imagines ein zu Bodenrissen neigendes, sehr trockenes Erdreich besonders günstig, während umgekehrt Austrocknung und selbst schon eine Inkonstanz der Bodenfeuchtigkeit mit der Existenz von Phl. sergenti nicht vereinbar zu sein scheint. Es ist bemerkenswert, daß im Irak, wo, wie erwähnt, Phl. sergenti vielleicht der alleinige Insektenüberträger ist, einige Städte mit einem z.T. der mangelhaften Kanalisation zu verdankenden hohen Grundwasserspiegel, so wie Bagdad und Mossul, ein reichliches Vorkommen sowohl von Phl. sergenti wie von Hautleishmaniose aufweisen. Andere Städte wie Kirkuk und Erbil sind gleichermaßen relativ frei von Phl. sergenti wie von Hautleishmaniose, ein Umstand, der wahrscheinlich einem natürlichen Drainagegefälle und infolgedessen einer Bodenaustrocknung im Sommer zuzuschreiben ist. In Basrah verursacht der im Sommer stets stark absinkende Grundwasserstand des Shatt-El-Arab einen stärker schwankenden Grundwasserspiegel, auch diese Stadt ist frei sowohl von der Insektenart wie von der Hautkrankheit. In ländlichen Gegenden gedeiht Phl. sergenti nur dann, wenn eine Irrigation durch Hochkanäle erfolgt, so daß auf größere Flächen hin für einen gleichmäßig hohen Grundwasserspiegel gesorgt ist. Bemerkenswert ist für den Irak schließlich, daß die überall — mit Ausnahme der Flußmündungszone — nachgewiesene starke Verbreitung von Phl. papatasii mit der Morbidität der Hautleishmaniose nicht in nachweisbarer Beziehung steht. Angesichts der empfindlichen Abhängigkeit von Phl. sergenti vom Grundwasserzustand besteht die Möglichkeit, daß beispielsweise in den stark verseuchten Städten im Irak eine wirksame Drainage sowohl die Insektenspecies wie die Hautleishmaniose zum Verschwinden bringen kann. Jedenfalls geben diese Beobachtungen, die die Wichtigkeit der Zusammenarbeit von Dermatologen, Entomologen und Geographen erkennen lassen, wertvolle Hinweise, andererseits zeigen sie die komplizierten Zusammenhänge, denen die Klärung der Epidemiologie und die Aufgaben der Prophylaxe gegenüberstehen.

## 2. Geographische Verbreitung der Hautleishmaniose

Die Hautleishmaniose der Alten Welt gehört als autochthone Krankheit der gemäßigt-warmen und subtropischen Zone an. Aus der Kartendarstellung nach Marchionini (Abb. 4) ist ersichtlich, daß die hauptsächlichen Verbreitungsgebiete der „Orientbeule" zwischen dem 20. und 40. Grad nördlicher Breite liegen. (Auf dem amerikanischen Kontinent ist demgegenüber die Morbiditätszone beträchtlich nach Süden verschoben.) Die Voraussage Marchioninis, daß mit verbesserter Kenntnis mit dem Hinzukommen weiterer Endemieherde zu rechnen sei, hat sich gelegentlich immer wieder erfüllt. So traf dies in den vergangenen Jahren für Italien und Spanien zu, wo ständig neue sporadische Fälle und kleine Endemien, neuerdings selbst in Höhenlagen über 1000 m (Iofrida), in vorher für frei gehaltenen Provinzen und Ortschaften aufgefunden wurden. Während man früher die Krankheit auf Sizilien, Sardinien, Kalabrien, Lucanien und Apulien beschränkt glaubte, deckte Monacelli auch in den der Adria anliegenden nichtgebirgigen Gebieten der Provinz Teramo, ferner in Ascoli, Pescara, Chieti Fälle auf, andere wurden gehäuft in den Abruzzen, in Avellina, Pescara, in einem von Volterra, Cecina und Livorno begrenzten Dreieck, gelegentlich welche in der Romagna, in Forli, in Stadt und Landkreis von Bologna, in Modena, Siena, Parma, verschiedenen toskanischen Orten studiert (Corradetti, di Gruttola, Donatelli, Donati und Ronchi, Pullè, Bergamasco, Sirotti, Lombardo, Falchi, Pezzarossa). Kurz, man kann sagen, daß die Hautleishmaniose im ganzen südlichen und mittleren Italien bis zum Südrand der Poebene als autochthone Krankheit in wechselnder, gewiß z.T. geringer Häufigkeit heimisch ist. Vielfach wird über ein Vordringen der Krankheit nach Norden hin berichtet. Ähnlich ist es in Spanien, wo die Hautleishmaniose, ursprünglich nur in südlichen und östlichen Küstenstrichen bekannt, ins Innere des Landes eingedrungen und jetzt nicht nur in Barcelona häufig ist, sondern auch in Tarragona, Saragossa, Malaga (Cassaux), Valencia, Castellon (Bayarri und Bigné), Toledo, Talavera (Puchol), Alicante (Negro), Gerona (Vila-Reig) und Huelva (Canela/Parada) teilweise ziemlich stark verbreitet ist. Während in Madrid von 1909—1921 an der Hautklinik kein Fall zur Kenntnis kam, gehört die Hautleishmaniose jetzt nicht zu den Seltenheiten (Vilanova). In Griechenland, wo Kreta am meisten betroffen war, ist die Häufigkeit zurückgegangen. In Bulgarien, wo es Kala-Azar vereinzelt gibt, stellten Schaulow und Jurukow erst 1961 den ersten autochthonen Fall von Hautleishmaniose fest. Die Mittelmeerküste Frankreichs ist trotz des lebhaften Verkehrs mit Nordafrika, von Einzelfällen abgesehen (Departements Languedoc, Roussillon und Gard, nach Rimbaud, Rioux und Duntze), von autochthoner Hautleishmaniose eigenartigerweise immer ziemlich frei geblieben.

Aus den Endemiegebieten der nordafrikanischen Küstenländer verdanken wir französischen Ärzten und Entomologen viele wichtige Erkenntnisse über die Hautleishmaniose. Gegenwärtig wird die Krankheit im algerischen Küstengebiet, in der Gegend von Oran und Philippeville mehr in Einzelfällen angetroffen, Endemien noch um Oran und im traditionellen Krankheitszentrum Biskra. Entlang der Libyschen Küste ist die Hautleishmaniose nicht häufig, in Ägypten in den großen Städten fast unbekannt, dagegen fand Khalil Bey in der Provinz

Shaqûia im östlichen Nildelta in mehreren Dörfern 17,8% der Bevölkerung an aktiver Hautleishmaniose erkrankt, weitere 26,9% mit Narben davon behaftet.

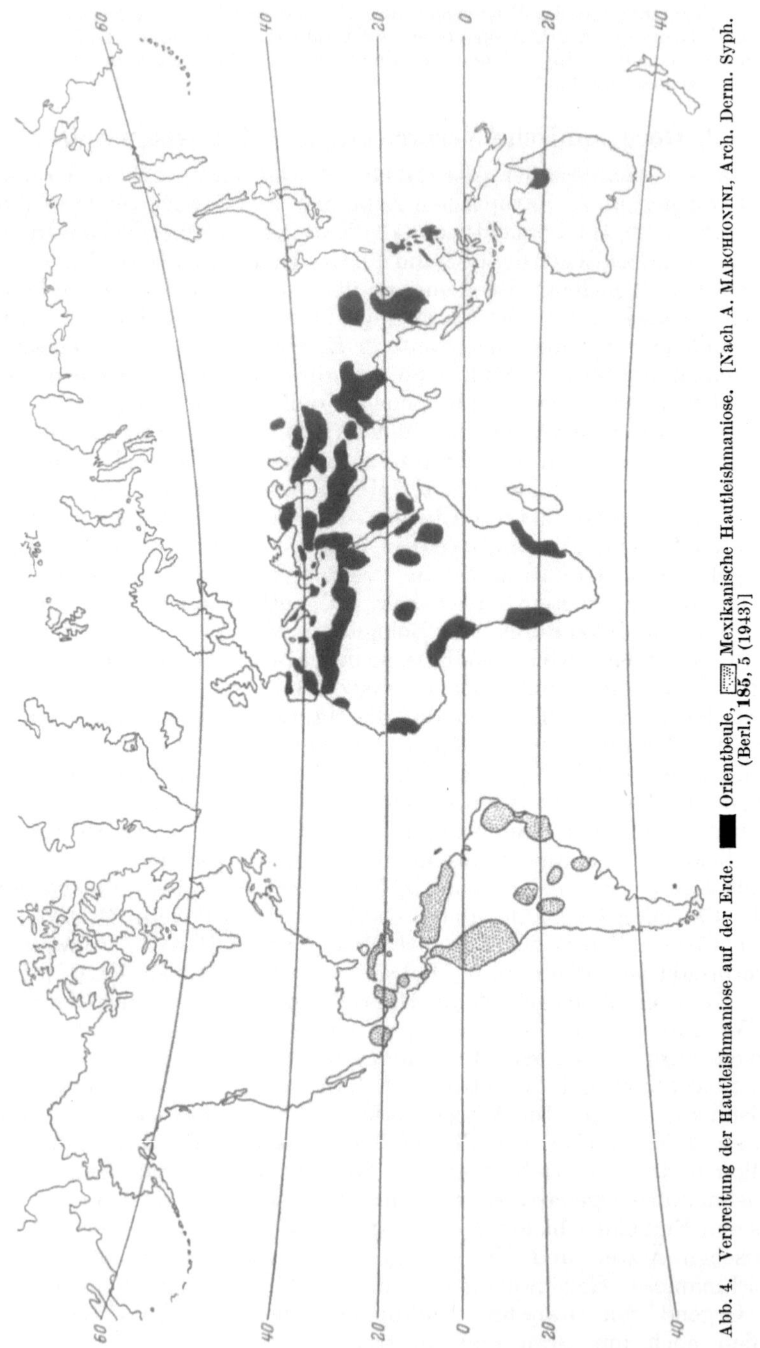

Abb. 4. Verbreitung der Hautleishmaniose auf der Erde. ■ Orientbeule, ▨ Mexikanische Hautleishmaniose. [Nach A. MARCHIONINI, Arch. Derm. Syph. (Berl.) **185**, 5 (1943)]

Im Süden Ägyptens und im Sudan gibt es Hautleishmaniosen in mäßigem Umfang teils endemisch, teils sporadisch, ähnlich in einem Streifen nördlich des Äquators, der Erythrea, Somaliland, Abessinien, Französisch-Äquatorialafrika und Nigeria einschließt. Vom übrigen Afrika sind einige östliche und westliche Küstengebiete befallen. In allen arabischen Ländern wird die Hautleishmaniose in verschiedener Häufigkeit gefunden, altbekannte Schwerpunkte sind im Irak und in Syrien. In der Türkei wurde die Krankheit in ihren Herden im zentralen und südöstlichen Anatolien von MARCHIONINI erschöpfend studiert. In den südlichen Sowjetrepubliken, Transkaukasien, Aserbeidschan, Turkestan, in denen die Hautleishmaniose bis in die neueste Zeit überaus verbreitet war, ist sie, wie in manchen anderen Endemiegebieten, in merklichem Rückgang (ISMAIL-SADE). In vielen Provinzen Irans, in Afghanistan und dem angrenzenden Nordwesten Indiens überwiegt die Hautleishmaniose, im Osten Indiens wie auch in China tritt sie gegenüber der visceralen Leishmaniose zurück, die dort wiederum häufig Post-Kala-Azar-Leishmanide als Späterscheinung verursacht.

## 3. Übertragung durch Insektenstich

Die Anwesenheit gewisser Arten der Gattung Phlebotomus und Paraphlebotomus, die zur Übertragung von Leishmanien befähigt sind, ist eine conditio sine qua non für die Verbreitung der Leishmaniosen. Nur von wenigen Arten ist diese Fähigkeit bekannt, in einigen Fällen exakt auf experimentellem Weg nachgewiesen, nämlich von Phl. papatasii, sergenti und macedonicus s. perfiliewi (ADLER und THEODOR, ADLER und BER u.a.). Zumeist sind in den einzelnen Endemiezonen mehr oder weniger zahlreiche Phlebotomenarten vertreten, z.B. in Palästina sieben, im Irak zwölf Species, doch ist durch eingehende Untersuchungen gesichert, daß nur die genannten Arten von Bedeutung sind. Neben dem in allen Leishmanioseländern häufigen, in Palästina, der Türkei und Turkestan vorherrschenden Phl. papatasii wird in Italien zunehmend häufig Phl. perfiliewi gefunden, dessen systematische Bekämpfung die Morbidität an Hautleishmaniose herdweise um 50% herabdrückte (VANNI). In Nordafrika, Spanien, Griechenland, Irak und Indien ist Phl. sergenti der hauptsächliche, stellenweise der einzige Überträger.

Mehrere Untersuchungen geben darüber Aufschluß, in welchem Ausmaß die Phlebotomen Leishmanien beherbergen. Unter den freifliegenden Insekten ist der Anteil, der Leishmanien im Darmtrakt aufweist, an verschiedenen Orten sehr unterschiedlich; er wechselt zwischen äußerst seltenem, nur vereinzelt nachgewiesenem Spontanbefall in Ländern sporadischer Hautleishmaniose (auch im Irak einschließlich Bagdads ist er minimal), betrug 1929 1⁰/₀₀ in Jericho (ADLER und THEODOR), 1% 1937 in Palästina (ZLOCISTI) bis zu 6%, die WENYON bei starker Verseuchung 1911 in Aleppo antraf. Viel höhere Ziffern natürlichen Leishmanienbefalls wurden bei den in Höhlen von Nagetieren und in Vogelnestern in Mittelasien und in der Sahara sich aufhaltenden Phlebotomen gefunden, wo der Anteil der Leishmanien beherbergenden Phlebotomen von 3,5% bei den schwärmenden Insekten bis zu 35% bei den in Höhlen gefangenen ansteigt (LATYSHEW und KRIUKOWA).

Für die Phlebotomen treffen wesentliche Voraussetzungen zu, die ein Leishmanien übertragendes Insekt erfüllen muß. Neben der Übereinstimmung der geographischen Verbreitung ist dies vor allem die Sterilität des Magen-Darmtrakts, die die Leishmanien erfordern. Von der Tatsache, daß den pathogenen Leishmanien ähnliche Leptomonas- wie auch Crithidienformen von Trypanosomiden nicht selten im Darm von Insekten als Schmarotzer beherbergt werden, kann dabei abgesehen werden.

Die Phlebotomen sind für die Leishmanien echte Zwischenwirte im parasitologischen Sinne: sie ermöglichen den Mikroorganismen die Vermehrung und Entwicklung. Die Insektenweibchen nehmen mit dem angesaugten Blut die Leishman-Donovan-Körperchen auf. Hauptsächlich im vorderen Magenteil erfolgt die Vermehrung der zu Leptomonasformen umgewandelten Parasiten, so daß die Insekten nach durchschnittlich einer Woche imstande sind, die Infektion weiterzutragen. Nicht alle Punkte des Übertragungsmechanismus sind bisher ausreichend geklärt, so die Art und Weise, wie die Leishmanien beim Stich aus dem Magen-Darmtrakt des Insekts austreten, da man sie nie in dessen Speichelkanälen angetroffen hat. Die Protozoen vermehren sich bis zur Blockade der Magenpassage, so daß Kardia, Rachen- und Buccalraum prall anschoppen können.

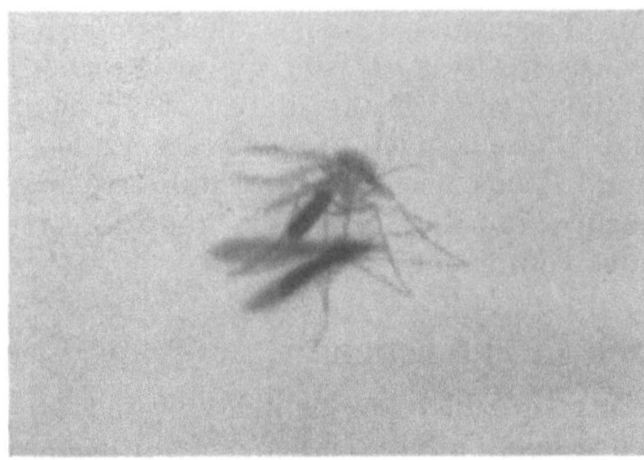

Abb. 5a. Phlebotomus sergenti in typischer Ruhestellung. Originalgröße etwa 2 mm

Da im Gegensatz zur Übertragung der Malariasporozoiten durch Anopheles hier ein aktiver Ausstoßungsvorgang nicht nachweisbar ist, andererseits das Freisein des unteren Darmtrakts auch eine Ausstoßung durch die Exkremente (analog der Chagaskrankheit) ausschließt, nimmt man an, daß beim gierigen Stechen des im Saugakt behinderten Insekts, das mehrfach zum Saugen ansetzen muß, ein Teil der den oberen Darmkanal blockierenden Leptomonaden regurgitiert wird und in den Stechrüssel übergehen kann.

Die Gattung Phlebotomus, oft abwegig als Sandfliegen bezeichnet, gehört der Familie der Schmetterlingsmücken, Psychodidae, an. Es sind zarte, helle Insekten von dichter Behaarung, mit abstehenden Flügeln, die sie zu längeren

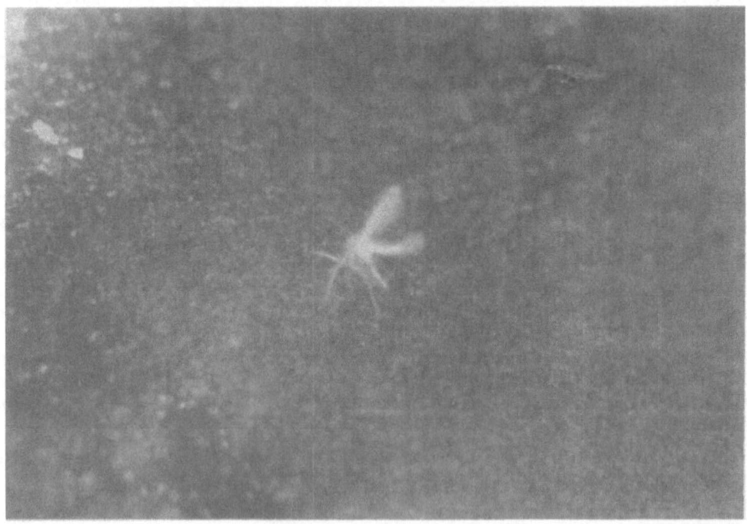

Abb. 5b. Phlebotomus sergenti im Aufflug

Flügen und zur Überwindung größerer Wasserflächen nicht befähigen (Abb. 5a und b). Ihre Körperlänge ist 2 mm oder wenig darüber. Sie halten sich tagsüber gern an dunklen, etwas feuchtwarmen Plätzen in Häusern, im Freien in Gerümpel, Schutt, Erdspalten und -löchern auf; die Unterschiede zwischen Phl. papatasii und sergenti in dieser Hinsicht wurden oben erörtert. Abends und nachts schwärmen sie aus. Die Eiablage findet an den Aufenthaltsplätzen, auf Dunghaufen, in Ställen usw. statt. SOUTHGATE und ORIEDO machen auf Grund von Untersuchungen in Kenya darauf aufmerksam, daß die Leishmanien übertragenden

Phlebotomen in besonderer und an den Erkrankungsziffern statistisch erfaßbarer Weise Termitenhügel als Nistplätze bevorzugen. Die beinlosen Larven schlüpfen je nach der Dauer der warmen Jahreszeit in dem betreffenden Land ein- bis zweimal im Jahr aus; in sehr heißen Ländern erscheint eine erste Generation mit Anbruch der Hitze zwischen April und Juni, nach einer mehrwöchigen Pause im Hochsommer eine zweite Generation. Der kalten Jahreszeit fällt offenbar ein sehr großer Anteil der überwinternden Generation zum Opfer. Die ersten im Frühjahr ausgeschlüpften Phlebotomen hat man bisher nie von Leishmanien befallen gefunden, dagegen fällt z. B. im Irak deren erste Schwärmzeit mit dem Ausbruch gehäufter Fälle von Pappatacifieber zusammen.

Neben den Phlebotomen wurden viele andere Insektengattungen der Übertragung der Hautleishmaniose auf den Menschen beschuldigt. Die meisten, vor allem die Stechmücken, scheiden schon wegen der von ihnen beherbergten reichen Darmflora aus der Betrachtung aus. Dagegen wurde von der Rinderbremse, Stomoxys calcitrans, von italienischen Autoren (MONACELLI, PULLÉ) angenommen und von BERBERIAN in Beirut experimentell nachgewiesen, daß sie der Übertragung der Hautleishmaniose auf den Menschen fähig ist.

## 4. Andere Übertragungsmodi

Soweit Leishmanioseherde an frei getragenen, vor allem auch nachts unbedeckten Körperpartien lokalisiert sind, ist eine Einimpfung der Erreger unmittelbar durch den Insektenstich ohne weiteres annehmbar, wenn auch die Lokalisation allein diesen Mechanismus nicht zwingend erfordert oder gar beweist. Denn einerseits stechen die Phlebotomen keineswegs so bevorzugt im Gesichtsbereich, vielmehr recht wahllos ohne Prädilektion bei der oft spärlichen Bekleidung, die Kinder, und nicht nur diese, in heißen Ländern im Hause tragen. Man müßte also Leishmanioseherde viel öfter an beliebigen Körperstellen außerhalb des Gesichts antreffen, als dies tatsächlich der Fall ist. Andererseits sieht man gelegentlich Leishmanioseherde derart angeordnet, daß eine Übertragung durch Insektenstich den Umständen nach ausgeschlossen werden muß.

Es ist, kurz gesagt, die Übertragung mittels Insektenstiches sicherlich nicht der einzige Modus. Wie vielfach experimentell belegt ist,

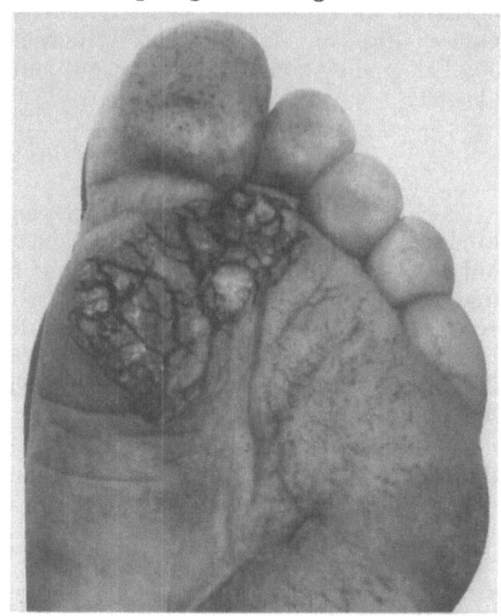

Abb. 6. Papillär-ulceröse Hautleishmaniose der Sohle; Infektion in eine Gelegenheitsverletzung des Großzehenballens

sind die Leptomonaden, die sich im Darmkanal der Phlebotomen oder in Kulturen befinden, ohne weiteres für die menschliche Haut infektionsfähig. Zum Beispiel ist gesichert, daß die Verunreinigung sichtbarer oder mikroskopischer Oberhautdefekte durch Zellmaterial zerquetschter, Leishmanien beherbergender Phlebotomen, ein von PATTON und von ADLER und THEODOR im Experiment bewiesener Modus, in der Praxis eine nicht geringe Rolle spielt.

Praktisch noch viel wichtiger ist die Übertragung durch einfache Schmierinfektion von Mensch zu Mensch. Von der außerordentlichen Häufigkeit, mit der
es von dem einzelnen Leishmanioseherd aus bei den Kranken zu Autoinoculationen
kommt, wissen wir, wie leicht der Erreger in Hautdefekten angeht. In Endemiegegenden und namentlich bei niedrigem Hygienestandard ist dieses Vorkommnis
sehr gewöhnlich, vor allem stecken Geschwister und Spielkameraden auf diese
Weise einander an. Traumatische Defekte (Abb. 6), kindliches Ekzem usw. werden
so spezifisch superinfiziert wie sonst mit banalen Eiterkokken; eine mäßige Keim-
verschmutzung scheint das Angehen der Infektion nicht zu stören, obwohl sonst
Leishmania tropica durch die Anwesenheit irgendwelcher Mischflora stark beeinträchtigt wird. Über 40 Beispiele, in denen Hautleishmaniose im Sinne einer
Sekundärinfektion übertragen wurde, berichteten A. G. und E. Kochs.

## 5. Verteilung nach Lebensalter, Geschlecht, Jahreszeiten

Die Hautleishmaniose ist in den meisten Gebieten ihres Auftretens im Gegensatz zu einer verbreiteten Meinung nicht eigentlich eine Hautkrankheit des Kindesalters. Höchstens in den Zentren stärkster Verbreitung, wo kaum jemand im Lauf
des Lebens der Infektion entgeht, wird sie, allgemeinen epidemiologischen Regeln
entsprechend, schon als ,,Kinderkrankheit" akquiriert. In Gebieten jedoch, in
denen sporadische oder begrenzte endemische Verbreitung vorliegt, sind vor allem
dort, wo bäuerliche Bevölkerung das Hauptkontingent stellt, die jüngeren und
mittleren Jahrgänge am meisten betroffen, ohne daß die Krankheit bis ins
Greisenalter ganz fehlen würde. Beispielsweise verteilt sich ein Material von
503 Fällen, das Cottini in Catania zusammentrug, folgendermaßen auf die Altersklassen:

|                      |                         |
|----------------------|-------------------------|
| 2.— 9. Jahr:   33 Fälle | 30.—39. Jahr:  89 Fälle |
| 10.—19. Jahr: 122 Fälle | 40.—49. Jahr:  93 Fälle |
| 20.—29. Jahr: 140 Fälle | 50.—72. Jahr:  26 Fälle |

Nicht wesentlich verschieden, abgesehen von einem stärkeren Befall des Klein-
kindesalters, fand Marchionini in seinem Material in Anatolien die Verteilung
auf die Altersstufen. Das Maximum war für das männliche (11.—15. Lebensjahr)
und weibliche Geschlecht (21.—30. Lebensjahr) verschieden. In einem von
Khalil Bey untersuchten Endemiebezirk in Nordägypten lag die größte Häufigkeit im 2. Lebensjahrzehnt, in Saudi-Arabien umfaßt der Häufigkeitsgipfel das
2.—4. Jahrzehnt, während in den syrischen Endemieorten und im Irak ebenso
wie in Nordafrika die Kleinkinder bis zur Hälfte der Neuzugänge ausmachen.

Marchionini weist darauf hin, daß die Verteilung der Hautleishmaniose auf
die Geschlechter von ethnischen und religiösen Bräuchen, wie frühzeitiger, mehr
oder weniger weitgehender Verschleierung des weiblichen Geschlechts, beeinflußt
wird.

Dementsprechend ist die *Geschlechtsverteilung* verschieden. Auf Sizilien (Cottini) und überhaupt in den Herden der Krankheit in Europa überwiegt das männliche Geschlecht bei weitem, auch in Ankara in geringerem Maß (Marchionini),
in Saudi-Arabien beträchtlich. In Aleppo überwiegen die Frauen etwas (Coussa),
in Bagdad deutlich, namentlich auch bei der prognostisch schlechten lupoiden
Form, wo das Verhältnis weiblicher zu männlichen Patienten 3:2 beträgt. Die
Gründe für den unterschiedlichen Befall der Geschlechter dürften, soweit sie
erklärbar sind, in den jeweiligen Lebens-, Bekleidungs- und Arbeitsgewohnheiten
zu suchen sein.

Die starke Abhängigkeit der Hautleishmaniose von den einzelnen, das Klima
bestimmenden physikalischen Qualitäten, von geologischen Gegebenheiten des

Landstrichs und soziologischen der Bevölkerung macht es verständlich, daß die *jahreszeitliche Erkrankungshäufigkeit* in den einzelnen Endemiegebieten recht verschieden ist. So ist die allgemeine Regel, daß die Häufung in den Gegenden gemäßigten und subtropischen Klimas am Sommerende und Herbstanfang liegt, in den extrem heißen bzw. tropischen sich entsprechend auf eine spätere Zeit im Jahr oder in das neue Jahr hineinverschiebt (MANSON-BAHR), nicht überall eingehalten. MARCHIONINI hebt die Verschiedenheit der Saisonzeiten mit Recht hervor. In Italien liegt bei fast kontinuierlichen Zugangszahlen ein gewisser Gipfel in den Monaten November bis Anfang Dezember und im Frühjahr von Februar bis April (COTTINI). Ähnlich gibt es in Palästina nach DOSTROVSKY zwei Gipfel, von Juli bis Oktober und nochmals von Januar bis Februar. In Spanien sind die Fälle im Frühjahr gehäuft (BAYARRI und BIGNÉ), in Aserbeidschan, Turkestan und im Nordosten Irans dauert die Beulenzeit nach ANSARI und FAGIH von Juni-Juli bis Januar, im südöstlichen Anatolien von August bis Dezember. In Nordwestafrika liegt der Gipfel im September-Oktober („Dattelbeule"), ähnlich — bei pausenlosen Neuzugängen das ganze Jahr über — ist es im Irak. In Saudi-Arabien sind die neuen Erkrankungen fast ausnahmslos auf die Zeit von September bis Februar beschränkt. Anderswo, wie in Kreta (BLANC und CAMINO-PETROS), im Südosten Spaniens und in Zentralanatolien gibt es keine Abhängigkeit von der Jahreszeit.

# IV. Pathogenese

Die Hautleishmaniose gehört zu der Gruppe der chronischen Reticulohistiocytosen der Haut. Ob der Erreger in Form von Leptomonaden aus der Kultur oder mittels Insektenstichs in die Haut gelangt — wo er sogleich in die Gewebsform umgewandelt wird — oder unmittelbar in Form von Leishman-Donovan-Körperchen, scheint für den Reaktionsablauf gleichgültig zu sein.

Die Protozoen lösen einen meistens in drei Stufen verlaufenden Abwehrmechanismus aus, der mit Hilfe des funktionsfähigen reticuloendothelialen Apparates der Cutis die örtliche Beherrschung der Infektion in den meisten Fällen gewährleistet. In der ersten Phase herrschen granulomatös-proliferative Züge vor; sie führt, nach Speicherung der Erreger in histiocytären Elementen, durch eine hinzutretende, aber selten das Bild beherrschende entzündlich-exsudative Note, die Ausstoßung eines großen Teils der Leishmanien allmählich herbei. Die zweite Phase ist durch die Ausbildung spezifischer allergisch-immunitärer Reaktivität, örtlich durch eine tuberkuloide Gewebsentwicklung gekennzeichnet, welch beiden man, teleologisch gesehen, die Aufgabe zuschreibt, die Ausbreitung der Erreger zu verhindern, ein Zweck, der in der Praxis offenbar meist erfüllt wird. Für das wesentliche pathohistogenetische Moment der spezifischen parasitären Reticuloendotheliose besteht nach FLARER sowohl die Möglichkeit einer örtlichen wie einer allgemein-systematisierten Herkunft; gegenüber der visceralen Leishmaniose bestehen hier, wie MONACELLI meint, mehr graduelle als grundsätzliche Unterschiede, vielleicht bedingt durch eine besondere Elektivität der cutanen Zellanteile. Das reaktive Bild führt so im einen Fall zu einer systematisierten monomorphen leishmaniotischen Reticuloendotheliose, im anderen zu einer granulomatösen Reaktion, die in zwei Extreme ausgehen kann, nämlich eine initiale exsudativ-proliferative, eine abschließende eindeutig tuberkuloide Phase (FLARER, COTTINI). Der letzteren spricht FLARER gleichwohl die Bedeutung eines bloßen Zweckmittels zur Ausheilung ab und erinnert daran, daß die Fälle von tuberkuloider Struktur im Vergleich zu jener einer Reticuloendotheliose ohne tuberkuloide Phase viel schlechter auf spezifische Behandlung ansprechen. In einer letzten reparativen Phase wird das spezifische Granulationsgewebe allmählich durch junges Bindegewebe ersetzt.

Die örtlichen Blutbildveränderungen als Reaktion auf das Eindringen von Leishmania tropica sind von mehreren Autoren (Higoumenakis, Marchionini u. a.) gründlich studiert worden; man sieht in ihnen einen Beweis für beträchtliche allgemeine Rückwirkungen von seiten des Organismus, mit möglicher allgemeiner Beteiligung des RES. Als hervorstechendes Zeichen wird, ziemlich unabhängig von der Krankheitsphase, eine lokale Lymphocytose (bis 70%) und vor allem eine konstante Monocytose von etwa 10 bis mehr als 33% festgestellt. Von den verschiedenen Gruppen monocytärer Elemente fanden Santori und de Muro immer „typische" und histioide, fast stets auch degenerierte Monocyten, häufig mesenchymale, selten unreife hämocytoblastische und ganz selten unreife Monocyten von hämohistioblastischem Typ. Vergleichszählungen im peripheren Blut fallen weniger einheitlich aus, aber eine analoge Zellvermehrung der histiocytären und degenerativen Monocytenformen wurde manchmal gefunden. Ob die Histogenese der örtlichen Zellveränderungen örtlicher Natur oder eine Antwort des allgemeinen reticulohistiocytären Systems auf den pathologischen humoralen Reiz sind, muß offen gelassen werden.

Es scheint auch, daß die Hautleishmaniose manchmal Rückwirkungen auf Proteinspiegel und Kolloidreaktionen ausüben kann. Amorati, Rasponi und Roversi fanden in einer Serie von 14 Fällen den Gesamteiweißspiegel unregelmäßig (im Gegensatz zu starker Hyperproteinämie bei visceraler Leishmaniose), das Albumin wurde oft vermehrt, die Gesamtglobuline vermindert gefunden. Im Gegensatz zu visceraler Leishmaniose ergibt sich daher bei der Hautleishmaniose oft ein erhöhter Albumin-Globulin-Quotient. In den Kolloid-Reaktionen von McLagan, Hanger und Weltmann zeigten sich nach den genannten Autoren übereinstimmend positive Ausschläge. Monacelli fand dagegen ein normales Weltmann-Band.

Namentlich bei schweren oder atypischen Verläufen kann schwer zu entscheiden sein, ob Befunde einer Hämoplasmopathie zu ihnen im Verhältnis von Ursache oder Wirkung stehen. So nimmt Biagini in einem durch ungewöhnliche Hartnäckigkeit, Rückfall nach längerer Latenz und Schleimhautbefall ganz atypischen Fall (58jährige Frau) eine gewisse Wechselwirkung von Hautleishmaniose und geschädigtem Allgemeinzustand an und bezieht einen Teil der Laboratoriumsbefunde wie Hypergammaglobulinämie und eine Reihe stark positiver unspezifischer (Takata-Gross, Cadmium, Formogel, Weltmann) und spezifischer (Brahmachari) Flockungsreaktionen auf Auswirkungen der Hautleishmaniose.

## V. Verhalten der Immunität

Bei experimentellen Übertragungsversuchen der Hautleishmaniose geht häufig in einem gewissen Teil der geimpften Versuchspersonen oder -tiere die Infektion nicht an. Dies war z.B. bei 4 unter 34 Freiwilligen der Fall, die Berberian subcutan wiederholt mit Leishmanien impfte. Aus solchen Beobachtungen sowie dem Freibleiben mancher Menschen bei offenbar reichlicher Infektionsgelegenheit (S. Tor) schlossen manche Untersucher auf das gelegentliche Bestehen einer natürlichen Immunität gegen Leishmania tropica; Rodyakin glaubt, eine solche ganz ablehnen zu müssen.

Daraus, daß in den maximal durchseuchten Endemiegebieten nur sehr wenige ständige Bewohner der Infektion entgehen, kann man entnehmen, daß der Verhältnissatz angeboren Immuner zum mindesten sehr gering sein muß. Hier ist überdies die Möglichkeit einer Immunisation durch symptomlose Infektion („stille

Feiung" v. Pfaundlers) in Rechnung zu stellen. Biagi denkt an eine solche, nachdem er feststellte, daß von Arbeitern, die in mexikanische Chicleropflanzungen neu eintraten, die zu Beginn ihrer Tätigkeit alle negative Intracutantests auf Leishmanin aufwiesen und von denen jährlich 3,5% an manifester Hautleishmaniose erkrankten, mit der Länge der Aufenthaltsdauer unverhältnismäßig viele eine positive Reaktion entwickelten, so daß diese bei langjährigen Arbeitern zu 100% positiv ausfiel. Biagi meint, daß die nicht nachweisbar Erkrankten möglicherweise eine subklinische Infektion durchgemacht hätten.

*Die ungestört verlaufende und spontan abheilende Hautleishmaniose hinterläßt in der Regel einen für das ganze Leben ausreichenden Schutz vor einer nochmaligen Infektion.* Den Einheimischen in den betroffenen Ländern ist dies so gut bekannt, daß einzelne Volksgruppen, z.B. die Juden in Bagdad, die Mädchen im frühen Kindesalter am Oberschenkel von floriden Orientbeulen aus selbst impften, um eine spätere Spontaninfektion im Gesicht zu vermeiden. Dasselbe berichtet Kojevnikov (1961) aus Turkmenien.

Wird der Herd im Frühstadium z.B. kaltkaustisch zerstört, so bildet sich ein Immunitätsschutz gar nicht oder unvollständig aus. Dasselbe tritt dann ein, wenn die Infektion durch spezifisch-medikamentöse Behandlung frühzeitig coupiert wurde, so wie wir selbst dies in einem Fall beobachteten, in dem 8 Monate nach Abheilung einer Spontaninfektion unter Streptomycin eine spontane Reinfektion anging. Charakter und Verlauf der Infektionsimmunität bei der Hautleishmaniose sind durch Untersuchungen von Flarer, Riggio und Katzenellenbogen eingehend studiert; sie zeigen manche Ähnlichkeit mit den Verhältnissen bei der Syphilis.

Im Beginn der leishmaniotischen Infektion, etwa 3—4 Monate lang, geht eine künstlich gesetzte Superinfektion in gewöhnlicher Weise an. Je mehr sich die Läsion dem Abheilungsstadium nähert und je mehr Hand in Hand damit die Erregerzahl abnimmt, desto mehr nimmt die Wahrscheinlichkeit zu, daß es zunächst zu einem gemilderten Verlauf einer zweiten Infektion kommt, daß eine solche eine verkürzte Inkubationszeit hat (Riggio), und daß schließlich eine Superinfektion überhaupt nicht mehr angeht. Hier sei bemerkt, daß eine Übertragung experimentell erzeugter Granulome nur durch wenige Passagen gelingt, wobei die Größe der Impfgranulome allmählich abnimmt.

Es scheint, als ob die gleiche, im 2.—3. Vierteljahr der Infektion sich allmählich entwickelnde Kraft, welche die in der Haut deponierten Leishmanien abtötet, diese gleichzeitig befähigt, neu eindringende Parasiten im Keim zu vernichten oder ihnen eine Ansiedlung unmöglich macht.

Ein Stadium weitgehend gesicherter Immunität ist im allgemeinen erreicht, wenn die Erstinfektion rund ein Jahr besteht, gleichgültig, ob diese inzwischen abgeheilt oder in den Zustand eines chronischen Granuloms eingetreten ist. Wie wir an zahlreichen eigenen Reinfektionsfällen bestätigen konnten, ist es hinsichtlich der resultierenden Immunität auch gleichgültig, ob die Erstinfektion leicht oder mit massiven örtlichen Erscheinungen verlaufen war. Flarer machte die wichtige Beobachtung, daß die angegangene experimentelle Erstinfektion als unspezifisch-reaktiver Prozeß von lympho-histiocytärem Aufbau verläuft, während im Fall der Superinfektion der histologische Bau der eines tuberkuloiden Granuloms ist.

Über die Bereitschaft der Haut, auf Superinfektion isophasisch zu reagieren, sind wir durch Untersuchungen von Dostrovsky, Sagher und Zuckerman unterrichtet. Sechs Kranken mit tuberkuloider Hautleishmaniose — Leishmaniosis cutis recidiva — wurden zunächst 1 Million Leptomonaden intracutan injiziert. In vier Fällen ging die Impfung an und es entwickelte sich ein Herd, der dem ursprünglich bestehenden glich. Eine weitere Impfung bei den gleichen Versuchspersonen mit 10 Millionen Leptomonaden ergab einen gleichfalls isomorphen, im Ausmaß größeren Reaktionsherd. Die Divergenz von allergischem und Immunitätszustand erwies sich dadurch, daß bei allen Versuchspersonen vor der zweiten Impfung stark positive Intracutanreaktionen vorgelegen hatten.

Nach überstandener Hautleishmaniose pflegt eine künstliche Superinfektion, während die Infektion als solche in loco nur selten angeht, eine lebhafte örtliche allergische Reaktion, manchmal auch fieberhafte Allgemeinreaktion auszulösen (KATZENELLENBOGEN). Ob eine Superinfektion angeht, hängt von zwei Faktoren ab: von der Menge der eingeimpften Leishmanien, wohl auch deren Virulenz, und vom Zeitraum, der die zweite von der ersten Infektion trennt.

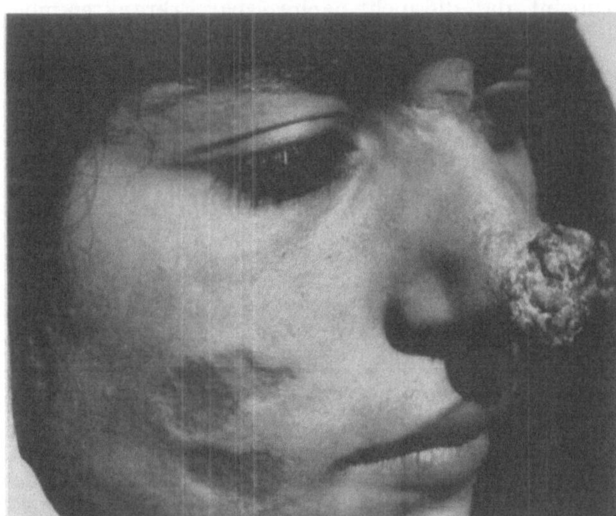

Abb. 7a. Blumenkohlartig wucherndes Granulom — Reinfektion — bei über 20 Jahre zurückliegender Erstinfektion (Narben rechte Wange)

Das gleiche gilt im Prinzip in der Frage der *Reinfektion*. Die durch die Infektion erworbene Immunität hat einen kurvenmäßigen Ablauf, der im 2.—5. Jahr auf seinem Höhepunkt und trotz allmählichen Abklingens meist zeitlebens ausreicht. Je nach der Infektionsgefährdung und vor allem der Massivität einer zweiten Infektion geht aber eine solche doch nicht so selten an, daß man die Möglichkeit außer acht lassen dürfte. Naturgemäß sind es vorwiegend alte Leute bzw. solche, bei denen die Erstinfektion seit vielen Jahren abgeheilt ist, die ein zweitesmal erkran-

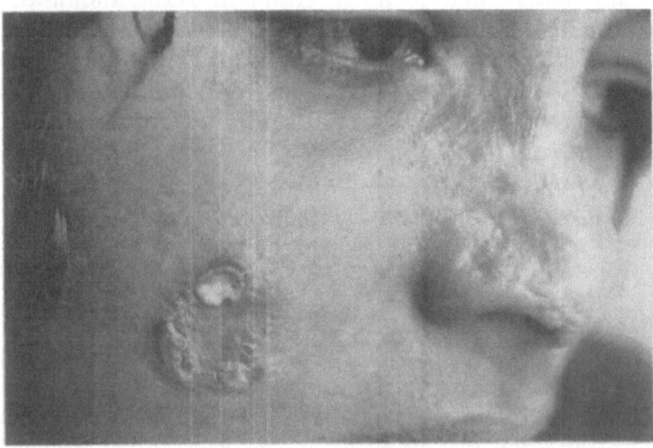

Abb. 7b. Tubero-krustöses Leishmanid, rechte Wange — Reinfektion — bei alter Hautleishmaniose-Narbe an der rechten Nasenseite

ken. Da die Intracutanreaktion in diesen Fällen ja positiv ist, die Reinfektion stets auf ein allergisiertes Hautorgan auftrifft, ist es leicht verständlich, daß diese besonders gern zu atypischen klinischen Bildern führt, vor allem von lupoider, sarkoider oder erythematoider Natur, zu besonders üppig wuchernden Granulomen usw. (Abb. 7a und b). Histologisch findet man immer eine tuberkuloide Struktur, wenn auch der diese Gewebstendenz bedingende hohe Allergiegrad die besondere Genese der Reinfektion keineswegs als notwendige Voraussetzung hat.

Zweifellos bestehen auch hinsichtlich der Häufigkeit der Reinfektion geographische Unterschiede, abgesehen von dem Faktor der örtlich verschiedenen Exposition. So sah COTTINI auf Sizilien unter 503 Fällen von Hautleishmaniose keinen einzigen Fall einer Super- oder Reinfektion, während wir im Orient unter etwa 2500 insgesamt behandelten Fällen doch 73 mit gesicherter Reinfektion beobachteten. Über die Zahl der Superinfektionen kann nichts ausgesagt werden, da sich in unserem Material zu zahlreiche Fälle befanden, in denen bei ein und demselben Kranken Leishmanioseherde ganz unterschiedlicher Entwicklungsphasen vorlagen.

Im Orient ist die Laienansicht verbreitet, daß eine in dem einen Ort oder Landstrich durchgemachte Hautleishmaniose vor der Erwerbung einer zweiten Infektion in einer anderen Gegend nicht schütze. Wir hatten bei der starken Bevölkerungsfluktuation, die in allen orientalischen Ländern und seit 1948 namentlich infolge der verstreut angesiedelten palästinensischen Flüchtlinge herrscht, sehr viel Gelegenheit auf diese Frage zu achten, haben jedoch keinen Anhalt dafür gewonnen, daß die Häufigkeit von Reinfektionen nach Ortswechsel den Durchschnitt übersteigen würde.

Aus Versuchen mit homologem und heterologem infektiösen Material, das COTTINI in verschiedener örtlicher Entfernung von einem ursprünglich spontanen Leishmanioseherd Versuchspersonen einimpfte, gewann dieser Autor die Vermutung, daß die Immunität um den Herd sich zuerst entwickelt und sich von dort sukzessive auf das ganze Integument ausbreitet: Während die Inoculation in 11 von 31 Fällen, vermutlich jenen von noch nicht voll ausgebildeter Immunität, in größerer Entfernung vom Herd noch Fuß faßte, hatte er gleichzeitig mit demselben Impfmaterial bei Inoculation in unmittelbarer Herdnähe kein einziges positives Ergebnis.

In Situationen einer erst in Entwicklung begriffenen oder schon weitgehend abgeklungenen Immunität ist das Quantum des Impfmaterials ein ausschlaggebender Umstand: Wo mit der relativ geringen Erregerzahl, die mit einem Phlebotomenstich inkorporiert werden, eine Super- oder Reinfektion versagt, kann ceteris paribus mit den massiven Mengen, die mit Kulturleishmanien künstlich eingebracht werden können, ein positives Impfergebnis zu erzielen sein.

Als sehr wertvoll, nicht nur theoretisch zur Ermittlung der Allergiephänomene und Immunitätslage, sondern auch zu praktisch-diagnostischen Zwecken, hat sich die *Intracutanreaktion* mit Antigen aus Leishmanien bewährt, wie sie MONTENEGRO 1926 einführte.

Es wurde schon erwähnt, daß die aus dem schwankenden Angehen einer Superinfektion ersichtliche spezifische Allergie etwa ein Vierteljahr nach Erscheinen des Krankheitsherdes einsetzt. Um die gleiche Zeit wird die Intracutanreaktion positiv und bleibt viele Jahre, vielfach zeitlebens so. Wie eine große Zahl von Untersuchern bestätigt (s. COTTINI), liegt die Zahl der echten positiven Resultate zwischen 80 und 100%. Die Zahl der Fälle, in denen die Intracutanreaktion bei klinisch und bakteriologisch gesicherter Hautleishmaniose negativ ausfällt, ist allerdings auch nach einem mehr als dreimonatigem Bestand von Krankheitsherden nicht ganz gering. Der Prozentsatz der unspezifischen oder falschen positiven Reaktionen ist nicht hoch: CROSTI und RIGGIO fanden 4%, DOSTROVSKY 10%.

DOSTROVSKY und COHEN prüften die Beeinflußbarkeit der intracutanen Leishmaninreaktion durch Corticosteroide und Hyaluronidase. Es ergab sich, daß bei 14 Kranken mit Hautleishmaniose eine bei gewöhnlichem Vorgehen stark positive Leishmaninreaktion dann negativ ausfiel, wenn man Leishmanin zusammen mit Hydrocortison injizierte. Fand man bei der gewöhnlichen Technik der intracutanen Leishmaninreaktion ein gewisses intracelluläres Ödem der Epidermis, in der Cutis ein deutliches Infiltrat aus Rundzellen, Fibroblasten und Granulocyten, so hebt der Zusatz von Hydrocortison die Gewebsreaktion fast ganz auf.

ACTH und Cortison wirken nicht in dieser Weise abschwächend, Hyaluronidase beeinflußt den Reaktionsausfall nicht. Die Hemmung der Leishmaninreaktion durch Hydrocortison wird um so geringer, je später dieses nach dem Antigen gespritzt wird: Bei einem dreitägigen Zeitabstand ist die Hemmung noch vollständig, bei einem sechstägigen entspricht das Resultat einem Viertel, bei zwölftägigem Abstand der Hälfte der voll positiven Leishmaninreaktion.

Mediterran-orientalische und amerikanische Hautleishmaniose verhalten sich gegenüber Leishmanin cutaner Herkunft übereinstimmend, während mit gekreuzten Antigenen bei cutaner und visceraler Leishmaniose ganz verschiedene, bis jetzt nicht zu verwertende Ergebnisse mitgeteilt wurden. CROSTI und RIGGIO fanden, ebenso wie MONACELLI, nach abgelaufener visceraler Leishmaniose regelmäßig negative Intracutanreaktionen mit Leishmania tropica-Antigen, MAYER und MALAMOS dagegen in 17% positive Ausfälle, MALAMOS später sogar über die Hälfte der Getesteten. Ähnlich uneinheitlich sind umgekehrt die mit Antigen von visceraler Leishmaniose bei Hautleishmaniose ermittelten Resultate.

Für die *Herstellung des Testmaterials für die Intracutanreaktion* auf Hautleishmaniose wurden in den letzten Jahren verschiedene Verfahrensverbesserungen angegeben. Wenn man, wie dies meist gehandhabt wird, von Kulturleishmanien auf NNN-Nährboden (s. S. 267) ausgeht, so ergibt eine 0,1 ml-Quaddel einer phenolisierten ($^1/_2$%) Aufschwemmung von 1 Mill. Keimen auf 1 ml nach 48 Std eine im allgemeinen verläßliche Reaktion (DOSTROVSKY, SAGHER u.a.). ROTBERG stuft die Leptomonaden-Konzentrate von 1000 Keimen bis zu 10 Mill. pro ml ab und empfiehlt für die Praxis eine 0,1 ml-Quaddel der stärksten Konzentration, die nach Rückgang der initialen erythematös-ödematösen Reaktion meist eine am 5.—8. Tag sich abzeichnende, wenigstens 1—2 Wochen bestehen bleibende Papel ergibt, welche bei dieser Konzentration in 25,4%, bei jener von 1 Mill. pro ml noch in 14,5% zur Ulceration kommt.

CROSTI und RIGGIO setzen dem NNN-Nährboden saure Milch zu und neutralisieren dann mit Na bicarbon. GIGLI empfahl anstatt Kulturleishmanien Gewebsmaterial von Orientbeulen zu verwenden, das er mit Quarz verreibt und mit 4%iger Carbol-NaCl-Lösung versetzt. Nach Absetzen wird die überstehende Flüssigkeit abgegossen, 24 Std später bis zu 0,4%igem Carbol-NaCl-Gehalt verdünnt. Dieser Impfstoff, der einfacher und schneller herzustellen ist als solcher aus der Kultur, zeitigte überdies bessere Ergebnisse als der letztere.

Es besteht Übereinstimmung darin, daß der Ausfall der Intracutanreaktion, ebenso wie dies von der Immunität im klinischen Sinne gesagt wurde, von der Zahl und Schwere der Krankheitsherde nicht in deutlicher Weise abhängig ist.

In bezug auf die Stärke der Intracutanreaktion kann man 3 Grade unterscheiden: 1. Erythem von 1—3 cm Durchmesser; 2. Erythem mit Infiltration von etwa 14tägigem Bestand; 3. stärkere infiltrativ-ödematöse Reaktion, gegebenenfalls mit zentraler Nekrose und Narbenbildung.

Die meisten und am deutlichsten positiven Tests erhält man bei tuberösen und tubero-ulcerösen Herden, namentlich wenn sie mit Lymphstreuung vergesellschaftet sind, bei lupoiden Fällen und überhaupt den tertiären Manifestationen im Sinne MARCHIONINIs. Weniger zuverlässig sind die Resultate bei den nicht seltenen erythematoiden, bei psoriasiformen, impetiginiformen und ähnlichen Formen, bei denen es nicht zu tiefergehenden spezifischen Entzündungsprodukten kommt.

Was die *Agglutination* betrifft, so hat man ein thermolabiles Geißelantigen (Fraktion H) isoliert, das ein bündelweises Verkleben der Leptomonaden an den Flagellen herbeiführt, sowie ein thermostabiles Körperantigen (Fraktion S), das Polysaccharidcharakter hat und die Protozoenleiber zum Verkleben bringt (DA CUNHA). Beide sind imstande, Cutanreaktionen bei vorhandener Hautleishmaniose auszulösen, nach der Abheilung sind jedoch die Ergebnisse mit der Fraktion S unsicher.

Da sich bei der Hautleishmaniose Serumveränderungen, wenn überhaupt, nur in geringfügigem Umfang einstellen, haben *serologische Methoden* hier bisher nur eine untergeordnete Bedeutung gewonnen.

In der folgenden tabellarischen Zusammenstellung einiger häufig gefundener Werte des Serumeiweißbildes liefern die Angaben hinsichtlich der Hautleishmaniose einen viel weniger zuverlässigen Anhaltspunkt als für die viscerale Form.

| | Viscerale Leishmaniose | Hautleishmaniose |
| --- | --- | --- |
| Albumine . . . . . . . . | vermindert | oft vermehrt |
| Gesamtglobuline . . . . . | stark vermehrt | oft vermindert |
| Albumin-Globulin-Quotient | vermindert | oft erhöht |
| Gesamteiweiß . . . . . . | Hyperproteinämie | uncharakteristisch |
| Blutkörperchensenkung . . | stark beschleunigt | unverändert |

MONACELLI stellte (1937) überhaupt charakteristische Serumeiweißveränderungen in Abrede und erklärt dies mit der bei Hautleishmaniose qualitativ und vor allem quantitativ viel geringeren Beteiligung des RES am Krankheitsprozeß.

Die positive Komplementbindungsreaktion, die DA CUNHA und DIAS mit einem beständigen Antigen eigener Herstellung bei Organ- und Hautleishmaniose experimentell infizierter Hunde erzielten, wurden nachdem im Schrifttum nicht mehr diskutiert. GIRAUD, CIAUDO und BERNARD fanden die Seroreaktionen bei der experimentellen Organleishmaniose des Hundes, ohne zur Hautleishmaniose Stellung zu nehmen, unsicher und werten die Abnahme des Albumin-Globulin-Quotienten noch als das am ehesten zuverlässige serologische Symptom.

Erwähnung verdient schließlich die Frage, ob es eine Kreuzimmunität zwischen visceraler und cutaner Leishmaniose gibt. Man muß sie nach klinischer Beobachtung und Experiment im allgemeinen bejahen: Menschen und Tiere, die viscerale Leishmaniose durchgemacht haben, sind gegen Hautleishmaniose immun. Serum von Individuen mit Hautleishmaniose enthält spezifische aktive Amboceptoren gegen Leishmania Donovani, und zwar noch mehr als in Rekonvaleszenz und nach Heilung von Kala-Azar. Mit Kulturen von visceraler Leishmaniose sowie von Hautleishmaniose immunisierte Tiere geben ein Serum, das beide Parasiten, Leishmania Donovani wie tropica, unterschiedslos ablenkt (FLARER).

# VI. Klinik und Symptomatologie

## 1. Allgemeine Bemerkungen zur Symptomatologie

Die Hautleishmaniose zeigt in allen klinischen Merkmalen eine außerordentliche Wandelbarkeit, nichts an ihr ist starr und schablonenhaft und sie stellt auch den Erfahrenen immer wieder vor neue und unerwartete Charakterzüge und Erkenntnisse. Mit anderen vergleichbaren chronischen Granulomatosen der Haut, wie Syphilis und Tuberkulose, hat sie gemeinsam, daß das fundamentale Merkmal der Infektionskrankheit, der Erregerbefund, nicht konstant, sondern, wie an anderer Stelle zu besprechen, von der jeweiligen Krankheitsphase abhängig ist.

In bezug auf die Symptomatologie stimmt wohl die überwiegende Mehrzahl der Fälle darin überein, daß die Krankheit sich auf das äußere Integument (selten einschließlich der Subcutis und des regionalen Lymphapparates) und meistens, sei es bei Ein- oder Vielzahl der Herde, auf den Ort des Eindringens der Keime beschränkt. Ausnahmen in dem letzteren Punkt bilden seltene, nah- und fernmetastasierende, teils durch die Mikroben selbst, teils durch deren Toxine hervorgerufene Leishmanide. Es ist jedoch nicht bekannt, daß von Krankheitsherden der Haut aus andere Organe in Mitleidenschaft gezogen werden könnten.

Die klinisch-symptomatologische Prägung des Krankheitsbildes der Hautleishmaniose ist in eindrucksvoller Weise von geographisch-klimatischen Bedingungen abhängig, auf die MARCHIONINI hinwies, und von sozialhygienischen, die schon MONACELLI und FALCHI erwähnten. Diese Abhängigkeit führt dazu, daß viele klinische Eigenschaften der Hautleishmaniose in den verschiedenen Gegenden ihres Vorkommens ziemlich beträchtliche Verschiedenheiten aufweisen und man verschiedene Typen zum mindesten regionär gehäuft findet. Welches Gewicht dabei den Klimafaktoren, welches dem Lebensstandard und vielleicht auch rassischen Eigenheiten zukommt, wird im einzelnen schwer zu sagen sein.

So herrscht auf dem europäischen Festland, in Italien einschließlich Sizilien (Monacelli, Bergamasco), in Griechenland und Spanien (Bayarri und Bigné) eine geschlossene oder wenig zur Ulceration neigende, relativ gutartige Beulenform vor. Auf Sardinien, wo die Hautleishmaniose früher nur ganz vereinzelt beobachtet wurde, fiel nach Lissia bei einer Häufung von Fällen in der Nachkriegszeit 1946/47 ein mehr bösartiger und recht destruktiver Krankheitscharakter auf, auch mit Befall der Schleimhäute und „eindrucksvoll an amerikanische Hautleishmaniose erinnernd". Beobachtungen eines ähnlichen schweren Verlaufes vom „amerikanischen Typ" hat jedoch Falchi von Sardinien schon 1933 berichtet. Eine Häufung schwer verlaufender Fälle wurde in sozialen Krisenzeiten auch sonst festgestellt, sei es durch Schwächung der allgemeinen Widerstandskraft oder durch Einschleppung neuer Stämme, wie Cottini meint, der die gleiche Erscheinung in den Jahren nach dem zweiten Weltkrieg im östlichen Teil Siziliens bemerkte. Vom italienischen Festland wurden Merkmale, die an die amerikanische Espundiaform erinnern, wie Multiplizität der Knoten, erhöhte Zerfallsneigung, Schleimhautbefall des Nasen-Rachenraums, bei Fällen beobachtet, die aus Sumpfgebieten stammen. In Nordafrika gab es nach Sergent u. Mitarb. eine besonders mild verlaufende solitäre oder nur wenige Knoten bildende Form, „Milabeule" (nach Mila in Algerien), während gleichzeitig in Biskra schwere, ulceröse und multiple Beulen verbreitet waren (zit. nach Marchionini). Kojevnikov, Latyshew und Kriukowa unterschieden in Mittelasien zwei Typen heimischer Hautleishmaniose-Formen streng: eine in Ashkabad und Kokand in den Wohnvierteln von Städten verbreitete „langsam ulcerierende", trocken-schuppige Form mit mehrmonatiger Inkubationszeit, vorzugsweisem Sitz im Gesicht und reichlichem Parasitenbefund, während ein zweiter Typ, nach den Ortschaften Pendeh und Sart benannt, feuchte, ödematöse. bevorzugt an den Gliedmaßen lokalisierte Herde von geringem Erregergehalt und kurzer, wenige Wochen betragender Inkubation erzeugte, oft auch von Lymphangitis begleitet war, Dieser zweite Typ wurde in ländlichen und Wüstengebieten angetroffen. Die Verfasser behaupten, daß es zwischen den beiden Typen beim Menschen sogar eine gekreuzte Immunität in bezug auf Erwerbung der Krankheit und auf den Ausfall der Intracutanreaktion nicht gebe. Wenn die Autoren daraufhin sogar echte ätiologische Unterschiede zwischen den Verlaufstypen aufstellen wollen, so scheint eine so weitgehende Schablonisierung noch nicht genügend bewiesen.

Gleichwohl ist die Formung gewisser klinischer Typen in bestimmten Landschaftsräumen eine nicht bestreitbare Tatsache, die noch weiterer, namentlich klimatologisch orientierter Studien entsprechend der Anregung Marchioninis bedarf.

Was die orientalischen Länder in bezug auf offenbar klima- und umweltabhängige Charakterzüge der Hautleishmaniose anlangt, so seien einige Beispiele genannt: Einen relativ unkomplizierten Verlauf mit wenigen Atypien findet man in Syrien. Eine eigenartige Häufung papillär-hypertrophischer, vegetierender Formen findet sich bei den seit 1948 in allen orientalischen Ländern verstreuten, vielfach als landwirtschaftliche Arbeiter tätigen palästinensischen Flüchtlingen. In dem traditionellen Leishmaniosezentrum Bagdad spielt die exquisit chronische lupoide Form der Hautleishmaniose eine so große Rolle wie in keinem anderen Endemieort, auch solchen vergleichbarer klimatischer Bedingungen und unabhängig vom Grad der Verseuchung. Auch Unterschiede in der Lokalisation gehören hierher (s. S. 296).

Wir müssen gestehen, daß wir über die Ursachen solcher Verschiedenheiten der Gestaltung des klinischen Bildes noch kaum etwas wissen, ob sie vom Erreger, vom Überträger oder Zwischenwirt oder vom kranken Individuum her bedingt sind. Bemerkenswert ist, daß in Regionen, in welchen eine „benigne", granulomatöse Verlaufsform der Hautleishmaniose vorherrscht, gewöhnlich daneben auch viscerale Leishmaniose gefunden wird, während diese zu fehlen pflegt, wo die Hautleishmaniose mit stark exsudativen und örtlich zerstörenden Erscheinungen einhergeht, ein Umstand, den man vielleicht mit dem günstigen immunisatorischen Einfluß lebhafter reaktiver Vorgänge im Hautorgan in Beziehung bringen darf. Es besteht kein Zweifel daran, daß, zum mindesten im allgemeinen und im Durchschnitt gesehen, mit der Zunahme des südlichen Breitengrades bzw. der Annäherung an tropische Klimaverhältnisse der Krankheitscharakter der Hautleishmaniose von der „gutartigen" Tendenz gemäßigt-warmer Länder sich schrittweise der örtlich „malignen" Verlaufsrichtung der amerikanischen Hautleishmaniose hinsichtlich der klinischen Eigenschaften, Art und Zahl der Herde, Prognose, Rückfallneigung usw. annähert.

## 2. Einteilungsschemen

Als Hautkrankheit, die sich in der überwiegenden Mehrzahl auf die Eintrittspforte (oder -pforten) der Erreger beschränkt, die verhältnismäßig wenig örtliche und allgemeine Komplikationen verursacht und die wohl zahllose, aber doch einer gewissen spontanen Dynamik unterliegende und schließlich zur Selbstheilung kommende Formen erzeugt, ist die Hautleishmaniose naturgemäß einer systematischen Einteilung schlecht zugänglich.

Von den Versuchen dieser Art ist derjenige von MARCHIONINI, der eine Einteilung, ähnlich wie bei Syphilis und Tuberkulose, in drei Perioden vorsieht, einer der bemerkenswertesten; er sieht vom formalen Prinzip der Morphologie ab. Wenn schon für die Periodeneinteilung bei der Syphilis und noch mehr bei der Tuberkulose gilt, daß sie nur einen bedingten, das Verständnis stützenden Rahmen abgeben können, so beabsichtigt auch MARCHIONINIs Versuch nicht mehr. Als *Primärperiode* bezeichnet er die Zeit vom Eintritt der Erreger in die Haut und der anschließenden Krankheitserscheinungen als Produkte örtlicher Abwehr bis zur Spontanheilung. Ein *Sekundärstadium*, gekennzeichnet durch die Verbreitung von Leishmanien auf dem Lymph- oder Blutweg, mit Auftreten von weiteren, nicht durch äußere Inoculation bedingten erregerhaltigen Krankheitsherden, wird also nur von einem kleinen Teil aller Krankheitsfälle erreicht. In der *Tertiärperiode*, die sich unmittelbar der primären oder der sekundären Periode anschließen kann, kann es zu den verschiedensten Herderscheinungen, immer mit sehr spärlichem Erregergehalt und oft mit geringer oder fehlender Spontanheilungstendenz kommen. Die Tertiärperiode wird als Ausdruck mangelhafter örtlicher Widerstandskraft betrachtet, aber auch einer allgemeinen Resistenzschwäche, die durch zusätzliche Allgemeinkrankheiten, Malaria, Anämie, Avitaminosen usw. bedingt sein kann, deren Grund aber oft gar nicht zu ermitteln ist.

MONACELLI empfahl eine Unterscheidung von umschriebenen Formen, die er in frische und tardive (sog. Metaleishmaniose) unterteilt, und solchen mit Ausdehnung des Prozesses auf dem Lymphweg, wobei der letzteren Gruppe zahlreiche Atypien sowie andere Dermatosen simulierende Bilder zugerechnet werden.

Von der von KOJEVNIKOV u. Mitarb. für mittelasiatische Endemiegebiete aufgestellten Unterteilung in eine trockene und feuchte Verlaufsform, gekennzeichnet nach der geographischen Herkunft und bestimmten klinischen Eigenschaften, wurde schon gesprochen (s. S. 292); sie ist in den mediterran-orientalischen Verbreitungsgebieten der Krankheit nicht anwendbar; wohl glaubt FORATTINI in Südamerika in ähnlicher Weise zwei Typen der Infektion unterscheiden zu können: der eine Typ der Erreger sei an wildlebende Nager (Kannabateomys amblyonyx, Cuniculus paca, Dasyprocta azarae), der andere mehr an domestizierte Zwischenwirte innerhalb von menschlichen Siedlungen adaptiert. Dagegen gebrauchen wir die gleiche Unterteilung der Erscheinungen der Hautleishmaniose in einem ganz anderen Sinne und mit Nutzen für praktische Zwecke der Beurteilung, Behandlung und Prognose: die „feuchten", exsudativen Erscheinungen umfassen die erregerreiche, therapeutisch gut zugängliche Frühphase, die trockenen, zellig-kompakten die therapeutisch schlechter angreifbare Spätphase mit spärlichen Parasiten in den Herden. Darauf ist noch zurückzukommen.

COTTINI schließlich, indem er die Bezeichnung „Orientbeule" als nicht umfassend genug für überholt hält, befürwortet eine Unterscheidung der „klassischen" oder beulenförmigen Entwicklung rein vom klinischen Gesichtspunkt in drei Stadien: das primäre (initiale) oder papulo-squamöse, das sekundäre oder ulcerokrustöse und das tertiäre, End- oder Reparationsstadium. Diesem „normalen" Verlauf stellt er die Atypien mit den zahlreichen polymorphen klinischen und von der Beulenform abweichenden Abarten gegenüber. Die determinierenden Faktoren für die eine oder andere Verlaufsrichtung sucht Riggio (1957) im Mengenverhältnis der Parasiten im Moment der Infektion einerseits und in der Gewebsreaktion des Infizierten andererseits.

Die vorgeschlagenen Klassifikationen werden in theoretisch ordnendem Sinne und auch für die praktische, nicht zuletzt therapeutische Handhabung des einzelnen Falles gewisse Richtlinien vermitteln können, darüber hinaus muß die deskriptive morphologische Erfassung in ihr Recht treten.

## 3. Inkubation

Die Hautleishmaniose gehört zu den Infektionskrankheiten mit durchaus „ungenormter" Inkubationszeit. Die außerordentliche Schwankungsbreite ist einerseits von der Empfänglichkeit des Infizierten, andererseits von Virulenz und Menge der eindringenden Parasiten abhängig. In dem gewöhnlichen Fall der Stichinfektion durch Phlebotomen kann man eine Latenzzeit von *20—40 Tagen* als Mittel annehmen. Flarer konnte eine solche Spanne bei einem 4 Monate alten Säugling mit multiplen Papeln im Gesicht „mit der Bestimmtheit eines biologischen Experiments" errechnen, ähnlich Monti (zit. nach Cottini) bei drei Kindern, die im 1. Lebensmonat angesteckt worden waren, eine Inkubationszeit von etwas weniger als einem Monat. Riggio fand bei experimentell oder natürlich infizierten Trägern von Orientbeulen verkürzte Inkubationszeiten im Vergleich zu Gesunden; dies steht im Einklang mit analogen Beobachtungen, z. B. bei der Syphilis, wo bei experimenteller Superinfektion, falls eine solche angeht, das Prinzip verkürzter Inkubationszeit und beschleunigter Angleichung an den klinischen Erscheinungstyp präexistenter Läsionen bekannt ist. Viel kürzere Inkubationszeiten als die oben genannten können sich unter den abnormen Bedingungen experimenteller Infektion ergeben, wo Dostrovsky bei vier Freiwilligen, denen er zwischen 2 und 6 Mill. Leishmanien subcutan einimpfte, also Mengen, die jene bei natürlicher Infektion weit überschreiten, durchweg schon nach 24 Std einen Erythemfleck mit unmittelbarem Übergang in eine typische Beule wahrnahm.

Von seiten des erkrankten Individuums kann ein Zustand partieller Immunisation, etwa durch eine lange vordem durchgemachte Leishmanieninfektion, die Inkubation abnorm verlängern. Beobachtungen von Erkrankten nach Ortswechsel in kühlere Klimalagen sprechen dafür, daß ein solcher Klimawechsel die Ursache für ein verzögertes Erscheinen von Krankheitsherden darstellen kann.

So sah Verfasser selbst 1951 in Frankfurt einen Kranken mit einem taubeneigroßen, flachtuberösen Leishmanioseherd auf dem Handrücken, den der Patient seit höchstens 2 Jahren bemerkt hatte; einer Infektionsmöglichkeit war er nur 1942/43 ausgesetzt gewesen, als er Soldat im deutschen Afrikakorps in Libyen und Sizilien war. Fidler errechnete, ebenfalls im Fall eines Soldaten, der sich vermutlich im Mittelmeerraum 1943/45 infiziert hatte und später in Vancouver (Canada) erkrankte, eine Inkubationszeit von $3^1/_2$ Jahren. Degos, Delort und Ossipowsky sehen eine Inkubation von 3 Jahren, die sie bei einem 13jährigen Mädchen ermittelten, als nicht so ungewöhnlich an. Hierher gehören weiter zwei Fälle von Romano, die 5—6 Jahre nach der vermutlichen Infektion im Abruzzengebiet in Norditalien erst manifest wurden. Vielleicht ist auch ein von Cortella publizierter Fall hierherzurechnen; er betrifft einen 8jährigen italienischen Jungen, der seit 5 Jahren einen Leishmanioseherd an der Wange hatte und 2 Jahre vordem, als 1jähriges Kind, nach Südtirol umgesiedelt worden war, wo autochthone Hautleishmaniose, die der Verfasser in Erwägung zog, doch sehr unwahrscheinlich ist. Bei einem Patienten von Clay und Ross schließlich, der nur von 1940—1942 im Vorderen Orient der Infektion ausgesetzt war, wurde die Krankheit sogar erst 11 Jahre nach seiner Rückkehr nach England manifest. Veränderte Verhältnisse hinsichtlich Klima und Lebensweise beschuldigt auch Comèl als Ursache abnorm langer Inkubation bei italienischen Einwanderern in Hautleishmaniose-freie Gebiete Südamerikas, die, bei Betreten des Landes gesund befunden, bis zu 2 Jahren später an der latent eingeschleppten Hautleishmaniose erkrankten. Diese neueren Beobachtungen, in denen man besser von latenter Infektion mit verzögerter Manifestation als von verlängerter Inkubationszeit spricht (Romano), zeigen jedenfalls, daß selbst ein jahrelanges Intervall zwischen dem Aufenthalt in einem Endemiegebiet und der Feststellung leishmanioseverdächtiger Erscheinungen von der Erwägung einer Hautleishmaniose nicht abhalten sollte.

## a) Allgemeinerscheinungen

In den weitaus meisten Fällen von Hautleishmaniose ist das Allgemeinbefinden ganz ungestört, ein Umstand, der sicherlich zusammen mit den geringen örtlichen Beschwerden den Grund dafür abgibt, daß die Kranken so häufig erst in vorgeschrittenen Stadien den Arzt aufsuchen. Es ist möglich, daß in den ersten Stadien durchgemachte, vielleicht von Kranken gar nicht auf diese Infektionskrankheit bezogene Allgemeinstörungen in Wirklichkeit doch häufiger sind als sie zur Kenntnis gelangen. Dafür könnte eine Beobachtung im Selbstversuch sprechen, die ein so guter Kenner der Krankheit wie Wenyon an sich machte, der die Fieberschübe und Verdauungsstörungen bemerkte. v. Schrötter sowie Mayer und Nauck stellten ebenfalls öfters Fieber, Abgeschlagenheit, Frösteln und Kopfschmerzen fest. Higoumenakis, der in einem Fall von multiplen Knoten Fieber, Erbrechen und ein morbilliformes Exanthem sah, gibt an, in derartigen Fällen durch Leber- und Knochenmarkspunktion Leishmanien in großen Mengen gefunden zu haben, ein Befund, der ebenso wie der Erregernachweis im peripheren Blut, auffallend wenigen gelang, so daß er jedenfalls als äußerst seltenes Ereignis gelten muß. Es ist jedoch einzuräumen, daß massivere knotig-ulceröse, erysipelähnliche und andere mit Streuung in die Lymphwege einhergehende Erscheinungen das Allgemeinbefinden beeinträchtigen und mäßige Temperaturanstiege verursachen können.

## b) Einflüsse seitens anderer krankhafter Störungen

Besonderes Interesse verdienen jene abnorm schweren und langwierigen Verläufe von Hautleishmaniose, in denen, wie man annehmen muß, die normale Ausbildung der Immunität gestört ist. Wie Marchionini hervorhebt, gelingt es nur bei einem bedauerlich kleinen Teil dieser Kranken, für die Ursache der Immunitätsschwäche eine ausreichende Erklärung zu finden; viele von ihnen erfreuen sich offenbar im übrigen einer ausgezeichneten Gesundheit. Der genannte Autor hat sich in besonderem Maß um die Aufspürung von Umständen bemüht, die die gelegentliche Widerstandsschwäche des Organismus zu begründen vermögen. Ihm fielen in seinem Beobachtungsgut drei Kategorien solcher schwächender Zustände auf: In der *ersten Gruppe*, den chronischen Infektionskrankheiten, ist die Malaria die wichtigste. Besonderheiten des Verlaufes, die Marchionini mehrfach bei Malariakranken antraf, sind: Auffallend rasches Wachstum von Knoten ungewöhnlich weicher Konsistenz, frühzeitiger ulceröser Zerfall, Verkrustung mit einer Auflagerung, die das Nagelphänomen zeigt. Bei anderen Malariapatienten zeigte sich die Abwehrschwäche gegen die Leishmanien im Übergang in die tertiäre Periode mit ausgesprochener Therapieresistenz, die erst nach Behandlung der Malaria beseitigt werden konnte. In einer *zweiten Gruppe* krankhafter Zustände, die einen abnorm ungünstigen Verlauf der Hautleishmaniose begründeten, nämlich Anämien verschiedener Ursache, bewies ebenfalls die mit Behebung der Anämie gebesserte Heilungstendenz der Hautleishmaniose ex iuvantibus den ursächlichen Zusammenhang. *Drittens* wurde in der A-Avitaminose und -Hypovitaminose, sei sie primärer oder sekundärer Natur, ein die Prognose der Hautleishmaniose verschlechternder Faktor ermittelt und durch niedrige Ausgangswerte des Vitamin A-Spiegels und durch mangelhaften oder fehlenden Anstieg des Blutspiegels nach Belastung tatsächlich nachgewiesen. Umgekehrt gewann der Autor den Eindruck, daß in manchen resistenten Fällen nach längerer Darreichung von Vitamin A — in Kombination mit Vitamin C — nicht nur der Allgemeinzustand, sondern auch das Ansprechen der Hautkrankheit gefördert wurde. Die unzweifelhafte Häufung ungünstig verlaufender Fälle von Hautleishmaniose in sozial minderem Milieu könnte unter anderem in der dortigen größeren Wahrscheinlichkeit ungenügender Vitaminversorgung einen Grund haben. Auch eine günstige Beeinflussung der Hautleishmaniose durch eine andere Begleitkrankheit kommt vielleicht mitunter vor. MARCHIONINI denkt an eine solche Möglichkeit im Fall eines 4jährigen Kindes, das neben einer Hautleishmaniose einen schweren Paratyphus interkurrent durchmachte und dessen Hauterkrankung ohne jede Behandlung, vermutlich unter dem Einfluß des Paratyphus als unspezifischer Fiebertherapie, innerhalb 4 Wochen zu einer überraschenden Abheilung kam. Die Ungewißheit einer solchen Intervention zeigte jedoch ein Parallelfall von Abdominaltyphus eines 10jährigen Kindes, bei welchem die daneben bestehende Hautleishmaniose durch die fieberhafte Krankheit nicht in ihrem gewöhnlichen Verlauf beeinflußt wurde.

## 4. Lokalisation

Insgesamt dürften etwa zwei Drittel aller Leishmanioseherde ihren Sitz im Gesicht haben. Doch bestehen in den einzelnen Ländern recht erhebliche Verschiedenheiten, die, wie MARCHIONINI bemerkt und an Beispielen aufzeigt, z.T. ethnologische Ursachen haben, nämlich sich aus Besonderheiten der Kleidung erklären. Im Material des genannten Autors betrafen 60% das Gesicht, in den großen Leishmaniosezentren in Syrien und im Irak sind es ziemlich genau zwei Drittel, in Persien eher mehr. In Saudi-Arabien ist eigenartigerweise das Verhältnis etwa umgekehrt und nur etwa ein Drittel der Herde im Gesicht lokalisiert; ein Grund dafür ist nicht erfindlich, auch die Tatsache, daß die Frauen außer Haus dort noch völlig und dicht verschleiert gehen, kann dies nicht erklären, da die Hautleishmaniose-Kranken weit überwiegend Männer sind. Im Gegensatz dazu waren es in COTTINIs Krankengut aus Sizilien nur 4,2%, in denen der Sitz anderswo als im Gesicht war.

Sind mehrere oder zahlreiche Beulen vorhanden, so ist das Gesicht selten frei, oft als erstes erkrankt, und zwar ist die Mittelpartie mit Wangen, Nase und Stirn am häufigsten betroffen. An zweiter Stelle stehen die Extremitäten, die im Orient — von Saudi-Arabien abgesehen — etwa 20—30% der Beulen eines durchschnittlichen Krankenmaterials aufweisen. Vor allem sind hier Handrücken und Unterarmstreckseiten betroffen. Oft hat man den Eindruck, daß Herde an den oberen Extremitäten sekundärer Natur sind, entstanden durch Autoinoculation von dem von frischen Knoten besetzten, schwitzenden Gesicht, das die Kranken mit den Hand- und Unterarmstreckseiten abwischen. Die unzweifelhafte Häufung von besonders massiven, vegetierenden und namentlich auch lupoiden Erscheinungen an den genannten Partien wäre zwanglos damit zu vereinbaren, daß die Parasiten dort in ein schon allergisiertes Terrain inoculiert werden. An den Unterschenkeln ist die Bevorzugung der Streckseiten nicht so ausgeprägt. An Oberarmen und Oberschenkeln sieht man selten Herde, am Rücken und überhaupt am Stamm fast nie. Aber bei sehr starker Durchseuchung der Bevölkerung, wie z.B. in Bagdad, unterlaufen auch gelegentlich so ausgefallene Körperstellen wie am behaarten Kopf, am männlichen Genitale und, wie mehrmals beobachtet, an der Fußsohle, aufgepfropft auf traumatische Defekte. Der letztere Modus der „Sekundärinfektion" (s. S. 283) bringt es mit sich, daß man Beulen an den Acren auf der Basis von Gelegenheitsverletzungen nicht so selten sieht.

Eine Erklärung für die ausgesprochene Bevorzugung des Gesichts ist gar nicht so leicht, denn in den heißen Sommertagen und -nächten, in denen die Phlebotomen schwärmen und stechen, finden sie genug andere Körperflächen, so daß die Verteilung der Beulen über den Körper demnach viel ausgeglichener sein müßte. Dies führt, neben anderen Überlegungen, dazu, daß manchen Autoren im Übertragungsmechanismus der Hautleishmaniose im einzelnen noch offene Fragen zu bestehen scheinen, wie dies für manche andere Infektion gilt, schon für die scheinbar so banale Impetigo contagiosa, deren Prädilektion, nicht unähnlich jener der Hautleishmaniose, gar nicht ohne weiteres klar ist.

Auch in der *Anzahl der Beulen* gibt es geographische Verschiedenheiten. In den europäischen Mittelmeerländern überwiegt der solitäre Herd bei weitem, z.B. fand COTTINI auf Sizilien nur in etwas mehr als 3% aller Fälle zwei Knoten, mehr als drei überhaupt nicht. In MARCHIONINIs Patientenschaft betrug der Durchschnitt 1,9 Knoten. In unserem Krankengut im Orient überwiegen zwar auch die solitären Herde, aber infolge der Vielzahl bei manchen Kranken betrug der Durchschnitt bei unseren Patienten in Bagdad etwas über zwei, in Saudi-Arabien mehr als vier Knoten, da 10—20 Herde bei einem Kranken keine Seltenheit sind, auch mehrere Dutzend sieht man im Orient gelegentlich, vereinzelt hat man bis über 200 Knoten gezählt.

Multiple, dem primären Stadium angehörige Herde entstehen am häufigsten auf dem Wege der Schmierinfektion von einem Primärherd aus. Seltener handelt es sich um eine multizentrische Inoculation von Haus aus, und ganz selten um eine Superinfektion mit einem neuen Leishmanienstamm in den ersten Monaten, wenn eine solche noch angeht. Anders erklärt sich die Multiplizität im sekundären und tertiären Stadium im Sinne MARCHIONINIs, die hier ausschließlich auf dem Lymph- bzw. meistens Blutwege zustande kommt; namentlich im tertiären Stadium kann es dabei zu sehr zahlreichen Tochterherden kommen.

Bei multiplen Efflorescenzen ist wohl ein gleiches Entwicklungsstadium die Regel. Namentlich in älteren Fällen braucht jedoch keineswegs eine Isomorphie zu bestehen, vielmehr sieht man hier alle möglichen Kombinationen, sei es Frühmanifestationen verschiedener Morphologie nebeneinander oder auch in Verbindung mit ausgesprochen späten, z.B. lupoiden Erscheinungen und schließlich aktive Läsionen neben Narben, alles Kombinationen, die aus manchen in diesem Abschnitt gezeigten klinischen Abbildungen ersichtlich sind und die zeigen, daß die allgemeinen Regeln in bezug auf die Immunitätsverhältnisse bei der Hautleishmaniose Ausnahmen in vielen Richtungen zulassen.

## 5. Klinische Morphologie

Es hat verschiedene Gründe, daß die Kranken mit Hautleishmaniose häufig erst in späteren Stadien ihrer Krankheit in ärztliche Beobachtung kommen oder diese als Nebenbefund entdeckt wird. Abgesehen von der weitgehenden Beschwerdelosigkeit der Knoten ist den Angehörigen der ohnehin mehr oder weniger zur Indolenz neigenden Population der betroffenen Länder die Neigung zur Selbstheilung vielfach gut bekannt.

Hauptsächlich von Experimentalfällen, darunter zahlreichen Selbstversuchen, kennt man den Beginn genau. Es bildet sich an der Eintrittspforte der Erreger eine punktförmige erythematöse Efflorescenz, die kaum erhaben ist und nach MONACELLI öfters sternförmig angeordnete erweiterte Gefäßchen aufweist. Diese geht dann, selbst wenn die Inkubation lang war, wie in einem Selbstversuch von S. TOR (110 Tage), rasch, innerhalb weniger Tage in eine zunächst hellrote Papel und im Lauf der nächsten Wochen in ein linsen- bis erbsgroßes, erhabenes noduläres Element über, das einen am Rand allmählich ins Gesunde übergehenden, schmutzig-gelblich-bräunlichen bis kupferroten, mit livid gemischten Farbton hat (Abb. 8).

Frühzeitig erkennt man auf Glasspateldruck eine zunehmend deutliche, gelblichbraune Gewebseigenfarbe, doch ist das papulöse und später tuberöse Gebilde vom Lupusknötchen, dem es etwa ähnlich sein kann, durch derbe Kon-

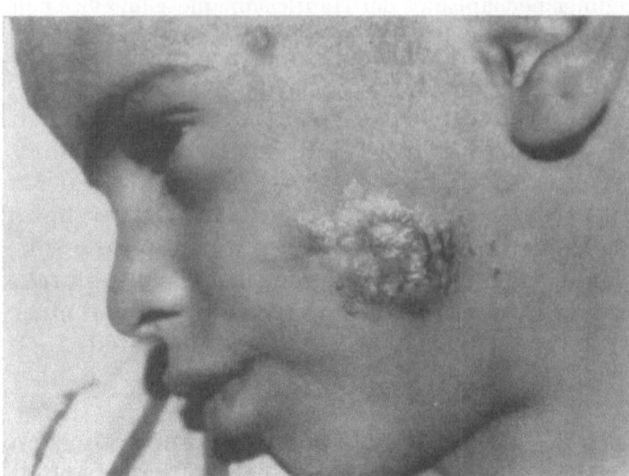

Abb. 8.  Initiale Leishmaniosepapel an der Schläfe, größerer erosiver Herd an der Wange

sistenz und einen livid-erythematösen Hof unterschieden. Ein nicht regelmäßiger, aber sehr charakteristischer Zustand ergibt sich, wenn in die Beule mehr oder weniger zahlreiche, zuweilen dichtstehende, zunächst derbe, später z.T. abszedierende noduläre Elemente eingelagert sind, so daß ihre Oberfläche himbeerartig gehöckert erscheint (Abb. 9). Bläschen- oder pustelförmige Efflorescenzen gehören nicht zum Bild der Hautleishmaniose. Über dem entzündlichen Infiltrat bildet sich bei einer bestimmten Prominenz eine ziemlich festhaftende Schuppe, von der namentlich bei großporiger Haut deutlich erkennbar ist, daß sie einen follikulären Ursprung hat. Die an der Schuppung sichtbare reaktive Beteiligung der Oberhaut spielt im weiteren

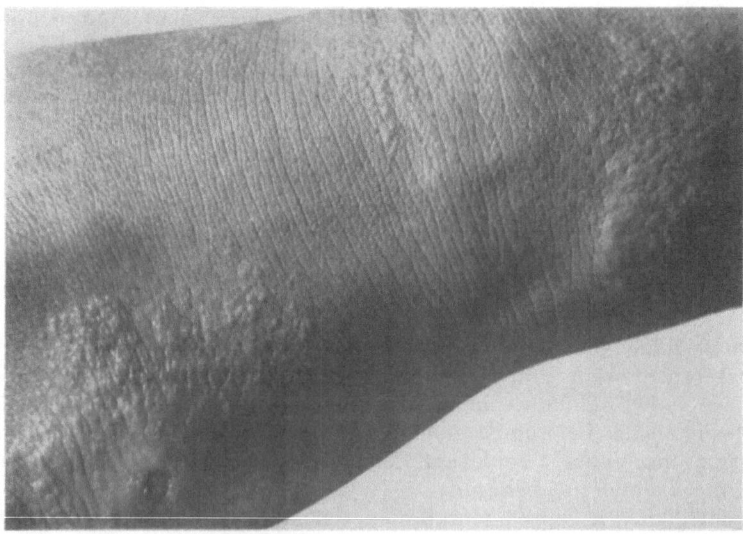

Abb. 9.  Flache, zentral eben ulcerierende Beulen mit charakteristischer nodulärer Streuung im Randbereich

Verlauf eine nicht geringe Rolle, das sich aufbauende Granulom ist bis zum späteren ulcerösen Zerfall gewöhnlich von epidermalen Wucherungsvorgängen begleitet.

Solange das Granulom wenig prominent ist, ist es von einer bei Kindern zarteren, bei Erwachsenen derberen parakeratotischen Oberhautschicht überzogen; schließlich reicht diese gewissermaßen zur Deckung nicht mehr aus, platzt mit zunehmender seröser Durchtränkung des Infiltrates, zunächst im Zentrum;

mit der Zerstörung der Oberhaut bildet sich eine mehr oder weniger blutig durchsetzte Schuppenkruste, die anfänglich dem Geschwürsgrund fest aufsitzt (s. Abb. 7). Wenig angebracht ist die Bezeichnung „furunkuloid", die zuweilen im Zusammenhang mit der Orientbeule gebraucht wird, denn gerade mit dem akuten Entzündungsprozeß des Furunkels, seiner aktiven Hyperämie, Schmerzhaftigkeit und der Pfropfbildung hat die Orientbeule in keiner Phase etwas gemein.

Häufig besteht infolge größerer Hinfälligkeit der zentralen Partie des Granuloms eine nur durch die Krustenauflagerung lange verdeckte Neigung zum Einsinken des weicheren, verletzlicheren mittleren Anteils der Efflorescenz, während die derberen, fibrös-elastischen Randpartien proliferieren, so daß es zu wallartig erhabenen Rändern kommt, deren größere Aktivität uns in mancherlei klinischer Gestalt noch begegnen wird (Abb. 10).

Schon die bisher skizzierten, dem Rahmen der „typischen Orientbeule" angehörenden Merkmale und Typen umschließen eine große Skala von Variationen, die zusammen mit zahlreichen Atypien einen Reichtum an klinischen Formen darstellen, der nur mit dem der Syphilis vergleichbar ist, ja diesen, wie MARCHIONINI mit Recht sagt, vielleicht noch übertrifft.

Einer der Gründe der außerordentlichen Vielgestaltigkeit der Hautleishmaniose ist, daß die einzelnen Komponenten des geweblichen Aufbaues ihrer Entzündungsprodukte in ihrer Zusammensetzung und Mächtigkeit weitgehend variieren können.

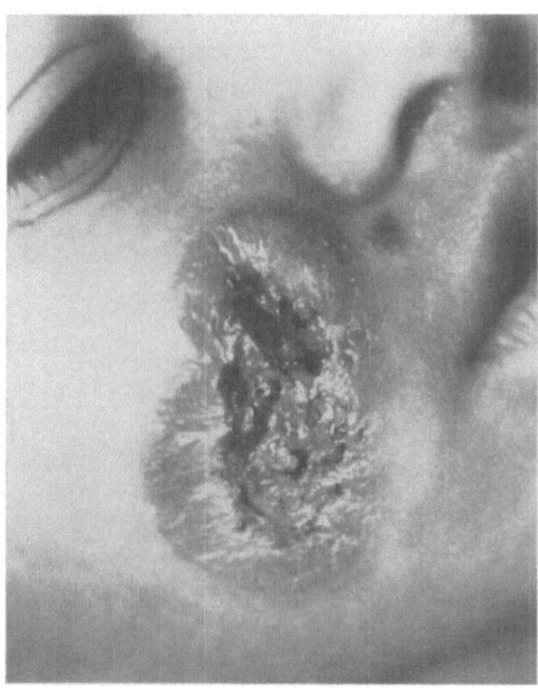

Abb. 10. Etwa 2 Monate bestehendes succulentes, zentral zerfallendes, randwärts progredientes leishmaniotisches Infiltrat

So kann die Oberhautschicht, wie oben gesagt wurde, hauchdünn und gespannt sein oder auch massiv verdickt, es kann eine dicke Kruste den Herd überlagern oder zu einer hochgradigen Wucherung der Papillen kommen. Das cutane Infiltrat wechselt zwischen einer dünnen, die Papillarschicht eben füllenden Lage einerseits und mächtigen knotigen Granulommassen andererseits, die bis zur Subcutis reichen, diese allerdings selten durchbrechen. Weiterhin ist am klinischen Erscheinungsbild natürlich der Charakter des feingeweblichen Aufbaus maßgeblich beteiligt, der seinerseits eine große Spielbreite hat und der außerdem im Verlauf des einzelnen Falles bestimmten, noch zu erörternden Veränderungen unterworfen ist. Es wurde von vielen Seiten versucht, die verwirrende Fülle von klinischen Formen der Hautleishmaniose möglichst vollständig aufzuzählen, so kam z.B. BEHCET auf über 50. Es scheint zweckmäßiger, die Bilder, die einander oft so wenig gleichen, daß man sie kaum einer ätiologisch einheitlichen Hautkrankheit zuordnen möchte, nur nach ihren mit einer gewissen Häufung wiederkehrenden Eigenschaften zusammenzufassen und so die wichtigsten Typen zu beschreiben. Neue Gesichtspunkte und Symptome werden bei der Beschäftigung

mit dieser morphologisch wahrhaft unerschöpflichen Hautkrankheit auch dem
Erfahrenen immer wieder unterlaufen.

Kehren wir zur Beobachtung der typisch verlaufenden Orientbeule zurück, so
finden wir sie, etwa 2—3 Monate alt, gewöhnlich ziemlich prominent und etwa
2—4 cm im Durchmesser, nie mehr mit ganz intakter Oberflächenkontinuität.
Gewucherte Oberhautelemente und das sie durchsetzende eingetrocknete, reichlich
Leishmanien enthaltende Serum bilden eine Schuppenkruste, die man, zum mindesten im mittleren Anteil, in Stücken und oft als Ganzes mit mäßiger Gewalt
abheben kann. Tut man dies bei etwas älteren typischen Beulen von Haselnuß-
bis Walnußgröße, so kann man an der Unterseite der Auflagerung filiforme,

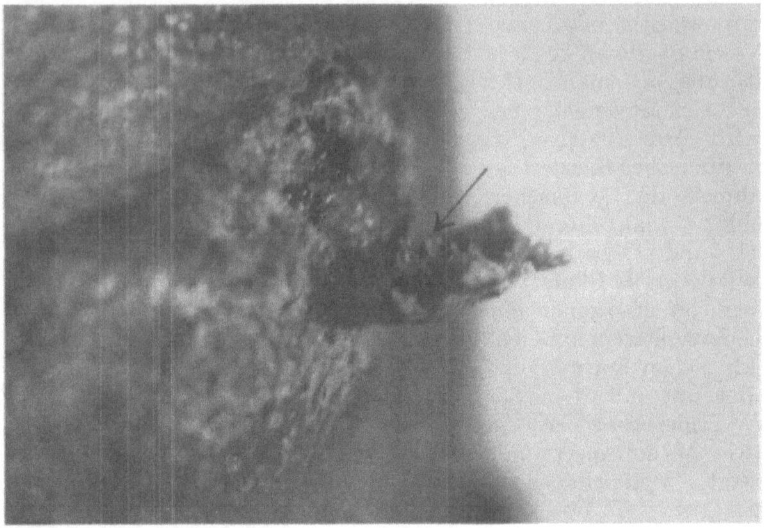

Abb. 11. „Eggenzeichen" bei Hautleishmaniose: Älterer Leishmanioseherd an der Stirn (Vergr. 2mal).
Schuppenkruste nach unten geklappt, eggenartige Hornstacheln an deren Cutanfläche sichtbar

reißnagelartige Fortsätze, aus Hornmasse und Detritus bestehende Ausgüsse der
erweiterten Follikel wahrnehmen (Abb. 11). Man darf dieses „Nagelphänomen"
oder „Eggenzeichen" (signe de herse, signe de clou), das von Montpellier (1901)
schon vor der Entdeckung der Ätiologie der Orientbeule als typisch für sie
beschrieben wurde, natürlich nicht in jeder Phase und auch nicht in jedem Fall
erwarten, da offenbar eine bestimmte Hautkonstitution dafür Voraussetzung ist;
man findet es am meisten bei Seborrhoikern. Im Fall seiner Anwesenheit ist es
jedenfalls, wenn auch nicht pathognomonisch für Hautleishmaniose — da es ja
bei Erythematodes in ähnlicher Weise vorhanden ist —, so doch mit anderen
anamnestischen und klinischen Hinweisen zusammen ein sehr gutes Hilfsmittel
und sicheres Unterscheidungsmerkmal gegenüber differentialdiagnostisch kon-
kurrierenden Infektionskrankheiten der Haut. Die Hornzapfen liegen nur anfänglich einer trockenen Unterlage fest auf, später sind sie von dem höckerig-
vegetierenden cutanen Granulationsgewebe durch eine eitrig-verflüssigte Schicht
getrennt. Zur Gewinnung von Abstrichmaterial läßt sich die Kruste daher leicht
abheben.

Je frischer eine Läsion ist, desto zahlreicher sind in dem saftreichen Gewebe
die Erreger, in frühen Stadien vielfach extracellulär und namentlich in geschlossenen Knoten leicht nachzuweisen, nach längerer Ulceration sind sie eher von einer
Mischflora überwuchert. Mit der Länge der Bestandsdauer wird, wie schon Kyrle

und Reenstjerna nachwiesen, der Erregergehalt allmählich geringer; die anfangs succulenten Knoten, die auf geringe Traumen zum Blut- und Serumaustritt neigen, gehen in derbere, blassere, mehr fibröse Granulationen über. Ältere Herde haben keinen lividroten Hof mehr und die deckende Kruste stößt sich ab (Abb. 12). In der Spätperiode der typischen, spontan abheilenden Orientbeule findet man hauptsächlich am Rand angeordnete knotige, wallartige Erhabenheiten um die kraterförmig eingesunkene Herdmitte herum (Abb. 13).

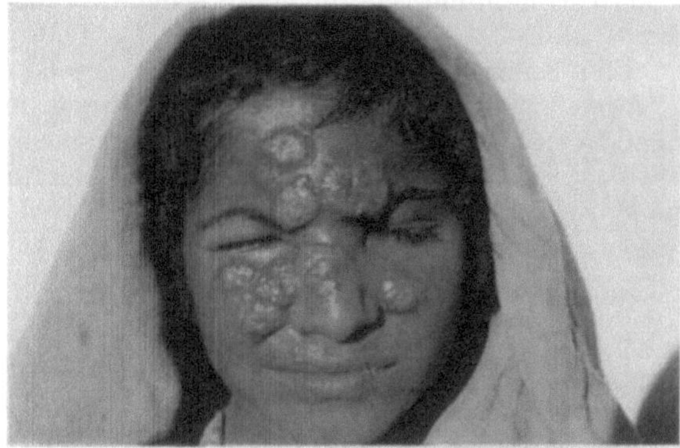

Abb. 12. Typische ältere Orientbeulen im Abheilungsstadium, Krusten spontan abgestoßen, abklingende Entzündungserscheinungen

Schließlich bildet sich eine meistens glatte, anfangs hyperpigmentierte, infolge der sehr seltenen Beteiligung der Subcutis gewöhnlich auf der Unterlage verschiebliche Narbe, die zwar selten zu Verzerrung, Ectropium usw. Anlaß gibt, nur ausnahmsweise Bindegewebszipfel und -brücken bildet, aber doch oft recht verunstaltend ist.

Die *Krankheitsdauer* der unbehandelten typischen Orientbeule ist in vielen Fällen etwa ein Jahr. Das drückt sich in den einheimischen Bezeichnungen der Krankheit in einer Reihe orientalischer Landessprachen aus, die alle „Jahresbeule" bedeuten, so in der Türkei yil çiban; in den arabischen Ländern hab-el-seneeh; in der Tatarei il jarassy; in Kaukasien godownik, sahlik; in Persien salek; in den französischen Kolonien Nordafrikas bouton d'un an (Marchionini). Es wäre jedoch verfehlt, auf eine solche Krankheitsdauer zu vertrauen, diese hat vielmehr eine sehr weite Schwankungsbreite. Abnorme Hitzegrade, hohe Luftfeuchtigkeit, grobe Hygienemängel wirken ungünstig, so wie dies für andere Qualitäten des Verlaufes im Vergleich zu gemäßigten Klimalagen gilt.

In besonders günstigen Fällen kann die Spontanheilung einmal in einem halben Jahr erfolgen, sehr viel öfter wird die „klassische" Dauer von einem Jahr überschritten. Schon typische Beulen können mehrere Jahre

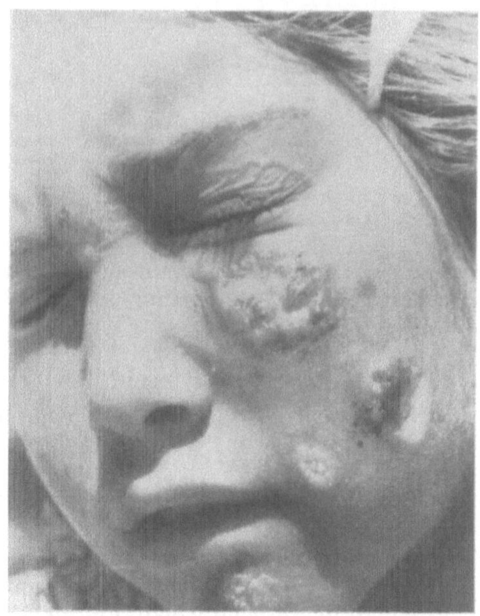

Abb. 13. Orientbeule in Abheilung: sulzige Granulationen und Krater nach Abstoßung der Krustenbeläge

bestehen, eine Reihe von Atypien, wie die erythematoiden und sarkoiden, 10 Jahre und länger, für die lupoiden Varianten, die in der Türkei nach S. Tor 5—6 Jahre persistieren können, ermittelten wir in Bagdad unter mehr als 400 solchen Patienten eine durchschnittliche Krankheitsdauer von wenigstens 15—20 Jahren; bei diesen Formen, die ähnlich wie tuberkulöser Lupus sich

zeitlebens hinziehen können, macht sich erst in höherem Alter eine Neigung zu
spontanem Rückgang bemerkbar. Auch bei dieser Abart handelt es sich ja um
echte Hautleishmaniose; hier etwa von „Metaleishmaniose" zu sprechen ist
ebenso irreführend wie die entsprechende, längst aufgegebene Formulierung bei
der Syphilis.

Eine bemerkenswerte Eigenart der typischen Orientbeule ist die Eruption von
Ablegerknötchen in der nächsten Umgebung der Beule, die durch Streuung auf
dem Lymphwege zustande kommt. Ein nicht gerade häufiges, für die Hautleishmaniose aber sehr bezeichnendes Bild ergibt sich, wenn der Knoten rings
umgeben ist von mehreren, zuweilen zahllosen, bis etwa hanfkorngroßen, derb-

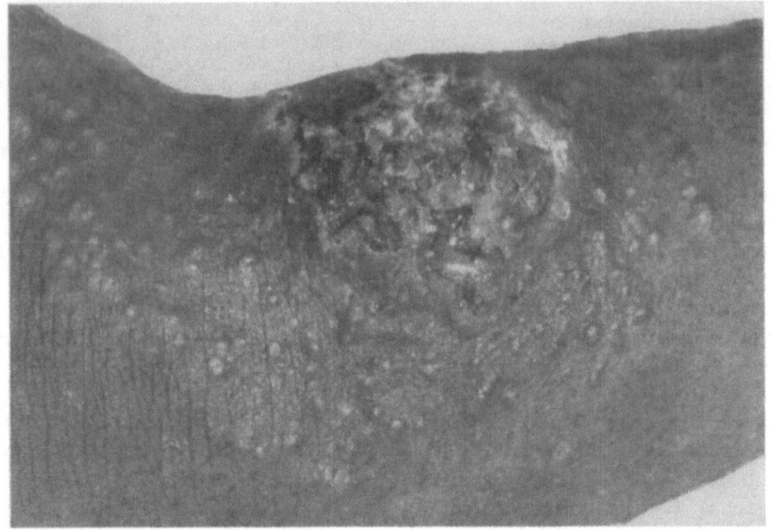

Abb. 14. Satellitenleishmanid: zahllose derbe, nur vereinzelt erweichende Streuknötchen um eine ulcero-krustöse
Orientbeule am rechten Handgelenksrücken

elastischen nodulären Elementen, von denen selten das eine oder andere zu einer
abszeßartigen Einschmelzung kommt (korymbiformes, Bomben-, Satellitenleishmanid; Abb. 14).

## a) Atypische Formen des Frühstadiums

Ein Versuch, ein Übersichtsschema für die Atypien der Hautleishmaniose
nach morphologischen Gesichtspunkten aufzustellen, wird weder auf strenge
Konsequenz noch auf Vollständigkeit Anspruch erheben können. In der folgenden
Einteilung ist weder zwischen den Begriffen „Früh-" und „Spätstadium" noch
zwischen „exsudativ" und „proliferativ" eine scharfe Grenze zu ziehen, da die
Zusammensetzung aus beweglichen Zellelementen im Früh- und überwiegend
fixen Gewebselementen im Spätstadium ineinander überfließt und die Unterschiede im dynamischen Ablauf gradueller Art sind. Die Einstufung in Früh- oder
Spätperiode bedeutet überdies unter verschiedenen klimatologischen Voraussetzungen nicht das gleiche. Zum Beispiel entwickelt sich ein tertiäres Syndrom,
entsprechend dem zeitlich gedrängteren Ablauf der Krankheit, in gemäßigtem
Klima dort im allgemeinen frühzeitiger und hat eine günstigere Prognose auf
Spontanheilung als in tropischem.

Schließlich sind manche unter den im folgenden als Atypien aufgeführten
Abarten, z.B. die papillär-vegetierenden, Tbc cutis verrucosa oder Spätsyphilide

imitierende, so gewöhnlich, daß ihnen die Zuordnung zu den Atypien kaum zukommt.

*Übersicht über die Atypien des (exsudativen) Frühstadiums*

*oberflächlicher Sitz*                                  *tiefer Sitz*

ekzematoide ⎫
mpetiginiforme ⎭ Hautleishmaniose

Tbc cutis verrucosa ⎫
vegetierende Pyodermie ⎪ nachahmende
Trichophytia prof. ⎬ Hautleishmaniose
tub.-ulc.-serpig. Syphilid ⎭
chancriforme,
erysipelartige,
ecthymaförmige,
papillär-vegetierende,
rupioide,
carcinomförmige,
Spina ventosa-förmige Hautleishmaniose

Wie in ihrem Formenreichtum, so ist die Hautleishmaniose auch in der Fähigkeit, andere klinische Einheiten nachzuahmen, der Syphilis wenigstens ebenbürtig. In der Tat ist die Kopierung einer Reihe verschiedenster Hauterkrankungen durch Varianten der Hautleishmaniose so verbreitet und vielfach so getreu, daß man die Vielfalt zweckmäßig durch den Vergleich mit den imitierten Krankheitsbildern zu ordnen versucht.

Es wurde erwähnt, daß die Frühphase der Orientbeule durch großen Saftreichtum des entzündlichen Infiltrats charakterisiert zu sein pflegt. Manchmal ist jedoch das Ödem sehr gering und das Infiltrat so oberflächlich, daß ein gewöhn-

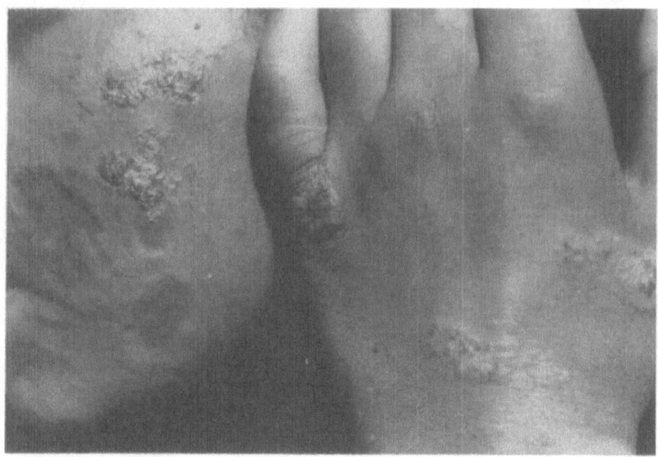

Abb. 15. Multiple, ganz oberflächliche „ekzematoide" Hautleishmaniose-Herde (Reinfektion bei alten Narben an der Wange)

liches Kontaktekzem oder Ekzematid vorgetäuscht wird (Abb. 15). Die Anamnese, fehlender Juckreiz, lange, unveränderte Dauer und genaue Befunderhebung, die bis in das Abheilungsstadium doch ein zartes, livides, über die geringe Schuppung mit einem bräunlich-liviplanen Hof hinausreichendes Infiltrat ergeben wird, Fehlen der zum Ekzem gehörigen Primärefflorescenzen in den Randgebieten müssen den Verdacht wecken, der durch den Erregernachweis zu bestätigen ist. Diese *ekzematoide Hautleishmaniose* ist zu unterscheiden von den seltenen Fällen von Superinfektion von kindlichem Ekzem durch Leishmanien, wie sie Kochs beschrieb.

Ein nach Abweichen der Krustenauflagerung sichtbares Infiltrat sowie ein auffallend torpider und therapieresistenter Verlauf sind auch wegweisend für die Erkennung der *impetiginiformen* Abart. Die eine Form davon imitiert mit dickeren, gelbbraunen Krustenauflagerungen streptogene Impetigo (Abb. 16). Die andere weist einen serpiginös fortschreitenden Krustensaum auf, ist, wie der über Jahre sich erstreckende Bestand sowie die Histologie beweist, eine oberflächliche Form von lupoider Hautleishmaniose und ist von der auf den ersten Blick ähnlichen staphylogenen Impetigo durch den oberflächlich ulcero-krustösen Rand unterschieden (Abbildung 17). Impetiginiforme Hautleishmaniose läßt natürlich, abgesehen von der ganz anderen Art der Herdbasis nach Entfernung der Krusten, immer Bläschen und Pusteln vermissen.

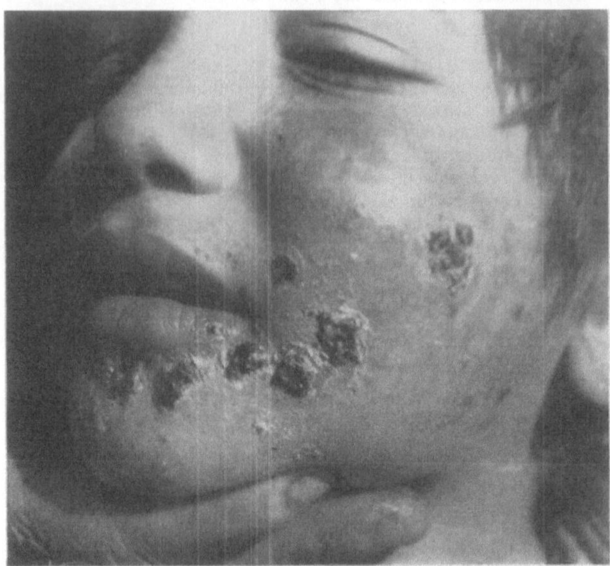

Abb. 16. Impetiginiforme multiple Leishmanioseherde

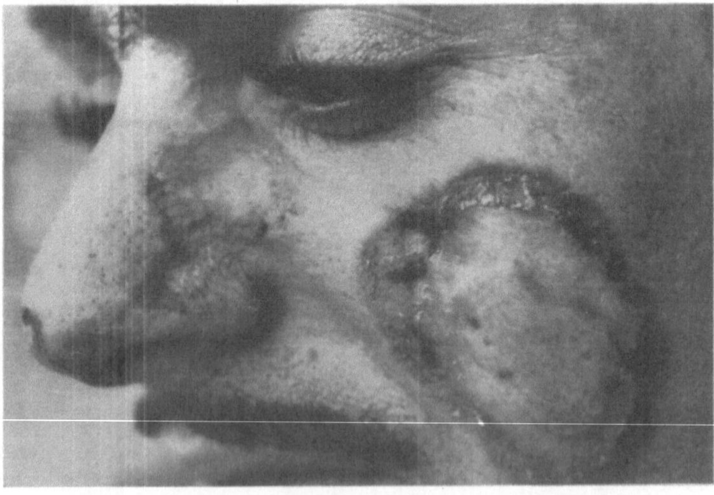

Abb. 17. Circinär-impetiginiforme Veränderung der Ränder bei einer seit früher Kindheit bestehenden tuberkuloiden Hautleishmaniose. 22jähriger Mann

Recht häufig kommt die Hautleishmaniose der *Tbc cutis verrucosa* morphologisch nahe. Die Unterscheidung kann angesichts des basalen, mit einem schmalen Hof am Rand sichtbaren livid-rotbräunlichen Infiltrats, der papillär-warzigen Oberfläche, auf Druck entleerbaren Absceßchen, der später zum Einsinken neigenden Herdmitte sehr schwierig sein (Abb. 18). In anderen Fällen wird mehr das Bild *chronisch-vegetierender Pyodermie*, auch eines vegetierenden *Bromo- und Jododerma* vorgetäuscht, so daß bei Erwägung derartiger Diagnosen, wo immer die Anamnese die Möglichkeit zuläßt, die Hautleishmaniose in die Überlegungen einbezogen werden sollte.

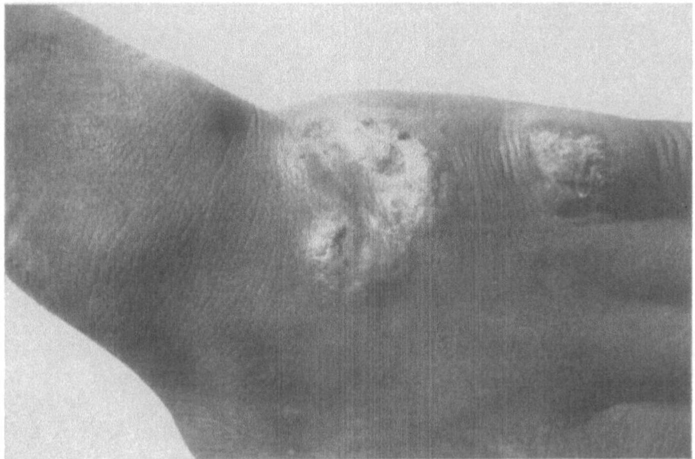

Abb. 18. Hautleishmaniose unter dem Bild einer Tuberculosis cutis verrucosa

Aus den oben erwähnten Eigenschaften des leishmaniotischen Prozesses, der proliferierenden Aktivität im Randbereich, die überdies häufig nicht nach allen Richtungen gleich stark ist, und aus der meist rezidivlosen Abheilungsneigung in

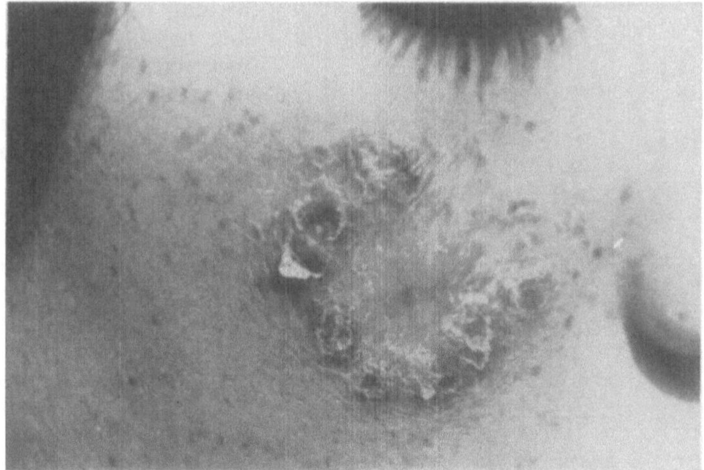

Abb. 19. Hufeisenförmige tubero-ulcero-krustöse Leishmaniose an der Wange

den zentralen Partien, öfters mit hufeisenförmiger Figurierung, ergibt sich schon, daß die Hautleishmaniose viel Ähnlichkeit mit spätsyphilitischen Formationen haben kann. Die Bilder können mit *ulcero-serpiginösen Syphiliden* weitgehend übereinstimmen, meist besteht tuberöse Wucherungsneigung der Randpartien, die aber auch fehlen kann (Abb. 19). Auch plattenartig-tumoröse, gummenartige Granulome kommen vor, die wenig zur Einschmelzung neigen.

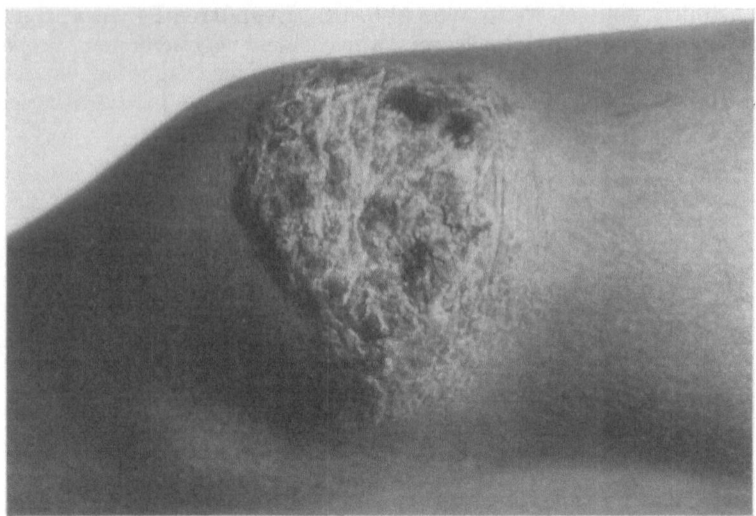

Abb. 20. Großes kerionförmiges leishmaniotisches Granulom

Manche der zuletzt genannten Erscheinungen reichen gewiß schon in eine tertiäre Phase hinein; wenn sie an dieser Stelle mitbesprochen werden, so mag dies durch ihr verhältnismäßig noch frühes Auftreten — etwa im 3.—4. Jahr der Infektion —, durch ihre noch nicht so schlechte Aussicht auf Spontanheilung und schließlich durch ihre histologische Struktur gerechtfertigt sein, die noch einen unspezifischen lympho-plasmocytären Granulomcharakter ohne bereits stabilisierte tuberkuloide Note zeigt.

Es gibt knotige und fungös wuchernde Erscheinungen der Hautleishmaniose, die der *tiefen Trichophytie* nahe kommen, nur zeigen in unserem Fall die kerionähnlichen Granulome, die, wie jene, wohl auch einzelne eitrige Einschmelzungen sowie papulöse Streueffloreszenzen im Sinne eines örtlichen Leishmanids aufweisen können (Abb. 20), im ganzen eine weniger lebhaft entzündliche Reaktion, sind von derberer Konsistenz und völlig unempfindlich. Eine zuweilen täuschende Ähnlichkeit mit *syphilitischem Primäraffekt*, die Orientbeulen zeigen können, ist an ein bestimmtes regionales Terrain der Haut gebunden. Man findet sie am

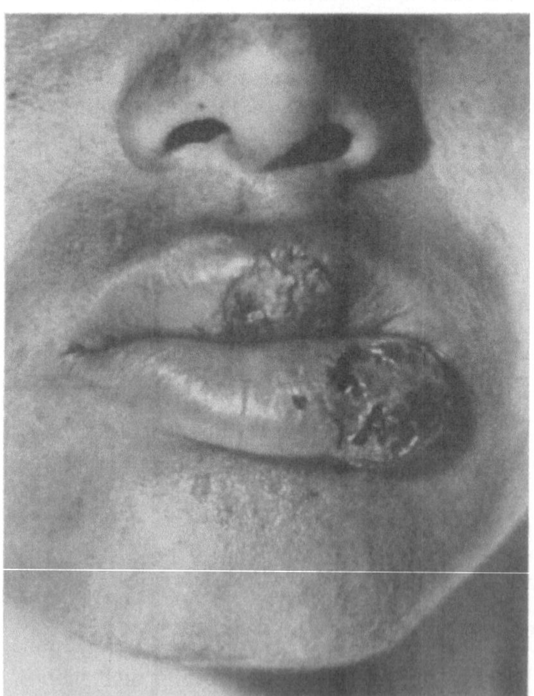

Abb. 21. Hautleishmaniose an den Lippen unter dem Bilde syphilitischer Primäraffekte, jedoch nicht in Abklatsch-Anordnung

häufigsten an den Lippen (Abb. 21) und am Oberlid. Cottini sah einen Fall am Kinn. Die leishmaniotischen Gebilde haben nicht ganz die Härte des syphilitischen Primäraffekts und eine örtliche, wenig schmerzhafte Lymphknotenschwellung ist, wie stets bei der Hautleishmaniose, nicht obligat, vervollständigt aber in einem kleineren Teil dieser Fälle die Parallele zur Syphilis. Die Hautleishmaniose im Bereich der Lippen hat noch andere Besonderheiten, auf die Kochs aufmerksam machte. So gibt es außer diesen umschriebenen primäraffektähnlichen Knoten eine diffuse, vor allem die Unterlippe einnehmende erosivulceröse Cheilitis mit reichlichem Leishmanienbefund, die der von Marchionini in Anatolien gehäuft beobachteten, im Orient nicht seltenen aktinischen Cheilitis ähnlich sieht. Besonders die letztere Form diffuser spezifischer Entzündung des

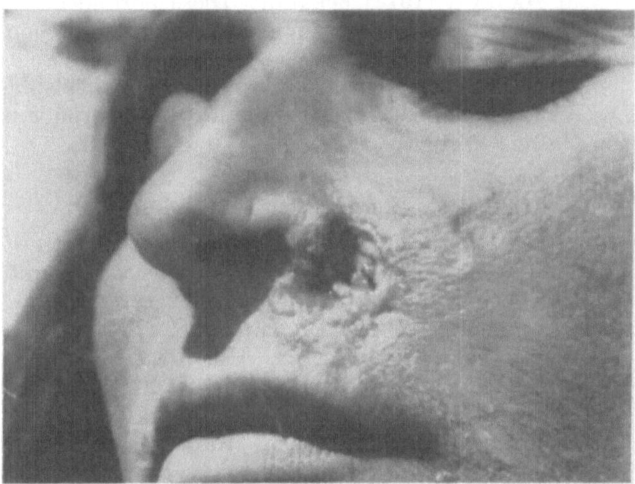

Abb. 22. Carcinomähnliche, rasch ulcerös zerfallende Hautleishmaniose in der Nasen-Wangenfalte mit schmierigem Grund und teilweise wallartigen Rändern

Lippenrotbereichs kann, sei es mit, meist aber anscheinend ohne sekundäre Überlagerung durch eine chronische Kokkeninfektion, in eine persistierende elephantiastische Cheilitis allmählich übergehen, welcher histologisch ein die ganze Lippe durchsetzendes tuberkuloides Granulationsgewebe entspricht und die eine sehr schlechte Heilungsprognose hat.

Im Gesicht, namentlich im Mittelbereich, führt die Hautleishmaniose bisweilen zu annähernd symmetrischen, unregelmäßig konfigurierten, meist bläulichroten, selten mehr akut entzündlich geröteten ödematösen Erythemflächen, die fissuriert, schuppig belegt sind und zumal durch zackige Ausläufer und die übereinstimmende Prädilektionsstelle dem Bild des *Erysipels* sehr ähnlich sein können; auch *Erysipeloid* oder, bei stärkerer umschriebener Schwellung und unschärferer Begrenzung, ein Lupus pernio-Syndrom kann nachgeahmt werden. Derartige Verläufe von Hautleishmaniose wurden schon von Higoumenakis und Monacelli beschrieben, und zweifellos trifft Marchioninis Ansicht zu, daß dabei eine verschiedene Genese möglich ist: in einem Teil, vermutlich dem größeren, liegt eine reine, erysipelähnliche Modifikation von Leishmanieninfektion vor, während in einem kleinen Teil dieser Fälle eine Streptokokkensuperinfektion wesentlichen Anteil an der Entwicklung hat.

Selten steht im Verlauf der Hautleishmaniose die Gewebszerstörung ganz im Vordergrund. Manca-Pastorino meint, daß dann ein Zustand besonderer Hyperergie gegenüber Leishmanien vorliegen müsse, um schlaffe Defekte von der Art des *Ecthyma* entstehen zu lassen; öfter schon sieht man rasch entstandene, wie ausgestanzte oder kraterförmige Geschwüre mit höckerig wucherndem Grund, die ein Stachelzellcarcinom vortäuschen (Abb. 22).

Bei Sitz der Hautleishmaniose am Grund- oder Mittelglied eines Fingers kann, wenn die oberflächlichen Entzündungserscheinungen im Rückgang sind, durch die zirkuläre Auftreibung der Phalanx der Eindruck eines chronischen ossalen Panaritium oder einer Spina ventosa erweckt werden. In der Tat tritt der ganz seltene Fall, daß es unter einer Orientbeule zu einer röntgenologisch nachweisbaren entzündlichen Periostreaktion kommt, vereinzelt an den Fingern ein (s. S. 320).

Den Abschluß aller bisher besprochenen Varietäten der Hautleishmaniose bildet eine meist einige Monate umfassende Phase, in der das Granulationsgewebe abgestoßen und der geschwürige Defekt durch junges Bindegewebe ersetzt wird. Nun ist schon in einer großen Zahl gewöhnlicher und dem Frühstadium angehörender atypischer Verläufe der Hautleishmaniose ein tuberkuloider Aspekt des Granulationsgewebes vor der Vernarbung zu beobachten. Das ist schon seit den Untersuchungen von MARIANI (1914) bekannt. Diese normalerweise temporäre Phase einer tuberkuloiden Zusammensetzung des leishmaniotischen Granuloms kann gleichsam eine autonome Existenz einschlagen und in abnormer Weise persistieren. Die daraus resultierenden Produkte möchten wir als das eigentliche Spätstadium der Hautleishmaniose bezeichnen, sie wurden früher nicht in dem ihnen zugehörigen Maß gewürdigt.

### b) Atypische Formen des Spätstadiums

Das Spätstadium der Hautleishmaniose ist dadurch charakterisiert, daß die beweglichen weißen Blutelemente und das interstitielle Ödem mit den Folgeerscheinungen der Ulceration und Verkrustung zurückgetreten sind, die Erreger weitgehend aus dem kranken Gewebe verschwinden und Formationen von tuberkuloider oder sarkoider Struktur dominieren. Es sei auch hier schon bemerkt, daß den letzteren Formen eine auffallend schlechte Spontanheilungsprognose gemeinsam ist und sie selbst auf spezifische Behandlung, die in früheren Stadien ausreichend wirksam ist, schlecht ansprechen. Natürlich gibt es zwischen den beiden Kategorien keine scharfe Grenze, vielmehr zahlreiche Übergangsfälle in klinischer und pathologisch-anatomischer Hinsicht. Die Atypien des Spätstadiums, in gemäßigtem Klima fast unbekannt, häufen sich in absolutem und relativem Sinn mit Zunahme der durchschnittlichen Sommertemperaturen der Endemieländer.

*Übersicht über die Atypien des (proliferativen) Spätstadiums*

| *oberflächliche Formen* | *tiefe Formen* | |
|---|---|---|
| lichenoide | lupoide | |
| Erythematodes-förmige | sarkoide | |
| | keloidiforme | |
| | leproide | Hautleishmaniose |
| | frambösiforme | |
| | Erythema induratum-förmige | |

Schon in Abhängigkeit von frischen Orientbeulen kommen mikropapulöse Leishmanide vor, sie werden später besprochen. Hier sind *lichenoide* Eruptionen zu erwähnen, die wir ganz vereinzelt nach langjährigem Bestand tertiärer Manifestationen der Hautleishmaniose auftreten sahen. Sie blieben trotz spezifischer Behandlung mehrere Monate unverändert bestehen, ehe sie ziemlich rasch spurlos verschwanden.

Eine relativ oberflächliche Hautschichten einnehmende Späterscheinung der Hautleishmaniose hat große Ähnlichkeit mit dem Lupus erythematodes. Sie geht, vermutlich auf lymphogenem Weg, gewöhnlich von einem Primärknoten auf dem Nasenrücken aus und ist im Orient, so auch in MARCHIONINIs türkischem Krankengut, als eine der häufigsten Atypien von großer Wichtigkeit. Die *erythematoide*

*Hautleishmaniose* stimmt mit dem Vorbild in bezug auf Morphologie, Sitz und Chronizität so weitgehend überein, daß die Differentialdiagnose viel Sorgfalt und Erfahrung voraussetzt. Man stellt scheibenförmige Herde, meist über den Jochbögen und öfter beidseitig und symmetrisch als einseitig fest, die bei dem gewöhnlichen Mitbefall des Nasenrückens die vom Lupus erythematodes bekannte Schmetterlingsfigur bilden (Abb. 23). Auf die für eine eindeutige Infektionskrankheit ungewöhnliche und kaum erklärbare offensichtliche Anordnung an lichtexponierten Partien ist bei der Besprechung der lupoiden Leishmaniose, die sie ebenfalls aufweist, zurückzukommen.

Die teils mehr para-, teils mehr hyperkeratotischen Schuppenauflagerungen der erythematoiden Hautleishmaniose tragen reißnagelartige, die Follikel-

öffnungen erweiternde Hornkegelchen von 1—2 mm Länge an der Unterseite, wie wir sie schon als „Eggenzeichen" vom gewöhnlichen Verlauf der Orientbeule kennen. Bei der erythematoiden Abart sind im Gegensatz dazu die Hyperkeratosen sehr fest in einem trockenen Bett von verlängerten Papillen und Follikeltrichtern verzapft, so daß sie daraus nur mit ziemlicher Gewalt und meistens Hinterlassung kleiner Blutungen herausgehoben werden können. Bei aufmerksamer Beobachtung wird man aber feststellen,

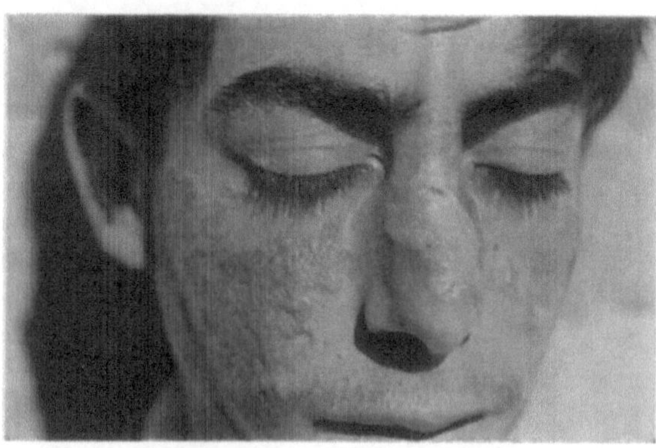

Abb. 23. Schmetterlingsförmig angeordnete Hautleishmaniose, Lupus erythematodes imitierend, bei 19jährigem Mann, seit dem 5. Lebensjahr bestehend; stellenweise spontan vernarbt. (Daneben an den Unterarmstreckseiten symmetrische noduläre und circinäre lupoide Leishmanioseherde)

daß diesem erythematodes ähnlichen Zustand ein über den Schuppenrand hinausreichendes lividbraunes Infiltrat zugrunde liegt; oft bestehen außerdem im Gesicht oder an den oberen Extremitäten alte ulcero-krustöse, noch häufiger lupoide Leishmanioseherde. Daß nämlich diese erythematoide Hautleishmaniose im Grunde der letzteren Modifikation angehört, wird durch die Histologie erwiesen, die neben den Oberhaut- und Follikelveränderungen im cutanen Infiltrat eine rein tuberkuloide Struktur darbietet. Erreger pflegen, wenn überhaupt, hier leichter durch die Biopsie als durch den Abstrich nachweisbar zu sein.

Von den die *tieferen Hautschichten* einbeziehenden Spätformen der Hautleishmaniose sind jene unter dem Bilde bzw. den mannigfachen Bildern des Lupus vulgaris an erster Stelle zu nennen. Die Tatsache, daß wir Gelegenheit hatten, innerhalb von 4 Jahren im Mittleren Osten über 450 Fälle zu beobachten, legt Zeugnis dafür ab, daß die *lupoide Leishmaniose* auf Grund ihrer Häufigkeit und der dem tuberkulösen Lupus entsprechenden hochgradigen sozialen Beeinträchtigung, die sie für den Träger bedeutet, die volksgesundheitliche Bedeutung der Hautleishmaniose im Orient in besonderer Weise betont. Wenn auch ihre Verbreitung in den Endemieländern der Hautleishmaniose sehr wahrscheinlich prozentual unterschiedlich ist, so ist doch mit ihrem Vorkommen in allen diesen Ländern zu rechnen und sie verdient angesichts der „Echtheit", mit der sie alle Varianten des tuberkulösen Lupus kopiert, in differentialdiagnostischer Hinsicht namentlich in heißen Ländern Beachtung, wo Hauttuberkulose (von der subcutan-colliquativen Form abgesehen) äußerst selten ist, wie schon Marchionini festgestellt und statistisch belegt hat.

Die lupoide Hautleishmaniose wurde zuerst von Christopherson (1923) und McLeod (1934) als tuberkuloide Spätmanifestation der Hautleishmaniose erkannt. Die Ch. und von Gitelsohn unter der Bezeichnung Metaleishmaniose und von Dostrovsky Berlin als Leishmaniosis cutis recidiva geführten Beschreibungen sind mit lupoider Hautleishmaniose als identisch anzusehen; um „Rezidive" handelt es sich in der Tat nur in einem kleineren Teil dieser Fälle.

In Bagdad, dem Hauptfundort lupoider Hautleishmaniose, geht schätzungsweise jeweils eine von etwa 350 Hautleishmaniose-Infektionen in die zur Persistenz neigende lupoide Form über (Kochs). In Turkmenien, einem anderen stark verseuchten Gebiet, fand Gitelsohn 1933 gleichfalls zahlreiche Fälle davon.

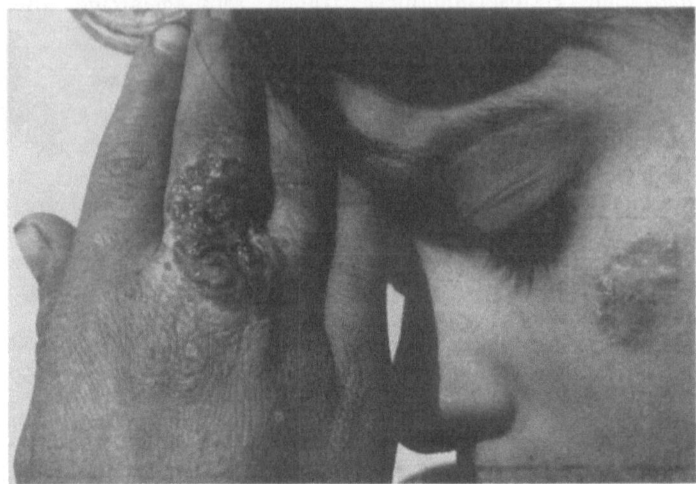

Abb. 24. Verschiedenartige Entwicklung von Leishmanioseherden bei einem Patienten: ulcero-krustöse Frühleishmaniose am Mittelfinger, lupoide Knötchenform am Jochbogen

Immunbiologisch besteht bei dieser exquisit „tertiären" Form der Hautleishmaniose ein hoher spezifischer Allergiegrad und stets in starken Verdünnungen positiver Intracutantest. Man findet sie im Verhältnis 3:2 beim weiblichen Geschlecht häufiger als beim männlichen. Als mittlere Krankheitsdauer ermittelten wir 15—20 Jahre, doch ist ein bis ins höhere Alter unverändertes Bestehen des tuberkuloiden Prozesses namentlich bei Frauen keine Seltenheit, während er bei Männern von den mittleren Lebensjahren an eher eine Spontanheilungstendenz zu haben scheint.

Bei lupoider Hautleishmaniose macht sich eine *Klimaabhängigkeit* stark geltend, nicht nur daß extrem hohe Sommertemperaturen offenbar eine pathogenetische Voraussetzung bilden, sondern auch in einer Lichtabhängigkeit, die sich in verschiedener Weise äußert. Zunächst darin, daß die Form praktisch ausschließlich an den lichtexponierten Körperpartien auftritt, außer dem weit überwiegend befallenen Gesicht fast nur an den Streckseiten der Hände und Unterarme. Die letzteren Regionen sind nur in 20% unseres einschlägigen Krankengutes ganz frei von Streuherden. Möglicherweise spielen für die immer wiederkehrende Anordnung der häufig symmetrischen Erscheinungen Besonderheiten der örtlichen Blutgefäßversorgung mit eine Rolle. Weiterhin wird der Einfluß des Sonnenlichtes, der sich in positivem wie negativem Sinn auswirken kann, durch Eigenheiten der Eingeborenenkleidung aufgezeigt: In manchen Fällen kann man bei ausgedehntem Befall des Gesichts bei den Frauen, die im Irak die Stirn durch das schwarze Tuch der Kopfbekleidung straff bedeckt tragen, diesen Bereich mit scharfer Abgrenzung frei von der Erkrankung finden; in anderen Fällen, in denen die Stirn miterkrankt ist, persistieren ebendort lupoide Herde, während es bei älteren Frauen im übrigen befallenen Gesicht zu atrophischer Abheilung gekommen ist.

Manche unserer Beobachtungen sprechen für die Richtigkeit des Hinweises von COTTINI, daß es sich bei dieser, wie anderen tertiären Formen nicht immer um primäre Atypien handelt, als vielmehr in einem gewissen Teil um das Ergebnis von Reinfektion oder Superinfektion bei einem Hautorgan in allergischer Phase, manchmal auch um ein Rezidiv oder einen Allergieumschlag durch innere oder äußere Ursachen.

In der speziellen Pathogenese der lupoiden Hautleishmaniose sind vier verschiedene Wege erkennbar: Am häufigsten wird das ur-

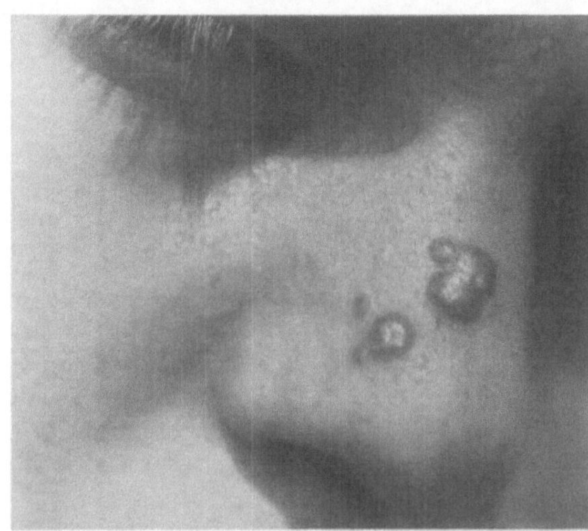

Abb. 25. Lupoide Hautleishmaniose an der Nase: Aus der initialen Papel unmittelbar hervorgegangene, persistierende lupoide Noduli; d'emblée-Lupoid

sprüngliche spezifische Granulom im ganzen oder in Teilen, etwa im 3.—4. Jahr des Bestehens, in lupoidem Sinne umgewandelt. Bei multiplen Herden kann der eine davon in normaler Weise unter Ulceration und Verkrustung zur Abstoßung kommen, während andere eine lupoide Entwicklung einschlagen (Abb. 24). Seltener gibt es lupoide Herde als Ergebnis einer Reinfektion, vereinzelt auch als Rezidiv nach Abheilung (oder besser Scheinheilung) eines primären Leishmanioseherdes; schließlich kann lupoide Hautleishmaniose sich als d'emblée-Form unmittelbar aus einer Frühpapel entwickeln, wie wir dies in Einzelfällen sahen (Abb. 25).

Die Morphologie der lupoiden Hautleishmaniose ist in sich wieder sehr reichhaltig.

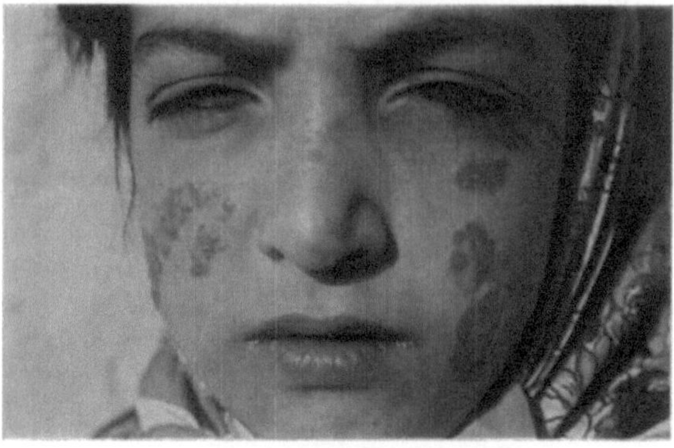

Abb. 26. Lupoide Hautleishmaniose: Noduläre und diskoide Elemente, braunrot-disparent, unter dem Bild von tuberkulösem Lupus, in teilweise narbigem Gebiet. 13jähriges Mädchen; Krankheitsdauer: seit dem 2. Lebensjahr

Das mit der Efflorescenz des tuberkulösen Lupus völlig übereinstimmende weiche, scharf abgesetzte, oft auch pastillenartig in die Haut gesetzte, bräunliche, apfelgeléeartige Primärelement, das wie das erstere bei Diaskopie die gleiche Eigenfarbe aufweist (Abb. 26), bedeckt sich mit einem Schüppchen, wächst durch Apposition zu Knötchengruppen, noch öfter und charakteristischerweise aber durch Konfluenz zu figurierten Band- oder Scheibenformen (Abb. 27) von verschiedener Dicke des Infiltrats, mit scharfen Rändern, die äußerst langsam weiterwandern und ein knötchenbesetztes oder — öfter — rezidivfreies, atrophisch bis

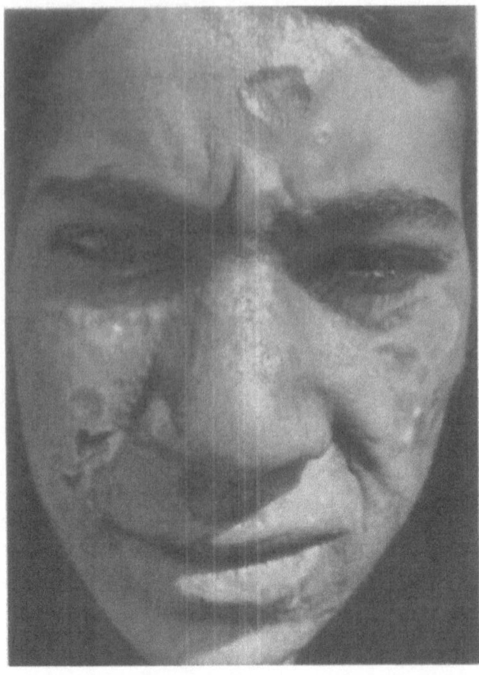

Abb. 27. Große Teile des Gesichts, Lippen und Mundschleimhaut einnehmende circinäre und leistenförmige Infiltrate von lupoider Hautleishmaniose, seit früher Kindheit

narbig abgeheiltes Zentrum hinterlassen; den Rand kann ganz oder stellenweise ein ulcerierter oder verkrusteter, mehrere Millimeter breiter Streifen bilden (Abb. 28). Je nach Tiefe des Infiltrats entgehen die Anhangsgebilde z. T. der Zerstörung. Wie bei tuberkulösem Lupus gibt es tuberöse, hypertrophische, ulceröse, atrophisierende, verruköse und mutilierende Entwicklungen der lupoiden Hautleishmaniose. Die sehr häufigen, oft symmetrischen Sekundärherde an den Streckseiten der oberen Extremitäten wurden schon erwähnt. Der Stamm bleibt eigenartigerweise auch in ausgedehnt disseminierten Fällen, die über viele Jahre hin immer wieder neue isomorphe Herde ausstreuen, stets frei. Manchmal findet man die Mundschleimhaut auf dem Weg der Durchwanderung von den Lippen her, zweimal fanden wir die Conjunctivalschleimhaut, öfters die Nasenschleimhaut miterkrankt, meistens per continuitatem von Hautherden aus.

Wenn isolierte und gruppierte, kuppelige, lividbraune, kompakte Knoten mit glatter Oberfläche, flächenhafte und wulstige Bildungen vom selben Charakter

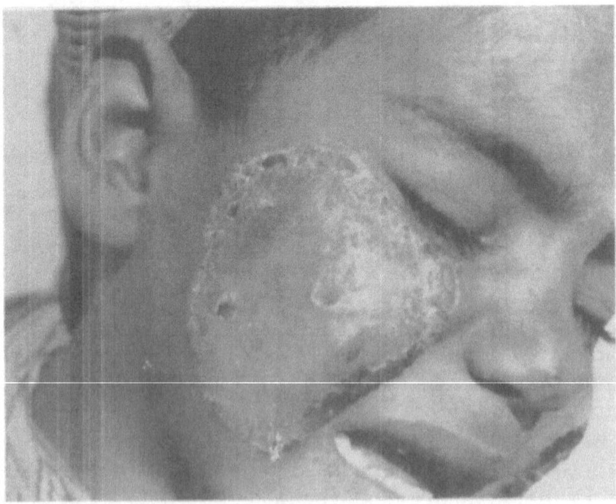

Abb. 28. Diskoides, teilweise vernarbendes, am Rand ulcero-krustöses Infiltrat von lupoider Leishmaniose an beiden Wangen und Nasenspitze bei 5jährigem Jungen. Krankheitsdauer 4 Jahre

zustande kommen, besteht starke Ähnlichkeit mit *Boeckschem Sarkoid* (Abb. 29); MONACELLI hat derartige Fälle schon gesehen, bei unscharfer Randbegrenzung der knotigen Infiltrate wird man mehr an Lupus pernio erinnert (MARCHIONINI).

Die Ähnlichkeit mit Sarkoid erstreckt sich in diesen Fällen sogar auf das histologische Bild, wo man fast reine septierte Epitheloidzellnester, in wechselndem Maß mit Riesenzellen und Bindegewebe durchsetzt, und nur ganz wenige leukocytäre Elemente antrifft.

Vereinzelt treten die Wucherungen lupoider Hautleishmaniose zu so derben, wulstig-lappigen Massen zusammen, daß sie dem Gesicht einen leontiasisähnlichen Aspekt geben. In einem solchen Fall war das Gesicht und beide Unterarmstreckseiten von *tuberösleproiden* Knoten besetzt (Abb. 30). Einen parallelen Fall leproider Hautleishmaniose hat SAGHER veröffentlicht. Differentialdiagnostisch ist zu beachten, daß sich in unserem Fall die Knoten nicht wie bei lepromatöser Lepra aus der Tiefe aufbauen, sondern vielfach wie auf die Haut aufgesetzt erscheinen, die Stirn-Nasenwurzelregion zeigt nicht die tiefeingeschnittene Faltung und den Verlust der Brauen wie dort, und man vermißt Anaesthesie und Verarmung der Mimik. Schließlich werden aber die Hilfsmittel der Biopsie, die einen bindegewebsreichen, tuberkuloidleishmaniotischen Aufbau ergibt, der Leishmanin- und Lepromintest sowie die negative Fahndung nach dem Hansenschen Bacillus zur Klarstellung erforderlich sein.

Überhandnehmen fibröser Durchsetzung des Granuloms kann den Erscheinungen lupoider Hautleishmaniose *keloidiformen* Charakter verleihen. Nach jahrelangem Bestand tritt manchmal die bräunliche Gewebstönung zurück, die Konsistenz nimmt zu, so daß blaßbräunliche, scharf abgesetzte, derbe, manchmal unregelmäßig geformte, plattenförmige, wulstige oder breite circinäre Wucherungen entstehen (Abb. 31).

Ein Einzelfall ungewöhnlicher exanthematisch disseminierter *frambösiformer*

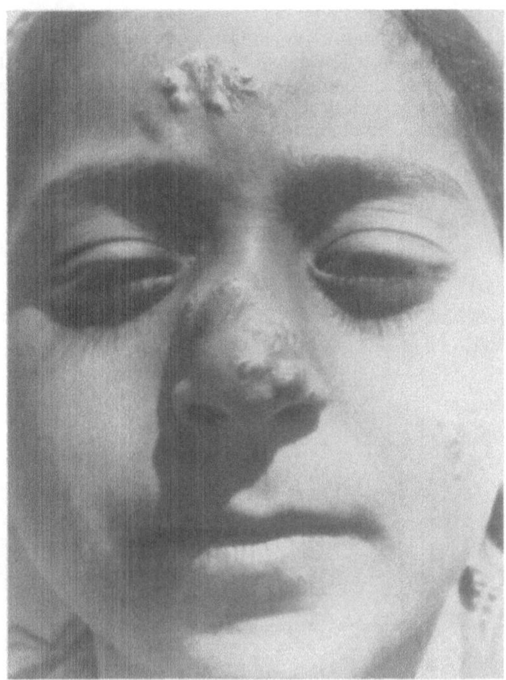

Abb. 29. Lupoide Leishmaniose unter dem Bild von kleinknotigem Sarkoid Boeck. 12jähriges Mädchen, mit 4 Jahren erkrankt

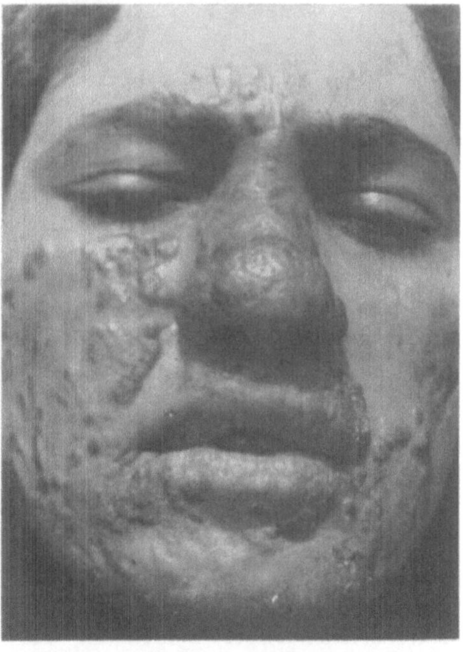

Abb. 30. Zu einem Leontiasis-ähnlichen Zustand führende diffuse und tuberös-gruppierte derbe Infiltrate bei leproid-lupoider Hautleishmaniose

Leishmaniose wurde bei einem 9jährigen Jungen gefunden (KOCHS). Hier war das Gesicht sowie die Extremitäten unter Bevorzugung der Streckseiten symmetrisch übersät von vielen Dutzenden von himbeerförmigen, bräunlichen bis hautfarbenen Knoten, die randständig von nodulären Erhabenheiten ohne Geschwürsneigung besetzt waren. Ein Teil der Herde erinnerte an juxtaartikuläre Knoten bei tieferem Sitz, in vielen narbig abgeheilten Efflorescenzen waren z.T. noch lupoide Knötchen eingelagert. Der Fall ist in die seltene Kategorie der hämatogenen Leishmanide einzureihen, auf die im nächsten Abschnitt zurückzukommen ist.

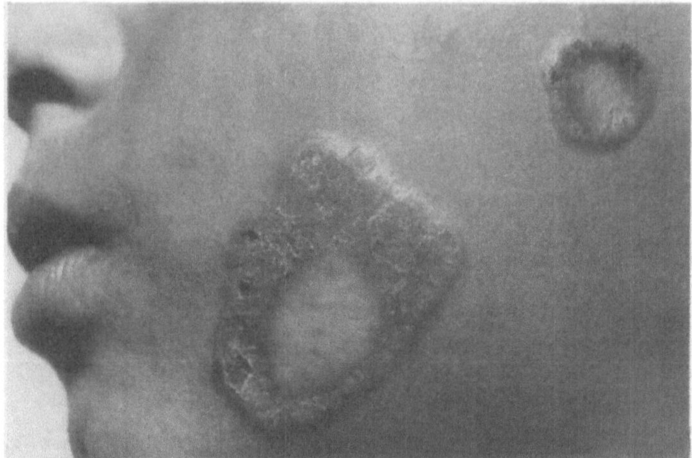

Abb. 31. Derbe, abblassende anuläre keloidiforme Infiltrate bei lupoider Hautleishmaniose in fibröser Umwandlung

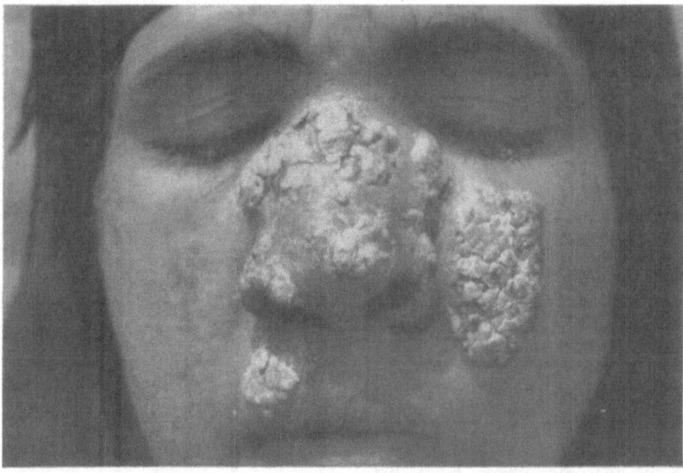

Abb. 32. Rupioid geschichteter Schuppenkrustenbelag bei tertiärer Hautleishmaniose, mit Übergang auf die Nasenschleimhaut. Krankheitsdauer etwa 20 Jahre

Wie die impetiginiforme Früh-Hautleishmaniose, so kann auch die lupoide Spätleishmaniose, und zwar hier durch abnorme Wucherung der oberflächlichen Hautschichten und Verkrustung zu blumenkohlartigen Wucherungen oder infolge austernschalenartiger Schichtung harter Krustenauflagerungen zu rupioiden Formationen führen, unter denen es zu Gewebszerstörungen mit mutilierendem Ausgang kommt (Abb. 32; 49a und b).

# 6. Komplikationen

Die Hautleishmaniose neigt trotz der Vielfalt der Manifestationen, der Tatsache, daß der Erreger im Prinzip auch für innere reticuloendotheliale Organe pathogen ist, und trotz des langen Bestandes der Krankheit im ganzen wenig zu charakteristischen Komplikationen.

Selbst die Fähigkeit von Leishmania tropica, in das Lymphgefäßsystem einzudringen, ist relativ gering, keineswegs ist dessen Invasion obligat, viele und auch schwere Fälle verlaufen ohne Beteiligung des Lymphapparates. Möglicherweise gibt es öfters eine subklinische Invasion, die dann erst durch ein auslösendes Ereignis, Trauma o. ä., manifest wird; dafür könnte z. B. sprechen, daß es spät

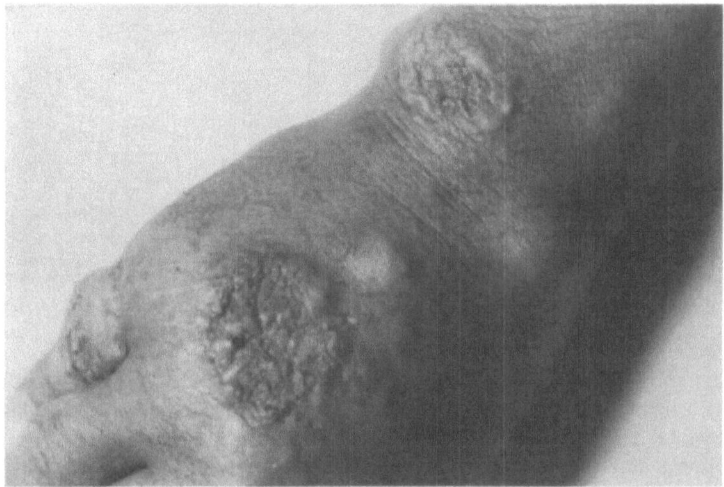

Abb. 33. Noduläre und knotige cutan-subcutane Lymphbahnmetastasen bei älteren, krustösen Leishmanioscherden

im Abheilungsstadium einer banal verlaufenden, distal am Fußrücken gelegenen Orientbeule plötzlich in der Leistenbeuge zu abszedierender Lymphadenitis kommen kann, wie wir dies sahen. Die Affektion der Lymphwege ist jedenfalls die wichtigste Komplikation. Am öftesten sieht man sie im 2. Halbjahr der Erkrankung, nie zu Beginn und in der tertiären Periode.

Wenn man schätzt, daß die Lymphwege in durchschnittlich etwa 15—20% an der Infektion beteiligt sind, so ist dabei eine starke Abhängigkeit vom Klima zu berücksichtigen. In gemäßigtem Klima sind Lymphkomplikationen sehr selten, auch in Anatolien fand MARCHIONINI sie nicht oft, während sie in Bagdad in über 20% und in Saudi-Arabien, bei etwas niedrigeren Sommertemperaturen, aber höherer Luftfeuchtigkeit in fast 30% nachzuweisen sind. (Bei der südamerikanischen Hautleishmaniose vollends sind sie so gewöhnlich, daß J. LOBO in Pernambuco von einem Primärkomplex wie bei Syphilis als Regelfall spricht.)

Zu den Lymphkomplikationen gehört zunächst ein bläulichrotes, ziemlich derbkonsistentes *kollaterales Ödem*, das einzelne Hautleishmaniose-Herde, namentlich gern am Handrücken, begleitet und lange über die Abheilung hinaus anhält; ferner die schon erwähnten, satellitenförmig um eine Orientbeule verstreuten nodulären Ableger sowie erbs- bis haselnußgroße, erregerhaltige, lividrote Knötchen, *„Bubonuli"*, im Verlauf der Lymphbahnen (Abb. 33), zuweilen „wie Perlen aufgereiht" (SNOW, SATULSKY und KEAN), wovon sehr selten ein Knötchen einschmelzen und zur Bildung eines spezifischen Geschwürs Anlaß geben kann. Sie gehören zu der aus der Literatur (BROCQ, BRUMPT) bekanntesten Komplikation der Lymphwege, einer subakut bis chronisch verlaufenden *Lymphangitis*, wobei die Lymphwege — am häufigsten am Unterarm — in einen indurierten, mäßig schmerzhaften, schlecht verschieblichen lividen Strang umgewandelt werden (Abb. 34).

*Leishmanide* sind in verschiedenen Formen bekannt geworden (s. KOCHS). Eine Klassifikation, die sich gemeinsam auf die amerikanische und orientalische

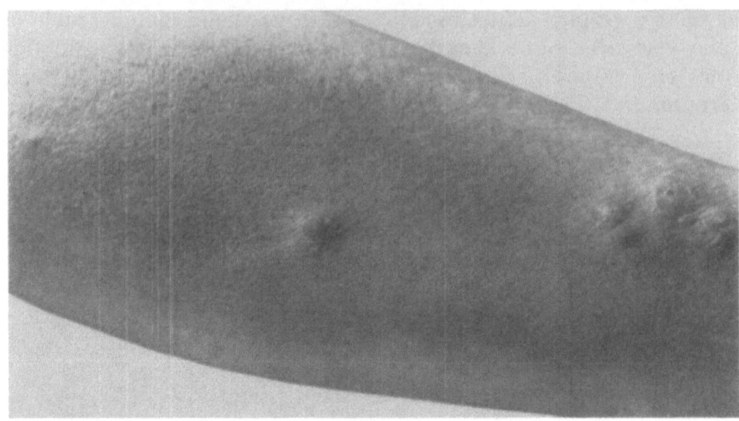

Abb. 34. Multiple metastatische Knoten entlang der Lymphbahn, von einem Primärherd am Handrücken ausgehend

Variante der Krankheit bezieht, versuchte RAMOS E SILVA aufzustellen. Wir beschränken uns auf die der Orientbeule zugehörigen disseminierenden Eruptionen.

Leishmanide können als lichenoide oder mikropapulöse, dichtstehende Aussaat, von einem meist größeren Herd aus, z. B. auf eine ganze Gesichtshälfte oder

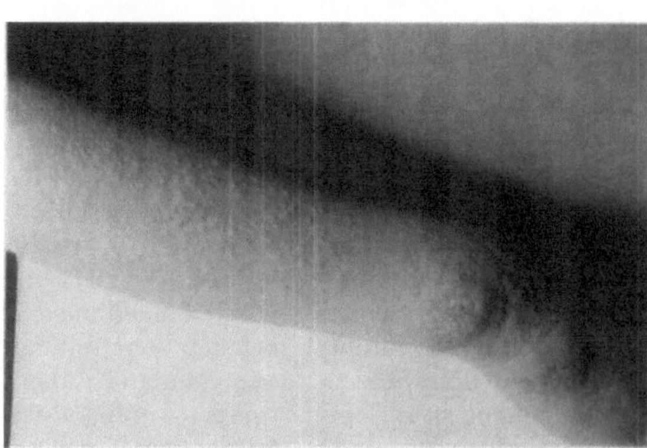

Abb. 35. Hämatogene, kleinpapulöse Leishmanideruption an beiden Unterarmen, von einem primären Herd an einem Handrücken, nach 3 g Streptomycin aufgetreten

Extremität ausgestreut sein (Abb. 35), oder man findet eine Dissemination von linsen- bis erbsgroßen lividen Papeln im Gesicht verstreut. Nur in dem letzteren und dem von MARCHIONINI (s. unten) beschriebenen Typ von Leishmaniden gelingt der Nachweis von Erregern aus dem Reizserum.

Ist es im einzelnen Fall schon nicht immer einfach, durch Sekundärinoculation entstandene Herde von humoral gestreuten Schüben zu unterscheiden, so kann die Entscheidung, ob eine Streuung auf lymphogenem oder hämatogenem Weg zustande kam, ebenso schwierig sein wie die Beantwortung der praktisch unwesentlichen Frage, ob eine Eruption durch Ausstreuung der Protozoen selbst oder deren Toxine verursacht ist, vermutlich kommt beides vor. Die Parallele insbesondere der lichenoiden Eruptionen mit jenen bei Tuberkulose, Syphilis, Pilzinfektionen ist augenscheinlich. Fälle sicherer lymphogener Streuung sind, außer den regional begrenzten Efflorescenzen, die lineären, disseminiert oder striär eindeutig den örtlichen Lymphbahnen folgenden. Die meisten dieser von frischen Orientbeulen ausgehenden Schübe klingen in wenigen Wochen auch ohne Behandlung ab.

Bei einer anderen Gruppe von Exanthemen muß den Umständen nach eine Streuung auf hämatogenem Weg vorliegen. Zum Beispiel kommt es vor, daß Leishmanide zunächst von einem Primärherd an einer Extremität proximalwärts disseminieren und dann in isomorpher Weise auf die andere Extremität überspringen. Ferner gibt es ferngestreute lichenoide Leishmanide, die in dichter Anordnung die Streckseiten der Extremitäten bevorzugen, die wir aber als einzige Form der Leishmanide einige Male auch am Stamm auftreten sahen, und zwar unter spezifischer Behandlung (s. unten).

Zwei weitere Arten von hämatogenen generalisierten Leishmaniden unterscheidet MARCHIONINI. Bei der ersteren handelt es sich um Ansiedlung von Leishmanien auf dem Weg der Blutbahn, die zu manchmal massenhaften Sekundärbeulen an den verschiedensten, auch unbedeckten Körperregionen führt. Die metastatischen Knoten sehen wie die primären aus, es sind Leishmanien in ihnen nachzuweisen, nennenswerte Allgemeinstörungen fehlen hierbei.

In der älteren Literatur sind auch einige, vielleicht hier einzuordnende Einzelbeobachtungen hämatogen generalisierter Hautleishmaniose vermerkt, die mit schwereren Allgemeinstörungen einhergingen (OWEN, HIGOUMENAKIS, MAYER und NAUCK, TROW), doch ist dies jedenfalls die Ausnahme.

Bei einer zweiten Gruppe MARCHIONINIs ist eine hämatogene Aussaat von Toxinen anzunehmen, es kommt zu Erscheinungen an Ober-

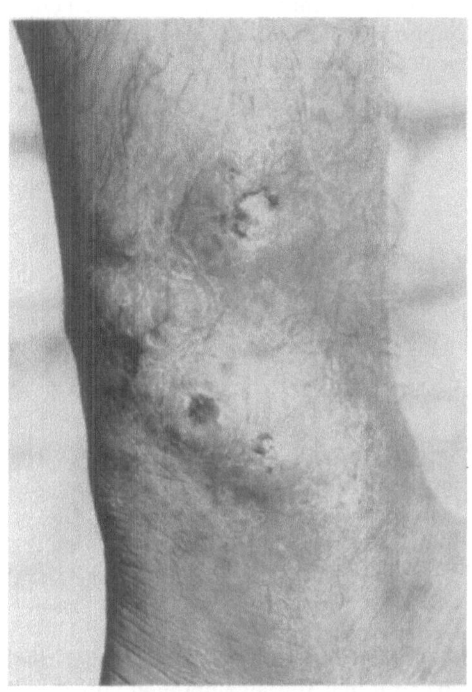

Abb. 36. Erythema induratum-ähnliche, ulcerierende, tiefcutane Leishmanioseknoten am Unterschenkel

und Unterschenkeln ähnlich dem Erythema nodosum. Diese Knoten verschwinden nach 1—2 Wochen spontan, der Leishmaniennachweis gelingt hierbei nicht. Während hier ein symptomatisches Erythema nodosum-Syndrom vorliegt, das solchen im Verlauf anderer Infektionskrankheiten und toxischer Schädigungen vergleichbar ist, gibt es bemerkenswerterweise einzelne Fälle multipler, chronisch-torpider Knotenbildungen an den Unterschenkelbeugeseiten, offenbar periphlebitischer Genese, die Erythema induratum Bazin täuschend ähnlich sehen und die sicher embolischer Natur sind, da wir in einem bioptisch untersuchten Fall Leishmanien nachweisen konnten (Abb. 36).

Die häufigste Art von Metastaseerscheinungen, die man wohl als toxische Leishmanide isomorpher Prägung auffassen darf, gibt es bei lupoider Leishmaniose; wir fanden sie in wenigstens einem Viertel unseres großen einschlägigen Krankengutes. CH. BERLIN hat den ersten Fall dieser Art beschrieben. Diese -id-Erscheinungen, die wie plane, öfter noduläre und tuberöse, mehr oder weniger schuppende, nie ulcerierende Lupusherde aussehen, finden sich, oft multipel, in bestimmter, immer wiederkehrender topographischer Anordnung, nämlich vor allem im Gesicht an der Stirn, der Nase und am Kinn, den Jochbögen, Ohrmuscheln, auch sehr oft an den Extremitäten, vor allem, wie schon bemerkt, an den Armstreckseiten. Sie sind mit großer Wahrscheinlichkeit als toxische spezifische Aussaaten bei extrem hohem Allergiegrad zu deuten, bei besonderen, für die stereotype Lokalisation mitbestimmenden Strombahnverhältnissen.

Ist die *Pathogenese* aller dieser Leishmanide auch keineswegs immer klar, so konnten wir doch, wenigstens für die eruptiven kurzdauernden, nicht selten auslösende Ursachen ermitteln. Zunächst fällt auf, daß diese Patienten häufig vegetativ-dystonische Merkmale zeigen, wie übermäßiges Schwitzen, Akrocyanose, Neigung zu Pernionen. Die von Marchionini gerade in bezug auf die Hautleishmaniose so nachdrücklich betonte Klimaabhängigkeit erweist sich hier in beson-

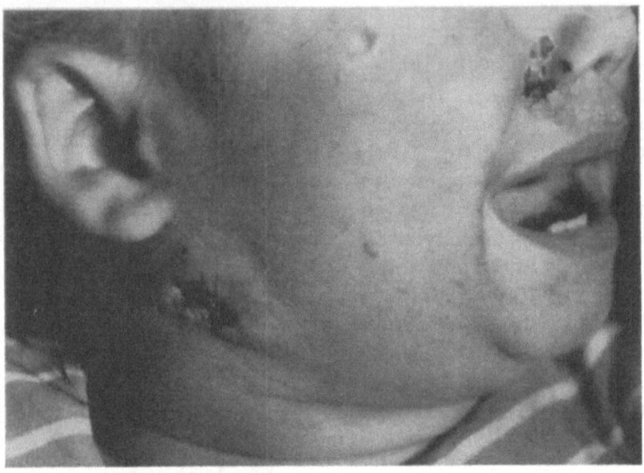

Abb. 37a. Ulceröse Adenitis der maxillaren Lymphknoten bei *1.* multipler geschwüriger Hautleishmaniose am rechten Nasenflügel, *2.* vernarbtem spezifischem Herd am rechten Jochbogen mit lupoidem Randinfiltrat. (Beachte hartnäckig schmarotzende Stubenfliegen als Gelegenheitsüberträger!) 9 Monate altes Kind

derem Maß: die Mehrzahl namentlich der akut auftretenden Leishmanide — gleichzeitig mit den Massenzugängen von Miliaria-Eruptionen — zu Beginn der Sommerhitze, und zwar bei einem Personenkreis, der der Überhitzung aus Armut und auch Indolenz schutzlos ausgesetzt ist, so daß hier abnormen Klimaeinflüssen und der davon abhängigen abnormen Beanspruchung des Hautorgans und Drüsenapparates neben der gesteigerten Neigung zu Toxinausschüttung in der speziellen Pathogenese eine wesentliche Rolle zukommen dürfte.

Manchmal treten Leishmanideruptionen des lichenoiden Typs eindeutig zu Beginn spezifischer Behandlung auf und sind als Herxheimersche Reaktion aufzufassen (s. Abb. 34).

Erwähnenswert ist, daß in einigen Fällen von lupoider Hautleishmaniose sich die Eruption neuer Herde an vorangegangene fieberhafte interkurrente Erkrankungen anschloß, einmal erfolgte sie in der 2. Woche nach BCG-Impfung.

Befall der *Lymphknoten* wurde in den Ländern gemäßigten Klimas in Einzelfällen beschrieben, und zwar zum erstenmal schon von den Erstbeschreibern der Hautleishmaniose auf europäischem Boden, Gabbi und La Cava, die auch (nach Higoumenakis) bereits den Erregernachweis aus den erkrankten Lymphknoten zu führen vermochten. Später trugen Mühlens, Mayer und Nauck, Wallace und Hazard, Marchionini, Grillo, Dostrovsky, v. Schroetter u.a. zur Kasuistik *leishmaniotischer Lymphadenitis* bei. In den meisten Fällen beschränkt sich diese auf eine mäßige, druckempfindliche Vergrößerung der regionären

Drüsen, die bald spontan zurückgeht. Cottini fand bei flüchtiger axillarer Lymphadenitis dieser Art ein gleiches reaktives Verhalten im histologisch untersuchten Knoten, wie man es von visceraler Leishmaniose kennt: Hyperplasie der histiocytären Elemente und des argentophilen Stroma, Erweiterung der Lacunen.

Viel öfter gibt es in arabischen Ländern mit Wüstenklima Erkrankungen des subcutanen Lymphsystems durch Leishmania tropica, auf deren große Ähnlichkeit mit den durch den Tuberkelbacillus verursachten Kochs erstmals aufmerksam machte. Schon in Syrien, noch mehr im Irak und namentlich in Saudi-Arabien, kommt es nicht selten zu Periadenitis. Lymphknotengruppen, am öftesten die cervicalen, inguinalen und selten die axillaren (Abb. 37a und b), verbacken mit der Umgebung und mit der sich rötenden Haut unter mäßigen Schmerzen; der Prozeß endet manchmal, namentlich bei Jugendlichen, mit Durchbruch und geschwüriger Umwandlung, vereinzelt auch mit Fluktuation und Entleerung dünnflüssigen, Bröckel enthaltenden Eiters wie bei kaltem Absceß. In anderen Fällen hält die chronische Entzündung des Lymphknotenpakets bis zu einigen Monaten an, bis eines Tages, ohne daß eine Einschmelzung erfolgt, doch die bläulich-mißfarbene Haut an mehreren Stellen durchbricht und darunter die verkästen, in

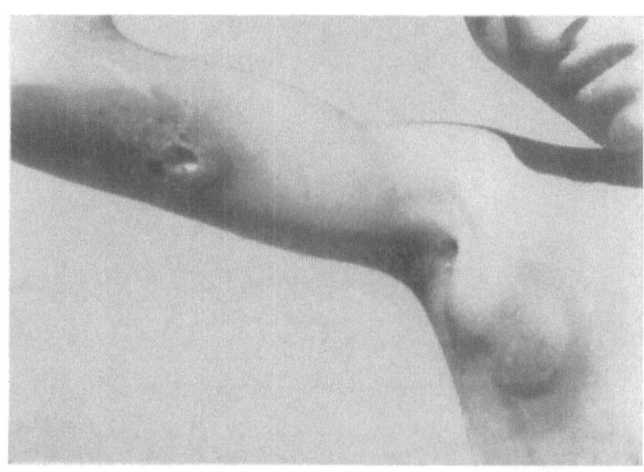

Abb. 37b. Scrophuloderm nachahmende, verkäsende Erkrankung der axillaren Lymphknoten, von tuberoulcerösen Leishmanioscherden im Sulcus bicipitalis und am Ellenbogen ausgehend

der Form erhaltenen, bis zu Walnußgröße angeschwollenen Lymphknoten sichtbar werden (s. Kochs). Die leicht ausschälbaren Knoten erweisen sich histologisch bis auf eine schmale Sinuszone verkäsend nekrotisiert.

Die Differentialdiagnose gegenüber Tbc cutis colliquativa kann bei diesen vorgeschrittenen spezifischen Veränderungen mit Einschmelzung und Verkäsung schwierig sein. Solange letztere fehlen, bereitet der Nachweis der Leishmanien, sei es durch Punktion oder Biopsie, keine Schwierigkeit; ist der ursprüngliche Hautleishmaniose-Herd bereits abgeheilt, spricht am ehesten eine sorgfältige negative Fahndung nach dem Kochschen Bacillus für Hautleishmaniose. Die befallenen Lymphknoten bei Hautleishmaniose zeigen, solange die Struktur erhalten ist, aktive Keimzentren, Sinusendothelproliferation, Hervortreten der Interlacunarsepten in der Markzone infolge reichlicher Lymphocyten, Plasmazellen und reticuloendothelialer Elemente mit Leishman-Donovan-Körperchen in den letzteren. Die Nachahmung tuberkulöser Hautsyndrome in subtropischem und Wüstenklima wird vervollständigt durch die Existenz teils von den Lymphknoten ausgehender, teils ohne ersichtlichen Zusammenhang mit solchen aus dem Subcutanraum entstehender, von Orientbeulen abhängiger Bilder von „Scrophuloderm", mit chronisch verlaufenden Einschmelzungen, strangförmigen und flächenhaften Infiltraten, Durchbrüchen und ulcero-krustösen Sekundärerscheinungen, mit Ausgang in wulstige und zipfelige Narben.

Vereinzelt sieht man von Leishmanioseherden an den Füßen knotig-strangförmige, tiefgelegene gerötete Infiltrate entlang den Waden ausgehen, bei denen vermutlich eine spezifische Phlebitis bzw. Periphlebitis vorliegt.

*Schleimhautbeteiligung* ist bei der Orientbeule gewiß viel seltener als bei der amerikanischen Hautleishmaniose, aber auch hier bestehen fließende Übergänge, und man darf ihr Vorkommen nicht außer acht lassen. Auch diese Komplikation wurde (1912) schon von LA CAVA beobachtet. COTTINI unterscheidet primäre Schleimhautlokalisationen der Leishmaniose im Bereich der Mundhöhle, des Gaumens, des Zahnfleisches, ferner ein Übergreifen des leishmaniotischen Prozesses auf die Schleimhäute per continuitatem von Hautherden aus; in einem dritten Typ kommt eine Autoinoculation von einem Hautherd auf die Schleimhaut „auf Distanz", ohne Kontinuität des Krankheitsprozesses zustande. Zweifellos ist COTTINIs Ansicht richtig, daß alle leishmaniotischen Schleimhauterscheinungen, die als charakteristisch für die amerikanische Leishmaniose beschrieben wurden,

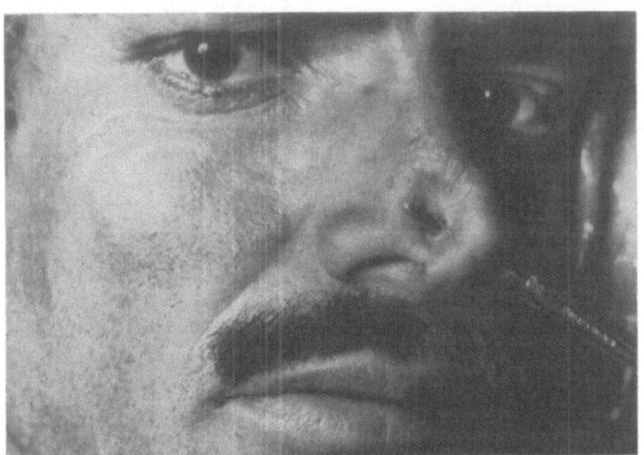

Abb. 38. Perforierender Narbendefekt der Nasenspitze rechts einschließlich Septum, bei ausgeheilter mucocutaner Leishmaniose. 29jähriger Saudi-Araber

auch in der Alten Welt gelegentlich vorkommen. Von rhinolaryngologischer Seite hat jüngst AMATI die Schleimhautläsionen der Hautleishmaniose in Italien analysiert. In den Abruzzen sah RICCIOTTI DEL ZOPOP spezifisch-leishmaniotische, geschwürige Schwellungen in der seitlichen Nasenwand und am Septum. LISSIA fielen die recht destruktiv verlaufenden Schleimhautläsionen bei Hautleishmaniose in Sardinien in den Nachkriegsjahren auf. Aus der Toscana teilte BIAGINI eine autochthone Haut-Schleimhautleishmaniose mit, wobei neben Herden an der Unterlippe und am Kinn spezifische Schleimhautplaques am weichen Gaumen mit diffuser Stomatitis und Adenitis der seitlichen Halslymphknoten vorlagen. CHU fand in einem Fall aus Tientsien bei einer Hautleishmaniose, ohne daß viscerale Leishmaniose bestand, plaqueförmige spezifische Herde an der Bindehaut, der Nasen-, Rachen- und Rectalschleimhaut. Mehrere Mitteilungen über buccorhino-pharyngeale Läsionen durch Leishmania tropica aus dem Süden Arabiens und den Ländern um das Rote Meer (Yemen, Somaliland) zitiert COTTINI. Am öftesten sieht man im Orient die Nasenschleimhäute betroffen, vor allem Defekte des Knorpel-Septumteils als Späterscheinung (Abb. 38).

Der *Knochen* nimmt bei der Orientbeule, im Gegensatz zur amerikanischen Hautleishmaniose, wo dies häufiger vorkommt, im allgemeinen auch bei schweren und tiefen Ulcerationen nicht an der Entzündung teil.

Bis vor kurzem wurde angenommen, daß Mitbeteiligung des *Knochens* sich auf die amerikanische Hautleishmaniose beschränke, in deren Schrifttum sie in den letzten Jahren zunehmende Beachtung findet (COSTA; FURTADO und BARROS; CORNEJO). Wenn auch viel seltener als Läsionen des Knorpels, so erweisen sich doch Veränderungen im Sinne von Osteolysis, Osteosklerose, Periostitis und namentlich Spina ventosa-artige Daktylitis, sei es per continuitatem oder auf metastatischem Weg zustande kommend (GUIMARÃES und SILVA; COSTA), als nichts Ungewöhnliches.

Ist es oft auch geradezu erstaunlich, wie selbst bei den schweren und tiefgreifenden Ulcerationen der Orientbeule der Knochen für gewöhnlich am Entzündungsprozeß unbeteiligt bleibt, so wird man mit vermehrter Aufmerksamkeit doch auch im Orient spezifische Knochenläsionen bei der Hautleishmaniose gelegentlich feststellen können. POLITZER sah in Indien bei einer über der Tibia gelegenen Orientbeule einen dellenförmigen Defekt, in dem ein schüsselförmiger Sequester lag. In der Umgebung bestand eine Kalkeinlagerung im Periost, mit einer Trennungsschicht zwischen Knochen und Periost. Bei Abheilung der Beule wurde der Sequester ausgestoßen. In einem Fall des Verfassers (1959) erwies das Röntgenbild bei einer geschwürigen Hautleishmaniose am inneren Fußknöchel einen mandelgroßen, auf die Spongiosa übergreifenden Corticalisdefekt. Auffallend war bei scharfer Begrenzung des Knochendefekts das Fehlen jeder Reaktion der umgebenden Knochen- und Knorpelstrukturen.

*Pyogene Superinfektion* ist, allgemein gesehen, auf Hautleishmaniose nicht häufig. Verhältnismäßig oft sah sie MARCHIONINI in Anatolien, wo Pyodermien an sich sehr verbreitet waren. Es gab öfters eine vegetativ- oder fungoid-pyodermische Sekundärveränderung der Beulen sowie aufgepfropftes akutes oder chronisches Erysipel. Das letztere findet man, mit elephantiastisch-pachydermischen Veränderungen im mittleren Gesichtsbereich, vereinzelt auch in anderen orientalischen Ländern, im Vergleich zur Verbreitung der Hautleishmaniose sehr selten (Abb. 39). Bei extrem langwierigem Verlauf und Pflegemangel stellt sich,

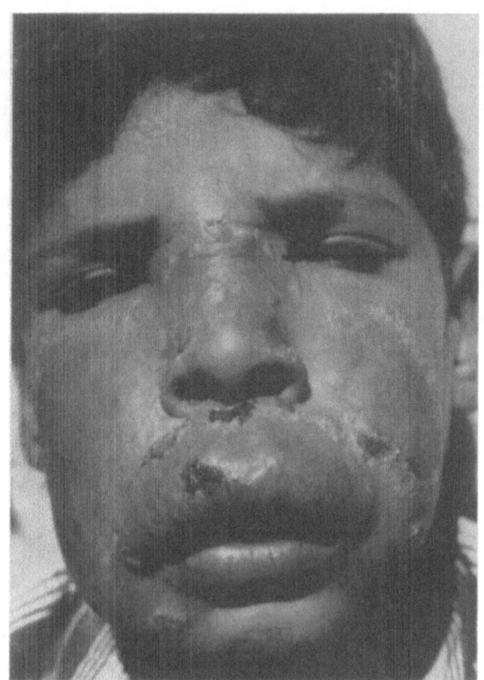

Abb. 39

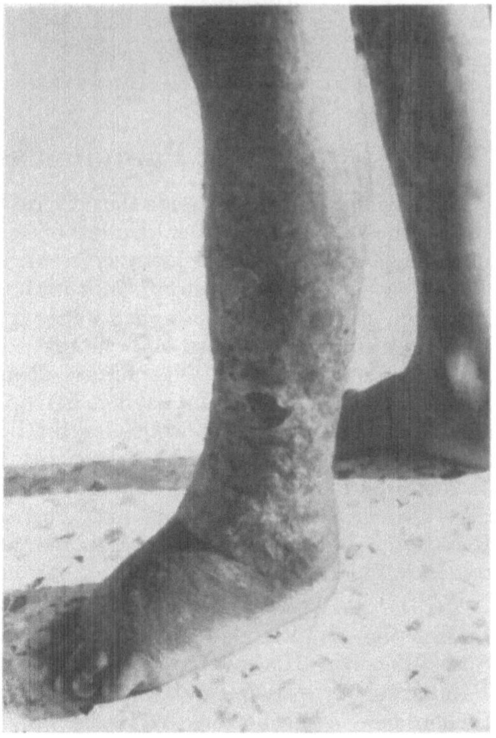

Abb. 40

Abb. 39. Elephantiastisch-pachydermische Deformation im mittleren Gesichtsbereich, bei serpiginös-krustöser lupoider Hautleishmaniose

Abb. 40. „Mossy foot"-Syndrom am Unterschenkel bei extrem chronisch verlaufender Hautleishmaniose: Pachydermie, Papillomatose, Keratose

wohl durch Superinfektion, das in Südamerika besser bekannte Bild des „mossy foot" ein, eine Art von Elephantiasis mit rauher, keratotisch-papillärer Oberflächenveränderung, das FERGUSON und RICHARDS 1910 in Ägypten als Späterscheinung von Hautleishmaniose identifizierten (Abb. 40).

Über *Carcinom* auf lange bestehender Orientbeule bzw. deren Narben liegen bisher nur drei Beobachtungen vor; in einem Fall (VENTURI) waren kaustische und Strahlenverfahren als Hilfsursachen im Spiel, in einem zweiten (MARCHIONINI) gab der Reiz der chronischen Entzündung an sich den Anlaß zu spinocellulärer Entartung, in einem eigenen Fall kam es bei einer 30jährigen Frau zur Entwicklung eines Basalzellenepithelioms am Rand einer Leishmaniosenarbe an der Nase (Abb. 41).

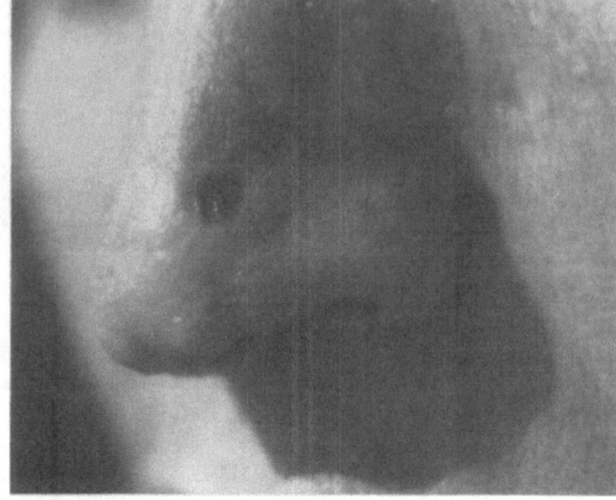

Abb. 41. Kleines Basaliom am Rand einer flach-atrophischen Narbe (30jährige Frau)

# VII. Pathologische Anatomie

Das feingewebliche Schema der Orientbeule, Teilbild im größeren Rahmen der chronischen cutanen Reticuloendotheliosen mit ihren vielfach einander überschneidenden Charakteristiken, zeigt ein den verschiedenen Phasen und Formen des klinischen Zustandes konformes und aus ihnen ablesbares Substrat, in dem, allgemein gesehen, eine anfänglich wenig spezifische granulomatös-hyperplastische Reaktion in zunehmendem Maß tuberkuloide Tendenz entwickelt. Die letzteren Bildungen unterliegen im allgemeinen einem sehr langsamen Abbau bzw. narbigen Umbau, um schließlich in narbige Atrophie auszugehen, selten persistiert das spezifische Granulationsgewebe des Spätstadiums mit autonomer Proliferation. Epidermale und cutane Gewebselemente beteiligen sich weitgehend gemeinsam an der progressiven und regressiven Phase des Prozesses: die proliferative Phase der cutanen Schicht geht mit einer ebensolchen, von den meisten als defensive Reaktion gedeuteten, des epidermalen Anteils einher, ebenso gehen in der regressiv-reparativen die Tendenzen parallel.

In der *Frühphase* ist die erste Antwort der *Cutis* auf das Eindringen von Leishmania tropica neben mäßigen Rundzellenansammlungen die perivasale Sprossung von Histiocyten, die zur Bildung syncytialer Inseln neigen. Der Papillarkörper wird ödematös, man sieht eine allgemeine Schwellung der Endothelien, eine Vergröberung des Endgefäßnetzes mit erweiterten Capillarschlingen, junge Gefäßsprossungen mit subpapillaren Anastomosen, geringe Erythrocytenextravasate, stellenweise selbst teleangiektatischen Granulomen ähnliche Bilder. In den Histiocyten lassen sich Leishmanien häufig ohne Schwierigkeit nachweisen, während extracelluläre Parasiten selten sind; manche Histiocyten enthalten Pigment, das wie abgetropft scheint aus der stellenweise melaninfrei gewordenen Oberhaut. In den größeren papulösen und tuberösen Efflorescenzen (Abb. 42) findet man zunehmend teils mehr diffus, teils herdförmig angeordnete Rundzellen, worunter *Plasmazellen* einen immer größer werdenden Anteil ausmachen; in Schnitten älterer Fälle sind sie oft das weitaus vorherrschende weiße Blutelement, daneben sieht man seltener kleine und mittlere Mononucleäre und wenige

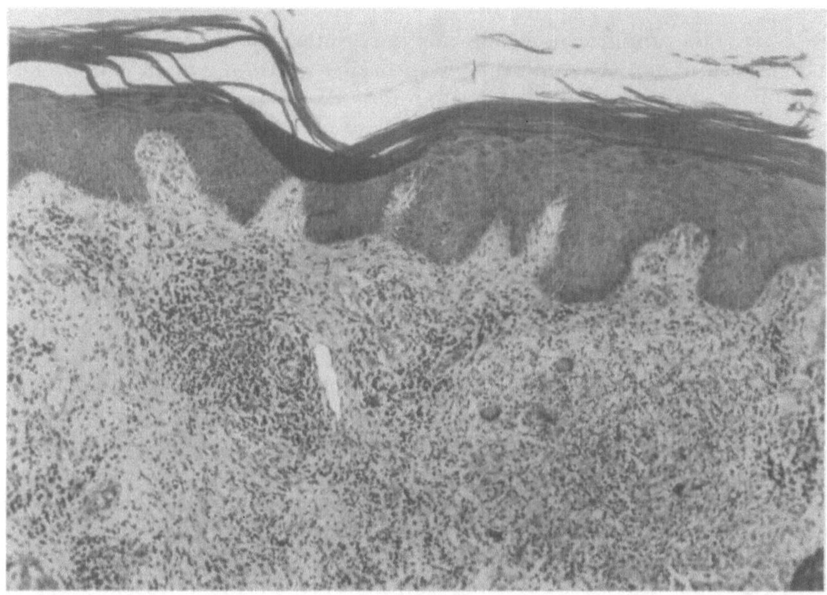

Abb. 42. Hautleishmaniose im Frühstadium: Parakeratose, Ödem in der unteren epidermalen Zone, diffuse retikulär-epitheloidzellige Infiltrate und perivasal und periadnexial verdichtete Plasma-Lymphzellansammlungen mit einigen Riesenzellen, reichlicher endohistiocytärer Leishmanienbefund

Mastzellen. Die Zellansammlungen sind oft um die Anhangsgebilde verdichtet, die Ausführgänge der Knäueldrüsen hyperkeratotisch, die Talgdrüsen vermindert, manche abgedrosselt und cystisch verändert (LEIGHEB). Das entzündliche Infiltrat sprengt das Gefüge des kollagenen Bindegewebes, in dessen Fasern die Perjodsäure-Schiff-Reaktion eine feine Granulierung erweist. Die elastischen Fasern gehen fast völlig zugrunde, auch wohl ein Teil der kollagenen. Das argyrophile Fasernetz ist vermehrt. Segmentkernige Leukocyten treten in nennenswertem Maß nur nach erfolgter Ulceration auf oder wenn von den Hornmassen, Detritus und Mischflora enthaltenden Pseudoabsceßchen, welche die auf der Höhe der Entzündung mächtig hypertrophierten Papillen zwischen sich fassen, kleine Einbrüche in den Papillarkörper erfolgen. In peripheren Blutausstrichen aus den Läsionen fällt die hohe Monocytose (bis über 30%) auf. Leishmanien, deren Nachweis geeignete Fixier- und Färbeverfahren voraussetzt, findet man leichter in den oberflächlichen Schichten als in der Tiefe. COTTINI fand im histologischen Schnitt Leishmanien selbst in einer Entfernung bis zu mehreren Zentimetern vom Herd, z.T. ohne besondere Gewebsreaktion.

Mit der Länge des Krankheitsbestandes wird, wie dies der Gruppe der chronischen granulomatösen Retikulosen gemeinsam ist, nach dem Gesetz von LEWANDOWSKY unter der Abwehrwirkung der örtlichen und allgemeinen Immunität der Parasitengehalt zunehmend geringer, aber gerade in den späteren Stadien ist die Suche im Schnitt aussichtsreicher als im Ausstrich des Gewebssaftes.

Nach Untersuchungen von BIANCHI sollen in der Biologie von Leishmania tropica zwei Phasen, eine extracelluläre, in welcher das Protozoon in der Interstitialflüssigkeit lebt und schwer auffindbar ist, und eine intrahistiocytäre Phase cyclisch miteinander abwechseln.

Bemerkenswert ist, daß selbst mächtige cutane Infiltrate der Hautleishmaniose die Grenze der Subcutis respektieren; nur bei den tropischen Formen der Hautleishmaniose — die südlichen Teile des arabischen Raumes sind ein interessantes Übergangsfeld in dieser Hinsicht — erfolgen Einbrüche auch in die subcutane Schicht.

Die *Epidermis* nimmt, wie schon aus der klinischen Beobachtung ersichtlich ist, an dem leishmaniotischen Krankheitsprozeß von Anfang an in lebhafter Weise teil, beginnend mit einer Auflockerung der Basalschicht, Vacuolisierung der Elemente, Zerstörung der Konturen, intra-, dann extracellulärem Ödem. Nach Zerstörung der Basalmembran werden die erweiterten Interstitien der Malpighi-Zellen von Rundzellen durchwandert. MERCADAL-PEYRI wies auf das Vorkommen von Parasitennestern hin, die er mitten unter deformierten Epidermiszellen in der Stachelzellschicht in einer Größenordnung von 3—4 Malpighi-Zellen fand. Nach LEIGHEB hat jedoch das Protozoon auf die Epidermiszellen selbst keine Einwirkung, obwohl es innerhalb derselben vereinzelt angetroffen wurde (BERTELLOTTI, MONACELLI).

Der zu Anfang manchmal schwielenähnlich aussehenden Epidermisverdickung über Hautleishmaniose-Herden liegt zunächst mehr eine Parakeratose und Granulose zugrunde, die später zu einer Hyperkeratose wird. Die letztere ist am stärksten in den Mündungen der Anhangsgebilde ausgeprägt, die Follikel sind vor allem bei Vorliegen des „Eggenzeichens" stark erweitert und von Keratin ausgefüllt. Dabei besteht, bevor es zum ulcerösen Zerfall kommt, eine hochgradige Papillenhypertrophie. Ein mit der Dissoziation des Epithelgefüges ziemlich frühzeitig beginnender Prozeß des „Abtropfens" von Zellverbänden der basalen Oberhautschichten führt zur Entwicklung einer von Zellatypien und Mitosehäufung freien pseudoepitheliomatösen Hyperplasie (Abb. 43), zu Bildern, die, wie in einem Fall von CONRAD jr., MANSON und PETERKIN, in der Tat carcinomatöse Entartung vortäuschen können. Wenn auch nicht nur der Hautleishmaniose zugehörig, können diese pseudoepitheliomatösen Zustände doch für ihre histologische Identifikation gegenüber verwandten Granulomen eine gewisse Bedeutung haben. Auch nach erfolgter Ulceration sind oft noch Reste davon im Randgebiet des ulcerösen Defekts in Form einer Zone akanthotisch-pseudoepitheliomatöser Zapfenbildungen vorhanden, die den Defekt förmlich krallenartig umgreift (Abb. 44).

Als diagnostisch von einigem Wert beschreibt PUCHOL eine ähnliche (schon von VILANOVA als „Milien" bezeichnete) Erscheinung mehr oder weniger oberflächlich im Granulationsgewebe der Orientbeule nach Abtragung der Kruste: Keratinperlen von $^1/_{10}$—2 mm Durchmesser, die er in etwa 70% namentlich knötchenförmiger Stadien fand und die als differentialdiagnostisches Merkmal gegen andere, namentlich tuberkulöse Hauterkrankungen angegeben werden.

Der rein tuberkuloide Aspekt der *Spätphase* der Hautleishmaniose ist nur eine dynamische Weiterentwicklung der Struktur des Frühstadiums, denn wenige Monate, selbst wenige Wochen bestehende Herde papulöser Hautleishmaniose weisen oft schon ausgedehnte Syncytien und diffuse Infiltrate von Histiocyten auf. Die zutreffende Angabe von DONATELLI, daß in den gewiß häufig erregerarmen tuberkuloiden Leishmanioseherden zuweilen auch recht beträchtliche Mengen von Leishmanien zu finden sind, dürfte sich auf solche d'emblée-Fälle von tuberkuloidem Umbau beziehen. So glaubt auch FALCHI nicht an eine bestimmte Beziehung zwischen Erregermenge und der Dauer des Krankheitsprozesses, noch zur Heilungstendenz. Cottini bezweifelt nicht, daß die tuberkuloide Phase der Haut-

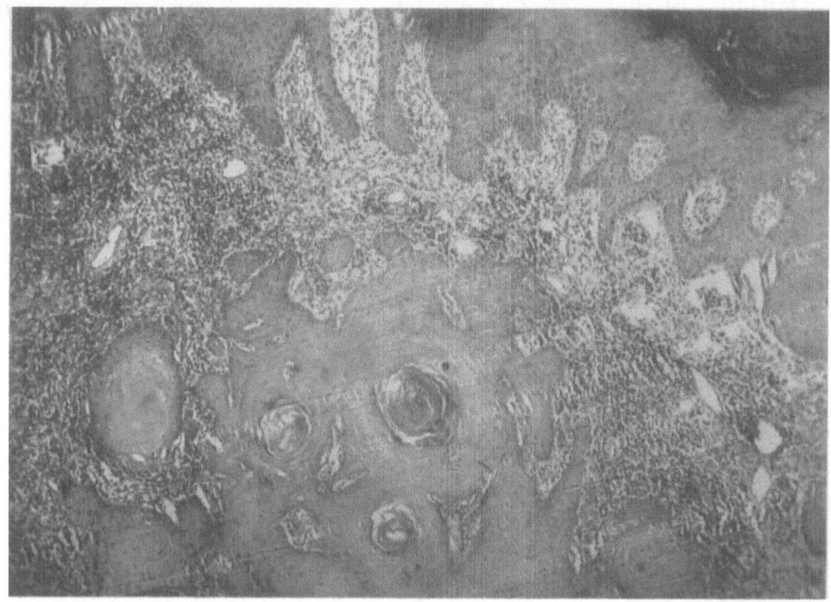

Abb. 43. Hyperkeratose, Acanthose, Hyperämie, pseudoepitheliomatöse Hyperplasie in einem älteren papillarwuchernden Leishmanioseherd

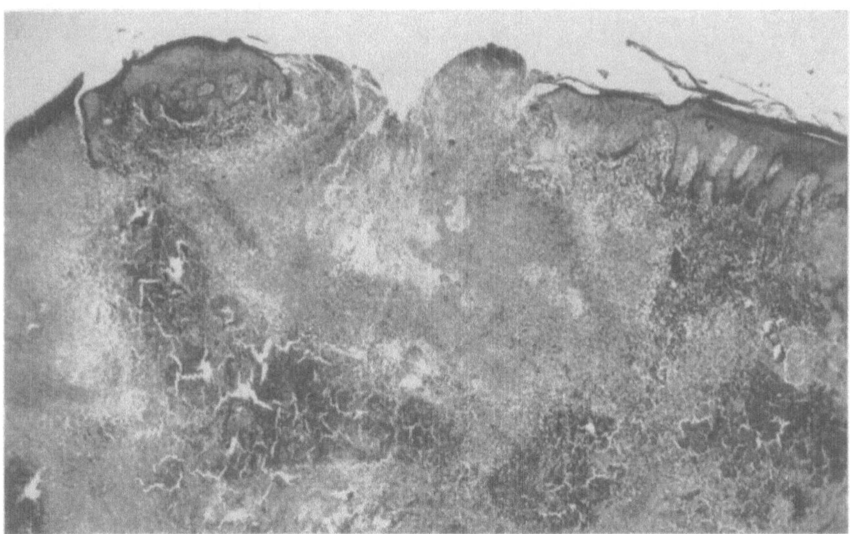

Abb. 44. Älterer Hautleishmaniose-Herd: Beginnende nekrotisch-ulceröse Demarkaton mit randständigem Rest von Acanthose

leishmaniose Ausdruck einer allgemeinen allergisch-immunitären Haltung ist, mit der Tendenz, die weitere Streuung der Parasiten einzudämmen.

In den Spätstadien der normal ablaufenden, also der Spontanvernarbung entgegengehenden Hautleishmaniose gibt es ein obligates tuberkuloides Durchgangsstadium, in dem die Oberhaut noch eine mäßige Parakeratose und akanthotische Verbreiterung, die Cutis ein dicht an die Oberhaut herandrängendes und sie völlig ausfüllendes Histiocyteninfiltrat zeigt, das nur von wechselnden, meist geringeren und überwiegend aus Plasmazellen bestehenden Rundzellennestern untermischt ist. Richtige Tuberkelformationen sind namentlich nach langem Bestand häufig, aber das starke Überwiegen von Plasmazellen in dem den Epitheloidzellentuberkel umscheidenden Rundzellenwall ist im allgemeinen ein Unterscheidungsmerkmal gegenüber Tuberkulose, während diese Bilder von Spätsyphilisfällen am ehesten durch die fehlenden endangiitischen Veränderungen zu unterscheiden sind. Riesenzellen, anfänglich vom Langhans-Typ, erschweren die Identifikation innerhalb der chronischen Granulomatosen (Abb. 45). In vielen

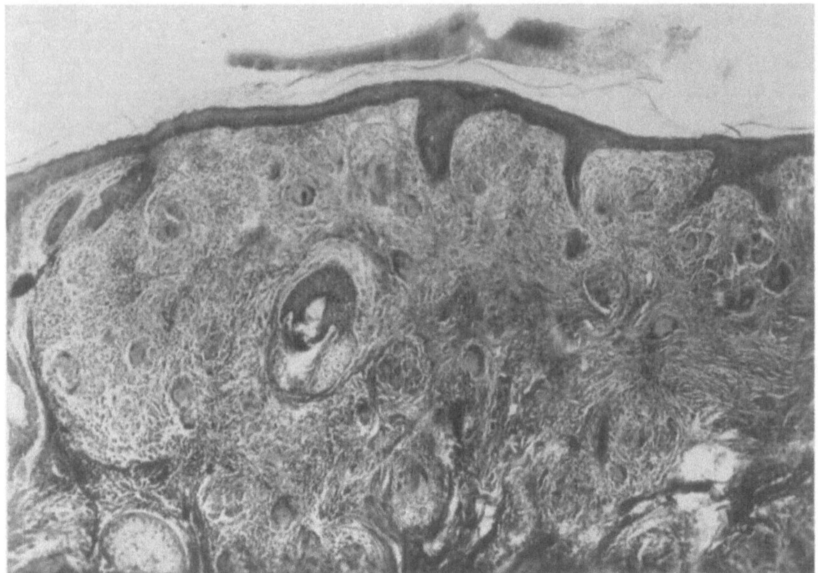

Abb. 45. Beginnende epidermale Atrophie bei noch erhaltenen Anhangsgebilden, Epitheloidzellenansammlungen mit zahlreichen Riesenzellen verschiedenen Typs, Fibrose, im Spätstadium der Orientbeule

Schnitten älterer proliferativer Efflorescenzen sind solche Massen von Riesenzellen vorhanden, daß man bei kaum einer der Reticuloendotheliosen eine derartige Menge und Verschiedenheit der Formen trifft: neben Langhans-Formen solche vom Sternberg-Paltauf- und Fremdkörperriesenzelltyp.

Die Bedeutung der tuberkuloiden Phase innerhalb des Krankheitsablaufs wird von den Untersuchern verschieden ausgelegt. Cottini sieht die Elimination der Parasiten und des krankhaften Gewebes als ihre biologische Funktion an. Wenn auch die meisten Autoren (Mariani, Kyrle, Flarer, Monacelli, Redaelli u. a.) darin übereinstimmen, daß der Parasitengehalt der Herde im unspezifisch-entzündlichen Frühstadium reichlich, im tuberkuloiden Spätstadium bei günstigem immunitärem Verlauf spärlich ist, so lehnt es Flarer unter Hinweis auf die schlechte Beeinflußbarkeit mit sonst wirksamen Medikamenten sowie auf die manchmal stark verzögerte Heilungsneigung doch ab, die tuberkuloide Phase als vorteilhaft für den Krankheitsprozeß zu beurteilen.

Mit zunehmendem Bestand tuberkuloider Granulome findet man eine dünne Oberhautdecke, sei es, daß sie durch das „wie von unten angeklebte" Infiltrat abgeplattet ist oder daß sie dieses nach Ulceration neu überwandert hat. In der Cutis führt das reichliche Entstehen von Fibroblasten und kollagenen Fasern zu einer zunehmenden Fibrose, die durch Septierung der Histiocytenverbände gern

zu *sarkoiden* Bildern führt (Abb. 46), in Übereinstimmung mit dem klinischen
Eindruck, der Rückbildung der bräunlichen Gewebseigenfarbe, der Abblassung
und derberen Konsistenz der Knoten in der späten tuberkuloiden Phase, bis das
Granulationsgewebe schließlich durch Narbengewebe ersetzt ist.

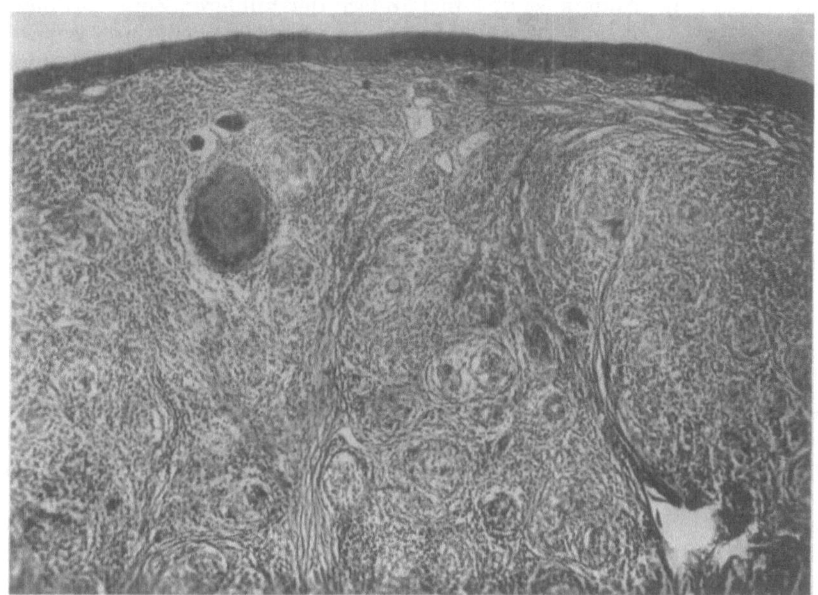

Abb. 46. Fibrös abgegrenzte Epithcloidzellennester, einige Riesenzellen, Lymph-Plasmazelleninfiltrate,
Epidermisatrophie, bei sarkoider Hautleishmaniose

## Anhang: Histologie des Post-Kala-Azar-Leishmanids

Die pathologisch-anatomischen Elemente des Post-Kala-Azar-Leishmanids
sind gegenüber jenen der exogenen Infektion nur insoweit graduell verschieden,
als dies dem anderen, hämatogenen Modus der Erregerinvasion entspricht. Sie
wurden, angefangen von Brahmachari und später Napier und deren Mitarbeitern, häufig, zuletzt von Sen Gupta und von Majumdar studiert. Die Epidermis bleibt auch hierbei nicht unbetroffen, in der Basal- und Stachelzellschicht
sieht man bei den maculösen — depigmentierten und erythematösen — Formen
Pigmentverlust im Bereich der Efflorescenzen, intra- und extracelluläres Ödem
und Einwanderung von Rundzellen. Die Veränderungen in der Cutis, gekennzeichnet durch Verdrängung des autochthonen Substrats durch histio-plasmo-
lymphocytäre Granulome, unterscheiden sich bei den maculösen und nodulären
Varianten ebenso wie auch gegenüber der Orientbeule selbst dem Grad nach und
durch einen verschiedenen Reichtum an Leishmanien, deren Nachweis bei allen
Formen — bei den nodulären selbst im Reizserum — mit unterschiedlichem Mühe-
aufwand gelingen kann.

## VIII. Diagnose

Die Erkennung der Hautleishmaniose ist in Ländern, in denen sie heimisch ist,
trotz der verwirrenden Mannigfaltigkeit ihrer Manifestationen nicht schwer. Bei
allen umschriebenen chronischen Hauterkrankungen, die mit wenig örtlichen und
keinen allgemeinen Beschwerden einhergehen und dem Aussehen nach irgendwie

in den Variationsbereich fallen, zumal wenn sie im Gesicht oder an den Extremitäten lokalisiert sind, wird der Arzt die Hautleishmaniose in seinen Überlegungen mit an erster Stelle erwägen. In den eigentlichen Endemiegebieten ist sie so bekannt, daß die Kranken sich nicht selten schon mit dem Verdacht bzw. der Diagnose vorstellen. Anders ist dies in Ländern der kühleren Zone, wo man nur mit Einzelfällen zu rechnen hat. Hier ist, wenn es sich um ein chronisches Granulom handelt, das „Darandenken", die Einbeziehung der Hautleishmaniose in diese Gruppe, der erste Schritt zur Klärung. Der nächste ist die anamnestische Erhebung, die ergibt, ob der Patient irgendein Endemieland der Hautleishmaniose vordem bereist hat, wobei die Zeitspanne „vordem" nicht zu eng zu ziehen ist, u. U. viele Monate, vereinzelt selbst Jahre einzuschließen hat. Mit der ständig steigenden Reiseaktivität unseres Zeitalters ist die gelegentliche Verschleppung der Krankheit in unberührte Länder zweifellos angestiegen, und sicher wird mancher sporadische Fall verkannt. Dies gilt sowohl für die Alte wie für die Neue Welt (Einwanderer), und die Handhabung und Versorgung dieser Einzelfälle ist manchmal für die damit befaßten Ärzte wenig rühmlich. Die Hautleishmaniose ist daher heutzutage für den Dermatologen keineswegs eine außenseiterische Rarität, die ihn wenig berühren würde.

Die klinischen Merkmale der typischen Orientbeule, auf die man zu achten hat, sind ein lividrot-schmutzig-bräunliches Infiltrat, das über die gewöhnlich deckende Schuppe oder Kruste mehrere Millimeter bis über 1 cm als Hof hinausreicht, dann die Sekundärauflagerung, im typischen Fall eine in den Papillen verzahnte Schuppenkruste („Eggenzeichen"), meist fehlende Lymphknotenschwellung, selten lymphogene Ablegerknötchen in der Nachbarschaft. Die wichtigsten differentialdiagnostischen Überlegungen betreffen Tbc cutis verrucosa und luposa, sekundär- bis tertiärsyphilitische Erscheinungen, vegetative Pyodermie; man kann nur der Diskussionsbemerkung von Canizares beipflichten: „the lesions may resemble anything, including carcinoma".

Die vielen bei atypischem Verlauf zu beachtenden Verwechslungsmöglichkeiten sind im klinischen Abschnitt genannt. Ist der Verdacht geweckt, so gelingt die Sicherung der Diagnose mit den verschiedenen zur Verfügung stehenden Hilfsmitteln in den meisten Fällen.

Auf die *Differentialdiagnose* hier noch ausführlich einzugehen erübrigt sich daher. Zwei Krankheiten sind für den tropenärztlich weniger Erfahrenen vielleicht dennoch in besonderer Weise hervorzuheben: die Sporotrichose, die mit ihren polymorphen cutanen sowie sekundär-lymphogenen Manifestationen mit der Hautleishmaniose in einer schlechthin nicht unterscheidbaren Weise übereinstimmen kann, und die Histoplasmose, die das gleiche gelegentlich mit ihren furunkuloiden und granulomatösen Verlaufsformen vermag (Duperrat und Badillet), die aber daneben selbst den histologisch Erfahrenen bei der mikroskopischen Unterscheidung in große Verlegenheit bringen kann.

Im überwiegenden Teil der Fälle läßt sich der Erreger im Gewebssaft der Herde nachweisen, wenn dies auch in älteren Fällen schwierig sein, wiederholte Abstriche erfordern und bei solchen in der Abheilungsphase oder bei tuberkuloidem Umbau ganz mißlingen kann. Der Nachweis aus geschlossenen Beulen ist viel leichter; nach Ulceration trägt man die Sekundärauflagerung ab oder entnimmt besser vom Rand, abradiert die Beule bzw. den Geschwürsgrund mit steil aufgesetztem Skalpell bis zur Blutung, deren Stehen geduldig abzuwarten ist, und streicht das Reizserum schonend aus, um die empfindlichen Histiocyten möglichst wenig zu verletzen. Man findet die Leishmanien in der Mitte ulcerierter Beulen ziemlich tief, in den Randpartien oberflächlicher liegend.

a) Das *Dunkelfeldverfahren* ist am Rande zu erwähnen, weil es von BEHCET zur Darstellung der amöboiden Bewegungen der Gewebsform empfohlen wurde, die damit immer gelingen soll. Andere Untersucher sahen diese jedoch auch bei richtigem Vorgehen — heizbarer Objekttisch — keineswegs immer.

b) Die *Färbung* erfolgt mittels Giemsa- (1:19 mit Aqua dest. verdünnen, 12 min) oder Leishman-Farbstofflösung (=15 %iges eosinsaures Methylenblau in Methylalkohol, 3 min, dann 12—15 min mit doppelter Menge gepuffertem Aqua dest., $p_H$ 7,2 verdünnen). Die empfindlichen Farblösungen sind jeweils frisch anzusetzen und, falls vorübergehend, dann im Kühlschrank aufzubewahren; besonders wichtig für verläßliche Färbung ist die Beachtung des $p_H$. Sonst nicht darstellbare Leishmanien können u. U. noch zum Nachweis gebracht werden, indem man die erste Phase der May-Grünwald-Giemsa-Färbung bis über 20 Std ausdehnt.

c) Wert und Grenzen der histologischen Untersuchung für die Diagnose der Hautleishmaniose wurden oben erörtert. Der Nachweis der *Leishmanien* im *histologischen Schnitt* ist in älteren Fällen der Ausstrichuntersuchung überlegen. Fixierung des Materials in Carnoyscher Flüssigkeit (Alcoh. absol. 60,0/Chloroform 30,0/Ac. acet. glac. 10,0) sowie dünnste Schnitte sind Erfordernisse für ihre Darstellung mit der Giemsa-Färbung. In frischen Fällen sieht man sie meist ohne Schwierigkeit bei mittlerer Vergrößerung als Körnelung in den Histiocyten, mit Ölimmersion tritt der Kern und vor allem der dunkle, strichförmige Blepharoblast deutlich hervor. In Spätfällen findet man Leishmanien immer noch recht häufig, vor allem in einer subepithelialen Schicht am Rand der Efflorescenzen. Auch die Carbol-Thioninfärbung ist zum Nachweis der Leishmanien im Gewebe brauchbar.

Die *histologische Differentialdiagnose der Hautleishmaniose* hat mehrere Krankheiten zu berücksichtigen, die gleichfalls ein granulomatöses Infiltrat mit großen, parasitenhaltigen Makrophagen aufweisen. So ist, wie in einem Fall von WOO und REIMANN und einem anderen von BRODEY, Verwechslung möglich mit dem Bild der gelegentlich papulös-verrukös-ulcerösen Hauterscheinungen der *Histoplasmose*, die jedoch gegenüber jenen der Hautleishmaniose durch Nekroseherde und größere Mengen polymorphkerniger Granulocyten charakterisiert ist. Nach dem pathologisch-anatomischen Substrat kommt ferner das *Granuloma venereum* in Betracht, dessen hyperplastische Oberhautveränderungen jenen der Hautleishmaniose ähneln können, die aber in der Cutis ebenfalls mehr nekrotisierende Zerstörung und Ansammlung von Polymorphkernigen aufweisen. *Rhinosklerom* (Mikulicz-Zellen, Russell-Körperchen) und *Toxoplasmose* kommen, wenn auch pathologisch-anatomisch ähnlich, von der klinischen Seite als differentialdiagnostische Konkurrenz kaum in Betracht. Von den endohistiocytären Erregern der genannten Reticuloendotheliosen — Histoplasma capsulatum, Bacillus rhinoscleromatis, Toxoplasma capsulatum — ist Leishmania tropica durch das Fehlen einer Kapsel unterschieden (nur bei Donovania granulomatis kommen Organismen ohne Kapsel ebenfalls vor). Die Gewebsform von Trypanosoma cruzi schließlich ist zwar von derjenigen von Leishmania tropica praktisch gar nicht zu unterscheiden, doch hat der Verlauf der von diesem Protozoon hervorgerufenen *Chagaskrankheit*, durch ein mit dem cutanen Primärinfekt meistens verbundenes oculo-glanduläres Syndrom und eine anschließende schwere Allgemeinerkrankung gekennzeichnet, nichts mit der Hautleishmaniose gemeinsam.

d) Bezüglich der *kulturellen Züchtung* von Leishmania tropica, die dem mikroskopischen Abstrichnachweis ebenbürtig, zuweilen auch überlegen ist, sei auf S. 267 verwiesen.

e) Der *Intracutantest* mit Leishmanin spielt in der Frühperiode der Krankheit bei Anwesenheit exsudativ-granulomatöser Efflorescenzen gegenüber dem Parasitennachweis keine große Rolle, um so wertvoller ist er in der Spätphase. Technik der Antigenbereitung und Durchführung s. S. 290.

# IX. Prognose

Wenn die Hautleishmaniose, als örtliche, wenig zu Komplikationen neigende Hautkrankheit, auch nicht mit ernster gesundheitlicher Gefährdung verbunden ist, so stellt sie, von MARCHIONINI mit Recht vergleichsweise als „Lupus der warmen Länder" bezeichnet, doch in persönlicher und sozialer Sicht eine beträchtliche

Belastung dar. Mit ihren infolge der abstoßenden, als ansteckend bekannten, manchmal mehrere Jahre bestehenden und fast stets an freigetragenen Körperstellen lokalisierten Knoten- und Geschwürsbildungen sind die Träger, vielfach in jugendlichem Lebensalter stehend, in der Gemeinschaft und in ihrem Fortkommen erheblich beeinträchtigt, so daß sie auch psychisch stark belastet erscheinen. Nach der Ausheilung bleiben entstellende, wenn auch selten verziehende Narben, gelegentlich Substanzverluste der Nasen- und Ohrenweichteile zurück (Abb. 47), die durch ihre flächenhafte Anlage selten zu kosmetisch-chirurgischer Korrektur Gelegenheit geben. Für stärker verseuchte Endemiegegenden hat sich des öfteren ein Nachteil daraus ergeben, daß zur Entwicklung von Technik und Handel not-

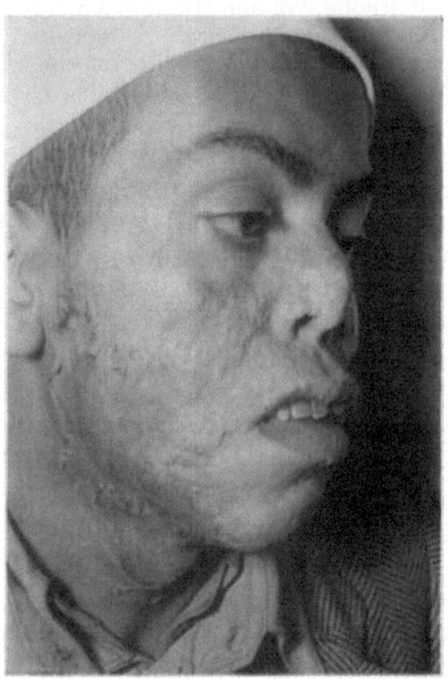

Abb. 47. Symmetrische flächenhafte Narben im Gesichts-Halsbereich, mutilierte „abgegriffene“ Nasenspitze, bei ausgeheilter Hautleishmaniose

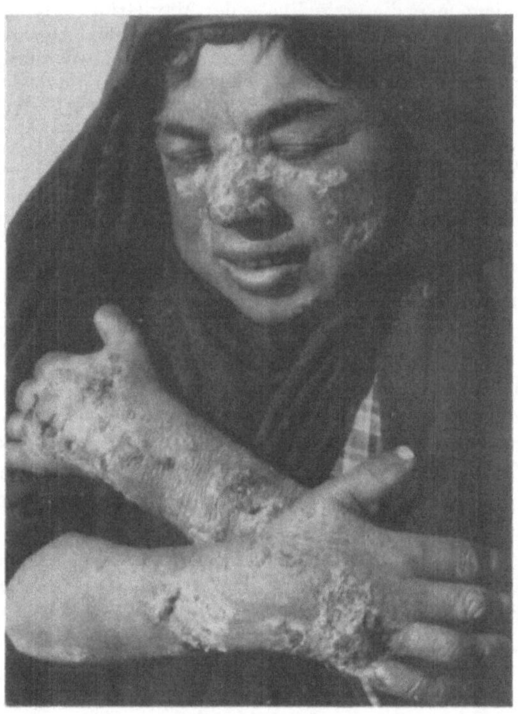

Abb. 48. Ulcero-serpiginös-krustöse, im Gesicht z. T. erythematoide Hautleishmaniose, in ungewöhnlicher Ausdehnung namentlich lichtexponierte Regionen einnehmend, bei verwahrloster debiler Nomadin

wendige Arbeitskräfte aus einer — für heutige Verhältnisse nicht mehr gerechtfertigten — Furcht vor Ansteckung für sich und ihre Familienangehörigen den Aufenthalt in solchen Gegenden zu vermeiden suchen.

Bezüglich der Prognose der Hautleishmaniose war in diesem Kapitel mehrmals Veranlassung darauf hinzuweisen, daß diese in bezug auf Schwere der Krankheitserscheinungen, Komplikationen wie Lymphbahn- und Schleimhautbefall, Krankheitsdauer und Rezidivneigung einerseits durch schlechte soziale Umweltverhältnisse (Abb. 48), andererseits mit einer Annäherung des Klimas an tropische Bedingungen entschieden ungünstiger gestaltet wird.

# X. Therapie

Zur Behandlung der Hautleishmaniose steht in neuerer Zeit eine Reihe so wirksamer Verfahren zur Verfügung, daß man in jedem Fall die Heilung in angemessener Zeit in Aussicht stellen kann. Der benötigte Zeitraum ist je nach dem Charakter der Erscheinungen verschieden: je florider und je mehr exsudativ die Entzündung, je reicher an Parasiten die Herde sind, desto rascher sprechen sie auf jede im Prinzip taugliche Maßnahme an, umgekehrt geht der Abbau der kompakten, tuberkuloid-fibrösen Tertiärerscheinungen mit ihrem geringen Parasitengehalt langsamer vonstatten.

Handelt es sich um solitäre Herde, so kommt man, namentlich wenn die Oberhautbedeckung nicht in nennenswertem Umfang zerstört ist, oft mit örtlichen Injektionsmaßnahmen zum Ziel.

Auf die *externe Lokalbehandlung* der Erscheinungen einzugehen verlohnt allerdings kaum. Russische Autoren (SHUVALOV und SAVALIEV 1960) berichten über rasche Abheilung frischer Läsionen von Hautleishmaniose, durch den Tannin, Zucker, Dextrin, Berginin und Polyphenole enthaltenden Extrakt einer in Sibirien wachsenden Steinbrechart Badan (Bergenia crassifolia), der in Form von Umschlägen und Salbe aufgetragen wird.

Ausgedehnter ulcerierte und multiple Läsionen bedürfen der intramuskulären Applikation der spezifischen Medikamente.

## 1. Intraläsionale Anwendung

Eine wertvolle Bereicherung der bis dahin wenig dankbaren Therapie der Hautleishmaniose brachte die Einführung der Injektion von *Atebrin*lösung in den Krankheitsherd durch FLARER (1938), die sich seitdem in zahllosen Fällen als eines der vorteilhaftesten Verfahren bewährt hat.

Die Konzentration wird von den einzelnen Autoren verschieden gehandhabt, so hat COTTINI mit einer nur $1^0/_{00}$igen Lösung gute Erfahrungen, manche geben 1—3%ige, aber auch gelegentlich erforderliche 10- und 15%ige Lösungen (MARCHIONINI) können noch gut vertragen werden. In einfachen Fällen kann eine einzige Injektion genügen, oft muß man jedoch mehrere Injektionen in Abständen von 1—4 Wochen geben, wenn jeweils die Gewebsreizung abgeklungen ist. Bei vorzeitiger Unterbrechung kann nach längerer Zeit scheinbarer Besserung ein Wiederaufleben des Prozesses einsetzen. Wenn nach der dritten Injektion die Rückbildung nicht deutlich ist, ist ein Erfolg kaum mehr zu erwarten. Durch laufende Abstrichkontrollen während der Infiltratsbehandlung mit Atebrin kann man eine schädigende Einwirkung auf die Leishmanien schon innerhalb weniger Tage feststellen.

Ein anderes im Orient noch weit verbreitetes, aus der indischen Volksmedizin hervorgegangenes örtliches Verfahren besteht in der Einspritzung von *Berberin* enthaltenden Pflanzenextrakten aus Berberis vulg. oder Hydrastis canad. (VARMA; CHATTERJEE). Namentlich das Sulfat des Alkaloids zeigt nach DAS GUPTA und anderen indischen Untersuchern noch in starker Verdünnung eine deutliche Entwicklungshemmung von Kulturleishmanien. PÜTZER zeigte, daß die Salzbindung in der Frage des therapeutischen Wertes eine Rolle spielt; danach ist bei der Leishmaniose des Hundes das in der Löslichkeit zwischen dem Sulfat und dem schwerlöslichen Nitrat stehende Chlorhydrat noch wirksam, das in Lösung gebrachte Nitrat wirkungslos. Nach PÜTZER sind bei der Hautleishmaniose nur solche Präparate von Wirkung, die den Berberinkern in der Ammoniumform enthalten und mit Säuren leicht wasserlösliche Salze bilden. In der Praxis sind die Heilerfolge mit Berberinsulfat, das als gebrauchsfertige Lösung (Orisol) im Handel ist und das wie die Atebrinlösungen gehandhabt wird, nicht überzeugend, Versager sind recht häufig.

Zur intraläsionalen Behandlung der Hautleishmaniose, die angesichts des örtlichen Charakters der Krankheit gewiß eine logische Berechtigung hat, ist grundsätzlich zu bemerken, daß ihre Erfolge nicht einfach zu beurteilen sind. Jeder mechanische Eingriff in das Granulom kann dem immunitären System der Selbstheilung den ausschlaggebenden Stoß geben und einen spezifischen Effekt vortäuschen, wo nicht immer ein solcher vorliegt. Hierzu erinnert COTTINI daran, daß in der Tat schon die Excoriation zur Abstrichentnahme genügen kann, um einen Leishmanioseherd zu einer überraschenden Abheilung zu bringen. Ein gleiches beobachteten wir mehrmals an Beulen, die zu therapeutischen Vergleichszwecken simultan mit NaCl- oder Novocain infiltriert worden waren.

Ist man bei fehlender Spontanheilungstendenz auf einen spezifischen Effekt angewiesen, so ist eine gewisse Schwierigkeit der örtlichen Behandlung der Beulen die Erzielung der erforderlichen homogenen Infiltration. Man kann sich gelegentlich der Intravitalfärbung von Hautgewebe davon überzeugen, daß dies nicht immer gelingt. Sind die Beulen fissuriert oder ulceriert, so kann man, um ein Austreten der Injektionslösung zu verhindern, nach dem Vorgehen von Marchionini einen vorsorglichen Oberflächenabschluß mit Kollodium versuchen. Ein Nachteil der intraläsionalen Einspritzung ist schließlich, daß sie an empfindlichen Gesichtspartien ziemlich schmerzhaft ist und die vielfach kleinen Patienten durch die Prozedur verängstigt werden. Sowohl bei Atebrin- wie Berberinlösungen kommt es vor, daß eine zu oberflächliche Applikation eine Nekrose verursacht. Eine mehr oder weniger beträchtliche Gewebsreizung mit Ödem im Anschluß an die Infiltration ist unvermeidlich und geht meist in einigen Tagen vorüber. Wenn die Granulome schon tuberkuloiden Charakter haben, äußerte Monacelli Bedenken, daß dieser durch die intraläsionale Atebrininfiltration verstärkt und eine lupoide Persistenz der Beulen provoziert werden könne. Erfahrungsgemäß ist eine solche Entwicklung jedoch auch unter jedem anderen spezifischen Behandlungsverfahren in bestimmten Zustandsformen möglich.

## 2. Allgemeinbehandlungsverfahren

Das erste Mittel von einer, wenn auch begrenzten chemotherapeutischen Spezifität gegen Leishmaniose war das 1913 von Vianna eingeführte Emetin. Mit intramuskulärer Verabreichung von Atebrin konnte zwar Marchionini, wenn die örtliche Atebrinbehandlung versagte (beginnend mit 0,1, ansteigend bis 0,3 g als Einzeldosis, 5—6 Injektionen), in manchen Fällen eine Ausheilung erreichen, aber zur nicht-örtlichen Routinebehandlung sind die Malariamittel ungeeignet, wie es überhaupt eine eigenartige Erscheinung ist, daß die bisher bekannten örtlich wirksamen Medikamente zur Allgemeinbehandlung, und umgekehrt die Allgemeinmittel zur örtlichen Behandlung untauglich oder wenigstens unbefriedigend sind.

Aus dem Emetin wurden andere organische Antimonpräparate entwickelt, deren Domäne die Allgemeinbehandlung der Hautleishmaniose bis in die jüngste Zeit war. Sie wirken langsamer als das örtlich injizierte Atebrin und erreichen einen Heilungseffekt nur in ebenso vielen Monaten, wie dieses Wochen braucht (Marchionini).

Das *Antimon* beweist bei visceraler wie cutaner Leishmaniose, daß es, wenn auch in ungleichem Maß gegenüber den einzelnen Formen, gegen Leishmanien spezifisch wirksam ist. Aus in vitro-Versuchen von Das Gupta und Dikshit, die Leishmanien noch nach 3 Std in konzentrierter Lösung von Stibosan beweglich fanden, wurde geschlossen, daß das Sb neben einer begrenzten direkten Erregerwirkung einen allgemein umstimmenden Einfluß auf den Abwehrmechanismus ausüben müsse, Versager werden mit einer nicht intakten Widerstandskraft erklärt.

Das $Sb^{III}$-Präparat *Fuadin* wird als zu toxisch und auch wenig erfolgversprechend nur noch sehr selten gebraucht, ebenso das englische *Stibophen*. Man beginnt mit 1,5 ml, steigert bei 2—3 wöchentlichen Injektionen auf 3,5 und 5 ml und gibt insgesamt 10 Injektionen. Kinder erhalten insgesamt so viele Milliliter wie das Kind Kilogramm wiegt.

*Neostibosan*, eine 42% $Sb^V$ enthaltende Komplexverbindung, wird aus Trockenampullen jeweils frisch gelöst und 5—10%ig i.v. oder 25%ig i.m. ebenfalls 2—3mal wöchentlich gegeben, im einzelnen 0,2—0,3 g bis insgesamt etwa 3 g auf 50 kg Körpergewicht.

Am besten verträglich unter den $Sb^V$-Präparaten sind das Na-Sb-Gluconat *Solustibosan* und das italienische *Glucantim*, ein $Sb^V$-N-Methylglucamin, beide in gebrauchsfertiger Lösung in täglichen Einzeldosen von 0,1 ml/kg Körpergewicht i.m. (oder i.v.) verabreicht, meist in zwei Serien von je einer Woche, mit einer Pause von einer Woche dazwischen. Andere geben die Einzeldosis von 5—6 ml beim Erwachsenen 10—14 Tage lang durchgehend. Auch hier verfährt man mit der Dosis „einschleichend", steigt aber rasch zur endgültigen Tagesmenge an, um keine Resistenz der Stämme aufkommen zu lassen.

Auch die zuletzt genannten, relativ gut verträglichen Präparate sind nicht ganz frei von den dem Sb anhaftenden Nebenerscheinungen wie Übelkeit, Schwindel, Kopfschmerzen, Hustenreiz, Schweißausbrüchen und namentlich bei Kleinkindern Störungen des Allgemeinbefindens und Nervensystems, so daß bei einem Körpergewicht unter 10 kg von der Verwendung von Sb ganz abzuraten ist. Über die Wirksamkeit dieser neueren $Sb^V$-Präparate bei intrafokaler Anwendung gehen die Meinungen auseinander. Während unter i. m. und i. v. Injektion die Leishmanien in den Hautherden nach wenigen Tagen Kernschädigung und Vacuolisation zeigen und nach einer Woche schon verschwunden sein können, sind die Ergebnisse der örtlichen Anwendung im allgemeinen unbefriedigend (s. COTTINI).

So unbestritten der Wert des Sb in der Behandlung der Hautleishmaniose ist, so scheint sein Schicksal als Heilmittel doch jenem des Arsens in der Syphilistherapie vergleichbar. Während die Leishmanien auf Penicillin auch in hohen Konzentrationen keine Reaktion zeigen, erwies sich in den letzten Jahren das *Streptomycin* als Antibioticum von so weitausreichender Spezifität in der Behandlung der Orientbeule, daß man es derzeit als das *Mittel der Wahl* ansprechen kann (KOCHS).

Aus pharmakotoxischen Gründen verdient das *Streptomycinsulfat* den Vorzug, wenn wir auch von Dihydro-Streptomycin, das uns in der Mehrzahl der rund 2500 damit behandelten Fälle zur Verfügung stand, bei den mäßigen erforderlichen Gesamtmengen Schädigungen nicht beobachten konnten.

Wie jedes andere grundsätzlich brauchbare Mittel, wirkt es in frühen Stadien am promptesten, es macht sich förmlich jeden Monat längeren Bestandes der Beulen in einer gewissen Verzögerung des Ansprechens bemerkbar. Solange aber ein exsudatives Moment über das proliferative und fibröse vorherrscht oder ein

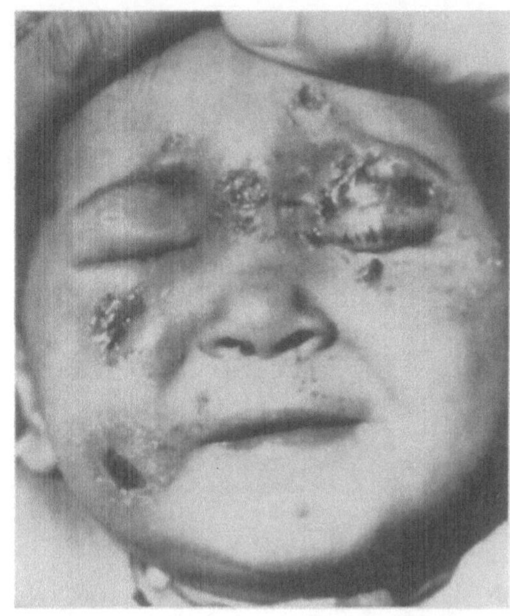

Abb. 49a. Multiple ulceröse Frühleishmaniose

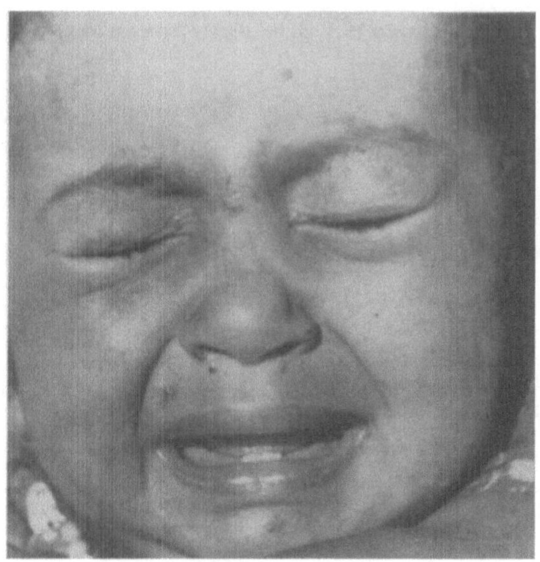

Abb. 49b. Nach 6 Tagen abgeheilt unter insgesamt 3 g Dihydro-Streptomycin

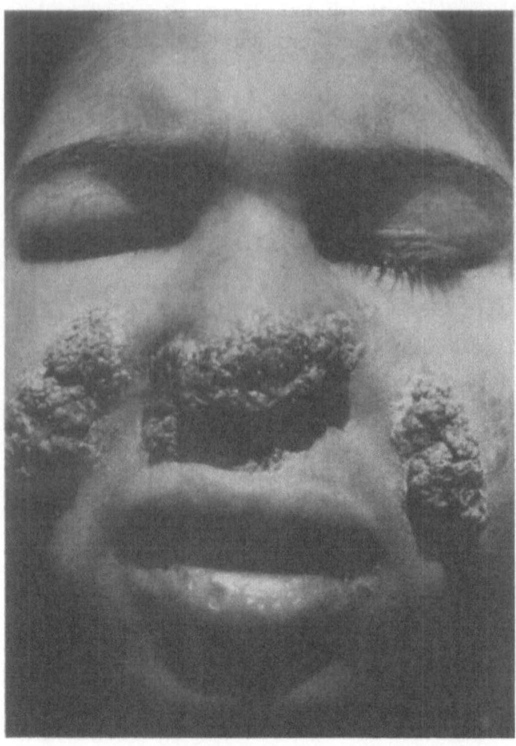

Abb. 50a. Ulcerös-rupioide, mutilierende Hautleishmaniose von etwa 12jährigem Bestand, bei einem 17jährigen Mädchen

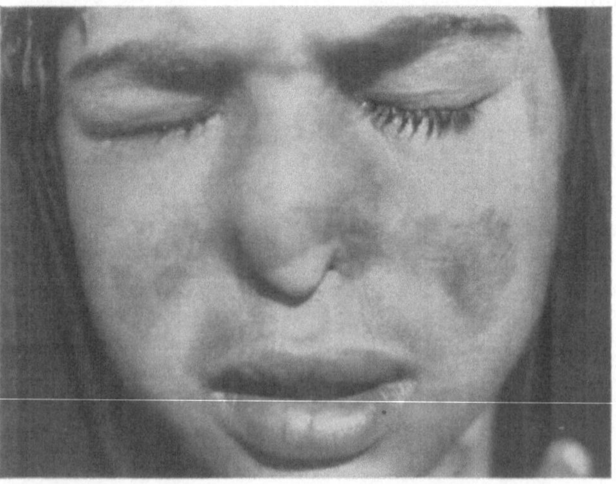

Abb. 50b. Vernarbung in etwa 4 Wochen, ohne örtliche Behandlung; Gesamtdosis 12 g Dihydro-Streptomycin

solches überhaupt noch vorhanden ist, ist das Streptomycin allen früheren Mitteln nicht nur in bezug auf einen rascheren Heilungseffekt weit überlegen (Abb. 49a und b), sondern erfaßt auch unter den inveterierten Fällen, wo jene weitgehend versagen, noch einen beträchtlichen Teil (Abb. 50a und b). Infolge des raschen Sistierens des spezifischen Prozesses ist, den Verhältnissen entsprechend, die Narbenbildung im Durchschnitt überraschend günstig.

Die *Dosierung des Streptomycins* ist dem einzelnen Fall anzupassen. In papulösen und frühen tuberösen Fällen kommt man gelegentlich schon mit 1—3 g zum Ziel, insbesondere sprechen auch ulceröse Herde sehr gut an, die Abstriche werden schnell erregerfrei. Ältere Beulen und stärker prominente Granulome benötigen bei einer *Tagesdosis von 1 g* insgesamt etwa 7—12 g, bei deutlich tuberkuloider Note braucht man mitunter 15—20 g. Unsere *Durchschnittdosis* lag zwischen *7 und 8 g*. Pausenlose Durchführung der Injektionsserie ist unbedingt einzuhalten, Unterbrechungen schon von wenigen Tagen können die Ergebnisse deutlich verschlechtern. Versager kommen in Frühstadien praktisch nur bei unregelmäßiger Durchführung und Unterdosierung vor. Kleinkinder erhalten 0,5 g als Tagesdosis, Säuglinge 0,25. Frischere solitäre Beulen kann man mit gutem Erfolg auch intraläsional mit 1—2 cm³ einer 15—25%igen Streptomycinlösung angehen, die reaktionslos vertragen wird und wenig schmerzhaft ist, oder man kann zur Einsparung von Medikament und Beschleunigung den intraläsionalen und intramuskulären Weg kombinieren.

Die *Tetracycline* haben, wie mehrfache Erprobung bei Kala-Azar ergab, gegen Leishmanien kaum einen therapeutischen Effekt. Zwar kann, wie SALADINO erstmals zeigte, die Ausheilung von Orientbeulen mit intraläsional injizierter Aureomycinlösung gelingen, doch haben andere Antibiotica außer dem Streptomycin und dem Amphotericin B bei der Hautleishmaniose keine Indikation gefunden.

Möglicherweise wird das Streptomycin in seinem spezifischen Effekt gegen Leishmanien von dem bei einigen tiefen Mykosen außerordentlich nützlichen Antibioticum *Amphotericin B* übertroffen. Bisher ist es nur bei der amerikanischen Haut-Schleimhaut-Leishmaniose erprobt. 1959/60 behandelten SAMPAIO, GODOY, PAIVA und DILLON 20 Fälle (10 cutane, 3 mucocutane und 7 Fälle von alleinigem Schleimhautbefall), in denen die Krankheitsdauer zwischen 45 Tagen und 33 Jahren lag und die z.T. vielfach vorbehandelt waren, mit diesem Mittel. Es kam in allen Fällen, wovon nur einer der zusätzlichen intrafokalen Infiltration von Amphotericinlösung bedurfte, zu narbiger Ausheilung. Die Wirkung war insbesondere bei den verschleppten Fällen eindrucksvoll. In dieser Serie wurden Gesamtmengen zwischen 725 und 1850 mg Amphotericin benötigt, die Behandlungsdauer erstreckte sich von 32 bis zu 77 Tagen. Die Einzeldosis variiert zwischen 0,25 und 0,8 mg je kg Körpergewicht, sie wird in 500 ml einer 5%igen Dextroselösung innerhalb von 5—6 Std, 2—3mal wöchentlich, als Dauertropfinfusion gegeben (s. auch SCHIRREN und NEUNER 1963). — Welche Bedeutung das Antibioticum bei der Orientbeule gewinnt, insbesondere in schweren Fällen, in denen die umständliche, Krankenhausaufnahme erfordernde und gelegentlich von Phlebitis komplizierte Applikationsform in Kauf zu nehmen ist, muß ebenso abgewartet werden wie die weitere, sicher noch nicht abgeschlossene Entwicklung auf dem Gebiet der Antibiotica überhaupt.

Alte Beulen vom tertiären Typ und von ausgeprägt tuberkuloider Struktur sprechen auf die alleinige medikamentöse Behandlung oft nicht befriedigend oder zu langsam an. Zu der Mobilisierung der Abwehrintensität, deren sie zusätzlich bedürfen, sind operative und strahlentherapeutische Maßnahmen gleichermaßen brauchbar. Beide brauchen nicht die radikale Zerstörung der Herde, sondern nur eine energische entzündliche Belebung des torpiden Granulationsprozesses, eine Art künstlicher Rückversetzung in das exsudative Frühstadium zum Ziel zu haben.

Gut geeignet ist hierzu die schichtweise Abtragung der Hauptmasse der Beule bzw. der lupoiden Wucherungen mittels *kaltkaustischer Nadel oder Bügels und scharfen Löffels* in örtlicher Betäubung; Entfernung im Gesunden ist weder notwendig noch wegen der starken Keloidneigung namentlich bei dunkleren Rassen angezeigt.

DOSTROVSKY (1958) erprobte Corticosteroide zur zusätzlichen Unterstützung der schwierigen Behandlung der Spätleishmaniose. Zunächst wurde Cortison, später Hydrocortison intrafokal mit Sb-Präparaten kombiniert. Die Rückbildung schien nur anfänglich rascher vor sich zu gehen und stagnierte dann. Bei der später geprüften Kombination von Streptomycin mit Hydrocortison erwies sich, daß dann Streptomycin auch in Spätfällen wirksam ist. Auf eine Generalisation der Leishmaniose wurde besonders geachtet, eine solche ist nicht zu befürchten.

Sehr gut bewährt sich zur Zeit- und Medikamentersparnis auch zusätzliche *Röntgenbestrahlung mit Nah- oder Weichstrahlen,* die mehr im Sinne einer Entzündungsbestrahlung eingesetzt wird (und die in geeigneten Fällen auch allein zur Ausheilung ausreichen würde). Zur schnelleren Einschmelzung massiver exophytischer Beulen oder kompakter Spätgranulome kann man mit Vorteil mit einem Nahstrahlgerät (Siemens-Chaoul oder Philips-Metalix) Einzeldosen von 300—500 r in Abständen von 4—6 Tagen verabreichen, bis bei insgesamt 1000 bis 1500 r eine unterstützende Entzündungsreaktion erreicht ist. Gleich gute Erfahrungen haben wir in den nicht sehr zahlreichen Fällen, in denen dies indiziert ist, mit einer entsprechenden Serie mit dem Siemens-Dermopangerät, mit dem wir bei Stufe II—III in 2—4tägigen Abständen 3—4mal je 200—400 r verabreichen.

*Unspezifische Maßnahmen* spielen in der Behandlung der Hautleishmaniose zwar kaum eine praktische Rolle, doch seien der Vollständigkeit halber einige einschlägige Gelegenheitsbeobachtungen aus dem Schrifttum vermerkt.

Es wurde schon erwähnt, daß es in einem Fall MARCHIONINIs unter einem interkurrenten typhoiden Infekt, vom Autor im Sinne einer unspezifischen Fiebertherapie aufgefaßt, zur überraschenden Abheilung einer Orientbeule kam. In die gleiche Kategorie ist die Rückbildung von Beulen bei zehn Kindern zu rechnen, die ALFÉREZ-LIROLA einer Pockenimpfung unterzogen hatte. Am deutlichsten war der unspezifische Heileffekt bei Erstgeimpften, im Fall wiederholter Impfung und bei schwacher Ausbildung der Impfreaktion trat ein solcher verzögert ein.

Wenn auch praktisch kaum Gelegenheit bestehen wird, die Beeinflußbarkeit des Verlaufes der Hautleishmaniose durch klimatische Bedingungen therapeutisch auszuwerten, so sei doch eine diesbezügliche (die amerikanische Hautleishmaniose betreffende) Mitteilung erwähnt. F. R. SCHMIDT machte von der bekannten Tatsache, daß diese in tropischem Waldklima schwer und zerstörend, in Höhenklima meist gutartig zu verlaufen pflegt, in einem Testfall Gebrauch und sah nach einem entsprechenden Ortswechsel in seinem Fall eine überzeugende Besserung, von der er zur Diskussion stellt, ob sie in einer Schädigung der Leishmanien durch verminderte Sauerstoffspannung in der Höhenlage oder auch in einer Veränderung des Blut-$p_H$ ihre Ursache habe.

# XI. Prophylaxe

Die planmäßige Bekämpfung der Hautleishmaniose ist eine wichtige und dankbare Aufgabe der öffentlichen Gesundheitspflege in allen von der Krankheit endemisch betroffenen Ländern. In vielen davon sind bisher noch lange nicht alle Mittel im wünschenswerten Ausmaß eingesetzt, vor allem ist die beherzigenswerte Anregung MARCHIONINIs zur Errichtung entsprechend ausgestatteter Spezialkliniken bedauerlicherweise kaum verwirklicht worden. Wenn gleichwohl mancherorts ein Rückgang der Erkrankungsziffern zu verzeichnen ist, so ist dies nur zum Teil der Durchführung der möglichen prophylaktischen Maßnahmen zu danken, zum anderen Teil darf die in den meisten Endemieländern in der jüngsten Vergangenheit immerhin eingetretene Hebung des Lebensstandards nicht vergessen werden, die im großen gesehen die beste Gewähr für die Beherrschung der Krankheit bietet.

Eine *systematische Prophylaxe* der Hautleishmaniose hat drei verschiedene Angriffspunkte, auf die sie abzuzielen hat: *die übertragenden Insekten, den kranken Menschen und das tierische Erregerreservoir.* Die Durchführung jedes einzelnen dieser Programmpunkte hat sich, durch die statistische Erhebung der Morbidität oder an der Verminderung der Zugangsziffern der Kliniken gemessen, bereits erfolgreich bewährt.

## 1. Bekämpfung übertragender Insekten

Eine Campagne unter exakten Versuchsbedingungen zur Feststellung der Leistungsfähigkeit der *Insektenvertilgung* im Kampf gegen die Hautleishmaniose wurde 1948—1950 von CORRADETTI in einem mehrere Gemeinden umfassenden Bezirk der Provinz Teramo an der mittleren Adria durchgeführt. Ursprünglich waren von insgesamt 28 599 durchuntersuchten Personen dieses Bezirks, von denen 23,7% eine Hautleishmaniose zu irgendeiner Zeit durchgemacht hatten, 2,9% von der Krankheit in aktiver Form befallen. Mit großen Mengen von DDT wurde das Verschwinden der reichlich vorhandenen Phlebotomen aus den Häusern und Ställen des ländlichen Bezirks erreicht. Von dem ursprünglich gesund befundenen Teil der Bevölkerung wurde ein Jahr später $7^0/_{00}$ mit aktiver Orientbeule behaftet gefunden, d.i. nur etwa ein Fünftel im Vergleich zur durchgezählten Bevölkerung einer nicht mit Insecticiden behandelten Kontrollzone, wobei die Neuinfektion auch z.T. noch vor der Campagne erworben sein konnten. Im gleichen Jahr (1949) wurde die DDT-Behandlung wiederholt. 1950 ergab eine erneute Durchzählung der gesamten Bevölkerung, daß von den früher negativ Befundenen in dem behandelten Bezirk nur $0{,}1^0/_{00}$ neu erkrankt waren (34 auf 25 000), gegenüber $40{,}4^0/_{00}$ (101 auf 2449) in der unbehandelten Kontrollzone. Ein späterer Bericht von REALE bestätigte den Erfolg der Aktion.

## 2. Bekämpfung visceraler Leishmaniose und Früherfassung der Hautleishmaniose

Die Ausschaltung der an irgendeiner Form der Leishmaniose erkrankten Menschen und Tiere als Verbreitungsquelle ist die zweite epidemiologische Aufgabe, zumal nicht vergessen werden darf, daß die Leishmaniosen grundsätzlich von Mensch zu Mensch übertragbare Krankheiten sind und Insektenvektoren nicht obligat sind.

Auf die Wichtigkeit rechtzeitiger Erfassung der in Endemiegebieten oft verkannten visceralen Leishmaniose, die moderne Laboratoriumsmittel, Punktion von Knochenmark, gegebenenfalls von Leber und Milz erfordert, ist hier besonders hinzuweisen. Schließlich hat die Verbesserung der Erkennung und Behandlung der Hautleishmaniose selbst dazu beizutragen, den nicht unbeträchtlichen Teil der Infektionen auszuschalten, die bei dem durchschnittlich langen Bestand der Hauterscheinungen durch unmittelbaren Kontakt übertragen werden.

## 3. Bekämpfung der Reservoirwirte

Aus der noch nicht genügend verbreiteten Kenntnis der Bedeutung kranker wildlebender Tiere muß, wo solche eine Rolle spielen, die organisierte Bekämpfung gefolgert und namentlich für die Ausrottung leishmaniosekranker Hunde als wichtige Aufgabe des öffentlichen Gesundheitsdienstes Sorge getragen werden. Die Erfolge systematischen Vorgehens in dieser Richtung sind in Gestalt eines deutlichen Rückgangs der Leishmaniosen — visceraler und cutaner Hand in Hand — in der Praxis erwiesen, z.B. auf Kreta (PAPANDONAKIS; MAYER und MALAMOS).

## 4. Präventive Impfung

Der *präventiven Impfung* mit lebenden Leishmanien — nur solche sind für die aktive Immunisation brauchbar — ist angesichts der heute zur Verfügung stehenden Diagnose- und der wirksamen Behandlungsmittel und der relativen Ungefährlichkeit der Krankheit keine Berechtigung mehr zuzuerkennen.

### Literatur

ACANFORA, G.: Ann. Med. nav. colon. **41**, 897 (1935). — ACTON, H.W., and L.E.NAPIER: Post-Kala-Azar-Leishmaniose. Indian J. med. Res. **15**, 97 (1927). — ADLER, S.: Bemerkung über die Histopathologie eines Falles von experimenteller HL. Ann. trop. Med. **20**, 407 (1927). — ADLER, S., and M. BER: Indian J. Med. Res. **29**, 803 (1941). — ADLER, S., and O. THEODOR: Weitere Beobachtungen über die Übertragung der HL auf Menschen durch Phl. papatasii. Ann. trop. Med. Parasit. **20**, 175 (1926); **23**, 1 (1929); **24**, 197 (1930). — Brit. J. Derm. 3703, 1179 (1931). — ALFÉREZ-LIROLA, J.: Über eine neue Behandlungsweise der O.B. Act. dermosifiliogr. (Madr.) **43**, 687 (1952). — AMATI, M.: Die Haut- und Schleimhautleishmaniose auf dem HNO-Gebiet. Arch. ital. Laring. **60**, 249 (1952). — AMORATI, A., L. RASPONI u. L. ROVERSI: Der Proteinspiegel und die Kolloidreaktionen bei der HL. Arch. ital. Derm. **23**, 367 (1950). — ANSARI, N., u. M. FAGHIH: HL durch Leishmania trop. bei Rhombomys opimus. Ann. Parasit. hum. comp. **28**, 241 (1953). — AURICCHIO, L.: Vorhandensein von Leishmania-Parasiten in der Haut von Kindern bei Kala Azar. Boll. Soc. ital. Biol. sper. **11**, 468 (1936).

BAYARRI, S. V., y J. BIGNÉ: Med. esp. **5**, 277 (1941). — BEHÇET, H.: Die Behandlung und die seltenen Formen der Orientbeule. Derm. Wschr. **94**. 138 (1932). — Zu der Mitt. über Leishmaniosen auf dem I. Internat. Hygienekongr. der Mittelmeerländer in Marseille. Derm. Wschr. **96**, 832 (1933). — BERBERIAN, D. A.: Proc. Soc. exp. Biol. (N.Y.) **38**, 254 (1938). — Über erfolgreiche Übertragung von HL durch Biß von Stomoxys calcitrans. Ann. trop. Med. Parasit. **33**, 95 (1939). — Trans. roy. Soc. trop. Med. Hyg. **33**, 87 (1939). — Cutaneous leishmaniasis (Oriental sore). II. Incubation period. Arch. Derm. Syph. (Chic.) **50**, 231 (1944). — BERGAMASCO, A.: Die HL in Bologna. Arch. ital. Derm. **24**, 456 (1951). — BERLIN, CH.: Leishmaniasis recidiva cutis; leishmanid. Arch. Derm. Syph. (Chic.) **41**, 874 (1940). — Proc. 10th internat. Congr. Derm., London 1952, p. 372. — Ein Fall von Leishmanid.

Brit. J. Derm. **65**, 265 (1953). — BERREBI, J.: Kultur der Leishmanien. Arch. Inst. Pasteur Tunis **25**, 89 (1936). — BIAGI, F. F.: Hautreaktionen mit Leishmanin in Escárcega. Medicina (Méx.) **33**, 255 (1953). — BIAGINI, E.: Autochthone Schleimhaut-Hautleishmaniose. Anthol. Med. extern. (Milano) **44**, 42 (1956). — BIANCHI: Zit. bei COTTINI. — BLANC, G., et J. CAMINOPETROS: Ann. Inst. Pasteur **41**, 1002 (1927). — Grèce Méd. **30**, 9 (1928). — BLASIO, R. DE: Untersuchungen über Orientbeule. Verlauf der Infektion mit Leishmania tropica bei Meerschweinchen. Rinasc. med. **13**, 735 (1936). — BOGLIOLO, L.: Über die Beziehungen zwischen dem R.E.S. und den Leishmaniosen. Pathologica **26**, 735 (1934). — Riv. Parassit. **1**, 221 (1937). — BRÄUER, W. G.: Beiträge zur Epidemiologie der cutanen Leishmaniose in Nordirak. Hautarzt **12**, 19 (1960). — BRAHMACHARI, P. N.: Anulärer Typ von Hautleishmanid. Trans. roy. Soc. trop. Med. Hyg. **28**, 205 (1934). — BRODEY, A.: Hautleishmaniose. Arch. Derm. **77**, 753 (1958). — BRUNO, R., u. D. AMOROSI: Epidemiologie der Hautleishmaniose in der Provinz Ancona, statistische Erhebungen 1948—57. Arch. ital. Derm. **29**, 253 (1959).

CAMINOPETROS, J.: Erzeugung der HL beim Ziesel. C. R. soc. Biol. (Paris) **122**, 45 (1936). — CANELA PARADA, A.: Orientbeule. Neue autochthone Fälle in Stadt und Provinz Huelva. Act. dermo-sifiliogr. (Madr.) **48**, 388 (1957). — CANIZARES, O.: Diskussionsbemerkung. Arch. Derm. **81**, 166 (1960). — CASSAUX, D. C.: Die HL in der Provinz Malaga. Act. dermo-sifiliogr. (Madr.) **38**, 1179 (1947). — CHATTERJEE, R.: Berberinsulfat bei HL. Indian med. Gaz. **69**, 72 (1934). — CHEN, T. T., P. M. CHEN, and L. S. LI: Post-Kala-Azar-Leishmanid. Chin. med. J. **71**, 334 (1953). — CHU, T. S.: Leishmaniose mit ungewöhnlichen Haut- und Schleimhauterscheinungen. Chin. med. J. **71**, 354 (1953). — CHUNG, H. L.: Zusammenfassung über die Kala-Azar-Arbeit in China. Chin. med. J. **71**, 421 (1953). — CIACCIO, I.: Beitrag zur Serodiagnose der HL. Policlinico, Sez. prat. **1936**, 862. — CLAY, R. D., u. A. A. ROSS: Spät manifestierte HL. Brit. med. J. **4978**, 1279 (1956). — COMÈL, E.: Anthologica **26**, 11 (1947). — CONRAD jr., A. H., R. L. MANSON u. G. PETERKIN: HL in Großbritannien und USA. Arch. Derm. Syph. (Chic.) **62**, 502 (1950). — CORNEJO, A.: Knochenbeteiligung bei Hautleishmaniose. Arch. argent. Derm. **9**, 475 (1959). — CORRADETTI, A.: Congr. Med. trop. Bologna 1948. — Studien zur Epidemiologie der HL in der mittleren Adriagegend. Riv. Parassit. **10**, 111 (1949). — Congr. Internaz. d'Igiene Mediterranea Roma 1951. — CORTELLA, E.: HL in der Provinz Südtirol. Atti Congr. Soc. ital. Derm. Sif. **4**, 278 (1941). — COSTA, O. G.: Knochenbeteiligung bei Hautleishmaniose. Arch. argent. Derm. **8**, 149 (1953). — COTTINI, G. B.: Le leishmaniosi cutanee mediterranee. Atti Congr. soc. ital. Derm. Sif. Catania 1951. (Monographie. Torino: Edizione Minerva Medica 1951; dort weitere Literaturangaben.) — CROSTI, A., u. T. RIGGIO: Immunitätserscheinungen und diagnostischer Wert von Intradermoreaktionen mit einem spezifischen Impfstoff bei HL. G. ital. Derm. **89**, 585 (1949). — CUNHA, A. M. DA: Agglutination der Leishmanien; Geißel- und Körperagglutinin. C. R. Soc. Biol. (Paris) **128**, 209 (1938). — CUNHA, A. M. DA, u. E. DIAS: Herstellung eines beständigen Antigens für die KBR auf Leishmaniose. C. R. Soc. Biol. (Paris) **129**, 991 (1938). — CURASSON, G.: Traité Protoz. vétér. et comp. Paris: Vigot frères 1943.

DEGOS, R., J. DELORT u. B. OSSIPOWSKI: Inkubationszeit der Hautleishmaniose. Bull. Soc. franç. Derm. Syph. **65**, 123 (1958). — DONATELLI, G.: Beiträge zur Histopathologie der HL. Arch. ital. Derm. **24**, 226 (1951). — DONATI, S., u. W. RONCHI: Ein neuer endemischer Krankheitsherd von HL in der Romagna. Arch. ital. Derm. **24**, 3 (1951). — DOSTROVSKY, A.: Diagnostischer Wert einer Leishmanien-Vaccine. Ann. trop. Med. Parasit. **29**, 123 (1935). — Rezidive bei HL. Verh. 9. internat. Kongr. Derm. Budapest, Bd. II, S. 625. 1936. — J. Amer. med. Ass. **1946**, 168. — Immunologische und allergische Phänomene bei der HL. Proc. 10th Internat. Congr. Derm. London 1952, p. 374. — Steroide als Ergänzungsbehandlung bei Spätleishmaniose. Brit. J. Derm. **70**, 288 (1958). — DOSTROVSKY, A., u. H. A. COHEN: Hemmung der intracutanen Leishmaniareaktion mit Cortison, ACTH und Hyaluronidase. J. invest. Derm. **29**, 15 (1957). — DOSTROVSKY, A., and F. SAGHER: Ann. trop. Med. Parasit. **1945**, 98. — DOSTROVSKY, A., F. SAGHER u. A. ZUCKERMAN: Isophasische Reaktion nach künstlicher Superinfektion mit Leishmania tropica. Arch. Derm. Syph. (Chic.) **66**, 665 (1952). — DUBOIS, A.: Verwertung von Zuckern durch Leishmania tropica. C. R. Soc. Biol. (Paris) **123**, 141 (1936). — DUPERRAT u. BADILLET: Hauthistoplasmose bei einem französischen Rückkehrer aus Douala. Bull. Soc. franç. Derm. Syph. **64**, 272 (1957)

FALCHI, G.: G. ital. Derm. **73**, 1485 (1932); **74**, 1109 (1933). — FASAL, P.: In Handbook of Trop. Dermat. and Med. Mycology. Amsterdam: Elsevier Publ. Co. 1952. — FENG, L. C., H. L. CHUNG u. R. HOEPPLI: Hundeleishmaniose mit Hautveränderungen in Peiping. Chin. med. J. **55**, 371 (1939). — FIDLER, H. K.: HL: Bericht über einen Fall mit außergewöhnlich verlängerter Inkubationszeit. Arch. Derm. Syph. (Chic.) **66**, 746 (1952). — FLARER, F.: Zur Inkubationszeit der HL. Boll. Soc. med.-chir. Catania **6**, 159 (1938). — Örtliche Atebrinbehandlung bei HL. Presse méd. **1938**, 1388. — Bisher unbekannte Reproduktionsarten der Leishmania bei Orientbeule. Arch, Schiffs- u. Tropenhyg. **43**, 385 (1939). — Reticuloendotheliosen der Haut. Atti Soc. ital. Derm. Sif. **194**, 188 (1942). —

FLARER, F., u. V. GRILLO: Erfahrungen mit Inokulierung von HL. Boll. soc. ital. Biol. sper. 16, 590 (1941). — FORATTINI, O. R.: Epidemiologie der Hautleishmaniose in Brasilien. Rev. Inst. Med. trop. S. Paulo 2—4, 195 (1960). — FORKNER, C. E., u. L. S. ZIA: Weitere Untersuchungen über Kala Azar: Befund von Leishmanien im Nasen- und Mundsekret und seine Beziehung zur Übertragung der Krankheit. J. exp. Med. 61, 183 (1935). — FURTADO, T. A., u. J. BARROS: Knochenbeteiligung bei Hautleishmaniose. Arch. argent. Derm. 8, 279 (1958).

GIGLI, L.: Intracutanreaktion mit Impfstoff aus Orientbeulen. Dermosifilografo 25, Suppl., 482 (1951). — Arch. ital. Derm. 24, 37 (1951). — GIRAUD, P., P. CIAUDO u. R. BERNARD: Zeitliches Auftreten der Seroreaktionen bei der experimentellen Leishmaniose des Hundes. C. R. Soc. Biol. (Paris) 120, 1250 (1935). — GITELSOHN, I. I.: Atypische Formen der HL. Vestn. Vener. Derm. 1, 34 (1932). Ref. Zbl. Haut- u. Geschl.-Kr. 43, 90 (1933); 47, 83 (1934). — GRILLO, V.: G. ital. Derm. 81, 537 (1940). — GRUTTOLA, G. DI: Zwei Fälle von Orientbeule. Pediatria 60, 499 (1952). — GUIMARÃES, N. A., u. Y. P. SILVA: Knochenschäden bei Hautleishmaniose. An. bras. Derm. Sif. 32, 1 (1957).

HERRER, A.: Untersuchungen über HL in Peru. Rev. Med. exp. (Lima) 8, 29 (1951). — HIGOUMENAKIS, G. K.: Le bouton d'Orient. Paris: Masson & Cie. 1930. — Beiträge zum Studium der Beziehungen zwischen Haut- und Eingeweideleishmaniose (Orientbeule und Kala Azar). Arch. Derm. Syph. (Berl.) 178, 133 (1938). — Ann. hellén. Derm. Vénér. 4, 139 (1940).

IOFRIDA, V.: 100 Fälle von Hautleishmaniose. Klinische und therapeutische Beobachtungen. Atti Soc. ital. Derm. Sif. 1959, 620. — ISMAIL-SADE, L. M.: HL in Aserbeidschan. Vestn. Vener. Derm. 3, 39 (1950).

JOYEUX, CH.: Hauterscheinungen bei visceraler Leishmaniose. Arch. derm.-syph. (Paris) 9, 261 (1937).

KATZENELLENBOGEN, I.: In: Handbook of Trop. Dermatology and Med. Mycology. Amsterdam: Elsevier Publ. Co. 1952. — KHALIL BEY, M.: Arch. Schiffs- u. Tropenhyg. 38, 417 (1934). — KIRK, R.: Trans. roy. Soc. trop. Med. Hyg. 32, 271 (1938); 35, 257 (1942); 38, 61 (1944). — KIRK, R., and C. B. DREW: HL im anglo-ägyptischen Sudan. Trans. roy. Soc. trop. Med. Hyg. 32, 265 (1938). — KOCHS, A. G.: Fortschritt in der Behandlung der Orientbeule. Arch. Derm. 70, 814 (1954). — Hautleishmaniose als Sekundärinfektion (gemeinsam mit E. KOCHS). Derm. Wschr. 130, 903 (1954). — Über lupoide Leishmaniose und verwandte Entwicklungen der Hautleishmaniose. Arch. Derm. Syph. (Berl.) 199, 540 (1955). — Über Leishmanide. Hautarzt 6, 259 (1955). — Neue Wege in der Behandlung der Hautleishmaniose. Münch. med. Wschr. 1956, 654. — Spezifisch-proliferative Cheilitis bei Hautleishmaniose als Modellfall granulomatöser Cheilitis. Derm. Wschr. 133, 553 (1956). — Hautleishmaniose und Hauttuberkulose. Derm. Wschr. 138, 741 (1958). — Über Knochenbeteiligung bei HL. Festschrift F. Flarer. Minerva derm. 34, 242 (1959). — KOJEVNIKOV, P. V.: Med. Parasit. 14, 82 (1945). Ref. Trop. Dis. Bull. 1945, 454. — Einige Ergebnisse aus den Arbeiten russischer Gelehrter zum Studium der Hautleishmaniose. Dermatologica (Basel) 123, 341 (1961).

LATYSHEW, N. I., and A. P. KRIUKOWA: Ref. Trop. Dis. Bull. 296 (1943). — LEIGHEB, V.: Histologische Bemerkungen zur Orientbeule, mit besonderer Berücksichtigung der Veränderungen der Oberhaut und Anhangsgebilde. Dermosifilografo 12, 381 (1937). — LESTOQUARD, F., u. A. DONATIEN: Studien über HL. Bull. Soc. Path. exot. 29, 422 (1936). — Parasitismus in der Nagelmatrix bei der generalisierten Leishmaniose des Hundes. Bull. Soc. Path. exot. 31, 483 (1938). — LISSIA, G.: Epidemio-biologische Bemerkungen zu einer neuen Endemie der HL in der Provinz Sassari. Arch. ital. Derm. 21, 133 (1948). — Zur Färbung von Leishmania tropica. Studi sassaresi (1950). — Die Hautleishmaniose in Sardinien im letzten Jahrzehnt. Atti Soc. ital. Derm. Sif. 1959, 732. — LOBO, J.: Amerikanische HL. An. brasil. Derm. 22, 81 (1947). — LOMBARDO, C.: Autochthone HL in der Toscana. Atti Soc. ital. Derm. Sif. 1, 641 (1939).

MAJUMDAR, T. D.: Über histopathologische Veränderungen der Haut nach Kala Azar. Arch. klin. exp. Derm. 203, 483 (1956). — MALAMOS, B.: Diagnostische Intracutanreaktion bei Leishmaniosen. Arch. Schiffs- u. Tropenhyg. 41, 240 (1937). — MANCA-PASTORINO: Zit. bei COTTINI. — MANSON-BAHR, P. H.: Mansons tropical diseases. London 1942. — MARCHIONINI, A.: Zur Klinik, Pathogenese und Therapie einiger atypischer Formen der HL. Derm. Wschr. 1939, 1005. — Zur Klimatophysiologie und -pathologie der Haut. V. Mitt.: Die Orientbeule (HL) in Anatolien. Arch. Derm. Syph. (Berl.) 185, 1 (1943). Dort weitere Literaturangaben. — Hämatologische Studien in Fällen von Orientbeule. Sang 20, 89 (1949). — Hautkrankheiten Zentralanatoliens. Bull. schweiz. Akad. med. Wiss. 6, 83 (1950). — MASCHKILLEISSON, L., L. NERADOW u. J. RAPOPORT: Zur Klinik und Therapie der HL. Vestn. Vener. Derm. 3, 1058 (1934). — MAYER, M., E. LAAS u. C. SONNENSCHEIN: Über generalisierte Infektionen mit Leishmania trop. (Orientbeule) bei weißen Mäusen. Arch. Schiffs- u. Tropenhyg. 38, 16 (1934). — MAYER, M., u. B. MALAMOS: Experimentelle Beiträge zur Leishmanioseforschung. Arch. Derm. Syph. (Berl.) 174, 225 (1936). — MAYER, M., u.

E. G. Nauck: In Jadassohns Handbuch der Haut- und Geschlechtskrankheiten, Bd. XII/1. Berlin: Springer 1932. — McLeod, J. M. H.: Lupoide HL. J. trop. Med. Hyg. **37**, 358 (1934). — Mercadal-Peyri, J.: Beiträge zum histologischen Studium der Orientbeule. Act. dermo-sifiliogr. (Madr.) **33**, 920 (1942). — Mirzoian, N. A.: Med. Parasit. **10**, 101 (1941). — Monacelli, M.: Über die Histopathologie der HL. Boll. Accad. med. Roma **60**, 73 (1934). — Beobachtungen und Untersuchungen über die Orientbeule in Mittelitalien. Rif. med. **1934**, 165. — Klinische Atypien und biologische Diagnose der HL. Rif. med. **1936**, 707. — Untersuchungen über Bluteiweißbild, Verhältnis der Eiweißkörper und Hitzegerinnung bei HL. G. ital. Derm. **78**, 1079 (1937). — Die HL. 3. Convegno Med. Interreg. Accad. Med. del Piceno, Jesi, 20, 9 (1952). — Athena (Rom) **19**, 51 (1953).

Napier, L. E.: The principles and practice of trop. med. New York: Macmillan & Co. 1946. — Napier, L. E., and C. R. Das Gupta: Post-Kala-Azar-Dermal-Leishmaniasis. Indian med. Gaz. **69**, 121 (1934). — Negro, V. E.: HL in Ostspanien. Ecos español. Derm. **12**, 401 (1936).

Pagès, F., P. Many u. J. Lapeyre: Klinische und epidemiologische Bemerkungen über die Hautleishmaniose. Bull. Soc. franç. Derm. Syph. **65**, 297 (1958). — Papandonakis, E.: Verh. 3. internat. Kongr. vgl. Path. **2**, 295 (1936). — Parrot, L., u. A. Donatien: Generalisierte Leishmaniose beim Versuchstier. Bull. Soc. Path. exot. **19**, 694 (1926). — Pezzarossa, G.: Autochthoner Fall von Hautleishmaniose in der Provinz Parma. G. ital. Derm. **98**, 65 (1957). — Pifano, F.: HL in Venezuela. Arch. venez. Pat. trop. **1**, 170 (1949). — Politzer, G.: Die Knochenveränderungen unter der Orientbeule. Wien. med. Wschr. **1952**, 344. — Pringle, G.: Die Sandfliegen (Phlebotominen) Iraks. Bull. ent. Res. **43**, 707 (1952). — Orientbeule in Irak: Geschichtliche und epidemiologische Probleme. Bull. endem. Dis. **2**, 41 (1957). — Puchol, J. R.: Perlenzeichen bei Orientbeule. Act. dermo-sifiliogr. (Madr.) **43**, 554 (1952). — Pullè, F.: Beziehungen zwischen menschlicher und Hundeleishmaniose. Clin. pediat. (Bologna) **1939**, 12 u. Verh. 4. internat. Kongr. vgl. Pathol. Rom **2**, 163 (1939). — Die HL in Italien. Rass. Clin. Ter. **50**, 161 (1951).

Ramos e Silva, J.: Dermatologische Auffassungen über Leishmanide. Hospital (Rio de J.) **55**, 883 (1959). — Reale, L.: Beiträge zum Studium der Leishmaniose in ländlicher Umgebung. Nuovi Ann. Ig. **7**, 350 (1956). — Ricciotti del Zoppo, F.: Über einen Fall von Orientbeule der Nasenschleimhaut. Clin. otorinolaring. **4**, 3 (1952). — Richter, R.: Bemerkungen zur Frage der derzeitigen Häufigkeit und der Epidemiologie der Hautleishmaniose in Anatolien. Hautarzt **11**, 349 (1960). — Riggio, T.: Vergleichende Untersuchungen bei experimenteller Leishmaniose von Gesunden und Trägern von HL. G. ital. Derm. **88**, 93 (1947). — Das Profil der gegenwärtigen Epidemiologie der Hautleishmaniose in Westsizilien und praktische Erwägungen über die dort beobachteten klinischen Formen. Ann. ital. Derm. Sif. **12**, 176 (1957). — Rimbaud, P., J. A. Rioux u. F. Duntze: HL in Südfrankreich. Presse méd. **1958**, 897. — Rodyakin, N. F.: Zur Frage der Immunität bei HL. Vestn. Derm. Vener. **31**, Nr 2, 3 (1957). — Romano, S.: Zwei klinische Fälle von HL mit verzögertem Erscheinen. Ann. ital. Derm. **8**, 267 (1953) u. Atti Soc. ital. Derm. Sez. Reg., Suppl. **1**, 21 (1955). — Rotberg, A.: Positive Epidermis- und Cutanreaktion bei Leishmaniose mit Leptomonadenpulver. Rev. paul. Med. **39**, 463 (1951). — Ein neues Präparat zur Untersuchung der Allergie bei der amerikanischen HL: Das Hydrolysat von Leptomonaden. Rev. paul. Med. **39**, 467 (1951). — Früh- und Spätreaktion nach Montenegro. Unterschiede durch quantitative Tests. Vorkommen und Aspekte der amerikanischen HL. 1. Congr. Ibero-Lat.-Amer. Derm. y Sif. 1952, p. 321.

Sagher, F.: Leishmania-Vaccinetest bei HL. Arch. Derm. Syph. (Chic.) **55**, 658 (1947). — Leproide HL. Harefuah (Jerusalem). — Saladino: Zit. bei Cottini. — Sampaio, A. P., J. T. Godoy, L. Paiva u. N. L. Dillon: Die Behandlung der amerikanischen Haut-Schleimhaut-Leishmaniose mit Amphotericin B. Arch. Derm. **82**, 627 (1960). — Santoianni, G., u. S. Romano: Histologische Organbefunde bei Meerschweinchen nach Impfung mit Material von HL in die Halslymphknoten. Ann. ital. Derm. **6**, 125 (1951). — Santori, G.: Über die Haut-Schleimhautleishmaniose. Arch. ital. Derm. **12**, 140 (1936). — Santori, G., u. B. de Muro: Monocytose bei der HL. Athena (Rom) **6**, 205 (1940). — Sarrouy, Ch., u. F. Gillot: Das epidemiologische Verhalten der kindlichen Leishmaniose im Mittelmeerbecken. Algérie méd. **60**, 453 (1956). — Schauloff, J., u. B. Jurukow: Der erste autochthone Fall von Hautleishmaniose in Bulgarien. Derm. Wschr. **143**, 57 (1961). — Schirren, C. G., u. Y. Neuner: Beitrag zur Beeinflussung der Amerikanischen Haut- und Schleimhautleishmaniose durch Amphotericin B-Infusionen. Hautarzt **1963**, 473. — Schmidt, F. R.: Günstiger Einfluß großer Höhe auf die amerikanische HL und Lepra. J. Derm. **61**, 984 (1950). — Sen Gupta, P. C.: Post-Kala-Azar-Dermal-Leishmaniasis. Indian med. Gaz. **82**, 726 (1947); **86**, 266, 312 (1952). — Sergent, E., u. L. Parrot: Bericht über die HL: Überträger und Zwischenwirt des Erregers. Verh. 9. internat. Kongr. Derm. Budapest 1935, S. 548. — Sergent, E.: Zit. bei Marchionini. — Severi, F., u. P. Cagini: Ein Fall von visceraler Leishmaniose in Umbrien. Atti Accad. med.-chir. Perugia, N. S. **6**, 39 (1955). —

Shapiro, J. M., u. S. Btesh: Kala Azar in Palästina. Mit besonderer Berücksichtigung eines Falles mit Hauterscheinungen. Trans. roy. Soc. trop. Med. Hyg. **33**, 257 (1939). — Shuvalov, V. V., u. L. P. Savaliev: Erfolgreiche Behandlung von Hautleishmaniose mit Extrakt aus Badan. Vestn. Derm. Vener. **34**, 67 (1960). — Sinton, J. S., u. H. A. Shortt: Übertragung der Leishmaniose durch Phlebotomen in Indien. Indian J. med. Res. **22**, 393 (1934). — Sirotti, R.: Die Leishmaniose im Bereich von Modena. Epidemiologische und klinische Bemerkungen. Clin. pediat. (Bologna) **36**, 219 (1954). — Snow, J. S., E. M. Satulsky u. B. H. Kean: Amerikanische HL: Bericht über 12 Fälle von der Kanalzone. Arch. Derm. Syph. (Chic.) **57**, 90 (1948). — Sokolowa, A. N.: Immunität bei HL. Ref. Trop. Dis. Bull. **41**, 335 (1944). — Southgate, B. A., u. B. V. E. Oriedo: Studien über die ostafrikanische Leishmaniose. Die Umweltepidemiologie von Kala Azar im Bezirk von Kitui von Kenya. Trans. roy. Soc. trop. Med. Hyg. **56**, 30 (1962). — Symmers, W. St. C.: Durch Kontaktübertragung erworbene Leishmaniose. Fall von ehelicher Infektion in Britannien. Lancet **1960 I**, 127.

Tamponi, M.: Kasuistischer Beitrag zur Frage der Beziehungen zwischen Hundeleishmaniose und HL des Menschen. Boll. Sez. reg. Soc. ital. Derm. Sif. **3**, 324 (1935). — Tor, S.: Zit. bei Marchionini. — Trow, E. J.: Orientbeule. Arch. Derm. Syph. (Chic.) **35**, 455 (1937). — Truffi, M.: Schädigung der Leishmanien unter Brechweinstein. 2. Congr. Reg. Soc. Pediat., Sez. Venezia Euganea 1933.

Ugazio, D., B. Lucchetta u. A. J. Bottini: Die verlängerte May-Grünwald-Giemsa-Färbung zum Nachweis der Leishmanien. Rev. argent. Dermatosif. **36**, 178 (1952).

Valcarenghi, E.: Über Hundeleishmaniose. Profilassi 8, 121 (1935). — Vanni, V.: Untersuchungen über eine HL-Endemie in den Abruzzen. Ann. Igiene **48**, 520 (1938). — Zum Übertragungsvorgang der HL in Italien. Atti Soc. ital. Derm. Sif. **4**, 279 (1941). — Venturi: Zit. bei Marchionini. — Vilanova, X.: Betrachtungen über die Verbreitung der HL in Spanien. Medicamenta (Madr.) **12**, Nr. 248, 53 (1954). — Vila-Reig, J.: Epidemiologie der Hautleishmaniose in der spanischen Provinz Gerona. Act. dermo-sifiliogr. (Madr.) **47**, 736 (1956). — Vlach, G.: Leishmaniose der Hunde in Triest und Provinz. Arch. ital. Sci. med. colon. **17**, 513 (1936).

Wallace u. Hazard: Zit. bei Cottini. — Woo, Z. P., u. H. A. Reimann: Hautleishmaniose: Verwechslung mit Histoplasmose. J. Amer. med. Ass. **164**, 1092 (1957).

Zlocisti: Klimatologie und Pathologie Palästinas. Tel Aviv 1937.

# Amerikanische
# Haut- und Schleimhautleishmaniose
# (Leishmaniosis tegumentaris americana)

Von

**Hildebrando Portugal-**Rio de Janeiro

Mit 12 Abbildungen

*Bezeichnungen.* In Brasilien: Úlcera de Bauru, Botão da Bahia, Feridas bravas, Esponja (Vegetationen), Figueira (Vegetationen); in Paraguay: Buba; in Peru: Uta, Espundia, Tiac araňa (ulceriert), Kcepo (nicht ulceriert); Juccuya; in Kolumbien: Úlcera de Velez, Bubon de Velez, Boton de Velez, Úlcera de Tarrealba; in Venezuela: Miadas de coco; Anden-Kordilleren: Picadas de pito; in Französisch-Guyana: Leishmaniose forestière, Pian-bois; Britisch-Guyana: Forest Yaws; Holländisch-Guyana: Boshyaws, boessi-yassi; in Mexiko: Úlcera de los Chicleros.

## I. Geographische Verbreitung

Die Krankheit besteht in allen amerikanischen Ländern mit der Ausnahme von Canada, Uruguay und Chile. Die größten Herde wurden festgestellt in Peru, Brasilien, Paraguay, Nordargentinien, Bolivien, Kolumbien, Venezuela, Ekuador, Französisch-, Holländisch- und Britisch-Guyana, Mittelamerika, auf den Antillen und im Staat Yucatan (Mexiko). In den Vereinigten Staaten wurden zwei autochthone Fälle durch GELBER (1942) und STEWART und PILCHER (1945) festgestellt.

## II. Geschichte

Es besteht heute kein Zweifel mehr darüber, daß die amerikanische Tegument-Leishmaniose (a.L.) schon vor der Entdeckung durch Kolumbus in Amerika existierte. Die diesbezüglichen Belege sind sehr überzeugend. Die Inka-Keramiker jener Zeit pflegten mit außerordentlicher Treue auf ihren Tongefäßen (huacos) das Bildnis ihrer Zeitgenossen darzustellen, ohne Defekte oder Verstümmelungen fortzulassen. Sie taten dies so realistisch, daß dadurch die nachträgliche Diagnose der bekanntesten Krankheiten möglich wurde. TAMAYO (1908) identifizierte die auf mehreren „huacos" dargestellten Verstümmelungen von Nase und Mund verschiedener dort porträtierter Personen als Läsionen der ihm gut bekannten „Uta". Die zeitgenössischen Chronisten und Ärzte der spanischen Herrschaft in Peru stellten nach P. WEISS (1943) ebenfalls unter den Bewohnern des Landes das Vorkommen der a.L. fest. FRAY RODRIGO DE LOYAZA (1586) erwähnt bald nach der Ankunft der Spanier in jenem Lande die vielen Kranken mit schweren und unheilbaren Nasenläsionen. DIEGO DE MORALES (1602) beobachtete dieselbe Tatsache unter der Bevölkerung der Anden.

In Brasilien scheint die a.L. nach EDUARDO RABELO (1925) seit 1827 zu existieren. Der brasilianische Gelehrte stützt sich dabei auf eine Stelle des Buches von TAMAYO „Antiguedad de la Syphilis en el Peru", die sich auf ein „Pastoral Politica-Religiosa-Geográfica" von FRAY HYPPOLITO SANCHEZ RANGEL bezieht, in welchem dieser eine Reise nach dem äußersten Norden Brasiliens beschreibt, wo er viele Menschen von einer Krankheit befallen sah, deren Aspekt sehr für Leishmaniose spricht.

Mit Sicherheit jedoch wurde die Krankheit in Brasilien 1895 von ALEXANDRE CERQUEIRA und JULIANO MOREIRA auf Grund klinischer Daten diagnostiziert. Sie identifizierten sie mit der Orientbeule mit dem Namen „Botão da Bahia".

Bei autochthonen Fällen in Amerika wurde der Parasit 1909 von ADOLPHO LINDENBERG bei Kranken aus dem großen Seuchenherd des Nordwestens des Staates São Paulo beobachtet, und fast gleichzeitig machten CARINI und PARANHOS diese Entdeckung bei Patienten derselben Gegend. Alle diese Forscher identifizierten die gefundenen Parasiten mit der 4 Jahre vorher von WRIGHT (1905) beschriebenen L. tropica. In der „Úlcera de los Chicleros" Mexikos wurde die Leishmania 1912 von SEIDELIN gefunden. GASPAR VIANNA (1911) betrachtete aus morphologischen Gründen den Erregerparasiten der Krankheit in Amerika als neue Species, die er Leishmania brasiliensis benannte.

Drei weitere bemerkenswerte Daten in der Geschichte der a.L. seien hervorgehoben: Die Entdeckung der Behandlung mit Tartarus emeticus durch GASPAR VIANNA im Jahre 1912. Ferner der 1926 von JOÃO MONTENEGRO vorgeschlagene, heute überall als Montenegro-Reaktion bekannte Test, der außerordentlich zur Klärung des Problems beigetragen hat. Und schließlich wurde die letzte der großen historischen Etappen der a.L. 1956 von CONVIT, ALARCON, MEDINA REYES und KERDEL erreicht mit der Beschreibung der diffusen, anergischen und bösartigen klinisch-anatomischen Form mit ihrem ganz besonderen, bis dahin unbekannten Aspekt. Zwar hatten FLAVIANO SILVA (1944) und PRADO BARRIENTES (1948) schon vorher solche Fälle beschrieben, jedoch ohne sie als neuen klinischen Typ darzustellen.

# III. Klinik

Die Prädilektionsstellen der Läsionen sind, wie bei der Orientbeule, die unbedeckten Teile des Körpers. PESTANA, PESSÔA und CORRÊA (1939) bezeichnen die folgenden als die häufigsten: Beine (38%), Füße (11%), obere Extremitäten (20%), Hals (1%), Gesicht (11%), so daß also die nicht durch Kleidung geschützten Körperteile etwa 80% der Lokalisationen der a.L. ausmachen.

In kalten Zonen, wie den Kordilleren der Anden, wo die Bewohner gezwungen sind, sich durch vollständigere Bekleidung vor den niedrigen Temperaturen zu schützen, finden sich die Läsionen am häufigsten im Gesicht (P. WEISS 1953).

Die Zahl der Tegumentläsionen ist sehr verschieden. Nach PESSÔA (1939) besteht bei ungefähr 50% der Kranken nur eine einzige Läsion und nur in 4% der Fälle geht die Zahl über sieben hinaus. Die höchsten Zahlen gehen in die Dutzende (72 in einem Falle von AZULAY 1952) oder gar Hunderte (320 Läsionen in einem Falle von RAMOS E SILVA 1950).

Es können Personen beider Geschlechter und jeden Alters oder Rasse (mit Ausnahme der brasilianischen Ureinwohner) befallen werden. Der Waldcharakter der a.L. ließ häufigeres Vorkommen unter Erwachsenen vermuten, und dies ist in der Tat unter den Waldbewohnern der neuen Welt der Fall, z.B. sowohl in der peruanischen wie der brasilianischen Amazonasregion, im Staate Yucatan in Mexiko, und anderen ähnlichen Gebieten.

Unter der Bevölkerung der Kordilleren der Anden hat die Krankheit häuslicheren Charakter und ungefähr 75% der Gesamtzahl der Kranken sind Kinder (P. Weiss 1943).

## IV. Klinische Formen

Es werden drei klinische Formen der a. L. angenommen:
1. Gutartige Hautform.
2. Schwere rezidivierende Haut-Schleimhautform.
3. Bösartige diffuse, anergische Form.

*ad 1. Gutartige Hautform.* Der Orientbeule sehr ähnlich; Primärlokalisation an der Haut. Der seltene Befall der Schleimhautöffnungen (Nase und Lippen) geschieht kontinuierlich von benachbarten Hautläsionen aus. Die Krankheit heilt spontan und verleiht endgültige Immunität. Die Parasiten werden sehr leicht in den Läsionen gefunden, und die Montenegro-Reaktion ist von den ersten Wochen der Infektion ab positiv. Die Affektion wird in Peru angetroffen, wo sie den Namen Uta hat (und zwar in umschriebenen Herden in den Kordilleren der Anden zwischen 1200 und 2800 m über dem Meeresspiegel) und ferner in Mittelamerika, den drei Guyanas und in Mexiko (Úlcera de los Chicleros).

*ad 2. Schwere Haut-Schleimhautform*, bei der sehr häufig, jedoch spät Nase. Mund, Rachen und Kehlkopf befallen werden, der Primärsitz jedoch die Haut ist. In der Regel besteht keine kontinuierliche Verbindung mit den Hautläsionen. Die Schleimhäute werden auf hämatogenem Wege durch Metastasen befallen. Bei dieser Form, deren Schleimhaut-Läsionen im allgemeinen schlecht auf die Behandlung mit Antimonverbindungen ansprechen, sind Spätrezidive häufig, und zwar in der Form einer Herdreaktivierung alter, stummer oder vernarbter Manifestationen oder — seltener — des Erscheinens neuer Läsionen. Diese Form ist in Peru unter dem Namen Espundia bekannt. Sie wird angetroffen in Brasilien. Paraguay, Nordargentinien, der Äquatorialzone Perus und Boliviens. Die Parasiten sind in den alten Prozessen schwer zu finden; die Montenegro-Reaktion ist fast stets positiv. P. Weiss (1943) beobachtete in Peru Intermediärformen zwischen den beiden Typen in den Herden der gutartigen Form.

*ad 3. Diffuse Form.* Nach Convit, Reyes und Kerdel Vegas (1955) bestehen die Besonderheiten dieser Form in folgendem: Dissemination der knotig-geschwulstigen Affektion in der Haut, geringfügiger Befall der Nasenschleimhaut, Verschonung von Mund und Rachen, Fehlen organischer Schädigungen, Anergie gegenüber dem Montenegro-Antigen und Unwirksamkeit therapeutischer Mittel. Die Ähnlichkeit mit dem klinischen Bild der lepromatösen Lepra ist so ausgesprochen, daß die meisten Patienten anfänglich in Lepraheimen interniert werden, wo die Diagnose erst nach wiederholten Untersuchungen korrigiert wird. Diese Analogie ist auch im histologischen Bilde festzustellen, das den Aspekt eines vacuolären histiocytischen Granuloms hat, wie bei der Lepra (Schaumzellen), jedoch zahllose Leishmanien enthält.

Der erste Fall der diffusen Form wurde in Brasilien von Flaviano Silva (1949) als „sehr seltene Form der tegumentären Leishmaniose; nicht ulcerierte Hautleishmaniose mit Knötchen und ausgedehnten infiltrierten und hyperpigmentierten Papeln" beschrieben. Die 4 Monate hindurch ohne Unterbrechung durchgeführte Behandlung des Patienten mit Brechweinstein führte zwar zu einer gewissen Besserung, hatte jedoch keinerlei Einfluß auf die überreichlichen Leishmanien in den Geweben. Es folgten dann die Fälle von Convit und Lapenta in Venezuela (1948), der von Prado Barrientos in Bolivien (1949), die von Ortiz und Prado in Venezuela (1949), der von Nery Guimarães (1951) in Brasilien, die von

CONVIT, REYES und KERDEL VEGAS (1956), der von PORTUGAL und PORTO MARQUES in Brasilien (1960) und der von R. TEIXEIRA und N. GUIMARÃES in Brasilien (1962), sowie außerhalb des endemischen Bezirks der amerikanischen Leishmaniose der Fall von BALZER, DESTOMBES, SCHALLER und SÉRIE in Äthiopien (1960).

Betreffs der Ätiopathogenese der diffusen tegumentären Leishmaniose stellt CONVIT (1958) die Hypothese auf, daß es sich um eine Krankheit „sui generis" handele, die von einer Varietät der Leishmania brasiliensis, der Varietät Pifanoi, verursacht würde. Eines der Argumente zugunsten dieses Standpunktes ist die „anergisierende" Fähigkeit der von den Patienten mit dieser Krankheitsform gewonnenen Parasiten. Diese wurde von CONVIT bewiesen durch die intracutane Inoculation dieser Parasiten in dem Fall eines Kranken mit gewöhnlicher tegumentärer amerikanischer Leishmaniose und positiver Montenegro-Reaktion. Nach 4 Monaten bildete sich am Inoculationspunkt ein erythematöses, pigmentiertes Knötchen mit zahlreichen Parasiten und von gleicher Struktur wie die der sog. diffusen Form. Bei demselben Patienten bewirkte die unter gleichen Bedingungen ausgeführte Injektion von der Hautform der Leishmaniose brasiliensis entnommener Erreger lediglich eine Reaktion vom Montenegro-Typ.

Ein anderer Grund zugunsten dieser Hypothese bezieht sich auf die Ergebnisse der Hautinoculationen beim Hamster (Cricetus auratus), die von NERY GUIMARÃES (1951) und J. MUNIZ (1953) mit Parasiten vorgenommen wurden, die von bestätigten Fällen der diskutierten klinischen Form stammten. Der erstere der Verfasser benützte Material seines eigenen Falles (Spec. Raymundo), der letztere Material vom Fall PRADO BARRIENTES (Spec. Calle). Die Ergebnisse beider Autoren waren identisch, d.h. Entstehung von knötchen- und geschwulstförmiger Hautaffektionen, die zahllose Leishmanien enthielten, genau wie bei den Patienten, von welchen die Parasiten stammten.

J. MUNIZ (1953) glaubt, daß die geschilderten experimentellen Tatsachen kein sicheres Argument bedeuten für „die Schaffung einer neuen Species, solange nicht das Problem der Einheit oder Vielheit der menschlichen Leishmanien gelöst ist".

Nach einer anderen Deutung der diffusen tegumentären Leishmaniose soll es sich um eine späte Manifestation von Kala-Azar handeln, d.h. um die post-Kala-Azar-Leishmaniasis von BRACHMACHARI (1922). Bei der Mehrzahl der oben zitierten Fälle bestanden jedoch keine anamnestischen Hinweise auf die viscerale und fieberhafte Krankheit, noch bewohnten die Patienten Gebiete mit Endemie-Herden von Kala-Azar. Nur für die Fälle von NERY GUIMARÃES (1951) und PORTUGAL und PORTO MARQUES (1960) könnte diese Hypothese zulässig sein.

Eruptionstypen von Tegumentläsionen nach EDUARDO RABELO (1925) mit leichten Veränderungen (vgl. Tabelle).

## Haut

*Nichtulcerierte:*

    a) Papulo-vesiculöse Anfangsläsion (A. Pupo)
    b) Impetiginoide
    c) Lichenoide
    d) Papulo-tuberöse
    e) Lupoide { Makrotuberiforme / Mikrotuberiforme
    f) Vegetationen { frambösieförmige / verruköse
    g) Knotenförmige (Derma-Hypoderma)

*Ulcerierte:*

    a) Ecthymatoide
    b) Frei ulceriert
    c) Knotig ulceriert

**Schleimhäute**

a) Diffus-infiltrierende
b) Ulcerierte
c) Bohrende
d) Vegetationen (polypös)
e) Geschwürige Vegetation

Bei jedem Typ dürfte die Inkubation im Mittel wenige Wochen bis wenige Monate betragen (AZULAY 1952). Die Kulturüberimpfung auf drei Freiwillige (Männer) zeigte kürzere Inkubationszeiten: 8, 18 und 28 Tage (MEDINA und ROMERO 1957).

**Papulo-vesiculöse Initialläsionen.** Die Anfangsläsion entspricht dem Stich des Überträgerinsekts: ein kleiner erythematöser Fleck von 3—4 mm Durchmesser, fast immer mit Juckreiz und Brennen. Die Entwicklung im Sinne einer Papel ist ein verdächtiges Zeichen, besonders bei einem in einer Endemiezone wohnenden Patienten. Das entzündliche Ödem, das die letztgenannte Läsion verursacht, führt ebenfalls zur Bildung des Bläschen oder der Pustel an der Spitze der kürzlich entstandenen Papel. Danach bildet sich eine hell- oder dunkelbraune, honigartige Kruste. Häufig ulceriert die Läsion im zentralen Teil, wobei der Boden körnig und rot und die Ränder erythematös oder bläulich werden. Der nekrotische Prozeß ist an

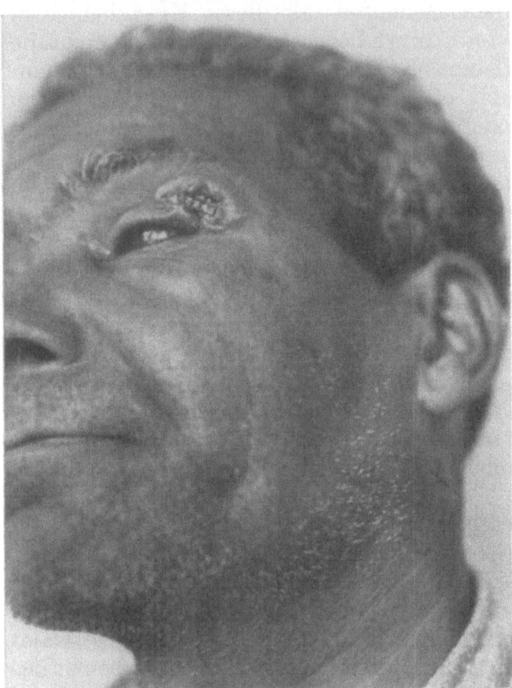

Abb. 1. Amerikanische Tegument-Leishmaniose. Inoculations-Läsion (Prof. A. PUPO)

den eigentlichen ätiologischen Erreger gebunden und hat nichts mit der Sekundärinfektion zu tun, wie anfänglich vermutet wurde.

Der Befall der entsprechenden Lymphknoten ist die Regel (PESSÔA und BARRETO 1948). Die Drüsen werden leicht hypertrophisch, hart und schmerzlos, doch entsteht keine Periadenitis. JORGE LOBO (1947) beobachtete am Seuchenherd des brasilianischen Nordostens eine knotige Lymphangitis, die die Haut- und Lymphknotenläsionen verband. Dieses Vorkommen ist jedoch keinesfalls die Regel, sondern auf etwa 10% der Fälle beschränkt (G. GONZALES, J. BOGGINO und J. B. RIVAROLA 1937).

Wie man sieht, besteht bei der a. L. ein Primärkomplex, ähnlich wie bei anderen chronischen Infektionen, Tuberkulose und Syphilis, mit denen sie lange Zeit verwechselt wurde.

**Impetiginoide Läsionen.** Diese werden durch blasige Pusteln vertreten, die nach dem Platzen wie beim Impetigo eine honigartige Kruste bilden. Sie sind häufig sehr ausgedehnt, wie in dem Falle von P. WEISS (1943), in dem sie fast das ganze Gesicht bedeckten. Die impetiginoiden Läsionen sind nur leicht exulceriert (EDUARDO RABELO 1925) und es kommt bei ihnen niemals zur Geschwürsbildung (Buss 1930). Gewöhnlich zeigen sie Rückbildungstendenz und verschwinden ohne „Reliquat“. Die Krusten werden immer dünner und weniger anhaftend, bis sie durch feine Schuppen ersetzt werden, deren Verschwinden dann mit der „Restitutio ad integrum“ der Epidermis zusammenfällt. Diese Läsionen können mit denen der anderen Haut- und Schleimhauttypen kombiniert sein, denn die a.L. zeigt Tendenz zu einem außerordentlich vielgestaltigen Haut-

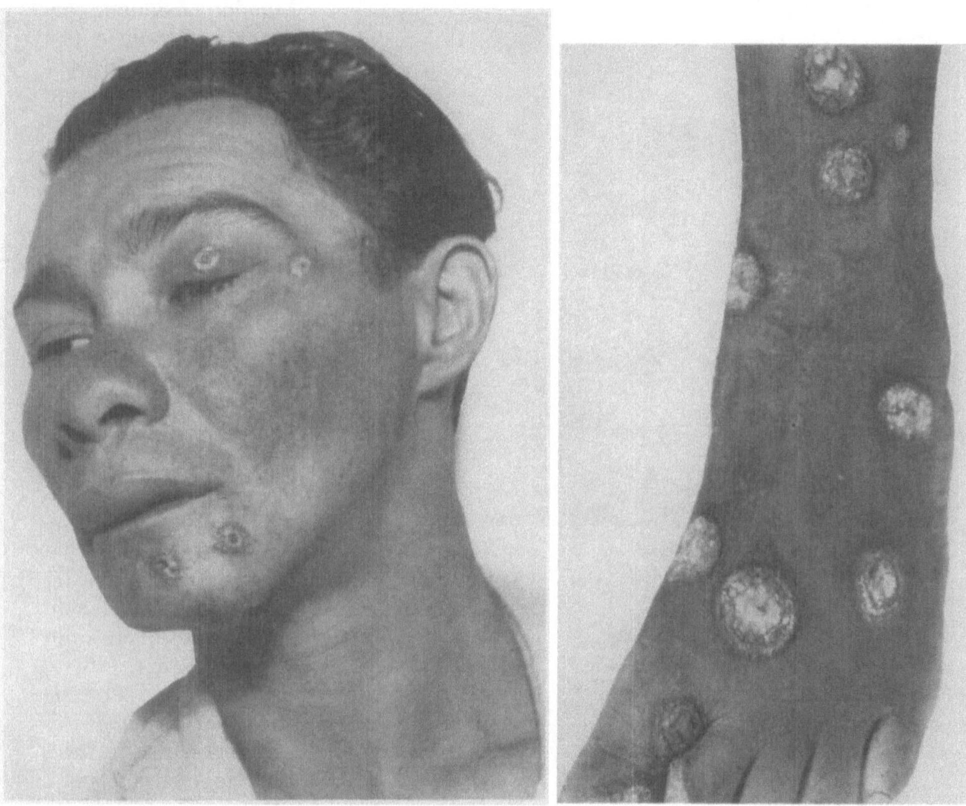

Abb. 2        Abb. 3

Abb. 2. Amerikanische Tegument-Leishmaniose. Disseminierte papulo-pustulöse Läsionen
Abb. 3. Amerikanische Tegument-Leishmaniose. Ulcerierte, krustöse Wucherungen am linken Bein
(Prof. A. Pupo)

bild. Die impetiginoiden Läsionen werden sowohl bei der gutartigen (Uta aradora, P.Weiss 1943) wie der schweren Hautform (Espundia) beobachtet.

**Lichenoide Läsionen** (A. Pupo). Diese bestehen aus Papeln des Gaumenbogens von 2—3 mm Durchmesser. Sie können Exanthemcharakter haben und dann über die ganze Haut disseminiert werden und einem Gaumenbogen-Syphilid oder dem Lichen scrofulosorum ähneln. A. Pupo (1946), der sie zuerst beobachtete, nannte sie Leishmanide wegen ihrer Ähnlichkeit mit den erwähnten Sekundärmanifestationen der Lues. Ramos e Silva (1949) gebrauchte denselben Ausdruck für eine furunkelartige Eruption mit demselben disseminierten Charakter. Die Gaumenbogen-Leishmaniden können sich in geformten Papeln gruppieren, meist circinär oder oval oder im Umkreis größerer Läsionen (A. Pupo 1946).

**Papulo-tuberöse Läsionen.** Diese nicht ulcerierten Papeln sind im allgemeinen von Krusten oder Schuppen verschiedener Dicke und Färbung bedeckt. Sie

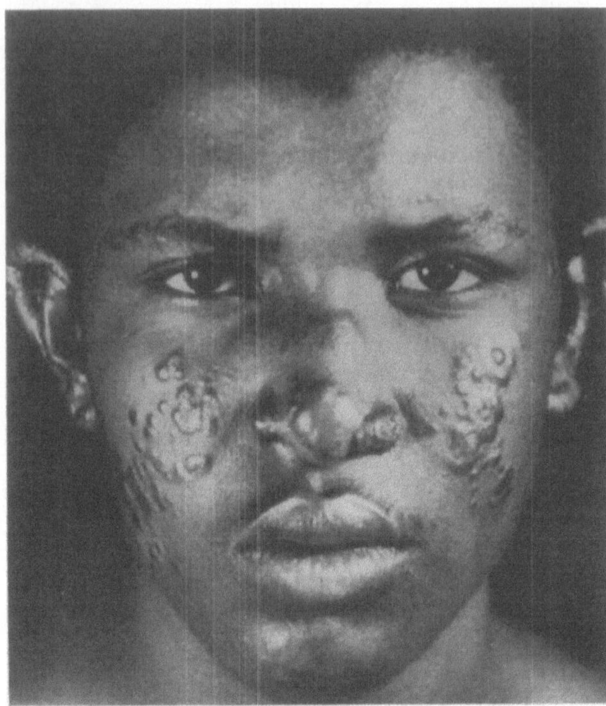

Abb. 4

können zahlreich und disseminiert oder auf bestimmte Bezirke beschränkt sein, wo sie in gut abgegrenzter, rundlicher Form auftreten.

**Lupoide Läsionen.** Dieser Ausdruck wurde von F. E. RABELO, H. PORTUGAL, O. SERRA und G. ROCHA (1944) vorgeschlagen, um die Formen zu bezeichnen, die dem tuberkulösen Lupus ähneln und deren Vorkommen eine in der Geschichte der Leishmaniose altbekannte Tatsache ist. Sowohl die peruanischen wie die brasilianischen Ärzte betrachteten die a. L. bis 1908 als eine Abart der Hauttuberkulose oder gar als Lupus vulgaris. Bei den lupoiden Läsionen beobachtet man kleine Tuberkel von der Größe, der Konsistenz und Durchsichtigkeit, wie sie vom Lupus vulgaris her bekannt sind. Wie bei diesem, gibt es zwei Formen, eine mit gruppenartig vereinigten (makro-tuberiformen) Papeln und eine andere mit kleinen (mikro-tuberiformen) disseminierten Papeln. Die ersteren konfluieren und bilden eine tuberöse Läsion „in Form einer im Zentrum deprimierten Hochfläche mit circinären, nicht selten infiltrierten und hervorstehenden Rändern von rötlicher, bei Glasdruck ins gelbliche übergehender Färbung". „In anderen Fällen beobachtet man bogenförmige Läsionen, bei denen ein aktiver Rand eine zentrale Heilungszone umgibt, so daß sich große Ähnlichkeit mit der tuberkuloiden Lepra und dem Boeck-Schaumann-Sarkoid ergibt." J. PUENTE

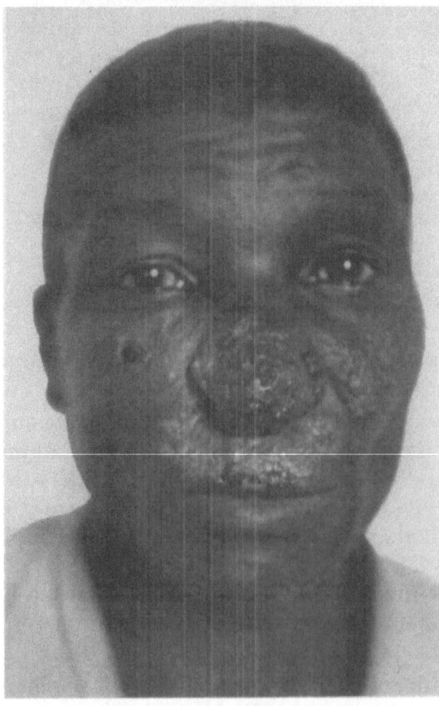

Abb. 5

Abb. 4. Amerikanische Tegument-Leishmaniose. Knotige Läsionen der diffusen Form, die denen der Lepra tuberosa ähneln (Dr. JACINTO CONVIT, Caracas)

Abb. 5. Amerikanische Tegument-Leishmaniose. Lupoide Läsionen des Gesichts

(1927) machte außerdem auf die Ähnlichkeit mit den tubero-circinären Syphiliden aufmerksam, von denen sie sich durch die lebhaft rötliche, erysipeloidartige Färbung unterscheiden. Bei der mikrotuberiformen Abart fallen die kleinen rosafarbenen Tuberkel mit ihrer kleinen zentralen Depression auf, die im Tegument, vorzugsweise jedoch im Gesicht, disseminiert sind. Im Falle von PRATS, PORTUGAL und RUTOWITSCH (1943) fanden sich die Läsionen im Gesicht (ungefähr sechs), an der Vorhaut und Eichel. Außerdem bestand eine Infiltration des Nasenseptums und der hinteren Mundschleimhaut neben dem Gaumenbogen, sowie eine verruköse Läsion am rechten Knöchel.

In diesem Falle einer frischen Infektion ist zu vermuten, daß die Disseminierung der Efflorescenzen auf hämatogenem Wege entstanden ist.

**Vegetationen.** Nach EDUARDO RABELO gibt es zwei Abarten: eine frambösieartige und eine verruköse, von denen die erstere zum ersten Mal von FERNANDO TERRA (1913) beobachtet wurde. Die papillomatösen, weichen, roten und feuchten Läsionen haben keinen ulcerierten Grund; nur in seltenen Fällen finden sie sich über einem Geschwürsgrund. Die Lokalisation wechselt, ist jedoch am häufigsten an den unteren Extremitäten oder in der Umgebung der Mund- und Nasenöffnungen. Bei der letzteren ist, wie in dem Falle von F. TERRA, die Verwechslung mit „Framboesia tropica" unvermeidlich, wenn nicht nach dem Parasiten gesucht wird. CARLOS CHAGAS beobachtete

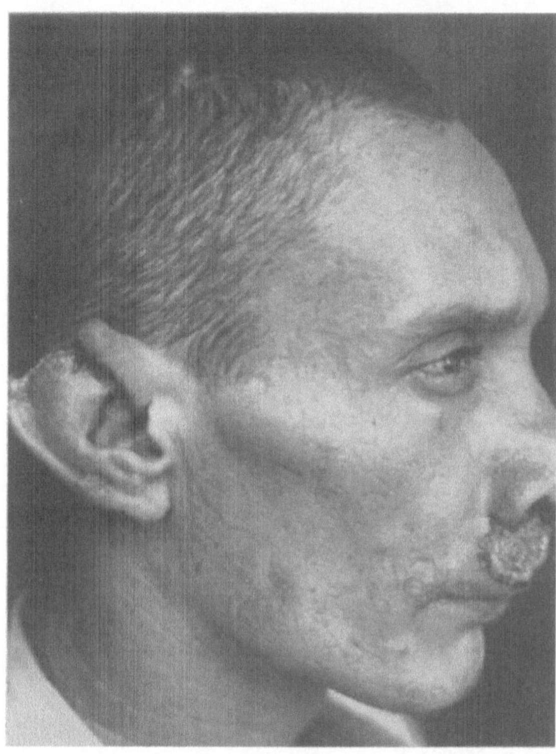

Abb. 6. Amerikanische Tegument-Leishmaniose. Vegetation im Umkreis der Nasenöffnungen und Verstümmelung des rechten Ohres. Die letztere ähnelt der „Ulcera de los chicleros" (Prof. A. PUPO)

Läsionen dieses Typus in der brasilianischen und peruanischen Region des Amazonas. Obwohl sie für Vorliegen der schweren Form sprechen, werden sie ebenfalls bei der Hautform oder peruanischen „Uta" beobachtet (WEISS 1943). Dieser Läsionstyp ist bei frischen Fällen am häufigsten.

Die verruköse Abart dagegen findet sich im allgemeinen bei alten Fällen. Meist handelt es sich um rundliche, trockene und der Behandlung trotzende verruköse Papeln, die bei allen drei Formen der Krankheit vorkommen können. Bei der Haut-Schleimhautform finden sich die Läsionen i. a. an den Extremitäten und sind circinär.

Der von THOMAS (1910) beschriebene „mossy foot" der Amazonasgegend ist ein Syndrom, an dem die a. L. bedeutenden Anteil hat. In Brasilien stellte ALFREDO DA MATTA (1916) fest, daß in der Amazonasgegend die Leishmania der verantwortliche Erreger ist, und RODRIGUES DA CUNHA (1944) fand dieselbe Ätiologie bei einem Patienten im Staat Goiás. GONZALEZ, OTAÑEDA und VIDANNETA

(1930) konstatierten dieselbe Tatsache in Argentinien. GONZALEZ TORRES (1932) beobachtete in Paraguay acht Fälle von leishmaniösem verrukösem Fuß.

**Knotige Läsionen.** Es handelt sich ausschließlich um subcutane oder dermohypodermale Lokalisation. Seit der grundlegenden Arbeit von EDUARDO RABELO (1925) weiß man, daß diese Hautmanifestation bei der a. L. recht selten ist. Seit den Beobachtungen von CERQUEIRA (1895) in Bahia und denen von BUSS (1930) sind fast keine Fälle mehr in den Endemiegebieten Amerikas festgestellt worden. A. FRAGA und H. PORTUGAL (1947) beobachteten einen Fall, den sie als juxtaartikuläre leishmaniöse Knotenform klassifizierten. Die Läsion hatte die Größe einer Walnuß und haftete tief an einem der Ellbogen. Die Oberfläche war verrukös, was niemals bei den durch Treponema verursachten Knotenläsionen beobachtet wird. Die Struktur war fibrös und zeigte leichte lymphocytäre Infiltrationsherde in der Umgebung der Capillaren. Obwohl der Patient in einer Endemie-Zone wohnte, hatte er keine Leishmaniose-Symptome gehabt, noch wies er irgendein verdächtiges *Reliquat* auf. Die Montenegro-Reaktion war deutlich positiv. Bei der diffusen Form sieht man typische knotige Läsionen in dem vielgestaltigen Bilde dieser seit kurzem bekannten Abart. Außer erythematösen und pigmentierten Flecken, Papeln, Tuberkeln und Infiltrationen beobachtet man auch harte subcutane Läsionen, die von erythematöser, pigmentierter oder verruköser Haut bedeckt sind.

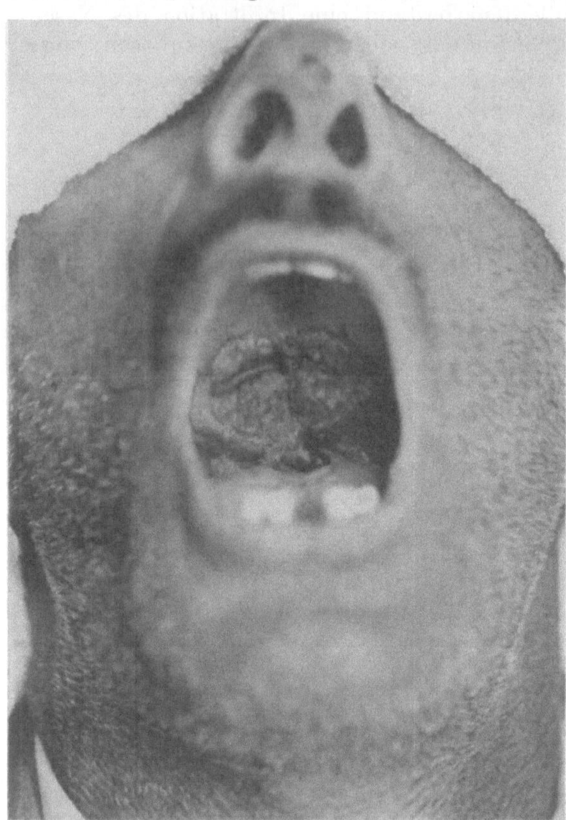

Abb. 7. Amerikanische Tegument-Leishmaniose. Vegetation des Gaumengewölbes. Man beachte das Espundia-Kreuz Escomels (Prof. A. PUPO)

In die Knotenläsionen der a. L. muß auch die sog. lymphangitische Form (A. PUPO 1946) der Krankheit eingeschlossen werden, die wir schon gelegentlich der Besprechung der Initialläsion erwähnten. Es handelt sich um eine Truncus-Lymphangite in Form eines feinen Hautstranges von harter oder teigartiger Konsistenz, der sich zwischen der Inoculationsläsion und den entsprechenden Lymphknotenaffektionen erstreckt. Im Verlauf des lymphangitischen Stranges bilden sich Knoten von der Größe einer Hasel- oder Walnuß mit glatter erythematöser oder zuweilen verruköser oder vegetationsähnlicher Oberfläche; mit einer gewissen Häufigkeit kommt es zur Ulcerierung. Die Ähnlichkeit mit der Sporotrichose ist offenkundig und im allgemeinen wird die Diagnose einer Mykose erst nach wiederholten negativen Untersuchungen aufgegeben. DARIER und

CHRISTMAS (1901) waren die ersten, welche die Form bei einem an a.L. leidenden aus Französisch-Guyana stammenden Kranken beobachteten. H. WERNER (1911) beobachtete die Läsion zum ersten Male in Brasilien. MONGE (1913) sah einen solchen Fall in Peru, NEIVA E BARBARÁ (1916) in Argentinien. Später (1921) beobachtete A. PUPO in São Paulo einen Fall und schließlich stellten BEZERRA COUTINHO und JORGE LOBO (1936) in Pernambuco fünf Fälle bei einer Gesamtzahl von 124 Leishmaniose-Kranken fest.

Das klinische Bild der Sporotrichose, die von F.E. RABELO (1957) vorzugsweise ascendierende oder zentripetale Knotenlymphangitis genannt wird, ist ein echtes Syndrom, denn außer Sporotrichum und Leishmania brasiliensis kann auch das M. tuberculosis sein ätiologischer Erreger sein, wie 1929 von PAUTRIER gezeigt wurde.

**Ecthymatoide Läsionen.** Diese sind anfänglich papulopustulös. Die Resorption des eitrigen Inhalts führt zur Bildung einer gelben oder im Falle einer Blutung dunklen oder schwarzen Kruste. Nach deren Entfernung beobachtet man ein kraterförmiges Geschwür, das auf die nekrotisierende Wirkung der Leishmania zurückzuführen ist. Die Läsion ist annähernd rundlich mit ödematösen, hervorstehenden, bläulichen Rändern und

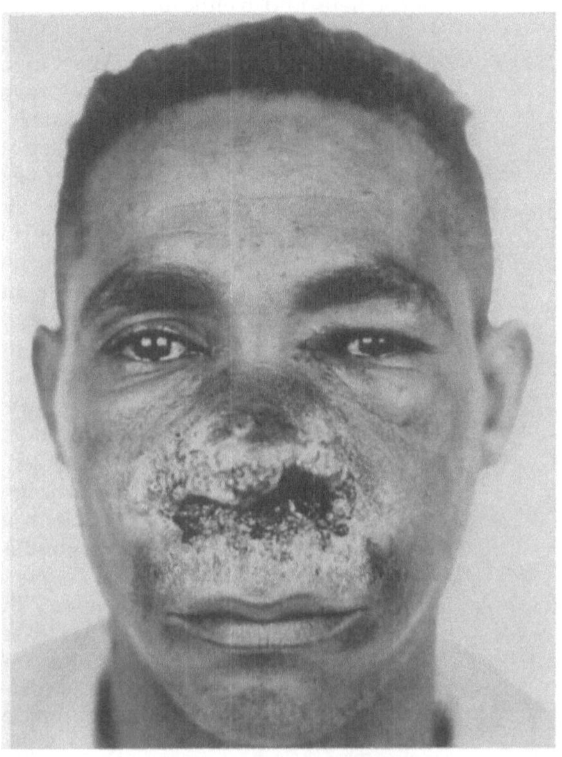
Abb. 8. Amerikanische Tegument-Leishmaniose. Lupoide Läsion der Nase mit Zerstörung des Nasen-Septums und Subseptums

körnigem Grund und blutet leicht; häufig besteht eitriges, serös-eitriges oder seröses Exsudat, das ständig aus der Läsion fließt, so daß sie im Zustand steter Feuchtigkeit bleibt. Rund um die so gebildete Läsion entstehen andere, kleinere Satellitenläsionen, welche dieselbe Entwicklung und Eigenheiten der ersten zeigen. Die ecthymatoiden Läsionen sind sowohl bei den gutartigen Formen (WEISS 1943) wie auch bei den Haut-Schleimhaut-Formen (RABELO 1925) häufig.

**Ulcerierte Läsionen.** Diese Läsionen sind groß, mit einem Durchmesser von 7 cm oder mehr, von rundlicher, polycyclischer oder geschlängelter Form infolge der Konfluierung mit benachbarten Läsionen. Starker Gewebsverlust in der Ausdehnung und Tiefe. Hervorstehende, bläuliche, ödematöse und manchmal abgelöste Ränder. Der stets körnige und rote Grund ist von einem eitrigen oder serösen Exsudat bedeckt. Nach EDUARDO RABELO ist der Aspekt der einer ulcerierten syphilitischen Gumma, wobei die Ähnlichkeit so groß ist, daß sie leicht zur Verwechslung führt (ALEX. RENAULT 1911). Bei der gutartigen Form in Peru (Uta) sind die Geschwüre geschlängelt und schreiten nach einer Seite fort, während sie an der anderen vernarben (P.WEISS 1943). Bei der Haut-Schleimhaut-Form bewirkt der Prozeß starken Substanzverlust, so daß echte

Verstümmelungen entstehen. Wie bei den übrigen Läsionen der a. L. sind die unbedeckten Körperteile die Prädilektionsstellen; bedeckte Teile werden selten befallen. Die ulcerierten Läsionen können auch an den äußeren Genitalien lokalisiert sein, wodurch eine Verwechslung mit Geschlechtskrankheiten und dem Granuloma inguinale unvermeidlich wird.

**Läsionen der Schleimhäute.** Die Veränderungen der Schleimhäute des Mundes, der Nase, des Rachens und Kehlkopfes sind bei den drei klinischen Typen der a. L. verschieden und werden daher für jede Abart der Krankheit separat beschrieben.

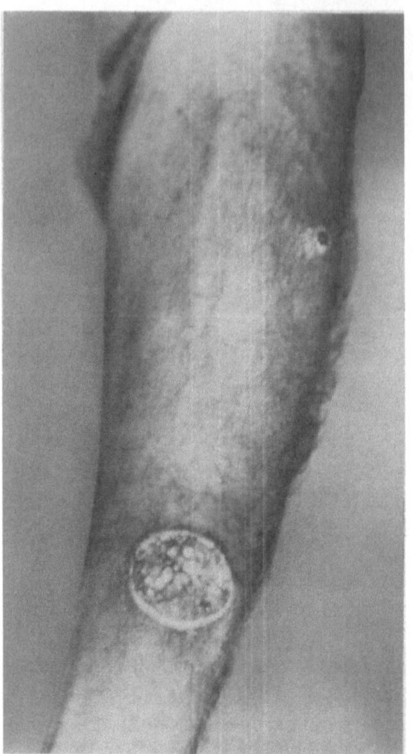

Abb. 9. Amerikanische Tegument-Leishmaniose. Ulcerierte Primärläsion mit körnigem Grunde (Prof. A. Pupo)

**Gutartige Hautform (Uta).** Die Läsionen der Schleimhäute sind selten und auf Nase und Mund beschränkt. Wie schon vorher gezeigt, erfolgt das Eindringen kontinuierlich von fortschreitenden benachbarten Hautprozessen aus. An der Nase werden besonders die äußeren und inneren Oberflächen der Nasenflügel befallen, mit anfangs enormer Hypertrophie, die mit Zerstörung der weichen und knorpeligen Teile und schwerer Verstümmelung des Gesichts endet. Auf ähnlich schwere Art kann der Prozeß sich auf die Oberlippe fortsetzen und so die Zerstörung des zentralen Gesichtsteils vergrößern.

**Schwere Haut - Schleimhaut - Form (Espundia).** Der Befall der Schleimhäute ist nicht die absolute Regel, obwohl für diesen Typus charakteristisch. Pessôa (1941) stellte fest, daß vor Ablauf des ersten Infektionsjahres die Schleimhäute in 38,5% der Fälle betroffen werden und nach diesem Zeitraum in insgesamt 80,9%. Der Unterschied gegenüber der vorher beschriebenen Form besteht in folgenden Eigenheiten:

1. Der Befall hängt nicht von benachbarten Hautläsionen ab, mit denen im allgemeinen kein Zusammenhang besteht;

2. Spätes Auftreten, das sogar erst lange Zeit nach der Resorption der von den Kranken schon vergessenen Hautläsionen erfolgen kann. Bei den scheinbar primären Schleimhautläsionen muß man also annehmen, daß ihnen Hauteffloreszenzen vorausgingen, die spurlos abgeheilt sind. Die Zeit zwischen Beginn der Infektion und dem der Schleimhautsymptome beträgt einen Monat bis 5 Jahre in 70% der Fälle und mehr als 5 Jahre in den restlichen 30% (Villela 1939). Die Invasion der Nasenschleimhaut erfolgt jedoch sehr früh ohne den Kranken zu belästigen und ohne daß bei der klinischen Untersuchung Läsionen sichtbar wären. Villela, Pestana und Pessôa (1939) konnten Leishmanien im Abstrich der intakten Nasenschleimhaut von Personen nachweisen, die seit 1 oder 2 Monaten erkrankt waren und nur Hautläsionen oder nur positive Montenegro-Reaktion hatten.

3. Der Befall der Schleimhäute erfolgt durch Metastasen. Erst vor kurzem jedoch wurde die Leishmania im peripherischen Blut gefunden (Convit 1958).

4. Der Befall des Rachens, des hinteren Teiles des Mundes und des Kehlkopfes ist für diesen Krankheitstyp charakteristisch.

Die Hauptabarten der Schleimhautläsionen der schweren Form der a. L. (Espundia) sind: a) diffus-infiltrativ; b) geschwürig; c) bohrend; d) vegetativ (polypös); e) geschwürig-vegetativ.

*Diffuse Form.* — Trotz außerordentlich großer Zahl von Parasiten ist die Nasenschleimhaut nur leicht befallen, während der Mund-Rachenraum unversehrt bleibt.

**Diffus-infiltrative Läsionen.** Diese beginnen gewöhnlich an der Schleimhaut des Nasenseptums in der Höhle der unteren Nasenmuschel. Anfangs besteht ein diffuses Erythem mit leichtem Ödem. Bald danach erscheinen Granulationen, die kleiner sind als Stecknadelköpfe (HARTUNG 1919), und die Oberfläche bedeckt sich mit serösem oder serös-blutigem Exsudat. Von diesem Zeitpunkt an kann die Läsion ulcerieren, kontinuierlich fortschreiten und andere Bezirke der Nase und der sichtbaren Schleimhäute erreichen. Die Schleimhaut der unteren Nasenmuschel kann betroffen werden, während die der anderen Nasenmuscheln verschont bleibt. Der Prozeß kann über den Nasenrachenraum den Mundrachenraum erreichen und nach dem weichen Gaumen und dem Zäpfchen die Mundschleimhaut, dann den harten Gaumen und seltener die Schleimhäute der Wangen, des Zahnfleisches und der Zunge befallen. Der primäre Befall dieser Schleimhäute ist möglich, aber recht selten.

Die befallenen Bezirke der Mundschleimhaut nehmen dasselbe körnige Aussehen an, das in der Nase beobachtet wird. Die Granulationen werden größer, nehmen linsenförmiges Aussehen an (A. PUPO 1946) und gruppieren sich in rechteckigen Bezirken, welche durch tiefe Furchen getrennt sind, die die Oberfläche in zwei senkrechten Richtungen durchschneiden. In der Gaumenschleimhaut, wo dieser Aspekt am deutlichsten ist, können sich zwei zentrale Furchen so kreuzen, daß sie das sog. Espundia-Kreuz von ESCOMEL bilden.

Der Leishmaniose-Prozeß dringt nur selten in die Rachenhöhle und die Mandeln ein und zieht auch die Halsdrüsen nicht in Mitleidenschaft, wie es bei der Lutz-Mykose der Fall ist (Granuloma paracoccidae).

Mit einer gewissen Häufigkeit wird der Kehlkopf durch Übergreifen des Prozesses auf die Stimmbänder und die Epiglottis befallen. Die infiltrativen, körneligen Läsionen verursachen schwere Sprechstörungen (Heiserkeit, Flüsterstimme, in seltenen Fällen Stimmlosigkeit).

**Ulcerierte Läsionen.** Diese bilden sich im allgemeinen in den Bezirken infiltrierter Läsionen; der häufigste Sitz ist die Schleimhaut des Nasenseptums. Nach der körneligen Anfangsläsion erscheint ein seröses oder serös-blutiges Exsudat, dem dann die anfänglich flache und begrenzte Ulcerierung folgt. Kurz danach erscheint symmetrisch eine weitere auf der Schleimhaut der entgegengesetzten Seite. Das Fortschreiten der beiden Läsionen in die Tiefe bedingt die Perforation des knorpeligen Septums, so daß durch die so gebildete Öffnung eine Führungskanüle hindurchgeführt werden kann. Es kann zur vollständigen Zerstörung des Nasenseptums und damit zu starker Entstellung der Nase (Sattelnase) kommen. Wird auch das Subseptum zerstört, so weicht die Nase zurück, senkt sich und liegt der unteren Basis auf. Der Hautteil der nicht zerstörten Flügel und des Läppchens der Nase hypertrophieren außerordentlich und geben der Physiognomie des Patienten ein bizarres Aussehen (Tapirschnauze — des *Tapirus americanus*). Beschränkt sich die Zerstörung auf das Subseptum, ohne den Knorpel zu erreichen, so krümmt sich die Nasenspitze nach unten (Papageienschnabel-Nase).

Bei dem geschwürigen Prozeß bildet sich ein übelriechendes serös-eitriges Exsudat, das schwer zu entfernende obstruierende Krusten bildet. Im hinteren

Teil des Mundes sind die geschwürigen Läsionen seltener. Sie werden beobachtet an den vorderen Gaumenbögen, dem Zäpfchen (das manchmal völlig verschwindet), an der Epiglottis und den Stimmbändern, an der Zunge jedoch nur ausnahmsweise (Flaviano Silva 1944, A. Pupo 1946).

**Verstümmelnde Läsionen.** Diese sind bei der a.L. relativ häufig und seit der vor-kolumbischen Zeit in Peru bekannt. Man beobachtet sie sowohl bei der gutartigen Form (Uta) wie hauptsächlich bei der schweren (Espundia). Die häufigste dieser Formen ist der verstümmelnden Rhinopharyngitis ähnlich, bei der die weichen Gewebe und das Knorpelskelet der Nase zerstört werden. Der destruktive Prozeß kann das Subseptum der Nase, Ober- und Unterlippe erreichen, wobei die Zähne fest in den entsprechenden Zahnbögen verbleiben (O. Costa 1944). A. Pupo (1946) beobachtete Fälle, in denen infolge der Zerstörung der Mund- und Nasenöffnungen beide in eine einzige, durch die Narbenretraktion ständig offene Höhle verschmolzen. Weniger fortgeschrittene Läsionen werden durch die teilweise Zerstörung der Ohrmuschel vertreten, ein bei der gutartigen und schweren Form häufiger Aspekt (Úlcera de los chicleros Mexikos).

**Vegetative (polypöse) Läsion.** Zuerst, 1926, von Mangabeira Albernaz beschrieben und fast nur in Brasilien beobachtet von Cerqueira Falcão (1935), Bezerra Coutinho (1935), Oswaldo Costa (1944) und Flaviano Silva (1947) mit insgesamt über 15 veröffentlichten Fällen. Der Polyp ist praktisch nicht von anderen Typen solcher Nasentumoren zu unterscheiden, so daß nur das gleichzeitige Vorkommen anderer Läsionen der Leishmaniose die Diagnose ermöglicht. Im allgemeinen ist die Läsion einseitig, mit glatter oder unregelmäßiger Oberfläche, von harter oder weicher Konsistenz und roter oder bläulicher Färbung. Sie haftet an der Schleimhaut des Septums, blutet leicht und obstruiert die Nasenöffnung mit entsprechender Erschwerung der Atmung.

**Geschwürig-vegetative Läsionen** sind relativ selten und vorzugsweise in der Mundschleimhaut, an der Zunge, vorderen Gaumenbogen, Zäpfchen und seltener an der Nasenschleimhaut lokalisiert. Sie werden gewöhnlich mit Epitheliomen (Stachelzellenkrebs) verwechselt.

**Läsionen der Schleimhaut der Conjunctiva.** Diese sind ebenfalls recht selten und entstehen durch das kontinuierliche Fortschreiten naheligender Hautläsionen. Die Läsionen sind gut umschrieben, von körneligem Aussehen wie bei der diffusen Infiltrationsform, so daß sie mit dem Trachom verwechselt werden können. Im Falle von Flaviano Silva (1945) waren die Lidconjunctiva und der Tarsus befallen, doch bewirkte die Antimontherapie schnellen Rückgang.

**Läsionen der Genitalschleimhaut.** Auch diese Läsionen scheinen wenig häufig zu sein, obwohl Azulay (1952) bei einer Gesamtzahl von 29 Fällen drei mit dieser Lokalisation beobachtete, die ausschließlich auf das männliche Geschlecht beschränkt ist. Die Läsionen sind geschwürig, der Grund körnelig und rot, die Ränder regelmäßig. Der bevorzugte Sitz ist zwischen Eichel und Vorhaut. Im Falle von J. Aleixo (1945) ähnelte die Läsion sehr dem syphilitischen Schanker, und nur das gleichzeitige Bestehen anderer Leishmaniose-Läsionen führt zur korrekten Diagnose. Bei einem Patienten von Pessôa und Barreto (1944) bestand außer dem Geschwür am Vorhautbändchen ein starkes Ödem des Praeputiums. Eine Primärläsion der Genitalorgane ist bis heute noch nicht beobachtet worden.

**Lymphläsionen.** Diese treten im Anfangsstadium in der Form der schon erwähnten, der Inoculationsläsion entsprechenden Adenopathien und der knotiggeschwürigen Truncus-Lymphangitis auf.

**Knochenläsionen.** Man hat lange Zeit geglaubt, daß die a.L. im Gegensatz zur Syphilis das Skelet verschone. Die Untersuchungen von Rafael de Barros (zitiert von A. Pupo 1946) haben jedoch das Gegenteil bewiesen, denn die unter den Tegumentläsionen der Leishmaniose gelegenen Knochen zeigten i.a. Veränderungen. Bei 11 Fällen zeigten die Röntgenuntersuchungen Befall des Knochens des Nasenseptums (Osteolyse), der Nasenmuscheln (destruktive Läsionen), der Nebenhöhlen der Nase (Osteolyse) und der Diaphyse der Röhrenknochen (Schwellung infolge von Eburnifikation, Osteolyse, Periostitis, Krümmung und geringe Bildung von Osteophyten).

Die Kliniker hatten jedoch schon vorher Läsionen des Handskelets mit dem Aussehen der *Spina ventosa* bemerkt. Arias Aranda (1930) beobachtete sie zuerst am linken Mittelfinger eines Kindes mit a.L.: das Röntgenbild war das einer chronischen Osteomyelitis mit Rareficatio vom Typ der medullären *Spina ventosa*. Arias Aranda und Rosa (1931) veröffentlichten einen weiteren Fall von einem Kinde mit Hypertrophie des linken Mittelfingers mit dem Röntgenaspekt einer Rareficatio durch chronische Osteomylite vom Typ der *Spina ventosa* des Periosts. O. Costa (1935) verzeichnete ebenfalls einen Fall von leishmaniöser *Spina ventosa*, bei dem Parasiten in dem durch Punktion des Knochen-Hautprozesses und des Gelenks erhaltenen Material gefunden wurden.

Newton Guimarães und Ives Silva (1957) stellten zum ersten Male leishmaniöse Knochenläsionen ohne entsprechende Veränderung der über dem betroffenen Skeletbezirk liegenden Haut fest. Der Patient war ein fünfjähriges Kind mit Schwellung der proximalen Phalanx des Mittelfingers der rechten Hand, die sich im Röntgenbild als Osteolyse und periostische Auflagerung darstellte. Ähnliche Veränderungen fanden sich am rechten Ellbogen und der distalen Phalanx des 1. Fingers und der 4. Zehe, beide ebenfalls rechts.

In allen obenerwähnten Fällen führte die Antimonbehandlung zu erheblichen Besserungen, wenn nicht zur völligen Ausheilung.

# V. Folgeerscheinungen

Die a.L. hinterläßt gewöhnlich bleibende Veränderungen. Außer den schon erwähnten schweren Verstümmelungen der zentralen Teile des Gesichts und der Ohren, verbleiben die Narben der Haut. Diese sind rundlich oder oval, atrophisch, weiß und glänzend und zeigen strahlenförmige, wie von der Explosion eines kleinen Geschosses herrührende Runzelung (A. Pupo 1946). Bei den Negern und Mischlingen besteht Pigmentierung nur in der Narbe, und zwar bandförmig in der Peripherie und dunkel punktiert im Zentrum . Obwohl dieser Aspekt nicht pathognomonisch ist, hat er außerordentlichen Wert für die retrospektive Diagnose. Im allgemeinen besteht bei den Narben keine Retraktion, so daß sie keine Veränderung der Motorik des befallenen Bezirks verursachen. Eine Ausnahme von dieser Regel bilden die um die Öffnungen gelegenen Narben, die Atresie der Lippen und Nasenlöcher und Ectropium der Augenlider hervorrufen können.

Das Blutbild der a.L. zeigt, wie bei den anderen Formen der Krankheit, Steigerung der Monocytose, und zwar sowohl relativ wie absolut. Pestana und Pessôa stellten bei drei Fällen frischer Infektion, bei denen keine Malaria vorangegangen war, Monocytose im peripherischen Blut fest, und zwar mit der schon von Mazza und Niño (1927) aufgezeigten Besonderheit, daß diese in dem aus der Umgebung der Hautläsion entnommenen Blut intensiver war. Pessôa und Barreto (1944) bestätigten diese Tatsache an einer größeren Zahl von Fällen, wobei sie ferner das Bestehen einer Lymphocytose und Eosinophilie feststellten. Die Lymphomonocytose bestand in 65% von 22 Fällen, bei denen das perifokale Blut und in 55,4%, bei denen das Blut der Fingerkuppe untersucht wurde. Eosinophilie wurde ebenfalls im perifokalen Blut von 60% dieser Patienten festgestellt. Außerdem stellten die Verfasser erhöhte Gesamtleukocytose in 68% der Fälle fest.

Die intracutane Reaktion von MONTENEGRO stellt in den Endemiegegenden ein wertvolles diagnostisches Hilfsmittel dar. Obwohl festgestellt wurde, daß sie in einem geringen Grade unspezifisch ist, besonders im Hinblick auf Kolliquations- und primäre Lymphdrüsentuberkulose, wurden bei anderen Tropenkrankheiten wie *Framboesia tropica*, Lepra, *Pemphigus foliaceus* und der Lutz-Mykose (*Granuloma paracoccidioide*) keine falschen positiven Resultate festgestellt.

RABELO, PORTUGAL, SERRA und ROCHA (1944), die sich auf histologische Forschungen von PORTUGAL und GIMENEZ (1943) stützen, legen der späten Ablesung der Reaktion größte Bedeutung bei. Nach der papulösen Reaktion mit erythematösem Hof, der nach 72 Std abklingt (Frühreaktion), folgt die durch Papel, Tuberkel oder Geschwür vertretene Spätreaktion, die nach dem Verschwinden eine der spontanen a.L. ähnliche Narbe zurückläßt. ROTBERG (1951) übernimmt diesen Gesichtspunkt und rät, die Leptomonaskonzentration auf 10000000 per cm³ zu steigern, um die Sensibilität des Antigens zu erhöhen.

Die Reaktion ist fast in der Gesamtheit der Fälle, mit Ausnahme der sehr frischen, positiv und am intensivsten in den alten Fällen und bei Lokalisierung an den Schleimhäuten. Auch bei den ausgeheilten Fällen ist sie sehr häufig positiv.

FURTADO und PELLEGRINO (1956) benutzten als Antigen die Polysaccharidfraktion der Leptomonen und stellten im Vergleich mit dem ursprünglichen Prozeß fest, daß das erstere geringere Sensibilität, aber größere Spezifität aufweist.

Außer der L. brasiliensis sind andere artverwandte Protozoen zur Bereitung des Antigens benutzt worden. MONTENEGRO (1926) verwandte L. tropica, MARQUES DA CUNHA (1931) Trypanosoma equiperdum, PESSÔA und PESTANA (1940), T. CRUZI und ROTBERG (1951) die Leishmania enriette. Die Antigenpotenz dieser Protozoen ist praktisch der von L. brasiliensis gleichwertig.

Die Komplementbindungsreaktion verhält sich bei der Leishmaniose wie eine Gruppenreaktion, denn sie fällt sowohl bei der Organform wie bei der Haut-Schleimhaut-Leishmaniose und der Chagas-Krankheit positiv aus. Als Antigen hat man gleichermaßen Suspensionen wie Extrakte verschiedener Species von Leishmanien und von Trypanosomen verwandt (MARQUES DA CUNHA und DIAS 1939, PESSÔA und CARDOSO 1942, MAZZA 1935), ohne daß sich die Resultate verändert hätten.

Die Witebsky-Kuhn-Klingenstein-Reaktion wurde von BIER und PLANET (1937) mit ausgezeichneten Ergebnissen zur Diagnose der Leishmaniose benutzt. RABELO jr., J.T. PINTO und TOSTES (1939) bestätigten diese Angaben; sie erhielten positive Resultate in 95% der Fälle von a.L. im Gegensatz zu einem geringen Prozentsatz bei der Hauttuberkulose. Andererseits bestätigte EICHBAUM (1942) diese Resultate nicht.

Die Differentialdiagnose muß durch Laboratoriumsteste gestellt werden und folgende Krankheiten berücksichtigen: Lutz-Mykose (Granuloma paracoccidioide), Framboesia tropica, Ulcus tropicum, Lepra (vom Tuberkuloid- und Leprom-Typus), Pyodermia chronica vegetans, Pemphigus vegetans, Syphilis, sowie die Chromomykose und Histoplasmosis.

# VI. Ätiologie

Die Leishmania brasiliensis, VIANNA 1911, wird als ätiologischer Erreger der a.L. angesehen. Wie bekannt, bestehen zwischen den verschiedenen pathogenen Species der Leishmanien keine wesentlichen Unterschiede bezüglich der Morphologie, Entwicklung der Kultur, Zuckerfermentation und Agglutinationsreaktionen, so daß eine Feststellung der spezifischen Eigenarten jeder einzelnen unmöglich ist. Die Unterscheidung der von den Parasitologen angenommenen Species gründet sich auf die pathogene Intensität im menschlichen Organismus, also auf klinische Faktoren. Nach diesem Kriterium verursacht die L. donovani die organische Krankheit, die L. tropica die Orientbeule und die L. brasiliensis die a.L. Das Verhältnis zwischen Kala-Azar und der Orientbeule ist jedoch ein anderes als das zwischen dieser und der a.L. Es genügt hervorzuheben, daß in Peru, wie P. WEISS (1943) feststellte, im selben Endemieherd auf der Hochebene der Anden, gleichzeitig Kranke mit der gutartigen Form (Uta), die der Orientbeule ähnelt, und solche mit der Haut-Schleimhautform (Espundia), die der a.L. eigentümlich ist, leben können. Die Beobachtung von Intermediärformen zwischen Uta und Espundia durch denselben Verfasser (1943) vermindert sehr den Wert der Argumente zugunsten einer Autonomie der beiden Species.

FLOCH (1954) schlägt vor, die Erreger der Tegumentleishmaniose in vier Varietäten der Species L. tropica aufzuteilen, nämlich L. tropica, tropice, die die Orientbeule verursacht, L. tropica brasiliensis, den Erreger der Haut-Schleimhautleishmaniose (a.L.), L. tropica guyanensis, welche die gutartige Hautform der Guyanas und Mittelamerikas hervorruft, und die L. tropica Mexicana, die durch Bevorzugung der Ohrknorpel die „Ulcera de los chicleros" in Mexiko verursacht. MEDINA und ROMERO (1957) nehmen noch eine andere Varietät an, die L. brasiliensis Pifanoi, die für die diffuse, anergische Hautform verantwortlich wäre. Einen ähnlichen Standpunkt nimmt GUIMARÃES (1951) bei der Untersuchung eines in Brasilien vorgekommenen Falles dieser Form (Typus A. Raimundo) ein.

# VII. Züchtung

gelingt mit denselben Methoden, die bei anderen Leishmanien benutzt werden. Außer den Nährböden von NOLLER und N.N.N. wurde auch (CONVIT 1957) Gelose mit Nährglucose (DAVIS) benutzt, der Penicillin und Streptomycin zur Vermeidung sekundärer Verunreinigung zugesetzt wurden.

## 1. Experimentelle Tegumentleishmaniose

Der Rhesusaffe ist das für L. brasiliensis empfindlichste Tier, und die Infektion hat bei ihm annähernd denselben Charakter wie die Krankheit beim Menschen. AMARAL (1941) verzeichnete 100% positive Resultate bei Inoculation in zehn Rhesusaffen. Das Material der Züchtung wurde in die Haut überimpft und rief nach einer Inkubationszeit von 20 Tagen bis 9 Monaten knotig-geschwürige Läsionen mit körneligem Grunde hervor. MARQUES DA CUNHA (1944) sah bei denselben Tieren, daß die Läsionen etwa 2 Jahre nach der Inoculation auf die Nasenschleimhaut übergriffen, und zwar in polypenartiger Form, und beobachtete anschließend das Erscheinen knotig-ulceröser Läsionen auf der Haut der Nase. Nach der Ansicht dieses Verfassers erfolgt der Befall der Nasenschleimhaut kontinuierlich von der Hautoberfläche zur Schleimhaut und nicht durch Metastasen.

GUIMARÃES (1947) beobachtete zum ersten Male beim Hamster (Cricetus auratus) den Befall von Organen nach Inoculation von L. brasiliensis in die Haut oder ins Peritoneum. In bezug auf die L. tropica hatte LAVERAN dieses Phänomen schon 1917 nachgewiesen. Subcutane und intraperitoneale Inoculationen rufen Läsionen in mehr als 90% der behandelten Tiere hervor. Die am meisten befallenen Organe sind in der Reihenfolge der Häufigkeit und der Schwere: Testikel (besonders Hodenscheidehaut), Leber, Darm, Herz, Knochenmark, Milz und Lunge.

Bei weißen und schwarzen Mäusen (Mus musculus var. albina et niger) beobachtete GUIMARÃES (1951) ähnliche Ergebnisse wie beim Hamster. Der Anteil der infizierten Tiere war jedoch wesentlich geringer: 30—40%. Die „cotton rats" (Sigmoideum hispidus hispidus) sind noch weniger empfänglich für die Infektion, denn von acht zeigten nur zwei leichte Veränderungen und vereinzelte Leishmanien in den Organen (GUIMARÃES 1951). Die folgenden Species gelten als unempfänglich: Canis domesticus, Canis brasiliensis, Daysiprocta agouti, Nasua socialis, Cavia aperea, Macaca mullata, Didelphys marsupialis, Metachirus nudicaudatus.

Anders verhalten sich die vom diffusen und anergischen Typ stammenden Erreger. Sie verursachen bei den subcutan inoculierten Tieren knotig-geschwürige Läsionen, ohne jemals die Organe zu befallen. MEDINA und ROMERO (1957) sahen positive Ergebnisse beim Affen (Cebus nigrivittatus et bruneus), Hamster (Cricetus auratus) und der weißen Ratte (Mus musculis, Var. albina). GUIMARÃES (1951) beobachtete mit dem von einem dieser in Brasilien untersuchten Fälle stammenden Material ähnliche Resultate beim Hamster. Bei keinem dieser Fälle fand ein Übergreifen auf die Organe statt. MUNIZ (1953) dagegen erzielte bei zwei aufeinanderfolgenden Passagen Befall der Organe beim Hamster.

## 2. Spontane Tegumentleishmaniose des Meerschweinchens

Die Infektion wurde bei diesen Nagetieren zuerst von H. MEDINA (1946) in den Tierkäfigen des Instituto de Biologia e Tecnologia in Curitiba (Brasilien) beobachtet. Die Krankheit zeigte die Form geschwulstartiger, zum Wachstum und zur Geschwürsbildung neigender Hautinfiltrationen; der Tod der Tiere erfolgt fast immer durch Sekundärinfektion. Die überreichlich in den Läsionen gefundenen Leishmanien sind für den Menschen nicht pathogen, und wurden als neue Species mit dem Namen L. enriette (MUNIZ und MEDINA 1948) angesehen. Sie ruft in den Hautgeweben ein Histiocytengranulom hervor, das schnell fibrocytisch wird. In dieser letzten Phase werden die vorher reichlich vorhandenen Parasiten seltener, um schließlich ganz zu verschwinden.

Die Behandlung mit Antimonverbindungen ist wirksam, führt zur Besserung und sogar völliger Ausheilung.

## 3. Immunität

Diese ist je nach den klinischen Formen der a. L. verschieden. Die gutartige Form (Uta) verhält sich genau wie die Orientbeule. P. WEISS (1943) behauptet, daß „in der Mehrzahl der Fälle die Kranken spontan genesen und für den ganzen Rest ihres Lebens gesund und arbeitsfähig bleiben". Bei der schweren Haut-Schleimhautform ist die Entwicklung anders. Die Infektion breitet sich durch den protrahierten Befall der Mund-Nasen-Rachen- und Kehlkopfschleimhaut aus und zeigt häufige Recidive. Der Rückfall zeigt zwei verschiedene Formen: Reaktivierung alter, stummer oder sogar vernarbter Läsionen und — seltener — Auftreten neuer Efflorescenzen. Bei der diffusen Form, bei der die Parasiten keinerlei Hindernis für ihre Vermehrung finden, und die Gewebe scheinbar für diese das ideale Medium darstellen, ist keine Immunität festzustellen.

Die Existenz langjähriger Einwohner in den großen Endemieherden, die niemals die Krankheit bekommen, läßt an eine natürliche Immunität des Menschen denken. Im allgemeinen jedoch zeigen diese Personen positive Montenegro-Reaktion, so daß man annimmt, daß ihre Immunität durch eine unauffällig gebliebene Infektion erworben wurde. Eine sehr seltsame Tatsache ist die Immunität der von der Kultur abgesondert lebenden brasilianischen Indianer, die Endemiegebiete des Hinterlandes bwohnen. Der wertvolle diesbezügliche Bericht von Roquette Pinto (1954) verdient wiedergegeben zu werden: „Voll Interesse versuchte ich, die „ferida brava" auch bei den Indianern festzustellen, die jedoch nicht befallen werden. Ich haben keinen einzigen Pareci oder Nambiquara gesehen, der davon befallen worden wäre, noch habe ich von einem solchen Falle gehört. Die Infektion hinterläßt immer eine große runzelige, unvergängliche Narbe, die auf dem Körper eines Indianers nicht unbemerkt bleiben könnte." Es handelt sich hier sicherlich nicht um eine rassisch bedingte Immunität, da die benachbarten peruanischen Indianer von der Infektion befallen werden, genau wie Menschen anderer Rasse. Vielleicht ist das Phänomen der Tatsache zuzuschreiben, daß die brasilianischen Indianer die Haut mit einer das Übertragungsinsekt vertreibenden Substanz (Urucú) einreiben.

Die mehrfachen freiwilligen Übertragungen „in anima nobili" zeigten Medina und Romero (1957) die schnelle Entwicklung der Immunität. Diese Verfasser führten bei vier Freiwilligen je drei Inoculationen von lebenden Leptomonen in die Haut aus, und zwar mit Zwischenräumen von 50—80 Std, wobei sie nur ein der ersten Inoculation entsprechendes Leishmaniosegeschwür feststellten. Die erste Inoculation führte also zum Versagen der folgenden zwei.

Immunitätsversuche mit Vaccinen, die durch Bereitung konzentrierter Aufschwemmungen von durch Hitze abgetöteten Leptomonen hergestellt waren, wurden bei Tieren und Menschen durchgeführt. Pessôa (1944) erhielt vollständige positive Resultate beim Rhesusaffen, der als das für L. brasiliensis empfänglichste Tier angesehen wird.

Curban (1942), der frühere Arbeiten Pessôas fortsetzte, führte die Impfung bei Einwohnern eines Endemiebezirkes durch und stellte nach Ablauf eines Jahres fest, daß der Prozentsatz der Infizierten bei der geimpften Gruppe 3,05% betrug, im Gegensatz zu der hohen Zahl von 24,9% bei der nicht geimpften.

# VIII. Pathologische Anatomie

Trotz der großen Zahl der auf diesem Gebiet durchgeführten Arbeiten ist ein genauer Begriff der Entwicklung des histopathologischen Prozesses der a. L. noch nicht möglich. Man kennt die verschiedenen Strukturaspekte gut, ohne jedoch Schlüsse auf ihre Beziehungen zum immunbiologischen Zustand der Infektion ziehen zu können.

Der Grundprozeß der a. L. ist eine Entzündung des Coriums, die anfangs akuten, exsudativen Charakter hat, wie Azulay (1952) bei einer seit 2 Tagen bestehenden Läsion feststellte. In Übereinstimmung mit diesem Befund beobachteten Portugal und Gimenez (1943) und Rotberg (1951) dieselbe akute Reaktion in Form eines entzündlichen Ödems und Infiltration von Neutrophilen, Eosinophilen und Lymphocyten in der 48 Std nach positiver Montenegro-Reaktion entstehenden Papel.

Von nun an nimmt der Prozeß schnell die Form eines entzündlichen chronischen polymorphen Granuloms an, das aus Histiocyten, Plasmocyten und Lymphocyten besteht. Der Anteil dieser Zellen in diesen Läsionen wechselt. So können z.B. die Plasmocyten absolute Vorherrschaft zeigen, was zu einem regelrechten Leishmanioseplasmom führt (Montenegro 1924, Weiss 1927, 1928). Von größter

Bedeutung ist ohne Zweifel der Histiocyt wegen seiner außerordentlichen Chemo-
taxis-Affinität zum Parasiten. Die Leishmanien siedeln sich im Innern dieser
Zellen oder den von ihnen ausgehenden wie Epitheloidzellen und Riesenzellen an.
Nur sehr wenige Parasiten verbleiben in den Interstitien des Bindegewebes. Es
ist daher nicht zu verwundern, daß bei gewissen Läsionen, wie Azulay (1952)
behauptet, eine absolute Vorherrschaft der Histiocyten stattfindet. Dieses Phänomen wird noch deutlicher bei den Läsionen der diffusen anergischen Form, wo
die großen und zahlreichen vaculären Histiocyten unentbehrlich für das Überleben unzähliger Parasiten zu sein scheinen, die sich in ihrem Innern bergen, sich

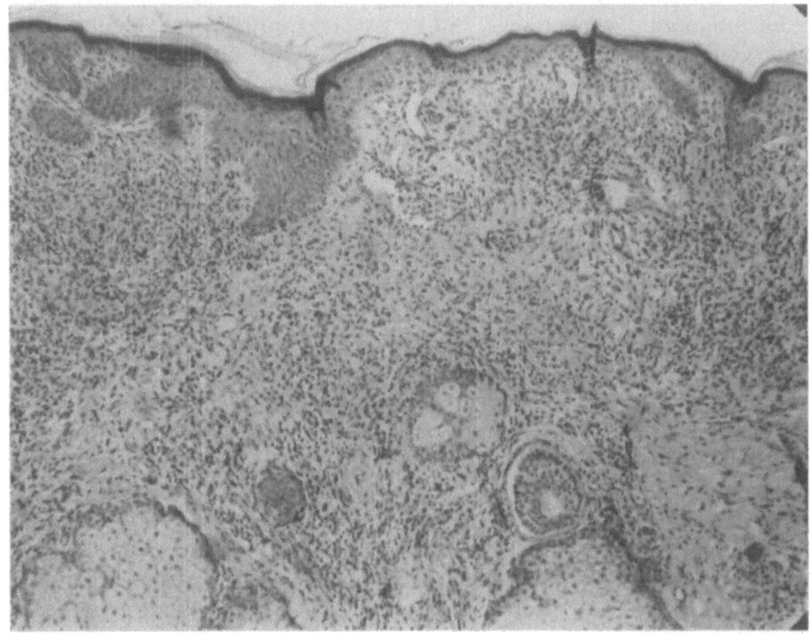

Abb. 10. Amerikanische Tegument-Leishmaniose. Schnitt einer papulo-tuberösen Läsion. Vergr. 100mal

dort außerordentlich vermehren und jeder Art von Therapie trotzen. Die übrigen
Zellelemente, Lymphocyten. Plasmocyten, Epitheloidzellen und Riesenzellen
machen nur einen geringfügigen Anteil des Entzündungsprozesses aus. Aus diesem
Grunde wurde dieser von einigen Forschern (Guimarães 1951) leishmaniöses
Histiocytom benannt.

Die Bedeutung der Histiocyten bestätigt sich auch bei Läsionen anderer
Typen der Krankheit, wo sie gewöhnlich in der Form von Gruppen anzutreffen
sind, die von der großen kompakten und dunklen Masse kleiner, runder Zellen
(Lymphocyten und Plasmocyten) abstechen, Lichtungen (Montenegro 1924)
oder helle Zentren (Buss 1930) bilden, und einen der eigentümlichsten Aspekte
des Granuloms der a.L. darstellen.

Während einer gewissen Zeit wurde vermutet, daß das einfache entzündliche
Granulom die einzige histologische Struktur der a.L. sei (Portugal 1929) und
daß das Tuberkuloidgranulom nur eine Eigentümlichkeit der Orientbeule darstelle. Es wurde indessen festgestellt, daß diese letztere Struktur bei 30% (Rabelo jr. 1934) oder gar 60% (Buss 1930) der Fälle von a.L. besteht. Der klassische Tuberkuloidfollikel der tuberkulösen Läsion ist selten; häufiger sind die
unvollständigen Bildungen kleiner Anhäufungen von Epitheloidzellen oder Riesen-

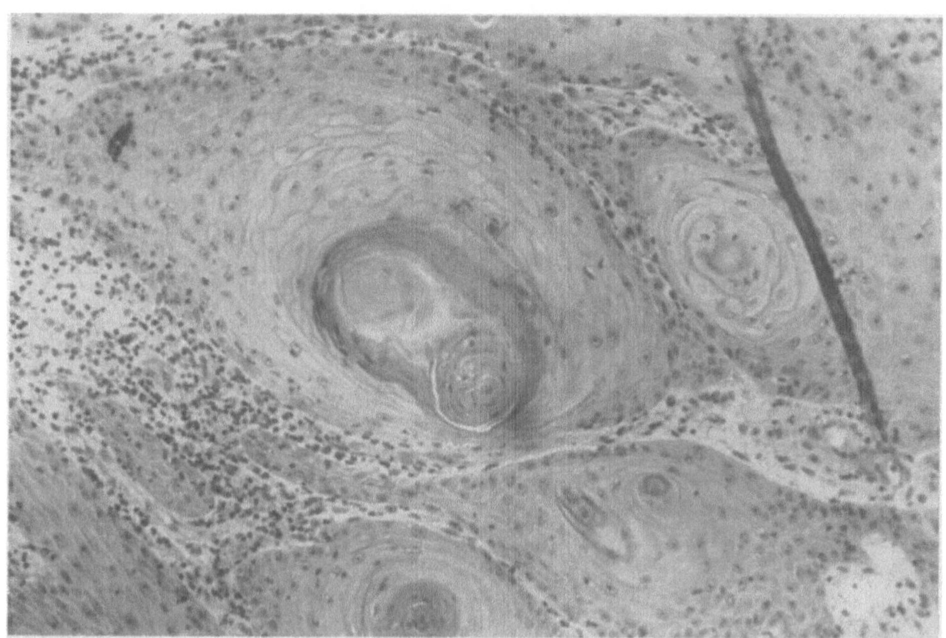

Abb. 11. Amerikanische Tegument-Leishmaniose. Pseudocarcinomatöse Epidermisproliferation. Vergr. 400mal

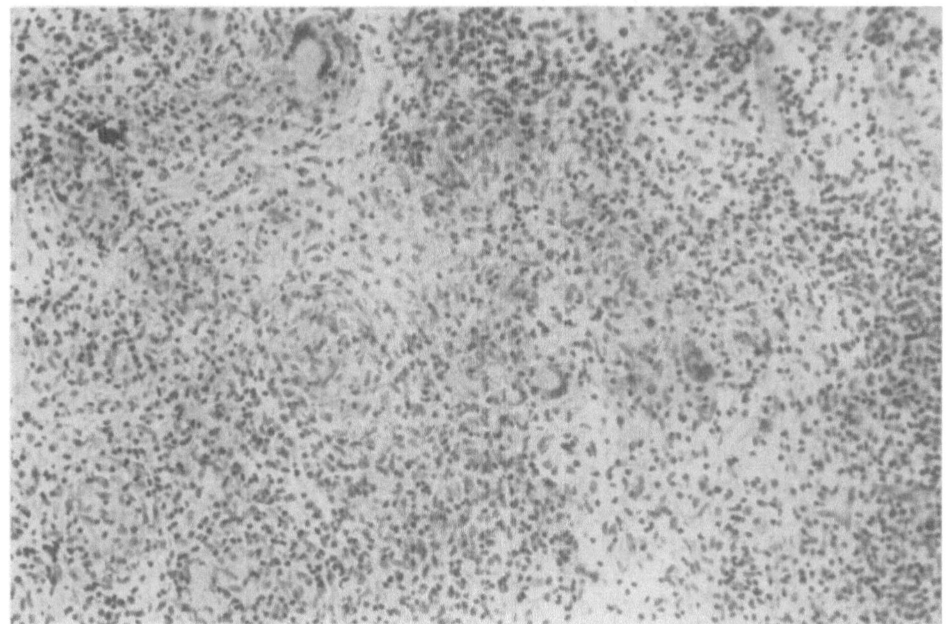

Abb. 12. Amerikanische Tegument-Leishmaniose. Tuberkuloid-Struktur einer tuberösen Läsion

zellen (Azulay 1952). Die Sarkoidstruktur wurde von Madeira (1940) und von Prats, Portugal und Rutowitsch (1943) festgestellt. Rabelo jr. (1934) betrachtet die Lichtungen Montenegros und die hellen Zentren von Buss (1930) als Übergangselemente zwischen den einfachen granulomatösen und den tuberkuloiden Strukturen.

Die granulomatöse Zellinfiltration nimmt den mittleren Teil des Coriums ein, und zwar bald in ununterbrochener massiver Weise, bald in der Form von durch lockere Entzündungsbezirke isolierten Knoten. In der Tiefe ist sie von der Subcutis durch einen Streifen fibrösen Gewebes getrennt. Die Subcutis wird nur bei den knotigen dermo-hypodermalen Formen befallen. Die Dichtigkeit des Granuloms ist im Papillärkörper beträchtlich durch das entzündliche Ödem aufgelockert. An dieser Stelle wird der Parasit am leichtesten beobachtet.

Degenerative Läsionen kommen nur in den Zellen des granulomatösen Infiltrats vor, ohne das Stroma zu erreichen. BUSS (1930) beobachtete Nekrose an den großen Histiocyten der hellen Zentren, und PORTUGAL (1944) stellte dasselbe Phänomen an Epitheloidzellen des leishmaniösen Tuberkuloidgranuloms fest. Bei den im Corium lokalisierten Läsionen befällt die Nekrose eine Zelle nach der anderen, ohne doch den massiven Charakter der Derma-Hypodermaprozesse zu zeigen (BUSS 1930). AZULAY (1952) verzeichnet nur einen Fall von gummaähnlicher Coriumnekrose. Man beobachtet ferner hyaline Degeneration der Plasmazellen (Russelsche Körperchen), sowie Fragmentation der Kerne (Karyorhexis) einiger Zellen. Die durch dieses Phänomen entstehenden basophilen Körperchen können mit den Parasiten verwechselt werden.

Die Gefäßläsionen bestehen im allgemeinen in einer Periangiitis infolge Zellinfiltration, Ödem und Dissoziation der äußeren Tunica. BUSS (1930) beobachtete jedoch Obliterationsprozesse infolge von Endothelproliferation oder Thrombose. PORTUGAL (1944) macht auf die Seltenheit dieser Phänomene aufmerksam, da er sie in einem sehr reichen Material nur einmal feststellen konnte. Die Veränderungen der Epidermis sind sekundär, also vom unterliegenden Entzündungsprozeß abhängig. Es müssen von vornherein Unterschiede zwischen den geschlossenen und den geschwürigen Formen festgestellt werden. Bei den ersteren kann man Atrophie, Acanthose, pseudo-carcinomatöse Proliferation, Ödem, Exocytose und Dyschromie beobachten. Die Atrophie besteht bei den Läsionen, deren umfangreiches und kompaktes Granulom die Epidermis von innen nach außen drückt, so daß sie auf einen schmalen Streifen von wenigen Zell-Lagen ohne Interpapillärzapfen reduziert wird. Bei den Läsionen der diffusen und anergischen Form beginnt das hämatogene Infiltrat in der Tiefe des Coriums, breitet sich schnell und intensiv nach oben aus und verdünnt die Epidermis durch inneren Druck.

Die mäßige Hyperplasie betrifft hauptsächlich das „Stratum spinosum“ und führt nur zu größerer Dicke des supra- und interpapillären Schleimkörpers. Der Kontakt zwischen Epithelium und der aktiven Entzündung des Papillenkörpers ermöglicht die Invasion des ersteren durch das seröse und celluläre Exsudat und führt zu einem intercellulären Ödem und zur Exocytosis der Epidermis. Zwischen den in die interepidermalen Räume eindringenden Zellen können manchmal Makrophagen gefunden werden, die Leishmanien enthalten. In anderen Fällen kann das Ödem intracellulär sein, wobei dann die Malpighi-Zellen hell und geschwollen sind und miteinander in Kontakt bleiben, also ohne die Zwischenräume, die sie normalerweise trennen. Die pseudo-carcinomatöse Proliferation ist unregelmäßig, ungeordnet und weist Bildung von Hornperlen auf, so daß eine Verwechslung mit einem Spinaliom möglich ist. Obwohl diesbezügliche Irrtümer nicht selten sind, ist die Differentialdiagnose nicht schwierig, denn die pseudo-carcinomatöse Hyperplasie zeigt nie die untypischen blastomatösen Läsionen. und das sie umgebende Granulom ist viel intensiver als der peritumorale Entzündungsrand, BUSS (1930) beobachtete, daß die pseudo-carcinomatöse Hyperplasie in den Läsionen stattfindet, deren Papillarkörper reich an hyperämischen Capillaren ist. In Fällen von stark pigmentierter Epidermis kann eine totale Abwanderung des in den Basalzellen befindlichen Melanins in das papilläre Corium stattfinden, wo es von den Melanophoren-Makrophagen aufgenommen wird.

Die Zerstörung der Epidermis und des entsprechenden Teiles des granulomatösen Coriums ist nicht die Folge einer intensiven und massiven Nekrose. Diese wird nur bei den subcutanen Läsionen der a.L. beobachtet. Man nimmt an, daß bei den dermalen Läsionen kleine degenerative Herde in den oberflächlich gelegenen Bezirken des Granuloms vorkommen und daß die nekrotischen Massen durch die Epidermis eliminiert werden (BUSS 1930), was den Beginn der leishmaniösen Geschwüre bedeuten würde. Es besteht kein Zweifel darüber, daß der für dieses Phänomen verantwortliche Erreger die L. brasiliensis ist, wobei die Sekundärinfektion eine geringere Rolle spielt. Die Leishmaniose-Geschwüre sind von nekrotischem Material bedeckt, das vom lebenden Gewebe durch eine Fibrinschicht getrennt ist. Der Grund besteht aus Granulationsgewebe, das reich an hyperämischen Capillaren ist, und aus einem Infiltrat von Leukocyten, Lymphocyten und Plasmazellen. Das Granulom sitzt gleich unter diesem letzteren Bezirk und dringt fast bis in die Hypodermis. Es bietet keine Besonderheiten, die einen Unterschied zu den diesbezüglich schon erwähnten bedeuteten.

Die histologischen Eigenheiten aller Typen der Krankheit stehen in Zusammenhang mit den Merkmalen der ursprünglichen Läsion, bedürfen also keiner eingehenden Erklärung. Wir möchten nur darauf aufmerksam machen, daß die Veränderungen der Epidermis die Ausbildung aller dieser Sondertypen mitmachen, sei es durch Hypertrophie oder Nekrose, sei es durch die Bildung von Krusten infolge des fibrinös-leukocytären Exsudats und der Parakeratose. Beim lupioiden Typ ist die knotige Tuberkuloidstruktur häufig und vorherrschend.

Nur bei den leishmaniösen Knoten des Coriums und der Hypodermis bleibt die Epidermis intakt. BUSS (1930) machte in einer meisterhaften Forschungsarbeit auf die Anwesenheit großer Verkäsungsherde in der Corium-Hypodermiszone des Granuloms aufmerksam, die mit bedeutenden obliterierenden Gefäßläsionen verbunden waren. Bei diesem ungewöhnlichen degenerativen Prozeß der a.L. konnte dieser Forscher durch Züchtung nachweisen, daß die L. brasiliensis der ätiologische Erreger war. Die tiefe Läsion erreichte i.a. die Epidermis nicht.

Ferner ist BUSS (1930) eine vollständige histopathologische Untersuchung der leishmaniösen Lymphadenitis zu danken. Zu Beginn beobachtete er Hyperplasie des lymphoiden Gewebes und des reticulären Stromas, wobei das Phänomen besonders ausgesprochen in den Flemmingschen Keimzentren war. Er bemerkte Gruppierungen von Epithelioidzellen an den Lymphoidsträngen der Rindenzone, gleich unterhalb des Randsinus. Bei den Marksträngen waren diese Erscheinungen seltener und traten später auf. Riesenzellen waren sehr selten. Erweiterung des Lymphsinus. Er beobachtete weiter nekrotische Herde und mäßige leukocytäre Infiltration. Spärliche Leishmanien wurden nur in einigen Fällen in den Epithelioidzellen gefunden. Schließlich bemerkte er noch beginnende Sklerose in der Form cellulärer Proliferationsbezirke mit Produktion interstitieller Bindesubstanz.

Die Beziehung zwischen Parasiten und Gewebsreaktion gemäß dem sog. Lewandowskyschen Gesetz wurde bei der Orientbeule definitiv von KYRLE und REENSTIERNA (1920) bewiesen. Bei der a.L. ist sie umstritten. BUSS (1930) konnte diese Wechselbeziehung bei 94 Biopsien nicht nachweisen, und ebensowenig SAMPAIO (persönliche Mittlg., 1958) bei einem Material von 80 Biopsien. RABELO, PORTUGAL, SERRA und ROCHA (1944) fanden bei der Untersuchung von zwölf Fällen völlige Übereinstimmung zwischen der Tuberkuloidstruktur, der Spärlichkeit der Parasiten und der positiven Reaktion auf das spezifische Antigen. Die Studien der Venezuelaner Schule bei der diffusen Form zeigten, daß die Überfülle der Parasiten mit histiocytärer Struktur und völliger Anergie in bezug auf das spezifische Antigen zusammenfällt.

# IX. Epidemiologie

Die a. L. grassiert in endemischer Form unter den Völkern Amerikas, welche die Gebiete zwischen dem 21. Grad nördlicher und dem 30. Grad südlicher Breite bewohnen, obwohl sporadische Fälle auch bis zum 30. Grad nördlicher Breite beobachtet wurden (Stewart, Duncan und Pilcher 1945). Sowohl in der Ebene wie im Gebirge und den Kordilleren hat man Herde dieser Krankheit festgestellt; in Peru zwischen 1200 und 3000 m ü. d. M. (Herrer 1951) und in Brasilien zwischen 700 und 1500 m (Barboza). Es können Individuen aller Rassen, beider Geschlechter und jeden Alters befallen werden. Das Überwiegen der einen oder anderen dieser Gruppen hängt von regionären Umständen ab.

*Übertragungsweise.* — Alle in den letzten 20 Jahren durchgeführten Arbeiten bestätigten das Forschungsergebnis von Sergent, Sergent, Parrot und Begel (1921) und von Aragão (1928), nach dem der Phlebotomus der Überträger der Tegumentleishmaniose ist.

Der Phlebotomus entwickelt sich in den dunklen und feuchten Schlupfwinkeln von Säugetieren, Vögeln und Amphibien der Wälder und Gehölze, die den Lauf von Flüssen begleiten. Die Mücken sind am Nachmittag und in der Dämmerung tätig; ihr geräuschloser Flug geht bis zur Höchstentfernung von 200 m, so daß sie die am Rande von Wäldern errichteten Wohnungen erreichen können, durch deren Beleuchtung sie lebhaft angezogen werden. Nur die Weibchen sind Blutsauger und daher Krankheitsüberträger. Sie werden durch das Saugen an einer Parasiten enthaltenden leishmaniösen Läsion infiziert. In ihrem Verdauungstractus verwandeln sich die Leishmanien in Leptomonen, die sich schnell vermehren und Vormagen und Speiseröhre blockieren. Nach einigen Tagen, bei einem neuen Stich, eliminiert der Phlebotomus infolge von Regurgitation zahlreiche Parasiten durch den Stechrüssel und infiziert damit den Gestochenen.

Pessôa und Barreto (1943) beschreiben wie folgt die Blutmahlzeit der Haematophaga: „Der Phlebotomus sitzt mit aufgerichteten Flügeln, den Körper parallel zur Haut; die Fühler weichen auseinander, und das Insekt berührt mehrere Male mit dem Ende des Stechrüssels die Haut. In dieser Haltung kann er kurze Strecken auf der Haut zurücklegen, wie wenn er eine für den Stich geeignete Stelle suchte. Schließlich hält er an und führt schnell etwa die Hälfte des Stechrüssels ein. Er beginnt dann sofort den Saugakt mittels Erweiterung des Schlundes durch Betätigung der dort angesetzten Muskeln, und in 15—20 sec beginnt die rote Verfärbung durchzuschimmern. Nach 3—4 min erscheint ein Tröpfchen durchsichtiger Flüssigkeit am Bauchende, so daß er die Haut berührt, und gleichzeitig wird der Stechrüssel zurückgezogen."

Nach den Versuchen von Adler und Ber (1941) scheint es zweifellos zu sein, daß die Übertragung durch den Stich erfolgt und nicht durch die auf der Haut abgelegten Faeces oder durch Zerquetschen des Insekts, wie man eine Zeitlang glaubte.

Es gibt wilde, häusliche und halbhäusliche Species, was die Unterschiede zwischen den verschiedenen Typen der Krankheitsherde erklärt. Der Prozentsatz infizierter Phlebotomen ist sehr niedrig, etwa 2⁰/₀₀. Es besteht also eine Beziehung zwischen der Ausbreitung der Krankheit und der Dichte dieser Diptera. Dies erklärt die von Pessôa und Barreto (1943) an den beiden Ufern des Flusses Tieté — an denen dieselben Species von Phlebotomen vorkommen — gemachte Beobachtung, daß am linken Ufer, wo diese Insekten sehr viel häufiger sind, die Morbidität sehr hoch war, während am rechten Ufer mit einer sehr viel geringeren Häufigkeit nur sporadische Fälle festgestellt wurden. Die Überträger-Arten sind die folgenden. In Brasilien: Phlebotomus whitmani, P. pessoai und P. migonei (der wilden Gruppe), sowie P. intermedius (der halbhäuslichen Gruppe); in Peru, nach Herrer (1951): P. verrucarum, P. peruensis (im Gebiet der Anden), P. intermedius, P. squamiventris und P. panamensis (in waldigem Gebiet); in Venezuela, nach Pifano (1943): P. panamensis, P. migonei und P. longipalpis; in Mexiko (Shattuck 1936): P. panamensis, P. squamiventris und P. intermedius.

Die Jahreszeit der intensivsten Aktivität der Insekten ist der Sommer wegen der starken tropischen Regen, wodurch die Zahl der Phlebotomusmücken zunimmt und infolgedessen auch die der Ansteckungen. Da die Inkubationszeit jedoch 3—4 Monate beträgt, so erscheinen die meisten neuen Fälle erst Ende des Herbstes oder zu Beginn des Winters.

Im Innern der Wälder, wohin kaum das Sonnenlicht dringt, erfolgen die infizierenden Stiche auch während des Tages und nicht nur in der Dämmerung. Der höchste Ansteckungs-Index wird gelegentlich der Abholzung der Wälder festgestellt, wie es bei dem Bau einer Eisenbahn — Estrada de Ferro Noroeste do Brasil, 1907—1908 — der Fall war, wo „eine wahre Epidemie von Geschwüren unter hunderten dort beschäftigter Arbeiter" ausbrach (Pessôa und Barreto 1948). Auch als im Chaco-Kriege (1933—1934) für Truppenbewegungen ein Weg durch den Wald geschlagen werden mußte, wurden 60% der Soldaten eines paraguayischen Truppenteils infiziert (Gonzales und Oliveira y Silva 1935). Es ist wichtig zu betonen, daß die Krankheit völlig verschwindet, wenn das urbar gemachte Land zur Besiedlung und zur Vieh- und Landwirtschaft genutzt wird. Dies geschah z.B. auf den Ländereien des Nordwestens des Staates São Paulo, wo früher die „Úlcera de Baurú" grassierte, und die heute von einer gesunden, von der Krankheit völlig freien Bevölkerung bewohnt werden. Noch anschaulicher ist ein von Pessôa (Pessóa und Barreto 1943) beobachtetes Faktum: Im Jahre 1929 widmete sich Buss dem Studium der Leishmaniose in einer, in einem Waldgebiet des Staates São Paulo gelegenen Siedlung von 150 Slowaken, unter denen er 30—40% Fälle der Krankheit feststellte. Im Jahre 1940 besuchte Pessôa die Ortschaft, und fand eine Stadt mit einigen Tausend Einwohnern ohne einen Fall von Leishmaniose, mit Ausnahme einiger weniger, seit den vergangenen 11 Jahren verbliebener Fälle mit Nasenläsionen und Narben alter Geschwüre. Aus diesen Gründen glaubt Sampaio (1951), daß die Leishmaniose endgültig im Staat São Paulo im Schwinden ist, und zwar in dem Maße wie seine Bevölkerung die Gebiete ausnutzt, die früher von Wäldern eingenommen wurden, welche die Überträger-Moskitos beherbergten.

Die Frage, ob wildlebende Tiere als Wirt des Parasiten dienen, wurde lange Zeit erörtert. Ihre Bejahung würde den Ursprung der Infektion erklären, von der die ersten Pioniere befallen wurden, die in noch nie von menschlichen Wesen bewohnte Wälder eindrangen. Die Aufmerksamkeit aller Forscher wandte sich daher dem Hund (Canis familiaris) zu, da er schon als Träger von L. donovani bekannt war, ohne daß jedoch bei diesen Tieren irgendwelche verdächtige Hautläsionen entdeckt werden konnten. Herrer (1951), der sich auf seine Erfahrungen mit der experimentellen Leishmaniose bei Hunden stützte, widmete sich erneut 3 Jahre lang dem Studium der Angelegenheit in der Provinz Haurochiri in Peru. Unter 293 anscheinend normalen Hunden der Endemiezonen fand er Leishmanien

bei 46, jedoch nur in der Haut der Schnauze. Bei einigen dieser Tiere beobachtete
er makroskopische Veränderungen, die leicht der Aufmerksamkeit entgehen
konnten, nämlich kleine, mit zarter Kruste bedeckte Läsionen, Schwellung der
Nasenlöcher mit Entzündung der entsprechenden Schleimhäute, sehr spärliche
Knoten, Alopeciabezirke und leichte Depigmentierung der Haut. Bei einem erheblichen Prozentsatz dieser Tiere konnte er nichts Anormales feststellen. Die
angetroffenen Leishmanien waren spärlich, so daß die Untersuchung jedes Objekt-
trägers mehrere Stunden in Anspruch nahm. Der sehr oberflächliche Krankheitsprozeß hinterließ keine Narben. Weder im Blut noch den Organen wurden
Parasiten gefunden. Die Häufigkeit der Infektion beim Hunde entsprach der
beim Menschen. Gesunde Hunde, die nach den bekannten Krankheitsherden
gebracht worden waren, wurden nur infiziert, wenn die Morbidität der menschlichen Bevölkerung 20% überstieg. Die Montenegro-Reaktion war bei den infizierten Hunden negativ.

# X. Therapie

Wie AZULAY (1951) behauptet, ist die örtliche Behandlung der a.L. von geringer Bedeutung in Anbetracht der Schwere, des Umfangs und der Ausbreitung
der Efflorescenzen. Aus diesem Grunde genügen in den meisten Fällen antiseptische Maßnahmen und Okklusivverbände, mit dem doppelten Zweck, die
Sekundärinfektion zu bekämpfen und den Stich der Überträgermücken zu verhüten. Kohlensäureschnee, Elektrofulguration und Elektrokoagulation werden
als Hilfsmittel der Chemotherapie verwandt, welche die wesentliche Behandlung
darstellt. Chirurgische Maßnahmen sind zur Korrektur von entstellenden Krank-
heitsfolgen durchgeführt worden.

Die allgemeine Behandlung besteht in der Anwendung von Antimonverbindungen, Arsen und aromatischen Diamidinen.

Das Antimon wurde 1913 von GASPAR VIANA in die Leishmaniose-Therapie
eingeführt und wird seitdem mit wachsendem Erfolg sowohl bei der Tegument-
wie der Organleishmaniose verwandt. Trotz dieser langjährigen Anwendung ist
der Mechanismus seiner Wirkung auf die Parasiten noch unbekannt. NOGUCHI
(1924) stellte fest, daß eine Hemmung der Entwicklung der Kultur erst bei einer
Konzentration von 1% ab eintritt. PESSÔA und BARRETO (1944) beobachteten,
daß die Leishmanien in den Läsionen erst von der 6. oder 8. Injektion an spärlicher
wurden oder verschwanden, aber daß die Erhöhung der Dosierung dieses Phänomen beschleunigte. Die Nebenwirkungen der Antimontherapie stellten ein gewisses Hindernis für ihre Anwendung dar. Sie sind toxischer Art infolge der Kumu-
lation im Organismus (schwere Nierenläsionen, Glykosurie, Ikterus und Myalgien),
durch Unverträglichkeit (Krampfhusten, Übelkeit, Erbrechen, Cyanose) und
durch Überempfindlichkeit (blasiges, pustulöses und Purpura-Exanthem). Mit
dem Aufkommen organischer Verbindungen sind diese Nebenwirkungen sehr viel
milder geworden und gegenwärtig wird die Behandlung sehr gut vertragen.

Es gibt zwei Arten der Antimonverbindungen: das dreiwertige und das fünf-
wertige Sb. Diese letztereren sind weniger toxisch und werden besser vertragen.
Betrachten wir zunächst die dreiwertigen Verbindungen. Das zuerst verwendete
Präparat war Tartarus emeticus (Kaliumantimonyltartarat GASPAR VIANA 1913).
Es wurde in einer 1% Kochsalzlösung verwandt, die durch Berkefeld V-Filter
sterilisiert wurde. Intravenöse Injektion von anfänglich 5 cm³, dann steigend bis
auf 10 cm³. Höhere Dosen hatten bessere therapeutische Wirkung, wurden jedoch
selten vertragen. Die Heilwirkung war langsam, bei den Geschwüren besser als
bei den Vegetationen, und gering an den Schleimhäuten, die manchmal nicht

einmal vernarbten. Trotz dieser Nachteile war zu Beginn des Kampfes gegen die Krankheit der Nutzen dieser Therapie außerordentlich. Eine andere, mineralische Verbindung, die weniger toxisch als Tartarus emeticus war, das Natriumantimonyltartarat, das schon MUIR verwendet hatte, wurde von PESSÔA und ROTBERG (1947) erprobt, und zwar durch die intensive Methode der langsamen intravenösen Injektion großer Dosen im Zeitraum von 2 Tagen. In der Hälfte der Fälle waren die Ergebnisse recht ermutigend, in den übrigen Fällen wurde keine oder mäßige Wirkung erzielt. Die organischen dreiwertigen Präparate stellten wegen der Einfachheit der intramuskulären Anwendung und der besseren Verträglichkeit einen großen Fortschritt dar. Das Neo-Antimosan (Fuadin „Bayer") ist Antimon-III-Brenzkatechindisulfosaures Natrium in einer 6,3%-Lösung. Es enthält 13,5% Antimon, also per cm³ 0,0085 Sb. Intramuskuläre Injektionen von anfänglich 1,5 cm³, dann steigend, bis 5 cm³ erreicht werden. Die Kurdosis beträgt 30 cm³. Die Behandlungen können mit Unterbrechungen von 2—3 Wochen wiederholt werden. Unverträglichkeitssymptome können vorkommen, sind jedoch seltener. Die argentinischen Forscher VACCAREZZA (1935), MAZZA und CORNEJO (1939) und ROSSELLO (1942) fanden Fuadin dem Tartarus emeticus in der Wirkung auf die Schleimhäute überlegen. PESSÔA und BARRETO (1948) dagegen finden, daß es in bezug auf die Narbenbildung jenem Medikament deutlich unterlegen ist. Das Präparat wird von der Firma Winthrop unter dem Namen „Repodral" fabriziert.

Die 1916 von CARONIA in die Therapie eingeführten fünfwertigen Antimonverbindungen bieten den Vorteil bei höherer Wirksamkeit sehr viel weniger giftig zu sein als die dreiwertigen. Trotzdem wurden sie bis zu einem gewissen Zeitpunkt wenig bei der a.L. verwandt, für deren Behandlung man die dreiwertigen Verbindungen vorzog. Das Neostibosan „Bayer" (p-amino-Phenylstibinat-p-acetylamino-phenylstibinat des Diäthylaminantimoniats (Komplexverbindung) mit einem Gehalt von 42—43% an fünfwertigem Sb ist mit großem Erfolg bei Kala-Azar angewandt worden. CANAL FEIJOO und RUIZ (1932) haben es bei der a.L. in intravenösen Injektionen von 0,2 und 0,3 g, in Serien von 12 Injektionen appliziert, und zwar mit guter Wirkung auf die Hautläsionen, während die Läsionen der Schleimhaut weniger gut reagierten. Glucantime (2168 RP Specia) ist das Antimoniat des N-Methylglutamins, eine Verbindung des fünfwertigen Sb, die 28% des Metalloids enthält. Es wird in 30%-Lösung intramuskulär oder intravenös angewandt. Die übliche Dosis ist 0,10 g per kg Körpergewicht und es können täglich bis zu 20 cm³ des Präparates injiziert werden, doch werden in der Praxis 5 cm³ mit ausgezeichneten therapeutischen Erfolgen verwandt. Gute Erfolge mit diesem Medikament wurden bei der a.L. von A. PUPO (1951), CORNEJO (1951), FLOCH (1951), AZULAY (1951), CORRÊA und ELIZABETSKY (1952) und N. GUIMARÃES und Y. SILVA (1957) verzeichnet. Sehr gute Verträglichkeit und gute Wirkung auf die Läsionen der Haut, Schleimhäute und Knochen.

Die Arsenpräparate EHRLICHs, Atoxyl, Arsacetin, Arsenobenzol und Neo-Arsenobenzol haben keine Wirksamkeit bei der Behandlung der a.L. gezeigt. A. PUPO (1924) hat mit beachtlichem Vorteil das Arsen in der Form des in alkalischer Flüssigkeit (Eparseno de Pomaret) stabilisierten Aminoarsenophenols in die therapeutische Praxis eingeführt; das Produkt war schon mit Erfolg von JEANSELME in der Behandlung der Syphilis verwandt worden. Es entspricht dem Präparat No 592 EHRLICHs, d.h. dem Dioxy-diamin-arsenobenzol, das 40% Arsen enthält. A. PUPO (1951) behauptet, daß sich dieses Mittel in den letzten 25 Jahren in der Therapie der a.L., besonders der Schleimhautläsionen, am wirksamsten gezeigt hat. PESSÔA (1941) stimmt mit ihm darin überein, daß es das beste Medikament für die Schleimhautläsionen ist. BARRETO (1935), der sich auf große Erfahrungen stützt, ist der Ansicht, daß eine sichere und definitive Wirkung auf die Schleimhäute nur in 30% der behandelten Fälle zu beobachten ist, denn bei den übrigen sind häufige Rezidive zu verzeichnen.

Das Präparat wird intramuskulär oder intravenös verabreicht, doch ist die letztere Injektion vorzuziehen. Die Injektionen, in Serien von 10, werden jeden 2. Tag und mit Unterbrechungen von 10—15 Tagen zwischen 2 Serien verabfolgt. Die Gesamtdosis kann 50 Injektionen erreichen. Das Auftreten der Herxheimer-Reaktion, oft mit Fieber, das während der ganzen Dauer der Behandlung anhält, ist häufig. Die Vernarbung der Hautläsionen erfolgt schneller als unter der Behandlung mit Antimonverbindungen. Dagegen vollzieht sich das Verschwinden der Parasiten aus den Geweben ebenso langsam wie unter der letzteren Therapie, d.h. erst nach der 6.—8. Dosis.

A. PUPO schlug 1935 die Verwendung des Natriumarsenits als eines weniger kostspieligen Produkts zur Bekämpfung der leishmaniösen Endemie vor. Die von ihm angeratene Zusammensetzung ist die folgende:

$$
\begin{array}{ll}
\text{Natriumcarbonat anhydr.} \ \Big\} \ \overline{aa} & \\
\text{Ac. arseniosum} & 0{,}25 \text{ g} \\
\text{Natriumchlorid} & 2{,}0 \text{ g} \\
\text{Aq. dest. q. s. ad} & 250 \text{ cm}^3.
\end{array}
$$

In Ampullen von 2—5 cm³ abfüllen. Jeder cm³ entspricht 1 mg N-Meta-arsenit (Na As O$_2$).

SNAPPER (1952) verwandte, ebenfalls mit ausgezeichnetem Erfolg, 2-Hydroxy-stilbamidin in einem schweren Fall der Haut-Schleimhautform. Die Dosis war 225 mg gelöst in 200 cm³ Glucoselösung (5%) für intravenöse Infusion. Gesamtdosis 6,1 g.

Im „Serviço de Leishmaniose" beobachteten PESSÔA und BARRETO (1948) gute Wirkung dieser Behandlung, die jedoch deutlich geringer war als die des Tartarus emeticus und des Eparsens. Sie meinen daher, daß sie nur für Fälle von Unverträglichkeit dieser Medikamente reserviert werden solle.

FURTADO, BRENER und BATISTA haben 1959 drei neue Antimonverbindungen in der Behandlung der tegumentären amerikanischen Leishmaniose geprüft. Das erste dieser Präparate ist ein Natrium- und Antimonglutonat (Triostib der Firma Wellcome), ein trockenes Pulver mit 30% dreiwertigen Antimons, das in 3,5 ml aufzulösen und in der Dosis von 0,225 g intravenös zu verabfolgen ist. Das zweite Präparat, Antimoniumdimercatosuccinat-K oder TWSb (Sulfantimon der Firma Fontoura-Wyeth), ist ebenfalls in Aqua bidestillata in der Dosis von 0,200 g aufzulösen und soll täglich intravenös injiziert werden; Serie von 15—20 Ampullen. Das letzte Präparat schließlich ist ein Natriumstiboglutonat (Pentostan Wellcome) in stabiler, 100 mg Antimon enthaltender Lösung für tägliche intravenöse Injektion von 6 ml. Die Verträglichkeit von Pentostan war vorzüglich, ohne irgendwelche Nebenwirkungen, die bei den erstgenannten zwei Präparaten, wenn auch in milder Form, auftreten.

Auch die aromatischen Diamidine sind, wenn auch in geringerem Maße, zur Behandlung der a.L. verwandt worden, und zwar mit eindeutigem Erfolg. Von ORSINI (1952), ALEIXO und FURTADO (1952), Y. SILVA (1952), AZULAY, VIVAS und AZULAY (1953) und FURTADO (1956) wurde das Pentamidin (Diamino-diphenoxy-pentan, Lomidine „Rhodia") benutzt. SNAPPER (1952) verwandte, ebenfalls mit ausgezeichnetem Erfolg, das 2-Hydroxystilbamidin in einem schweren Fall der Haut-Schleimhautform, und zwar intravenös in der Dosis von 225 mg in 200 cm³ 5% Traubenzuckerlösung. Die Gesamtdosis betrug 6,1 g. Die empfohlene Dosis ist 2,5 mg per kg Körpergewicht, täglich oder jeden 2. Tag, intramuskulär, Serie von 10 Injektionen. Die gute Wirkung ist sowohl bei den Haut- wie den Schleimhautläsionen deutlich. Das Medikament wird besonders für die Fälle empfohlen, die gegen andere Therapien resistent sind; es kann ohne Nachteil abwechselnd mit den Antimonpräparaten gebraucht werden.

Auch einige Antibiotica wurden mit gutem Erfolg in der Behandlung der a. L. verwandt.

INSAURRALBE, RAMIREZ und BOGINO (1953) verzeichneten in Paraguay einen großen Erfolg bei zwei Kranken mit Läsionen der Nasen-Gaumen- und Rachenschleimhaut, die mit Terramycin-Injektionen — 100 mg alle 12 Std — behandelt wurden. Sie stellten völlige Vernarbung fest, und zwar in dem einen Falle nach 20, in dem anderen nach 30 Tagen. CORNEJO (1956) stellte dagegen bei fünf „per os" mit diesem Antibioticum behandelten Fällen völlige Unwirksamkeit fest.

LEITE GOMES (1955) versuchte in Brasilien bei fünf Kranken das „per os" verabreichte Aureomycin mit außerordentlichem Erfolg. Er erzielte damit die Abheilung aller Efflorescenzen, einschließlich einer verrucösen. Das Medikament wurde alle 6 Std peroral in der Form von Kapseln mit 250 mg gegeben. Heilung nach Verabfolgung von 100—200 Dosen. Auch AZULAY (1956) verzeichnete ebenfalls einen Fall von Heilung mit diesem Antibioticum. Es gibt jedoch andere Fälle, in denen mit Aureomycin nicht dieselben ermutigenden Resultate erzielt wurden.

Der große Erfolg, der in der Behandlung der Blastomykosen und anderer durch Hefen erzeugter Mykosen mit dem von GOLD, STOUT, PAGANO und DONOVICK (1955) entwickelten Amphotericin-B erzielt wurde, veranlaßte T. FURTADO u. Mitarb. (1959) und C. LACAZ (1959), dieses Antibioticum bei der amerikanischen Leishmaniose zu versuchen.

Die wachstumshemmende Wirkung des Amphotericin-B auf Leishmanien-Kulturen wurde von T. FURTADO, CISALPINO und SANTOS (1960) und von SILVA (1960) bewiesen.

Das Amphotericin wurde aus Kulturen eines Aktinomycetums Streptomyces (Kultur M. 4575 des Laboratoriums Squibb) gewonnen. Dank verschiedener Löslichkeit wurden zwei Substanzen isoliert, die verschiedenen Absorptionszonen der ultravioletten Strahlen entsprechen. Auf diese Weise wurden die Amphotericine A und B erhalten. Obwohl das erstere ein breiteres Wirkungsspektrum für Hefen und Pseudohefen besitzt, ist es dem letzteren in der Wirkung auf Pilze der sog. Blastomykosen unterlegen. Die Medikation kann „per os" in der Form von Tabletten zu 200 mg Amphotericin A/B in der Dosierung von 8—16 pro Tag durchgeführt werden. Diese Therapieform wurde von T. FURTADO (1961) in fünf Fällen von amerikanischer Leishmaniose versucht, doch waren die Ergebnisse fast gleich Null. Das Amphotericin-B wurde zum ersten Male bei der Haut-Leishmaniose intravenös von FURTADO (1959) und LACAZ (1959) in vier bzw. drei Fällen verwandt, und zwar mit absolutem Erfolg bei allen Patienten. Die Anfangsdosis kann 12,5—25 mg betragen und bei guter Verträglichkeit dann sofort auf die Höchstdosis von 50—75 mg gesteigert werden, beträgt also 1—1,5 mg per kg Körpergewicht. Die intravenöse Infusion soll langsam, im Mittel während 6 Std, erfolgen. Fieber, Schüttelfrost, Übelkeit, Erbrechen, Unwohlsein und Gelenkschmerzen sind dabei häufige Begleiterscheinungen. Um diese zu vermeiden, werden gleichzeitig 10 mg Prednisolon oder 8 mg Triamcinolon oder 500 mg Acetylsalicylsäure gegeben. Es ist ferner zweckmäßig, der Glucoselösung 10 mg Prednisolon beizufügen, um eine Sklerosierung der Vene zu verhindern.

Bei den Patienten, die dieser Therapie unterzogen werden sollen, ist vorher festzustellen, daß keine Proteinurie besteht. Ferner ist der Blutharnstoff zu bestimmen und ein EKG anzufertigen.

SAMPAIO, GODOY, PAIVA, DILLON und LACAZ (1960) haben 20 Fälle von amerikanischer Leishmaniose mit Amphotericin-B behandelt. Bei 10 dieser Kranken handelte es sich um die Haut-Schleimhaut-Form, bei den anderen 10 um die Hautform. Die Dauer der Krankheit schwankte bei 15 Patienten zwischen den Extremen von 33 bis 2 Jahren und bei den übrigen 5 zwischen einem Jahr und 45 Tagen. Diese letzteren Kranken waren vorher nicht behandelt worden.

Von den 20 in der geschilderten Weise behandelten Kranken wurden 19 völlig geheilt. Nur einer, Fall 17, zeigte nur geringfügige Besserungen durch die intravenöse Behandlung mit insgesamt 1800 mg. Auch dieser wurde jedoch durch lokale Infiltration von 300 mg Amphotericin-B geheilt. Die höchste Gesamtdosis betrug 2100 mg, die geringste 725 mg. Die nötige Behandlungsdauer betrug höchstens 77 Tage und mindestens 32 Tage, im Mittel 45 Tage.

Bei einem von fünf Patienten ergab die 4—10 Monate lange Katamnese nach 7 Monaten eine rezidivierende Affektion am Nacken. Die neueingeleitete Behandlung mit einer Gesamtdosis von 1175 mg Amphotericin-B führte zur Vernarbung.

FURTADO (1961) behandelte zehn Fälle von amerikanischer Leishmaniose mit Amphotericin-B, wobei er dieselbe Methode wie SAMPAIO u. Mitarb. benutzte. Es handelte sich um je fünf Fälle der Hautform und der Haut-Schleimhautform. Die bei dieser Gruppe verwandten Gesamtdosen betrugen 1500 bis 50 mg, diese letztere in einmaliger Verabreichung, da der Patient vorher innerhalb von 3 Monaten 1440 Tabletten von 200 mg erhalten hatte. Bei den übrigen Fällen schwankte die Dauer der Behandlung zwischen 73 und 22 Tagen. Die zur Vernarbung nötigen Gesamtdosen standen nicht immer im Verhältnis zur Dauer der Erkrankung. So benötigten seit 15 und 5 Jahren kranke Patienten für die Heilung Gesamtdosen von 700 bzw. 900 mg, während vor 3 und 4 Monaten Erkrankte nur mit Gesamtdosen von 1450 und 1350 mg geheilt werden konnten. Aus Europa berichteten kürzlich SCHIRREN und NEUNER über die günstige Beeinflussung einer gegenüber konventionellen Mitteln resistenten südamerikanischen Hautleishmaniose durch Amphotericin-B-Infusion.

Die klinischen Formen, die einer größeren Gesamtdosis zur Heilung zu benötigen scheinen, sind die mit Befall der Schleimhäute oder mit disseminierten Hautaffektionen, besonders ulcerierten, wuchernden, papillomatösen und verrukösen. Für die letzteren drei Formen empfehlen SAMPAIO u. Mitarb. die örtliche Infiltration mit Amphotericin-B.

Zu den in dieser Übersicht besprochenen 30 geheilten Fällen, die Haut- und Haut-Schleimhaut-Fälle einschließen, gesellt sich ein Fall der diffusen Form, bei dem nach Mitteilung von Prof. Dr. NEWTON GUIMARÃES (Salvador, Bahia 1962) mit Amphotericin-B ebenfalls vollständige Wiederherstellung erreicht wurde. Dies wäre der erste in Heilung ausgehende Fall dieser seltenen Krankheitsform, die bisher allen üblichen Medikamenten getrotzt hat. Der einzige Vorbehalt bezieht sich auf die noch kurze Dauer der Katamnese.

Das in 50 mg enthaltenden Fläschchen gelieferte Amphotericin-B ist ein gelbes lyophilisiertes Pulver mit einem Zusatz von 41 mg Natriumdesoxycholat und Natriumphosphat. Es muß in 500 ml einer 5%igen Dextroselösung aufgelöst werden. Man erhält auf diese Weise eine gepufferte kolloidale Lösung, die langsam intravenös injiziert werden kann. Die Behandlung darf nur im Krankenhaus durchgeführt werden.

# XI. Prophylaxe

Diese beruht auf der Unterbrechung der epidemiologischen Krankheitskette, die aus Infektionsquelle — Überträger — gesunder Mensch besteht.

Die vorbeugenden Maßnahmen sind im Sinne der Ausmerzung der Infektionsquellen, der Bekämpfung der Überträger und des Schutzes der gesunden Bevölkerung zu orientieren. Der an Leishmaniose erkrankte Mensch oder Hund, dieser letztere nach den neueren Forschungen HERRERS (1951), sind die Versorger des Phlebotomus, des Krankheitsträgers. Die sog. spezifische Behandlung führt nicht zu schneller Sterilisierung der Hautefflorescenzen, welche die Leishmanien enthalten. Aus diesem Grunde ist die Entfernung der Kranken aus dem Endemiebezirk bis zu ihrer völligen Heilung die wichtigste Maßnahme. Falls jedoch die befallene Gegend eine gründliche Veränderung ihrer phytographischen Physiognomie erfährt, indem der Wald durch gesunde Wohnungen oder Felder für die Land- und Viehwirtschaft ersetzt wird, wie in den erwähnten Beispielen, so ist diese Maßnahme unnötig, da der Überträger verschwindet. Die Entfernung der Kranken hat befriedigende Erfolge gegeben gelegentlich einer kleinen Epidemie in Rio de Janeiro, und zwar in Vororten am Rande der Wälder, welche die Stadt umgeben, in denen aus dem Innern des Landes gekommene Kranke lebten. Da es sich um wenige Patienten handelte, machte die Verlegung keine Schwierigkeiten. Bei den großen Epidemien des Hinterlandes scheitert die Maßnahme an der großen Zahl der Kranken und aus wirtschaftlichen Gründen.

Die völlige Ausrottung des Überträgers ist nur durch sanitäre Maßnahmen möglich, deren Ausführung den Bereich des Sanitätsbeamten überschreitet. Die Anwendung von DDT und Gamexan kann hervorragende praktische Ergebnisse zeitigen, wie schon bei der Prophylaxe des Kala-Azar bewiesen wurde. In Brasilien hat GUIMARÃES (1955) bezüglich der a.L. mit der Verwendung von DDT vollständigen Erfolg erzielt.

Der Schutz der Gesunden hängt wesentlich vom Grad der Erziehung der gefährdeten Bevölkerung zur Hygiene ab. Eine der wichtigsten Vorsichtsmaßnahmen ist das Abstandhalten von den Wäldern, besonders nachmittags und in den ersten Nachtstunden. Selbst eine provisorische Wohnung sollte in mehr als 200 m Entfernung vom Walde errichtet werden. Der Schutz durch Kleidung, Gamaschen und Handschuhe ist in der heißen Zone, wo die Krankheit am häufigsten ist, unmöglich. Aber selbst bei der Bevölkerung der peruanischen Anden, wo die Kälte zum Gebrauch von Kleidung zwingt, die fast den ganzen Körper bedeckt, besteht die Endemie seit langen Jahrzehnten weiter, da das Gesicht den in jenen Gegenden lebenden Phlebotomen ausgesetzt bleibt.

Der von PESSÔA und BARRETO (1948) angeratene Gebrauch von engmaschigen Moskitonetzen (Typ Etamin) ist zweifellos nützlich.

Insektenverscheuchende Mittel sind ratsam für Arbeiter, die im Innern der Wälder tätig sind (Gummisammler, „Chicleros", Holzfäller, Holzhändler usw.). Als wirksamste werden DDT in Pulverform, Sulfur praecipitatum zu 25% in einer „vanishing cream" und 25% Rotenonlösung empfohlen.

Auch die Schutzimpfung ist anzuraten. PESSÔA (1941) beobachtete bei einer Gruppe von 1127 Personen einer Endemiezone, daß von 444 geimpften 2,7% erkrankten und von 683 nicht geimpften 15,6%.

## Literatur

ALEIXO, J.: Leishmaniose tegumentar americana linfangitíca. 1a. Reun. An. Dermato-Sif. Brasil. **1**, 115 (1945). — Contribuição ao estudo da Reação de Montenegro. An. Fac. Med. Univ. M. Gerais **4**, 131 (1945). — Leishmaniose com localização genital. An. bras. Dermat. Sif. **20**, 89 (1945). — ALEIXO, J., y T.A. FURTADO: Tratamento das localizações mucosas da leishmaniose tegumentar americana pela diamidina-difenoxi-pentana. Brasil. méd. **66**, 246 (1952). — ALMEIDA, M.A. DE: Sôbre a localização das lesões secundárias da leishmaniose tegumentar americana (nota prévia). Brasil-méd. **67**, 415 (1953). — ALMEIDA, T.R.: Contribuição ao estudo da intoxicação pelo amino-arsenofenol no tratamento da leishmaniose das mucosas. Rev. paul. Med. **41**, 9 (1952). — AMARAL, A.D.F.: Contribuição para o estudo da inoculação experimental da Leishmania brasiliensis. An. Fac. Med. S. Paulo **17**,

303 (1941). — Inoculação experimental de M. rhesus por Leishmania brasiliensis. Rev. Med. Cirug. S. Paulo 1, 322 (1941). — ANCONA LOPEZ, A.: Tratamento da Leishmaniose pelo Bismuto. Rev. paul. Med. 27, 196 (1945). — ANDRADE, C.: Formas raras da Leishmaniose ocular. Rev. Ophthal. S. Paulo 1, 217 (1932). — AQUINO, F.P.: Estudo estatístico das formas mucosas da Leishmaniose no Serviço de Oto-Rino-Laringologia da Santa Casa de S. Paulo, com considerações de ordem profilática. Rev. bras. Oto-rino-laring. 13, 241 (1945). — ARAGÃO, H.B.: Transmissão da leishmaniose pelo phlebótomo. Folha méd. 8, 13 (1928). — ARANHA CAMPOS, J.: A intradermo-reação de Montenegro no pênfigo tropical. Arch. Hig. (S. Paulo) 2, 121 (1944). — A „Bogalita" no tratamento da Leishmaniase. Rev. paul. Med. 32, 87 (1948). — ARBENZ, G.O.: Considerações sôbre alguns casos de cura espontânea de lesões nasais de cobaias infectadas experimentalmente com Leishmania enriette, Muniz & Medina, 1948. Rev. paul. Med. 44, 133 (1954). — AZULAY, R.D.: Sôbre um caso de leishmaniose simulando granuloma venéreo. An. bras. Derm. Sif. 22, 58 (1947). — Leishmaniose, com reação tipo Herxheimer ao tártaro emético e ao eparseno. An. bras. Derm. Sif. 24, 184 (1949).— Leishmaniose tegumentar, Faculdade de Ciências Médicas. Tese, Rio de Janeiro, 1952. — Caso de leishmaniose curado pela aureomicina. An. bras. Derm. Sif. 31, 172 (1956). — AZULAY, R.D., A. VIVAS y E. AZULAY: Caso de leishmaniose tegumentar simulando sífilis (face), e framboesia (membros inferiores), tratado com sucesso por uma diamidina. An. bras. Derm. Sif. 28, 265 (1953).

BALZER, R., P. DESTOMBES, SCHALLER et CH. SÉRIE: Leishmaniose cutanée pseudo-lepromateuse en Ethiopie. Bull. Soc. Path. exot. 53, 293 (1960). — BARBOSA J.F.: A intradermo-reação de Montenegro. Rev. bras. Oto-rino-laring. 13, 241 (1945). — BARBOZA, JOSÉ EUGÊNIO DE REZENDE: Dados estatísticos sôbre casos de leishmaniose das mucosas da Santa Casa de S. Paulo. Rev. Otolaring. S. Paulo 4, 727 (1936). — BARRETO, JOSÉ FREIRE DE MATOS: Leishmaniose nasal e o seu tratamento local pela fulguração e pela diatermo-coagulação superficial. Rev. Otolaring. S. Paulo 2, 295 (1934). — Das formas mucosas da leishmaniose tegumentar americana e seu tratamento. Rev. Otolaring. S. Paulo 3, 446 (1935). — Discussão do tema Leishmaniose. 2a. semana de Oto-rino-laringo-logia. Rev. Otolaring. S. Paulo 4, 727 (1936). — BARRIENTOS, LUIZ PRADO: Um caso atípico de leishmaniose cutâneo-mucosa (Espundia). Mem. Inst. Osw. Cruz 46, 415 (1948). — BELTRAN, E., y M. E. BUSTAMANTE: Dados epidemiológicos acerca de la „Ulcera de los chicleros" (Leishmaniasis americana) en México. Rev. Inst. Sulubr. Enferm. trop. (Mex.) 3, 1 (1942). — La leishmaniasis forestal cutânea en México. Atas da 11a. Conf. Sanit. Pan Amer., Rio de Janeiro 1942, S. 333—337. — BEZERRA COUTINHO: O polipo na leishmaniose. An. Fac. Med. Recife 2, 26 (1935). — Contribuição à patologia da Leishmaníase americana. An. Fac. Med. Recife 2, 14 (1935). — BIER, O.G., u. N. PLANET: Über die Serologie der Lepra. VI. Anwendung der Witebskyschen Methode zur Herstellung eines Antigens für Komplementbindung bei Lepra mit Streptothrix leproides. Arch. Schiffs- u. Tropenhyg. 41, 565 (1937). — BRENER, Z.: A reação de fixação do complemento com antigeno de L. brasiliensis na leishmaniose tegumentar americana e na doença de Chagas. Hospital (Rio de J.) 41, 269 (1952). — BUSS, G.: Die amerikanische Hautleishmaniose. Arch. Derm. Syph. (Berl.) 158, 202, 223 (1929); 159, 555 (1930). — Untersuchung mit Leishmania Vakzine. Arch. Schiffs u. Tropenhyg. 33, 65 (1929). — BUSS, G.: Die amerikanische Hautleishmaniose. Arch. Derm. Syph. (Berl.) 159, 555 (1930).

CANAL FEIJOO, E.J., u. C.A. RUIZ: Accion comparada de diferentes preparados de antimonio en el tratamiento de la leishmaniosis cutáneo-mucosa. Reun. Soc. Argent. Pat. Reg. Norte 7, 565 (1932). — CANTIDIO, W.M.: Leishmaniose em Fortaleza. Ceará méd. 20, 61 (1950). — CARDOSO, A.D.: Cirurgia plástica na leishmaniose cutâneo-mucosa. Rev. Hosp. N.S. Aparecida 6, 243 (1953). — CARVALHO, J. AFONSO DE: A próposito de um caso de leishmaniose ocular. Bol. Soc. Méd. Hosp. Bahia 10, 162 (1935). — CERQUEIRA FALCÃO, E.: O polipo nasal na leishmaniose. Brasil-méd. 49, 853 (1935). — CERRUTI, H., y V. A. ZAMITH: Sôbre um caso de Linfangite do tipo gomado por leishmaniose tegumentar americana. Rev. paul. Med. 33, 246 (1948). — COHEN, D.M., M. GOLD y LEVITSKY: Cutaneous leishmaniasis. Arch. Derm. 71, 407 (1955). — CONVIT, JACINTO: Leishmaniasis tegumentaria difusa. Nueva entidad clinico patologica parasitaria. Trabalho inédito. Caracas 1959. — CONVIT, J., O. REYES y F. KERDEL VEGAS: Leishmaniasis tegumentaria difusa. VI. Congr. Nacional de Ciencias Medicas Caracas, Nov. 1955. — CONVIT, J., C.J. ALARCON, MEDINA, RAFAEL, O. REYES y F. KERDEL: Leishmaniasis tegumentária difusa. Nueva entidad anatomo-clínica. Trabajo leido en el Congreso Ibero-Latino-Americano, México, 1956. — CONVIT, J., y CARLOS ALARCON: Leishmaniose tegumentaria difusa. Nueva entidad nosologica. XI. Congr. Internac. de Dermatologia, Estocolmo 1957. — CONVIT, J., y P. LAPENTA: Sobreun caso de Leishmaniose tegumentaria de forma disseminada. Rev. Policlin. Caracas 17, 153—158 (1948). — CORDERO, A.A.: El boton de Oriente. La reciente aparicion, en nuestro medio, de varios casos introducidos por inmigrantes italianos. Prens. méd. argent. 36, 1775 (1949). — CORDERO, A.A., H. BOETTRICH, R. CORTI y C. URSI: Nuevos casos de boton de Oriente. Pren. méd. argent. 37,

279 (1950). — Cordero, A. A., y R. N. Corti: Leishmaniosis. Pren. méd. argent. 40, 3467 (1953). — Cordero, A. A., y H. Lynch: Leishmaniosis tegumentaria vegetante americana. Rev. argent. Dermatosif. 62, 425 (1950). — Cordero, F. A.: American leishmaniosis. Arch. Derm. Syph. (Chic.) 62, 425 (1950). — Cornejo, A.: Leishmaniosis cutáneo-mucosa americana; su tratamiento con glucantime (nota prévia). Prens. méd. argent. 38, 819 (1951). — Leishmaniosis cutaneo-mucosa americana. Ensayo de sua tratamiento po terramicina. Pren. méd. Argent. 43, 893 (1956). — Corrêa, A., y M. Elisabetsky: Ação do antimoniato de N-metilglucamina sôbre as lesões mucosas da leishmaniose tegumenta americana. Publ. méd. (S. Paulo) 22, 13 (1952). — Corrêa, A., y G. de Rocha Brito: Traitement de la eishmaniose muqueuse sud-amlericaine par la diaminophenoxypentane. Bull. Soc. Path. exot. 47, 513 (1954). — Corrêa, Clovis: A intradermo-reação de Montenegro na tuberculose. Acta méd. 6, 91 (1940). — Corrêa, M. O. A.: Técnica do preparo da vacina e antigeno para a leishmaniose tegumentar americana. Rev. Inst. A. Lutz (S. Paulo) 1, 389 (1941). — Costa, O.: Polipo da leishmaniose. Brasil-méd. 58, 88 (1944). — American (muco-cutaneous) Leishmaniasis. Arch. Derm. Syph. (Chic.) 49, 194 (1944). — Mutilating form of american leishmaniasis. Arch. Derm. Syph. (Chic.) 50, 328 (1944). — American leishmaniasis of framboesial type. Arch. Derm. Syph. (Chic.) 50, 394 (1944). — Leishmaniasis verrucosa of face. Arch. Dermat. Syph. (Chic.) 55, 358 (1947). — Coutinho, Amaury: Um caso raro de leishmaniose cutânea. Arch. Derm. Pern. 2, 13 (1936). — Coutinho, J.O.: Localização de formas em leptomonas possìvelemente de Leishmania brasiliensis, no faringe do Phlebotomo pessoal naturalmente infectado. An. Fac. Med. S. Paulo 16, 163 (1940). — Coutinho, J. de O.: Localização de formas em leptomônas possìvelemente de Leishmania brasiliensis, no faringe do Phlebotomus pessoai naturalmente infestado. An. Fac. Med. S. Paulo 16, 163 (1940). — Arch. Hig. (S. Paulo) 6, 23 (1941). — Nota sôbre o tratamento da leishmaniose espontânea da cobaia (Leishmania enriette, Muniz & Medina, 1948) por antimoniais pentavalentes ,,Solustibosan". Folia clín. biol. (S. Paulo) 17, 151 (1951). — Nota sôbre a imunidade adquirida na leishmaniose da cobaia-Leishmania enriette, Munzi & Medina, 1948. Folia clín. biol. (S. Paulo) 21, 15 (1954). — Observações sôbre a evolução da Leishmania enriette, Muniz & Medina, 1948 em meios de cultura. Rev. Hosp. Clín. Fac. Med. S. Paulo 10, 289 (1955). — Nota sôbre o tratamento da leishmaniose de cobaia, Leishmania enriette, Muniz & Medina, 1948. Folia clín. biol. (S. Paulo) 23, 37 (1955). — Contribuição para o estudo da Leishmania enriette, Muniz & Medina, 1948. Inoculações experimentais. Folia clín. biol. (S. Paulo) 23, 91 (1955). — Curban, G.V.: Contribuição ao estudo da vacinação preventiva na leishmaniose. Rev. paul. Med. 20, 334 (1942).

Darier, J., y Christmas: Un cas de pian-bois. Ann. Derm. Syph. (Paris) 380 (1901). Echandi, C. A.: Estudios sôbre la sensibilidad cuténea en la leishmaniosis tegumentaria en Costa Rica. Rev. Biol. trop. (S. José) 2, 173 (1953). — Eichbaum, F.W.: Fixação do complemento com antigeno de Witebsky-Kuhn-Klingenstein em dermatoses tropicais: lepra, leishmaniose, pênfigo foliáceo e blastomicose. Rev. bras. Biol. 2, 285 (1942). — Elias, S.: Terapêutica das leishmanioses. Hospital 8, 1011 (1936). — Escomel, E.: Contribution à l'étude de la Leishmaniosis americaine. Formes et variétés clinciques. Bull. Soc. Path. exot. 9, 215 (1916). — Sôbre a validade da ,,Leishmania brasiliensis" Viana, 1911. Rev. clín. S. Paulo 18, 117 (1945).

Fasal, P., y A. Gradow: Intradermal leishmanin test (Montenegro test) in diagnosis of cutaneous leishmaniasis. Report of chiclero ulcer diagnosed in California. Arch. Dermat. Syph. (Chic.) 64, 487 (1951). — Fidler, H.K.: Dermal leishmaniasis. Report of a case with exceptionally prolonged incubation period. Arch. Derm. Syph. (Chic.) 66, 746 (1952). — Floch, H.: Leishmaniose cutanée americaine. Rapport sur le fonctionnement technique de l'Inst. Pasteur de la Guyane franç. et du Territ. de l'Ininipandant l'année 1949, S. 65—66. Cayenne: Imprimerie Paul Laport 1951. — Leishmania tropica guyanensis des Guyanes et de l'Amérique Central. Bull. Soc. Path. exot. 47, 784 (1954). — Notes et discussion sur la leishmaniose forestière en Guyane française. Arch. Inst. Pasteur Guyane 15, 1 (1954). — Lymphangite endemique des pays chauds, elephantiasis, filariose et leishmaniose americaine. Bull. Soc. Path. exot. 47, 539 (1954). — Discussion sur la ,,leishmaniose cutanéo muqueuse" et la ,,filariose clinique". Arch. Inst. Pasteur Guyane franç. 16, No 351, 1 (1955). — Discussion sur l'activité du glucantime intramusculaire et celle de l'anthiomaline intraveneuse dans la therapeutique de la leishmaniose forestière americaine. Arch. Inst. Pasteur Guyane franç. 16, No 353, 1 (1951). — Floch, H., y M. Casile: Intradermo-reaction de Montenegro à la leishmanine. Bull. Soc. Path. exot. 48, 636 (1955). — Floch, H., y P. Sureau: Quelques considérations sur le ,,pian-bois" (leishmaniose forestiére americaine). Arch. Inst. Pasteur Guyane franç. 14, 1 (1952). — La reaction universelle de Kahn et la leishmaniose cutáneomuqueuse americaine. Acta trop. (Basel) 10, 126 (1953). — Notes sur la reaction universelle de Kahn, sa negativité dans la leishmaniose forestière americaine. Arch. Inst. Pasteur Guyane franç. 14, No 280, 1 (1953). — Fausses reactions de la syphilis, reaction universelle de Kahn et leishmaniose forestière americaine. Bull. Soc. Path. exot. 46, 505 (1953). —

La leishmaniose cutáneo-muqueuse américaine à Leishmania brasiliensis en Guyane française. Ann. Parasit. hum. comp. 28, 14 (1953). — Fonseca, Flavio: On specific agglutination with Noguchi's technic of distinction of flagelate of the genus Leishmania Ross, 1903. Amer. J. trop. Med. 12, 453 (1932). — Ocorrência de formas anômalas da Leishmania brasiliensis. Mem. Inst. Butantan 9, 187 (1935). — Fonseca, Fr.: A terapêutica das leishmanioses. Rev. terap. 14, 177 (1934). — Forattini, O.P.: Algumas observações sôbre o comportamento da Leishmania brasiliensis em cães. Arch. Fac. Hig. S. Paulo 7, 137 (1953). — Forattini, O.P., y O. Oliveira: Um foco de leishmaniose tegumentar na zona Sul de S. Paulo, Brasil. Arch. Fac. Hig. S. Paulo 11, 23 (1957). — Forattini, O.P., y M.R. dos Santos: Nota sôbre a infecção natural de Phlebotomus intermedius Lutz e Neiva 1912, por formas em leptomonas, em um foco de leishmaniose tegumentar americana. Arch. Hig. (S. Paulo) 17, 171 (1952). — Novas observações em regiões endêmicas de leishmaniose tegumentar americana nos Estados de S. Paulo e Mato Grosso. Brasil-méd. 31, 13 (1955). — Nota sôbre um foco de leishmaniose tegumentar americana no Estado de Mato Grosse, Brasil. Rev. bras. Malar. 8, 127 (1956). — Fouche,V., y E. Montestruc: Um cas de leishmaniose americaine cutanée. Inst. Pasteur Martinique 4, 12 (1951). — Fraga, A., y H. Portugal: Nodosidade juxta-articular e leishmaniose. An. bras. Derm. Sif. 22, 200 (1947). — Furtado, T.A.: Leishmaniose americana, em crianças de 7 meses, tratada pela Lomidine. An. bras. Derm. Sif. 31, 103 (1956). — Tratament de leishmaniose americane con anfotericin B. Resultads en 4 casos. Sociedade Brasileira de Dermatologia (Seccão de Minas Gerãos) 10. 3. 1959. — Clinical results in the treatement of Leishmaniosis with oral and intravenous amphotericin. Antibiotics Annual 1959—1960. New York: Antibiotica Inc. — Trataments da Leishmaniose tegumentas americana pela anfotericina B. Hospital (Rio de J.) 59, 969 (1961). — Furtado, T. A., e Z. Brenner: Ensaios terapeuticos na leishmaniose tegumentar americana. I. Hospital (Rio de J.) 55, 189 (1959). — Furtado, T. A. Brenner u. G. Bahsta: Ensauis terapeuticos na leishmaniose americana. I. TWSb. Hospital (Rio de J.) 55, 421 (1959). — Ensaios terapeuticos na leishmaniosa americana. III. Estiboglutonat de sodie. Hospital (Rio de J.) 55, 567 (1959). — Furtado, T. A., T. A. Cisalpino and U. Santos: „In vitro" studies of effect of Amphotericin B on Leishmanias brasiliensis. Antibiot. and Chemother. 692 (1960). — Furtado, T. A., y J. Pellegrino: Intradermal test in American leishmaniasis with a polysaccharide fraction isolated from Leishmania Brasilensis. J. invest. Derm. 27, 53 (1956).

Garzon, R., y R. J. Molina: Leishmaniose cutánea americana. Consideraciones clinicas, diagnósticas y terapeuticas. Rev. argent. Dermatosif. 26, 225 (1942). — Geiman, Q.M.: A study of Peruvian strains of Leishmania brasiliensis. J. Parasit., Suppl. 26, 22 (1940). — Gold, W., H. Stout, R. Pagano and R. Donovick: Amphotericin A and B antifungical antibiotics produced by a streptomycete. I. In vitro studies. Antibiotics Annual 1955—1966, S. 579. New York: Encyclopedia Inc. 1956. — Gomes, L. Sales: Breve comentário sôbre interessante caso de Leishmaniose cutâneo-mucosa observado em Irapuna (Bolivia). Rev. Inst. A. Lutz (S. Paulo) 9, 137 (1949). — Gonzalez, G., J. Boggino y Rivarola: Linfangitis y adenopatias en las lesiones cutáneas de la leishmaniosis americana. Reun. Soc. argent. Path. Reg. Norte 9, 753 (1937). — Gonzalez, Gustavo y M. Olivera Y Silva: La Leishmaniosis forestal americana en la guerra del Chaco-Novena. Reun. Soc. argent. Path. Reg. Norte 9, 959 (1935). — Gonzalez, H. E., L. E. Otaneda y M. Vidanneta: Leishmaniosis cutánea não ulcerada. Reun. Soc. argent. Path. Reg. Norte 5, 605 (1930). — Gonzales Torres, D.: El Pié verrucoso en el Paraguay. Reun. Soc. argent. Path. Reg. Norte 7, 591 (1932). — Grinaschi, V. J.: Dos nuevas localidades para el area de dispersion de la leishmaniasis tegumentaria en la Republica Argentina. Prensa méd. argent. 39, 102 (1952). — Guimarães, F.N.: Visceralização da „Leishmania brasiliensis" Vianna, 1911 em hamsters (Cricetus cricetus). Brasil-méd. 61, 395 (1947). — Leishmaniose experimental. Hospital (Rio de J.) 40, 665 (1951). — Leishmaniose experimental. II. Comportamento da Leishmania brasiliensis Vianna 1911 em Hamsters [Cricetus (Mesocricetus) auratus Waterhouse]. Hospital (Rio de J.) 40, 43 (1951). — Leishmaniose experimental. III. A) Comportamento da L. brasiliensis em camundongos (Mus musculus, var. albina). B) Infecções ligeiras em cottonrats (Sigmodum hispidus hispidus). C) Animais refratários. Hospital (Rio de J.) 40, 11 (1951). — Leishmaniose experimental. IV. Reprodução em Hamster (Cricetus auratus) de uma leishmaniose cutânea nódulo-tumoral oriunda da Amazonia (Histiocitoma leishmaniótico). Hospital (Rio de J.) 40, 11 (1951). — Leishmaniose experimental. V. Reprodução em camundongos (Mus musculi, var. albina) de uma leishmaniose cutânea nódulo-tumoral (Histiocitoma leishmaniótico). Hospital (Rio de J.) 40, 109 (1951). — Estudo de um foco de Leishmaniose muco-cutânea na Baixada Fluminense. Mem. Inst. Osw. Cruz 53, 1 (1955). — Guimarães, F.N., y F.M. de Bustamante: A aplicação domiciliária de DDT como base da profilaxia da leishmaniose. Estudo de um foco de leishmaniose mucocutânea cinco anos depois da aspersas periódica com aquêle inseticida. Rev. bras. Malar. 6, 127 (1954). — Guimarães, Newton A., y Y. Silva: Leishmaniose primitiva de localização genital e perigenital. Bol. Hosp. Clin. Fac. Bahia 1, 17 (1955). — Lesões osseas na leishmaniose. An. bras. Derm. Sif. 32, 1 (1957).

HERRER, ARÍSTIDES, e M. G. BALIASTINI: Estudios sobre Leishmaniasis tegumentaria en el Peru. Rev. Med. exp. (Lima) 8, 88 (1949—1951). — Estudios sobre leishmaniasis tegumentaria en el Perú. Infeccion experimental de zorros con cultivos de leishmanias aisladas de casos de uta. Rev. Med. exp. (Lima) 8, 29 (1951). — Estudios sobre leishmaniasis tegumentaria en el Perú. Observacionis epidemilogicas sobre la uta. Rev. Med. exp. (Lima) 8, 45 (1951). — HERRER, A., y M. G. BATTISTINI: Estudios sobre leishmaniasis tegumentaria en el Perú. Reproduccion experimental de la uta en el hombre. Rev. Méd. exp. (Lima) 8, 39 (1951).

INSAURRALDE, C., R. RAMIREZ PANE y J. BAGGINO: El tratamiento de la leishmaniosis con terramicina. Hospital (Rio de Janeiro) 44, 661 (1953).

JAFFE, L.: Nasal leishmaniasis americana in Panamá. Arch. Otolaryng. 60, 610 (1954).

KAMINSKY, A.: Boton de Oriente. Pren. méd. argent. 39, 2328 (1952).

LACAZ, C. S.: Considerações clinicas sôbre um caso de Leishmaniose tegumentar, de forma linfangiticonodular. Rev. paul. Med. 29, 122 (1946). — LACAZ, C. S., L. PAIVA, S. A. P. SAMPAIO, J. T. GODOI e D. MION: O tratamento da Leishmaniose tegumentar americana com a anfotericina B (nota previa). Rev. paul. Med. 55, 86 (1959). — LA SCALA, F.: Forma úlcero-crostosa de leishmaniose com infiltração do lábio. Pediat. prát. (S. Paulo) 20, 249 (1949). — LASZLO, H. P.: Composição química da substância solúvel do Trypanosoma (Schizotrypanum) cruzi e da Leishmania brasilinsis extraida pelo método de Fuller; novo meio de cultura para o crescimento desses flagelados. Brasil-méd. 66, 101 (1952). — LAVERAN, A.: Leishmaniose. Paris: Masson & Cie. 1917. — LAVERDE, A.: La Leishmaniose américaine dans les hôpitaux de Bogotá. Bull. Soc. Path. exot. 45, 63 (1952). — LEITE GOMES: Aureomicina tratamento da leishmaniose. An. bras. Derm. Sif. 30, 276 (1955). — LÉON, L. A.: La Leishmania brasiliensis Viana, 1911 y las leishmaniasis otorrinobuco-faringo-laringo-oftálmica. Atti del VI Congr. Internaz. di Microbiologia 5, 311—1953 (1955). — LIMA, F. M.: Considerações sôbre a nomenclatura do gênero Leishmania. Hospital (Rio de J.) 46, 331 (1954). — LOBO, JORGE: Leishmaniose tegumentar americana. An. bras. Derm. Sif. 22, 81 (1947). — LOBO, J., y BEZERRA COUTINHO: Leishmaniose linfangitica. Ann. Fac. Med. Recife 3, No 3 (1936). — LOPES, CID FERREIRA, e JACQUES F. LAENDER: A intradermo-reação de Montenegro no diagnóstico da leishmaniose tegumentar americana. Empregos de antigenos velhos intradermo-reações negativas em casos de bouba. Brasil-méd. 59, 41 (1945).

MACHADO DE SOUZA: Leishmaniose tegumentar brasileira. Bol. Cent. Estud. Hosp. Cirurg. Sergipe 2, 32 (1954). — MADEIRA, J. M. A.: Sôbre um caso de sarcoide dérmico de Boeck Leishmaniótico. Arch. Derm. e Syph. 4, 69 (1940). — Tratamento da Leishmaniose tegumentar americana pelo método da arsenoterapia intensiva maciça em 5 dias. Rev. paul. Med. 27, 291 (1945). — MAGARINOS TORRES, C., J. MUNIZ, R. A. ALMEIDA CARDOSO y E. DUARTE: Caracteres do granuloma histiocitrio da cobaia. Hospital (Rio de J.) 33, 405 (1948). — Reação peritesticular na leishmaniose espontânea da cobaia. Hospital (Rio de J.) 33, 835 (1948). — MANGABEIRA ALBERNAZ, P.: Tumores fibrosos do septo nasal. Sc. Med. 3, 113 (1925). — Contribution to the Pathogenesis of the Polyp of Leishmaniasis. Arch. int. Laryng. 32, 129 (1926). — Estudo crítico do polipo da leishmaniose. An. bras. Derm. Sif. 22, 209 (1947). — MARBACK, H.: Lesões oculares da leishmaniose tegumentar americana Tese de doutoramento. 55 pág. Bahia: Manú edit. 1953. — MARQUES DA CUNHA, A.: Diagnóstico da leishmaniose tegumentar pelo desvio do complemento e intradermo-reação. Rev. Med. Cirurg. S. Paulo 39, 37 (1931). — Sur les infections experimentales de la leishmaniose tegumentaire americaine. C. R. Soc. Biol. (Paris) 128, 211 (1938). — A aglutinação e o diagnóstico das leishmanias. Brasil-méd. 52, 849 (1938). — Forma mucosa nas infecções experimentais pela Leishmania brasiliensis. An. bras. Derm. Sif. 14, 281 (1939). — A soro aglutinação das leishmanias. Inst. Osw. Cruz 37, 35 (1942). — Infecções experimentais na leishmaniose tegumentar americana. Mem. Inst. Osw. Cruz 41, 263 (1944). — Lesões mucosas nas infecções experimentais com ,,Leishmania brasiliensis". 1a. Reun. An. Dermato-Sif. Brasil. 1, 83 (1945). — MARQUES DA CUNHA, A., et EMMANUEL DIAS: Sur la préparation d'un antigène stable pour la reaction de fixation du complément dans la leishmaniose. C. R. Soc. Biol. (Paris) 129, 991 (1938). — Reação de fixação de complemento nas leishmanioses. Brasil-méd. 53, 89 (1939). — MARROQUIN, J.: Datos sôbre epidemiologia de la leishmaniasis en el Perú. Perú méd. 1, 4 (1950). — MARTINEZ, E.: Leishmaniasis en Yucatán. Rev. méd. Yucatán 26, 294 (1951). — MARTINS, A. F.: Do diagnóstico serológico das leishmanioses. An. paul. Med. Cirurg. 39, 251. — Arch. Hig. (S. Paulo) 5, 33 (1940). — Do diagnóstico serológico da leishmaniose II pt. Rev. Inst. A. Lutz (S. Paulo) 1, 55 (1941). — MARTINS, A. V.: Observações preliminares sôbre um foco de leishmaniose tegumantar americana em Minas Gerais. Rev. bras. Malar. 8, 577 (1956). — MATHEUS, F. B., y J. F. BARBOSA: Sôbre dois casos atípicos de leishmaniose. An. paul. Med. Cirurg. 64, 63 (1952). — Rev. bras. Oto-rino-laring. 20, 88 (1952. — MATTA, ALFREDO: Sur les leishmanioses tegumentaires. Bull. Soc. Path. exot.

9, 494 (1916). — MAYER, M., J. CONVIT y F. PIFANO: Estudios experimentales con una cepa de Leishmania brasiliensis proveniente de un caso de Leishmaniose tegumentaria disseminada de aspecto lepromatoso. Arch. venez. Pat. trop. 1, No 2 (1949). — MAZZA, S.: Positividad de la reaccion de Machado-Guerriro con sueros de enfermos de leishmaniosis tegumentaria americana. Reun. Soc. argent. Path. Reg. Norte 9, 560 (1935). — MAZZA, S., y F. NIÑO: Notas hematoligicas y serologicas sobre leishmaniosis tegumentaria americana. Prens. méd. argent. 16, 88 (1927). — MEDINA, H.: Estudos sôbre leishmaniose. 1. Primeiros casos de leishmaniose espontânea obsrevados em cobaias. Arch. Biol. Tecnol. 1, 39 (1946). — Estudos sôbre leishmaniose. III. A leishmaniose do cobaio como elemento de prova dos medicamentos específicos. Arch. Biol. Tecnol. 2, 7 (1947). — Estudos sôbre leishmaniose. IV. A Leishmania enrietti (Muniz & Medina, 1948), e seis anos após o seu isolamento e na 150a. passagem pela cobaia. Arch. Biol. Tecnol. 5/6, 25 (1951). — MEDINA, RAFAEL, y JESUS ROMERO: Estudios sôbre la Leishmaniasis tegumentaria en Venezuela. Dermatologia Venezolana 1, 30 (1957). — MELO, G. B.: Verificação da infecção natural do gato (Felix domesticus) por um protozoario do gênero Leishmania brasiliensis. Brasil-méd. 54, 180 (1940). — MILÁN GUTIERREZ, J.: La leishmaniosis cutánea en México. Pren. méd. mex. 15, 235 (1950). — MIRANDA, R. N.: Uma classificação clínico-evolutiva da leishmaniose tegumentar americana. Rev. méd. Paraná 24, 275 (1955). — MIRANDA, R. N.: A leishmaniose tegumentar no Paraná. Rev. méd. Paraná 24, 279 (1955). — MONGE, C.: La leishmanisis del dermis en el Perú. V. Congr. Med. Sud-Amer. Lima, 1913. — MONTENEGRO, J.: A cutis-reação na leishmaniase. An. Fac. Med. S. Paulo 1, 323 (1926). — MUNIZ, J.: Contribuição ao estudo da leishmaniose cutâneo-mucosa: espundia. Hospital (Rio de J.) 43, 12 (1953). — MUNIZ, J., y H. MEDINA: Leishmaniose tegumentar do cobaio. Hospital (Rio de J.) 33, 7 (1948).

NEIVA, A., y B. BARBARÁ: Leishmaniosis tegumentaria americana. Numerosos casos autóctones en la Republica Argentina. 1a. Conf. Sud.-Amer. Soc. Microbiol y Patol. Buenos Aires, 1916, S. 311. — NOGUCHI, H.: Comparative studies of Herpetomonades and Leishmania. II. Differentiation of the organism by serological reactions and fermentation tests. J. exp. Med. 44, 327 (1926).

OLIVEIRA RIBEIRO, D., y N. P. G. CRISTIANO: Leishmaniose pápulo-pustulosaa cneiforme e zona biotrópica com fimose secundaria. Rev. paul. Med. 22, 52 (1943). — OLIVEIRA RIBEIRO, D., y S. A. P. SAMPAIO: Considerações sôbre dois casos de Leishmaniase tratados pela penicilina com resultados negativos. Rev. paul. Med. 27, 306 (1945). — ORSINI OLYNTHO: Tratamento, da leishmaniose tegumentar americana pela Lomidine. Publ. Méd. 22, 3 (1952). — ORTIZ, IGNATIO, y LUIS E. PARDO: Presentacion de un caso de Leishmaniasis tegumentaria multiplecon lesiones lepromatoides. Bol. Lab. Clin. „Luis Razetti" 15, 318 (1949).

PAUTRIER, L. M., et GLASSER: Tuberculose sporothricoide à placards verruqueux de la main et à gommes multipes echelonnées le long du bras. Bull. Soc. franç. Derm. Syph. 1093 (1929). — PELLEGRINO, J., y Z. BRENNER: A reação de precipitina com a fração polissacaridea isolada de cultura da Leishmania brasiliensis e do Schizotrypanum cruzi na leishmaniose tegumentar americana. Arch. Saúde públ. 2, 56 (1951). — A reação de fixação do complemento com antigeno de formas de cultura do Schizotrypanum cruzi na leishmaniose tegumentar americana. Hospital (Rio de J.) 42, 971 (1952). — PELLEGRINO, J., y F. N. GUIMARÃES: A reação de fixação do complemento com antigeno de formas de culturas de Schizotrypanum cruzi na leishmaniose tegumentar americana. Hospital (Rio de J.) 42, 971 (1952). — PEREIRA, C., y H. MEDINA: Viragem da coloração por uma laca férrea da hemateina pela prata amoniacal para o estudo das leishmanias, principalmente nos tecidos. Arch. Inst. biol. (S. Paulo) 16, 41 (1945). — PERYASSÚ, D., y F. DA SILVEIRA: Quadro clínico invulgar de leishmaniose tegumentar americana. An. bras. Derm. Sif. 29, 21 (1954). — PESSOA, S. B.: Segunda nota sôbre a vacinação preventiva na leishmaniose tegumentar americana com leptomonas mortas. Rev. paul Med. 19, 106 (1941). — Dados sôbre a epidemiologia da Leishmaniose tegumentar em São Paulo. Hospital (Rio de J.) 19, 389 (1941). — Fenômeno de Prausnitz-Künster na leishmaniose. Rev. paul. Med. 19, 236 (1941). — Dados sôbre a epidemiologia da leishmaniose em São Paulo. Hospital (Rio de J.) 19, 389 (1941). — Indices de disseminação da Leishmaniose tegumentar em algumas zonas novas do Estado de S. Paulo. Rev. Biol. Hig. 11, 1 (1941). — Profilaxia da leishmaniose tegumentar no Estado de S. Paulo. Folha méd. 22, 157 (1941). — Alguns dados sôbre a leishmaniose cutâneo-mucosa, com especial referência ao Estado de S. Paulo. Gaz. clin. 43, 17 (1945). — Sôbre a fóromula leucocitária da Leishmaniose tegumentar americana. Rev. clin. S. Paulo 20, 9 (1946). — Histórico e distribuição geográfica da Leishmaniose tegumentar americana. Arch. Min. Educ. Saúde 1, 56 (1947). — Leishmaniasis cutaneous, mucocutaneous and visceral with special reference to its occurrence. In R. B. H. GRADWOHL ed., Clincal tropical medicine, S. 170—203. St. Louis: C. V. Mosby Comp. 1951. — Leishmaniose tegumentar americana. An. paul. Med. Cirug. 71, 275 (1956). — PESSOA, S. B., y M. P. BARRETO: Sôbre as lesões iniciais na leishmaniose tegumentar americana. 1a. Reun. An. Dermato-Sif. Brasil. 1, 26 (1945). — Sôbre a localização dos parasitos nos tecidos e a intensidade do parsitismo na leishmaniose tegumentar americana. 1a. Reun. An. Dermato-Sif. Brasil. 1, 123 (1945). — Contribuição para o estudo da imunidade da leishmaniose tegumentar americana. 1a. Reun. An. Dermato-Sif. Brasil. 1, 137. — Nomenclatura e sinonimia do parasito na Leishmaniose tegumentar. Rev. paul. Med. 26, 174 (1945). — Sôbre a validade da Leishmania brasiliensis. Viana 1911. Rev. clin. S. Paulo 18, 117 (1945). — Distribuição geográfica da leishmaniose tegumentar americana. Rev. paul. Med. 29, 201 (1946). — Tipos de exploração do solo com fator de incidência da leishmaniose tegumentar americana. Brasil-méd. 60, 305 (1946). — Leishmaniose tegumentar americana, Ministério da Educação e Saúde, Servico de Documentação, 1948. 527 S. — Pessoa, S.B., y F.A. Cardoso: Nota sôbre a imunidade cruzada na leishmaniose tegumentar e na moléstia de Chagas. Hospital (Rio de J.) 21, 187 (1942). — Pessoa, S.B., y J.O. Coutinho: Infecção natural do Phlebotomus pessoai por formas em leptômonas, provàvelmente da L. brasiliensis. Rev. Biol. Hig. 10, 139 (1940). — Pesquisa de leptômonas em dipteros hematófagos de uma localidade com alta incidência de leishmaniose tegumentar. Folha méd. 22, 199 (1941). — Infecção natural e experimental dos flebótomos pela Leishmania brasiliensis, no Estado de S. Paulo. Hospital (Rio de J.) 20, 25 (1941). — Pessoa, S.B., y B.R. Pestana: Leishmaniose tegumentar autóctone no Município de S. Paulo. An. paul. Med. Cirurg. 38, 435 (1939). — Sôbre a disseminação da leishmaniose tegumentar no Estado de S. Paulo. Arch. Hig. (S. Paulo) 5, 35 (1940). — Folha méd. 21, 20 (1940). — Leishmaniose tegumentar urbana. Hospital (Rio de J.) 17, 65 (1940). — A intradermo-reação de Montenegro nas campanhas sanitárias contra a leishmaniose. S. Paulo méd. 2, 133 (1940). — Infecção natural do P. migonei por formas em leptômonas, provàvelemente da L. brasiliensis. Acta méd. 5, 106 (1940). — Arch. Hig. (S. Paulo) 5, 45 (1940). — Ensaio sôbre a vacinação preventiva na leishmaniose tegumentar americana. Rev. Biol. Hig. 10, 112 (1940). — Sôbre a disseminação da Leishmaniose tegumentar no Estado de São Paulo. Folha méd. 21, 20 (1940). — Pessoa, S.B., y A. Rotberg: Nota sôbre o tratamento da Leishmaniose tegumentar americana pelo tartarato de sódio e antimonila. Hospital (Rio de J.) 32, 25 (1947). — Pessoa, S.B., y F. Vilela: Nota sôbre o tratamento da leishmaniose tegumentar americana pelo antimon-detoxin. Rev. méd. Pern. 14, 245 (1944). — Novas observações sôbre o tratamento da leishmaniose tegumentar pelo Antimon-detoxin. S. Paulo: Tip. Rossollilo 1945. 9 S. — Estudos sôbre o tratamento da Leishmaniose tegumentar Americana. Hospital (Rio de J.) 34, 527 (1948). — Pessoa, S.B., F. Vilela y M.P. Barreto: Considerações sôbre a terapêutica da leishmaniose tegumentar americana, especialmente das mucosas. Hospital (Rio de J.) 26, 947 (1944). — Considerações sôbre a terapêutica da leishmaniose tegumentar americana, especialmente das formas mucosas. Rev. paul. Med. 26, 174 (1945). — Pestana, B.R., y S.B. Pessoa: Notas sôbre leishmaniose no município de Marília (Alta Paulista). Arch. Hig. (S. Paulo) 5, 15 (1940). — Leishmaniose tegumentar autóctone no município de S. Paulo. Arch. Hig. (S. Paulo) 5, 27 (1940). — Pestana, B.R., S.B. Pessoa y A. Corrêa: Notas sôbre a leishmaniose no município de Marília, S. Paulo (Alta Paulista). Folha méd. 20, 97 (1939). — Pifano, F.: Phlebotomos transmisores de leishmaniasis tegumentaria en el Edo Yaracuy. Bol. Ent. Venezolano 2, 99 (1943). — Pitanguy, Ivo, Adele Hahlbohm e Guaracy Lourenço Costa: Leishmaniose. Tratamento cirurgico de suas sequela. Med. Cir. e Farm. No 297 (1962). — Ponte, R.: Consideraciones sobre la epidemiologia de la leishmaniasis tegumentaria en la Argentina. Bol. Ofic. sanit. panamer. 32, 223 (1952). — Portugal, H., y M. Gimenez: Histologia da reação de Montenegro (nota prévia). An. bras. Derm. Sif. 18, 176 (1943). — Portugal, H., e A. Porto Marques: Leishmaniose tegumentar difusa. Hospital (Rio de J.) 57, 813 (1960). — Prado Barrientos, L.: Um caso de Leishmaniose cutaneo-mucosa. Mem. Inst. Osw. Cruz 46, 415 (1948). — Prata, A., y A. Domingues: Leishmanioide dérmico. Hospital (Rio de J.) 50, 93 (1956). — Prats, F., H. Portugal y Rutowitsch: Leishmaniose tegumentar; forma nodular dérmica de tipo micro-nodular lupóide. An. bras. Derm. Sif. 18, 143 (1943). — Prudente, A., y G. Arié: Tratamento cirúrgico da Leishmaniose tegumentar americana. Rev. paul. Med. 22, 52 (1943).— Puente, S.: Formas clinicas de la leishmaniosis tegumentaria americana. Bol. Inst. Clín. quir. (B. Aires) 3, 419 (1927). — Pupo, J.A.: Duas formas raras de leishmaniose simulando esporotricose; leishmaniose numa criança de 3 anos de idade. Bol. Soc. Méd. Cir. S. Paulo 4, 97 (1921). — Contribuição para o estudo da Leishmanios tegumentar americana. II. Congr. Latino Americano de Otorrinolarigologia e Broncoesofagologia. 475 S. S. Paulo 1951. — Le traitement des leishmanioses par l'amino-arseno-phenol. C.R. Soc. Biol. (Paris) 95, 993 1926). — Tratamento da leishmaniose da mucosa pelo ,,Eparseno''. Sc. Méd. 4, 207 (1926). — Tratamento da leishmaniose americana pelas injeções de meta-arsenito de sódio. Rev. méd. Pern. 5, 373 (1935). — Tratamento da leishmaniose tegumentar americana pelas injeções de arseniato de sódio. Rev. Med. Cirug. S. Paulo 19, 185 (1935). — Tratamento da leishmaniose tegumentar das mucosas pelo Eparseno. Rev. paul. Med. 27, 291 (1945). — Estudo clínico da leishmaniose tegumentar. Rev. Hosp. Clín. 1, 113 (1946). — Pupo, J.A., y J.F.M. Barreto: Tratamento da leishmaniose. Rev. paul. Med. 29, 382 (1946).

RABELO, E.: Contribuição ao estudo da leishmaniose tegumentar no Brasil. II. Formas clínicas. An. bras. Derm. Sif. 1, No 2, 1 (1925). — Contribuição ao estudo da leishmaniose tegumentar no Brasil. I. Origens, histórico, sinonimia. An. bras. Derm. Sif. 1, No 1, 3 (1925).— RABELO, FILS: Structure histologuique et allergie dans la leishmaniose americaine. C.R. Soc. Biol. (Paris) 117, 210 (1934). — RABELO, F.E.: As diamidinas na Leishmaniose. Rev. bras. Med. 6, 634 (1949). — RABELO, F.E., H. PORTUGAL, O. SERRA y G. ROCHA: Leishmaniose tegumentar: formas clínicas, estrutura histológica e número de germes. 1a. Reun. An. Dermato-Sif. Brasil. 1, 37 (1945). — RABELO jr., J.T. PINTO y TOSTES: Reação de Witebsky na leishmaniose. An. bras. Derm. Sif. 14, 217 (1939). — RAMOS E SILVA, J.: Leishmanides. Considerações sôbre a forma generalizada da Leishmaniose tegumentar americana. Brasil-méd. 63, 23 (1949). — Leishmanides. An. bras. Derm. Sif. 24, 237 (1949). — Leishmanides. Considerações sôbre a forma generalizada de leishmaniose tegumentar americana. An. bras. Derm. Sif. 25, 125 (1950). — RAMOS E SILVA, J., y D. PERIASSU: Leishmaniose autóctone com 26 anos de duração e ainda em atividade. 1a. Reun. An. Dermato-Sif. Brasil. 1, 95 (1945). — REZENDE, MARIO OTTONI DE: Lesões mucosas pela Leishmania tropica, var. americana. Rev. Otolaring. S. Paulo 3, 425 (1935). — RODRIGUES DA CUNHA, A.: Pé vegetante do Paraguay (leishmaniose americana da pele e das mucosas). 1a. Reun. An. Dermato-Sif. Brasil. 1, 121 (1945). — RODRIGUEZ, J.D., y F. AVILÉS NOGUE: Algunas observaciones sobre leishmaniasis cutaneo-mucosa en el Ecuador. Rev. ecuat. Hig. 10, 35 (1953). — ROQUETTE-PINTO, E.: Rondonia. Eine Reise in das Herzstück Südamerikas. Übersetzung von Kustes Dr. ETTA BECKER-BONNER. Wien u. Stuttgart: Wilhelm Braumueller 1954. — ROSENFELD, G.: Algumas considerações sôbre a intradermo-reação de Montenegro nas leishmanioses visceral e tegumentar. Rev. paul. Med. 26, 55 (1945). — ROTBERG, A.: Reações de Montenegro precoces e tardias. Dissociação pelos testes quantitativos; incidência e aspectos na leishmaniose tegumentar americana. Hospital (Rio de J.) 39, 263 (1951). — Epidermo e cutireações positivas na leishmaniose, com pó de leptômonas. Rev. paul. Med. 39, 463 (1951).— Uma nova preparação para o estudo alérgico da leishmaniose tegumentar americana: o hidrolisado de leptômonas. Rev. paul. Med. 39, 467 (1951). — Contribuição para o estudo da alergia da leishmaniose tegumentar americana. Rev. N.S. Aparecida (S. Paulo) 5, 1 (1952). — RUGAI, E.: Cultura de leishmanias. Rev. Inst. A. Lutz (S. Paulo) 1, 153 (1941).

SALLES, J.B.: Geografia médica do Ceará. Distribuição geográfica da leishmaniose. Rev. bras. Med. 9, 496 (1952). — SALLES GOMES, L.: A intradermo-reação de Montenegro na leishmaniose e outras pesquisas afins. Brasil-méd. 53, 1079 (1939). — Anergia na leishmaniose cutâneo mucosa americana causada pela sífilis. Rev. Inst. A. Lutz (S. Paulo) 13, 49 (1953).— SAMPAIO, L.F. DE: O aparecimento, a expansão e o fim da leishmaniose no estado de S. Paulo. Rev. bras. Med. 8, 717 (1951). — SAMPAIO, SABASTIÃO, A.P., JOSUÉ T. GODOY, LAMARTINE PAIVA, NEUSA NEUSA, and CARLOS DA SILVA LACAZ: The treatment of Leishmaniasis american (Mucocutaneous). Arch. Derm. 82, 627 (1960). — SCHIRREN, C.G., u. Y. NEUNER: Beitrag zur Beeinflussung der Amerikanischen Haut- und Schleimhautleishmaniose durch Amphotericin-B-Infusion. Hautarzt 1963, 473. — SCHMIDT, F.R.: Favorable effect of high altitude on American cutaneous leishmaniasis and leprosy. Arch. Derm. Syph. (Chic.) 61, 984 (1950). — SCHMIDT, H.: An advance in the therapeutics of pentavalent antimony: Solustibosan (sodium antimony gluconate). J. trop. Med. Hyg. 53, 95 (1950). — SCORZA, J.V., C. DAGERT y L. ITURRIZA: Exploracion de la acccion de la actinomicina C. (Sanamycin Bayer) sobre Schizotripanum cruzi y Leishmania brasiliensis in vitro y Leishmania enriette y Tripanosoma venezuelense in vivo. Gac. méd. Caracas 63, 133 (1955). — SERGENT, ED., ET. SERGENT, L. PARROT et M. BEGEL: Transmission du clou de Biskra par le phlébotome (Phlebotomus papatasi Scop.). C.R. Acad. Sci. (Paris) 173, 1030 (1921). — SHATTUCK, G.C.: The distribution of leishmaniasis in relation to that of phlebotomus. Amer. J. trop. Med. 16, 186 (1936). — SILVA, FLAVIANO: Localização da leishmaniose nos órgãos genitais. Folha méd. 10, (1929). — Vantagens e inconvenientes do tratamento da leishmaniose tegumentar pelo Eparseno (Amino-arsenophenol). Brasil-méd. 46, 785 (1932). — Leishmaniose tegumentar (lesões múltiplas, inclusive da conjuntiva palpebral). An. Fac. Méd. Bahia 1942—1943. — Leishmaniose nasal de forma poliposa. Med. Cirurg. Farm. 133, 1 (1947). — Forma raríssima de leishmaniose tegumentar: Leishmaniose dérmica não ulcerada em nódulos e extensas placas infiltradas e hipercrônicas. 1a. Reun. An. Dermato-Sif. Brasil. 1, 97 (1945). — SILVA, YVES PALERMO: Lomidine no tratamento da leishmaniose tegumentar. Hospital (S. Paulo) 42, 261 (1952). — SILVEIRA, M.R., y Z. BRENER: Nota preliminar sôbre a piretoterapia na leishmaniose tegumentar americana. Hospital (Rio de J.) 37, 637 (1950). — SNAPPER, I.: American mucocutaneous leishmaniasis treated with 2-Hydroxystilbamidine. Amer. J. Med. 13, 655 (1952). — STEWART, DUNCAN, and J.F. PILCHER: American Leishmaniasis. Report of an autochthonous case. Arch. Derm. Syph. (Chic.) 51, 124 (1945).

TERRA, F.: Forma rara de Leishmaniose. Bol. Soc. bras. Derm. Syph. 2, 73 (1913). — THOMAS, A.W.: The sanitary conditions and diseases prevailing in Manaos, North Brazil, 1905—1910, with plan of Manaos and chart. Ann. trop. Méd. Parasit. 4 (1910). — THOR-

BURGH, D.B., C.M. JOHNSON and N.W. ELTON: The histpathology of cutaneous leishmanisis in Panamá. Trans. roy. Soc. trop. Med. Hyg. 4, 550 (1952). — TORRES, O.: Contribuição para o estudo da identificação das Leishmanias. Publ. méd. (S. Paulo) 3, 26 (1932). — Contribuição ao estudo dos meios de cultura para leishmanisas. Bahia méd. 3, 115 (1932). — TORRES MUNOZ, F.: Leishmaniasis cutánea en la región de ,,Los Tuxtlas" del Estado de Veracruz (México). Medicina 33, 241 (1953).

UGAZIO, D. A., B. LUCHETTA y BOTTINI: La coloración May-Gruenwald-Giemsa prolongada para la identificación de la Leishmania. Rev. argent. Dermatosif. 36, 178 (1952). — UGAZIO, D. A., y N. TABOADA: Leishmaniosis americana. Forma mucosa. Rev. argent. Dermatosif. 36, 48 (1952).

VERSIANI CALDEIRA, O., y L. BOGLIOLO: Leishmanides dérmicos na leishmaniose visceral do Brasil. Hospital (Rio de J.) 51, 87 (1957). — VIANA, G.: Sobre ume nova especie de Leishmania (Nota preliminar). Brasil-méd. 25, 411 (1911). — Cum. à Sessão de 24. 4. 1912 da Sociedade de Dermatologia e Sifilografia. Arch. bras. Med. 2, 246 (1912). — VILELA, F.: Dados estatísticos sôbre leishmaniose das mucosas em Araçatuba, São Paulo. Arch. Hig. (S. Paulo) 5, 21 (1940). — VILELA, F., y S.B. PESSOA: Nota sôbre o tratamento da Leishmaniose tegumentar americana. Rev. paul. Med. 26, 93 (1945). — VILELA, F., B.R. PESTANA y S.B. PESSOA: Presença de Leishmania brasiliensis na mucosa nasal sem lesão aparente, em casos recentes de leishmaniose cutânea. Hospital (Rio de J.) 16, 953 (1939). — Presença da Leishmania brasiliensis na mucosa nasal sem lesão aparente, em casos recentes de leishmaniose cutânea. Arch. Hig. (S. Paulo) 5, 23 (1940).

WEISS, P.: Epidemiologia y clinica de las leishmaniosis tegumentarias en el Perú. Rev. Med. exp. (Lima) 2, 209 (1943). — Epidemiologia de las enfermedades transmitidas por Phlebotomus en los Andes peruanos, Uta, Verruga peruana. Consideraciones sobre la patogenia. Rev. méd. Hosp. Obrero (Lima) 1, 3 (1953). — WERNER, H.: Über Orientbeule aus Rio de Janeiro mit ungewöhnlicher Beteiligung des Lymphgefäß-Systems. Arch. Schiffs- u. Tropenhyg. 15, 216 (1911).

# Tularämie

Von

**Kurt Meinicke**-München

## Einleitung

Im Handbuch von J. JADASSOHN wurde das Kapitel Tularämie von M. MAYER
und die Frage der Immunologie dieser Infektionskrankheit von W. JADASSOHN
bearbeitet. Beide Handbuchbeiträge umfassen zusammen kaum eine Seite. Seit
dem Erscheinen dieses Werkes im Jahre 1932 wurden in epidemiologischer Hinsicht wesentliche neue Beobachtungen gemacht. Auch bei der weiteren Erforschung der Tularämie gelang es in den letzten drei Jahrzehnten, die Kenntnisse
auf diesem Gebiet zu erweitern. Sorgfältige klinische Studien, die Verfeinerung der
diagnostischen Methoden und neue Möglichkeiten in therapeutischer Hinsicht haben
unser Wissen über diese vom Tier auf den Menschen übertragbare Krankheit
vertieft. In Deutschland wurden seit Ende der Vierzigerjahre zahlreiche Tularämie-
Fälle beim Menschen beobachtet. Die Ausbreitung dieser Tierseuche und die
Infektion besonders gefährdeter Berufsgruppen wird nach den bisherigen Erfahrungen dazu führen, daß wir die Diagnose Tularämie auch im deutschsprachigen
Raum häufiger stellen müssen als bisher. Aus diesen Gründen ist eine umfassendere Bearbeitung des Kapitels Tularämie im Ergänzungswerk dieses Handbuches
erforderlich.

## I. Synonyma

Tularämie, Lemmingsseuche, Oharasche Krankheit, Hirschfliegenfieber = deer
fly fever, Hasenpest, Nagetierseuche = Plaque like disease of rodents, Parinaudsche Krankheit, Kaninchenjägerkrankheit, Wildkaninchenkrankheit = jap. Yatobyo.

## II. Definition

Die Tularämie ist eine Zoonose, die vorwiegend von Nagetieren auf den Menschen übertragen wird. Sie ist eine akute, cyclische Infektionskrankheit mit meist
sichtbarem Primäraffekt. Sie tritt beim Menschen in sechs klinischen Formen auf,
und zwar nach SCHULTEN bei den äußeren Tularämien in der

1. cutano-glandulären Form,
2. oculo-glandulären Form,
3. oral-glandulären Form (tonsillo-glanduläre oder anginöse, gingivo-glan-
duläre, glosso-glanduläre Form),
4. einfachen glandulären Form;

bei den inneren Tularämien in der

5. thorakalen Form und
6. abdominalen Form.

# III. Geschichte

Die Geschichte der Tularämie ist im Hinblick auf die Erstbeschreibungen in den verschiedensten Ländern der Welt äußerst interessant und wechselvoll. Eine ausführliche historische Darstellung ist in Anbetracht des zur Verfügung stehenden Raumes nicht möglich. Wir möchten deshalb nur die geschichtlich wichtigsten Daten herausgreifen und im übrigen auf die sehr übersichtliche und umfangreiche Darstellung von REICH (1952) verweisen.

Nach SYLVEST wurde das sog. Lemmingsfieber erstmalig von JAKOB ZIEGLER im Jahre 1532 erwähnt. 1653 beschrieb der dänische Forscher OLAUS WORMIUS ausführlich eine Seuche der Lemminge (Leemands-Soet), die auf den Menschen übertragbar war und von der angenommen werden kann, daß sie der später als Tularämie bezeichneten Krankheit entsprach. Schon im 17. Jahrhundert brachte man auch in Norwegen die beim Menschen vorkommenden Erkrankungen besonderer Art mit dem Lemmingsterben in Zusammenhang.

1837 beschrieb der Japaner HOMO-SÔKEN das epidemische Auftreten des ,,Hare Meat Poisoning". In den Siebzigerjahren des vorigen Jahrhunderts folgten Berichte von russischen Autoren über die Epidemie einer leichten Pestform im Gebiet des Wolgadeltas, von der man heute annehmen kann, daß es sich ebenfalls um eine Tularämie-Epidemie gehandelt hat.

1889 beobachtete der französische Ophthalmologe PARINAUD gemeinsam mit seinem Kollegen GALEZOWSKI ein besonderes Erscheinungsbild der Conjunctivitis mit Lymphdrüsenschwellung, von dem heute mit Sicherheit angenommen werden kann, daß es sich hierbei um die oculo-glanduläre Form der Tularämie gehandelt hat. Auf Grund dieser ersten Veröffentlichung im französischen Schrifttum durch einen Augenarzt ist es erklärlich, daß sich in Frankreich vorwiegend Ophthalmologen mit der Erforschung des Krankheitsbildes der Tularämie befaßten.

1907 erwähnte der amerikanische Ophthalmologe MARTIN in einem Brief an einen befreundeten Bakteriologen das Auftreten unklarer Conjunctivitiden, die er auf eine Infektion beim Abhäuten und Zurichten von Wildkaninchen zurückführte. Ebenfalls aus den USA stammt eine ausführliche Beschreibung von PEARSE (1911) über ein Krankheitsbild, das von den Cowboys seit langem als Hirschfliegenfieber (deer fly fever) bezeichnet wurde. McCoY veröffentlichte im gleichen Jahr einen Bericht über eine pestähnliche Krankheit der Nagetiere. Diese Seuche wurde im Bezirk Tulare in Kalifornien bei Erdhörnchen Citellus beecheyi beobachtet. 1912 gelang es McCoY gemeinsam mit CHAPIN, den Erreger dieser Krankheit zu finden. Er wurde nach dem Ort seiner Entdeckung Bacterium tularense genannt. WHERRY und LAMB (1914) wiesen durch bakteriologische Untersuchungen nach, daß Infektionen mit Bacterium tularense auch beim Menschen auftreten. Sie fanden heraus, daß Hasen als Infektionsquelle dienten.

Aus den Jahren 1919 und den folgenden Zwanzigerjahren liegen umfangreiche Studien von FRANCIS vor. Er konnte feststellen, daß das Hirschfliegenfieber auf einer Infektion mit Bacterium tularense beruht. FRANCIS führte auch die Bezeichnung Tularämie in das wissenschaftliche Schrifttum ein, die späterhin allgemein anerkannt wurde.

1925 kam OHARA auf Grund von Selbstversuchen zu der Erkenntnis, daß

1. die Yato-Byo vom Tier auf den Menschen percutan übertragbar ist und
2. der Erreger die unverletzte Haut durchdringen kann.

Durch diese Selbstversuche konnte er den genauen Ablauf des Krankheitsgeschehens der Yato-Byo beim Menschen registrieren. FRANCIS stellte später fest, daß es sich beim Erreger der Yato-Byo um das Bacterium tularense handelt.

In den Zwanzigerjahren erhielt man Kenntnis über ausgedehnte Epidemien in Rußland, die durch ,,Wasserratten" verbreitet wurden. Die hierbei von SARCHI gezüchteten Bacterium tularense-Stämme stimmten mit den in Amerika von FRANCIS isolierten überein.

In Schweden, der Türkei, Österreich und auch in Deutschland wurden in den Dreißigerjahren erstmals Tularämie-Erkrankungen erkannt und beschrieben. Ende der Vierzigerjahre wurden die ersten bakteriologisch und serologisch eindeutig gesicherten Tularämie-Fälle in Belgien und Frankreich aufgedeckt.

*Aus den letzten Jahren liegen zahlreiche Berichte über das Auftreten der Tularämie in Mecklenburg, Schleswig-Holstein, Berlin und Süddeutschland vor.*


# IV. Bakteriologie

1912 gelang es McCoY und CHAPLIN als ersten, aus dem Gewebe von seuchenhaft erkrankten Erdhörnchen der Art Citellus beecheyi das Bacterium tularense zu isolieren. FRANCIS führte die Untersuchungen 1920 fort und fand die im folgenden angegebenen morphologischen Besonderheiten des Erregers der Tularämie.

Es handelt sich bei diesem Mikroorganismus um ein etwa 0,2—0,7 großes, aerobes, sporenloses, polymorphes, unbewegliches Stäbchen. Es besitzt keine Kapsel. Es ist gramnegativ, färbt sich gut nach Giemsa und ist nicht säurefest. Der Nachweis wird durch die Vielgestaltigkeit und Kleinheit der Erreger besonders erschwert. Francis (1927) berichtete, daß junge Kulturen des Bacterium tularense stets durch stäbchen- und kokkenartige Formen charakterisiert sind. Nach seinen Angaben findet man die Bakterien in älteren Kulturen nur in kokkenähnlicher Form. Nach Schulten (1945) geht das Bacterium tularense gelegentlich durch Berkefeld-Filter hindurch. Sterile Filtrate sind für Tiere nicht toxisch; es wurde deshalb angenommen, daß kein Exotoxin gebildet wird. Kathenever (1943) stellte jedoch im Gegensatz hierzu fest, daß Kulturen von Bacterium tularense in halbfesten, kolloidalen Medien gezüchtet, nach steriler Filtration toxische Reaktionen bei der weißen Maus zeigten. Hier besteht noch ein Widerspruch, der bisher noch nicht endgültig geklärt wurde. Ein Endotoxin wurde sowohl von Öz (1940) als auch von Knothe (1952) festgestellt.

Von Giuntini und Girard (1948), Eigelsbach, Braun und Hering (1951) sind kleinste filtrierbare Einheiten beschrieben worden. Bei elektronenoptischen Untersuchungen fanden sie Größen von 90—100 m$\mu$. Der Pleomorphismus und die geringe Anzahl der Erreger erlauben nur äußerst selten ihren direkten mikroskopischen Nachweis im Blut, Drüseneiter, Ulcussekret und in histologischen Präparaten des Menschen. Schulten (1945) spricht noch davon, daß der direkte mikroskopische Nachweis beim Menschen niemals gelingt. Ein Jahr später findet sich jedoch ein Bericht von Gerlach (1946), dem es gelang, in nekrotischem und eitrigem Material menschlicher Lymphdrüsen Bacterium tularense nach Acridin- und Auraminfärbung sichtbar zu machen.

Der Erreger der Tularämie wächst auf Eiernährböden, die Cystin enthalten, und auf einem Traubenzucker-Blutagar mit Cystinzusatz. Da der direkte Nachweis der Mikroorganismen in Se- und Exkreten des Menschen kaum gelingt, gab Francis (1927) zum bakteriologischen Nachweis die Überimpfung auf Tiere an. Während der ersten 4 Wochen der Krankheit wird menschliches Drüsenmaterial Meerschweinchen subcutan oder intraperitoneal injiziert. Bei positivem Ausfall des Versuches sterben die Tiere in der Regel nach 8 Tagen. Material von Personen, die länger als einen Monat erkrankt waren, löst bei den Versuchstieren meist keine Infektion mehr aus.

Die systematische Stellung des Erregers der Tularämie ist auch heute noch umstritten. Nach Bergeys „Manual of Determinative Bacteriology" wird er der Familie Parvobacteriaceae zugeordnet und zusammen mit Pasteurella pestis und Pasteurella pseudotuberculosis als Pasteurella tularensis in diese Gruppe eingereiht. Nach Gotschlich (1942) steht der Erreger auf Grund seiner morphologischen, kulturellen und vor allem seiner serologischen Eigenschaften den Brucellen näher als den Pasteurellen. Hesselbrock und Foshay (1945) sind jedoch der Ansicht, daß eine Eingruppierung innerhalb der Pleuropneumoniegruppe sinnvoller wäre. In Übereinstimmung mit Knothe (1945), Ormsby und Montgomery (1954) u.a. haben wir die Bezeichnung Bacterium tularense vorerst beibehalten.

## 1. Biochemie und Züchtung

Das Wachstumsoptimum des obligat aeroben Bacterium tularense liegt bei $+37^{\circ}$C, die optimale Wasserstoffionenkonzentration zwischen $p_H$ 6,8 und 7,3. Eine geringe Säurebildung ohne Gas wird in Glucose, Lävulose, Mannose, Glycerin, Maltose, Fructose und Dextrin beobachtet (Francis 1927, Downs und

BOUD 1935). Auf gewöhnlichen Nährböden, Agar, Gelatine, Bouillon, Kartoffel, Milch u. a., ist kein Wachstum des Bacterium tularense festzustellen. Am besten eignen sich die von FRANCIS (1927) angegebenen Nährböden (McCOY und CHAPIN 1942).

Die Zusammensetzung ist folgende: Gewöhnlicher Fleischwasserpeptonagar unter Zusatz von 0,1% Cystin, 1% Traubenzucker und 5—10% defibriniertes Kaninchenblut. Der $p_H$ wird auf 7,3 eingestellt.

Nach McCOY und CHAPIN eignen sich für die Anlegung von Dauerkulturen koagulierte Eidotterlösungen. Weiterhin kommt zur Züchtung des Bacterium tularense nach vorangegangener Tierpassage Glucose-Blut-Agar mit verriebener Kaninchenmilz in Frage. Für Agglutinationszwecke eignen sich im wesentlichen nur blutfreie Medien, d. h. der Francissche Nährboden ohne Kaninchenblutzusatz. Bei Beimpfung der Nährböden mit infektiösen Gewebsstücken wachsen die Bakterien erst innerhalb von 2—7 Tagen, gelegentlich auch erst später. Bei Weiterverimpfung von Kultur zu Kultur kommt es meist schon nach 24—48 Std zu einem üppigen Wachstum. Auf festen Nährböden bilden sich 2—5 Tage nach der Überimpfung kleine viscöse Kolonien von 4 mm Durchmesser. Es entwickeln sich häufig auch zusammenhängende Bakterienrasen. Bei flüssigen Nährböden entsteht ein aus Bakterien bestehendes, an der Oberfläche schwimmendes Häutchen. Die Bakterien können in reinem neutralen Glycerin monatelang bei —14°C aufbewahrt werden. Die üblichen Desinfektionsmittel töten Tularämieerreger rasch ab. Ihre Resistenz gegen Hitze ist nicht besonders groß. Bei Temperaturen von 56—58°C werden die Erreger in Kulturen oder im Gewebe nach KNOTHE (1955) innerhalb von 10 min abgetötet. Um so erstaunlicher scheint es, daß nach Genuß von gebratenem Kaninchenfleisch Tularämieerkrankungen beobachtet wurden (BOPP 1949 u. a.). Es bleibt hierbei letztlich die Frage offen, ob die Infektion nicht schon vor dem Genuß des gebratenen Fleisches durch direkten Kontakt mit Organteilen des zuzubereitenden Tieres eingetreten war.

Hühnerembryonen sterben nach Beimpfung mit nicht zu großen Dosen virulenter Stämme nach etwa 3—5 Tagen ab (VELNE und BAZOLET 1943, KNOTHE 1952).

## 2. Virulenz

Die von KNOTHE und ZIMMERMANN (1952) aus Milz und Leber von erkrankten Hasen isolierten Erreger der Tularämie verhielten sich biochemisch und serologisch ohne Besonderheiten, zeigten jedoch eine auffallend geringe Virulenz. Mit infektiösem Material infizierte Meerschweinchen starben erst zwischen dem 12. und 25. Tag. DAVID (1937) kam schon früher bei seinen Versuchen zu ganz ähnlichen Feststellungen.

Die verschiedenen Nagetierarten, so vor allem Mäuse, Meerschweinchen, Hasen, Kaninchen, Erdhörnchen, Lemminge, Wühlmäuse und Hamster, zeigen eine hohe Empfänglichkeit gegenüber der Tularämie. Die Reaktionsform ist unterschiedlich, zum Teil tritt eine akute, zum Teil eine subakute Bakteriämie auf.

## 3. Färbung

Am besten gelingt meistens die Giemsa-Färbung. Auf festen Nährböden gezüchtete Bakterien färben sich gleichmäßig. Schnittpräparate können mit Eosin, Methylenblau und Giemsa gefärbt werden. Auf flüssigen Nährböden gewachsene Bakterien zeigen an den Polenden vermehrte Farbstoffaufnahme. REICH (1951) empfiehlt Hämatoxylin-Eosin-, van Gieson-, Weigert- und Ziehl-Neelsen-Färbungen für histologische Schnitte.

# V. Serologie

## 1. Agglutination

In der ersten Krankheitswoche sind im Serum des Tularämiekranken in der Regel noch keine Agglutinine nachweisbar. Korth (1944) gibt jedoch an, daß er bei einem Patienten schon am 5. Krankheitstage spezifische Agglutinine im Serum nachweisen konnte. In der 2. und 3. Krankheitswoche steigt der Agglutinintiter in der Regel weiter an und erreicht in der 4.—7. Woche Höchstwerte. Im Verfolg des weiteren Verlaufs der Erkrankung kommt es zu einem allmählichen Absinken der Agglutinine im Blut.

Man verwendet zur Anstellung der Gruber-Widalschen Agglutinations-Reaktion eine Bakterienaufschwemmung in einer 0,1%igen Formalinlösung. Die Ablesung erfolgt nach $2^1/_2$—3stündigem Aufenthalt bei $+37^0$C mit nachfolgendem Stehenlassen bei Zimmertemperatur und erneutem Ablesen am folgenden Tage.

Zwischen Bacterium tularense, Brucella abortus und Brucella melitensis besteht im Hinblick auf die Agglutination eine weitgehende Receptorengemeinschaft, die durch Kreuzagglutinationen festgestellt werden kann. Unter Umständen ist eine Differenzierung durch den Absättigungsversuch nach Castellani erforderlich.

Nach Francis und David (1929) ist eine vollständige Agglutination bei einer Serumverdünnung von 1:20 bereits als spezifische Reaktion zu werten. Von David (1938) zur Kontrolle untersuchte Normalsera von Menschen agglutinierten Bacterium tularense nicht, in einigen wenigen Fällen jedoch bis 1:10. Korth (1944) bestätigte die Untersuchungen der vorher genannten Autoren und fand ebenfalls den spezifischen Grenztiter bei 1:20. Schad (1943) und Leipold (1958) gaben an, daß die Agglutinationsreaktion im allgemeinen von der 2. Woche an oft erst 14 Tage nach Krankheitsbeginn bei einem Titer von 1:100 verwertbar ist. Sieke (1930) beobachtete ein sehr langes Bestehen der Agglutinintiter und nach 10, in einem Fall sogar nach 18 Jahren Serorezidive. Nach Knothe und Zimmermann (1952) wurden am Ende der 1. Krankheitswoche 80% und in der 3. Woche 90% positive Reaktionen bei Tularämiekranken gefunden. Schulten (1945) stellte im Serum von Tularämiepatienten Agglutinine mit Titern bis zu 1:1600 und höher fest. Er bewertet nur dann einen niedrigen Titer von 1:20 als positiv, wenn die Agglutination in vorhergehenden Untersuchungen negativ ausfiel. Sehr hohe Titerwerte gibt Schad (1943) an, der bis zu einer Serumverdünnung von 1:6400 kam. Girard und Chevalier (1949 und 1950) fanden sogar Werte bis 1:20000.

Bei Seren mit sehr hohem Titer wird nicht selten ein Zonenphänomen beobachtet, worauf Korth (1944) und Knothe (1955) besonders hingewiesen haben. Dieses Phänomen ist dem Serologen bekannt und kann durch eine entsprechend höhere Verdünnung erkannt werden.

Die zahlreichen positiven Reaktionen in Tularämiegegenden, auch bei klinisch und anamnestisch unverdächtigen Patienten, haben gelegentlich zu Zweifeln an der Spezifität der Reaktion geführt. Man nimmt jedoch heute an, daß es sich um klinisch unterschwellige Erscheinungen gehandelt hat. Außerhalb der Tularämiegebiete wurden derartige Beobachtungen bisher nicht gemacht.

## 2. Schnellversuch nach Henninger

Als orientierende Suchprobe führte Henninger (1938) eine Objektträger-Schnellmethode ein.

Auf einem Objektträger wird ein aus dem Ohrläppchen oder der Fingerbeere entnommener Tropfen Blut mit einer Öse Bakterienaufschwemmung gründlich vermischt. Nach 10—30 sec tritt bei positivem Ausfall eine Zusammenballung auf und die agglutinierten Bakterien lagern sich mit den Erythrocyten am Rande des Tropfens ab.

Korth (1944) konnte bei 100 Fällen in 97% eine Übereinstimmung mit einer zur Kontrolle durchgeführten Serum-Agglutinationsprobe finden.

## 3. Komplement-Bindung

Die Komplement-Bindungsreaktion mit ihren verschiedenen Modifikationen kann ebenfalls zur Diagnosestellung herangezogen werden. Die Ergebnisse sind nach den bisherigen Erfahrungen jedoch nicht so zuverlässig wie die der Gruber-Widal-Reaktion.

## 4. Intracutantest

Als Antigen für diesen Test dient eine Aufschwemmung abgetöteter Tularämiebakterien in sehr großer Verdünnung. Bei Verwendung konzentrierter Lösungen reagieren unter Umständen auch gesunde Personen positiv (FOSHAY 1932). Erfahrungsgemäß zeigt sich frühestens am 5. Krankheitstag bei einem positiven Ausfall an der Injektionsstelle etwa 3—8 Std nach der Injektion eine Reaktion der Haut, die sich innerhalb von 48 Std weiterentwickelt. Nach DOEPFMER (1952) sind die positiven Ergebnisse 36—60 Std nach der Injektion am deutlichsten. Klinisch imponiert die positive Reaktion als mehr oder weniger scharf umschriebene Rötung und Schwellung.

Bei stärkeren Reaktionen der Haut kommt es nach GAEDE und KAIRIES (1943) zur Ausbildung mehrerer Zonen im Bereich des Intracutantestes. Im Zentrum findet sich ein tiefroter Bereich, der von einem gelben Hof umgeben wird. Innerhalb dieser Zone kann sich ein Bläschen von 0,5—1 cm Durchmesser bilden, das sich später evtl. in eine Pustel umwandelt. Eine Nekrose ist in einzelnen Fällen beschrieben worden.

Neben der Lokalreaktion kann es zu einer geringgradigen Allgemeinreaktion mit Anschwellen der Lymphdrüsen und Fieber, Kopfschmerzen und Abgeschlagenheit kommen. DOEPFMER (1952) konnte noch nach $2^1/_2$ Jahren bei Tularämiekranken einen positiven Hauttest feststellen. Eine *subcutane* Injektion des Tularämie-Diagnosticums ist nicht ungefährlich, da allgemeine Reaktionen ausgelöst werden können.

## 5. Thermopräcipitation nach ASCOLI

Diese Methode beruht im Prinzip darauf, daß bei der Feststellung von Tularämie der Tiere Organe zerrieben werden und mit einem stark präcipitierenden Tularämieserum versetzt werden.

Infiziertes Organgewebe, am besten Milz, wird in 5 cm³ physiologischer Kochsalzlösung verrieben. Nach 5 min langem Schütteln wird für die Dauer von 5—8 min das zermörserte Material bei 100°C im Wasserbad erwärmt, anschließend filtriert und bis zur völligen Klarheit durch Asbestfilter gegeben. 0,3 cm³ des Filtrates werden nach KNOTHE (1955) mit der gleichen Menge eines präcipitierenden Serums zusammengebracht.

Im positiven Fall erscheint innerhalb weniger Minuten an der Berührungsgrenze eine Trübung. Kontrollreaktionen werden nach SARCHI (1930) mit spezifischem Serum und einem Extrakt aus normalen Organen durchgeführt. Diese vorwiegend für Untersuchung von Tierleichen auf Infektionen mit Bacterium tularense benutzte Methode zeigt nach DAVID (1938) nicht immer eindeutige Ergebnisse.

## 6. Andere Hautteste

Die Anwendung des Hauttestes nach Art der Tuberkulinprobe nach MORO und PIRQUET hat sich der intracutanen Applikation gegenüber als unterlegen erwiesen.

FREI (1931) schlug vor, in gleicher Weise wie beim Lymphogranuloma inguinale einen Intracutantest auszuführen. DAVID und KERL (1937) benutzten in Fällen mit ausgedehntem Befall des Lymphdrüsensystems auch bei Tularämie ein Freisches Antigen zur Differentialdiagnose. Sie erhielten in allen Fällen negative Resultate.

Die von BETZ und BAREAU (1950) beschriebene unspezifisch positive Paul Bunner-Reaktion bei Tularämie konnte von DOEPFMER (1952) auf Grund seiner Nachuntersuchungen bei zehn Tularämiekranken nicht bestätigt werden.

*Der Hauttest und die Serumagglutination haben sich als zuverlässige Verfahren bewährt. In Zweifelsfällen dient die Überimpfung auf Tiere und anschließende Züchtung des Erregers als weitere Methode zur Sicherung der Diagnose.*

# VI. Epidemiologie

JUSATZ (1952) wies auf Grund sorgfältiger geomedizinischer Studien nach, daß tularämische Tierseuchen vorwiegend in Trockengebieten mit kontinentalem Klimacharakter zu finden sind. Die Tularämie tritt, ähnlich wie zahlreiche andere Infektionskrankheiten, epidemisch, endemisch und sporadisch auf. Ausgangspunkt für die Infektionen sind die verschiedenen Nagetierreservoire. JUSATZ (1952) stellte weiterhin fest, daß die Tularämie durch Wanderung des sibirischen Tannenhähers, asiatischer Ratten, des sibirischen Eichhörnchens und der skandinavischen Lemminge nach Mitteleuropa vorgedrungen ist. Gegen seine Annahme spricht jedoch die Tatsache, daß parallel zu den periodisch stattfindenden Wanderungen dieser Tiere keine Tularämieepidemien aufgetreten sind. Gegenteilige Beobachtungen liegen aus Skandinavien vor. Dort wurde festgestellt, daß die Tularämie im Anschluß an Lemmingswanderungen regelmäßig auch bei Menschen vermehrt zu beobachten war.

Wie schon erwähnt, ist die Tularämie in den USA als Nagetierseuche sehr verbreitet. Dort werden seit 1950 jährlich 1000—2000 Neuerkrankungen beim Menschen registriert. Von 1924—1950 stellte man in den USA über 24000 Tularämieerkrankungen beim Menschen fest. Auch aus Canada und Mexiko liegen Angaben über einige tausend Tularämie-Fälle vor (LILLIE und FRANCIS 1933).

In *Japan* wurden schon im vorigen Jahrhundert die ersten Tularämieerkrankungen beschrieben. Aus den Zwanzigerjahren (OHARA 1926) und auch aus neuester Zeit (OHARA 1935, OHARA u. ODASHIMA 1951) liegen Berichte über Tularämie-Fälle vor.

Aus der *Sowjetunion* wird von größeren Epidemiewellen im Wolgadelta und in anderen Gebieten berichtet (NIKANOROW 1928, SUWOROW 1926, WOLFERZ 1926, WORONKOWA 1926, ZEISS 1929 u. a.). Die erste Welle entwickelte sich nach Angaben von SARCHI (1929) während der Frühjahrsüberschwemmung 1926. Die 1939 beginnende zweite Welle zeichnete sich durch eine bis dahin nicht gekannte Anzahl von Erkrankungen aus. Nach SCHMIDT (1951) sollen in den Jahren 1940—1942 bis zu 100000 Fälle gezählt worden sein. Während des Krieges wurden auch zahlreiche Erkrankungen bei deutschen Soldaten festgestellt, die in diese Gebiete kamen. BIELING (1942), BOGENDÖRFER (1942), GAEDE und KAIRIES (1943), SALECK und KAIRIES (1942), LANDSIEDL (1942), SCHULTEN (1945), SCHULTEN und SCHEPPACK (1943), RANDERATH (1943), SYLLA (1943), HOLLER (1944) u. a. berichteten hierüber. Wohl von der Sowjetunion ausgehend, konnten Mitte und Ende der Vierzigerjahre gehäuft auch in *Deutschland* Tularämiefälle festgestellt werden. 1943/44 wurde die Tularämie an der Ostseeküste im Mündungsgebiet der Memel, in Ostpreußen und einige Jahre später im Kreis Teltow (TRAUTMANN und SCHNEEMANN 1948) in der Nähe von Berlin bemerkt. Schon 1949 wurde über eine Ausbreitung der Tularämie in Mecklenburg (KIMA 1951, JUNG 1951) berichtet. Vom Kreis Uckermünde als Ursprungsort breitete sich die Epidemie entlang der Flußläufe Randow, Ucker und Peene aus. Bis zum Sommer 1950 erkrankten 84 Personen. 1951 wurden 107 Tularämiefälle an der Nordseeküste, vor allem in Schleswig-Holstein, festgestellt. Den Erkrankungen der Menschen ging eine Epizootie unter den Hasen im Gebiet von Eiderstedt voraus (KNOTHE und ZIMMERMANN 1952, RABE 1951, CRUSE 1951). Noch 1957/58 wurde im gleichen Gebiet bei 31 Patienten die Diagnose Tularämie gestellt. Auch im mainfränkischen Raum wurden ab 1948 Tularämiefälle beobachtet (BOPP 1949, SCHUERMANN und HÜTTNER 1950, SCHIFF 1952, LAUN 1953). In Bayern berichtete erstmalig KEHL (1952) über einen Tularämiefall, der erst nach jahrelanger ärztlicher Behandlung als solcher erkannt wurde. Im Rheinland wurden von SCHULTEN und PETRI (1952) einzelne Tularämiefälle beobachtet.

In *Österreich* und der *Tschechoslowakei* wurden im Anschluß an eine Hasen-Epizootie im Jahre 1936/37 im Marchgebiet und im Mährischen Becken Epidemien ausgelöst (BSTEH 1937, DAVID 1937, HAMBURGER 1937, CHIARI 1937, ARZT 1938, FUHS 1940). Nach mehrjähriger Pause traten dort 1939/40 und 1945/46 erneut zahlreiche Tularämiefälle auf.

Ende der Vierzigerjahre wurden die ersten Tularämieerkrankungen in *Belgien* beobachtet (NÉLIS 1950, WILLEMS 1950).

Über eine enorme Zunahme der Tularämie wird seit 1946 aus *Frankreich* berichtet, die vor allem die westfranzösischen Gebiete betraf (GIRARD 1950, PAILLE 1947, BASSET 1947).

Mit der speziellen Epidemiologie der Tularämie in Sibirien, Europa und Kleinasien, Japan und den USA hat sich KNOTHE (1955) in seiner ausgezeichneten Monographie über dieses Thema eingehend befaßt. Übersichtliche Angaben über die Epidemiologie der Tularämie bis 1942 finden sich außerdem bei JUSATZ (1942) und ZEISS (1937). Die damalige Voraussage von JUSATZ, daß die Gefahr einer weiteren Ausbreitung der Seuche auf nichtbetroffene Teile Europas gering wäre, ist heute widerlegt. Es muß auch im deutschen Gebiet mit einer weiteren Ausbreitung gerechnet werden.

# VII. Übertragung

Die natürlichen Überträger der Tularämie sind in erster Linie die Ektoparasiten der Nagetiere. Sie bilden das wesentliche Reservoir für das Bacterium tularense. Die Zecken nehmen hierbei eine besondere Stellung ein, da sie die Erreger über ihre Eier, Larven und Nymphen auf die folgenden Generationen weitergeben können. Zusätzlich erfolgt eine Infektion bei der Population. Die Bakterien können sich während des ganzen Lebens der Zecken in den Darmepithelien lebensfähig halten. In den USA ist die Holzzecke Dermacentor Andersoni der wichtigste Überträger der Tularämie. In Rußland spielen vorwiegend die Zecken Ixodes persulcatus, Derm. silvarum, Derm. pictus und Ixodes ricinus als Reservoir für Bacterium tularense eine bedeutungsvolle Rolle (KARPOV-POPOV 1945, OLSUFEV 1953, POKROVSKAJA 1937, CHATENEVER 1930). In Deutschland ist es bisher noch nicht gelungen, das Bacterium tularense in Zecken nachzuweisen. In Frankreich fand man jedoch, ebenso wie in Rußland, den Erreger der Tularämie in der Zecke Ixodes ricinus, die auch in Deutschland sehr verbreitet ist. Es ist deshalb wohl anzunehmen, daß bei intensiver Suche auch in unseren Gegenden infizierte Ixodes ricinus zu finden sein werden.

Für die Übertragung auf Nagetiere kommen in erster Linie neben den Zecken die Kaninchenlaus (Haemodipsus lyriocephalus), die Mäuselaus (Polyplax serratus) sowie Stechmücken und andere Ektoparasiten in Frage (FRANCIS 1937, SCHULTEN 1945, KNOTHE 1955). Die Ansteckung von Tier zu Tier kann in der Wildbahn schon durch den bloßen Kontakt erfolgen (KNOTHE 1955). DONLE (1937) gibt an, daß die Erreger 35—45 Tage im Tierfell infektiös bleiben.

Für die Übertragung auf den Menschen kommen gleichermaßen die Blutsauger in Frage. Sie spielen als Überträger der Tularämie in den USA eine wichtige Rolle. In Deutschland hat man Infektionen durch Zecken oder Mücken bisher nicht mit Sicherheit nachweisen können. Die bedeutungsvollste Infektionsquelle im westeuropäischen Raum bilden die Kaninchen. Beim Töten, Abhäuten und Zubereiten der Tiere kommt es z. T. zu geringfügigen Verletzungen der Haut und anschließender Infektion. Selbst Anbraten und Aufbewahren der Fleischteile im Kühlschrank tötet die Erreger nicht mit Sicherheit ab. Die Infektion ist jedoch auch durch die unverletzte Haut hindurch möglich (OHARA 1930). Nach flüchtigem Kontakt mit infizierten Nagetieren kann es durch Augenreiben zu einer Infektion kommen. So ist es verständlich, daß Kontaktinfektionen vorwiegend bei Hausfrauen, Jägern, in Laboratorien und bei allen Personen, die mit dem Wildprethandel beschäftigt sind, auftreten.

MATZKE (1943) berichtet über ein Kind, das nach Spielen mit einem getrockneten Hasenbalg an Tularämie erkrankte. Auch Tularämieinfektionen durch Streicheln von Katzen sind bekannt. 1930 ermittelten PARKER (1932), KOHLS (1932) und DAVIS (1932) die Kontagiosität dreier Wasserläufe in den USA.

Intrauterine Übertragung von Tularämie wurde von KIMA (1951) beobachtet. Genaue Angaben über die Klinik sind in dieser Arbeit nicht zu finden, so daß auch an passiv übertragene Antikörper gedacht werden muß. RUSS (1951) hat eine gegenteilige Mitteilung gemacht. Er stellte fest, daß das normal ausgetragene Kind einer Tularämiekranken klinisch erscheinungsfrei war. Bei der serologischen Untersuchung 2 Monate nach der Geburt war die Gruber-Widal-Reaktion negativ. RUSS und BRIGGER (1951) schlossen daraus, daß eine diaplacentare Übertragung der Tularämie in der zweiten Schwangerschaftshälfte im Gegensatz zur Lues nicht wahrscheinlich ist. V. LIDE (1947) ist völlig anderer Ansicht. Er gab 1947 an, daß perplacentare Übertragung bei Tularämie vorkomme.

Je nach der Art und Weise der Infektion richtet sich das klinische Bild. *Da die Infektionsgefahr bei bakteriologischen Arbeiten verhältnismäßig groß ist, sind für Laboratoriumsarbeiten mit dem Erreger der Tularämie sehr strenge gesetzliche Bestimmungen erlassen worden.* Es müssen bei der Sektion von Versuchstieren Gummihandschuhe, Schutzbrillen und Gesichtsmasken getragen werden, da auch durch erregerhaltigen Staub eine Übertragung möglich ist. PRICE (1956) stellte bei experimentellen Untersuchungen fest, daß die Kleiderlaus Bacterium tularense beherbergen kann. In den Läusen und Läusefaeces konnten die Erreger 53 Tage nach der Infektion nachgewiesen werden. Von besonderem Einfluß auf die Überlebenszeit sind niedrige Temperaturen und eine möglichst geringe Luftfeuchtigkeit. GIRARD (1955) konnte feststellen, daß bei Infektion des Menschen eine vorübergehende Abschwächung der Pathogenität des betreffenden Bacterium tularense-Stammes eintreten kann, die bei der Kultur wieder verlorengeht. Er erklärt hiermit das Fehlen der Infektkette Mensch zu Mensch. BOPP (1949) vermutet bei den von ihm beobachteten Tularämiefällen im Gegensatz hierzu eine Übertragung von Mensch zu Mensch. Diese Frage ist noch ungeklärt.

# VIII. Pathogenese

Nach SCHUERMANN (1950) dringen die Bakterien verhältnismäßig häufig durch die Mundschleimhaut in den menschlichen Organismus ein. Er fand bei seinem Krankengut in etwa 20—25% aller Fälle Primäraffekte an der Schleimhaut des Mundes. Auch im übrigen europäischen Raum und in Rußland sind nach seinen Angaben die oralen Primäraffekte bei Tularämie besonders häufig. Eine Erklärung hierfür ist wohl darin zu finden, daß sich vorwiegend Hausfrauen beim Zubereiten kranker Tiere und beim Abschmecken infizieren. Verhältnismäßig häufig dringen die Erreger auch durch z.T. geringfügige Läsionen der Haut an den Händen in den Organismus des Menschen ein. *Je nach dem Kontakt mit erregerhaltigem Material kommt es an den verschiedensten Stellen zum Auftreten der primären Erscheinungen. Nicht selten gelangen die Erreger mit Flüssigkeit, Staub oder Speisen in den Organismus.*

# IX. Klinik

## 1. Einteilung der verschiedenen Tularämie-Formen

Die besonderen Formen der Tularämie sind von der Eintrittspforte des Erregers abhängig. Der Krankheitsverlauf ist, entsprechend dem der übrigen Infektionskrankheiten, von der Virulenz der Bakterien, von der Abwehrlage des Infizierten und von der jeweiligen Therapie abhängig. Die Einteilung der verschiedenen Formen der Tularämie ist im Verlauf der Jahre unterschiedlich vorgenommen worden. So unterscheidet FRANCIS

a) die ulcero-glanduläre Form,

b) die oculo-glanduläre Form,

c) die rein glanduläre Form und

d) den typhösen Typus der Tularämie.

BSTEH (1937) fordert die Aufstellung einer fünften Gruppe als die anginöse Form. KERL (1937) nahm jedoch hiergegen Stellung, da er die mächtig anschwellenden Drüsen am Hals, den anginösen Beginn und die grippeähnlichen Erscheinungen als zu wenig charakteristisch ansah, um eine Abtrennung von den übrigen Formen durchführen zu können. ARZT (1937) glaubt den exanthematischen Erscheinungen der Tularämie eine Sonderstellung einräumen zu müssen. Auch KERL (1937) beobachtete einen Fall, der mit Erythema nodosum-ähnlichen Erscheinungen begann. Er erblickte in diesen Hautveränderungen den Ausdruck einer beginnenden Allgemeininfektion, der später erst die typische Drüsenschwellung folgte. KERL schlug deshalb vor, eine weitere Gruppe aufzustellen, in der alle disseminierten Hautherde, die als hervorstechendstes, frühestes Symptom der Infektion in Erscheinung treten, untergebracht werden sollten. Wir sind jedoch mit BANSI (1947), SCHULTEN (1945) u.a. der Meinung, daß das Auftreten dieser Erscheinungen erst sekundär, vielleicht den abortiv verlaufenden Formen cutano-glandulärer bzw. oculo-glandulärer oder auch der rein glandulären bzw. der typhösen Form, folgt.

KAVANAUGHS (1935) teilt die Krankheit in

a) primäre cutane Tularämie (ulcero-glandulär und glandulär),

b) primäre ophthalmische Tularämie (oculo-glandulär) und

c) cryptogenetische Tularämie.

Nach HETCH (1938) und SMITH (1938) ist die dermatologische Einteilung der lokalen Erscheinungen am besten durch drei Typen vorzunehmen:

a) Das primäre Ulcus,

b) die Lymphdrüsenknoten, ausgehend von der primären ulcerösen Läsion, und

c) das generalisierte Exanthem bzw. die generalisierten Hauterscheinungen.

SCHULTEN (1945) hat unter Berücksichtigung der Infektionsstelle die folgende Einteilung getroffen, die sich im Schrifttum weitgehend durchgesetzt hat:

*a) Cutano-glanduläre Form,*

*b) oculo-glanduläre Form,*

*c) oral-glanduläre Form* (tonsillo-glandulär oder anginös, gingivo-glandulär, glosso-glandulär),

   *d) einfache glanduläre Form,*
   *e) thorakale Form,*
   *f) abdominale Form.*

Die generalisierten Erscheinungen möchte SCHULTEN ebenfalls als sekundär ansehen. Die primäre Generalisation ohne Entwicklung eines Primärkomplexes, d.h. die früher als typhös bezeichneten Formen der Tularämie, sind nach seiner Ansicht bei einem größeren Teil auf eine nicht ausreichende röntgenologische und klinische Untersuchung zurückzuführen. SCHUERMANN (1950) und REICH (1950) vertreten die Ansicht, daß bei der von SCHULTEN (1945) getroffenen Einteilung in cutano-glanduläre Form und oral-glanduläre Form besser die Bezeichnung cuto-et mucoso-lymphonodale Form zu treffen wäre.

## 2. Allgemeine Erscheinungen

Vor allem nach dem Genuß infizierter Speisen, verunreinigten Wassers und nach Inhalation bakterienhaltigen Staubes werden als erste klinische Zeichen Fieber mit gelegentlich vorausgegangenem Schüttelfrost, Kopf- und Glieder-schmerzen, Übelkeit, Erbrechen und Diarrhoeen beobachtet. Der Primäraffekt ist bei den thorakalen bzw. pleuro-pulmonalen und bei den abdominalen Formen der Tularämie versteckt. Es kommt zu häufig übersehenen Lymphknotenschwellungen am Hilus und den entsprechenden Veränderungen im Mesenterium (FRANCIS 1929, SCHULTEN 1945, NAUCK 1952, WURM 1955, WALTER 1955 u.a.). Fieberverlauf und Blutbild sind uncharakteristisch. Neben den manifest Erkrankten begegnet man in endemisch Tularämie-verseuchten Gegenden nach BANSI (1947) stets einer großen Zahl von Personen, die durch unerkannte, leicht verlaufende oder stumme Infekte Antikörper gegen die Tularämie gebildet haben. GAEDE (1943) und KAIRIES (1943) haben hierauf besonders hingewiesen.

## 3. Äußere Formen der Tularämie
### a) Cutano-glanduläre Form. Primäraffekte der Haut

Die cutano-glanduläre Form beginnt meist mit einer kleinen Papel an der Haut der Hände bzw. an den Stellen, an denen die Erreger sich im Bereich einer Wunde bzw. nach Durchdringen durch intakte Haut angesiedelt haben. Es erfolgt eine allmähliche Größenzunahme der meist schmerzhaften Papel, die gar nicht selten übersehen wird (HITCH und SMITH 1938, ORMSBY 1954, MONT-GOMERY 1954, SCHUERMANN 1950, REICH 1950, KNOTHE 1955, SCHULTEN 1945, ARZT 1937 und BANSI 1947). Es entwickelt sich in der Regel hieraus ein pfennig-bis fünfpfennigstückgroßer, über das Niveau der Haut erhabener Tumor, der mit einer Kruste bedeckt ist und sehr schlechte Heilungstendenz zeigt. Anschließend entwickelt sich häufig ein Ulcus, das wenig näßt und von einem ziemlich torpiden Wall eines livid verfärbten Granulationsgewebes umgeben ist, der ohne wesent-liche Infiltration in die gesunde Umgebung übergeht. Diese primären Papeln und die sich daraus entwickelnden Ulcerationen können an jeder Stelle des Körpers auftreten, besonders naturgemäß dann, wenn die Tularämie durch Insektenstiche übertragen wird. Die cutanen Primäraffekte können in vielen Variationen auf-treten.

Die ersten eingehenden klinischen und histologischen Untersuchungsberichte an der Haut lokalisierter Primäraffekte bei Tularämie verdanken wir NETHERTON

(1927). Später haben GOODPASTURE und HOUSE (1931), BUNKER (1928), SMITH (1928), FRANCIS (1929), MILLER und TAUSSIG (1929), BELOTE (1931), FOULGER (1932), GLAZER (1932), FOSHAY (1932), KERL (1937b), ARZT (1937), WOLFRAM (1940), STILLIANS (1938), KAVERNAUGHS (1935), ROBERT BSTEH (1940), LAWIESS (1941), SCHULTEN (1945), BANSI (1947), KARRENBERG (1947), MALMGREN (1935), HITCH und SMITH (1938), SUTTON (1939), RANDERATH (1943) die klinischen Erscheinungen des tularämischen Primäraffekts an der Haut mehr oder weniger ausführlich beschrieben. Auch sorgfältige histopathologische Studien wurden von einigen Autoren durchgeführt. SCHUERMANN und REICH (1950) haben die bis zu diesem Zeitpunkt bekannte Literatur über klinische und histologische Untersuchungsergebnisse muco-cutaner Primäraffekte der Tularämie sorgfältig zusammengestellt und eingehend über eigene Befunde berichtet.

NETHERTON (1927) beschreibt ausgestanzte Geschwüre an der Dorsalfläche der Grundphalange des zweiten Fingers, die am 11. Tage nach der Infektion auftraten. Die Ränder waren erhaben, die Basis hellrot, weich gekörnt und mit serösem Exsudat bedeckt. Die Umgebung zeigte kein Ödem. Im Gegensatz zu HITCH, SMITH, ORMSBY, MONTGOMERY betonen BUNKE, FRANCIS, MILLER und TAUSSIG, daß dem Ulcus eine Pustel vorausgeht, die sich unter Austritt von Eiter oder einem nekrotischen Pfropf in ein ausgestanztes Geschwür mit aufgeworfenen Rändern verwandelt, das unter Narbenbildung abheilt. BELOTE (1931) hebt bei der Schilderung des von ihm beobachteten Primäraffektes den bläulichen Farbton des Herdes hervor. Auch M. MAYER (1932) führt in seinem kurzen Artikel im Handbuch von JADASSOHN (1932) an, daß sich zuerst eine Pustel bildet, die sich zu einem Geschwür weiterentwickelt, das unter Narbenbildung allmählich abheilt. FRANCIS (1929), MILLER und TAUSSIG (1929), PILLAT (1937), MALMGREN (1935), FOULGER (1932), GLAZER und FOSHAY (1933), HITCH und SMITH (1938), LAWIESS (1941), SCHULTEN (1945), SCHUERMANN (1950), SIMPSON (1931), BLACKFORD und SMITH (1936) zeigen in ihren Arbeiten über die Tularämie Abbildungen von Primäraffekten. Die Papel bzw. Pustel ulceriert nach ORMSBY (1954) und MONTGOMERY (1954) nach einem bzw. mehreren Tagen, und es kommt häufig zu einer Lymphangitis und zur Schwellung der regionalen Lymphdrüsen. Bei der Umwandlung der Primäreffloreszenz kommt es häufig zum Abstoßen einer Nekrose. Schließlich resultiert ein Uleus von einem oder mehreren Zentimetern Durchmesser. Dieses Ulcus kann in einigen Wochen narbig abheilen. Je nach dem Zeitpunkt der ersten ärztlichen Untersuchung sind die beobachteten Hautveränderungen recht unterschiedlich.

So beschreiben SCHUERMANN und REICH (1950) bei einem Patienten an beiden Endphalangen des 1. und 2. Fingers der rechten Hand deutlich diffus ödematös geschwollene Bezirke von braunblaurötlicher Farbe. Im Bereich dieses Abschnitts erscheint die Hornschicht nach ihren Angaben im ganzen wesentlich verdickt. Die Hornschicht war in den mittleren Anteilen der Endphalange von dem Kranken in ihren oberen Lagen gewaltsam entfernt worden. Etwas schräg zur Längsachse des Fingers bestand eine $^1/_2$ cm lange und 5 mm breite schlitzförmige Öffnung, die randwärts von unregelmäßig begrenzten, deutlich überhängenden Hautbezirken eingesäumt war. Im Bereich dieser schlitzförmigen Öffnung drang ein grobpapillares, traubenartiges, glasigrötliches, z.T. von weißlichen Inseln und kleinsten schwärzlichen Schuppenkrusten bedecktes Gewebe hervor, das im Zentrum fast das Niveau der Umgebung erreichte.

Eine ähnliche Veränderung war etwas mehr proximal, nahe der Gelenkfurche und parallel zu dieser sowie in Form eines reiskorngroßen spornartigen oder fibromapendulumähnlichen Gebildes nachweisbar, das ebenfalls prolapsartig durch eine Art Schlitz hervorragte. Die Umgebung erschien teilweise wurmstichig oder siebartig infolge grübchenförmiger, seichter Vertiefungen, die mit gelblichen Schuppenkrüstchen ausgefüllt waren.

Bei einem anderen Patienten fanden SCHUERMANN und REICH auf dem linken Handrücken in der Gegend des 5. Fingergrundgelenkes ein etwa bohnengroßes, tuberöses, ausgesprochen derbes Gebilde. Es saß einem unscharf begrenzten, infiltrierten blauroten Erythembezirk auf. Die Oberfläche des Tumors war von verrukösem Charakter. Deutliche Hornpflöcke waren besonders an den Handpartien nachweisbar. Druckschmerzhaftigkeit bestand auch in diesem Fall.

Bei einem weiteren Patienten fanden sie ebenfalls in der Gegend über der Grundphalange des 1. Fingers und über dem Endgelenk des 5. Fingers links je eine einmal bohnengroße, einmal fingernagelgroße tuberöse Veränderung von einem bläulichbräunlichroten, infiltrierten Erythem umgeben, das sich allmählich in die Umgebung verlor und das sich am 5. Finger distalwärts bis in den Bereich des Nagelbettes erstreckte, so daß das Erscheinungsbild einer Paronychie beobachtet werden konnte. Beide tuberösen Gebilde waren derb, die Oberfläche erschien in den Randpartien wie gestichelt, zentral mehr hyperkeratotisch squamös, z.T. verrukös. Im Bereich dieser tuberösen Gebilde waren zahlreiche Hornpflöcke vorhanden, die fest in der Haut steckten. Daneben fanden sich stecknadelkopfgroße, grübchenartige Vertiefungen. Auch bei diesem Patienten bestand Druckschmerzhaftigkeit. Im Bereich der proximalen Hälfte des Nagels am 5. Finger war eine auffällige Veränderung nachweisbar. Eine hufeisenförmig konfigurierte Leukonychie umsäumte einen entsprechend geformten, in den Randpartien besonders ausgeprägten, bräunlichen Fleck.

Arzt (1937) bringt die Abbildung eines ähnlichen Falles, und Hitch und Smith (1938) sprechen hier von einer *Nagelnekrose*.

Die regionalen Lymphknoten stellen den zweiten Teil des Primärkomplexes dar. Sie schwellen bis zur Hühnereigröße und mehr an. Manche Autoren geben starke Druckschmerzhaftigkeit an, andere wiederum weisen auf eine geringe Schmerzhaftigkeit der stark vergrößerten Drüsen hin. Hitch und Smith (1938) berichten über subcutane Knoten, die sich entlang der Lymphgefäße, ausgehend von dem Primäraffekt, entwickelten. Nach ihren Angaben tritt dieser Typ der nodulären Lymphangitis in 20—30% der Tularämiefälle auf. Diese Hauterscheinungen finden sich meist am Unterarm oder am Unterschenkel.

## b) Oculo-glanduläre Form

Die Krankheitserscheinungen der Tularämie, die im Primärkomplex als oculoglanduläre Form bezeichnet werden, sind am auffallendsten. Kurze Zeit nach der Infektion kommt es zu einer Bindehautentzündung mit düsterrot chemotisch aufgequollener Conjunctiva. Man findet auf der Conjunctiva zahlreiche kleine Knötchen, die ulcerieren. Die Infektion erfolgt meist durch Einbringen infektiösen Materials oder durch Staub aus tularämieverseuchtem Stroh, der Mäusekot enthält. Die Conjunctivitis ist durch ihre Einseitigkeit von anderen Conjunctivitiden zu trennen. Man findet frühzeitig ein Anschwellen der periauriculären Drüsen sowie der regionären Halsdrüsen. Trotz der verhältnismäßig bedrohlichen Erscheinungen für das Auge kommt es, obgleich Ulcerationen des Bindehautsackes entstehen, fast in allen Fällen zu einer vollständigen Ausheilung, zumindest im europäischen Raum. Kavanaugh (1935) beschreibt eingehend die Lymphknotenbeschaffenheit bei der oculo-glandulären Form der Tularämie. Sie sind nicht mit der Haut verbacken und finden sich in subcutaner Lage. Die Haut über den Drüsen rötet sich nach einiger Zeit, erscheint glänzend, nimmt später einen bläulichroten Farbton an. Die Knoten können fluktuieren und spontan aufbrechen. Schulten (1945) weist besonders darauf hin, daß die Lymphknoten möglichst nicht incidiert und auch nicht punktiert werden sollen. Nach Knothe (1955) können die regionären Lymphknoten auch übersprungen werden und statt dessen die nächst proximal gelegenen befallen sein. Ein ausgedehnter Befall sämtlicher Lymphdrüsen kann als Komplikation jeder Tularämie auftreten.

Der erste Fall, der in Deutschland von Beyer und Herrenschwand (1917) beschrieben wurde, betraf einen Soldaten, der an einer oculo-glandulären Form der Tularämie litt.

## c) Oral-glanduläre Form

Nach SCHUERMANN (1950) weist der tularämische Primäraffekt der Schleimhaut Gemeinsamkeiten und auch Unterschiede gegenüber denjenigen der äußeren Hautdecke auf. Die auch auf der Haut multipel auftretenden Primäraffekte können an der Schleimhaut ebenfalls auf engem Raum oder distanziert als multiple Primärkomplexe vorkommen. Auch die Schmerzhaftigkeit ist bei der oral-glandulären Form meist gegeben. Es findet sich, abweichend von den cutanen Formen, eine noch größere Polymorphie und eine besondere Flüchtigkeit der Primäraffekte. SCHUERMANN (1950) bezweifelt, ob es auch bezüglich der Mundschleimhaut rein glanduläre Formen gibt. Er nimmt an, daß die Flüchtigkeit, Kleinheit und der versteckte Sitz solche scheinbar reinen Formen einer Lymphknotentularämie vortäuschen. Anamnestisch fand er initiale Schluckbeschwerden und späterhin meist einseitige Lymphknotenschwellung cervical, submandibular bzw. submental. Diese Primärerscheinungen können an einer Tonsille, seltener an beiden, in der Umgebung, am Pharynx, am weichen Gaumen, an der Zunge, am Zahnfleisch, am Mundboden, an der Wangenschleimhaut, im Mundwinkel und an der Innenseite der Unterlippe auftreten. Es handelt sich nach SCHUERMANN meist um schnell zerfallende, entzündliche Erhabenheiten wechselnder Größe, so daß vereinzelte bis zahlreiche, gegebenenfalls recht ausgedehnte Ulcerationen entstehen, die scharfrandig begrenzt, mit weißlich-pseudomembranösen und fibrinösen Belegen auftreten können. An den Tonsillen kann man krater- und trichterförmige Ulcerationen finden, die bis zur vollständigen Nekrose einer Tonsille führen können.

An der hinteren Rachenwand können nach seinen Angaben flächenhafte krebs- und lupusähnliche Primäraffekte auftreten. Die Infektion erfolgt häufig durch Abschmecken beim Zubereiten von Fleisch infizierter Tiere sowie durch verunreinigte Nahrungsmittel oder durch Trinken infizierten Wassers bzw. durch Einatmen infektiösen Staubes. Nach SCHUERMANN treten die tularämischen Primäraffekte an der Mundschleimhaut in etwa 20—25% aller Fälle auf. Sie sind demnach relativ häufig.

## d) Einfache glanduläre Form

Eine klinische Beschreibung der rein glandulären Form erübrigt sich, da die hierbei auftretenden Veränderungen bereits im Zusammenhang mit der cutano- bzw. oculo-glandulären Form dargestellt wurden.

## 4. Innere Formen der Tularämie

### a) Thorakale Formen

Die inneren Formen der Tularämie können wir an dieser Stelle nur kurz behandeln. Umfangreiche Beschreibungen finden sich bei FRANCIS (1929), SCHULTEN (1945), BANSI (1947) u.a. Über pulmonale Formen der Tularämie, die von VERBRYKE (1924), BLACKFORD (1936), KAVANAUGH (1935), SCHULTEN (1945), BANSI (1947) u.a. beschrieben wurden, werden im amerikanischen Schrifttum bis zur Einführung des Streptomycins prognostisch ungünstige Urteile abgegeben. Im deutschen Schrifttum wird darauf hingewiesen, daß die tularämischen Lungenprimärkomplexe recht leicht verliefen. Die Ähnlichkeit zur Tuberkulose ist sehr groß.

Die thorakale bzw. pleuro-pulmonale Form kann primär auf dem Inhalationsweg nach WURM und WALTHER (1955) in etwa 30% der Fälle, häufiger jedoch sekundär auf hämatogenem Weg, vorwiegend bei sog. typhösen Verlaufsformen, entstehen. Bronchiopneumonien, seltener Pneumonien mit trockener und feuchter

Rippenfellentzündung sowie Hilusvergrößerungen können beobachtet werden. Das Sputum ist meist schleimig-eitrig, gelegentlich mit Blut tingiert. Die physikalischen Befunde sind auffallend gering, Komplikationen mit Kavernen und Lungenabsceßbildungen sind selten. Das Sputum enthält nur in den seltensten Fällen das Bacterium tularense. Bansi (1947) beobachtete eine Primärhämoptoe.

### b) Abdominale Formen

Die primär oder sekundär entstandenen Symptome der abdominalen Form sind weitgehend uncharakteristisch. Erbrechen, Diarrhoen oder auch Obstipation, gelegentlich iliusähnliche Syndrome sowie Darmblutungen können beobachtet werden. Die mesenteralen Lymphknoten sind geschwollen. Selten kommt eine Peritonitis als Komplikation hinzu. Schulten (1943), Scheppach (1943) und auch Sylla (1943) teilten mit, daß Soldaten, die akut an Tularämie in ihrer abdominalen Form erkrankten, als Appendicitis auf den Operationstisch kamen. Es fand sich dann lediglich eine Schwellung der mesenteralen Drüsenpakete.

Nur im amerikanischen Schrifttum findet sich eine Beteiligung der Hirnhäute bei Tularämie oder eine Encephalitis (Winter 1937, Farrand und Herman 1937). Nordmann (1949) berichtet über einen Todesfall bei Tularämie in Deutschland. Regger und Meier (1944) fanden bei Tularämie eine Spätperitonitis und eine tularämische Nebenhodenentzündung.

### c) Sekundäre Hauterscheinungen im Verlauf der Tularämie

Bei der sekundären Generalisation kommt es meist zu einem ausgedehnten Befall der Haut und der Lymphknoten, gelegentlich der Lunge, der Meningen und des Gehirns, des Intestinums, der Milz, Leber und auch der Knochen. Von vordringlichem Interesse für den Dermatologen sind die äußeren Erscheinungen der Tularämie. Bansi (1947) fand lupusähnliche Knötchen in der Umgebung des Primärkomplexes der Schleimhaut sowie vor allem Erythema nodosum- und Erythema exsudativum multiforme-ähnliche Hauterscheinungen. Forshay beschrieb ausgedehnte Exantheme an den Streckseiten der Extremitäten. Langhoff (1955) beobachtete eine Familien-Infektion. Die Eltern und zwei Töchter zeigten sämtlich ein papulo-vesiculäres Exanthem, das besonders an den Streckseiten der Extremitäten und in der Schulter- und Nackengegend lokalisiert war. An den Schleimhäuten konnten keine Veränderungen gefunden werden. Beim Vater und einer Tochter trat das Exanthem im Nacken und an den Streckseiten der Arme unter dem Erscheinungsbild eines Erythema exsudativum multiforme auf. Typische Kokarden und markstückgroße, rote, urticarielle Scheiben wurden beobachtet.

Arzt stellte bei mehreren Kranken in der 3. Woche nach der Infektion linsenbis zehnpfennigstückgroße blaurote Flecke von unregelmäßiger Begrenzung an den Streckseiten der Unterarme, an den Händen und in der Sternalregion fest. Bei weiteren Patienten beobachtete er vorwiegend Erythema exsudativum multiforme-ähnliche Herde an den Streckseiten der Extremitäten. Ein besonders bemerkenswertes Bild fand er bei einer Patientin, die an den Nates und an der Beugeseite der Oberschenkel Ecthyma-artige Hautveränderungen aufwies. Arzt nahm an, daß es sich hierbei um eine septisch-pyodermische Infektion bei Tularämie handelte.

Bsteh fand bei einem Patienten lediglich im Scrotalbereich Hautveränderungen, die klinisch als „Ekzem“ imponierten. Weiße Mäuse, die mit dem Sekret dieser Efflorescenzen geimpft wurden, starben unter dem Bild der Tularämie. Kerl beobachtete bei einem 20jährigen Mädchen an beiden Unterschenkeln

Knoten, die klinisch Erythema nodosum-ähnlich waren. Es traten zusätzlich Panaritien am Zeige- und Mittelfinger der rechten Hand auf.

KONRAD sah bei einer glandulären Form der Tularämie das Auftreten eines Exanthems, das an Scharlach erinnerte.

*Die Polymorphie der Hauterscheinungen im Verlauf der Tularämie läßt keine eindeutige Eingruppierung zu. Wesentlich erscheint nur, daß man in Anbetracht der weiten Verbreitung des Bacterium tularense bei unklaren Hautveränderungen im Sinne eines Erythema exsudativum multiforme die Differentialdiagnose Tularämie in Erwägung zieht.*

## 5. Verlauf und Prognose

Es gibt bei der Tularämie gar nicht selten unterschwellige Verlaufsformen. Bei der Durchuntersuchung besonders gefährdeter Personen in Epidemiegebieten fand man positive Agglutinationsreaktionen, die erstmalig einen Hinweis auf eine durchgemachte Tularämie gaben. Während des Krankheitsverlaufes klagen die Patienten häufig über starke Schmerzen in der Umgebung der Lymphgefäße und Lymphknoten. Bei der sehr häufig auftretenden Generalisierung kommt es zu remittierendem, in manchen Fällen (SCHULTEN) auch zu undulierendem Fieber. Fieberschübe können nur während einiger Tage auftreten, andererseits auch länger als 3 Wochen bestehen bleiben. Eine Regel läßt sich hier nicht aufstellen. Starke Kopf-, Rücken- und Gliederschmerzen werden häufig angegeben. Die Kranken sind über lange Zeit leicht ermüdbar und abgeschlagen. Das Sensorium ist bei fast allen Fällen frei. Eine Leukocytose bis zu 15000 wurde beobachtet. BOPP fand bei drei Fällen eine Eosinophilie bis zu 20% und eine deutliche Lymphocytose. Die Rekonvaleszenz ist je nach der Schwere der Erkrankung unterschiedlich, im allgemeinen jedoch sehr langwierig. Es treten manchmal neue Drüsenschwellungen und kurze Fieberschübe auf.

Im europäischen Gebiet lag die Letalität bei etwa 1%, in den USA bis zur Einführung der Antibiotica bei etwa 6%. FRANCIS fand bei 700 Fällen eine Letalitätsrate, die bei 3% lag. SCHULTEN weist darauf hin, daß die thorakalen Formen häufig bösartig sind.

Die Tularämie hinterläßt eine starke Immunität, so daß Zweiterkrankungen kaum vorkommen. Ausnahmen wurden von GREEN und EIGELSBACH (1950) angegeben.

# X. Histologie

Ausführliche Berichte über die pathologische Anatomie der Tularämie finden sich bei FOSHAY, LILLIE und FRANCIS. FRANCIS allein sezierte 56 Personen, die an dieser Krankheit starben. Er fand als typischen Befund disseminierte weißgelbliche Nekroseherde, vorwiegend in den Lymphknoten, der Milz, der Leber, in den Nieren und gelegentlich in den Lungen. Ausführliche Beschreibungen, die sich in den Rahmen dieser Abhandlung kaum eingliedern lassen, finden sich bei LILLIE und FRANCIS (1936).

## 1. Primäraffekte der Haut

Die ersten eingehenden Beschreibungen histologischer Art, die tularämische Primäraffekte betrafen, stammen von NETHERTON (1927). Es folgen dann GOODPASTURE, HOUSE und zahlreiche andere Autoren. Besonders eingehend beschäftigten sich SCHUERMANN und REICH mit der Klinik und Histologie der cutan lokalisierten tularämischen Primäraffekte.

28 Tage nach der Infektion stellte Netherton in der Epidermis eine beträchtliche Hyperkeratose, etwas Parakeratose, eine 5—6 Zellagen breite Körnerschicht, auffällige Acanthose sowie ein geringgradiges intra- und intercelluläres Ödem fest. Er beobachtete keine Zellinvasionen. Die Basalschicht war ohne Besonderheiten. In der Cutis fand er dichte, die gesamte Dicke des zarten bindegewebigen Stromas umfassende Durchsetzung mit mononucleären Zellen, in der Hauptsache Lymphocyten, zahlreiche endotheliale Zellen und Fibroblasten, daneben Plasmazellen und gelegentlich eine Riesenzelle. In der Peripherie der Hauptinfiltration fanden sich einige kleine umschriebene Zellherde, ähnlich zusammengesetzt wie der Hauptherd, jedoch mit überwiegender Beteiligung von Lymphocyten. Die Infiltration trat im ganzen perivasculär auf, besonders am Rand der Läsion. Blut- und Lymphcapillaren waren zahlreich und erweitert. Auffällige Endothelhyperplasien wurden beobachtet. Die Lichtungen einiger Gefäße waren nahezu obliteriert.

Netherton gibt zusammenfassend an, daß es sich im wesentlichen um eine chronisch entzündliche Reaktion von granulomatösem Charakter handelt.

Schuermann untersuchte einen Patienten, bei dem die Diagnose cutanoglanduläre Tularämie auf Grund der klinischen Erscheinungen gestellt wurde. Die Hautherde traten unter dem Bild einer Pyodermia chronica papillaris et exulcerans auf und sahen teilweise einem Granuloma teleangiektaticum ähnlich. Die Excision erfolgte 6 Wochen post infectionem.

Nach Schuermann und Reich zeigte sich in der Epidermis folgender histologischer Befund:

Mächtige Hyperplasie und Hypertrophie des Rete Malpighii, vor allem im Bereich der Leisten. Vielfach verzweigt erstrecken sie sich — teils in Form von Läppchen, teils die Gestalt schmaler Äste bevorzugend — bis an die Corium-Subcutisgrenze herab. Sehr ausgesprochenes, diffuses intercelluläres Ödem (deutliches Hervortreten der Zwischenzellbrücken); daneben mehr herdförmiger, intracellulärer Hydrops. Leichte bis mittelgradige orthokeratotische Hyperplasie der Hornschicht (unterhalb davon entsprechende Granulose), die mehr oder weniger plötzlich durch eine ungleich mächtigere parakeratotische Hyperplasie abgelöst wird. Ihrem akuten Auftreten entspricht ein ebenso brüsker Schwund des Keratohyalins. Im Bereich der parakeratotischen Hornmassen stellenweise reichlich rote Blutkörperchen sowie Kerntrümmer. Bezüglich Mächtigkeit des Stratum corneum (und Verhornungsmodus) streckenweise nahezu normale Verhältnisse. Im Bereich der akanthotischen Epidermis vielfach zwiebelschalenartige Anordnung der Retezellen mit gelegentlicher Hornperlbildung.

Derma: Markante (grob-papillomatöse) Wucherung des Papillarkörpers. Sehr ausgeprägtes, vorwiegend extracelluläres (und extrafibrilläres) Ödem nahezu des gesamten Coriums. Hauptsächlich subepidermal — und vornehmlich in den Randbezirken — wird das präexistente straffe Bindegewebe eingenommen von einem (unspezifischen) Granulationsgewebe, das zahlreiche, teils sehr weite, schräg und senkrecht nach oben ziehende (größtenteils mäßig blutgefüllte) Haargefäße, teils (in der gleichen Richtung verlaufende) lumenlose Capillarsprossen birgt. Diffus in diesem Granulationsgewebe verstreut finden sich Histiocyten, lymphocytoide Zellen und Lymphocyten, Plasmazellen, eosinophile Granulocyten und (stellenweise gehäuft) rote Blutkörperchen. Elastische Fasern in diesen Bereichen völlig geschwunden. Zwischen den beschriebenen Zellelementen feinste, größtenteils wellig und senkrecht nach oben verlaufende kollagene Fibrillen.

Im Bereich der zentralen Gewebspartien finden sich an Stelle des oben beschriebenen, lockeren, ödematösen, von feinsten (senkrecht verlaufenden) kollagenen Fasern durchzogenen (unspezifischen) Granulationsgewebes ungleich dichtere, dabei aber ebenfalls zarte, mehr in schräger und insbesondere waagerechter Richtung (wellig und einander parallel) verlaufende Bindegewebszüge.

War das in den Randabschnitten gelegene Granulationsgewebe ausgesprochen diffus ausgebreitet, so zeigt das hier vorhandene mehr herdförmige, angedeutet knötchenartige Konfiguration. In zahlreichen Präparaten beobachtet man zudem — inmitten eines solchen Granuloms — mangelhafte bzw. fehlende Kernfärbung, Kerntrümmer und vereinzelte Erythrocyten.

In unmittelbarer Umgebung des nekrobiotischen Bezirkes finden sich epitheloide Zellen, Riesenzellen (von denen ein Teil ausgesprochene Randständigkeit der Kerne aufweist), Histiocyten, lymphocytoide Zellen und Lymphocyten, eosinophile Granulocyten und Plasmazellen. Ganz in der Peripherie formieren sich Lymphocyten zu einem (hier und da unterbrochenen) Ring.

Nirgends kann eine etwa in besonderer Weise hervortretende Anlehnung der entzündlichen Vorgänge an Schweißdrüsen konstatiert werden.

Höchst bemerkenswert waren Veränderungen, die an tiefer gelegenen Arterien und Venen beobachtet werden konnten:

Es handelte sich dabei um sog. „Intimagranulome", Knötchenbildungen, die (wie wir zu beobachten glauben) ihren Sitz zwischen Elastica interna und Intima haben (der endotheliale Überzug ist stellenweise recht deutlich), mithin subintimal gelegen sind. Die Muskulatur der Media ist durch ein die Mittelschicht diffus durchsetzendes Infiltrat weitgehend in einzelne Muskelfasern ausgesplittert. Auch die „Adventitia" ist weitgehend zellig-entzündlich infiltriert.

Zusammenfassung des histologischen Befundes:

Zentral mit Bildung von riesenzellhaltigen, nekrotisierenden Epitheloidzellgranulomen, peripher mit Ausbildung von unspezifischem Granulationsgewebe, darüber hinaus mit markantem Ödem, grobpapillarer Wucherung des Papillarkörpers, produktiver Panarteriitis und Endophlebitis sowie alsbaldiger Bindegewebsneubildung einhergehende Entzündung der Lederhaut mit begleitender, lobulär-ramöser (das Corium völlig penetrierender) Rete- sowie (ortho- und parakeratotischer) Hornschichthyperplasie.

Bei weiteren Primäraffekten der Tularämie fanden SCHUERMANN und REICH zusätzlich zu den soeben angegebenen Veränderungen auffallende, vorwiegend eine ortho-, z. T. aber auch parakeratotische Hornschichthyperplasie, die in Epithelbuchten zur Pfropfbildung führte. Die besonders charakteristischen Einzelheiten, die sowohl den tularämischen Primäraffekt der Haut als auch die Lymphknotenveränderungen betreffen und eine zumindest teilweise Abgrenzung gegenüber dem tuberkulösen Granulom erlauben, sind im Abschnitt Histologie der Lymphknoten zusammengefaßt.

## 2. Lymphknoten

Der Japaner OHARA (1925) publizierte als erster histologische Befunde bei hautnahen regionären Lymphknoten des Menschen. Später beschrieben die amerikanischen Autoren McLAUGHLIN, FRANCIS und CALLENDER, GOODPASTURE, SIMPSON, MILLER und TAUSSIG, und in Europa in den Dreißigerjahren KÖBERLE, PAUL, CHIARI, ARZT und KERL die histologischen Bilder tularämisch veränderter Lymphknoten. Besonders eingehend hat sich RANDERATH auf Grund großer eigener Erfahrungen mit diesem speziellen Problem befaßt.

In den letzten Jahren haben vor allem SCHUERMANN und REICH die Histologie der tularämischen Lymphknoten ausführlich bearbeitet. Die Hauptschwierigkeiten bestehen in differentialdiagnostischer Hinsicht gegenüber der Tuberkulose. RANDERATH hat wesentliche Unterschiede herausgestellt, die sich auf folgende Punkte beziehen:

Es kommt bei der Tularämie wie bei der Tuberkulose zu einem Zerfall der Herde. Es bildet sich jedoch kein homogener Käse, wie man es von der Tuberkulose kennt, sondern Nekrosen mit Blutungen, Zelldetritus und Gefäßresten; es findet sich also bei der Tularämie ein wesentlich polymorpheres Bild. RANDERATH weist weiter darauf hin, daß sich das nekrotische Zentrum häufig durch einen Spalt von dem Epitheloidzellsaum absetzt und daß dieser Spalt von Faserbrücken durchzogen ist. Die Anordnung der Epitheloidzellen ist häufig palisadenförmig. Langhanssche Riesenzellen sind gewöhnlich vorhanden. Auf Grund der besseren Abwehrmöglichkeiten des menschlichen Organismus gegenüber der Tularämie (SCHULTEN 1945) zeigen sich im Gegensatz zur Tuberkulose schon frühzeitig von der Peripherie her Einsprossungen von unspezifischem Granulationsgewebe. Es finden sich hier zahlreiche Lymphocyten und Plasmazellen. In der Umgebung der Herde beobachtet man eine starke Hyperämie. Im weiteren Verlauf der Erkrankung kommt es zu einer bindegewebigen Umwandlung der Tularämieherde.

REICH ist der Meinung, daß das feingewebige Bild der Lymphknotentularämie bei voller Ausprägung so kennzeichnende Züge bietet, daß es dem Untersuchenden bei Kenntnis des histologischen Aufbaues möglich sein dürfte, mit hoher Wahrscheinlichkeit die Diagnose zu stellen bzw. den Verdacht auf das Vorliegen einer Tularämie zu wecken und entsprechende serologische Untersuchungen anzustellen. Reich fand im Gegensatz zu Randerath nur selten Riesenzellen typischer Langhansscher Prägung. Mehrkernige Syncytien mit Epitheloidzellkernen wurden dagegen von ihm häufiger beobachtet.

Folgende histologischen Befunde stellte Reich als besonders kennzeichnend für den tularämischen Lymphknoten im Gegensatz zur Lymphknoten-Tuberkulose heraus:

a) Das Auftreten der spezifischen Veränderungen in Form relativ kleiner (gürkchenförmiger), im allgemeinen gut voneinander abgegrenzter (bald mehr, bald weniger konfluierender) Einzelherde.

b) Die regelmäßig zu beobachtende Gliederung dieser Herde in drei Zonen (eine zentrale, intermediäre und periphere), die im Bereich des gesamten Umfanges sich etwa gleichbleibende Mächtigkeit der beiden Mantelschalen sowie die stets deutliche Abgrenzung der drei Zonen voneinander.

c) Die Tatsache, daß es im allgemeinen nicht zu einer initialen, totalen Nekrose ganzer Lymphknoten, sondern anfänglich stets zu Gewebsveränderungen regressiver (und zwar mehr nekrobiotischer als nekrotischer) Art innerhalb von Einzelherden kommt.

d) Die Ungleichförmigkeit der rückläufigen Gewebsveränderungen gegenüber dem monoton wirkenden tuberkulösen Käse. Die Mannigfaltigkeit, die das Bild der tularämisch bedingten Nekrobiose kennzeichnet, wird insbesondere hervorgerufen durch die Anwesenheit
von histio-, lympho- und granulocytären Kerntrümmern,
von wechselnd zahlreichen Lymphocyten und insbesondere Erythrocyten.

e) Der nahezu konstante Befund bläschenartiger Strukturen an der Grenze von nekrobiotischer und epitheloidzelliger Zone.

f) Der ausgesprochen hyperämisch-hämorrhagische Charakter der Entzündung im Bereich der Peripherie (der unter Umständen auch in den zentralen, eigentlich spezifischen Bezirken offenbar werden kann).

g) Das (frühzeitige!) Auftreten circumvasaler sowie mes- und endangitischer (insbesondere endophlebitischer und panarteriitischer) Gefäßveränderungen im Bereich speziell des circumlymphonodalen Fettgewebes.

h) Das alsbaldige Einwachsen von Capillarsprossen in die epitheloidzellige Intermediärzone (möglicherweise — wie oben angeführt — auch eine davon unabhängige Neubildung von Capillaren innerhalb des genannten Bezirks) und der dadurch eingeleitete völlige Ersatz des ursprünglich spezifisch-entzündlichen Gewebes durch ein unspezifisches Granulationsgewebe.

i) Die frühzeitige und reichliche Entwicklung kollagenen Bindegewebes im Bereich und in der Umgebung tularämischer Herde.

j) Der Befund der gleichen, oben in allen Einzelheiten geschilderten spezifischen und unspezifischen Veränderungen im Bereich des circumlymphonodalen Fettgewebes.

An den Gefäßen fand Reich im Gegensatz zu Randerath und anderen Untersuchern nur eine geringfügige Intimaschwellung bzw. Proliferation ohne nennenswerte weitere Veränderungen.

Die differentialdiagnostische Bedeutung der Veränderungen des circumlymphonodalen Fettgewebes, auf die schon Dwijkoff, Köberle, Paul und Chiari hingewiesen haben, wurde auch von Reich voll und ganz bestätigt. Die Ähnlichkeit des histologischen Befundes bei tularämischen Lymphknotenveränderungen mit den lymphonodalen Manifestationen des Lymphogranuloma inguinale wird von Reich besonders hervorgehoben. Insbesondere die Ähnlichkeit der Ausheilungsvorgänge bei beiden Krankheiten wird von ihm betont.

## 3. Sekundäre Hauterscheinungen

Die exanthematischen Veränderungen bei der Tularämie imponieren durch ihre große Mannigfaltigkeit. Eine histologische Darstellung der hierbei gefundenen Veränderungen ist auf Grund der Polymorphie kaum möglich. Im wesentlichen handelt es sich um inter- und intracelluläre Ödeme der Epidermis mit gleichzeitigem Ödem des Papillarkörpers, weiterhin um erweiterte Gefäße, geschwollene Endothelien und mehr oder weniger ausgedehnte Infiltrate, die nach Gans und

STEIGLEDER (1955) überwiegend aus Lymphocyten und Fibroblasten bestehen. Diese Erscheinungen sind gegenüber Exanthemen anderer Genese nicht abzutrennen. Bei den sekundären papulösen Hauterscheinungen findet man einen histologischen Aufbau, der den oben angegebenen Veränderungen weitgehend entspricht.

# XI. Diagnose

SCHUERMANN und DOEPFMER (1952) wiesen darauf hin, daß die Tularämie immer noch in erheblichem Umfang diagnostisch verkannt würde. Bei über 50% ihrer Beobachtungen wurden Fehldiagnosen berichtigt. Für die Diagnosestellung ist neben einer sorgfältigen Anamnese die genaue Kenntnis der verschiedenartigen klinischen Symptome notwendig. Vor allem die serologische Diagnostik, und hier insbesondere die Agglutinationsreaktion und der Tularämie-Intracutantest, sind von größter Bedeutung. Der Erregernachweis ist, wie schon an anderer Stelle angeführt, wesentlich schwieriger zu führen, da es bis auf wenige Ausnahmen nur über den Tierversuch und anschließendes Übertragen auf Spezialnährböden gelingt, das Bacterium tularense zu züchten. Eine bakteriologische Diagnostik sollte in Anbetracht der großen Infektionsgefahr nur in Speziallaboratorien durchgeführt werden. Neben den klinischen, serologischen, bakteriologischen und anamnestischen Untersuchungen kann weiterhin die Histologie zur Verifizierung der Diagnose herangezogen werden. Die Histologie der Primäraffekte der Haut und der Lymphknoten ist differentialdiagnostisch von Bedeutung, nicht jedoch die der sekundär auftretenden Exantheme.

# XII. Differentialdiagnose

Je nach der Lokalisation und nach dem Eindringen der Erreger müssen die verschiedensten Erkrankungen differentialdiagnostisch berücksichtigt und abgegrenzt werden. So kommen bei den pleuropulmonalen und abdominalen Formen alle Erkrankungen in Frage, die auch beim Typhus abdominalis differentialdiagnostisch eine Rolle spielen, so der Paratyphus, die Miliartuberkulose, zentrale Pneumonie, Bangsche Krankheit, abdominelle Lymphogranulomatose, Appendicitis, schwere Grippe, Viruspneumonie, Q-Fieber, Psittakose, Meningitis, Weilsche Krankheit, Pfeiffersches Drüsenfieber, Stillsche Krankheit, Trichinose, Fleckfieber, Wolhynienfieber, Malaria tropica und Pest.

Bei tularämischen Primäraffekten der Mundschleimhaut, also bei der oral-glandulären Form, kommen in erster Linie Primäraffekte anderer Infektionskrankheiten, so der luische Primäraffekt, der tuberkulöse Primäraffekt, dann die Sporotrichose, die Katzenkratzkrankheit, Herpes simplex recidivans, Aphthen, Diphtherie, Angina Plaut Vincent und infektiöse Mononucleose in Frage.

Bei der cutano-glandulären Form ist differentialdiagnostisch an ein Panaritium mit Beteiligung des Lymphsystems, an die Katzenkratzkrankheit, nach SCHUERMANN auch an die Tuberculosis cutis verrucosa, wobei histologisch eine weitgehende Differenzierung möglich ist, sowie an chronisch vegetierende Pyodermie, Sporotrichose, Lymphogranuloma inguinale, Boecksches Sarkoid, Pyodermia chronica papillaris et exulcerans und Granuloma teleangiectaticum zu denken. SCHUERMANN fand bei Primäraffekten klinische Bilder, die einer „hypertrophischen Narbe" mit lupoiden Einlagerungen ähnelten.

Der oculo-glanduläre Primärkomplex der Tularämie bringt differentialdiagnostisch vom klinischen Standpunkt aus sehr große Schwierigkeiten. Bindehauttuberkulose, Lues, Sporotrichose, Blastomykose, weicher Schanker, Frühjahrskatarrh, Trachom und Katzenkratzkrankheit kommen bei dieser Form der Tularämie differentialdiagnostisch in Betracht.

Die sekundären, sehr mannigfaltigen Erscheinungsformen der Tularämie lassen sich gegenüber ähnlichen oder gleichartigen Veränderungen bei anderen Krankheiten klinisch praktisch nicht abgrenzen, wie z.B. die uns besonders interessierenden sekundären exanthematischen und Erythema exsudativum multiforme-ähnlichen Hauterscheinungen der Tularämie.

Aus diesen Überlegungen ergibt sich, daß es entscheidend ist, die Tularämie differentialdiagnostisch bei nicht völlig abgeklärten Krankheitsbildern überhaupt in Erwägung zu ziehen und serologisch bzw. mit Hilfe eines Intracutantestes die Abgrenzung vorzunehmen.

# XIII. Therapie

Der häufig sich über Monate hinziehende Krankheitsverlauf der Tularämie hat vor der Entdeckung der Antibiotica dazu geführt, daß alle Mittel zur Behandlung herangezogen wurden, die auch bei anderen Infektionskrankheiten Erfolge zeitigten, so das Neosalvarsan, Gold- und Jodpräparate, die Sulfonamide (Curtis 1939) und zahlreiche andere Arzneimittel. Fuhs, Arzt, David, Matzke haben früher die Vaccinetherapie besonders befürwortet. Sie benutzten Tularin, das intracutan in steigenden Dosen injiziert wurde. Auch mit Immunseren von Ziegen und Pferden haben Foshay u.a. gute Erfolge erzielt. Francis kam zu einer gegenteiligen Meinung und vertrat die Ansicht, daß Immunserum zwar Mäuse gegen eine tödliche Dosis schützen kann, jedoch therapeutisch beim Menschen wirkungslos ist. Im Gegensatz hierzu hat Henninger Rekonvaleszentenserum erfolgreich zur Therapie benutzt. Gottschlich warnt vor medikamentöser Behandlung und verweist darauf, daß bei der oculo-glandulären Form vor Einführung der Antibiotica mit der althergebrachten Therapie sogar Erblindungen beobachtet worden sind. Nach Verge hat sich Salvarsan bei der Behandlung dieser Infektionskrankheit sehr bewährt. Zahlreiche Autoren empfehlen Stichincisionen und evtl. chirurgische Entfernung der vereiterten Lymphknoten. Fuhs sah Erfolge nach Einreiben von Jodkalisalbe und wiederholten Röntgenbestrahlungen.

Noch 1945 mußte Schulten feststellen, daß außer Streptomycin, das damals aber in Deutschland noch nicht zur Verfügung stand, kein sicheres Mittel zur Heilung der Tularämie oder zur Abkürzung der Krankheitsdauer bekannt war. Man war darauf angewiesen, die Krankheit symptomatisch zu behandeln.

Vor allem Streptomycin, weiterhin die Tetracycline und Chloramphenicol brachten die entscheidenden therapeutischen Fortschritte bei der Tularämie. Mit Hilfe dieser Antibiotica gelang es, auch die Prognose des Krankheitsbildes wesentlich günstiger zu gestalten. Die Wirksamkeit des Streptomycins bei der Tularämie der Maus wurde von Chapman (1946) und seinen Mitarbeitern festgestellt. Foshay und Pasternack hatten bei sieben Kranken gute Erfolge mit Streptomycin. Auch Parker und Petersen berichteten über den guten Einfluß des Streptomycins bei pulmonalen Tularämieformen.

Woodward (1949) wies nach, daß Aureomycin bei Mäusen dem Streptomycin überlegen war. Luger demonstrierte auf der Tagung der Österreichischen Dermatologischen Gesellschaft im Jahre 1957 eine 25jährige Patientin, bei der die Aureomycinbehandlung mit einer Dosis von 7 g erfolglos war. Nach Gaben von 10 g Streptomycin konnte er eine weitgehende Rückbildung der Drüsenschwellung mit Bestehenbleiben einer geringfügigen Restinfiltration feststellen.

EHRMANN (1955) gab an, daß bei einem Fall mit Eiterung am Daumen, Ulcus-bildung und Temperaturen von 40°C durch Penicillinbehandlung und Sulfonamid-gaben eine Entfieberung erreicht werden konnte. Nach Incision der Drüsen wurde mit 4×250 mg Aureomycin in täglicher Dosierung weiterbehandelt. Die Lymph-knotenschwellungen bildeten sich daraufhin zurück. BECKMANN (1953) berichtete über einen günstigen Erfolg mit 2×0,5 g Streptomycin täglich. UNGER (1954) weist darauf hin, daß er bei der oculo-glandulären Form nach Applikation von Albucid-Augentropfen ein rasches Abklingen der entzündlichen Erscheinungen an der Conjunctiva beobachten konnte.

*Penicillin ist bei der Therapie der Tularämie wirkungslos.* Trotz hoher Peni-cillingaben gelang es, das Bacterium tularense aus menschlichem Material auf Versuchstiere zu übertragen.

Bei Benutzung der Antibiotica ist der Zeitpunkt des Therapiebeginns von großer Bedeutung. Bei möglichst frühzeitiger Behandlungsaufnahme gelingt es, die sonst gefürchteten Komplikationen zu vermeiden. DE LAVERGNE (1951) empfiehlt bei Lymphknotenvereiterungen Incision bzw. Absaugen des Eiters durch Punktion und anschließende Injektion eines wirksamen Antibioticums. Durch die Therapie mit verschiedenen Antibioticis wird nach GIRARD eine Bildung der agglutinierenden Antikörper bzw. ein Titeranstieg nicht verhindert. Herx-heimersche Reaktionen wurden beobachtet. BIRKE empfiehlt auch heute noch für fistelnde Lymphknoten die radikale chirurgische Methode der Ausräumung erkrankter Herde.

Die Dosierung der Antibiotica wurde von den einzelnen Autoren recht unter-schiedlich angegeben. So werden Streptomycingaben von 5—40 g empfohlen. Bei Aureomycin soll die Therapie mit insgesamt 20—40 g erfolgreich sein. SCHUL-TEN und PARKER (1950) empfehlen 18—24 g Chloramphenicol innerhalb von 1—2 Wochen. KNOTHE weist darauf hin, daß sich zur Verhinderung von Rezi-diven eine nochmalige Verabfolgung der wirksamen Medikamente in der Rekon-valeszenz günstig auswirkt. Eine Kombination mehrerer Antibiotica wurde von DE LAVERNE empfohlen.

*Bei der Gegenüberstellung der sich z. T. widersprechenden Berichte über die Be-handlungserfolge der Tularämie mit Antibioticis gewinnt man den Eindruck, daß vorerst mit Streptomycin die besten Resultate zu erzielen sind.* Es ist jedoch zweck-mäßig, die Antibioticabehandlung durch andere therapeutische Maßnahmen zu unterstützen. So können Umschläge, Kurzwellen-, Röntgenbestrahlungen und chirurgische Behandlung in manchen Fällen den Krankheitsverlauf wesentlich abkürzen.

# XIV. Prophylaxe

Eine enge Zusammenarbeit zwischen Veterinär- und Human-Medizinern könnte schon bei Ausbruch einer Epizootie die Möglichkeit bieten, eine Epidemie zu verhindern bzw. Erkrankungen beim Menschen rechtzeitig zu erkennen. Wie im Kapitel Differentialdiagnose ausführlich dargelegt wurde, ist es immer ratsam, daß überhaupt an die Möglichkeit des Vorliegens einer Tularämie gedacht wird. Eine Meldepflicht besteht bei der Tularämie für den Erkrankungsverdacht, für die festgestellte Erkrankung und für den Todesfall.

Die Kenntnis über den 10jährigen Cyclus der Massenvermehrung kleiner Nager, auf die KNOTHE besonders hinweist und die auf Grund der Beobachtungen in der Sowjetunion und in Skandinavien als erwiesen gelten kann, gestattet es, Maß-nahmen prophylaktischer Art rechtzeitig zu treffen. Nach JUSATZ ist ohne eine Vernichtung der Nagetiere, die für die Übertragung der Tularämie in Frage kommen, eine Verbreitung dieser Erkrankung nicht zu verhindern. In den USA ist die Zahl der Tularämiekranken in ständigem Ansteigen begriffen. Die Zecken, die ein bedeutsames Reservoir der Erreger darstellen, verhindern — zumindest im amerikanischen Raum — bisher eine wirksame Prophylaxe. Jusatz ist auf Grund seiner geomedizinischen Studien der Meinung, daß in Deutschland, vor allem im Odergebiet, im süddeutschen Raum und im norddeutschen Küstengebiet, mit neuen Seuchenausbrüchen der Tularämie gerechnet werden muß.

# Literatur

Adams, C. W.: Tularemic pericarditis. Dis. Chest **34**, 632 (1958). Ref. Zbl. Bakt., II. Abt. Ref. **173**, 328 (1959). — Anderson, Ch.: Sur un germe rencontré en Tunisie et présentant les caractères de Bac. tularense. Bull. Off. int. Hyg. publ. **30**, 2224 (1938). — Anschütz, R. R.: Tularemia with extensive pharyngitis. Amer. J. Dis. Child. **62**, 150 (1941). — Arzt, L.: Haut- und Drüsenveränderungen bei Tularämie. (Beobachtungen auf Grund der Erkrankungen in Niederösterreich im Winter 1936/37.) Arch. Derm. Syph. (Berl.) **177**, 181 (1938). — Tularämie (derzeit glanduläre Form). Fallbesprechung. Wien. klin. Wschr. **50**, 1375 (1937). — Die Tularämie im Gebiet von Niederdonau im Herbst und Winter 1936/37 mit besonderer Berücksichtigung der Haut- und Drüsenveränderungen. Arch. Derm. Syph. (Berl.) **178**, 294 (1939). — Asanuma, K., and N. Sakurai: On the seasonal occurrence of the tick, Haemaphysalis flava, on wild hares (Lepus timidus brachyurus) in the endemic area of yato-byo or tularemia in Chiba Prefecture, Japan. Misc. Rep. Res. Inst. Nat. Resources **48**, 28 (1958). — Asim-Arar: Etat de la tularémie en Turquie en 1937. Bull. Off. int. Hyg. publ. **30**, 2226 (1938).

Baer, H. L.: Tularemia. Penn. med. J. **38**, 24 (1934). — Banfield, A. W. F.: Tularemia in beavers and muskrats, Waterton Lakes National Park, Alberta 1952/53. Canad. J. Zool. **32**, 139 (1954). — Bansi, H. W.: Zur Klinik der Tularämie. Dtsch. med. Wschr. **1947**, 339. — Bartheime, F. L.: Metaphen intravenously in the treatment of tularemia. Illinois med. J. **72**, 317 (1937). — J. Chemother. **14**, 117 (1938). — Bayer, G., u. F. v. Herrenschwand: Über die durch Bakterien aus der Gruppe des Bacillus pseudotuberculosis rodentium hervorgerufene Bindehautentzündung. (Parinaud'sche Conjunctivitis). Albrecht v. Graefes Arch. Ophthal. **98**, 342 (1919). — Bell, J. F., C. L. Larson, W. C. Wicht and S. S. Ritter: Studies on the immunisation of white mice against infections with Bacterium tularense. J. Immunol. **69**, 515 (1952). — Belote, G. H.: Tularemia. Report of an unusual case. Arch. Derm. Syph. (Berl.) **23**, 926 (1931). — Bergey, G.: Bergey's manual of determinative bacteriology by Robert S. Breed et al. Baltimore: Williams & Wilkins Company 1948. — Bernard, L., and Vigule: Evolution de la tularémie en France. Rev. Hyg. Méd. soc. **1**, 329 (1953). — Betz-Bareau, M.: Apparition de la tularémie en Belgique. Rev. méd. Liège **5**, 600 (1950). — Beurny, J., E. de Lavergne et J. Burdin: Mise en évidence du cycle L incomplet de Pasteurella tularensis. C. R. Soc. Biol. (Paris) **148**, 1463 (1954). — Bieling, R.: Bericht über die 1. Arbeitstagg Ost der beratenden Fachärzte am 18. 5. 1942 in der Militärärztl. Akademie Berlin, S. 116. — Bilal, S.: Essais de transmission de la tularémie aux tortues terrestres. Bull. Soc. Path. exot **32**, 141 (1939a). — La sensibilité à la tularémie de la grenouille (rana ridibunda). Bull. Soc. Path. exot. **32**, 869 (1939b). — Ornithodorus lahorensis, un vecteur possible de la tularémie. Bull. Soc. Path. exot. **32**, 872 (1939c). — Bilek, F.: Ein Fall von tularämischer Laboratoriumsinfektion. Voj. zdravotn. Listy **1938**, 260 [Tschechisch]. — Birke, W.: Chirurgische Behandlung der tularämischen Drüsenabszesse. Ärztl. Wschr. **8**, 199 (1953). — Bizzarri, M.: La tularemia. G. Batt. Immun. **21**, 442 (1938). — Blackford, S. D., and D. C. Smith: Prolonged virulence of Bac. tularense in human tissue: Case report. Sth. med. J. (Bgham, Ala.) **29**, 1062 (1936). — Bogendörfer, L.: Ein Hinweis auf eine Tularämieepidemie in Frankreich. Münch. med. Wschr. **1951**, 833. — Bogendörfer, L., W. Saleck u. H. Kairies: Über das Auftreten von Tularämieerkrankungen an der Ostfront. Dtsch. Milit.-Arzt **1942**, 669. — Bost, R. B., S. C. Percefull and H. W. Leming: Tularemia in the Ozarks region. J. Amer. med. Ass. **138**, 352 (1948). — Bronstejn, A. M.: Tularämische Lymphadenitiden. Chirurgie **6**, 30 (1949). — Brown, E. C., and N. Nagle: The Kahn reaction of sixty-four tularemia patients. J. Lab. clin. Med. **23**, 1310 (1938). — Bsteh, O.: Fälle von Tularämie. Wien. klin. Wschr. **50**, 108 (1937). — Das klinische Bild der Tularämie. Wien. klin. Wschr. **1938**, 481. — Die Bubonenformen der Tularämie. Zbl. Chir. **67**, 1248 (1940). — Buchele, L., and C. M. Downs: Studies on pathogenesis and immunity in tularemia. II. Immune response of the white rat to Bacterium tularense. J. Immunol. **63**, 135 (1949). — Bunker, C. W. O., and E. E. Smith: Tularemia: Report of four cases, one fatal, with autopsy report. U.S. nav. med. Bull. **26**, 901 (1928). — Burgdorfer, W., and L. R. Owen: Experimental studies on argasid ticks as possible vectors of tularemia. J. infect. Dis. **98**, 67 (1956). — Burleson, N. M., and J. H.

MILLER: Ulceroglandular tularemia treated by chloromycetin. Antibiot. and Chemother. (Wash.) 2, 284 (1952). — CALHOUN, E. L.: Natural occurrence of tularemia in the lone star tick, Amblyomma americanum (Linn.) and in dogs in Arkansas. Amer. J. trop. Med. Hyg. 3, 360 (1954). — CALHOUN, E. L., and H. I. ALFORD jr.: Incidence of tularemia and rocky mountain spotted fever among Common ticks of Arkansas. Amer. J. trop. Med. Hyg. 4, 310 (1955). — CALISOV, J. A., u. M. G. SPASSKAJA: Die Morphologie der Gewebsveränderungen bei Einführung einer lebenden Tularämievakzine NNIZGKA. Arch. Path. 8, 99 (1946). — CAREVA, S. A.: Die Anwendung von Streptomycin, Biomycin und Laevomycetin bei Tularämie. Klin. Med. (Mosk.) 3, 77 (1960). — CARLÉ, R.: Das ökologische Mosaik der Infektketten bei einigen Seuchen in Südrußland. (Tularämie, Pest, Malaria, Pappatacifieber.) Z. Tropenmed. Parasit. 2, 558 (1951). — ČERNINA, R. J.: Epidemiologičeskoe značenie ekskrementiv kleščej vida dermacentor marginatus pri tuljaremii. (Die epidemiologische Bedeutung der Exkremente von Milben der Art Dermacentor marginatus in bezug auf die Tularämie.) Ž. mikrobiol. (Mosk.) 6, 58 (1953). — CHAPMAN, S. S., L. L. CORIELL and S. F. KOWAL: Streptomycin studies in Tularemia. II. Streptomycin therapy in white rats. J. infect. Dis. 85, 38 (1949). — CHAPMAN, S. S., L. L. CORIELL and W. E. NELSON: Streptomycin studies in tularemia. III. Streptomycin therapy in monkeys. J. infect. Dis. 85, 45 (1949). — CHAPMAN, S. S., C. M. DOWNS, L. L. CORIELL and S. F. KOWAL: Streptomycin studies in tularemia. I. The effect of streptothricin and streptomycin on Bact. tularense in vitro and in vivo (Mouse). J. infect. Dis. 85, 25 (1949). — CHARKES, N. D.: Hemagglutination test in tularemia. Results in 56 vaccinated persons with laboratory acquired infection. J. Immunol. 83, 213 (1959). — CHATENEVER, L. M.: Über Tularämie. Der Herd im Jahre 1928 im Kreis Elatma im Rayon Rjasan an der Oka. Hygiene u. Epidemiol. (russ.) 1930, 25. Zit. ZEISS. — CHIARI, H.: Über Tularämie. Wien. med. Wschr. 1937, 1015. — CONDREA, P., I. PENCEA, V. RANTA, I. GHILEZAN, T. MURESAN, M. KUN, A. SASU, V. SAVA et G. H. MARKES: Épidémie de tularémie de type professionnel déterminée par le cricetus-cricetus. Arch. roum. Path. exp. 18, 175 (1959). — CORWIN, W. V., and S. P. STUBBS: Further studies on tularemia in the Ozarks. Review of forty-four cases during a three-year period. J. Amer. med. Ass. 149, 343 (1952). — CURTIS, W. L.: Sulfanilamide in treatment of tularemia. J. Amer. med. Ass. 113, 294 (1939). — CVETKOVA, E. M.: O mechanisme terpevtič eskovo dejstvija streptomycina pri eksperimentalnoj tuljaremii morskich svinok. (Zum Mechanismus der therapeutischen Wirkung von Streptomycin bei experimenteller Tularämie (Meerschweinchen). Ž. mikrobiol. (Mosk.) 6, 34 (1953).

DAHLEN, C. P., L. KAPLAN and W. E. GOODWIN: Priapism occurring as a complication of tularemia. J. Urol. (Baltimore) 72, 1192 (1954). — DAVID, H.: Tularämie. In: STANG-WIRTH, Tierheilk. u. Tierz. 11, 703 (1937a). — Über den Verlauf der Tularämie in Österreich. Dtsch. tierärztl. Wschr. 1937, 477. — Zum Auftreten der Tularämie in Österreich. Wien. tierärztl.b Wschr. 1937c, 65. — Zur Diagnose der Tularämie des Menschen und der Tiere. 17. Tagg f. Mikrobiol. Ref. Zbl. Bakt., II. Abt. Ref. 128, 456 (1938). — DAVID, H., u. P. SCHIESSLER: Über einen Fall von Tularämie beim Feldhasen in Mitteldeutschland. Dtsch. tierärztl.Wschr. 1939, 337. — DAVIS, G. E., and G. M. KOHLS: Ixodes ricinus californicus, a possible vector of bacterium tularense. Publ. Hlth Rep. (Wash.) 52, 281 (1937). — DAVIS, G. E., C. B. PHILIP and R. R. PARKER: Bact. tularensis in Rocky Mountain wood tick. Amer. J. Hyg. 19, 449 (1934). — Tularemia. Susceptibility of the whitetailed praire dog, Cynomys leurcurus. Merriam. Publ. Hlth Rep. (Wash.) 50, 731 (1935). — DEMJANOV, E. A.: Bystrij metod diagnostiki tuljaremii u zivotnych posredstvom reakcii agljutinacii. (Eine Methode zur Schnelldiagnostik der Tularämie bei Tieren mittels der Agglutinationsreaktion.) Ž. mikrobiol (Mosk.) 4, 78 (1954). — DENNIG, H.: Lehrbuch der inneren Medizin. Tularämie, Bd. 1, S. 141. Stuttgart: Georg Thieme 1954. — DIREK, K.: Tularämie am Van-See (Ost-Anatolien). Türk Ij. tecr. Biyol. Derg. 2, 195 (1940). — DOEPFMER, R.: Beitrag zur Frühdiagnose der Tularämie durch Untersuchung mittels Tularämie-Hautdiagnostikum. Med. Klin. 23, 768 (1952). — DONLE, W.: Über die Tularämie in Europa. Z. ärztl. Fortbild. 1937, 469. — DOWNS, C. M., L. BUCHELE and E. P. EDGAR: Studies on pathogenesis and immunity in tularemia. I. The pathogenesis of tularemia in the white rat. J. Immunol. 63, 117 (1949). — DOWNS, C. M., and J. M. WOODWARD: Studies on pathogenesis and immunity in tularemia. III. Immunogenic properties for the white mouse of various strains of Bacterium tularense. J. Immunol. 63, 147 (1949). — DRBOHLAV, J.: L'épidémie de tularémie en Tchécoslovaquie. Trav. Inst. hyg. publ. tchécosl. 1937, 79. Ref. Zbl. Bakt., II. Abt. Ref. 130, 201 (1938). — DRESEL, E. G.: Über Tularämie. Klin. Mbl. Augenheilk. 99, 579 (1937). — DWIJKOW, P. P.: Zur pathologischen Anatomie der experimentellen Tularämie. Virchows Arch. path. Anat. 278, 481 (1930). — DZANPOLADOVA, V. P.: Vlijanie tkanevoj terapii na bubony krolikov pri tuljaremii. (Der Einfluß der Gewebetherapie auf Tularämie-Beulen bei Kaninchen.) Ž. mikrobiol. (Mosk.) 6, 63 (1953).

ECKEL, J.: Über neuerliches gehäuftes Auftreten von Tularämie. Wien. klin. Wschr. 58, 375 (1946). — EHRMANN, G.: Tularämie (ulcero-glanduläre Form), Fallbesprechung. Hautarzt

**7**, 287 (1956). — EIGELSBACH, H. T., W. BRAUN and R. D. HERRING: Studies on the variation of Bacterium tularense. J. Bact. (Baltimore) **61**, 557 (1951). — Studies on the immunogenic properties of Bacterium tularense variants. J. infect. Dis. **91**, 86 (1952).

FLEMMING, D. E., and L. FOSHAY: Studies on the physiology of virulence of Pasteurella tularensis. II. Serine deaminase and transaminase activity. J. Bact. (Baltimore) **71**, 324 (1956). — FOSHAY, L.: An antiserum for the treatment of tularemia. J. Amer. med. Ass. **101**, 1447 (1933). — On the treatment of tularemia. Ohio St. med. J. 1935. Ref. Arch. Schiffs- u. Tropenhyg. **40**, 310 (1935). — FOSHAY, L., and K. PASTERNACK: Streptomycin treatment of tularämie. Amer. J. med. Sci. **130**, 393. — FOULGER, M., A. M. GLAZER and L. FOSHAY: Tularemia: Report of a case, with postmortem observations and a note on the staining of Bacterium tularense in tissue section. J. Amer. med. Ass. **98**, 951 (1932). — FRANCIS, E.: Tularemia. J. Amer. med. Ass. **84**, 17 (1925). — Microscopic changes of tularemia in the tick dermacentor Andersoni and in the Bedburg Cimex lectularius. Publ. Hlth Rep. (Wash.) **42**, 2763 (1927). — Tularämie. In: Handbuch der pathogenen Mikroorganismen von W. KOLLE, R. KRAUS und P. UHLENHUTH, Bd. VI/I, S. 207. Jena: Gustav Fischer 1929; Berlin u. Wien: Urban & Schwarzenberg 1929. — Tularemia. Amer. J. Nurs. **34**, 1 (1934). — Sources of infection and seasonal incidence of tularemia in man. Publ. Hlth Rep. (Wash.) **52**, 103 (1937). — FRANCIS, E., and G. R. CALLENDER: Symptoms, diagnosis and pathology of tularemia. J. Amer. med. Ass. **91**, 1155 (1928). — FRANCIS, E., and D. MOORE: Identity of Charas disease and tularemia. J. Amer. med. Ass. **86**, 1329 (1926). — FRANK, H., u. T. WOHLFEIL: Epidemiologie und bakteriologisch-serologische Diagnostik leicht verlaufender Fälle von Tularämie. Z. Hyg. Infekt.-Kr. **128**, 486 (1948). — FREI, W.: Spezifische Hautreaktionen mit natürlichen Antigenen bei infektiösen Erkrankungen. Tularämie in Italien? Hautreaktion bei Tularämie? Klin. Wschr. **1931**, 1340. — FUHS, H.: Zur Klinik der Tularämie beim Menschen. Wien. klin. Wschr. **1940**, 120. — Das Krankheitsbild der Tularämie, seine Erkrankung und Behandlung. Ther. d. Gegenw. **1941**, 1.

GAEDE, D., u. A. KAIRIES: Untersuchungen zur Epidemiologie und Diagnostik der Tularämie. Dtsch. Milit.-Arzt **1943**, 30. — GANS, O., u. G. K. STEIGLEDER: Tularämie. In: Histologie der Hautkrankheiten, Bd. 1, S. 455. Berlin-Göttingen-Heidelberg: Springer 1955. — GERLACH, F.: Latent bleibende experimentelle Infektion mit Tularämie. Wien. klin. Wschr. **58**, 757 (1946). — GIFFORD, S. R.: Zur Frage des als Parinaudsche Konjunktivitis beschriebenen Krankheitsbildes. Z. Augenheilk. **93**, 52 (1937). — GIRARD, G.: Haemodipsus lyriocephalus Burmeister, Ixodes ricinus Linné ectoparasites des lièvres, vecteurs posibles de tularémie en France. C. R. Soc. Biol. (Paris) **144**, 364 (1950). — Comportement in vivo et in vitro de Pasteurella tularensis isolee au cours d'evolution de la tularémie chez des hotes diversement receptifs. Ann. Inst. Pasteur **89**, 137 (1955). — GIRARD, G., et A. CHEVALIER: Suspensions stabilisées de pasteurella tularensis pour la pratique du sérodiagnostic de la tularémie. C. R. Soc. Biol. (Paris) **143**, 833 (1949). — Donées complémentaires relatives au serodiagnostic de la tularémie. C. R. Soc. Biol. (Paris) **144**, 343 (1950). — GIRARD, G., et J. GALLUT: Sur la structure antigénique de Pasteurella tularensis. Ann. Inst. Pasteur **80**, 557 (1951). — GODBILLE, M.: Voies d'infections et d'élimination du bacille de la tularémie. C. R. Soc. Biol. (Paris) **145**, 459 (1951). — GOLEM, S. B.: Über Tularämie bei Kaltblütern. Türk Ij. tecr. Biyol. Derg. **2**, 185 (1940). — GOODPASTURE, E. W., and S. J. HOUSE: The pathologic anatomie of tularemia in man. Amer. J. Path. **4**, 213 (1928). — GORDON, A. M.: Streptomycin in Tularämie. J. Amer. med. Ass. **132**, 21 (1943). — GOTSCHLICH, E., S. B. GOLEM u. B. TAHSIN: Versuche an Laboratoriumstieren über Immunisierung mit lebenden schwachvirulenten Stämmen des Bacterium tularense. I. Mitt. Türk. Ij. tecr. Biyol. Derg. **2**, 145 (1940). — Versuche an Laboratoriumstieren über Immunisierung mit lebenden schwachvirulenten Stämmen des Bacterium tularense. II. Mitt. Türk. Jj. tecr. Biyol. Derg. **2**, 167 (1940). — Neue Tularämieforschungen in der Türkei. Münch. med. Wschr. **1942**, 509. — GOTTRON, H.: Beitrag zur Epidemiol gie der Zoonosen an der Haut. Med. Welt **10**, 1439 (1936).

HAMBURGER, F. A.: Tularaemia oculo-glandularis. Albrecht v. Graefes Arch. Ophthal. **137**, 419 (1937). — Über Tularämie (Bemerkungen von seiten des Okulisten). Wien. klin. Wschr. **1937**, 462. — HAMILTON, E. L.: A case of pulmonary tularemia treated with Aureomycin. New Engl. J. Med. **248**, 1013 (1953). — HAMMERSLAND, H. L., and E. M. JONESCHILD: Tularemia in a beaver. J. Amer. vet. med. Ass. **96**, 96 (1940). — HARMS, FR., u. R. HÖRTER: Tularämie bei Hasen in Niedersachsen. Dtsch. tierärztl. Wschr. **1953**, 427. — HEHLE, E.: Die Flockungsreaktion nach Meinicke-Sachweh zur Diagnose der Tularämie. Vet. med. Diss. Wien 1939. Ref. Zbl. Bakt., II. Abt. Ref. **139**, 287 (1941). — HEILMEIER, L.: Tularämie. In: Lehrbuch der inneren Medizin, S. 206. Berlin-Göttingen-Heidelberg: Springer 1955. — HENNINGER, E.: Tularämie. Reichsgesh.-Bl. **1932**, 689. — Beobachtungen über Tularämie. Zbl. Bakt., I. Abt. Orig. **140**, 105 (1937). — Beobachtungen und Untersuchungen über Tularämie. 17. Tagg f. Mikrobiol. Zbl. Bakt., II. Abt. Ref. **134**, 455 (1938a). — Der Stand der Tularämiefrage in Deutschland. Reichsgesh.-Bl. **13**, 116 (1938b). — Über die Tularämie. Reichsgesh.-Bl. 2 (1940). — Über die Tularämie. Z. ärztl. Fortbild. **1941**, 261. — HERREN-

SCHWAND, F. V.: Parinaudsche Conjunctivitis. Tularemia oculoglandularis. Abh. Augenheilk. **19** (1935). — HESSELBROCK, W., and L. FOSHAY: Tularemia. J. Bact. (Baltimore) **49**, 209 (1945). — HITCH, J. M., and D. C. SMITH: Cutaneous manifestations of Tularemia. Arch. Derm. Syph. (Chic.) **38**, 859 (1938). — HOLLER, G.: Tularämie. Dtsch. Milit.-Arzt **9**, 137 (1944). — HOMMA-SOKEN: Yoka-Hiroku (Manual of Surgery) **9**, 15 (1873). — HOPLA, C. E.: Experimental transmission of tularemia by the tropical rat mite. Amer. J. trop. Med. **31**, 768 (1951). — HORNE, H.: Eine Lemmingpest und eine Meerschweinchenepizootie. Ein Beitrag zur Beleuchtung der Ursachen des Lemmingssterbens in den sog. Lemmingjahren. Zbl. Bakt., I. Abt. Orig. **66**, 169 (1912). — HÜSEYIN, K.: Die Tularämie in der Türkei. Z. Hyg. Infekt.-Kr. **119**, 425 (1936). — HUNTER, CH. A., R. BURDORFF and B. COLBERT: Flocculation for Tularemia. J. Lab. clin. Med. **51**, 134 (1958).

IMHÄSER, K.: Über eine Spätform der pulmonalen Tularämie. Dtsch. med. Wschr. **1953**, 1021.

JADASSOHN, W.: Tularämie. In: Handbuch der Haut- und Geschlechtskrankheiten, Bd. II, S. 415. Berlin-Göttingen-Heidelberg: Springer 1932. — JELLISON, W. L., and R. R. PARKER: Zur Tularämiebehandlung. Amer. J. trop. Med. **25**, 349 (1945). — JEMELJANOVA, O. S.: Morfologija kolonij i sostav populjacii tularemijnych kul'tur. (Die Morphologie der Kolonien und die Zusammensetzung der Population von Tularämie-Kulturen.) Ž. mikrobiol. (Mosk.) **11**, 37 (1953). — JES, A.: Die Tularämie vom klinischen, insbesondere ophthalmologischen Standpunkt. Klin. Mbl. Augenheilk. **99**, 577 (1937). — JIROVEC, O.: Wie lange bleibt der intradermale Tularin-Test positiv? Zbl. Bakt., I. Abt. Orig. **168**, 591 (1957). — JUDENIC, V. A.: O revakcinacii protiv tuljaremii. (Die Revakzination gegen Tularämie.) Ž. mikrobiol. (Mosk.) **2**, 31 (1954). Ref. Zbl. Bakt., II. Abt. Ref. **156**, 561 (1955). — JUNG, H. D.: Die Tularämie als neue differentialdiagnostisch wichtige Erkrankung gegenüber den Geschlechtskrankheiten und der Hauttuberkulose. Derm. Wschr. **1951**a, 73. — Derm. Wschr. **1951**b, 274. (Ergänzende Mitteilung zu oben.) — JUSATZ, H.: Das Vordringen der Tularämie nach Mitteleuropa in der Gegenwart. Ursachen und epidemiologische Prognose. Z. Hyg. Infekt.-Kr. **122**, 352 (1939). — Die geographisch-medizinische Erforschung von Epidemien. Petermanns geograph. Mitt. **1940**, 201. — Die epidemische Verbreitung der Tularämie beim Menschen in Europa. Med. Welt **1942**, 822. — Zweiter Bericht über das Vordringen der Tularämie nach Mittel- und Westeuropa in der Gegenwart. Geomedizinische Untersuchung über die Entwicklung der Seuchenlage im letzten Jahrzehnt und epidemiologische Prognose. Z. Hyg. Infekt.-Kr. **134**, 350 (1952). — Das Tularämie-Vorkommen in Mainfranken 1949—1953. Eine geomedizinische Analyse. Arch. Hyg. (Berl.) **139**, 189 (1955).

KADULL, P., H. REAMES, L. CORIELL and L. FOSHAY: Studies on tularemia. V. Immunization of man. J. Immunol. **65**, 425 (1950). — KARPOV, S. P.: Eine Typisierung der in der Natur vorhandenen Infektionsherde der Tularämie. Ž mikrobiol. (Mosk.) **6**, 57 (1955). Ref. Zbl. Bakt., II. Abt. Ref. **154**, 573 (1954). — KARPOV, S. P., and V. M. POPOV: Tularemia. Amer. Rev. Soviet. Med. **3**, 140 (1945). — KAVANAUGH, C. N.: Tularemia: A consideration on 123 cases with observations of autopsy in one. Arch. intern. Med. **55**, 61 (1935). — KEHL, R.: „Über Tularämie.“ Zugleich ein Bericht über einen chronischen Verlauf mit allergischen Erscheinungen. Med. Klin. **23**, 765 (1952). — KERL, W.: Ulceroglanduläre Form der Tularämie. Wien. klin. Wschr. **1937**, 107 a. — Über Tularämie beim Menschen in Österreich. Wien. klin. Wschr. **1937**b, 733. — KIMA, TH.: Tularämie in Mecklenburg. Z. ärztl. Fortbild. **1951**, 38. — KIMMELSTIEL, P., and H. W. CALDWELL: Tularemic septicemia. Report of a case. Amer. J. Path. **15**, 127 (1939). — KNOTHE, H.: Über die Epidemiologie der Tularämie. Beitr. Hyg. Epidem. H. 7 (1955). — KNOTHE, H., u. O. ZIMMERMANN: Epidemiologische Beobachtungen anläßlich der Tularämie-Epidemie in Schleswig-Holstein 1950/51. Ärztl. Wschr. **1952**, 466. — KNOTHE, H., O. ZIMMERMANN u. G. HAVEMEISTER: Über die Tularämie in Schleswig-Holstein. Dtsch. med. Wschr. **1959**, 906. — KÖBERLE, F.: Das histologische Bild einer Probeexcision eines Falles von Tularämie. Zbl. allg. Path. path. Anat. **69**, 190 (1938). — KOHLS, G. M., and B. LOCKER: Isolation of pasteurella tularensis from the tick Ixodes ricinus in Norway. Nord. Vet.-Med. **6**, 883 (1954). — KOLLE, W., u. H. HETSCH: Tularämie. In: Experimentelle Bakteriologie und Infektionskrankheiten, mit besonderer Berücksichtigung der Immunitätslehre. München u. Berlin: Urban & Schwarzenberg 1942. — KORTH, W.: Serologische und bakteriologische Ergebnisse während einer Tularämie-Epidemie im Osten. Zbl. Bakt., I. Abt. Orig. **151**, 394 (1944). — KURSBAN, N. J., and L. FOSHAY: Tularemia acquired from the pheasant. J. Amer. med. Ass. **131**, 1493 (1946).

LACORTE, J. G.: A sôro-agglutinaçao no diagnostico da tularemia. Acta med. Rio de J. **4**, 45 (1939). — LANDSIEDL, A.: Ein Beitrag zur Epidemiologie und Symptomatologie der Tularämie. Dtsch. Milit.-Arzt **1942**, 644. — LANGHOF, H.: Symptomatische Form des Erythema exsudativum multiforme bei Melkerknoten und Tularämie. Derm. Wschr. **131**, 520 (1955). — LARSON, C. L.: Studies on thermostable antigens extracted from Bacterium tularense and from tissues of animals dead of tularemia. J. Immunol. **66**, 249 (1951). — LATAPI, F., y Y. ORTIZ: Tularämie. Derm. Rev. Mexico **3**, 117 (1959). — LAUN, R. H., u. W. DONLE: Über

zwei ganz verschiedenartige Tularämieepidemien. Münch. med. Wschr. **1953**, 146. — LA-
VERGNE, V. DE, J. HELLUY et J. BEUREY: Méthode de diagnostic précoce de la tularémie par
mise en evidence de la pasteurella. C. R. Soc. Biol. (Paris) **144**, 561 (1950). — LAVERGNE,
V. DE, J. HELLUY, J. BEUREY, R. SOMMELET et M. PIERSON: Wirkung des Endotoxins des
Bact. tularense auf den Sympaticus. C. R. Soc. Biol. (Paris) **145**, 1348 (1951). — LAVERGNE,
V. DE, J. R. HELLUY et M. PIERSON: Coagglutination des Brucella par le serum des tularémi-
ques. C. R. Soc. Biol. (Paris) **144**, 1689 (1950). — LAVERGNE, V. DE, J. R. HELLUY et C. LEG-
RIS: Existence et recherche des sensibilisatrices dans la tularémie. C. R. Soc. Biol. (Paris)
**144**, 1691 (1950). — LAWLESS, T. K.: Tularemia. Arch. Derm. Syph. (Chic.) **44**, 147 (1941). —
LEIPOLD, W.: Tularämie. In: Handbuch der Dermatologie und Venerologie von GOTTRON-
SCHÖNFELD, Bd. II/2, S. 1279. Stuttgart: Georg Thieme 1958. — LENZ, W.: Tularämie in
Schleswig-Holstein. Ärztl. Wschr. **22**, 523 (1951). — LEYDECKER, F. K.: Conjunctivitis
Parinaud-Tularämie. Klin. Mbl. Augenheilk. **111**, 116 (1946). — LILLIE, R. D., and E. FRAN-
CIS: Bone marrow in tularemia. Publ. Hlth Rep. (Wash.) **48**, 1127 (1933). — The pathologie
of tularemia. Bull. Nat. Inst. Health 167 U.S. Tres. Dep., Publ. Health Serv. 1936. —
LILLIE, R. D., E. FRANCIS and R. R. PARKER: The pathology of tularemia. Bull. Nat. Inst.
Health **167** U.S. Tres. Dep., Publ. Health Serv. 1937. — LJUNG, O.: Tularemi-perikardit.
Nord. med. **53**, 814 (1955). Ref. Zbl. Bakt., II. Abt. Ref. **160**, 60 (1956). — Tularämie-
infektion. Nord. Med. **60**, 1044 (1958). Ref. Zbl. Bakt., II. Abt. Ref. **172**, 262 (1959). —
The diagnosis of tularemia. With particular reference to difficulties presented by atypical,
abortive and asymptotic forms of the disease. Acta med. scand. **163**, 243 (1959). — LUGER, A.:
Tularämie. Fallbesprechung. Hautarzt **9**, 279 (1958). — LUNDMARK, F.: Betrachtungen
anläßlich der 2. Epidemie von Tularämie in Söderfors während des Herbstes 1938. Svenska
Läk.-Tidn. **1939**, 655. Ref. Arch. Schiffs- u. Tropenhyg. **45**, 157.
     MAKSIMOV, A. A.: O biologiceskich osnovach ozdorovlenija prirodnych ocagov tuljaremii.
(Zu den biologischen Grundlagen der Sanierung natürlicher Tularämie-Herde.) Med. Barazit.
(Mosk.) **3**, 238 (1954). Ref. Zbl. Bakt., II. Abt. Ref. **160**, 60 (1956). — MALMGREN, R.: Tularemia. Bull. Off. int. Hyg. publ. **27**, 2184 (1935). — MARTIN, R., P. MERCIER et P. PERET: Un
nouveau cas de tularémie humaine par morsure. Animal vecteur. Le sauglier. Bull. Soc.
méd. Hôp. Paris **63**, 464 (1947). — MATZKE, M.: Tularämie. Berl. Münch. tierärztl. Wschr.
**1943**, 376. — MAYER, M.: Hauterscheinungen bei Tularämie. In: Handbuch der Haut- und
Geschlechtskrankheiten von JADASSOHN, Bd. XII/1, S. 206 (1932). Berlin-Göttingen-Heidelberg: Springer 1932. — MCARTHUR, F. X., and S. B. BROWN: Tularemia in sheep. J. Amer.
med. Ass. **116**, 204 (1950). — MCCOY, G. M., and C. W. CHAPIN: Bacterium tularense, the
cause of a plague-like disease of rodents. Publ. Hlth Bull. (Wash.) **53**, 17 (1912). — J. infect.
Dis. **10**, 61 (1912). — MCKEEVER, S., J. H. SCHUBERT, M. D. MOODY, G. W. GORMAN and
J. F. CHAPMAN: Natural occurrence of tularemia in marsupials, carnivores, lagomorphs and
large rodents in southwestern Georgia and northwestern Florida. J. infect. Dis. **103**, 120
(1958). — MCLAUGHLIN, A. J., and W. M. JONES: Tularemia. Weekly Bull. St. Louis med.
Soc. **20**, 9 (1926). — MILLER, H. E., and L. R. TAUSSIG: Tularemia. Arch. Derm. Syph.
(Chic.) **19**, 378 (1929). — Ulceroglandular tularemia, primary on neck, possibly from deer
fly bite. Arch. Derm. Syph. (Chic.) **19**, 378 (1929). — MOCHMANN, H. P.: Tularämie im Raume
Mecklenburg in den Jahren 1952—1955. Zbl. Bakt., I. Abt. Orig. **164** (1955). — Epidemiologische Betrachtungen über eine neue Gruppenerkrankung an Tularämie im Raume Mecklen-
burg. Münch. med. Wschr. **1957**, 1153. — Tularämieinfektion, ausgehend von einer Wild-
handlung. Dtsch. Gesundh.-Wes. **13**, 1532 (1958). — MÜLLER, R.: Tularämie und Hasenpest.
In: Medizinische Mikrobiologie. München-Berlin-Wien: Urban & Schwarzenberg 1950.
     NAUCK, E. G.: Tularämie. In: Handbuch der inneren Medizin von BERGMANN, FREY und
SCHWIEGK, Extra-Band, 2. Teil, Infektionskrankheiten, S. 224. Berlin-Göttingen-Heidelberg:
Springer 1952. — NÉLIS, P., A. LAFONTAINE, S. DE MAEYER-CLEEMPOEL and H. MASSA:
Essais expérimentaux de vaccination contre la tularémie. Rev. Immunol. (Paris) **16**, 300
(1952). — NÉLIS, P., A. LAFONTAINE, H. MASSA et S. DE MAEYER-CLEEMPOEL: Action des
antibiotiques dans la tularémie experimentale de la souris. Rev. Immunol. (Paris) **16**, 305
(1952). — NÉLIS, W.: Premier cas de tularémie humaine en Belgique. Ann. Inst. Pasteur **79**,
749 (1950). — NELZINA, E. N., V. P. ROMANOVA, G. M. DANILOVA u. K. S. SOKOLOVA: Zur
Rolle von Zecken der Art Hirstionyssus fonseca in natürlichen Infektionsherden der Tularämie. Med. Parazit. (Mosk.) **3**, 326 (1957). — NERI, W.: Aspetti epidemiologici della tularemia.
Hyg. mod. **49**, 1059 (1956). — Ricerche sperimentali sulla reazione die ,,termoprepitatione',
applicata alla diagnosi della tularemia. Hyg. mod. **50**, 377 (1957). — NETHERTON, E. W.:
Tularemia, with reference to its cutaneous manifestations. Arch. Derm. Syph. (Chic.) **16**, 170
(1927). — NIKANOROW, S. M.: Tularämie. Wjestn. mikrobiol., epidemiol. i parasit. **7**, 289
(1928). — NOWIKOWA, E. J., u. G. A. LALASAROW: Die Rolle der Amphibien in der Epi-
zoologie der Tularämie. Wjestn. mikrob., epidemiol. i parasit. **19**, 271 (1940).
     ÖZ, T. V.: Tularämie-Endotoxin. Türk. Ij. tecr. Biyol. Derg. **2**, 191 (1940). — OHARA, H.:
Über die Indentität vo ,,Yato-Byo" (Oharas disease) und ,,Tularämie" sowie ihre Erreger,

Zbl. Bakt., I. Abt. Orig. **117**, 440 (1930). — OLIN, G.: Nouvelles recherches sur la tularémie en Suède. Bull. Off. int. Hyg. publ. **26**, 890 (1934). — Une nouvelle épidémie de tularémie en Suède. Bull. Off. int. Hyg. publ. **30**, 2230 (1938a). — Etudes sur l'origine et le mode de propagation de la tularémie en Suède. Bull. Off. int. Hyg. publ. **30**, 2304 (1938b). — The occurrence and mode of transmission of tularemia in Sweden. Acta path. microbiol. scand. **19**, 220 (1942). — OLSON, B. J.: La tularémie aux Etats-Unis. Bull. Off. int. Hyg. publ. **30**, 2808 (1937). — OLSUFEV, N. G.: Klinisch-epidemiologische Besonderheiten der Tularämie des Mäuse-Typus. Ž. mikrobiol. (Mosk.) **6**, 53 (1953). — ORMSBY, O., and H. MONTGOMERY: Tularemia! In: Diseases of the skin, S. 516. Philadelphia: Lea & Febiger 1954. — OVERHOLT, E. L.: Roentgenographic manifestations of pulmonary tularemia. Radiology **74**, 758 (1960).

PAILLE, R.: Tularémie. Bull. Acad. vét. Fr. **20**, 97 (1947). — PANNELL, L., and C. M. DOWNS: Studies on the pathogenesis and immunity of tularemia. I. The demonstration of a protective antibody in mouse serum. J. infect. Dis. **92**, 195 (1953). — PARINAUD, R., et J. GALEZOWSKI: Tularémie. Soc. Ophthal., Paris 5. 2. 1889. Ref. Ann. Oculist. (Paris) **101**, 252 (1889). — PARKER, R. R., and J. S. DADE: Tularemia in sheep in nature. Publ. Hlth Rep. (Wash.) **44**, 126 (1929). — PARKER, R. R., G. HEARLE and C. S. BRUCE: The occurrence of tularemia in British Columbia. Publ. Hlth Rep. (Wash.) **46**, 45 (1931). — PARKER, R. R., L. M. LISTER, R. E. BAUER, H. E. HALL and TH. E. WOODWARD: Use of chloramphenicol (Chloromycetin) in experimental and human tularemia. J. Amer. med. Ass. **143**, 7 (1950). — PARKER, R. R., E. A. STEINHAUS, G. M. KOHLS and W. L. JELLISON: Tularemia. Nat. Inst. Hlth Bull. **193**, 61 (1951). — PARNAS, J., i K. LAZUGA: Novye allergeny brucellin RD i tuljarin M. (Die neuen Allergene Brucellin RD und Tularin M.) Ž. mikrobiol. (Mosk.) **2**, 92 (1957). — Untersuchungen über diagnostische Allergene bei Brucellose, der Tularämie, dem Malleus und Rotlauf. Z. Immun.-Forsch. **114**, 186 (1957). — Forschungen über die immunobiologischen Para-Reaktionen bei Brucellose und Tularämie. Arch. Hyg. (Berl.) **142**, 494 (1958). — PASTERNACK, K.: Tularemic inguinal buboes following tick bites. Report of 2 cases. J. Amer. med. Ass. **112**, 1814 (1939). — PEARSE, R. A.: Insect bites. Northw. Med. (Seattle) **3**, 81 (1911). — PHILIP, C. B.: Occurrence of tularemia in the rabbit tick (Haemophysalis leporls-palustris) in Alaska. Publ. Hlth. Rep. (Wash.) **1938**, 574. — PHILIP, C. B., and C. R. OWEN: Comments on the nomenclature of the causative agent of tularemia. Int. Bull. bact. Nomencl. **11**, 67 (1961). — PIENING, C.: Die Tularämie in Schleswig-Holstein. Lebensmitteltierarzt (Beilage Dtsch. tierärztl. Wschr.) **1951**, 105. — PILLAT, A.: Erwiderung zum Artikel GIFFORD. Z. Augenheilk. **93**, 55 (1937). — PILLAT, A., u. H. DAVID: Über Tularämie beim Menschen in Österreich. Z. Augenheilk. **91**, 1 (1937). — PITROVSKAJA, S. A.: Nekotorye pokazateli sostojanija immuniteta u deteprivitych protic tuljaremii. (Einige Anzeichen des Immunisierungszustandes von gegen Tularämie geimpften Kindern.) Ž. mikrobiol. (Mosk.) **29**, 5, 129 (1958). — PLACHOVA, V. B.: Materialy po sravnitelnoj charakteristike raslicnych metodov postanovki reakcii precipitacii pri tuljaremii. (Material zur vergleichenden Charakteristik verschiedener Ausführungsmethoden der Präzipitationsreaktionen bei der Tularämie.) Ž. mikrobiol. (Mosk.) **3**, 59 (1954). — POKROVSKAJA, E. V.: Dejstvie chloramina na tuljaremijnych bakterii. (Die Wirkung von Chloramin auf Tularämie-Bakterien.) Ž mikrobiol. (Mosk.) **6**, 44 (1953). — POMANSKAJA, L. A.: Charakteristika stammov b. tularense, vydelonnych vo vremija zimnejepizooti na myševidnych gryzunach. (Eine Charakteristik der Stämme von Bact. tularense, die während der Winterepizoonosen von Nagern ausgeschieden werden.) Ž. mikrobiol. (Mosk.) **3**, 57 (1954). — POPPE, K.: Über die Tularämie. Dtsch. med. Wschr. **1937**, 1008. — POSTMA, C.: Tularaemie en wildkeuring. T. diergeneesk. **65**, 490 (1938). Ref. Zbl. Bakt., II. Abt. Ref. **133**, 64 (1939). — PRICE, R. D.: The survial of bacterium tularense in lice and louse feces. Amer. J. trop. Med. Hyg. **3**, 179 (1954). — PUNTIGAM, F.: Epidemiologische Betrachtungen zur Häufung von Tularämieerkrankungen im Winter 1945/46 im Bezirk Mistelbach. Wien. klin. Wschr. **58**, 179 (1946). — Erkrankungen an thorakalen Formen der Tularämie bei Arbeitnehmern in Zuckerfabriken. Z. Hyg. Infekt.-Kr. **147**, 162 (1960).

RABE, H. G., u. C. CRUSE: Die Tularämie, eine beachtenswerte Infektionskrankheit im westdeutschen Raum. (Erfahrungen einer Kleinraum-Epidemie in Schleswig-Holstein.) Med. Welt **20**, 933 (1951). — RANDERATH, E.: Zur pathologischen Anatomie und zur Frage der Einteilung der Erscheinungsformen der Tularämie des Menschen. Münch. med. Wschr. **1943**, 461. — Die mikroskopischen Befunde in den Lymphknoten bei der Tularämie mit besonderer Berücksichtigung der Differentialdiagnose zwischen Tularämie und Tuberkulose. Virchows Arch. path. Anat. **312**, 165 (1944). — RANSMEIER, J. C.: Tularemia. J. infect. Dis. **72**, 77 (1943). — Tularemia. J. clin. Invest. **28**, 977 (1949). — RANSMEIER, J. C., H. J. PRICE and J. B. BARNES jr.: Aureomycin in the treatment of tularemic. Amer. J. Med. **7**, 518 (1949). — REEBSTEIN, H.: Über 42 Fälle von Tularämie der typhösen Verlaufsform. Z. Tropenmed. Parasit. **1950**, 199. — REGGE, A., u. M. MEIER: Tularämie. Z. ärztl. Fortbild. **1944**, 309. — REICH, H.: Zur Kenntnis der Tularämie hautnaher (regionaler) Lymphknoten. Arch. Derm. Syph. (Berl.) **192**, 175 (1950). — Die Tularämie. Versuch einer Darstellung unter dem Gesichtspunkt ihrer Geschichte und Geographie. Hautarzt **3**, 385 (1952). — Remigolski, S.: Über chirurgische Behandlung der glandulären Form der Tularämie. Zbl. Chir. **85**, 204 (1960). — Rille, J. H.: Die Tularämie im deutschen Schrifttum. Derm. Wschr. **123**, 463 (1951). — Robert, P.: Tularämie. Dermatologica (Basel) **80**, 98 (1939). — Robertson, E. S., C. T. Jones and G. E. Snider: Effectiveness of Aureomycin in treatment of tularemia, report of 2 cases. Virginia med. Mth. **78**, 71 (1951). — Rosenthal, J. W.: Tularemia treated with Streptomycin; analysis of 54 cases. New Orleans med. surg. J. **103**, 477 (1951). — Rozowski, T.: 70 cas de tularémie dans la population de department de Szczecin. (70 Fälle von Tularämie in der Bevölkerung der Provinz Stettin.) Presse méd. **64**, 26, 608 (1956). — Russ, I., u. H. Brieger: Tularämie. Kinderärztl. Prax. **19**, 161 (1951).

Sakurai, N.: On the mode of multiplication of Bacterium tularense. Naturwissenschaften **41**, 217 (1954). — The tularemia in the government of Tiba-Japan. Igiene mod. **47**, 513 (1954). — Sarchi, G.: Tularämie im Bezirk Obdorsk im Jahre 1928. Zbl. Bakt., I. Abt. Orig. **114**, 55 (1929). — Die Epizootie der Tularämie unter den Wasserratten und die Methodik ihrer Untersuchung. Zbl. Bakt., I. Abt. Orig. **117**, 367 (1930). — Schiff, W.: Beitrag zum derzeitigen Vorkommen der Tularämie in Deutschland. Med. Mschr. **6**, 103 (1952). — Schmidt, H. W.: Tularämie. Münch. tierärztl. Wschr. **1937 a**, 357. — Die Tularämie an unserer Ostgrenze. Umschau **41** (1937 b). — Ein Beitrag zur Tularämieforschung. Berl. tierärztl. Wschr. **1938**, 81. — Die Tularämie in Europa. Münch. med. Wschr. **1940**, 1211. — Die Bedeutung der Tularämie in Europa heute. Tierärztl. Rdsch. **1941**, 489. — Die Tularämie als Zoonose von praktischer Bedeutung. Med. Klin. **1942**, 708. — Vorbeugungsmaßnahmen gegen Tularämie. Z. ärztl. Fortbild. **1944**, 177. — Tularämie in Mitteleuropa. Ther. d. Gegenw. **1951 a**, 92. — Die Entwicklung der Tularämie in Europa. Zbl. allg. Path. path. Anat. **87**, 180 (1951 b). — Die klinische Bedeutung der Verbreitung der Tularämie. Z. Tropenmed. Parasit. **3**, 408 (1952). — Schmuter, M. F., u. J. M. Lawrenko: Die Bedeutung der im Gebiet von Charkow vorkommenden Mücken der Gattung Aedes bei der Übertragung der Tularämie. Med. Parazit. (Mosk.) **27**, 220 (1958). Ref. Zbl. Bakt., II. Abt. Ref. **173**, 63 (1959). — Schoop, G.: Tularämie auch im Wartheland. Dtsch. tierärztl. Wschr. **1942**, 81. — Schuermann, H.: Tularämie (,,Hasenpest"). In: Krankheiten der Mundschleimhaut und der Lippen, S. 7. München u. Berlin: Urban & Schwarzenberg 1955. — Schuermann, H., u. K. Hüttner: Tularämie in Deutschland. Klin. Wschr. **28**, 758 (1950). — Schuermann, H., u. H. Reich: Zur Klinik und Histologie des kutan lokalisierten tularämischen Primäraffekts. Arch. Derm. Syph. (Berl.) **190**, 579 (1950). — Schulten, H.: Zur Differentialdiagnose zwischen Tularämie und Tuberkulose. Dtsch. med. Wschr. **1943**, 683. — Tularämie. Ergebn. inn. Med. Kinderheilk. **64**, Teil 2, 1160 (1945). — Tularämie. In: Handbuch der inneren Medizin, 4. Aufl., Bd. 1, Teil 2, S. 224. Berlin-Göttingen-Heidelberg: Springer 1952. — Schulten, H., u. E. Scheppach: Das klinische Bild der Tularämie. Münch. med. Wschr. **1943**, 464. — Sieke, W.: Tularämie. Klin. Wschr. **1930**, 120. — Simons, S. A., I. M. Stevens and W. C. Reeves: Some epidemiological observations on tularemia in California 1927—1951. Amer. J. trop. Med. Hyg. **2**, 483 (1953). — Simpson, W. M.: Tularemia! (Francis' disease). U.S. nav. med. Bull. **26**, 825 (1928 a). — Tularemia! (Francis' disease). A clinical and pathological study of forty-eight nonfatal cases an one rapidly fatal case, with autopsy, occurring in dayton. Ohio St. med. J. **1**, 1007 (1928 b). — Tularemia (Francis' disease). Int. surg. Dig. **6**, 131 (1928 c). — Tularemia (Francis' disease). Report of four additional cases. Ohio St. med. J. **24**, 860 (1928 d). — Tularemia. Study of rapidly fatal case (4 days, 7 hours). Arch. Path. **6**, 553 (1928 f). — Tularemia (Francis' disease). A clinical and pathological study of sixty-one human cases accurring in dayton, Ohio. Long Isl. med. J. **23**, 526 (1929 a). — Tularemia. History, pathologie, diagnosis and treatment. New York: Paul B. Hoeber, Inc. 1929 b. — Recent developments in tularemia (Francis' disease), with a report of eleven additional cases. J. Lab. clin. Med. **15**, 311 (1930). — Tularemia: A summary of recent investigations and a consideration of the dayton experience with eighty-eight cases. Illinois med. J. **60**, 207 (1931). — Tularemia: A summary of recent researches, with a consideration of one hundred and three dayton cases. Ohio St. med. J. **29**, 35 (1933). — Stillians, S. C.: In L. Nekam, Corpus iconum morborum cutaneorum, Bd. I, S. 61; Bd. II, S. 150. Leipzig: Johann Ambrosius Barth 1938. — Strassmann, R.: Tularämie im Raum Berlin. Zbl. Bakt., I. Abt. Orig. **164** (1955). — Sutton, R. L., and R. L. Sutton jr.: Tularemia. Diseases of the skin, 10. Aufl., S. 952. St. Louis: C. V. Mosby Comp. 1939. — Suworow, S. W.: Tularämie im Raum Berlin. Mh. Vet.-Med. **156** (1956). — Suworow, S. W., A. A. Wolferz u. M. M. Woronkowa: Pestähnliche Lymphadenitis im Niederwolgagebiet im Sommer 1926. [Russisch, franz. Zus.fass.] Wjestnik mikrobiol., epidemiol. i parasit. **7**, 293 (1928). — Sylla, A.: Die Klinik der Tularämie. In: Neue Deutsche Klinik von G. Klemperer. Berlin u. Wien: Urban & Schwarzenberg 1943.

Toda, Y.: Untersuchungen über die Komplementbindungsreaktion bei Yatobyo (Tularämie). Jinsen Igaku **9**, 443 (1960). — Trautmann, F. O. P., u. E. M. Schneemann: Frische einheimische Fälle von Tularämie. Z. ges. inn. Med. **4**, 375 (1949). — Über 10 Tularämieerkrankungen in der Umgebung von Berlin. Z. ges. inn. Med. **49**, 375 (1949).

Unger, L.: Eine Gruppenerkrankung an Tularämie. Med. Klin. **49**, 471 (1954). — Über Conjunctivitis Parinaud, die okulo-glanduläre Tularämie. Dtsch. Gesundh.-Wes. **48**, 1446 (1954). — Unna, P. G.: Tularämie. In: Die Histopathologie der Hautkrankheiten. Berlin: August Hirschwald 1894.

Verge, J.: Les maladies communes à l'homme et aux animaux: la tularémie. Rev. méd. Vét. **114**, 65 (1938). — Vlasova, E. V.: Dejstive streptomicina pri eksperimentalnoj tujaremii u belych myšej. (Die Wirkung von Streptomycin bei experimenteller Tularämie weißer Mäuse.) Ž. mikrobiol. (Mosk.) **6**, 31 (1953). — Vrla, J.: Wahrnehmungen bei der Tularämie-epidemie in der Slowakei 1936/37. Bratisl. lek. Listy **1**, 785 (1937) [Tschechisch]. Ref. Zbl. Bakt., II. Abt. Ref. **130**, 202 (1938).

Wagner, A.: Über sporadische Tularämiefälle in Wien. Wien. med. Wschr. **98**, 341 (1948). — Walther, K. H.: Tularämie. Z. ärztl. Fortbild. **44**, 316 (1950). — Welbaecher jr., J. O., and E. S. Moss: Tularemia following injury while performing postmortem examination of human case. With report of the post-mortem findings in a case of pulmonic type of tularemia. J. Lab. clin. Med. **24**, 34 (1938). — Wherry, W. B., and B. H. Lamb: Discovery of Bacterium tularense in wild rabbits and its danger of its transfer to man. J. Amer. med. Ass. **63**, 2041 (1914). — Willems, M. R.: Tularemia. Bull. Acad. roy. méd. Belg. **15**, 46 (1950). — Infection of man with Bacterium tularense; zit. Lillie and Francis. J. infect. Dis. **15**, 331 (1914). — Winter, M. D., B. C. Farrand and H. J. Herman: Tularemia, pulmonic form. J. Amer. med. Ass. **109**, 258 (1937). — Wolfram, S.: Seltene infektiöse Dermatosen. Wien. klin. Wschr. **1940**, 424. — Woodward, J. M., and M. W. Mayhew: The host-parasite relationship in tularemia. III. The influrence of Pasteurella tularensis in enzymes involed in amino acid metabolism in tissues of white rats. J. Bact. **71**, 270 (1956). — Woodward, J. M., W. T. Roby, W. Eppes, W. A. Holbrook and J. A. Highlover: Aureomycin in treatment of experimental and human tularemia. J. Amer. med. Ass. **139**, 830 (1949). — Wormius, O.: Historia animalis. Hafniae 1653. Zit. nach Horne. — Wright, G. G., and R. J. Feinberg: Hemagglutination by tularemia antisera: Further observations on agglutination of polysaccharide-treated erythrocytes and its inhibition by polysaccharide. J. Immunol. **68**, 65 (1952). — Wurm, K., u. A. M. Walter: Tularämie. In: Lehrbuch der inneren Medizin, S. 206, von L. Heilmeyer. Berlin-Göttingen-Heidelberg: Springer 1955.

Zeiss, H.: Die Pest in Rußland. I. Pestähnliche Lymphdrüsenentzündungen im Wolgadelta 1926 (Tularämie?). Münch. med. Wschr. **1929**, 1137 a. — Die Pest in Rußland. II. Die pestähnlichen Seuchen an der Oka und im Ural 1928. Tularämie? Münch. med. Wschr. **1929 b**, 1342. — Die pestähnlichen Lymphdrüsenerkrankungen in Rußland 1876/79 und ihre Beziehungen zur Tularämie in der Sowjetunion 1921/28. Arch. Hyg. (Berl.) **105**, 210 (1931). — Die Tularämie in Rußland. (Vorkommen und Forschungen von 1928—31.) Arch. Schiffs- u. Tropenhyg. **36**, 345 (1932). — Tularämie. Zbl. Bakt., I. Abt. Orig. **140**, 113 (1937). — Zembrzuski, K.: The first cases of tularemia in Poland. Przegl. epidem. **8**, 31 (1954). Ref. Zbl. Haut- u. Geschl.-Kr. **90**, 212 (1954/55). — Zimmermann, O.: Die Tularämie in Eiderstedt. Öff. Gesundh.-Dienst **13**, 437 (1952).

# Die Brucellosen

Von

## Kurt Meinicke-München

Mit 1 Textabbildung

## Einleitung

Erst Ende der Dreißigerjahre hat sich die Bezeichnung „*Brucellosen*" für Krankheitsbilder bei Tieren und Menschen international eingeführt, die durch Mikroorganismen der Brucellagruppe hervorgerufen werden. So steht im Handbuch der Haut- und Geschlechtskrankheiten von J. JADASSOHN noch die Kapitelbezeichnung „*Bang-Infektion und Haut*" und lediglich im Kapitel „Immunbiologie der Haut", das ebenso wie der Abschnitt „Bang-Infektion" von W. JADASSOHN bearbeitet wurde, steht „Febris undulans melitensis und Bang-Infektion". Die verschiedenen nahe verwandten Infektionen septischen Charakters durch Brucellen, die als Zoonosen zu bezeichnen sind, werden jetzt allgemein als Brucellosen zu einer Krankheitsgruppe zusammengefaßt. Hierzu gehören das Febris undulans melitensis Bruce (Maltafieber), das Febris undulans bovina Bang (Bangsche Krankheit) und das Febris undulans suis Traum (Schweine-Brucellose).

Die große Durchseuchung unserer Rinderbestände mit Brucella Bang und die nach dem Kriege erstmals bei Tausenden von Schafen im Bundesgebiet aufgetretene Infektion mit Brucella melitensis sowie einige Fälle von Brucella suis-Infektionen des Menschen, über die in Deutschland nach 1950 berichtet wurde, haben dazu geführt, daß unsere Kenntnisse über die Klinik, vor allem über die Epidemiologie, aber auch über die Bakteriologie und Serologie, aus der Notwendigkeit des rechtzeitigen Erkennens heraus wesentlich erweitert wurden. Allein im Bundesgebiet schwankte die Zahl der jährlich gemeldeten Fälle an Febris undulans bovina Bang zwischen 200 und 600. Man nimmt jedoch an, daß die Anzahl der tatsächlichen Infektionen etwa das Zehnfache betrug (SCHOOP 1959). NICOLLE (1930) bezeichnet die Brucellosen als ein Krankheitsbild der Zukunft. Die Bekämpfung der Brucellosen wird jedoch im europäischen Raum mit äußerster Energie durchgeführt, so daß man heute einen deutlichen Rückgang der Erkrankungen bei Tieren und damit in der Folge auch von Erkrankungen bei Menschen feststellen kann. Gerade aus dermatologischer Sicht sind jedoch so zahlreiche neue Erkenntnisse gesammelt worden, daß eine umfassende Bearbeitung dieses Kapitels im Ergänzungswerk des Jadassohnschen Handbuches notwendig erscheint. Die therapeutischen Möglichkeiten haben sich seit der Entdeckung der Antibiotica grundlegend gewandelt, wenn auch die Erfolge z.T. nicht so überzeugend sind wie bei anderen Infektionskrankheiten. Wir werden im folgenden nur insoweit die dermatologischen Manifestationen der Brucellosen besprechen, als sich neue Gesichtspunkte im Hinblick auf die Morphologie, Histologie, das immunbiologische Geschehen der Haut und andere Faktoren ergeben haben.

# I. Synonyma

**1. Febris undulans melitensis Bruce,** Maltafieber, Melitococcie, Mittelmeerfieber, Brucellosis melitensis Bruce, Febris undulans Bruce.

**2. Febris undulans bovina Bang,** Bangsche Krankheit, Morbus Bang, Febris undulans bovina, Brucellosis abortus Bang.

**3. Febris undulans suis Traum,** Schweinebrucellose, Brucellosis suis, Febris undulans porcina oder suis, Abortus suis.

# II. Definition

Die Brucellosen sind Zoonosen, die vorwiegend vom Rind (Brucella abortus), von der Ziege und vom Schaf (Brucella melitensis) sowie vom Schwein (Brucella suis) auf den Menschen übertragen werden. Es handelt sich um chronische Infektionskrankheiten mit undulierendem Fieber. Obwohl die Krankheitserscheinungen durch drei verschiedene Brucellatypen verursacht werden, unterscheiden sie sich in ihrem klinischen Erscheinungsbild meist nur graduell.

# III. Geschichte

Bei einer geschichtlichen Betrachtung der Brucellosen müssen wir zwischen dem erstmaligen Auftreten dieser Krankheit bei Tieren und bei Menschen trennen. Das seuchenhafte Verwerfen bei Tieren als ein Hauptcharakteristikum einer Brucelleninfektion war schon von jeher so auffallend und von so grundsätzlicher Bedeutung, daß Beschreibungen über Aborte bei Haustieren schon im Altertum zu finden sind. Es ist anzunehmen, daß sich diese Berichte vorwiegend auf Brucellosen beziehen. So überliefert OROSIUS, daß 260 v. Chr. in der Umgebung Roms ein epidemieartiges Verwerfen beim Vieh beobachtet wurde. Auch Erkrankungen beim Menschen seien damals möglicherweise im Zusammenhang hiermit aufgetreten. PLINIUS, gestorben 69 n. Chr., schreibt über ein Verlammen der Schafe, das er auf die Einwirkung von Kälte zurückführt. Auch aus den folgenden Jahrhunderten sind Berichte überliefert, die von einem seuchenhaften Verwerfen bei Haustieren sprechen, das man durch Tieropfer abzuwenden versuchte. Da die Krankheitserscheinungen beim Menschen ohne typische Charakteristika einhergehen, wäre es rein hypothetisch, aus sehr früher Zeit Daten für eine erstmalige Beschreibung dieser Krankheit heranziehen zu wollen. Die ersten Angaben über Zusammenhänge zwischen febris undulans und Tierseuchen stammen von MOSKALL (1567). Zu Beginn und in der Mitte des 19. Jahrhunderts finden wir ausführliche Beschreibungen über Aborte bei Tieren und gleichzeitiges Auftreten von Erkrankungen bei Menschen. 1800 wurde auf der *Insel Malta* bei der Bevölkerung ein *remittierendes, undulierendes Fieber* beobachtet, worüber WHITE (1801), LAWRENCE (1805), SKELLET (1808) und CLATER (1815) berichteten. Da das Fieber als wichtigstes Symptom dieser neuen Krankheit auffiel, bezeichnete man es in den folgenden Jahrzehnten entsprechend seinem Ursprungsort ganz allgemein als *Maltafieber*.

Vorwiegend englische Militärärzte, u. a. BURNETT (1814) und MARSTON (1863), die in Malta oder Gibraltar stationiert waren, haben sich mit diesem merkwürdigen Krankheitsbild eingehend beschäftigt. GIULIA (1871) hat eine ausführliche klinische Studie über diese Krankheitserscheinungen verfaßt. Es folgen dann Berichte von BORELLI (1872) über neapolitanisches Fieber, TOMMASI (1874) über Abwässerfieber, CANTANI, FRANCO, FAZIO (1878) über atypisches typhoides Fieber.

Während des Krimkrieges 1854—1856 wurde festgestellt, daß bei den Soldaten ganz ähnliche Erkrankungen auftraten, wie sie englische Militärärzte schon seit langem in Malta beobachtet hatten. Wir wissen heute, daß im *Mittelmeergebiet* und im *Becken des Schwarzen Meeres* die eigentlichen *Endemiegebiete der Brucellosis melitensis Bruce* zu finden sind.

1867 wurde der schottische Major und Arzt David Bruce auf der Insel Malta stationiert. Er beschäftigte sich schon damals mit dieser rätselhaften Krankheit, die bei Einheimischen, aber auch bei Soldaten auftrat, die er zu betreuen hatte. Kurze Zeit vor dem Abschluß seiner Versuche wurde er versetzt, so daß er seine Experimente erst 1887 abschließen konnte. Bruce kultivierte aus der Milz von Patienten, die an dieser Krankheit gestorben waren, einen Mikroorganismus, den er „Micrococcus melitensis" nannte. Es gelang ihm später, den Erreger auch aus Leber und Nieren zu isolieren. Gemeinsam mit Hughes (1897) konnte er die Krankheit auf Affen übertragen. Die Tiere zeigten das gleiche klinische Bild der Krankheit, das er bei den Soldaten und Einheimischen beobachtet hatte.

Es gelang Bruce fernerhin, den Erreger in Reinkultur zu züchten. Er mußte jedoch später feststellen, daß es sich nicht um Kokken, sondern um sehr kleine kokkenähnliche Mikroorganismen handelte, die z.T. deutliche Stäbchenform zeigten. Die Bezeichnung wurde daraufhin in „*Bacterium melitensis*" umgeändert. Nach der Auffindung des Bacterium melitensis durch Bruce kamen nun in kurzer Zeit aus den verschiedensten Ländern Berichte über die Isolierung des Erregers des Maltafiebers. Wright, Smith (1897) u.a. stellten fest, daß das Bacterium melitensis für einige unklare fieberhafte Erkrankungen in Indien verantwortlich war. Wright und Semple (1897) fanden, daß die von Bruce isolierten Mikroorganismen durch das Serum der an Maltafieber Erkrankten agglutiniert wurden. Eine englische Kommission, an deren Spitze Bruce stand, konnte zwischen 1904 und 1907 zeigen, daß das Maltafieber epizootischer Natur war.

Zammit (1907), der ein Mitglied der Kommission war, wollte den Mangel an Versuchstieren dadurch beseitigen, daß er die auf Malta in großer Zahl vorhandenen Milchziegen für seine Versuche benutzte. Bei einer Prüfung des Serums dieser Tiere in der Agglutination mit Bacterium melitensis stellte er fest, daß ein großer Prozentsatz einen sehr hohen Titer aufwies. Aus Milchproben der positiv reagierenden Ziegen konnte er Reinkulturen gewinnen. Bis zu diesem Zeitpunkt wurde die Milchversorgung der Insel Malta fast ausschließlich durch Ziegenmilch gesichert.

Lehnert (1878), Bräuer (1873), Woodhead u.a. (1878) stellten fest, daß es sich bei dem *Abortus des Rindes* um eine infektiöse, künstlich übertragbare Krankheit handelt. Bang (1895) hatte den für diese Tierkrankheit verantwortlichen Mikroorganismus erstmalig mikroskopisch gesehen und 1 Jahr später gemeinsam mit Stribolt (1896) entdeckt, daß es sich hierbei um den Erreger des seuchenhaften Verwerfens der Rinder handelt. Es gelang ihnen, die Mikroorganismen aus Eihäuten von Kühen, die abortiert hatten, zu züchten. Bang benannte den Erreger „*Bacterium abortus infectiosi*". Traum und Mohler (1911) gelang der Nachweis des Bacterium abortus infectiosi in den Tonsillen von Kindern, die rohe Milch von Bang-kranken Kühen getrunken hatten. Menschliche Erkrankungsfälle, die durch das Bacterium abortus infectiosi hervorgerufen wurden, beschrieb Duncan erstmalig (1924). Kristensen und Holm (1929) gelang es, in Dänemark mit Hilfe der Agglutinationsreaktion 89 Fälle von Bangscher Krankheit bei Menschen nachzuweisen. 1929 wurde in Deutschland die Bangsche Erkrankung beim Menschen beschrieben, und seit dieser Zeit werden alle neuen Erkrankungsfälle statistisch erfaßt.

Der Amerikaner Traum (1914) isolierte aus einem abortierten Schweinefetus einen Mikroorganismus, den er „*Bacterium abortus suis*" nannte. Diese seuchenhafte Erkrankung bei Schweinen, deren Erreger man nun kannte, wurde bald danach in Ungarn, Dänemark, der Schweiz, Brasilien, Argentinien und Japan festgestellt. Außer bei Schweinen wurde der Erreger bei Menschen, Pferden, Kühen, Hunden und beim Geflügel isoliert. Auf Grund eingehender Studien konnte EVANS (1918) nachweisen, daß zwischen dem Bacterium melitensis Bruce, dem Bacterium abortus infectiosi Bang und dem Bacterium abortus suis Traum eine enge Zusammengehörigkeit bzw. sogar eine Identität bestehen dürfte. MEYER und SHAW (1920) schlugen vor, die Erreger mit der Artbezeichnung „*Brucella*" zu versehen, die sie zu Ehren von DAVID BRUCE wählten, der zuerst einen Mikroorganismus aus dieser Gruppe entdeckt hatte. Diese Bezeichnung hat sich im internationalen Schrifttum jetzt durchgesetzt, so daß wir von *Brucella melitensis, Brucella abortus Bang* und *Brucella suis* als verschiedene Typen ein und derselben Mikroorganismenart sprechen.

# IV. Bakteriologie

## 1. Morphologie und Färbung

Die drei Brucellentypen zeigen morphologisch keine Unterschiede, die eine eindeutige Trennung erlauben würden. Es handelt sich um sehr kurze Stäbchen mit zugespitzten Enden, die oft von kokkoider Form sind. Die Morphe wird durch das Alter der Kultur, das Medium und durch die Färbung beeinflußt. ALTENBERN, GINOZA, WILLIAMS (1957), BRAUN, GOODLOW, KRAFT, MEAD (1952), CARRÈRE, ROUX (1953) u.a. Der Durchmesser beträgt $0{,}3-0{,}4\,\mu$, die Länge kann $0{,}8-1{,}8\,\mu$ erreichen. Die Erreger sind unbeweglich und bilden keine Sporen.

HUDDLESON (1943) und COTTON (1953) gaben an, daß die Brucellen eine Kapsel hätten, die mit einer besonderen Technik demonstriert werden könnte. Nachuntersucher der Feststellungen von HUDDLESON: GARGANI, SANTONI (1952) u.a. konnten diese Befunde nicht bestätigen und haben bei umfangreichen Untersuchungen mit 117 Stämmen niemals eine Kapsel nachweisen können.

In Organausstrichen liegen die Mikroorganismen isoliert oder paarweise, in seltenen Fällen auch in Ketten von drei bis vier Gliedern.

*Die Brucellen sind gramnegativ* und lassen sich auch mit gewöhnlichen Anilin-Farbstoffen gut färben. Der Bakterienleib zeigt häufig eine gewisse Körnelung. Die Brucellen sind alkalifest. Weitere Möglichkeiten, bei reichlichem Material eine Färbung durchzuführen, bieten die Methoden von HANSEN, KÖSTER, wie auch die Modifikation von BUSS (1954) u.a.

## 2. Züchtung

Die Brucellen wachsen auf gewöhnlichen Nährböden, jedoch in der Erstkultur meist nicht üppig. Die Vermehrung erfolgt, besonders in der ersten Generation, nur langsam und es finden sich schon bald zahlreiche Involutionsformen. Auf Agar beobachtet man kleine zarte, z.T. konfluierende Kolonien, die erst nach 8 Tagen bis zu einem Durchmesser von 2 mm anwachsen HETSCH, SCHLOSSBERGER (1942).

Nach WUNDT (1957) eignet sich zur Züchtung neben Agar in hoher Schicht mit Zusatz von Blutserum oder Pepton und Leberbouillon besonders folgender flüssiger Nährboden:

Pepton aus Fleisch oder Casein
    tryptisch verdaut . . . . . . 20,0
NaCl . . . . . . . . . . . . . 5,0
Dextrose . . . . . . . . . . 1,0
Liebigs Fleischextrakt . . . . 10,0
Wasser . . . . . . . . . ad 1000,0

Der $p_H$-Wert soll 7,0 betragen. Das gleiche Medium kann nach Zusatz von 1,5% Agar auch als fester Nährboden benutzt werden.

HUDDLESON (1953) gibt verschiedene Nährmedien für das optimale Wachstum der Brucellen an: Kartoffelagar mit Bacto-Pepton, Fleischextrakt, Glycerin, NaCl und Dextrose. Der Nährboden wird auf $p_H$ 7,5 eingestellt. Weiterhin: Pepton-M-Agar mit 2% Pepton-M, 0,5% Dextrose, 0,01% Natriumbisulfid, 0,1% Hefe-extrakt und 0,5% NaCl. Dieser letztere Nährboden und der Eiernährboden nach Petragnani eignen sich besonders für die Züchtung der Brucella melitensis. Nach Schindler und Reusse (1957) eignen sich auch 5 Tage lang bebrütete embryonierte Hühnereier zur Brucellenkultur.

Um das Wachstum von Begleitorganismen zu verhindern, können den Nährböden Penicillin oder andere Antibiotica zugesetzt werden. Nach Klingler und Birn (1955), Baumgartner (1955) sind jedoch nicht alle Brucella-Stämme völlig penicillinresistent, so daß neben penicillinhaltigen Nährböden auch penicillinfreie zu verwenden sind. Nach Carrère, Roux und Suire (1958) ist ein Nährboden aus Fleischwasseragar mit 2% Glycerin und einem Zusatz von Polymycin 900 E/l, Bacitracin 30 000 E/l, Sunoxol (neutrales Oxychinolinsulfat) 1:320 000, Nystatin 30 mg/l, Eosin 1:40 000 als Zusatz besonders günstig. Das Wachstum von grampositiven Kokken, Proteus, Serratia, Bacillus subtilis und von einzelnen Pilzen soll auf diese Weise gehemmt werden.

Ein synthetischer Nährboden, auf dem Brucellen zu züchten sind, wurde von Alivistos (1953) angegeben.

Zur Züchtung der im Blut nur spärlich vorkommenden Brucellen wird die Zerkleinerung von Blutkuchen in physiologischer NaCl-Lösung und Injektion von 1 ml in Meerschweinchentestes vorgeschlagen. Nach 4—5 Tagen treten die ersten Krankheitserscheinungen auf und dem Tier wird durch Herzpunktion Blut zur Kultur entnommen (Papajoannou 1953). Der richtige *Zeitpunkt für die Blutentnahme zur Kultur* ist bei den Brucellosen wie bei allen anderen septischen Infektionskrankheiten von besonderer Bedeutung für den Erfolg der Züchtung. Es muß darauf geachtet werden, daß das Blut während des *Fieberanstiegs* entnommen wird. Die Blutkulturen sollen möglichst an verschiedenen Tagen wiederholt werden (Wundt 1958). Liquoidvenülen eignen sich besonders zum Verschicken des Blutes, da die Lebensfähigkeit der Brucellen bei Verwendung dieser Venülen nicht wesentlich beeinträchtigt wird.

Zur Züchtung der Erreger aus dem Urin schlagen De Blasi und Scotti (1948) vor, 100 ml Katheterurin von Frauen und in sterilen Flaschen aufgefangenen Urin von Männern 45 min bei 4000 U/min zu zentrifugieren und je ein Tropfen des Sediments zur Aussaat zu verwenden.

Die Züchtungsergebnisse können durch eine Änderung der Sauerstoffspannung und Erhöhung der Kohlendioxydspannung auf 10% verbessert werden. Die Bebrütung geschieht bei einer Temperatur von 37° C. Die Bebrütungszeit darf nicht zu kurz gewählt werden und soll nach Wundt (1958), Spink u. Mitarb. (1952), Mazzetti und Tesi (1949) zwischen 7 und 30 Tagen betragen.

## 3. Typendifferenzierung und Biochemie der Erreger

Die Typendifferenzierung der Brucellen wird im Hinblick auf ihr Wachstumsvermögen bei gewöhnlicher Luft und bei 10%iger $CO_2$-Spannung durchgeführt. Brucella melitensis verlangt keine Erhöhung der $CO_2$-Spannung, wohl aber Brucella abortus Bang und Brucella suis. Eine weitere Differenzierung kann durch Zugabe verschiedener Farbstoffe zum Nährboden, wie Methylviolett, basisches Fuchsin, Thionin, Pyronin und Natriumdiäthyldithiocarbonat versucht werden (Sackmann 1958, Schindler 1955, Pickett 1959, Godglück 1958). Das unterschiedliche Wachstumsvermögen nach Farbzusatz gibt hier gewisse Differenzierungsmöglichkeiten. Bei Verwendung von Leberagar mit Methylviolett 1:100 000, Fuchsin 1:25 000 oder Pyronin 1:200 000 werden Brucella suis Traum in ihrer Entwicklung wesentlich gehemmt, wohingegen Brucella melitensis Bruce und Brucella abortus Bang in ihrem Wachstum kaum beeinträchtigt werden. Auf Thioninagar 1:30 000 tritt nur eine Wachstumshemmung bei

Brucella abortus Bang und nicht bei den anderen beiden Typen ein. Auf Eiernährböden nach Petragnani wächst Brucella melitensis gut, nicht jedoch Brucella abortus. Es gibt jedoch zahlreiche Übergangsstämme, bei denen eine scharfe Trennung nicht möglich ist. Die unterschiedliche $H_2S$-Bildung in Leberbouillon und der Verbrauch von Glucose sowie die differierende Ureaseaktivität werden zur Differenzierung herangezogen. Während Brucella abortus und Brucella suis eine gut feststellbare Menge von $H_2S$ produzieren, bildet Brucella melitensis kein oder nur sehr wenig $H_2S$. Nach Sanders und Warner (1951) kann die quantitative Auswertung der Ureaseaktivität zur Differenzierung der drei Brucellentypen nicht herangezogen werden. Renoux und Carrère (1959) lehnen grundsätzlich auf Grund ihrer eigenen eingehenden Studien eine Einteilung der Brucellen in verschiedene Typen ab. Die unterschiedlichen Eigenschaften sind nach ihrer Ansicht nicht vollkommen stabil, und es gelang ihnen, einen atypischen Stamm von Brucella abortus Bang durch Tierpassagen in einen Stamm mit dem biochemischen Verhalten der Brucella melitensis umzuwandeln.

Die von Roots (1954) und v. Sprockhoff (1954) festgestellte Inkonstanz des Melitensistyps der Gattung Brucella in serologischer Hinsicht hat sich bei Nachuntersuchungen durch v. Sprockhoff (1960) wiederum gezeigt. Er fand auch hinsichtlich der Produktion von Schwefelwasserstoff bei vier Melitensisstämmen, im Gegensatz zu den Ausgangs- und Erstkulturen, bei langer Fortzüchtung auf Nährböden eine Abweichung vom Differenzierungsschema, so daß er zu der Annahme kommt, daß nach zahlreichen Passagen auch der biochemische Test nicht mehr als zuverlässig angesehen werden kann.

Herrmann (1936) berichtete über Abortus- und Melitensis-Kulturen, die $H_2S$-negativ waren und nach einigen Tier- und Agar-Passagen größere Mengen dieses Gases erzeugten. Wundt (1958) fand bei frischen Brucella melitensis-Stämmen in keinem Fall, bei älteren Kulturen jedoch gelegentlich geringe Gasbildung, falls ein Merck-Pepton-Agar benutzt wurde. Karsten (1956) ist der Meinung, daß Unterschiede zwischen den drei Brucellatypen in dem biochemischen $H_2S$-Test nur in quantitativer Hinsicht bestehen. Renoux (1958) *und* Wundt (1958) *kommen zu der Ansicht, daß im Gegensatz zu* Bergeys *„Manual of Determinative Bakteriology"* (1957) *die drei Typen der Brucellen nur als Varietäten einer einzigen Species, nämlich der Brucella melitensis, anzusehen sind.* Hetsch und Schlossberger (1942) sind der Meinung, daß eine weitere Verfeinerung der rein bakteriologischen Untersuchungsmethodik eher dazu führt, Gruppierungen aufzudecken, die Standortvarietäten entsprechen, als die Haupttypen voneinander sicher abzugrenzen. Habs hat schon 1933 eine ähnliche Ansicht vertreten.

Die endgültige Klärung dieser Frage mit bakteriologischen bzw. biochemischen Methoden muß letztlich noch offenbleiben, da es mit den heute zur Verfügung stehenden Untersuchungsverfahren nicht mit Sicherheit gelingt, eine eindeutige Trennung durchzuführen.

## 4. Elektronenoptische Untersuchungen

Elektronenoptische Untersuchungen wurden von Nasemann (1955), Nitzschke und Strauch (1958) durchgeführt. Sie konnten im wesentlichen die schon durch mikroskopische Untersuchungen bekannten Größenverhältnisse bestätigen. Die sich durch Nährbodenpassagen und Milieubedingungen ergebende Schwankungsbreite und die Pleomorphie der Brucellen konnte auch elektronenmikroskopisch verifiziert werden. Nasemann stellte fest, daß die Mehrzahl der Organismen elektronenoptisch undurchstrahlbar war. Bei einem Teil der Mikroorganismen konnte man durch Retraktion des Cytoplasmas im Polbereich die Membran und einen großen ovalen Kern erkennen. Die Dichte der Innenstrukturen war abhängig vom Alter der Organismen. Nur wenige Tage alte Brucellen waren vorwiegend undurchstrahlbar. In jedem Präparat wurden auch völlig leere Membranen, die kein oder nur spärliches Kernmaterial enthielten, beobachtet. NITZSCHKE und STRAUCH fanden unter dem Einfluß von 3—12 E Penicillin/ml bei einem Teil der Brucellen starke morphologische Veränderungen in Form von Riesenwuchs und Blähformen. Die von NASEMANN, RÖCKL und HUBER (1955) durchgeführten Bactericidieversuche ließen erkennen, daß die bei Brucellosen wirksamen Antibiotica Akromycin und Chloromycetin elektronenoptisch keine erkennbaren morphologischen Veränderungen der Mikroorganismen herbeiführten.

# V. Serologie

*Der bakteriologische Nachweis der Mikroorganismen ist beweiskräftiger als die serologische Diagnostik.* Es zeigt sich jedoch, daß in vielen Fällen ein Erregernachweis nur äußerst schwer durchführbar ist und z. T. nicht gelingt. Die serologischen Methoden wurden deshalb immer mehr verfeinert und ausgebaut. Sie besitzen für die Brucellose-Diagnostik heute eine große Bedeutung.

## 1. Agglutinationsreaktionen
### a) Langsamagglutination

Die Langsamagglutination kann entsprechend der Gruber-Widal-Methode durchgeführt werden. Auch Inkubation in bezug auf Zeit und Temperatur sowie Ablesung werden wie üblich vorgenommen. Ein Titer zwischen 1:80 und 1:150 kann, je nach dem benutzten Antigen und der angewandten Modifikation, als positiv bewertet werden.

### b) Schnellagglutination

Nach HUDDLESON und CARLSON (1926) verwendet man hierzu einen in fünf Felder eingeteilten Objektträger. Die Ergebnisse werden bei Dunkelfeldbeleuchtung abgelesen. In die fünf Felder werden 0,08, 0,04, 0,02, 0,01 und 0,004 ml des zu untersuchenden Serums gegeben. In jedes Feld wird mit Hilfe eines standardisierten Tropfers Antigen gebracht. Das Gemisch wird anschließend mit einem ausgezogenen Glasfaden umgerührt und das Ergebnis nach 2 min im Dunkelfeld abgelesen. Auf diese Weise können Titerwerte von 1:25, 1:50, 1:100, 1:200 und 1:500 erkannt werden.

### c) Frischblut-Schnellagglutination

Eine Farbtestaufschwemmung mit einer 3,8%igen Natriumacetatlösung wird im Verhältnis 1:4 verdünnt. Die Durchführung des Tests erfolgt in der Weise, daß man einen Tropfen Frischblut und einen Tropfen der Testflüssigkeit mit Hilfe eines sterilen Glasstabes auf einem Objektträger verrührt. Der Objektträger wird dann durch Neigen und Wiederaufrichten 1 min lang bewegt. Falls nach dieser Zeit noch keine deutliche Agglutination festzustellen ist, erwärmt man den Tropfen unter ständiger Bewegung über der Flamme. Nach 5 min wird abgelesen. Die Beurteilung der Ergebnisse geschieht wie folgt:

*Negativ:* Homogener, schmutzig-violett gefärbter Tropfen.

*Einfach positiv:* Schwache, aber noch gut sichtbare Agglutination mit verzögertem Eintreten.

*Zweifach positiv:* Deutliche Zusammenballung beim Beginn des Erwärmens.

*Dreifach positiv:* Auftreten deutlicher Klümpchen innerhalb 1 min. Die deutlichste Agglutination ist in den Randpartien des Tropfens zu sehen.

## d) Hämoschnelltest

Dieser Test von Brumpt (1940) wird auf einem Objektträger oder Fließpapierstreifen durchgeführt. Eine Titerbestimmung ist bei dieser Methode nicht möglich. Drei Tage alte Brucellakulturen werden in 10%iger Natriumnitridlösung emulgiert. Man fügt 0,2% Formalin hinzu und einen Tropfen einer 1°/$_{00}$igen Methylenblaulösung/ml Kulturaufschwemmung. Ein Tropfen des zu untersuchenden Blutes wird mit der gleichen Menge der Aufschwemmung vermischt. Eine positive Reaktion zeigt sich durch eine spätestens nach 4 min auftretende, randständige Agglutination an. Eine Agglutination, die später als 4 min auftritt, darf nicht verwertet werden.

## e) Abortus Bang-Ringprobe nach Fleischhauer (1937)

Für die Durchführung dieser Methode wird ungekochte Kuhmilch benötigt. Gekochte Milch eignet sich nicht, da ihre Aufrahmfähigkeit verlorengegangen ist. Weiterhin eignen sich nicht Kolostralmilch, infolge von Mastitis eingedickte Milch oder Milch, deren Fettgehalt unter 1,5% liegt. Mit Borsäure oder Formalin im Verhältnis von 1:1000 konservierte Milch kann für diese Versuche benutzt werden. In die Milch verbrachte, blau gefärbte Brucellen werden von den vorhandenen Antikörpern agglutiniert und von dem aufsteigenden Rahm mit in die Höhe gerissen. An der Oberfläche entsteht so eine blaue Schicht, während sich die darunter befindliche Milch mehr oder weniger entfärbt.

Für den Test werden Agar-Abschwemmungen gut agglutinierender Abortus Bang-Stämme der S-Form verwendet, die mit Hämatoxylin tiefblau gefärbt werden. Nachdem die zu untersuchende Milch gut durchgeschüttelt wurde, entnimmt man ihr 1 ml, gibt sie in ein Reagensglas, fügt einen Tropfen Farbtestflüssigkeit hinzu und schüttelt unter Vermeidung von Schaumbildung. Man erwärmt das Gemisch anschließend im Wasserbad oder Brutschrank auf 37° C. Nach 45 min erfolgt die Ablesung. Das Ergebnis wird wie folgt beurteilt:

*Negativ:* Der Rahmring ist deutlich heller gefärbt als die darunter befindliche Milch, d.h. letztere enthält fast vollständig das gefärbte Antigen.

*Einfach positiv:* Der Rahmring ist etwas stärker gefärbt als die Milch.

*Zweifach positiv:* Der Rahmring ist deutlich tiefer blau als die Milch.

*Dreifach positiv:* Der Rahmring ist dunkelblau und die darunter befindliche Milch weiß.

## 2. Blocking- und Coombstest

### a) Blockingtest

Der negative Ausfall der Agglutinationsreaktion in allen oder auch nur in den niedrigen Verdünnungen, der als Zonenphänomen oder paradoxe Reaktion erkannt wird, ist in manchen Fällen auf die Anwesenheit blockierender Antikörper zurückzuführen. Es gelingt mit dem Blockingtest, diese blockierenden Antikörper indirekt nachzuweisen.

Zu jedem negativen Verdünnungsröhrchen und der Antigenkontrolle werden je 0,05 ml eines agglutinierenden Brucella-Kaninchenserums hinzugefügt. Die Verdünnung des Kaninchenserums ist abhängig von der Titerhöhe. Normalerweise arbeitet man mit einer Verdünnung von 1:60. Nach kräftigem Schütteln werden die Proben über Nacht bei 57° C bebrütet und am nächsten Morgen 1 Std bei Zimmertemperatur gehalten. Anschließend erfolgt die Ablesung. Bei Anwesenheit blockierender Antikörper sind die Testbrucellen oberflächlich von ihnen besetzt, so daß mit dem zugesetzten Brucellaserum keine Agglutination eintritt. Ein negativer Ausfall des Tests bedeutet die Anwesenheit blockierender Antikörper.

## b) Brucella-Coombstest

Mit diesem Test werden ebenfalls blockierende Antikörper nachgewiesen. Die Röhrchen mit den im Agglutinationstest negativ reagierenden Verdünnungen werden 20 min hochtourig zentrifugiert und dann die überstehende Flüssigkeit abgegossen. Das Sediment wird viermal durch Zugabe derjenigen Menge Kochsalzlösung, die der dekantierten Flüssigkeit entspricht, gewaschen. Das Bakteriensediment muß bei Zugabe der Kochsalzlösung aufgewirbelt werden, damit die festhaftenden Serumreste von den Brucellen gelöst werden. Anschließend wird das Brucellasediment in 1 ml Kochsalzlösung suspendiert und je 0,1 ml des auf 1:100 verdünnten Coombs-Serums (Anti-Menschen-Globulin-Serum, das einen Faktor enthält, durch den die inkompletten blockierenden Antikörper komplettiert werden) zugegeben. Nach kräftigem Schütteln erfolgt über Nacht Bebrütung bei $37^0$ C. Es wird mit dem bloßen Auge gegen durchfallendes Licht abgelesen. Die Röhrchen dürfen hierbei nicht aufgeschüttelt werden. Die Reaktion wird als positiv angesehen, wenn der Boden der Röhrchen von einem lockeren, die ganze Kuppe bedeckenden Häutchen ausgekleidet ist. Ein scharf begrenztes, knopfartiges Sediment am Röhrchenboden zeigt einen negativen Ausfall an.

## 3. Komplement-Bindungsreaktion

Das zu untersuchende menschliche Serum wird durch $^1/_2$ stündige Inkubation bei $56^0$ C inaktiviert. Der Versuch wird in sieben Röhrchen durchgeführt, von denen zwei zur Kontrolle dienen. Die Hauptröhrchen enthalten je 0,25 ml Patientenserum in einer Verdünnung von 1:5 bis 1:80. Jedes Röhrchen wird mit 0,25 ml Antigenverdünnung und 0,25 ml Komplementverdünnung beschickt. Die Serumkontrolle enthält anstelle des Antigens 0,25 ml physiologische NaCl-Lösung, dazu 0,25 ml Serumverdünnung 1:5 und 0,25 ml Komplement. Die Extraktkontrolle enthält 0,25 ml NaCl-Lösung, 0,25 ml Antigenverdünnung und 0,25 ml Komplementverdünnung. Die Inkubation erfolgt für 30 min im Brutschrank oder Wasserbad von $37^0$ C. Anschließend wird das Gemisch $^1/_2$ Std bei Zimmertemperatur stehengelassen. Dann werden in jedes Röhrchen 0,5 ml sensibilisierte Hammelblutkörperchen pipettiert. Sobald die Kontrolle gelöst ist, wird abgelesen. Stark positive Seren geben eine komplette Hämolysehemmung in der Verdünnung von 1:20 bis 1:80. Schwach positive Seren hemmen die Hämolyse nur bei einer Verdünnung von 1:5.

## 4. Flockungsreaktionen

### a) Meinicke-Brucellose-Flockungsreaktion (M.B.R.)

Diese Reaktion wird mit aktivem Serum, einem Abortus Bang-Antigen und einem Original-Extrakt für die M.B.R. durchgeführt (E. Meinicke 1938). Der Versuch wird mit einer Hauptserie und mit einer Kontrollserie angesetzt. Man pipettiert in die einzelnen Röhrchen 0,1 ml Patientenserum und gibt in jedes Röhrchen 0,7 ml des Extrakt-Kochsalz-Antigen-Gemisches bzw. des Extrakt-Kochsalz-Gemisches (Kontroll-Serie). Unmittelbar nach dem Ansetzen der Versuche werden die Röhrchen 20 min bei 2000 U/min zentrifugiert. Nach dem Zentrifugieren wird die über dem Sediment stehende Flüssigkeit vorsichtig abgegossen und die Röhrchen mit dem Boden nach oben aufgestellt. Die Ablesung der Reaktion erfolgt nach 20 min. Bei negativen Proben und in den Kontrollröhrchen fließt das Sediment sofort auseinander, breitet sich über die Zentrifugenglaskuppe aus und fließt an den Röhrchenwänden herunter. Bei positiven Proben bildet sich ein hellblaues, knopfartiges, mit scharfen Rändern versehenes Sediment.

## b) Flockungsreaktion nach Sachweh

Diese Reaktion wird in ganz ähnlicher Weise wie die Meinicke-Brucellose-Flockungs-Reaktion angesetzt. Es werden ebenfalls aktives Serum, ein Abortus Bang-Antigen und ein Extrakt zur Durchführung der Methode benötigt. Das Antigen muß in eigenen Vorversuchen ausgewertet werden. Es wird mit 96%igem Alkohol verdünnt. Im Hauptversuch wird jedes Serum mit zwei verschiedenen Extraktverdünnungen angesetzt. In den Kontrollreihen wird eine mit 5%iger NaCl-Lösung hergestellte Extraktverdünnung benützt. In der Hauptreihe wird der Kochsalzlösung vor der Mischung mit dem Extrakt Bang-Antigen zugegeben. Die Extrakte und die Kochsalzlösung werden vor der Mischung 5 min in das Wasserbad von 56⁰ C gestellt. Anschließend werden je 0,1 ml Serum mit 0,7 ml Extraktverdünnung gründlich geschüttelt und 10 min bei 3000 U/min zentrifugiert. Die überstehende Flüssigkeit wird dekantiert, und die Röhrchen werden mit der Kuppe nach oben aufgestellt. Die Ablesung erfolgt wie bei der M.B.R. nach 20 min.

# 5. Weitere Testmethoden

## a) Opsonocytophagie-Test

Dieser Test (Huddleson 1934) beruht auf dem Prinzip, daß die Leukocyten des Brucellosekranken, in vitro zum Patientenblut gebracht, Brucellen phagocytieren.

Von 5 ml Citratblut (0,2 ml Citrat) werden 0,1 ml in einem Reagensglas mit einer 48 Std alten Brucellakultur (Salzsuspension von 6 mm Dichtigkeit) 10 min geschüttelt. Das Gemisch wird für 30 min in ein Wasserbad von 37⁰ C gegeben. Hiervon wird ein Objektträgerausstrich angefertigt, der wie ein gewöhnlicher Blutausstrich gefärbt wird. Die Bewertung erfolgt nach der Anzahl der von segmentkernigen neutrophilen Leukocyten phagocytierten Brucellen. Es werden 25 oder 50 dieser Leukocyten ausgezählt.

Beurteilung der Ergebnisse:
*Negativ:* Keine Brucelle in Leukocyten.
*Einfach positiv:* 1—20 Brucellen in Leukocyten.
*Zweifach positiv:* 21—40 Brucellen in Leukocyten.
*Dreifach positiv:* Über 40 Brucellen in Leukocyten.

## b) Cutanproben

Diese Untersuchungen werden in gleicher Weise durchgeführt, wie wir es von der cutanen Tuberkulosetechnik kennen. Man benutzte früher Kulturaufschwemmungen abgetöteter Brucellen als Antigen. Seit einigen Jahren verwendet man Nucleoprotein oder Kohlenhydratfraktionen der Brucellen. Die Antigene werden Brucellergin, Melitin und Abortin genannt. Die Cutanreaktionen mit diesen Präparaten werden, entsprechend der Pirquetschen Methode, durch Einritzen der Haut, oder, wie bei der Moro-Reaktion, durch Verreiben in die Haut ausgeführt. Bei der Pirquet-Methode tritt eine Rötung und Infiltration in der Umgebung der geritzten Stellen auf. Am deutlichsten ist die Ablesung nach 24 Std. Das Bild stimmt völlig mit dem einer Tuberkulose-Pirquet-Reaktion überein.

Bei positivem Ausfall der Moroschen Reaktion kommt es im Verlauf von 24 Std zu einem Auftreten dichtgestellter, follikulärer Papeln, die von einzelnen Pustelbildungen begleitet sind. Im Zentrum findet sich häufig eine deutliche Nekrose. Die positiven Reaktionen mit Abortin und anderen Antigenen sind lediglich Ausdruck einer besonderen Reaktionsweise der Haut.

## 6. Diskussion der verschiedenen serologischen Methoden

Die serologischen Methoden werden von den einzelnen Untersuchern recht unterschiedlich bewertet. Es ist jedoch festzustellen, daß sich die *Brucellose-Langsamagglutinations-Reaktion* als gebräuchlichste Methode in der serologischen Diagnostik durchgesetzt hat. Die Angaben der Autoren über die pathognomonische Titergrenze beim Menschen schwanken zwischen 1:80 und 1:200. Ein positiver Titer von 1:100 und darüber wird jedoch im allgemeinen als beweisend für eine Brucellose-Erkrankung angesehen. Die Titerhöhe ist von der angewandten Technik abhängig, wobei der differierenden Antigenherstellung die größte Bedeutung zukommt. Die Einstellung der Dichte der Bakteriensuspensionen, die Ablesung u.a. wird in den verschiedenen Ländern und auch von den einzelnen Untersuchern sehr unterschiedlich vorgenommen. Nach LAWS (1953) beträgt die technisch bedingte Schwankungsbreite bei Verwendung gleicher Seren, gleicher Testmethoden und gleicher Ablesungsart zwischen 10 und 12,5 Einheiten. Bedeutungsvoll ist, daß Seren von Personen mit Tularämie und von Gesunden, die eine Choleraschutzimpfung erhielten, mitagglutinieren können. Auch Proteus X19 zeigt in manchen Fällen eine Agglutination. Die Spezifität der Agglutination ist bei einer Inkubationstemperatur von 53—60° C größer als bei einer Temperatur von 24, 37 oder 45° C. Bei Temperaturen zwischen 53 und 60° C zeigen die Seren von Patienten mit Tularämie nur eine geringe Mitagglutination. Die Brucellaseren werden von höheren Temperaturen in ihrer Agglutinationsfähigkeit nicht beeinflußt.

Statt Phenolantigen wird heute meist Formolantigen benutzt. RENOUX und VERDAGUER (1951) stellten fest, daß die Agglutination bei Verwendung von Brucellen, die mit Alkohol abgetötet wurden, eine größere Erfassungsbreite zeigt. Die größte Verbreitung hat das Brucellose-Trockenantigen nach LERCHE und ROTH (1933) gefunden. Die Erfassungsbreite mit diesem Antigen ist nach übereinstimmender Ansicht der verschiedenen Autoren besonders groß.

Von der Weltgesundheitsorganisation sind in den letzten Jahren Versuche unternommen worden, die Antigene zu standardisieren und einem internationalen Trockenstandardserum anzugleichen.

Ein unspezifisch negativer Ausfall des Agglutinationstestes ist in vielen Fällen auf blockierende Antikörper zurückzuführen. Diese univalenten bzw. inkompletten Antikörper binden sich im Agglutinationstest an das Antigen. Sie vermögen jedoch eine Agglutination nicht hervorzubringen. Das Zonenphänomen oder die paradoxe Reaktion kann dadurch entstehen, daß bei höheren Verdünnungen noch überschüssige, nicht von blockierenden Antikörpern besetzte Brucellen vorhanden sind, die dann von den Agglutininen zusammengeballt werden. *Die Langsamagglutination besitzt deshalb ihren größten Wert, wenn sie zusammen mit dem Blockingtest oder dem Brucella-Coombs-Test durchgeführt wird.*

Die Agglutinine treten ungefähr 10 Tage nach erfolgter Infektion auf. Der Titer steigt anschließend weiter an. Bei Ausheilung der Erkrankung kommt es im Verlauf von 20—30 Tagen, in manchen Fällen jedoch nach wesentlich längerer Zeit, zu einem Titerabfall. Die blockierenden Antikörper sind noch nach Jahren im Serum nachweisbar. Die Agglutination kann zu diesem Zeitpunkt schon seit langem negativ ausfallen. CARRÈRE und RENOUX (1951) fanden bei drei Patienten mit sicherer Brucellose blockierende Antikörper vor den Agglutininen. Sie empfehlen auf Grund dieser Befunde zur Frühdiagnose der Brucellose die Durchführung des Nachweises blockierender Antikörper.

Bei dem *Schnellagglutinationstest* stimmt ein positiver Ausfall nicht immer mit dem Ergebnis der Langsamagglutination überein. Ein negativer Ausfall ist jedoch bei diesem Test in der Regel als beweisend anzusehen.

Die *Komplement-Bindungsreaktion* gilt auch heute noch als wesentliche Ergänzung der Agglutination. Sie ist jedoch wegen ihrer komplizierten Technik schwieriger durchzuführen. SÜPFLE und HOFFMANN (1932) führten vergleichende Untersuchungen zwischen der Agglutinationsreaktion und der Komplement-Bindungsreaktion durch. Sie kamen zu der Feststellung, daß eine vollständige Hemmung der Hämolyse mit 0,02 ml Patientenserum ($^1/_2$ Std bei 56° C inaktiviert) ungefähr einer Agglutination von 1:100 entspricht. Die Komplementbindenden Antikörper erscheinen später als die Agglutinine im Serum. Etwa am 30. Tage nach Beginn der Erkrankung erreichen sie ihr Maximum, um dann im Verlauf von einigen Monaten wieder abzusinken. Durch Anwendung verschiedener serologischer Proben, wie Komplement-Bindungsreaktion, Agglutinationen und Flockungsreaktionen, ist nach LÖFFLER, MORONI und FREI (1955) nicht die Möglichkeit gegeben, akute von chronischen und latenten Brucellosen eindeutig zu trennen. Es kann jedoch mit einigem Vorbehalt festgestellt werden, daß bei akuten und subakuten Brucellosen die Agglutination und evtl. die Komplement-Bindungsreaktion, bei chronischen und latenten Fällen neben der Komplement-Bindungsreaktion die Meinicke-Brucellose-Flockungsreaktion, der Cutantest sowie der Blocking- und Coombstest am ehesten zu positiven Ergebnissen führen.

Die Vorzüge der *Flockungsreaktion von* MEINICKE (1938) und auch der hiermit weitgehend übereinstimmenden Methode von SACHWEH (1938) beziehen sich vor allem auf ihre schnelle Durchführbarkeit und verhältnismäßig einfache Technik (LENZ 1924, DEHNER 1934, E. MEINICKE 1938, DAIGELER, BRÖMMEL, WISSET 1955, HUNTER und COLBERT 1956). Die Agglutinationsreaktion kann man nach etwa 18 Std ablesen. Die Resultate mit den Flockungsreaktionen erhält man schon nach 30 min. In der Mehrzahl der Fälle stimmen die Ergebnisse der Flockungsreaktionen mit denen der Agglutination und Komplement-Bindungsreaktion überein.

Als wertvolle Methode zur Aufdeckung und Bekämpfung der Tierbrucellose hat sich auch *die Ringprobe* durchgesetzt. Sie ist in einer modifizierten Form auch zur Untersuchung des Blutserums geeignet. Man fügt für diese Untersuchung dem Serum Bang-negative rohe Vollmilch hinzu (zu 0,8 ml Serum 1,0 ml rohe Milch) und untersucht dann in der üblichen Weise. Nach FLEISCHHAUER (1954) ist diese Probe im Hinblick auf die Ergebnisse der Langsamagglutination und der Meinicke-Brucellose-Flockungsreaktion weitgehend gleichzusetzen.

Der *Opsonocytophagie-Test* gilt nicht als streng spezifisch (MEYER und SHAW 1920, WISE 1940). Auch andere hochfieberhafte Erkrankungen können ein positives Ergebnis hervorrufen. Der Wert dieser Methode liegt im Nachweis der Reaktionsfähigkeit des Krankenserums. HUDDLESON (1934) bezeichnet diesen Test deshalb als prognostischen Test.

*Die Cutanreaktionen auf Brucellose* können ebenfalls nicht als streng spezifisch angesehen werden. Es ist auch zu bedenken, daß bei Durchführung dieser Proben eine Antikörperbildung angeregt werden kann, und daß sich hierdurch die Ergebnisse der Seroreaktionen verändern können. Auch bei Patienten, die an gesicherter Brucellose leiden, finden sich nicht selten negative Hautreaktionen. In Analogie zu den Hautproben bei Tuberkulose geben diese Methoden bei der Brucellose gleichermaßen einen gewissen Einblick in die Immunitätslage.

So wertvoll die serologischen Reaktionen zur Erkennung und Aufdeckung der Brucellosen bei Mensch und Tier sind, sowenig eignen sich diese Methoden letztlich zur endgültigen Differenzierung der drei verschiedenen Brucellatypen. Im Abschnitt „Diagnose" wurde hierauf noch näher eingegangen. Eine serologische Typendiagnose läßt sich nach Angaben von STRAUCH, DIEFENBACH und SCHMIDT (1959) auf Grund unterschiedlich hoher Titer von Brucelloseseren gegen Antigen aus Brucella abortus Bang und Brucella melitensis Bruce nicht stellen. Unkontrollierbare, vorläufig noch als ungesetzmäßig anzusehende Schwankungen der Agglutinationstiter sind von zahlreichen Autoren im Infektionsverlauf der Brucellose festgestellt worden. Bedeutungsvoll sind auch die Untersuchungen von v. SPROCKHOFF (1960) über die Inkonstanz des Melitensistyps der Gattung Brucella. ROOTS (1959), v. SPROCKHOFF (1960) und STRAUCH (1959) stellten fest, daß sich ältere Brucella melitensis-Stämme serologisch wie Brucella abortus-Stämme verhalten können. Eine Erklärung hierfür fanden sie in einer Änderung des Antigenaufbaues zugunsten des Abortusantigens. Diese Änderung war von der Anzahl der Nährbodenpassagen, vom Alter des betreffenden Stammes und den jeweiligen Intervallen zwischen den einzelnen Passagen abhängig. Nach KARSTEN (1956) und WUNDT (1957) sind einzelne Melitensis-Stämme trotz gleichbleibender Nährbodenverhältnisse und konstanter Beimpfungs- und Bebrütungs-Technik in ihrem serologischen Verhalten nicht gleichmäßig. Die von mehreren Autoren nachgewiesene serologisch feststellbare Antigenumwandlung bei Brucella melitensis-Stämmen ließ die Frage berechtigt erscheinen, ob es innerhalb der Gattung Brucella mehrere Species, so Brucella abortus Bang, Brucella melitensis Bruce und Brucella suis Traum gibt, oder ob die drei Typen, wie RENOUX (1958) und WUNDT (1958) annehmen, nur als Varietäten einer einzigen Species, und zwar der Brucella melitensis, anzusehen sind. Eine Konstanz des A-Antigens von Brucella abortus wurde bisher serologisch und biochemisch noch nicht widerlegt. Nach STRAUCH, DIEFENBACH und SCHMIDT (1959) sind deshalb für die Typendifferenzierung bei Brucellosen vorwiegend bakteriologische und biochemische Methoden und evtl. die Agglutininabsorption mit gewisser Berechtigung zu verwenden. Auch das epidemiologische Verhalten und tierexperimentelle Studien können zur Typendifferenzierung Wesentliches beitragen. Die Verschiedenheit der pathogenen Wirkung der einzelnen Brucellatypen rechtfertigt bis zu einem gewissen Grade ihre Unterscheidung.

# VI. Epidemiologie

## 1. Febris undulans melitensis Bruce

Die Brucellosen gehören eindeutig in die große Gruppe der Zoonosen. Die geographische Verbreitung der Erkrankungen bei Menschen hängt deshalb weitgehend mit der Verbreitung der drei Brucellatypen bei den verschiedenen Haustieren zusammen.

Brucella melitensis Bruce wird vorwiegend durch Ziegen und Schafe, Brucella bovina Bang durch Rinder verbreitet und Brucella suis Traum führt, wie schon der Name sagt, in erster Linie zur Erkrankung der Schweine. Alle drei Typen kommen jedoch gelegentlich auch bei anderen Tierarten vor. So hat man Brucellen nicht nur bei der Ziege, beim Schaf, beim Rind und beim Schwein gefunden, sondern auch beim Pferd, Kamel, bei Hasen, Hunden, Katzen, Vögeln, ja sogar in Mücken, Zecken, Fliegen und Würmern. Es kann an dieser Stelle nicht die gesamte Epidemiologie dieser über die ganze Erde verbreiteten Zoonose besprochen werden. Nur einige wichtige Daten, vor allem die für den deutschsprachigen Raum entscheidenden Erkrankungszahlen, sollen im einzelnen angeführt werden.

Das durch Brucella melitensis Bruce ausgelöste Maltafieber wurde Ende des vorigen Jahrhunderts im wesentlichen im Mittelmeerraum und im Becken des Schwarzen Meeres aufgedeckt. Bis zum Jahre 1951 waren Erkrankungen durch Brucella melitensis Bruce in Deutschland unbekannt. Noch nach 1935 hielt man es nicht für möglich, daß das Febris undulans melitensis Bruce nördlich des

46. Breitengrades endemisch vorkommen könnte. Es wurden jedoch schon 1932 Erkrankungen an Maltafieber im Elsaß und in Lothringen beschrieben (TAYLOR 1939). Vom Mittelmeer- und Schwarzmeergebiet wurden Brucella melitensis Bruce auch nach Südafrika und nach Amerika eingeschleppt. In den Ursprungsgebieten sind 90—95% aller menschlichen Infektionen durch Brucella melitensis Bruce verursacht. In Frankreich wurden Brucella melitensis Bruce-Infektionen schon vor dem zweiten Weltkrieg festgestellt, und es scheint nach SCHOOP (1959) und FRITZSCHE (1956 und 1959) sehr wahrscheinlich, daß Wander-Schafherden aus dem südwestdeutschen Raum, die während des Krieges statt nach Norddeutschland in das besetzte Frankreich getrieben wurden, die Seuche mitgebracht haben. Nach 1945 finden wir in Württemberg (WUNDT 1955), Südhessen (KREY 1954), Rheinland-Pfalz (PAULS und STAHLER 1957), Nordrhein-Westfalen (GROSSE-BROCKHOFF und RIPPERT 1956, TRÜB 1958) und Westbayern zahlreiche Erkrankungen bei Schafen und Übertragungen auf den Menschen. Vorwiegend Schäfer, aber auch Bauern, Metzger und Tierärzte infizierten sich mit Brucella melitensis Bruce. Die Infektionsbreite ist größer als bei Febris undulans bovina Bang. Ein wichtiges Kennzeichen des Febris undulans melitensis Bruce gegenüber dem Febris undulans bovina Bang ist in der höheren Pathogenität und Infektiosität des Maltafiebers zu sehen. Die Laborinfektionen mit Brucella melitensis Bruce sind deswegen auch besonders häufig beschrieben worden. KOPPLOW (1957) berichtet, daß in einem Medizinaluntersuchungsamt in der Pfalz 1953 eine med.-techn. Assistentin, 1955 zwei Ärzte und 1956 eine Spülfrau erkrankten. FRITZSCHE u. Mitarb. berichten über 130 Krankheitsfälle in Rheinland-Pfalz. In Südhessen deckte SCHOOP (1959) 27 Fälle auf. Da die erwähnten Gebiete nur ein Drittel des verseuchten Landes umfassen, werden die Zahlen mindestens verdreifacht werden müssen. Nach SCHOOP (1959) dürften die tatsächlichen Erkrankungszahlen in diesen Gebieten bei 500 bis 600 liegen. Neueste Untersuchungen ergaben, daß auch im nördlichen und östlichen bayerischen Gebiet zahlreiche Erkrankungsfälle bei Menschen, die durch Brucella melitensis Bruce verursacht waren, aufgetreten sind. Eine große Durchseuchung der Schafherden wurde in diesem Gebiet ebenfalls festgestellt.

Eine Besonderheit des Febris undulans melitensis Bruce ist das häufige Auftreten von Lokalepidemien. So berichtet ANDERS (1959) über 16 Erkrankungsfälle in Selters im Unterwesterwaldkreis. Es erkrankten ein Altbauer, dessen zwei Söhne mit ihren Frauen und drei Enkelkinder, ferner zwei Schäfer, zwei Knechte und ein Melker sowie ein Viehhändler und dessen Frau. Sämtliche erkrankten Männer hatten Kontakt mit dem Vieh des Altbauern.

In China, Westindien, auf verschiedenen Inseln des Atlantischen und Stillen Ozeans wurde Brucella melitensis Bruce gefunden.

## 2. Febris undulans bovina Bang

Brucella bovina Bang ist in erster Linie ein Parasit des Rindes (HETSCH 1942, SCHLOSSBERGER 1942). Die mit Brucella bovina Bang infizierten Rinderbestände sind über die ganze Erde verteilt. Nach 1950 stellte man bei fast einem Drittel der untersuchten Rinderbestände Infektionen mit Brucella bovina Bang fest. ANDERS (1959) ist der Meinung, daß sich die Brucellosis bovina Bang, voraussichtlich von Dänemark ausgehend, in den letzten 40 Jahren in südlicher Richtung über Deutschland ausgebreitet hat. Nur die epidemiologische Entwicklung der Brucellosis bovina Bang ist in Deutschland auf Grund amtlichen Materials zu verfolgen. Für die Brucellosis melitensis Bruce und Brucellosis suis Traum ist eine Auswertung der Epidemiologie nur auf Grund von Mitteilungen im veterinär-

und human-medizinischen Schrifttum möglich. Die Erkrankungen an Brucellose
ganz allgemein sind in der Tabelle 1 wiedergegeben.

In Deutschland läßt sich das Febris undulans bovina Bang bis 1931 zurück-
verfolgen. Die Abb. 1 gibt Aufschluß über die Morbiditätszahlen. Das deutliche
Absinken der Erkrankungszahlen im Verlauf des letzten Krieges und der starke Anstieg nach 1947 sind aus der amtlichen Tabelle des Bundesgesundheitsamtes klar ersichtlich. Im Bundesgebiet liegen die Morbiditätswerte trotz eines größeren Tierbestandes wesentlich niedriger als in der Schweiz (ANDERS 1959). Ein wellenförmiger Jahresrhythmus mit Höhepunkten in den Monaten Mai bis Juli und einem Tiefpunkt im Januar (FAUCONNET 1957) ist deutlich festzustellen. ANDERS nimmt an, daß die Infektionen der Menschen durch die besonders häufigen Tiergeburten im Frühjahr erst im Sommer nach der Inkubationszeit und einer längeren Meldeverzugszeit bekannt werden.

Tabelle 1. *Durchschnittliche Jahresmorbidität an Brucellose 1947—1955 in einigen Ländern Europas* (ANDERS 1959)

B = nur Abortus-Brucellose
M = nur Melitensis-Brucellose

| | | Erkrankungen | Jahres-Morbidität |
|---|---|---|---|
| Italien . . . . . . | BM | 7810 | 1,68 |
| Spanien . . . . . | | 4347 | 1,56 |
| Griechenland . . . | | 407 | 0,54 |
| Schweiz . . . . . | BM | 166 | 0,35 |
| Dänemark . . . . | B | 143 | 0,33 |
| Frankreich . . . . | | 1210 | 0,29 |
| Österreich . . . . | B | 62 | 0,09 |
| Bundesrepublik . . | B | 272 | 0,06 |
| Niederlande . . . | B | 38 | 0,04 |
| Schweden . . . . | | 13 | 0,02 |
| Jugoslawien . . . | | 26 | 0,02 |
| Malta . . . . . . | | 758 | 24,29 |
| Zum Vergleich USA | | 3337 | 0,22 |

In Deutschland ist ein Ansteigen der Rinderbrucellose in einem ungeahnten
Umfang bis zum Jahre 1955 festzustellen (s. Abb. 1).

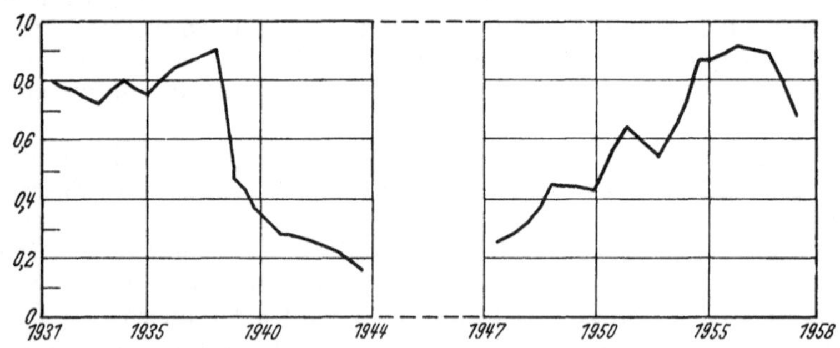


Abb. 1. Abortus-Brucellose-Erkrankungen in Deutschland von 1931—1958 (ANDERS 1959)

Seit 1956 gehen die Erkrankungen sowohl bei Tieren als auch bei Menschen
infolge einer energischen und umfangreichen Seuchenbekämpfung zurück. Die
Eindämmung der Brucellose melitensis Bruce ist schwieriger zu erreichen, was
unter anderem mit dem Übertragungsmodus, auf den an anderer Stelle näher
eingegangen ist, zusammenhängt.

## 3. Febris undulans suis Traum

Der Erreger der Schweinebrucellose wurde zuerst in Amerika isoliert (TRAUM
1914). Es ist nicht verwunderlich, daß wichtige Entdeckungen und Beschreibungen der Schweinebrucellose aus den Vereinigten Staaten stammen, denn gerade
in Nordamerika ist die Brucellose suis Traum weiter verbreitet als in irgendeinem

anderen Land der Welt. Als Folge hiervon stehen in den USA auch die Infektionen von Menschen mit Brucella suis Traum gegenüber dem Brucella melitensis Bruce und dem Brucella bovina Bang weit im Vordergrund. BRIEN, MORRIS und JUNKER (1950) fanden in den USA bei 366 Kulturen aus Fällen menschlicher Infektion 273mal Brucella suis Traum.

In Europa sind bisher in größerem Umfang Erkrankungen durch Brucella suis Traum nur in der Schweiz und in Dänemark aufgetreten. Nach dem zweiten Weltkrieg traten jedoch Seuchenausbrüche *bei Schweinen* auch im deutschen Gebiet häufiger auf. SCHOOP (1959) sieht einen Zusammenhang zwischen dem Auftreten der Erkrankungen bei Schweinen und der Verfütterung von Küchenabfällen importierter Lebensmittel für gegeben an. Durch radikalste Bekämpfungsmaßnahmen, Abschlachtung der Schweinebestände, die befallen waren, konnte man im deutschsprachigen Gebiet innerhalb kurzer Zeit die Seuchenherde ausräumen. Aus dem Bundesgebiet sind bisher nur drei Fälle bekannt geworden. LANDENBERGER (1953), HEMBERGER (1955) berichteten über die ersten Brucella suis Traum-Infektionen bei Menschen im Gebiet von Südwürttemberg-Hohenzollern. Auf Grund der ausgedehnten gesetzlichen Bekämpfungsmaßnahmen ist damit zu rechnen, daß eine weitere Ausbreitung der Brucellosis suis Traum in Deutschland zu vermeiden sein wird.

Tabelle 2. *Zahl der Neuerkrankungen in der Bundesrepublik einschließlich Saarland und Berlin in den Jahren 1955—1958 an Brucellose (Febris undulans)*

| Jahr | Fälle | Auf 100000 Einwohner |
|---|---|---|
| 1955 | 424 | 0,9 |
| 1956 | 444 | 0,9 |
| 1957 | 435 | 0,8 |
| 1958 | 340 | 0,6 |

Nach der Verordnung zur Bekämpfung übertragbarer Krankheiten vom 1. 12. 38 (R. G. Bl. I S. 1721) sind in Deutschland jede Erkrankung und jeder Sterbefall an Febris undulans bovina Bang meldepflichtig. Erkrankungen, die durch Brucella melitensis Bruce und Brucella suis Traum hervorgerufen werden, waren bisher im Bundesgebiet nicht anzeigepflichtig (ANDERS 1959). Da jedoch bei Erkrankungen des Menschen die Fälle mit Brucella melitensis Bruce, Brucella bovina Bang und Brucella suis Traum häufig nicht getrennt werden konnten, ist es äußerst schwierig, genaue Angaben über die unterschiedlichen Infektionszahlen zu machen. Zur Bekämpfung der Brucellosen bestehen in den meisten Ländern gesetzliche Vorschriften (MEYER 1956, SUTHERLAND 1950, MINGLE 1951). Die besondere Bedeutung der Vereinheitlichung der Bekämpfungsmaßnahmen, gerade auch auf diagnostischem Gebiet, wird von der Weltgesundheitsorganisation immer wieder hervorgehoben und angestrebt.

SCHOOP (1959) berichtet, daß von den rund 1,4 Mill. Rinderbeständen in Westdeutschland mehr als 1 Mill. untersucht wurden. Es fand sich eine besonders starke Durchseuchung der Viehbestände im norddeutschen Weidegebiet, im süddeutschen Alpen- und Voralpengebiet. Im Saarland betrug der Prozentsatz an Bang-positiven Tieren 20%. Serologische Untersuchungen zeigten im Jahre 1952 in der Bundesrepublik bei 17,2%, im Jahre 1955 sogar bei 32% der Rinderbestände positive Ausfälle. Bei Untersuchung von Milchproben stieg der Anteil der positiven Reaktionen von 19,9% im Jahre 1952 auf 43,5% im Jahre 1955. Der jährliche wirtschaftliche Schaden im Bundesgebiet, der durch die Brucellosen erzeugt wird, beläuft sich auf etwa 250 Mill. DM. In den Vereinigten Staaten von Amerika, Frankreich, im Balkangebiet, in Rußland und in zahlreichen anderen Ländern der Welt wird er auf Hunderte von Millionen DM geschätzt.

Die Zahl der Neuerkrankungen in der Bundesrepublik einschließlich Saarland und Berlin an Bangscher Krankheit (Febris undulans bovina Bang, Febris undulans melitensis Bruce, Febris undulans suis Traum) ist aus Tabelle 2 ersichtlich.

Die Zahlen schwanken also im westdeutschen Bundesgebiet bei den jährlich gemeldeten Fällen zwischen 300 und 500, die tatsächlichen Krankheitsfälle sind jedoch wesentlich höher anzusetzen.

Tabelle 3. *Zahl der Neuerkrankungen im bayerischen Gebiet in den Jahren 1949—1958*

| Jahr | Fälle | Auf 100 000 Einwohner |
|------|-------|------------------------|
| 1949 | 27  | 0,3 |
| 1950 | 42  | 0,5 |
| 1951 | 69  | 0,8 |
| 1952 | 45  | 0,5 |
| 1953 | 86  | 0,9 |
| 1954 | 117 | 1,3 |
| 1955 | 112 | 1,2 |
| 1956 | 104 | 1,1 |
| 1957 | 92  | 1,0 |
| 1958 | 69  | 0,7 |

Nach einer Statistik für das bayerische Gebiet (Tabelle 3) ergeben sich folgende Neuerkrankungen an Febris undulans bovina Bang, Febris undulans melitensis Bruce, Febris undulans suis Traum.

KAMINSKA (1950), HERTER u. Mitarb. (1954), SCHMIDT (1954), v. SPROCKHOFF (1954) haben bei Untersuchung von Tierärzten bei mehr als 20% eine durchgemachte oder noch bestehende Infektion mit Brucella bovina Bang bzw. melitensis Bruce und suis Traum festgestellt. KAMINSKA (1950) weist darauf hin, daß ein Drittel der Infektionen symptomlos, ein Drittel mit bestehender Allergiebereitschaft und ein Drittel mit klinischen Erkrankungen einhergehen.

# VII. Übertragung

Die Infektion erfolgt fast immer vom Tier auf den Menschen. Es sind nur wenige Fälle bekannt, bei denen eine Übertragung der Erreger von Mensch zu Mensch stattfand. Vor allem betreffen diese Fälle das Febris undulans melitensis Bruce. Die Brucellen dringen meist durch die verletzte, aber auch durch die unverletzte Haut in den menschlichen Körper ein. Die Milch ist, besonders bei der Brucellosis bovina Bang, ein wichtiges Übertragungsmittel. Die Brucellen können neben dem percutanen, conjunctivalen und peroralen Weg auch genital und per inhalationem in den Organismus gelangen. Die Bedeutung der jeweiligen Infektionspforte hängt von dem Bakterientyp, der Tierart und den jeweiligen Umständen ab. Über disponierende Momente können heute noch keine wissenschaftlich exakten Angaben gemacht werden. Grundsätzlich ist festzustellen, daß bei besonders großer Brucellenzahl auch die Wahrscheinlichkeit der Infektion zunimmt.

## 1. Brucella melitensis Bruce

Die Infektion ist für das Tier nach SCHOOP (1959) ohne wesentliche Bedeutung. Es kommt jedoch, ähnlich wie bei der Brucellosis bovina Bang des Rindes, auch bei Schafen und Ziegen zu einem Abortus, nicht selten auch zu einer Mastitis und zu einer Arthritis. Häufig fehlen jedoch beim Tier besondere Krankheitserscheinungen, so daß die Durchseuchung einer Schafherde oder einer Ziegenherde häufig erst durch die Erkrankung des Schäfers bzw. von Personen, die mit den Tieren in direkten Kontakt kommen, aufgedeckt wird. Die Aborte sind jedoch bei diesen Tieren seltener als bei den Rindern, und eine Verlammung pflegt für gewöhnlich schnell wieder abzuklingen und schließlich völlig aufzuhören, so daß die Tiere klinisch gesund erscheinen und keine besonderen Anzeichen auf das Vorliegen einer Brucella melitensis Bruce-Infektion hinweisen.

Bei den Untersuchungen der englischen Studienkommission auf der Insel Malta 1904—1907 zeigte es sich, daß 10% der klinisch gesunden Ziegen mit der Milch (AGIUS 1945) und dem Harn Brucellen ausschieden. Bei den serologischen Untersuchungen wiesen 50% der Tiere positive Agglutinationsreaktionen im Serum auf.

Für den Menschen ist die Brucella melitensis Bruce stärker pathogen als die zwei anderen Typen der Brucellen. Sehr wichtig für die Übertragung der Brucella melitensis Bruce auf andere Tiere, aber auch auf den Menschen, erscheint die Tatsache, daß dieser Brucellentyp massenhaft mit dem Urin ausgeschieden wird, so daß an der Haut der Tiere zahlreiche Mikroorganismen zu finden sind. Eine starke Verseuchung der Weideplätze ist die Folge des Ausscheidens der Brucellen mit dem Harn. So ist es verständlich, daß gerade Wander-Schafherden, die mit Brucella melitensis Bruce infiziert sind, große Gebiete bei ihren Weidezügen verseuchen können.

Eine weitere Übertragungsmöglichkeit ist durch die nicht seltene Orchitis der Schaf- und Ziegenböcke gegeben. Mit der Samenflüssigkeit werden große Brucellenmengen auf die Muttertiere übertragen.

Die Übertragung der Brucella melitensis Bruce auf andere Tiere findet vorwiegend peroral statt. Daneben spielt die percutane Infektion und die Übertragung durch den Deckakt eine verhältnismäßig geringe Rolle.

In den eigentlichen Ursprungsgebieten des Maltafiebers wurden die Erreger für gewöhnlich durch das Trinken ungekochter Ziegenmilch auf Menschen übertragen. In unseren Breiten wird die Infektion der Menschen vorwiegend durch percutanes Eindringen der Brucellen melitensis Bruce hervorgerufen. Der Genuß Brucella melitensis Bruce-haltigen Käses oder Fleisches kann ebenfalls zur Übertragung auf den Menschen führen. Für Tierärzte, Tierpfleger, Schäfer, Hütebuben und Bauern spielt daneben die Infektion durch intrauterine Eingriffe und geburtshilfliche Tätigkeit bei Tieren eine wesentliche Rolle.

Als Keimüberträger kommen zusätzlich noch Hunde, Füchse und Vögel in Betracht (HENNING 1949). Auch Ratten und Mäuse können sich mit Brucella melitensis Bruce, aber auch mit Brucella suis Traum und Brucella bovina Bang infizieren, und so zu einer Übertragung dieser Seuche beitragen. Auch Zecken, Bettwanzen und Flöhe können Brucellen beherbergen. TOVAR (1947), WELLMAN (1953) gelang es, Brucella melitensis Bruce durch infizierte Stubenfliegen (Musca domestica) und Stechfliegen (Stomoxys calcitrans) auf Rinder zu übertragen. Auf diese Übertragungsart des Maltafiebers wurde schon 1907 von EYRE, McNAUGHT, KENNEDY und ZAMIT hingewiesen. Rinder, aber auch Pferde (VERGE, DEPARIS, ANTOINE 1952), können sich ebenfalls mit Brucella melitensis Bruce infizieren.

## 2. Brucella bovina Bang

Diese Brucellose, die vorwiegend das Rind befällt, und auch bei diesem Tier erstmals diagnostiziert wurde, ist über die ganze Erde weit verbreitet, wie schon an anderer Stelle ausgeführt wurde. Nach HUTCHINGS (1943) wird Brucella bovina Bang nur selten auf Schweine übertragen, wohingegen Brucella suis Traum vom Schwein leicht auf das Rind übertragbar ist. Ein gleiches gilt hier für Brucella melitensis Bruce. Brucella suis Traum und Brucella melitensis Bruce können dann naturgemäß vom Rind durch die Milch auf den Menschen sehr leicht übertragen werden (HOWARTH und HAYES 1931, HUDDLESON 1941, JORDAN 1946, GODGLÜCK und HOFFMANN 1952). Die Empfänglichkeit der Rinder gegenüber Brucella bovina Bang ist recht unterschiedlich und vom Alter, dem Sexualzustand, der Milchproduktion und anderen Faktoren abhängig. Die Empfänglichkeit der Kälber ist nach FREI (1942) geringer als die der geschlechtsreifen Tiere. Auf Einzelheiten, die eine besondere Empfänglichkeit der Tiere betreffen, kann an dieser Stelle nicht näher eingegangen werden. In der umfangreichen Monographie von LÖFFLER, MORONI und FREI (1955) finden sich hierüber ausführliche Angaben. Die Brucellen werden von den Rindern vorwiegend peroral aufgenommen. Sie können jedoch auch percutan durch Melken und Infektion durch bakterienhaltigen Staub übertragen werden (HOFFMANN 1945, SCHRÖDER und COTTON 1911 u.a.). Eine Orchitis ist, im Gegensatz zu Infektionen mit Brucella melitensis Bruce und suis Traum bei der Brucellosis bovina Bang verhältnismäßig selten.

Die Übertragung auf den Menschen geschieht vornehmlich durch Trinken ungekochter, nicht pasteurisierter Milch. Besonders gefährdet ist das Personal in Schlachthöfen, da sich Brucellen nicht nur im Genitalapparat und in den Milchdrüsen, sondern auch in anderen Organen der Tiere finden (MC CULLOUGH, EISELE und ANNBYRN 1951). Sehr bedeutungsvoll sind auch die Ergebnisse der Untersuchungen von KRÜGER (1932), der feststellen konnte, daß Rindfleisch noch nach 14tägiger Aufbewahrung bei einer Temperatur von 3—5°C lebende Brucellen bovina Bang enthielt. Auch bei der Bangschen Krankheit sind Tierpfleger, Tierärzte, Metzger und landwirtschaftliches Personal ganz besonders gefährdet. Die verschiedenen Möglichkeiten der Infektion und die im Anschluß daran auftretenden, häufig an der Haut lokalisierten Erscheinungen der Bangschen Krankheit sind unter dem Kapitel „Klinik"

Tabelle 4. *Verteilung der Brucellose bovina Bang auf die Berufe*

Von 100 Erkrankten entfielen auf die einzelnen Berufsgruppen (ANDERS 1959)

|  | 1930—1938 | 1950—1958 |
|---|---|---|
| Landwirtschaft | 32,5 | 26,8 |
| Milchwirtschaft | 10,9 | 1,0 |
| Fleischgewerbe | 2,7 | 15,5 |
| Handwerker und Gewerbetreibende | 9,3 | 16,5 |
| Ärzte | 1,0 | 2,1 |
| Tierärzte | 3,4 | 5,2 |
| Personal in Instituten und Kliniken | 1,1 | 6,2 |
| Beamte und Lehrer | 4,5 | 1,0 |
| Arbeiter | 4,6 | — |
| Hausfrauen | 9,3 | 11,3 |
| Kinder, Schüler | 4,7 | 7,2 |
| Sonstige Berufe | 16,0 | 7,2 |

ausführlich beschrieben. LÖFFLER (1944) ist der Auffassung, daß in der Regel bei percutaner Infektion ein schwerer Verlauf der Erkrankung zu beobachten ist.

Neben den angeführten Übertragungsmöglichkeiten spielen unter gewissen Umständen auch Infektionen per inhalationem und durch Verreiben Brucellahaltigen Materials in die Conjunctiva eine gewisse Rolle. Laborinfektionen mit Brucella bovina Bang sind verhältnismäßig selten. Für den Blutspenderdienst ist es wichtig, daß eine bestehende oder durchgemachte Brucellose den Betreffenden als Blutspender ausschließt.

An die Möglichkeit einer Infektion bei Durchführung einer Cellulartherapie mit lebendem Frischgewebe muß gedacht werden (LÖFFLER, MORONI, FREI 1955). Auch die Inoculations-Therapie mit Frischhormonen kann bei Verwendung von Brucella-infizierten Organen eine Brucellose hervorrufen.

Die Infektionsmöglichkeiten verschiedener Berufsgruppen sind in Tabelle 4 dargestellt.

Von besonderer Bedeutung ist die Tatsache, daß die Infektionsrate bei Beschäftigten in der Milchwirtschaft heute wesentlich geringer ist als diejenige von Angehörigen des Fleischergewerbes.

## 3. Brucella suis Traum

Die Verbreitung der Schweinebrucellose ist in Europa wesentlich geringer als die der Brucellose des Rindes (Brucellosis bovina Bang). Es sind jedoch einzelne Fälle in fast allen europäischen Ländern (KARSTEN 1950/51, WAGENER 1950, MEYN und RENTSCH 1951, BECKER 1952, SCHRÖTER 1953, WEGENER 1953,

Fritzsche 1957), vorwiegend in Dänemark (Christensen, Bendtsen, Thomsen 1953) beschrieben worden. Der von Traum (1914) zuerst entdeckte Erregertyp dieser Brucellose spielt vorwiegend in den Vereinigten Staaten von Nordamerika eine bedeutungsvolle Rolle (Mc Cullough, Eisele und Pavelchek 1951, Hut-chings 1950). Die Infektion des Schweines geschieht vorwiegend oral durch Fressen von Eihautresten und abortierten Feten sowie durch Kuhmilch. Daneben sind jedoch auch conjunctivale, vaginale und rectale Infektionen beschrieben worden. Eine wichtige Infektionsquelle bieten infizierte Eber, die an einer Brucella-Orchitis leiden und mit dem Sperma große Brucellenmengen auf die Muttersauen übertragen (Karsten 1950/51, Wagener 1950, Becker 1952 u.a.). Da die Brucellen suis Traum gleichermaßen wie die Brucellen melitensis Bruce im Harn ausgeschieden werden, ist eine Weiterverbreitung verhältnismäßig leicht möglich. So können Kühe und Schafe, aber auch andere Haustiere, wie Hund, Katze und Pferd infiziert werden.

Bei der Übertragung auf den Menschen spielt neben der alimentären Infektion vorwiegend die *percutane Übertragung* eine wesentliche Rolle. Auch hier stehen die Erkrankungen des beruflich besonders gefährdeten Personals im Vordergrund. Diese Brucellose befällt Schweinepfleger, Metzger und Tierärzte, aber auch zu einem großen Prozentsatz Hausfrauen. Hardy u. Mitarb. (1936) haben an 991 Fällen und Jordan (1948) an mehr als 2000 humanen Infektionen festgestellt, daß die Übertragung durch Kontakt mit Schweinen oder auch deren Fleisch verhältnismäßig leicht möglich ist. Die hohe Kontagiosität dieses Brucellentyps hängt vorwiegend damit zusammen, daß die Erreger im Urin der Tiere ausgeschieden werden. Es finden sich demnach Brucellae suis Traum sowohl an der Haut und dem Fell, als auch nach dem Schlachten an der Oberfläche der Fleischstücke.

In Deutschland ist seit 1955 ein deutlicher Abfall der Brucellose-Erkrankungen festzustellen. Es wird jedoch die Forderung erhoben (Anders 1959 u.a.), daß neben der Meldepflicht für febris undulans bovina Bang beim Menschen auch eine Anzeigepflicht für Erkrankungen und Sterbefälle bei febris undulans melitensis Bruce und febris undulans suis Traum gesetzlich eingeführt wird.

# VIII. Pathogenese

Auf Grund epidemiologischer Erfahrungen und Untersuchungen über den Übertragungsmodus kann mit einer gewissen Berechtigung gesagt werden, daß die drei Typen der Brucellen durch ihre Anpassung an den Organismus ihrer hauptsächlichsten Wirte Ziege, Schaf, Rind und Schwein besondere, z.T. charakteristische Eigenschaften angenommen haben, die sich meist nicht ändern. Diese Eigenschaften betreffen sowohl ihr biochemisches als auch ihr serologisches Verhalten und beeinflussen bis zu einem gewissen Grade auch die von ihnen erzeugten Krankheitserscheinungen bei Tier und Mensch. *Infektionen des Menschen können durch jede der drei Brucellentypen verursacht werden.* Brucella melitensis Bruce und Brucella suis Traum haben die stärkste pathogene Wirkung. Infektionen mit Brucella bovina Bang verlaufen bei Menschen meist verhältnismäßig gutartig.

*Bei einer Infektion der Tiere* kommt es in der Regel zu einer Bakteriämie mit Fieber, Lokalisationen in verschiedenen Lymphknoten und Organen, z.B. auch in Gelenken, Sehnenscheiden, Schleimbeuteln oder im Zwerchfell. Es entwickelt sich eine Leukocytose und es kommt nach eniger Zeit zur Bildung von Opsoninen, Agglutininen und anderen Immunstoffen, sowie zu einer spezifischen Allergie gegen Endotoxine der Brucellen. Der Tierkörper wird mit der Infektion in den meisten Fällen innerhalb von etwa 7 Wochen fertig. Nach Standfuss (1952) werden die Erreger nur noch in einzelnen Fällen in Lymphknoten, vor allem im Euter, nach dieser Zeit angetroffen. Im lactierenden, aber auch im ruhenden Euter können sie sich unter Umständen jahrelang halten. Von den örtlichen Herden aus gelangen die Brucellen in kleinen Schüben von Zeit zu Zeit wieder in die Blutbahn und nisten sich beim trächtigen Tier vorwiegend im Uterus ein. Bedeutungsvoll ist, daß der Uterus erst vom 4. bis 5. Monat der Trächtigkeit an für die Brucellen günstige Vermehrungsbedingungen bietet. Zwischen Chorion und Gebärmutterschleimhaut kommt es zu einer massiven Vermehrung und Übertritt in die Amnionflüssigkeit. DIERNHOFER (1953) bezeichnet die Abortus Bang-Infektion als eine Sepsis lenta. Die pathogenetischen Angaben sind bei sämtlichen Brucellainfektionen mehr oder minder deutlich ausgeprägt und als charakteristisch anzusehen. Nach LÖFFLER, MORONI und FREI (1955) ist die Brucellose des Tieres als eine fast immer chronische Krankheit anzusehen, welche ausheilen, aber auch zeitlebens bestehen kann.

*Der hauptsächlichste Infektionsweg beim Menschen ist der enterale*, bei dem es durch Genuß roher, bakterienhaltiger Milch zu mehr oder weniger starken Krankheitserscheinungen kommt. Als zweitwichtigste Infektionsmöglichkeit ist die *percutane*, durch z. T. nur geringfügig verletzte Haut oder Schleimhaut eintretende Infektion mit den verschiedenen Brucellatypen anzusprechen. Je nach der Eintrittspforte, z. B. Magen-Darmkanal, verletzte, unverletzte Haut oder Conjunctiva, kommt es zu unterschiedlichen klinischen Erscheinungen. Die alimentäre Infektion wird häufig zu Beginn der Erkrankung kaum bemerkt, so daß erst wesentlich später auftretende klinische Erscheinungen zur Diagnosestellung führen. Eine Übertragung von Mensch zu Mensch, meist durch den Geschlechtsverkehr, die in Einzelfällen beschrieben wurde (v. OLDERSHAUSEN 1956), kann evtl. auch zu Primärerscheinungen im Genitalbereich führen. Es handelt sich hierbei vorwiegend um eine Infektion mit Brucella melitensis Bruce oder Brucella suis Traum.

# IX. Immunität und Infektionsallergie

Die Immunitätsverhältnisse sind gerade bei dem Febris undulans melitensis Bruce, aber auch beim febris undulans bovina Bang und febris undulans suis Traum äußerst kompliziert und noch keineswegs völlig abgeklärt. Nach SCHMIDT (1955) können bei chronischen und latenten Brucellosen mehrere Formen der Allergie in Erscheinung treten. Es gibt Fälle von hochgradiger cutaner Allergie und völligem Fehlen von freien Antikörpern im Serum (MORALES, OTERO und GONZALES 1940).

Die Bildung von Immunstoffen führt zu dem weitgehend latenten Verlauf der Infektionen. Bei Ziegen, Schafen und Schweinen, aber auch bei Kühen, verläuft die Brucellose häufig lediglich als eine latente Infektionskrankheit. Hieraus erklärt sich, daß Kühe, bei denen es zu einem Verkalben gekommen war, bei nachfolgender Trächtigkeit trotz Anwesenheit der Erreger im Organismus nicht mehr verwerfen, sondern evtl. nur eine Frühgeburt haben, und daß die Kälber bei weiteren Geburten voll ausgetragen werden. Ausgedehnte Immunisierungsversuche bei Meerschweinchen, Mäusen und Rindern wurden von TRAUB (1948), HELFER (1949), JORDAN (1950), BERMAN, BEACH und IRWIN (1952), BARSINI (1952), BUNNEL, BAY und HUTCHINGS (1953), TUL'ČINSKAJA (1954), WEIMER, BOAK, CARPENTER, REDLICH-MOSKON u. a. (1955), BÜRKI (1957) u. a. durchgeführt.

Die *Hauterscheinungen* bei der Brucellose können sowohl *bakteriotoxisch* (GOTTRON 1957) als auch direkt *durch die Erreger bedingt sein*. Allergische Geschehen im Sinne einer Antigen-Antikörperreaktion dürften auch bei dieser Infektionskrankheit eine bedeutungsvolle Rolle spielen (RÖSSLE 1933). Zu einer gegenteiligen Ansicht, nämlich, daß allergische Geschehen wesentlich mehr im Hintergrund stehen würden, kamen v. ALBERTINI und LIEBERHERR (1937). BURGER (1957) gibt an, daß die Hauterscheinungen bei Brucellose im Sinne eines Erythema nodosum oder Erythema exsudativum multiforme in pathogenetischer Hinsicht als multivalent anzusprechen sind, und daß viele Punkte in dieser Richtung noch nicht abgeklärt sind. NASEMANN, RÖCKL und HUBER (1955) betonen, daß wohl kein Zweifel darüber bestehen könne, daß die Hauterscheinungen, die während einer Brucellose auftreten, in erster Linie auf einer allergischen Reaktion beruhen, d.h. der Ausdruck einer Antigen-Antikörper-Reaktion wären, selbst wenn in den betreffenden Hautläsionen Brucellen gezüchtet werden können. Nach DIMITRIU, CERBU und VASILESCO (1959) beschleunigt eine Schutzimpfung das Auftreten einer Allergie. ZDRODOWSKI, VERCHILOWA und KOTLAROVA (1957) führten bei gefährdeten Personen in Brucella-verseuchten Gebieten Immunisierungsversuche durch, und zwar mit einem abgeschwächten lebenden Stamm von Brucella bovina Bang 19-B/A. Sie berichteten, daß die Morbiditätsrate in Endemiegebieten um das 3,3- bis 11,2fache herabgesetzt werden konnte. Gleichsinnige Versuche bei Tieren ergaben im Hinblick auf die Resistenz schlechtere Ergebnisse.

# X. Klinik

## 1. Allgemeine Erscheinungen der Brucellose beim Menschen

Wir unterscheiden drei verschiedene Krankheitsarten, und zwar

*a) das febris undulans melitensis Bruce (Maltafieber),*
*b) das febris undulans bovina Bang (Bangsche Krankheit),*
*c) das febris undulans suis Traum (Schweinebrucellose).*

Da die Krankheitserscheinungen bei den drei Variationen letztlich nur graduelle Unterschiede zeigen, ist es sinnvoll, sie gemeinsam zu besprechen. Das febris undulans melitensis Bruce verläuft im allgemeinen schwerer als die Bangsche Krankheit, jedoch spielen auch hier wieder die Resistenzlage, Immunitätssituation und andere Faktoren, die z.T. noch unbekannt sind oder in ihrer Bedeutung noch nicht voll erfaßt wurden (Properdin), eine entscheidende Rolle. Das febris undulans suis Traum steht beim Menschen im Hinblick auf die Schwere der Krankheitserscheinungen zwischen dem febris undulans melitensis Bruce und dem febris undulans bovina Bang.

Die Brucellen dringen meist durch den Magen-Darmkanal, aber auch durch unverletzte und verletzte Haut und Schleimhaut in den menschlichen Organismus ein. Wie schon an anderer Stelle ausführlich dargelegt, sind vorwiegend Tierärzte, Landwirte, Personal an Schlachthöfen, Schäfer, Hirten und Melker, aber auch Hausfrauen und Kinder gefährdet. Auch zahlreiche Laboratoriumsinfektionen sind bekannt geworden. In Anlehnung an LÖFFLER, MORONI und FREI (1955) können drei Krankheitsphasen unterschieden werden,

a) die *lokalisatorische Phase* im Sinne der Eintrittspforte des Erregers,
b) die *generalisierende Phase* im Sinne der Bakteriämie,
c) die *organotrope Phase* im Sinne der mono- oder polyvalenten Organmanifestationen.

*Man kann das prodromale, akute, subakute und chronische Stadium voneinander trennen.* Die Zahl der Todesfälle wird mit 2—3% angegeben.

Über die *Inkubationszeit* sind recht unterschiedliche Angaben zu finden. Im Durchschnitt werden hierfür 1—4 Wochen angenommen. Nach GROSSE-BROCKHOFF und RIPPERT (1956) ist die Inkubationszeit der Brucella melitensis Bruce angeblich genau bekannt, da bei Truppentransporten von der Insel Malta der

Beginn der Exposition festgelegt werden konnte. Sie wird mit $14 \pm 6$ Tagen angegeben. Grosse-Brockhoff und Rippert beobachteten bei ihren eigenen Fällen, bei denen die Infektion mit einer Verletzung einherging, daß die Inkubationszeit innerhalb der oben angegebenen Frist lag. Beim Maltafieber steht, im Gegensatz zum Abortus Bang, als Eintrittspforte des Erregers die traumatisierte Haut im Vordergrund. Es kommt an der Eintrittsstelle zu Lokalsymptomen mit Lymphangitiden und Beteiligung der regionalen Lymphknoten. Während des *Prodromalstadiums* finden sich meist eine allgemeine Müdigkeit, Abgeschlagenheit, Asthenie und Arbeitsunlust, außerdem treten häufig Kopf-, Glieder- und Muskelschmerzen auf. Einige Tage später beginnt das Fieber, welches häufig langsam schleichend, oder auch mit plötzlich hohen Temperaturen und vorhergehendem Schüttelfrost beginnen kann. Die Temperaturen erreichen abends bis zu $39^0$ C und mehr und sinken während der Nacht und gegen Morgen bei starkem Schweißausbruch in vielen Fällen wieder zur Norm ab. Häufig bleiben jedoch auch am Morgen subfebrile Temperaturen bestehen. Durch die starke Vermehrung der Brucellen im Organismus kommt es zu einer Sepsis. Die Neigung zu Durchfall, Obstipation, Erbrechen, Leber- und Milzschwellungen, Pharyngo-Laryngitis, Bronchitis und Bronchopneumonie steht während dieses Krankheitsstadiums ganz im Vordergrund. Grundsätzlich kann nach Löffler, Moroni und Frei (1955) jedes Organ befallen werden. Die verschiedenartigen Hauterscheinungen sind im Kapitel „Hauterscheinungen bei Brucellose" eingehend beschrieben.

Zu den oben angeführten Symptomen können Neuritiden, Neuralgien und Arthritiden hinzutreten. *Das akute und subakute Stadium der Brucellose kann Monate, aber auch Jahre dauern.* Im Blutbild findet sich häufig eine Leukopenie mit relativer Lymphocytose. Es kommt zu einem Schwinden der Eosinophilen. Die Blutsenkung ist meist nicht wesentlich beschleunigt. Der Urin weist außer einer febrilen Albuminurie Urobilinogen und reichliches Sediment auf. Er zeigt meist auch schon in der Kälte eine positive Benzaldehyd-Probe. Der erste Fieberanfall dauert für gewöhnlich 20—30 Tage, dann kehren die Temperaturen für 14 Tage bis 3 Wochen zur Norm zurück, um anschließend erneut anzusteigen. Beim febris undulans melitensis Bruce fühlen sich die Patienten meist wesentlich kränker als beim febris undulans bovina Bang oder febris undulans suis Traum. Als zusätzliche Komplikationen sind Parotitis, Orchitis, Spondylitis, häufig Venenthrombosen, in einzelnen Fällen eine Lebercirrhose und vor allem auch Aborte bei Frauen beschrieben worden.

Die *dritte Phase* der Brucellosen äußert sich hauptsächlich in isolierten Organerkrankungen. Es kommt zu einer dauernden Festsetzung der Erreger im Organismus, ähnlich, wie wir es von der Tuberkulose oder der Lues her kennen. Eine besondere Organaffinität für die verschiedenen Brucellastämme konnte nicht mit Sicherheit nachgewiesen werden. Daß eine Ansiedlung und eine Festsetzung der Erreger vorwiegend an einem Locus minoris resistentiae eintreten kann, ist uns auch von anderen Infektionskrankheiten her bekannt. Bevorzugt werden von den Brucellen für die permanenten Organmanifestationen die Milz, Leber, das Galle-abführende System, die Lymphknoten und das hämatopoetische System. In seltenen Fällen kann es zu einer Meningitis kommen (Harthley, Millice und Jordan 1950). Werner (1949) fand in der Schweiz zwei Fälle von Bangscher Meningoencephalitis. Er betonte, daß bei unklarer Meningitis oder Encephalitis auch an die Brucellosen gedacht werden müsse. Auf die Zusammenhänge zwischen Brucellose und multipler Sklerose haben Kyger und Haden (1948) hingewiesen. Sie fanden bei 118 Kranken mit multipler Sklerose in 115 Fällen eine positive Hautreaktion. Spicknall und Kurland (1950) kamen bei Nachuntersuchungen zu dem Schluß, daß bei den Versuchen von Kyger und

HADEN eine verhältnismäßig starke Brucellenvaccine verwandt wurde, worauf die große Zahl der positiven Ausfälle evtl. zurückgeführt werden könnte. Auch EISELE, WESLEY, MCCULLOUGH, NORMAN und BAIL (1950) fanden bei 52 Patienten mit multipler Sklerose keine besonderen immunologischen oder allergischen Reaktionen gegenüber den Brucellen. Die Zahl der positiven Ausfälle bei Patienten mit multipler Sklerose war sowohl bei den serologischen Untersuchungen als auch bei den Hauttesten geringer als bei den Kontrollpersonen.

Es würde den Rahmen des Handbuchbeitrages überschreiten, wenn an dieser Stelle die einzelnen in der Literatur mitgeteilten Organmanifestationen gesondert herausgestellt würden. Es sei auf die Monographie von LÖFFLER, MORONI und FREI (1955) und auf die Arbeiten im Handbuch der pathogenen Mikroorganismen von POPPE, LUSTIG und VERNONI (1928) sowie auf das Handbuch der inneren Medizin (SCHITTENHELM 1934) hingewiesen.

Nicht selten kommt es bei den Organmanifestationen der Brucellose gleichzeitig zum Befall mehrerer Organsysteme. Das klinische Bild tritt nach LÖFFLER, MORONI und FREI gerade in diesen Fällen mit einer verwirrenden Fülle von Symptomen auf. Eine Gegenüberstellung der Unterschiede zwischen den verschiedenen humanen Brucellosen ist in Tabelle 5 dargestellt.

Tabelle 5. *Gegenüberstellung der Unterschiede der verschiedenen humanen Brucellosen* (LÖFFLER, MORONI, FREI 1955)

| | Febris undulans Bruce | Febris undulans Bang | Febris undulans Traum |
|---|---|---|---|
| Erreger . . . . . . . | Brucella capro-ovina, biochemische Differenz | Brucella bovina desgl. | Brucella porcina desgl. |
| Serologie . . . . . | Erkennung der Agglutination und Agglutinationsabsorption evtl. möglich | Trennung durch Agglutination und Agglutinationsabsorption untereinander nicht möglich, evtl. Abgrenzung gegen Bruce | |
| Anamnese . . . . . | Kontakt mit Ziegen und deren Produkten | Kontakt mit Kuh und deren Produkten | Kontakt mit Schwein |
| Geographie . . . . | südlich des 46. nördlichen Breitengrades | ubiquitär | hauptsächlich in den USA |
| Fieber . . . . . . . | ausgesprochen undulärer Typ bis 39 bis 40°C | angedeutet undulärer, oft subfebriler Typ | ambivalent |
| Hepatosplenomegalie | ausgeprägt | desgl. | desgl. |
| Puls . . . . . . . . | Bradykardie, Hypotension | desgl. | desgl. |
| Blut . . . . . . . . | Leukopenie, Lymphocytose; Anämie, leichte | desgl. | desgl. |
| Krankheitsgefühl . . | schwer | meist leicht | meist schwer |
| Schweiß und Geruch | stark und nach fauligem Stroh | stark, ohne charakteristischen Geruch | stark, Geruch? |
| Orchitis . . . . . . | in 20% | seltener | seltener |
| Arthromyalgie . . . | ausgeprägt | etwas weniger | etwas weniger |
| Lebercirrhose . . . | selten | häufig (30%) | selten |
| Pathologische Anatomie . . . . . . | Brucellome von mehr exsudativem Charakter | Brucellome von mehr produktivem Charakter | ? |
| Letalität (vor Ära der modernen Antibiotica) . . . . . | bis 10% | bis 5% | bivalent |

## 2. Hoden- und Nebenhodenbrucellose

Von besonderem differentialdiagnostischen Interesse für den Dermato-Venerologen ist die Orchitis und Epididymitis, die durch Brucellen erzeugt werden kann. Bedeutungsvoll ist vor allem die durch Brucella melitensis Bruce hervorgerufene *Orchitis* (LÖFFLER, MORONI und FREI 1955). JACAPRANO (1951) beschäftigt sich eingehend mit der verhältnismäßig häufig auftretenden Orchitis und Epididymitis bei Brucellose. HAMANN (1942) weist darauf hin, daß besonders bei der latent verlaufenden Bangschen Krankheit oft eine Miterkrankung von Hoden und Nebenhoden zu beobachten ist. Auch die Cowperschen Drüsen, die Prostata und die Samenblasen können von den Brucellen befallen sein. Im Bereich der Nebenhoden kommt es nach HAMANN (1942) nicht selten zu fistulösen Einschmelzungen. Er berichtet über einen Fall, bei dem die doppelseitige Nebenhodenentzündung zur Sterilität führte. CLARK (1939) lenkt die Aufmerksamkeit auch auf Blasen-, Harnröhren- und Nierenbeckenentzündungen. Es ist nicht möglich, bei Erkrankungen des Urogenitalbereiches vom klinischen Standpunkt her eine Trennung zwischen febris undulans bovina Bang und febris undulans melitensis Bruce durchzuführen. Es steht jedoch fest, daß der Befall der Genitalorgane vorwiegend bei Infektionen mit Brucella melitensis Bruce zu beobachten ist. Es ist verständlich, daß durch den Befall der Sexualorgane, der meist auf hämatogenem Wege zustande kommt, auch eine Brucellose durch den Geschlechtsverkehr übertragen werden kann. Es muß daher, vor allem bei den beruflich besonders gefährdeten Personengruppen, beim Auftreten einer Orchitis oder Epididymitis differentialdiagnostisch an eine Brucellose gedacht werden. Die Abtrennung von gonorrhoischen Erkrankungen, von einer Tuberkulose und von Orchititiden anderer Genese ist erforderlich.

GOTTRON (1957) weist darauf hin, daß beim Coitus durch einen Fluor brucellosus die Erreger auch von der Frau auf den Mann übertragen werden können. Die weiblichen Genitalorgane können gleichermaßen Sitz der Brucellose sein (JANBON, CADERAS DE KERLEAU 1939, SAVVIC 1948, HÖRING 1960). Fehlgeburten beim Menschen durch Brucella bovina Bang sind nicht selten beschrieben worden, wohingegen Aborte und Fehlgeburten durch Brucella melitensis Bruce beim Menschen in der Literatur bisher nicht aufgeführt sind. JANBON und CADERAS DE KERLEAU (1939) berichteten über eine 34jährige Frau, die bei einer klinisch nicht sehr schweren Erkrankung an febris undulans bovina Bang eine Fehlgeburt erlitt. Die Brucellen wurden bei der Mutter im Blut, in der Placenta und in den Lochien, beim Fetus im Herzblut, Magen, Milz und Leber nachgewiesen. HÖRING (1960) betont, daß der Anteil der graviden Brucellose-Patientinnen, bei denen es im Fieber zum Abort kommt, nicht höher ist, als der bei anderen fieberhaften Erkrankungen, z.B. Typhus abdominalis. Er weist jedoch auf das vermehrte Auftreten einer Oophoritis bei Brucellose hin. Trotz der reichlichen Brucellen-Ausschüttung mit der Milch lactierender Frauen kommt es nur selten zu einer Erkrankung der Neugeborenen (LÖFFLER, MORONI, FREI 1955, SPINK 1956, HÖRING 1960). SAVVIC (1951) berichtet, daß die meist durch Kontaktinfektion vom Tier auf weibliche Personen übertragene Brucellose häufiger funktionelle als organische Störungen hervorruft. So konnte er nicht selten Amenorrhoe oder Oligomenorrhoe, vereinzelt auch eine Hypermenorrhoe beobachten. Nach seinen Erfahrungen tritt bei einer Schwangerschaft in der Hälfte der Fälle eine Fehlgeburt ein. Er weist auch darauf hin, daß die Brucellose intrauterin übertragen werden kann.

Eingehende histologische Studien über die Orchitis und Epididymitis bei Tieren wurden von FREI (1955) publiziert. Es kommt beim Tier zu einer nekrotisierenden, disseminierten oder diffusen Orchitis und Epididymitis, die beim Beginn der Krankheit als Quelle für die Ansteckung weiblicher Tiere im Vordergrund steht und nach Abklingen der akuten Erscheinungen zu einer Impotentia coeundi und generandi führen kann. Bei den Tieren, vorwiegend bei Schweinen, ist die Orchitis meist einseitig und hat vorwiegend nekrotischen oder nekrotisch-eitrigen Charakter.

## 3. Hauterscheinungen bei Brucellosen

PACHECO (1955) findet, daß die relative Häufigkeit von Hauterscheinungen bei Brucellose die Bezeichnung „*Dermato-Brucellosen*" rechtfertigt. W. JADASSOHN (1932) hat die klinischen Erscheinungen, die bei einer Bang-Infektion der Haut, insbesondere bei Tierärzten, auftreten können, eingehend dargestellt. Die Beziehungen zwischen den Hautveränderungen bei febris undulans bovina Bang und febris undulans melitensis Bruce hat MAYER (1932) kurz besprochen. Eine eindeutige Trennung zwischen den Hauterscheinungen bei den Infektionen mit den drei verschiedenen Brucellatypen ist jedoch kaum möglich. HARRIS (1950) fand bei 247 Patienten in etwa 10% der Fälle Hautveränderungen. Er unterscheidet 11 Gruppen von Hautläsionen, die im folgenden aufgeführt sind:

1. Mehr oder weniger hell- bis dunkelrote, verstreute, pruriginöse Flecke, an Krätze erinnernd, die jedoch vorzugsweise an der Stirn, an den Schläfen und Wangen, nur gelegentlich an Armen und Rumpf lokalisiert sind.

2. Maculo-papulöse Eruptionen, gruppiert oder einzeln, ohne bestimmte Anordnung bzw. Lokalisation, mit rötlich-gelber Verfärbung, manchmal mit vesiculösem Zentrum. Die Erscheinungen erinnern an Insektenstiche.

3. Erysipeloide Exantheme in der Form ausgebreiteter Flecke, gewöhnlich an den Extremitäten lokalisiert, schmerzend, palpatorisch weich, von Allgemeinsymptomen, insbesondere Fieber, begleitet.

4. Multiple, erysipelähnliche Maculae neben subcutanen, glanzlosen Knoten von lividem Kolorit, analog dem Erythema nodosum.

5. Ausgebreitete, flüchtige, scarlatiniforme Erytheme, die weite Teile des Körpers, einschließlich der Schleimhäute, bedecken. Hinzu kommen Allgemeinsymptome, wie hohes Fieber, Abgeschlagenheit, Prostration.

6. Schuppende, braunrote, juckende, psoriasiforme Läsionen an Armen und Handgelenken.

7. Kleine ulceröse oder ulcerokrustöse Läsionen an den Extremitäten, die an Ecthyma erinnern.

8. Hellrote, scheibenförmige, schuppende Pityriasis rosea-artige Flecke.

9. Maculöse, maculopapulöse oder pustulöse Kontaktekzem-artige Bilder.

10. Ulceröse Prozesse.

11. Ekzematöse Erscheinungen.

Den nicht seltenen, häufig sehr ausgeprägten Haarausfall konnten wir bei einer med.-techn. Assistentin (K. MEINICKE 1956) beobachten, die sich mit Brucella melitensis Bruce beim Arbeiten im Laboratorium infiziert hatte. Auf den diffusen, reversiblen Haarausfall haben insbesondere auch FRIED (1932), PACHECO (1955) und BURGER (1957) hingewiesen. SCHUERMANN (1958) berichtet über solitäre, metastatische Aphthen bei Brucellose. Diese recht unterschiedlichen Hauterscheinungen treten nach LÖFFLER, MOESCHLIN und WILLA (1943) bei febris undulans bovina Bang in 5—10% der Fälle auf. SIMPSON und FRAIZER (1929) fanden bei 5% der von ihnen beobachteten Brucellosekranken, bei denen jegliches Zeichen einer Allgemeinerkrankung fehlte, ausschließlich Hautveränderungen.

Hämorrhagien, Petechien, Exantheme, bullöse und pustulöse Dermatitiden, Erythema exsudativum multiforme-, Erythema nodosum-, Varicellen-, Masern-

und Scharlach-ähnliche Krankheitsbilder beschrieben Curschmann, Custer, Makkarewysky und Karkadinowskaya (1930), Fried (1932), Löffler, Löffler, Moeschlin und Willa (1943), Pacheco (1955), Nasemann, Röckl und Huber (1955) u. a. Ein besonders auffälliges Krankheitsbild wurde von Pacheco (1955) beobachtet. Er fand einen „brucellösen Pemphigus" und verstand hierunter das Auftreten von Blasen und Bläschen am ganzen Körper. Diese Hauterscheinungen waren mit starkem Juckreiz verbunden. Die Blasendecken wurden später abgestoßen, und es entwickelten sich Erosionen, die mit Krusten bedeckt waren. Die Hauterscheinungen blieben z.T. monatelang unverändert bestehen oder bildeten sich zurück. Histologisch war eine Trennung der Bläschen von denen des Pemphigus möglich. Zwar gibt Pacheco nicht an, worin die Unterschiede im einzelnen bestanden; es ist jedoch anzunehmen, daß keine Acantholyse zu beobachten war.

Relativ häufig fand Pacheco Veränderungen an den Anhangsgebilden der Haut, trockene und zerbrechliche Nägel mit vertieften Streifen und Paronychien. Nach seiner Ansicht ist für die Diagnose der Dermato-Brucellosen das lange Bestehenbleiben der Läsionen, die sich bei den von ihm beobachteten Fällen in der Mehrzahl über Monate und Jahre hinzog, von besonderer Bedeutung. Auch konnte er, wie schon W. Jadassohn (1934), bei Behandlung mit spezifischer Vaccinetherapie oder bei Anwendung des Brucelloseallergens bei der diagnostischen Cutanprobe gelegentlich morbiliforme Eruptionen beobachten. Es gelang den verschiedenen Untersuchern, aus manchen Hauterscheinungen die Erreger zu züchten, vorwiegend bei den Fällen, die sich im Stadium der isolierten Organmanifestationen befanden. So wurden umschriebene, subcutane Abscesse von Löffler, Moeschlin und Willa (1943) und auch von Schüpbach (1940) u.a. beschrieben.

Pacheco (1955) und Grilichess (1930) beobachteten skrofulöse Läsionen. Burger (1957) berichtete über tief cutan sowie subcutan lokalisierte münzen- bis handtellergroße, plattenartige, teilweise knotige Infiltrate, von denen eines eine Einschmelzung aufwies. Die erythematösen und maculopapulösen Ausschläge können häufig jedoch auch Monate und Jahre hindurch bestehen bleiben. Die isolierten Hautveränderungen bei Tierärzten, auf die erstmals Haxthausen, Thomsen (1931) und W. Jadassohn (1934) hingewiesen haben, wurden in der Folgezeit von zahlreichen Human- und Veterinärmedizinern (Hantschmann 1936, Ternovenko 1949, Herter, Jackwitz und Schaal 1954, Löffler, Moroni und Frei 1955, Herter 1956, Gottron 1957) und zahlreichen anderen Autoren ebenfalls beobachtet. Da speziell diese Hauterscheinungen im Handbuch der Haut- und Geschlechtskrankheiten von W. Jadassohn (1934) eingehend beschrieben wurden, werden sie an dieser Stelle nicht nochmals behandelt.

Auch die urticariellen Sofortreaktionen, auf die Huddleson und Johnsen (1930) sowie Riedmüller und Stiehl (1931) aufmerksam machten, wurden von W. Jadassohn eingehend studiert und als Allergie gegen Protein des Rindes gedeutet. Es gelang W. Jadassohn nicht, diese Erscheinungen mit Kulturfiltraten hervorzurufen, wohl aber mit Allantoisflüssigkeit. Gottron (1957) meint, daß diese Überempfindlichkeitserscheinungen vor allem von solchem Eiweiß hervorgerufen werden, das schon in Zersetzung übergeht. Derartige Ausschläge treten nach W. Jadassohn auch nach Eingriffen bei Tieren auf, die nicht mit Brucellen infiziert sind.

Gottron (1957) wies besonders auf die als „brucellösen Primäreffekt" und von Löffler (1955) als „spezifische Impfdermatitis" bezeichneten Hautveränderungen hin. Es kam zu percutanen Infektionen, die im Bereich kleinster Hautwunden auftraten und nach Kontakt mit infektiösem Material entstanden. Sie führten häufig zu einer Mitbeteiligung der regionären Lymphknoten. LÖFFLER, MOESCHLIN und WILLA (1943) sahen eine derartige spezifische Impfdermatitis unter dem Bilde einer bullösen Dermatitis auftreten. Während des Bestehens der Hauterscheinungen und des Anschwellens der regionären Drüsen wurden z.T. auch Temperatursteigungen beobachtet. Eine Allgemeinerkrankung blieb jedoch meist aus. SPENGLER (1929), DIETEL (1927) und URBACH (1932) beobachteten Fälle, bei denen es im Anschluß an eine spezifische Impfdermatitis bzw. den Primärkomplex einer Bangschen Krankheit zu einer generalisierten Erkrankung kam. Wir müssen also zwischen Hauterscheinungen, die bei einer Allgemeinerkrankung an Brucellose auftreten, und solchen, die isoliert bei fehlender Allgemeinerkrankung oder spät nachfolgender Generalisierung auftreten, trennen.

Schon W. JADASSOHN wies darauf hin, daß neben exogen entstandenen Exanthemen auch hämatogen ausgelöste vorkommen, über deren Pathogenese man bis heute noch sehr wenig weiß. Diese Exantheme sind so wenig charakteristisch, daß sie die Diagnose Brucellose oder gar die Differentialdiagnose febris undulans bovina Bang oder febris undulans melitensis Bruce bzw. suis Traum kaum gestatten.

M. MAYER (1932) betonte, daß die Hauterscheinungen beim febris undulans melitensis Bruce zunächst in Hämorrhagien bestehen, die an Haut- und Schleimhäuten auftreten. An der Haut findet man vorwiegend Petechien, die am deutlichsten an den Extremitäten in Erscheinung treten, aber auch in Form einer Purpura beschrieben wurden (BASSEST SMITH, ROZIÈS 1932). McLEOD (1932) beschrieb das Auftreten einer Purpura haemorrhagica mit tödlichem Ausgang in der Rekonvaleszenz. AVERY (1942) beobachtete bei seinen Patienten das Auftreten von Ekchymosen und Petechien sowie rote Flecke und Rötungen an den Fußsohlen von scharlachähnlichem, morbilliformem oder maculopapulösem Charakter.

TERNOVENKO (1949) beschrieb eingehend Hautveränderungen bei febris undulans melitensis Bruce. Bei 220 Brucellosekranken im Alter von 10—64 Jahren beobachtete er bei 26,8% der Fälle ein hämorrhagisches oder Hämangiom-ähnliches Exanthem, das sich meist von dem Kranken unbemerkt entwickelte. Er sah Hautblutungen, die einen Durchmesser bis zu 1 cm aufwiesen. Bei drei Kranken stellte er ausgedehnte Blutungen von Kinderhandgröße und in zwei Fällen streifenförmige Blutergüsse fest. Auch punktförmige Blutungen in die Schleimhaut der Unterlippe und Zahnfleischblutungen wurden von ihm gesehen. In 6,3% der Fälle bildeten sich z.T. neben Petechien Hämangiome und Teleangiektasien, vorwiegend am Rumpf und seltener im Gesicht, am Hals und an den Extremitäten. Nach seinen Erfahrungen ist ein ausgedehntes hämorrhagisches Exanthem als ungünstiges prognostisches Zeichen zu werten. Da die Brucellose meist als Sepsis auftritt, führt diese Erkrankung neben Veränderungen am Gefäßsystem der Haut zu gleichsinnigen pathologischen Veränderungen am Gefäßsystem innerer Organe, was ebenfalls schon von zahlreichen anderen Autoren (STETTBACHER und WEGMANN 1949, ANTELAWA 1950, AJELLO 1951, ANINA-RADCENKO 1953, JOSKE und FINCKH 1955, GROSSE-BROCKHOFF und RIPPERT 1956, FRANZEN 1956, HONEY, GELFAND und MYERS 1957, TUSZKIEWICZ und SZEWCZYKOWSKI 1958, PEERY 1958, BÄCKER 1959 u.a.) beschrieben wurde.

MANCERA (1940) beschrieb ulceröse Läsionen im Gesichtsbereich, die teilweise mit dunklen, trockenen Krusten bedeckt waren, die durch blutig-seröse Randsekretion entstanden waren. PACHECO (1955) sah einen Patienten mit ähnlichen Hauterscheinungen, bei dem eine ulceröse Adenitis vorangegangen war. Er bezeichnete dieses Erscheinungsbild als „brucellöses Skrofuloderm".

Mancera (1940) beobachtete weiterhin cyanotische, druckschmerzhafte Läsionen nodulären Typs, die von einem starken Ödem umgeben waren. Er sah diese Hauterscheinungen im Gesicht, an den Unterschenkeln und juxtaartikulär. Sie blieben über einen langen Zeitraum hinweg als derbe, lividrote, disseminierte oder vereinzelte Knoten bestehen. Nach Meinung von Pacheco dürften die Dermatobrucellosen zu den Ausdrucksformen symptomatischer Krisen gerechnet werden, da sie meist zu Beginn der Infektionen oder in ihrem Verlauf, insbesondere aber kurz vor oder gleichzeitig mit sog. symptomatischen Brucellosekrisen auftreten. Hierunter versteht er Fieberattacken, pneumonische Infiltrate, Darmstörungen, Neuralgien oder andere der vielfältigen Symptome der Brucellose. Zu diesen Symptomen gehören auch in einzelnen Fällen Nasenbluten und Hämoptysen.

Burger (1957) beobachtete einen Fall, bei dem an der rechten Oberarm-Streckseite ein münzgroßes, dunkelblaurotes Erythem mit angedeuteter Atrophie der Oberhaut und Teleangiektasien auftrat. Im Bereich des Erythems fand sich ein gleichgroßes, mäßig gut abgrenzbares, derbes, plattenartiges Infiltrat, das auf der Unterlage verschieblich war. An der linken Oberarm-Streckseite beobachtete sie einen fast handtellergroßen Krankheitsherd von ähnlichem Aussehen, der keine ausgeprägte Infiltration, jedoch eine kahnförmige Einziehung aufwies. Bei einer weiteren stationären Aufnahme desselben Patienten $^3/_4$ Jahr später fand Burger multiple bis bohnengroße Lymphknotenschwellungen, die vor allem axillar links, weniger submandibular und inguinal beiderseits auftraten. Es bestand eine Druckempfindlichkeit am linken lateralen Rand des Manubrium sterni in Höhe des 4. vorderen Rippenansatzes. Dort tastete Burger eine gegen die Unterlage nicht verschiebliche, mäßig derbe, nicht scharf abgrenzbare, das Hautniveau flachhalbkugelig vorwölbende, mandelgroße Infiltration ohne farbliche Hautveränderungen. Bei Röntgenaufnahmen fand sich kein Anhalt für einen Krankheitsherd am Knochen. Ein typisches undulierendes Fieber bestand bei diesem Patienten nicht. Es wurden lediglich subfebrile Temperaturen festgestellt, z.T. waren die Temperaturen auch völlig im Bereich der Norm. Bei einem weiteren stationären Aufenthalt $^1/_2$ Jahr später fanden sich keine Lymphknotenschwellungen mehr; im Vordergrund der Erscheinungen stand ein kleinkinderfaustgroßes protuberierendes, zart bläulich-rotes geschwulstartiges Gebilde über dem Sternum, das sich aus dem früher beobachteten, mandelgroßen, druckschmerzhaften Knoten entwickelt hatte. Es fühlte sich bei Betastung bis auf das fingerkuppengroße Zentrum mit beginnender Fluktuation derb an. In diesem Bereich schimmerte nach Angaben von Burger aus der Tiefe eine weinrote Farbe durch. An der sonst unveränderten Oberhaut fand sie hier einzelne Teleangiektasien.

Nasemann, Röckl und Huber beobachteten bei einem 21jährigen Schäfer im distalen Drittel beider Unterschenkel symmetrische, etwa handtellergroße, rötlich-livide Flecke, die das Hautniveau nicht überragten und relativ scharf begrenzt waren. Cranialwärts davon fanden sie einige kleinere Petechien. Die Fieberkurve war bei diesem Krankheitsbild einer febris undulans melitensis Bruce recht typisch. Das maculös-hämorrhagische Erythem, das zu Beginn der Fieberattacke aufgetreten war, klang unter symptomatischer und spezifischer Therapie schnell ab.

Löffler (1955) beobachtete bei einem Patienten im Verlauf von mehreren Wochen an der Kopfschwarte, im Tibiabereich und an der Ferse Abscesse; gleichzeitig wurde ein Temperaturanstieg festgestellt. Es konnten aus diesen Herden Brucellen vom Typus Brucella suis Traum gezüchtet werden. Im weiteren Verlauf kam es zu einer Arthritis und zu einschmelzenden Lymphadenitiden in der

Achselhöhle, im Hals- und Inguinalbereich. Auch aus diesen Herden konnten die Erreger gezüchtet werden. Einschmelzende Infiltrate der Subcutis wurden auch von GRILICHESS (1930) und SCHÜPBACH (1940) beschrieben.

Eine interessante Beobachtung konnte MANZUOLI (1935) bei einem 14jährigen Mädchen machen, bei dem sich im Anschluß an eine kleine furunkelartige Hautläsion im Schulterbereich eine chronische, fieberhafte Erkrankung entwickelte, die bakteriologisch und serologisch als Bangsche Krankheit erkannt wurde. Häufig werden die Primärefflorescenzen bei cutaner Infektion übersehen.

Bei manchen Hauterscheinungen muß man jedoch daran denken, daß es sich hier evtl. um einfache Begleitsymptome handelt, die z.B. durch Arzneimittel ausgelöst sein könnten (MÜLLER 1931, GOTTRON 1957). *Zusammenfassend kann man feststellen, daß bei Erkrankungen mit Brucella melitensis Bruce Hauterscheinungen im Sinne von Purpura-ähnlichen Efflorescenzen im Vordergrund stehen.*

Bei der durch *Brucella bovina Bang* bedingten Infektion kommt es im wesentlichen zu drei verschiedenen Krankheitsbildern an der Haut:

1. Bei bestehender Allgemeinerkrankung können, wie bei anderen Infektionskrankheiten, hämatogene, septische Exantheme an der Haut oder auch an den Schleimhäuten auftreten.

2. Basierend auf einer allgemeinen Erkrankung können infektions-allergische Eruptionen an der Haut beobachtet werden.

3. Es kann zu einem primären Kontakt des Erregers mit der Haut kommen, und es entwickeln sich anschließend papulo-pustulöse Veränderungen, in denen sich Brucella bovina Bang nachweisen läßt. Später kann es, von diesen Efflorescenzen ausgehend, zu einer Allgemeinerkrankung kommen.

Hauteruptionen, die bei Tierärzten nach Kontakt mit Brucella-haltigem Material auftreten, sind nicht immer zu den brucellösen Hauterscheinungen zu rechnen (HAXTHAUSEN 1931, THOMSEN 1931, JADASSOHN 1934 u.a.). Positive Epicutanteste mit Lochialsekret gesunder Tiere können in diesen Fällen die Diagnosestellung erleichtern. Diese bei Tierärzten auftretenden, meist nach Abortausräumung bei einer kranken Kuh beobachteten Erscheinungen, die einseitig oder auch beidseitig vorwiegend an den Unterarmen beobachtet werden, sind mit starkem Juckreiz verbunden und treten unter einem urticariellen, teilweise papulo-pustulösen Bild auf. Die Efflorescenzen klingen nach kurzer Zeit wieder ab.

Ob die mehr oder weniger generalisierten Exantheme wirklich, wie LEIPOLD (1958) annimt, zum größten Teil allergische Reaktionen auf Brucella-Endotoxin darstellen, ist noch nicht endgültig bewiesen. Auffallend sind hierzu die Befunde von IBARRA (1949), dem es gelang, aus derartigen Efflorescenzen Brucellen zu isolieren. Aphthenartige Enantheme wurden von RIMBAUD, JANBON, ALQUITE u.a. (1937) beobachtet. POSTON und MENEFEE (1938) beschrieben geschwürige Erosionen an der Schleimhaut der Rachenhöhle, am Zungengrund und an den Lippen. Aus diesen Erosionen und aus dem Blut des Patienten konnten Brucellen gezüchtet werden. Als Infektionsmodus wurde der Genuß ungekochter Milch festgestellt, so daß die Ausbreitung der Brucellose von der Mundhöhle über die Lymphknoten in den gesamten Organismus erfolgte. PIULACHS und VIDAL-BARRAQUER (1951) führten die sich aus roten Flecken teilweise in schmerzhafte Geschwüre umwandelnden Formen auf embolische Bakterienthromben zurück.

*Es ist letztlich nicht möglich, die Hauterscheinungen bei Brucella melitensis Bruce, Brucella bovina Bang und Brucella suis Traum klar voneinander abzugrenzen. Wichtig erscheint vor allem, daß bei den verschiedensten Hauterscheinungen überhaupt an die Diagnose ,,Brucellose'' gedacht wird, und daß entsprechende bakteriologische und serologische Untersuchungen durchgeführt werden.*

## 4. Verlauf

Über den Verlauf ist im Kapitel „Klinik" schon ausführlich berichtet worden; zusammenfassend ist festzustellen, daß die Brucellosen häufig schleichend beginnen, und daß nach kürzerer oder längerer Zeit das typische undulierende Fieber auftritt. Das Generalisations- oder septische Stadium, das häufig in Schüben eintritt, kann oft wochen- und monatelang dauern. Im chronischen Stadium der Brucellose kommt es zu Organmanifestationen, vorwiegend an Leber und Milz. In diesem Stadium treten häufig granulomatöse Prozesse auf, die von Löffler und v. Albertini (1930) erstmalig in der Milz und Leber Bang-kranker Menschen und Tiere gefunden wurden. Die chronische Brucellose verläuft häufig ohne charakteristische Begleitsymptome und kann nach jahrzehntelanger Latenz wieder aufflackern. Daneben finden sich aber auch zahlreiche abortiv verlaufende Formen, die sowohl nach einer Infektion mit Brucella melitensis Bruce als auch nach einer Infektion mit den beiden anderen Brucellentypen auftreten können. *Die Feststellung einer endgültigen Heilung ist äußerst schwierig und meist nicht mit Sicherheit zu treffen.*

Die Hauterscheinungen sind in ihrer Verlaufsform ebenso wechselhaft und können häufig ohne Rückfälle in wenigen Tagen abklingen, zum Teil aber auch über Monate und Jahre bestehen bleiben.

## 5. Prognose

Die Prognose quoad vitam ist meist als gut anzusprechen. Die Zahl der Todesfälle wurde von Löffler, Moroni und Frei (1955) bei febris undulans melitensis Bruce mit 5—10%, bei febris undulans bovina Bang mit 2—5% angegeben. Trotz der Einführung der Antibiotica in die Therapie der Brucellosen ist die Prognose quoad restitutionem vorerst noch mit äußerster Vorsicht zu stellen. Auf Nachkrankheiten wurde von Herter, Jackwitz und Schaal (1954) hingewiesen. Sie betreffen vorwiegend Herz und Gefäße, Gelenkaffektionen und Allergien. Die schwersten bleibenden Schäden betreffen totalen Gehörverlust, Aspermie bzw. Azoospermie und ausgeprägte Allergien. In einem Fall beobachteten sie eine Spondylitis der Rückenwirbel, die sich trotz Gipsbett nicht besserte. Hadorn (1955) betont, daß noch nach vielen Jahren bei klinisch scheinbar geheilten Bang-Erkrankungen mit einem erneuten Auftreten von Fieber, Organsymptomen und charakteristischem Blutbild gerechnet werden muß. Je später die Brucellose aufgedeckt und behandelt wird, desto vorsichtiger muß die Prognose gestellt werden. Mit einer *Lebercirrhose* ist nach Bertschinger (1942), Löffler, Moroni und Frei (1955) bei 30% aller Bang-erkrankten Patienten zu rechnen. Rathert (1954) beobachtete bei einem Patienten mit febris undulans melitensis Bruce eine erhebliche Hepatosplenomegalie, bei der die Behandlung mit Terramycin, Bluttransfusionen, Prohepar usw. ohne Erfolg blieb.

Eine frühzeitige Diagnosestellung und eine Therapie in der ersten und zweiten Phase der Krankheit wird möglicherweise in Zukunft die Zahl der Spätschäden wesentlich absinken lassen.

*Die Prognose ist im Hinblick auf die Hauterscheinungen günstig zu beurteilen.* Lediglich allergische Hautreaktionen, die z.T. als Brucellen-bedingt anzusehen sind und durch tierisches Protein bzw. Abbauprodukte ausgelöst werden, können bei Tierärzten eine Arbeitsunfähigkeit für lange Zeit zur Folge haben.

Die Brucellose scheint eine Teilimmunität zu hinterlassen, doch ist diese Frage noch nicht endgültig geklärt.

# XI. Histologie

## 1. Histologie der inneren Organe

Die histologischen Substrate der Brucellose an inneren Organen wurden eingehend von W. JADASSOHN (1934), METTIER und KERR (1934), GOENELLE und WARTER (1935), v. ALBERTINI und LIEBERHERR (1937), RENNIE und YOUNG (1936), LEVY und SINGERMANN (1938), ROGER und SARADON (1938), LAGGIFFOUL (1938), KNIGHTON (1938), RABSON (1939), BRUNNER (1939), SMITH und CURTIS (1939), PARSONS und POSTON (1939), LEMAIRE, PORTIER und BERTRAND (1937), ROGER und POURSINNES (1938), MERSSEMANN, DECHAUME und POMME (1936), SCHEIDEGGER und STERN (1937), CHASSOT (1940), BERTSCHINGER (1942), BLOOMFIELD (1942), LÖFFLER, MOESCHLIN und WILLA (1943), POPP (1944), WEGENER (1947), STETTBACHER und WEGMANN (1949), PEDRO-PONS und FARRERAS VALENTI (1949), CAZAL (1949), SPINK, HOFFBAUER, WALKER und GREEN (1949), LOWBEER (1949), WERNER (1949), LÖFFLER, MORONI und FREI (1955) u. a. beschrieben.

Nach FREI (1955) finden sich in den Hoden brucellosekranker Tiere multiple, verkapselte Abscesse mit Epitheloidzellen und polymorphkernigen Zellen in der Peripherie, sowie Langhanssche Riesenzellen in der Kapsel. HUTCHINGS, GELEZ und DONHAM (1946), BURGISSER (1952) und GODGLÜCK u. HOFFERBER (1952) fanden bei mikroskopischen Untersuchungen neben nekrotischen Herden im Hodengewebe der Tiere ausgedehnte Proliferation des intertubären Bindegewebes mit starker lymphocytärer und histocytärer Infiltration, sowie mit Riesenzellen vom Langhansschen Typ. Im Nebenhoden fanden sie erbsen- bis haselnußgroße Abscesse, ausgedehnte Proliferation des intertubulären Gewebes mit Haufen von Lymphocyten und Histiocyten. Bei exsudativen Prozessen fanden sich nach LÖFFLER, MORONI und FREI (1955) Hyperämie und Exsudation von serofibrinösem, manchmal hämorrhagischem Exsudat mit cellulärer Durchsetzung von meist eosinophilen, seltener neutrophilen Granulocyten, nicht selten verbunden mit herdförmigen Nekrosen und multiplen Abscessen. Bei den produktiven Vorgängen kommt es zur Bildung einer infektiösen Granulationsgeschwulst mit epitheloiden Zellen, ausgezeichnet durch mäßig stark eosinophiles Protoplasma und blassen, chromatinarmen, polymorphen (meist rund bis eiförmigen) Kern. Es sind reichlich lymphocytoide Zellen, dazwischen eosinophile und neutrophile Granulocyten, Riesenzellen — teils wie Langhanssche mit wohlgeordneter, teils wie Sternbergsche mit unregelmäßiger Kernverteilung — und meist reichlich Fibroblasten vorhanden. Bei reparativen Vorgängen beobachteten LÖFFLER, MORONI und FREI (1955) eine fibröse Umwandlung der Granulome im Sinne von sklerosierenden Prozessen, Bildung von kollagenen Fasern, teils Umwandlung in Hyalin, teils Resorption der fibrinen Massen. Bei Untersuchung der Granulome im Gitterfaserpräparat fanden sie die Gitterfasern in der Randzone relativ vermehrt sowie auffallend dick und plump. Bei der Methylpyroninfärbung erkannten LÖFFLER und v. ALBERTINI (1930) hier eine große Anzahl von typischen Plasmazellen.

## 2. Histologie der Hauterscheinungen

Für die Hautbrucellosen finden sich ausführliche histologische Darstellungen bei GOTTRON und BURGERS (1957). Bei einem $17 \times 12$ mm großen livid-verfärbten, scharf begrenzten Erythem, das außer einer nur bei Fältelung sichtbar werdenden Atrophie keine Oberhautveränderung erkennen ließ, und das bei Betastung nur eine sehr oberflächliche, ganz geringgradige Konsistenzvermehrung zeigte, fand BURGER (1957) folgenden histologischen Befund: Völlig unveränderte Epidermis.

Cutane Infiltrationen nur bei darauf gerichteter Untersuchung an einzelnen Stellen perivasal und auch periglandulär feststellbar. Gefäße weitgestellt, nicht vermehrt. An den Gefäßen wurden keine auffallenden Wandveränderungen festgestellt. Die Erreger fanden sich als reihenartig angeordnete kokkoide Stäbchen in Gefäßnähe, ohne deutliche celluläre Reaktion der Umgebung.

Burger (1957) gibt an, daß bei einem histologisch kontrollierten Verlauf von Hautbrucellose zunächst allgemeine Gefäßerweiterungen, die sich klinisch in einem zart bläulich-roten Erythem äußern, zu finden sein werden. Um die weitgestellten Lumina findet man kleine Infiltrate von histiocytären Elementen. In diese Infiltrate sind reichlich Plasmazellen eingestreut. Dazwischen lassen sich einzeln und reihenartig angeordnete, plumpe, meist extracellulär gelegene kokkoide Stäbchen auffinden, die nach der Hansenschen Färbung rot erscheinen. Bei einem ungehinderten Fortschreiten des Krankheitsprozesses nimmt die plasmacelluläre, reticulo-histiocytäre Reaktion derartige Ausmaße an, daß es sogar klinisch zu ausgedehnten tiefcutanen, subcutanen Knotenbildungen kommt. Wenn auch das histologische Substrat einen multizentrischen Aufbau erkennen läßt, so ist doch kein für Brucellose typisches Granulom zu finden. Das ausgebreitet flächenhafte, cutane Infiltrat erinnert vielmehr nach Burger (1957) an entsprechende Befunde in Lymphknoten und Milz, die Haslhofer (1933) erhoben hat, wenn er über die beträchtliche Vermehrung des Reticulums durch Wucherung seiner Zellen berichtet, die dabei verschiedene Gestalt- und Kernformen aufweisen, wobei das Bild einer ziemlich gleichmäßig verteilten ausgebreiteten großzelligen Umwandlung zustande kommt. Auch Teodori (1943) hat noduläre diffuse Wucherungen des Reticuloendothels in Milz und Leber bei menschlicher Brucellose gesehen. Bei noch langfristigerer Entwicklung sah Burger schließlich die zur Erweichung und Einschmelzung führende Form der Brucella-Infektion an der Haut. Kasuistische Mitteilungen solcher Fälle sind von Grilichess (1930), Schüpbach (1940), Hegler (1933), Piulachs (1951), Löffler-Moeschlin und Willa (1943), Pacheco (1955), Steiger (1955), Joske und Finckh (1955) u.a. gemacht worden.

Burger fand bei dem typischen Brucellosegranulom der Haut neben den oben angegebenen Zellelementen reichlich mehrkernige Riesenzellen vom Fremdkörper- und Langhans-Typ. Derartige Erscheinungen an inneren Organen haben Löffler und v. Albertini (1930) sowie Lieberherr, Wohlwill, Bertschinger (1942) u.a. beschrieben. Auch die von Stettbacher und Wegmann (1949) beobachteten chromatinreichen Kerntrümmer, die zwischen die wohlerhaltenen Kerne der Reticulumzellen reichlich eingestreut sind, fand Burger in ihrem Präparat. Sie konnte jedoch auch bei dieser Form die kokkoiden Stäbchen erkennen. Auf Vaccination mit febris undulans-Vaccine Hoechst, die nach der Vorschrift in die Muskulatur des Tensor fasciae latae injiziert wurde, beobachtete Burger ein tiefcutanes Infiltrat. Gottron vermutete hier einen dem Geschehen der Tuberkulin-Reaktion vergleichbaren Vorgang. Histologisch fanden sich unter einer verbreiterten Epidermis in der oberen Cutis einzeln liegende, meist perivasal geordnete, gemischtzellige Herde. In der Tiefe fanden sich mehr knötchenförmige Infiltrate, im Fettgewebe beginnende lipophage Granulome. Cystologisch herrschten reichlich Rundzellen und Histiocyten vor. Des weiteren fielen Anhäufungen von Eosinophilen mit Auflösung und Austritt von Granula auf. Da diese Veränderungen durch abgetötete Brucellakeime hervorgerufen wurden, also nicht durch den Erreger selbst, sondern vielmehr durch seine Toxine, läßt sich nach Gottron und Burger (1957) erneut eine Parallele zur Tuberkulose erkennen. Catel, Wurm und Gottron (1955) fanden bei systematischen histologischen Untersuchungen der Tuberkulin-Reaktion gerade im Bereich des subcutanen

Fettgewebes und insbesondere im Bereich der Bindegewebssepten des subcutanen Fettgewebes epitheloidartige Fibroblastenknötchen reticulären Aufbaues mit beginnender Riesenzellbildung. Von einem knotigen Infiltrat bei chronischer Brucellose wurden histologische Schnitte angefertigt.

BURGER (1957) beschrieb das histologische Bild folgendermaßen:
Ein Hauptinfiltrat, das in mehrere Zonen unterteilt werden konnte,
1. Im Zentrum nekrotische, z.T. verflüssigte Massen mit reichlich Leukocytentrümmern.
2. Intermediär eine Zone, die stark vascularisiert war und innerhalb derer immer wieder knötchenförmige, fast epitheloide Anordnungen mit bezirksweise bizarren, aber auch Langhans-artigen Riesenzellen eingelagert waren. Im Zentrum dieser Knötchen sah sie einzelne und zusammenlagernde Hohlräume, die den Eindruck abgelaufener, lipophager Granulome erweckten.
3. In der peripheren Zone schließlich überwogen Histiocytenzellen mit fibroblastenartigen Zellkernen. Das Infiltrat war streckenweise sehr dicht und wies kaum Leukocyten, insbesondere keine Eosinophilen und auch wenig neugebildete Gefäße auf. Bei der Versilberung traten die tuberkuloiden Reaktionszentren besonders deutlich in Erscheinung, da dort die versilberten Fasern weitgehend zerstört waren. Eine auffällige Neubildung von Reticulumfasern war nicht vorhanden. Einzelne kokkoide Körperchen in gruppierter und reihenartiger Anordnung an den Randanteilen des Abscesses, und zwar in plasmazellreicher Umgebung, die nach der Hanseschen Färbung rot erschienen und die WUNDT (1955) als mit Brucellen vereinbar ansah, wurden nachgewiesen.

# XII. Diagnose

*Die Hauterscheinungen sind bei den Brucellosen nicht so typisch, daß man ohne weitere Hilfsmittel zu einer Diagnosestellung kommen könnte.* Das Auftreten von *Hämorrhagien, Petechien, Ekchymosen, unklaren Exanthemen und Haarausfall* sollte den Untersucher veranlassen, an eine Brucellose zu denken. Die anamestischen Angaben über für Brucellose *exponierte Berufe* und klinische Symptome, wie *undulierendes Fieber*, Abgeschlagenheit usw., sind eine äußerst wertvolle Hilfe für die Ausrichtung der weiteren Untersuchungen. Bei Tierärzten, im Fleischgewerbe und in der Landwirtschaft tätigen Personen, bei Personal an bakteriologischen Instituten, aber auch bei Hausfrauen muß nach den neuesten Angaben von ANDERS (1959) über die Verbreitung der Abortus-Brucellose auf einzelne Berufsgruppen in den Jahren 1950—1958 bei unklaren Hauterscheinungen auch an eine Brucellose gedacht werden. Von 100 Erkrankten im Bundesgebiet gehörten allein 65 den oben angegebenen Berufen an. Die rechtzeitige diagnostische Klärung ist für den Grad der Erwerbsminderung von ausschlaggebender Bedeutung, da sich bei zu später Erkennung Dauerschäden trotz moderner therapeutischer Maßnahmen nicht vermeiden lassen.

Besondere Beachtung muß bei der Diagnosestellung dem undulierenden Fieber zugemessen werden. Die nächtlichen Schweiße, die im Zusammenhang mit den undulierenden Fieberattacken auftreten, geben weiterhin einen wichtigen Hinweis. Auch die sonstigen klinischen Befunde, die im einzelnen im Kapitel „Klinik" erläutert wurden, sind weitere Hilfsmittel zur Diagnosestellung.

Eine Sicherung der Diagnose gelingt häufig durch den Nachweis der Brucellen im Inhalt kleinster Bläschen und Blasen, durch Abstriche von Geschwüren, durch Untersuchung des Absceßeiters auf Brucellen und vor allem durch die Züchtung der Brucellen aus dem Blut. Es ist hierbei jedoch besonders darauf zu achten, daß das Blut im Fieberanstieg abgenommen wird, da sonst die Züchtungsergebnisse wesentlich schlechter ausfallen. Eine Kultur aus dem Urinsediment kann bei Abnahme des Urins einige Stunden nach einem Fieberanfall die Diagnose sichern. Da der Erregernachweis wegen der schwierigen Kulturbedingungen häufig erst nach längerer Zeit und manchmal erst bei wiederholten Züchtungsversuchen zu führen ist, besitzen die Agglutinationsreaktionen, die Komplement-

Bindungsreaktion und die Flockungsreaktionen bei sachgemäßer Wertung eine hervorragende diagnostische Bedeutung. Die übrigen Methoden, wie der Opsono-cytophagie-, Blocking-, Coombs- und Cutantest können in Zweifelsfällen zur Diagnosestellung mit herangezogen werden. Eine Diagnose ex juvantibus ist abzulehnen.

# XIII. Differentialdiagnose

Die Möglichkeit der Differentialdiagnose zwischen febris undulans melitensis Bruce, febris undulans bovina Bang und febris undulans suis Traum ist in den vorangegangenen Kapiteln schon eingehend besprochen worden. *Eine eindeutige Unterscheidung der Hauterscheinungen ist bei den verschiedenen Brucelloseformen nicht möglich.* Die klinischen Erscheinungsbilder an der Haut sind so polymorph, daß man auch an Erythema exsudativum multiforme, Erysipel, Lues, Erythema nodosum, Ekzemformen, Pityriasis rosea, Pemphigus, Tuberculosis cutis colli-quativa sowie an Masern-, Scharlach- und Typhusexantheme denken muß. *Bei differentialdiagnostischen Erwägungen muß darauf geachtet werden, daß die Haut-erscheinungen bei Brucellose in den meisten Fällen auf äußere Therapie nicht ansprechen.*

Wichtig erscheint auch eine Differenzierung der brucellösen Hauterscheinungen von den akut auftretenden, häufig urticariellen Exanthemen, die bei Tierärzten nach vaginalen Eingriffen schon von Haxthausen und Thomsen (1931) und W. Jadassohn (1932) beobachtet wurden. Es kann sich hier um eine *Allergie gegen tierisches Eiweiß* bzw. dessen Zersetzungsprodukte handeln. Bei entspre-chender Anamnese, Beachtung der Fieberkurve, der Hepatoplenomegalie, der Leukopenie und dem Vorkommen von Eosinophilen bei absoluter und relativer Lymphocytose dürfte es nicht schwerfallen, mit Hilfe serologischer und bakterio-logischer Methoden eine Brucellose von anderen Krankheitsbildern abzugrenzen. Schwierig ist die Trennung jedoch gegenüber Typhus abdominalis, Paratyphus und *Tularämie*, da hier bei der serologischen Diagnostik *nicht selten Mitagglutina-tionen* auftreten, die im Titer fast gleich hoch sein können. In diesen Fällen ist eine Wiederholung der Untersuchungen und der Versuch eines bakteriologischen Nachweises angezeigt. Für die Abtrennung der chronischen Brucellosefälle von anderen Infektionskrankheiten sind die Komplement-Bindungs- und Flockungs-reaktionen ein wichtiges Hilfsmittel.

Die klinische Abgrenzung gegenüber einer Miliartuberkulose bietet weniger Schwierigkeiten als die gegenüber einem Typhus. Äußerst diffizil kann die Unter-scheidung von einer Sepsis bzw. Endocarditis lenta im akuten Stadium sein. Die Trennung von Malaria und Lues dürfte auf Grund der serologischen und bakteriologischen Methoden in den meisten Fällen keine großen Schwierigkeiten bereiten. Zu vielen diagnostischen Irrtümern können die Symptome seitens des Bewegungsapparates führen (Löffler, Moroni, Frei 1955). Differentialdiagno-stisch ist hier an eine Spondylitis tuberculosa, Polyarthritis rheumatica und tuberculosa und sonstige spezifische und banale Osteoarthritiden und Osteo-myelitiden, aseptische Knochennekrosen (Schuermann 1958, Berthes 1958, Schlatter 1958, Köhler 1958 und Kienböck 1958) zu denken. Tumormeta-stasen, Myelome, neuromuskuläre Affektionen sind weiterhin abzugrenzen. Die Neuro-Brucellosis ist wegen der Vielfalt der Symptome nicht leicht von der Meningitis bei Tuberkulose, Leptospirose, Mononucleose (Pfeiffer 1958), Meningitis epidemica, Poliomyelitis anterior, Polioencephalitis superior, Parkin-sonismus ostencephaliticus, multiplen Sklerose, Rückenmarkstumoren, Landry-schen Paralyse, akuten Porphyrie, Polyneuritis peripherica-alcoholica-diabetica und rheumatica zu trennen. Die große Vielfalt der klinischen Symptome bestätigt die besondere Bedeutung der bakteriologischen und serologischen sowie der anamnestischen Daten für die Erkennung der Brucellosen.

# XIV. Therapie

In den letzten Jahren hat sich die *Behandlung der Brucellose mit Antibioticis* immer mehr durchgesetzt und andere früher geübte Methoden, wie die alleinige Anwendung von Vaccinen (LAUDA 1936, ZAVADSKAJA 1948, DEMJANOW 1949, BANK 1949, HERBST und ZIMA 1950, DEMJANOW 1951, ŠAPIRO 1953, BOGDANOV und BALVBERDINA 1953, ZDRODOWSKI, VERCHILOWA und KOTLAROVA 1956, CARPENTER 1956, SIEGRIST 1957, ZDRODOWSKI, VERSHILOWA und KOTLAROVA 1957), Sulfonamiden (BETHOUX, GOURDON und ROCHEDIX 1937, PUNCH 1938, CHINN 1940, KING und LUCAS 1941, SAPINSKI 1942, HALL und SPINK 1943, DAVIS 1943, LAURENTIUS 1943 u. a.), Arsenverbindungen (POSTON und LEAVELLI und AMOS 1931, BERGER und SCHNETZ 1937, ANDRÉN 1940, HARSTING 1940 u. a.), Kollargol (LÖFFLER, MORONI und FREI 1955), Rivanol usw. weitgehend verdrängt. Dies liegt vor allem in der im wesentlichen zufriedenstellenden Wirkung der antibiotischen Mittel, unter denen *Aureomycin* (SPINK, BRAUDE, CASTANEDA und GOYTIA 1948, BRAUDE, ABRAHAM, HALL, WENDELL und SPINK 1949 u. a.), *Streptomycin und Chloromycetin* (HALLMANN 1954) besonders hervorzuheben sind (WINTER, SCHMIDT, HUELS und STRAUCH 1956 u. a.). Aber auch mit Terramycin (KNIGHT und SACHEZ 1951), Tetracyclinen (CHAVEZ, NAVA FUENTES 1956, MAX 1955, SANCHEZ, FÖPRES, BECERRA und GRANDA 1955), Neomycin, Achromycin (NASEMANN 1955) und Erythromycin (URTEAGA, LARREA und CALDERON 1955) wurden Behandlungserfolge erzielt. *Gegen Penicillin sind die meisten Brucellastämme resistent.* Besonders wirksam ist die *Kombination zweier Antibiotica*, wie z. B. *Aureomycin mit Streptomycin* (HERRELL, WALLACE und BARBER 1950, LÖFFLER und MORONI 1951, HILTRY 1952, ILKER 1955 u. a.) oder die Kombination eines Antibioticums mit Sulfadiazin (HARRIS und JETT 1948, HILTY 1952, ACKERMANN 1952, HADORN 1955 u. a.).

*Gleichzeitige Immunserumgaben hemmen die antibiotische Wirkung* (JACOTOT und VALLÉE 1954). Streptomycin wird in einer Dosierung von 1—2 g täglich über 14—21 Tage, Aureomycin in der Dosierung von 2—4 g täglich ebenfalls über 14—21 Tage verordnet. Gibt man unterstützend Sulfadiazin, so kann dieses in einer täglichen Dosis von 3 g über 14—21 Tage verabreicht werden. In Fällen, bei denen die antibiotischen Mittel allein oder kombiniert mit Sulfonamiden versagen, greift man immer noch zu der schon früher angewandten *intravenösen Vaccinetherapie*. Hierzu wird meist eine polyvalente Vaccine verwendet, aber auch Antigene der einzelnen Typen der Brucellen sowie durch chemische Methoden hergestellte Antigene, wie z. B. die Foshay-Brucella-Antigene werden appliziert. Es ist zu empfehlen, die Vaccinetherapie mit kleinen Dosen zu beginnen, da sonst eine Sensibilisierung mit Schädigung von Niere, Leber und Herz auftreten kann. Man beginnt mit der Injektion von 1 Million Keimen und steigert dann die Keimzahl der jeden zweiten Tag vorgenommenen Injektionen auf 200 Millionen Keime. DEMJANOV (1949) schlägt eine *intracutane Vaccinetherapie* vor, bei deren Anwendung er gute Erfolge sah.

Er begann mit Injektionen von 25 Millionen Keimen in je 0,1 ml an zwei Injektionsstellen, die 3—10 cm voneinander entfernt lagen, wechselnd an Armen, Beinen, Rücken usw. An den folgenden Tagen vermehrte er die Impfstellen jeweils um 2, so daß es am 7. Tage insgesamt 14 waren.

Auch die kombinierte Vaccinetherapie, d.h. eine kombinierte antibiotische Therapie mit zusätzlichen Vaccineinjektionen alle 2 Tage, wurde bei schwierigen, therapieresistenten Fällen empfohlen.

Eine *unspezifische Reizkörpertherapie* mit Kollargol (LÖFFLER und zahlreiche Nachuntersucher) hat sich sehr bewährt, während Kolloidalsilberverbindungen ohne Erzeugung von Fieber wirkungslos waren.

Mit Goldpräparaten wurden nur unsichere Erfolge erzielt, ebenso war die unspezifische Umstimmungstherapie mit Milch, Pyrifer, Omnadin, Eigenblut und anderen Mitteln meist unbefriedigend (LÖFFLER, MORONI und FREI 1955). In seltenen Fällen führte eine Milzexstirpation (INTROZZI 1940) sowie einmal eine Strumektomie (BRUNNER 1939) zur Heilung.

In der symptomatischen Behandlung finden das Causyth (NAEGELI und ROHR 1937), physikalische Maßnahmen und die Applikation von Vitaminen Beachtung. Causyth hat sich in einigen Fällen bei der Therapie der Bangschen Krankheit bewährt, in anderen Fällen war es jedoch ohne Erfolg. Wegen der Gefahr einer Agranulocytose wird es heute kaum noch benutzt.

Zusätzliche *physikalische Maßnahmen*, wie Diathermie, Röntgenbestrahlung der Milz, Bäderbehandlung und die Anwendung von Ultraschall kommen vor allem bei chronischen Brucellosen in Frage.

Die Vitamine werden vorwiegend in Form von Polyvitaminpräparaten verabreicht.

Bei der Therapie der chronischen Brucellosen ist noch besonders hervorzuheben, daß die alleinige Verabreichung antibiotischer Mittel nicht immer zum Ziel führt. LÖFFLER, MORONI und FREI (1955) empfehlen eine antibiotische Kombinationstherapie, die durch folgende Therapeutica ergänzt wird:

a) Eine Veritol-Provokation, täglich zweimal 20 mg Veritol sulf. subcutan, oder

b) eine Kollargol-Schocktherapie. Intravenöse Injektion von Kollargol in Abständen von 48 Std, beginnend mit 0,3—0,5 ml, dann Steigerung auf 1,0—1,5, 2,0—2,5 ml bis maximal 10,0 ml Kollargol, oder

c) eine intravenöse spezifische Vaccinetherapie. Intravenöse Injektionen von polyvalenten Brucellavaccinen in Abständen von 2 Tagen.

Die jeweilige Provokationstherapie wird während der kombinierten antibiotischen Behandlung durchgeführt.

Tier- und in vitro-Versuche zur Prüfung der Wirksamkeit von Sulfonamiden und Antibiotica auf Brucellen wurden von HALL und SPINK (1948), MAGOFFIN und ANDERSON und SPINK (1949), HOLM u. MCNUTT (1949), HOLM und MOORE (1950), BRAUDE und SPINK (1950), SHAFFER, KUCERA und SPINK (1953), BUNNEL, BAY und HUTCHINGS (1953), DE MELLO (1953), JACOTOT und VALLÉE (1954), CARPENTER, NELSON, KLEIN, RAWLINGS, BOAK und WEIMER (1955), WERNER und KNIGHT (1957), BÜRKI (1957), PARNAS, BEDNARSKI, KOZAK und GLINSKI (1957), ROUX, BRUNEL und MAI (1958) a.a. durchgeführt. HEILMAN, HERRELL und BARBER (1949) aus der Mayo-Klinik prüften die Wirkung von Chloromycetin, Aureomycin, Dihydrostreptomycin und Sulfonamiden in ausgedehnten Mäuseversuchen, im einzelnen und in Kombination.

Die Mäuse erhielten intraperitoneal 5 Millionen Brucella bovina- bzw. Brucella suis-Keime injiziert. 65 Std später begann die Behandlung. 22 Std nach Beendigung der Therapie wurden die Tiere getötet und die Gesamtmilz auf Brucellen untersucht. Die steril entnommene Milz wurde in Bouillonkolben gegeben und nach einigen Tagen von dort Plattenkulturen zur Auszählung der Keime angelegt.

Die verwendeten Präparate (Tabelle 6) bzw. Kombinationen wurden in der Reihenfolge der steigenden Wirksamkeit aufgezählt.

*Nach Ansicht der Autoren ist die antibiotische Polypragmasie durch die Versuche weitgehend bestätigt.* Es kommt tatsächlich zu einer Wirkungssteigerung bei der Kombination verschiedener Antibiotica und Sulfonamide. In der Mayo-Klinik wird deshalb eine Kombination von Aureomycin und Dihydrostreptomycin nach folgendem Schema durchgeführt:

Am ersten Tag der Behandlung 1,5 g Aureomycin, dann laufend per os in dreistündigen Gaben 3 g täglich. Zusätzlich am ersten Tag 1 g, dann 2 g Dihydrostreptomycin intramuskulär in zwei oder auch mehr Einzelgaben täglich. Nach Abfall des Fiebers am dritten oder vierten Tag Weiterbehandlung nach dem gleichen Schema noch etwa 8 Tage. Die Kur ist nach insgesamt 15 Tagen beendet. Bei Brucellosen mit Lokalmanifestationen und sonstigen Komplikationen soll mit einer 20—30tägigen Kur nach dem obigen Schema eine klinische Heilung zu erzielen sein. Andere Autoren, so SPINK, BRAUDE, CASTANDEDA und GOYTIA (1948), DEBONO, HARRIS und JETT (1948), PULASKI und AMSBACHER (1947), SCARTET, EISELE und McCULLOUGH, SPINK, HALL, SHAFFER und BRAUDE (1948), OLTRAMARE (1952), WERNER und KNIGHT (1957) u. a. berichten gleichfalls über mehr oder minder erfolgreiche

Tabelle 6. *Wirkung der Antibiotica und Sulfonamide auf Brucellen im Tierversuch* (HEILMAN)

| Präparate | Keimzahl | Fehlergrenze |
|---|---|---|
| Sulfonamide + Dihydrostreptomycin | 402000 | ± 69000 |
| Chloromycetin + Aureomycin . . . | 265000 | ± 95000 |
| Chloromycetin . . . . . . . . . . | 258000 | ± 91000 |
| Chloromycetin + Sulfonamid . . . | 220000 | ± 56000 |
| Aureomycin . . . . . . . . . . . | 182000 | ± 95000 |
| Aureomycin + Dihydrostreptomycin | 5000 | + 1000 |
| Aureomycin + Dihydrostreptomycin + Sulfonamid . . . . . . | 3000 | ± 2000 |

Behandlung der Brucellose mit einer *Kombination verschiedener Antibiotica und Sulfonamide*. HERTER (1956) betont, daß Aureomycin, kombiniert mit Vitamin B das Mittel der Wahl sei.

Ein völliges Versagen der antibiotischen Therapie bei drei Patienten mit febris undulans suis Traum wurde von GREEN, THOMAS und STEIN (1950) festgestellt. Die Nebenwirkungen der angeführten Medikamente sind von der Therapie anderer Infektionskrankheiten her allgemein bekannt, so daß im Rahmen dieses Beitrages auf eine ausführliche Darstellung verzichtet werden kann.

*Zusammenfassend kann festgestellt werden, daß auch die Brucellosen des Menschen mit einer antibiotischen Kombinationstherapie am wirkungsvollsten bekämpft werden können.* Sofern es sich um unkomplizierte, akute Fälle handelt, genügt oft die Behandlung mit einem Antibioticum, z. B. Aureomycin, Achromycin oder Tetracyclin, obgleich man in Tierversuchen bei alleiniger Anwendung eines Antibioticums keine überzeugenden Erfolge erzielen konnte. Sicherer ist auch beim Menschen eine kombinierte antibiotische Therapie, wie sie die chronischen Brucellosen unbedingt erfordern, z. B. eine Kombination von Aureomycin mit Streptomycin, bzw. Achromycin mit Streptomycin oder Tetracycline mit Streptomycin und eventueller zusätzlicher Medikation von Sulfonamiden. Insbesondere bei chronischen, resistenten Fällen scheint die Anwendung von Vaccinen sowie Sulfonamiden neben der antibiotischen Therapie diese in ihrer Wirkung zu unterstützen. Auch die oben angegebenen Provokationsverfahren können die Kommationstherapie wesentlich unterstützen.

Bei Berücksichtigung dieser Gesichtspunkte kann man heute von einer erfreulichen Wandlung im Hinblick auf die Prognose der Brucellosen sprechen.

Die akuten Fälle sind meist heilbar, die chronischen bleiben jedoch trotz intensiver moderner Therapiemaßnahmen häufig problematisch. Der nicht eindeutige Erfolg liegt hier wohl vor allem darin, daß es nicht gelingt, die antibiotischen Substanzen in jedem Fall an die Brucellendepots heranzubringen.

# XV. Prophylaxe

„Es gibt wahrscheinlich zur Zeit keine Tierkrankheit in den USA, die eine größere Gefahr für die öffentliche Gesundheit darstellt, als die Brucellose", schrieb Mingle 1951 und wies darauf hin, daß eine völlige Ausrottung der Brucellose ein ebenso notwendiges wie erreichbares Ziel sei. Diese Feststellung gilt mit entsprechenden Abwandlungen für die meisten Länder der Erde.

Für die Bekämpfung der Brucellosen kommen

a) *die Schutzimpfung der gesunden Tiere,*

b) *Absonderung und Schlachtung der kranken Tiere* in Frage. Da vom wirtschaftlichen Standpunkt meist nur die erste Lösung in Betracht gezogen werden kann, besitzt dieses Verfahren auch für die Bekämpfung der Brucellose bei Tieren vorerst noch die größte Bedeutung. Seelemann (1950, 1953, 1954), Olson (1948), Lindley und Lander (1949), Bendixen (1949), Holmberg (1950), Bouvier (1950), McCullough, Eisele, Wesley und Byrne (1951), Schaaf (1953), Börger (1955), Held, Bauer und West (1958), aber auch zahlreiche andere Autoren, so Meyer (1957), Renoux (1950) u. a. haben sich eingehend mit der Diagnostik und Bekämpfung der Brucellosen bei Haustieren durch Immunisierung beschäftigt und den Wert dieser Methode eindeutig herausgestellt. Eine Ausmerzung kranker Tiere und Desinfektion der Ställe ist in manchen Fällen die einzig sichere und notwendige Bekämpfungsmaßnahme, vor allem bei Schafen und Schweinen, die häufig mit Brucella melitensis Bruce und Brucella suis Traum infiziert sind.

Vermeidung von Zukauf kranker Tiere und eine sorgfältige Überwachung der Wander-Schafherden wird die Bekämpfung der Brucellose wirksam unterstützen. Wichtig erscheinen auch die in den letzten Jahren gemachten Erfahrungen über eine Brucellose der Hasen, die für eine allgemeine Verbreitung und Übertragung auf den Menschen nicht unberücksichtigt bleiben dürfen (Jacotot und Vallée 1952, Burgisser 1953, Bendtsen, Christiansen und Thomsen 1956). Morse (1951) warnte vor der Übertragung der Brucellose durch Hunde. Bei Blutuntersuchungen von 1565 Hunden wurden von verschiedenen Forschern 241 positive serologische Reaktionen ermittelt.

Die Verhütung von Seucheneinschleppung in gesunde Bestände ist trotz aller erforderlichen Maßnahmen wesentlich billiger als die evtl. nötig werdenden Bekämpfungsmaßnahmen (Diernhofer 1953). Zur Verhinderung einer weiteren Ausbreitung der Brucellose sind einschneidende Bekämpfungsmaßnahmen und für eine gewisse Zeit große Geldmittel des jeweiligen Staates notwendig.

Für die Vermeidung der menschlichen Brucellose ist eine enge Zusammenarbeit zwischen den Human- und Veterinärmedizinern erforderlich. Die Menschen-Brucellose kann

a) durch den Schutz der Gesamtbevölkerung vor indirekter Übertragung und

b) durch den Schutz bestimmter Berufsgruppen vor Kontaktinfektionen weitgehend vermieden werden. Früher standen Milch und Milchprodukte bei der Übertragung der Brucellose im Vordergrund (Agius 1945, Hess und Sackmann 1953, Kronewett, Lear und Metzger 1954, Harms und Wegener 1954, Gargani und Guerra 1957). Nach Gargani und Guerra überleben sowohl Brucella bovina Bang als auch Brucella melitensis Bruce in der Butter mindestens 8 Wochen. Die Infektionsgefährdung durch das Trinken brucellenhaltiger Milch ist jedoch wesentlich geringer als die durch Kontakt mit brucellenhaltigem Fleisch (Leresche, Despres und Valette 1957, Löffler 1952, Feder 1953, Meyn, Schliesser und Ehrle 1957, Krüger 1958, Lerche und Entel 1958). Eine Kühlung und Aufbewahrung bei 0° C sowie eine Pökelung des Fleisches genügt selbst bei einer Lagerung von 2 Monaten nicht, die Brucellen abzutöten. Eine Brauchbarmachung des mit Brucella suis — oder anderen Brucellatypen infizierten Fleisches ist nur durch Kochen oder Dämpfen möglich (LINDENSTRUTH 1952 und 1953). Eine prophylaktische Impfung durch subcutane Vaccine-Einspritzung ist wegen ihrer sehr umstrittenen Wirksamkeit und sonstiger damit verbundener Gefahren beim Menschen nicht zu empfehlen. Personen in besonders infektionsgefährdeten Berufsgruppen sollten bei ihrer Tätigkeit desinfizierende Salben benutzen oder Gummihandschuhe tragen.

Bei Infektionen der Haut mit Brucellen ist eine gründliche Waschung und Desinfektion und sorgfältige Nachbeobachtung unter allen Umständen erforderlich. *Brucelloseerkrankungen und Todesfälle beim Menschen sind anzeigepflichtig.* Eine Isolierung der Kranken ist meist nicht erforderlich, da die Infektion von Mensch zu Mensch nur ganz selten vorkommt. Bedeutungsvoll sind jedoch die Fälle, bei denen eine Orchitis zu beobachten ist und eine Übertragung durch den Geschlechtsverkehr vermieden werden soll.

Bei Blutspendern (STRAUCH und WINTER 1957) sollte nach KNOLL und SCHOSTOL (1956) neben den üblichen Untersuchungsmethoden eine sorgfältige Anamnese im Hinblick auf eine Brucellose und serologische Blutuntersuchung obligatorisch sein.

## Literatur

ACKERMANN, G.: Diagnose und Therapie der Bangschen Krankheit in der Allgemeinpraxis. Dtsch. med. Wschr. **1952**, 1090. — AGIUS, E.: The prepention of human brucella infection in Malta. Arch. Inst. Pasteur Algér. **23**, 93 (1945). — AHRINGSMANN, H.: Heilung der Bangschen Krankheit durch Prontosil. Münch. med. Wschr. **1937**, 1778. — AICHELBURG, U.: Di: Agglutination aspécifique avec la fuchsine basique dans les microbes du groupe Brucella. Boll. sez. ital. **6**, 30 (1934). — AJELLO, L.: A proposito del lavoro del Prof. FICI: „Localizzazione nellàpparecchio respiratorio da grave infezione melitense con reporto radiografico reticolo-micronodulare. Riv. Pat. Clin. Tuberc. **14**, 675 (1940). — Die Granulombildung bei Brucellainfektionen. Boll. Ist. sieroter. milan. **30**, H. 1/2, 1—17 (1951). — AKIJEW, A.K.: Die Dynamik opsono-phagocytärer Reaktion bei Brucellose. Sovetsk. Med. **11**, 22 (1950). — ALBERTINI, A.v., u. W. LIEBERHERR: Beiträge zur pathol. Anatomie der Febris undulans Bang. Frankfurt Z. Path. **51**, 69 (1937). — ALEKSEJENKO, M.I.: Die opsono-phagocytäre Reaktion bei der menschlichen Brucellose. Sovetsk. Med. **4**, 16 (1950). — ALESSANDRINI, A.: La diffusione della Brucellosis in Italia. Ann. Igiene **48**, 205 (1938). — ALIVISTOS, G.P.: Milieu sythétique pour la culture des Brucella. VI. In. Kongr. Mikrobiol. Rom 1953, VI, S. 157—158. — ALTENBERN, R.A., H.S. GINOZA and D.R.WILLIAMS: Metabolism and population changes in Brucella abortus. I. Roles of alanine and pantothenate in population changes. J. Bakt. **73**, 691 (1957). — ALTENBERN, R.A., D.R.WILLIAMS, J.M. KELSCH and W. L. MAUZY: Metabolism and population changes in Brucella abortus. II. Terminal oxidation and oxygen tension in population changes. J. Bact. **73**, 697 (1957). — ALTHOFF, H., u. B. RATING: Über Lungenveränderungen beim Morbus Bang. Klin. Wschr. **1943**II, 597. — AMARAL ROGICK, F.: Presenca da brucella abortus no leite. Rev. Ind. Animal. **1940**, 1. — Pesquisas sóbre a brucelose caprina em Sao Paolo. Rev. Ind. Animal. **1941**, 1. — AMOSS, H.L., and M.A. POSTON: Undulant fever; isolation of the Brucella organism from the stools. J. Amer. med. Ass. **93**, 170 (1929). — Localization of Brucella. Int. Clin. **4**, Ser. 41, 93 (1931).— AMSLER, M., et F. VERREY: De l'utilité pratique de la ponction de la chambre antérieure. Ophthalmologica (Basel) **105**, 144 (1943). — ANDERS, W.: Gegenwärtiger Stand der Epidemiologie der Brucellosen des Menschen in der Bundesrepublik Deutschland. Bundesgesundheitsblatt Jg. 2, **22**, 353 (1959). — ANDERSEN, F.M.: Über die Möglichkeit einer Differenzierung zwischen spezifischen und unspezifischen Brucella-Serumreaktionen beim Rind. Nord. Vet.-Med. **13**, 289 (1961). — ANDRÉN, G.: Behandlung von Febris undulans mit Jodbismol. Svenska Läk.-Tidn. **1941**, 540. — ANGLE, F.E.: Treatment of acute and chronic Brucellosis (Undulant fever). Personal observation of an hundred cases over a period of seven years. J. Amer. med. Ass. **105**, 939 (1935). — ANINA-RADCENKO, N.D.: O poraženii žolcevyvodjaščick putej pri brucelloze. Zh. Mikrobiol. (Odessa) **6**, 21—23 (1953). Ref. Zbl. Bakt., I. Abt. Ref. **154**, 559 (1954). — ANTELAWA, N.W.: Zur Frage der chirurgischen Brucellose. Sovetsk. Med. **10**, 24—25 (1950). Ref. Zbl. Bakt., I. Abt. Ref. **150**, 559 (1952). — ATTINGER, E.: Febris undulans Bang unter dem Bilde einer schweren Myocarditis. Schweiz. med. Wschr. **1932**, 64. — AVERY, H.: Brucellosis. J. trop. Med. Hyg. **45**, 145 (1942). — AVEZZU, G.:

Über das paradoxe Phänomen bei der Agglutination der Brucellen. Boll. Ist. sieroter. milan. 30, H. V—VI, 247—258 (1951). — AZZI, E., e D. MIRCOLI: Grave sindrome Werlhofiana in corso di brucellosi. Splenect. clin. 7, 107 (1941).

BADOUX, V.: Quelques considérations sur la fièvre ondulante et son séroagnostic, Avantages de la fixation du complément. Schweiz. med. Wschr. 1942, 920. — BAECKER, F., u. H. HEINRICH: Zur Bang-Endokarditis. Münch. med. Wschr. 101, 2264 (1959). — BALANDIN, G.A.: K. voprosu o prirodnoj očagovosti brucelloza. Zh. Mikrobiol. (Mosk.) 1, 14—17 (1954). — BANG, B.: Die Ätiologie des seuchenhaften (infektiösen) Verwerfens. Z. Tiermed., N.F. 1, 241 (1897). — BANG, B., u. V. STRIBOLT: Den infektiose Kastning hos Kvaeget. Mskr. Dyrlaeg. 8, 146 (1896); 10, 321 (1898). — BANK, J.L.: Erfahrungen bei der Behandlung der Brucellose durch intrakutane Vaccineinjektion. Klin. Med. (Wien) 27, 83 (1949). — BARDENWERPER, H.W.: Human sickness caused by brucella abortus, strain 19. J. Amer. med. Ass. 155, 970 (1954). — BARSINI, G.: ACS-serum und Immunität bei Brucellosen. Boll. Ist. sieroter. milan 31, H. IX/X, 453—562 (1952). — BARTELS, E. C.: Sulfanailmide in undulant fever. New Engl. J. Med. 219, 988 (1938). — Erfahrungen mit der Abortus-Bang-Ringprobe im Rahmen des niedersächsischen Brucellose-Anerkennungsverfahrens. Mh. Tierheilk., Sonderteil „Tuberkulose und Brucellose 11, H. 3 (1959). — BASSE, H., et H. GONILLY: La fièvre dans les Vosges. Rev. Hyg. Méd. soc. 1938, 142. — BASSET-SMITH, P.W.: Mediterranean or undulant fever. Brit. med. J. 1922 II, 902. — BASSET-SMITH, P. W., H. ROZIÈS u. S. McLEOD: Zit. M. MAYER, Hauterscheinungen bei Maltafieber. Im Handbuch für Haut- und Geschlechtskrankheiten, Bd. XII/1, S. 206. Berlin: Springer 1932. — BAUER, F.: Über die Bewertung von Therapie-Erfolgen bei experimentellen Brucellen-Infektionen. Tierärztl. Umsch. 11, 365 (1959). — BAUMGARTNER, H.: Die Bedeutung der Riesenzellen im Milchsediment für den Nachweis der Eutertuberkulose und der durch Brucella abortus verursachten Euterentzündung, zugleich ein Beitrag zur Kenntnis des klinischen Bildes der Bangmastitis. Schweiz. Arch. Tierheilk. 95, 327 (1953). — Erfahrungen mit der Brucellenzüchtung auf dem „Milieu W". Schweiz. Arch. Tierheilk. 97, 357 (1955). — BAZZICALUPO, C., e A. PORTELLA: Azione in vitro dell'acido paraminosalicilico sulle brucelle. G. Batt. Immun. 44, 287 (1952). — BEAL, G.A.: Antibiotic activity of certain against brucella. Proc. Soc. exp. Biol. (N.Y.) 64, 118 (1947). — BEATTY, O.A.: Manifestations of undulant fever in the respiratory tract. Amer. Rev. Tuberc. 36, 283 (1937). — BECKER, L.: Auftreten von Schweinebrucellose in Mecklenburg. Mh. Vet.-Med. 7, 296 (1952). — BECKER, O.: Anteil des Bullen an der Verbreitung des Abortus Bang. Vet.-med. Diss. Berlin 1924. — BEDERKE, G.: Über den diagnostischen Wert der intrakutanen Allergieprobe bei der Brucellose des Rindes. Mh. Tierheilk., Sonderteil „Rindertuberkulose und Brucellose" 10, 71, 72 (1958). — BEINHAUER, W.: Die Abortus-Bang-Ringprobe (ABR), Probleme und Erfahrungen. Mitt. Tierärzte, Folge 70/71 (1959). — BENDIXEN, H.O.: Das seuchenhafte Verkalben mit besonderer Berücksichtigung der Ansteckungswege und des Vakzinationsproblems. Nord. Vet.-Med. 1, 134—162 (1949). — BENDTSEN, H.: Porcine brucellosis, Preliminary report on the fifth outbreak of porcinebrucellosis in Denmark. Nord. Vet.-Med. 11, 391 (1959). — BENDTSEN, H., M. CHRISTIANSEN and A. THOMSEN: Brucella enzootics in swine herds in Denmark — presumtion of Brucella bacteria. Nord. Vet.-Med. 6, 355 (1954). — Brucella suis infection in ably with hare as source of infection. Nord. Vet.-Med. 6, 1 (1954). — One type differentiabares as the cause of enzootic brucellosis in pigs. Nord. Vet.-Med. 8, 1—34 (1956). — BENEDICT, A.A., and S.S. ELBERG: Cutaneous hypersensitivity in brucellosis. J. Immunol. 70, 152 (1953). — BENNING, H.M.: Chronic Brucellosis. Succes of treatment with Brucellin. J. Amer. med. Ass. 130, 320 (1946). — BERGER, W., u. H. SCHNETZ: Ein Behandlungserfolg bei Morbus Bang mit Prontosil. Med. Klin. 1937 I, 594. — BERGMANN, D.E., F.E. HALLECK, B.J. MECHALAS and R.I. TENNEY: Characteristics of a factor protecting the viability of lyophilized Brucella abortus cells. J. Bact. 74, 101 (1957). — BERMAN, D.T., and B.A. BEACH: Studies on repeated vaccination of cattle with brucella abortus strain 19. I. The agglutinin response of animals vaccinated as calves and revaccinated as young adults. J. Amer. vet. med. Ass. 10, 208 (1949). — The natural course of bovine Brucellosis. Third Inter-Amer. Congr. on Bruc. in Washington, Nov. 1950. — BERMAN, D.T., B.A. BEACH and M.R. IRWIN: Studies on repeated vaccination of cattle with Brucella abortus strain 19. III. The reponse of vaccinated and revaccinated cattle to conjunctival exposure with a virulent strain of B. abortus during the third gestation period. Amer. J. vet. Res. 13, 351 (1952). — Trace elements in Brucellosis. J. Amer. med. Ass. 153, 643—645 (1953). — BERTSCHINGER, A.: Eine ungewöhnliche Verlaufsform des Febris undulans Bang. Beitrag zur Differentialdiagnose und Histologie des Krankheitsbildes. Z. klin. Med. 141, 140 (1942). — BERTSCHINGER, H.U.: Erfahrungen mit der holländischen Technik der Komplementbindungsreaktion zur Diagnose der Rinderbrucellose. Schweiz. Arch. Tierheilk. 103, 260 (1961). — BÉTHOUX, L., E. GOURDON et J. ROCHEDIX: Fiévre ondulante guérie cliniquement et bactériologiquement par l'emploi de dérivés sulfamidés non azoiques. Bull. Soc. méd. Hôp. Paris, III. s. 53, 1297 (1937). — BICKEL, G., et J. BANDELIER: Considérations cliniques et recherches expérimentales sur le traitement sulfamidé des brucelloses. Rev. méd. Suisse rom. **61**, 492 (1941). — BINDER, L., u. E. FAUSZT: Erreger des undulierenden Fiebers. Z. Hyg. Infekt.-Kr. **111**, 728 (1930). — BIRCH, R. R., and H. L. GILMAN: An experimental study of Bang abortion disease in cattle. Cornell Vet. **16**, 127 (1926). — BIRJUKOVA, F. V., u. E. M. DUDKO: Einige epidemiologische Besonderheiten der Brucellose. Z. Mikrobiol., Epidemiol. u. Immunbiol. **6**, 15 (1953). — BIRRER, W.: Über chirurgische Erscheinungsformen der Bangschen Krankheit. Schweiz. med. Wschr. **1948**, 1080. — Über chirurgische Erscheinungsformen der Bangschen Krankheit. Inaug.-Diss. Zürich 1948. — BLAKE, G. E., C. A. MANTHEL u. E. R. GOODE: Eine Milchschnellagglutination zur Erkennung der Brucellose. J. Amer. vet. med. Ass. **120** (1952). — BLITEK, D., J. PARNAS et S. ZUBER: Recherches concernant la virulence a l'égard de l'embryon de poulet des souches pathogenes et non pathogenes de Brucella brucei. Ann. Inst. Pasteur **92**, 146—148 (1957). — BLOOMFIELD, A. L.: Enlargement of the superficial lymph nodes brucelle infection. Amer. Rev. Tuberc. **45**, 741 (1942). — BLUMBERGER, K.: Behandlung der Bangschen Krankheit mit Bluttransfusionen. Med. Klin. **1938** I, 805. — BÖRGER, K.: Zur Bekämpfung und Diagnostik der Brucellose. Zbl. Bakt., I. Abt. Orig. **164** (1955). — Vorkommen von Brucella melitensis-Infektionen bei Milchkühen in Schleswig-Holstein. Dtsch. tierärztl. Wschr. **66**, 261 (1959). — Versuch einer Typendifferenzierung (Brucella-abortus-Brucella-melitensis) durch Pathogenitätsprüfungen an tragenden Ziegen. Dtsch. tierärztl. Wschr. **67**, 120 (1960). — Rinderbrucellose-Bekämpfung: Rückblick und Ausblick. Tierärztl. Umsch. **16**, 271 (1961). — BOGDANOV, I. L., u. L. D. BALVBERDINA: Zur Frage der Vakzintherapie bei Brucellose nach der Methode Rudnev. Z. Mikrobiol. Epidemiol. u. Immunbiol. **6**, 25—31 (1953). — BONADUCE, A.: Ricerche sull'utilità degli antigeni brucellari „Ri" e dell'inattivazione dei sieri per la messa in evidenza delle agglutinine prodotte da brucelle in fase „R". Acta med. vet. I **5**, 311—322 (1955). — BONANNO, A. M.: Il trattamento della brucellosi con i composti sulfamido-piridinici. Boll. Soc. Int. Micr. Sez. Ital. **12**, 191 (1940). — BORELLI, A.: Zit. A. LUSTIG u. G. VERNONI, Handbuch der pathogenen Mikroorganismen, S. 513. Jena: Gustav Fischer; Berlin u. Wien: Urban & Schwarzenberg 1928. — BOUVIER, G.: A luta contra a brucelose bovina na Suica. Soc. Paul. Med. Vet. **8**, 225 (1950). — La Brucellose du mouton et de la chêvre en Suisse. Schweiz. Arch. Tierheilk. **5**, 99, 247 (1957). — BOUVIER, G., H. BURGISSER et P. A. SCHNEIDER: Lésions oculaires d'un chamois dues a Brucella abortus. Schweiz. Arch. Tierheilk. **96**, 85 (1954). — BOYD, M. D., and P. E. CASMAN: Inhibition of a strain of Brucella abortus by medium filtered through cotton. Publ. Hlth Rep. (Wash.) **66**, 2, 44—49 (1951). — BOYER, J., L. CORRE-HURST, H. SAPIN-JALOUSTRE et S. TISSIER: Epidemiologie des Brucellosis en milieu urbain. Presse méd. **65**, 1247 (1957). — BRÄUER, E.: Seuchenhaftes Verkalben. Bericht über das Veterinärwesen im Königreich Sachsen für das Jahr 1873, S. 85. — BRAUDE, A. I., W. H. HALL and W. W. SPINK: Aureomycintherapy in human brucellosis due to Brucella abortus. J. Amer. med. Ass. **141**, 831 (1949). — BRAUDE, A. I., and W. W. SPINK: The action of aureomycin and other chemotherapeutic agents in experimental brucellosis. J. Immunol. **65**, No 2, 185 (1950). — BRAUN, W., R. J. GOODLOW, M. KRAFT, R. ALTENBERG and D. MEAD: The effects of metabolites upon interactions between variante in mixed brucella abortus populations. J. Bact. **62**, 45 (1951). — BRAUN, W., M. KRAFT, D. MEAD and R. J. GOODLOW: The effect of Penicillin on genetic changes and temporary modifications in population of brucellae. J. Bact. **64**, 41 (1952). — BROCHER, J. E. W., u. Y. PAEHAMI: Spondylitis bei Morbus Bang. Röntgenpraxis **14**, 135 (1942). — BRODHAGE, H., u. W. WEY: Agglutinations- und Komplementbindungsreaktion in der Serodiagnose der Bangbrucellose bei Menschen. Schweiz. med. Wschr. **85**, 601 (1955). — Versuche mit Mycostatin zur Unterdrückung des Wachstums von Schimmelpilzen bei kulturellem Brucellennachweis aus Milchproben. Z. Hyg. Infekt.-Kr. **142**, 429—531 (1956). — BRÖMMEL, G.: Vergleichende Untersuchungen der Serum-Schnellagglutination und Abortus-Bang-Ringprobe bei der Blutuntersuchung von Rindern auf Abortus Bang. Vet. Med. Diss. München 1956. — BRUCE, D.: Note on the discovery of a microorganism in Malta fever. Practitioner **39**, 161 (1887). — The micrococcus of Malta fever. Practitioner **40**, 241 (1888). — BRÜHL, P., u. E. KAISER: Die Brucellose als Berufserkrankung unter besonderer Berücksichtigung der „Schäferkrankheit". Med. Klin. **56**, 1985 (1961). — BRUHN, P. A.: Rationale kollektive Bekämpfung der Brucellose beim Rinde und die Bedeutung der Abortus-Bang-Ringprobe als Diagnostikum. Nord. Vet.-Med. **3**, 883—923 (1951). — BRUMPT, L. CH.: Une nouvelle méthode d'hémoagglutination permettant au lit du malade le diagnostic rapide des brucelloses. Bull. Soc. méd. Hôp. Paris, III. s. **56**, 253 (1940). — L'hémodiagnostic rapide des affections typhoparatyphiques, du typhus exanthématique, des brucelloses et des dysenteries bacillaires. Presse méd. **1941** II, 765. — BRUNNER, W.: Über abszedierende Brucella abortus Bang-Strumitis. Schweiz. Z. Path. **2**, 100 (1939). — BRYER, S. M., E. B. SCHOENBACH, M. D. CHANDLER and E. A. BLISS: Aureomycin. Experimental and Clinical Investigations. J. Amer. med. Ass. **138**, 2 (1948). — BUDDLE, M. B.: Studies on Brucella ovis (N. Sp.), a cause of genital disease of sheep in New Zealand and Australia. J. Hyg. (Camb.) **54**, 351—364 (1956). — BÜHLMANN, X.: Über die Brauchbarkeit der Intrakutanproben für die Diagnose der Rinderbrucellose. Schweiz. Arch. Tierheilk. **98** (1956). — BÜRKI, F.: Serologische Erhebungen an einer Brucella-infizierten Schafherde. Schweiz. Arch. Tierheilk. **98**, 231 (1956). — Über Immunantikörper gegen Brucella abortus im Blutserum von Rindern, Möglichkeiten zu ihrem Nachweis und ihre klinische Bewertung. Zbl. Vet.-Med. **4**, 833 (1957). — Kutantest und Präzipitation des Blutserums mit einer nicht-agglutinogenen Fraktion aus Brucella abortus bei Meerschweinchen nach Infektion mit lebenden Bang-Bakterien. Zbl. Vet.-Med. **4**, 573 (1957). — Kutantest und Präzipitation des Blutserums mit einer nicht-agglutinogenen Fraktion aus Brucella abortus bei Meerschweinchen nach Infektion mit lebenden Bangbakterien. II. Zeitliches Auftreten und Verschwinden eines positiven Kutantestes und einer positiven Präcipitation. Z. Hyg. Infekt.-Kr. **143**, 587—592 (1957). — Kutantest und Präcipitation des Blutserums mit einer nicht-agglutinogenen Fraktion aus Brucella abortus bei Meerschweinchen nach Infektion mit lebenden Bang-Bakterien. III. Kutantest und Präzipitation nach antibiotischer Behandlung experimentell infizierter Meerschweinchen. Z. Hyg. Infekt.-Kr. **143**, 593—598 (1957). — Kutantest und Präzipitation des Blutserums mit einer nicht-agglutinogenen Fraktion aus Brucella abortus bei Meerschweinchen nach Infektion mit lebenden Bang-Bakterien. IV. Empfindlichkeitsrelation und klinische Bewertung der beiden Teste am Meerschweinchen. Arch. exp. Vet.-Med. **11**, 342—348 (1957). — Die Differenzierung von Impftitern und Infektionstitern beim Rinderabortus Bang. Schweiz. Arch. Tierheilk. **100**, 439 (1958). — Standardisierung der Komplementbindungsreaktion auf Brucellose. Zbl. Bakt., I. Abt. Orig. **183**, 225 (1961). — BÜRKI, F., CHR. MARGADANT u. W. MOSIMANN: Diagnose der Rinderbrucellose durch einen Kutantest mit einem Polysaccharid-Allergen aus Brucella abortus. Schweiz. Z. Path. **18**, 1147 (1955). — BUGEAC, T., si C. SERBANESCU: Modificari histopatologice cutanate la locul de inoculare cubrucelohidrolizat, la porcinele bruceloase si sanatoase. Probl. Anat. Pat. si Pat. Exp., prima Ser. (Buc.) **12**, 34—38 (1955). — BUGIARDINI, G.: Typisierung von in der Provinz Ferrara isolierten Brucellastämmen. G. Batt. Immun. **50**, 357 (1959). — BUJNIEWITSCH, K.: The fourth genital disease (Febris undularis Bangi). Urol. cutan. Rev. **37**, 634 (1933). — BUNNEL, D.E., W. BAY and L.M. HUTCHINGS: Studies on Aureomycin therapie of brucellosis in swine. Amer. J. vet. Res. **14**, 160 (1953). — Studies on the vaccination of swine against brucellosis. Amer. J. vet. Res. **14**, 164 (1953). — BUONOMINI, G., e G. GABBRIELLI: Sul significato di alcuni esami di laboratorio eseguiti in soggetti ex brucellotici. G. Mal. infett. **11**, 413 (1959). — BURGER, L.: Hautbrucellose. Arch. klin. exp. Derm. **204**, 13 (1957). — BURGISSER, H.: Feststellungen über Genitalbrucellose bei Gemsen. Schweiz. Arch. Tierheilk. **94**, 554 (1952). — Nouveaux cas de brucellose chez les lièvres. Schweiz. Arch. Tierheilk. **91**, 273—276 (1949). — Contribution a l'etude de la brucellose du gibier. Schweiz. Arch. Tierheilk. **93**, 499—504 (1951). — Brucella intermedia en Suisse. Schweiz. Arch. Tierheilk. **97**, 548 (1955). — BURKY, E.L., R.R. THOMSOM and H.M. ZEPP: Amer. J. Ophthal. **22**, 1210 (1939). — BURNETT: Zit. A. LUSTIG u. G. VERNONI, Handbuch der pathogenen Mikroorganismen, S. 513. Jena: Gustav Fischer; Berlin u. Wien: Urban & Schwarzenberg 1928. — BURO, W.: Schafbrucellose-Ziegenbrucellose-Menschenbrucellose. Arch. Lebensmitt.-Hyg. 198 (1955). — BUSCH, W., u. W. KRÜGER: Verschleppung von Brucellen durch die Stiefel und Hände in der tierärztlichen Praxis. Mh. Vet.-Med. **16**, 303 (1961). — BUSS, W.: Eine Trockenserum- und Trockenblut-Reaktion zur Diagnose der Brucellose-Infektion. Wissenschaft u. Praxis 4, 201 (1949). — Brucellen-Färbung. Lebensmitteltierarzt 4, 140 (1953). — Brucellen als Ursache einer Graviditätsunterbrechung im Frühstadium der Trächtigkeit. Tierärztl. Umsch. **9**, 56 (1954). — Bedingt die Zunahme der Rinderbrucellose eine Zunahme der menschlichen Brucellose? Arch. Lebensmitt.-Hyg. **69**, 64 (1955). — Schafbrucellose-Ziegenbrucellose-Menschenbrucellose. Arch. Lebensmitt.-Hyg. **69**, 198 (1955).

CALDER, R.M.: Brucella, Pasteurella tularensis and Proteus-agglutinins in chronic Brucellosis. J. Bact. **41**, 593 (1941). — CALDER, R.M., CH. STEEN and L. BAKER: Blood studies in brucellosis. J. Amer. med. Ass. **112**, 1893 (1939). — CAMERON, H.S.: The interpretation of whey titers in the diagnosis of Brucellosis. J. Amer. vet. med. Ass. **129**, 581 (1956). — CAMERON, H.S., L.W. HOLM and M.E. MEYER: Comparative metabolic studies on the genus brucella. I. Evidence of a urea cycle from glutamic acid metabolism. J. Bact. **64**, 709 (1952). — CAMERON, H.S., J.W. KENDRICK and R.W. MARRIMAN: A whey-plate test for the diagnosis of bovine brucellosis. J. Amer. vet. med. Ass. **12**,9 19 (1956). — CAMERON, H.S., and M.E. MEYER: Aufhebung der Thionin-Inhibition bei Brucella suis durch verschiedene Substrate. Amer. J. vet. Res. **13**, 161 (1952). — Synthesis of aminoacids from urea by the genus brucella. Amer. J. vet. Res. **16**, 149 (1955). — Metabolic studies on Brucella neotomae (STOENNER and LACKMANN). J. Bact. **76**, 546 (1958). — CANALI, G.: Sindromi epatiche, lienali ed emopatiche nella brucellosi e terapia arsenobenzolica nella stessa infezione. Rif. med. **1942**, 1174, 1181. — CANTANI, F: Zit. A. LUSTIG u. G. VERNONI, Handbuch der pathogenen Mikroorganismen, S. 513. Jena: Gustav Fischer; Berlin u. Wien: 1928, Urban & Schwarzenberg. — CARONIA, G.: I vaccini lisizzati nella terapia della febbre ondolante. Ser. med. i onore Gabbi **1**, 330 (1937). — CARPENTER, CH.M., and R.A. BOAK: Undulant fever. Sources modes of infection and prophylaxis. Amer. J. med. Sci. 185, 97 (1933). — CARPENTER, CH.M., R.A. BOAK and C.J. DE BOER: Serologic and dermal reactions in guinea pigs injekted intradermally with brucella antigens. J. Immunol. 69, 235 (1952). — CARPENTER, CH.M., C.J. DE BOER, S.J. KLEIN and C.E. TEMPEREAU: Agglutination response to intradermal tests for sensitivity to the brucella. J. Immunol. 65, 331 (1950). — CARPENTER, CH.M., E.L. NELSON, S.J. KLEIN, B.E. RAWLINGS, R.A. BOAK and H.E. WEIMER: Effect of oxyte-tracycline (terramycin) on agglutinin titers in guinea pigs with experimental Brucellosis. J. Immunol. 74, 281 (1955). — CARRASCO, H.O. DE: Einige neuere Gesichtspunkte für die Behandlung des Maltafiebers. Arch. Schiffs- u. Tropenhyg. 43, 500 (1939). — CARRÈRE, L.: Travail du centre de recherches contre la fièvre ondulante. Vaccination du cobaye contre Brucella melitensis par des anacultures. C. R. Soc. Biol. (Paris) 144, 365 (1950). —CARRÈRE, L., et H. QUATREFAGES: K'allergie dans la brucellose. C. R. Soc. Biol. (Paris) 144, 1314 (1950). — CARRÈRE, L., et G. RENOUX: Anticorps bloquants dans le serum de sujets brucelliques. III. Leur place par rapport à l'apparition des anticorps agglutinants. Ann. Inst. Pasteur 80, 103 (1951). — CARRÈRE, L., et J. ROUX: Obtention de Formes L de Brucella melitensis. Ann. Inst. Pasteur 84, 796 (1953). — Recherche des Brucella dans les sangs par inoculation a L'embryon de poulet. Ann. Inst. Pasteur 87, 220 (1954). — CARRÈRE, L., J. ROUX et J. MANDIN: Obten-tion de souches lysogenes de Corynebacterium parvum et de Brucella melitensis. C. R. Soc. Biol. (Paris) 150, 1599 (1956). — CARRÈRE, L., J. ROUX, J. MANDIN et M. SUIRE: La bru-cellose expérimentale du rat blac. C. R. Soc. Biol. (Paris) 149, 780 (1955). — CARRÈRE, L., J. ROUX et A. SUIRE: Obtention d'un milieu sélectif pour l'isolement des Brucelle en produits contaminés. Ann. Inst. Pasteur 93, 131—135 (1957). — CASANOVA, F., e C. D'IGNAZZIO: Endocardite vegetante aortica da brucella melitense. Minerva med. 1933 II, 209. — CASSA-NELLO, L.: Ein Fall von Brucellosis in Uruguay.An. Fac. Med. Montevideo 19, 525 (1934) [Spanisch]. — CASTANEDA, M.R., and C.C. CARDENAS: Treatment of Brucellosis with Bru-cella antigens. Amer. J. trop. Med. 21, 185 (1941). — A practical method for routine blood cultures in Brucellosis. Proc. Soc. exp. Biol. (N.Y.) 64, 114 (1947). — CASTANEDA, M.R., G.G. IBARRA and C.C. CARDENAS: Evaluation of present therapeutic methods in Brucellosis. Third Inter-Amer. Congr. on Brucellosis in Washington Nov. 1950. — CATEL, L., u. B.WURM: Zit. nach H. GOTTRON, Dermatologische Studien, Bd. 28, S. 13. Leipzig: Johann Ambrosius Barth 1955. — CATTANEO, F.: Su di un caso di notevole epatospleno-megalia brucellare con ascite. Clinica (Bologna) 8, 441 (1942). — CATTANEO, F., e I. CATTANEO: Il mielogramma nelle brucellosi. Haematologica 21, 657 (1940). — CAZAL, P.: Le lésions de l'hépatite brucel-lienne. Sem. Hôp. Paris 32, 1351 (1949). — CELLINA, M.: Meningomyélite mélitococcica subacuta tardiva. Rif. med. 1940, 1389. — CHASSOT, F.: Etude clinique et anatomo-patholo-gique d'un cas de maladie de Bang avec atteinte rénale. Rev. méd. Suisse rom. 60, 791 (1940).— CHAVEZ, M.G., and B. NAVA FUENTES: Tatracycline in the tratment of human brucellosis. II. Long term follow-up on eighteen patients. Antibiot. Med. 2, 122 (1956). — CHINI, V.: Il problema della brucellosi cronica, con particolare riferimento alle sindromi similreumatoidi e all'importanza della biopsia muscolare. G. Mal. infett. 11, 419 (1959). — CHINN, A.B.: Treat-ment of undulant fever with sulphanilamide. Case report. Ann. intern. Med. 14, 921 (1940). — CHINN, B.D.: The use of sulfanilamide in experimental brucellosis. J. infect. Dis. 64, 78 (1939). — CHRISTENSEN, N.O.: Studies on the agglutinin formation in brucellar infection of the genitals of the bull. Acta path. microbiol. scand. 25, 202 (1948). — CHRISTENSEN, N.O., H. BENDTSEN and A. THOMSEN: Brucella enzootics in swine herds in Denmark presumably with hare source of infection. VI. Int. Kongr. Mikrobiol. Rom 1953 VI, p. 177. — CHRISTEN-SEN, N.O., and A. THOMSEN: A contribution to surveying of the spread of brucellosis in hares in Denmark. Nord. Vet.-Med. 8, 841—858 (1956). — CIOLGIA, L., e A. MEDDA: Brucel-losi cyprina. I. G. Batt. Immun. 46, 89—106 (1953). — CLARK, A.L.: Urinary tract infections accompanying brucellosis. J. Urol. (Baltimore) 42, 249 (1939). — CLATER, G.: Zit. W. LÖFFLER, D.L. MORONI u. W. FREI, Die Brucellose als Anthrope-Zoonose, S. 2. Berlin-Göttingen-Heidelberg: Springer 1955. — COID, C.R., and L.C. VAUGHAN: Incidence of carpal hygromas in dairy cattle infected with Brucella abortus and maintained in an isolation vompound. J. comp. Path. 67, 53 (1957). — COLE, L.J., and W. BRAUN: The effect of ionic Mn and Mg on the variation of brucella abortus. J. Bact. 60, 283 (1950). — Suppression of colonial variation in brucella abortus by metalcomplexing compounds. J. Bact. 64, 847 (1952). — COLONELLO,F.: Alcuni dati di laboratorio e clinici sulla brucellosi in Provincia di Brescia. G. Mal. infett. 11, 444 (1959). — CORDARO, M.: Considerazione sulle anemie da brucellosi. Clin. med. ital., N.s. 67. 416 (1936). — CORTICELLI, B.: Versuche über den Einfluß von Begleitstoffen auf den Ausfall der Agglutination. Wien. tierärztl. Mschr. 1953, 607. — COTTI, L.: Sull'impiego della maretina nella cura delle febbre ondolanti e tifoidee. G. Clin. med. 21, 1104 (1940). — COT-TON, C.M.: The microscopic identification of smooth and variant forms of Brucella. VI. Int. Kongr. Mikrobiol. Rom 1953, VI, p. 144—146. — COVENTRY, M.B., J.C. IVINS, D.R. NI-CHOLS and L.A. WEED: Infection of the hip brucella suis. J. Amer. med. Ass. 141, 5, 321 (1949). — CRISCUOLO, E., F. RAMACIOTTI, L. W. DE PAOLASSO, H. VACCHIANI, F. BERGAGNA,

N. Pierangeli Vera and M. Cebalios: "Anti-Brucellin" in the treatment of febrile Brucellosis. Third Inter-Amer. Congr. on Brucellosis in Washington, Nov. 1950. — Cruickshank, J.C.: The duration of bacteraemia in relation to the virulence of Brucella strain. J. Hyg. (Camb.) 55, 140—147 (1957). — Cruickshank, J.C,. and B. Madge: Observation on Brucella species based on the examination of 800 strains. J. Hyg. (Camb.) 52, 105 (1954). — Sodium Diethyldithiocarbamate and Oxine in the differentiation of Brucella species. J. Hyg. (Camb.) 53, 305—312 (1955). — Incomplete antibodies in experimental brucella infection. J. Hyg. (Camb.) 54, 562 (1956). — Curbelo, A., and Marquez Viola: Present state of human Brucellosis in Cuba. Third Inter-Amer. Congr. on Brucellosis in Washington, Nov. 1950. — Curshmann, H.: Klinisches über die Banginfektion beim Menschen. (a) Med. Klin. 25, 417 (1929); 471 (1932). — (b) Zbl. inn. Med. 52, 808 (1931). — Über tödliche Fälle von Bang'scher Krankheit. 28 Med. Klin. 471 (1932). — Über die spezifische Therapie und Diagnostik der Bang'schen Krankheit. Fortschr. Ther. 13, 593 (1937). — Curto, G.M.: Vitamin E e brucellosi sperimentale. Arch. vet. ital. 3, 193 (1952). — Custer, H.: Zur Banginfektion des Menschen. Schweiz. med. Wschr. 1930, 264.

Daigeler, A., G. Brömmel u. H. Wisset: Vergleichende Untersuchungen der Serum-Langsamagglutination, der Meinicke-Reaktion und der Serumschnellagglutination mit der Abortus-Bang-Ringprobe bei der Untersuchung von Rindern auf Abortus Bang. Berl. Münch. tierärztl. Wschr. 68, 147 (1955). — Dalrymple-Champneys, Sir Weldon: An epidemiologist's reflections on some laboratory tests in brucellosis. Amer. J. publ. Hlth. No 41, 152 (1951). — D'Amato, L.: Su di una nuova emodiagnose delle infezioni tifoide e della infezione melitense mediante la reazione emoclasica. Rif. med. 44, 32 (1928). — Damon, S.R., and K. Gay: Use of the embyonating egg for isolation of Brucella in a public Health Diagnostic Laboratory. Third Inter-Amer. Dongr. on Brucellosis in Washington, Nov. 1950. — Damon, S.R., and R. Fagan: Isolation of Brucella melitensis from cow's milk. Publ. Hlth Rep. (Wash.) 1097 (1947). — D'Amore, S.: Su di un caso di sindrome parkinsoniana nel corso della febbre di Malta. Morgagni 1933, 1208. — Daskiewicz, I.M., u. E. Wronski: Die Differenzierung von R- und S-Phasen bei Brucella abortus-Stämmen. Acta microbiol. pol. 1, 301—311 (1952). — Davis, N.: Treatment of chronic Brucellosis with sulfasuxidine. J. Indiana med. Ass. 36, 390 (1943). — Davoli, R.: Metodi diagnostici di laboratorio. G. Mal. infett. 11, 411 (1959). — Debenedetti, V.: Die endovenöse Vaccine-Therapie der Brucellosen. Minerva med. 1948 II, 217. — De Blasi, R., e G. Scotti: Sulla diagnostica batteriologica delle brucellosi. Nota II., La tecnica ed il valore diagnostico dell'isolamento delle brucelle dalle urine nella infezione umana. G. Batt. Immun. 39, 127—136 (1948). — Debono, J.E.: Aureomycin in undulant fever. Lancet 1949 II, 326. — Denner, O.: Beitrag zur Kenntnis der Bedeutung der Lipoidbindungsreaktion nach Meinicke für die Diagnostik des infektiösen Abortus des Rindes. Mh. Tierhk. 33, 343 (1932—1934). — Del Campo, J.L.: Die Differentialdiagnose zwischen Rheumatismus und Brucellose durch die Reaktion von Mester. Clin. y Lab. 35, 94 (1943). — Demčenko, A.V.: Die Rolle der Hirnrinde in der immunologischen Reaktivität des Organismus brucellosekranker Schafe bei der Vakzintherapie. Z. Mikrobiol. Epidemiol. u. Immunobiol. 6, 24 (1953). — Demjanow, G.S.: Zur Methodik der Brucellose-Behandlung. Klin. Med. 27, 76 (1949). — Zur Frage der intrakutanen Vaccinetherapie der Brucellose. Sovetsk. Med. 1951, H. 11, 11—14. — Derrick, E.H., and H.E. Brown: A survey of human brucellosis in Queensland. Med. J. Aust. 37, 709 (1950). — Desmonts, Th.: La pigmentation cutanées dans la mélitococcie. Bull. Soc. franç. Derm. Syph. 58, 34 (1951). — Sur un nouveau cas de dermo-épidermite mélitococcique. Bull. Soc. franç. Derm. 61, Syph. 21 (1954). — Les manifestations cutanées des brucellosus. Bull. Soc. franç. Derm. 61, Syph. 477 (1954). — De Villafane Lastra, T.: Clinical types of human Brucellosis. Third Inter-Amer. Congr. on Brucellosis in Washington, Nov. 1950. — Diehl, E., u. F. Roth: Hapatolienale Syndrome bei Bang'scher Krankheit. Dtsch. Arch. klin. Med. 178, 271 (1935). — Diagnose der Banginfektion mit Bang-Vaccinesalbe. Münch. med. Wschr. 1935 I, 838. — Diernhofer, K.: Zur Technik der abgestuften Röhrchenagglutination in der Diagnostik der Brucellose. Wien. Tierärztl. Mschr. 1952, 201. — Brucellosebekämpfung in der Praxis. Wien. tierärztl. Mschr. 1953, 257. — Diagnose der Rinderbrucellose. (Kurzvortrag). Zbl. Bakt. I. Abt. Ref. 163, 302 (1957). — Zur Diagnose der Rinderbrucellose mit der Intrakutanprobe. Dtsch. tierärztl. Wschr. 62, 401 (1955). — Versuche zur medikamentellen Vorbeuge der Rinderbrucellose. Dtsch. tierärztl. Wschr. 68, 65 (1961). — Dietel, F.: Bacillus abortus Bang-Infektionen beim Menschen. Münch. med. Wschr. 1927, 1704. — Dietrich, A.: Eine Modifikation der Abortus Bang-Ringprobe zur Feststellung des Agglutinationstiters in der Milch. Lebensmitteltierarzt 1953, 101. — Dikowskij, A.M.: Hautschädigungen bei Brucellose. Vestn. Vener. Derm. 1954, 6, 13 [Russisch]. — Dimitriu, O., Al. Cerbu et Th. Vasilesco: Le mécanisme de l'immunité dans la Brucellose. II. L'évolution de l'allergic cutanée chez les cobayes infectés expérimentalement et soumis à l'influence de certains facteurs, modificateurs de l'immunité. Arch. roum. Path. exp. 18, 447 (1959). — Doerr, R.: Die Infektion als Gast-Wirt-Beziehung mit besonderer Berücksichtigung der tierpathogenen Virusarten. Arch.

Virusforsch. **2**, 87 (1941). — Dombrovskaja, R.I.: O brucelleznych ropazenyjach nervnoj sistemy. Z. Neuro-Path. u. Psych. **3**, 230—232 (1954). Ref. Zbl. Bakt., I. Abt. Ref. **158**, 267 (1955). — Domingo, P., y P. Trancoso: La immunizacion frente a la brucelosis por el „Methode de liberacion paulatina del antigeno". (Sonderdruck der Kommission zur Nationalen Tierseuchenbekämpfung der Republik Cuba. 1943.) Ref. Zbl. Bakt., I. Abt. Ref. **147**, 180 (1950). — Dorp, W.J.: Hautveränderungen bei Brucellainfektionen. Ned. T. Geneesk. 1318 (1941). [Holländisch], dtsch. Zus.fass. — Drankin, D.I.: K voprosu o revakcincii protiv brucelleua zivoj suchoj nakaoznoj vakcinoj instituta epidemiologii i mikrobiologii imeni Gamalei AMN SSSR. Zh. Mikrobiol. (Mosk.) **1**, 56—60 (1957). — Drimmelen, G.C. van: The brucellosis survey in South Africa. J.S. Afr. vet. med. Ass. **20**, 178 (1949). — The brucella ring test for milk of individual cows and its value for determining their status of infection. Onderstepoort J. vet. Res. **25**, Nr 1, 39—49 (1951). — A rapid economical method for accurate determination of the percentage packed cells in a bacterial suspension. Onderstepoort J. vet. Res. **25**, 39 (1952). — Brucella abortus strain 19 cultivated in aerated liquid medium. Nature (Lond.) **1955**, 999. — Drozevina, M.S.: Die Bakteriophagenprobe als Identifizierungsmethode für nichtspezifische Brucellose-Kulturen. Zh. Mikrobiol. (Mosk.) **6**, 7—11 (1953). — Druett, H.A., D.W. Henderson and S. Peacock: Studies on respiratory infection. III. Experiments with Brucella suis. J. Hyg. (Camb.) **54**, 49—57 (1956). — Dürbeck, K.: Zur Therapie der Bang'schen Krankheit. Münch. med. Wschr. **1942**, 873. — Duncan, J.T.: The role of the domestic cow in the epidemiology of undulant fever. Trans. roy. Soc. trop. Med. Hyg. **18**, 318 (1924).

Eales, L.: Brucella melitensis infection presenting as an arthritis of the hip joint. S. Afr. med. J. **25**, 143—144 (1951). — Ehrsam, H.R.: Einige Untersuchungen über den Bang-Agglutinationstiter frisch entnommener Blutproben von Tieren der Rindergattung. Schweiz. Arch. Tierheilk. **99**, 528 (1957). — Eisele, C.W., and N.B. McCullough: Combined streptomycin and sulfadiazine treatment in brucellosis. J. Amer. med. Ass. **135**, 1053 (1943). — Eisele, C.W., N.B. McCullough and G.A. Beal: Brucella antibodies following cholera vaccination. Ann. intern. Med. **28**, 833 (1948). — Brucellosis and multiple sclerosis. J. Amer. med. Ass. **143**, 1473 (1950). — Eisele, C.W., N.B. McCullough, G.A. Beal and W. Rottschaefer: Brucella agglutination tests and vaccination against cholera. J. Amer. med. Ass. **135**, 983 (1947). — Eisele, C., W. Wesley, N.B. McCullough, B. Norman and G.A. Beal: Brucellosis and multiple sclerosis. J. Amer. med. Ass. **143**, 1473 (1950). — Elberg, S., M. Herzberg, P. Schneider, S.J. Silvermann and K.F. Meyer: Studies on the immunization of guinea pigs and mice to Brucella infection by means of the „native antigen". Amer. Assoc. Advanc. Sci. 1950. — Elder, C.: Transmission of brucella suis from swine to cattle under pasture conditions. Res. Bull. 398 Agricult Exp. Stat. Univ. of Missouri 1946. — Elkington, G.W., G.S.Wilson, J. Taylor and F. Fulton: A mild epidemie of undulant fever in aboy's school due to drinking raw milk. Brit. med. J. **1940**, 477. — Engel, R. v.: Gehäuftes Auftreten von Febris undulans (Bang) nach dem Genuß ungekochter Milch. Zbl. Bakt., I. Abt. Orig. **142**, 165 (1938). — Entel, H.J.: Die Brucellose der Schweine, Epidemiologie, Pathogenese und Diagnose. Ein zusammenfassender Bericht. Mh. Tierheilk., 13. Sonderteil, 131 u. 150 (1961). — Evans, A.C.: Further studies on Baxt. abortus and related bacterial. The pathogenicity of Bact. lipolyticusfor Guinea-pigs. J. infect. Dis. **22**, 576 (1918). — Brucellosis in the United States. Amer. J. publ. Hlth **37**, 139 (1947). — Eyre, J. W. H., J. G. McNaught, J.C. Kennedy and T. Zammit: Report of the Commision on Mediterranean Fever, Teil VI, S. 73—99. London: Harrison & Sons 1907.

Fasselt, K.: Vergleichende Untersuchungen über den Ausfall der Meinicke Flockungsreaktion und Blutserum-Langsamagglutination bei mit „Buck 19" schutzgeimpften Rindern. Vet. Med. Diss. München 1958. — Fauconnet, Ch.: Sur la fréquence de la fièvre ondulante (maladie de Bang) en Suisse. Zyma-J. **4**, 176 (1957). — Feder, M.L.: Ein seltener Fall einer professionellen Infektion mit Brucellose durch das Knochenmark kranker Tiere. Z. Mikrobiol. Epidemiol. u. Immunbiol. **6**, 16—17 (1953). — Feils, G.: Die Bedeutung der Komplementbindung bei der Serodiagnose der Schafbrucellose. Tierärztl. Umsch. **10**, 80 (1955). — Feinberg, R.J., and G.G.Wright: Factors influencing the agglutination titration in human brucellosis. J. Immunol. **67**, 115 (1951). — Feja, E.: Vergleichende blut- und milchserologische Untersuchungen bei Kühen brucellose-verdächtiger Bestände. Berl. Münch. tierärztl. Wschr. **69**, 250 (1956). — Die Abortus-Bang-Ringprobe im staatlichen Anerkennungsverfahren für brucellosefreie Rinderbestände. Berl. Münch. tierärztl. Wschr. **70**, 69 (1957). — Felsenfeld, O., V. M. Young, E. Loeffler, S.J. Ishihara and W. F. Schroeder: Untersuchungen über die Natur der Brucellose bei jungen Hühnern. Amer. J. vet. Res. **12**, 48 (1951). — Ferguson, G.S., and A. Robertson: The use of the milk ring test in a survey of the incidence of bovine brucellosis in Southern Scotland. J. Hyg. (Camb.) **52**, 24—36 (1954). — Ferris, A.A., W. J. Stevenson and F.A. Lewis: The antiglobulin sensitization test as agglied to Brucella infection: a peliminary report. Med. J. Aust. (40) **1**, No. 18, 619—621 (1953), 2 Tab., 4 Ref. — Fey, H., u. F. Bürki: Erfahrung mit der serologischen Diagnose der menschlichen Brucellose durch den Blocking- und Coombstest. Schweiz. med. Wschr. **83**, 573 (1953). — FICI, V.: Localizzazione nell'aparecchio respiratorio da grave infezione melitense con reporto radiografico reticulo-micronodulare. Riv. Pat. Clin. Tuberc. **14**, 365 (1940). — FILLIPPI, P. DE: Mielosi globale aplastica in corso di melitensi. Haematologica **24**, 947 (1942). — FLEISCHHAUER, G.: Die Abortus-Bang-Ringprobe (ABR) zur Feststellung von bangverdächtigen Vollmilchproben. Berl. tierärztl. Wschr. **1937**, 527. — Zur Verwendungsmöglichkeit der Abortus-Bang-Ringprobe (ABR) bei der Untersuchung von Blutseren auf Abortus Bang. Berl. Münch. tierärztl. Wschr. **1953**, 373. — Fragen zur Abortus-Bang-Ringprobe (ABR). Lebensmitteltierarzt **5**, 241 (1954). — Die Ringprobe bei Brucella- und Salmonella-Infektionen. Dtsch. med. Wschr. **1955**, 390. — FLIPPIN, H. F.: Treatment of und ulant fever; report of five cases treated with specific polyvant serum. Ann. intern. Med. **12**, 232 (1938). — FLOYD, TH. M., and H. HOOGSTRAAL: The susceptibility of some desert rodents to experimental infections with Shigella and Brucella organisms. J. Hyg. (Camb.) **52**, 516—524 (1954). — FLÜCKIGER, G.: Über die Bekämpfung der Schaf- und Ziegen-Brucellose in der Schweiz. Schweiz. Arch. Tierheilk. **98**, 97 (1956). — FORBUS, W. D., and J. U. GUNTER: The pathogenicity of strains of Brucella obtained from cases of Hodgkins disease. Sth. med. J. (Bgham, Ala.) **34**, 376 (1941). — FOSHAY, L., and T. J. LEBLANC: The derivation of an index number for opsono-cytophagic test. J. Lab. clin. Med. **22**, 1297 (1937). — FOSTER jr., H. G., S. A. LEAR and H. J. METZGER: Time-Temperature studies of the inaktivation rate of Brucella abortus strain 2308 in milk. J. Milk and Food Tech. **17**, 116 (1954). — FOSTER, J. W.: Studies on the extraction of Brucella antigens. I. The system of extraction. J. Bact. **74**, 514 (1957). — FOZ, A., u. L. ARCALIS: Die Komplementbindungsreaktion in der Diagnose der menschlichen Brucellose. Z. Hyg. Infekt.-Kr. **136**, 55 (1953). — FOZ, A., et S. GARRIGA: Relation entre la fixation du complément et les „Anticorps incomplets" (Test de Coombs) dans la Brucellose humaine. Rev. Immunol. (Paris) **18**, 281 (1954). — FRAHM, H., u. A. LEMBKE: Die Immunisierung des Rindes gegen Brucellose mit abgetötetem Brucella abortus-Impfstoff. Zbl. Bakt., I. Abt. Orig. **162**, 49 (1955). — Die Immunisierung des Rindes gegen Brucellose. II. Mitteilung. Weitere Erfahrungen mit dem Adsorbatimpfstoff aus abgetöteten Brucellose-Erregern im Vergleich zur Impfung mit lebenden Kulturen. Zbl. Bakt., I. Abt. Orig. **164**, 481—492 (1955). — FRANCICIS, V. DE: Azione in vetro dei preparati sulfamidici sui germidel genere brucella. Boll. Soc. ital. Biol. sper. **17**, 301 (1942). — FRANZEN, J.: Die Bang-Spondylitis und ihre Folgeerscheinungen. Chirurg **5**, 199 (1956). — FREEMANN, B. A., and L. R. VANA: Hostparasite relationships in brucellosis. I. Infection of normal guinea pig macrophages in tissue kulture. J. infect. Dis. **102**, 258 (1958). — FREI, W.: Beziehungen zwischen Mastitis und Banginfektion beim Rind. Schweiz. Arch. Tierheilk. **76**, 497 (1934). — Standardisation des méthodes d'agglutination et fixation d'un titre unique d'agglutination dans le diagnostic des brucelloses animales. Office internat. des Epizooties **1937**, R 80. — Über den Einfluß des Vitamin-E-Mangels auf die Infektionsresistenz speziell gegenüber Brucella Bang. Diskussionsbeitrag a. d. Vers. Schweiz. Tierärzte in Basel 1942. — Die Pathogenität der Bakterien als biochemisches Problem. Schweiz. Arch. Tierheilk. **86**, 171 (1944). — Empfänglichkeit und Widerstandsfähigkeit gegenüber Infektion. Verh. schweiz. naturforsch. Ges. Sils 1944, S. 49. — FREY, W.: Bangsche Krankheit. Beil. zu Nr 8 des Bull. eidgen. Gesdh.amt 1938. — FRIED, R.: Zur Epidemiologie, Klinik und Bakteriologie der Bangschen Krankheit. Z. Hyg. Infekt.-Kr. **114**, 429 (1932). — FRITSCHI, E.: Die wichtigsten Neuerungen aus der Verfügung des Eidgen. Volkswirtschaftsdepartements vom 16. Aug. 1961 über die Bekämpfung des Rinderabortus Bang. Schweiz. Arch. Tierheilk. **103**, 580 (1961). — FRITZSCHE, K.: Die Hasenbrucellose in Rheinland-Pfalz. Berl. Münch. tierärztl. Wschr. **69**, 301 (1956). — FUST, B., H. LÖFFLER, W. MOSIMANN u. M. A. SCHOCH: Cutanreaktionen mit einem Polysaccharidallergen aus Brucella abortus Bang. Schweiz₃ Z. Path. **12**, 484 (1949).

GABBI, U.: Morbus Bruce e Morbus Bang. G. Clin. med. **14**, 206 (1933). — GABRIELLI, L., I. LIOTTA, L. LUCENTINI e P. RUGGIERI: Studio degli anticorpi naturali verso l'E. typhi, la S. paratyphi B e la Brucella melitensis con il test antiglobuline. Boll. Ist. sieroter. milan. **31**, H. XI/XII, 514—519. — Aspetti sierologici dell infezione brucellare alla luce die nuovi concetti sugli anticorpi incompletti. Boll. Ist. sieroter. milan. **31**, H. XI/XII, 504—509. — GALLUT, J.: Relations antigéniques entr vibrion cholérique et brucelles. II. Sur al fraction antigénique thermostable commune. Ann. Inst. Pasteur **85**, 261 (1953). — GANADO, W., and W. BANNISTER: Bacteriaemia in human brucellosis. Brit. med. J. **1960**, 601. — GARGANI, G.: Beobachtungen an einem Stamm von Brucella melitense mit besonderer Antigenstruktur. Boll. Ist. sieroter. milan. **31**, H. V—VI, 260—264 (1952). — GARGANI, G., e M. V. DONNINI: Revisione della classificazione degli stipeti del genere Brucella della collezione del Centro Italiano delle Brucellose. Boll. Ist. sieroter milan. **33**, 274 (1954). — GARGANI, G., e M. GUERRA: Considerazioni sulla attivita diagnostica della sezione medica des Centro Italiano delle Brucellose. Boll. Ist. sieroter. milan. **34**, 264 (1955). — Sulla sopravivenza della Br. abortus e della Br. melitensis nel burzo. Igiene mod. **50**, 528—538 (1957). — Sul significato dei reperti colturali e sierologici nelle brucellosi. G. Mal. infett. **11**, 415 (1959). — GAR-

GANI, G., u. M. G. SANTONI: Untersuchung einer mikroskopisch sichtbaren Kapsel beim Genus Brucella. Erfahrungen in vitro und in vivo. Boll. Ist. sieroter. milan. 31, H. V—VI, 265 (1952). — GARPMAN, I.: Svinbrucollos inom en avelsbesättning. Medlemsbl. Sveriges Veter. 8, 56—57 (1956). — GARY, N.D., L.L. KUPFERBERG, R.E. ANDERSON, P.K. HAREIN and R.E. KLAUS-MEIER: Nutritional factors influencing the polysaccharide production of Brucella suis. J. Bact. 73, 632 (1957). — GEISSLER, A.: Die Beziehungen zwischen Katalaseaktivität und Virulenz der Brucellabakterien. II. Experimentelle Untersuchungen an Rindern. Zbl. Vet.-Med. 6, 625 (1959). — GERFELDT, E.: Die Gefahren der Brucellose für den Menschen. Med. Welt 1938, 1598. — GERHARDT, P., L.A. TUCKER and J.B.WILSON: The nutrition of Brucellae: Utilization of single amino acids for growth. J. Bact. 59, 777 (1950). — GERHARDT, P., and J.B.WILSON: The nutrition of brucellae: growth in simple chemically defines media. J. Bact. 56, 17 (1948). — GINDES, JA.: Einige charakteristische Züge der Brucellose bei Rindern in Azerbaidzan. Pädiatrie 5, 63—66 (1952). — GIORDANO, A.S., and R.L. SENSENICH: Brucella abortus infection in man. A clinical analysis of thirty-five cases. J. Lab. clin. Med. 15, 421 (1930). — GIORGI, L. DE: Contributo all'anatomia patologica dell'infezione da brucella melitensis nell'uomo. G. Clin. med. 18, 757 (1937). — GIULIA: Zit. A. LUSTIG u. G.VERNONI, Handbuch der pathogenen Mikroorganismen, S. 513. Jena: Gustav Fischer; Berlin u. Wien: Urban $\mu$ Schwarzenberg 1928. — GLÄSSER, K.: Ist bei festgestellten Rotlauf-, Schweinepest-, Schweinelähme- und Schweinebrucellosefällen die bakteriologische Untersuchung (b.U.) vor der fleischbeschaulichen Endbeurteilung notwendig? Lebensmitteltierarzt 1954, 145. — GODGLÜCK, G.: Die Anwendung der Flockungsreaktion nach Meinicke (M.R.) und Sachweh (S.R.) bei der serologischen Untersuchung der Schweinebrucellose. Mh. Tierheilk. 5, 377 (1953). — Die Unterscheidung der Brucellentypen (Abortus Bang-Suis-Melitensis). Tierärztl. Umsch. 8, 385 (1953). — Standardisierung der in Deutschland gebräuchlichen Blutuntersuchungsmethoden bei der Diagnose der Rinderbrucellose in bezug auf das international vorgeschlagene Verfahren. Mh. Tierheilk. 6, 45 (1954). — Experimentelle Untersuchungen über die serologische Diagnostik der Schweinebrucellose. Zbl. Bakt., I. Abt. Orig. 164 (1955). — GODGLÜCK, G., u. O. HOFFERBER: Eine Abortus suis-Infektion bei einem Bullen. Mh. Vet.-Med. 7, 443 (1952). — Die pathologisch-anatomischen und histologischen Veränderungen bei mit Brucellosebakterien (Abortus Bang, Suis, Melitensis) infizierten Meerschweinchen und ihre diagnostische Bedeutung. Zbl. Bakt., I. Abt. Orig. 159, 63—70 (1952). — Eine Abortus-Suis-Infektion bei einem Bullen. Mh. Vet.-Med. 7, 443 (1952). — GODGLÜCK, G., u. J. MARGGRAFF: Die Ureaseaktivität der Brucella-Bakterien. Zbl. Vet.-Med. 2, 656 (1955). — GODGLÜCK, G., F. ULBRICH u. G.WELLMANN: Typenbezeichnungsänderung bekannter Brucellose-Laboratoriumsstämme. Zbl. Bakt., I. Abt. Orig. 161, 138 (1951). — GOODE, E.R., C.A. MANTHEL and T.E. AMERAULT: Relationship of age to susceptibility of nonvaccinated cattle to Brucella abortus. Amer. J. vet. Res. 18, 64 (1957). — GOODLOW, R.J., L.A. MIKA and W. BRAUN: The effect of metabolites upon growth and variation of brucella abortus. J. Bact. 60, 291 (1950). — GOTTRON, H.G.: Beitrag zur Epidemiologie der Zoonosen an der Haut. Med. Welt 10, 1439 (1936). — Brucella-Ausschlag bei Tierärzten, Melkern. Zbl. Haut- u. Geschl.-Kr. 58, 243 (1938). — In: DEIST-KRAUSS, Die Tuberkulose. Stuttgart: Enke 1951. — Dermatologische Studien, Bd. 28, S. 10. Leipzig: Johann Ambrosius Barth 1955. — Brucellose des Menschen in dermatologischer Sicht. Dtsch. tierärztl. Wschr. 1957, 240. — GOULD, S.E., and I.F. HUDDLESON: Diagnostic methods in undulant Fever (brucellosis) with results of a survey of 8124 persons. J. Amer. med. Ass. 109, 1971 (1937). — GOURDON, R., M. QUINCHON, B.GUILLO et G. DE LABONNEFON: Interêt du test de Coombs dans le diagnostic de la Brucellose bovine. Ann. Inst. Pasteur 92, 429 (1957). — GOWIN, E.L. DE, J.R. CARTER and I.H. BORTS: A case of infection with Brucella suis, causing Endicarditis and nephritis; death from rupture of mycotic aneurysm. Amer. Heart. J. 30, 77 (1945). — GREATOREX, I. G.: Changes in the bloodpicture of calves following vaccination with Brucella abortus (strain 19) vaccine. J. comp. Path. 68, 36 (1958). — GREEN, M.E., and R.H. FREYBERG: The incidence of brucellosis in patients with rheumatic disease. Amer. J. med. Sci. 201, 495 (1941). — GREEN, TH.W., and L. STEIN: Failures with Aureomycin in the treatment of infection with brucella suis. A report of three cases. J. Amer. med. Ass. 144, 380 (1950). — GREGORY, T.S.: A standaroized rapid agglutination test for the quantitative estimation of brucella antibody in milk. J. comp. Path. 63, 171 (1953). — GREIB, E., et P. DUQUENOIS: Contribution à l'étude du traitement des Brucelloses par la piloselle. Presse méd. 63, 31, 642 (1955). — GREVE, H.: Erfahrungen und Erkenntnisse bei der Entwicklung des ersten brucellosefreien Schutzgebietes in der Bundesrepublik Deutschland. Berl. Münch. tierärztl. Wschr. 4, 114 (1959). — GRIESEMER, F.: Über Veränderungen der Atmungsorgane bei Bangscher Krankheit. Dtsch. Arch. klin. Med. 188, 312 (1941). — GRIFFITTS, J.J.: Agglutination and an agglutinin-„blocking" property in serums from known cases of brucellosis. Publ. Hlth Rep. (Wash.) 865 (1947). — GRIGGS, J.F.: Chronic Brucellosis. (Conclusions on treatment after ten years.) J. Amer. med. Ass. 136, 911 (1948). — Bacterial allergy. An extreme hypersensitization commonly found in chronic Brucellosis.

Ann. Allergy 7, 350 (1949). — Grilichess, K.R.: Über die Banguntersuchungen am Züricher Hygieneinstitut und über einen metastatischen Bangabszeß. Schweiz. med. Wschr. 1930, 433. — Grosse-Brockhoff, F., u. R. Rippert: Zur Klinik und Epidemiologie des Malta-fiebers. Münch. med. Wschr. 1956, 716. — Grumbach, A.: Aus der Bakteriologie. VIII. Brucella abortus Bang. Schweiz. med. Wschr. 1932, 678. — Die Febris undulans als Berufs-krankheit und Unfallfolge. Kritisch epidemiologische Betrachtung. Z. Unfallmed. Berufskr. 90 (1940). — Gualandi, G.L.: La Brucellosi suina da ,,Brucella suis'' in Italia. Arch. vet. ital. 3, 419 (1952). — Guerin, M.J.: Fièvre ondulante (Phytotherapie). Ann. Méd. prat. soc. 1948, 144. — Di Guglielmo, G.: Die Therapie der Brucellen-Infektion (Malta-fieber, Abortus Bang). Z. ärztl. Fortbild. 1941, 304. — Guillermo, J.: Brucelosis. Locali-zatión urogenital. Rev. Asoc. méd. argent. 65, 629 (1951). — Gutierrez, L.D.: Brucellosis and antibiotica. Third Int.-Amer. Congr. on Brucellosis in Washington, Nov. 1950.

Haagen, E.: Die Übertragung der Bangschen Krankheit und die Frage von Zweiterkran-kungen. Dtsch. med. Wschr. 1943, 521. — Habs, H.: Bacterium abortus Bang als Erreger septischer Erkrankungen beim Menschen. Z. klin. Med. 108, 445 (1928). — Febris undulans (Bact. abortus Bang) in Deutschland. Ergebn. inn. Med. Kinderheilk. 34, 567 (1928). — Zur Epidemiologie der menschlichen Infektionen mit Bact. abortus Bang. Arch. Hyg. (Berl.) 102, 315 (1929). — Über die Einwirkung von Melitensis- und Abortusbakterien auf Farb-stoffe. Zbl. Bakt., I. Abt. Orig. 116, 89 (1930). — Tierseuchen und menschliche Epidemien. Ein Beitrag zur allgemeinen Epidemiologie. Klin. Wschr. 1931, 554, 604. — Brucellosis-Infektionen durch Br. melitensis und Br. abortus Bang. In: Die ansteckenden Krankheiten von M. Gundel, S. 183, Leipzig: Thieme 1942. — Brucellosis. In: Die ansteckenden Krank-heiten von M. Gundel, S. 321. Stuttgart: Thieme 1950. — Hadorn, W.: Über die Behand-lung der Bangschen Krankheit mit Causyth. Praxis 1936, 737. — Zur Therapie des Morbus Bang. Schweiz. med. Wschr. 85, 404 (1955). — Hall, W.H.: The bactericidal action of human blood against Brucella and it's specific inhibition. Third Inter-Amer. Congr. on Brucellosis in Washington, D.C., Nov. 1950 (gedruckt vom ,,Pan American Sanitary Bureau'' in Wa-shington). — Hall, W.H., and W.W. Spink: Sulfamerazine clinical evaluation in 116 cases. J. Amer. med. Ass. 123, 125 (1943). — In vitro sensitivity of Brucella to Streptomycin: Development of resistance during streptomycin tre·tment. Proc. Soc. exp. Biol. (N.Y.) 64, 403 (1947). — Therapy of experimental brucella infection in the developing chick embryo. I. Infection and therapy via the allantoic sac. J. Immunol. 59, 379 (1948). — Hamann, E.E., and I.F. Huddleson: Effect of prontosil and sulfanilamide on abortus infection in two cows. J. Amer. vet. med. Ass. 94, 35 (1939). — Hamann, H.: Efididymitis und Orchitis als Teil-erscheinung der Bangschen Krankheit. Derm. Wschr. 114, 105 (1942). — Hans, P.: Unter-suchungen der Werktätigen zweier landwirtschaftlicher Betriebe auf Morbus Bang. Dtsch. Gesundh.-Wes. 12, 1443 (1957). — Hansen, W.: Behandlungsversuche mit Prontosil bei der Bang-Bakterieninfektion der Rinder. Vet. med. Diss. Hannover 1939. — Hantschmann, L.: Die Bangsche Krankheit des Menschen. Zbl. inn. Med. 1936, 393. — Happe, H., u. E. Neu-mark: Über die Verbreitung der Bang-Infektion bei Mensch und Rind. Zbl. Bakt., I. Abt. Orig. 128, 342 (1933). — Harms, F., u. K.H. Wegener: Übertragung der Rinderbrucellose durch Ratten. Berl. Münch. tierärztl. Wschr. 1953, 242. — Die Vorzugsmilch und das Brucel-loseproblem. Lebensmitteltierarzt 5, 1 (1954). — Harris, H.J.: Brucellosis. Advances in diagnosis and treatment. J. Amer. med. Ass. 131, 1485 (1946). — (Brucellosis) Chloromycetin. Bull. N.Y. Acad. Med. 25, 458 (1949). — Aureomycin and Chloramphenicol in brucellosis. With special reference to side effects. J. Amer. med. Ass. 142, 161 (1950). — Brucellosis, clinical and subclinical. New York: P.B. Hoeber 1950. Ref. Arch. intern. Med. 6, 970 (1950). — Harris, H.J., and P.C. Jett: Streptomycin and sulfadiazine (combined) in chronic brucel-losis. J. Amer. med. Ass. 137, 363 (1948). — Harsting, S.: Behandlung des Bangschen Fiebers mit Neosalvarsan. Ugeskr. Laeg. 1940, 731. — Harvey, W.A.: Pulmonary Brucellosis. Ann. intern. Med. 28, 768 (1948). — Haskins, M.D., J.W. Stevens and D.G. Howell: The use cortisone-treated mice for the evalution of Brucella abortus vaccine (S. 19). J. comp. Path. 69, 252 (1959). — Haslhofer, S.L.: Brucellose. Virchows Arch. path. Anat. 291, 912 (1933). — Hauduroy, P., and F. Tanner: The Lyophilisation of bacterian antigens for the sero-diagnosis of brucellosis. Experientia (Basel) 1952, 464. — Haupt, H.: Zur Verhütung von Einbrüchen des seuchenhaften Verkalbens in abortusfreie Rinderbestände. Dtsch. tierärztl. Wschr. 1951, 165. — Haupt, C., u. M. Wochau: Über die Abtötung von Brucella abortus in natürlichem Material. Berl. Münch. tierärztl. Wschr. 70, 427 (1957). — Haxthausen, H., u. A. Thomsen: Brucella-Ausschlag bei Tierärzten. (Eine eigentümliche professionelle Haut-affektion, wahrscheinlich allergischer Natur, hervorgerufen von Bac.-abortus Bang). Arch. Derm. Syph. (Berl.) 163, 491 (1931). — Hegler, C.: Über undulierendes Fieber, insbesondere durch Bacterium abortus Bang. Arch. Schiffs- u. Tropenhyg. 33, 256 (1929). — Zur Patho-genese der Infektion des Menschen durch Brucella abortus Bang. Klin. Wschr. 1930 II, 1663. — Bangsche Krankheit des Menschen. In: Neue deutsche Klinik, Bd. 11, S. 337 1933. — Heilmann, F.R.: The effect of combined treatment with Aureomycin and

Dihydrostreptomycin on Brucella infections in mice. Proc. Mayo Clin. 24, 133 (1949). — Helfer, H.U.: Schutzimpfungsversuche an weißen Mäusen gegen Abortus Bang mittels Adsorbatvaccinen. Z. Hyg. Infekt.-Kr. 129, 681 (1949). — Hemberger, H.J.: Brucellose. Diss. Heidelberg 1955. — Henning, M.W.: Animal diseases in South Africa. Central News Agency South Africa 1949. — Henricsson, E.: Epizootischer Abortus und Undulantfieber. Eine epizootologisch-epidemiologische Studie. Stockholm: Isaac Marcus 1932. — Herbst, V.V., u. N.A. Zima: Die intracutane Vaccinetherapie der Brucellose. Sovetsk. Med. 4, 19 (1950). Ref. Zbl. Bakt., II. Abt. Ref. 150, 162 (1952). — Herrell, W. E., and T. E. Barber: The combined use of Aureomycin and Dihydrostreptomycin in the treatment of Brucellosis. Proc. Mayo Clin. 24, 138 (1949). — A new method for treatment of brucellosis. J. Amer. med. Ass. 144, 7 (1950). — Herrmann, O., E. Korzukin u. N. Spiridonow: Brucellosis. Z. Immun.-Forsch. (Jena) 87, 372 (1936). — Herter, R.: Phänomene und Probleme bei der serologischen Untersuchung (Agglutination) auf Rinderbrucellose. Dtsch. tierärztl. Wschr. 62, 297 (1955). — Brucella abortus-Infektion bei Tierärzten. Tierärztl. Umsch. 6, 214 (1956). — Zur serologischen Diagnose der Brucellainfektion bei Tierärzten unter besonderer Berücksichtigung der Komplementbindungsreaktion. Mh. Tierheilk. 9, 119 (1957). — Hertel, R., H.U. Jackwitz u. E. Schaal: Die Banginfektion des Menschen. Dtsch. med. Wschr. 1954, 1411. — Hess, W.R.: Studies on a nonspecific brucellaagglutinating substance in bovine serum. I. The differentiation of the specific and nonspecific agglutinins by heat treatment. Amer. J. vet. Res. 14, 192 (1953). — Die Untersuchung der stadtzürcherischen Konsummilch auf menschenpathogene Keime, mit besonderer Berücksichtigung von Brucella abortus Bang. Schweiz. med. Wschr. 83, 49 (1953). — Studies on a nonspecific brucellaagglutinating substance in bovine serum. II. Isolation and purification of the brucellaagglutinating substances. Amer. J. vet. Res. 15, 195 (1954). — Hess, E., u. W. Sackmann: Die bakteriologische Milchüberwachung als Grundlage der Bangbekämpfung. Schweiz. Arch. Tierheilk. 95, 367 (1953). — Hetsch, H., u. H. Schlossberger: Brucellen-Infektionen. In: Experimentelle Bakteriologie und Infektionskrankheiten, S. 206, Berlin u. Wien: Urban & Schwarzenberg 1942. — Hillaert, E.L., L.M. Hutchings and F.N. Andrews: Brucellosis in male guinea pigs. Amer. J. vet. Res. 11, 84 (1950). — Hiltry, H.: Zur Nomenklatur, Symptomatologie und Therapie der Brucellosen. Schweiz. Arch. Tierheilk. 92, 411, 481, 565 (1950). — Hochstein-Mintzel, V.: Studien zur serologischen Diagnostik der Rinderbrucellose. Mh. Tierheilk., Sonderteil „Tuberkulose und Brucellose" 9, 134 (1957). — Die Meinicke-Reaktion in der serologischen Diagnose der Rinderbrucellose. Mh. Tierheilk., Sonderteil „Die Rindertuberkulose u. Brucellose" 11, 139 (1959). — Hoeden, J. van der: Atropin-reaction for the diagnostic of brucellosis. Antonic v. Leeuwnhoek 7, 211 (1941). — Höring, F.O.: Das Maltafieber in Deutschland. Med. Klin. 50, 1350 (1955). — Die Abhängigkeit der Immunität von der Empfänglichkeit und dem biologischen Zeitfaktor. Münch. med. Wschr. 1959, 2136. — Hoerlein, A.B.: Untersuchungen über Schweinebrucellose. I. Die Pathogenese der künstlichen Br. melitensis-Infektion. Amer. J. vet. Res. 13, 67 (1952). — Hofmann, W.: Über Brucellosen bei Tieren und beim Menschen. Dtsch. tierärztl. Wschr. 1952, 221. — Über Brucellose bei Tier und Mensch. Praxis 1953, 221. — Holm, L.W., and S.H. McNutt: Brucellosis therapy: Studies on the effect of Streptomycin and Sulfadiacine in experimental brucellosis in guinea pigs. Amer. J. vet. Res. 10, 341 (1949). — Holm, L.W., and W.G. Moore: Studie on the effect of streptomycin in experimental brucellosis in guinea pigs. Amer. J. vet. Res. 11, 214 (1950). — Holmberg, J.: Den smittsamma kastningens bekämpande i Finland och härvid gjorda iakttagelser och erfarenheter. (Die Bekämpfung des seuchenhaften Verkalbens in Finnland und hierbei gemachte Beobachtungen und Erfahrungen.) Nord. Vet.-Med. 2, 1031 (1950). Ref. Zbl. Bakt., II. Abt. Ref. 156, 247 (1955). — Honey, R.M., M. Gelfand and N.H. Myers: Chronic Brucella pyelonephritis with calcification. Short review of the literature and report of a case. S. Afr. J. Med. 3, 465 (1957). — Horstmann, F.H.: Metastasierung bei einer Banginfektion. Münch. med. Wschr. 1937, 984. — Horstmann, F.H., u. F. Pels Leusden: Epidemiologisches und Klinisches über Bang-Erkrankungen. Dtsch. med. Wschr. 1938, 1133. — Howarth, A., u. F.M.Hayes: Zit. W. Löffler, D.L. Moroni u. W. Frei, Die Brucellose als Anthrope-Zoonose, S. 6. Berlin-Göttingen-Heidelberg: Springer 1955. — Howe, C., E. S. Miller, E. H. Kelly, H. L. Bookwalter and H.V. Ellingson: Acute Brucellosis among laboratory workers. N. Engl. J. Med. 236, 741 (1947). — Hubrig, Th.: Fehlerquellen beider Serumlangsamagglutinationsprobe zur Untersuchung auf Abortus Bang. Mh. Vet.-Med. 8, 481 (1953). — Huddleson, I.F.: The susceptibility of swine to contagious abortion B. abortus (Bang). Mich. Agric. College Exp. Stat. Quart. Bull. 4, 43 (1921). — Further studies on the susceptibility of swine to bovine infectious abortion. Mich. Agric. College Exp. Stat. Quart. Bull. 6, 25 (1923). — The differentiation of the species of the genus Brucella. Amer. J. publ. Hlth 21, 401 (1931). — The diagnosis of Brucella infection in animals and man by rapid macroscopic agglutination. Techn. Bull. 123, Agric. Exp. Stat. Michigan 1932. — Brucella infections in animals and man. New York: Commonwealth Fund 1934. — Immunity in Brucellosis. Bact. Rev. 6, 111 (1942). — The immunization of guinea pigs with mucoid phases of Brucella. Amer. J. vet. Res. 8, 374 (1947). — The potentiating action of sulfonamides on the Brucella antibody-complement system. Amer. J. vet. Res. 9, 277 (1948). — Further observations on the immunizing value of Brucella M vaccine against Brucellosis J. Amer. vet. med. Ass. 116, 50 (1950). — The dissociation pattern of the species of the genus Brucella and their properties. Third Inter-Amer. Congr. on Brucellosis in Washington, D.C., Nov. 1950 (gedruckt vom "Pan American Sanitary Bureau" in Washington). — A comparison of culture mediums for growing strains of the genus Brucella. VI. Int. Kongr. Microbiol. Rom 1953. Ref. Zbl. Bakt., II. Abt. Ref. 164, 434 (1957). — Huddleson, I.E., and E. Abell: Rapid macroscopic method for the Serum diagnosis of Bang's abortion disease. J. infect. Dis. 42, 242 (1928). — Huddleson, I.F., B. Baltzer and G.M. Trout: The viability of Brucella abortus in milk and cream during heat treatment in electrically operated home pasteuriziers J. Dairy Sci. 32, 29 (1949). — Huddleson, I.E., and G.R. Bennett: The vaccinal immunizing value of a mucoid-growth phase of Brucella suis against Brucellosis in cattle. Quart. Bull. Agric. Exp. Stat. Mich. 31, 139 (1948). — Huddleson, I.E., and E.R. Carlson: A rapid method for performing the agglutination test in the serum diagnosis of Bang's abortion disease in cattle. J. Amer. vet. med. Ass. 70, 229 (1926). — Huddleson, I.E., and C. Carrillo: The milk ring test for detecting Brucella agglutinins in cow's milk. Vet. Med. (Chic.) 44, No 6 (1949). — Huddleson, I.E., and M.W. Emmel: The pathogenicity of the species of the genus Brucella for the Fowl. Techn. Bull. 103, Agric. Exp. Stat. Mich. 1929. — Huddleson, I.E., and H.W. Johnson: Brucellosis. I. The significance of Brucella agglutinins in the Blood of veterinarians. J. Amer. med. Ass. 94, 1905 (1930). — Huddleson, I.F., H.W. Johnson and E.E. Haman: A study of the opsonocytophagic power of the blood and allergic skin reaction in Brucella infection and immunity in man. Amer. J. publ. Hlth 23, 917 (1933). — Huddleson, I.E., J.W. Scales and O.J. Sorenson: Nonspecific agglutination in the Brucella-group. Techn. Bull. 149, Agric. Exp. Stat. Mich. 1936. — Hugh, C.: Lymphadenopathie in Brucellosis. Brit. med. J. 1949 210, 787. — Hughes, M.L.: Mediterranean, Malta or undulant fever. London: McMillan 1897. — Hull, Th.G.: Diseases transmitted from animals to man Chapt. IV.: Malta fever and contagious abortion, p. 62. London: Baillière, Tindall & Cox 1930.— Hunter, C.A., and B. Colbert: Flocculation tests for brucellosis. J. Immunol. 77, 232 (1956).— Huston, R.C., I.F. Huddleson and A.D. Hershey: The chemical separation of some cellular constituents of the brucella group of microorganism. Techn. Bull. Agric. Exp. Stat. Mich. 1934, p. 137. — Hutchings, L.M.: Brucellosis in swine. Proc. U.S. Livestock Sanit. Assoc. 47, Ann. Meet. 1943, 52. — The natural course of swine Brucellosis. Third Inter-Amer. Congr. on Brucellosis in Washington, D.C., Nov. 1950 (gedruckt vom "Pan American Sanitary Bureau" in Washington). — Hutchings, L.M., A.L. Gelez and C.R. Donham: Studies on brucellosis of swine. II. Esposure and reexposure experiments with Brucella suis. Amer. J. vet. Res. 7, 11 (1946).

Ibarra, G.G.: Reun. Interam. de Brucellosis, México, 1949. — Ilina, T.G.: Der blinde Fleck bei Brucellosiskranken. Bull. Ophthal. 30, 10 (1951). — Ilker, H.G.: Beitrag zur kombinierten antibiotischen Behandlung des Morbus Bang. Ther. d. Gegenw. 3, 104 (1955). — Infantozzi, J.M.: Animal Brucellosis in Uruguay. Third Inter-Amer. Congr. on Brucellosis in Washington, D.C., Nov. 1950 (gedruckt vom "Pan American Sanitary Bureau" in Washington). — Introzzi, P.: La splenectomia nelle infezione melitense. Haematologica (Pavia) 21, 859 (1940). — Introzzi, P., u. A. Baserga: Klinik und Therapie der Brucellosen. Ergebn. inn. Med. Kinderheilk. 63, 595 (1943).

Jacapraro, G.: Brucelosis. Localización urogenital. Rev. Asoc. méd. argent. 65, 629 (1951). — Jacob, K.: Zur Pathologie des brucellen-ausscheidenden Rindereuters. Zbl. Vet.-Med. 6, 68 (1959). — Jacotot, H., et A. Vallée: Effets chez le rat blanc de l'inoculation intrapéritonéale de cultures de brucelles additionnées de mucine. C. R. Soc. Biol. (Paris) 146, 1688 (1952). — Quelques considérations sur la Brucellose du lièvre à propos de huit cas indentifiés en France. Ann. Inst. Pasteur 82, 218 (1952). — Essai d'exaltation du pouvoir pathogène des Brucelles pour le cobaye par addition de mucine. Ann. Inst. Pasteur 84, 445 (1953). — Sur la réceptuvuté expérimentale de la souris blanche aux Brucelles. Ann. Inst. Pasteur 84, 964 (1953). — Sur la transmission expérimentale de la brucellose au rat blanc. Ann. Inst. Pasteur 86, 29 (1954). — Essai de traitement par quelques antibiotiques de la brucellose experimentale du rat blanc. Ann. Inst. Pasteur 86, 101 (1954). — Remarquable affinité pour l'épiploon d'une souche de Brucella abortus. Ann. Inst. Pasteur 86, 515 (1954). — Essais comparatifs d'immunisation du rat blanc contre la Brucellose expérimentale au moyen de vaccin vivant et de vaccin tué. Ann. Inst. Pasteur 87, 152 (1954). — Brucellose expérimentale du rat blanc après inoculation intracardique. C. R. Soc. Biol. (Paris) 147, 1160 (1953). — Sur une critère du pouvoir pathogène des brucelles. Ann Inst. Pasteur 88, 121 (1956). — Jadassohn, W.: Febris undulans. In: Handbuch der Haut- und Geschlechtskrankheiten, Bd. II, S. 394. Berlin: Springer 1932. — Bang-Infektion und Haut. In: Handbuch der Haut- und Geschlechtskrankheiten, Bd. IX/2, S. 466. Berlin: Springer 1934. — Brucella-Bang-Ausschlag und Urticaria bei Tierärzten. Arch. Derm. Syph. (Berl.) 164, 658 (1932). — Jadassohn,

W., L. Riedmüller u. F. Schaaf: Die Unterscheidung nahe verwandter Mikroorganismen durch den Schultz-Daleschen Versuch (Untersuchungen bei Br. abortus Bang und Br melitensis Bruce). Klin. Wschr. 1934 I, 879. — Jahn, W.: Abortus Bang beim Pferde. Tierärztl. Umsch. 9, 158 (1950). — Janbon, M.: Diagnostic de la mélitococcic. J. méd. franç. 25, 92 (1936). — Janbon, M. et J. Caderas de Kerleau: Brucellose humaine et avortement. Isolement de Brucella melitensis dans le sang de la mère, les viscères et le sang du foetus, le placenta et les lochies. Presse méd. 1939, 453. — Janbon, M., M. Lisbonne et G. Roman: La spécifité de la bronchite mélitococcique. Présence de "Brucella melitensis" dans l'expectoration. Bull. Acad. Méd. (Paris), III. s. 127, 278 (1943). — Jendrusch, H.: Die Brauchbarkeit von allergischen Intrakutantesten zur Diagnose der Rinder und Schweinebrucellose. M. Vet.-Med. 12, 561 (1957). — Jeney, E., u. T. Zsolnal: Experimentelle Angaben zur Chemotherapie der Brucellose. Zbl. Bakt., I. Abt. Orig. 163, 505 (1955). — Jepsen, A., and T. Vinekilde: Die Anwesenheit und Bedeutung von Agglutininen in den Geschlechtsorganen brucellainfizierter Kühe. Amer. J. vet. Res. 12, 97 (1951). — Jèquier-Doge, E., et A. Raymond: Le traitement de la maladie de Bang. Schweiz. med. Wschr. 11, 217 (1946). — Johnson, R.M.: Pneumonia in undulant fever. A report of three cases. Amer. J. med. Ass. 189, 483 (1935). — Joller, H.J.: Untersuchungen über die Beeinflussung von experimentellen Infektionen bei Laboratoriumstieren durch Vitamin E. Inaug.-Diss. Zürich 1946. — Jones, L.M.: Further Studies on the pathogenicity and immunogenicity of mucoid variants of Brucella abortus for guinea pigs. J. infect. Dis. 92, 26 (1953). — Jones, L.M., P.D. Thomson and G.G. Alton: Production of immunity against experimental Br. melitensis infection in goats. A comparison of two killed and one living vaccine. J. comp. Path. 68, 275 (1958). — Jones, L.M., and G.S. Wilson: Serum agglutinins in Brucellosis. Nature (Lond). 167, 4249, 558 (1951). — Joos, I.: Über Banginfektionen beim Menschen. Zbl. Bakt., I. Abt. Orig. 141, 149 (1938). — Jordan, C.F.: Infection in the epidemiology of undulant fever in the general population and inselected groups in Jowa. J. infect. Dis. 48, 526 (1931). — Epidemiology of brucellosis. Proc. reg. conf. on brucellosis. Dept. Publ. Health, Indiana 1946. — Reproduction in a dairy herd and its relation to vaccination against brucellosis. J. comp. Path. 60, 34 (1950). — Joske, R.A., and E.S. Finckh: Hepatic changes in human brucellosis. Med. J. Aust. 42, 266 (1955). — Jullien, J., et P. Laurent: Diagnostic biologique des brucelloses humaines et animales par la floculation des sérums en présence d'un antigène spécifique. Presse méd. 1936 I, 718.

Kästli, P.: Questions relatives à la transmission de germes pathogènes à l'homme par la consommation du lait et des produits laitiers. Praxis 1950, 20. — Die Bedeutung der Testkultur für den Ausfall der Abortus-Bang-Milchagglutination. Milchwiss. 10, 3, 48 (1955). — Kaminska, A., und J. Szaflarski: Brucellose. Ann. Univ. Lublin, Sect. D 5, 201 (1950). — Kaplan, M.M.: Brucellosis — a world problem. Third Inter-Amer. Congr. on Brucellosis in Washington, D.C., Nov. 1950 (gedruckt vom „Pan American Sanitary Bureau" in Washington). — The work of the World Health Organisation (WHO) and Food and Agriculture Organisation (FAO) in Brucellosis. VI. Int. Kongr. Mikrobiol. Rom 1953, VI, p. 163. — Karatygin, A.P.: Die Behandlung der Brucellose im Kurort „Sergievsche Mineralwässer". Klin. Med. 27, 79 (1949). — Karmann, P., u. H.D. Scholz: Beitrag zur Bekämpfung des Malta-Fiebers der Schafe im Lande Nordrhein-Westfalen. Mh. prakt. Tierheilk. 8, 127 (1956). — Karsten, F.: Über das Auftreten der Brucellose suis in deutschen Schweinezuchtbeständen und seine Ursachen. Dtsch. tierärztl. Wschr. 1950, 85. — Über die Notwendigkeit, die Beurteilung der Ergebnisse der serologischen Blutuntersuchung auf Brucella-Infektionen bei den Haustieren zu ändern. Dtsch. tierärztl. Wschr. 1951, 321. — Über die in den letzten Jahren in der Deutschen Bundesrepublik aufgetretenen Brucellosefälle beim Schwein und die Eigenschaften der Erreger. Dtsch. tierärztl. Wschr. 1955, 219. — Über die Erregerbiologie von Brucella suis auf Grund der Erfahrungen beim Auftreten in Deutschland. Zbl. Bakt., I. Abt. Orig. 164, 98 (1955). — Über die Ursache von Wert und Zuverlässigkeit der uns für die Typendifferenzierung der Brucellen zur Verfügung stehenden Verfahren. Dtsch. tierärztl. Wschr. 1956, 25. — Über die Entstehung der Brucellosis suis aus der Brucella melitensis und ihre Bedeutung für die Tilgung der Brucellosen der Haustiere und des Wildes. Dtsch. tierärztl. Wschr. 1960, 93. — Kauker, E., u. K. Zettl: Beobachtungen und Erörterungen über Schweinebrucellose anläßlich eines Seuchenausbruches in Nordhessen. Berl. Münch. tierärztl. Wschr. 75, 267 (1962). — Kelly, E.H., A.N. Gorelick, S.J. Silverman and W. Braun: Further studies on superinfection in experimental cavine brucellosis. I. Early superinfection. II. The effects of different combinations of brucella species. J. infect. Dis. 93, 181, 187 (1953). — Kempner, W., B. Wise and C. Schlayer: Manometric determination of the effects of various sulfanilamid compounds on brucella melitensis. Amer. J. med. Sci. 200, 484 (1940). — Kernkamp, H.C.H., and M.H. Roepke: Vaccination of pigs with brucella abortus vaccine strain 19. J. Amer. vet. Ass. 113, 569 (1948). — Kessler, M., u. W. Müller: Meningoencephalitis bei Morbus Bang. Arch. Psychiat. Nervenkr. 109, 347 (1939). — Kiggins, E.M., W.N. Plastridge, L.F. Williams and H.L. Easterbrooks: Cross agglutination between vibrio fetus and brucella abortus. Amer. J. vet. Res. 16, 291 (1955). —

KILCHSPERGER, G.: Die Bakteriendifferenzierung und Typisierung als Grundlage der epidemiologischen Forschung mit besonderer Berücksichtigung der Brucellosen. Schweiz. Arch. Tierheilk. **1952**, 651. — Schutzimpfung mit Buck 19, Abhängigkeit des Titerverlaufs von der Keimzahl des Impfstoffes. Schweiz. Arch. Tierheilk. **1957**, 509. — KILLHAM, B. J., G. W. REED and C. F. CLARK: Field experiences with Brucella M vaccine. Quart. Bull. Agric. Exp. Stat. Mich. **32**, 240 (1949). — KING, E. S., and M. LUCAS: Sulfapyridine in experimental brucellosis. J. Lab. Clin. Med. **26**, 616 (1941). — KING, N. B.: Kapillar-Röhrchen-Probe zur Durchführung der Milchuntersuchung mit gefärbtem Brucellaantigen. Amer. J. vet. Res. **12**, 75 (1951). — KIRSTEN, H. P.: Observations on human Brucellosis in general practice. S. Afr. med. J. **35**, 858 (1961). — KLIMMER, M.: Der neueste Stand der Forschung über das Bangsche Bacterium. Ergebn. Hyg. Bakt. **13**, 327 (1932). — KLIMMER, M., u. H. HAUPT: Ist das Korynebakterium Abortus infectiosi Bang für Menschen pathogen? Münch. med. Wschr. **1922**, 146. — KLINGLER, K.: Gemsblindheit und ihre Beziehungen zur Konjunktivo-Keratitis infectiosa und zur Brucellose der Rinder und Schafe. Schweiz. Arch. Tierheilk. **1953**, 201. — Morphologische und serologische Beobachtungen an Brucellen. VI. Int. Mikrobiol. Kongr. Rom 1953, I, S. 94. — Sind die Kerato-Konjunktivitis-Erreger zu den Brucellen zu rechnen? Schweiz. Arch. Tierheilk. **1954**, 79. — Agglutinationsbilder beim menschlichen und tierischen Brucellosepatienten. Schweiz. Z. allg. Path. **17**, 451 (1954). — KLINGLER, K., u. K. BIRN: Über den Nachweis von penicillin-empfindlichen Brucella abortus Bang-Stämmen bei der kulturellen Untersuchung von Rohmilchproben. Arch. Lebensmittelhyg. **6**, 52 (1955). — KLOSE, F., u. W. MAASSEN: Ein 5 Jahre unerkannt gebliebener Fall von Morbus Bang als Berufskrankheit anerkannt. Mschr. Unfallheilk. **8**, 83 (1953). — Tularämie oder Morbus Bang? Mschr. Unfallheilk. **7**, 271 (1952). — KNIGHT, V.: Chemotherapy of brucellosis. Ann. N. Y. Sci. **53**, 332 (1950). — KNIGHT, V., F. R. SANCHEZ and A. R. SANCHEZ: Terramycin in treatment of human brucellosis. Arch. intern. Med. **87**, 835 (1951). — KNIGHTON, J. E.: Undulant fever with endocarditis and mycotic aneurysm; case report. New Orleans med. surg. J. **90**, 646 (1938). — KNOLL, K. H., u. P. SCHOSTOL: Brucellosen und Blutspender. Münch. med. Wschr. **98**, 1246 (1956). — KNOTHE, H., F. PELS LEUSDEN u. M. WERNER: Zur Epidemiologie der humanen Brucellose in Schleswig-Holstein. Ärztl. Wschr. **9**, 447 (1954). — KNOX, W. D.: Trend of nationalwide eradication in the United States. Third Inter-Amer. Congr. on Brucellosis in Washington, D.C., Nov. 1950 (gedruckt vom „Pan American Sanitary Bureau" in Washington). — KOHL, D., u. K. FRITZSCHE: Untersuchungen über Verbesserungsmöglichkeiten bei der Diagnostik der Rinderbrucellose. Mh. Tierheilk., Sonderteil „Tuberkulose u. Brucellose" **11**, 64 (1959). — KOLLE, W., u. H. HETSCH: Maltafieber. In: Experimentelle Bakteriologie und Infektionskrankheiten, 9. Aufl., S. 345. Berlin u. Wien: Urban & Schwarzenberg 1929; 11. Aufl. 1952. — KOMISSAROW, S. S.: Die Farbempfindung bei Brucellakranken. Bull. Ophthal. **30**, 12 (1951). — KOPPLOW, E.: Über Erfahrungen bei der Brucellose-Diagnostik. Arch. Hyg. (Berl.) **141**, 491 (1957). — KRAFT, M. E.: The identification of brucella abortus strain 19 by penicillin tolerance. Amer. J. vet. Res. **16**, 295 (1955). — KRESS, F.: Ergebnisse der Untersuchungen über die praktische Verwendbarkeit des Impfstoffes Abortotensin nach Prof. Dr. Panek. Wien. tierärztl. Mschr. **25**, 204 (1938). — KRESSMANN, H.: Ein Beitrag zur Brucellose der Schlachttiere, ihre Bedeutung für die Fleischhygiene und als Berufskrankheit. Arch. Lebensmittelhyg. **9**, 49 (1958). — KREUTER, E.: Über menschliche Infektion mit Bacillus Bang. Klin. Wschr. **1927**, 1380. — KREY, W.: Zunehmende Brucellosen — einschließlich Maltafieber — in Hessen. Münch. med. Wschr. **1954**, 1421. — KRISTENSEN, M., u. P. HOLM: Bakteriologische und statistische Untersuchungen über Febris undulans in Dänemark. Zbl. Bakt., I. Abt. Orig. **112**, 218 (1929). — KRONEWETT, F. R., S. A. LEAR and H. J. METZGER: Thermal Death time studies of Brucella abortus in milk. J. Dairy Sci. **37**, 1291 (1954). — KRÜGER, A.: Zur Frage der fleischbeschaulichen Beurteilung der Brucellose des Rindes. Mh. Vet.-Med. **13**, 43 (1958). — Beitrag zur kulturellen Untersuchung von Nachgeburten von Rindern auf Brucellen. Dtsch. tierärztl. Wschr. **1958**, 373. — KRÜGER, H.: Die Gegenwart von Bangbakterien im Fleisch des geschlachteten Rindes. Dtsch. tierärztl. Wschr. **1932**, 481. — KUNTER, E.: Untersuchung von Blutseren auf Abortus Bang mit der Kuppenreaktion unter Verwendung eines mit 2-. 3-. 5.-Triphenyltetrazoliumchlorid-Farbtestes nach Bendtsen gefärbten Antigens. Berl. Münch. tierärztl. Wschr. **70**, 186 (1947). — KUSHERSKAJA, A. W.: Über die Brucellosis im vorderen Bulbusumfang und die Sehschärfe. Bull. Ophthal. **50**, 10 (1951). — KYGER, E. R., and R. L. HADEN: Brucellosis and multiple Sclerosis. Cutaneous reactions to Brucella antigen. Amer. J. med. Sci. **216**, 689 (1948).

LAFENÈTRE, M.: La prophylaxie animale des bruceloses. J. méd. franç. **25**, 104 (1936). — LAFENÈTRE, M., et G. ROMAN: L'orchi-épididymite brucellique. Rev. Méd. vét. **89**, 700 (1937). — LANDENBERGER, O.: Brucellose. Öff. Gesundh.-Dienst 8, 15 (1953). — LANGE, F.: Beitrag zur Frage der Übertragung der Bangschen Krankheit. Dtsch. med. Wschr. **1936**, 887. — LANGEN, C. D. DE: Het kweken van de Brucella Bang uit het duodenumvocht en het vraagstuk der bacillendraegers. Ned. T. Geneesk. **6**, 377 (1950). — LANKFORD, C. E., L. J.

Rode and V. T. Schuhardt: Factors influencing utilization of the stereoisomers of homo-cystine by Brucella. J. Bact. 71, 582 (1956). — Larson, C. L.: Further studies of the im-munization of guinea pigs with soluble antigens obtained from Brucella. Third Inter-Amer. Congr. on Brucellosis in Washington, D.C., Nov. 1950 (gedruckt vom „Pan American Sanitary Bureau" in Washington). — Lauda, E.: Die Behandlung der Bangschen Krankheit. Med. Klin. **1936**, 1329. — Laurentius, P.: Klinischer Beitrag zum Maltafieber. Med. Welt **1941**, 1306. — Lawrence: Zit. W. Löffler, D. L. Moroni u. W. Frei, Die Brucellose als Anthropo-Zoonose, S. 2. Berlin-Göttingen-Heidelberg: Springer 1955. — Laws, J.: Ist es möglich, die Technik der Agglutination bei der Diagnostik der Brucellose so zu gestalten, daß bei Untersuchung durch verschiedene Institute gleiche Ergebnisse erzielt werden? Vet.-Med. Diss. Berlin 1953. — Leavell, H. R., and H. L. Amoss: The endermic reaction in Brucella infections. Arch. intern. Med. 48, 1192 (1931). — Lebón, A. P., and H. E. Hall: Treatment of experimental Br. abortus infection in guinea pigs and mice. Third Inter-Amer. Congr. on Brucellosis in Washington, D.C., Nov. 1950 (gedruckt vom „Pan American Sanitary Bureau" in Washington). — Ledoux, M. E.: L'endocardite mélitococcique. Arch. Mal. Coeur 33, 199 (1940). — Lehnert, K.: Verkalben der Kühe. Bericht über das Veterinärwesen im Königreich Sachsen für das Jahr 1878, S. 95. — Lehnert, C.: Zur serologischen Diagnose bei Schweinebrucellose. Mh. Vet.-Med., Sonderh. 1, 65 (1959). — Über den Einfluß wiederholter Brucella-Allergen-Injektionen auf den Agglutinationstiter bei Schweinen. Mh. Vet.-Med. 14, 215 (1959). — Lemaire, G., Portier et J. Bertrand: Méningo-encephalite mélitococcique précoce à evolution rapidement mortelle. Constations ts anatomiques. Bull. Soc. méd. Hâp., Paris, III.s. 53, 712 (1937). — Lembke, A.: Neuere Untersuchungen über Brucellen. Kurzvortrag. Zbl. Bakt., II. Abt. Ref. 163, 303 (1957). — Lembke, A., u. M. Körnlein: Das Brucelloseproblem in der Literatur der letzten 20 Jahre. Zbl. Bakt., II. Abt. Ref. 147, 449 (1950). — Lennette, E. H., W. H. Clark and F. W. Jensen: Q fever studies. XII. Certain observations on the relationships between serologic tests for brucellosis, syphilis and Q fever. Amer. J. publ. Hlth 42, 12 (1952). — Lenz, H.: Die Verwertbarkeit der Lipoid-bindungsreaktion nach Meinicke zur Feststellung des infektiösen Abortus der Rinder. Mh. Tierheilk. 33/34 (1922—1924). — Leon, A. P., and J. Sosa: Allergy in Brucellosis. Amer. J. publ. Hlth 37, 1033 (1947). — Lerche, M., u. H. J. Entel: Über das Vorkommen lebender Brucella-Keime in Fleisch, Blut und Organen serologisch positiv reagierender Rinder. Dtsch. Schlacht- u. Viehofztg **1958**, 4. — Über die Säureresistenz von Brucella-Bakterien und ihr Verhalten während der Fleischreifung. Arch. Lebensmitt.-Hyg. 10, 194 (1959). — Die Halt-barkeit von Brucella-Bakterien in Rohwürsten. Fleischwirtschaft 12, 920 (1960). — Lerche, M., u. F. Roth: Über die Bedeutung der Intracutanprobe für Diagnose und Epidemiologie des Morbus Bang. Dtsch. Arch. klin. Med. 175, 265 (1933). — Leresche, Ed., P. Despres et H. Valette: Quelques aspects des Brucelloses dans l'inspection des viandes. Schweiz. Arch. Tierheilk. 8, 440 (1957). — Levine, H. B., and J. B. Wilson: The identification of brucella abortus strain 19 by dye bacterostasis. J. infect. Dis. 84, 10 (1949). — Levy, D. F., and B. Singerman: Brucella melitensis bacteremia associated with vegetative endocarditis. Amer. Heart J. 15, 109 (1938). — Ley, H., u. K. H. Stauder: Zur Neurologie und Psycho-pathologie des Morbus Bang. Arch. Psychiat. Nervenkr. 183, 564 (1949). — Liddo, S.: Sul presunto neurotropismo brucellare (Richerche speriimentali). G. Batt. Immun. 24, 640 (1940). — Le brucellosi in Puglia. Riv. ital, Igiene 2, 889 (1942). — Lindenstruth, O.: Untersuchung über die Tenazität von Brucella suis bei der Kühlung und Einpökelung des Schweinefleisches. Lebensmitteltierarzt 3, 37 (1952). — Untersuchungen über die Tenazität von Brucella suis bei der Kühlung und Einpökelung des Schweinefleisches. (Abschl. Mitt.) Lebensmitteltierarzt 4, 100 (1953). — Lindley, D. C., and J. R. Lander: Observations on the use of brucella abortus strain 19 in swine — including multiple intradermal dosis. J. Amer. vet. Res. 115, 359 (1949). — Lippelt, H.: Malta-Fieber, Diagnose, Klinik und Therapie. (Beobachtungen in Deutsch-Südwestafrika 1938/39). Dtsch. tropenmed. Z. 45, 235 (1941). — Lisbonne, M.: L'identification bactériologique des Brucella son intérêt dans l'épidemiologie de la fièvre ondulante. J. méd. franç. 25, 74 (1936). — L'hémoculture dans les brucelloses. J. méd. franç. 25, 101 (1936). — Live, J.: Effect of adjuvants upon the immunising quality of ether-killed Brucella abortus. Amer. J. vet. Res. 10, 347 (1949). — Live, J., and A. G. Danks: Die Anwendung einer mit Äther abgetöteten Br. abortus in Kochsalz-Öl-Emulsion bei Brucellose in einer Rinderherde. Amer. J. vet. Res. 12, 175 (1951). — Live, J., and L. A. Guiliani: Protective effect of sera from animals treated with different Brucella antigens upon Brucella infection in mice. J. Immunol. 71, 187 (1953). — Live, J., F. G. Sperling and E. L. Stubbs: Effect of streptomycin on experimental brucellosis in guinea pigs. Amer. J. med. Sci. 211, 267 (1946). — Lobo de la Rua, F.: Ein Fall von Pseudotuberkulose durch Bangsche Krankheit. Med. esp. 4, 224 (1940). — Löffler, W.: Zum Vorkommen und zur Diagnostik der Febris undulans. Schweiz. med. Wschr. **1929**, 304. — Febris undulans Bang des Menschen. Würzburg. Abh. 26, 365 (1930). — Besonderheiten der Febris undulans Bang des Menschen. Schweiz. med. Wschr. **1931**, 968. — Febris undulans Bang als Unfall und als

Berufskrankheit. Festschrift Prof. H. ZANGGER, S. 302. Zürich: Rascher & Co. 1934. — Zur Therapie der Febris undulans Bang. Schweiz. med. Wschr. **1935**, 589. — Febris undulans Bang. (Inkubation und Eintrittspforte, Unfall? Berufskrankheit?) Ars Med. (Gand) **35**, Nr 5 (1944). — Die Brucellose als Typ einer durch Milch übertragenen Krankheit. Schweiz. med. Wschr. **1952**, 18. — LÖFFLER, W., u. A. v. ALBERTINI: Pathologisch-anatomische Befunde bei sog. Febris undulans des Menschen. Krkh.-Forsch. 8, 1 (1930). — LÖFFLER, W., S. MOESCHLIN u. A. WILLA: Klinik und Pathologie der Febris undulans Bang unter besonderer Berücksichtigung der spezifischen Komplikationen (an Hand von 150 eigenen Fällen). Ergebn. inn. Med. **63**, 714 (1943). — LÖFFLER, W., u. H. MOOSER: Zum Übertragungsmodus des Fleckfiebers. Beobachtungen anläßlich einer Laboratoriums-Gruppeninfektion. Schweiz. med. Wschr. **1942**, 755. — LÖFFLER, W., u. D. L. MORONI: Die brucellären Ostitiden als Differentialdiagnose der sog. aseptischen Knochennekrosen unter Berücksichtigung der antibiotischen Kombinationstherapie. Schweiz. med. Wschr. **1951**, 128. — Die Brucellose. In Handbuch der inneren Medizin, Bd. I/2. Berlin-Göttingen-Heidelberg: Springer 1952. — Die menschliche Brucellose, Serologie, Epidemiologie, Klinik und Therapie. Landarzt **30**, 262 (1954). — LÖFFLER, W., D. L. MORONI u. W. FREI: Die Brucellose als Anthropozoonose. Berlin-Göttingen-Heidelberg: Springer 1955. — LOMBROVSKAJA, R. I.: O brucellezynch poraženyjach nervnoj sistemy. (Die Brucellose des Nervensystems.) Z. Neuro-Path. u. Psych. **3**, 230 (1954). — LONCHAMPT, J., et R. VIGOUROUX: Parplégie par arachnoidite mélitococcique évoluant 14 ans après la fièvre initiale. Presse méd. **63**, 5 (1955). — LOWBEER, L.: Brucellotic osteomyelitis of man and animal. Proc. Hillcrest Hosp. (Tulsa) 6, 1 (1949). — LÜHRS, F.: Die Grenzen der Blutuntersuchungsmethoden auf Abortus Bang. Dtsch. tierärztl. Wschr. **1950**, 60. — LUSTIG, A., u. G. VERNONI: Maltafieber. In: Handbuch der pathogenen Mikroorganismen, 3. Aufl., Bd. IV, S. 511. Wien u. Berlin: Urban & Schwarzenberg 1929.

MAESTRONO, G.: Azione dell acqua ossigenata 130 vol. sul latte inquinato con brucelle. Arch. vet. ital. **3**, 111 (1952). — L'associazione dell'acido paraminobenzoico con il cloramfenicolo nella terapia della brucellosi sperimentale del ratto. Arch. vet. ital. **3**, 389 (1952). — MAGOFFIN, R., D. ANDERSON and W. W. SPINK: Therapy of experimental Brucella infection in the developing Chick Embryo: IV. Therapy with Aureomycin. J. Immunol. **62**, 125 (1949). — MAHNKE, P. F., H. MOCHMANN: Untersuchung über die Brucellose des Hausschweines. Berl. Münch. tierärztl. Wschr. **70**, 405 (1957). — MAKKAREWYSKY, W. N., u. J. A. KARKADINOWSKAYA: Über Banginfektion beim Menschen. Dtsch. tierärztl. Wschr. **38**, 389 (1930). — MAKKAVEJYKIJ, V., I. KARKADINOVSKAJA u. N. MICHEEV: Über die Ansteckung der Meerschweinschen mit Brucella melitensis abortus durch die unverletzte Haut. Mikrobiol. Z. **13**, 72 (1931). — MANSON-BAHR, P. E. C.: Clinical aspects of Brucellosis in East-Africa. S. Afr. med. J. **33**, 489 (1956). — MANNTHEI, C. A., and R. W. CASTER: Persistance of brucella abortus infection in cattle. Amer. J. vet. Res. 11, 173 (1950). — MANZUOLI, J.: Eine interessante Beobachtung von Brucellose durch Hautinokulation. Sem. méd. (Paris) **1934** II, 345 [Spanisch]. — MARKOFF, N.: Über pulmonale Formen der Bangschen Krankheit. Helv. med. Acta 7, 536 (1940). — Die pulmonale Form der Bangschen Krankheit. Praxis **1940**, 501. — MARR, A. G., and J. B. WILSON: Genetic aspects of the added carbon cioxide requirements of Brucella abortus. Proc. Soc. exp. Biol. (N. Y.) **75**, 438 (1950). — MARSTON, F. G.: Mediterranean remittent or gastric remittend fever. Army Med. Rep. 1863. — MASSION-VERNIORY, L., L. COFFE et P. PREVOST: Meningite brucellosique à bacille de Bang. J. belge Neurol. Psychiat. **40**, 367 (1940). — MATHUR, T. N.: The total and differential leucocyte count in brucellosis. Index med. (Wash.) **90**, 51 (1955). — MATJUTINA, Z. A.: Kolcevaja proba issledovanija moloka na brucellez. (Die Ringprobe bei der Milchuntersuchung auf Brucellose). Zh. Mikrobiol. (Mosk) **9**, 54 (1953). Ref. Zbl. Bakt., II. Abt. Ref. **156**, 249 (1955). — MAX, G. CH.: Tetracycline in the treatment of human brucellosis. Antibiot. Med. 1, 216 (1955). — MAYER, H.: Experimentelle Untersuchungen über die Brucellose der Schafe. II. Auftreten und Persistieren serologisch erfaßbarer Antikörper nach künstl. Infekt. mit Brucella melitensis. Mh. Tierheilk. **9**, 176 (1957). — Experimentelle Untersuchungen über die Brucellose der Schafe: II. Auftreten und Persistie-Infektion innerhalb einer Herde. Mh. Tierheilk., Sonderteil „Rindertuberkulose und Brucellose" **9**, 218 (1957). — Experimentelle Untersuchungen über die Brucellose der Schafe. IV. Der Nachweis agglutinierender Antikörper und die Ausscheidung von Brucellen im Vaginalsekret und mit der Milch von künstlich und natürlich infizierten Schafen. Mh. Tierheilk., Sonderteil „Rindertuberkulose und Brucellose" **10**, 11 (1958). — Experimentelle Untersuchungen über die Brucellose der Schafe. V. Der Nachweis von Brucellen in den Geweben serologisch und allergisch positiv, zweifelhaft oder negativ reagierender Schafe. Mh. Tierheilk., Sonderteil „Rindertuberkulose und Brucellose" **10**, 21 (1958). — Untersuchungen über die Brauchbarkeit verschiedener Brucella-Antigene zur Diagnose der Schafbrucellose. Mh. Tierheilk., Sonderteil **13**, 114 (1961). — MAYER, H., u. H. G. OSTERTAG: Die Eignung 15%iger NaCl-Lösung für die Blutserum-Agglutination zur Diagnose der Schafbrucellose. Mh. Tierheilk. **9**, 165 (1957). — MAYER, M.: Hauterscheinungen bei Maltafieber, undulierendem Fieber.

In: Handbuch der Haut- und Geschlechtskrankheiten von J. JADASSOHN, Bd. XII/1, S. 206. Berlin: Springer 1932. — MAZZA, S.: Ein alter argentinischer Brucelloseherd in der Provinz Tucumán von Ziegen ausgehend. Zbl. Bakt., II. Abt. Ref. **125**, 2 (1937). — MAZZA, S., y J. A. LOVAGLIO: Brucelosis en el Dep. de Cafayate, provineia de Salta y regiones vecinas. Novena reunión d. 1. Soc. arg. de Pat. reg, Buenos Aires 1939, S. 1780. — MAZZA, S., y B. PARMA: Observacion de brucelosis aoquirida en Catamarca, Novena reuninón d. 1. Soc. arg. de Pat. reg., Buenos Aires 1939, S. 1767. Ref. Zbl. Bakt., II. Abt. Ref. **136**, 107 (1940). — MAZZARAC-CHIO, V.: The prevalence of undulant fever (Brucellosis) in the united States. Publ. Hlth Rep. (Wash.) 1195 (1938). — MAZZETTI, G., and A. TESI: Brucellosis. Ann. Sanità pubbl. **10**, 39 (1949). — McCULLOUGH, N. B.: Brucellosis- a packing plant problem. Third Inter-Amer. Congr. on Brucellosis in Washington, D.C., Nov. 1950 (gedruckt vom „Pan American Sanitary Bureau" in Washington). — McCULLOUGH, N. B., and H. M. CLODTFELTER: Encephalitis due to undulant fever; report of four cases. Ann. intern. Med. **10**, 1508 (1937). — McCULLOUGH, N. B., and C. W. EISELE: Toxic reactions during streptomycin-sulfadiazine therapy of Brucellosis. J. Amer. med. Ass. **139**, 80 (1949). — McCULLOUGH, N. B., C. W. EISELE and G. A. BEAL: Oral Administration of killed brucella to man. J. Amer. med. Ass. **142**, 1105 (1950). — McCULLOUGH, N. B., C. W. EISELE and K. PAVELCHEK: Zit. W. LÖFFLER, D. L. MORONI u. S. FREI, Die Brucellose als Anthropo-Zoonose, S. 34. Berlin-Göttingen-Heidelberg: Springer 1955. — McCULLOUGH, N. B., C. W. EISELE, C. WESLEY and A. F. BYRNE: Incidence and distribution of Brucella abortus in slaughtered Bang's reactor cattle. Publ. Hlth Rep. (Wash.) **66**, 341 (1951). — McWHINNEY, J., and A. P. PRIOR: Latente Brucellose bei Landarbeitern. Brit. med. J. **1961** 80. — MEDDA, A., e L. CIOLGIA: Brucellosi caprina. II. G. Batt. Immun. **47**, 14 (1954). — MEINICKE, E.: Meine Brucellose-Flockungsprobe (M.B.F. als Sedimentier- oder Kuppenmethode. Dtsch. tierärztl. Wschr. **1938**, 193. — MELLO, M. T. DE: Animal Brucellosis in Brazil. Third Inter-Amer. Congr. on Brucellosis in Washington, D.C., Nov. 1950 (gedruckt vom "Pan American Sanitary Bureau" in Washington). — In vitro activity of Micoina on brucellae, compared with that of Terramycin. Science **118**, 413 (1953). — MELLO, M. T. DE, and N. P. M. SILVA: The use of triphenyltetrazolium chloride in the study of dehydrogenase activity of Brucellae. Mem. Inst. Osw. Cruz **53**, 45 (1955). — MENEFEE jr., E. E., and M. A. POSTON: Significance of standard laboratory procedures ii the diagnosis of brucellosis. Amer. J. med. Sci. **197**, 646 (1939). — MERSEMANN, L., R. DECHAUME et F. POMME: Un cas d'encéphalite eigue postmelitoccocique, étude anatomo-clinique. Rev. Microbiol. appli. **11**, 24 (1936). — MESSINI, L.: Manuale de Terapia. Universo Roma 1947. — METAXAS-BÜHLER, M.: Passive Übertragung der Allergie bei der Infektion des Meerschweinchens mit Brucella abortus. Inaug.-Diss. Zürich 1950. — METTIER, S. R., and W. J. KERR: Hepatitis and cholecystitis in the course of Brucella-Infection. Arch. intern. Med. **54**, 704 (1934). — MEYER, K. F.: Neueres zur Brucella-Infektion. Schweiz. med. Wschr. **1938**, 176. — Observations on the pathogenesis of undulant fever, S. 439. Essays in Biology. University of California Press 1943. Ref. CASTAÑEDA u. Mitarb., Amer. J. med. Sci. **5**, 504 (1953). — What should be done with the Brucella skin test. Third Inter-Amer. Congr. on Brucellosis in Washington, D.C., Nov. 1950 (gedruckt vom "Pan American Sanitary Bureau" in Washington). — Trends in brucellosis control. Publ. Hlth Rep. (Wash.) **71**, 511 (1956). — MEYER, K. F., and B. EDDIE: Further studies on the pathogenicity of Brucella abortus and Brucella melitensis for monkeys. Proc. Soc. exp. Biol. (N. Y.) **27**, 222 (1929). — MEYER, K. F., and E. B. SHAW: A comparison of the morphologic, cultural and biochemical characteristics of B. abortus and B. melitensis. J. infect. Dis. **27**, 173 (1920). — MEYER, K. F., E. B. SHAW and E. C. FLEISCH-NER: The pathogenicity of Bacillus melitensis and Bacillus abortus for guinea pigs. J. infect. Dis. **31**, 159 (1922). — MEYER, K. F., and C. E. ZOBELL: Metabolism studies on the Brucella group. IV. The bacteriostatic action of dyes. J. infect. Dis. **51**, 72 (1932). — MEYER, M. E., and H. S. CAMERON: Species metabolic patterns in morphologicallyr sinila gram negative pathogens. J. Bact. **73**, 158 (1957). — MEYN, A., u. H. RENTSCH: Zur Kasuistik der Schweinebrucellose. Berl. Münch. tierärztl. Wschr. **1951**, 201. — MEYN, A., TH. SCHLIESSER u. A. EHRLE: Über das Vorkommen von Brucellen in den Fleischlymphknoten Bang-infizierter Rinder. Arch. Lebensmittelhyg. **8**, 193 (1957). — MEYN, A., D. O. SCHMID u. E. J. SCHREINER: Zur Frage der Erfassung und Charakterisierung der Dissoziationsformen von Brucella abortus. Zbl. Vet.-Med. **4**, 933 (1957). — MEYN, A., u. E. SCHRINNER: Zur Frage der chemotherapeutischen Bekämpfung der Rinderbrucellose. Dtsch. tierärztl. Wschr. **68**, 429 (1961). — MEYN, A., E. SCHRINNER u. H. STETTWIESER: Die Brucellose der Schlachtrinder als potentielle Infektionsquelle für Schlachthoftierärzte. Fleischwirtschaft **12**, 631 (1960). — MIGNOT, A.: La route moutonnière Soudano-Algérienne. (Voie d'apport possible de la mélitococcie dans l'extrèmesud Algérien). Arch Inst. Pasteur Algér. **18**, 352 (1940). — MINGLE, C. K.: Die Brucellose der Haustiere. Amer. J. publ. Hlth **41**, 923 (1951). — MIRAKYANZ, E. J.: Über Erkrankung der Urogenitalorgane bei Brucellose. Vestn. Vener. Derm. **12**, 1152 (1937) [Russisch]. — MOESCHLIN, S.: Elektrodiographische Myokardschäden bei der Febris undulans Bang. Cardiologia (Basel) **7**, 29 (1943). — MOHLER, H.: Uperisation der Milch. Chimia **9**, 212

(1952). — MOLINELLI, E. A.: Die berufliche Brucellainfektion in einigen städtischen und ländlichen Erwerbszweigen Argentiniens. Sem. méd. 1934 II, 1248 [Spanisch]. Ref. Jber. Veterinärmed. 57, H. 1/2 (1935). — MOLINELLI, E. A., D. ITHURRALDE, G. BASSO, S. MIYARA, A. SPERONI and C. P. PANDOLFO: Epidemiology of human Brucellosis in the Argentine Republic. Third Inter-Amer. Congr. on Brucellosis in Washington, D. C., Nov. 1950 (gedruckt vom "Pan American Sanitary Bureau" in Washington). — MOLINELLI, E. A., G. P. PANDOLFO, E. MONTUORI, O. L. REPETTO, G. BASSO, S. MIJARA, D. ITHURRADLE, A. SPERONI: Quimioterapia y antibiotico terapia de la brucelosis humana. Rev. Asoc. méd. argent. 65 658 (1951). — MORALES-OTERO, P., and L. M. GONZALES: Studies on a purified antigen from Brucella. Amer. J. med. Sci. 19, 810 (1940). — MORONI, D. L.: La brucellosi umana attraverso i nuovi metodi sierologici (brucella-Coombs-test) e la terapia antibiotica attuale. (Vortrag in Bologna Sept. 1953). — Die blockierenden Antikörper in der Sero-Diagnostik der Brucellose unter Verwendung des Brucella-Coombs (-Antiglobulin)- Testes. Kongr. inn. Med. 60, 691 (1954). — MORSE, E. V.: Die Brucellose des Hundes. — Eine Übersicht über das Schrifttum. J. Amer. vet. med. Ass. 119, 304 (1951). — MORSE, E. V., E. P. POPE u. C. A. GROTA: Vergleich der Abortus-Ring-Probe und der Kapillar-Röhrchen-Probe zur Feststellung der Brucellose in einem weiträumig angelegten Versuch. J. Amer. vet. med. Ass. 120, 205 (1952). — MOSCALL, R. E.: Zit. W. LÖFFLER, D. L. MORONI u. W. FREI, Die Brucellose als Anthropo-Zoonose, S. 2. Berlin-Göttingen-Heidelberg: Springer 1955. — MOSIMANN, W.: Allergene aus Brucella abortus Bang. Schweiz. Z. allg. Path. 12, 362 (1949). — DA MOTTA, L. Á. C. Interesse na pesquisa da aglutininas antibrucellae, na populacao do império ultramarino portugues. An. Inst. med. trop. (Lisboa) 10, 765 (1953). — MÜHLENBECK, T.: Zur Frage der Übertragung der Bangschen Krankheit. Med. Klin. 1937, 124. — MÜLLER, L. R.: Über die Bangsche Krankheit. (Klinische Vorlesung auf Grund einer Selbstbeobachtung.) Münch. med. Wschr. 1931, 1813. — MÜLLER, R.: Medizinische Mikrobiologie. München u. Berlin: Urban & Schwarzenberg 1946· — MUNETAKA, A.: Über die Ureasereaktion der Undulantfiebererreger. J. Orient. Med. Dairen 28, 89 (1938). — MUNGER, M., and I. F. HUDDLESON: The detection of antigenic variants of Brucella by means of an opsonocytophagic test. J. Bact. 35, 255 (1938). — MURDOCK, F. M.: Studies of the physical properties and agglutinability of Brucella antigens used in the Americas. Third Inter-Amer. Congr. on Brucellosis in Washington, D. C., Nov. 1950 (gedruckt von "Pan American Sanitary Bureau" in Washington).

NAEGELI, O., u. H. ROHR: Zur Causythbehandlung der Febris undulans Bang. Schweiz. med. Wschr. 1937, 449. — NASEMANN, TH., H. RÖCKL u. O. HUBER: Maltafieber mit Hautbeteiligung. Arch. Derm. Syph. (Berl. 201, 9 (1955). — NAUMANN, G., u. J. WILDE: Die Beeinflussung des Agglutinintiters gegen Brucella abortus Bang durch den Avertinschlaf bei Katzen. Z. Immun.-Forsch. 5/6, 434 (1955). — NEMECEK, A.: Das Bang-Mittel Detoxin. Münch. med. Wschr. 1940, 944. — NICOLLE, CH.: Naissance, vie et mort des maladies infect. Paris: Alcan Ed. 1930 (siehe PEDRO-PONS/FARRERAS VALENTI). — NICOLLE, CH., E. T. BURNET et E. CONSEIL: Le microbe du avortement épizootique se distingue de la fièvre méditerranéenne par l'absence du pouvoir pathogène pour l'homme. C. R. Acad. Sc. (Paris) 176, 1034 (1923). — NICOLLE, CH., et E. CONSEIL: Ann. Inst. Pasteur 57 579 1922, (siehe PEDRO-PONS/ FARRERAS VALENTI). — NITZSCKE, E., u. D. STRAUCH: Elektronenmikroskopische Untersuchungen zur Morphologie der unter Einwirkung von Penicillin gezüchteten Brucella melitensis. Berl. Münch. tierärztl. Wschr. 70, 284 (1957). — NIŽNÁNSKY, F.: Erfahrungen bei der Brucellose bei Tieren und Menschen in der CSR. Arch. exp. Vet.-Med. 8, 212 (1954). — NIŽNÁNSKY, F., u. V. KRČMERY: Beitrag zur Urease- und Katalaseaktivität der Brucellastämme. Arch. exp. Vet.-Med. 10, 146 (1956). — NIŽNÁNSKY, F., V. KRČMERY u. L. OFUKANY: Die Bereitung, Auswertung und praktische Verwendbarkeit von Brucella-Polysacchariden in der komplexen Diagnostik der Brucellose in der Praxis. Arch. exp. Vet.-Med. 10, 429 (1956). — NIŽNÁNSKY, F., K. STRICKER u. L. B. KARELOVA: Erfahrungen mit Typisierung der Brucella-Stämme. Ref. Zbl. Bakt., II. Abt. Ref. 158, 273 (1955). — NØRRUNG, V.: En modificeret objektglasagglutinations metode med indtørret vitalfarvet brucellaantigen. Nord. Vet.-Med. 7, 767 (1955). — NUSSBAUM, W.: Beitrag zur Epidemiologie der Bangschen Krankheit. Schweiz. med. Wschr. 5, 107 (1958). — NYKA, W.: Enhancement of resistance to tuberculosis in mice experimentally infected with Brucella abortus. Amer. Rev. Tuberc. 73, 251 (1956).

OHM, G.: Meningoencephalitis bei Morbus Bang. Nervenarzt 11, 196 (1938). — OLDERSHAUSEN, H. F. v.: Brucellose. In: COBET, GUTZEIT u. BOCK, Klinik der Gegenwart, Bd. IV, S. 275. München u. Berlin: Urban & Schwarzenberg 1956. — OLITZKI, A. L.: Studies on the antigenic structure of virulent and nonvirulent Brucellae with the aid of the agar gel precipitation technique. Brit. J. exp. Path. 40, 432 (1959). — OLITZKI, H. L.: A growth-inhibitor for streptomycinresistant mutants in dense suspensions of Brucella abortus (Strain 19). Nature (Lond.) 171, 132 (1953). — OLITZKI, H. L., and D. SULITZEANU: The use of streptomycin-resistant and nonresistant strains for the determination of the immunizing effect of living brucella abortus vaccines in white mice. J. infect. Dis. 94, 213 (1954). — OLSON, A.: Die Bekämpfung des seuchenhaften Verkalbens in Schweden 1938—1948. Skand. Vet.-T.

38, 325 (1948). — Oltramare, M.: Le traitement des brucellosis. Méd. et Hyg. (Genève) 228, 403 (1952). — Oltramare, M., et P. Després: Les brucelloses dans les métiers de la boucherie. Praxis 23, 678 (1953). — Orchi, A.M. de: Su di un caso di meningite melitense tardiva, curato con vaccino-terapia endo-rachidea. Boll. Soc. med.-chir. Catania 9, 523 (1941). — O'Reilly, T.J.: Undulant fever in a sanatorium. Lancet 1938 II, 430. — Orosius, A. M.: Zit. R.Müller, Medizinische Mikrobiologie, 4. Aufl., S. 240, 2539. München u. Berlin: Urban & Schwarzenberg (1950). — Ott, E.H.: Bang-Infektion und Phenol-Injektion. Schweiz. Arch. Tierheilk. 80, 445 (1938). — Ottosen, H.E., and N. Plum: Studies on the agglicability of the intradermal brucellosis test. Nord. Vet.-Med. 7, 497 (1955).

Pacheco, G.: Dermatobrucellosen. Hautarzt 6, 304 (1955). — Dermatobrucellosen. (Hautbrucellosen.) Mem. Inst. Osw. Cruz 53, 31 (1955). — Pacheco, G., P. Elejalde e F. Schlögel: Alteracoes neuropatológicas pela toxina brucelose. Mem. Inst. Osw. Cruz 53, 557 (1955). — Pacheco, G., and M. Thiago de Mello: Comparative study of media ordinarily used for the growth of Brucella species. Third Inter-Amer. Congr. on Brucellosis in Washington, D.C., Nov. 1950 (gedruckt vom „Pan American Sanitary Bureau" in Washington). — Palagi, P.: Le localizzazioni vertebrali nella febbre ondulante. Chir. Organi Mov. 20, 31 (1934). — Paltrinieri, S., e P. Biggi: Comportamento batteriologico, sierologico ed allergico nella brucellosi dei ruminanti in base ai quadri clinici. G. Mal. infett. 11, 392 (1959). — La brucellosi dei ruminanti con particolare riferimento a quella degli ovini. G. Mal. infett. 11, 404 (1959). — Papajoannou, A.: Brucellosis-Laboratory technic of isolation brucella bacteria and treatment. VI. Int. Konr. Mikrobiol. Rom 1953, IV, p. 154. — Parada, A.: Febris undulans. Med. esp. 5, 481 (1941). — Pargialis, A.: Die Therapie und Diagnostik des Maltafiebers oder der Melitensis-Brucellose des Menschen. Münch. med. Wschr. 1959, 1316. — Parnas, J.: De la possibilité de transformer les variétes de la brucellen. Ann. Inst. Pasteur 92, 257 (1957). — Essais d'amélioration de la technique et interprétation de la réaction de Burnet dans la brucellose des hommes et des animaux. Rev. Immunol. (Paris) 21, 363 (1957).— Untersuchungen über diagnostische Allergene bei Brucellose, der Tularämie, dem Malleus und dem Rotlauf. Z. Immun.-Forsch. (Jena) 114, 186 (1957). — Recherches concernant l'allergie et les allergenes au cours de la Brucellose. Rev. Immunol. (Paris) 23, 74 (1959). — Parnas, J., S. Bednarski, R. Kozak u. J. Galinski: Über die Antibiotika-Empfindlichkeit eigener Brucellastämme. Rev. Immunol. (Paris) 21, 356 (1957). — Parnas, J., u. A. Chodkowski: Zmienność paleczek Brucella kolekcji krajowej. (Veränderlichkeit der inländischen Brucella-Stäbchen.) Acta mikrobiol. pol. 5, 371 (1956). Ref. Zbl. Bakt., II. Abt. Ref. 165, 352 (1957). — Parnas, J., u. K. Lazuga: Novye allergeny brucellin RD i tuljarin M. (Die neuen Allergene Brucellin RD und Tularin M.) Zh. Mikrobiol. (Mosk.) 2, 92 (1957). Ref. Zbl. Bakt., II. Abt. Ref. 165, 281 (1957). — Parnas, J., u. T. Mierzejewski: Badania biochemiczne nad paleczkami Brucella. (Biochemische und immunchemische Untersuchungen der Brucella-Gruppe.) Acta mikrobiol. pol. 5, 353 (1956). Ref. Zbl. Bakt., II. Abt. Ref. 165, 354 (1957). — Die bio- und immunochemischen Untersuchungen der Brucella-Bakterien. Zbl. Bakt., I. Abt. Orig. 168, 572 (1957). — Parsons, P.B., and M.A. Poston: The pathology of human Brucellosis. Report of four cases with one autopsy. Sth. med. J. (Bgham, Ala.) 32, 7 (1939). — Pauls, H., u. O. Stahler: Über das Auftreten von Febris undulans Bruce (Maltafieber, Schafbrucellose) in Rheinland-Pfalz. Medizinische 1957, 1328. — Payne, J.M.: Changes in the rat placenta and foetus following experimental infection with Brucella abortus. J. Path. Bact. 73, 141 (1957). — Pedro-Pons, A., y P. Farreras-Valenti: La Brucelosis humana. (Fiebre de Malta-Enfermedad de Bang.) Barcelona-Buenos Aires: Salvat Editores 1944. — Peery, Th.M.: Brucellosis and heart disease. Etiology of calcific aortic stenosis. J. Amer. med. Ass. 166, 1123 (1958). — Pegoraro, C.: La vaccinoterapia endovenosa delle brucellosi. Riv. Clin. med. 38, 290 (1937). — Pelaiz, A.J.: Present state of animal Brucellosis in Cuba. Third Inter-Amer. Congr. on Brucellosis in Washington, D.C., Nov. 1950 (gedruckt vom „Pan American Sanitary Bureau" in Washington). — Penell, R.B., and I.F. Huddleson: Chemical constitution and biological properties of the endoantigen of the Brucella group of microorganisms. Techn. Bull. 156, Agric. Exp. Stat. Mich. 1937. — Study of cross skin sensibilization between Pasteurella tularensis and Brucella melitensis. Techn. Bull. 177, Agric. Exp. Stat. Mich. 1941. — Petzetakis, M.D.: Abortivbehandlung des Maltafiebers durch Prontosil. Dtsch. med. Wschr. 1938, 1147. — Phalen, G.S., L.E. Prickman and F.H. Krusen: Brucellosis spondylitis. Treatment by physically induced hyperpyrexia. J. Amer. med. Ass. 118, 859 (1942). — Philipps, L.A.: The bacteriological and biological diagnosis of Brucellosis. Third Inter-Amer. Congr. on Brucellosis in Washington, D.C., Nov. 1950 (gedruckt vom „Pan American Sanitary Bureau" in Washington). — Philips, G.B., G.C. Broadwater, N. Reitman and E.L. Alg: Cross infections among brucella infected guinea pigs. J. infect. Dis. 99, 56 (1956). — Picard, J.: Manifestations cutanées au cours d'une brucellose. Presse méd. 1936 II, 1103. — Pickett, M.J., and E.L. Nelson: Brucella bacteriophage. J. Hyg. (Camb.) 48, 500 (1957). — Pickett, M.J., E.L. Nelson, R.E. Hoyt and B.E. Eisenstein: Specification within the genus Brucella. I. Dye sensitivity of smooth Brucella. J. Lab. clin. Med. **40**, 200 (1952). — Pileckaja, E.M., i M.L. Feder: Klinikoepidemiologiceskie osobennosti koz'jego brucelloza u celoveka. (Klinisch epidemio logische Besonderheiten der Ziegen-Brucellose beim Menschen.) Zh. Mikrobiol. (Mosk.) **1**, 17 (1954). — Pilz, W.: Unterscheiden sich beim Rind Brucellaabortus-Agglutinine nach natürlicher Infektion und Impfung elektrophoretisch. Zbl. Bakt., I. Abt. Orig. **170**, 103 (1957). — Pitzschke, H.: Serologische Untersuchungen bei einer ungeklärten Brucelleninfektion in zwei Schweinebeständen Thüringens. Berl. Münch. tierärztl. Wschr. **70**, 7 (1957). — Piulachs, P., y F. Vidal-Barraquer: Les lesions cutaneas en la brucelosis. (Un nuevo tipo etiologico de ulcera de la extremidades inferiores.) (Die Hautschädigungen bei der Brucellose. Ein neuartiger Typ von Geschwüren an den Unterschenkeln.) Rev. clin. esp. **42**, 388 (1951). — Platt, A. E.: Bang's disease. J. Amer. vet. med. Ass. **93**, 238 (1938). — Plinius: Zit. R. Müller, Medizinische Mikrobiologie, 4. Aufl., S. 240, 2539. München u. Berlin: Urban & Schwarzenberg 1950. — Polding, J.B.: Some aspects of the epidemiology of Brucella melitensis infection. E. Afr. med. J. **33**, 481 (1956). — Polunin, A.I.: Zur Charakteristik der Brucella-Stämme, gewonnen aus Erkrankungsherden bei Ziegen-Brucellose. Zh. Mikrobiol. (Mosk.) **6**, 11 (1953). Ref. Zbl. Bakt., II. Abt. Ref. **154**, 570 (1954). — Pons, P.A., y P.F. Valenti: La brucellosis humana. Barcelona: B. Aires 1944. — Popp, L.: Bang-Infektion und Lebercirrhose. Z. klin. Med. **143**, 346 (1944). — Poppe, K.: Der infektiöse Abortus des Rindes (Bang-Infektion). In: Handbuch der pathogenen Mikroorganismen, 3. Aufl., Bd. VI/2, S. 693. Jena: Gustav Fischer; Berlin u. Wien: Urban & Schwarzenberg 1929. — Bangsche Krankheit (Febris undulans). Th. Brugschs Spezielle Pathologie und Therapie der inneren Krankheiten, Erg.-Bd. 4, S. 410. Berlin u. Wien: Urban & Schwarzenberg 1930. — Impfbehandlung der Bangschen Krankheit des Menschen. Dtsch. med. Wschr. **1933**, 913. — Brucellose-Probleme. Tierärztl. Umsch. 7/8, 121 (1954). — Die experimentelle Diagnose der Brucellose (Morbus Bang). Dtsch. Gesundh.-Wes. **10**, 825 (1955). — Poston, M.A., and Ph.B. Parsons: Isolation of Brucella from Lymphnodes. J. infect. Dis. **66**, 86 (1940). — Poston, M. A., and E.E. Menefee: Scute brucellosis with bacteremia and oral lesions.: Treatment with immune human blood. N. Engl. J. Med. **219**, 796 (1938). — Pottenger, F.M., I. Allison and W. A. Albrecht: Brucella infections possible relation to deficiency of trace elements in soils, plants, animals and man. Merck Report **58**, 13 (1949). — Brucella-Infektionen. Mh. Tierheilk. **2**, 302 (1950). — Prokupek, K.: Erfahrungen mit der Vakzinierung mit dem Stamm B19 im Kampf gegen die Brucellose des Rindes. Čas. čsl. vet. **14**, 73 (1950). — Pulaski, N. E., and S. Amsbacher: Brucellosis. N. Engl. med. J. **237**, 419 (1947). — Punch, A.L.: Undulant fever treated with prontosil. Lancet **1938**II, 429. — Pyrgialis, A.: Die Schlußergebnisse meiner diagnostischen Methode des Maltafiebers. Münch. med. Wschr. **1955**, 636. — Primäre apyretische Formen des Maltafiebers mit Neuralgien und Myalgien als einziges klinisches Symptom. Münch. med. Wschr. **1956**, 720.

Rabson, S.M.: Pathologic anatomy of human brucellosis. Amer. J. clin. Path. **9**, 604 (1939). — Ralston, R.J., and E.H. Payne: Treatment of chronic brucellosis with Chloramphenicol and Aureomycin. J. Amer. med. Ass. **142**, 159 (1950). — Ramseyer, M.: Une arthrite coxo-fémorale due au bac. abort. Bang. Schweiz. med. Wschr. **1946**, 1218. — Rastelli, M.: Le sierodiagnose (per tifo, paratifo e melitense) nel sangue midollare ottenuto mediante sternopuntura. Policlinico, Sez. prat. **7**, 1621 (1942). — Rathert, H.: Beitrag über Spätschäden bei Maltafieber. Med. Klin. **1954**I, 292. — Ravina, A., et M. Pestel: Les formes hépatiques de la mélitococcie. Presse méd. **1942**II, 449. — Redfearn, M.S.. E.M. Simon and D.T. Berman: The establishment of colonial variants in duinea pigs infected with smooth Brucella suis. J. infect. Dis. **99**, 243 (1956). — Regli, F.E.: Die Wirkung der Pentanucleotide bei einigen infektiösen Leukopenien (Maltafieber und Typhus). Med. esp. **3**, 330 (1940). — Renoux, G.: Prophylaxie des brucelloses. La vaccination préventive des animaux domestiques par le vaccin du Centre de Recherches sur la fièvre ondulante. Rev. Immunol. (Paris) **14**, 279 (1950). — Anticorps bloquants dans le sérum de sujets brucelliques. I. Leur mise en evidence. Ann. Inst. Pasteur **78**, 789 (1950). — Anticorps bloquants dans le sérum de sujets brucelliques. II. Leur rôle dans le phénomene d'agglutination paradoxale. Ann. Inst. Pasteur. **79**, 232 (1950). — La classification des Brucella. Remarques à propos de l'identification de 2598 souches. Ann. Inst. Pasteur **82**, 288 (1952). — Anticorps bloquants dans le sérum de sujets brucelliques. IV. Rôle dans le phénomène de zone. V. Importane pourc le Diagnostic de la Brucellose Caprine. Ann. Inst. Pasteur **86**, 91 (1954). — Sur le milieu sélectif pour l'isolement de Brucella melitensis. Ann. Inst. Pasteur **87**, 325 (1954). — A propos d'un article intitulé. Schweiz. Arch. Tierheilk. **96**, 74 (1954). — Quelques aspects de la Brucellose humaine. Org. Mond. Santé, série de Monographies Nr 19, Zoonoses 69 (1954). — Renoux, G., G. Alton, A. Amarasinghe, E. Saquet, E. Velasques et A. Castellani: Etude sur la Brucellose ovine et caprine. Arch. Inst. Pasteur Tunus **34**, 3 (1957). — Renoux, G., et L. Carrere: De la valeur des caractères d'identification des Brucella. Ann. Inst. Pasteur **82**, 277 (1952). — Renoux, G., et L.W. Mahaffey: Sur l'existence probable de nouveaux antigènes des Brucella, avec un nouveau schéma proposé pour représenter la répartition des antigènes. Ann. Inst. Pasteur 88, 528—532 (1955). — RENOUX, G., et J. MAURIN: Fièvre Q et Brucellose. Ann. Inst. Pasteur 86, 112 (1954). — RENOUX, G., et H. QUATREFAGES: L'indentification des Brucelles par l'activité ureasique. Comparison avec l'autre méthodes de differentiation. Ann. Inst. Pasteur 80, 182 (1951). — RENOUX, G., G. ROMAN et H. QUATREFAGES: Infection latente du cobaye nouveau-né issu de mère atteinte de brucellose (Br. melitensis). C.R. Soc. Biol. (Paris) 144, 349 (1950). — RENOUX, G., et L. ROUX: Emploi d'un antigène à l'alcool pour la pratique de la réaction d'agglutination dans la brucellose. C.R. Soc. Biol. (Paris) 145, 267 (1951). — RENOUX, G., et J.VERDAGUER: Serodiagnose der Brucellose mit einem alkoholischen Antigen. C.R. Soc. biol. (Paris) 145, 1494 (1951). — RENZI, S. DE, e G. CAVE-BONDI: Brucellosi ad evoluzione cronica. G. Mal. infett. 11, 423 (1959). — REUSSE, U., u. R. SCHINDLER: Vergleichende Prüfung verschiedener Methoden der Brucellenblutkultur. Z. Hyg. Infekt.-Kr. 143, 578—586 (1957). — RICE, T.B.: Undulant fever (Brucellosis). Hygeia 25, 9, 192 (1947). — RICHARDSON, L.A.: Infection with Brucella abortus treated with Prontosil. Lancet 1938 I, 495. — RICHARDSON, M.: Cytochrome oxidase in cells of the genus Brucella. J. Bact. 74, 699 (1957). — RIEDMÜLLER, L.: Das seuchenhafte Verwerfen des Rindes und des Schweines und die Bangsche Krankheit des Menschen. Schweiz. landw. Mh. 1932, H. 11. — Ergebnisse der Milchschnell- und Milchserumlangsamagglutination auf Bang. Schweiz. Arch. Tierheilk. 76, 279 (1934). — RIEDMÜLLER, L., u. H. STIHL: Urticarielle und papulöse Berufsdermatosen der Tierärzte nach vaginalen Eingriffen beim Rind. Schweiz. Arch. Tierheilk. 73, 392 (1931). — RIMBAUD, L.: L'évolution de la mélitococcie en clinique. J. méd. franç. 25, 78 (1936). — Le syndrome méningo-encéphalique de la mélitococcie. J. méd. franç. 25, 87 (1936). — Erithème morbilliforme au sours d'une mélitococcie. Arch. Soc. Sci. méd. et biol. Montpellier 48, 647 (1937). — RIMBAUD, L., et G. ANSELME-MARTIN: Les méthodes de traitement actuellement utilisées contre la mélitococcie. Leurs indications respectives. J. méd. franç. 25, 105 (1936). — RIMBAUD, L., et P. LAMARQUE: Le mal de Pott mélitococcique. J. méd. franç. 25, 90 (1936). — RIMBAUD, L., et H. SERRE: L'hépatite mélitococcique. Arch. Mal. Appar. dig. 30, 313 (1941). — RITTER, H.: Studien über Auswertungen serologischer Reaktionen in prognostischer Beziehung bei der Brucellose des Rindes. Mh. Tierheilk. 6, 257 (1954). — RODE, L.I., C.E. LANKFORT and V.T. SCHUHARDT: Studies of sulfur metabolism of Brucella suis. J. Bact. 62, 571 (1951). — RODE, L.I., G. OGLESBY and V.T. SCHUHARDT: The cultivation of brucellae on chemically media. J. Bact. 60, 661 (1957). — ROEPKE, M.H.: Field studies on the diagnosis of animal Brucellosis with special emphasis on the ring test. Third Inter-Amer. Congr. on Brucellosis in Washington, D.C., Nov. 1950. — ROEPKE, M.H., K.G. PATERSON, F.C. DRIVER, L.B. CLAUSEN, L. OLSON and J.E.WENTWORTH: The brucella abortus ring test. Amer. J. vet. Res. 11, 199 (1950). — RÖSGEN, L.A.: Erfahrungen und Erörterungen über das Bangsche Fieber. Öff. Gesundh.-Dienst A 8, 121 (1942). — RÖSSLE, R.: Beitrag zur Kenntnis der geweblichen Veränderungen bei der Bangschen Krankheit des Menschen. Münch. med. Wschr. 1933 I, 5. — ROGER, H., et Y. POURSINNES: Hypertension intra-cranienne et brucellose. La méningo-encéphalite brucellosique à forme pseudo-tumorale. Schweiz. Arch. Neurol. Psychiat. 65, 255 (1950). — ROHR, K.: Die Causyththerapie der Bangschen Krankheit. Schweiz. med. Wschr. 1936, 911. — ROLLE, M.: Über das Wesen der Immunität bei Brucellose. Tierärztl. Umsch. 8, 180 (1953) — Organotropismus der Brucellen bei nicht immunen und immunisierten Meerschweinchen. Zbl. Vet.-Med. 6, 714 (1959). — ROMAGNOLI, A.: Brucella-Agglutination bei Pferde- und Eselhengsten. Ann. Fac. Med. vet. Pisa 1, 134—145. Ref. Arch. vet. ital. 2, 335. — ROOTS, E.: Kritische Betrachtung zur Frage der Standardisierung der Agglutinationsmethode in der Brucelladiagnostik. Berl. Münch. tierärztl. Wschr. 70, 206 (1957). — ROOTS E., u. H. v. SPROCKHOFF: Methodik der quantitativen Agglutininabsättigung zur Gewinnung typenspezifischer Brucella-Seren. Zbl. Vet.-Med. 1, 660 (1954). — ROOTS, E., u. D. STRAUCH: Über das Vorkommen von Brucella melitensis bei Schafen, die serologisch und allergisch negativ, zweifelhaft oder positiv reagieren. Berl. Münch. tierärztl. Wschr. 69, 413 (1956). — Über das Vorkommen von Brucella melitensis bei Schafen, die serologisch und allergisch negativ, zweifelhaft oder positiv reagieren. (Kurzvortrag.) — ROSSI, P.: Diagnostic experimental des brucelloses bovines. Bull. Soc. Sci. vet. Lyon 59, 181—194 (1948). — ROTH, F.: Über den Infektionsmodus, die latente Infektion und die Ursache der Häufigkeitszunahme der Bangschen Erkrankung des Menschen. Z. klin. Med. 126, 507 (1934). — ROTHMANN, A.: Bangsche Erkrankung mit ulceröser Endokarditis. Zbl. allg. Path. path. Anat. 63, Erg.-H., 194 (1935). — ROULET, F.C.: Die infektiösen spezifischen Granulome. In: Handbuch der allgemeinen Pathologie, Bd. VII/I, S. 410. Berlin-Göttingen-Heidelberg: Springer 1956. — ROUX, L.: Brucellose et Tuberkulose II. Schweiz. Arch. Tierheilk. 76, 176—184 (1934). — Brucellose und Tuberkulose. III. Gemischte Kulturen von Brucella Bang und Mycobakt. tub. Koch. Schweiz. Arch. Tierheilk. 4, 99, 188 (1957). — ROUX, L., D. BRUNEL et L.E. MAI: Le traitement de la brucellose expérimentale du rat par l'erythromycine. Presse méd. 66, 1, 7 (1958). — RUHLAND, H.H., and I.F. HUDDLESON: The rôle of one species of Cockroach and several species of flies in the dissemination of Brucella. Amer. J. vet. Res. 2, 371 (1941).

Sackmann, W.: Zur Ausscheidung von Stamm Buck 19 aus dem Kuheuter. Schweiz. Arch. Tierheilk. **96**, 57 (1954). — Die Gruppenmilch-Serologie zur Feststellung der Rinderbrucellose. Schweiz. Arch. Tierheilk. **96**, 659 (1954). — Über penicillinempfindliche Brucellenstämme. Zbl. Vet.-Med. **3**, 207 (1956). — Über farbstoffempfindliche Brucellenstämme vom Br. abortus-Typ II (Wilson, Huddloson) aus Kuhmilch. Zbl. Vet.-Med. **4**, 821 (1957). — Sadusk, J. F., A. S. Browne and J. L. Born: Brucellosis in man, resulting from Brucella abortus (strain 19) vaccine. J. Amer. med. Ass. **164**, 1325—1328 (1957). — Sales, Vazquez, R., u. A. Ley: Beitrag zum Studium der nervösen Komplikationen des Maltafiebers und ihrer chirurgischen Behandlung. Rev. clín. esp. **5**, 419 (1942). — Sampaio, A., F. C. Correia e L. A. C.-R. C. da Motta: Bruceloses. Metodos usados para o diagnostico bacteriologico a distancia, no laboratorio de bacteriologia sanitaria do instituto superior de higiene. Seu valor epidemiologico. An. Inst. Med. trop. (Lisboa) **10**, 761 (1953). — Sanchez, F. R., A. R. Sanchez, M. Föpres, A. Beccerra and E. N. Granda: Treatment of brucellosis with Tetracycline. Antibiot. Med. **1**, 158 (1955). — Sanders, E., and J. F. Huddleson: The influence of atmospheric gases on the multiplication of brucella. Amer. J. vet. Res. **11**, 70 (1950). — The influence of oxygen on the metabolic activities of brucella. Amer. J. vet. Res. **11**, 75 (1950). — Sanders, E., and J. Warner: A study of urease activity in cells of the genus brucella. J. Bact. **62**, 591 (1951). — Sandström, O.: Multiple Spondylitis bei Febris undulans Bang. Acta radiol. (Stockh.) **18**, 83 (1937). — Sapinski, H.: Zur Behandlung des Morbus Bang mit Pontosil. Ther. d. Gegenw. **83**, 62 (1942). — Šapiro, S. E.: Vlijanie pazličnych sposobov specifičeskoj vakcinoterapii na stepen' čuvstvitel'nosti bol'-nych brucellozom k vnutrivennomu vvedeniju vakciny. Zh. Mikrobiol. (Mosk) **8**, 43—47 (1953). — Sapiro, S. E., u. B. M. Mamulajsvili: Beziehungen zwischen Brucellose und Bachtyphus. Z. Mikrobiol. Epidemiol. u. Immunbiol. **6**, 17—21 (1953). — Savvic, N. M.: Die Brucellose und die weibliche Genitalsphäre. Z. Geburtsh. Gynäk. **4**, 48 (1948). — Schaaf, J.: Massenmilchuntersuchungen in den Molkereien des Reg.Bez. Arnsberg mit der Abortus-Bang-Ringprobe (A.B.R.) und ihre Bedeutung für die Milchhygiene und Bekämpfung der Seuche. Mh. Vet.-Med. **127** (1951). — Die Bekämpfung der Brucellose der Rinder (Bangsche Krankheit, Brucella abortus Bang-Infektion). Berl. Münch. tierärztl. Wschr. **1953**, 349. — Schaal, E.: Die Abortus-Bang-Ringprobe. Mitt. Tierärzte, Folge 29 (1954). — Die Banginfektion des Menschen. Dtsch. tierärztl. Wschr. **1954**, 197. — Über Coombs-Test und inkomplette Antikörper bei Abortus Bang der Rinder und ihre Bedeutung für die serologische Diagnostik. Dtsch. tierärztl. Wschr. **1956**, 145. — Die Brucelloseverseuchung der Schlachtrinder am Schlachthof Duisburg und ihre Bedeutung vom Standpunkt der Fleischhygiene. Dtsch. tierärztl. Wschr. **1957**, 500. — Serologische Erhebungen über Bang-Agglutinine bei Kälbern unter besonderer Berücksichtigung inkompletter Antikörper. Dtsch. tierärztl. Wschr. **1957**, 588. — Schaap, G. J. P., M. S. Daniels-Bosman en de J. Koning: Serologische Untersuchungen über die Brucellose. Ned. T. Geneesk. **100**, 2822 (1956). — Schaede, G.: Über Bang-Erkrankungen im Regierungsbezirk Magdeburg. Veröff. Volksgesdh.-Dienst (Berl.) **55**, H. 2 (1941). — Schätz, Fr.: Über die Banginfektion des Menschen. Mh. Tierheilk. **3**, 297 (1951). — Schätz, Fr., u. W. Buss: Ist eine Übertragung der Brucellose (Abortus Bang) auf Rinder durch Ratten möglich? Mh. Tierheilk. **3**, 136 (1951). — Scharz, H.: Verwerfen beim Hund infolge Abortus Bang. Mh. Vet.-Med. **9**, 152 (1954). — Scheidegger, S., u. K. Stern: Encephalitis bei Bangscher Krankheit. Z. ges. Neurol. Psychiat. **157**, 449 (1937). — Schellner, H.: Die Brucellose des Rindes. Mh. Vet.-Med. **11**, 532 (1956). — Schellner, H., E. Feja u. K. Fasselt: Untersuchungen über Impf- und Infektionstiter bei mit Buck 19 schutzgeimpften Rindern. Berl. Münch. tierärztl. Wschr. **1958**, 7. — Schellner, H., u. H. Schultze Petzold: Beitrag zur Serodiagnose der Brucellose des Rindes. Tierärztl. Umsch. **5**, 82 (1950). — Scheu, O., u. H. Mayer: Untersuchungen über das Auftreten und Persistieren sowie die Spezifität humoraler Antikörper bei Schafen nach Durchführung der Intradermopalpebralprobe mit Brucella-Melitensis-Allergen. Berl. Münch. tierärztl. Wschr. **1957**, 326. — Schilling, C.: Maltafieber. In: Handbuch der inneren Medizin, Bd. 1, S. 916. Berlin: Springer 1911. — Maltafieber. In: Handbuch der inneren Medizin, 2. Aufl., Bd. 1/2, S. 1285. Berlin: Springer 1925. — Schilling, G. S., C. F. Magee and F. M. Leitch: Treatment of undulant fever with an autogenous antigen. J. Amer. med. Ass. **96**, 1945 (1931). — Schindler, R.: Die Bedeutung der unvollständigen Antikörper für die serologische Diagnose der Brucellose. Wiss. Beitr. Tierärztl. Praxis, H.: „Abortus Bang" (Brucellose), Serum-Vertrieb Marburg/Lahn 1954, S. 53. — Untersuchungen über die Differenzierung von Brucellatypen. Zbl. Bakt., I. Abt. Orig. **164**, 93 (1955). — Schindler, R., u. U. Reusse: Untersuchungen über die Brauchbarkeit von embryonierten Hühnereiern für die Brucelloseforschung. Mh. Tierheilk. **9**, 75 (1957). — Schittenhelm, A.: Maltafieber und Bang-Infektion. Klin. Wschr. **1932** I, 905. — Febris undulans. Maltafieber und Bangsche Krankheit. In: Handbuch der inneren Medizin, 3. Aufl., Bd. I, S. 943. Berlin: Springer 1934. — Schlesmann, C.: Die serologische Diagnose der Banginfektion des Menschen mittels des Präcipitationsverfahrens und der Ausflockung im Zentrifugierverfahren mit Meinickes Klärungsextrakt als Indikator.

Klin. Wschr. **1932** II, 1711. — SCHLIERBACH, P., u. K. WURM: Banginfektion unter dem Bilde eines „Icterus catarrhalis". Dtsch. med. Wschr. **1936** I, 888. — SCHMID, G.: Untersuchungen über eine Schnellagglutinationsmethode zur Diagnose des Abortus Bang. Tierärztl. Rdsch. **39**, Nr 20 (1933). — Erfahrungen über die Bekämpfung des Rinderabortus-Bang mit Vakzine Buck 19. Dtsch. tierärztl. Wschr. **37/38**, 310 (1949). — Untersuchungen über die Ausscheidung von Bang-Keimen mit der Milch. Schweiz. Arch. Tierheilk. **91**, 491 (1949). — SCHMID, N.: Blut und Knochenmark bei Morbus Bang. Schweiz. med. Wschr. **1939**, 191. — SCHMIDT, W.: Über die Febris undulans (Bangsche Krankheit und Maltafieber). Medizinische **1955**, 1069. — SCHMIDT, W., u. H. v. SPROCKHOFF: Über Febris undulans bei den Tierärzten Hessens. Ärztl. Wschr. **9**, 759 (1954). — SCHMIDT, W., u. H. WINTER: Febris undulans (Bang Brucellose) eine im Zunehmen begriffene Krankheit. Dtsch. med. Wschr. **1953**, 1695. — SCHOOP, G.: Die Epidemiologie der wichtigsten Zoonosen. Münch. med. Wschr. **1959**, 1337. — SCHROEDER, E. C., and W. E. COTTON: The bacillus of infectious abortion found in milk. 28th Ann. Rep. Bureau Animal Industry S. 139—146, 1911. — SCHRÖTER, A.: Untersuchungen auf Schweinebrucellose. Mh. Vet.-Med. **8**, 203 (1953). — SCHUBERT, J. A.: A study of the rapid slide agglutination test for brucellosis and a comparison with the tube agglutination test. J. Lab. clin. Med. **41**, 776 (1953). — SCHÜPBACH, A.: Klinische Demonstrationen (1. Abszedierende Metastasen bei Bangscher Krankheit). Helv. med. Acta **7**, 545 (1940). — SCHUERMANN, H.: Krankheiten der Mundschleimhaut und der Lippen, 2. Aufl., S. 87, Brucellose. München u. Berlin: Urban & Schwarzenberg 1958. — SCHUHARDT, V. T., L. J. RODE and G. OGLESBY: An antibrucella factor in peptones. J. Bact. **57**, 1 (1949). — SCHUHARDT, V. T., L. J. RODE, G. OGLESBY and C. E. LANKFORD: The development of peptone toxicity for brucellae with aging and the correlation of this Toxicity with the probable exidation of eystine. J. Bact. **60**, 655 (1955). — SCHULTEN, H.: Über die Epidemiologie, Erkennung und Behandlung der Bangbacilleninfektion des Menschen. Dtsch. med. Wschr. **1940** I, 673, 986. — SCHULTZE-PETZOLD, H.: Über die Grenze der Leistungsfähigkeit der Serumschnellagglutination bei der Bang-Diagno e de Rindes. Vet. Med. Diss. München 1951. — SCHUSTER, E.: Vergleichende milch erologi che Untersuchungen zur Brucellosediagnostik. Z. ges. Hyg. **2**, 320 (1956). — SCHUSTER, R.: Untersuchungen über die Brauchbarkeit des schnellen Coombs-Tests (s. Ct) nach HAJDU zur Brucellosediagnostik. Dtsch. Tierärztl. Wschr. **68**, 440 (1961). — SCHWARZ, H.: Untersuchungen über das Vorkommen von Brucellose-Antikörpern bei Tierärzten unter Anwendung standardisierter Antigene. Mh. Vet.-Med. **17**, 100 (1962). — SCHWELLNUS, S.: Ein tödlicher Fall von Brucellose. Münch. med. Wschr. **1958**, 1030. — SCHWERDTFEGER, K.: Die Wirbelsäuleninfektionen nach Morbus Bang und ihre Bedeutung für die ärztliche Begutachtung. Ärztl. Wschr. **1948**, 705. — SEELEMANN, M.: 12 Jahre Abortus-Bang-Bekämpfung. Mh. Vet.-Med. **8**, 133 (1953). — Vorschläge für die Neuregelung der Abortus-Bang-Bekämpfung auf Grund langjähriger wissenschaftlicher und praktischer Erfahrungen. Mh. Tierheilk. **5**, 247 (1953). — Erfolgreiche Bekämpfung des seuchenhaften Verkalbens (Brucellose, Abortus-Bang-Infektion) des Rindes. Molkerei- u. Käserei-Z, Hildesheim **5**, Nr 36—41 (1954). — Weitere Untersuchungen über das Vorkommen latenter Brucellen-Ausscheider unter besonderer Berücksichtigung von Placentabefunden. Kieler milchwirtschaftl. Forschungsber. **9**, 409—418 (1957). — SEELEMANN, M., u. K. BÖRGER: Standardisierung der Untersuchungsmethoden zwecks Feststellung des seuchenhaften Verkalbens (Abortus Bang-Infektion — Brucellose des Rindes). Mh. Tierheilk. **5**, 64 (1953). — Versuche über die Abortus-Bang-Ringprobe unter Verwendung verschiedener Teste. Mh. Tierheilk. **6**, 201 (1954). — Ergebnis eines Großversuches mit der Brucellose-Schutzimpfung. Kieler milchwirtsch. Forschgsber. **13**, 53 (1961). — SEELEMANN, M., K. BÖRGER u. A. MEYER: Brucellose des Rindes. Kieler milchwirtsch. Forschungsber. **8**, 129—169 (1956). — Untersuchungen über den Verlauf der Brucellose-Schutzimpfungen mit Stamm 19 unter Berücksichtigung der serologischen Blut- und Milchwerte sowie von Schlacht- und Placentabefunden. Mh. Tierheilk. **8**, 205 (1956). — Untersuchungen über den Verlauf der Brucellose-Schutzimpfungen mit Stamm 19 unter Berücksichtigung der serologischen Blut- und Milchwerte sowie von Schlacht- und Placentabefunden. II. Schlachtbefunde von Impflingen. Mh. Tierheilk. **8**, 235 (1956). — Untersuchungen über den Verlauf der Brucellose-Schutzimpfungen mit Stamm 19 unter Berücksichtigung der serologischen Blut- und Milchwerte sowie von Schlacht- und Placentabefunden. Mh. Tierheilk. **8**, 257 (1956). — Untersuchungen über den Verlauf der Brucellose-Schutzimpfungen mit Stamm 19 unter Berücksichtigung der serologischen Blut- und Milchwerte sowie von Schlacht- und Placentabefunden. 4. Teil: Biologische Prüfungen an den aus Placenten isolierten Brucellastämmen. Mh. Tierheilk. **8**, 309 (1956). — SEELEMANN, M., B. CZERNICKE, A. MEYER u. J. L. KLEPP: Antikörper bei Brucellose unter besonderer Berücksichtigung verschiedener Immunisierungsverfahren. II. Mitteilung. Versuche an Rindern. Mh. Tierheilk., Sonderteil „Rindertuberkulose u. Brucellose" **12**, 181 (1960). — SEELEMANN, M., u. A. MEYER: Betrachtungen über das Abortus Bang-Problem, insbesondere über Schutzimpfung und Chemotherapie. Milchwissenschaft **5**, 221—227 (1950). — SEELEMANN, M., W. PILZ u. A. MEYER: Experimenteller

Beitrag zur Frage der Beziehungen zwischen Virulenz und Immunisierungsvermögen verschiedener zum Teil künstlich abgeschwächter Abortus-Bang-Stämme. Mh. Tierheilk. 3, 360 (1951). — Seelig, H.: Über die Peroxydasereaktion der Brucellen. Inaug.-Diss. Zürich 1938. — Seibert, F.B.: The isolation and properties of the purified protein derivate of tuberculin. Amer. Rev. Tuberc. 30, 713 (1934). — Shaffer, J.M., C.J. Kucera and W.W. Spink: Evolution of prolonged antibiotic therapy in mice with chronic Brucella infections due to Brucella melitensis. J. Immunol. 70, 31 (1953). — Shaffer, J.M., and W.W. Spink: Therapy of experimental brucella infection in the developing chick embryo. II. Infection and therapy via the yolk sac. J. Immunol. 59, 393 (1948). — Sicca, G.T.: Sui rapporti tra antibiotici e difese immunitarie. Osservationi sul comportamento degli anticorpi agglutinante nellabrucellosi. Boll. Ist. sieroter. milan. 30, H. VII—VIII, 420—429 (1951). — Rilievi clinic in soggetti exbrucellotici. G. Mal. infett. 11, 441 (1959). — Siegrist, J.J.: Brucellose et vaccina ntibrucellique. Schweiz. Archiv. Tierheilk. 99, 368 (1957). — De la brucellose des bovides et de sa prophylaxie. Schweiz. Arch. Tierheilk. 100, 449 (1958). — Signorelli, S.: Considerazione di fenomeni di allergia nella brucellosi. Minerva med. 1934, Nr. 15. — L'infezione brucellare nell'uomo. Napoli: Idelson 1941. — Sulla diagnosi clinica della forma tifosimile della brucellosi acute e sulla splenite brucellare. Rif. med. 1943, 539. — Simms, B.T.: The problem of controlling and eradicating Brucellosis in the United State. Third Inter-Amer. Congr. on Brucellosis in Washington D.C., Nov. 1950. — Simon, E.M., M.S. Redflarn and D.T. Berman: Competive values of smooth and mucoid Brucella abortus in mixed Infectiones in mice. J. infect. Dis. 96, 268 (1955). — Simpson, W.M., and E. Fraizer: Undulant fever. Report of sixtiy-three cases occuring in and about Dayton, Ohio. J. Amer. med. Ass. 121, 1958 (1929). — Skelett, L.: Zit. W. Löffler, D.L. Moroni u. W. Frei, Die Brucellose als Anthropo-Zoonose S. 2. Berlin-Göttingen-Heidelberg: Springer 1955. — Skurski, A.: Mechanism of the opsonocytophagic test in brucellosis. Schweiz. Z. Path. 21, 17 (1958). — Smadel, J.E.: A.M.A. Meeting, Atlantic City 1949 (siehe „Chloromycetin in Brucellosis"). Therapeutic Notes 56, 188 (1949). — Smith, K.M., and A.C. Curtis: Brucellosis with endocarditis. Report of a case with faillure of sulfanilamid therapy. Amer. J. med. Sci. 198, 342 (1939). — Solier, F., et L. Dejou: Phlegmon ischio-rectal, début d'une septicémie à Bacillus abortus. Soc. chir. Marseille. Ref. Presse méd. 1938, 1218. — Sonnenschein, M.: Maltafieber in Südwestafrika. Dtsch. tropenmed. Z. 45, 246 (1941). — Sorrentino, C.: Su due casi di broncopolmonite brucellare. Rif. med. 1941, 1456. — Spengler, G.: Ein Beitrag zur Infektion mit dem Bazillus Bang beim Menschen. Wien. klin. Wschr. 1928, 1709. — Die Bangsche Krankheit beim Menschen. Wien. Arch. inn. Med. 19, 145 (1930). — Spicknall, Ch.G., L.T. Kurland, B.N. Carle and L. Terry: Relation of Brucellosis and multiple sclerosis. J. Amer. med. Ass. 143, 17 (1950). — Spink, W.W.: Brucellosis. J. Amer. med. Ass. 141, 554 (1949). — Spink, W.W., A.I. Braude, M.R. Castaneda and R.S. Goytia: Aureomycin therapy in human brucellosis due to brucella melitensis. J. Amer. med. Ass. 138, 1145 (1948). — Spink, W.W., W.H. Hall, J. Shaffer and A.J. Braude: Human Brucellosis. Its specific treatment with a combination of streptomycin and sulfadiazine. J. Amer. med. Ass. 136, 382 (1948). — Treatment of Brucellosis with streptomycin and a sulfonamid drug. J. Amer. med. Ass. 139, 352 (1949). — Spink, W.W., F.W. Hofbauer, W.W. Walker and R.A. Green: Histopathology of the liver in human Brucellosis. J. Lab. clin. Med. 34, 40 (1949). — Spink, W.W., L.M. Hutchings, C.K. Mingle, C.L. Larson, W.L. Boyd, C.F. Jordan and A.C. Evans: Control and eradication of Brucellosis in animals. Report No. I of the National Research Council. Committee on Public Health Aspects of Brucellosis. J. Amer. med. Ass. 141, 326 (1949). — Spink, W.W., N.B. McCullough, L.M. Hutchings and C.K. Mingle: Diagnostic criteria for human brucellosis. Report Nr. 2 of the National Research Council, Committee on public health aspects of brucellosis. J. Amer. med. Ass. 149, 805—808 (1952). — Spink, W.W., and A.A. Nelson: Brucella endocarditis. Ann. intern. Med. 13, 721 (1939). — Spink, W.W., and D. Sundberg: The histopathology of lesions in the bone marrow of patients having active Brucellosis. Blood, Suppl. 1, 7 (1947). — Spink, W.W., L.A. Titrud and P. Kabler: A case of Brucella endocarditis with clinical, Bacteriologic and pathologic findings. Amer. J. med. Sci. 203, 797 (1942). — Sposito, M.: Contributo alla efficacia della maretina sulla febbre di Malta. G. Clin. med. 24, 93 (1943). — Sprockhoff, H.v.: Zur serologischen Diagnostik der Rinderbrucellose. Dtsch. tierärztl. Wschr. 1958, 293. — Über die Inkonstanz des Melitensistyps der Gattung Brucella. Zbl. Bakt., I. Abt. Orig. 177, 186 (1960). — Sprockhoff, H.v., u. D. Strauch: Untersuchung von Brucellastämmen auf ihren Gehalt an Abortus- und Melitensis-Antigen. Zbl. Vet.-Med. 2, 66 (1955). — Stableforth, A.W.: La Brucellose animale. Org. mond. Santé, Sér. Monogr. Nr 19, Zoonoses, 81 (1954). — Staehelin, R.: Febris undulans. In: Lehrbuch der inneren Medizin, Bd. I, S. 231. Berlin: Springer 1934. — Standfuss, R.: Die Brucellose der Tiere in ihrer Bedeutung für den Menschen. Münch. med. Wschr. 1952, 671. — Steele, J.R., and L.O. Emik: Brucellosis incidence in the United States. Third Inter-Amer. Congr. on Brucellosis in Washington, D.C., Nov. 1950 (gedruckt vom „Pan American Sanitary Bureau" in Washington). — STEIGER, U.: Beitrag zur pathologischen Histologie der Brucellosen beim Menschen. Schweiz. Z. allg. Path. 18, 303 (1955). — STEINBERG, CH. L.: Brucellosis as a cause of scroiliac arthritis. A study of its relationship to rheumatoid spondylitis. J. Amer. med. Ass. 138, 15 (1948). — STEINBERG, F.: Hat Abortosan pro injectione bei der Bang-Infektion spontan infizierter Rinder auf das klinische Bild sowie auf das Blut- und Milchbild einen Einfluß? Vet.-med. Diss. Leipzig 1937. Ref. Zbl. Bakt., II. Abt. Ref. 132, 116 (1939). — STETTBACHER, H. R., u. T. WEGMANN: Beitrag zur Klinik der Brucellosen. Schweiz. med. Wschr. 1949, 337. — STIGLIANI, R.: Per l'anatomia patologica delle condriti e pericondriti laringee in corso melitense. Arch. De Vecchi Anat. pat. 3, 765 (1941). — STILES, G. W.: Controlling Brucellosis in Colorado goats. Third Inter-Amer. Congr. on Brucellosis in Washington, D. C., Nov. 1950 (gedruckt vom „Pan American Sanitary Bureau" in Washington). — ŠTIVEL, E. A.: Sero-allergische Reaktionen bei Brucellose. Sovetsk. Med. 8, 36 (1949) Ref. Zbl. Bakt., II. Abt. Ref. 148, 549 (1951). — STRAUBE, G.: Untersuchungen über die Allergie gegen Bangbakterien und Serumphänomene beim Menschen. Z. klin. Med. 124, 420 (1933). — STRAUCH, D., W. SCHMIDT u. H. DIEFENBACH: Über die quantitative Agglutininabsorption zur Typendifferenzierung bei den Brucellosen des Menschen. Ärztl. Forsch. 13, 70 (1959). — Untersuchungen über die quantitative Agglutininabsorption zur Typendifferenzierung bei den Brucellosen des Menschen. II. Mitt. Ärztl. Forsch. 13, 586 (1959). — STREBLOW, E. M.: The clinic and pathology of neurobrucellosis (End.). Nevropat. it. d. 8, 4 (1939). — STRUBE, G.: Kasuistischer Beitrag zur Brucellose-Infektion des Menschen durch erkrankte Schweine. Dtsch. Gesundh.-Wes. 12, 1435 (1957). — STUBBS, E. L., I. LIVE, F. G. SPERLING and W. KOCHOLATY: Inadequate action of penatin against brucella abortus in vivo. Amer. J. med. Sci. 209, 78 (1945). — STUCKRAD, J. v., u. R. KRUEDENER: Beitrag zur planmäßigen Untersuchung von Schafherden auf Brucellose. Tierärztl. Umsch. 7, 152 (1962). — SÜPFLE, K., u. P. HOFMANN: Serologische und bakteriologische Untersuchungen über das Vorkommen von menschlichen Banginfektionen im Freistatt Sachsen. Arch. Hyg. (Berl.) 108, 113 (1932). — SULITZEANU, D.: Passive protection experiments with Brucella antigen. J. Hyg. (Camb.) 53, 133—142 (1955). — SUMMA, H., u. H. J. BETHCKE: Die Schafbrucellose unter besonderer Berücksichtigung der fleischbeschaulichen Beurteilung. Tierärztl. Umsch. 12, 218—221 (1957). — SUSKOVSKIJ, I. I., and Z. N. PLISECKIJ: Brucellose der Wirbelsäule. Chirurgija 8, 66 (1949). Ref. Zbl. Bakt., I. Abt. Ref. 149, 360 (1952). — SUTHERLAND, A. K.: Some veterinary aspects of the prevention of Brucellosis. Med. J. Aust. 37, II 714 (1950). — SUZDALTSEFF, A., and P. KOLOBUHINA: About the comparative value of wrights reaction and the allergic method of diagnosing undulant fever. Vestn. Mikrobiol. (russ.) 18, 251 u. engl Zus.fass. 253 (1940). — SZMULEWICZ, H.: La maladie de Bang chez l'enfant. Thèse Nr 1661. Genève 1938. — SZYFRES, B., J. L. STELLA, W. ERRANDONEA, H. TRENCHI, D. ABARACON, J. C. PINON and J. M. INFANTOZZI: Animal Brucellosis in Uruguay. Third Inter.-Amer. Congr. on Brucellosis in Washington, D. C., Nov. 1950.

TAYLOR, R. M.: Zit. W. LÖFFLER, D. L. MORONI u. W. FREI, Die Brucellose als Anthropo-Zoonose, S. 41, Berlin-Göttingen-Heidelberg: Springer 1955. — TAYLOR, R. M., M. LISBONNE et L. F. VIDAL: La symptomatologie de la fièvre ondulante. Etude statistique. Presse méd. 1937 I, 185. — TEODORI, R.: Brucellose. Ref. Zbl. allg. Path. path. Anat. 81, 82 (1943). — TEPPER, B. S., and J. B. WILSON: A comparison of the acid composition and nuclei acid content of strains of Brucella abortus. J. infect. Dis. 103, 19 (1958). — TERNOVENKO, K. M.: Hautveränderungen bei Brucellose. Mitt. Ven. Derm. 6, 25 (1949). — TEUTE, H. W.: Untersuchungen über die Entwicklung der Agglutinationstiter bei bangschutzgeimpften Kälbern. Zbl. Vet.-Med. 7, 904 (1960). — THOMSEN, A.: Brucella infection in swine. Studies from an epizootic in Denmark 1929—1932. Acta path. microbiol. scand. (Kbh.), Suppl. 21, 1 (1934). — Experimentelle Untersuchungen über die Inkubation des Verkalbens. Nord. Vet.-Med. 1, 797 (1949). — THOMSON, W. M.: A study of blood tests for brucellosis groupe according the age of the animal. J. Amer. vet. med. Ass. 116, 117 (1950). — TILGNER, K., R. DEHNING u. H. J. NEUMANN: Die Eutergesundheitskontrolle als Grundlage der Abortus Bang-(Brucellose)-Bekämpfung in Schleswig-Holstein. Milchwissenschaft 11, 143 (1956). — TILGNER, K., u. H. J. NEUMANN: Sind milchserologische Untersuchungen zur laufenden Überwachung brucellosefreier Rinderbestände geeignet? Dtsch. tierärztl. Wschr. 1959, 67. — TILGNER, K., H. J. NEUMANN u. A. KAHLCKE: Reichweite und Treffsicherheit der Meinicke-Flockungsreaktion und der Blutserum-ABR sowie Kritik des Beurteilungsschlüssels in Bang-schutzgeimpften Rinderbeständen. Tierärztl. Umsch. 12, 346 (1957). — TÖPPICH, E., W. KRÜGER u. D. TÖPPICH-STRAUB: Zur Klinik der Brucellose des Menschen. Dtsch. Gesundh.-Wes. 16, 2197 (1961). — TOMCSIK, J., u. H. SCHWARZWEISS: Über die Art der Haemagglutinine bei Mononucleosis infectiosa und bei der Serumkrankheit. Schweiz. med. Wschr. 1950, 1. — TOMMASI, K. L.: Zit. A. LUSTIG u. G. VERNONI, Handbuch der pathogenen Mikroortanismen, S. 513. Jena: Gustav Fischer; Berlin u. Wien: Urban & Schwarzenberg 1928. — TORO, E. J.: Eradication program for Brucellosis in Puerto-Rico. Third Inter-Amer. Congr. on Brucellosis in Washington, D. C., Nov. 1950 (gedruckt vom "Pan American Sanitary Bureau" in Washington). — TOVAR, R. M.: Infection and transmission of Brucella by ectoparasites. Amer. J. vet. Res. 8, 138 (1947). — TRAUB, E.: Immunisierung von Mäusen gegen Brucellose mit konzentrierten Adsorbatvakzinen. Mh. Vet.-Med. 89, 128, (1948). — TRAUM, J.: Pathogenicity tests of Various Strains of Bacterium abortum. Agricult. Exp. Stat. Univ. California, Med. Bull. 353, 308 (1923). — Zit. W. LÖFFLER, D. L. MORONI,u. W. FREI, S. 1. Berlin-Göttingen-Heidelberg: Springer: 1955. — TRAUM, J., u. H. MOHLER: Zit. R. MÜLLER, Medizinische Mikrobiologie, 4. Aufl., S. 239, 2535. München u. Berlin: Urban & Schwarzenberg 1950. — TRÜB, C. L. P.: Die Schafbrucellose im Regierungsbezirk Düsseldorf. Zbl. Bakt., I. Abt. Orig. 170, 106 (1958). — TUL'ČINSKAJA, V. P.: Dinamika immunobiologičeskich reakcij u morskich svinok, mmunizirovannych živoj protivobrucelloznoj vakcinoj pri različnych sostojanijach nervnoj sistemy. (Die Dynamik der immunbiologischen Reaktionen bei Meerschweinchen, die bei verschiedenen Zustandsformen des Nervensystems mit lebender Antibrucellose-Vakzine immuniziert wurden.) Zh. Mikrobiol. (Mosk.) 1, 23 (1954). Ref. Zbl. Bakt., II. Abt. Ref. 156, 246 (1955). — TUNBRIDGE, R. E., and C. J. GAVEY: Epidemic epididymo-orchitis in Malta. Lancet 1946 I, 775. — TUNCMAN, S.: Instanbul inek sütlerinde brucellose arastirmasi. (Brucellose-Untersuchungen an Instanbuler Kuhmilch.) Mikrobiol. Derg. No 5 (1952). Ref. Zbl. Bakt., II. Abt. Ref. 154, 564 (1954). — T'UNG-TSUN: In vitro action of Penicillin alone and in combination with sulfatiazole on Brucella organisms. Proc. Soc. exp. Biol. (N.Y.) 56, 8 (1944). — TUSZKIEWICZ, A., et W. SZEWCZYKOWSKI: Symptomatologie de la brucellose chronique en Pologne. Presse méd. 66, 1343 (1958). — TUVO, F.: Über Neurobrucellosen. Minerva med. 1948 II, 565.

ULBRICH, F.: Standardisierung des Abortus-Bang-Ringantigens. Berl. Münch. tierärztl. Wschr. 70, 329 (1957). — ULBRICH, F., u. D. WIEGAND: Zur Technik des kulturellen Nachweises von Brucellen im Blut. Mh. Tierheilk. 13, Sonderteil 60 (1961). — ULRICH, J. A., and G. M. NEEDHAM: Differentiation of alcaligenes faecalis from brucella bronchisepticus by biochemical and nutritional methods. J. Bact. 65, 210 (1953). — URBACH, E.: Über eine neue, durch den Bacillus abortus infectiosi (Bang) erzeugte Hauterkrankung. Wien. klin. Wschr. 1929, 391. — Bedeutung der Cutisreaktion sowie der Müllerschen Ballungsreaktion für die Diagnose eines Morbus Bang. Wien. klin. Wschr. 1932 I, 251. — URBACH, E., and P. M. GOTTLIEB: Allergy. Undulant Fever (Brucellosis), S. 454. New York: Grune & Stratton 1946. — URBASCHECK, B.: Versuche mit der Abort-auslösenden Lipopolysaccharid-Fraktion aus Brucella abortus. Zbl. Vet.-Med. 8, 150 (1961). — Immunologische Studien an Brucellen. I. Chemische Fraktionierung von Brucella abortus Bang. Z. Immun.-Forsch. 120, 279 (1960). — URBASCHECK, B., H. KOTOWSKI u. H. BÄURLE: Immunologische Studien an Brucellen. III. Die Schultz-Dalesche Versuchsanordnung bei Brucella abortus Bang. Z. Immun.-Forsch. 122, 358 (1961). — URFER, J. P.: Influence de l'âge, du sexe et de la castration dans l'infection de Brucella abortus. Schweiz. Arch. Tierheilk. 93, 564, 632 (1953). — URSCHEL, D. L.: Brucellosis: Report of 53 cases with an Introductory report on Intradermal Vaccine Therapy. Indiana St. med. Ass. J. 36, 294 (1943). — Intradermal Vaccine Therapy in Brucellosis. Indiana St. med. Ass. J. 36, 385 (1943). — URTEAGA, P. B., P. R. LARREA and J. M. CALDERON: Erythromycin in human brucellosis. Antibiot. Med. 1, 513 (1955). —

VELLISTO, E.: Diagnose der Brucellose vermittels der Grenzwerte der Agglutinationsreaktion (bei Mensch und Tieren). Z. Immun.-Forsch. 97, 68 (1939). — VENSKE, W., u. D. STRAUCH: Untersuchungen über die Anwendung 5%iger NaCl-Lösung bei der Agglutination und aktiven Serums bei der Komplementbindungsreaktion in der Diagnostik der Schafbrucellose. Berl. Münch. tierärztl. Wschr. 69, 490 (1956). — VERGE, J., M. DEPARIS et B. ANTOINE: Epidémiologie des Brucelloses. Presse méd. 1338 1952. — VERREY, F.: Un dispositif pour la centrifugation capillaire. Ophtalmologica (Basel) 105, 151 (1943). — VERŠILOVA, P. A., i I. M. KOKORIN: Morfologićeskaja i bakteriologićeskaja charakteristika vakcinnogo processa pri brucelloze. (Morphologische und bakteriologische Charakteristik des Vakzinationsprozesses bei Brucellose). Zh. Mikrobiol. (Mosk.) 1, 7 (1954). Ref. Zbl. Bakt., II. Abt. Ref. 156, 553 (1955). — Tečenie brucelloznoj infekcii v immunom organizme. (Der Verlauf der Brucellose-Infektion in einem immunen Organismus). Zh. Mikrobiol. (Mosk.) 1, 27 (1954). Ref. Zbl. Bakt., II. Abt. Ref. 156, 244 (1955). — VERWEY, W. F., N. H. HARRINGTON and C. MATT: The preparation and properties of Brucella abortus vaccine (strain 19) desiccated by lyophilization. Third Inter-Amer. Congr. on Brucellosis in Washington, D.C., Nov. 1950 (gedruckt vom "Pan American Sanitary Bureau" in Washington). — VESA, A., u. L. LAHERMAA: Untersuchungen über Febris undulans in Finnland. Acta Soc. Med. "Duodecim" 26, 1 (1939). — VICTOR, J., and F. A. BEALL: Mechanisms of citrate inhibition of phagocytosis and opsonization. J. infect. Dis. 95, 285 (1954). — VICTOR, J., A. D. POLLACK, R. RAYMOND and J. R. VALLIANT: Studies on phagocytisis. Determination of blood opsonin for brucella. J. Bact. 64, 121 (1952). — VICTOR, J., A. D. POLLACK, J. R. VALLIANT and R. RAYMOND: Human blood opsonin titers against brucella. J. Amer. med. Ass. 149, 809 (1952). — VIDELA, C. A., u. J. C. REY: Die Immuntransfusion bei Febris undulans. Oct. Reun. Soc. Argent. Pat. Region. Norte 766 Buenos Aires (Imprent. Universid) 1936.

WAGENER, H. P.: Ocular lesions in Brucellosis. Amer. J. med. Sci. 214, 215 (1947). — WAGENER, K.: Auftreten von Schweinebrucellose. Dtsch. tierärztl. Wschr. 1950, 41. — WAGNER, B. M., and D. M. KUHNS: Coombs type of antibodies (antiglobulin) in Brucellosis. Amer. J. clin. Path. 23, 185 (1953). — WALTER, K., u. L. HEILMEYER: Brucellosen. Antibiotika-Fibel. Stuttgart: Georg Thieme 1954. — WALTHER, K.: Latente Bang-Krankheit im Heere. Dtsch. Militärarzt 2, 1 (1937). — WASHKO, F. V., W. W. BAY, C. R. DONHAM and L. M. HUTCHINGS: Untersuchungen über die Pathogenität der Brucella abortus für Schweine. Amer. J. vet. Res. 12, 320 (1951). — WASHKO, F. V., C. R. DONHAM, L. M. HUTCHINGS and A. HEIMLICH: Nachweis von Brucellen in Geweben von mit Brucella abortus künstlich infizierten Rindern. J. Amer. vet. med. Ass. 120, 82 (1952). — WASHKO, F. V., and L. M. HUTCHINGS: Untersuchungen über die Pathogenität der Brucella suis für das Rind. II. Mitt. Amer. J. vet. Res. 12, 165 (1951). — WEBER, L. F.: Brucella dermatitis. Arch. Derm. Syph. (Berl.) 26, 422 (1932). — WEED, L. A., P. T. SLOSS and O. T. CLAGETT: Chronic localizes pulmonary brucellosis. J. Amer. med. Ass. 161, 11 (1956). — WEGENER, K. H.: Untersuchungen bei Schweinebrucellose. Dtsch. tierärztl. Wschr. 1951, 301. — Serologische Untersuchungen bei Schweinebrucellose. Berl. Münch. tierärztl. Wschr. 1953, 23. — WEGENER, K. H., u. K. BÖGNER: Beitrag zur Selektivfärbung von Brucellen. Zbl. Bakt., I. Abt. Orig. 167, 415 (1957). — WEGENER, K. H., u. W. UHLMANN: Zum Nachweis von Brucella-Agglutininen in Blutseren durch die ABR-Reaktion. Dtsch. tierärztl. Wschr. 1954, 424. — WEIMER, H. E., R. A. BOAK, CH. M. CARPENTER, J. REDLICH-MOSKON, H. E. DRUSCH and J. N. MILLER: Serum glykoprotein studies in experimental Brucellosis of guinea pig. J. infect. Dis. 96, 19 (1955). — WELLMANN, G.: Brucelleninfektionsversuche an Meerschweinchen. Zbl. Bakt., I. Abt. Orig. 158, 513 (1952). — Experimentelle Untersuchungen über die Möglichkeit der Brucellenübertragung durch Insekten. Zbl. Bakt., I. Abt. Orig. 159, 71 (1952). — Insekten als Brucelloseüberträger. Neue experimentelle Ergebnisse. XV. Internat. Tierärztl. Kongr. Stockholm, August 1953. Proceedings 79 (1953). — Mitteilung über Vergleiche der deutschen mit den in den USA offiziell angewendeten Methoden für die blutserologische Untersuchung auf Brucellose bei Tieren. Dtsch. tierärztl. Wschr. 1956, 480. — Die Blutserum-Schnellagglutination mit standardisiertem Antigen zur Diagnose der Rinderbrucellose. Dtsch. tierärztl. Wschr. 1958, 401. — WELCH, H.: Absorption, excretion and distribution of Terramycin. Ann. N. Y. Acad. Sci. 53, 253 (1950). — WERNER, A.: Beitrag zur Kenntnis der Neuro-Brucellosen. Schweiz. Arch. Neurol. Psychiat. 63, 349 (1949). — WERNER, C. A., and V. KNIGHT: The suppressive effect of antimicrobial drugs on Brucella melitensis infection in mice. J. Immunol. 65, 509 (1957). — WERTHEMANN, A.: Todesfall bei Morbus Bang nach Unfall. Schweiz. med. Wschr. 1936, 333. — WESTPHAL, W., u. H. DICKEL: Über ergänzende Untersuchungsmethoden in der Serodiagnostik der Rinderbrucellose bei niedrigen Titern. Dtsch. tierärztl. Wschr. 1960, 645. — WHERRY, W. B., A. E. O'NEIL and L. FOSHAY: Brucellosis in man: Treatment with a new anti-serum. Amer. J. trop. Med. 15, 415 (1935). — WHITE, G. C..: Zit. W. LÖFFLER, D. L. MORONI, u. W. FREI, Die Brucellose als Anthropo-Zoonose, S. 2. Berlin-Göttingen-Heidelberg: Springer 1955. — WILSON, G. S., and I. MAIER: Treatment with sulfapyridine (M & B 639) of guinea-pigs infected with brucella abortus. Brit. med. J. 1940, No 4123, 47. — WILSON, M. M.: Human Brucellosis in Victoria. Med. J. Aust. 44, 413 (1957). — WILSON, M. M., and E. V. O. MERRIFIELD: The antiglobulin (-Coombs-) test in Brucellosis. Lancet 1951 II, 913. — WINTER, H., W. SCHMIDT, H. HUELS u. D. STRAUCH: Über Diagnostik und Therapie der Infektionen mit Brucella abortus und Brucella melitensis bei Menschen. Medizinische 1956, 1430. — WIPF, L., E. V. MORSE, S. H. MCNUTT and H. R. GLATTLI: Pathologische Beobachtungen bei Hunde-Brucellose nach oraler Infektion. Amer. J. vet. Res. 13, 366 (1952). — WIRTH, D., u. K. DIERNHOFER: Lehrbuch der inneren Krankheiten der Haustiere einschließlich der Hautkrankheiten sowie der klinischen Seuchenlehre. Stuttgart: Ferdinand Enke 1943. — WISE, B.: An evaluation of the Brucella opsonocytophagic test. Amer. J. med. Sci. 200, 520 (1940). — The agglutinating properties of antibrucella rabbit sera. Amer. J. clin. Path. 11, 617 (1941). — Acute Brucellosis. Arch. intern. Med. 72, 346 (1943). — WISE, B., and M. A. POSTON: The coexistence of Brucella infection and Hodgkins disease. A clinical, bacteriologic and immunologic study. J. Amer. med. Ass. 115, 1976 (1940). — WITTIG, W., G. TEICHMANN u. E. KUNTER: Serologische und epidemiologische Untersuchungen auf Brucellose an Schlacht- und Zuchtschweinen. Mh. Vet.-Med. 17, 390 (1962). — WOHLWILL, FR.: Zur pathologischen Anatomie der Bang-Erkrankung des Menschen. Virchows Arch. path. Anat. 286, 141 (1932). — WOLTER, FR.: Bangsche Krankheit beim Menschen (Febris undulans Bang) und Mittelmeermaltafieber. Ihre Abhängigkeit vom Boden und Klima und ihre Zugehörigkeit zu einer epidemiologischen Einheit höherer Ordnung. Würzburg. Abh. 27, 155 (1931). — Zur Ätiologie und Prophylaxe der Bangschen Krankheit mit besonderer Berücksichtigung ihrer abortiven Wirkung. Berl. Münch. tierärztl. Wschr. 1935 II, 418. — WOLZ, G.: Die praktische Bedeutung der intradermopalpebralen Brucellinprobe für die Untersuchung von Schafherden. Mh. Tierheilk., Sonderteil „Rindertuberkulose u. Brucellose" 11, 135

(1959). — WOODHEAD, TH. E.: Zit. K. POPPE, Handbuch der pathogenen Mikroorganismen, Bd. VI/2, S. 693. Jena: Gustav Fischer; Berlin u. Wien: Urban & Schwarzenberg 1929. — WOODWARD, TH. E., R. T. PARKER and H. E. HALL: Therapeutic results with Aureomycin and Chloramphenicol. Bull. N. Y. Acad. Med. 26, 66 (1950). — *World, Health Organisation:* Bericht über die erste Sitzung der Brucellose-Sachverständigen. Technical Report Series Nr 37. Ref. Zbl. Bakt., II. Abt. Ref. 151, 387 (1953/54). — WRIGHT, A. E., and D. SEMPLE: On the employement of dead Bacteria in the serum diagnosis of thypoid and Malta fever. Brit. med. J. 1897, 1214. — WRIGHT, A. E., and F. SMITH: On the application of the serum test to the differential diagnosis of typhoid and Malta fever. Lancet 1897I, 656. — WRIGHT, F. J., E. R. COOKE and J. ST. D'SOUZA: Observations on Brucellosis in Kenya. Trans. roy. Soc. trop. Med. Hyg. 47, 117 (1953). — WUNDT, W.: Erstmalige Beobachtung von Malta-fieber in Württemberg. Dtsch. med. Wschr. 1955, 114. — Papierchromatische Untersuchungen von Farbstoffen auf ihre Eignung zur Unterscheidung von Brucellen. Zbl. Bakt., I. Abt. Orig. 164, 96 (1955). — Methodik und Verwertbarkeit serologischer Verfahren zur Ermittlung der Erregertyps bei Brucellose. Z. Hyg. Infekt.-Kr. 144, 229 (1957). — Möglichkeiten und Grenzen der serologischen Unterscheidung zwischen Bangscher Krankheit und Maltafieber. Zbl. Bakt., II. Abt. Ref. 163, 303 (1957). — Untersuchung zur Entwicklung leistungsfähiger Brucellen-nährböden. Zbl. Bakt., I. Abt. Orig. 169, 393 (1957). — Untersuchungen über die Eignung von Pepton zur Prüfung der Schwefelwasserstoffbildung von Brucellen. Z. Hyg. Infekt.-Kr. 144, 425 (1958). — Die Bedeutung bakteriologischer und serologischer Methoden für die Diagnostik menschlicher Brucellosen. Dtsch. med. Wschr. 1958, 1041. — Untersuchungen über die Antigenstruktur von Intermediärstämmen aus der Gattung Brucella. Z. Hyg. Infekt.-Kr. 145, 543 (1959). — WUNDT, W., u. K. GEHRING: Über eine Infektion von Rindern mit Brucella melitensis in Südwürttemberg. Tierärztl. Umsch. 10, 130 (1955). — WYSS-MANN, E.: Die parenterale Phenoltherapie beim infektiösen Abortus des Rindes. Schweiz. Arch. Tierheilk. 80, 229 (1938).

YASKIN, J. C., and R. S. BOLES: Abducensparesen bei Brucellosen. Amer. J. Ophthal. 33, 1277 (1950).

ZAMMIT, T.: s. J. W. H. EYRE. — ZAVADSKAJA, T. I.: Zur Frage der Vakzinebehandlung bei Brucellose. Klin. Med. (Mosk.) 26, 66 (1948) [Russisch]. Ref. Zbl. Bakt., II. Abt. Ref. 148, 220 (1951). — ZDRODOWSKI, P., F. VERCHILOWA et H. KOTLAROVA: Rech. Immunol. sur la Brucellose et Immunisation Humaine, contre cette Infection au moyen d'un Vaccin Vivant Atténué. Rev. Immunol. (Paris) 20, 85 (1956). — ZDRODOWSKI, P., P. VERSHILOVA and H. KOTLAROVA: Immunologic research on brucellosis and human immunization against this infection by means of an attenuate live vaccine. J. infect. Dis. 101, 1 (1957). — ZER-FASS, H., K. FRITZSCHE, E. TAYLER u. B. SCHOREGGE: Über die Schafbrucellose in Rheinland-Pflazl. Tierärztl. Umsch. 9, 35 (1954). — ZIA, S. H., and F. L. WANG: Brucellosis in China: A clinical, etiological and epidemiological study. Amer. J. trop. Med. 29, 925 (1949). — ZIEGLER, E.: Ein Fall von Bangscher Krankheit im Kleinkindesalter. Schweiz. med. Wschr. 1934, 225. — ZILFJAN, V. N.: Die Milbe Or. lahorensis als Träger und Überträger der Brucellen. Zh. Mikrobiol. (Mosk) 6, 14 (1953). Ref. Zbl. Bakt., II. Abt. Ref. 154, 561 (1954). — ZUK, A.: Beitrag zur Kenntnis der Verbreitung der Brucella-Bang-Infektion bei den Menschen in Kroatien. Liječn. Vjesn. 64, 265 (1942). Ref. Kongr.-Zbl. ges. inn. Med. 114, 159 (1943).

# Plaut-Vincentsche Krankheit

Von

## Kurt Meinicke-München

## Einleitung

Im Gegensatz zu zahlreichen anderen Infektionskrankheiten, die unter anderem durch Bakterien, Bacillen, Treponemen oder Viren bedingt sein können und deren Erkrankungszahlen auch heute noch bedrohlich sind und bei denen die Schwere der Krankheitsbilder sowie die wirtschaftliche Bedeutung eine intensive Erforschung und Bekämpfung erfordern, spielt die Plaut-Vincentsche Krankheit heute nur eine verhältnismäßig geringe Rolle. Die vorwiegend günstige Prognose dieser Krankheit und die in normalen Zeiten geringen Erkrankungszahlen ließen eine eingehende Erforschung nicht so dringlich erscheinen, obwohl gerade bei diesem Krankheitsbild viele Fragen in bakteriologischer, pathogenetischer und ätiologischer Hinsicht noch auf eine endgültige Beantwortung warten. Von ALTMANN und MARTIN (1929) ist die Plaut-Vincentsche Krankheit in dem Handbuch der Haut- und Geschlechtskrankheiten von J. JADASSOHN unter dem Kapitel „Plaut-Vincentsche Symbiose" abgehandelt worden, worunter auch Noma und Gangraena nosocomialis zusammengefaßt wurden. Der ausführliche Beitrag über die Plaut-Vincentsche Krankheit von ALTMANN und MARTIN gestattet es uns, im Ergänzungswerk von A. MARCHIONINI zu dem Handbuch von J. JADASSOHN schon damals genügend erforschte Gebiete dieser Krankheit kurz zusammenzufassen und uns im wesentlichen auf die Forschungsergebnisse der letzten 31 Jahre zu beschränken. Die verhältnismäßig geringe Zahl der Publikationen in den letzten drei Dezennien läßt die Vermutung aufkommen, daß neben der Gutartigkeit in Normalzeiten und den wenigen Krankenbeobachtungen auch andere Faktoren für das nicht sehr große Interesse der Forscher an diesem Krankheitsbild verantwortlich sein müssen. So mag für die nur zaghaft betriebene bakteriologische Forschung auf diesem Gebiet mit maßgebend sein, daß zwar bei dieser Krankheit Fusobakterien und Spirochäten eine bedeutsame Rolle spielen, daß die Erreger allein jedoch nicht in der Lage sind, die Krankheit zu erzeugen. Neben den vermuteten dispositionellen Faktoren spielen schlechte Hygiene und Fragen einer allgemeinen Resistenzminderung bei dem Auftreten der klinischen Erscheinungen eine wichtige Rolle. Es ist auch heute noch nicht endgültig entschieden, ob die Fusobakterien und Spirochäten in der Lage sind, die pathologischen Veränderungen allein zu erzeugen. Zwar sind die Züchtungsergebnisse der in Frage kommenden anaeroben Spirochäten heute als recht zufriedenstellend anzusprechen, doch ist es bisher nicht mit Sicherheit gelungen, die Kochsche Forderung zu erfüllen, nämlich mit in Reinkultur gezüchteten Erregern das entsprechende Krankheitsbild zu erzeugen. So sind in den letzten 31 Jahren zwar viele Fragen im Zusammenhang mit „Plaut-Vincentscher Symbiose" beantwortet worden, doch ergaben sich zahlreiche neue Probleme, deren Lösung heute noch nicht abzusehen ist.

## I. Synonyma

Plaut-Vincentsche Krankheit, Angina Plaut-Vincent, Tonsillitis ulceromembranacea, Angina necrotica.

## II. Definition

Unter Plaut-Vincentscher Krankheit versteht man einen mehr oder weniger ausgedehnten gangränös-nekrotischen Zerstörungsprozeß an der Haut, Schleimhaut oder den Tonsillen, der meist nur von geringen Allgemeinerscheinungen begleitet ist. Bei bakteriologischer Untersuchung finden sich massenhaft fusiforme Bakterien und Spirochäten, die für den charakteristischen Foetor mit verantwortlich sind.

# III. Geschichte

Strümpel beschrieb 1883 das klinische Erscheinnugsbild einer Angina necrotica. Miller gelang es im gleichen Jahr, bei ulceröser Stomatitis lange, feine Stäbchen und Spirochäten in den Herden nachzuweisen. Plaut berichtete 1894 über eine der septischen Diphtherie ähnliche Angina, in deren schmutzigem, zähem Mandelbelag Millersche Spirochäten und Bacillen nachgewiesen wurden. 1896 beschäftigte sich Vincent mit der Frage der Anwesenheit Millerscher Bacillen und Spirochäten im Mundbelag. 1899 fand er bei der ulcero-membranösen Angina die gleichen feinen Stäbchen und Spirochäten, die Plaut einige Jahre vorher beobachtet hatte. Verneuil und Clado (1889) stellten in einem sublingualen Absceß gleichfalls feine Stäbchen und Spirochäten fest. Bernheim und Pospischill (1898) bestätigten auch bei Stomatitis ulcerosa die Befunde von Miller. Niclot und Marotte (1901) fanden ebenfalls Spirochäten und fusiforme Stäbchen bei Angina und Stomatitis. Bei Noma und gangränöser Pharyngitis beobachteten Buday (1905) und Ellermann (1905) die gleichen Mikroorganismen. In den folgenden Jahren wurde dieselbe Mischflora bei marginaler Gingivitis, bei Stomatitis mercurialis und bismutica, bei gangränöser Pulpitis und bei Alveolarpyorrhoe gefunden. Kritchewsky und Séguin (1920) betrachteten die verschiedenen Krankheitsbilder als eine nosologische Einheit und bezeichneten sie mit ,,orale Spirochätosen". Sie wiesen darauf hin, daß die Verschiedenheit der klinischen Erscheinungen und der Verlauf von der Lokalisation, Sekundärinfektion und dem Resistenzgrad des Wirtsorganismus bestimmt würden.

Eine Reinkultur der Fusobakterien gelang Lewkowicz (1906) und Ellermann (1904). Mühlens konnte 1906 die Spirochaeta dentium in Reinkultur auf künstlichen Nährböden züchten. Das gemeinsame Auftreten der beiden Mikrobien führte zu der Annahme, daß es sich hierbei um eine Symbiose handeln müsse. R. Müller (1950) stellte fest, daß die von Plaut als Symbiose bezeichnete starke Vermehrung der Spirochäten und fusiformen Bakterien in Krankheitsprozessen nicht den tatsächlichen Gegebenheiten entspricht, da mit Symbien Lebewesen bezeichnet werden, die voneinander abhängig sind. Unter dem Hinweis, daß man das gemeinsam in faulenden Stoffen lebende Mikrobiengewimmel nicht Symbiose nennen darf, kam es zur Ablehnung des Begriffes, der jahrzehntelang die Literatur beherrscht hatte und auch noch im Handbuchbeitrag von Altmann und Martin postuliert wurde. Da die Reinzüchtung der verschiedenen Mikroorganismen inzwischen gelungen ist und der Nachweis erbracht werden konnte, daß keine von ihnen von der Anwesenheit einer anderen bei der Vermehrung und Erhaltung abhängig ist, kann es sich demnach also nicht um eine Symbiose handeln.

Die ersten Versuche, mit bakterienhaltigem Material die Krankheit experimentell zu erzeugen, wurden von Vincent (1896) bei Kaninchen, Meerschweinchen und Ratten durchgeführt. Er benutzte Material aus Hospitalgangränen, das er den Versuchstieren subcutan, intraperitoneal, intravenös und intramuskulär injizierte. In der Regel traten keinerlei Erscheinungen auf. Gelegentlich bildeten sich jedoch kleine Abscesse, die durch ,,unspezifische Begleitkeime" hervorgerufen wurden. Auch bei Menschenversuchen konnte er nur in einem Fall nach subcutaner Injektion eine kleine Pustel erzeugen. Bei infektions- und hungergeschwächten Kaninchen beobachtete er jedoch nach Inoculation desselben Materials putride exulcerierende Abscesse. Niclot und Marotte (1901) impften Meerschweinchen und Ratten Material von Stomatitis- und Anginakranken in die Leistenbeuge und beobachteten eine Entwicklung von Abscessen. Nach intraperitonealer Injektion sahen sie bei einem Tier eine tödliche Peritonitis. Inwieweit bei der Erzeugung der Krankheitserscheinungen bei ihren Versuchen andere Bakterien als fusiforme Stäbchen und Spirochäten eine Rolle spielten, wurde nicht angegeben, so daß diese Ergebnisse nicht als beweisend angesehen werden dürfen. Es ist bis heute noch nicht gelungen, mit irgendeinem Mikroorganismus, der in den Ulcerationen bei Plaut-Vincentscher Krankheit aufgefunden und anschließend in Reinkultur isoliert wurde, eine Infektion zu erzeugen, die mit einer natürlichen Fusospirochätose eine klinische Ähnlichkeit zeigt.

# IV. Bakteriologie

Erst durch die weitere Forschung auf dem Gebiet der Bakteriologie, die sich insbesondere mit Züchtungsverfahren der Fusobakterien und Spirochäten der Mundhöhle beschäftigte, gelang es, frühere Vorstellungen als unrichtig zu erkennen und neue exakte Ergebnisse zu erzielen. Die Schwierigkeiten der Züchtung der Anaerobier sind heute weitgehend behoben.

Tunnicliff (1906) u.a. vertraten die Auffassung, daß zwischen den beiden Mikroorganismen, dem Bacterium fusiforme und der Spirochäte, eine Einheit bestände. Sanarelli glaubte noch 1927, daß eine Umwandlung der Spirochäte

in Bacterium fusiformis möglich wäre. BACHMANN und GREGOR (1936) wiesen
darauf hin, daß ältere Kulturen der fusiformen Bakterien in gefärbten Präparaten
häufig Spirochätenform zeigen, die selbst dem erfahrenen Beurteiler eine Differenzierung sehr erschweren. Im Dunkelfeld sieht man jedoch unbewegliche, fast
gestreckte Fäden mit der gleichen Plasmastruktur, wie sie auch den typischen
fusiformen Bakterien eigen ist. Die spirochätenähnlichen Bilder treten nach
BACHMANN und GREGOR auf Grund der Tendenz des Bacterium fusiformis auf,
sich zu Fäden auszuwachsen.

Nachdem es gelungen ist, die fusiformen Bakterien und die Spirochäten
getrennt zu isolieren und in Reinkultur zu züchten, sind die Ansichten von TUN-
NICLIFF, SANARELLI u.a. eindeutig widerlegt.

# 1. Treponemen

## a) Morphologie und Färbung

Die sog. Spirochaeta Plaut-Vincenti gehört nach BERGEYs Manual zur Familie
Treponemataceae, zur Gattung Borrelia und zur Art Borrelia vincenti. In Tabelle 1
ist die Einteilung der Familie Treponemataceae nach BERGEY vorgenommen.

Tabelle 1. *Die Einteilung der Familie Treponemataceae nach* BERGEY

| Familie | Gattung | Art |
| --- | --- | --- |
| Treponema-<br>taceae | I. Borrelia | Borrelia anserina Saharoff, Bergey<br>Borrelia recurrentis (Lebert), Bergey<br>Borrelia duttoni Breinl, Bergey<br>Borrelia buccalis Steinberg<br>Borrelia refringens Schaudinn u. Hoffmann<br>Borrelia vincenti Blanchard<br>Borrelia gallinorum |
| | II. Treponema Schaudinn | Treponema pallidum Schaudinn<br>Treponema pertenue Castellani<br>Treponema microdentium Noguchi<br>Treponema mucosum Noguchi<br>Treponema calligyrum Noguchi<br>Treponema genitale Noguchi<br>Treponema cuniculi Noguchi<br>Treponema macrodentium Noguchi |
| | III. Leptospira Noguchi | Leptospira icterohaemorrhagia Inada u. Ido<br>Leptospira biflexa Noguchi<br>Leptospira canicola Okell<br>Leptospira hebdomadis Ido |

Die Spirochaeta Plaut-Vincenti ist größer und dicker als das Treponema microdentium oder macrodentium. In der Ruhe sind die Windungen regelmäßig angeordnet, während der Bewegung verändern sie sich, so daß nicht selten ein
Schwinden der Windungen zu beobachten ist. In gefärbten Präparaten zeigen sie
eine oft unregelmäßige Form. Die Länge beträgt 5—20 $\mu$, die Dicke 0,4 $\mu$. Die
Borrelia vincenti färbt sich mit Methylenblau, besser noch mit Gentianaviolett.

## b) Züchtung

R. MÜLLER (1950) stellte fest, daß bei Angina Plaut-Vincent vorwiegend
Spirochäten vom Typ der Borrelia buccalis zu finden sind. BERGER (1958) unterscheidet bei den oralen Treponemen, zu denen er Borrelia buccalis, Borrelia
vincenti, Treponema microdentium und macrodentium rechnet, drei verschiedene
Wachstumstypen auf festen Nährböden.

Bei dem ersten Typ beobachtete er einen eben angedeuteten Rasen im Bereich des Impfstriches. Bei Lupenvergrößerung löst sich dieser Rasen in bizarr konfluierende Gebilde auf, die am ehesten noch mit dem Aussehen von Gebirgen auf einer Reliefkarte vergleichbar sind.

Bei dem zweiten Typ bilden sich circumscripte, kreisrunde, glatte Kolonien von 0,05—0,15 mm Durchmesser, aus denen teilweise ein lockiger Randsaum hervortritt. Die Kolonien sind mit einem zarten Rasen umgeben, aus dem sie als flache und stumpfe Erhebungen hervorragen. Dieser Wachstumsform entsprechen auch die Treponemen des sog. Reiter-Stammes, dessen Kolonien jedoch wesentlich größer sind.

Bei dem dritten Wachstumstyp konnte Berger weder bei auffallendem Licht noch bei Lupenvergrößerung Kolonien erkennen. Er nimmt an, daß die Spirochäten bei unveränderter Oberfläche des Nährbodens in diesen hineingewachsen sind, da er in der Tiefe unscharf begrenzte, runde Kolonien feststellen konnte. In der Umgebung dieser Kolonien sind breite Hämolysehöfe zu erkennen. Nach vorheriger Kultur in flüssigen Nährböden gelingt es ohne große Schwierigkeiten, orale Treponemen auf der Oberfläche der im Routinebetrieb üblichen 5—10%igen Blutagarplatten zu züchten und in einigen Passagen fortzuführen. Als optimal erwies sich ein 10%iger Kaninchenblutagar. Berger erzielte auch mit agarfreiem Nährboden ausgezeichnete Züchtungsergebnisse. Es trat nach 48—72 Std Bebrütung ein makroskopisch wahrnehmbares Wachstum in Gestalt einer diffusen Trübung ein. Die oralen Treponemen lassen sich nach der von Rosebury u. Mitarb. (1941) entwickelten Methode relativ leicht in Reinkultur züchten. Als Nährboden dient dabei ein modifizierter Hormonagar, der über Nierenbrei in kleine Becher abgefüllt wird. Die Beimpfung erfolgt in ein im Zentrum ausgehobenes Loch im Nährboden, der anschließend zur Bebrütung in ein Anaerobierglas nach McIntosh und Fildes gegeben wird. Die Abimpfung und Reinigung der Kulturen wird durch schrägen Einstich mit einer Capillare durch die Nährbodenoberfläche und Entnahme von Kulturmaterial vom Rande her vorgenommen. In demselben Nährboden ließen sich nach Abfüllen in Reagensgläser und Paraffinüberschichtung orale Treponemen 16 Wochen bei 37°C lebend erhalten. Hampp (1947) gibt an, daß die Treponemen bei Aufbewahrung der Röhrchen im Anaerobierglas länger als 6 Jahre lebensfähig blieben.

Von den zahlreichen flüssigen Nährböden, die für die Züchtung der oralen Treponemen empfohlen wurden, erwies sich vor allem eine Pankreatinverdauungsbrühe aus frischen Kalbsherzen mit Zusatz von 10% Ascitesflüssigkeit und 0,1% Thioglykoll (PAT-Bouillon) als brauchbar. Gutes Wachstum wurde außerdem in einer fusobakteriell abgebauten 10%igen Ascites-Thioglykollat-Bouillon erzielt. Die Züchtung in flüssigen Nährböden hängt weitgehend von der Adaption der einzelnen Stämme ab.

### c) Biochemie und Toxinbildung

Nach Berger sind die biochemischen Leistungen der oralen Treponemen als gering anzusprechen. Von Kohlenhydraten und Alkoholen wird offenbar nur Glucose in geringem Grade und ohne Gasbildung angegriffen. Die proteolytische Aktivität ist bei oralen Treponemen eindeutiger feststellbar. Séguin und Vinzent (1936) fanden, daß Gelatine und halbstarres Serum verflüssigt wird. Berger beobachtete bei Nachuntersuchungen eine Indol-, Schwefelwasserstoff- und Ammoniakbildung. Besonders Treponema microdentium zeigte nach Séguin und Vinzent (1941) neben anderen oralen Treponemen eine deutliche Reduktionswirkung. Okabe (1936) konnte in Kulturen oraler Treponemen keine Toxine nachweisen. Obwohl die oralen Treponemen in Blutagarnährböden in der Tiefe eine Hämolyse verursachen, gelingt es nicht, ein lösliches Hämotoxin nachzuweisen. Auch Plasmakoagulase, Fibrinolysin, Leukozidin und Kollagenase konnte bei oralen Treponemen nicht mit Sicherheit festgestellt werden.

### d) Elektronenoptische Untersuchungen

Mit Hilfe elektronenoptischer Untersuchungen war es möglich, die Morphologie und Struktur der Spirochäten der Mundhöhle weiter aufzuklären. Borrelia vincenti, Treponema macrodentium und microdentium wurden von HAMPP (1960) und SCOTT (1960) sowie von BERGER (1958) und PETERS (1954) elektronenoptisch untersucht. Wenn BERGER jedoch angibt, daß pathogene und Laborstämme des Treponema pallidum elektronenoptisch von zahlreichen Untersuchern beobachtet wurden, so darf der Hinweis nicht fehlen, daß zumindest die Treponemen des Reiter-Stammes nicht mit den Treponemata pallida identisch sind, worüber K. MEINICKE (1956) ausführliche tierexperimentelle Untersuchungen durchführte.

Es ist sehr wahrscheinlich, daß die angeblichen Geißeln aller drei Gattungen der Treponemataceae Artefakte darstellen. Diese Kunstprodukte können durch Zerreißen eines Fibrillenbündels entstehen, dessen Lage unterschiedlich angegeben wird. Einige Autoren sind der Ansicht, daß das Fibrillenbündel der Zellmembran aufliegt, es wird jedoch auch die Meinung vertreten, daß es sich unter der Membran im Cytoplasma eingebettet befindet. BERGER vermutet, daß je nach der Art der Treponemataceae unterschiedliche Feststellungen zu treffen sind. Die Lage der einzelnen Fibrillen zueinander wird meist als parallel, in einigen Fällen auch als seilartig gedreht beschrieben. Ihr Durchmesser variiert nach der Literatur zwischen 70 Ångström und 220 Ångström. Nach BRADFIELD und CARTER (1952) ist das Fibrillenbündel ein Stützelement oder ein Bewegungsorganell. Alle Nachuntersucher stimmen dieser Ansicht weitgehend zu. Gegen eine gleichzeitige Funktion des Fibrillenbandes als Organell und Stützelement wurden die an Kulturen des Reiter-Stammes beobachteten Befunde herangezogen. Die Reiter-Treponemen sind oft fast vollständig gestreckt und zeigen doch eine äußerst lebhafte Bewegung.

Es kann als feststehend angesehen werden, daß die drei Gattungen der Treponemataceae keine undulierende Membran besitzen. Cystenähnliche Gebilde werden von der Mehrzahl der Autoren weniger als Degenerationsprodukte, sondern mehr als unter ungünstigen Bedingungen entstehende Stadien des Entwicklungscyclus der Treponemen gedeutet. HAMPP (1947) gelang es, 74 Monate alte Kulturen oraler Treponemen, die nur derartige Cysten enthielten, durch Überimpfung wieder zum Wachstum zu bringen. Er nimmt deshalb an, daß es sich um Ruhestadien handelt, die bei verschlechterten Lebensbedingungen auftreten. Die elektronenmikroskopischen Darstellungen der Treponemen konnten weitgehend die schon früher bei Dunkelfelduntersuchungen gemachten Beobachtungen bestätigen.

## 2. Fusobakterien

### a) Morphologie und Färbung

Die erste ausführliche Beschreibung der in angeblicher Symbiose mit Spirochäten vorkommenden fusiformen Bakterien verdanken wir VINCENT (1899). Er sprach noch von Bacillus fusiformis, jedoch verstehen wir heute unter Bacillen sporentragende Bakterien und bezeichnen die nicht versporenden, aeroben und anaeroben Stäbchen als Bakterien. VINCENT gab an, daß die Länge der Stäbchen diejenige der Diphtheriebakterien übertrifft. Sie schwankt zwischen 6 und 12 $\mu$. In ihrer Form sind die Bakterien charakteristisch leicht gebogen mit deutlich zugespitzten Enden. Sie sind im Untersuchungsmaterial meist unregelmäßig verstreut zu finden, ohne typische Lagerungsbilder erkennen zu lassen.

Die Bakterien sind mit den gebräuchlichen Anilinfarben gut zu färben. DARIER (1949) wies darauf hin, daß sie sich mit verdünnter Ziehlscher Lösung oder carbolhaltigem Thionin besonders gut darstellen lassen. Im Innern der Stäbchen fällt häufig eine vacuolige Erscheinung auf. Es handelt sich um runde, meist an der breitesten Stelle der Stäbchen liegende Gebilde, die die Farbe nicht so gut annehmen wie das übrige Bakterienprotoplasma. Gelegentlich finden sich mehrere derartige Gebilde in denselben Stäbchen. Man nahm an, daß es sich um Vacuolen handelte, MÜHLENS (1906) war jedoch der Meinung, daß Kerne vorlägen, die HARTMANN (1906) zuerst beschrieben hatte. Die Fusobakterien sind gramnegativ.

KNORR (1923) studierte die fusiformen Bakterien an Hand von Reinkulturen und unterschied drei Arten.

*1. Fusobacterium Plaut-Vincent.* Mikroskopisch Spindelformlagerung als Doppelstäbchen, die vacuolenähnlichen Einschlüsse liegen in der Mehrzahl der Stäbchen in der Mitte.

*2. Fusobacterium nucleatum.* Gleichermaßen Spindelform, zentral gelegene Körnchen, bei der Teilung entstehen die Innenkörper in gleicher Größe, finden sich aber mehr an den Enden der Stäbchen, welche daher eine plumpere Spindelform annehmen.

*3. Fusobacterium polymorphum.* Es ist ungefähr gleich lang wie die Doppelstäbchen der Plaut-Vincent-Art. Die Spindelform wird hier aber durch sehr lang ausgezogene Enden bedingt. Die Polymorphie ist in allen Nährmedien auffallend. Sie nehmen Farbstoffe nicht so leicht auf wie die übrigen Fusobakterien. In ganz jungen Kulturen bilden sich Fäden bis zu $150 \mu$ Länge. BERGEY unterscheidet in der Gattung Fusobacterium, Familie Parvobacteriaceae, Stamm Bacteroideae, vier Arten:

1. Fusobacterium plauti-vincenti,
2. Fusobacterium nucleatum,
3. Fusobacterium polymorphum,
4. Fusobacterium biacutum.

Sie werden als gramnegative, sporenlose, obligate Anaerobier beschrieben, die im allgemeinen zugespitzte Enden aufweisen und z.T. unbeweglich sind. Eine weitere Einteilung der Fusobakterien hat PRÉVOT (1940) getroffen. Er trennt zwischen unbeweglichen Fusiformis- und beweglichen Fusocillus-Bakterien. Ein drittes System der Fusobakterien wurde von TOPLEY und WILSON (1955) aufgestellt. Zwischen den verschiedenen Systemen von BERGEY, PRÉVOT, TOPLEY und WILSON bestehen so wesentliche Unterschiede, daß man hieraus allein schon die Unsicherheit in der systematischen Eingruppierung der Bakterien erkennt. Von allen Autoren wird jedoch der Pleomorphismus hervorgehoben. Sie weisen auf Bläh- und L-Formen hin. WILSON (1952) nennt über hundert verschiedene Fusiformis-Typen. BØE (1941) hat diese Mikroorganismen in einer umfassenden Monographie dargestellt. Ähnlich wie SPAULDING und RETTGER (1937) trennt auch BØE zwei homogene Gruppen von Fusiformen, deren biochemische Eigenschaften in typischer Weise differieren. Die eine Gruppe wird als sog. Proteolytengruppe angesprochen und vergärt als einzigen Zucker Glucose, bildet jedoch Indol und $H_2S$ und entwickelt in der Kultur einen üblen Geruch.

Die andere Gruppe, die als Saccharolyten bezeichnet wird, produziert aus einer größeren Zahl von Zuckern Säure, wächst aber geruchlos und ist Indol- und $H_2S$-negativ. Diese Einteilung wurde mit Hilfe serologischer Methoden und von JACKINS und BARKER (1951) durch Stoffwechseluntersuchungen bestätigt. BØE stellte bei eingehender Bearbeitung der Fusobakterien fest, daß bei 30 Stämmen peritriche Begeißelung bei völliger Unbeweglichkeit der Keime zu finden war. Andererseits findet man auch Bakterien, die eine sehr starke Beweglichkeit bei fehlender Begeißelung aufweisen. BERGER hat in Tabelle 2 eine vergleichende Zusammenstellung der häufigeren Fusobakterientypen abgebildet.

Tabelle 2. *Vergleichende Zusammenstellung der häufigeren Fusobakterientypen* (BERGER)

| Sogenannte *Proteolyten* begeißelt — unbeweglich (?) | *Saccharolyten* | |
| --- | --- | --- |
| | unbegeißelt — unbeweglich | unbegeißelt — beweglich |
| „Bacille de Vincent" (WEINBERG, NATIVELLE und PRÉVOT) <br> Fusobacterium nucleatum (KNORR) <br> Fusiformis fusiformis (PRÉVOT 1938) <br> Fusobacterium plauti-vincenti (BØE) <br> Spirillum buccale Fortner (GINS) ? | Fusobacterium plauti-vincenti (KNORR) <br> Fusiformis dentium (HINE und BERRY) <br> Fusiformis fusiformis (TOPLEY und WILSON) <br> Lepthotrix innominata (WHERRY und OLIVER) <br> Leptotrichia buccalis (THJØTTA, HARTMANN und BØE) | Fusobacterium plauti-vincenti (MÁLEK und MÁLKOVÁ) <br> Fusocillus girans (PRÉVOT (1940) <br> Fusobacterium girans (MACDONALD) <br> Spirillum buccale Koch (GINS) |

*Anmerkung:* Alle jeweils in einer Kolonne aufgeführten Arten werden als identisch angesehen, die verschiedenen Bezeichnungen sind demnach Synonyma.

GRUMBACH (1958) ist mit WILSON und MILES (1955) der Auffassung, daß die Zeit für eine Systematik der dieser Gruppe zugerechneten Keime heute noch nicht gekommen ist.

Es würde zu weit führen, an dieser Stelle auf alle Einzelheiten der Morphologie, der kulturellen Unterschiede und der Biochemie einzugehen. Man kann zusammenfassend feststellen, daß hinsichtlich der Systematik der anaeroben, gramnegativen, spindelförmigen Stäbchen auch heute noch eine große Unklarheit besteht. Die Fusobakterien werden ganz allgemein zu den habituellen Saprophyten der Mundhöhle gerechnet (R. MÜLLER 1950, GASTINEL 1949, BERGER 1957). Dennoch können sie gelegentlich in Verbindung mit anderen sporenfreien Anaerobiern in Krankheitsprozessen zu finden sein. Sie gleichen also in ihrer Verhaltensweise den Actinomyces israeli, mit denen sie übrigens in aktinomykotischen Läsionen nicht selten vergesellschaftet sind.

## b) Züchtung

Eine Isolierung ist nach BØE (1941) auf 20%igem Ascites-Agar mit einem Zusatz von Gentianaviolett 1:15000 möglich. Die Bebrütung wird in Anaerobiergefäßen durchgeführt. Als flüssiger Nährboden ist nach BERGER Thioglykolat-Bouillon mit einem Zusatz von 10% Ascites oder Serum gut geeignet. Andere Typen der Fusobakterien, und zwar gramnegative, anaerobe, spindelförmige Stäbchen, wurden auf 10%igen Rinderblutplatten im Fortner-Verfahren isoliert. Für diese Keime eignet sich nach BERGER als flüssiger Nährboden gewöhnlich Nähr- oder Leberbouillon mit oder ohne Zusatz von 10% Ascitesflüssigkeit. Wachstum trat als diffuse Trübung bereits nach 24stündiger Bebrütung in Erscheinung, war auf ascitesfreien Nährböden jedoch geringer. Eingehende Züchtungsversuche wurden auch von BACHMANN und GREGOR (1936) durchgeführt, die besonders auf die Tendenz der Bakterien hinwiesen, zu Fäden auszuwachsen. BAIRD-PARKER (1957) gelang es, durch Zusatz von Antibiotica und Farbstoffen zum Nährboden Leptotrichia und Fusobakterien voneinander kulturell zu trennen. Als Farbstoff wurde Äthylviolett und als Antibioticum Streptomycin, Neomycin und Bacitracin verwendet. Bei Steigerung der Bacitracin-Konzentration auf 0,1 mg/ml entwickelten sich Reinkulturen von Fusobakterien. OMATA (1956) beschrieb als Grundlage eines Basalmediums einen Thioglykolat-Nährboden nach DIFCO, jedoch ohne Natrium-Thioglykolat, da dieses das Wachstum der Fusobakterien teilweise hemmen würde. Eingehende Züchtungsversuche wurden weiterhin von MELONI und PULCHER (1955), BROCARD (1954), OMATA (1953), LOERBER und PATOCKA (1948), GINS (1942) u.a. durchgeführt.

## c) Biochemie und Toxinbildung

LENTZE und BERGER (1958) wiesen auf Grund experimenteller Untersuchungen an kleinen Nagern und auch an Menschen darauf hin, daß die Fusobakterien auch in Reinkultur gewisse pathogene Eigenschaften entfalten können. Die Versuche, bestimmte Toxine in vitro oder in vivo nachzuweisen, führten zu keinen überzeugenden Ergebnissen. Es konnte lediglich von MÁLEK und MÁLKOVÁ (1938) eine toxinähnliche Wirkung festgestellt werden, nämlich die Auslösung des Shwartzman-Phänomens durch Fusobacterium girans. BØE (1941) kam zu ähnlichen Resultaten bei Benutzung des Fusobacterium plauti-vincenti. BERGER stellte bei Untersuchungen von sechs Fusiformis plauti-vincenti-Stämmen fest, daß entgegen den Angaben von BØE Hämolyse bei zwei von sechs dieser Stämme der gleichen Keimart zu sehen war. Er nimmt an, daß die Differenz der Befunde sich durch die Verschiedenartigkeit des Blutes erklären dürfte, das dem Agar zugesetzt wurde. BØE hatte ausschließlich Menschenblut verwandt, BERGER sah Hämolyse auf Kaninchenblutplatten. In Blut-Bouillon wurden Kaninchen- und Schafblut — nicht aber Menschenblut — von allen Stämmen teilweise gelöst. Das hämolysierende Agens erwies sich als nicht filtrierbar. Es dürfte sich also nach BERGER nicht um ein echtes Hämatoxin handeln. Die Versuche, sechs verschiedene Toxine bzw. toxinartige Fermente in Kulturen oder Kulturfiltraten von sechs Stämmen des Fusobacterium plauti-vincenti nachzuweisen, führten zu keinem eindeutigen Erfolg.

## d) Elektronenoptische Untersuchungen

Elektronenoptische Studien wurden von BERGER (1958), HAMPP (1960), SCOTT (1960), WYCKOFF (1960) durchgeführt. BERGER (1958) konnte bei Untersuchung der Begeißelungsfrage mit Hilfe des Elektronenmikroskopes feststellen, daß im Gegensatz zu den Beobachtungen von BØE der von ihm untersuchte Fusobacterium plauti-vincenti-Stamm völlig geißellos war. Er fand Beweglichkeit der Fusobakterien bei fehlender Begeißelung. Reinkulturen anderer Stämme, bei denen die Stäbchen eine ganz merkwürdige Bewegung zeigten, und zwar uhrzeigerartige Rotationen um ein fixiertes Zentrum, die plötzlich aufhörten und wieder begannen, konnte BERGER sehen. Er konnte in Übereinstimmung mit McDONALD (1956) feststellen, daß Fusobacterium girans bei elektronenoptischer Beobachtung keinerlei Geißeln aufwies.

Aber auch ein begeißeltes Fusobacterium wurde von BERGER festgestellt. Eine Artbestimmung gelang nicht, da die Keime kurz nach der Reinzüchtung abstarben.

HAMPP (1960), SCOTT (1960), WYCKOFF (1960) u.a. stellten bei elektronenoptischen Untersuchungen fest, daß Stämme von Fusobacterium nucleatum und Fusobacterium polymorphum deutliche Zellwände hatten, die elektronenoptisch darstellbar waren. Fadenförmige Anhänge waren bei manchen Organismen deutlich zu sehen und variierten von feinen ausgezogenen Fäden bis zu flagellatenartigen Strukturen. Eine Beweglichkeit war aber bei den zur Untersuchung benutzten Stämmen nicht feststellbar. Nach 48stündigem Wachstum zeigte das Protoplasma der Mikroorganismen einen gradmäßig langsam fortschreitenden Verlust der Homogenität. Es kam zur Agglomeration des intracellulären Materials, das sich zweifellos zu Granula zusammenschloß, die bei mikroskopischer Untersuchung typisch für die Fusobakterien sind.

# V. Serologie

Serologische Methoden besitzen zum Nachweis der Plaut-Vincentschen Krankkeit keine diagnostische Bedeutung. Agglutinations-, Komplement-Bindungs- und Flockungsreaktionen mit den in Frage kommenden, möglicherweise ursächlich mit der Plaut-Vincentschen Krankheit zusammenhängenden Mikroorganismen ergaben keine positiven Resultate. BERGER (1958) führte serologische Untersuchungen durch, um herauszufinden, ob bei einer Selbstinfektion eine immunisatorische Auseinandersetzung mit den möglichen Erregern stattfinden würde. Er benutzte zur serologischen Kontrolle die Antigene, die in den entsprechenden Lues-serologischen Methoden Verwendung finden. Unmittelbar vor der Infektion mit oralen Treponemen sowie 8, 12 und 23 Wochen danach wurden jeweils 10 ml Blut aus der Vena cubitalis entnommen und das Verhalten und der Reaktionsausfall im Nelson-Test, in der sog. Pallida-Reaktion nach GAEHTGENS, in der Wassermannschen Reaktion mit Menschenherzextrakt und Cardiolipin als Antigen, in der Kolmer-Komplement-Bindungsreaktion mit Cardiolipin, in der Meinicke-Klärungsreaktion II und im V.D.R.L.-Slide-Test mit Cardiolipin geprüft. Das Ergebnis ist in Tabelle 3 dargestellt.

Tabelle 3. *Verhalten des Blutserums nach Infektionsversuch mit oralen Treponemen beim Menschen* (BERGER)

| Entnahmetermin | Nelson-Test | Pallida-Reaktion | Wa.R. | Cardiolipin-Kolmer | Flockungen |
|---|---|---|---|---|---|
| Vor Infektion. . . . . . | — | — | — | — | — |
| 8 Wochen nach Infektion | — | — | — | — | — |
| 12 Wochen nach Infektion | — | ++/+++ | — | — | — |
| 23 Wochen nach Infektion | — | ++/+++ | — | — | — |

Alle Reaktionen, mit Ausnahme der sog. Pallida-Reaktion, blieben auch bei 5monatiger Beobachtung negativ. Die Pallida-Reaktion war nach 3 Monaten deutlich positiv und blieb es bis zum Ende der Kontrolldauer. Diese Versuche zeigen sehr deutlich, daß die für die sog. Pallida-Reaktion benutzten Treponemen eine wesentlich größere Verwandtschaft zu saprophytisch vorkommenden, oralen Treponemen besitzen als zu Treponemata pallida.

ROBINSON und WICHELHAUSEN (1946) konnten bei immunisierten Kaninchen mit dem Präcipitationstest eine serologische Identität von Treponema macrodentium, Reiter- und Kasan-Treponemen feststellen. EAGLE und GERMUTH (1947) wiesen auch mit der Agglutinations- und Komplement-Bindungsreaktion eine sehr enge Verwandtschaft zwischen oralen und Reiter-Treponemen nach. BERGER (1958) ist der Meinung, daß bei positivem Ausfall der sog. Pallida-Reaktion nicht nur mit einer luischen Erkrankung, sondern auch möglicherweise mit dem Vorliegen einer tiefen Fusospirochätose zu rechnen ist.

# VI. Epidemiologie

Entscheidend für alle epidemiologischen Betrachtungen ist die Tatsache, daß Fusobakterien und Spirochäten auch bei Gesunden sehr häufig in der Mundhöhle zu finden sind. Man kann deshalb nicht im eigentlichen Sinne von Epidemien oder Endemien sprechen, selbst wenn zahlreiche Fälle in einem umschriebenen Bezirk auftreten sollten. Wichtig erscheint hierbei die Klärung der Frage, ob durch Ernährungsstörungen, vorangegangene anderweitige Erkrankungen, Verletzungen usw. überhaupt erst das gemeinsame Auftreten von Fusobakterien und Spirochäten ermöglicht wird. BERGER weist darauf hin, daß Anaerobier vor der Dentition, wenn überhaupt, nur in Ausnahmefällen in der Mundhöhle zu finden sind. Unter 2664 Fällen von Angina plaut-vincenti, die aus der Literatur zusammengetragen wurden, fand BERGER keinen einzigen Säugling. Im Gegensatz hierzu ist MEYER (1921) der Ansicht, daß auch Säuglinge bei unzureichender Pflege an Angina plaut-vincenti erkranken können. Er betont jedoch, daß man sich mit diesem Befund nicht zufriedengeben solle, sondern jedesmal die Möglichkeit einer Diphtherie ausschalten müsse. Die größte Anfälligkeit für Angina Plaut-Vincent liegt bei Kleinkindern nach MEYER zwischen dem 2. und 3. Lebensjahr. KAZAKOV (1958) beschreibt eine angebliche Endemie von Angina plaut-vincenti in einem Kinderheim im Pskov im Jahre 1949. Von 57 Kindern erkrankten zur gleichen Zeit 10. Die Diagnose wurde in allen Fällen im Laboratorium bakteriologisch bestätigt. Der Lokalbefund äußerte sich in einem einseitigen Tonsillarabsceß und in vier Fällen in einer zusätzlichen Lymphknotenschwellung, die bei Palpation schmerzlos war. Der Autor gibt an, daß sich in dem Heim ein Faß mit Trinkwasser befunden habe, an dem ein Becher angebunden war, aus dem alle Kinder getrunken hätten. Der Autor glaubt, daß die Ursache der oben beschriebenen Endemie in der gemeinsamen Benutzung des infizierten Bechers zu sehen sei.

EHRISMANN (1937) berichtete über das Vorkommen der Angina plaut-vincenti in Berlin und Magdeburg. Nach einer Erhebung in den Jahren 1930—1935 wurden von 1074 an Untersuchungsämter eingeschickten Proben 4,9% verdächtige Rachenabstriche festgestellt. Unter der gesunden Bevölkerung fand der Autor nur 2,6% als Träger der charakteristischen fusiformen Bakterien und Spirochäten. — Über gehäuftes Auftreten von Angina plaut-vincenti bei Soldaten und auch bei der Bevölkerung wird lediglich aus den Jahren 1920—1923 berichtet. Weiterhin findet sich nur ein Hinweis von RIMPAU (1927) über Angina plaut-vincenti im nördlichen Teil von Neu-Guinea. Es kam hier gleichzeitig zu schweren Bronchopneumonien und zahlreichen Todesfällen. Eindeutig abgeklärte Epidemien oder gar Endemien sind demnach nicht mit Sicherheit zu konstatieren. Eine Ausnahme bildet lediglich der Bericht von KAZAKOV aus dem Jahre 1958.

# VII. Übertragung

Aus neuerer Zeit liegt ein Bericht über eine vermutlich gesicherte Übertragung einer Fusospirochätose vor. OTTE und BACHMANN (1955) beobachteten eine Patientin, die bei einem Streit in den linken Mittelfinger gebissen wurde. Bei bakteriologischer Untersuchung des Eiters wurde eine außerordentlich massive Fusospirochätose mit Überwiegen des Spirochätenanteils festgestellt. Andere Keime konnten weder mikroskopisch noch kulturell nachgewiesen werden. Bei klinischer Untersuchung des Täters, der die Patientin gebissen hatte, fand sich kein Anhalt für eine Entzündung im Mund- und Halsbereich. Ein besonderer Foetor ex ore bestand nicht. Der Abstrich vom Zahnfleisch ergab das Bild einer Fusospirochätose, die nach Angaben der Autoren nicht so massiv war, wie die in der Wunde der Patientin. Da in dem Bericht keine Angaben über eine Untersuchung der Mundflora der Patientin zu finden sind, kann nicht mit Sicherheit ausgeschlossen werden, daß die Patientin evtl. nach der Bißverletzung die Wunde selbst infiziert haben könnte.

Auf die mögliche Übertragung durch Eßgeschirr hat KAZAKOV (1958) hingewiesen. Es bleibt hierbei die Frage offen, ob es sich bei den zehn Kindern, die gleichzeitig erkrankten, um das Aufflackern latenter Infektionen gehandelt hat oder ob hierbei tatsächlich Kontaktinfektionen vorlagen. Wenn überhaupt eine Kontagiosität besteht, so ist sie im allgemeinen als äußerst gering anzusprechen. Nach den vorliegenden Berichten der Literatur erscheint es uns unwahrscheinlich, daß fusiforme Bakterien und Spirochäten, die von Mensch zu Mensch übertragen wurden, ohne andere Hilfsursachen in der Lage waren, die Plaut-Vincentsche Erkrankung zu erzeugen. Ein jahreszeitlich vermehrtes Auftreten der Plaut-Vincentschen Krankheit kommt nach MEYER (1921), GÄRTNER (1921) und REICHE (1921) nicht in Frage. EHRISMANN (1937) glaubt, auf Grund einer großen Patientenzahl zwei, wenn auch nur wenig ausgesprochene Gipfel feststellen zu können, von denen einer im September/Oktober und der kleinere im April/Mai liegt. VINCENT war der Meinung, daß Frauen häufiger erkranken als Männer. EHRISMANN kam zu einer gegenteiligen Feststellung. BRUGGMANN (1920) fand, daß gutgenährte Leute vom Lande am häufigsten erkrankten. Auch NESTE (1920) beobachtete, daß kräftige Jugendliche vermehrt betroffen wurden. Im Gegensatz hierzu stehen die Berichte von GRAUPNER (1902), ANTON (1922), HECK (1921), EISEN (1905) und TUNNICLIFF (1906), die vermuteten, daß Infektionskrankheiten, schlechte sozial-hygienische Verhältnisse sowie Mandelhyperplasie den Organismus in seiner Abwehrkraft schwächen und hierdurch erst ein Angehen der Infektion ermöglichen würden. SACHS und MÜCKE (1920) glauben, daß das prädisponierende Moment die Unterernährung ist, die ebenfalls zu einer Resistenzminderung und zu darauffolgendem Angehen der Infektion führt. Nach GINS (1956) spielt vorwiegend die veränderte Lebensweise während der Kriegs- und Nachkriegsjahre sowie die mangelhafte Ernährung und Vitaminmangel eine hervorragende Rolle. KOSLOWSKY (1919) stellte bei einem 10jährigen Knaben fest, daß bei einer Angina plaut-vincenti nach einiger Zeit neben den Halsbeschwerden auch Schmerzen am After auftraten. Im Analbereich zeigten sich weißlich umschriebene Flecken und Rhagaden. In diesem Bezirk fand er ebenfalls fusiforme Bakterien und Spirochäten. BLACK (1938) fand in der Mundhöhle von gesunden Kindern unter 12 Jahren in 60% Spirillen und in 94% fusiforme Bakterien, und die Kombination der beiden Mikroorganismen je nach dem Alter in 18—63%. EHRISMANN (1937) fand bei 751 Halsabstrichen von Plaut-Vincent-Unverdächtigen bei 20 = 2,6% positive Befunde. Wenn man berücksichtigt, daß diese Flora auch auf exulcerierten Neoplasmen, virusbedingten Stomatitiden (BLACK 1942) sowie sekundär auf Ulcerationen an Unterschenkeln bei unterernährten Arbeitern (OBRIEN 1951) zu finden waren, so erscheint es wesentlich wahrscheinlicher, daß diese Mikroorganismen sekundär in Erscheinung treten, primär jedoch nicht in der Lage sind, eine Krankheit zu erzeugen. Die gleiche Flora findet sich auch bei Eichel- und Vorhautentzündung (Balanitis circinata, Posthitis), auf Kondylomen, venerischem Granulom und zahlreichen anderen Hautläsionen als sekundäre Besiedlung.

Im Gegensatz hierzu spricht KATHE (1954) von der ätiologischen Bedeutung der Fusospirochätose und bezeichnet sie als eine Infektionskrankheit der Mundhöhle, die durch unsaubere Finger, gemeinsame Benutzung von Trinkgefäßen, durch Küsse usw. übertragen werden kann. Ein Choleraverdachtsfall konnte von KATHE als Darmfusospirochätose aufgeklärt werden. GINS (1956) hält eine Übertragung der Plaut-Vincentschen Krankheit durch den Geschlechtsverkehr für möglich.

Nach BERGER sind es mit großer Wahrscheinlichkeit die Treponemen, die bei der Ausbildung der fusospirochätären Läsionen eine führende Rolle spielen. Mit Sicherheit lassen sich diese Annahmen mit den heutigen wissenschaftlichen Methoden jedoch noch nicht beweisen.

# VIII. Pathogenese und Ätiologie

Entscheidend ist die auf Grund zahlreicher wissenschaftlicher Versuche endgültig festgestellte Tatsache, daß wir von einer Plaut-Vincentschen Symbiose im eigentlichen Sinn in pathogenetischer und ätiologischer Hinsicht nicht sprechen können. Beweisführend sind hier die Versuche von MacDonald, Sutton, Knoll (1954) und Madlener, Knoll, Sutton, MacDonald und Grainger (1956). Diese Autoren hatten festgestellt, daß von 17 verschiedenen Arten von Mikroorganismen, die sie aus einem fusospirochätären Exsudat einer Gingivitis hypertrophicans gezüchtet hatten, nur vier in Kombination erforderlich waren, um bei Meerschweinchen einen typischen Absceß zu erzeugen. Zu diesen vier Arten gehörten weder Spirochäten noch Fusobakterien, sondern ein diphtheroides, ein gramnegatives, bewegliches, anaerobes Stäbchen sowie zwei verschiedene Bacteroidesarten, so daß selbst MacDonald die Ansicht vertrat, daß offenbar weniger die Kombination bestimmter Bakterienarten als vielmehr die Kombination bestimmter Fermente bzw. Toxine für die Pathogenität einer derartigen Mischflora verantwortlich ist. Letztlich sind alle Fragen im Hinblick auf Pathogenese und Ätiologie der Angina Plaut-Vincent bis heute noch nicht wissenschaftlich exakt geklärt. Es ist zwar die Tatsache, daß wir in den ulcerösen Prozessen vorwiegend Spirochäten und Fusobakterien finden, die Mehrzahl der Autoren ist jedoch der Meinung, daß es sich hierbei um eine sekundäre und nicht um eine ätiologisch wichtige, primäre Flora handelt. Wenn im Handbuch von J. Jadassohn (1929) der Bedeutung der Symbiose für Pathogenese und Ätiologie noch breiter Raum gewidmet wurde, so müssen wir heute auf Grund der wissenschaftlichen Erfahrungen der letzten 31 Jahre feststellen, daß Fusobakterien und Spirochäten wahrscheinlich weder pathogenetisch noch ätiologisch eine wesentliche Bedeutung bei der Auslösung, wohl aber beim Unterhalt und der Ausbreitung der Erscheinungen bei der Plaut-Vincentschen Krankheit besitzen.

Beck hatte schon 1924 auf Grund der Ergebnisse seiner Versuche festgestellt, daß sich die „symbiotische" Flora im erkrankten Bezirk und an gesunder Mundschleimhaut lediglich in quantitativer Hinsicht unterscheidet.

Gins schreibt noch 1956: „Da bisher an der pathogenetischen Bedeutung des mikroskopischen Bildes der Plaut-Vincent-Infektion nicht gezweifelt worden ist, muß deren Auftreten am Zahnfleisch wohl auch entsprechend bewertet werden." Gins ist weiterhin der Meinung, daß die Plaut-Vincent-Angina von der Zahnfleischerkrankung des jeweiligen Patienten abstammt, falls nicht eine Kontaktinfektion von außen eingetreten ist. Er vermutet, daß das von ihm gefundene Clostridium multiforme der häufigste Begleiter der Schraubenbakterien ist und ganz besondere Beachtung verdient. Er stellt die Frage, wie die Ernährung der strengen Anaerobier auf dem gut belüfteten Zahnfleisch vor sich gehe und weist darauf hin, daß hier noch ein wenig bearbeitetes Gebiet mikrobiologischer Grundlagenforschung offensteht, das möglicherweise durch die Untersuchungen im Sinne von Braun (1924) über den Verwendungsstoffwechsel der Bakterien weiter geklärt werden könne. Uns erscheint zur weiteren Klärung dieser Frage auch der Hinweis auf andere Anaerobierinfektionen bedeutungsvoll. Gins führt an, daß gegen die alleinige pathogenetische Bedeutung der Clostridien, die er festgestellt hatte, die Tatsache spricht, daß bei Bestehen einer Gingivitis die Clostridien immer nur in Verbindung mit Spirochäten und anderen Anaerobiern gefunden werden. So kommt Gins abschließend in seiner Arbeit über die Plaut-Vincent-Infektion als pathogenetischer Begriff zu der Schlußfolgerung, daß das Clostridium multiforme zwar ein sehr häufiger Begleiter der Spirillen ist, letztere jedoch auf Grund histologischer Studien als primäre Krankheitserreger in erster Linie in Frage kommen. Gins stellt die Arbeitshypothese auf, daß die Plaut-Vincent-Infektion in der Menschheit weit verbreitet und ihre häufigste Quelle am menschlichen Zahnfleisch zu suchen ist. Im Gegensatz hierzu stehen jedoch die Beobachtungen über eine fusospirilläre Flora bei anderen Erkrankungen, die keine Beziehungen zur menschlichen Mundhöhle haben, wie z. B. Ulcus tropicum, Balanitis erosiva usw.

Galeotti-Flori kam 1940 zu dem Schluß, daß die bekannten Spirillen und fusiformen Bakterien nicht als die Erreger der Plaut-Vincentschen Angina angesehen werden dürfen. Diese Keime weisen nach ihrer Ansicht weder beim Menschen noch im Tierversuch ein eindeutig pathogenes Vermögen auf und befinden sich im Rachenraum nur als Saprophyten. Fusiforme Stäbchen und Spirillen konnten in allen Fällen von Rachendiphtherie der Jahre 1938/39 nachgewiesen werden, und zwar um so zahlreicher, je stärker die nekrotischen Veränderungen waren. Es wird von den italienischen Autoren darauf hingewiesen, daß schon 1927 Sanarelli die Ätiologie der Vincentschen Angina in diesem Sinne angezweifelt hat. Nach Nast (1928) sind grampositive Diplokokken, die er stets bei Angina Plaut-Vincent gefunden hat, die Erreger dieser Erkrankung. Da es weder mit oralen Treponemen allein noch mit irgendwelchen anderen zur Plaut-Vincentschen Symbiose gehörenden Keimarten gelungen ist, im Infektionsversuch ein typisches Krankheitsbild zu erzeugen, kommt BERGER zu der Feststellung, daß man deshalb kaum von einer Spirochätose sprechen darf. Von den drei Kochschen Postulaten erfüllen die oralen Treponemen nur die beiden ersten Bedingungen. Sie finden sich regelmäßig und in großer Zahl in den pathologischen Veränderungen und lassen sich hieraus in Reinkultur züchten. Es ist jedoch nicht möglich, mit der Reinkultur, entsprechend der dritten Forderung KOCHS, experimentell die Krankheit zu erzeugen. Sie sind also nicht als die spezifischen, alleinigen Erreger dieser Krankheit anzusehen.

SCHUERMANN (1958) führt an, daß neben Fusobakterien und Spirochäten hämolytische Streptokokken, Vibrionen und „Viren"( ?) für die Erzeugung des Krankheitsbildes der Angina Plaut-Vincent mitverantwortlich sind. Die Hygiene der Mundhöhle scheint nach SCHUERMANN eine wichtige Rolle zu spielen. Zahlreiche Autoren haben immer wieder vermutet, daß möglicherweise Viren für die Ausbildung des Krankheitsbildes der Angina Plaut-Vincent ursächlich in Frage kommen und daß die Fusobakterien und Spirochäten im Verlauf dieser ätiologisch durch andere Mikroorganismen bedingten Erkrankung lediglich eine sekundäre Rolle spielen, wie z.B. die sekundäre Besiedlung eines Ekzems, das primär durch ein bestimmtes Allergen ausgelöst wurde. So fand MELCZER (1947) extra-, seltener intracellulär gelegene Elementarkörperchen und spricht von einer Viro-Fusospirochätose.

# IX. Klinik

Die Klinik der Plaut-Vincentschen Krankheit ist im speziellen Teil des Handbuchbeitrages von ALTMANN und MARTIN (1929) ausführlich behandelt worden. Die tonsilläre sog. Angina plaut-vincenti und die Erkrankung der Mundschleimhaut, die als Stomatitis ulcero-membranacea bezeichnet wurde, sind eingehend dargestellt, so daß sich an dieser Stelle eine ausführliche klinische Beschreibung erübrigt und wir lediglich die Fälle besonders herausstellen wollen, die seit dieser Zeit publiziert wurden und klinische Besonderheiten zeigen.

Nach ALTMANN und MARTIN versteht man unter der Plaut-Vincentschen Krankheit eine an den Gaumenmandeln wie auch an der übrigen Mundschleimhaut (ohne erkennbare, anderweitige Veranlassung) auftretende, meist milde verlaufende Erkrankung, die klinisch durch ulcero-membranöse Erscheinungen ausgezeichnet und bakteriologisch durch das massenhafte Auftreten von fusiformen Bacillen (Bakterien) und groben Spirochäten gekennzeichnet ist. An den Tonsillen ist die ulceröse Form und die pseudomembranöse-diphtheroide Form der Angina plaut-vincenti voneinander abzutrennen. Die klinischen Erscheinungen sind vornehmlich einseitig lokalisiert. Geringgradig sind die Allgemeinerscheinungen und die subjektiven Symptome, die mit dem lokalen Erkrankungsprozeß verknüpft sind. Der Verlauf der Angina plaut-vincenti ist milde und protrahiert.

Bei den Erkrankungen der Mundschleimhaut findet man vorwiegend Abklatschgeschwüre, die von einer Gingivitis ausgehen, die meistens an den Molaren am stärksten ausgeprägt ist. Der aashafte Foetor ex ore und regionäre Drüsenschwellungen, die sich jedoch in mäßigen Grenzen halten, wurden von den Autoren hervorgehoben.

GRIMMER (1948) berichtet über eine ulceröse Cheilitis als seltene Lokalisation einer Fusospirochätose. Er weist darauf hin, daß nach VINCENT die Ursache der Erkrankung die Spirochaeta dentium in Symbiose mit dem Bacillus fusiformis wäre, und zwar auf dem Boden einer allergischen Reaktionslage der Schleimhaut. Er weist ferner darauf hin, daß sich eine Fusopsirochätose oder nach MELCZER Viro-Spirochätose nicht nur in der bekannten Art als schwerer nekrotisierender Prozeß auf den Tonsillen manifestieren, sondern auch eine andere Lokalisation haben kann und damit vom venerologischen Standpunkt aus differentialdiagnostisches Interesse erweckt. Er berichtet über eine 17jährige Patientin, bei der sich ein kleiner „Pickel" an der Unterlippe links bildete, der sich innerhalb von 3 Tagen zu einem tiefen Geschwür mit erhabenen Rändern umwandelte. Als die Patientin 10 Tage nach Beginn des Prozesses zur stationären Behandlung eingewiesen wurde, bot sich folgender Lokalbefund: „Ein tiefes, klaffendes, das Lippenrot und die Mundschleimhaut bis zur Umschlagfalte des Zahnfleisches durchsetzendes Ulcus der Unterlippe. Die Geschwürsfläche war von groben, verunreinigten Granulationen, z.T. mit fibrinösen Auflagerungen besetzt. Wallartig aufgetriebene Ränder, ödematöse, derbe Schwellung der Umgebung, so daß der befallene Abschnitt der Unterlippe stark prominent war. Indolente, erhebliche Vergrößerung der regionären Unterkieferwinkeldrüsen. Subjektiv bestand hinsichtlich der Ulcerationen Schmerzhaftigkeit bei Berührung mit heißen und gesalzenen Speisen. Das Blutbild wies eine leichte Vermehrung der Lymphocyten auf. Die Senkung war etwas beschleunigt. Die Ergebnisse der Dunkelfelduntersuchungen auf Treponemata pallida waren trotz zahlreicher Wiederholungen negativ." Im Carbol-Fuchsin gefärbten Ausstrich fand Grimmer Fusobakterien und Borrelia buccalis-ähnliche Organismen.

Von Brand (1949) wurde über ulceröse Paronychien durch Fusobakterien und Spirochäten berichtet. Die Krankheitserscheinungen traten bei einem 11jährigen Mädchen auf. Bei dem Vater des Kindes, dem Großvater und Urgroßvater wurden Nagelanomalien festgestellt, die sich in Vergrößerung (Breite und Länge) und Verdickung der Hornsubstanz äußerten. Mehrere Vettern und Basen sollen ähnliche Nagelanomalien zeigen. Seit dem frühen Kindesalter hatte die Patientin verdickte, breite, lange Nägel und fast keinen Haarwuchs. Die Nagelwälle waren hochrot verfärbt und geschwollen. Die ausgesprochen entzündlichen Erscheinungen waren nur auf die schmale Zone des Nagelwalls beschränkt, während die Haut der Umgebung normales Aussehen zeigte. Innerhalb dieser sichelförmigen Infiltrationen bestanden mehrere kreisrunde, trichterförmige, tiefe, sehr scharf umschriebene Geschwüre von 2—3 mm Durchmesser. Einige dieser Geschwüre konfluierten, behielten jedoch die kreisrunde Form in den Randbezirken bei. In den Geschwüren selbst fand sich zäher, glasiger Eiter von auffallend gelbgrüner Farbe, der einen üblen Foetor verbreitete. Brand wies darauf hin, daß sich in diesem Falle die allgemeinen und lokalen Vorbedingungen für das Manifestwerden der Erkrankung durch fusiforme Bakterien und Spirillen gut nachweisen ließen. Zunächst fand sich eine kongenitale Mißbildung des Hautorgans in Form einer Skleronychie und einer Haardystrophie, wie sie zu Anfang beschrieben wurde. Möglicherweise bedeutet in diesem Fall die Mißbildung eine allgemeine Schwächung des Hautorgans und ist somit nach Brand vielleicht im Sinne eines Locus minoris resistentiae zu deuten. Hinzu kommt die lokale traumatische Schädigung, Risse und Schrunden durch Kartoffelkäfersuchen, die das Eindringen der Erreger erleichtert haben.

Eine besondere Beobachtung machten Otte und Bachmann (1954), über deren Übertragungsmodus wir schon an anderer Stelle berichtet haben. Es handelte sich hierbei um eine Wundinfektion mit fusiformen Bakterien und Spirochäten, die nach einer Bißverletzung mit Längsspaltung des Nagels aufgetreten war. Es fand sich eine Anschwellung des ganzen linken Mittelfingers mit Längsdurchtrennung des Fingernagels. Auffallend erschien den Autoren der eigenartig fade stinkende Geruch. Am Nagelfalz und an den Nagelrändern beobachteten sie schmutzig-graue, schmierig-eitrige Belege. Die Beweglichkeit war in allen Gelenken frei, und es fand sich auch kein Anhalt für eine Beuge- und Strecksehnenaffektion oder für einen Knochenprozeß.

Die Neigung zu Rezidiven ist bei der Plaut-Vincentschen Angina verhältnismäßig groß. Es besteht durchaus die Möglichkeit, daß die Erkrankung sofort, nach Wochen oder erst nach Monaten auf der verschont gebliebenen Seite von neuem ein- oder mehrmals auftritt. Der Prozeß heilt allerdings in der Regel ohne Komplikationen ab. GREITHER (1955) sah eine Angina plaut-vincenti mit Übergang auf den linken Gaumenbogen. KUNERT (1955) berichtete über das Vorkommen von Spirillen im Gewebe entzündlich veränderter Tonsillen. Bei 155 Patienten mit entzündlichen Tonsillen wurde in 55 Fällen ein Tonsillenabdruck in situ und in 100 Fällen an den herausgenommenen Tonsillen ausgeführt. Es wurden auf Grund der bakteriologischen Befunde 155 Spirillenträger festgestellt, die überwiegende Mehrzahl wies ein reines Spirillenbild auf. Unter diesen Spirillenträgern waren bei 60 Patienten die Spirillen im Tonsillengewebe nachzuweisen; nur in 5 Tonsillen waren sie jedoch in Reinkultur vorhanden, in allen übrigen Organen von anaerober Mischflora begleitet. LEISSE (1949) berichtete über einen Fall von Retothelsarkom, der unter dem Bilde spezifischer, chronisch entzündlicher Veränderungen mit bakteriologischem Plaut-Vincent-Befund große Erkennungsschwierigkeiten bereitete. Er wies auf den trügerischen Charakter des Plaut-Vincent-Symptoms hin, dessen Feststellung seiner Meinung nach nur Hinweis auf ein pathogenetisches Geschehen ist, dessen Entstehung aber immer jeweils erforscht werden müsse. SANGHVI und SUBRAMANYAN (1950) berichteten über akute Gastroenteritis durch Treponema vincenti und Bacterium fusiformis bei zwei Patienten. KOLLE und HETSCH (1942) wiesen darauf hin, daß sich Bacterium fusiformis und Treponema vincenti außerhalb der Mundhöhle im Präputialsekret, auf der Klitoris, ferner im Sputum bei Bronchiektasien und Lungenabscessen und auf Darmgeschwüren und phagedänischem Schanker finden. HOHLBRUGGER und KAHLER (1947) sahen bei einer 17jährigen Patientin ein Geschwür des rechten Taschenbandes mit unspezifisch positiven Seroreaktionen nach serumbehandelter Diphtherie. Bei einem Fall von PHLEPS (1941) war das Ulcus auf der Tonsille so weit in die Tiefe vorgedrungen, daß es zu einer Arrosion eines größeren arteriellen Gefäßes kam. Die Blutung war durch die Schwierigkeit der Unterbindung der Arteria communis kaum zu stillen. Die Ursache des Zustandekommens der Arrosion führt der Autor auf die ungewöhnliche Virulenz der Erreger zurück und auf die besondere Lagerung der Gefäße.

BAYO (1939) berichtete über eigene Beobachtungen, die er bei gehäuft auftretender Angina plaut-vincenti machte. Es handelte sich um 60 Kinder zwischen 2 und 10 Jahren. Auf Grund der Beobachtungen an dieser verhältnismäßig großen Patientenzahl kam er zu der Folgerung, daß die Angina Plaut-Vincent wohl eine klinisch definierte Erkrankung ist, die in drei verschiedenen Formen bzw. Entwicklungsstadien verläuft:

1. Eine mit Plaquebildung und anschließenden ausgedehnten Ulcerationen einhergehende Form.

2. Eine diphtheroide Form mit Bildung von ausgesprochenen Pseudomembranen, die vom Gebiet der Tonsillen ausgeht und sich über Zäpfchen und Gaumenbogen ausbreitet.

3. Eine Form, die durch kleine Geschwürbildungen an den Tonsillarkrypten auffällt und ohne Fieber und Foetor verläuft.

Zwischen Gingivitis ulcerosa und Angina ulcerosa besteht seiner Meinung nach eine Beziehung, wobei bald die eine, bald die andere vorausgeht. Schwere Fälle und Komplikationen konnte er nicht beobachten. Besonders betroffen waren die Kinder im Alter von 4—5 Jahren. In den meisten Fällen befand sich die Mundhöhle in einem desolaten Zustand mit tiefer Caries, Zahnfisteln und deutlichen

Zeichen von C-Hypovitaminose. Darin liegt nach Ansicht des Verfassers jedenfalls eine wesentliche Ursache für das „epidemische" Auftreten der Angina.

Auch REYE (1936) weist auf das Vorkommen der Angina plaut-vincenti bei Trägern schlechter Zähne hin. BERNSTEJN (1930) sah eine Fusospirillose des äußeren Gehörgangs nach einer Mittelohreiterung. GATÉ, BOSONNET und MICHEL (1929) beschrieben ulcero-membranöse und vegetierende Glossitis des vorderen Drittels der Zunge. JUMP und SPERLING (1939) sahen bei einer Negerin eine seltene fusospirochätäre Infektion der Pleura und Vagina. SCHOTTMÜLLER (1933) berichtete über einen 26jährigen Patienten, der akut an einer klinisch und bakteriologisch gesicherten Angina plaut-vincenti erkrankte. Es entwickelte sich binnen einer Woche ein kraterförmiges Geschwür mit wallartigen Rändern an der Tonsille, begleitet von stark schmerzhafter Lymphdrüsenschwellung. Die Probeexcision ergab ein Lymphoepitheliom, das für inoperabel erklärt wurde. Nach Röntgenbestrahlung über einen Zeitraum von 6 Wochen kam es zur narbigen Abheilung. Nach MÜHLENS (1906) ist die Angina Plaut-Vincent wie andere Fusospirochätosen eine kosmopolitische Krankheit und kommt in den warmen Zonen nicht häufiger vor als bei uns.

So typisch die klinischen Erscheinungsformen bei der Plaut-Vincentschen Krankheit auch sein können, so ist es doch vorerst noch nicht möglich, diese Krankheit als einen fest umrissenen, durch Infektion mit fusiformen Bakterien und Spirochäten bedingten Prozeß aufzufassen.

# X. Histologie

Da die klinischen Erscheinungen der Angina plaut-vincenti zu einer sicheren Diagnose meist nicht ausreichen, hilft in einzelnen Fällen zur endgültigen Bestätigung des klinischen Befundes der Nachweis der Mikroorganismen und das histologische Bild.

Man findet im Gewebsschnitt eine typische Reihenanordnung der Fusobakterien und Spirochäten. Die Fusobakterien stehen oft in palisadenförmiger Anordnung fast in Reinkultur an der Grenze des nekrotischen und normalen Gewebes. Die Spirochäten findet man jedoch vorwiegend in Richtung auf das gesunde Gewebe oder tief in dasselbe eingedrungen. Die unspezifische „Mischflora" in der Zone des Gewebszerfalls besteht aus Kokken und Stäbchen. EHRENHAUS (1940) und KLEIN (1950) sahen in Läsionen von künstlich mit fusospirochätärem Exsudat infizierten Kaninchen und Meerschweinchen das typische, nahezu alleinige Vordringen der Spirochäten ins offenbar unveränderte Gewebe. Über ergebnislose Versuche, bei der Plaut-Vincentschen Krankheit des Paradentiums im histologischen Schnitt Spirochäten im gesunden Gewebe nachzuweisen, berichteten SCHAFFER (1953) und EMSLIE (1953). Die früheren Beobachtungen von VINCENT, daß die Fusobakterien vorwiegend in das gesunde Gewebe eindringen, konnten von den Nachuntersuchern nicht bestätigt werden. Das histologische Bild des nekrotisierenden Geschwürs ist im übrigen als uncharakteristisch anzusehen und bietet keine Möglichkeit für eine Differentialdiagnose.

# XI. Diagnose

Für die Diagnose sind die Anamnese, vorwiegend aber der bakteriologische Befund und das klinische Bild von Bedeutung. Über Einzelheiten der Diagnosestellung ist in den vorangegangenen Kapiteln ausführlich berichtet worden. Serologische Methoden lassen sich bei der Plaut-Vincentschen Krankheit vorerst nicht mit Erfolg anwenden.

## XII. Differentialdiagnose

Nach GRAUPNER (1902) und REYE (1936) ist die Diagnose der Angina plaut-vincenti dann zu stellen, wenn eine Fusospirochätose im Rachenabstrich in Rein-kultur gefunden wird, wenn Diphtheriebakterien mikroskopisch und kulturell nicht nachgewiesen werden können und wenn eine Lues durch serologische Methoden ausgeschlossen werden kann. Alle anderen Prozesse, die jedoch unter-schiedlicher Ätiologie sein können und membranöse Auflagerungen bilden, die mit geschwürigem Zerfall enden und bakteriologisch das Bild einer mehr oder minder starken Fusospirochätose zeigen, kommen differentialdiagnostisch bei der Angina plaut-vincenti in Frage. Diese anginöse Form der Plaut-Vincentschen Krankheit wird in der Praxis häufig als Diphtherie angesehen und entsprechend behandelt. Die schnelle klinische Abheilung läßt erst nachträglich an das Vor-liegen einer Angina plaut-vincenti denken. Die einseitige Lokalisation spricht bis zu einem gewissen Grade für das Vorliegen einer Angina plaut-vincenti. Neo-plasmen der Tonsillen, die unter dem Bilde einer verschleppten Angina plaut-vincenti auftreten können, sind erst durch eine tiefe Probeexcision histologisch abzuklären. Nach BRUGGMANN (1920) kommen auch andere Entzündungen der Mundschleimhaut differentialdiagnostisch in Betracht, so Stomatitiden, die als Folge von Ernährungsstörungen, wie Avitaminosen, Skorbut, Kachexie, Diabetes mellitus und Quecksilberintoxikationen auftreten können. Vor allem ist aber differentialdiagnostisch besonders an eine Lues der verschiedenen Stadien zu denken. Sowohl ein Primäraffekt als auch sekundäre Erscheinungen der Syphilis und tertiäre Zerstörungen durch syphilitische Prozesse können ein klinisch kaum zu trennendes Bild hervorbringen. Weiterhin kommen eine Agranulocytose, Diphtherie im Kindesalter, Scharlach-Angina (SALET 1954), tuberkulöser und tularämischer Primäraffekt, Katzenkratzkrankheit, Quecksilber- und Wismut-Stomatitiden, Retikulosen, akute Leukosen, infektiöse Mononukleose differential-diagnostisch in Frage. Auch eine virusbedingte Pharyngitis muß bei differential-diagnostischen Erwägungen ausgeschlossen werden. LICHTENFELD (1936) bespricht eingehend die Differentialdiagnose der Angina mit lymphatischer Reaktion und der Angina plaut-vincenti. ELKELES (1936) u.a. nahmen an, daß die Angina mit lymphatischer Reaktion als eine Abart der Angina plaut-vincenti anzusehen wäre, da in einem Teil der Fälle Spirillen und fusiforme Bakterien reichlich zu finden waren. Nach LICHTENFELD unterscheidet sich die Krankheit jedoch durch den Verlauf wesentlich von der Angina plaut-vincenti. Das sehr hohe Fieber, die all-gemeinen Lymphknotenschwellungen und die häufige Milzvergrößerung sind als charakteristisch für eine Angina mit lymphatischer Reaktion anzusehen. Daneben spielt das Differentialblutbild eine wichtige Rolle. Bei der Angina plaut-vincenti ist das Allgemeinbefinden meist nur gering beeinträchtigt. Das Fieber übersteigt kaum 38—39°C, eine allgemeine Drüsenschwellung fehlt und das Blutbild ist uncharakteristisch. Bedeutungsvoll für die Differentialdiagnose ist aber auch hier der bakteriologische Befund. RIECKE (1936) weist auf die diagnostischen Irr-tümer bei Plaut-Vincentscher Angina hin und betont, daß im höheren Lebensalter in erster Linie an maligne Tumoren zu denken ist, ganz besonders gilt dies natur-gemäß bei zahnlosen Patienten. ZANGE (1929) sah ein Sarkom der Tonsille unter dem Bilde einer verschleppten Angina plaut-vincenti. Der histologische Befund führte hier zur endgültigen Diagnosestellung.

## XIII. Therapie

Die Behandlung der Plaut-Vincentschen Krankheit ist heute verhältnismäßig leicht durchzuführen. Da die Affektion vorwiegend lokalen Charakter hat, gelingt es in zahlreichen Fällen, mit einer lokalen Behandlung auszukommen. Antiseptische, ätzende und chirurgische Behandlungsmethoden standen früher im Vordergrund. Arsenpräparate, Wismut, Jod, Quecksilber, Silberpräparate und Pyoktanin (REYE 1936) wurden vorwiegend neben Wasserstoffsuperoxyd bei der Plaut-Vincentschen Angina benutzt. Auch Kaliumpermanganat, Jodtinktur, Gentianaviolett in 1%iger Lösung wurden zur lokalen Therapie herangezogen. Diese früher meist benutzten Therapeutica werden heute jedoch von den schneller wirkenden Sulfonamiden und Antibiotica zurückgedrängt. Nach MEADELY und BARNARD (1946) zeigten sich Sulfonamide in Kombination mit Penicillin bei örtlicher Behandlung als sehr wirksam. COFILD, FERGUSON und TOYE (1945) schlagen für die örtliche Behandlung die alleinige Anwendung von Penicillin vor. Sie tränken einen Wattebausch mit Penicillin und lassen ihn 15 min zwischen Wange und Zahnreihe oder Zunge und Gaumen liegen. HUDSON, MEANCOCK, McINTOSH und SELBIE (1946) sahen gute Erfolge nach Applikation von Penicillin-Pastillen, die sie mehrmals am Tage verabreichten. Bei Anwendung der Pastillen, die 500 E Penicillin enthielten, betrug die durchschnittliche Heildauer nur 2 Tage. Auch SHALLENBERGER, DENNY und PYLE (1945) behandelten die erkrankten Partien viermal täglich mit penicillinhaltigen Lösungen, die 500 E/ml enthielten. Lokale Anwendung des Antibioticums bei ulcerösen Stomatitiden wurden weiterhin von HANNER (1947), STANGL (1948) u.a. empfohlen. Gute Erfolge nach intramuskulärer Injektion von Penicillin sahen REQUE (1948), BLANK (1947), PEARCE und McDONALD (1947). Nach DENNIG (1954), WALTER und HEILMEYER (1954) lassen sich auch schwere Formen der Angina Plaut-Vincent in ihrem Verlauf bei intramuskulärer Penicillin-Behandlung auf etwa 3—4 Tage abkürzen. MARCHIONINI und GÖTZ (1950) berichteten über gute Erfolge bei der Verordnung von 300000 E Procain-Penicillin i.m. an 5—6 aufeinanderfolgenden Tagen bei gleichzeitiger lokaler Behandlung mit einer Lösung, die 1000 E/ml enthielt. Mit dieser Lösung wurden die ulcerösen Partien z.T. von den Patienten selbst, z.T. vom Pflegepersonal alle 2—3 Std gepinselt.

BERGER (1958) stellte fest, daß auch Nitrofurane, Streptomycin und Tetracycline neben Penicillin bei der Behandlung oraler Treponemenerkrankungen therapeutisch wirksam sind. Die experimentellen Untersuchungen erwiesen sich bei sechs Stämmen von Fusobacterium plaut-vincenti empfindlich gegenüber Tetracyclin, Oxytetracyclin, Furacin und Furadantin. Durch Neomycin, Bacitracin, Erythromycin, Carbomycin und Polymycin B wurden die Fusobakterien dagegen in therapeutisch erreichbaren Konzentrationen nicht gehemmt.

HUSLER (1955) empfiehlt bei der Behandlung oraler Treponemenerkrankungen auch heute noch eine Betupfung des Geschwürs mit 30%iger Wasserstoffsuperoxydlösung oder Pyoktanin in 3%iger Lösung. Daneben führte er nur in einzelnen Fällen eine zusätzliche Penicillinapplikation durch. Nach GOLMBERG (1956) besitzt das Wismutpräparat Biochinol eine spezifische Wirkung auf die Fusospirochäten. Es wird in Form intramuskulärer Injektionen mit einer täglichen Dosis von 1,5 ml empfohlen. Man kann ganz allgemein sagen, daß die Therapie mit Penicillin, eine Sanierung der Zähne und evtl. tägliche Gaben von Vitamin C heute als die besten therapeutischen Maßnahmen anzusehen sind. Es darf jedoch nicht übersehen werden, daß die Krankheit häufig auch spontan abheilt, so daß eine spezifische Behandlung nur in den Fällen anzuwenden ist, bei denen eine gewisse Progredienz der Erscheinungen besteht.

Wenn trotz ausreichender Penicillinbehandlung keine rasche Besserung zu beobachten ist, erscheint eine nochmalige sorgfältige Überprüfung der Diagnose angezeigt.

# XIV. Prognose

Seit Einführung der Antibiotica-Therapie ist die Prognose, die an sich schon gut war, noch wesentlich günstiger geworden. Ernste Komplikationen können jetzt mit größerer Sicherheit verhindert und im Fall ihres Eintritts beherrscht werden.

# XV. Prophylaxe

Bei Personen, die häufiger an einer Angina plaut-vincenti erkranken, ist eine Vitamin-Therapie, Zahnsanierung und evtl. eine Tonsillektomie zu empfehlen.

## Literatur

ALTMANN, K., u. H. MARTIN: Plaut-Vincent'sche Symbiose. In: Handbuch der Haut- und Geschlechtskrankheiten, Bd. IX/1, S. 324. Berlin: Springer 1929. — ANTON, W.: Über Plaut'sche Angina und ihre Behandlung. Z. Hals-, Nas.- u. Ohrenheilk. 1, 203 (1922). — BACHMANN, W. G.: Kulturelle und immunbiologische Differenzierung von Stämmen der Gruppe „Fusobakterien". Z. Immun.-Forsch. 87, 238 (1936). — BACHMANN, W. G., u. H. GREGOR: Kulturelle und immunbiologische Differenzierung von Stämmen der Gruppe „Fusobakterium". Z. Immun.-Forsch. 87, 238 (1936). — BAIRD-PARKER, A.: Isolation of Leptotrichia buccalis and fusobacterium species from oral material. Nature Med. 180, 4594. 1057 (1957). — BALOGH, K., H. BANGHA, C. PETRUCZ u. L. CSELEY: Über das kollagenlösende Vermögen des Speichels unter normalen und pathologischen Verhältnissen. Dtsch. Zahn-, Mund- u. Kieferheilk. 21, 294 (1955). — BAYO, C.: Sull'angina ulcero membranosa di Plaut Vincent. Osp. Bergamo 7, 163 (1939). — BECK, O., u. W. KERL: Die Angina necrotica (Plaut-Vincent) und ihre Differentialdiagnose. Wien u. Leipzig: Moritz Perles 1924. — BEERENS, H.: Utilisation de l'action bactériostatique du violet de gentiane pour la différenciation des bactéries anaérobies a gramnégatif. Ann. Inst. Pasteur 82, 235 (1952). — BERGER, U.: Über Hyoluronidasebildung durch „saprophytische" Treponemen. Zbl. Bakt., I. Abt. Orig. 165, 563 (1956). — Untersuchungen an Fusobakterien. I. Mitt. Zbl. Bakt., I. Abt. Orig. 166, 484 (1956). — Untersuchungen an Fusobakterien. II. Mitt. Zur Toxinbildung in vitro. Zbl. Bakt., I. Abt. Orig. 167, 372 (1956). — Untersuchungen an Fusobakterien. III. Mitt. Zbl. Bakt., I. Abt. Orig. 168, 29 (1957). — Zur Züchtung der oralen Treponemen. Z. Hyg. Infekt.-Kr. 143, 1 (1956). — Das Verhalten der oralen Treponemen gegenüber einigen Faktoren der unspezifischen Immunität. Z. Hyg. Infekt.-Kr. 143, 23 (1956). — Die Empfindlichkeit der oralen Treponemen gegen einige neuere Antibiotika und Chemotherapeutika in vitro. Arch. Hyg. (Berl.) 140, 605 (1956). — Die Treponemen der Mundhöhle. In: Beitrag zur Hygiene und Epidemiologie. Leipzig: Johann Ambrosius Barth 1958. — BERGER, U., U. KAPOVITS u. G. PEEIFER: Zur Besiedlung der kindlichen Mundhöhle mit anaeroben Mikroorganismen. Z. Hyg. Infekt.-Kr. 145, 564 (1959). — BERGEY, D.: Bergey's manual of determinative bacteriology, 6. ed. Baltimore: Williams & Wilkins Company 1948. — BERNHEIM, J., u. D. POSPICHILL: J. Kinderheilk. 46, 343 (1898). Zit. Die Treponemen der Mundhöhle von U. BERGER, S. 1. Leipzig: Johann Ambrosius Barth 1958. — BERNSTEJN, F.: Vestn. Oto-rino-laring. 5, 236 (1930). Zit. bei C. BRAND, Arch. Derm. Syph. (Berl.) 188, 181 (1949). — BIELICKE, H.: Epidemiologische Studie über die Angina Plaut-Vincenti in Berlin. Diss. med. Berlin 1936. — BLACK, W. C.: Acute infectious gingivostomatitis („Vincent's stomatitis"). Amer. J. Dis. Child. 56, 126 (1938). — The etiology of acute infectious gingivostomatitis (Vincent's stomatitis). J. Pediat. 20, 145 (1942). — BLANK, H.: Tropical phagedenie ulcer (Vincent's ulcer). Amer. J. trop. Med. 27, 383 (1947). — BOE, J.: Fusobacterium. Studies on its bacteriology, serology and pathogenicity. Oslo: Jacob Dybward 1941. — BOSONNET, J., u. P. MICHEL: Siehe bei GATÉ, BOSONNET u. MICHEL, Bull. Soc. franç. Derm. Syph. 36, 227 (1929). — BRADFIELD, K., and R. CATER: Elektronenmikroskopische Darstellung von Treponemen. Nature (Lond.) 169, 944 (1952). — BRAND, C.: Ulceröse Paronychien durch Fusospirochaetose. Arch. Derm. Syph. (Berl.) 188, 181 (1949). — BRAUN, H.: Angina Plaut-Vincenti. Zbl. Bakt., I. Abt. Orig. 93, 183 (1924). — BROCARD, H.: Sur les caracteres microbiologiques de certains bacillus fusiformes pathogenes. C. R. Soc. Biol. (Paris) 148, 83 (1954). — BRUGGMANN, A.: Über die sogenannte Angina Plaut-Vincenti. Münch. med. Wschr. 1920, 772. — BUDAY, K.: Zur Pathogenese der gangränösen Mund- und Rachenentzündungen. Beitr. path. Anat. 38, 255 (1905). — Zit. P. MÜHLENS, in: KOLLE-KRAUS-UHLENHUTH, Handbuch der pathogenen Mikroorganismen, 3. Aufl., Bd. VII/2, S. 778. Jena: Gustav Fischer; Berlin u. Wien: Urban & Schwarzenberg 1930.

CARPENTER, E. W.: Buccal spirochaetosis. Sth. med. J. (Bgham, Ala.) 20, 443 (1927). — COFILD, K., E. FERGUSON and A. TOYE: The treatment of angina Plaut-Vincenti. J. Amer. med. Ass. 32, 529 (1945).

Darier, J.: Färbung und Nachweis der Parasiten. (Stäbchen und Spirillen der Angina
Plaut-Vincenti.) S. 327. Bern: Hans Huber 1949. — Dennig, H.: Plaut-Vincentsche Angina.
In: Lehrbuch der inneren Medizin, 3. Aufl., Bd. I, S. 34. Stuttgart: Georg Thieme 1954. —
Dennig, H., u. S. Schmid: Soll die akute Angina mit Penicillin behandelt werden? Dtsch.
med. Wschr. 1959, 1926. — Dobers, U.: Beitrag zu Epidemiologie der Plaut-Vincentschen
Angina in Berlin. Diss. med. Berlin 1935.

Eagle, H., and F. G. Germuth: Serologic relationships between 5 cultured strains of
supposed T. pallidum a. 2 strains of mouth treponemata. J. Immunol. 60, 223 (1947). —
Ehrenhaus, J.: Angina Plaut-Vincenti. Columbia dent. Rev. 11, 11 (1940). — Ehrismann,
O.: Über Vorkommen und Charakter der Plaut-Vincentschen Angina. Z. Hyg. Infekt.-Kr.
119, 238 (1937). — Ehrlich, P.: Vortrag über Salvarsan. Münch. med. Wschr. 1910, 2268. —
Eichner, K.: Klinische bakterioskopische und bakteriologisch-histologische Untersuchungen
zur Ginsschen Spirillose. Zahnärztl. Welt, Konstanz 10, 265 (1954). — Eisen, I.: Zur Kenntnis der Stomatitis und Angina ulceromembranacea. Inaug.-Diss. Heidelberg 1905. — Elkeles, P.: Zit. bei Lichtenfeld. Klin. Wschr. 1936, 540. — Ellermann, V.: Über die Kultur
der fusiformen Bacillen. Zbl. Bakt., I. Abt. Orig. 37, 729 (1904). — Einige Fälle von bakterieller Nekrose beim Menschen. Zbl. Bakt., I. Abt. Orig. 38, 383 (1905). — Emslie, R. D.:
Angina Plaut-Vincenti. Brit. dent. J. 94, 137 (1953). — Engel, M.: Über die Angina Plaut-
Vincenti. Diss. med. Marburg 1947.

Fiebig, M.: Statistische Erhebungen über die Angina Plaut Vincenti. Diss. med. Berlin
1934. — Fischer, R.: Über die Behandlung der fusospirillären Rachenerkrankungen mit
Methylenblausilber. Med. Klin. 1921, Nr 20. — Fuller, C. R., and J. C. Cottrell: Infection with organisms of Vincent's angina following human bite. J. Amer. med. Ass. 92, 2017
(1929).

Gärtner, W.: Die Plaut-Vincentsche Angina und ihre Altersverteilung im Vergleich zur
Diphtherie, nebst Bemerkungen über die natürliche Diphtherieimmunität. Dtsch. med.
Wschr. 1921, 950. — Galeotti-Flori, A.: Sur l'etiologia dell'Angina di Vincent. Riv. Clin.
pediatr. 38, 297 (1940). — Gastinel, P.: Angina-Plaut-Vincenti. Précis de Bactériologie Mé-
dicale, Paris 1949. — Gaté, M. M. J., G. Bosonnett et P. Michel: Glossite ulcéro-membra-
neuse et végétante du tiers antérieur de la langue avec tendance nécrotique et voste infiltration
sous-jacente. Fusospirillose linguale. Bull. Soc. franç. Derm. Syph. 36, 227 (1929). — Gierke, S.:
Siehe bei Oertel, Gierke, Hutchinson, Henoch, Blumer, Farlans, Hoffmann u. Hechinger, Handbuch der Haut- und Geschlechtskrankheiten, Bd. XIV/1, S. 200. Berlin: Springer
1930. — Gins, H. A.: Die nichtversporenden Anaerobier der Mundhöhle und der Zähne. Zbl.
Bakt., I. Abt. Orig. 132, 129 (1934). — Untersuchungen über die Spirillen der menschlichen
Mundhöhle. Z. Hyg. Infekt.-Kr. 124, 460 (1942). — Die übertragbare Zahnfleischentzündung
(Spirillose). Stuttgart: Wissenschaftliche Verlagsgesellschaft 1947. — Einführung in die Bak-
teriologie (für Zahnärzte usw.). München: C. Hanser 1949. — Die Spirillose der menschlichen
Mundhöhle. In: Die ansteckenden Krankheiten von Max Gundel, 4. Aufl., S. 497. Stuttgart:
Georg Thieme 1950. — Die Plaut-Vincent-Infektion als pathogenetischer Begriff. Zbl. Bakt.,
I. Abt. Orig. 165, 450 (1956). — Die Spirillenangina (Plaut-Vincent). In: Die ansteckenden
Krankheiten von Max Gundel, S. 501. Stuttgart: Georg Thieme 1950. — Golmberg, V. V.:
Simanovskij-Vensan-Angina und ihre Therapie mit Biochinol. Vestn. Oto-rino-laring. 18, 16
(1956) [Russisch]. Ref. Zbl. Hals-, Nas.- u. Ohrenheilk. 56, 117 (1956/57). — Gougerot, H.,
u. P. Blum: Angina Plaut-Vincenti. Arch. derm.-syph. (Paris) 2, 680 (1930). — Graupner, L.:
Über Angina diphtheroides. Münch. med. Wschr. 1902, 727. — Greenbaum, S. S.: Fuso-
spirillary dermatitis. Arch. Derm. Syph. (Chic.) 15, 678 (1927). — Greither, A.: Angina
ulcero-membranacea (Angina Plaut Vincent), S. 44. In: Dermatologie der Mundhöhle und der
Umgebung. Stuttgart: Georg Thieme 1955. — Grimmer, H.: Ulceröse Cheilitis (seltene Lokalisation einer Fuso-Spirochätose). Z. Haut- u. Geschl.-Kr. 1, 179 (1948). — Grumbach, A.:
Die Angina Plaut-Vincent. In: Die Infektionskrankheiten des Menschen und ihre Erreger.
Bd. I, S. 718. Stuttgart: Georg Thieme 1958. — Grumbach, A., u. C. Verdan: Fusobac-
terium nucleatum als Erreger von septischer Angina und Mastoiditis purulenta acuta. Arch.
Hyg. (Berl.) 115, 116 (1936).

Hampp, E. G.: Vincent's infection — a wartime disease. Observations on the oral spiro-
chetal flora present in Vincent's infection. Amer. J. publ. Hlth 35, 441 (1945). — Preservation
of Borrelia Vincenti and cultured strains of Treponema pallidum by the lyophil process.
J. Amer. dent. Ass. 34, 317 (1947). — Hampp, E. G., D. B. Scott and R. W. G. Wyckoff:
Morphological characteristics of oral fusobacteria as revealed by the electron microscope.
J. Bact. 79, 716 (1960). — Hanner, V.: Über Penicillin und Penicillinbehandlung bei akuter
ulceröser Stomatitis. Svensk tandläk.-T. 1947, 327. — Hartmann, M.: Zit. Die Treponemen
der Mundhöhle von U. Berger, S. 23. Leipzig: Johann Ambrosius Barth 1958. — Hartung,
H.: Statistische Untersuchungen über die Angina Plaut-Vincenti für die Jahre 1936 und 1937.
Diss. med. Berlin 1938. — Hechinger, F.: Zit. bei C. Brand, Arch. Derm. Syph. (Berl.) 188,
181 (1949). — Heck, H.: Über die Zunahme der Plaut-Vincentschen Angina. Med. Klin.

1921, 347. — HEMMENS, E. S., and R. W. HARRISON: Studies on anaerobic bacterial flora of suppurative periodontitis. J. infect. Dis. **70**, 131 (1942). — HENOCH, A.: Zit. bei C. BRAND, Arch. Derm. Syph. (Berl.) **188**, 181 (1949). — HENRIKSEN, S. D.: Studies on the bacterial flora of the respitatory tract, Oslo 1937. Zit. nach J. BOE 1941. — HIELSCHER, W.: Das bakterioskopische Bild der Wurzelspitzen extrahierter Zähne bei Paradentitis progressiva. Inaug.-Diss. Freie Universität Berlin 1953. — HINE, M. K., u. G. P. BERRY: Morphological and cultural studies of the genus fusiformis. J. Bact. **34**, 517 (1937). — HOFFMANN, E.: Über eine der Weilschen Spirochaete ähnliche Zahnspirochäte des Menschen und andere Mundspirochaeten. Dtsch. med. Wschr. **1920**, 257, 625. — HOFMANN, E.: Einige Bemerkungen über die Leptospira dentium Hoffmann und andere Mundspirochäten. Zbl. Bakt., I. Abt. Orig. **86**, 134 (1921). — HOHLBRUGGER, K., u. H. KAHLER: Plaut-Vincent-Geschwür (des rechten Taschenbandes mit unspezifisch positiven Seroreaktionen) nach Serum-behandelter Diphtherie. Wien. klin. Wschr. **1947**, 543. — HOTTINGER, A.: Angina Plaut-Vincent (Tonsillitis ulcera-membranacea). In: Handbuch der inneren Medizin, 4. Aufl., S. 1217, von G. V. BERGMANN, W. FREY u. H. SCHWIEGK. Berlin-Göttingen-Heidelberg: Springer 1952. — HUDSON, R. V., R. I. MEANCOCK, J. McINTOSH and F. R. SELBIE: Penicillin therapy-clinical and laboratory observations on 400 cases. Lancet **1946**I, 409. — HULTGEN, J. F.: Partial gangrene of the left index finger. J. Amer. med. Ass. **55**, 857 (1910). — HURST, V.: Fusiforms in the infant mouth. J. dent. Res. **36**, 513 (1957). — HUSLER, J.: Angina ulcero-membranacea (Plaut-Vincent). In: Krankheiten des Kindesalters, 20. Aufl., S. 137. München u. Berlin: Urban & Schwarzenberg 1955. — HUTCHISON-COCKS, G.: Angina Vincenti. (The laryngoscope.) Münch. med. Wschr. **1914**, 268.

JACKINS. H. C., and H. A. BARKER: Fermentative process of fusiforme bacteria. J. Bact. **61**, 101 (1951). — JORDAN, A., u. R. RYDNIK: Noma oder nomaähnliche Gangrän? Arch. Derm. Syph. (Berl.) **169**, 340 (1933). — JUMP, H. D., and S. J. SPERLING: Fusospirochetal (Vincent's) infection of pleura and vagina. J. Amer. med. Ass. **98**, 219 (1932).

KATHE, J.: Lehrbuch der Hygiene. Leipzig: Johann Ambrosius Barth; Volk & Gesundheit 1954. — KAZAKOV, B. A.: The contagenousness of Simanovski-Vincent's angina. Vestn. Otorino-laring. **20**, 18 [Russisch]. Ref. Zbl. Hals-, Nas.- u. Ohrenheilk. **62**, 33 (1958/59). — KING, J. D.: Vincent's disease treated with nicotinic acid. Lancet **1949**II, 32. — KLEIN, H. S.: Untersuchungen über die Bedeutung von Treponema Vincenti für die Entstehung gewisser Krankheiten des Zahnfleisches. Öst. Z. Stomat. **47**, 339 (1950). — KNAPP, E.: Zur Behandlun g der „Angina Plaut-Vincenti". Ther. d. Gegenw. **1948**, 162. — KNOLL, M. L.: Siehe J. B. MACDONALD, R. M. SUTTON u. M. L. KNOLL. J. infect. Dis. **95**, 275 (1954). — KNORR, M.: Über die fusospirilläre Symbiose, die Gattung Fusobacterium (K. B. LEHMANN) und Spirillum sputigenum. (Zugleich ein Beitrag zur Bakteriologie der Mundhöhle.) Zbl. Bakt., I. Abt. Orig. **89**, 4 (1923). — KOERBER, R., et F. PATOCKA: Recherches sur fusocillus Plauti. Ann. Inst. Pasteur **74**, 254 (1948). — KOLLE, W., u. H. HETSCH: Experimentelle Bakteriologie und Infektionskrankheiten, 9. Aufl., von H. HETSCH u. H. SCHLOSSBERGER. Berlin u. Wien: Urban& Schwarzenberg 1942. — KOSLOWSKI, L.: Plaut Vincentsche Angina. Dtsch. med. Wschr. **1919**, 1219. — KRITCHEWSKY, B., et P. SÉGUIN: Angina Plaut-Vincenti. Rev. Stomat. (Paris) **22**, 613 (1920). — KUNERT, H.: Über das Vorkommen von Spirillen im Gewebe entzündlich veränderter Tonsillen unter Berücksichtigung des bakterioskopischen Bildes der Mundhöhlenschleimhaut. Z. Hyg. Infekt.-Kr. **141**, 384 (1955).

LEISSE. O.: Retothelsarkom und Plaut-Vincentsche Angina. Z. Hals-, Nas.- u. Ohrenheilk. **1**, 456 (1949). — LEWKOWICZ, X.: Über die Reinkulturen des fusiformen Bacillus. Zbl. Bakt., I. Abt. Orig. **41**, 153 (1906). — LICHTENFELD, K.: Die Differentialdiagnose der Angina mit lymphatischer Reaktion und der Angina Plaut-Vincenti. Klin. Wschr. **1936**, 540. — LUCAS, R. B., and J. C. THONARD: The action of oral bacteria on collagen. J. dent. Res. **34**, 118 (1955).

MACDONALD, J. B., R. M. SUTTON and M. L. KNOLL: The production of fusospirochetal infections in Guinea Pigs with recombined pure cultures. J. infect. Dis. **95**, 275 (1954). — MACDONALD, J. B., R. M. SUTTON, M. L. KNOLL, E. M. MADLARER and R. M. GRAINGER: The pathogenic components of an experimental fusospirochetal infection. J. infect. Dis. **98**, 15 (1956). — MÁLEK, I., u. J. MÁLKOVÁ: Aerob wachsende Fusobakterien. Zbl. Bakt., I. Abt. Orig. **143**, 126 (1938/39). — MARCHIONINI, A.: Zur Penicillinbehandlung gangränöser Erkrankungen der Haut: Noma, Ecthyma gangraenosum infantum, Ulcus phagedaenicum. Arch. Derm. Syph. (Berl.) **189**, 163 (1949). — MARCHIONINI, A., u. H. GÖTZ: Penicillinbehandlung der Hautkrankheiten. Berlin-Göttingen-Heidelberg: Springer 1950. — MATVEJEV, F.: Vestn. oto-rino-laring. **5**, 236 (1930). Zit. bei C. BRAND, Arch. Derm. Syph. (Berl.) **188**, 181 (1949). — MEADLEY, R. S. S., u. H. F. BARNARD: Die örtliche Anwendung von Penicillin bei Halsinfektionen. Dtsch. med. Wschr. **71**, 154 (1946). — MEINICKE, K.: Tierexperimentelle und serologische Untersuchungen zur Trennung der Kulturtreponemen (Reiter) von virulenten Treponema pallida. Hautarzt **7**, 448 (1956). — MELCZER, N.: Zur Ätiologie und Pathogenese der Vincentschen Angina und der Stomatitis ulceromembranosa. Dermatologica (Basel) **94**, 13 (1947). — MELONI, G. A., e F. PULCHER: Studi sulla flora buccale. Nota II: Il problema dei fusobacteri. Igiene mod. 48, 786 (1955). — MEYER, E.: Beitrag zur Angina Plaut Vincenti. Med. Klin. 1921, 131. — MILLER, W.: Die Mikroorganismen der Mundhöhle. Leipzig 1884 u. 1892. — MORRIS, E. O.: Observations upon the cytology and life history of fusiformis. J. Hyg. (Lond.) 51, 49 (1953). — MUDD, S., K. POLEVITZKY, T. F. ANDERSON and C. C. KAST: Bacterial morphology as shown by the electron microscope. III. Cell-wall and protoplasm in a strain of fusobacterium. J. Bact. 44, 361 (1942). — MÜHLENS, P.: Über Züchtung von Zahnspirochaeten und fusiformen Bacillen auf künstlichen festen Nährböden. Dtsch. med. Wschr. 1906, Nr 20. — Über Züchtung von anaeroben Mikroorganismen der Mundhöhle. Zbl. Bakt., I. Abt. Orig. 48 (1908). — Andere zum Teil als pathogen geltende Spirochaeten. Im Handbuch der pathogenen Mikroorganismen von KOLLE-WASSERMANN. Jena: Gustav Fischer 1913. — Vergleichende Spirochaetenstudien. Z. Hyg. Infekt.-Kr. 57 (1917). — Verschiedene als pathogen angesehene Spirochaeten. A. Die sog. pathogenen Spirochaeten in Mund- und Rachenhöhle. Im Handbuch der pathogenen Mikroorganismen, Bd. VII/2, S. 756. Jena: Gustav Fischer; Berlin u. Wien: Urban & Schwarzenberg 1930. — MÜHLENS, P., u. M. HARTMANN: Über Bacillus fusiformis und Spirochaeta dentium. Z. Hyg. Infekt.-Kr. 55, H. 1 (1906). — MÜLLER, R.: Schleimhautspirochaeten und Plaut-Vincentsche Angina. In: Medizinische Mikrobiologie, 4. Aufl., S. 318. München u. Berlin: Urban & Schwarzenberg 1950. — MURRAY, R. G. E., and R. H. PEARCE: Delection and assay of hyaluronidase by means of mucoid streptococci. Canad. J. Res. 27, 254 (1949).

NAST, O.: Plaut Vincent Angina und phegedänischer Schanker. Zbl. Haut- u. Geschl.-Kr. 25, 647 (1928). — NESTLE, L.: Zum gehäuften Auftreten der Angina Plaut Vincenti. Med. Klin. 1920, 879. — NICLOT, F., et S. MAROTTE: L'angine et la stomatite à bacilles fusiformes et à spirilles. Rev. Méd. (Paris) 1901, Nr 4.

OBRIEN, H. D.: Treatment of tropical ulcers. Brit. med. J. 1951 II, 1544. — OERTEL, S., S. GIERKE, G. HUTCHINSON, R. HENOCH, F. BLUMER, S. FARLANS, E. HOFFMANN u. F. HECHINGER: Handbuch der Haut- und Geschlechts-Krankheiten, Bd. 14/I, S. 200. Berlin: Springer 1930. — OKABE, S.: Studien über Mundspirochaeten. Zbl. Bakt., I. Abt. Orig. 136, 485 (1936). — OMATA, R. R.: Studies on the nutritional requirements of the fusobacteria. I. An active principle present in yeast extract. J. Bact. 65, 326 (1953). — A selective medium for oral fusobacteria. J. Bact. 72, 677 (1956). — OTTE, H. J., u. F. F. BACHMANN: Übertragung einer Fusospirochaetose durch Bißverletzung. Zbl. Bakt., I. Abt. Orig. 162, 284 (1955).

PEARCE, I., u. McDONALD, M. B.: Penicillinbehandlung der Fusospirochaetose. Ref. Z. Haut- u. Geschl.-Kr. 3, 473 (1947). — PERWITZSCHKY, R.: Die Kriegsverletzungen und -schädigungen des Gehörorgans, ihre Behandlung und Prognose. Med. Welt 13, 1477 (1939). — PESCH, K., u. L. SCHMITZ: Untersuchungen über Züchtung und Systematik der „fusiformen Bakterien". Zbl. Bakt., I. Abt. Orig. 136, 476 (1936). — PETERS, D.: Neuzeitliche Erkenntnisse über dermatotrope Viren. Derm. Wschr. 129, 519 (1954). — PETERS, W. H.: Hand infection apparently due to Bacillus fusiformis. J. infect. Dis. 10, 8 (1911). — PHLEPS, E.: Über Arrosionsblutungen bei Angina Plauti. Arch. Ohr.-, Nas.- u. Kehlk.-Heilk. 149, 435 (1941). — PLAUT, H. C.: Studien zur Bakteriellen Diagnostik der Diphtherie und der Anginen. Dtsch. med. Wschr. 20, 920 (1894). — Über die Geißeln der fusiformen Bacillen. Zbl. Bakt., I. Abt. Orig. 44, 310 (1907). — PRÉVOT, A. R.: Manuel de classification et de détermination des bacteries anaérobies. Monographie de l'Institut Pasteur. Paris: Masson & Cie. 1940. — Recherches sur la flore anaerobie de l'intestin humain. C. R. Soc. Biol. (Paris) 133, 246 (1940).

RAHNENFÜHRER, L.: Über Behandlung der Plaut-Vincentschen Angina mit Trypoflavin. Komplikation mit Gasbazillensepsis. Med. Klin. 1921, 718. — REICHE, F.: Gehäuftes Auftreten der Plaut-Vincentschen Angina. Med. Klin. 1921, 282. — REQUE, P. G.: Penicillin, streptomycin and thyrothricin in dermatology. J. med. Ass. Ala. 17, 268 (1948). — REYE, E.: Die Plaut Vincentsche Angina. Med. Welt 1936, 743. — Diagnose und Therapie der schweren akuten Halskrankheiten. Med. Wschr. 1936, 32. — RIECKE, H. G.: Diagnostische Irrtümer bei Plaut'scher Angina. Med. Welt 1936, 886. — ROBINSON, L. B., and R. H. WICHELHAUSEN: Angina Plaut-Vincenti. Bull. Johns Hopk. Hosp. 79, 436 (1946). — ROSEBURY, T., A. R. CLARK, S. G. ENGEL and F. TERGIS: Studies of fusospirochetal infection. I. Pathogenicity for Guinea pigs of individual and combined cultures of spirochetes and other anaerobic bacteria derived from the human mouth. J. infect. Dis. 87, 217 (1950). — ROSEBURY, T., A. R. CLARK, J. B. MACDONALD and D. C. O'CONNELL: Studies of fusospirochetal infection. III. Further studies of a Guinea pig passage strain of fusospirochetal infection, including the infectivity of sterile exudate filtrates of mixed cultures through ten transfers, and of recombined pure cultures. J. infect. Dis. 87, 234 (1950). — ROSEBURY, T., A. R. CLARK, F. TERGIS and S. G. ENGEL: Studies of fusospirochetal infection. II. Analysis and attempted quantitative recombination of the flora of fusospirochetal infection after repeated Guinea pig passage. J. infect. Dis. 87, 226 (1950). — ROSEBURY, T., and G. FOLEY: Angina Plaut-Vincenti. J. Amer. dent. Ass. 26, 1798 (1939). — Studies of fusospirochetal infection. Proc. Soc. exp. Biol. (N.Y.) 47, 368 (1941). — Cultures of spirochetes and other anaerobic bacteria. J. dent. Res. 21, 308

(1942). — ROTTENBERG, T.: Untersuchungen über das Auftreten von Schraubenbakterien an den Tonsillen im Vergleich zum bakteriologischen und klinischen Befund an der Gingiva. Inaug.-Diss. Freie Univ. Berlin 1951. — RUSKIN, S. L.: Bismuth penicillin in the treatment of Vincent's angina. Eye, Ear, Nose Thr. Monthly **34**, 438 (1955).

SACHS-MÜCKE, M.: Zum gehäuften Auftreten der Plaut-Vincent'schen Angina. Med. Klin. **1920**. — SALET, J.: Les angines ulcéreuses. Rev. Prat. (Paris) **1954**, 2587. — SANA-RELLI, G.: Identité entre spirochètes et bacilles fusiformes. Les héliconèmes „Vincenti". Ann. Inst. Pasteur **41**, 679 (1927). — SANGHVI, L. M., u. P. SUBRAMANYAN: Akute gastro-enteritis due to Treponema vincenti und Bac. fusiformis. Indian med. Gaz. **85**, 437 (1950). — SCHAFFER, E. M.: Angina Plaut-Vincenti. J. Periodont. **24**, 22 (1953). — SCHEIDEMANDEL, G.: Therapie der Plaut Vincentschen Angina. Münch. med. Wschr. **1924**, 1742. — SCHLOSS-BERGER, H.: Experimentelle Bakteriologie und Infektionskrankheiten (Kolle-Hetsch). Spiro-chaeten bei Plaut Vincentscher Angina, S. 529. Berlin u. Wien: Urban & Schwarzenberg 1942. — SCHMEROLD, W.: Über die Züchtung und das Wachstum von Reiter-Spirochaetalen in Nährböden. Zbl. Bakt., I. Abt. Orig. **166**, 274 (1956). — SCHOTTMÜLLER, H.: Angina Plaut Vincent. Klin. Wschr. **1933**, 1196. — SCHREINER, N.: Beitrag zur Behandlung der Angina Plaut-Vincenti. Z. Ohrenheilk. **75**, 522 (1941). — SCHUERMANN, H.: Angina Plaut-Vincent. Krankheiten der Mundschleimhaut und der Lippen, S. 31 u. 384. — SCHULZE, H.: Statistische Übersicht über Häufigkeit und Charakter der Plaut-Vincentschen Angina in Magdeburg 1930—1935. Diss. med. Berlin 1936. — SÉGUIN, P., et R. VINZENT: Angina Plaut-Vincenti. C. R. Soc. Biol. (Paris) **88**, 408 (1936). — Angina Plaut-Vincenti. Ann. Inst. Pasteur **67**, 37 (1941). — SHALLENBERGER, P. L., E. K. DENNY and H. D. PYLE: The use of penicillin in Vincent's angina. J. Amer. med. Ass. **128**, 706 (1945). — SHPUNTOFF, H., and TH. ROSEBURY: Infectivity of fuso-spirochetal exudates for Guinea pigs, hamsters, mice and chick embryos by several routes of inoculation. J. dent. Res. **28**, 7 (1949). — SHULMANN, H.: Angina Plaut-Vincenti. Amer. J. Dis. Child. **36**, 352 (1928). — SLANETZ, L. W., and L. F. RETTGER: A systematic study of the fusiform bacteria. J. Bact. **26**, 599 (1933). — SMITH, D. T.: Should fusospirochetal infections by treated with arsenicals? Arch. Otolaryng. **18**, 760 (1933). — SPAULDING, E. H., and L. F. RETTGER: The fusobacterium Genus. II. Some observations on growth requirements and variation. J. Bact. **34**, 549 (1937). — SPORNBERGER, L.: Bakterio-logische Untersuchungen von Fistelsekret. Inaug.-Diss. Tübingen 1952. — STANGL, E.: Die lokale Penicillinbehandlung der Mundhöhlenaffektionen. Praxis **36**, 566 (1948). — STERN, J.: Bisherige Ergebnisse der Züchtung des Treponema pallidum unter besonderer Berücksich-tigung der Systematik, Morphologie und Biologie der saprophyt. Spirochaetales. Inaug.-Diss. München 1954. — STEWART, D., and L. STENHOUSE: North of England Ophth. Socsess 1930/31. — STOILOWA, E.: Untersuchungen an einem bisher noch nicht bekannten Anaerobier. Zbl. Bakt., I. Abt. Orig. **141** (1938).

TALEKNBERGER, D.: Lassen sich im Granulationsgewebe bei paradentitischen Prozessen Schraubenbakterien mit Hilfe der Levaditi-Färbung darstellen? Inaug.-Diss. Freie Univ. Berlin 1953. — TILLETT, W. S., and R. L. GARNER: Fibrinolytic activity of hemolytic strepto-cocei. J. exp. Med. **58**, 485 (1933). — TOPLEY, F., and G. S. WILSON: Topley and Wilson's principles of bacteriology and immunity, 4. ed. London 1955. — TUNNICLIFF, R.: The identity of fusiform bacilli and spirilla. J. infect. Dis. **3**, 148 (1906). — TIÈCHE, M.: Angina Plaut-Vincenti. Schweiz. med. Wschr. **1922**, 1259.

VERNEUIL, I., et L. CLADO: Angina Plaut-Vincenti. C. R. Acad. Sci. (Paris) **108**, 272 (1889). — VESZPRÉMI, D.: Kultur- und Tierversuche mit dem Bacillus fusiformis und dem Spirillum. Zbl. Bakt., I. Abt. Orig. **38**, 136 (1905). — VINCENT, H.: Sur l'étiologie et sur les lésions anatomopathologiques de la pourriture d'hôpital. Ann. Inst. Pasteur **10**, 488 (1896). — Recherches bactériologiques sur l'angine à bacilles fusiformes. Ann. Inst. Pasteur **13**, 609 (1899). — Bakteriologische Untersuchungen über die Angina mit dem Bacillus fusiformis. Münch. med. Wschr. **1900** I, 101. — Die Häufigkeit der Angina mit Spirillen und fusiformen Bacillen. Münch. med. Wschr. **1905** II, 2438.

WALTER, A. M., u. L. HEILMEYER: Angina und Tonsillitis. III. Sonderformen. 1. Angina Plaut-Vincenti. In: Antibiotika-Fibel, S. 228/229. Stuttgart: Georg Thieme 1954. — WEISS, CH., and D. G. MERCADO: Demonstration of type specific proteins in extracts of fusobacteria. J. exp. Med. **67**, 49 (1938). — WILSON, G. S., and A. A. MILES: In Topley and Wilson's prin-ciples of bacteriology and immunity, 4th ed. London: Edward Arnold 1955. — WURM, K., u. A. M. WALTER: Angina ulcero-membranacea. In: Lehrbuch der inneren Medizin von L. HEILMEYER, S. 91. Berlin-Göttingen-Heidelberg: Springer 1955.

ZANGE, K.: Vorstellungen und Besprechung schwieriger und praktisch wichtiger Fälle aus dem H.N.O.-Gebiet. Münch. med. Wschr. **1929** I, 88. — ZIKOWSKY, J.: Über „Angina Plaut-Vincenti", ein Beitrag zur Frage der Angina mit lymphatischer Reaktion. Wien. klin. Wschr. **1929**, 1344. — ZINSERLING, W. D.: Die fusospirochätose Gangrän und einige verwandte Pro-zesse usw. In: Veröff. Kriegs- u. Konstit.path., H. 19 (1928).

# Die Pinta-Krankheit

Von

## Manuel Garza Toba-Mexiko

Mit 13 Abbildungen

## Einleitung

Als sich E. G. Nauck im Jahre 1932 in einer pathologischen Abhandlung mit der Pinta befaßte, war über den Ursprung dieser Krankheit noch nichts bekannt. Alle Versuche, sie zu erklären, gelangten zu keinem endgültigen Ergebnis.

Heute ist die Ursache der Krankheit erkannt, und die Diskussionen um die zahlreichen sich widersprechenden Theorien, die damals aufgestellt wurden, sind zum Abschluß gekommen. Man ist sich heute über Ursprung und Charakter der Krankheit im klaren. Aber diese Klarheit ist das Ergebnis eines langen wissenschaftlichen Kampfes, in dem Theorie gegen Theorie stand, und an dem Ärzte aus den verschiedensten Ländern beteiligt waren.

Lange Zeit hindurch forschte und experimentierte man, aber es war ein Suchen ohne jegliche Orientierungsmöglichkeit. Mancher eben begonnene Weg erwies sich als falsch, und mit unendlicher Mühe mußte von vorn begonnen werden. Es war eine schwierige, manches Mal enttäuschende Arbeit, bei der man sich der Wahrheit oft sehr nahe glaubte. Hypothesen wurden aufgestellt und wieder verworfen. Es fanden Kongresse statt, und in die verseuchten Gebiete wurden Expeditionen gesandt. Das kleine Gremium von Ärzten, das sich um die Erforschung der Krankheit bemühte, glich einer Handvoll von Kreuzfahrern, die einen Gegner bekämpften, den sie nicht kannten und der nicht gewillt war, sein Visier zu heben.

Flüchtige Erfolge und Rückschläge wechselten einander ab, und nicht immer gingen Vernunft und Forscherleidenschaft denselben Weg.

Aber schließlich war diesen zähen wissenschaftlichen Bemühungen ein Erfolg beschieden: die Pinta-Krankheit, eine seit langem unbekannte Hautkrankheit, war erforscht worden. Der Krankheitserreger, den man seit zwei Jahrhunderten gesucht hatte, war gefunden: ein Treponema.

## I. Ursprung und Entwicklung des Begriffes

### 1. Ursprungsgebiet der Krankheit

Stammt die Krankheit aus Südamerika? Gab es sie dort schon, bevor im Jahre 1492 die Spanier das Land eroberten? Vermutungen gingen dahin, daß die Seuche nach der Entdeckung Südamerikas durch afrikanische Negersklaven eingeschleppt worden sei. Die mexikanische Geschichte bringt einige Tatsachen: Hernán Cortés sandte Kaiser Karl V. von Spanien Briefe, in denen er von der „Neuen Welt" berichtet. Es handelt sich um die fünf sog. „Cartas de Relación". Im zweiten Brief schreibt Cortés: „In diesem glücklichen Land lassen sich Eigentümlichkeiten bei der Hautfarbe der Eingeborenen beobachten. Es gibt hier Menschen, deren Haut eine fleckige Färbung aufweist ..." Hernández berichtet in seiner „Historia Plantarum", daß die Azteken eine Krankheit kannten, der sie den Namen *Tzalzayanaliztli* gaben und bei der auf der Haut Flecken verschiedener Färbung auftraten.

Es existieren historische Dokumente, in denen die Rede ist von hautverfärbenden Krankheiten, die die Azteken schon kannten, bevor die Spanier Südamerika eroberten. Diese Berichte konnten jedoch nicht als zuverlässige Unterlagen gelten und bildeten, so genau sie auch der Wahrheit entsprechen mochten, keineswegs eine verläßliche Unterlage für eine genaue Diagnose. Die Frage, ob die Pinta-Krankheit tatsächlich schon vor der Entdeckung Südamerikas dort existiert habe, wird wohl, wie CHESTERON sagt, „erst am Jüngsten Tage gelöst werden können". Es konnte nicht genau nachgewiesen werden, daß die Pinta auch in anderen Ländern existiere.

Dieser Umstand und die Tatsache, daß es sich um eine Seuche endemischen Charakters handelt, veranlaßt die Forscher heute übereinstimmend anzunehmen, daß sie auf dem südamerikanischen Kontinent beheimatet ist.

1701 wird sie zum ersten Mal in Mexiko beobachtet (AGUIRRE PEQUEÑO 1944a). 1928 bereist der New Yorker HOWARD FOX Kolumbien und stellt fest, daß es sich bei einer die Hautfarbe verändernden Krankheit, die dort „Carate" genannt wird, um die in Mexiko als „Pinta" bezeichnete Seuche handeln muß. Der Kubaner PARDO CASTELLÓ entdeckt 1936 die Identität der auf Kuba als „Pinta" bezeichneten Melanodermie mit der in Kolumbien als „Carate" und in Mexiko ebenfalls als „Pinta" bekannten Seuche.

## 2. Entstehungstheorien

Man versuchte damals, das Leiden mit den verschiedensten Theorien zu erklären. Man hielt es für eine Abart der Syphilis oder auch für eine Art „Tiña"[1], die durch einen Pilz übertragen wird. Verschiedene Arten von Mikroben, darunter auch nervenangreifende Bakterien, wurden ebenfalls als mögliche Erreger in Betracht gezogen. 1927 beobachtete GONZÁLEZ HERREJÓN, daß seine an Pinta erkrankten Patienten positiv auf eine Wassermannsche Seruminjektion reagierten und daß ihre Läsionen mit Quecksilber und Arsensalzen geheilt werden konnten. (MENK machte zur selben Zeit in Kolumbien die gleiche Erfahrung.) HERREJÓN wies auf den offensichtlichen Zusammenhang zwischen der positiven Seroreaktion und der Krankheit hin und begründete darauf seine Theorie, in der er die Pinta-Krankheit als Spirochätose definierte und damit einen ganz neuen, nun den endgültig richtigen Weg zur ätiologischen Erforschung der Krankheit aufzeigte.

# II. Das Treponema

## 1. Seine Entdeckung

GRAU TRIANA und ALFONSO ARMENTEROS, Assistenten des Professor BRAULIO SÁENZ in La Habana auf Kuba, entdeckten 1938 das Treponema. Sie wiesen es im aktiven Rand der Hand- und Fußwunden nach, sowie in der Lymphe der superfiziellen Ganglien eines Pintakranken. Später wies LEÓN BLANCO (1939b) beim selben Patienten die Existenz des Treponema in der Ganglionlymphe und in den histopathologischen Schnitten der Haut nach.

Auch bei sieben weiteren an Pinta erkrankten Mexikanern stellt BLANCO ein Treponema fest.

BRUMPT nennt es *Treponema carateum*. BLANCO gibt ihm den Namen *Treponema Herrejoni*, nach HERREJÓN, der mit der Vermutung, es könne sich um eine Spirochätose handeln, der Forschung einen neuen, gangbaren Weg gewiesen hatte.

### a) Morphologische Kennzeichen (Abb. 1)

Das Treponema der Pinta hat eine starke Ähnlichkeit mit dem der Syphilis. Nach Untersuchung mit dem Elektronenmikroskop (RAKE und VARELA) ist es beschrieben worden als ein Treponema, dessen eines Ende in eine Verdickung ausläuft, während sich am entgegengesetzten Ende eine Geißel befindet. Diese Geißel ist jedoch nicht in jedem Fall zu beobachten, eine Tatsache, die bei der Unterscheidung von dem Treponema pallidum eine wesentliche Rolle spielt. Das Treponema der Pinta zeigt zuweilen vier oder fünf Granulationen im Innern des Bacillenkörpers; es ist beweglich und weist Spiralen und Granulationen sowie

---

[1] Tiña = eine im Deutschen unter der Bezeichnung „Flechte" bekannte Hautmykose.

mitunter eine Geißel auf. Es hat eine Dicke von 0,25—0,30 $\mu$ bei einer Länge von 5—15 $\mu$. Die Spiralen haben eine durchschnittliche Länge von 10—12 $\mu$, können in einigen Fällen jedoch bis zu 25 $\mu$ und mehr messen.

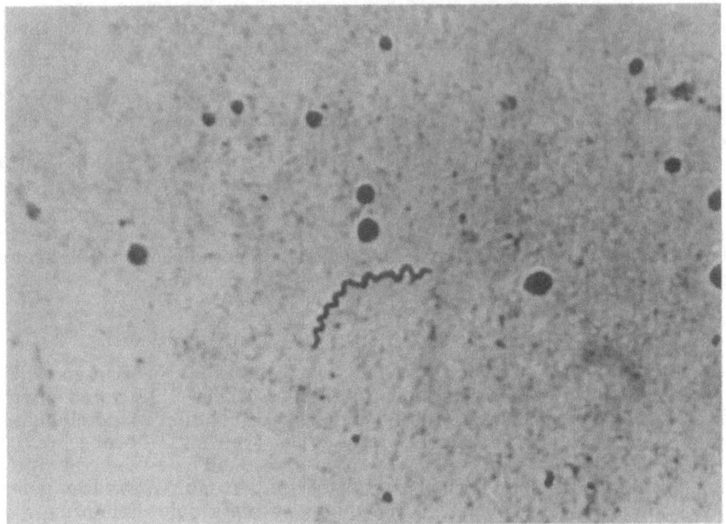

Abb. 1. Treponema Herrejoni. Seröse Substanz aus einem Pintid mit einem Entwicklungszeitraum von 6 Monaten bei einem 26jährigen Mann

### b) Biologische Eigenschaften

Das Treponema Herrejoni ist in allen Läsionen der Pinta zu beobachten, in größerer Zahl jedoch bei den Dyschromien des Endstadiums. Es kann im Produkt oder der Auskratzung der Läsionen nachgewiesen werden, und zwar mittels direkter Beobachtung unter dem Mikroskop mit Hilfe der Dunkelfelduntersuchung, durch Imprägnierung nach der Methode Fontana-Tribondeau oder mit Hilfe des Tuscheverfahrens.

In Nährmedien mit 10%igem Saponin geht das Treponema bei Laboratoriumstemperatur sehr schnell (in 6 Std) zugrunde. Das gleiche Ergebnis erhält man bei Nährböden mit 10%igem Natriumtaurocholat und Galle. Varela und Nieto entdeckten, daß das Treponema Herrejoni durch die Wirkung der Galle sehr schnell immobilisiert wird, während beim Treponema pallidum die Immobilisierung erst nach 30 min erfolgt. Den erwähnten Forschern gelang es nicht, das Treponema in anaeroben Nährböden, dem Corium oder dem Eiweiß zu züchten. Man hat also das Treponema der Pinta-Krankheit bis jetzt nicht in der Kultur am Leben erhalten können.

## III. Experimentelle Impfung

### 1. Beim Tier

Es gelang nicht, durch Injektionen beim Meerschweinchen die Pinta zu übertragen. Es traten nur gelegentlich Orchitis und Keratitis auf.

### 2. Beim Menschen

Padilha (Brasilien, 1946) führte bei an „Yaw" erkrankten Patienten neun Impfungen mit dem Treponema Herrejoni durch und beobachtete bei diesen Kranken eine Teilimmunität.

Die experimentelle Übertragung der Pinta von Mensch zu Mensch wurde zum ersten Mal in Mexiko (laut AGUIRRE PEQUEÑO) von GUILLERMO TÉLLEZ (1880 bis 1889) durchgeführt. TÉLLEZ war, als er seine Versuche durchführte, der Ansicht, daß die Läsionen mit Merkurialsalbe sehr leicht zu heilen seien. Er injizierte einer gesunden Person das Blut eines Pintakranken und wiederholte diesen Versuch bei weiteren 84 Personen. Er erhielt 70 positive und 14 negative Resultate.

### a) Erfahrungen bei der Selbstinfektion

Eine Selbstinfektion wurde von FRANCISCO LEON BLANCO (Habana, Kuba, 1938) und EDUARDO AGUIRRE PEQUEÑO (Mexiko 1939) vorgenommen.

Die von BLANCO angewandte Technik bestand in der intradermalen Injektion von 0,2 cm³ Lymphe, die der Läsion eines Pintakranken entnommen worden war. Gleichzeitig impfte er sehr oberflächliche Erosionen der Epidermis mit einem Tropfen unverdünnter Lymphe, „analog der Technik bei der Pockenimpfung der Kinder".

AGUIRRE PEQUEÑO führte vier Impfungen — drei intradermale und eine mittels Scarifikation — an der Vorderseite des linken Unterarmes durch, und zwar unter Verwendung der serösen Substanz aus der Läsion eines Pintakranken aus dem mexikanischen Staat Guerrero. Die äußerst detaillierten Berichte dieser beiden Forscher, die sich mit der Initialpapel der Krankheit und dem weiteren Verlauf der cutanen Manifestationen befassen, bilden Unterlagen von großem wissenschaftlichen Wert. Mit Hilfe dieser Erfahrungen konnte einiges ausgesagt werden über die Art, in der das Anfangsstadium der Pinta verläuft. Es handelte sich dabei um Angaben, die bisher noch völlig unerkanntes Gebiet betrafen. Außerdem erfuhr man etwas über die Übertragung durch direkten Kontakt und konnte auf diese Weise die Kenntnis der Krankheit in ihren verschiedenen Entwicklungsphasen vervollständigen.

# IV. Synonyme, Epidemiologie und Verbreitung der Krankheit auf der Erde (Abb. 2)

## 1. Synonyme

In Mexiko wird die Krankheit *Mal del Pinto* genannt (span. pintar — malen, anmalen; Anspielung auf den fleckigen Aspekt); auf Kuba und in den USA heißt sie *Pinta*; in Kolumbien und San Salvador *Carate* (was bedeutet: tot), *Cute* in Venezuela, *Cativa* in Guatemala und Honduras, *Puru Puru* in Brasilien, *Bousserole* auf Haiti, *Gousarola* auf San Domingo, *Ecara* in Peru und *Blaue Krankheit* in Ecuador.

In den endemischen Gebieten von Mexiko wird sie auch *Jiricua* und *Curicua* (in Michoacán), *Guayana* und *Melancilia* (Nayarit), *Tina* und *Mal de las Manchas* (Fleckenkrankheit) (Chiapas und Tabasco) genannt.

## 2. Beobachtete Besonderheiten bei den untersuchten Fällen

Der größere Teil der Erkrankungen wurde bei Personen beobachtet, die auf dem Lande arbeiteten. Auf Kuba z.B. trat die Krankheit bei Schwarzen oder Mestizen auf — Bewohnern von Gegenden, in denen Zuckerrohr angebaut wird. In Mexiko wird die Pinta besonders häufig bei Bauern beobachtet. Es ist als wahrscheinlich anzunehmen, daß, stärker als rassische Faktoren, bestimmte klimatische Gegebenheiten wie Temperatur oder Luftfeuchtigkeit die Krankheit

begünstigen. Zur Frage des Geschlechts wurde beobachtet, daß die Krankheit
sich unterschiedslos bei beiden Geschlechtern und in allen Altersstufen zeigt.
Spezielle Studien, die Latapí und Blanco in Mexiko und Grau Triana auf Kuba
durchführten, haben gezeigt, daß die Pinta in allen Altersstufen von einem Jahr an
bis zu 36 Jahren auftreten kann. Die größte Zahl von Erkrankungen, die Latapí
und Blanco beobachten konnten, entfällt auf die ersten beiden Lebensjahrzehnte.
Die statistischen Angaben hinsichtlich der Gesamtzahl der in Mexiko auftretenden

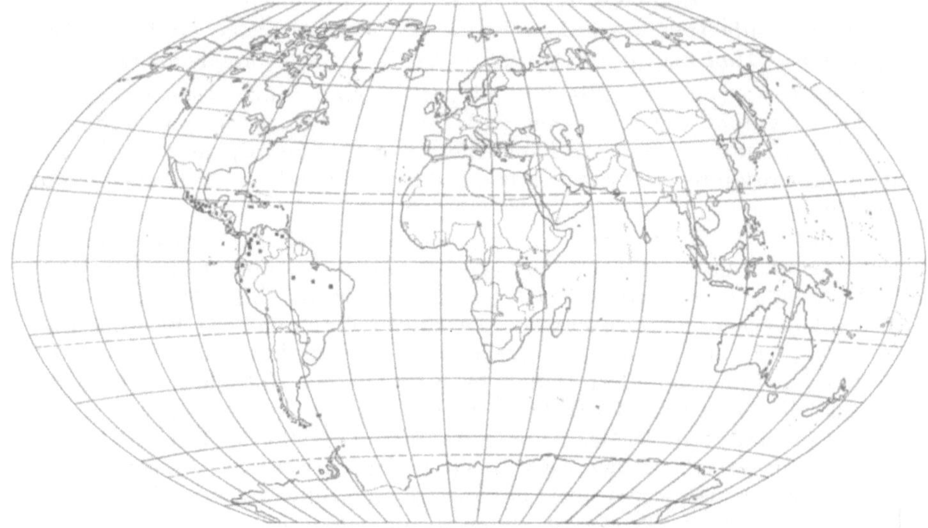

Abb. 2. Weltkarte. Die Gebiete, in denen die Pinta existiert, erscheinen schwarz gezeichnet

Fälle sind nur als Annäherungswerte aufzufassen. Im Jahre 1934 wurde von
Herrejón die erste Zählung von Pintakranken organisiert und durchgeführt,
und man erhielt eine Zahl von 270 685. Latapí schätzt augenblicklich die Zahl
der Pintakranken in Mexiko auf 300 000.

## 3. Geographische Verbreitung

Endemisch tritt die Krankheit in der heißen Zone des südamerikanischen
Kontinentes auf. Sie kommt außerdem vor in Mexiko, Mittelamerika, Kuba,
Haiti, Puerto Rico, San Domingo, Kolumbien, Venezuela, Ecuador, Peru und
Brasilien.

Die Länder, in denen die Pinta beobachtet wurde, liegen im Bereich des Wende-
kreises des Krebses. In Kolumbien und Mexiko sind die häufigsten Erkrankungen
beobachtet worden (Abb. 3 und 4). Es ist wahrscheinlich, daß bestimmte klimatische Bedingungen wie die Höhe über dem Meeresspiegel, Luftfeuchtigkeit und
Temperatur die Entwicklung der Pinta begünstigen. Solche Bedingungen scheinen
in Mexiko besonders in den Flußtälern des Balsas und seiner Nebenflüsse zu
herrschen: Nordwesten des Staates Oaxaca, Norden von Guerrero, Süden von
Veracruz, fast im ganzen Staat Morelos, im Süden des Staates Mexiko, im Osten
von Jalisco, Süden von Puebla, Nordosten von Colima und Süden von Michoacán.
Es gibt andere Gegenden des Landes mit annähernd den gleichen klimatischen
Verhältnissen, in denen die Pinta jedoch niemals beobachtet wurde, so daß man
sie beinahe ausschließlich im Süden von Mexiko findet.

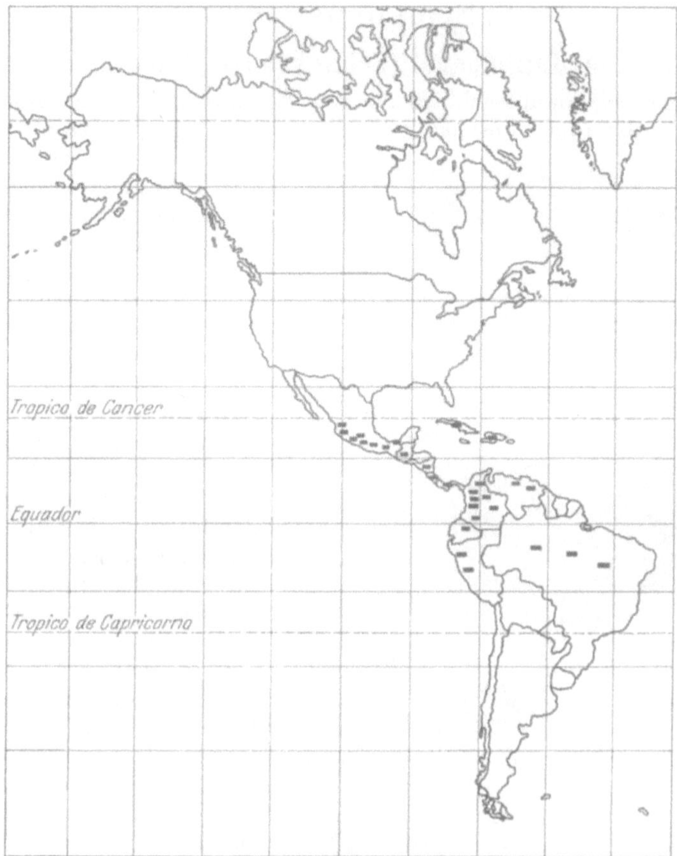


Abb. 3. Karte des nord- und südamerikanischen Kontinentes. Die Gebiete, in denen das Auftreten der Pinta mit Sicherheit bekannt ist, sind mit schwarzer Tusche markiert

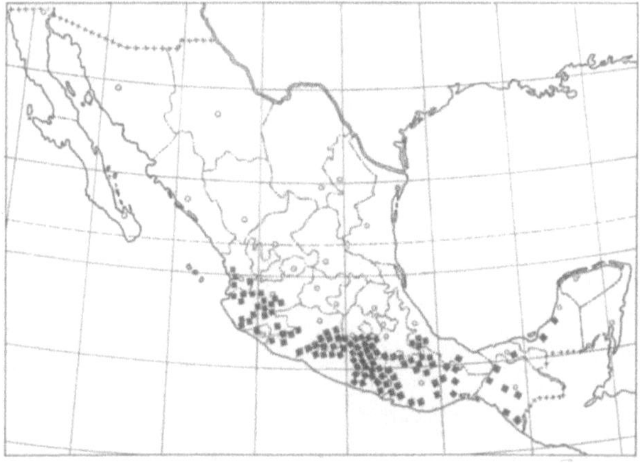

Abb. 4. Karte von Mexiko. Die mit Tusche gezeichneten Gebiete verdeutlichen die topographische Verteilung der Pinta

# V. Symptomatologie

## 1. Initialpapel (Schanker der Pinta)

Darüber ist man hauptsächlich aus den Berichten über die Selbstinfektion informiert. An der Infektionsstelle bildet sich am 7. Tag eine linsenförmige, rosa Papel, die sich ungefähr 3 mm über dem umgrenzenden normalen Hautniveau erhebt. Etwa 20 Tage später bilden sich an ihrer Oberfläche kleine Schuppen; die Initialläsion bekommt allmählich den Aspekt einer erythematosquamösen Papel mit unregelmäßig runder Kontur und einem Durchmesser von 1 cm. Diese Läsion wächst beständig, und zwar exzentrisch; oder es erscheinen an ihrer Peripherie kleine Satellitenpapeln, die sich ausbreiten und flacher werden, bis sie mit der Initialläsion verschmelzen. Auf welche Weise auch immer das Wachstum erfolgt, charakteristisch für die Läsion ist die Langsamkeit, mit der ihr Wachstum sich vollzieht; nach 2 oder 3 Monaten ist die Läsion erst 3 cm groß (nur ausnahmsweise überzieht sie ein ganzes Glied).

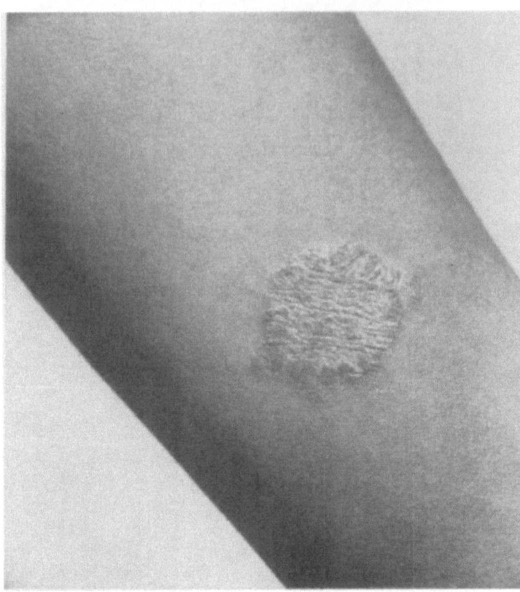

Abb. 5. Pintid. 5 Monate Entwicklungszeitraum. 28jähriger Mann

Die Initialpapel bleibt 3, 4 und bis zu 9 Monaten isoliert (selten durch Jahre hindurch); danach beginnt die Generalisationsphase. Die Initialläsion wird gewöhnlich an Oberschenkel, Unterschenkel, Ober- und Unterarm und Thorax — vor allem an der Vorderseite des Thorax — beobachtet.

## 2. Generalisationsphase. Pintide

Man nimmt an, daß diese Phase beginnt, wenn das Treponema in die Blutbahn eingedrungen ist und dort eine wahrhafte Bacillämie verursacht hat. Es ist jedoch nicht gelungen, das

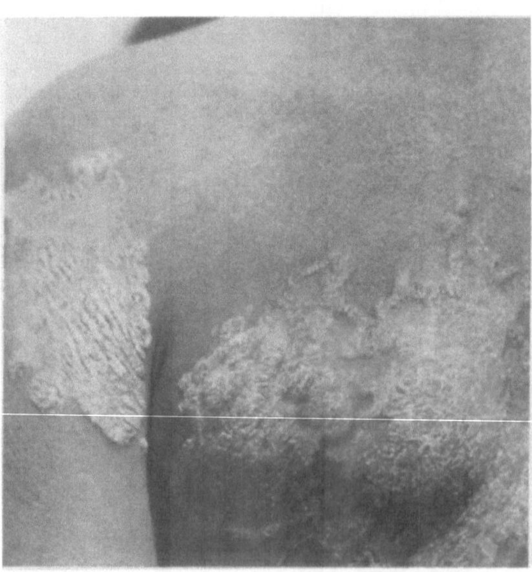

Abb. 6. Pintid. 9 Monate Entwicklungszeitraum. 30jähriger Mann

Treponema in diesem Stadium im Blut nachzuweisen. Diese Phase ist charakterisiert durch die Entwicklung linsenförmiger erythematöser Flecken, deren

Anzahl im allgemeinen gering ist, zuweilen jedoch auch sehr hoch sein kann (AGUIRRE PEQUEÑO berichtet von 120). Diese Gebilde, „Pintide" genannt, werden nach 2—3 Wochen zu erythematös-squamösen Läsionen, entsprechend der Initialläsion; sie entwickeln sich dann beständig weiter fort, bis sie sich schließlich verfärben, einen atrophischen Aspekt annehmen und somit die die Endphase kennzeichnenden Symptome zeigen. Sie sind mit Vorliebe an der Vorderseite des Thorax oder am Rücken und den Extremitäten lokalisiert, sehr selten im Gesicht (Abb. 5, 6, 7, 8a und b).

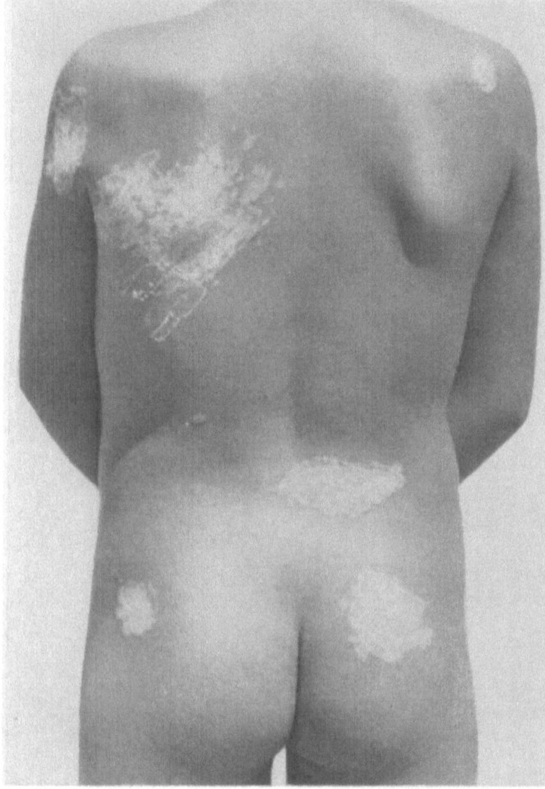

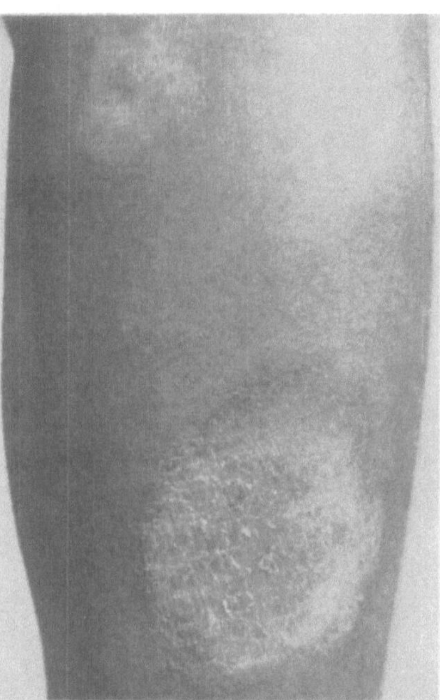

Abb. 7

Abb. 8

Abb. 7. Pintid. Disseminierungsstadium. 9 Monate Entwicklungszeitraum. 30jähriger Mann
(der Patient von Abb. 6)

Abb. 8a. Pintid im Stadium des Überganges in die dyschromen Läsionen des Endstadiums.
11 Monate Entwicklungszeitraum. 36jähriger Mann

## 3. Endstadium. Dyschromische Erscheinungen

Dieses Stadium ist bestimmt entweder durch Hyperpigmentierung oder durch Hypopigmentierung sowie atrophische Symptome. Das Erythem und die Schuppen sind kaum mehr zu beobachten. In dem Maße, in dem sich die erythemato-squamösen Gebilde weiter entwickeln, wird das Erythem immer schwächer, und nach und nach verschwinden die Schuppen. Die Ränder verstärken ihre Aktivität, im Gegensatz zum Zentrum der Läsion, das teilweise langsam zurückgeht. Die Dyschromie wird immer intensiver, bis sie stärker hervortritt als das Erythem und die Schuppen. Die Intensität des Erythems ist in hohem Grade maßgebend für die endgültige Farbe der dann jeweils mehr oder weniger dunklen Flecken des Endstadiums.

Andererseits hängen die einzelnen Nuancen der Dyschromien ab von den normalen Faktoren der Hautpigmentierung (Dicke, Durchblutung etc.), von

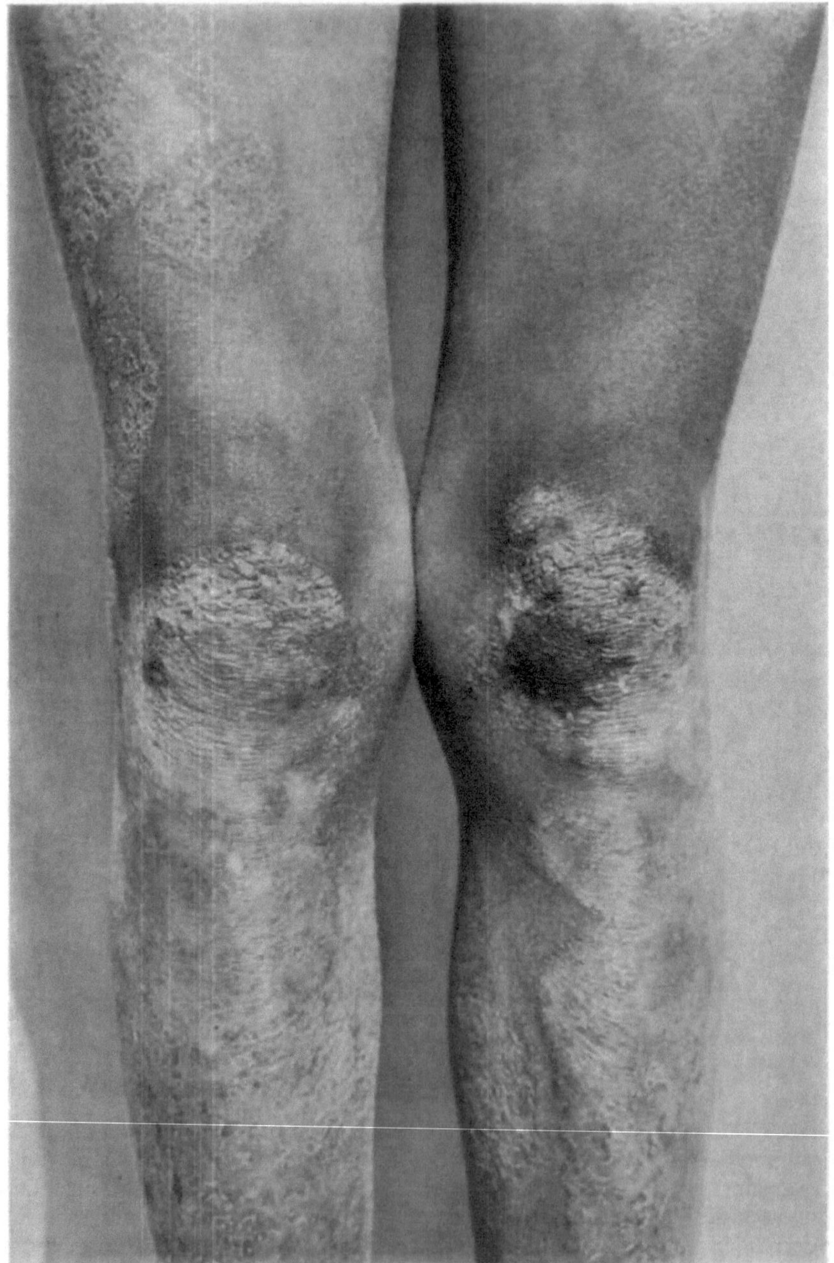

Abb. 8b. „Psoriasisartige" Pintide. 7 Monate Entwicklungszeitraum. 30jähriger Mann

denen als der wichtigste das Melanin angesehen werden muß. Von der Menge und der Verteilung des Melanins in den verschiedenen dermo-epidermalen Schichten hängt die endgültige Farbe der Läsionen im wesentlichen ab.

Man schreibt dem Treponema auch eine Wirkung „in situ" auf die Melanin-
bildung zu. Aus der Intervention dieser Faktoren resultieren verschiedene

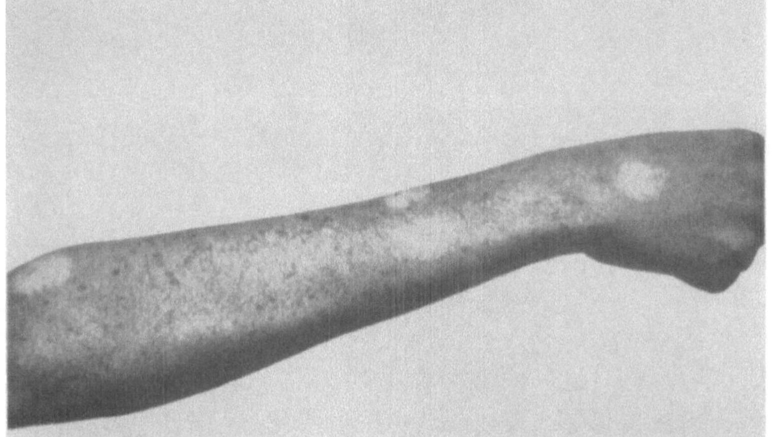

Abb. 9. Dyschrome Läsionen des Endstadiums. 18 Monate Entwicklungszeitraum. 39jähriger Mann

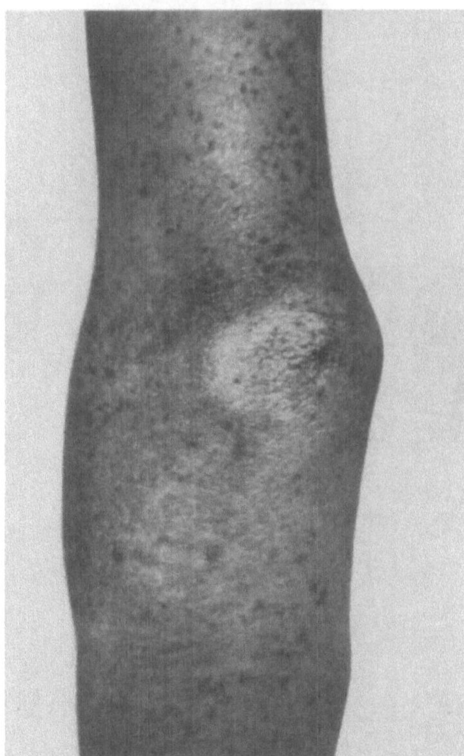

Abb. 10a

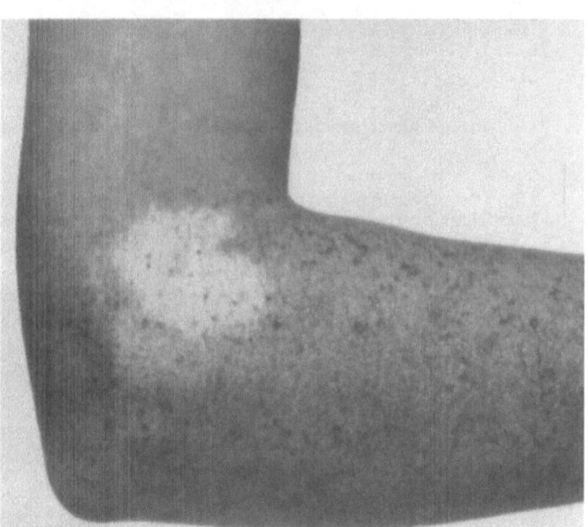

Abb 10b

Abb. 10a. Dyschrome Läsionen des Endstadiums. Der
hypochrome Fleck entwickelt sich an der Stelle der vor-
ausgehenden Pintide. 18 Monate Entwicklungszeitraum.
39jähriger Mann (der Patient von Abb. 9)

Abb. 10b. Dyschromes Detail bei dem Patienten von
Abb. 9

Nuancen (grau, kaffeefarben, blau, schwarz etc.), auf die die alten Bezeichnungen
„Schwarze Pinta", „Blaue Pinta" etc. zurückzuführen sind.

In den Läsionen ist eine leichte Atrophie zu beobachten, wenn die Dyschromie
ihr endgültiges Bild erreicht hat. Diese dyschromischen Erscheinungen sind am

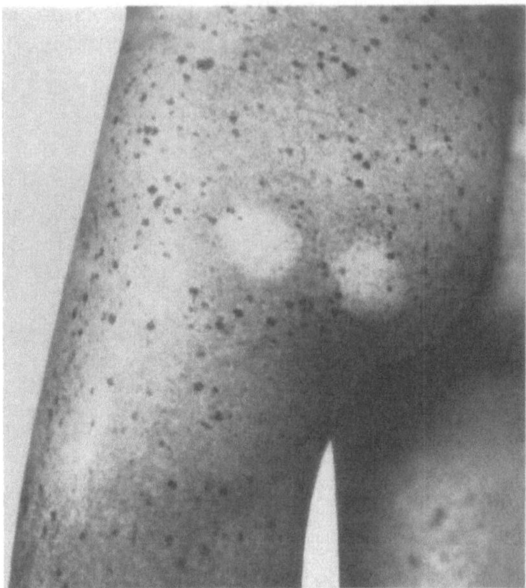

Abb. 10 c

Abb. 10 c. Anderer dyschromer Aspekt beim Patienten von
Abb. 9

Abb. 11 a. Dyschrome Läsionen des Endstadiums. 4 Jahre
Entwicklungszeitraum. 44jähriger Mann (entnommen der
Dissertation von GARZA TOBA, Paris 1956)

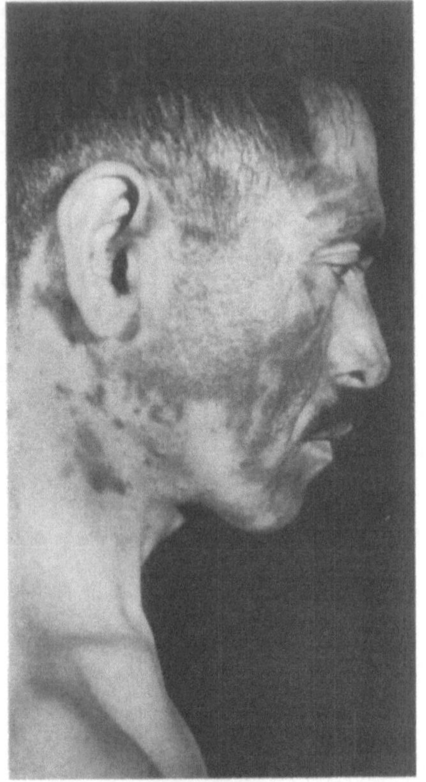

Abb. 11 a

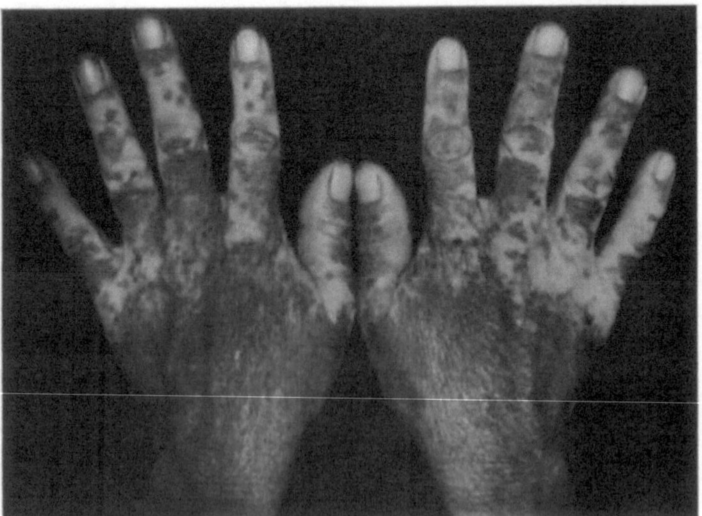

Abb. 11 b. Dyschrome Erscheinungen. Endstadium. 5 Jahre Entwicklungszeitraum. 40jährige Frau

ganzen Körper und am Gesicht lokalisiert. Immer sind sie zu beobachten an
Ellbogen, Knien und Knöcheln — Körpergegenden, an denen die Flecken mit
Vorliebe symmetrisch auftreten (Abb. 9, 10a—c, 11a u. b).

## 4. Besondere Charakteristika

Der Übergang zwischen den einzelnen Phasen ist nicht genau festzustellen. Er hängt ab von jedem einzelnen Fall und steht in wesentlicher Beziehung zu der Aspektveränderung der Läsionen. Die kleine erythemato-squamöse plattenförmige Initialläsion kann Monate hindurch isoliert bleiben, mitunter auch Jahre (ein Ausnahmefall, von dem BLANCO berichtet: 6 Jahre).

Die Zahl der Pintide des Disseminierungsstadiums variiert zwischen einer einzigen bis zu 30, jeweils entsprechend der Morphologie der Initialläsion. Die Länge ist unterschiedlich und schwankt zwischen 3 und 30 cm. Zuweilen erstrecken sich diese Veränderungen über ein ganzes Glied. Ihre Form ist am Anfang rund, oval oder halbmondförmig. Später nehmen die Ränder, die anfangs regelmäßig sind, eine gezackte Form an und heben sich immer von dem benachbarten Hautniveau ab.

Das Zentrum der Läsion hat manchmal scheinbar atrophischen Aspekt, und zwar ist dies auf den Kontrast zwischen Zentrum und den aktiveren Rändern zurückzuführen, die gelegentlich umgeben sind von dunkleren Höfen. Solche Höfe müssen, wenn sie auftreten, als sehr charakteristisch angesehen werden. LATAPÍ und BLANCO haben verschiedene Arten unterschieden: ,,psoriasisartige``, ,,epidermophytoide``, ,,lakenartige``, ,,syphiloide`` und ,,leproide``. Die Pintide ulcerieren nicht. Juckreiz und Adenopathien werden nicht immer beobachtet.

Die Disseminierungsphase beginnt zwischen 2 und 6 Monaten, nachdem die Initialpapel aufgetreten ist. Die Läsionen verfärben sich immer stärker und sind immer weniger infiltriert. Die Entwicklung schreitet langsam fort, bis sich die Läsionen in die dyschromischen Läsionen des Endstadiums verwandelt haben.

Die hyperchromischen und achromischen Läsionen sind unterschiedlich in ihrer Länge. Sie können 1 mm groß sein oder sogar ein ganzes Glied überziehen. Sie sitzen immer an den Knochenerhebungen: Handrücken, Ellbogen, Knie, Knöchel, sind jedoch auch im Gesicht und am Thorax lokalisiert.

*Zusammenfassung.* In allen Phasen der Krankheit ist die gleiche cutane Erscheinung zu beobachten (die Initialpapel), die sich verändert (erythematosquamöse flächige Läsion), die sich vermehrt (Disseminierungsphase) und die ihren endgültigen Aspekt annimmt: die dyschromischen atrophischen Läsionen des Endstadiums. So lassen sich die ,,Pintide`` von Anfang bis Ende durch die Phasen der Veränderung und Vermehrung als die spezifische klinische Einheit der Pinta-Krankheit auffassen.

# VI. Pathologische Anatomie

## 1. Experimentelle Initialläsion
### (Nach LEÓN BLANCO)

Diese Läsion beginnt sich in Form einer dermo-epidermalen Papel, mit leichter Verdickung der Epidermis in den interpapillären Sprossen und leichter Hyperkeratose zu zeigen. Ödem der Stachelzellenschicht, Exocytose und Exoserose und Verminderung des Melanins in der Basalschicht.

## 2. Pintide und dyschromische Erscheinungen

Die mikroskopischen Bilder der Läsionen bieten nicht genügend charakteristische Einzelheiten. Es sind kaum strukturelle Unterschiede zwischen Initialläsion und Läsion des Endstadiums festzustellen. In der Epidermis ist Atrophie und Hyperkeratose zu beobachten, außerdem Acanthose und Verlängerung der

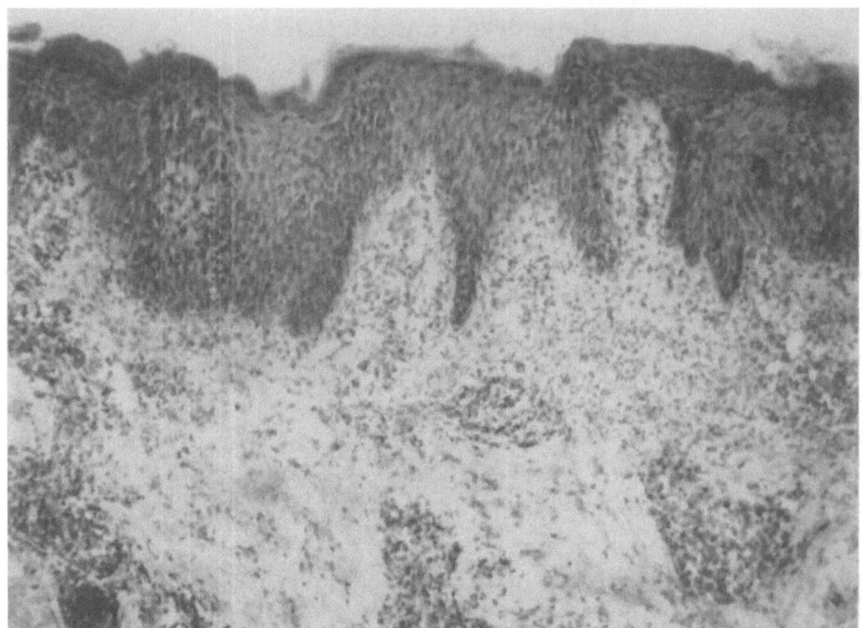

Abb. 12a. Histopathologischer Schnitt. Pintid. 6 Monate Entwicklungszeitraum: Epidermis mit leichter Acanthose und Verlängerung der interpapillären Sprossen. In superfizieller Dermis: perivasculäres lymphocytäres Infiltrat (Mikrophotographie)

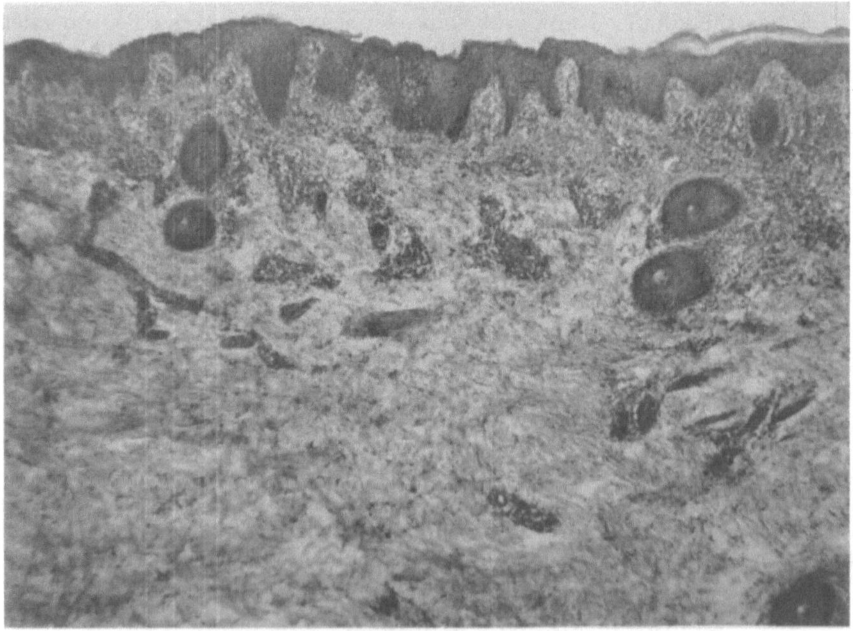

Abb. 12b. Vergrößertes Detail der Abb. 12a

interpapillären Sprossen. Gelegentlich auch Ödem der Stachelzellenschicht und Verminderung des Melaninpigmentes, vor allem in der Initialläsion (Abb. 12a, b und 13).

In der Dermis: Unspezifisches dichtes Infiltrat, gebildet aus perivasculären Lymphocyten und Plasmazellen. Das Treponema herrejoni findet sich in großer Zahl im Infiltrat und seltener in der Stachelzellenschicht. Bei den hyperpigmentierten Flecken des Endstadiums sind Acanthose und die Atrophie in der Stachelzellenschicht im Papillenapex ausgeprägter, und das Melanin ist in der Dermis in größerer Menge als in der Basalschicht vorhanden.

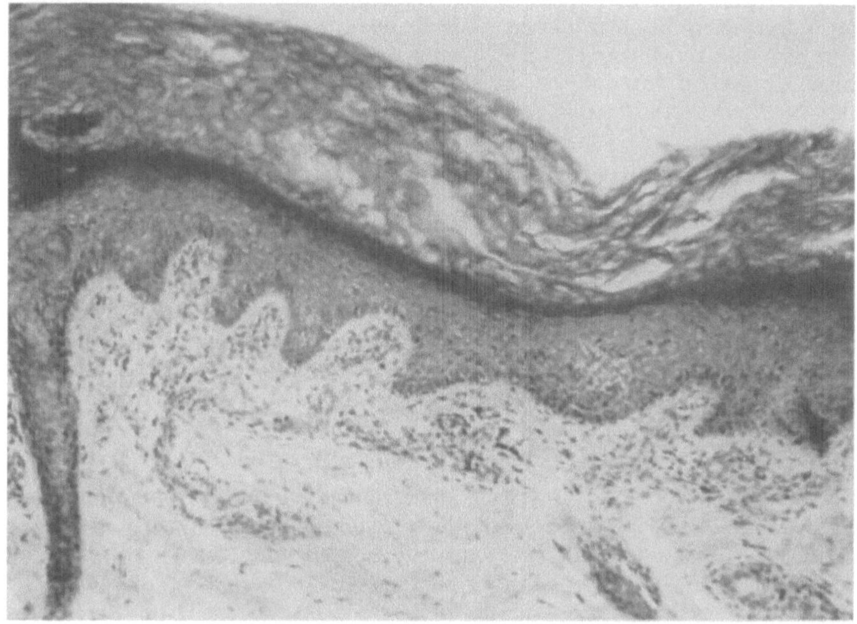

Abb. 13. Dyschrome Veränderung des Endstadiums. 2 Jahre Entwicklungszeitraum (Mikrophotographie). Histopathologischer Schnitt: Epidermis mit leichter Atrophie und Hyperkeratose. Wenige Infiltrate im oberen Corium

# VII. Diagnose

Obwohl die Morphologie und die Entwicklung der Läsionen im allgemeinen sehr charakteristisch sind, wäre doch eine diagnostische Verwechslung möglich mit der Syphilis, Psoriasis, „Tiña del cuerpo"[1], Lepra, Tuberkulose, Addisonschen Krankheit und Vitiligo. Aber es genügt eine umfassende klinische Prüfung, um die Differentialdiagnose stellen zu können. Eine absolut sichere Diagnose läßt sich auf Grund des Nachweises des Treponema im Produkt oder der Ausschabung der Läsionen stellen.

Die serologischen Reaktionen für die Syphilis sind fast in allen Fällen der Pinta positiv, vor allem in den letzten Phasen, mit sehr hohen Titern an Reaginen. Sie bleiben auch positiv während der Behandlung. Sie können negativ ausfallen am Anfang der Krankheit, das kommt jedoch sehr selten vor. Die Euglobulininhibition von NEURATH erlaubt keine Differenzierung des Syphilistreponemas von dem der Pinta.

Es sind keine schweren Veränderungen zu beobachten. GRAU TRIANA gibt einen Fall von Aortitis an. Solche Beobachtungen sind in Mexiko nicht gemacht worden. Es konnten, allerdings sehr selten, leichte Splenomegalien festgestellt

---

[1] Tiña = Flechte. Tiña del cuerpo (Körperflechte) — Hautmykose, die nicht nur die Kopfhaare, sondern auch die am Körper verteilten Haare befällt.

werden. Eosinophilie wird nicht immer beobachtet. Sehr selten begegnet man der Alopecie behaarter Hautteile und befallener Hautregionen, und in Ausnahmen werden Läsionen an den labialen, palpebralen und genitalen Schleimhäuten beobachtet. Keratodermien an der Handfläche und an der Fußsohle und auch Onychose sind aufgetreten. Aguirre Pequeño berichtet, daß er 5 Jahre nach Auto-inoculation an sich eine Wurzelneuritis beobachtet habe.

In denjenigen Ländern, in denen die Krankheit existiert, ist der Herkunftsort des Patienten ein wichtiger Fingerzeig für die Diagnose. Wenn man einen Kranken vor sich hat, der Dyschromien an Ellbogen und Knöcheln aufweist und aus dem endemischen Gebiet kommt, denkt man sofort an die Möglichkeit der Pinta-Krankheit.

## VIII. Pathogenese, Entwicklung, Prognose

### 1. Übertragungsmodus

Man nahm an, daß die Krankheit durch Stiche bestimmter Insekten übertragen werde. Durch die Fehlschläge, die sich bei der Verfolgung dieser These ergaben, ist man von dieser Meinung abgekommen. Die Übertragung erfolgt von Mensch zu Mensch, auf dem Wege des direkten Kontaktes, durch eventuelle Abschürfungen der Haut. Die Erfahrungen der Selbstinfizierung bestätigen das, da bei ihnen die Lymphe in direkten Kontakt mit der Hautoberfläche gebracht wurde.

### 2. Weiterer Verlauf

Auf die Initialpapel folgt, in jeweils unterschiedlichem Zeitraum, das Disseminierungsstadium. Theoretisch müßte diese Ausbreitung des Krankheitsprozesses auf dem Wege über das Blut erfolgen, durch einen noch nicht ganz bekannten Mechanismus der Gewebssensibilisierung. Das zahlreiche Vorhandensein der Pintide in diesem Stadium entspricht dem Gedanken einer Disseminierung auf dem Wege über die Blutbahn. Das Treponema konnte jedoch bis jetzt im Blut nicht nachgewiesen werden.

Die Läsionen zeigen eine chronisch fortschreitende Entwicklung. Wenn die Dyschromien einmal aufgetreten sind, bleiben sie bestehen und erweisen sich als jeder Behandlung unzugänglich. Wenn jedoch in den ersten Monaten mit der Therapie begonnen wird, verschwinden die erythemato-squamösen Läsionen, ohne eine Narbe zu hinterlassen. Die Prognose ist günstig, vom Gesichtspunkt des Allgemeinbefindens aus. Es treten keine erheblichen Komplikationen auf. Vom ästhetischen Standpunkt her ist sie weniger günstig, denn die Läsionen sind irreversibel.

## IX. Therapie

Bevor das Treponema erkannt worden war, wandte man Mercurialsalben an, die allerdings tatsächlich genügten, um die Pintide lokal zu heilen. Außerdem applizierte man Arsen, Wismut, Sarsaparille, Kaliumjodid und Natrium- und Chininsalze.

1944 begann man das Penicillin erfolgreich anzuwenden. González Herrejón und Aguirre Pequeño gaben es zum ersten Mal in Mexiko (Aguirre Pequeño unterzog sich einer Behandlung mit Penicillin wegen einer im Verlauf seiner Krankheit auftretenden Wurzelneuritis). Später wandten auch Latapí, Zozaya, Varela und viele andere das Penicillin in verschiedener Form an. Rein und seine Mitarbeiter behandelten eine Gruppe von 665 an Pinta erkrankten Patienten im Staat Guerrero (Mexiko) und erhielten mit einer einmaligen Dosis von 1 200 000 E von Procain-Penicillin G in Öl mit 2% Aluminiummonostearat gute Resultate.

Streptomycin, Aureomycin, Terramycin und Chloramphenicol sind ebenfalls mit günstigen Resultaten angewandt worden; allerdings werden bei der Behandlung mit Penicillin bessere Ergebnisse erzielt.

In der dermatologischen Abteilung des Professor LATAPÍ in Mexiko wenden wir gegenwärtig das Penicillin in einer Dosis von 6 Mill. E, in Form von 600000 E täglich, an.

Wenn in den ersten Phasen der Pinta Penicillin verabfolgt wird, verhindert es das Auftreten der dyschromischen Läsionen, läßt das Treponema aus den Hauterscheinungen verschwinden, heilt die Pintide und verhindert die Bildung neuer Läsionen. Die serologischen Reaktionen bleiben während der Behandlung positiv, obwohl der Titer an Reaginen weitgehend verringert ist. Hier bestehen möglicherweise Probleme der serologischen Differenzierung.

# X. Ergänzung

Über die Ätiologie, Symptomatologie und Therapie der Pinta bestehen gegenwärtig keine Zweifel mehr. Von den extra-cutanen Läsionen läßt sich das nicht sagen, da bis heute die visceralen Veränderungen nicht mit aller Genauigkeit demonstriert werden konnten.

J. RAMOS E SILVA (Brasilien) hat bei an Pinta erkrankten Patienten eine juxtaartikuläre Knotenbildung festgestellt.

I. CHAVEZ (Mexiko) berichtet von negativen Resultaten nach wiederholten kardiologischen Untersuchungen und M. PUIG SOLANES (Mexiko) von einer bilateralen Uveitis bei einem aus einem Endemiegebiet stammenden Pintakranken.

SOSA CAMACHO (Mexiko) führt bei 15 Pintakranken aus dem Endemiegebiet Guerrero histopathologische und treponemische Untersuchungen der Leber durch. Nach seinem Bericht über die Ergebnisse dieser Untersuchungen befindet sich die Leber in normalem Zustand, und es konnten keine Treponemen nachgewiesen werden.

Es gibt andere Arbeiten, die sich mit der Untersuchung der visceralen Läsionen befassen, bei denen die Resultate negativ waren. Positive Resultate wurden kaum beobachtet, und es konnte in solchen Fällen auch eine Beziehung Ursache — Wirkung nicht mit aller Sicherheit nachgewiesen werden.

Nur aus einer ausreichenden Beobachtung könnten sich Anhaltspunkte ergeben, die den Schluß erlauben, daß extra-cutane Läsionen zu dem Symptomenkomplex der Pinta gehören.

## Literatur

AGUIRRE PEQUEÑO, E.: Un documento de gran valor, casi ignorado en la historia del Mal del Pinto. Medicina (Méx.) **22**, 13 (1942a). — Nota histórica sobre la transmisión experimental del Mal del Pinto. Medicina (Méx.) **22**, 137 (1942b). — Mal del Pinto, „empeines" ó „jiotes". Lesiones de principio. Medicina (Méx.) **22**, 542 (1942c). — Las alteraciones de los anexos de la piel. Medicina (Méx.) **23**, 232 (1943). — La historia del Mal del Pinto. Boletín de Enero. Sección de Parasitología de la Universidad de Nuevo Leon, México 1944a. — La lesión inicial del Mal del Pinto a través de la literatura relativa. Boletín de la Sección de Parasitología de la Universidad de Nuevo Leon, México, Enero 1944b. — Las lesiones de diseminación del Mal del Pinto. (Autoobservación.) Boletín de la Sección de Parasitología de la Universidad de Nuevo Leon, México, Febrero 1944c. — Las discromias del Mal del Pinto. (Auto-observación.) Boletín de la Sección de Parasitología de la Universidad de Nuevo Leon, México, Febrero 1944d. — La evolución del Mal del Pinto. (Auto-observación por inoculación experimental durante cinco años.) Boletín de la Sección de Parasitología de la Universidad de Nuevo Leon, México, Julio 1944e. — Cómo se transmite el Mal del Pinto. Boletín de la Sección de Parasitología de la Universidad de Nuevo Leon, México, Agosto 1944f. — Analogías entre el Mal del Pinto y la Sífilis. Boletín de la Sección de Parasitología de la Universidad de Nuevo Leon, Monterrey, México, Septiembre 1944g. — El Mal del Pinto no es hereditario como lo es la Sífilis. Boletín de la Sección de Parasitología de la Universidad de Nuevo Leon, Monterrey, México, Septiembre 1944h. — Mal del Pinto. Nuevas Orientaciones clínicas para su estudio.

Arch. méd. mex. **8**, 316 (1947). — Aguirre Pequeño, E., y R. Gonzalez: Mal del Pinto. Bibliografía. Editada por La Universidad de Nuevo Leon, Monterrey, México, Diciembre 1944i). — Aparicio, M.: Über Narbenbildung bei Mal del Pinto und ihren Charakter bei der Leiche. Arch. Schiffs- u. Tropenhyg. **37**, 318 (1933). Cita de Aguirre Pequeño 1944i. — Argil, G.: Una nueva etapa en el conocimiento del Mal del Pinto. Medicina (Méx.) **330**, 615 (1938).

Barrientos, E.: Segundo caso del Mal del Pinto. Arch. Hosp. Rosales **33**, 385 (1941). Cita de Aguirre Pequeño 1944i. — Barrientos, E., y E. Reyes: Presentación del primer caso de Pinto en El Salvador. Arch. Hosp. Rosales **32**, No 66 (1940). Cita de Aguirre Pequeño 1944i. — Becker, S. W.: Vitiligo. A clinical and histologic study with a consideration of Pinta. Arch. Derm. Syph. (Chic.) **28**, 497 (1933). Cita de Aguirre Pequeño 1944i. — Bettolo, A.: Un raro caso di Pinta osservato en A.O.I. (Italian East Africa). Rinac. Med. **17**, 388 (1940). Cita de Aguirre Pequeño 1944i. — Briceño Rossi, A. L.: El valor del Verification test en la serología del carate ó mal del pinto y buba (Pian ó Yaw). Rev. Sanid. Asist. soc. **8**, 153 (1943). — Briceño Rossi, A. L., y D. Iriarte: Consideraciones sobre el estado actual del Carate y su distribución geográfica en Venezuela. Medicina (Méx.) **19**, 208 (1939). — Continuación sobre el estudio del Caraté en Venezuela, con el hallazgo, por primera vez en el pais, del espiroqueta del Caraté. Nota preliminar. Medicina (Méx.) **19**, 216 (1939). — Brumpt, E.: Un nouveau Treponeme parasite de l'homme: Treponema carateum agent des carates ou Mal del Pinto. Extrait des C. R. Soc. Biol. (París) **130**, 942 (1939a). — Faits nouveaux concernent l'agent et l'epidemiologie du Carate ou Mal del Pinto de l'Amerique intertropicale. Ann. Parasit. hum. comp. **17**, 245 (1939b).

Carrion, A. L., R. Ruiz Nazario y F. Hernandez Morales: Mal del Pinto en Puerto Rico. Bol. Asoc. méd. P. Rico **33**, 104 (1941). — Costero, I.: Estudio histopatológico del material de una biopsia practicada en el cuero cabelludo con lesiones de pinto. (Caso experimental del Dr. Aguirre Pequeño.) Medicina (Méx.) **23**, 276 (1943). — Curbelo, A., J. Castro Palomino, E. Conde y Garzon: Ensayos experimentales sobre el agente causal de la Pinta encontrado en Cuba. Rev. Cienc. méd. **1**, 134 (1938). — Curbelo, A., y E. Condo Mateo: Ensayos experimentales sobre el agente causal de la Pinta encontrado en Cuba. Rev. méd. cuba. **50**, 25 (1939).

Degos, R.: Le Mal del Pinto. Dermatologie, Paris: Flammarion Edit. 1953.

Escalona, E.: Mal del Pinto. Boletín del Segundo Curso de Dermatología Tropical. México 1947. — Características especiales del Pinto mexicano. Pren. méd. mex. **13** (3), 47 (1948). — Escobar, J. J.: La reacción de verificación de Kahn en el Carate. Bol. Clin. (Medellín, Colombia) **6**, 543 (1940).

Falcomy Villagomez, J. A.: El Mal del Pinto. An. Soc. méd.-quir. Guayas **27**, XVI (6), 196 (1936). — Fox, H.: Census of Mal del Pinto in México. Arch. Derm. Syph. (Chic.) **31**, 227 (1935). — White Pinta or Vitiligo in Yucatan. Arch. Derm. Syph. (Chic.) **36**, 534 (1937). — Discovery of the causative organism of Pinta. Arch. Derm. Syph. (Chic.) **39**, 709 (1939).

Garza Toba, M.: La Consulta Externa del Servicio de Dermatología del Hospital General. Rev. méd. Hosp. gen. (Méx.) **16** (4), 85 (1953). — El Mal del Pinto. Thése. Fac. de Med. Université de Paris, París 1956. — El Mal del Pinto. Terapeútica Clinica. Mexiko: Elit. Méndez — Oteo 1957, (Terapeútica Clinica. Autor: Rebolledo Lara.) — Gomez Farias, R.: El Mal del Pinto. Rev. Med. milit. (Rio de J.) **2**, 5 (1939a). — Investigación del Treponema en la lesiones de 500 casos de Mal del Pinto. Rev. Med. milit. (Rio de J.) **2**, 32 (1939b). — Inoculaciones experimentales del Mal del Pinto en la ciudad de México. Medicina (Méx.) **20**, 395 (1940). — Gonzalez Guzman, I.: Contribución para la serología del Mal del Pinto. Gac. méd. Méx. **71**, 523 (1941). — Gonzalez Herrejón, S.: Diagnóstico diferencial entre el Mal del Pinto, variedad blanca, y el Vitiligo. Medicina (Méx.) **12**, 515 (1932). — La reacción de Wasserman en el suero sanguíneo de los puercos. Medicina (Méx.) **15**, 337 (1935a). — Mal del Pinto e Hidrografía en al estado de Guerrero. Medicina (Méx.) **15**, 547 (1935b). — Monografía del Mal del Pinto. Editada por la Rev. de Inf. Terap. Leverkusen, Alemania 1938a). Cita de A. Pequeño 1944f. — Resumen histórico de las principales ideas etiológicas respecto al Mal del Pinto. Medicina (Méx.) **18**, 619 (1938b). — Génesis de la teoría espiroquetósica en el Mal del Pinto. Rev. Med. Trop. y Parasit. Bact. Clin. y Lab. (Habana) **6**, 1 (1940a). — Una nueva espiroquetosis. México: Edit. Depto. de Salubridad Pública 1940b. — Mal del Pinto. Pren. méd. mex. **10**, 137 (1945). — Gonzalez Herrejon, S., y F. Latapí: El Mal del Pinto. An. Med. Ateneo Ramon y Cajal (Méx.) **2**, 14 (1944). — Gonzalez Peris, G.: Bosquejo histórico sobre la etiología del Carate ó Pinta. Villaclara méd. **6**, 270 (1938). — Grau Triana, J.: La Pinta en Cuba. Rev. Med. Cirug. Habana **38**, 9 (1933). — Contribución al estudio de la Pinta ó Carate en Cuba. Arch. Med. interna **3**, 125 (1938). — Étude schématique et comparative de la syphilis, du Pian et du Mal del Pinto. Ann. Derm. Syph. (París) **9**, 276 (1949).

Hoffman, C. C.: Censo del Mal del Pinto en Río Balsas, Guerrero. Bol. Inst. Hyg. (Méx.) **2**, 331 (1936). — Holcomb, R. C.: Pinta, a treponematosis. A review of literature. Reprinted from U.S. nav. med. Bull. 40, No 3 (1942). Cita de AGUIRRE PEQUEÑO 1944i. — HUDSON, E. H.: A unitarian view of treponematosis. Amer. J. trop. Med. 26, 135 (1946).

IRIARTE, D. R.: El Carate en Venezuela. Bol. Lab. Clin. „Luis Razetti" (Caracas) 1, 17 (1940). — El Carate en Venezuela. Rev. Med. Trop. y Parasit. Bact. Clin. y Lab. (Habana) 9, 1 (1943).

LANGERON, M.: Caratés. Nouvelle pratique dermatologique, vol. 4, p. 577. París: Masson & Cie. 1936. — LARIOS RODRIGUEZ, I., y L. MARTINEZ: Datos clínicos, antropológicos y constantes fisiológicos de los niños Pintos en Tecomatlán, Puebla. An. Inst. Biol. (Méx.) 14, 98 (1943). — LATAPÍ, F.: Pinto y Caraté. Memoria del tercer Congr. de la Asoc. Med. Panamericana, p. 827—829. México 1933. — Comunicaciones orales con presentación de tres casos de mal del pinto a la Soc. Mex. de Dermatología. Actas del 26 de julio, 7 de diciembre de 1939 y 25 de enero de 1940. México 1939 u. 1940a. — Mal del Pinto. Breve resumen cronológico de las nuevas adquisiciones. Centro de Asistencia Médica Para Enfermos Pubres (Méx.) 12, 215—216 (1940a). — Carate o mal del pinto. Arch. mex. Vener. Derm. 7, 93 (1948). — Enfermos de mal del pinto. Comunicación personal. México 1958. — Comunicación personal. México 1962.— LATAPÍ, F., y F. LEON BLANCO: Las lesiones de principio del mal del pinto. Medicina (Méx.) 20, 315—358 (1940b). — Las lesiones del período secundario del mal del pinto. Comunicación a la Academia de Medicina de México. México 1940c. — LEON BLANCO, F.: Sobre un treponema encontrado en los enfermos del mal del pinto. Medicina (Méx.) 18, 617—618 (1938). — Presencia de treponemas en la superficie no lesionada de las lesiones discrómicas. Medicina (Méx.) 19, 718—720 (1939a). — Impregnación de los treponemas del mal del pinto en cortes de piel. Medicina (Méx.) 19, 1—3 (1939b). — La transmisión experimental del mal del pinto de persona a persona. Medicina (Méx.) 19, 17—22 (1939c). — Segunda nota sobre la transmisión experimental del mal del pinto de persona a persona. Medicina (Méx.) 19, 121—129 (1939d). — Estudio sobre la etiología del mal del pinto. Medicina (Méx.) 19, 718—720 (1939e). — El treponema del mal del pinto. Rev. Med. milit. (Méx.) 2, 19—31 (1939f). — Las lesiones de principio del mal del pinto. Rev. Med. milit. (Méx.) 2, 37—74 (1939g). — El treponema herrejoni. Rev. Med. Trop. y Parasit. Bact. Clin. y Lab. (Habana) 6, 5—12 (1940a). — La lesión inicial en el mal del pinto. Rev. Med. Trop. y Parasit. Bact. Clin. y Lab. (Habana) 6, 21—37 (1940b). — Presencia constante de treponema „herrejoni" en las lesiones cutáneas del período discrómico del mal del pinto y en las „píntides". Ausencia de los mismos en la piel de las personas sanas que conviven con pintos. Medicina (Méx.) 20, 238—242 (1940c). — Las queratosis palmares y plantares en el mal del pinto. Rev. Med. Trop. y Parasit. Bact. Clin. y Lab. (Habana) 6, 167—184 (1940d). — Sobre el origen americano del mal del pinto, pinta o carate. Sanidad Benefic. munic. 3, 73—79 (1943). — LEON, L. A.: El carate o mal del pinto en el Ecuador. Trabajo presentado al VIII Congr. Científico Panamericano en Washington en Mayo de 1940. Rev. Med. Trop. y Parasit. Bact. Clin. y Lab. (Habana) 6, 253—276 (1940). — Ojeada histórica sobre el carate o mal del pinto en los países de la Gran Colombia. Rev. méd. (Ecuador) 4, No 3, 25—68 (1943). — LOBO, J.: Consideracoes em torno do caratés. J. Clínicos (Brasil) 1, 3 (1939).

MARQUEZ, F., R. CH. REIN y O. ARIAS: El mal del pinto en México. Bol. Ofic. sanit. panamer. (Méx.) 11, 6 (1956). — MARTIN DEL CAMPO, R.: Comentarios acerca de la existencia del mal del pinto en México antes de la Conquista Española. An. Int. Biol. Mex. 15, 331—339 (1944). — MARTINEZ BAEZ, M.: El mal del pinto. Cuad. Amer. (Méx.) 2, 63—80 (1942). — MONNEROT-DUMAINE: Tréponématoses exotiques. Presse méd. 61, 351 (1953). — MONTGOMERY, H.: Interpretaciones histopatológicas del material del pinto enviado por el Dr. PARDO CASTELLÓ. Rev. Med. Trop. y Parasit. Bact. Clin. y Lab. (Habana) 2, 667—675 (1936). — MOOSER, H., G. VARELA y L. VARGAS: Experimentos de transmisión del mal del pinto. Bol. Inst. Hig. (Méx.) 2, 224—226 (1935).

NAUCK, E. G.: Die Dermatomykosen in den Tropen (Caraté). Handbuch der Haut- und Geschlechtskrankheiten, 1. Aufl., Bd. XII. Berlin: Springer 1932. — NERY GUIMARAES, F.: Manifestacoes boubáticas discromicas simulando pinta (carate, mal del pinto, purú-purú). Brasil. méd. 61, 81 (1947). — Manifestacoes boubaticas tardias semelhando quadro clinico de pinta terciaria. Mem. Inst. Osw. Cruz 45, 307 (1947). — NERY GUIMARAES, F., et B. A. RODRIGUAS: O puru-puru da Amazonia. Mem. Inst. Osw. Cruz 46, 135 (1948).

OTEIZA, A.: La lesión inicial experimental de la Pinta, Mal del Pinto ó Carate en Cuba. Rev. Sif. Leprol. 2, 5 (1945). — Las lesiones tempranas del período de generalización en la Pinta experimental humana. Bol. Soc. cuba. Derm. Sif. 3, 39 (1946). — La Pinta experimental. Bol. Soc. cub. Derm. Sif. 6, 24 (1949).

PADILHA GONÇALVES, A.: Dois casos brasileiros de Pinta (Carate) com a pesquisa de treponema positiva na linfa das lesóes. Hospital (Rio de J.) 25, 119 (1944). — Sobre la transmisión de Pinta experimental a Frambésicos. Bol. Soc. cuba. Derm. Sif. 3, 169 (1946). — Pinta experimental. An. bras. Derm. Sif. 24, 189 (1949). — Relaçóes entre a bouba e a pinta. An. bras. Derm. Sif. 25 1 (1950). — PARDO CASTELLO, V.: Pinta ó Carate en Cuba. Rev. Med. Trop. y Parasit. Bact. Clin. y Lab. (Habana) 2, 667 (1936). — El Treponema del Mal del

Pinto: Treponema pictor (Grau Triana). Rev. Med. Trop. y Parasit. Bact. Clin. y Lab. (Habana) **6**, 117 (1940). — Pardo Gastello, V., y P. Fariñas Guevara: Estudio de 23 casos de Pinto. Rev. Vida Nueva (Habana) **243**, 8 (1942). — Pelaez Botero, J.: Estudio del líquido céfalo-raquídeo en el Carate. Bol. Clin. Fac. Med. Antioquía **3**, 5 (1939). — Perez Vigueras, I.: Sobre la prioridad del nombre del agente de la enfermedad denominada Mal del Pinto. Rev. Med. Cirug. Habana **45**, 377 (1940). — Puig Solanes, M.: Uveitis bilateral en un enfermo de Mal del Pinto. Comunicación personal. México 1962. (Puig Solanes: Jefe del Servicio de Oftalmología. Hosp. General.)

Ramos e Silva, J.: Sobre Mal del Pinto. Hospital (Rio de J.) **8**, 399 (1936). — La Pinta en el Brasil. Bol. Soc. cuba. Derm. Sif. **3**, 159 (1946). — Ramos e Silva, J., et A. Padilha Goncalves: Sur les Dyschromies des Tréponématoses. Ann. Derm. Syph. (Paris) **81**, 5 (1954). — Ramos Espinoza, A.: Geografía Médica de México: Mal del Pinto. Supl. de Medicina (Méx.) **24**, 111 (1944). — Register, J. C.: Report on serological reactions with Wasserman, Kahn and Meinicke test in 287 ceratosos. Rev. Med. Trop. y Parasit. Bact. Clin. y Lab. (Habana) **6**, 39 (1940). — Risquez, J. R.: Nota sobre el agente causal de „la pinta". Gac. méd. Caracas **46**, 66 (1939). — Rodriguez, Juan J.: Contribución al estudio de las afecciones cutáneas en El Salvador. Arch. Hosp. Rosales **33**, 8 (1940). — Romo Bolan, H.: Estado de las investigaciones nacionales y extranjeras acerca del Mal del Pinto. Tesis. Esc. Med. Militar. México 1937. — Ruge, H.: Neuere Arbeiten aus dem Portugiesischen, Mittel- und Südamerikanischen medizinischen Schrifttum. Sonderabdruck Dtsch. med. Wschr. **26**, 26–31, 1065 (6) (1939). Cita de Leon Blanco 1938.

Saenz, B., y J. Grau Triana: Estado actual del problema de la Pinta en Cuba. Rev. Med. Cirug. Habana **44**, 1 (1939). — Saenz, B., J. Grau Triana y A. Armenteros: Demostración de un Treponema en el borde activo de un caso de Pinta de las manos y los pies y en la linfa de ganglios superficiales. (Reporte preliminar.) Arch. Med. interna **4**, 116 (1938). — Reseña histórica del Mal del Pinto en nuestro país. Rev. méd. cuba. **50**, 21 (1939). — Pinta in Cuba. Arch. Derm. Syph. (**71**, 463) **41**, 463 (1940). — Scott, H. H.: Comentarios al trabajo del Dr. Aguirre Pequeño: Mal del Pinto. Medicina (Méx.) **23**, 542 (1942). — Silva, F.: Mal del Pinto. Bol. Ofic. sanit. panameric. **20**, 945 (1940). — Contribucao ao estudo do Purú-purú. Brasil. méd. **54** (25), 425 (1940). — Achado do Treponema Herrejoni (Leon y Blanco 1938), num caso de purú-purú abservado na Bahia. Brasil. méd. **59**, 4 (1945). — Soberon y G. Parra: Sobre el origen del tratamiento del Mal del Pinto por los arsenicales y bismúticos en México. Rev. Med. Trop. y Parasit. Bact. Clin. y Lab. (Habana) **6**, 53 (1940). — Sosa Camacho, B.: Mal del Pinto. Polimorfismo clínico. Rev. méd. Hosp. gen. (Méx.) **17** (8), 9 (1954). — Pinto Temprano, otras características clínicas. Rev. Méd. Hosp. gen. (Méx.) **21** (7), 20 (1958). — ¿Existen lesiones viscerales en el Mal del Pinto? Memorias del 111 Congr. Ibero-Latino-Americano de Dermatología, p. 252. México 1959. — Sosa Camacho, B., y T. Pérez: Exploración histopatológica y treponémica del hígado en el Mal del Pinto. Estudio en 15 enfermos. Dermatología (Méx.) **4**, 104—113 (1960). — Souza Araujo, H. C.: Breve nota sobre o Mal del Pinto (Carate), com dues fotografies de um caso tipico de Carate azul. Acta med. (Rio de J.) **6**, 309 (1940). — Relatorio de uma de estudos so redor da America do Sul. Mem. Inst. Osw. Cruz. **36**, 169 (1941). — Stokes, H. J., H. Beerman, and N. R. Ingraham: Pinta. A review of recent etiologic and clinical studies. Amer. J. med. Sci. **4**, 611 (1943). Cita de Aguirre Pequeño 1944i.

Tancredo, F., y A. Furtado: Etiopathogenie des nodosités juxtaarticulaires. XIV Reunion anual de Dermatólogos Brasileũos. Ann. Derm. Syph. (Paris) **86**, 638—654 (1959). — Thonnard-Neumann, E., J. Camacho Moya, and K. C. Brewster: Is Carate (Pinta) a Dermatomycosis? Clinical observation in 75 cases of Carate in Colombia. Traducción y publicación del Bol. Clín. (Medellín, Colombia) **5** (12), 584 (1939).

Uribe Escobar, G.: El Carate y las reacciones serológicas. An. Univ. Antioquia (Medellín, Colombia) **1**, 64 (1939).

Varela, G., y D. Nieto Roaro: Nota acerca de la morfología del Treponema del Mal del Pinto. An. Inst. Biol. (Méx.) **9**, 35 (1940). — Vargas, L.: Historia y estado actual de la investigación acerca de los supuestos agentes etiológicos del Mal del Pinto. Bol. Inst. Hig. (Méx.) **2**, 194 (1935). — Algunas notas de investigación acerca de la forma blanca del Mal del Pinto. Medicina (Méx.) **19**, 495 (1939). — Viguri Rodriguez, H.: El Mal del Pinto en Zirándaro, Estado de Guerrero. Tesis. Univ. Nac. de México. México 1938. — Villacis, Manuel H.: Contribución experimental al estudio de la Enfermedad Azul de los Chillos. Rev. Consejo Cantorial Rumiñahui (Sangolqui, Ecuador) **1** (3), 21 (1941). — Villaseñor, Horacio A.: Aspecto Cardiológico del Mal del Pinto. Analecta méd. (Méx.) **2**, 13 (1941). — Villela, E.: Pinto y Pinta. Medicina (Méx.) **32**, 34 (1952).

Weiss, P.: Estudio comparado del Mal del Pinto ó enfermedad de Leon Blanco con las otras treponemiasis, Pian, Sífilis. Rev. argent. Dermatosif. **32**, 23 (1948).

Zozaya, J., S. Varela y E. S. Castro: Tratamiento del Pinto con Penicilina. (Nota preliminar.) Rev. Inst. Salubr. Enferm. trop. (Méx.) **5**, 87 (1944).

# Frambesia tropica

By

## R. V. Rajam-Madras (India)

With 26 Figures in the Text

## I. Synonyms

Pian, Yaws, Bonbas, Parangi

## II. Definition

Yaws is a chronic contagious inoculable disease, which starts with a non-venereal sore at the site of inoculation, followed in three or four weeks by generalised cutaneous and muco-cutaneous eruptions and involvement of the skeletal systems characterised by severe rheumatic pains, fever and malaise. The initial and secondary lesions may spontaneously subside over a period of three to six months. After an asymptomatic period of some years, punctuated with evanescent relapsing lesions of skin and bone, late destructive skin and bone lesions may develop. The disease is caused by a spiral parasite of the genus Treponema, named Treponema Pertenue.

## III. History

Yaws is probably the oldest of the Treponemal diseases which goes back to the paleolithic period though the first description of the disease was given by DESAUVAGES in 1781 long after syphilis has been described and written about for nearly two centuries before. According to HAMLIN (1939) quoted by HUDSON (1946), equatorial Africa was the original human reservoir of yaws and from this source, two streams of protonegroid populations migrated, northward across Europe and Eastward to the middle East, India, the East Indies, the islands of the Pacific and Australia. From Burma and Indo-china a branch went north through China to Mongolia across the Aluetian bridge to North America and from there to Central and South America. As the result of these migrations, the disease was established in such widely scattered areas of the World. Black slavery was an established institution from early times and slaves captured in Central and West Africa, the home of Yaws, were being exported to lower Egypt, the countries of the Mediterranean and those of the Middle East and in later times within recorded history to the New World. It is quite possible that a considerable amount of Treponematosis infection was transported to the old and the new world (HUDSON 1946). As against the hypothesis of unicentric origin of disease and transportation over centuries by human migration to distant and widely separated regions of the world; an alternative explanation of a multicentric origin of a communicable disease like yaws is also possible, arising autogthonously in the several regions of the World, with identical geographical and climatic features peopled by primitive human beings.

## IV. Geographical distribution

The distribution of yaws is delimited to the countries lying between the tropic of cancer and the tropic of capricorn (Fig. 1). It is estimated that there are some 50 million cases of yaws in the world. The largest reservoir is in Tropical Africa, with an estimated 25 million cases.

In the New World yaws is found in the northernmost countries of South America but only to a very limited extent in Central America (Panama). In Brazil, it is prevalent in almost every state particularly in the Northern and Eastern regions. It is endemic in the rural areas of Venezuela, Colombia and Equador. It is widely prevalent in the Caribbean area. Until recently, the highest prevalence of yaws existed in Haiti where more than 50% of the population were afflicted. There are reservoirs in the Dominican Republic, Jamaica and Tobago.

In South East Asia, yaws is endemic, throughout Indonesia and the peninsula comprising Malaya, Thailand and the States of Indo-china. As the result of the

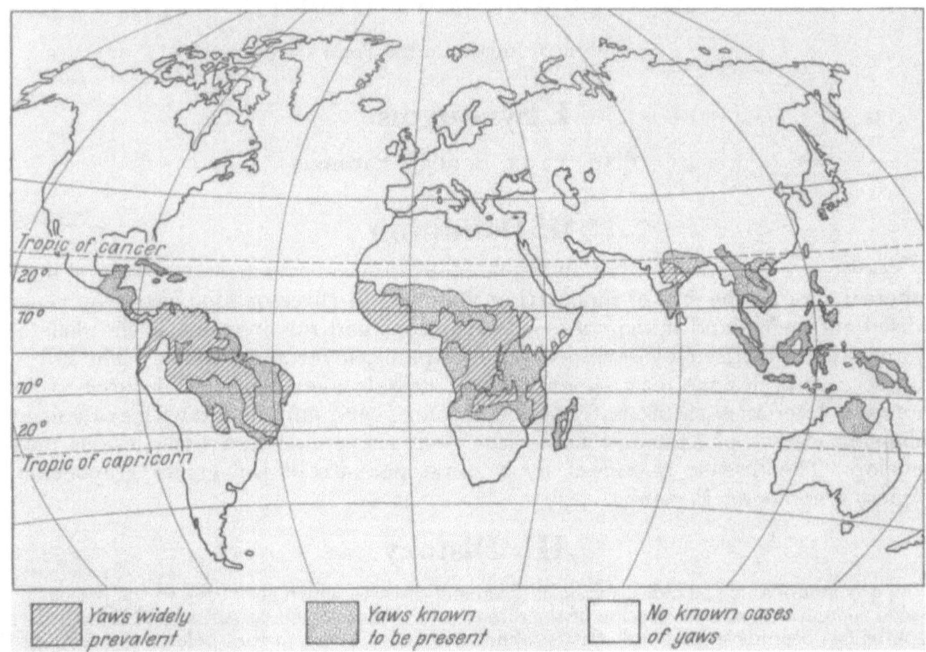


Fig. 1.  Geographical distribution of yaws. (Reproduced through the courtesy of WHO from the International Symposium on Yaws control, Bangkok, 1952)

mass campaigns, the prevalence of the disease in Indonesia and Thailand has shown a marked decline in recent years. The disease exists in scattered pockets in Southern India, Assam and Burma.

In the Western pacific region, yaws is found in many islands. It is prevalent in the Philippines, New Guinea and in the Gilbert, Ellis, Solomon and other island groups. In Australia the irkintja or "Boomerang leg" among the aborgines has been identified as yaws by HACKETT (1936). The disease seems to have spontaneously regressed in Ceylon, Guianas, and Barbados where it was previously rife (MANSON-BAHR 1954).

# V. Epidemiology

Yaws along with the other Treponemal diseases may be regarded as a signal example in the realm of communicable diseases where the host-parasite relationship changed with the changing climatic and socio-economic conditions of human population. The epidemiology of an infection in the broadest sense involves the interplay of three factors; the host, the parasite and the environment. The final picture of the disease in any locality depends upon the interaction of these three factors.

The etiological specific agent of yaws is a treponeme, treponema pertenue which is an obligate parasite of man. The mode of infection is by close direct bodily contact between human beings. The portal of infection is the skin through microscopic or naked breaches caused by injury. Insects have been suggested as potential vectors of infection by some authors, but do not appear epidemiologically significant. The disease is endemic in pastoral and agricultural communities in the tropics lying within the Isotherm of 80⁰ F, in regions of abundant vegetation, non-porous soil and a rainfall of more than 50 inches per annum (HUDSON 1946). The low economic status of the population in the regions, the want of sufficient protective clothing, unshod feet, ignorance of individual and communal hygiene, the moist naked skin constantly subjected to injury by the abundant flora and insects, the excessive humidity and the physical propinquity, all these factors contribute to the easy spread of the disease in families and village groups. A lower temperature and a drier atmosphere either seasonal or obtaining in the hills seem to alter the character and distribution of the yaws lesions, as reported by RAMSAY (1925) from Assam. During summer the lesions of yaws are of the typical florid variety, but during the winter months, what are usually observed are condylomatous lesions in the warm moist regions of the peri oral and genital area, in axillae and between the nates, resembling the lesions of classical syphilis. VAN DER HOFF (1956) in his study of the yaws epidemics in South West Borneo, reports that early contagious papillomatous lesions of the skin are more frequent and of longer duration in the coastal regions and occur only sporadically inland; whereas the late non-contagious forms mainly, palmar and plantar lesions are rare in the coastal region but frequent inland.

In considering the epidemiological factors of host and environment, climatic, sociological and economic, the individual importance of each factor cannot be estimated outside the whole complex reacting, interacting and mitigating the patterns and extent of yaws in endemic areas. The childhood and juvenile components of the population are particularly susceptible to infection, between the ages of 5 and 14 as they are more scantily clad or even completely naked and more liable to injuries of the skin. 90% of them are infected before the age of 15 years (TURNER and SAUNDERS 1935). At all ages, the males predominate over females but not to any significant degree. It is the consensus of opinion that prenatal transmission of yaws does not occur. In a few reported cases infants born of mothers with untreated early infectious yaws were clinically and serologically negative (CHAMBERS 1938, MATTLET 1933, HERMANS 1931).

# VI. Aetiology

CASTELLANI in 1905, demonstrated from ulcerating yaws lesions an extremely delicate spiral organism, Treponema pertenue, morphologically resembling Treponema pallidum, the aetiological agent of syphilis. The organism is easily demonstrable under darkfield illumination from the early lesions of yaws and has been found in the spleen, lymph nodes, bone marrow and inferentially should also be found in the blood stream. As in the case of Treponema pallidum, a pathogenic virulent strain of yaws treponeme has not yet been cultivated in vitro. The so-called successful cultivation in vitro of Treponema Pertenue by Noguchi and later by Hata as reported by MONSON-BAHR (1954) were non-pathogenic saprophytes.

The disease has been experimentally transmitted to certain laboratory animals, monkeys, rabbits and hamsters. The extensive and classical studies of SCHOBEL and Co-workers (1928) on yaws infection in Monkeys, Cynomolgos philippinensis deserve special mention. The animals developed both early florid lesions and late gummatous ulcers, closely resembling those observed in man. Using the rabbit as the experimental animal, TURNER and his associates during the past two decades have been making long range comparative studies of the Treponemal diseases with particular reference to the biology, immunology and clinical characteristics of these disease syndromes. More recently this group of workers has been serving at the International Treponematosis Laboratory Centre, Johns Hopkins University under the auspices of the World Health Organisation. The reader is referred for detailed information to the recent monograph on the Biology of the Treponematoses by Turner and his associate (1957) and the earlier contribution by Turner and his associates (1953) to the first International symposium on yaws control held in Bangkok 1952. The hamster is the third laboratory animal used in the experimental disease in recent years. Geiman and Mckee (1950) reported that the Hamster was susceptible to yaws as well as to syphilis treponemes, producing a symptomless infection in the latter; but large numbers of Treponemes could often be found in the regional lymph nodes in both the infections and in addition, following inoculation with Treponema pertenue, the animals often develop chronic skin lesions. At the International Treponematosis Laboratory Johns Hopkins University, Turner and his associate (1957) have observed over 1100 hamsters inoculated with one or another species of the Treponemes and have recorded the results of the studies. The use of the hamster has revealed strain differences among Treponemes which may be regarded as a consequence of underlying biological differences.

Human inoculations with material from yaws lesions have been practised for centuries among the indigenous populations of Africa and West Indies under the popular belief that a childhood infection of yaws prevents or at least mitigates an infection in adult life. The belief is so ingrained in local customs that a mother with an non-infected child will take the child to play with an infected one, so that he may acquire the disease (Hill 1953).

Turner (1936) carried out a series of experiments on the resistance of yaws patients to reinoculation with yaws treponemes. He found that resistance to auto inoculation was set up early in the disease. But when heterologous strains of Treponema pertenue were inoculated into yaws patients, the degree of immunity varied according to the duration of the first infection and several years had to elapse before resistance to the second infection was attained.

## VII. Pathology and cross immunity

Attempts were made in earlier years to establish a differential diagnosis of the various forms of treponematosis by histopathological pictures which they res-

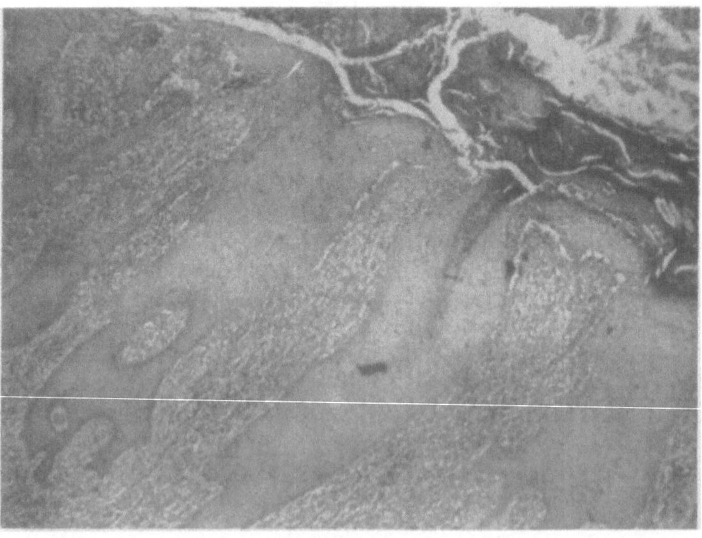

Fig. 2. Primary or initial yaw showing hyperkeratosis, acanthosis spongiosis with elongated branching rete ridges, abscess formation and dense infiltrate of leucocytes, plasma cells, lymphocytes and an occasional eosinophilis leucocyte

pectively produce (Hoffman 1935; Fox 1938; Hasselman 1937). The concepts of epidermotropism and mesodermotropism were postulated with reference to the histopathological changes caused by treponema pertenue and tropenema pallidum respectively. Subsequent investigators including the author find no basis for such concepts. The pathological processes are fundamentally the same and differences in the pathological picture are quantitative rather than qualitative (WILLIAMS 1935; FERRIS and TURNER 1937; TURNER and HOLLANDER 1953; RAJAM unpublished observations 1953).

In the early lesions of yaws, there is a tremendous amount of epidermal proliferation characterised by hyperkeratosis, acanthosis, spongiosis with downgrowth of the retepegs into the cutis and even sub-cutis. There is oedema of the epidermal cells with vacuolation and degeneration. Extensive leucocytic diapedesis from the underlying corium occur into the epidermis forming epidermal micro-abscesses. The corium is infiltrated with inflammatory cells, lymphocytes, plasma cells and occasional eosinophils, dense in the centre and diffuse at the periphery. The vascular changes of increased capilaries, endothelial proliferation and perivascular cuffing are not so marked as those of early syphilitic lesions (Fig. 2). Treponemes are encountered in great numbers in the rete malpigh and in the perivascular tissues about the termination of the papillae.

In the late lesions of yaws, the histological structure is indisguishable from that of similar lesions of syphilis including obliterative change in the vessels which are the results of endophlebitis and endarteritis. The inflammatory infiltrate consists of lymphocytes, plasma cells, epithelioid cells and fibro blasts and scattered giant cells with or without necrosis (Fig. 3).

The histology of late hyperkeratosis of the palms and soles a special feature of yaws, is one of enormous hyperkeratosis with marked parakeratosis and acanthosis but with little inflammatory reaction in the corium.

In regard to the pathology of the bones in Yaws the changes are almost identical with those that are observed in syphilis of the bones, a varying combination of periosteal proliferation, cortical rarefaction and osteomyelitic destruction. In Yaws it may be said that destructive and rarefactive changes are more in evidence and osteochronditis does not occur.

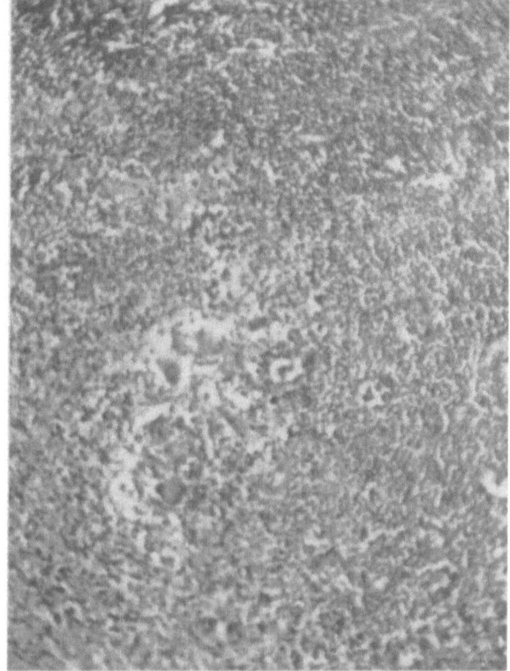

Fig. 3. Non-ulcerating nodulo-cutaneous yaws (late). Dense infiltration of lymphocytes plasma cells, epitheloid cells and scattered giant cells with obliterative changes in the blood vessels

The fundamental identity of the histopathological reactions induced by the treponemes of yaws and syphilis in human beings received confirmation in the experiemntal infection among laboratory animals. MATSUMATO and his associates (1930) recorded from their studies that the histologic features of the localised and generalised lesions of Frambesia in rabbits present striking resemblances to those of syphilis in the same animals.

More recently TURNER and his associate (1957) in their laboratory have re-evaluated the histopathologic features of experimental treponemal infection using multiple strains of each of syphilis, Yaws and endemic syphilis. From their studies, they have stated that "none of the strains show any qualitative difference in the character of the histological reaction. No strain or species can be identified solely on the basis of its microscopic appearance".

# 1. Immunity in yaws and cross immunity with syphilis

The most extensive and long range studies on immunity in the treponemal infection have been with experimental syphilis. One recalls to mind the investigations of Neisser, Uhlenthuth, Kolle, Chesney (1927) and his associates Magnuson and associates (1948/49). But the studies on Yaws, although much less extensive indicate that it follows much the same pattern as syphilis as regards the immune reaction. In Yaws, 'the immune reaction seems to develop somewhat more slowly and is frequently of a somewhat lower order of magnitude than that commonly developed as a result of syphilitic infection' (Turner and Hollander 1957; Matsumato 1930; McLeod and Magnuson 1955).

Cross immunity studies of the experimental infection in rabbits between Yaws and Syphilis treponemes, were reported by a number of workers (Pearce and Brown 1925; Matsumoto 1930; Turner and Chesney 1934; McLeod and Magnuson 1955; Schobl 1930; Turner and McLeod 1942; Turner and Hollander 1957). "The four features most commonly observed in experimental Yaws infection that seem to differentiate it from experimental syphilis in the rabbit are (a) the relative absence of induration in the initial testicular lesions; (b) small focal lesions in or immediately beneath the visceral tunic of the testis giving rise to a picture referred to as granular periorchitis (c) the relative absence of induration in the initial lesions of the skins and (d) the relative scarcity of generalised lesions" (Turner and Hollander 1957).

The use of the hamster as the experimental animal has revealed strain differences among the treponemes. Three types of reaction are recognised; an Sh type characterised by a few local lesions but with regional involvement of lymph nodes with syphilis treponemes; an Yh type in which local lesions are common but involvement of the regional lymph nodes rarely occurs (Yaws treponemes) an Mh type intermediate between the first two in which both local lesions and involvement of lymph nodes are observed (Endemic syphilis, Bejel treponemes).

Turner and his associate have postulated a fascinating hypothesis that the virulence of the treponemes, the differences between the syphilis, Yaws and treponemes of other origins, the clinical characteristics of the lesions in the rabbit and the antigenic potential, are conditioned by the amount of hyaluromic acid produced by the parasite in the tissues of the host. There is a direct relationship between the abundance of this material and the virulence of a particular strain of treponemes.

From these studies in experimental infection and challenge tests it would appear that there is definitely some degree of cross immunity between Yaws and syphilis, but not as much as between the strains of the same species. In regard to the reciprocal immunity between syphilis and Yaws in human beings either from experiments or natural infection, a few reports of successful syphilitic infection in patients with florid or late latent yaws have appeared in the literature (Charlouis 1881; Powell 1923; McKenzie 1924; Carman 1935 quoted by Hill; Rajam 1938). As regards the immunity of syphilis patients to Yaws, Jahnel and Lange (1928) inoculated 25 patients who had neurosyphilis with treponema pertenue and obtained a positive result in only one case; Van der Schaar (1933) in Java inoculated 28 neurosyphilis patients with treponema pertenue and only one gave a positive result. Turner in 1936 inoculated 10 cases of syphilis with treponema pertenue and failed to obtain a positive result in any case. Hill (1953) commenting on these reports has stated that there is some cross immunity between the two diseases. But it is most marked in syphilis and in those cases of Yaws in which the duration of the active period or of the latency is long.

From the epidemiological angle, there is a considerable amount of evidence of an eventual complete cross immunity between Yaws and syphilis. The natives of Guam have no syphilis because they all had Yaws in childhood (Fox 1943). According to RAE (1951) syphilis does not exist among the polynesians in Fiji, Tonga and Samoa whereas the incidence of Yaws is high. HACKETT (1946) described two areas in Uganda separated by two hundred miles. In one Lira, Yaws was very prevalent (20.9% of out-patient attendance; syphilis 1.1%). In the other area, Masaka, syphilis was prevalent (17.5% of out-patient attendance; Yaws 1.6%). It may be taken as established that venereal syphilis is rare or absent in regions where Yaws is endemic.

## 2. Serological tests

As between syphilis, Yaws and endemic syphilis no qualitative or quantitative differences have been observed in the antigen-antibody mechanism either with the standard serological tests using Lipoidal antigen, or the newer immobilisation and agglutination tests employing the treponemes as antigens (TURNER and HOLLANDER 1957).

# VIII. Nomenclature and classification of Yaws

It has been the opinion of many workers in the study of Yaws that a scientifically acceptable nomenclature of Yaws lesions is a desideratum. This question was discussed at the First International Yaws symposium at Bangkok in 1952. The need for such a nomenclature on an International basis was considered by the W.H.O. Expert Committee on venereal infections and Treponematosis at its fourth session in London. Later in the same year. The Expert Committee recommended "that WHO take steps to establish through a corresponding study group suitable standard nomenclature applicable for clinical and scientific purposes in the study of Yaws and that the classification of lesions etc., proposed by the First International Symposium on Yaws control for use by auxiliary personnel in field programmes be applied in control programmes assisted by WHO". Based on the replies received from members of the WHO corresponding study group and on the considerations of the Second International Conference on Yaws control, the following nomenclature of Yaws was recommended for international use (Table 1). The international nomenclature for yaws was related to two other classifications recommended by WHO working group and the symposia in Bangkok and Enegu, one for use in pilot areas in mass campaigns and the other a simple field classification of Yaws patients required in mass campaigns for returns and statistical purposes (Table 1).

# IX. The natural course of untreated Yaws

Although adequate data based on long periods of observation of individual patients suffering from untreated yaws, are not available, limited observation for a few years, at various times after infection of the various types and stages of the disease has afforded an idea of the course of the untreated infection. The initial lesion occurring after an incubation period of three to four weeks is followed by early skin and bone lesions after an interval of a few weeks or months. The first three to five years after infection are punctuated by periods of clinical latency and clinical activity in the form of relapses. The early skin lesions occurring during this period are infectious or potentially infectious, and over 75% of infectious cases occur before the age of 15 years. The early skin lesions are not destructive and on healing usually leave little or no scarring. During the next 5—10 years

Table 1. (HACKETT 1957)

| Suggested international nomenclature | Some synonyms in use | Remarks |
| --- | --- | --- |
| *Early yaws*<br>Initial yaws<br>1. Papillomatous<br>2. Ulcero-papillomatous. | 1. Primary framboesia<br>   Initial framboesioma<br>   Chancre pianique<br>2. Ulcers postchancreux. | The initial lesion usually commences as a papule. |
| *Cutaneous early yaws*<br>*Macules*<br>  Erythematous macular yaws.<br>  Squamous macular yaws. | Roseole pianique.<br>Furfuraceous macular framboeside.<br>Depigmented framboeside.<br>Localised snailtrack desquamation. | Transient and difficult to see discoid, annular crescentic or serpigenous. |
| *Papules*<br>  Simple papular yaws.<br><br>  Umbilicate papular yaws. | | On glabrous skin that may or may not develop into papillomata.<br>Hyperkeratotic papules with the apex umbilicate usually found on the knees and elbows. |
| *Micro-papules*<br>  Acuminate micro-papular yaws.<br><br><br>  Squamous micro-papular yaws. | Follicular-or-folliculo-papular framboeside.<br><br>Papulo-squamous framboeside.<br>Lichenoid macular framboeside.<br>Keratoid exanthem.<br>Pityriasiform framboeside.<br>Corymbiform framboeside.<br>Furfuraceous framboeside.<br>Pian dartre. | Agminate, discoid, crescentic, or serpigenous. Apparent hypopigmentation may result from desquamation. |
| *Maculo-papules*<br>  Squamous maculo-papular yaws. | Pityriasiform pianide.<br>Lichenoid pianide. | Discoid, annular, crescentic or serpigenous. |
| *Nodules*<br>  Nodular early yaws. | | Lesions are deep in the skin and are covered by normal epidermis; most frequently seen in front of the knees. These never develop into papillomata. |
| *Papillomata* | Framboesoma; pianoma. | These are the characteristic lesions of early yaws. |
| *Plaques of early yaws*<br>Mucosal early yaws<br>  Mucosal macular-papular yaws.<br>  Mucosal papillomata.<br>Early yaws of the palms and soles<br>  (Palmar or plantar papillomata) | Wet crabs, pian quigne. | |

Table 1. (Continued)

| Suggested international nomenclature | Some synonyms in use | Remarks |
| --- | --- | --- |
| Squamous erythematous macular palmar or plantar early yaws. | First type of Baermann. Papulo-squamous palmar or plantar pianides. Squamous plaques; Erythematous squamous psoriasiform plaques. | Discoid, annular, crescentic or serpigenous. Superficial, well-defined, uniform and characteristic, discrete or confluent. |

(*Note:* Some early and late hyperkeratotic yaws of the palms and soles can be recognized but there is a large group of these hyperkeratotic yaws about which there is inadequate information to allow such differentiations. Histo-pathological studies should be undertaken to assist in the understanding of this group of lesions.)

| Suggested international nomenclature | Some synonyms in use | Remarks |
| --- | --- | --- |
| Hyperkeratotic macular palmar or plantar early yaws. | Hyperkeratosis and trichophytoid pianides. Polymorphic hyperkeratosis. Worm-eaten soles. Keratomas. Keratoderma punctate. Punctate keratosis of palms and soles. | Discoid, annular crescentic or serpigenous. These lesions have never been papillomata. They may be discrete or confluent. Neither this lesion nor the previous one leaves scars on healing. They may be thought of as macules lying deeply under the normally thick epidermis, which has become hyperkeratotic and is shed irregularly to produce variously shaped craters. Some papular element may be present, but this has not been taken into account in the nomenclature. |
| Early yaws of the bones<br>Early periostitis.<br>Early osteitis. | | With or without focal rarefaction. Ulceration through the skin never occurs in early yaws bone lesions; return to normal is usual. |
| Early osteo-periostitis. | | Polydactylitis is a characteristic of early yaws (Spina ventosa pianique). |
| Goundou. | | This is not seen in yaws in Brazil nor in South East Asia. It is frequent in Africa and occurs in Haiti and Jamaica. Goundou is not universally accepted as being due to yaws. Further histopathological studies are needed. |
| Ganglion.<br>Hydrathrosis. | Synovitis. | |
| *Latent early yaws* | | Within the first five years of infection. |
| *Late yaws*<br>Cutaneous late yaws<br>Nodules<br>Nodular late yaws<br>  1. Cutaneous.<br>  2. Subcutaneous.<br>Ulcerated nodular late yaws | Gummatous framboesides.<br>Gomme pianique. | |

Table 1. (Continued)

| Suggested international nomenclature | Some synonyms in use | Remarks |
|---|---|---|
| 1. Superficial, serpigenous healing in one place and extending in another. | Tuberculo-crusted circinate ulcers. | Either may result in 1. keloid scarring, 2. contractures, or 3. pigmentary changes. |
| 2. Deeper, discoid, more indolent and more stationary. | yaws ulcers. | |
| Papular plaques of late yaws | Papulo-erythematous framboesides. | More or less well defined margins. Squamous, erythematous. Frequent about hands and feet with palmar or plantar changes, or elsewhere with ulcerated nodular lesions. |
| Palmar and plantar late yaws | | |
| Hyperkeratotic palmar or plantar late yaws. | Keratosis palmaris et plantaris. Keratoderma. Hyperkeratosis with trichophytoid characters. Ghoul hand. Pintoid lesions. | Ill-defined margins. The changes extend more deeply into the skin. More polymorphic and less typical. Tend to leave scars or changed texture of the palm or sole with pigmentary changes on healing (Leucomelanoderma). Lesions may extend on to the side of the hand or foot as squamous erythematous plaques. |
| Late yaws of the bones | | |
| Gummatous periostitis. | | Ulceration through the skin may lead to bacterial infection from outside the body and may result in sequestra formation. |
| Hypertrophic periostitis. | | Mono-osteal dactylitis is a characteristic of late bone yaws. |
| Gummatous osteitis. Gummatous osteo-periostitis. Arthritis. | | With or without ulceration from the bone lesions through the skin. |
| Gangosa. | Rhino-pharyngitis mutilans. | |
| Sabre tibia. | | All sabre tibial may not be due to yaws. |
| Ganglion. Hydrathrosis. Bursitis. | Synovitis. | |
| Other late yaws | | |
| Juxta-articular nodules. | Lutz-Jeanselme nodules. | |
| Latent late yaws | | More than five years after infection. |

(*Note:* Flexor contractures of the fingers, commencing in the little finger, are regarded by some workers as being due to yaws. This is not universally accepted and further studies are required.)

the most frequent lesions are hyperkeratoses of the soles and palms. During the next decade or more late destructive lesions may appear at various periods, are notinfectious but leave permanent scars on healing. An unknown proportion of patients with untreated infection may achieve spontaneous cure or life long latency as in the case of syphilis. Latent cases discovered only on serological examination may be twice or three times as numerous as clinically active cases in a community where the prevalence of yaws is high. Some of them may be in the early latent stage and are likely to relapse with infectious lesions.

# X. Symptomatology
## 1. Early yaws
### a) The initial lesion

The initial lesion may be of two types, papillomatous and ulcero-papillomatous (Figs. 4 and 5). After an incubation period of three to four weeks, the initial lesion usually commences as a papule and soon grows into a luxuriant papilloma,

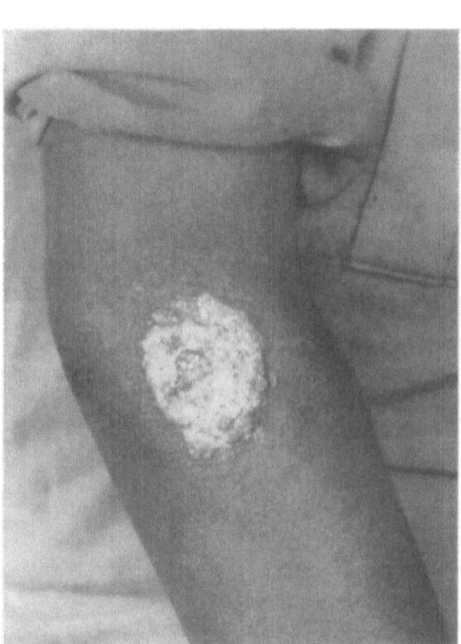

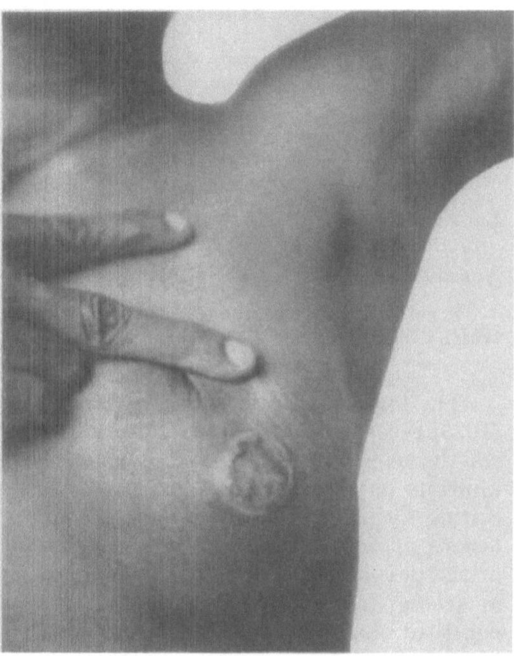

Fig. 4                    Fig. 5

Fig. 4. Initial yaw (mother yaw). A large papillomatous initial lesion on the later aspect of he right elbow in a male aged 30. T.P. positive

Fig. 5. Initial lesion of ulcerating papilloma left nipple in a mother aged 21 acquired from her infected child aged 2 with generalised lesions of yaws. T.P. positive. The initial lesions are uncommon at both the sites

the superficial epidermal layers are shed, and oozing of serum tends to the formation of a non-adherent yellowish or brownish crust. There is no induration or necrosis. The initial lesion may start at the site of an old ulcer and assume the appearance of an ulcerating papilloma. The initial lesion occurs most frequently on an exposed part of the body and mostly extra genital. TURNER and SAUNDERS (1935) found the location of the initial lesion in 1096 cases to be as follows:

Legs and feet . . . . . . . . . . . . . . . . . . . . . . . . . 75.5%
Head and face . . . . . . . . . . . . . . . . . . . . . . . . 12.5%
Upper extremity . . . . . . . . . . . . . . . . . . . . . . . 7.0%
Thigs and buttocks . . . . . . . . . . . . . . . . . . . . . . 4.0%
Genitalia . . . . . . . . . . . . . . . . . . . . . . . . . . 0.8%
Other locations . . . . . . . . . . . . . . . . . . . . . . . 0.2%

Table 2. *Nomenclature and classification of yaws**

| Proposed international nomenclature of yaws lesions for individual description | | WHO classification of yaws lesions for field use (pilot areas) | Classification of yaws patients in Mass campaigns |
|---|---|---|---|
| Early yaws | Late yaws | | |
| Initial lesions. | | Initial lesions. | |
| Papillomata. | | Multiple papillomata "wet crab" yaws. | Infectious yaws. |
| Macules, maculo-papules, papules, micropapules, nodules, plaques | | Other early skin lesions. | |
| Hyperkeratotic early yaws. | Hyperkeratotic late yaws. | Hyperkeratosis. | Hyperkeratoses. |
| | Nodular late yaws. Ulcerated nodular late yaws. Plaques of late yaws. | Gummata, ulcers. Gangosa. | Late yaws. { Non-infectious yaws. |
| Bone and joint early yaws. | Bone and joint late yaws. Juxta-articular nodules. | Bone and joint lesions. other manifestations. | |
| Latent early yaws. | Latent late yaws. | Latent yaws. | Latent cases and contacts. |
| Not infected. | Not infected. | Not infected | |

* Tables 1 and 2 reproduced through the courtesy of WHO from unpublished document WHO/VDT/220, 1956.

The initial lesion may be absent or so small as to escape detection. Powell (1923) recorded after careful observation of 205 yaws infections, no initial lesion was discovered in 43 cases and in which the first manifestations were the generalised multiple papillomata. As a rule, the initial lesion, when it occurs is persistent lasting for a few months, sometimes enlarging with the development of satellite lesions in close association with it. It is not uncommon to observe the eruption of the generalised lesions even before the healing of the initial lesion, preceding or accompanying the eruptions of generalised lesions. The patient suffers from constitutional disturbance; mild or severe, characterised by rheumatic like pains in the long bones and joints, cephalalgia worse at night, low pyrexia and malaise. The regional lymph nodes become enlarged and followed by a general lymphadenopathy.

## b) Cutaneous early yaws

A reference to the Table 1 of suggested international nomenclature and classification will give an idea of the various morphological types of early yaws lesions occurring on the skin, muco-cutaneous borders and mucosal surfaces with pertinent comments on their characteristics [WHO/VDT/220 (1956), Hackett 1957].

A patchy furfuraceous macular or micro-papular eruption may be the first to appear on the skin, ushering the onset of generalised infection. The patchy desquamation consisting of light coloured minute dirty looking scales occurring in circular, oval or irregular configuration and scattered all over the body, gives the skin a dry harsh appearance. Sometimes the desquamation may be so slight as to be overlooked (Fig. 6).

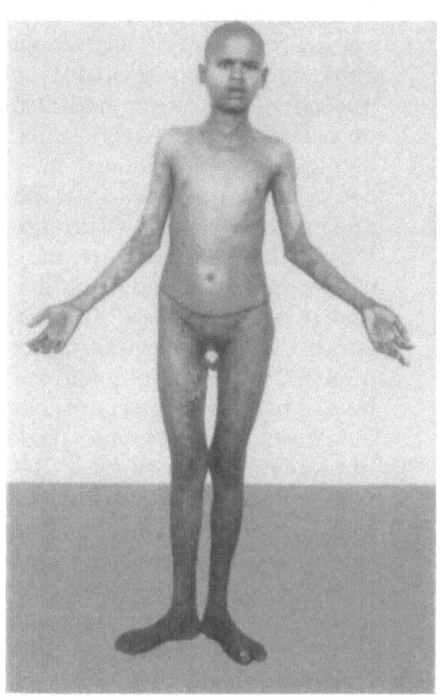

Fig. 6

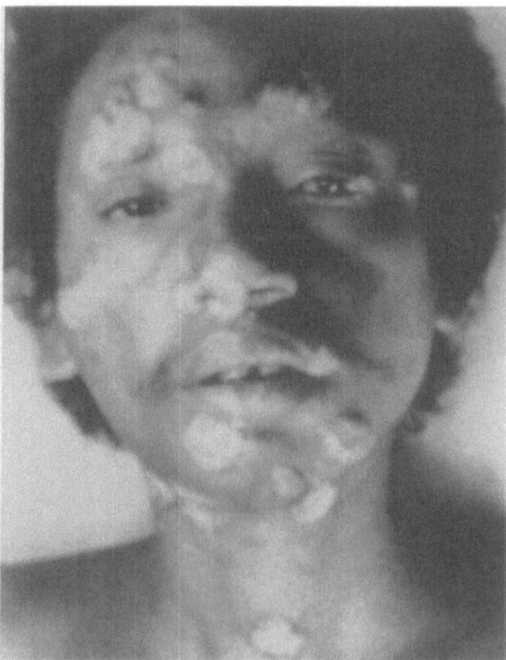

Fig. 7

Fig. 6. Patchy furfuracious micro-papular eruption on the trunk and extremities in a boy of 13

Fig. 7. Multiple papillomata on the face and neck in a boy aged 15 years

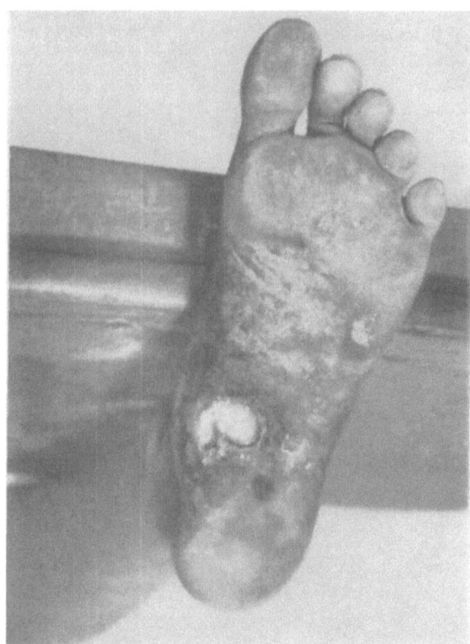

Fig. 8. Fungating papilloma sole of the foot (wet crabs) in a male aged 21

The typical spectacular lesions are the papillomata. They start as papules and in the course of a few weeks assume the hypertrophic, vegetative appearance. They vary in size from a pea to a nut, are hemispherical or flattened, have a granular surface likened to that of a rasberry or cauliflower, yellowish red in colour and secrete thin serum rich in treponemes. They may occur on any part of the skin but may be more numerous in particular regions such as the face and the limbs (Fig. 7). By coalescence of adjacent lesions, various geometrical patterns may be formed, annular, circinate, arciform and serpigenous. In the anogenital region, near the muco-cutaneous border, the lesions of yaws are indistinguishable from the condylomata of syphilis. Contrary to accepted opinion, yaws lesions have been reported to occur on the buccal mucous membranes in 6 % of 152 cases examined

34*

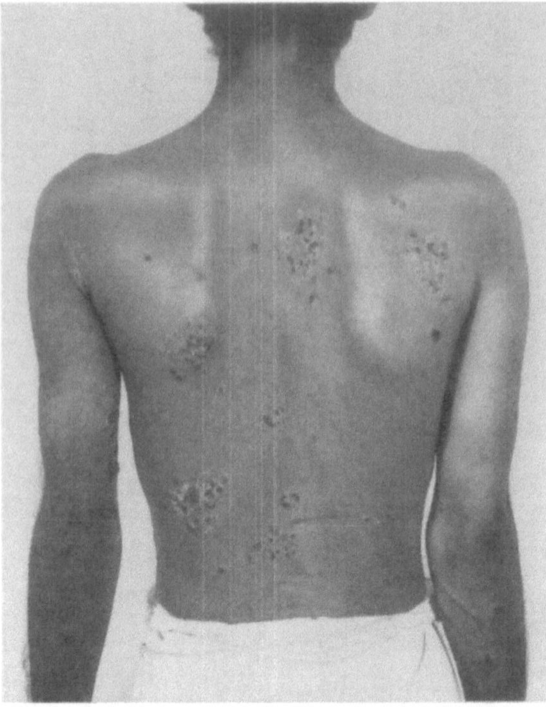

Fig. 9. Accuminate micro papular yaws occurring in groups on the back. Male aged 16 years

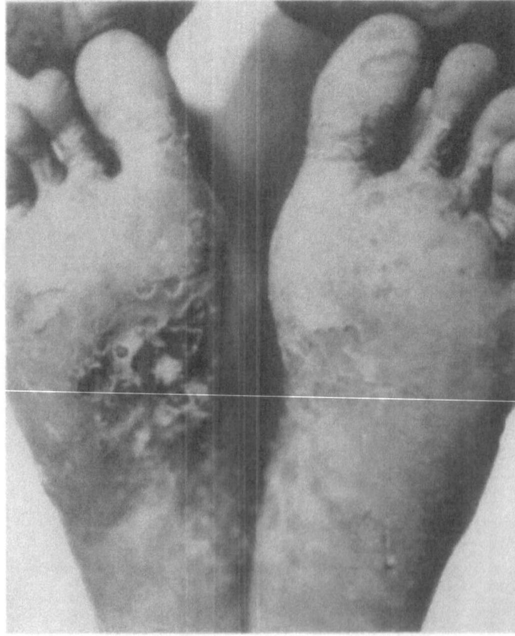

Fig. 10.   Early hyperkeratotic plantar yaws (worm eaten appearance in a male aged 17 years)

in Uganda by HACKETT (1939). Earlier observers (SHUFFNER 1907 and BAERMAN 1911) as quoted by HACKETT had also observed mucosal yaws lesions. Typical yaws papillomata may occur on the palms and soles, and in their eruption through the thickened epidermis, may cause great pain and disability known as "Wet crabs" (Fig. 8). In the course of three to six months, the papillomatous lesions may undergo spontaneous resolution leaving dark hyperpigmented spots. Relapses may occur during the first one or two years and are often localised round about the lips, genitalia, anus and axillae and are more frequent and profuse during the wet season. Among the dry atypical lesions of early generalised yaws, the following deserve mention:

1. Umbilicated papular or nodular yaws on the knees, elbows and wrists.

2. Acuminate micropapular yaws occurring in groups on the trunk, face and limbs (corymbose type — Fig. 9).

3. Hyper-keratotic macular palmar and plantar yaws, may be discrete or confluent, may have discoid, annular or crescentric margins. They do not leave scars when the keratic scales are shed but may leave a pitted (Fig. 10) appearance (worm eaten soles). Respond well to treatment.

4. Nodular early yaws (Fig. 11).

A passing mention may be made of the occasional occurrence of multiple onychia, dry and wet varieties. The morphologically similar, initial lesion and the generalised papillomata are highly infectious and important sources of transmission of infection in the community and the elective age period is between 5 and 14 years. The dry, atypical lesions are not usually infectious, except when they become fungating papillomata. The relative proportion of the various lesions varies according to the degree of endemicity, the dryness or wetness of the region, the nutritional status of the community and the availability of any specific treatment.

## c) Early yaws lesions of the bones

1. The early bone lesions occur during the first two or three years of the infection and are indistinguishable from those of early syphilis as observed in the tropics. The lesions are multiple occurring concomitantly with the eruption of cutaneous yaws or immediately after the subsidence of the latter, affecting the same age period of childhood and adolescence. Productive inflammation and rarefaction either diffuse or localised are the twin pathological reactions to the invasion of the treponeme on the three constituents of the bone, periosteum, cortex and medulla and the radiographic appearance is one of periostitis, or osteitis or osteo-periostitis in varying combination. The bones of the forearm, tibia and small bones of the hand and foot are the most frequently involved. Polydactylitis in children involving the metacarpals, metatarsals and all the phalanges axcept the last are considered to be more marked and frequent than in congenital or acquired secondary syphilis (HACKETT 1951). The early bone lesions are painful, tender and incapacitating out of proportion to the size or extent of the objective swelling which may only be palpable and not visible. It is stated that the skull bones are not involved in early yaws, but

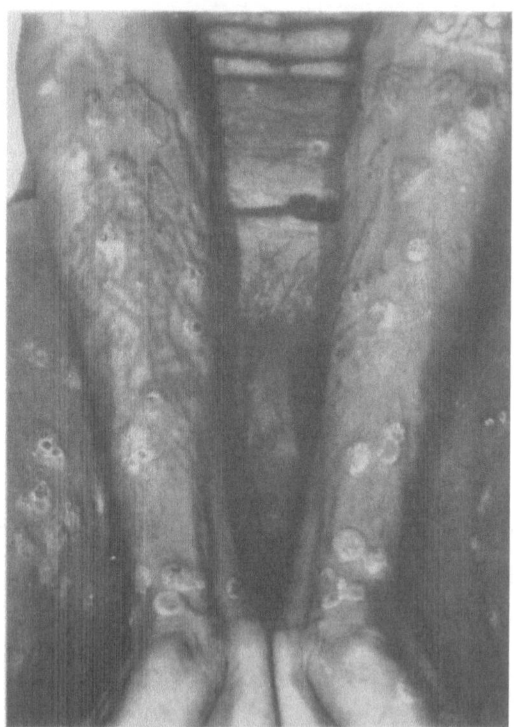

Fig. 11. Nodular early yaws

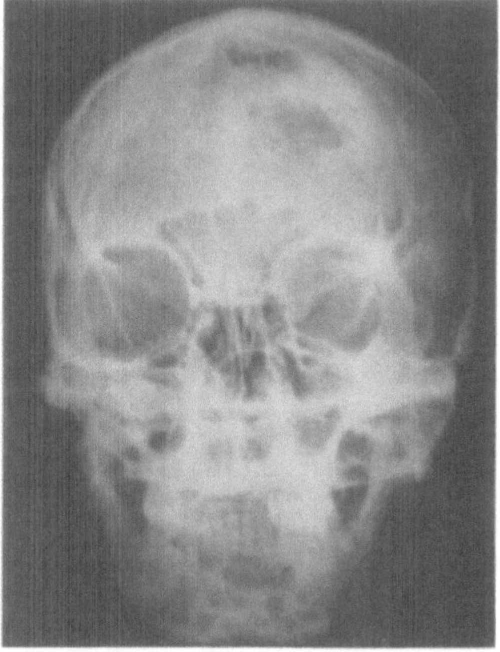

Fig. 12. Radiograph of rarefying osteitis skull in early yaws

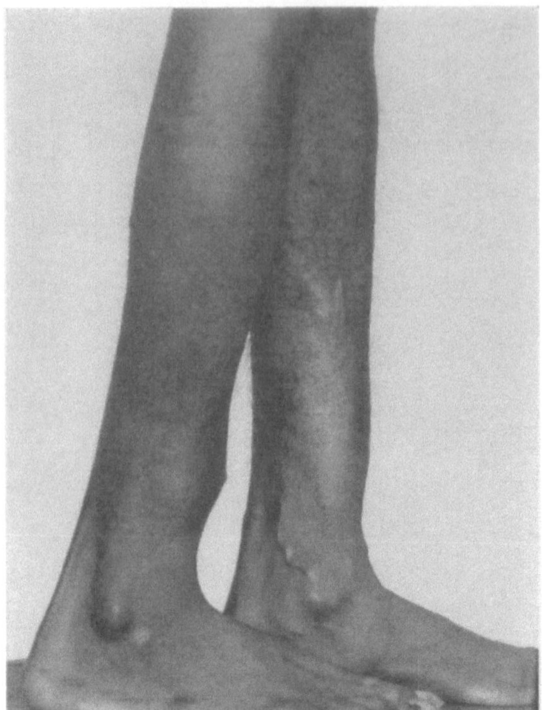

Fig. 13. Anterior bowing of the tibiae with localised thickening of the lower ends of the bones. Male aged 20 year

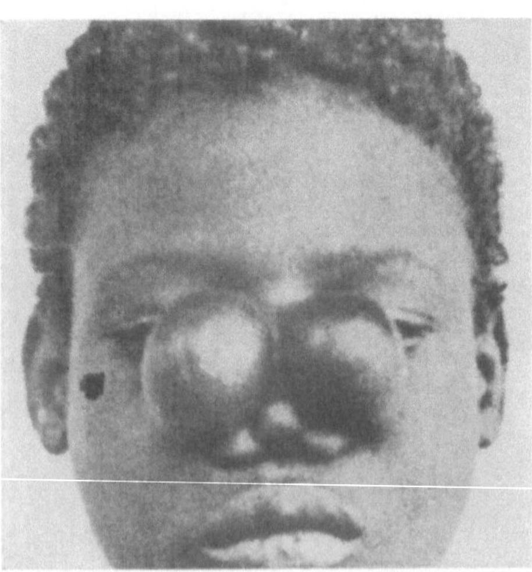

Fig. 14. Goundou in a 10 year old girl having acquired yaws at the age of 3. The sight is almost lost. (Reproduced with the permission of Elsevier Publishing Co., Amsterdam, Hamston, New York-London from the Handbook of Tropical Dermatology and Medical Mycology by R. D. G. Simons, Vol. I, 1952)

the author has observed a few cases in adolescents and adults with early yaws suffering from headache and marked tenderness elicited by tapping the head and revealing small focal areas of rarefying osteitis on radiographic examination (Fig. 12). No swelling was either visible or palpable. The lesions of the bones have a tendency to spontaneously resolve with or without leaving some cortical thickening. The cortical sclerosis when it affects the tibia, gives rise to an anterior bowing of the bone, the so-called sabre tibia (Fig. 13). Similar deformities have been occasionally observed in the ulna and humerus.

2. *Goundou.* Goundou an African name meaning enlargement of the nose, is a hypertrophic osteitis of the nasal bone and the ascending frontal processes (Fig. 14). Since the first report by MacAlister (1882) on what were termed the horned men of Africa, numerous cases of Goundou have been reported by others. Chalmers (1900) was the first to attribute Goundou to Yaws. Boutreau-Roussel (1952) with his associates have recorded the largest number of cases during the period 1916—1936 and has contributed a chapter in the Handbook of Tropical Dermatology (Simons) 1952, Vol. I, p. 316—330. Hackett (1951) has reported Goundou in 15% of 152 secondary yaws cases from Uganda. The geographical distribution of the cases is noteworthy. It is frequent in Africa, Haiti and Jamaica but very rare or not seen in Brazil. South East Asia and the far eastern pacific islands where yaws is endemic. The disease commences in childhood during the secondary eruption of yaws as symmetrical hard bony painless para nasal swellings, the size of a billiard ball seriously obstructing the patients field of vision. According to Boutreau-

Roussel (1952) a similar hyperostois may coexist on the upper jaw, lower jaw or even the tibia, forearm, femur of clavicle. The aetiology is obscure. Whether the association of Goundou with yaws is sequential or coincidental has not been determined. It is suggested that Goundou is related to osteitis fibrosa caused by interference with the bony metabolism and some endocrine disorder and that yaws constitutes the nonspecific factor acting on an ill-nourished child population (Manson-Bahr 1954).

Associated with bone lesions (3) painless symmetrical teno-synovitis of the tendons of the wrist have been occasionally observed particularly in adults (4) symmetrical painful hydrarthrosis of the knee joints have also been reported in children and adolescents.

To summarise the main characteristics of early yaws: The lesions predominantly involve the cutaneous, mucocutaneous and the skeletal systems of the body, occur mostly in childhood and adolescence, are evanescent and non-destructive in character and have a spontaneous tendency to subside without leaving any anatomical stigmata of the disease. Relapses may occur during the first two or three years of the infection with the same tendency to subside. Transmission of the disease in the community mainly occurs in this stage through body contact with infectious skin lesions. In an untreated community of high prevalence of yaws, the infectious early lesions may predominate (Hackett 1958).

After the subsidence of early lesions, the patient enters the early latent stage of the disease and may either achieve a spontaneous cure of the infection, or after an interval of 5 to 10 years may develop the late manifestations of the disease. The blood serum of patients in the stage of early yaws reacts to the standard serological tests with an increasing titre. Changes in the cerebro-spinal fluid have been occasionally reported in early yaws. Hewer (1946) found a moderate pleocytosis in the spinal fluid of many cases of classical yaws in Southern Sudan without any neurological signs. But the author failed to note any spinal fluid abnormalities in a small series of cases with florid early yaws under his observation (Rajam, unpublished).

## 2. Late yaws

The late lesions of yaws as in the case of early yaws affect almost exclusively the integumentary and skeletal systems of the body and occur 5—20 years after the initial infection, but occasionally in children the late lesions may develop within 2 to 3 years after infection. The high points in the clinical features of late yaws are (1) asymmetry (2) fewer lesions (3) tardy course (4) tissue destruction (5) arciform, polycyclic or serpigenous configuration (6) tendency to central or one sided healing and peripheral extension (7) scarring either thin and atrophic or thickened and contractile (8) tendency to pigmentary changes (9) crippling and incapacitation in lesions involving large areas of the limb or face (10) the lesions are non-infective. According to Hackett (1958), Guimaraes claims to have demonstrated treponemes in late yaws ulcers and has infected human volunteers with material from such lesions, with the inference that transmission of infection is possible from the so-called non-infectious late lesions.

### a) Cutaneous late yaws

#### α) Nodular late yaws

May be cutaneous or sub-cutaneous, single or multiple, ulcerated or non-ulcerated (Figs. 15 and 16). The subcutaneous nodule is usually solitary, breaks down resulting in a clear cut circular ulcer with a sloughy base. In the cutaneous type multiple nodules develop breakdown giving rise to superficial ulceration,

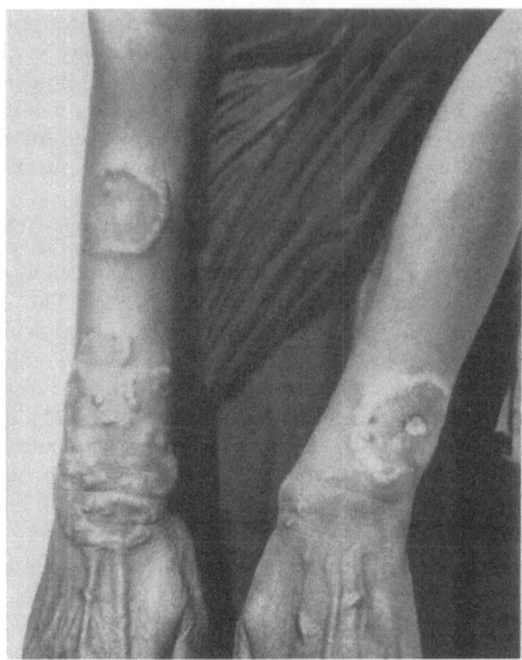

Fig. 15. Nodulo-cutaneous non-ulcerating late yaws on both the forearms in a woman aged 23

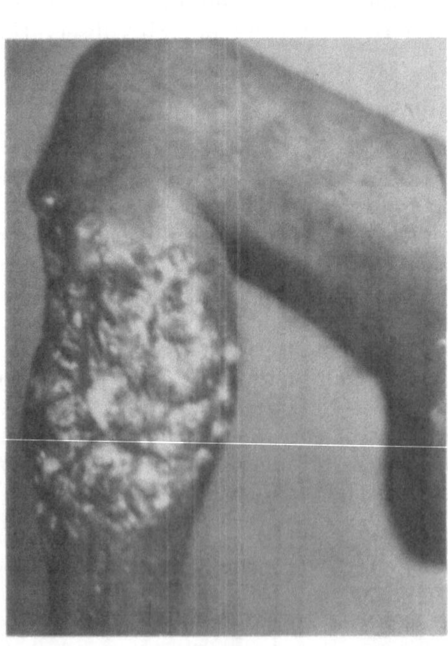

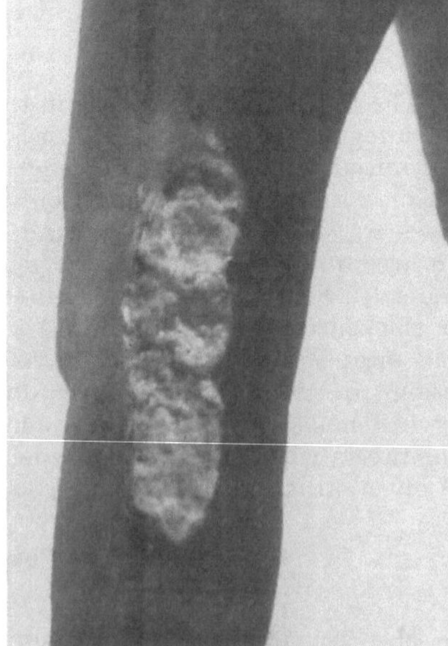

Fig. 16　　　　　　　　　　　　　　　　　　Fig. 17

Fig. 16. Ulcerating nodulo-cutaneous yaws on the leg of one year's duration in a male aged 35

Fig. 17. Epidermoid carcinoma occurring at the site of an extensive thickened scarring of late yaws on the postero-ateral aspect of the left thigh and leg in a woman aged 45 years

healing in one place and spreading in another with the development of fresh nodules, breaking down in their turn, until a large geographical area may be involved. Crippling contractures may develop when the skin in the vicinity of joints is involved. Late cutaneous yaws chiefly occurs, in the 30—50 age group with a slight preponderance in females. The scars of late cutaneous yaws lesions do not breakdown with a recurrence of the infection; but the author has observed the occurrence of epidermoid carcinoma in the scar of healed nodulo cutaneous ulceration (Fig. 17).

### β) Palmar and plantar late yaws

Hyperkeratosis of the palms and soles is the hall mark of late yaws wherever the disease is endemic and is a perfect example of the interaction of the host, parasite and environment. The condition is usually bilateral. It is a diffuse thickening of the palms and/or soles with rather ill defined margins. Exfoliation and fissuring, scarring, atrophy and pigmentary changes may supervene giving rise to various pictures, moth eaten appearance, 'Ghoul hand', due to atrophy, leuco-melanodermia and Dapuytren-like contractures (Figs. 18 and 19). The hyperkeratosis usually affects those parts of the soles which are subject to constant pressure from weight bearing, but occasionally the entire sole may be affected and the lesions may extend to the side of the hand or foot as icthyotic, parchment like plaques. These hyperkeratic

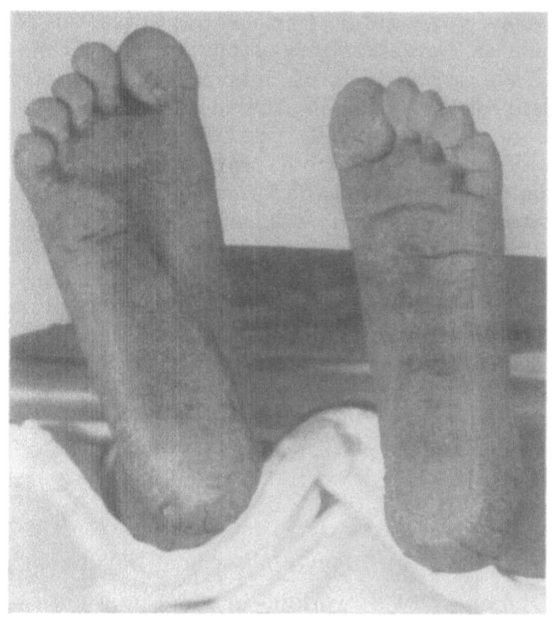

Fig. 18. Late hyperkeratosis of the soles of the feet. Male aged 35 years

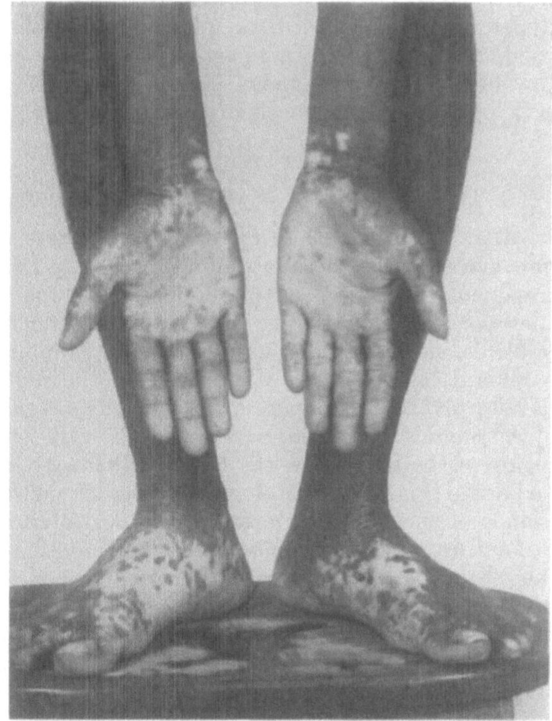

Fig. 19. Leuco-melanodermia of the palms and dorsa of the feet in late yaws. Male aged 45 years

lesions are painful often incapacitating the patient for work. As palmar and plantar hyperkeratoses occur in both the early and late stages of yaws (Hackett 1958) is of opinion that the early hyperkeratoses are fairly well defined and probably the more frequent than the late variety and respond more satisfactorily to specific treatment. The distinction between the early and late hyperkeratoses appears to the author as rather artifical based on the assumption that the former occurs before 5 years after infection and the latter beyond that period. It is conceivable that the late lesions may be a continuation of the early pathological process. A distinguishing feature of palmar and plantar hyperkeratoses is their solitary occurrence unassociated either with late cutaneous or skeletal lesions. As is to be expected, adults in the age group 20—40 are the chief victims with a male sex predominance in the incidence of the affection. In endemic areas with a long dry climate, the relative prevalence of hyperkeratoses is said to be high and may comprise 75% of all active lesions (Hackett 1958). The exact pathogenesis of hyperkeratoses is obscure. Trauma, infection nutrition are some of the predisposing factors suggested for its prevalence in yaws patients (Klokke 1955; Van der Hoff 1956).

### γ) Dupuytren's type of flexure contracture of the fingers

Zahra (1956) working in the yaws eradication campaign in Eastern Nigeria has reported a high prevalence of Dupuytren-like contractures of the fingers in patients with yaws. Both sexes and all ages seem to be affected. The condition is bilateral, the contracture starting in the fifth digit ultimately involving all the fingers. The flexion and ankylosis of the proximal interphalangeal joints and hyperextension of the distal phalanges are the constant clinical patterns. The condition is incapacitating particularly for the agricultural communities who have to work with their hands. Zahra pleads for an urgent investigation on the aetiology and pathogenesis of this disabling deformity.

### δ) Juxta articular nodes

Jeanselme was the first to describe these nodules in tertiary syphilis. It is now evident that these late non-destructive lesions have been reported, in other treponemal infections, yaws, endemic syphilis and Pinta. As the name implies, they occur in the vicinity of joints, are often symmetrically located. They are multiple, hard painless, sub-cutaneous tumours varying in size from a pea to a billiard ball, and freely movable on the underlying tissues. They commonly develop over the pressure points in the neighbourhood of joints; outer aspect of the shoulder, posterior part of the elbow over the olecranon process, trochanteric region of the hip, below the ischial tuberosity, on the lateral aspects of the knee and ankle (Fig. 20). Histologically they are cell-rich fibromata with here and there islands of chronic inflammatory cells and obliterative vascular changes (Fig. 21). Sobernheim (1924) claimed to have demonstrated treponemes in the nodules by the method of Levaditi. They bear a clinical resemblance to rheumatic nodules but histologically can be distinguished. The lesions occur 15—20 years after infection and may be associated with leuco-melanodermia of the palm and soles. They respond to specific treatment when recognised early but later where they are large, hard and inelastic may require surgical removal. Juxta-articular nodes occur with almost equal frequency in yaws, endemic syphilis and sporadic venereal syphilis.

## b) Late osseous lesions

The late bone lesions of yaws mainly affect adults and the middle aged in the 30—50 age group, but is not uncommon in children and adolescents between 5 and 15 years. The late bone lesions are more destructive and of slower evolution than early bone lesions of yaws. Proliferative and destructive changes involving the periosteum, the cortex and the medulla occur in varying combination, extent and intensity with destructive features predominating in the majority of cases (Fig. 22). The main radiographical appearances are (1) rarefied foci in the cortex,

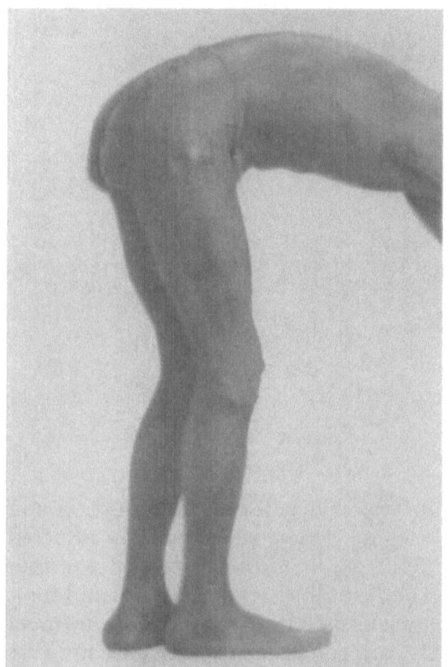

Fig. 20. Juxta articular nodes over the trochanter, ischial tuberosity knee and ankle (symmetrical) in late yaws. Male aged 42 years

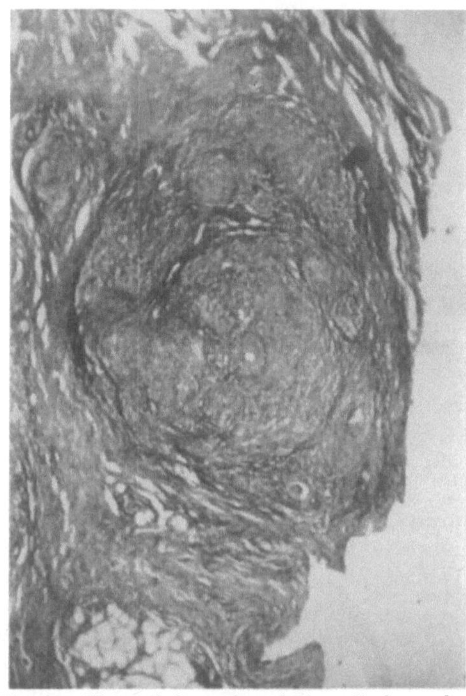

Fig. 21. Histopathology of a juxta articular node. Histology of a juxta articular node showing connective tissue hypertrophy chronic inflammatory cells, and obliterative vascular changes

which may be single, multiple, discrete or confluent, localised or extensive (2) thickening of the periosteum with sub-periosteal new bone formation either lamellar, or stratified or irregularly heaped up on the outer surface of the bone (3) the thickened periosteum may reveal irregular areas of rarefaction (4) in gummatous osteomyelitis the rarefaction may extend to the medullary tissues (Fig, 23), (5) sequestrum formation is a rare occurrence. The clinical symptoms are pain, tenderness and swelling. Ulceration through the skin is not uncommon giving rise to punched out ulcers or deep sinuses. In grossly destructive lesions of the long bones, pathological fracture may occur without the patient's being aware of it and diagnosed only by x-rays. The author has observed three such instances of pathological fracture involving the tibia, radius and humerus respectively in patients with late long standing yaws of the skeletal systems. Gummatous osteomyelitis of a long bone in the vicinity of a joint may extend and involve the joint surfaces and articular cartilages giving rise to a crippling ankylosis of the joint with deformity. In extreme cases, the chronic inflammatory and destructive processes may erupt though the periarticular tissues and skin resulting in multiple

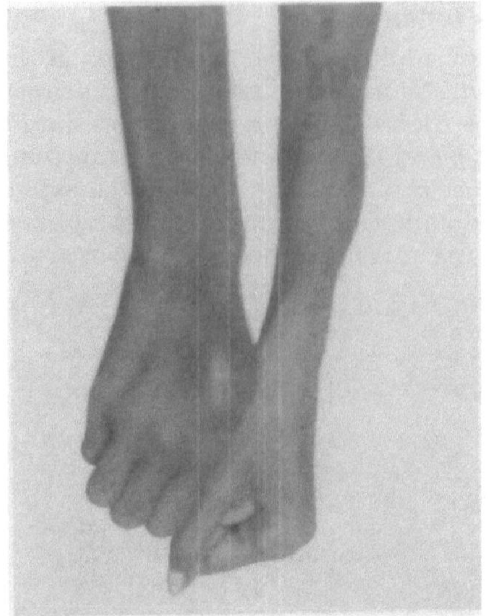

Fig. 22. Late gummatous osteomyelitis of the radius and metacarpal bone of the index finger in a male aged 30 years

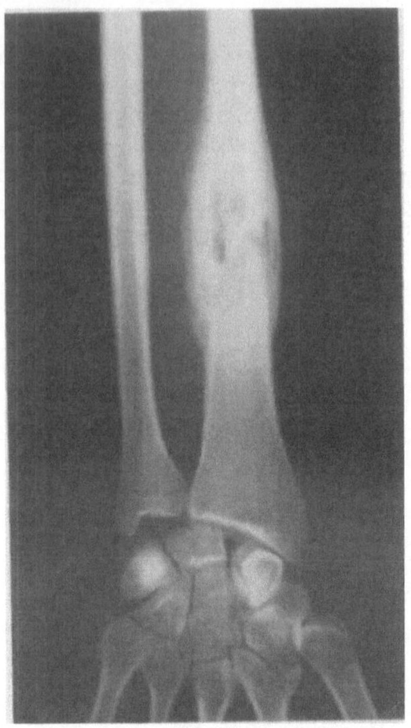

Fig. 23

Fig. 23. Radiogram of gummatous osteomylitis of the lower third of the radius in a male aged 18 years

sinuses. In such cases, secondary bacterial infection may cause suppuration and complete disorganisation of joint. The bones which are most frequently affected are the tibia, ulna, radius, bones of the face and skull and small bones of the hand and foot.

Gummatous osteitis of the skull occurs most frequently on the frontal bone and may be single or multiple (Fig. 24). The parietal and temporal bones are affected in the next order of frequency and occipital very rarely. Painful tender rounded swellings appear and are easily visible and palpable. They are at first of a hard inelastic consistency, but sooner or later the central portion of the node becomes soft and fluctuant and on palpation is surrounded by what feels like an indurated margin. Spontaneous subsidence is rare. The swelling breaks down through the skin and forms one or two sinues discharging minute quantities of purulent material. Radiographic examination reveals an irregular area of rare-faction involving the outer table without any evidence of periosteal or cortical thickening.

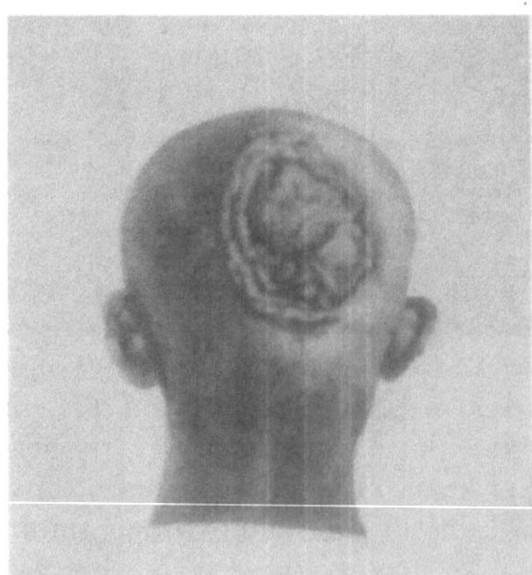

Fig. 24. Gummatous osteomyelitis of the skull exposing the pulsating granulation covered dura in late yaws. Male aged 50 years

The late lesions of the bones heal slowly and residual thickening with increase in the girth of the bone is the rule rather than the exception. Atrophy, shortening and even complete disappearance of the small bones of the hand or foot may be a rare sequel in untreated late yaws.

## c) Gangosa
## (Rhinopharyngitis mutilans)

The term gangosa was first used by RUIS DE VILLABOS in 1828 as quoted by HASSELMANN (1952). It is derived from the spanish meaning "muffled voice". LEYS (1906) gave it a more descriptive name Rhino-pharyngitis mutilans and discussed its pathology. SOHOBL and co-workers (1928) claimed to have reproduced gangosa of all clinical stages in monkeys by repeated super-infection. There is some controversy as to where the initial destructive ulceration begins. Whether the lesion starts from the skin round about the nostrils and upper lip and extends backwards and upwards involving and destroying the nasal cartilages, nasal bones, palate or starts as an ulcer in the soft palate and spreads forwards and downwards, has not been determined as there has been no careful and continued observation of evolution of the lesion from the commencement to its denouement ending in the complete destruction of the nose, upper lip and part of the maxilla, hard and soft palate and mucous membrane of the faucial pillars and pharynx (Fig. 25).

Apart from the extreme type of naso-palato-pharyngeal destructive ulceration, the pathological process may be milder and get spontaneously arrested at any period of its progress leaving localised, limited formes frustes lesions, involving the soft palate and faucial pillars only, or soft palate and perforation of the hard palate or ulceration scarring and occlusion of the nostrils and collapse of the nose or destruction of the nasal bridge with perforation of the nasal septum. These milder arrested types of gangosa are much more frequently encountered in a yaws population than the classical, complete type, sans nose, sans palate

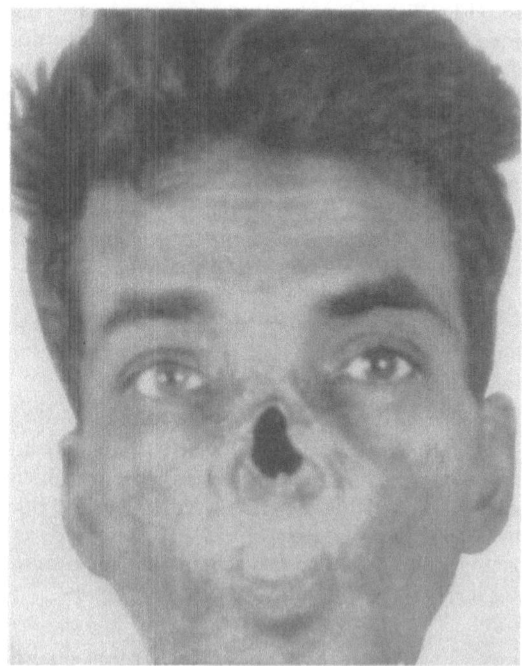

Fig. 25.   Gangosa.  The complete type in an adolescent aged 14 years

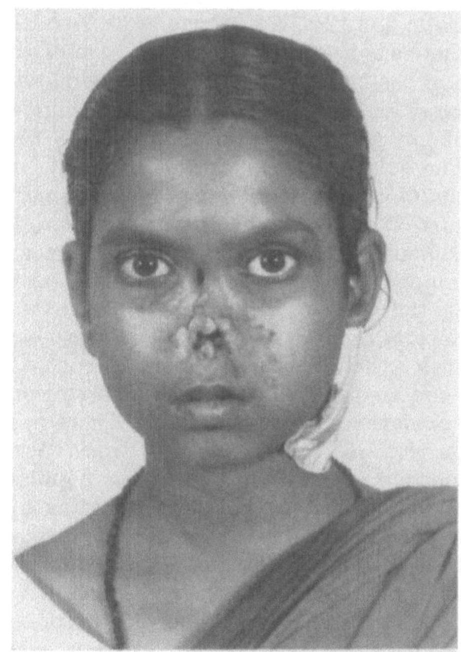

Fig. 26.   Gangosa.   The incomplete type in a girl aged 12 years

etc. (Fig. 26). Gangosa may occur at any age but the author has observed them more often in older children, adolescents and adults below 25 years. The larynx is usually spared, phonation is retained but articulation is grossly impaired. Gangosa has been reported with varying frequency from all over the tropical belt, Pacific Islands, South East Asia, Central and West and East Africa, West Indies. In this particular type of late yaws lesion, the frequency, the severity and the extent of the destructive process is unlikely to be due to the natural evolution of the original infection. There is evidence in the experimentally induced disease in Monkeys that repeated superinfection is essential for the production of gangosa like lesions (Scholl et al. 1928). Hence it is reasonable to infer that a similar superinfection may be the exciting factor in the causation of Gangosa in human beings in populations of high yaws endemicity. Such a concept was suggested by Grin (1953) in his epidemiological studies of endemic syphilis in Bosnia.

### d) Other lesions

Other lesions, ganglion, hydrarthrosis, bursitis, sabre tibia, thickened clavicles are occasionally encountered as late manifestations of yaws in the yaws endemic areas. Sabre tibia of the extreme type "Boomerang leg" only observed among the aborgines of Australia was identified as due to yaws by Hackett (1936). Latterly, he seems to have modified his opinion and stated his belief that boomerang leg is only in small part due to yaws.

### e) Cardiovascular, neurological and visceral manifestations

It is the general opinion that there has been no indubitable evidence of the development of cardiovascular, neurological and visceral manifestations in yaws. While in endemic syphilis which is epidemiologically and clinically almost identical with yaws, such lesions have been reported (Akravi 1949; Akravi and Rahim 1951; Grin 1953; Vuletic 1939; Zec 1951), the author poses the question whether there has been any attempt at careful systematic extended clinical study of a large number of yaws patients in endemic areas, with the aid of modern laboratory, x-ray and autopsy studies to determine the prevalence of these late manifestations of untreated yaws. The answer to the author's knowledge is in the negative. The WHO and the various national governments preoccupied as they are, with the more important and urgent public health control of endemic yaws by mass survey and treatment with the aid of non-medical auxilliary personnel, are primarily concerned in the rapid arrest of transmission of infection in the community and bring down the quantum of active disease to negligible proportion. In the absence of organised health and laboratory services staffed by medical experts in internal medicine in these backward yaws endemic areas of the World, such a study is not possible. Hence a categorical assertion usually copied from book to book that these manifestations are non-existent among yaws infected population is not warranted. There have been isolated reports of limited studies on this question at various times. Weller (1936, 1937) in two series of post-mortem studies of the Haitian population with a high incidence of yaws scars and yaws history but also including numerous patients with a genital scar and history of syphilis demonstrated treponemes in 30% of the cases with characteristic tissue lesions in the aorta and other viscera. Manson-Bahr (1954) quotes three authors (references not given) Harper, Lambert and Chossier who at different areas, had separately reported the prevalence of neurological, and cardiovascular lesions in yaws patients. Further extended observation is needed particularly among the clinically negative serological reactors of late latent yaws.

# XI. Latency in yaws

In any area where yaws is endemic, the largest part of the infected population is in the latent stage of the disease (LI and SOEBEXTI 1955; MURRAY et al 1952; TAYLOR 1954). Among the clinically negative, sero-reactors there are early and late latent cases. Both the categories of early latent and late latent yaws may relapse with infectious and non-infectious lesions respectively. A certain but unknown proportion of these cases, may achieve life long latency without any relapse. In an untreated community with endemic yaws, the ratio of prevalence of clinically active cases to that of sero reactors was 1:1.7; but after mass treatment the ratio changed to 1:11.9 during resurvey after 2 years (SOETOPO et al. 1956). In the mass treatment programme of endemic yaws, an increasing back log of latent cases with a persistent, sero-reactivity will remain, with a decreasing frequency of clinically active cases, and such a state of affairs will pose a problem to the permanent health services of national governments when the mass programme is withdrawn. SOETOPO et al. (1956) reports a serological study undertaken in 5 villages in Indonesia and showed that after mass treatment with penicillin, the majority of the treated population remained sero-positive after 4 years. This raises the question of the adequacy of the dose of penicillin recommended for mass campaigns particularly in late and late latent cases.

# XII. Diagnosis

In areas where yaws is endemic, the diagnosis should cause no difficulty. In many instances, the patient himself goes to the doctor with the diagnosis. Early florid vegetative lesions are easily diagnosed by the dark-field demonstration of treponemes. The blood serum of patients with active yaws reacts to the standard serological tests as well as to the specific treponemal tests (TPI and TPA). The late lesions of yaws are indistinguishable from those of syphilis especially when both diseases are prevalent. A patient with late lesion coming from the rural areas is more likely to be a victim of yaws infection. Lesions of the skin, mucous membrane and even bones of non-treponemal aetiology such as Tuberculosis, Leprosy, Cutaneous Leishmaniasis and deep mycotic infections may have to be considered in the differential diagnosis of yaws lesions and excluded by appropriate laboratory and other investigations. Not all hyperkeratoses of the palms and soles in the yaws endemic areas are due to the disease. Non-treponemal conditions and mycotic infections may account for a proportion of such changes in the palms and soles.

## 1. Superinfection in relation to the frequency of late lesions of yaws

The usually accepted view in the pathogenesis of late benign venereal syphilis, is that the late lesions are caused by a disturbed host parasite relationship in which there is reactivation of residual treponemes in the tissues of a sensitized host. This is the hypothesis of endogenous causation. That such a reaction in a sensitised host can also result from treponemes introduced from sources outside the host is suggested by superinfection experiments in Laboratory animals (SCHOLL et al. 1928) and by the epidemiological observations of GRIN (1953) on endemic syphilis in Yugoslavia. According to GRIN, the exogenous mode of causation plays the predominant role in the development and greater frequency of late lesions in both endemic syphilis and yaws. Discussing this question,

Hackett (1958) stated his belief that 'superinfection could not be as much concerned with the localisation of the lesion as with the hastening of an allergic state; otherwise one would expect late lesions to be on the same sites as initial lesions'. The argument is not quite clear. If it is conceded that super-infection particularly repeated with small increments of the parasite introduced into the body, as is expected to happen in yaws areas with a high endemicity rate, will hasten and intensify the allergic state of the tissues in an individual with antecedent infection, the destructive lesions may affect any tissue, skin or bone and need not be localised to the sites of the earlier lesions. Hackett (1958) quoting (Guimaraes 1946 and Medina 1954) observed that experimental superinfection in man is followed by lesions only slightly resembling late yaws lesions and only at the site of inoculation. It is not clear whether repeated superinfection was attempted by those workers in their human experiments and how long they were kept under observation. Hackett finally states his opinion that 'superinfection is probably not the important determining factor', and that late lesions in yaws occur in the natural course of untreated infection contracted years ago and thereby favours the endogenous hypothesis. The author is inclined to the view that both the exogenous and endogenous sources of infection, one reinforcing the other, determine the severity and the frequency of the late lesions of yaws.

## 2. Yaws in relation to syphilis and other treponematoses

A considerable amount of ink has been spilt during the past half a century over the controversy on the duality of syphilis and yaws. Elaborate differential tables based upon the clinico-pathological features have been published to prove the separateness of the two diseases (Rat. 1891; Fox 1929; Chambers 1938; Ashburn and Craig 1907; Manson-Bahr 1954). The new discredited concept of tropism, ecto dermotropism and meso dermotropism was put forward as distinguishing features between the treponemes of yaws and those of venereal syphilis (Hoffmann 1935; Fox 1938; Hasselmann 1937), with a claim that they are two distinct species of treponemes. Experimental production of disease with yaws treponemes and syphilis treponemes in rabbits and hamster, have been reported to result in the clinical manifestations differing from each other and more or less constantly observed through successive passage of infection in the animals. Working with strains of treponemes of venereal syphilis, yaws and endemic non-venereal syphilis from various parts of the world Turner and his co-workers on the basis of their findings in animal inoculation studies, have separated the strains into three broad categories — the S type mostly comprising the strains isolated from patients with venereal syphilis, the Y type mostly comprising the strains isolated from the classical disease syndrome yaws, and an M type which occupies an intermdiate position between the S and Y type, comprises most of the strains isolated from endemic non-venereal syphilis. They claim a fundamental biological difference existing between the types, and attribute the difference to the character and amount of capsular mucopolysaccharide that each type produces. Under laboratory conditions with the rapid passage of the strains from animal to animal these workers have noted that the Y type and the M type have a tendency to shift to the S type of reaction.

There are signs that the dust of the long battle on the relationship between the various treponemal disease syndromes, is gradually subsiding and to-day there is a steadily increasing recognition supported by historical, epidemiological, clinical and laboratory studies, of the unitary hypothesis so forcibly, cogently and in scholarly fashion put forward by Hudson that 'one ancestral type of treponeme might through the ages gradually has adapted itself to widely differing environments in which climatic, ethnological, social, economic and other factors have differently conditioned the treponemes, their mode of spread and the susceptibility of the host with subsequent development of variations in the resulting clinical syndromes in man' (GUTHE and WILCOX 1954).

A world synthetic view of treponematoses is justified on the following grounds:

a) Historical evolution of the disease syndromes.
b) Identity in the morphology of the parasitic agent.
c) Fundamental sameness of the pathological reaction of the tissues.
d) Identical serological reaction
e) The existence of cross immunity as between the disease syndromes.
f) The response to treatment with chemotherapeutic and antibiotic drugs.

From the epidemiological point of view, treponematoses fall into two broad categories which are not static but liable to variation Non-venereal childhood and juvenile infection comprising (a) Yaws, the endemic treponematosis of the tropics, (b) endemic syphilis with various local names such as Bejel (Middle East) Njovera (S. Rhodesia) Dichuchwa (Bechuanaland) and other forms which are no longer found e.g., 'Sibbens (Scotland) 17th century, Radesyge (Norway) in 18th century and Skerljevo (Croatia) in the 19th century, (c) Pinta, the endemic treponematosis occurring in Central America. Venereal sporadic syphilis which occurs all over the world and numerically less frequent than the endemic treponematoses (GUTHE and REYNOLDS 1961).

It would appear that any variations in the parasite itself are functional and represent strains of the same organism. The outcome of the interplay between parasite and host over centuries in situations which differ in their physical ecological characteristics has brought out modifications in the treponeme (TURNER and HOLLANDER 1957). The several strains of the pathogenic treponemes which were the objects of study at the International Treponematosis Laboratory, Johns Hopkins University, both in vivo and vitro are reported to be closely related in their essential biological characteristics, in the disease picture they invoke in man and animals, in their immunological features and in their reaction to antibiotics (TURNER and HOLLANDER 1957). The fundamental biological differences between the syphilis and the yaws treponemes, observed by these authors though stable during the period of their experiment, do not appear to be fixed for all time as they have reported a tendency for the yaws treponeme to shift to the syphilis type, confirming the observations of MANTEUFEL and HERZBERG (1929). It is reported by TURNER and HOLLANDER (1957) that two yaws strains strain Y 9 (CHESNEY) and strain YD (TURNER and HOLLANDER) have permanently shifted to the S type of reaction in both rabbit and hamsters. It is permissible to speculate that such a shift may be taking place in nature, both towards the syphilis type and the yaws type if the environmental conditions are favourable for such a change. Historically it would appear that yaws is the most ancient and primitive type of treponematosis of non-venereal epidemiology affecting childhood and juvenile population in the tropical belt. When the same infection spread to the population in the drier and cooler latitudes of desert and mountain areas North and South of the two tropics, the transitional form of treponematosis was the result occurring in endemic fashion and conditioned by the same epidemiological factors of non-venereal transmission closely similar to that of endemic yaws, but clinically resembling sporadic venereal syphilis, with an occasional tendency to venereal transmission in close family groups. The evolution from the transitional non-venereal childhood and juvenile type of treponematosis to the adult venereal disease, was due to the gradual improvement in man's social and economic life in several parts of the world, which rendered non-venereal transmission impossible. It probably required several centuries for the adult venereal treponematosis to emerge into its present form. In other words, the treponema has travelled with man since the dawn of history, adapting and changing with him (Hudson 1946) the tendency being for the most part from the juvenile to adult form, from the non-venereal to the venereal, pari passu with the socio-economic evolution of man. There have been many historical instances down to the present century when the reverse process from the venereal to the non-venereal epidemiological pattern has been recorded and reported e.g., the outbreaks of 'Sibbens', 'Radesyge', 'Skerljeo' in the preceding three centuries, outbreaks of asexual syphilis in children in Budapest in 1948 and in Chicago in 1949 (Fejer 1948; Eisenberg et al. 1949). Coming nearer home, for the first time in India Iswariah and Nair (1938) reported an occurrence of endemic syphilis in a seaside village near Visakapatnam on the north eastern sea-board of the composite Madras State, and now Andhra State. The author and his associates (Rajam and Rangiah 1952; Rajam et al. 1955) uncovered a focus of childhood and juvenile syphilis in the slum population of the city of Madras. In this section of overcrowded humanity living under conditions of squalor, dirt, poor hygiene and debased sexual standards adult venereal syphilis and non-venereal childhood and juvenile syphilis were thriving cheek by jowl.

During the past 40 years, the author has had the unique opportunity of studying the three treponemal disease syndromes in the same or adjacent geographical area in the state of Madras. Yaws from isolated rural enclaves, endemic syphilis among the suburban slum population in the environs of the cities and towns and adult venereal syphilis among the city populations. The gradual evolution of the clinical pattern with overlapping overtones from the yaws type, through the transitional type of endemic syphilis to the adult pattern of venereally acquired infection could be envisaged, with the changing milieu. There is scarcely a symptom in yaws which cannot be seen with some variation in non-venereal endemic syphilis and adult venereal syphilis as observed in the tropics. Florid framboesia like lesions of the skin have been observed in adult venereal syphilis and scarcity of mucous membrane lesions is not uncommon in florid secondary syphilis. The pattern of late skin and skeletal lesions whether due to adult venereal syphilis or non-venereal syphilis or yaws is so similar that a distinction could not be established on clinical, serological or histological grounds.

Congenital transmission of the disease is believed not to occur in yaws and rare in endemic syphilis in contrast to its frequency in adult venereal syphilis. In Yaws as well as in endemic syphilis, the infection is acquired in early childhood before sexual maturity is attained. As the infectiousness decreases with time, the probability of congenital transmission is considerably reduced. Added to this, the high neo-natal mortality rate among these populations still further reduces the chance of recognition of congenital manifestations (Akravi 1949; Grin 1953; Hudson 1951). On this question of congenital transmission, a careful follow-up study of large series of adult pregnant women with early florid yaws is needed but it is very doubtful whether such an opportunity will ever occur, in view of the extensive mass yaws control programmes which are operating in all the endemic areas of the world for the past decade. The opinion is generally held that cardiovascular and neurological manifestations do not develop in late yaws and rare in non-venereal endemic syphilis; while it is common in adult venereal syphilis. There are many fallacies on this question.

1. The comparison between non-venereal treponematosis of childhood and adolescence of rural areas with adult venereal syphilis of the European is made between things which are not comparable (BLACKLOCK 1932).

2. The absence or rarity of cardiovascular and nervous system complications has been established in acquired syphilis of children from the monumental Oslo study of untreated syphilis (GJESTLAND 1955).

3. In adult venereal syphilis in the tropics, these late complications of the cardiovascular and nervous systems are much less frequently encountered than in syphilis prevalent among the highly sophisticated European and American populations.

4. A plausible explanation offered by HUDSON (1946) for the absence or rarity of cardiovascular and nervous system lesions in yaws and other juvenile forms of treponematoses is that 'an individual living in a yaws or endemic syphilis community is continually subjected to contact with treponemes, small numbers of parasites continually invading and vaccinating his body and ultimately protecting him from the ravages of cardiovascular and neurological complications, although he may develop allergic destructive lesions of skin and bone'.

In the current mass control and eradication programmes against yaws, in several countries, which have resulted in a spectacular diminution of infectious and clinically active yaws; and a corresponding rise in asymptomatic sero reactors, an opportunity is available for an adequate and extended clinical, laboratory and radiographic studies of treated and untreated late latent yaws, for evidence of development of cardio vascular and neurological lesions. As Hudson so forcibly put it, the so-called differences between venereal syphilis on the one hand, and non-venereal endemic treponematoses on the other, whether considered from the clinical, histological, biological and immunological points of view are not of such magnitude, constancy and universality as to establish the duality of these disease syndromes. 'A specific differential that fails to differentiate in 5% of the cases, has lost 95% of its differential value' (HUDSON 1946).

We are living in the era when the science and art of medicine have been expanding rapidly in scope and complexity, uncovering newer and newer diseases and disease syndromes. In medical and public health practice and education, the modern trend is to study man and his environment as a whole and to interpret the dynamic inter-relation. In other words, it is the ecologic approach to health and disease. Hence it would be realistic and in conformity with the above view, to regard treponematoses as a single disease caused by treponema pallida with different and often overlapping clinical patterns conditioned by climatic and socio-economic factors.

# XIII. Prognosis and economic aspect of yaws

Yaws is not a killing disease but a crippling one. Although it is predominantly a childhood and juvenile infection, millions of people are incapacitated during the most productive period of their lives, through a variety of crippling, disfiguring and invaliding manifestations such as ankylosed joints, palmar and plantar lesions, destructive lesions of the face and skull and deformities of the limbs. Many patients with untreated yaws suffer from recurrent rheumatic-like pains in the bones and joints throughout the productive years of life. The economic implications of yaws both to the millions of sufferers who lead a subsistance existence in the rural areas, and to the national governments in terms of productive man power must be enormous. Endemic yaws is one link in the vicious cycle of disease and poverty in many countries of the tropical belt.

# XIV. Treatment and control of yaws

In the pre-penicillin era, the approach to the problem of endemic yaws was clinical, rather than epidemiological; and arsenicals and bismuth were the standby in the treatment, consisting of paired weekly injections to a total of 6—8 treatments. The clinical approach was quite unsatisfactory and failed to make any impression on the total reservoir of disease. There were many reasons for the failure:

1. Only active cases were treated and the case finding was confined only to the contacts of the individual sufferers from the active disease.

2. Very few patients completed the long weekly schedules of therapy with arsenic and bismuth.

3. Treatment was clinic or dispensary centered and all the infected areas were not covered in the treatment programme.

4. Systematic examination of the entire population was a desideratum.

5. The poor socio-economic conditions of the people remained status quo maintaining a favourable epidemiological environment for the perpetuation of the disease (Grin 1953).

The advent of penicillin as a powerful treponemicidal drug replacing the toxic metal chemotherapy and the development of repository penicillin, the ease of administration, the greatly abbreviated period of treatment particularly the single session therapy, the comparative non-toxicity of the antibiotic have made it a therapeutic agent not only for the successful treatment of individual patients but also as an important public health weapon for the control of endemic treponematosis through mass control and eradication programmes. The concept of treatment control of a communicable disease in which other public health measures such as isolation, immunisation, are not available or impracticable and with no intermediate host to attack was capable of practical realisation and implementation, thanks to the discovery of penicillin by Fleming and its successful therapeutic application by Mahoney and others in the various types of treponematosis, sporadic venereal syphilis, yaws, endemic non-venereal syphilis and Pinta (Mahoney et al. 1943; Findlay et al. 1944; Rein et al 1952; Guimaracs 1945; Grin 1953).

Of the estimated population of 400 millions living in the backward rural areas of the tropical belt, nearly 200 millions are exposed to the risk of infection with endemic treponematosis particularly yaws. It is also estimated that there are 50 million cases of yaws in the world excluding the household and other contacts. Africa alone contains the largest continental reservoir of yaws, an estimated 25 millions (WHO/VDT/220, 1956). As of date, the total number of yaws must have come down considerably with the expanding programme of yaws control in several endemic areas of the world.

In 1949, the third session of WHO Expert Committee on Venereal Infections and Treponematoses was seized with the urgency of the problem and made recommendations to WHO for the mass control of treponematoses. A number of national governments with a high prevalence of endemic treponematosis wished to take advantage of and to participate in international cooperation for the control of treponematosis. The WHO through technical assistance and UNICEF through supply of equipment and transport have been working since 1950 in close partnership to assist the health administrators in many countries in initiating and operating mass control campaigns against yaws. The expanding nature of the WHO/ UNICEF aided programmes during the past decade can be gauged from the fact that 50 million people have been examined for endemic treponematosis by Health Administrators participating in the International campaign against Treponematosis and of these more than 15 million persons consisting of active cases, latent cases and contacts received penicillin treatment (WHO/VDT/220).

The first International Symposium on yaws control was held in Bangkok in 1952 when the field experience, gathered since the inception of the campaign was presented and all the aspects of yaws control were discussed at the session. In the same year, a few months after the Bangkok conference, the Fourth Session of the WHO Expert Committee on Venereal Diseases and Treponematosis on the basis of the discussions at Bangkok outlined a series of epidemiological and other principles for guidance in mass campaigns. With the expanding programme of the mass campaign by different governments, a vast amount of practical knowledge and data of campaign procedures had accumulated since 1952. The Second International Conference on Yaws control was held at Enegu, Eastern Nigeria in 1955 to discuss, evaluate and define the principles and policies that should be adopted in all stages of yaws control, based upon the vast material data gathered during the preceding years.

## 1. Mass campaigns — principles and practice

The primary objective in a mass campaign against endemic yaws is aimed at reducing the reservoir of infection as rapidly as possible and breaking the chain of transmission. To attain this objective, the entire community at risk should be regarded as a unit and penicillin should be administered on a mass scale according to the treatment policy laid down by WHO. The unique advantages of penicillin in mass campaign are that (1) it is curative in manifest disease (2) it is suppressive in latent disease (3) abortive during the incubation period of the disease (4) preventive on exposure to infection (5) single session treatment ensuring rapidity of coverage of a large number per unit of time.

The mass epidemiological approach in the control of yaws is necessitated by the almost complete absence of organised, permanent medical and health services in sufficient numbers to cater to the scattered rural populations in the underdeveloped countries in the tropics. The World Health Organization in partnership with the UNICEF and in collaboration with the national government have laid down seven principles for successful mass campaign against yaws:

1. All work at all stages of the campaign should be planned from the outset and adequate budgetary provision made.

2. At the initial treatment survey there should be the highest possible coverage of the population not less than 90%.

3. Treatment with the long acting penicillin preparation (PAM) satisfying WHO minimum requirements should be given to all persons with clinically active yaws and also to latent cases and contacts as defined in the three treatment policies.

4. Periodical resurvey is essential at 6—12 months interval to deal with relapses and with new cases. The coverage in resurveys should be as wide as in the initial surveys.

5. The expansion of the campaign should be regular and uniform.

6. Consolidation of the programme including its integration into the strengthened and newly created permanent health services of the state.

7. Evaluation of the campaign should be made at regular intervals to assess the success of the campaign (HACKETT and GUTHE 1956).

Before initiating the mass campaign the following preliminary steps should be taken:

1. A general detailed study of the problem in the area.

2. Development of plans of operation taking into consideration the local, geographical climatic and human factors.

3. The recruitment and training of non-medical auxiliary personnel who will be responsible for the field survey, diagnosis, treatment and maintenance of correct records under the constant supervision of trained medical staff. For the benefit of the non-medical auxiliaries a simple easily comprehensible classification of yaws for field use has been evolved.

Table 3. *Classification of persons with and withourt yaws in mass campaigns.*
(HACKETT *and* GUTHE 1956)

| Age group (years) | Sex | Active yaws cases | | | | In-active late yaws | No yaws lesions present | | |
| | | Total | Infec-tious | Non-infectious | | | Total | Latent cases and con-tacts | Others |
| | | | | hyper-keratosis | late | | | | |
| Under 15 | M | | | | | | | | |
| | F | | | | | | | | |
| 15 and over | M | | | | | | | | |
| | F | | | | | | | | |

4. A demonstration and training centre should be established. This will serve not only for the training of the staff but also as a pilot or control area where selected groups of the population are clinically surveyed, serologically tested, treatment administered, and followed up. The results of such a complete study will serve as a basis for the type of mass campaign to be planned.

## 2. Some important considerations in the conduct of mass compaigns

Although it would be ideal to carry out routine systematic serological tests of the population along with clinical examination to determine the true prevalence of yaws in a community, it has been found impractical in most mass campaigns because of cost and time. But the treatment of latent cases is of great importance for the ultimate success of mass campaigns. The total reservoir of infection in yaws comprises (1) clinically active cases which may be early infectious and late cases (2) the contacts who are probably already infected and are in the incubation period (3) latent cases (early latent and late latent). *For the success of the campaign all the three categories must be brought under treatment.* In the absence of concurrent serological testing of the population, the recognition of latent cases is impossible. But the data gathered from the preliminary pilot studies in many yaws areas, give some indication of the ratio of clinically active cases to sero reactors in an area. This ratio may vary from one region to another, and may also show variation in the same area during the course of a campaign. The sero positive patients without clinical manifestations are the latent cases.

## 3. Treatment policies

On the basis of the ratio of active cases to sero reactors (GRIN 1955) vide table below, a treatment policy has been evolved and recommended for adoption in field campaigns which will include latent cases and contacts (HACKETT and GUTHE 1956).

Table 4. *Relations of active cases of endemic treponematosis to sero positivity. Data from endemic syphilis campaign yugoslavia and treponematosis control project Indonesia* (GRIN 1955)

| Prevalence of active cases in the population | Percentage of reactors | | Prevalence of active cases in the population | Percentage of reactors | |
|---|---|---|---|---|---|
| | endemic syphilis (%) | yaws (%) | | endemic syphilis (%) | yaws (%) |
| 1— 2 . . . . | 12.8 | 8.5 | 11—15 . . . . | 27.0 | 54.0 |
| 3— 5 . . . . | 13.5 | — | 16—20 . . . . | 29.2 | 71.0 |
| 6—10 . . . . | 16.2 | — | 21—30 . . . . | — | 77.5 |

Table 5. *The following treatment policies are recommended* (HACKETT and GUTHE 1956)

| Approximate prevalence of active yaws in community | Approximate percentage of seroreactors | Type of treatment |
|---|---|---|
| a) Prevalence high over 10% (hyper-endemic) . | Over 60% | Total mass treatment |
| b) Medium prevalence 5—10% . . . . . . . . | 25% | Juvenile mass treatment |
| c) Low prevalence under 5% . . . . . . . . | Under 10% | Selective mass treatment |

## 4. Explanatory notes

a) In hyper endemic areas of active yaws, the entire population, active cases, contacts and latent cases are given treatment (Total mass treatment).

b) In meso-endemic areas, in addition to the treatment of active cases, all children under 15 years and other obvious contacts of infectious cases should be given treatment (Juvenile mass treatment).

c) In areas of low prevalence of active yaws (hypo-endemic) in addition to the treatment of all active cases, household and other obvious contacts of infectious cases are given treatment (Selective mass treatment).

## 5. Penicillin dosage

At the Fourth Session of the Expert Committee on Venereal Infections and Treponematosis in 1952, the committee recommended that in mass campaigns against non-venereal treponematosis, the minimum total dosage for early infectious lesions in adults be no less than 1.2 mega units of PAM and proportionately less for children; that this dose be given *in one injection* and that the preventive or abortive dose for contacts be no less than half that used in the early infectious stages of the established disease.

The schedule of PAM dosage listed in the table above was considered adequate at the Second International Conference on Yaws control in 1955. The Expert Committee recommended the minimal therapy detailed in the table as a compromise between maximum efficacy and practical economy due mainly to the high cost of PAM obtaining at that time. Now that the price of PAM has fallen considerably, it is a point for consideration, whether the same dosage schedules should continue to be adopted in fresh campaigns and in the treatment of the population during the second and subsequent resurveys, with special reference to persistent sero reactors.

Table 6. *Gives the PAM dosage for mass control campaign against yaws* (HACKETT and GUTHE 1956)

| Age group in years | Active early and late cases | | Latent cases and contacts | |
|---|---|---|---|---|
| | ml | mega units | ml | mega units |
| Under 15 years . . | 2 | 0.6 | 1 | 0.3 |
| 15 and over . . . | 4 | 1.2 | 2 | 0.6 |

## 6. Results of mass campaigns

In Haiti, Eastern Nigeria, British Solomon islands, where mass campaigns against yaws were conducted, the results at re-surveys of the initially treated population by the total mass treatment technique, have been reported to be eminently satisfactory, in stopping transmission and in the rapid reduction of active cases particularly the infectious ones in one year (Samame 1956; Zahra 1956; Beaux 1955).

In the Indonesian Treponematosis control project, in which only the patients were treated but with regular repeated re-surveys of the entire population, equally satisfactory results were attained as in the total mass treatment, but more slowly over a period of 3 to 4 years (Soetopo et al. 1956). By either treatment policy, total mass treatment or mass patient treatment the prevalence of active yaws is claimed to have fallen from an initial 15—20% to less than 2% and the infections from an initial 3—5% to under 0.5% (Hackett 1958).


## 7. Post campaign activities

When the prevalence of active yaws is brought down to the level of about 2% of active and 0.5% of infectious cases, the mass treatment stage of the campaign ceases and the stage of consolidation begins. The permanent health administration of the government with their established clinics and health centres takes on the responsibility for the implementation of the post campaign activities for the final eradication of yaws. The post campaign activities are listed below:

A. Development of rural health centres and clinics.

B. Adequate and continuous surveillance of (1) patients at the established clinics (2) twice yearly surveys of schools (3) special surveys of villages with a view to mop up the few residual infections as and when they occur.

C. Correction of the environmental factors which favour the transmission of the disease — personal and communal hygiene — simple health education. Improvement in the general standard of living.

D. Clinical and serological surveys. The latter is essential for the long term evaluation of the effect of the campaign. In these sample surveys during the consolidation phase, it would be necessary and instructive to follow-up two categories of patients over a long period of time (10 to 20 years) to assess the ultimate outcome:

1. The patients who have become clinically and serologically negative after the mass campaign to determine whether they become victims of venereal syphilis.

2. The patients who are clinically negative but persistantly sero-positive in spite of treatment repeated even during re-surveys.

3. It is stated that biologically false positive reactions in yaws campaigns are not of any great significance. While this may be true and its possibility may be disregarded during the initial stages of the campaign the author is of opinion that in the consolidation stages with little active infection but with a sizable percentage of clinically negative sero-reactors among the surveyed and treated population that the incidence of the biologically false positive reactions should be determined with the concurrent performance of the specific treponemal tests.

E. During the long surveillance period in the fight against yaws, it may be worthwhile to watch for any change in the clinical pattern of the few sporadically occurring fresh cases, approximating to that of the transitional type of endemic syphilis or venereal syphilis.

# XV. Unsolved problems in tropical framboesia

In spite of the spectacular results obtained from the mass attack on yaws in several areas of the world during the past decade, there are still some unsolved problems connected with the disease:

1. There is little accurate knowledge on the nature of the direct and indirect transmission mechanisms based on close observation.

2. Is there an epidemiological cycle of low and high prevalence of yaws as in other infectious diseases? Are there diurnal and seasonal variations both with regard to fresh infections and to relapses?

3. Is there indubitable evidence of the absence of sexual transmission of the disease?

4. Does congenital transmission never occur?

5. The presence of cardiovascular and nervous system involvement in late yaws?

6. The impact of antibiotics on the adaptive and mutational capacities of the treponemes as observed in the laboratory and human beings.

7. The reported tendency of the yaws type of treponemes to shift to the syphilis type in laboratory animals through rapid passage, requires further investigation whether such a strain which has permanently shifted to the syphilis type produce clinical lesions of the syphilis type when inoculated in human volunteers.

8. Africa the reputed original home of Fromboesia, continues to be the largest continental reservoir of endemic treponematosis with an estimated 25 million cases of yaws alone. An offensive on a continental scale to eradicate the endemic scourage is being contemplated and the problem offers a real challenge to the several governments and the sponsoring International organisations. In the current situation Africa is the only continent which may help to solve some of the unsolved and disputed problems in yaws and fill the gaps in our present knowledge.

# XVI. Conclusion

The public health concept of treatment control of a communicable disease of high endemicity has been applied for the first time in the history of Medicine in the mass campaign against yaws with immediate spectacular results, in several areas of the tropical world in breaking the chain of transmission and in reducing the quantum of active disease with its incapacitating and crippling effects. The campaigns have been an eye opener and have stimulated the governments to develop rural health services and to improve the environmental conditions and the living standards of the people so that the transmission of the infection is no longer possible. The mass campaigns against yaws has also served as an example for a similar application of the treatment control principle against other chronic communicable diseases such as tuber culosis, leprosy and filariasis.

The author is greatly indebted to the World Health Organisation for the free use of the published and unpublished reports and documents and monographs during the past decade on the subject of Yaws.

In the preparation of this article on Tropical Frambesia the author acknowledges with gratitude the willing cooperation and assistance of Dr. P. N. RANGIAH, M.D., the present Director of the Institute of Venereology and the high efficient secretarial assistance given by SRI. K. PARTHASARATHY, Chief Social Worker of the Institute of Venereology, Government General Hospital, Madras.

## Literatur

AKRAVI, F.: Brit. J. vener. Dis. **25**, 115 (1949).

BAERMANN, G.: Arch. Schiffs- u. Tropenhyg. **15**, Beiheft 6, 33 (1911). As quoted by HACKETT. — BEAUX, J. DE: Effective combination of other field activities with yaws campaign (unpublished working document. WHO/VDT/145, Rev. 1) (1955). — BLACKLOCK, D. B.: Yaws and syphilis. Ann. trop. Med. Parasit. **26**, 423 (1932). — BOTREAU-ROUSSEL, P.: Goundou. In: Handbook of tropical dermatology and medical mycology (SIMONS, R. D. G., PH.), vol. I, p. 316—330. Amsterdam-Houston-New York-London: Elsevier Publishing Co. 1952.

CARMAN, J. A.: Trans. roy. Soc. trop. Med. Hyg. **29**, 201 (1935). — CASTELLANI, A.: On the presence of spirochetes in two cases of ulcerated parangi (yaws). Brit. med. J. **1905** II, 20. — CHALMERS: Lancet **1900**, 158, 20. — CHAMBERS, H. D.: Yaws (Frambesia tropica). London: Churchill 1938. As quoted by HILL. — CHARLOUIS, M.: Vjschr. F. Derm. **8**, 431 (1881). As quoted by HILL. — CHESNEY, A. M.: Immunity in syphilis. Baltimore, Md. 1927.

EISENBERG, H., F. PLOTKE, and A. H. BAKER: Asexual syphilis in children. J. vener. Dis. Inform. **30**, 7 (1949).

FEFER, E.: Venereal infections of children in large numbers. Orolapja **4**, 616 (1948). Quoted by GUTHE and WILCOX 1954. — FERRIS, H. W., and T. B. TURNER: Comparative histology of yaws and syphilis in Jamaica. Arch. Path. **24**, 703 (1937). — FINDLAY, G. M., K. R. HILL, and A. MACPHERSON: Nature (Lond.) **154**, 795 (1944). — FOX, H.: Syphilis and yaws — Different diseases, syphilis. Science Press 1938. — Yaws, cutaneous Leishmaniasis and pinta. J. Amer. med. Ass. **123**, 459 (1943).

GEIMAN, I. M., and R. W. MCKEE: Experimental studies with pathogenic spirochetes. In a symposium on the latent advances in the study of venereal diseases, Washington D.C. (United States Public Health Service, Division of Venereal Diseases, paper No 3) 1950. — GJESTLAND, J.: The Oslo study of untreated syphilis. Acta derm.-venereol. (Stockh.) **35**, Suppl. 34 (1955). — GRIN, E. I.: Epidemiology and control of endemic syphilis. Report on a mass treatment campaign in Bosnia. Wld Hlth Org. Monogr. Ser. No 11 (1953). — Endemic syphilis and yaws. Bull. Wld Hlth Org. **15**, 959 (1955). — GUIMARAES, F.: Nery. Brasil.-méd. **59**, 89 (1945). — GUIMARAES, F. N.: Mem. Inst. Osw. Cruz **44**, 649 (1946). — GUTHE, T., and F. REYNOLDS: Brit. J. vener. Dis. **27**, 1 (1951). — GUTHE, T., and R. R. WILCOX: Treponematosis. A world problem. Chr. Wld Hlth Org. **8**, 37 (1954).

HACKETT, C. J.: Trans. roy. Soc. trop. Med. Hyg. **30**, 137. — Demonstration of sections from case of yaws. Trans. roy. Soc. trop. Med. Hyg. **32**, 429 (1939). — The clinical course of yaws in Lango-Uganda. Trans. roy. Soc. trop. Med. Hyg. **40**, 206 (1946). — Bone lesions of yaws in Uganda. Oxford: Blackwell Sci. Publ. 1951. — An international nomenclature of yaws lesions. Wld Hlth Org. Monogr. Ser. No 36 (1957). — Some aspects of the epidemiology of yaws. WHO/VDT/253 (1958). — HACKETT, C. J., and T. GUTHE: Some important aspects of yaws eradication. Bull. Wld Hlth Org. **15**, 869 (1956). — HAMLIN, H.: The geography of treponematosis. Yale J. Biol. Med. **12**, 29 (1939). Quoted by HUDSON. — HASSELMANN, C. M.: What is yaws? What is syphilis? St Luke's Hosp. Manila, News letter **14**, 3 (1937). — Experimental evidence and clinical studies as basis for nomenclature in Frambesia tropica. Arch. Derm. Syph. (Chic.) **66**, 107 (1952). — HERMANS, E. H.: Acta leidensia **6**, 1 (1931). — HILL, K. R.: Non-specific factors in the epidemiology of yaws. In: The first internat. symposium on yaws control. Wld Hlth Org. Monogr. Ser. No 15 (1953). — HOFFMAN, E.: Experimental frambesia. Bull. Soc. franc. Derm. Syph. **43**, 1200 (1935). Abstr. Trop. Dis. Bull. **34**, 968 (1937). — HUDSON, E. H.: Treponematosis. New York: Oxford University Press 1946. — Brit. J. vener. Dis. **27**, 174 (1951).

ISWARIAH, V., and V. G. NAIR: Endemic non-venereal syphilis — Bejel?. J. Indian. med. Ass. **7**, 651 (1938).

KLOKKE, A. H.: Yaws in the households of Tjwas (Central Java). Thesis presented to Gadjah Mada University, Jogjakarta (1955). — KUMM, H. W., and T. B. TURNER: Amer. J. trop. Med. **16**, 245 (1936).

LEYS, J. F.: Rhinopharyngitis mutilans (destructive ulcerous Rhinopharyngitis). A problem in tropical pathology. J. trop. Med. Hyg. **9**, 47 (1906). — LI, H. Y., and R. SOEBEKTI: Bull. Wld Hlth Org. **12**, 905 (1955).

MACALISTER: Proc. roy. Irish Acad. **3**, 771 (1882). Quoted by BOTREAU-ROUSSEL. — MAGNUSON, H. J., and B. J. ROSENAU: The rate of development and degree of acquired immunity in experimental syphilis. Amer. J. Syph. **32**, 418 (1948). — MAGNUSON, H. J., B. J. ROSENEU, and J. W. CLARK: The duration of acquired immunity in experimental syphilis. Amer. J. Syph. **33**, 297 (1949). — MAHONEY, J. F., R. C. ARNOLD, and A. HARRIS: J. vener. Dis. Inform. **24**, 355 (1943). — MANSON-BAHR, P. H.: Manson's tropical diseases, 14th edn., p. 602. London: Cassel & Co., Ltd. 1954. — MATSUMATO, S.: Experimental syphilis and Frambesia, Kioto (Monographiae Actorum Dermalogicorum ser. B.

Syphilidologia No 3). — MATTLET, G.: Ann. Soc. belge Méd. trop. **13**, 13 (1933). Quoted by HILL. — MCKENZIE, A.: Lancet **1924 II**, 1280. Quoted by HILL. — McLEOD, C. P., and H. J. MAGNUSON: A study of cross immunity between syphilis and yaws in penicillin treated rabbits, Part II, Development of asymptomatic infection. 1955. (Unpublished working document WHO/VDT/140 presented to the International Conference on Yaws control, Nigeria, 1955.) — MEDINA, R.: Arch. Venez. Pat. Trop. **2** (1954). (English translation WHO working document. WHO/VDT/251.) — MURRAY, J. F.,: Med. Ill. (Lond.) **6**, 407 (1952).

PEARCE, L., and W. H. BROWN: Distinct characteristics of infections produced by Treponema pertenue in the rabbit. J. exp. Med. **41**, 671 (1925). — POWELL, A.: Frambesia, history of its introduction into India. Proc. roy. Soc. Med. **16**, 15 (1923).

RAE, A. M. W.: Brit. J. vener. Dis. **27**, 118 (1951). — RAJAM, R. V.: A case of early acquired syphilis in a patient with tertiary stigmata of untreated yaws. Indian med. Gaz. **73**, 735 (1938). — Unpublished observations 1953. — RAJAM, R. V., and P. N. RANGIAH: A study of acquired infectious syphilis in children. Unpublished document. WHO/VD/79 (1952). — RAJAM, R. V., P. N. RANGIAH, and C. N. SOWMINI: A study of acquired childhood syphilis in Madras. Indian J. Derm. Venereol. **21**, 117 (1955). — RAMSAY, G. C.: The influence of climate and malaria on yaws. J. trop. Med. Hyg. **28**, 85 (1925). — REIN, C. R., D. K. KITCHEN, F. MARQUEX, and G. VARDA: J. invest. Derm. **18**, 137 (1952).

SACHAAR, P. J. VAN DER: Geucesk. T. Ned. Ind. **73**, 1138 (1933). As quoted by HILL. — SAMAME, G. E.: Treponematosis eradication with special reference to yaws eradication in Haiti. Bull. Wld Hlth Org. **15**, 897 (1956). — SATCHELL, G. H., and R. A. HARRISON: Trans. roy. Soc. trop. Med. Hyg. **47**, 148 (1953). — SCHOLL, O.: Immunologic reciprocity between syphilis and yaws. Philipp. med. Sci. **43**, 583 (1930). —SCHOLL, O., C. M. HASSELMANN, O. GARCIA, and J. RAMIREZ: Experimental yaws in Phillipine Monkeys and a critical consideration of our knowledge concerning Frambesia tropica in the light of recent experimental evidence. Philipp. J. Sci. **35**, 209 (1928). — SCHUFFNER, W.: Münch. med. Wschr. **54**, 1366 (1907). Quoted by HACKETT. — SOBERNHEIM, G.: Arch. Schiffs- u. Tropenhyg. **28**, 73 (1924). As quoted by HASSELMANN 1952. — SOETOPO, M., R. WASITO, H. SOEDERSONO, and D. TJOKRODIPO: Indonesian treponematosis control project. Bull. Wld Hlth Org. **15**, 937 (1956).

TAYLOR, W. N.: S. Afr. med. J. **28**, 176 (1954). — TURNER, T. B.: The resistance of yaws and syphilis patients to reinoculation with yaws spirochetes. Amer. J. Hyg. **23**, 431 (1936). — TURNER, T. B., and A. M. CHESNEY: Experimental yaws II comparison of infections with experimental syphilis. Bull. Johns Hopk. Hosp. **54**, 174 (1934). — TURNER, T. B., and D. H. HOLLANDER: Biology of the Treponematosis. Wld Hlth Org. Monogr. Ser. No 35. — TURNER, T. B., D. H. HOLLANDER, and K. SCHAEFFER: Biological investigations on treponemes (1953). First International symposium on yaws control, Bangkok. Wld Hlth Org. Monogr. Ser. No 15. — TURNER, T. B., and C. P. McLEOD: Cross immunity in experimental syphilis, yaws and venereal spirochetosis of rabbits. Trans. Ass. Amer. Phycns **57**, 265 (1942). — TURNER, T. B., and G. M. SAUNDERS: Yaws in Jamaica. Amer. J. Hyg. **21**, 483 (1935).

VAN DER HOFF, N. M.: A comparative study of two yaws epidemics in South West Borneo. Thesis presented to Leiden University 1956.

WELLER, C. V.: Pathology of aorta in Haitian Treponematosis. Amer. J. Syph. **20**, 467 (1936). — Visceral pathology in Haitian Treponematosis. Amer. J. Syph. **21**, 357 (1937). — WILLIAMS, H. U.: Pathology of yaws especially the relationship of yaws to syphilis. Arch. Path. **20**, 596 (1935). — WHO: Expert committee on venereal infection (1950). Wld Hlth Org. techn. Rep. Ser. **13**. — First international symposium on yaws control. Wld Hlth Org. Monogr. Ser. No 15 (1953). — Expert committee on venereal infections and Treponematosis. Wld Hlth Org. techn. Rep. Ser. **63** (1953). — Second internat. conference on yaws control — Enugu Eastern Nigeria, 10—24 Nov. 1955. Unpublished document WHO/VDT/220.

ZAHRA, A.: Yaws eradication campaign in N-Sukka division, Eastern Nigeria. Bull. Wld Hlth Org. **15**, 911 (1956).

# Wahrscheinliche Infektionskrankheiten der Haut

Von

**Walter Hauser-Bonn**

Mit 35 Abbildungen

## A. Einleitung

Bei einer großen Anzahl von Dermatosen, wie beispielsweise beim Pemphigus chronicus vulgaris, bei der Dermatitis herpetiformis Duhring, Psoriasis vulgaris, um nur einige von vielen zu nennen, ist unter anderen Auffassungen bezüglich der Ätiologie, auch das Vorliegen von erregerbedingten Krankheiten diskutiert worden. Jedoch liegen hierfür keine beweiskräftigen Argumente vor, die zumindest mit hoher Wahrscheinlichkeit eine infektiöse Ätiologie anzunehmen gestatten würden. Bei einer zweiten Gruppe von Hautkrankheiten ist der Infektionscharakter allgemein anerkannt und darüber hinaus auch die Zugehörigkeit des Erregers zu Viren, ohne daß diese bislang dargestellt werden konnte. Dies gilt für die Warzen bzw. die Condylomata acuminata. Gelungene Übertragungsversuche, Nachweis von intranukleären Einschlußkörperchen (wahrscheinlich auch Elementarkörperchen) sprechen in diesem Sinne. — Bei einer dritten Krankheitsgruppe kann zur Zeit nur mit hoher Wahrscheinlichkeit das Vorliegen von Infektionskrankheiten angenommen werden. Die Art des Erregers ist noch völlig unklar. Es handelt sich dabei um die Akrodermatitis chronica atrophicans, das Erythema chronicum migrans und das Lymphocytom. Von diesen drei Krankheiten sei im folgenden die Rede und es sollen dabei die Gründe klargelegt werden, die die Annahme gerechtfertigt erscheinen lassen, einen Zusammenhang mit Erregern zu vermuten. Es sollen dabei auch gegebenenfalls solche Momente Erwähnung finden, die umgekehrt Bedenken gegen diese Auffassung darstellen, wobei in Abwägung des Für und Wider aber gezeigt werden wird, daß nach derzeitiger Kenntnis die Infektionstheorie am meisten fundiert sein dürfte.

## B. Akrodermatitis chronica atrophicans

## I. Kurzer geschichtlicher Rückblick unter besonderer Berücksichtigung der wesentlichsten Forschung der letzten Jahre

Erstbeschreiber des Krankheitsbildes („Diffuse idiopathische Hautatrophie") war BUCH-WALD 1883. 1886 folgten TOUTON und weiterhin POSPELOW, 1895 PICK („Erythromelie") und 1898 I. v. NEUMANN („Erythema neuroparalyticum") u. a. Es zeigte sich schließlich, daß die „Erythromelie" PICKs und das Erythema neuroparalyticum v. NEUMANNs als das entzündliche Initialstadium, und die Fälle von „diffuser idiopathischer Hautatrophie" deren atrophische Endstadien darstellen und daß es sich somit um eine und dieselbe Krankheit handelt. Darauf haben 1897 Kaposi und 1898 Rille aufmerksam gemacht. Die Namensgebung „Akrodermatitis chronica atrophicans" geht auf Herxheimer und Hartmann zurück, die 1902 in einer Arbeit zwölf eigene Beobachtungen und solche der Literatur eingehend besprachen. Wenn auch Oppenheim darauf hinwies, daß bei dem Krankheitsbild weniger eine eigentliche Akro-, vielmehr eine *Arthro*lokalisation der Hauterscheinungen gegeben ist und daher die Bezeichnung „Arthrodermatitis chronica" vorschlug, hat sich der Terminus „Akrodermatitis chronica atrophicans" in der Nomenklatur durchgesetzt und erhalten. Wesentliche Beiträge stammen in den folgenden Jahren von Rusch (1906), Oppenheim (1906), insbesondere von Ehrmann und Falkenstein (1925), Jessner u. a. An monographischen Darstellungen sind zu nennen jene von Finger-Oppenheim (1910), von Oppenheim (1931) in diesem Handbuch und von Brünauer (1935) in jenem von Arzt-Zieler. Wenn die Kenntnis um die Akrodermatitis chronica atrophicans vornehmlich in Deutschland und Österreich erarbeitet wurde, so fehlt es aber auch nicht an guten Darstellungen des Krankheitsbildes und an zahlreichen kasuistischen Mitteilungen und Beiträgen durch ausländische, z.T. auch außereuropäische Autoren. So stammen die ersten Mitteilungen aus Amerika bereits aus dem Jahre 1895 von Bronson und Elliot. Bekanntere Arbeiten aus den USA sind ferner jene von Sutton und Kanoky (1909), Wise (1923), Sweitzer und Laymon (1935) sowie Montgomery und Sullivan (1945). In Frankreich, wo das Krankheitsbild erst 1908 durch Civatte bekannt gemacht wurde, waren es vor allem Pautrier und Petges, die sich mit der Akrodermatitis chronica atrophicans besonders befaßten. An kasuistischen Mitteilungen fehlt es auch nicht aus Rußland (A. Jordan, Benjamowitsch u.a., ferner — bereits erwähnt — Pospelow), Polen (Kwiatkowski, Goldschlag, Blatt, Kauczynski u.a.), aus der ČSR (Kreibich, Becezny), ferner aus dem übrigen europäischen Ausland, der Schweiz (Jadassohn, Miescher u.a.) und vor allem aus den nordischen Staaten, in denen gerade neuerdings Wesentliches zur Kenntnis der Akrodermatitis chronica atrophicans beigetragen wurde. So bedeutete die Beobachtung der Wirksamkeit des Penicillins bei der Akrodermatitis chronica atrophicans 1946 durch Nanna Svartz (Stockholm) einen entscheidenden neuen Gesichtspunkt, der Anlaß sein sollte, die bislang ungeklärte Ätiologie einer erneuten Überprüfung zu unterziehen. Sowohl dieses Moment wie auch die bereits 1928 von Strandberg festgestellte, häufig erhöhte BKS bei der Akrodermatitis chronica atrophicans — eine Beobachtung, die aber jahrelang unbeachtet blieb — waren Ausgangspunkte für die Forschung der letzten Jahre, die den Charakter der Akrodermatitis chronica atrophicans als Allgemeinkrankheit und als wahrscheinliche Infektionskrankheit herausstellen vermochten. — War man auf Grund der nur vereinzelten Beschreibungen des Krankheitsbildes während der letzten Jahrzehnte des vorigen Jahrhunderts geneigt anzunehmen, daß es sich um eine seltene Krankheit handeln würde, so zeigte sich bald, daß dies keineswegs allerorts der Fall ist. So verfügten doch gerade deutsche Autoren z.T. über ein recht umfangreiches Krankengut, wie Jessner und Löwenstamm (Breslau) mit 66 Kranken, Gottron in Berlin mit 431, wir selbst in 9 Jahren mit 311 Kranken. Auch Pautrier in Straßburg sah dort das Krankheitsbild recht häufig und Montgomery und Sullivan konnten aus den USA 45 Fälle veröffentlichen, von denen allerdings die meisten Einwanderer waren. In Schweden teilten Thyresson (1949) und in Finnland Koskimies (1952) je 57 Beobachtungen mit. Auf die unterschiedliche Häufigkeit der Akrodermatitis chronica atrophicans in den verschiedenen und vor allem in den außereuropäischen Ländern wird in dem entsprechenden Abschnitt noch ausführlich einzugehen sein.

Die Arbeiten der letzten Jahre gingen, wie bereits betont, aus von der Feststellung, daß Penicillin und, wie sich später zeigte, auch verschiedene andere Antibiotica die entzündlichen und z.T. auch die proliferativen Veränderungen der Akrodermatitis chronica atrophicans zur Abheilung bringen. Die Erklärungsversuche waren anfänglich recht unterschiedlich, im wesentlichen aber neigten verschiedene Autoren dazu, nicht einen echten antibiotischen Effekt, sondern eine Penicillinnebenwirkung auf das vegetative Nervensystem anzunehmen, worauf im einzelnen noch eingegangen werden wird. In eigenen Untersuchungen (1952, 1954) konnte gezeigt werden, daß sich bei der Akrodermatitis chronica atrophicans mit hoher Regelmäßigkeit regionale Lymphknotenschwellungen feststellen lassen, die auf Grund der klinischen und histologischen Gegebenheiten als dem Krankheitsbilde zugehörig anzusehen sein dürften. Weiterhin konnten durch Sternalmarkuntersuchungen Plasmazellhyperplasien im Knochenmark nachgewiesen werden und es wurde der Versuch unternommen, die Senkungsbeschleunigungen durch die plasmacellulären Proliferate, die sich in Haut, Lymphknoten und gegebenenfalls Sternalmark finden können, zu klären. Aus diesen und zahlreichen bestimmten klinischen Beobachtungen (z.B. einseitiger Beginn des Krankheitsbildes, geomedizinische Betrachtungen einschließlich Frage des Übertragungsmodus usw.) war es möglich, die Akrodermatitis chronica atrophicans als eine mutmaßliche Infektionskrankheit, wie dies bereits Ehrmann und Falkenstein angenommen hatten, wahrscheinlich zu machen. Zur weiteren Beweisführung sind von Götz (1954) Übertragungsversuche durch Implantation von Akrodermatitis chronica atrophicans-Gewebe bei Gesunden vorgenommen worden. Trotzdem sind wir bisher in der Frage des Erregers nicht weitergekommen. MIESCHER glaubte für eine Spirochätose in der plasmacellulären Entzündung einen gewissen Anhalt zu sehen. Zahlreiche Untersuchungen von GRÜNEBERG u. Mitarb. mit der Palligenreaktion sollten die Auffassung der Spirochätenätiologie stützen, sind aber nicht unwidersprochen geblieben (GÖTZ und MEINICKE). In eigenen Untersuchungen und solchen von GÖTZ und NASEMANN hat sich auch kein Nachweis eines bestimmten bekannten Erregers bzw. Virus führen lassen, so daß nach wie vor die Erregerfrage offenbleiben muß.

## II. Definition des Krankheitsbildes nach heutiger Kenntnis

Während OPPENHEIM 1931 in diesem Handbuch, BRÜNAUER 1935 und MONT-GOMERY und SULLIVAN 1945 die Akrodermatitis chronica atrophicans als reine Hautkrankheit definierten, kann diese Definition nicht mehr befriedigen. Die Akrodermatitis chronica atrophicans stellt eine Krankheit dar, die über das Hautorgan hinaus regionale Lymphknoten mitbeteiligt und zu reaktiven Knochenmarksveränderungen führt, mit Serumeiweißverschiebungen und Senkungsbeschleunigung einhergeht und damit als eine Allgemeinkrankheit betrachtet werden muß, von der die Hauterscheinungen einen Teilausschnitt darstellen. Weiterhin sprechen zahlreiche Momente dafür, daß wir es mutmaßlich mit einer Infektionskrankheit zu tun haben, deren Erreger bislang aber noch nicht eruiert werden konnte und bei der unserer Auffassung nach Ixodes ricinus als Überträger diskutabel erscheint. Noch nicht sicher abgeklärte Beziehungen müssen zwischen Akrodermatitis chronica atrophicans, Erythema chronicum migrans und Lymphocytom vermutet werden.

## III. Klinik

### 1. Hautveränderungen (einschließlich der sog. maculösen Anetodermie) bei Akrodermatitis chronica atrophicans

Die Hautveränderungen der Akrodermatitis chronica atrophicans sind von OPPENHEIM eingehend beschrieben worden, so daß hier außer einer Kurzfassung allein jene Momente hervorgehoben werden brauchen, die über das bis dahin Dargestellte hinausgehen. Der Beginn der Krankheit ist im allgemeinen recht unauffällig. Nennenswerte Beschwerden fehlen vielfach, das Allgemeinbefinden ist nicht beeinträchtigt, die Temperatur normal. Gelegentlich werden aber von den Kranken erheblich ziehende oder stechende Schmerzen in den befallenen Partien angegeben, eventuell auch Kribbel- oder Spannungsgefühl bzw. Juckreiz. Neuralgiforme Beschwerden können gegebenenfalls so hochgradig sein, daß die Kranken zunächst deswegen einen Nervenarzt aufsuchen. Den Dermatologen ziehen die Patienten meist erst recht spät zu Rate, erst dann, wenn die Hauterscheinungen entweder sehr ausgedehnt sind, was nach Jahren oder Jahrzehnten der Fall zu sein pflegt oder wenn es zu Bewegungseinschränkungen durch sklerodermatoide Platten in Gelenksnähe gekommen ist bzw. auf dem Boden der Sklerosierung Geschwürsbildungen sich eingestellt haben. Zu Beginn der Krankheit werden die wenigen erythematösen Veränderungen von dem Kranken aber überhaupt nicht oder nur selten bemerkt, so daß diese im allgemeinen auch nicht zur Beobachtung kommen. Sie bestehen anfänglich aus fleckförmigen, eventuell leichte Schuppung aufweisenden Erythembildungen, die, zunächst rot aussehend, bald einen lividen Farbton annehmen, um sich schließlich in netzförmigen, streifigen, schließlich zu größeren Flächen konfluierenden Herden vorwiegend von distal nach proximal an der Extremität weiter auszubreiten. Dieser Ausbreitungsmodus ist gut mit einem infektiösen Geschehen vereinbar, ebenso der von uns an einem größeren Krankengut festgestellte, regelmäßig einseitige Be-

ginn der Krankheit (worauf auch BREUCKMANN bereits hingewiesen hat). Befall
allein einer Extremität ist noch nach Jahren häufig zu beobachten (ein Viertel
des eigenen Krankengutes). Anamnestisch wird dieser umschriebene Befall bei
Beginn der Krankheit, bzw. wenn diese auch auf Grund einer gewissen Ausdehnung dem Kranken bewußt wird, fast stets angegeben. Bei über Jahre und
Jahrzehnte bestehenden Fällen von Akrodermatitis chronica atrophicans sahen

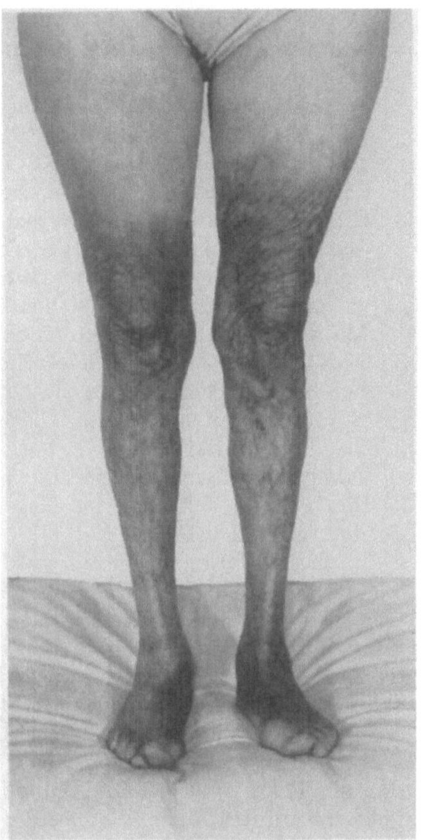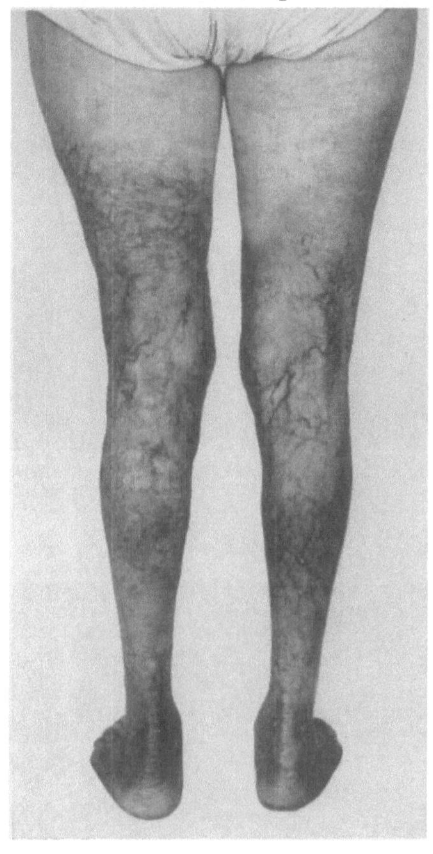

Abb. 1        Abb. 2

Abb. 1 und 2. Ausgeprägte Atrophie bei Akrodermatitis chronica atrophicans (Hindurchscheinen tiefliegender
erweiterter Gefäße, zigarettenpapierartige Knitterung der Haut)

wir Arme und Beine in etwa gleicher Häufigkeit und am häufigsten sämtliche
Extremitäten gemeinsam betroffen. Man unterscheidet bekanntlich bei der
Akrodermatitis chronica atrophicans ein entzündlich-infiltratives Stadium, das
ein schlaff- und gegebenenfalls straff-atrophisches (mit sklerodermatoiden Platten
und fibroiden Knoten) zur Folge hat. Während anfänglich entzündliche Veränderungen bestehen, kommen aber atrophische Erscheinungen recht bald hinzu,
so daß dann das klinische und histologische Bild von entzündlichen und atrophischen Veränderungen nebeneinander beherrscht wird. Die Atrophie ist klinisch
charakterisiert durch eine sichtbare Verdünnung der Haut, erkenntlich an der
zigarettenpapierartigen Fältelung (POSPELOW) oder einem bratapfelartigen Aussehen (EHRMANN) und bei extremer Atrophie an dem Hindurchscheinen der
Sehnen und tiefliegenden Blutgefäße, ähnlich wie durch Pergamentpapier
(Abb. 1 und 2). Die Venen treten hoch und erweitern sich infolge der Atrophie

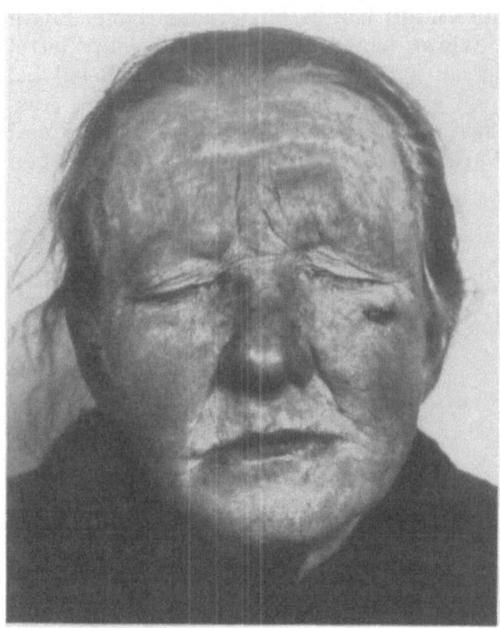

Abb. 3. Mitbeteiligung des Gesichtes bei Akrodermatitis chronica atrophicans in Form entzündlich-atrophischer Veränderungen (histologisch typischer Befund, u. a. auffallender Plasmazellreichtum)

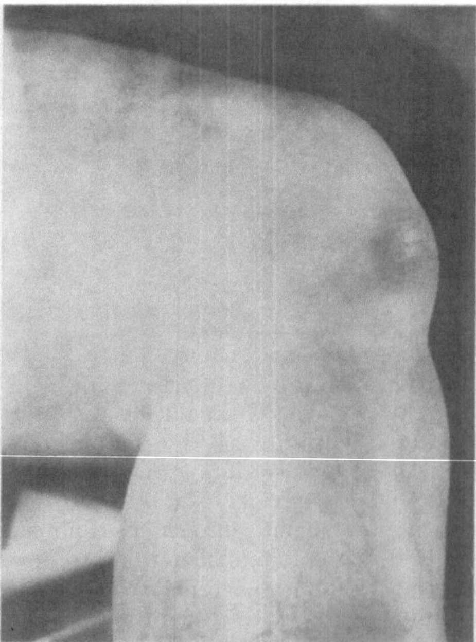

Abb. 4. Gut kirschgroßer cutan-subcutan gelegener, fibroider Knoten über der Patella. Die darüber befindliche Haut zeigt den charakteristischen Befund des entzündlich-atrophischen Stadiums der Akrodermatitis chronica atrophicans

des Coriums und der fehlenden Elastizität ihrer Umgebung, so daß recht häufig eine ausgedehnte Varicosis bei Akrodermatitis chronica atrophicans an den Beinen beobachtet werden kann. Hinsichtlich der Lokalisation und Ausbreitung der Akrodermatitis chronica atrophicans ist es wesentlich, zu betonen, daß die eigentlichen Acren, z. B. Zehen und Fingerendglieder, fast stets frei bleiben, daß der Prozeß vielfach ein bis zwei Querfinger unterhalb des Poupartschen Bandes Halt macht, daß die Streckseiten der Unterarme und Unterschenkel bevorzugt und vielfach in klinisch besonders charakterisierter Form (Ulnar- und Tibiastreifen) befallen zu sein pflegen und der Stamm selten sowie das Gesicht fast kaum mitergriffen werden. So sahen wir im eigenen Krankengut den Stamm achtmal, das Gesicht nur fünfmal befallen (Abb. 3). Als klinische Besonderheiten wurden bereits angedeutet die sog. Ulnar- und Tibiastreifen, ferner sind zu nennen die fibroiden Knoten und die dermatosklerotischen (oder pseudosklerodermatoiden) Platten. Bei den *Ulnarstreifen* handelt es sich um strangartige, vielfach bleistift- bis daumendicke, in Cutis und Subcutis gelegene Infiltrationen, die häufig gut auf der Unterlage verschieblich sind, gelegentlich aber mit dieser auch verbacken sein können. Sie finden sich verhältnismäßig häufig (25% im eigenen Krankengut), während analoge Strangbildungen über der Schienbeinkante (sog. *Tibiastreifen*) verhältnismäßig spärlich bei den eigenen Kranken nur beobachtet werden konnten (4%).

*Fibroide Knoten* und *dermatosklerotische Platten* sind Veränderungen, entstanden auf dem Boden der entzündlich bedingten Atrophie, in ihrem Substrat aber im wesentlichen etwas Analoges, nur einmal von knotig umschriebener Form und das andere

Mal von flächenhafter plattenartiger Ausdehnung. Die fibroiden Knoten (Abb. 4) sitzen bevorzugt über den Streckseiten von Gelenken (Ellbogen, Fingergrundgelenke und am Knie bzw. unterhalb desselben), die plattenartigen Sklerosierungen an den distalen Unterschenkelpartien, Knöchelgegenden und Fußrücken, gelegentlich aber auch an anderen Körperpartien, so z.B. an den Oberarmen, wie wir bei eigenem Patienten beobachten konnten. Die Häufigkeit der fibroiden Knoten betrug im eigenen Krankengut 25%, jene der dermatosklerotischen Plattenbildungen 16%. Auf dem Boden der letzteren entwickeln sich nach jahrelangem Bestand gerne Geschwüre, gerade bei Unterschenkellokalisation, und diese *chronischen, schwer heilenden Ulcera* wiederum können letztlich den Boden für die Entwicklung eines *Carcinoms* (Abb. 5) abgeben, das aber erfahrungsgemäß nicht vor einer 25jährigen Krankheitsdauer auftritt. Diese Carcinome, bei denen es sich fast stets um Stachelzellkrebse handelt, scheinen eine nur geringe Metastasierungstendenz zu haben. Carcinome bei Akrodermatitis chronica atrophicans können aber ebenso wie die ungewöhnlich seltenen *Sarkome* häufig primär multipel auftreten. Dies war bei einer Untersuchung von 18 Carcinomen bei Akrodermatitis chronica atrophicans von Fällen der Literatur viermal (= 22,2%), bei fünf Sarkomen dreimal der Fall. *Auch die Carcinomentwicklung auf dem Boden einer Akrodermatitis chronica atrophicans*

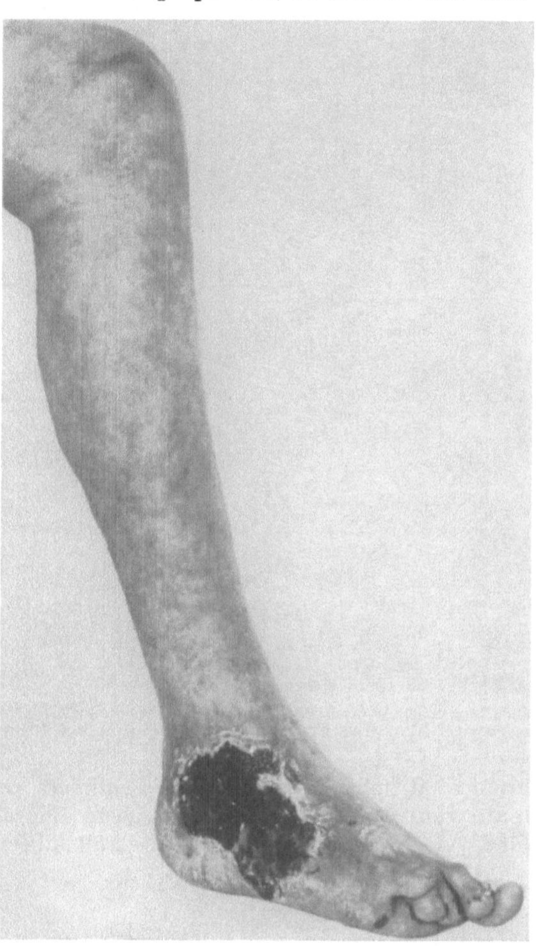

Abb. 5.   Stachelzellcarcinom in dermato-sklerotisch veränderter Haut im Bereich der rechten äußeren Knöchelgegend

*ist ein Beispiel für die Entwicklung eines Carcinoms auf dem Boden eines chronischen, zur Atrophie und gegebenenfalls Sklerosierung führenden Prozesses, ein Entwicklungsvorgang wie er zumindest für das Hautcarcinom weitgehend zu gelten scheint:* Zungencarcinom auf Glossitis interstitialis luica oder Lichen ruber atrophicans, Lippenkrebs auf chronisch-entzündlich bedingter Unterlippenatrophie, Carcinome auf sog. Landmannshaut, die einen chronisch-entzündlichen, zur Atrophie führenden Vorgang darstellt, auf Lupus vulgaris, Lupus erythematodes, Peniscarcinom auf Kraurosis penis usw. Kein Carcinom entsteht auf unveränderter Haut, wofür sich noch zahlreiche andere Beispiele anführen ließen, sondern bevorzugt auf chronisch-entzündlich-atrophischem Hautorgan (Analoges gilt wohl auch für Carcinome anderer Organe, z.B. für das Magencarcinom, dessen chronisch-entzündliche Genese, die zur Schleimhautatrophie mit Achylie in der Folge führt, bereits KONJETZNY und BÜCHNER vertreten haben). So ist auch bei Akrodermatitis chronica atrophicans die Carcinomentwicklung verständlich, da es sich bei jener um einen chronisch-entzündlichen, in Atrophie endenden Prozeß handelt.

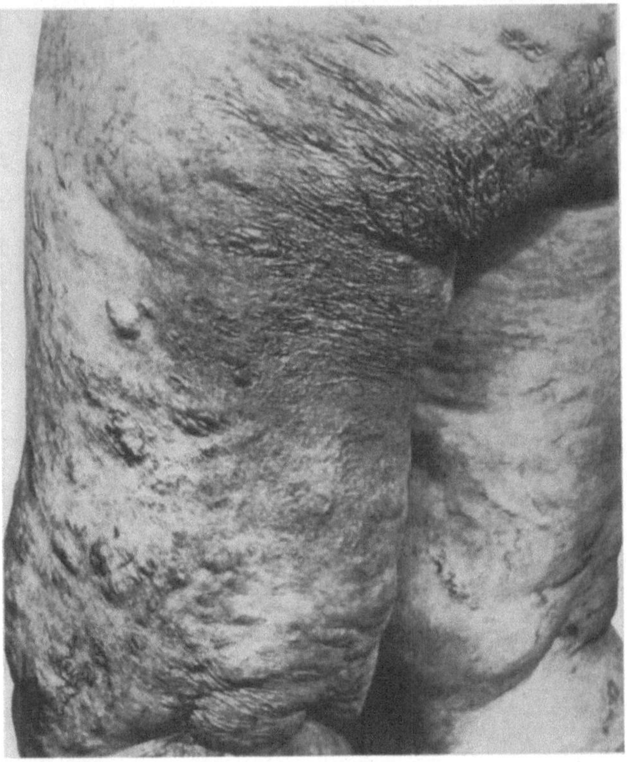

Abschließend sei noch auf eine klinische Sonderform der Akrodermatitis chronica atrophicans, und zwar ihren fleckförmig umschriebenen Typ unter dem Bilde der *sog. maculösen Anetodermie* eingegangen. Diese kommt isoliert nur selten vor und diesbezügliche Krankheitsbilder sind in ihrer nosologischen Zuordnung unsicher bzw. Folgezustände anderweitiger Krankheiten. Nicht all zu selten finden sich dagegen in den flächenhaften entzündlich-atrophischen Herden einer Akrodermatitis

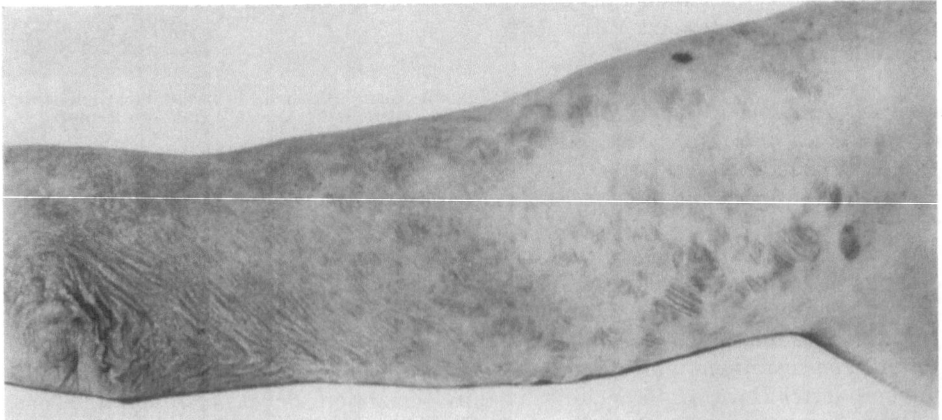

Abb. 6. Sog. maculöse Anetodermie in flächenhaft entzündlich-atrophischen Herden einer Akrodermatitis chronica atrophicans an den Oberschenkeln

chronica atrophicans vielfach disseminiert oder auch gruppiert angeordnete Herde von maculös-anetodermatischem Charakter eingesprengt oder in deren Nähe. Dies ist vor allem der Fall über Gelenken, am Gesäß, an den

Abb. 7. Sog. maculöse Anetodermie in unveränderter Haut am proximalen Rand flächenhafter entzündlich-atrophischer Akrodermatitis chronica atrophicans am Arm

Oberschenkeln (Abb. 6) und — selten — Oberarmen (Abb. 7). Der palpierende Finger sinkt dort ein, ähnlich wie bei einer Bruchpforte, worauf OPPENHEIM bereits hinwies. Hin und wieder kann die atrophische Haut in diesem Bezirk auch hernienartig vorgewölbt sein, bedingt durch aus der Tiefe empordrängendes Fettgewebe. Auf die Zugehörigkeit der maculösen Anetodermie bei der Akrodermatitis chronica atrophicans zu dieser hat NOBL hingewiesen. Diese stellt nur eine Variante der flächenhaft sich ausbreitenden Akrodermatitis chronica atrophicans dar.

## 2. Zur Frage der Skeletbeteiligung bei Akrodermatitis chronica atrophicans

An Skeletveränderungen sind einerseits Knochenatrophien (JESSNER 1921, JESSNER und LÖWENSTAMM 1924, ALJAVDIN 1927, NOBL 1924, PIORKOWSKI 1925 u. a.) beschrieben worden, andererseits Gelenkprozesse im Sinne einer Arthrosis deformans (JESSNER und LÖWENSTAMM, HÖVELBORN 1931, SWEITZER 1935 u.a.). Bereits OPPENHEIM hat in seinem eigenen Krankengut Knochenatrophie unter 30 Beobachtungen von Akrodermatitis chronica atrophicans nur einmal, und zwar bei einer 59jährigen Frau feststellen können, eine Arthrosis deformans jedoch weder bei den erwähnten 30 Kranken noch bei früheren Fällen. Von HÖVELBORN wurden 1931 neben röntgenologisch festgestellten Aufhellungen im Bereich der Phalangen Verbreiterungen der Metacarpophalangealgelenkspalten und der Endphalangealgelenke bei einem 26jährigen Manne mit Akrodermatitis chronica atrophicans beobachtet. Diese Veränderungen wurden im Sinne eines entzündlich-infiltrativen Prozesses im Bereich der Gelenkkapsel, die sehr weit und schlaff war, bei bereits eingetretener Atrophie der benachbarten Knochen gedeutet. LÖWENFELD (1932) sah Akrodermatitis chronica atrophicans z.T. unter dem Bilde der Dermatochalasis, kombiniert mit chronischer Arthritis und Calcinosis der Haut. GOUGEROT und ELIASCHEFF (1932) beobachteten bei einer 55jährigen Frau osteoporotische Knochenveränderungen an beiden Händen, die Hauterscheinungen einer Akrodermatitis chronica atrophicans aufwiesen. Auch bei dem Fall von SWEITZER (1935) mit Arthrosis deformans bei Akrodermatitis chronica atrophicans handelt es sich um eine ältere Frau (56jährig).

Wir konnten in unserem eigenen, bisher diesbezüglich röntgenologisch sorgfältig durchuntersuchten Krankengut weder osteoporotische Veränderungen an den Knochen im Bereich der befallenen Extremitäten noch Gelenkveränderungen im Sinne einer Arthrosis deformans feststellen, die sich mit annähernder Wahrscheinlichkeit mit dem Krankheitsgeschehen der Akrodermatitis chronica atrophicans in Beziehung bringen ließen. Insbesondere wurde auf eventuelle Knochenatrophien auch bei den unilateralen Fällen geachtet, die einen besonders guten Vergleich des Skelets auf der kranken Seite mit der nicht befallenen korrespondierenden Extremität ermöglichen. Diese Untersuchungen an 20 Kranken verliefen stets negativ. Wir sahen allerdings unter 101 stationär behandelten Kranken drei mit Arthrosis deformans kombiniert, jedoch handelte es sich dabei um ältere Kranke (52, 59 und 67 Jahre), ferner um einen 40jährigen Mann, bei dem internistischerseits ein primär-chronischer Gelenkrheumatismus diagnostiziert worden war. Das Auftreten arthrotischer Veränderungen bei älteren Kranken, ebenso eine gelegentliche Kombination mit einem anderweitigen Gelenksleiden, erlaubt aber nicht ohne weiteres Beziehungen derselben zur Akrodermatitis chronica atrophicans abzuleiten. Das gleiche gilt auch für osteoporotische Prozesse in höherem Alter. Es sei hier noch vermerkt, daß bei zwei der eigenen Kranken mit Akrodermatitis chronica atrophicans und Arthrosis deformans die diesbezüglichen Gelenksveränderungen nicht an den von dem atrophischen Hautprozeß betroffenen Extremitäten lokalisiert waren.

1953 haben BOMMER (und 1963 gemeinsam mit J. STOLP) und 1954 KRÖBER auf von ihnen häufig beobachtete Veränderungen an der Wirbelsäule bei Kranken mit Akrodermatitis chronica atrophicans hingewiesen (Spondylosen,

36*

Spondylarthrosen, lumbosacrale Übergangswirbel, Wirbeltorsionen und -verkantungen), die von KRÖBER als verantwortliche Lokalisationsfaktoren für die Akrodermatitis chronica atrophicans — durch Irritation der austretenden Nerven — angesehen werden. Beim Vergleich des Segmentbezugs der Wirbelveränderungen mit den Hauterscheinungen habe sich in der Mehrzahl der Kröberschen Fälle eine bemerkenswerte Konkordanz ergeben. Zum Teil lägen die Hautveränderungen im Versorgungsbereich eines oder mehrerer sensibler Segmente oder peripherer sensibler Nerven. Diese These ist nicht unwidersprochen geblieben (SCHIRREN). Im mittleren und höheren Lebensalter sind entsprechende Wirbelsäulenveränderungen nicht gerade selten, so daß auch bei dieser Fragestellung ähnlich wie bei den osteoporotischen Knochenveränderungen und Gelenkprozessen im Sinne einer Arthrosis deformans Zurückhaltung geboten ist. Diese ist auch anzuraten für die Frage, ob die Hautveränderungen bestimmten Nervenausbreitungsgebieten entsprechen oder eine metamerale Anordnung aufweisen. Entsprechende Schemata der Ausbreitung von Sensibilitätsdermatomen an den Extremitäten sind recht unterschiedlich (s. Ausführungen von HILLER im neuen Handbuch der Inneren Medizin) und im eigenen Krankengut konnten wir uns von einer diesbezüglichen Ausbreitung der Hauterscheinungen bisher nicht überzeugen.

## 3. Mitbeteiligung des lymphatischen Apparates bei Akrodermatitis chronica atrophicans

EHRMANN und FALKENSTEIN haben 1925 auf die Ausbreitung des Krankheitsprozesses bei Akrodermatitis chronica atrophicans längs der Lymphgefäße in der Haut hingewiesen, ein Moment, das ihrer Meinung nach für ein infektiöses Geschehen sprechen dürfte. Darüber hinaus kommt es zur Mitbeteiligung regionaler Lymphknoten, auf die wir 1952 erstmalig aufmerksam machten. Bei regelmäßiger Kontrolle der entsprechenden regionalen Lymphonodi findet man diese in einem hohen Maße deutlich vergrößert. Sie sind weich bis mäßig derb, gut gegen die Haut und die tieferen Gewebsschichten verschieblich und nicht druckschmerzhaft. Entsprechend der bevorzugten Lokalisation der Akrodermatitis chronica atrophicans an den Extremitäten finden sich vornehmlich die femoralen, inguinalen, cubitalen oder axillaren Lymphknoten, je nach Sitz der Hauterscheinungen, betroffen. Bei Befall einer einzigen Extremität, den wir gar nicht so selten beobachten konnten, fanden sich in den meisten Fällen gerade die entsprechenden, diesen Herden zugeordneten Lymphknoten deutlich vergrößert. Dies war z.B. bei einigen Kranken der Fall, bei denen allein der linke Arm betroffen war, was insofern von Bedeutung ist, als gerade bei Rechtshändern gegebenenfalls an der rechten Hand es möglicherweise leichter und häufiger zu Traumen kommen dürfte, die unspezifische Lymphadenitiden im Gefolge haben können. Wenn auch durch rein klinische Erwägungen allein nicht der eindeutige Beweis erbracht werden kann, daß diese Lymphadenitiden „spezifisch" sind, so spricht doch für ihre Zugehörigkeit zur Akrodermatitis chronica atrophicans die wiederholte eigene Beobachtung solcher Lymphadenitiden bei Akrodermatitis chronica atrophicans in vorwiegend entzündlich-infiltrativem Stadium, ohne wesentliche Atrophie und bei Fehlen von Traumen bzw. Narben oder pyogenen Prozessen im Bereich der Hautveränderungen der Akrodermatitis chronica atrophicans. Dies ist insofern wesentlich, als man unterstellen könnte, daß die atrophische Haut bei Akrodermatitis chronica atrophicans leichter verletzbar oder anfälliger für Pyodermien wäre (was der eigenen Erfahrung nach nicht der Fall zu sein scheint).

Eine Beteiligung anderer, nicht regionaler Lymphknoten konnte in eigenen Untersuchungen nicht beobachtet werden. So ließen sich z. B. bei röntgenologischer Kontrolle von 34 Kranken mit ausgedehnter Akrodermatitis chronica atrophicans *Hiluslymphknotenveränderungen nicht feststellen.*

Bei Untersuchung eines größeren Krankengutes (101 Beobachtungen) fanden sich klinische Veränderungen an *Leber und Milz* nicht in einem Umfang, der auf etwaige Beziehungen diesbezüglicher Organveränderungen zur Akrodermatitis chronica atrophicans einen Rückschluß zuließe. Nur sechsmal war die Leber mäßig vergrößert (bei durchwegs älteren Kranken); bei einem Kranken, der vor Jahren angeblich eine Malaria durchgemacht haben soll, fand sich ein kleiner Milztumor, bei zwei weiteren Kranken konnte der Rand der Milz eben getastet werden.

Während an Leber und Milz sowie an den Hiluslymphknoten der Akrodermatitis chronica atrophicans mutmaßlich zugehörige klinische Veränderungen nicht mit Sicherheit beobachtet werden konnten, muß u. E. für die erwähnten, häufig zu beobachtenden regionalen Lymphadenitiden ein solcher Zusammenhang angenommen werden, um so mehr als, wie noch gezeigt werden soll, auch histologische Momente in diesem Sinne zu sprechen scheinen. Diese Lymphknotenbeteiligung bei der Akrodermatitis chronica atrophicans ist im übrigen auch zu erwarten, da das Fortschreiten des Krankheitsprozesses längs der (perivenösen) Lymphgefäße bekannt ist (EHRMANN und FALKENSTEIN).

## 4. Knochenmarksveränderungen bei Akrodermatitis chronica atrophicans

Bei einer nicht geringen Anzahl von Kranken mit Akrodermatitis chronica atrophicans lassen sich — reaktiv bedingte — Knochenmarksveränderungen nachweisen. Diese bestehen in einer Vermehrung der Plasmazellen (Abb. 8), häufig auch der lymphoiden Reticulumzellen und der Eosinophilen, vereinzelt auch in geringem Umfange der Gewebsmastzellen (die im normalen Mark nicht anzutreffen sind). Auf diese Befunde habe ich erstmals 1952 hingewiesen und 1954 über eine Untersuchungsreihe von 52 Kranken berichtet, von denen 31 eine erhebliche Plasmocytose, z. T. mit Vermehrung auch lymphoider Elemente aufwiesen, während bei 26 Kranken neben diesen Veränderungen oder auch ohne diese sich eine vielfach starke Eosinophilie fand. Die teils großen, teils kleinen Plasmazellen sind dabei ausgereift, zeigen vielfach Vacuolisierungen, verhältnismäßig häufig auch Mitosen und Mehrkernigkeit und entsprechen im wesentlichen wohl jenen, wie sie bei Plasmazellhyperplasien angetroffen werden.

Solche Plasmazellvermehrungen im Sinne einer reaktiven Hyperplasie finden sich bekanntlich im Verlaufe verschiedenster akuter und insbesondere chronischer Infektionskrankheiten, gegebenenfalls aber auch bei allergisch-hyperergischen und anderen Vorgängen. Exzessive diesbezügliche Befunde sind beim Lymphogranuloma inguinale bekannt, bei dem gegebenenfalls plasmocytomähnliche Bilder vorgetäuscht werden können (GSELL), dann beim Fleckfieber (TUSCHINSKY und KOTLARENKO), bei croupöser Pneumonie, Endocarditis lenta, aber auch bei akuter Polyarthritis, Serumkrankheit, Agranulocytose, Lebercirrhose und bei metastasierenden Carcinomen u. a. Ein wesentliches Kriterium für die reaktive Plasmazellvermehrung gegenüber jener beim Plasmocytom ist darin gegeben, daß bei ersterer die Nucleoli praktisch nie zu sehen sind, während letzteres Malignitätszeichen wie deutlich sichtbare und vergrößerte Nucleoli aufweist. Mehrkernigkeit wird aber gerade bei reaktiven Plasmocytosen nicht allzu selten beobachtet. Die Frage, welche Bedeutung den Vacuolisierungen und hyalin-tropfigen Einschlüssen der Plasmazellen zukommt, die auch bei der Akrodermatitis chronica atrophicans vielfach zu beobachten sind, wird unterschiedlich beantwortet. Teils werden sie als Zeichen der Sekretion (BRASS), die hyalinen Einschlüsse als nicht abgesondertes Eiweiß (APITZ) oder als Zeichen der Zelldegeneration (VOGT) angesehen. KABELITZ wertet diese Veränderungen als Ausdruck eines normalen Zellstoffwechsels. Wie dem auch sei, scheint es als gesichert zu gelten, daß die Plasmazellen zur Serumeiweißbildung in einem direkten oder indirekten Zusammenhang stehen. So gehen Hyperglobulinämien vielfach mit einer Vermehrung der Plasmazellen parallel, und andererseits wieder führen Hyperglobulinämien zur Beschleunigung der BKS. Aus diesen Beziehungen heraus gewinnt gerade die Beobachtung von Plasmazellhyperplasien des Markes im Zusammenhang mit den Befunden an vermehrten Plasmazellen in den Haut- und gegebenenfalls auch — wie noch gezeigt werden soll — Lymphknotenherden bei der Akrodermatitis chronica atrophicans eine besondere Bedeutung.

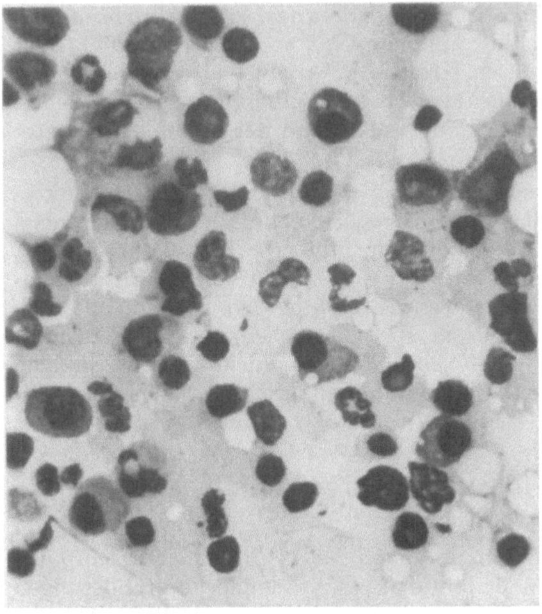

Abb. 8. Plasmazellvermehrung im Knochenmark bei Akrodermatitis chronica atrophicans

Die berichteten Untersuchungen und Befunde konnten von KUHN an zwei Kranken und vor allem an einem größeren Krankengut von FOELSCHE (1953 und 1955) bestätigt werden. KUHN gab eine Plasmazellvermehrung mittleren Grades und Eosinophilie an, FOELSCHE sah bei seinen insgesamt 50 Fällen 35mal (= 70%) eine mehr oder weniger starke Erhöhung der Plasmazellen, davon bei 10 eine solche von 8 und mehr Prozent. Bei zehn Fällen war der Gesamtwert für Plasma- und Reticulumzellen erhöht, bei 33 bestand eine leichte, bei 6 eine starke Eosinophilie. Ähnlich wie im eigenen Beobachtungsgut sah auch FOELSCHE verschiedentlich Plasmazellnester, gelegentlich auch Plasmazellen mit eigenartigen Zellkerndegenerationen und Vacuolenbildungen. Gewebsmastzellen wurden von ihm nicht beobachtet. FOELSCHE deutet diese Ergebnisse als Knochenmarksreaktion im Sinne chronischer Sensibilisierung und eines allergisch-entzündlichen Geschehens.

## 5. Senkungsbeschleunigung, elektrophoretische Befunde, Eiweißlabilitätsproben bei Akrodermatitis chronica atrophicans

STRANDBERG (1928) war wohl der erste, der auf die erhöhte Senkung bei der Akrodermatitis chronica atrophicans aufmerksam wurde (vier seiner sechs Fälle zeigten eine BKS von über 20 mm in der ersten Stunde). Wegen der Senkungsbeschleunigung behandelte NANNA SVARTZ (1946) zwei Kranke, die eine Akrodermatitis chronica atrophicans aufwiesen, mit Penicillin, wodurch die Wirksamkeit dieser Behandlung erstmalig festgestellt werden konnte. THYRESSON (1949) fand bei seinen 57 Kranken mit Akrodermatitis chronica atrophicans bei 17,5% eine BKS unter 10 mm, bei 70% eine solche von 10—50 mm und bei 12,5% Werte, die darüber lagen. Bei einer eigenen Untersuchungsreihe von 119 Kranken betrug bei nur 19 Fällen (= 13,4%) die BKS unter 10 mm n.W. in der 1. Stunde, bei 68,1% 10—50 mm, bei 18,5% 50 mm bis über 90 mm in der 1. Stunde, so daß also bei 86,6% der Gesamtfälle eine mehr oder weniger erhöhte BKS vorlag. Wenn schon aus dem hohen Prozentsatz der deutlich beschleunigten BKS (bei 100 Kranken des erwähnten eigenen Krankengutes = 86,6%) die Vermutung nahe liegt, daß diese Senkungsbeschleunigung mit der Akrodermatitis chronica atrophicans in Zusammenhang steht, so wurden doch die Kranken zum Ausschluß etwaiger anderer Ursachen internistischer- oder gegebenenfalls gynäkologischerseits durchuntersucht, ohne daß von diesen Fachgebieten aus sich ein Anhalt für die erhöhten Senkungswerte ergeben hätte.

Die Ursache für die Senkungserhöhung ist bekanntlich in Verschiebungen der Eiweißkörper des Blutplasmas nach der grobdispersen Phase hin (Fibrinogen und Globuline) gegeben, wobei nach KYLIN allerdings keine exakte Parallelität zwischen der BKS und dem absoluten Fibrinogen- und Globulingehalt des Blutes besteht. Die BKS steigt meistens schneller an als der Vermehrung der grobdispersen Eiweißkörper entspricht (WUHRMANN). Entscheidend sind offenbar unter anderem auch das qualitative Moment der verschiedenen Bluteiweißstoffe und eventuelle pathologische Proteine. Besonders stark beschleunigend wirkt das Fibrinogen, wobei nach MALMROS und BLIX sowie WUHRMANN eine $\alpha$-Globulinzunahme gewöhnlich von einem Anstieg des Fibrinogens begleitet zu sein pflegt. Beschleunigend wirken aber auch die $\alpha$-, $\beta$- und $\gamma$-Globulinfraktionen. Das klassische Beispiel für diese Zusammenhänge von Beschleunigung der BKS und Verschiebungen in den Plasmaeiweißfraktionen stellt das Plasmocytom dar, bei dem einerseits die BKS exzessiv erhöht sein kann und gleichzeitig die $\beta$- oder $\gamma$-Globulinfraktion bei entsprechender Verminderung der übrigen Eiweißkörper vermehrt ist. Beim Plasmocytom wird aber auch gleichzeitig der Zusammenhang zwischen Plasmazelle und Globulinbildung besonders deutlich.

Die Blutsenkungsbeschleunigung und die entsprechenden Plasmaeiweißverhältnisse gehen vielfach auch mit positiven *Eiweißlabilitätsproben* einher. Die Takata-Ara-Flockung stellt sich bei höheren BKS-Werten im allgemeinen ein, des weiteren Veränderungen des Weltmann-Koagulationsbandes (WeB). Eine Verbreiterung desselben findet sich bei fibrösen, chronischentzündlichen Prozessen, bei denen auch die Takata-Reaktion um so eher positiv ausfällt je breiter das WeB zu sein pflegt. Bei einer $\alpha$- und $\beta$-Globulinvermehrung ist das WeB meist verschmälert, desgleichen auch bei einer entzündlich bedingten $\gamma$-Globulinvermehrung mit Zunahme des Antikörpergehaltes (WUHRMANN und WUNDERLY). Da die Leber das zentrale Organ des Eiweißstoffwechsels darstellt, können die Eiweißreaktionen als indirekte Leberfunktionsproben gewertet werden. Von der Leber werden Proteine gebildet, die von den intra- und extrahepatischen Elementen des retikulohistiocytären Systems, darunter von den Plasmazellen des Knochenmarks und wohl auch den Monocyten umgebildet werden. Bei entzündlichen Vorgängen, wie insbesondere bei Infektionskrankheiten, sind die Eiweißreaktionen vorzüglich aber ein Ausdruck der Reaktionslage des reticulo-histiocytären Systems (WUHRMANN). Dabei kommt vor allem der Plasmazelle ein bedeutender Anteil an der Bildung oder Umwandlung von bestimmten grobdispersen Eiweißkörpern zu.

Sicher dürfte sein, daß die Plasmazelle zur Globulinbildung in engster Beziehung steht. Inwieweit gerade unter diesen Gesichtspunkten gesehen bei der Akrodermatitis chronica atrophicans der plasmacellulären Entzündung in den Hautherden und den mitbeteiligten Lymphknoten, weiterhin die plasmacelluläre Reaktion im Knochenmark für die entsprechenden Eiweißveränderungen im Serum und in Abhängigkeit davon für die vielfach erhöhte BKS verantwortlich sind, wird später noch zu diskutieren sein.

Was nun die Akrodermatitis chronica atrophicans anlangt, so steht die häufig vorhandene, erhöhte BKS dabei in Zusammenhang mit einer Hyperglobulinämie. Auf diese konnte THYRESSON bereits 1949 an Hand zweier Beobachtungen hinweisen. In unseren eigenen Untersuchungen (1952, 1954) konnten wir an einem größeren Krankengut (44 Fälle) mit hoher Regelmäßigkeit eine $\gamma$-Hyperglobulinämie, seltener eine Erhöhung der $\alpha$- oder $\beta$-, insbesondere der $\alpha_2$-Fraktion bei mäßiger Hypalbuminämie und normalem oder leicht erhöhtem Gesamteiweißgehalt feststellen. Eine Erhöhung der $\gamma$-Globulinfraktion fand auch KOSKIMIES bei den meisten seiner untersuchten 33 Fälle (1952), desgleichen RÖCKL und JAROSCHKA (1953), die 15 Kranke untersuchten und gleich unseren Ergebnissen außer $\gamma$-Hyperglobulinämie gelegentlich auch gering erhöhte $\alpha$- und $\beta$-Globulinwerte sahen. Im Gegensatz hierzu stellte LEINBROCK bei zwei Kranken neben $\gamma$-Globulinerhöhung stets erniedrigte $\alpha$- und $\beta$-Globulinwerte fest.

In eigenen vergleichenden Untersuchungen zwischen Höhe der BKS, elektrophoretischen Befunden und Eiweißlabilitätsproben bei 44 Kranken mit Akrodermatitis chronica atrophicans konnte gezeigt werden, daß *bei normalen BKS-*

*Werten* (bis 15 mm n.W. bei 16 Kranken) teils normale Serumeiweißverhältnisse, teils ein leichter, selten höherer Anstieg der $\gamma$-Globuline und eine mäßige Erhöhung der $\alpha_2$-Fraktion vorlagen. Die $\beta$-Globuline waren dabei stets normal, die $\alpha_1$-Globuline nur gelegentlich leicht erhöht. Die Werte der Reaktion nach MANCKE-SOMMER bewegten sich zwischen 80—100%, das WeB war normal, die Cadmiumsulfat- und Formol-Gel-Reaktion negativ. Bei *mäßiger Beschleunigung der BKS von* 15—30 mm n.W. bei elf Fällen war bereits die $\gamma$-Globulinfraktion vielfach stärker erhöht (zwischen 20—31%), die $\alpha_2$-Fraktion teils normal, teils deutlich erhöht. Bei einer Kranken fand sich ein $\alpha_1$-Wert von 8,4%, während bei den übrigen diese Fraktion sich im Bereich des Normalen bewegte. Neben normalen Eiweißlabilitätsproben fanden sich Mancke-Sommer-Werte von 60, 50 und 40 mg-%, Verkürzung bzw. Verbreiterung des WeB in einzelnen Fällen, während die Cadmiumsulfat- und die Formol-Gel-Reaktion negativ verliefen oder Opalescenz zeigten. Kranke mit *starker Erhöhung der BKS* (31—82 mm n.W. bei 17 Kranken) zeigten fast durchwegs einen hohen $\gamma$-Globulinwert (vielfach um 30% oder darüber) und teilweise normale, teilweise sogar stark erhöhte $\alpha$-Fraktionen (insbesondere $\alpha_2$). Bei einigen war auch die $\beta$-Fraktion erhöht. Die Reaktion nach MANCKE-SOMMER war meist pathologisch, das WeB verkürzt oder verbreitert, die Cadmiumsulfat- und die Formol-Gel-Reaktion positiv.

Während also offensichtlich eine Abhängigkeit der BKS von Serumeiweißverschiebungen zugunsten der Globuline und insbesondere der $\gamma$-Globuline sich bei der Akrodermatitis chronica atrophicans nachweisen läßt und damit in Zusammenhang stehend mit zunehmender Erhöhung der BKS gleichzeitig auch pathologische Eiweißlabilitätstests sich ergeben, ist ein direkter Zusammenhang zwischen Ausdehnung des Hautprozesses und dem Serumeiweißbild nicht eindeutig ersichtlich. Wohl aber konnten wir einen Zusammenhang zwischen der Krankheitsdauer und der BKS feststellen, in dem Sinne, daß mindestens 50% der Fälle mit normalen Senkungswerten nicht länger als 2 Jahre bereits bestanden, während umgekehrt mittlere und vor allem hohe BKS fast ausschließlich nur bei jahre- und jahrzehntelanger Krankheitsdauer anzutreffen waren. Während bei mäßig erhöhter BKS (15—30 mm n.W.) noch 18,2% erst seit 2 Jahren Hautveränderungen bemerkt hatten, gaben unter 17 Kranken mit einer BKS von 31—82 mm n.W. nur zwei an, daß die Veränderungen erst seit 2 Jahren bestünden, wo hingegen bei den übrigen diese seit 8—40 Jahren vorlagen. Wenn nun einerseits offensichtlich die BKS mit der Krankheitsdauer zunimmt, andererseits aber nicht unbedingt eine Parallele zwischen Ausdehnung der Hautveränderung und der Höhe der BKS besteht, wovon hängt dann die Dysproteinämie und damit die Senkungsbeschleunigung bei der Akrodermatitis chronica atrophicans ab? Eigene Untersuchungen an 52 Kranken ergaben, daß mit Zunahme der Senkungsbeschleunigung mit hoher Regelmäßigkeit auch der Plasmazellgehalt, der sich in den entzündlichen Infiltraten der Haut, gegebenenfalls der regionalen Lymphknoten und im Knochenmark, findet, offensichtlich zunimmt bzw. daß umgekehrt bei normaler BKS der mutmaßliche Gesamtgehalt an Plasmazellen relativ gering ist oder eine Plasmocytose überhaupt fehlt. Vielleicht spielen wohl nicht allein quantitative, sondern auch qualitative Momente der einzelnen Plasmazellen für die Hyperglobulinämie eine Rolle, eine Frage, die bislang auch für entsprechende andere Krankheitsprozesse nicht restlos geklärt ist. Wie dem auch sei, sprechen die erwähnten eigenen Untersuchungen aber in hohem Maße dafür, daß *die Serumeiweißverschiebungen und die dadurch bedingte Senkungsbeschleunigung bei der Akrodermatitis chronica atrophicans ursächlich mit den Plasmazellhyperplasien in den verschiedenen Geweben in Zusammenhang stehen dürften.*

# IV. Histologie
## 1. Histologie der Hautveränderungen

Histologisch lassen sich in Analogie zu dem klinischen Bilde entzündliche, atrophische und reparative Veränderungen unterscheiden. Zu Beginn des entzündlich-,,infiltrativen" Stadiums sieht man neben Erweiterungen der Blut- und Lymphgefäße eine circumvasale lympho-histiocytäre, bald auch plasmacelluläre entzündliche Reaktion neben eventuellem Ödem im Bereich des Coriums. Durch dieses wird gegebenenfalls eine leichte Hyperparakeratose bedingt (GANS, KYRLE u. a.). Die elastischen und kollagenen Fasern zeigen noch keine Veränderungen. Wie betont, können sich Plasmazellen in den Proliferaten relativ früh einstellen, gegebenenfalls aber auch noch fehlen. Die ,,Infiltrat"-Herde dehnen sich weiter aus und erstrecken sich auf die tieferen Anteile des Coriums, wobei sie unter anderem auch die Talg- und Schweißdrüsen nebst deren Ausführungsgängen umhüllen. Recht frühzeitig setzt auch im allgemeinen die Atrophie ein. Es kommt zur Rarefizierung und schwächeren Anfärbbarkeit der elastischen Fasern im Bereich der entzündlichen Proliferate, gelegentlich aber auch in deren unmittelbarer Umgebung. Dieser

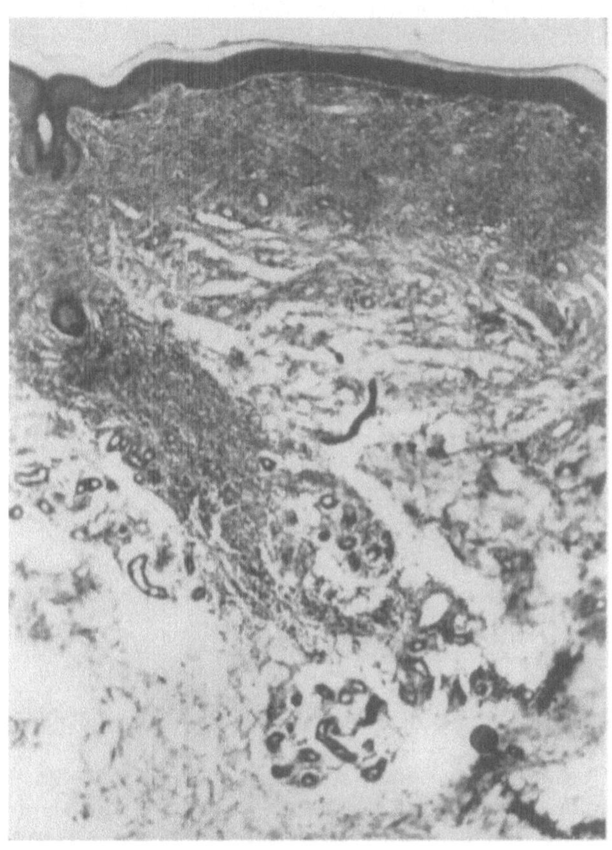

Abb. 9. Bandförmiges (plasmazellreiches) Proliferat im oberen Corium und längs der Hautanhangsgebilde. Papillarkörper als Ausdruck der epidermalen Atrophie verstrichen, Corium verschmälert; entzündlich-atrophisches Stadium einer seit 8 Jahren bestehenden Akrodermatitis chronica atrophicans

Elasticaschwund folgt der Entwicklung der ,,Infiltrate". Er ist besonders ausgeprägt in den oberen Coriumanteilen. Vorwiegend in diesen Partien erleidet auch das kollagene Bindegewebe Veränderungen. Es ist vielfach gequollen, zeigt eine verminderte Färbbarkeit und wird homogenisiert. Die kollagene Fibrille selbst bleibt dabei unverändert, wie elektronenmikroskopische Untersuchungen von BAHR, SCHUERMANN und GRECELIUS beweisen. Die lichtmikroskopischen und färberischen Veränderungen des kollagenen Gewebes sind also offenbar durch Veränderungen an der Kitt- und Bindesubstanz und nicht durch Veränderungen an den Fasern selbst bedingt (BAHR und HUHN). Typisch ist die Parallelanordnung der kollagenen Fasern zur Epidermis, während in den tieferen Coriumanteilen vielfach Inseln grobscholliger Strukturen anzutreffen sind. Das Zellproliferat nimmt im allgemeinen einen zunehmend plasmacellulären Charakter an; eine gewisse Häufung von Gewebsmastzellen ist zu beobachten. Der Atrophie unterliegen weiterhin die Hautanhangsgebilde, die Talgdrüsen, die Haare und schließlich die Knäueldrüsen.

Die Epidermis verfällt gleichfalls der Atrophie, was in deren Verschmälerung und in dem Verstreichen des Papillarkörpers seinen Ausdruck findet. Das Str. corneum ist gelegentlich geringgradig hyperorthokeratotisch verändert, meistens aber normal. Die Zellen des Rete Malpighii sind im allgemeinen verschmälert und auf wenige Zellreihen (zwei bis drei) verringert. Die Zellen des

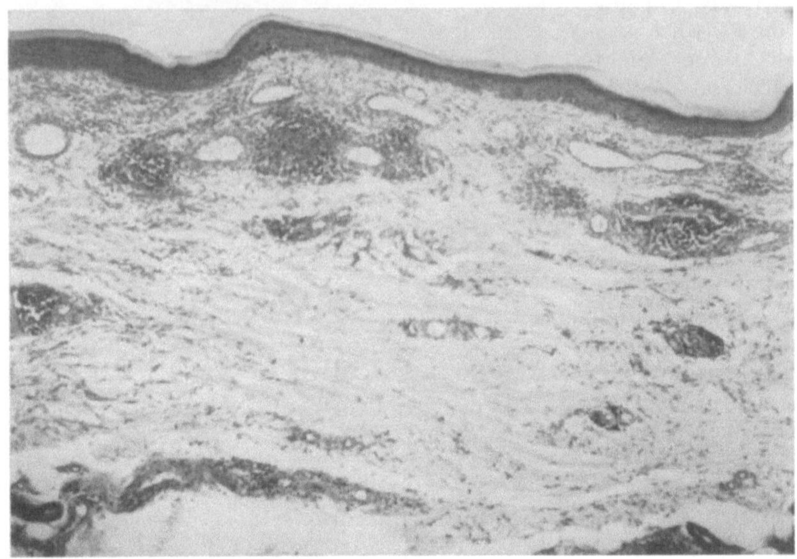

Abb. 10. Weitgehend atrophisches Endstadium nach jahrzehntelanger Bestandsdauer der Akrodermatitis chronica atrophicans: epidermale und dermale Atrophie, mächtig erweiterte Gefäße im oberen Corium, umgeben von plasmazellreichen Proliferaten

Str. basale, die einen wechselnden Pigmentgehalt aufweisen können, sind vielfach abgeflacht.

Entzündliche und atrophische Vorgänge sind bereits frühzeitig eng miteinander verknüpft. Während einerseits die Atrophie schon in den Anfangsstadien sehr bald einsetzen kann, finden sich andererseits entzündliche Proliferationen auch noch nach jahrelanger Bestandsdauer der Krankheit bei ausgeprägtester Atrophie (Abb. 9 und 10). Ein wesentliches Moment ist dabei der auffallende Reichtum an (z.T. zipfeligen) Plasmazellen auch nach jahrelanger Krankheitsdauer und bei Vorliegen ausgeprägtester dermaler und epidermaler Atrophie.

*Ulnar- und Tibiastreifen* zeigen histologisch keine Merkmale, die sie von den übrigen Hautveränderungen unterscheiden würden. Das klinische Bild soll nach GANS durch ein, der histologischen Kontrolle nicht unterliegendes, Ödem bedingt sein.

EHRMANN und FALKENSTEIN haben die feingeweblichen Veränderungen der *fibroiden Knoten sowie der sklerodermatoiden Platten und Strangbildungen* bereits eingehend beschrieben. Im wesentlichen liegt bei beiden ein gleichartiger Aufbau zugrunde, der durch zwei übereinanderliegende Schichten charakterisiert ist. In den oberen Anteilen des Coriums ist es in dem früheren Str. papillare und subpapillare zu einer horizontalen Bindegewebsanordnung gekommen, zwischen deren Fasern sich zahlreiche, vielfach plasmazellreiche Proliferate befinden. In dem tieferen Corium sind die Bindegewebsbündel säulenartig gelagert mit zahlreichen dazwischen befindlichen Hohlraumbildungen. Sowohl in diesen wie auch

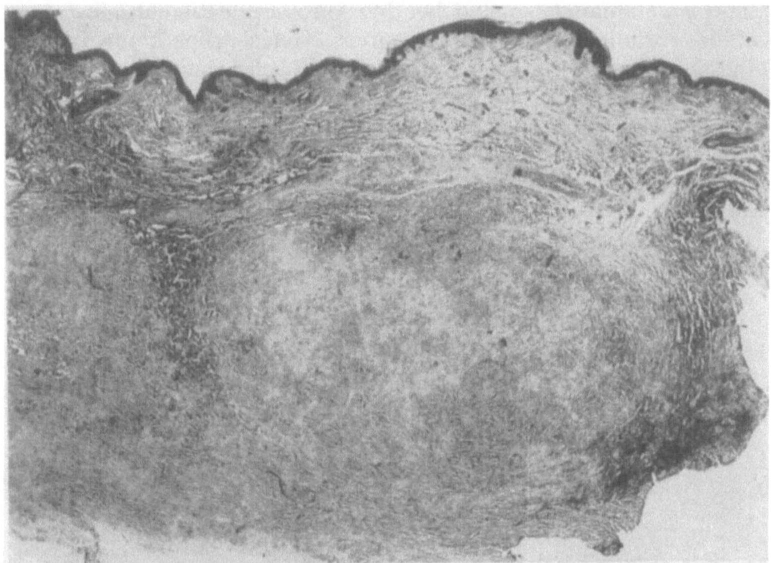

Abb. 11. Fibroider Knoten bei Akrodermatitis chronica atrophicans mit plasmacellulären Proliferaten (Abb. 12)

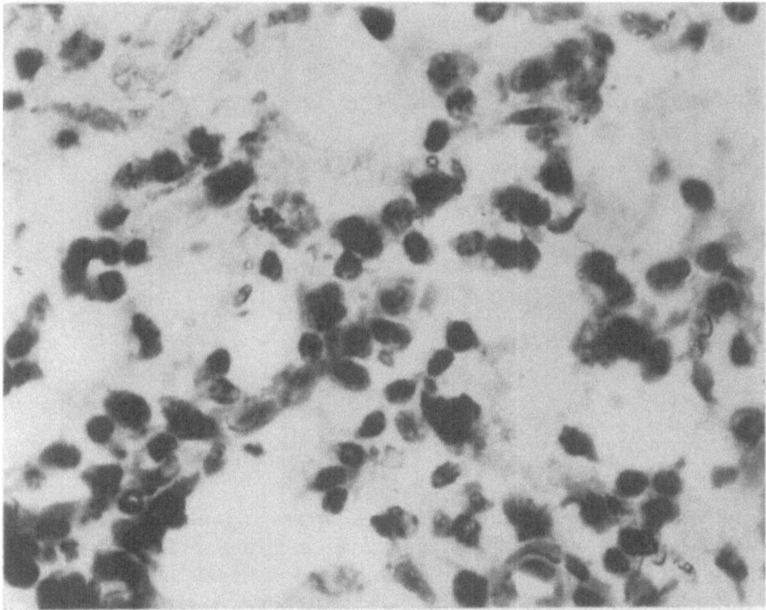

Abb. 12. Plasmacelluläre Proliferate in fibroiden Knoten

in den Säulen selbst besteht ein *plasmazellreiches* Proliferat (Abb. 11 und 12). Dieses ist besonders stark zentral ausgeprägt und meist circumvenös lokalisiert. Insbesondere durch diese Proliferationen unterscheiden sich die fibroiden Knoten von den Fibromen. Die Konsistenz der fibroiden Knoten und Platten ist offenbar abhängig von dem Umfang des Proliferates und von der Weite der mit Flüssigkeit gefüllten Spalträume im Bindegewebe.

Was die *Gefäße* anlangt, so sind bei der Akrodermatitis chronica atrophicans die Blutgefäße, vor allem die Venen, erweitert. Gelegentlich können angiomatöse Bilder vorgetäuscht werden. End- und periangiitische Gefäßalterationen werden hin und wieder beobachtet. Bei den sklerodermatoiden Platten sind die Blutgefäße des oberen Coriums von dichten Zellproliferationen umgeben und weitgehend verschlossen. Die *Lymphgefäße* sind sowohl in den Früh- wie auch den Spätstadien erweitert. EHRMANN wies auf die *Infiltration der perivenösen Lymphbahnen und jener zwischen den Bindegewebsfasern hin.* Die Lymphangitis der kleinen Lymphbahnen wurde bereits von HEBRA beschrieben.

## 2. Histologie der regionalen Lymphadenitiden

Wie im klinischen Teil bereits ausgeführt, finden sich bei der Akrodermatitis chronica atrophicans nicht gerade selten im Lymphabflußgebiet der Hautveränderungen deutliche Lymphknotenschwellungen, was vor allem bei einseitiger

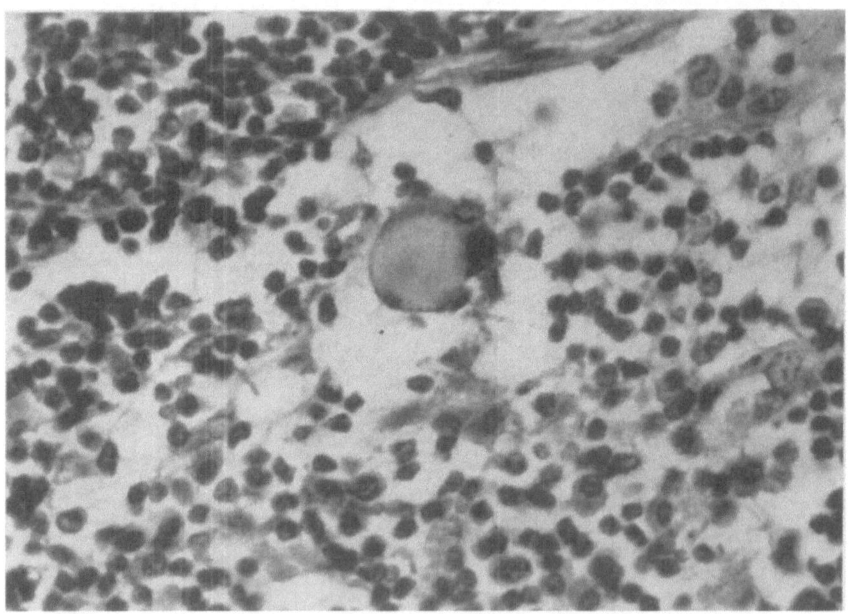

Abb. 13. Chronisch-plasmacelluläre Entzündung (u.a. mit Russelschen Körperchen) eines regionalen Lymphknotens bei Akrodermatitis chronica atrophicans

Lokalisation der Hauterscheinungen besonders augenfällig ist. Histologisch lassen sich dabei, wie eigene Untersuchungen zeigten, im wesentlichen folgende entzündliche Veränderungen an den Lymphknoten feststellen: Sog. *Sinuskatarrh* bei den offenbar noch nicht allzulange bestehenden Beobachtungsfällen (im eigenen Krankengut bei 1—1¹/₂jähriger Krankheitsdauer der Akrodermatitis chronica atrophicans) und *chronisch-plasmacelluläre Entzündung* (Abb. 13) neben sog. Sinuskatarrh bei offensichtlich Kranken mit jahre- oder jahrzehntealter Akrodermatitis chronica atrophicans. Der Beginn des Entzündungsprozesses ist allem Anschein nach in den Sinus lokalisiert, was auch verständlich ist, da die fragliche Noxe auf dem Weg über die Lymphbahnen zuerst dorthin gelangt. Die histiocytär-plasmacellulären Proliferationen werden vor allem im Hilusgebiet, in den Trabekeln und in den Sinus sowie in der Kapsel angetroffen (Abb. 14). Gegebenenfalls ist das lymphatische Gewebe weitgehend von dem reticulären verdrängt, insbesondere fällt das *Fehlen einer leukocytären Entzündung* auf. Bei anderen Lymphknoten besteht im Gegensatz zu den chronisch-entzündlichen Veränderungen allein sog. Sinuskatarrh. Teilweise liegt das Bild eines hyperplastischen Lymphknotens vor. Die Veränderungen sind durchaus unspezifisch, aber doch insofern bemerkenswert, als sie eben in regionalen, den Hautherden einer Akrodermatitis chronica atrophicans zugeordneten Lymphonodi beobachtet werden. Können nun diese Lymphadenitiden mit einer gewissen Wahrscheinlichkeit dem Krankheitsprozeß der Akrodermatitis chronica atrophicans zugeordnet

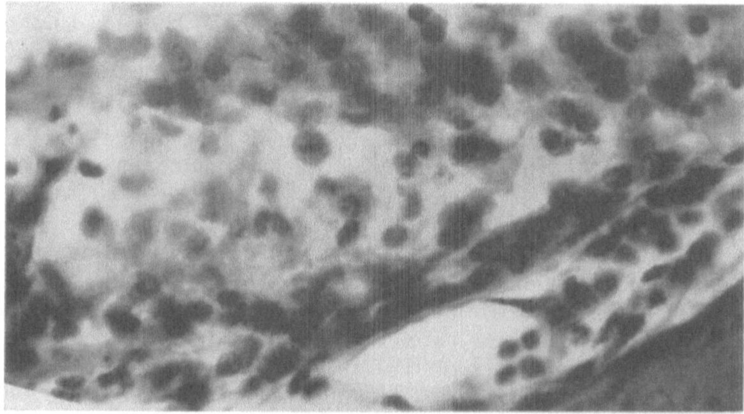

Abb. 14. Randsinus eines regionalen Lymphknotens mit auffallender Plasmazellanhäufung bei Akrodermatitis chronica atrophicans

betrachtet werden? Man kann mit einer gewissen Berechtigung diese Frage nach der „Spezifität" dieser Lymphadenitiden wohl bejahen, spricht doch dafür, in Übereinstimmung mit klinischen Gesichtspunkten, auch gegebenenfalls das Übereinstimmen des histologisch festgestellten, chronisch-entzündlichen, plasmacellulären Entzündungstyps der betreffenden Lymphknoten mit den Veränderungen an der Haut (wobei in gewisser Hinsicht auch die plasmacelluläre Reaktion am Knochenmark in diese Betrachtung miteinbezogen werden darf). Auch die nur durch sog. Sinuskatarrh charakterisierten Lymphknoten sind wahrscheinlich dem Krankheitsgeschehen der Akrodermatitis chronica atrophicans zugehörig, wobei aber ein noch frischerer Prozeß, nicht ein solcher von jahrelanger Bestandsdauer, vorliegt. Da, wie bereits betont, eine leukocytäre Reaktion oder Abszedierung fehlt, wird die Annahme des Vorliegens einer durch banale Eitererreger, durch Staphylokokken oder Streptokokken bedingte „unspezifische" Entzündung unwahrscheinlich, die durch Läsionen und Infektionen im Bereich der eventuell leichter verletzbaren atrophischen Hauterscheinungen bei der Akrodermatitis chronica atrophicans als Einwand angenommen werden könnte.

*Somit ist offenbar sowohl für die Veränderungen an der Haut wie auch an den Lymphknoten eine plasmacelluläre Entzündung charakteristisch. Diese findet sich — wie oben bereits erwähnt — gerade auch in den bereits seit Jahren bestehenden Hauterscheinungen mit ausgeprägter schlaffer oder straffer Atrophie, während sie im beginnenden Stadium der Akrodermatitis chronica atrophicans nicht oder vielfach noch nicht so auffällig das feingewebliche Bild beherrscht.*

Plasmacelluläre Proliferationen finden sich aber auch, wie gezeigt wurde, bei
den regionalen Lymphadenitiden und darüber hinaus verhältnismäßig häufig im
Knochenmark, so daß bei der Akrodermatitis chronica atrophicans an verschiedenen Organsystemen gegebenenfalls eine analoge Reaktionsweise in Erscheinung tritt.

# V. Vorkommen der Akrodermatitis chronica atrophicans
## 1. Geschlechts- und Altersverteilung

Von der Akrodermatitis chronica atrophicans werden in einem weitaus
höheren Prozentsatz Frauen als Männer befallen. Dies wurde bereits von FINGER-
OPPENHEIM, JESSNER-LÖWENSTAMM, LESCZYŃSKI u.a. beobachtet. A. JORDAN
stellte in einer größeren Statistik von 288 Fällen, davon 263 solchen der Literatur
und 25 eigenen Beobachtungen aus den Jahren 1909—1929, eine Häufigkeit des
weiblichen Geschlechts von 60,4% (174 Frauen) fest. Von GOTTRONs 431 Kranken in Berlin waren allein 315 (= 73%) Frauen. Im Krankengut der Münchener
Universitäts-Hautklinik betrug die Beteiligung der Frauen 70% (REICHEN-
BERGER). Unsere Würzburger Beobachtungen aus 9 Jahren ergaben eine Häufigkeit der Frauen von 81% (252 Frauen von 311 Kranken). Im Bonner Krankengut beträgt diese etwa 64%.

Bezüglich der *Altersverteilung* differieren in der Literatur die Angaben in
geringem Umfange. FINGER und OPPENHEIM sahen vorwiegend das 4., JESSNER
und LÖWENSTAMM das 5. und 6. Lebensjahrzehnt, GOTTRON (Berliner Krankengut) das 5. am häufigsten betroffen, was auch im eigenen Krankengut bezüglich
des Beginns der Akrodermatitis chronica atrophicans der Fall ist. Nicht allzuselten konnten wir aber auch Kranke im 4., 3., 2. und im Einzelfall sogar im
1. Lebensjahrzehnt beobachten bzw. anamnestisch den Anfang des Leidens in
diesem Lebensalter eruieren. So bestanden der Anamnese nach bei zwei jüngeren
Frauen die Krankheit seit dem 12. Lebensjahr, bei einem von uns beobachteten
17jährigen seit dem 16. und bei einem 9jährigen seit dem 5. Lebensjahr (von
GOTTRON wurde ebenfalls Akrodermatitis chronica atrophicans bei einem 9jähri-
gen beobachtet). Wenn man berücksichtigt, daß anamnestische Angaben gerade
bei einer Krankheit von exquisit chronischem Charakter, wie beispielsweise der
Akrodermatitis chronica atrophicans, mit gewisser Reserve zu werten sind, was
um so mehr mehr Gültigkeit hat, je älter der Kranke ist und je länger das Leiden
besteht, so muß man gerade den Beobachtungen an jugendlichen Kranken ein
besonderes Augenmerk schenken. Dies ist für die Deutung der Akrodermatitis
chronica atrophicans als Infektionskrankheit von besonderer Wichtigkeit, da
solche Beobachtungen beweisen, daß letztlich die Akrodermatitis chronica atrophicans nicht grundsätzlich an ein bestimmtes Lebensalter, wie z.B. das Klimak-
terium, gebunden ist, was gegebenenfalls für Beziehungen zu hormonellen
Störungen gewertet werden könnte.

## 2. Familiäres Vorkommen

Familiäres Auftreten der Akrodermatitis chronica atrophicans ist in wenigen
Fällen beobachtet worden. Bemerkenswert und wohl einmalig ist die Mitteilung
von RASCH, wobei Vater, Mutter, Vettern, Basen, Großvater und eine Tante
väterlicherseits sowie drei Geschwister betroffen gewesen sein sollen. GOTTRON
sah in Berlin dreimal Akrodermatitis chronica atrophicans in Familien auftretend, wobei zweimal der Vater und einmal die Mutter der Patienten mit-
befallen waren. In unserem Krankengut finden sich zwei diesbezügliche Beobachtungen (jeweils Mutter und Tochter).

Dieses zweifellos recht seltene familiäre Vorkommen der Akrodermatitis chronica atrophicans mit 0,69% in GOTTRONs Krankengut und 0,64% in dem eigenen spricht bei Annahme einer Infektionskrankheit gegen eine direkte Übertragung des fraglichen unbekannten Erregers und für die eventuelle Rolle eines Zwischenwirts.

## 3. Berufsstatistik

EHRMANN und FALKENSTEIN sahen von der Akrodermatitis chronica atrophicans bevorzugt betroffen Landwirte, Winzer und auch Maurer. Auch BREUCK-MANN betont die Häufigkeit von Winzern im Krankengut der Bonner Klinik an Akrodermatitis chronica atrophicans. Nach FINGER und OPPENHEIM, JESSNER u.a. wird das Vorliegen einer Berufskrankheit für die Akrodermatitis chronica atrophicans abgelehnt. Wir konnten unter unseren Kranken vorwiegend Hausfrauen, Landwirte und relativ häufig Ordensschwestern feststellen, die aber ausnahmslos ländlicher Herkunft waren. So stammen von 234 Kranken nur 11 aus Würzburg selbst. Noch bemerkenswerter dürften in diesem Zusammenhang aber ähnliche Ergebnisse EHRMANNs und FALKENSTEINs aus Wien sein, und es muß auch darauf hingewiesen werden, daß 25% der Berliner Kranken GOTTRONs aus ländlichen Bezirken kamen.

## 4. Geographische Verbreitung

Es unterliegt keinem Zweifel, daß die Akrodermatitis chronica antrophicans regionär unterschiedlich häufig auftritt und es besteht in hohem Maße die Berechtigung, anzunehmen, daß es Länder gibt, in denen sie bei Einheimischen nicht vorkommt. Über die regionalen Unterschiede in der Verbreitung der Akrodermatitis chronica atrophicans haben wir ziemlich genaue Kenntnisse. In Europa sind Zentral-, Nord- und Osteuropa wohl am stärksten befallen, wie aus zahlreichen Arbeiten und Kasuistiken verschiedenster Autoren eindeutig hervorgeht.

So sahen z.B. JESSNER und LÖWENSTAMM in Breslau von 1919 bis 1924 66 Kranke, in Berlin betrug an der Hautklinik der Charité in der Zeit von 1920—1934 die Patientenzahl 431, das sind 0,14% des gesamten Krankengutes der Klinik (250000 Kranke). Die Frankfurter Hautklinik konnte von Januar 1950 bis Juli 1952 38 Fälle beobachten und unser diesbezügliches Würzburger Krankengut von 9 Jahren beträgt 311 Patienten. Ganz aufschlußreich ist dabei die Feststellung der genauen Herkunft von 100 eigenen Kranken: 86 stammten aus dem mainfränkischen Gebiet, Mittel- und Oberfranken sowie Nordbaden. 14 waren Flüchtlinge mit jahrzehntelangem Krankheitsbestand, davon 1 aus Thüringen, 4 aus Schlesien, 7 aus der ČSR, 1 aus Ungarn und 1 aus Jugoslawien (was bei der geringen Zahl doch immerhin dafür spricht, daß gerade in den letzten beiden Ländern die Akrodermatitis chronica atrophicans vorkommt und wahrscheinlich nicht einmal selten ist). Auf häufiges Vorkommen der Akrodermatitis chronica atrophicans in Ostpreußen haben FALK (1926), DÖRFFEL (1929) und DÖLLKEN (1933) hingewiesen. Die umfangreichen Kasuistiken aus Polen, aus Krakau und Lemberg (GOLDSCHLAG, KWIATKOWSKI, KAUCZYNSKI, LESZYŃSKI, OSTROWSKI u.a.) mit mindestens 37 Kranken, aus dem europäischen *Rußland* mit 27 Kranken von BENJAMOWITSCH und MASCHKILLEISSON (1928) und mit 25 von A. JORDAN (1930), im übrigen mit einer von uns aus der zugängigen russischen Literatur festgestellten Zahl von 75 Kranken (darunter auch Fälle aus dem Kaukasus wie von *Anfimov* und *Mironenko*), sprechen dafür, daß die Akrodermatitis chronica atrophicans in Osteuropa ein durchaus bekanntes und nicht allzuselten vorkommendes Krankheitsbild darstellt. Für *Nordeuropa* unterstreichen die Häufigkeit der Akrodermatitis chronica atrophicans Zahlen wie jene aus *Schweden* von THYRESSON (1949) mit 57 Beobachtungen, aus *Finnland* von PIRILÄ (1951) mit 35 und von KOSKIMIES (1952) mit 57 Kranken. Aus *Dänemark* berichten LOMHOLT (1922) und KAALUND-JØRGENSEN (1953) sowie HEILESEN (1952, 1956) über fünf Beobachtungen, aus *Norwegen* DANBOLT (1936). Zahlreich sind auch die Beobachtungen im *Donauraum*, speziell in *Österreich* bereits seit Jahrzehnten, wie aus den Publikationen von RILLE (1901), RUSCH (1906), OPPENHEIM (1910, 1931), EHRMANN und FALKENSTEIN (1925), BRÜNAUER (1935) und neuerdings GABRIEL

(1952 mit 27 Beobachtungen) u. a. hervorgeht. Für *Böhmen/Mähren* bzw. die ČSR weisen die Arbeiten und Mitteilungen von KREIBICH (1924), KOGOJ (1925), BEZECNY (1931, 1932a, b, 1934, 1936, 1938) u. a. auf das gehäufte Vorkommen der Akrodermatitis chronica atrophicans hin. In *Ungarn* ist von RÓNA und HUBER bereits 1900 ein Kranker mit Akrodermatitis chronica atrophicans vorgestellt worden (Budapester Klinik). Entsprechende Beiträge stammen von KENEDY (1921), SCHÖNSTEIN (1928), DIETZL (1934), SELLEI (1934), v. KEMERI (1936), DOBOS (1939), und während des Krieges von SZODORAY (1941) und PASTINSKY (1943).

Bei einer Durchsicht der Literatur der *Schweiz* konnten 64 kasuistische Mitteilungen erfaßt werden: SULZBERGER (Zürich 1929) mit zwei bis drei Beobachtungen in 3 Jahren, BRACK (Basel 1929) mit zehn Fällen in 10 Jahren, DU BOIS (in Genf mit drei Kranken innerhalb 28 Jahren), NAEGELI (Bern 1929) mit vier Kranken in 15 Jahren. PAUTRIER und ELIASCHEFF haben jedoch 1921 auf die auffallende Häufigkeit der Akrodermatitis chronica atrophicans in der Schweiz hingewiesen, so daß diese Einzelmitteilungen und das Fehlen größerer Statistiken nicht in der Seltenheit des Krankheitsbildes begründet sein dürften. MIESCHER hat 1949 über 17 Kranke berichtet, die mit Penicillin behandelt worden waren. Daraus ist zu schließen, daß in der Schweiz die Akrodermatitis chronica atrophicans offensichtlich häufiger, zumindest in den letzten Jahren beobachtet wird.

Ähnliches gilt für das *Elsaß*, insbesondere für das Einzugsgebiet der Straßburger Hautklinik. So konnte PAUTRIER (Straßburg) 1939 bereits den 62. Fall von Akrodermatitis chronica atrophicans demonstrieren. Auch HUFSCHMITT (Mühlhausen) verfügte bereits 1930 über eine gewisse Anzahl von entsprechenden Kranken (zehn Fälle). Die Häufigkeit der Akrodermatitis chronica atrophicans im Elsaß geht darüber hinaus auch aus Mitteilungen von WEIS (1936), WEISENBACH (1938) und STOKES (1935) hervor.

Im Gegensatz zu dem gehäuften Auftreten der Akrodermatitis chronica atrophicans im Elsaß wird von zahlreichen französischen Autoren auf die Seltenheit dieser Krankheit in Frankreich hingewiesen (GOUGEROT 1932, LEVY 1932, GRIVEAUD 1933). GOUGEROT u. Mitarb. (1932, 1933, 1951) sowie MASSOT (1933) erwähnen als Besonderheit mehrere Kranke mit Akrodermatitis chronica atrophicans, die niemals Frankreich verlassen hatten und auch nicht deutscher Abstammung waren. Von TOURAINE, TZANCK, SIDY und HINCKY wird neuerdings darauf hingewiesen, daß die Akrodermatitis chronica atrophicans in Frankreich nach dem 2. Weltkrieg gehäuft beobachtet wurde, und zwar bei ehemaligen Soldaten, die sich in deutscher Kriegsgefangenschaft befunden haben.

Von *Belgien* und *Niederlanden* liegen in der Literatur nur vereinzelte Mitteilungen vor. Nach DUPONT (1929) soll DAUBRESSE-MORELLE den ersten Fall einer Akrodermatitis chronica atrophicans in Belgien (Brüssel) bei einem Einheimischen gesehen haben.

Wenige Mitteilungen finden sich in der englischen Literatur (BARBER 1933, GORDON 1933, FORMAN 1938). PARKES WEBER und SCHLÜTER (1937) betonen die Seltenheit der Akrodermatitis chronica atrophicans in England gegenüber Deutschland und dem Elsaß. Recht spärlich sind kasuistische Mitteilungen von Akrodermatitis chronica atrophicans aus Portugal, Spanien und Italien (SANNICANDRO-Italien 1938: 65jähriger Mann mit Akrodermatitis chronica atrophicans, nach Insektenstich aufgetreten). — Die erste Beobachtung in *Rumänien* wurde 1937 von BABES mitgeteilt (Frau bulgarischer Abstammung), die Erstmitteilung in *Bulgarien* wurde von VAKANOFF (1938) gegeben. Aus *Griechenland* liegen von PHOTINOS und ANDREADES (1937) zwei Krankenberichte vor. Diesbezügliche Mitteilungen aus Jugoslawien stammen von ČAJKOVAC (1938), JAKAC (1939), PIUKOVIĆ (1939) und BOŠNJAKOVIĆ (1941). Bei einem von dorther stammenden Flüchtling konnten wir eine offenbar jahrzehntelang bestehende Akrodermatitis chronica atrophicans feststellen.

Während eine Beurteilung der geographischen Verbreitung der Akrodermatitis chronica atrophicans in Europa auf Grund der Literatur weitgehend möglich ist, hat dies für Übersee wohl allein für Nord- und Südamerika sowie Japan Gültigkeit. Von den übrigen asiatischen Ländern und anderen Kontinenten läßt sich aus der verfügbaren Literatur keine Aussage machen. Sehr wertvoll und aufschlußreich sind aber bezüglich dieser Gebiete persönliche Mitteilungen, insbesondere solche von europäischen sicheren Kennern der Akrodermatitis chronica atrophicans.

In den *Vereinigten Staaten* wird die Akrodermatitis chronica atrophicans bei einer großen Zahl von Einwanderern vornehmlich aus Zentral- und Osteuropa beobachtet. WISE war bereits 1934 die Häufigkeit der Akrodermatitis chronica atrophicans bei Einwanderern nach New York aufgefallen. Es fehlt aber nicht an Beobachtungen von Akrodermatitis chronica atrophicans bei Einheimischen (unter anderem auch bei Negern). MONTGOMERY (1945) sah unter seinen 45 Fällen 6 bei solchen, die in den USA geboren waren. Die Eltern derselben stammten größtenteils ebenfalls aus den Staaten. Ein Einwanderer kam aus Mexiko, acht aus Skandinavien, die weiteren aus Mittel- und Osteuropa. SWEITZER (Minneapolis) beobachtete unter fünf eigenen Fällen nur zwei Einwanderer aus Zentraleuropa. ROSENFELD (1955) berichtet, daß nach den USA ausgewanderte Europäer bis in die zweite Generation erkranken (demnach „Einheimische"). Von 56 weiteren Fällen aus der amerikanischen

Literatur, deren Herkunft angegeben war, stammten 3 aus Schweden, 2 aus Polen, 2 aus Rußland, 1 aus Litauen, 1 aus Finnland, 2 aus Österreich, 2 aus der ČSR, 1 aus Ungarn, 1 aus Bayern und 3 aus dem Elsaß. Die übrigen 38 Kranken waren gebürtige Amerikaner, darunter 1 Negerin.

Von *Mittelamerika (Cuba)* liegt eine fragliche Beobachtung bei einem 46jährigen Mulatten mit Lepra von PARDO-CASTELLO vor.

Aus *Südamerika* fehlen Fälle sicherer Akrodermatitis chronica atrophicans bei Einheimischen. FIDANZA (1929) hat zwar auf das ungewöhnlich seltene Vorkommen der Akrodermatitis chronica atrophicans in Argentinien hingewiesen. Seine publizierten Fälle stammen im übrigen aber aus dem Krankengut der Straßburger Hautklinik. PIERINI (1935) stellte eine Patientin mit Akrodermatitis chronica atrophicans vor, wobei er besonders betonte, daß dieses Krankheitsbild nur deshalb in Argentinien gezeigt werden konnte, weil es sich dabei um eine Einwanderin aus Bayern handelte. Die Mitteilungen von PIANTONI und FERRARIS (1938) und GRAYEB und ABULAFIA (1956) erscheinen diagnostisch nicht geklärt und fraglich. Bei der Mitteilung der ersteren war die Akrodermatitis chronica atrophicans bereits im Alter von 5 Monaten aufgetreten und die Veränderungen begannen an der Bauchhaut, bei der Beobachtung der letzteren wird „Übergang in Sklerodermie" und Beziehungen zum Syndrom von EHLERS-DANLOS diskutiert. Nach persönlicher Mitteilung von Herrn Prof. RABELLO/Rio de Janeiro (1957) komme die Akrodermatitis chronica atrophicans in Südamerika und speziell in Brasilien bei Einheimischen nicht vor. Analoges berichtet Herr Prof. PRUNÉS (Santiago de Chile), der Akrodermatitis chronica atrophicans allein bei zwei Einwanderern aus Schweden und Spanien beobachten konnte.

Somit besteht bezüglich des Vorkommens der Akrodermatitis chronica atrophicans am amerikanischen Kontinent ein bemerkenswerter Gegensatz: Sie wird, wenn auch nicht allzu häufig, in Nordamerika und vielleicht auch vereinzelt in Mittelamerika, ferner auch bei Farbigen angetroffen: sie fehlt anscheinend bei gebürtigen Südamerikanern.

Offenbar sind auch in *Australien*, entsprechend einer Mitteilung der Universitäts-Hautklinik Brisbane, Fälle von Akrodermatitis chronica atrophicans dort nicht beobachtet worden.

Von besonderem Interesse ist die Frage des Vorkommens in *Asien*. Im *nahen Orient* scheint die Akrodermatitis chronica atrophicans nur in *Israel* (Mitteilung von Herrn Prof. SAGHER, Hautklinik Jerusalem), selten und offenbar meist bei europäischen Einwanderern festgestellt worden zu sein, in der *Türkei* anscheinend nur bei Patienten aus Istanbul. EREL (1937) hat in 22 Jahren in Istanbul nur zwei Kranke gesehen, davon einen, der aus Polen stammte. INCEDAYI und HAZAN (Istanbul 1954) haben auf Akrodermatitis chronica atrophicans hingewiesen. Herr Prof. RICHTER/Ankara (persönliche Mitteilung) beobachtete in der Zeit von 1953—1956 unter 19 628 Hautkranken an der Universitäts-Hautklinik Ankara nur eine Frau mit Akrodermatitis chronica atrophicans, die ebenfalls aus Istanbul stammte. MARCHIONINI teilt in einer Diskussionsbemerkung zu KUSKE, PASCHOUD, SOLTERMANN (1956) mit, daß während 10 Jahren (1938—1948) von ihm in Ankara Akrodermatitis chronica atrophicans nicht gesehen werden konnte.

Im *Irak* wird nach AKRAWI (Bagdad) Akrodermatitis chronica atrophicans nicht beobachtet. Das gleiche gilt für *Ceylon* (Mitteilung von Herrn Dr. WIJETUNGE) und im übrigen offenbar für *Indien* überhaupt. So haben Herr Prof. GANS und Herr Dr. KRONEBERGER (Bombay) dort keine Akrodermatitis chronica atrophicans bei Einheimischen gesehen. Herr Dr. KRONEBERGER, der sich auf unsere Anfrage hin an Herrn Dr. SHARAT DESAI, Leiter der Hautabteilung des King Edward-Memorial Hospitals, des größten Krankenhauses in Bombay wandte, teilte mit, daß bei Prüfung der Krankengeschichten dieser Abteilung der letzten 10 Jahre und dem Studium der dortigen Fachliteratur kein Fall dieser Krankheit festgestellt werden konnte.

In *Japan* werden Fälle von Akrodermatitis chronica atrophicans von NAKASHIMA (Kioto 1934), AKIMA (Tokio 1935, 1936) und von KIRISHIMA (Kioto 1939) in der Literatur mitgeteilt. Auf Anfrage hin wurde uns von der Universitäts-Hautklinik *Nagasaki* mitgeteilt, daß vor dem 2. Weltkrieg dort mehrere Kranke mit Akrodermatitis chronica atrophicans beobachtet werden konnten, seither jedoch nicht mehr.

*Die geographische Verbreitung der Akrodermatitis chronica atrophicans auf der Welt ist demnach offensichtlich recht unterschiedlich. Sie wird am häufigsten in Mittel-, Ost- und Nordeuropa beobachtet. Sie ist noch häufig im Elsaß und andererseits in Ungarn, während sie in Westeuropa (Frankreich und vor allem England) wesentlich seltener in Erscheinung tritt, was offenbar auch für die Mittelmeerländer gilt. In außereuropäischen Ländern ist ein sicheres Vorkommen der Akrodermatitis chronica atrophicans nur von Nordamerika und Japan bekannt, nicht jedoch von*

*Südamerika, der Türkei und dem mittleren Osten, Indien, Australien sowie Afrika, Länder, in denen die Akrodermatitis chronica atrophicans mit hoher Wahrscheinlichkeit überhaupt fehlt.*

Die Akrodermatitis chronica atrophicans unterliegt aber nicht nur einer regionär unterschiedlichen Verbreitung, sondern sie scheint, wie wir an einigen Beispielen sehen können, auch zeitlich unterschiedlich aufzutreten. So erwähnte JADASSOHN, daß er während seiner Assistentenzeit Akrodermatitis chronica atrophicans in Breslau nur selten sah, während sie später dort recht häufig anzutreffen war. PAUTRIER stellte eine Zunahme der Häufigkeit für Straßburg fest. Es besteht kein Zweifel, daß in Frankreich selbst die Akrodermatitis chronica atrophicans in den letzten Jahren mehr und mehr beobachtet wird. TOURAINE, TZANCK, SIDY und HINCKY haben sie, wie bereits erwähnt, vor allem bei Franzosen, die in deutscher Kriegsgefangenschaft gewesen waren, beobachtet. *Dies sind aber Gesichtspunkte, die, ebenso wie die unterschiedliche geographische Verbreitung der Akrodermatitis chronica atrophicans auf der Welt für das Vorliegen einer Infektionskrankheit sprechen könnten.*

## VI. Differentialdiagnose

Die *allgemeinmedizinische Bedeutung* der Akrodermatitis chronica atrophicans wird besonders klar im Hinblick auf die Vielzahl der Fehldiagnosen, die bei solchen Kranken erfahrungsgemäß gestellt werden. Unter den folgenschwersten Fehldeutungen sind neben „Erfrierungen“, „Kreislaufstörungen“, „Raynaudsche Krankheit“ oder „Sklerodermie“, „Pellagra“, „Erysipel“, „Erysipeloid“ sowie „Rheumatismus nodosus“ zu nennen. Der rötlich-livide Farbton, die Sklerosierung und die fibroiden Knotenbildungen führen zu diesen Verwechslungen. So waren im eigenen Krankengut von anderer Seite unter anderem kostspielige jahrelange Kreislaufbehandlungen, Arteriographien usw. durchgeführt worden. Bei einem Kranken, den wir konsiliarisch in einer chirurgischen Klinik sahen, hatte man das befallene Bein mit Ruhigstellung auf Schiene und feuchten Verbänden wegen des als „Thrombophlebitis“ fehlgedeuteten Krankheitsbildes behandelt. Wichtig ist die Kenntnis der Akrodermatitis chronica atrophicans auch für den Nichtdermatologen nicht nur wegen der erwähnten zahlreichen, differentialdiagnostisch abzugrenzenden Krankheitsbilder, sondern auch bei Vorliegen *ätiologisch nicht geklärter hoher BKS*, wobei betont werden muß, daß eine solche bei Akrodermatitis chronica atrophicans auch bei relativ gering ausgedehntem Hautbefund (der gegebenenfalls nicht beachtet oder fehlgedeutet wird) vorhanden sein kann. Die Differentialdiagnose dürfte im übrigen dem Kenner der Akrodermatitis chronica atrophicans keine Schwierigkeiten bereiten, da bei den ausgeprägteren Krankheitsbildern von Akrodermatitis chronica atrophicans stets Atrophie klinisch deutlich erkennbar zu sein pflegt. Es kommt hinzu, daß beispielsweise bei Erfrierungen diese an den Acren lokalisiert sind, während die Akrodermatitis chronica atrophicans die Zehen und Fingerendglieder fast stets frei läßt und zunächst einseitig für lange Zeit besteht (Erfrierungen vielfach beidseitig lokalisiert). Ohren und Nase, bei Erfrierungen bevorzugt, werden von der Akrodermatitis chronica atrophicans fast nie befallen. — Wie häufig sklerodermatische Platten einer Akrodermatitis chronica atrophicans als „Sklerodermie“ angesehen werden, geht aus den kasuistischen Mitteilungen über angebliche Kombinationen von Akrodermatitis chronica atrophicans mit Morphaea oder progressiver Sklerodermie hervor, die einer Kritik nicht standgehalten haben. — Die Abgrenzung fibroider Knoten vom *Rheumatismus nodosus* dürfte ebenfalls leicht möglich sein, wenn die entzündlich-atrophischen Veränderungen in der Umgebung der ersteren und die Perikarditis und Polyarthritis bei den letzteren mit in die Betrachtung einbezogen werden. Die übrigen erwähnten Krankheiten, die vielfach mit der Akrodermatitis chronica atrophicans verwechselt werden, lassen sich in ähnlicher Weise rein morphologisch, gegebenenfalls auch im Hinblick auf Allgemeinsymptome, wie Fieber und dergleichen mehr, die bei der Akrodermatitis chronica atrophicans stets fehlen, durch Unterschiede in der Lokalisation usw. meist mühelos abgrenzen.

# VII. Therapie

Vor Anwendung des Penicillins gab es keine wirkungsvolle, sondern bestenfalls nur symptomatische Behandlung der Akrodermatitis chronica atrophicans. Jene richtete sich, je nach Auffassung über die mutmaßliche, letztlich aber unbekannte Ätiologie, nach dieser. Zum Teil wurden aber dabei recht eingreifende Methoden durchgeführt, wie beispielsweise die *Sympathektomie* nach LÉRICHE-BRÜNING, auf deren fragliche Erfolge bereits OPPENHEIM hinwies. KREIBICH sah durch sie das zentripedale Fortschreiten des Prozesses verhindert, JESSNER und LÖWENSTAMM beobachteten nur geringe Besserung der subjektiven Beschwerden. Die von TELLER durchgeführte *Novocainblockade* paravertebraler Ganglien in fünf Fällen soll durch verbesserte Hautdurchblutung die Krankheitserscheinungen günstig beeinflußt haben. Zahllos sind die verschiedenen Pharmaka, die wegen ihrer gefäßerweiternden und durchblutungsfördernden Wirkung oder ihrer Wirksamkeit auf das vegetative Nervensystem bei der Akrodermatitis chronica atrophicans angewandt wurden. Hier sind zu nennen das *Tetraäthylammoniumbromid*, das blockierend auf die Ganglien des Sympathicus und Parasympathicus wirkt, des weiteren *Acetylcholin* (MONCORPS, BOHNSTEDT), *Doryl*, *Priscol* und *Padutin*, deren Wirksamkeit aber fraglich oder umstritten ist. Es ließe sich an Hand der Literatur die Zahl der bei Akrodermatitis chronica atrophicans schon versuchten Mittel noch beliebig weiter fortsetzen. All diesen Versuchen jedoch blieb — wenn überhaupt — so doch ein entscheidender, regelmäßiger, dauerhafter und damit überzeugender Erfolg versagt. Die große Zahl der angewandten Mittel spricht schon dafür, daß es bislang keine wirksame Therapie der Akrodermatitis chronica atrophicans gab. Eine solche wurde erst mit der Anwendung des Penicillins (NANNA SVARTZ 1946) bekannt und in der Folgezeit von zahlreichen Autoren bestätigt (THYRESSON, MIESCHER, MARCHIONINI, GÖTZ und LUDWIG, GABRIEL, BRUNNER, PIRILÄ und vielen anderen). Nach übereinstimmenden Beobachtungen kommt es unter der Penicillinanwendung zur Rückbildung der entzündlichen Veränderungen, während die Atrophie selbst unbeeinflußt bleibt. Nach eigenen Untersuchungen, bei denen Nachbeobachtungen bis zu $4^1/_2$ Jahren nach der Penicillinbehandlung angestellt wurden, zeigte es sich, daß nicht nur fibroide Knoten, die verhältnismäßig rasch zur Rückbildung gelangen, sondern auch die sklerodermatoiden Platten rückbildungsfähig sind, ferner die vielfach extrem erhöhte BKS, allerdings erst nach längerer Frist. Auch andere Antibiotica haben sich bei der Akrodermatitis chronica atrophicans als wirksam erwiesen, so Aureomycin (LUDWIG, GOUGEROT u. Mitarb., BURCKHARDT, eigene Beobachtungen u.a.), Chloromycetin und Terramycin (LUDWIG). Sulfonamide sind den eigenen Untersuchungen nach unwirksam. Dem Streptomycin kommt offenbar kein wesentlicher Effekt auf das Krankheitsbild zu, wie diesbezügliche Behandlungsversuche an zehn Kranken mit Akrodermatitis chronica atrophicans zeigten. Bei einem derselben trat nach der Behandlung eine gewisse Rückbildung eines kleinen fibroiden Knotens ein. Bei einer weiteren Kranken war nach einem Jahr die BKS fast normalisiert, das übrige Krankheitsbild jedoch, wenn überhaupt, nur unwesentlich beeinflußt. Bei den weiteren Kranken blieben unter anderem die fibroiden Knoten in ihrer Größe im wesentlichen unverändert, wie durch röntgenologische Kontrolle verifiziert werden konnte (Weichstrahlaufnahmen vor und bis zu 1/2 J. nach der Behandlung, wobei die fibroiden Knoten ausgemessen und jeweils verglichen wurden). Auch bei histologischen Kontrollen, die bei einigen Kranken vorgenommen worden waren, zeigte sich nach mehreren Monaten noch keine entscheidende Rückentwicklung der entzündlichen Erscheinungen. Die erhöhte BKS blieb in der Regel unbeeinflußt. Diese Untersuchungen stehen im wesentlichen im Einklang mit jenen von SCHLOCKERMANN, der die Wirksamkeit des Streptomycins bei Akrodermatitis chronica atrophicans verneint. Sie stehen im Gegensatz zu jenen von LUDWIG, dessen Untersuchungen aber allein den Farbton der Hautveränderungen berücksichtigen und nicht durch histologische Kontrollen, Beobachtung sich zurückbildender fibroider Knoten usw. gestützt sind.

Ganz allgemein ist bei einer wirksamen antibiotischen Behandlung die Reihenfolge der Rückbildung der verschiedenen Krankheitserscheinungen folgende: Es kommt vielfach bereits während der Penicillinbehandlung zu einem Blasserwerden der Erytheme. Die fibroiden Knoten werden meist in wenigen Wochen kleiner oder sind verschwunden. Nur langsam und meist unvollständig werden die sklerodermatoiden Platten zurückgebildet. Die BKS geht unterschiedlich rasch zur Norm zurück, vielfach erst nach Monaten und länger. Die Plasmazellhyperplasie des Knochenmarks schwindet damit ebenfalls. Irreparabel sind die Atrophie und die durch diese bedingten Gefäßerweiterungen (Varicen, Venektasien usw.), so daß oftmals ein Zustand passiver Hyperämie bestehenbleiben kann.

# VIII. Pathogenese und Ätiologie

Die Auffassungen über die Pathogenese und Ätiologie, wie sie von OPPENHEIM in diesem Handbuch niedergelegt sind, bestanden noch im wesentlichen unverändert bis vor knapp über einem Jahrzehnt, als durch die Einführung der Penicillintherapie sich völlig neue Gesichtspunkte ergaben. Bis dahin wurden für die Akrodermatitis chronica atrophicans eine angeborene Widerstandsschwäche des elastischen Gewebes (OPPENHEIM), endokrine Störungen, wie solche der weiblichen Keimdrüsen, der Schilddrüse im Sinne einer Dysfunktion (PAUTRIER) oder der Hypophyse usw. angenommen und diskutiert. AUDRY brachte die Akrodermatitis chronica atrophicans zur Lues in Beziehung, LESZCZYŃSKI und BLATT nahmen dies an in dem Sinne, daß die Lues zu Schädigungen an innersekretorischen Drüsen führen und auf diesem Wege die Akrodermatitis chronica atrophicans indirekt verursachen würde. DUCREY, BETTMANN und BERNHARDT u.a. glaubten an Zusammenhänge mit Tuberkulose. Ernsthaft erwogen wurden auch angio- und trophoneurotische Störungen, die ursächlich für die Akrodermatitis chronica atrophicans verantwortlich sein sollten. Als therapeutische Konsequenz wurde von verschiedenen Autoren (PAUTRIER, KREIBICH u.a.) die periarterielle Sympathektomie nach LÉRICHE-BRÜNING durchgeführt, um die es aber nach scheinbaren anfänglichen Teilerfolgen bald wieder still wurde. Aus ähnlichen ätiologischen Erwägungen heraus wurde die Novocainblockade paravertebraler Ganglien (TELLER), die Behandlung mit Acetylcholin (MONCORPS, BOHNSTEDT) und anderen, am sympathischen Nervensystem wirksamen Mitteln (Doryl, Priscol, Padutin usw.) vorgeschlagen. In pathogenetischer Hinsicht wurde weiterhin die Akrodermatitis chronica atrophicans zu *Kälteschäden* bzw. ganz allgemein zu Witterungseinflüssen in Beziehung gebracht (HERXHEIMER, POSPELOW, FRÖHLICH, DÖRFFEL u.a.), eine Auffassung, der neuerdings wiederum von MARCHIONINI u. Mitarb. unter dem Gesichtspunkte der Akrodermatitis chronica atrophicans als Infektionskrankheit eine Bedeutung beigemessen wird, wobei Temperatureinflüsse maßgeblich für die Absiedelung des fraglichen Erregers sein sollen. So erkläre sich die Abnahme der Akrodermatitis chronica atrophicans mit zunehmender Annäherung an den Äquator, was in gleicher Weise auch für Erythema chronicum migrans und Lymphocytom gelte. Bereits in den 20er Jahren gab es Stimmen, die in der Akrodermatitis chronica atrophicans eine Infektionskrankheit sahen. EHRMANN und FALKENSTEIN gebührt das Verdienst, auf Grund subtiler histologischer Studien den Nachweis erbracht zu haben, daß die Akrodermatitis chronica atrophicans sich längs der perivenösen Lymphbahnen ausbreitet. Sie nahmen auch einen hämatogenen Weg neben diesem lymphogenen an. Es wurde von ihnen die Auffassung vertreten, daß es sich bei der Akrodermatitis chronica atrophicans um ein infektiöses Geschehen handeln müßte, wobei das fragliche Agens über kleine Traumen in die Haut gelange. In ihrem Krankengut waren vorwiegend Landbevölkerung oder ganz allgemein Handarbeiter betroffen, die verständlicherweise häufiger kleineren Traumen ausgesetzt sind. Bemerkenswerterweise haben aber die Ausführungen von EHRMANN und FALKENSTEIN nicht allgemein überzeugt. In den folgenden Jahren herrschten die anderen, oben erwähnten Auffassungen vor, insbesondere jene, die endokrine oder vegetativ-nervöse Momente in Betracht zogen. Dies hat sich zunächst auch bei einem großen Teil der Autoren nicht geändert, nachdem die Penicillinwirksamkeit bei der Akrodermatitis chronica atrophicans allgemein bekannt worden war. Während THYRESSON (1946), MIESCHER (1948), OLIN (1949), TOURAINE 1950 im Hinblick auf den überraschenden Penicillineffekt eine erregerbedingte Krankheit vermuteten, haben GÖTZ, KEHRER und MÜLLER auf Grund der Untersuchungen von BLAICH (1949) in dem pharmakodynamischen Effekt des Penicillins die Ursache des Therapieerfolges vermutet. GÖTZ u. Mitarb. sahen diese in einer indirekten Erhöhung des Vagotonus durch Penicillin, was eine Aktivierung aller assimilatorischen Stoffwechselprozesse und damit eine Normalisierung des Hautstoffwechsels zur Folge haben sollte. Die Transplantationsversuche von HAXTHAUSEN (Verpflanzung von Haut aus einem Herd einer Akrodermatitis chronica atrophicans in gesunde Haut führte zu einer Normalisierung des Transplantates) schienen damit gut vereinbar. Gegen diese Auffassungen sprachen aber die nur mangelhaften und nicht überzeugenden Erfolge mit anderen Substanzen, deren Wirkung auf das vegetative Nervensystem weit größer ist als die des Penicillins, ferner die fraglichen Erfolge der Sympathektomie usw. Auch kommt dem Penicillin eine entzündungshemmende pharmakologische Eigenschaft nicht zu, sondern Erweiterung der terminalen Strombahn, Strömungsverlangsamung und Serodiapedese[1]. Auf den dadurch bedingten hyperämisierenden und das Krankheitsbild verschlechternden Effekt des Penicillins bei Salvarsanerythrodermien hatten bereits LÖHE, HASSELMANN und TELLER aufmerksam gemacht. Da die Akrodermatitis chronica atrophicans nicht nur durch Penicillin, sondern auch durch Aureomycin, Chloromycetin, Terramycin sehr gut beeinflußt werden kann, Mittel, die chemisch sich unterscheiden, wäre es auch unwahrscheinlich, daß diese aber die gleichen pharmakodynamischen Nebenwirkungen zeigten.

So bliebe letztlich noch eine zweite Erklärungsmöglichkeit für die Penicillinwirksamkeit bei der Akrodermatitis chronica atrophicans, und zwar die Annahme, daß es sich um einen Effekt auf einen unbekannten Erreger handeln würde. In der Tat mehrten sich auch in der Folgezeit die Stimmen, die sich für eine Infektionskrankheit aussprachen (MARCHIONINI 1951, GOUGEROT und MEYER, GOUGEROT, MEYER und FLECHNER 1951, JUNG 1951, GRÜNEBERG 1952, KEINING 1953 u. a.). Insbesondere wird eine Spirochätose diskutiert. Nach MIESCHER wäre damit die bei der Akrodermatitis chronica atrophicans vorliegende plasmacelluläre Entzündung gut vereinbar. Besonders auch GRÜNEBERG hat sich für eine Spirochätose ausgesprochen, wobei er für diese Auffassung serologische Untersuchungen herangezogen hat. Unter acht Fällen mit Akrodermatitis chronica atrophicans fand er siebenmal eine positive Pallidareaktion nach GAETHGENS („Palligenreaktion"), während dieselbe bei acht Kranken mit Morphaea negativ ausfiel. Ähnlich wie dies gelegentlich bei der Angina Plaut-Vincent und anderen Spirochätosen der Fall ist, soll es sich auch bei den positiven Ergebnissen bei Akrodermatitis chronica atrophicans möglicherweise um Gruppenreaktionen handeln. Nach GÖTZ und MEINICKE wird der erhöhte Prozentsatz positiver Pallida-Reaktionen im Sinne einer erhöhten Unspezifität dieser Reaktion bei der Akrodermatitis chronica atrophicans gedeutet. Gleiches konnte auch bei anderen Dermatosen und bei gesunden Kaninchen nachgewiesen werden. Vereinzelten Mitteilungen entsprechend soll auch eine Besserung des

---

[1] Wie längere und hochdosierte Behandlung mehrerer eigener Akrodermatitis chronica atrophicans-Kranker mit Prednison zeigt, ist eine Beeinflussung des Krankheitsbildes durch ein sicher entzündungsbremsendes Mittel nicht möglich, so daß ein diesbezüglicher fraglicher Effekt des Penicillins nicht der Wirkungsmechanismus desselben bei der Akrodermatitis chronica atrophicans sein dürfte.

Hautbefundes bei Behandlung einer gleichzeitig bestehenden Lues mit Salvarsan und Wismut beobachtet worden sein. Für eine Spirochätose könnte unter anderem sprechen, daß die Akrodermatitis chronica atrophicans auch durch jene Antibiotica beeinflußt wird, die bei Spirochätosen und, unter diesen, vor allem bei Lues wirken, während beide in ähnlicher Weise durch Streptomycin kaum oder nicht beeinflußbar sind. Eine Virusgenese kann für die Akrodermatitis chronica atrophicans auf Grund der bisherigen Kenntnisse ebenfalls nicht angenommen werden, da echte, durch Antibiotica beeinflußbare Viren nicht bekannt sind. Anders verhält es sich mit der Gruppe der sog. großen, nach Giemsa färbbaren Viren, den Erregern der Myagawanellosen (Psittacosis, Lymphogranuloma inguinale u. a.), so daß ein Erreger dieser Gruppe diskutiert werden könnte. Hiergegen sprechen aber das Fehlen von Antikörper gegen die Psittakose-Lymphogranuloma inguinale-Antigene im Serum von Kranken mit Akrodermatitis chronica atrophicans (GÖTZ und NASEMANN). Die eigenen Untersuchungen an zahlreichen, nach LEVADITTI gefärbten Haut- und Lymphknotenschnitten von Akrodermatitis chronica atrophicans wie auch Dunkelfelduntersuchungen entsprechenden Materials von Haut- und Lymphknoten verliefen hinsichtlich eines Erregers und speziell von Spirochäten negativ. Untersuchungen von Tupfpräparaten von Material aus Hautherden oder Lymphknoten (bzw. entsprechenden Punktatmaterials) mittels Viktoriablaufärbung ließen ein fragliches Virus nicht erkennen. Auch in Tierversuchen, bei denen zermörsertes Gewebsmaterial von befallenen Lymphknoten oder Hautbezirken auf Mäusehirn, Meerschweinchen (intraperitoneal oder subcutan) verimpft wurde, ferner auf Kaninchen (intravenös) ergaben kein beweisendes Resultat. In ähnlichen Untersuchungsreihen konnten GÖTZ und NASEMANN gleichfalls keinen Erreger nachweisen. Die von ihnen angestellten Allantoisbeimpfungen mit Gewebsstücken bzw. mit Gewebssuspensionen und Ultrafiltraten führten zu keinen auffälligen Veränderungen an den Eimembranen. Somit haben weder tierexperimentelle noch serologische und virologische Untersuchungen einen sicheren Anhalt für die Erregernatur bislang erbringen können. Wenn dies auch nicht der Fall ist, so sprechen doch eine Reihe von Momenten dafür, daß es sich bei der Akrodermatitis chronica atrophicans um ein infektiös bedingtes Krankheitsgeschehen handeln dürfte. Es sind dies zunächst einmal klinische Gegebenheiten. Der Krankheitsbeginn ist offensichtlich einseitig, während es im allgemeinen erst nach Jahren zu einer Ausbreitung der Hautveränderungen an den verschiedenen Extremitäten, gelegentlich auch am Stamm und im Gesicht kommt. Weiterhin sind die regionalen Lymphadenitiden, die reaktiven Knochenmarksveränderungen, die Serumeiweißverschiebungen und in deren Folge die erhöhte BKS mit einem infektiösen Geschehen gut vereinbar, wenn auch letztlich nicht beweisend. Bemerkenswert ist auch die unterschiedliche geographische Verbreitung der Akrodermatitis chronica atrophicans auf der Welt, wobei jene sich mit der Verbreitung von Ixodes ricinus offensichtlich deckt. Dies erscheint insofern bemerkenswert, als zwei weitere Dermatosen, von denen bekannt ist, daß sie nach Holzbockstichen auftreten können, mit Akrodermatitis chronica atrophicans zusammen gegebenenfalls bei dem gleichen Kranken vorkommen. So sind Kombinationen von Akrodermatitis chronica atrophicans mit Lymphocytomen von zahlreichen Autoren beschrieben worden (MULZER und KEINING 1929, FREUND 1930, 1931, GOTTRON 1938a, b, 1940, 1950, BERGGREEN 1941, BÄFVERSTEDT 1943, 1953, HERZBERG 1952, LANDES 1952, HALTER 1953, MATRAS 1949, 1953a, b, c, 1954, 1955a, b, c, SCHUERMANN 1952, HAUSER 1954, NEUMANN 1955, SCHWANK 1955 und KRÖBER 1956). Beobachtungen von E. chr. m. bei Akrodermatitis chronica atrophicans wurden von HAUSER (1954), LUDWIG (1956) und MARCHIONINI (1956) mitgeteilt. Diese

Kombinationsfälle wie andererseits die recht häufige Kombination von E.chr.m. mit (zentralem) Lymphocytom, worauf insbesondere JORDAN und HOLTSCHMIDT (1951) hinwiesen, lassen an enge Beziehungen zwischen diesen drei Dermatosen denken. Analoges zeigt sich bei den Implantationsversuchen mit Gewebe von Akrodermatitis chronica atrophicans, wie sie von GÖTZ (1954) durchgeführt wurden, um letztlich den infektiösen Charakter der Akrodermatitis chronica atrophicans zu beweisen oder zu widerlegen.

Bei vier freiwilligen Versuchspersonen (zwei Ärztinnen, zwei Ärzte) wurden insgesamt sechs Versuche folgender Art durchgeführt: *Versuch I:* Implantation von Akrodermatitis chronica atrophicans-Gewebe bei zwei Probanden in eine Hauttasche am linken Ellenbogen. Es kam bei beiden Empfängern zu einer sich ausbreitenden, am 150. Tage noch nicht völlig abgeklungenen chronischen Entzündung. *Versuch II:* Die Implantation von Haut eines Gesunden auf zwei Versuchspersonen führte zu keinen auffälligen klinischen Veränderungen. *Versuch III:* Implantation von dem Erkrankungsbereich bei einem Probanden auf 3. Versuchsperson (linke Ellenbeuge) führte zu einer am 70. Versuchstag noch unvermindert bestehenden chronischen Entzündung, während gleichzeitige Implantation aus dem klinisch scheinbar gesunden rechten Ellenbogenbereich der 1. Versuchsperson auf die 3. zu ähnlichen, wenn auch geringgradigeren pathologischen Veränderungen wie am linken Ellenbogen führte. *Versuch IV:* Übertragung von Haut eines weiteren Akrodermatitis chronica atrophicans-Kranken auf eine der Versuchspersonen zeigte wiederum eine chronische Entzündung, die am 75. Versuchstag noch in weiterer Entwicklung begriffen war. *Versuch V:* Implantation von Gewebe einer im Jahre 1950 mit 10 Mill. E behandelten Akrodermatitis chronica atrophicans-Patientin bei zwei Probanden verlief ohne sichtbare entzündliche Reaktion. *Versuch VI:* Percutane Verimpfung eines aus Akrodermatitis chronica atrophicans-Gewebe hergestellten Ultrafiltrates auf die 4. Versuchsperson führte zu einem daumennagelgroßen Erythem, das zwar allmählich abklang, am 24. Versuchstag aber noch schwach sichtbar war. Im einzelnen waren die chronisch-entzündlichen Veränderungen, die sich bei den Implantationsversuchen ergaben, klinisch charakterisiert durch ein infiltriertes, zunächst mehr rötliches, später blaurötliches Erythem und einen langsam an Ober- und Unterarm sich vorwärtsschiebenden Erythema chronicum migrans-artigen Randsaum. Histologisch zeigte sich eine betont plasmacelluläre, vorwiegend perivasculär angeordnete Entzündung neben Nestern von lymphoreticulären Zellen und Gefäßveränderungen, wie Endothelschwellungen und teilweise thrombotischen Gefäßverschlüssen, insbesondere an den etwas tiefer gelegenen Gefäßen. Die Elastica war geschädigt. Dieses Verhalten des lymphoreticulären Gewebes ist, wie GÖTZ hervorhebt, von besonderem Interesse, da auch bei der Akrodermatitis chronica atrophicans selbst das Zusammentreffen mit lymphoreticulären Proliferationen bekannt ist. Somit zeigen die Implantationsergebnisse klinisch Beziehungen zum Erythema chronicum migrans und histologisch solche zum Lymphocytom.

In einer Diskussionsbemerkung auf der 76. Tagung der Vereinigung Südwestdeutscher Dermatologen in Regensburg (1954) nimmt JORDAN, wie folgt, zu den Übertragungsversuchen unter anderem Stellung: „An den experimentellen Befunden von GÖTZ überrascht die rasche Entwicklung der ersten Veränderungen, deren Lymphocytom- und Erythema migrans-Anklänge von GÖTZ genannt wurden, ohne daß es zu schärferen Formulierungen kam. Man könnte bei seinen Befunden ein Ineinanderrücken sonst stärker getrennter klinischer Bilder erwägen". — Dieses „Ineinanderrücken" der klinischen Bilder fällt aber bemerkenswerterweise auch auf bei den mittlerweile bekanntgewordenen Implantationsversuchen mit Lymphocytomen (Näheres siehe in dem diesbezüglichen Abschnitt).

Der weitere Verlauf der Götzschen Versuche zeigte, daß es bei den Probanden (einschließlich den Passagen), spontan zu einem allmählichen Rückgang der Entzündung nach Überwindung der infiltrativen Phase kam. Personale Faktoren werden für den unterschiedlichen Intensitätsgrad verantwortlich gemacht. Bei einer dieser Versuchspersonen wurde aus anderen Gründen eine Penicillinbehandlung mit 5 Mill. E durchgeführt. Allerdings waren zu diesem Zeitpunkt die Hauterscheinungen im Implantationsbezirk nur nach Einwirkung von niedriger Temperatur noch deutlicher sichtbar und nach warmem Bad traten vereinzelte fleckförmige Rötungen wieder klar hervor. Auch bestand noch geringe Periostschmerzhaftigkeit beim Beklopfen der Epikondylen bzw. des Olecranons. Nach der Penicillinbehandlung waren auch diese Beschwerden abgeklungen.

Die Ergebnisse der Übertragungsversuche werden von GÖTZ als Beweis für den Infektionscharakter der Akrodermatitis chronica atrophicans angesehen. Auf der Essener Tagung der Rheinisch-Westfälischen Dermatologen im Frühjahr 1958 wurde von JORDAN über Nachuntersuchungen der Übertragungsversuche kurz berichtet, bei denen die Götzschen Beobachtungen zwar bestätigt, andererseits aber auch gelegentlich bei Übertragung gesunden (infizierten?) Hautgewebes ähnliche entzündliche Reaktionen festgestellt werden konnten. — FEGELER vermutet für die Akrodermatitis chronica atrophicans das Vorliegen einer Infektionsallergie.

Zusammenfassend läßt sich über die Pathogenese und Ätiologie der Akrodermatitis chronica atrophicans folgendes sagen: In *pathogenetischer* Hinsicht handelt es sich um eine Allgemeinkrankheit, die an der Haut mit chronisch-entzündlich-atrophischen Veränderungen einhergeht und bei der andere Organsysteme in das Krankheitsgeschehen miteinbezogen sind (regionale Lymphknoten, Knochenmark; humorale Veränderungen). Wenn bezüglich der *Ätiologie* noch vieles unbekannt und vor allem die Erregerfrage nicht geklärt ist, so kann man doch unter dem Gesichtswinkel unserer derzeitigen Kenntnis einen infektiös bedingten Prozeß mit hoher Wahrscheinlichkeit letztlich annehmen. Allein rein klinische und histologische Untersuchungen (einseitiger Beginn der Krankheit, regionale Lymphadenitiden, reaktive Knochenmarksveränderungen, Fortschreiten des Krankheitsprozesses längs der perivenösen Lymphbahnen), ferner vor allem die unterschiedliche Verbreitung und Häufigkeit (in bemerkenswerter Übereinstimmung mit der Verbreitung von Ixodes ricinus) sowie die Beeinflussung durch verschiedene Antibiotica, sind damit gut vereinbar. Die Befunde bei den Übertragungsversuchen zeigen Beziehungen zu E. chr. m. und Lymphocytom auf, wie diese umgekehrt bei entsprechenden Versuchen mit Lymphocytomgewebe ebenfalls in Erscheinung treten können in bemerkenswerter Analogie zu den bekannten eventuellen Kombinationen der diesbezüglichen Krankheitsbilder selbst (gemeinsames Vorkommen von Akrodermatitis chronica atrophicans mit Lymphocytom oder E. chr. m.; E. chr. m. mit zentralem Lymphocytom).

# C. Erythema chronicum migrans

## I. Historisches

Die erste in der Literatur bekanntgewordene Krankenvorstellung bzw. Publikation des Krankheitsbildes erfolgte vor über 50 Jahren, im Oktober 1909, in einer Sitzung der Dermatologischen Gesellschaft in Stockholm durch AFZELIUS, der einen ersten diesbezüglichen Fall bereits im Herbst 1908 beobachtet hatte. Es handelte sich bei der vorgestellten Kranken um eine ältere Frau mit einem „Erythema migrans", aufgetreten nach vermutlichem Stich eines Ixodes reduvius (Holzbock). Zwei wesentliche Momente des Krankheitsbildes waren damit charakterisiert: Einmal das Wandern des Erythems und andererseits das Auftreten nach Holzbockstich. 1910 teilte BALBAN drei Beobachtungen von „Erythema an(n)ulare" nach Insektenstichen mit, wobei es im Hinblick auf die Lokalisation an Hand bzw. Finger zumindest bei zwei dieser Fälle fraglich erscheint, ob es sich um Erythema chronicum migrans oder um Erysipeloid, die von ihm aber als verschiedene Krankheiten bereits aufgefaßt werden, handelte. 1923 erfolgte Mitteilung einer weiteren Beobachtung eines Erythema chronicum migrans. — LIPSCHÜTZ hat 1913 an Hand eines eigenen Falles von Erythema chronicum migrans und unter Berücksichtigung einer Stellungnahme RIEHLs in der Diskussion zu der Lipschützschen Beobachtung im Jahre 1912 das Krankheitsbild und seine Differentialdiagnostik („fixe" Erytheme, Erysipeloid und „Roséoles tardives") eingehend geschildert und die Bezeichnung „Erythema chronicum migrans" eingeführt, die sich im allgemeinen durchgesetzt hat. Wie aus der erwähnten Diskussionsbemerkung bereits hervorgeht, war RIEHL das Krankheitsbild des Erythema chronicum migrans bekannt, berichtete er doch dabei über eine Beobachtung mit einem wandernden Erythem, das von der Brustwarze bis zur Patella reichte und über das Auftreten nach Insektenstichen. Im Hinblick auf das dem Erythema chronicum migrans ähnlichen Pyocyanaseerythem nahm RIEHL eine toxische Ursache an (s. Pathogenese). AFZELIUS (aber auch STRANDBERG u. a.) hat in den folgenden Jahren Erythema chronicum migrans wiederholt in der Stockholmer Dermatologischen Gesellschaft demonstriert, so zwei Fälle im Jahre 1915. Weitere Beobachtungen sind die von SACHS (1915, 1917) — dabei im übrigen eine mit zwei Ringerythemen — POPPER (1917), rückblickend gesehen, wie JORDAN und HOLTSCHMIDT betonen, mit zentralem Lymphocytom, BRUHNS (1918) und KAUFMANN-WOLF (1918). STRANDBERG (1920) erwähnt unter anderem regionale, indolente Lymphknotenschwellung und diskutiert den Ausbreitungsweg des wandernden Erythems, von dem er annimmt, daß er lymphogen erfolge. 1921 berichtet AFZELIUS ausführlich über sechs Beobachtungen und in den folgenden Jahren mehren sich entsprechende Mitteilungen, wie jene von LIPSCHÜTZ (1923, 1931), aus Rußland von MASCHKILLEISSON und MINSKER (1929), KRESTANOW (1931) sowie ALIBEKOV (1935), aus Frankreich von TOURAINE und SOLENTE (1934), LAUGIER (1937), ZORN (1937). Vor allem in den Zwanzigerjahren fehlt es aber auch nicht an Mitteilungen, bei denen es sich, soweit Beschreibungen und Abbildungen überhaupt eine diesbezügliche Stellungnahme zulassen, offensichtlich nicht um Erythema chronicum migrans handelte [HÜBSCHMANN 1928 (nach HELLERSTRÖM eventuell Lupus erythematodes), FREUDENTHAL 1929 u. a.]. In den folgenden Jahren finden sich immer wieder kasuistische Mitteilungen von Erythema chronicum migrans in der Literatur (LEHNER 1928, MATRAS 1928, BEZECNY 1929, 1938, LEWITH 1929, PLANNER 1930, GOTTRON 1931, 1935, HEDÉN 1931, HESSE 1931, ISAAK 1931, KWIATKOWSKI 1931, SELIGMANN 1932, v. BERDE 1933, 1943, GOLDSCHLAG 1933, GRIMM 1935, KOVÁCS 1935, REMENOVSKY 1935, ASKANI 1936, PROPPE 1936, SCHUERMANN 1939, 1952, SUTTON und SUTTON 1939, TETAU 1942, BRUDER 1950, 1952, SONCK 1954). — GELBJERG-HANSEN (1945), HENRY SÄLDE (1946), HELLERSTRÖM (1948, 1951), LECZYŃSKI (1951) und SCHIRDUAN (1952) haben Erythema chronicum migrans mit Meningitis, DALSBERG-NIELSEN (1947) sowie BJØRNSTAD und MOSSIGE (1950) Erythema chronicum migrans mit Meningopolyradikulitis beschrieben. Eine umfassendere Arbeit über die Therapie des Erythema chronicum migrans stammt von HOLLSTRÖM (1951). Versuche zur Klärung der Ätiologie des Erythema chronicum migrans wurden z. T. durch Intracutaninjektionen von Extrakten aus Ixodes ricinus unternommen (HELLERSTRÖM 1937 sowie KOCSIS und SELÉNYI 1954); z. T. wurden Übertragungsversuche mit Gewebssaft oder Gewebe von Erythema chronicum migrans durchgeführt (PREININGER 1930, BRUDER 1952, JANSON 1953, ferner BINDER, DOEPFMER und HORNSTEIN 1955 sowie PASCHOUD 1957). Das Studium des Erythema chronicum migrans in den letzten Jahren geht z. T. konform mit jenem des Lymphocytoms. Das Vorhandensein eines zentralen Lymphocytoms beim Erythema chronicum migrans ist schon von den ersten Beobachtern beschrieben, wenn auch nicht näher definiert worden. JORDAN und HOLTSCHMIDT (1951) haben sich mit dem Zeckenbiß-Lymphocytom und Erythema chronicum migrans besonders befaßt, SPIER und HEGEWALD (1955) haben die funktionelle Histomorphologie der Lymphocytome beim Erythema migrans untersucht. Die fraglichen Beziehungen des Erythema chronicum migrans zum Lymphocytom und weiterhin möglicherweise auch zur Akrodermatitis chronica atrophicans (HAUSER 1954, 1955a, b), scheinen durch die Ergebnisse der Übertragungsversuche z. T. eine gewisse Stützung zu erfahren.

## II. Definition des Krankheitsbildes

Beim Erythema chronicum migrans handelt es sich um eigenartige, nach Holzbockstichen auftretende kreisflächen- oder ringförmige, vielfach recht blasse, nicht infiltrierte Erytheme, mit wenig charakteristischem histologischem Substrat, die während ihres *chronischen* Verlaufes über große Hautflächen sich ausdehnen können, bis sie letztlich spontan abheilen. Regionale Lymphknotenschwellung ist nicht allzu selten. In vereinzelten Fällen wird eine blande chronische lymphocytäre Meningitis beobachtet. Häufig sieht man an der Ausgangsstelle des Erythems, d. h. an der Stichstelle des Ixodes ricinus, ein kleines Lymphocytom („Zeckenstichlymphocytom"). Nach derzeitiger Kenntnis erscheint das Vorliegen einer Infektionskrankheit mit noch unbekanntem Erreger, der durch Ixodes ricinus übertragen wird, am wahrscheinlichsten, unter anderem vor allem auch im Hinblick auf die prompte Abheilung auf Penicillin. Beziehungen des Erythema chronicum migrans zu den Lymphocytomen und vermutlich auch zur Akrodermatitis chronica atrophicans sind diskutabel.

# III. Klinik des Erythema chronicum migrans

## 1. Hauterscheinungen

Wenige Tage (Fall PROPPE) bis — in der Regel — wahrscheinlich 2 bis 3 Wochen nach Holzbockstich entwickelt sich ein rötlicher bis rotbläulicher, nicht sichtlich infiltrierter Fleck, der sich langsam, mehr oder weniger nach allen Seiten gleichmäßig zu einem immer größer werdenden kreisflächenförmigen Erythem erweitert (Abb. 15). Das progrediente Erythem ist von einem frischeren, rötlichen Farbton, während die schon länger bestehenden erythematösen Ver-

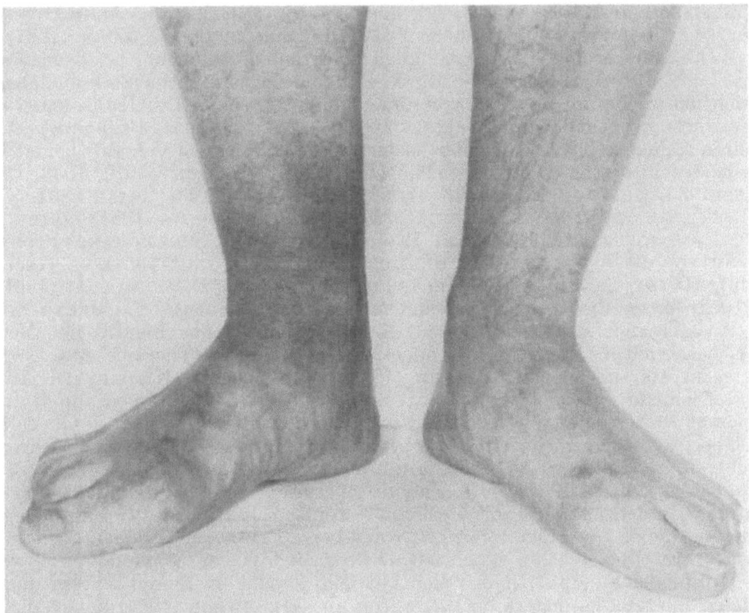

Abb. 15. Kreisflächenförmiges Erythema chronicum migrans (seit $^1/_2$ Jahr bestehend und nach Holzbockstich aufgetreten)

änderungen im Zentrum der scheibenförmigen Herde blaß-livide werden, bis sie schließlich vollständig abklingen. So kommt es dann zu eigenartigen, für das Erythema chronicum migrans typischen roten Ringbildungen (Abb. 16), die im allgemeinen wenige Millimeter bis 1 oder 2 cm breit sein können und denen zentralwärts — gegebenenfalls aber nicht grundsätzlich — eine mehrere Zenti- meter betragende, abblassende, cyanotische Zone folgt, die wiederum normal aussehende Hautpartien umschließt. Der Erythemring ist ziemlich scharf gegen- über dem Gesunden abgegrenzt. Er kann aber vielfach ein nach den verschiedenen Richtungen unregelmäßiges Wachstum zeigen (wie besonders bei den Fällen von Erythema chronicum migrans im Gesicht von SONCK betont wird), ungleich- mäßig stark sein und gegebenenfalls polycyclische Konfiguration aufweisen. Wesentliche Infiltration und epidermale Veränderungen (Schuppung, Bläschen) fehlen. Vielfach tritt das Erythema chronicum migrans solitär auf, wie dies bei den ersten Beobachtungen von AFZELIUS, LIPSCHÜTZ, RIEHL u.a. der Fall war, die deshalb als klinisches Kriterium für das Erythema chronicum migrans das Vorliegen nur *eines* Ringes forderten. Multiple Ringerytheme (zwei, drei, eigene Beobachtungen mit fünf und sechs Herden) sind aber nicht ausgesprochen selten. Berühren sich zwei Erytheme, dann kommt es zum Auslöschen des progredienten

Erythemsaumes, was auch der Fall ist, wenn z.B. ein Erythema chronicum migrans um eine Extremität „herumwächst", so daß die eigenen Ränder schließlich zusammenstoßen. Im allgemeinen tritt die zentrale Rückbildung der erythematösen Veränderungen und damit die Entwicklung der typischen Ringformen schon frühzeitig ein. Dies ist aber nicht immer der Fall, so daß auch großflächige livide Erytheme mit rotem Randsaum beobachtet werden können. Vielfach bestehen solche neben typischen kleineren und größeren Ringen. Was die subjektiven Beschwerden anlangt, so sind diese beim Erythema chronicum migrans auffallend gering bzw. können vollständig fehlen. Von manchen Kranken wird aber leichter Juckreiz angegeben. Der Verlauf ist fieberlos. Das Allgemein-

befinden ist nicht beeinträchtigt. Gelegentliche Kopfschmerzen lassen an eine, in seltenen Fällen das Erythema chronicum migrans begleitende, blande Meningitis denken, worüber noch näher zu sprechen sein wird. Recht typisch, vielfach aber wenig auffällig, ist das Vorliegen eines sog. zentralen Lymphocytoms, das als eine meist kleine bräunliche, flache Papel imponiert. Sie entwickelt sich an der Ausgangsstelle des Erythema chronicum migrans, d.h. an der ehemaligen Stichstelle des Ixodes ricinus (Zeckenstichlymphocytom). JORDAN hat diese Lymphocytome

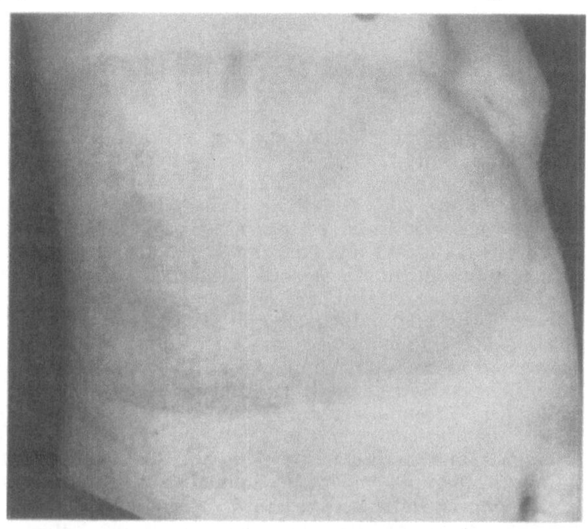

Abb. 16. Monströses Erythema chronicum migrans mit typischer Ringform am Stamm

mit einer Art von Primäraffekt des Erythema chronicum migrans verglichen (zit. nach GREITHER), eine Auffassung, die durchaus diskutabel sein dürfte und die auf die engen Beziehungen zwischen Erythema chronicum migrans und den dabei vorkommenden Lymphocytomen hinweist. Das Erythema chronicum migrans verläuft, wie betont, ausgesprochen chronisch, klingt aber schließlich nach Monaten, nicht selten erst nach $1^{1}/_{2}$—2 Jahren spontan und ohne Hinterlassung von Folgezuständen (keine Atrophie) ab. Es ist nicht bekannt, ob das Erythema chronicum migrans zu einer längeren oder vielleicht ständigen Immunität führt (s. auch S. 598).

## 2. Regionale Lymphknotenschwellung

Bemerkenswert ist auch die von manchen Autoren als nicht allzu häufig bezeichnete regionale Lymphknotenschwellung (und gegebenenfalls auch Lymphangitis). Der eigenen Erfahrung nach findet sie sich zwar nicht regelmäßig, aber auch nicht ausgesprochen selten. Die Lymphonodi sind nicht druckschmerzhaft, deutlich vergrößert und gegenüber Unterlage und darüber befindlicher Haut gut verschieblich.

## 3. Nervensystem

Vereinzelt sind Beobachtungen mitgeteilt worden, bei denen neben einem Erythema chronicum migrans gleichzeitig auch Erscheinungen seitens des

Nervensystems vorlagen. Wenn diese auch in ihrer Symptomatik nicht völlig einheitlich sind, so stimmen sie doch im wesentlichen darin überein, daß der Krankheitsverlauf ebenso wie der der Hauterscheinungen ein ausgesprochen chronischer zu sein pflegt und daß im Liquor cerebrospinalis im allgemeinen eine erhebliche Eiweißvermehrung und teils mäßige, teils aber starke Erhöhung der Zellzahl, wobei es sich vorwiegend um lymphocytäre Elemente handelt, angetroffen werden. Fieber, Abgeschlagenheit, unbestimmte Schmerzempfin-dungen und Druckschmerzhaftigkeit der Haut, sowie Hypersensibilität und gegebenenfalls Nackensteifigkeit, gelegentlich positives Lasèguesches und Kernig-sches Zeichen oder radikuläre Symptome sind die wesentlichsten Erscheinungen bei solchen Kranken.

Hellerström, der 1930 erstmals auf Kombination von Erythema chronicum migrans mit Meningitis aufmerksam gemacht hat, hat insgesamt drei diesbezügliche Fälle beobachtet. Bei dem einen bestanden Fieber von 38—39⁰, zeitweilig Halluzinationen und Verwirrungs-zustände sowie meningitische Erscheinungen (positive Eiweißreaktionen und Erhöhung der Zellzahl bis 65/mm³ im Liquor). Des weiteren wurde eine beginnende Papillenatrophie am Augenhintergrund festgestellt. Bei der zweiten Beobachtung fanden sich nur leichte me-ningitische Symptome; die Zellen im Liquor waren nicht vermehrt, jedoch lag eine Erhöhung der Eiweißwerte vor. Die dritte Beobachtung ist jene, die Leczyński 1949 auf der Tagung der Schwedischen Dermatologischen Gesellschaft 1949 vorgestellt hat. Gelbjerg-Hansen (1945) sah bei einem Kranken mit Erythema chronicum migrans ebenfalls eine chronische, lymphocytäre Meningitis mit erheblicher Eiweiß- und Zellvermehrung (bis 1184/3) im Liquor. An Beschwerden fanden sich brennende Schmerzen am ganzen Körper, ausgenommen im Gesicht, Druckempfindlichkeit und Hypersensibilität der Haut und schließlich nicht ander-weitig geklärte kolikartige Schmerzen im Epigastrium und psychische Alterationen (depri-mierte und weinerliche Stimmungslage). Außer einem grobschlägigen Tremor in der rechten Hand, Nackenstarre und Kernigschem Zeichen war der übrige neurologische Befund (ein-schließlich Augenhintergrund) normal. Dalsgaard-Nielsen und Kierkegaard (1948) haben eine Beobachtung von Erythema chronicum migrans mit fieberhafter leukocytärer Meningitis und radikulären Schmerzen mitgeteilt. Henry Sälde (1946) sah Erythema chronicum migrans einhergehen mit Müdigkeitsgefühl und Schwäche in der von der Haut-erscheinung betroffenen Extremität, Herabsetzung der groben Kraft und geringer Atrophie der Muskulatur (rechter Oberschenkel). Keine Paresen oder Sensibilitätsstörungen, keine Nackensteifigkeit, Lasègue und Kernig negativ. Mit Abklingen des Erythema chronicum migrans nach ¹/₄ Jahr verschwanden auch die übrigen Beschwerden. Auch im eigenen Würzburger Krankengut konnte bei einem Kranken mit Erythema chronicum migrans (7jähriger Junge), das der Anamnese nach im Anschluß an einen Holzbockstich am linken Ohr aufgetreten war, gleichzeitig eine chronische, blande, abakterielle, mononucleäre Menin-gitis beobachtet werden (Publikation durch Schirduan 1950). Im Liquor cerebrospinalis fanden sich Zellvermehrungen bis zu 1600/3, vorwiegend mononukleäre Elemente, und erhöhte Eiweißwerte. Im übrigen zeigten die Hautveränderungen im Bereich des Ohres selbst (Ausgangsstelle des Erythema chronicum migrans) eine ungewöhnliche exsudative (bullöse) Note, die vielleicht auf Grund der kindlichen, zu stärkerer Exsudation neigenden Reaktions-weise erklärt werden kann. Bei dem von Leczińsky 1949 in der Schwedischen Dermato-logischen Gesellschaft vorgestellten Fall (s. auch Hellerström 1951) standen zunächst Kopfschmerzen im Vordergrund, wegen denen der Kranke den Arzt aufsuchte. Die Unter-suchung ergab neben einem Erythema chronicum migrans am rechten Oberschenkel erhöhte Temperatur von 37,7⁰, Nackensteifigkeit, positives Kernigsches und Lasèguesches Zeichen und im Liquor positive Eiweißreaktionen und eine Zellvermehrung von 1140 mononucleären und 60 polycukleären Elementen/mm³. Mit Beginn der Penicillinbehandlung klangen die Beschwerden und die pathologischen Befunde rasch ab. Die Zellzahl fiel in 9 Tagen bis auf 171 Monocyten/mm³ ab.

Das Bild einer Meningoradikulitis bei Erythema chronicum migrans mit heftigen Neural-gien, Sensibilitätsausfällen und Parese im rechten Arm (Erythema chronicum migrans am rechten Arm und an der rechten Thoraxhälfte nach Insektenstich in der rechten Axilla) und ausgeprägten Liquorveränderungen beobachteten Bjørnstad und Mossige (1955). Auch hier kam es unter der Penicillinbehandlung zum raschen Abklingen der Haut- und Liquorveränderungen, während sich die radikulitischen Beschwerden allmählich zurück-bildeten.

Wenn es sich bei den mitgeteilten Beobachtungen auch nur um einige wenige Fälle handelt, so kann man ein zufälliges Zusammentreffen zweier voneinander unabhängiger Krankheiten kaum unterstellen. Zu diskutieren wäre aber die Frage, ob es sich bei der Kombination von Erythema chronicum migrans mit meningitischen oder radikulären Symptomen um ein einheitliches Krankheitsgeschehen handelt oder ob gegebenenfalls durch den Stich von Ixodes ricinus nicht zwei mutmaßliche Infektionskrankheiten gleichzeitig übertragen werden, die beide aber auf Penicillinanwendung gut ansprechen.

# IV. Lokalisation

Bereits RIEHL, LIPSCHÜTZ u.a. betonten die bevorzugte Lokalisation des Erythema chronicum migrans an den unteren Extremitäten. Es sind aber zahlreiche Fälle bekannt geworden, bei denen der Stamm, die Arme oder das Gesicht betroffen waren. Eine Überprüfung von insgesamt 164 Beobachtungen an Erythema chronicum migrans aus der Literatur (110 Fälle) und eigenen Beobachtungen am Würzburger Krankengut (54 Fälle) in der Zeit vom 1. Januar 1949 bis 31. Dezember 1957 ergab folgende Verteilung der Lokalisationen beim Erythema chronicum migrans:

Aus der tabellarischen Übersicht bestätigt sich der bevorzugte Befall der unteren Extremitäten (42%), während der Stamm allein mit 28%, die oberen Extremitäten mit 13% und das Gesicht bei 7% der Beobachtungen betroffen waren.

| Lokalisation | Fälle | % |
|---|---|---|
| Untere Extremitäten | 69 | 42 |
| Untere Extremitäten und Stamm | 6 | |
| Obere Extremitäten | 20 | 13 |
| Obere Extremitäten und Stamm | 4 | |
| Obere Extremitäten und Gesicht | 1 | |
| Obere und untere Extremitäten | 2 | |
| Obere und untere Extremitäten und Stamm | 6 | |
| Obere und untere Extremitäten, Stamm und Gesicht | 1 | |
| Stamm | 44 | 28 |
| Gesicht | 11 | 7 |
| | 164 | |

# V. Geschlechts- und Altersverteilung

Nach TOURAINE und SOLENTE soll die *Geschlechtsverteilung* des Erythema chronicum migrans eine annähernd gleichmäßige sein. Die Überprüfung von 197 Fällen der Literatur, bei denen das Geschlecht angegeben war, ergab aber 114 betroffene Frauen (58%) und 83 Männer (42%). Die Untersuchung eines größeren Krankengutes zeigt demnach doch einen offensichtlich etwas häufigeren Befall des weiblichen Geschlechts (der auch bei der Akrodermatitis chronica atrophicans und beim Lymphocytom gegeben ist).

Eine Überprüfung der *Altershäufigkeit* an 152 Fällen der Literatur einschließlich des eigenen Würzburger Krankengutes ergibt eine Bevorzugung des 3.—6. Lebensjahrzehnts. Der jüngste Kranke war ein 17 Monate alter Knabe (KAMBARA 1937), die ältesten Patienten waren ein 61jähriger Mann aus Norwegen (BJØRNSTAD 1955) und eine 60jährige Frau des eigenen Krankengutes (1956).

# VI. Jahreszeitliches Auftreten und geographische Verbreitung

*Das Auftreten des Erythema chronicum migrans ist jahreszeitlich gebunden*, was verständlich ist, da die Entwicklung des Krankheitsbildes sich an einen Holzbockstich anschließt. Da mutmaßlich die *Inkubationszeit* etwa 3 Wochen beträgt und im allgemeinen eine gewisse Größe des Erythems vorhanden sein muß, bis der Kranke darauf aufmerksam wird und schließlich gegebenenfalls den Arzt aufsucht, so wird, wie BRUDER bemerkt, im allgemeinen in der Zeit von September bis Januar der Hautarzt mit gehäuftem Vorkommen des Erythema chronicum migrans in seinem Krankengut rechnen müssen.

Von besonderem Interesse dürften Untersuchungen über die *geographische Verbreitung des Erythema chronicum migrans* sein, wie sie sich an Hand der Literatur und eigener Umfragen an verschiedenen ausländischen Hautkliniken ergibt. Wenn aus diesen Untersuchungen auch kein sicherer Anhalt über die wirkliche Häufigkeit des Erythema chronicum migrans resultierte, so war es immerhin möglich, wenigstens das Vorkommen oder Fehlen der Krankheit als solche überhaupt zu eruieren. Eine annähernd *wirkliche Häufigkeit* des Erythema chronicum migrans geht z. B. auch aus dem deutschen Schrifttum im allgemeinen nicht hervor. Allein Angaben, wie jene von BRUDER, der 16 Fälle in der Zeit von 1945—1951 in der eigenen Praxis sah, oder die eigenen Erhebungen am Würzburger Krankengut mit 54 Beobachtungen in 9 Jahren (von denen in der Literatur nur zwei bisher im Rahmen der Südwestdeutschen Dermatologentagung 1952 und eine weitere durch SCHIRDUAN mitgeteilt wurden), lassen den Schluß zu, daß vermutlich andernorts ebenfalls das Erythema chronicum migrans weit häufiger ist, als aus entsprechenden Literaturangaben zu entnehmen ist. Hinzukommt noch der Umstand, daß wohl nur ein gewisser Bruchteil der wirklichen Anzahl der Erkrankten den Arzt aufsucht, da die vielfach nur geringfügigen Hauterscheinungen beim Erythema chronicum migrans, insbesondere im Hinblick auf das Fehlen subjektiver Beschwerden, dem Betroffenen der Beobachtung entgehen können, wie wiederholt eigene Erfahrung lehrt. So sahen wir z. B. einen 34jährigen Philologen, bei dem in der Kreuzbeingegend ein handtellergroßer, randbetonter Herd, in der Gegend des Manubrium sterni ein handflächengroßer, oval begrenzter und am rechten Ellenbogen sowie am linken Oberschenkel je ein $7 \times 7$ cm großer blasser Ringherd vorlagen. Die Veränderungen waren dem Patienten selbst vollständig entgangen und auf einen größeren Einzelherd wurde er von anderer Seite aufmerksam gemacht. Auch sahen wir Erythema chronicum migrans wiederholt nur als Nebenbefund.

Da aus den Zahlenangaben der Literatur bzw. den kasuistischen Mitteilungen sich aus den dargelegten Gründen ein Schluß auf die wirkliche Häufigkeit nicht ziehen läßt, so seien diese hier nicht wiedergegeben (eine entsprechende zahlenmäßige Aufschlüsselung findet sich in der Dissertation PFEIFFER, Würzburg 1958). Wie aus dem eingangs gegebenen historischen Überblick hervorgeht, findet sich das Erythema chronicum migrans sowohl in Deutschland wie Österreich, Ungarn, der Tschechoslowakei, in Polen und Rußland, vornehmlich in Schweden (nach HELLERSTRÖM ist Erythema chronicum migrans in der Gegend von Stockholm keineswegs selten), Finnland, Norwegen und Dänemark, in der Schweiz, selten auch in Frankreich (Elsaß) und England. SOLENTE bezeichnet im Nouvelle Pratique Dermatologique (1937) die Affektion als „*selten* und *einzigartig*". Französische Mitteilungen von Beobachtungen stammen aus Straßburg (ZORN, LAUGIER 1937) und aus Tours (TETAU, SÉZARY 1942 bzw. 1948). Sehr selten scheint das Erythema chronicum migrans in Italien zu sein. So liegt in der verfügbaren Literatur nur eine kasuistische fragliche Mitteilung von GAUDENZI vor (seit 6 Jahren bestehend!). Von den Balkanstaaten wird aus Jugoslawien von FORENBACHER (1940) über eine Einzelbeobachtung berichtet. Aus den Niederlanden, Belgien, Portugal und Spanien sind entsprechende Literaturmitteilungen nicht zu eruieren. Auch in England scheint das Krankheitsbild recht selten zu sein, wird doch im British Journal of Dermatology von 1909 bis 1957 nur über eine Beobachtung berichtet (GOLD 1953). *Aus diesen Angaben der Literatur läßt sich für Europa jedenfalls so viel sagen, daß in Ost-, Nord- und Mitteleuropa das Erythema chronicum migrans keine seltene Dermatose darstellt, wie dies aber offensichtlich für das eigentliche Frankreich (mit Ausnahme von Elsaß/Lothringen) bzw. West- und auch Südeuropa der Fall zu sein scheint.*

Bezüglich des Vorkommens von Erythema chronicum migrans am *amerikanischen Kontinent* muß auf Grund kasuistischer Mitteilungen in SUTTON und SUTTON „Diseases of the Skin", 1939, und einer entsprechenden Publikation von ROSTENBERG und BRENNAN (Chicago 1956) geschlossen werden. Von Mittel- und Südamerika sind in der Literatur keine Krankheitsfälle bekannt geworden. Nach persönlicher Mitteilung von Herrn Prof. RABELLO (Rio de Janeiro) wird Erythema chronicum migrans in Brasilien, wie überhaupt in Südamerika, nicht beobachtet. Eine gleichlautende Mitteilung liegt uns von Herrn Prof. PRUNÉS (Universitäts-Hautklinik Santiago) für Chile vor.

Aus der verfügbaren Literatur und entsprechenden persönlichen Rückfragen ist Vorkommen des Erythema chronicum migrans in *Australien* nicht bekannt.

Von besonderer Bedeutung erscheinen uns aber die diesbezüglichen geomedizinischen Untersuchungen in asiatischen Ländern. Hier sind die Stellungnahmen von MARCHIONINI und RICHTER für die Verhältnisse in der *Türkei* und von GANS und KRONEBERGER für jene in Indien insofern von besonderer Bedeutung, als es sich dabei um sichere Kenner des Krankheitsbildes handelt. In einer neueren Stellungnahme von MARCHIONINI (Diskussionsbemerkung zu KUSKE, SOLTERMANN, PASCHOUD) wird das Vorkommen des Erythema chronicum migrans in der Türkei verneint. Nach persönlicher Mitteilung von Herrn Prof. RICHTER (Ankara) kam im Verlauf von 5 Jahren Erythema chronicum migrans dort nicht zur Beobachtung. SAGHER (Jerusalem) sah nur ganz vereinzelt in den letzten 2 Jahrzehnten Erythema chronicum migrans (Einwanderer), AKRAWI verneint das Vorkommen von Erythema chronicum migrans im *Irak* (persönliche Mitteilung). Gleiches gilt für Indien nach Auskunft von Herrn Prof. GANS und Herrn Dr. KRONEBERGER (Bombay/Indien), wie dies auch bereits von MARCHIONINI mitgeteilt wurde, und ebenso für Ceylon (WIJETUNGE/ Peradeniya 1957). Bezüglich *Japan* dürfte das Vorkommen des Erythema chronicum migrans auf Grund von vereinzelten kasuistischen und persönlichen Mitteilungen (KAMBARA 1938 sowie NISHIYAMA und SATÔ/Osaka 1953; Mitteilung der Universitäts-Hautklinik Nagasaki, 1957) als wahrscheinlich angenommen werden können.

Wenn auch zugegeben werden muß, daß diese geomedizinischen Erhebungen keineswegs vollständig sind und auch nicht sein können, vornehmlich wegen der zwangsläufig unvollständigen Erfassungsmöglichkeit entsprechender Fälle und nicht zuletzt der eventuellen mangelnden Kenntnis des Krankheitsbildes in überseeischen Ländern, so sind zumindest für Amerika, die Türkei und Indien die Angaben recht überzeugend. Ein Vergleich mit der geographischen Verbreitung des Ixodes ricinus nach den Untersuchungen von NUTTAL zeigt, daß die Verbreitung des Erythema chronicum migrans sich mit dieser deckt, was letztlich ein Hinweis dafür sein könnte, daß die Übertragung vermutlich ausschließlich durch Ixodes ricinus erfolgen dürfte, wie das von HELLERSTRÖM angenommen wird.

# VII. Histologie

Das histologische Substrat beim Erythema chronicum migrans ist ein wenig charakteristisches (Abb. 17 und 18). Es ist in seinen wesentlichsten Zügen bereits von LIPSCHÜTZ 1913 beschrieben worden. Danach ist die Epidermis unverändert und zeigt eine scharfe Begrenzung gegenüber dem Corium. Die Gefäße des oberflächlichen, subpapillaren Gefäßplexus sind mäßig erweitert und von kleineren lympho-histiocytären Zellproliferationen umgeben. LIPSCHÜTZ betont Fehlen eines Ödems, während HELLERSTRÖM leichtes Papillenödem und geringe Schwellung der dort befindlichen Gefäßendothelien sah. Die Capillarschlingen können mäßig erweitert sein, ebenso die Gefäße im mittleren und tieferen Corium, wobei diese auch von mäßig ausgeprägter Zellproliferation umgeben sein können. Das

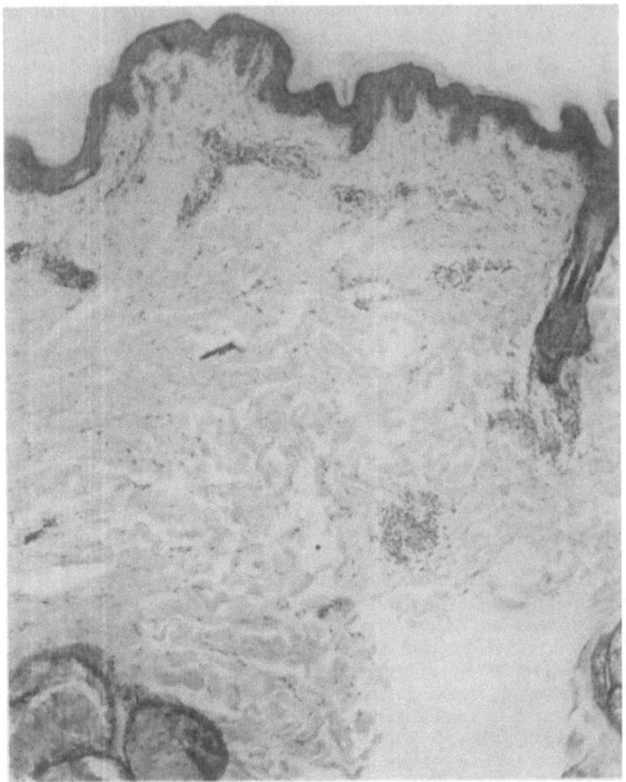

Abb. 17. Histologischer Befund vom Ring eines Erythema chronicum migrans: erweiterte blutgefüllte Gefäße im Str. subpapillare, umgeben von geringfügigen lympho-histiocytären Proliferaten. Epidermis und mittleres sowie tieferes Corium ohne Veränderungen

kollagene Bindegewebe ist unverändert, ebenso wie dies im allgemeinen für die Elastica gilt. Die Hautanhangsgebilde sind unbeteiligt (MASCHKILLEISSON und MINSKER). Die Gefäße des Subpapillarplexus und des oberen Corium zeigen häufig starke Blutfüllung. Dieses ist der Befund, der bei Excision aus dem Ring oder von der Peripherie eines kreisflächenartigen Herdes eines Erythema chronicum migrans erhoben werden kann. Bezüglich des feingeweblichen Befundes der zentralen Lymphocytome sei auf den Abschnitt „Lymphadenosis benigna cutis" verwiesen.

Histologische Untersuchungsergebnisse von *regionalen Lymphknotenschwellungen bei Erythema chronicum migrans* liegen in der Literatur offenbar bislang nicht vor. Eigene entsprechende Lymphknotenpunktate ergaben das Vorliegen einer einfachen lymphatischen Hyperplasie (Abb. 19).

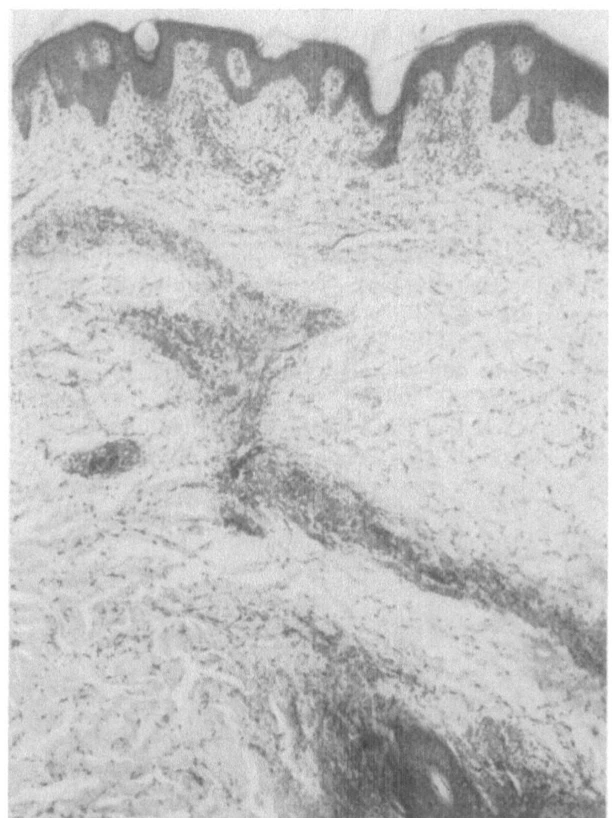

Abb. 18. Histologischer Befund vom zentralen Anteil eines Erythema chronicum migrans: erinnert an Frühstadium eines Lymphocytoms

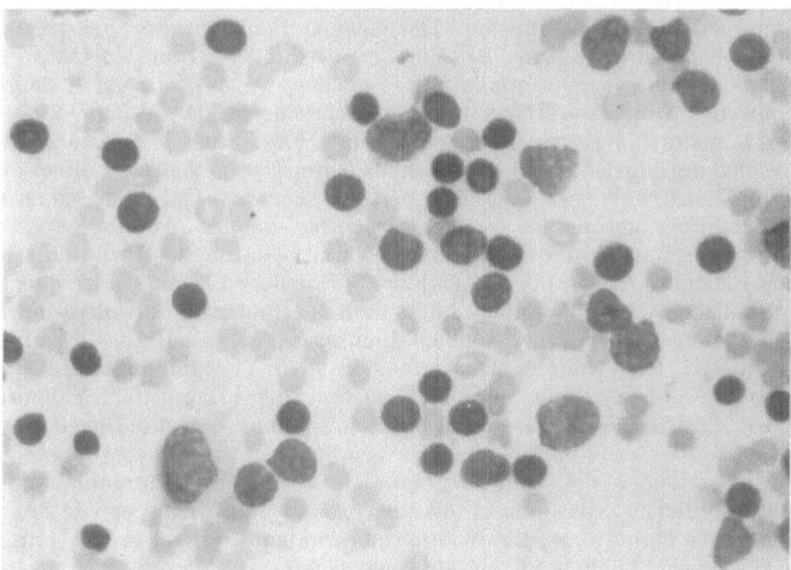

Abb. 19. Punktat eines vergrößerten regionalen Lymphknotens bei Erythema chronicum migrans: einfache lympho-reticuläre Hyperplasie

Handb. d. Haut- u. Geschlechtskrankheiten, Erg.-Werk IV/1A

38

# VIII. Therapie

Beim Erythema chronicum migrans handelt es sich um eine Krankheit, die grundsätzlich spontan abheilt. Dies geschieht allerdings erst nach Monaten, gegebenenfalls nach $1^1/_2$—2 Jahren. Unter einem interkurrenten Infekt kann es ebenfalls zum Abklingen des Erythems kommen, eventuell aber nur vorübergehend. Auch bei UV-Lichtbestrahlung (die von FUSS und CONRAD empfohlen wurde) wird Abklingen des Erythema chronicum migrans beobachtet, wobei aber am Rande des Bestrahlungsfeldes das Erythem schließlich wieder in Erscheinung treten kann (HOLLSTRÖM). Wirksam sind beim Erythema chronicum migrans nach den Untersuchungen von HOLLSTRÖM Wismut-Präparate, ferner Neo-Salvarsan und Marphaside. Jedoch ist deren therapeutischer Effekt dem Penicillin unterlegen, von dem schon wenige Injektionen genügen, wie sich bei den eigenen Fällen regelmäßig zeigte. Bei den Hollströmschen Untersuchungen kam es 16—20 Tage nach der Einleitung der Penicillinbehandlung (600000 bis 10000000 E), gegebenenfalls also schon vor Abschluß der durchgeführten Behandlung, zum Abklingen des Erythema chronicum migrans Sulfonamide (Uliron und Prontosil, SCHUERMANN), Dosulfin und Lederkyn nach eigener Beobachtung) sind beim Erythema chronicum migrans wirkungslos.

# IX. Differentialdiagnose

In diagnostischer Hinsicht dürfte das Erythema chronicum migrans im allgemeinen keine wesentlichen Schwierigkeiten bereiten, vor allem dann nicht, wenn es, wie in der Regel, in Einzahl auftritt und ein typisches wanderndes Ringerythem sich bereits entwickelt hat. Differentialdiagnostisch können aber das Erysipeloid und das Erythema anulare centrifugum (DARIER) abzugrenzen sein, eventuell auch fixe Arzneimittelexantheme und syphilitische Spätroseola („Roséoles tardives"). Während das *Erysipeloid* bevorzugt an den Händen und insbesondere an den Fingern auftritt, kommt das Erythema chronicum migrans dort wohl kaum vor. Der eigenen Beobachtung nach scheint das Erythema chronicum migrans bei distaler Ausbreitung am Unterarm in der Handgelenksgegend gegebenenfalls haltzumachen. Weiterhin fehlen beim Erythema chronicum migrans Fieber und Gelenkbeschwerden, die beim Erysipeloid vorliegen können (bei Erysipel an den Händen bzw. Fingern Schmerzhaftigkeit der Interphalangealgelenke). Das Erythem beim Erysipeloid ist vielfach düsterblaurot und infiltriert, schreitet zwar peripher vorwärts, läßt aber eine eigentliche Ringbildung vermissen. — Das *Erythema anulare centrifugum* (DARIER) ist charakterisiert in seinen kleinen Herden durch linsen- bis kleinmünzengroße papulöse Elemente, die größeren Efflorescenzen durch ringförmige oder kreissegmentähnliche, derbe, erhabene und kordelschnurartige Infiltrationen mit glatter, gespannter Oberfläche. Vielfach kommt es auch zu Herpes-iris-ähnlichen Veränderungen. Die Efflorescenzen treten in einer Vielzahl auf und verändern sich rasch in wenigen Tagen. Sie hinterlassen eine bräunliche Pigmentierung. Den *fixen Arzneimittelexanthemen* wiederum ist ihre Ortsständigkeit und das eventuelle Rezidivieren in die gleichen Herde eigen. Die *syphilitischen Spätroseolen* unterscheiden sich vom Erythema chronicum migrans einmal durch die Mehrzahl rundlicher oder ovaler, blaßroter, aber randwärts elevierter Herde, die im übrigen keineswegs die Ausbreitungstendenz des Erythema chronicum migrans besitzen. Auch wird der klinische Gesamtaspekt und die serologische Kontrolle leicht die differentialdiagnostische Abgrenzung ermöglichen.

# X. Ätiologie und Pathogenese

In ätiologischer Hinsicht ist für das Erythema chronicum migrans von Bedeutung der Stich eines Holzbockes (Ixodes ricinus sive reduvius). Dies hat bereits AFZELIUS bei seiner Erstmitteilung angedeutet, was seither durch zahlreiche entsprechende Mitteilungen von Einzelbeobachtungen bestätigt werden konnte, so daß man nach HELLERSTRÖM den Zeckenstich als Voraussetzung für die Entstehung eines Erythema chronicum migrans als feststehende Tatsache ansehen darf. Allerdings hat E. HOFFMANN auf Fälle von Erythema chronicum migrans hingewiesen, die von Lymphadenitiden in der Leistengegend ausgingen und bei denen sich Zeckenstiche nicht eruieren ließen. Wenn nicht bei allen Beobachtungen von Erythema chronicum migrans eine Zeckenanamnese vorliegt, so zumindest zum Teil wohl deshalb, weil der Stich des Holzbockes keine subjektiven Beschwerden verursacht, selbst nicht an nervenreichem Gewebe, wie am Genitale, worauf bereits PICK aufmerksam gemacht hat. Ob auch anderweitige Insektenstiche gelegentlich ein Erythema chronicum migrans verursachen können, ist durch keine gesicherten Beobachtungen belegt. Nun kommt es aber nicht grundsätzlich nach jedem Stich von Ixodes ricinus zum Auftreten eines Erythema chronicum migrans, sondern dies ist gegenüber dem relativ häufigen Zeckenbefall in entsprechenden Gegenden ein offensichtlich relativ seltenes Ereignis. In pathogenetischer Hinsicht erscheint es auch wichtig, daß bei Befall eines Kranken durch zahlreiche Holzböcke es meist nur zur Entwicklung *eines* Ringerythems, selten zu mehreren, kommt, jedoch offenbar keineswegs zu so vielen wie gegebenenfalls Holzbockstiche stattfanden, was für eine im Ixodes ricinus und nicht im Wirt gelegene „Individualität" spricht (SCHUERMANN). Offensichtlich ist das Erythema chronicum migrans-verursachende Agens nicht in jeder Zecke enthalten, so daß die Auffassung, daß das Erythema chronicum migrans allein eine Überempfindlichkeitsreaktion gegen gewöhnlichen Zeckenspeichel darstelle, an Wahrscheinlichkeit verliert. Auch für die Toxintheorie des Erythema chronicum migrans wäre ein nur in vereinzelten Zecken vorhandener Giftstoff zu fordern. Die Frage, ob ein Toxin oder ein Erreger als Ursache für das Erythema chronicum migrans verantwortlich ist, wurde bereits seit Kenntnis des Erythema chronicum migrans immer wieder diskutiert und unterschiedlich beantwortet. RIEHL z.B. nahm eine chemische Noxe an, die in die Haut gelangen und zu einer entsprechenden entzündlichen Gewebsreaktion führen würde, wobei der Giftstoff per continuitatem von Zelle zu Zelle übergreife und so die Entwicklung eines Ringerythems bedinge. Veranlassung für diese Hypothese war die Kenntnis der sog. Pyocyanasedermatitis, die nach subcutaner Injektion von Pyocyanase (Filtrat alter Kulturen von B. pyocyaneus) auftritt und in ihrem klinischen Bilde und Verlauf, wenn auch akuter verlaufend als das Erythema chronicum migrans, diesem weitgehend ähnelt. AFZELIUS zog neben einem eventuellen Toxin auch ein infektiöses Agens für die Entstehung des Erythema chronicum migrans in Erwägung, wobei auch dann ein Fortschreiten der Infektion von Zelle zu Zelle anzunehmen wäre. LIPSCHÜTZ verglich den Verlauf beim Erythema chronicum migrans mit anderen infektiösen Prozessen, wie z.B. dem Erysipelas migrans, von dem bekannt ist, daß die Ausbreitung längs des Lymphgefäßnetzes erfolgt. Gelegentliche regionale Lymphadenitiden beim Erythema chronicum migrans könnten auch hierfür einen analogen Ausbreitungsmodus vermuten lassen. HÜBSCHMANN führte gegen die Toxintheorie an, daß es schwer vorstellbar wäre, „daß ein noch so starkes, aber durch nichts neu produzierbares Toxin — wie es die Toxintheorie voraussetzt — sich mit der Zeit nicht erschöpfen würde". Man könnte sich allerdings

38*

denken, daß für längere Zeit ein Toxin produziert würde von den gegebenenfalls bei mechanischer Entfernung abgerissenen und in der Haut steckengebliebenen Stechwerkzeugen der Zecke. Aber auch bei Entfernung des eventuell zurückgebliebenen Rostrums soll die Wanderung des Erythems weitergehen (LEHNER), desgleichen bei Excision der Stichstelle, worauf NEUBER in Diskussion zu v. BERDE (1933) hinwies. Andererseits sind von HELLERSTRÖM Untersuchungen vorgenommen worden, die für das Vorliegen einer Überempfindlichkeit gegen Extrakte aus Ixodes ricinus bei Kranken mit Erythema chronicum migrans sprechen. Es ließen sich bei solchen Kranken mit den erwähnten Extrakten erythematöse Reaktionen auslösen, die am stärksten im Bereich des Erythemringes auftraten und die bei gesunden Kontrollen nicht reproduzierbar waren. Auch KOCSIS und SELÉNYI sahen mit Zeckenkopf- und Zeckenganzextrakten, ebenso wie mit Extrakten aus Excisionsmaterial von Erythema chronicum migrans, gleichartige positive Reaktionen. Diese waren jedoch nur bei Erythema chronicum migrans-Patienten nachzuweisen und hielten 2—3 Tage an. Kontrollen bei Gesunden verliefen negativ. Es wird auf Grund dieser Untersuchungen eine toxische Substanz angenommen, die mit dem Zeckenspeichel identisch sein soll (s. hierzu obige Ausführungen). Vielleicht besagen diese Untersuchungen, wie auch jene von HELLERSTRÖM, so viel, daß bei Erythema chronicum migrans-Kranken, die in der Regel auch früher häufig von Holzböcken gestochen wurden, sich unter anderem eine Überempfindlichkeit gegen Stoffe im Holzbock bzw. in dessen Speichel (der ein Anaestheticum enthält) herausgebildet hat. Wieweit eine solche die Voraussetzung für die Entstehung des Erythema chronicum migrans darstelle, ist fraglich. Immerhin wird die Frage allergischer Vorgänge beim Erythema chronicum migrans im Hinblick auf die Hellerströmschen Befunde von HOLLSTRÖM diskutiert und die überzeugenden Untersuchungen zur funktionellen Histomorphologie des zentralen Lymphocytoms bei Erythema chronicum migrans durch SPIER und HOLTSCHMIDT sprechen in diesem Sinne Unsere bisherigen Vorstellungen über die Ätiologie und Pathogenese des Erythema chronicum migrans sind aber mit einer Toxinwirkung oder allergischem Geschehen *allein* weit weniger vereinbar als mit einem Erreger (der letztlich aber wieder Toxine bildet und gegebenenfalls zu allergischen Vorgängen führen könnte). Nur so wäre am ehesten die Tatsache in Einklang zu bringen, daß das Erythema chronicum migrans bereits nach wenigen Penicillininjektionen zur Abheilung gebracht werden kann, so daß sich bezüglich der Natur eines mutmaßlichen Erregers die gleichen Probleme und Fragestellungen wie bei der Akrodermatitis chronica atrophicans ergeben. Mit einem infektiösen Geschehen beim Erythema chronicum migrans wäre es auch gut vereinbar, daß, wie bereits erwähnt, es nach zahlreichen Stichen von Ixodes ricinus in den meisten Fällen nicht zum Auftreten eines Erythema chronicum migrans kommt und wenn dies aber der Fall ist, dann in der Regel nur in Einzahl oder nur gelegentlich in wenigen multiplen Herden (zwei bis drei, selten fünf oder sechs Ringerythemen, wie bei zwei eigenen Beobachtungen).

Im übrigen ist bekannt, daß Ixodes ricinus Überträger verschiedener Krankheitskeime sein kann, so z.B. bei der europäischen Rinderbabesiose, der Springkrankheit der Schafe („louping ill"), einer virusbedingten Meningoencephalitis mit grippeartigem Prodromalstadium, die gelegentlich auch beim Menschen vorkommt, und schließlich dem Tickborne-fever der Schafe. Damit sei nicht gesagt, daß einer dieser Erreger gleichzeitig auch jener des Erythema chronicum migrans wäre. Es kann aber durchaus damit gerechnet werden, daß ein bislang unbekannter Erreger von Ixodes ricinus übertragen wird, der Ursache für die Entstehung des Erythema chronicum migrans ist.

Von HOLLSTRÖM wird als Erreger des Erythema chronicum migrans eine Spirochäte für möglich gehalten, wofür die therapeutische Beeinflussung durch Wismut, Neosalvarsan, Marphaside und Penicillin sprechen könnte.

Zum Nachweis des Infektionscharakters wurden verschiedenlich Übertragungsversuche von Erythema chronicum migrans auf Gesunde vorgenommen. So hat PREININGER (1930) Extrakte aus excidierten Gewebestücken eines Erythema chronicum migrans bei der betreffenden Patientin und bei zwei Gesunden injiziert, ohne jedoch eine Reaktion zu erhalten. Sowohl BRUDER wie KRÜPE (1952) überimpften sich Gewebsflüssigkeit aus dem Randsaum eines Erythema chronicum migrans und der unmittelbar vor diesem noch im Gesunden gelegenen Zone in insgesamt vier Impfschnitten auf Brust und Rücken. Weiterhin wurde aspirierte Gewebsflüssigkeit von dem Erythemrand intracutan an der Unterarmbeugeseite injiziert und mit gleichem Material eine scarifizierte Stelle an der Brust beimpft, ohne daß Reaktionen auftraten. Auch Versuche von HOLLSTRÖM verliefen negativ. KOCSIS und SELÉNYI (1954) erhielten mit Hautextrakten von der Erythemzone eines Erythema chronicum migrans bei der gleichen Patientin eine ausgedehnte erythematös-ödematöse Reaktion von 72 Std Dauer, während die Verimpfung auf Kontrollpersonen ebenfalls negativ verlief. Hingegen kam es bei den Implantationsversuchen von BINDER, DOEPFMER und HORNSTEIN (Selbstversuche) am 6., 19. bzw. 25. Tag nach der Implantation des kranken Gewebes zu erythematös-infiltriertem, z.T. auch papulösen und später ödematösen Veränderungen, die nach Abklingen eines akuten Stadiums sich peripher ausdehnten. Es kam unter Rückbildung der zentralen Veränderungen bis auf ein gerade noch erkennbares livides Erythem gleichzeitig zum Fortschreiten eines 2—5 cm breiten, nicht wesentlich ödematösen Randsaumes. Die Verimpfung von Gewebsmaterial aus dem Randsaum in weiterer Passage auf die drei Probanden und zusätzlich auf eine 4. Versuchsperson ergab stets innerhalb von 8 Tagen (bei der 4. Versuchsperson nach 14 Tagen) ein in typischer Weise sich ausbreitendes und zentral rückbildendes Erythema chronicum migrans. Damit hatte sich in zwei Passagen bei insgesamt sieben Implantationen stets das gleiche Ergebnis gezeigt. PASCHOUD (1958), der zweimal homogenisiertes Cutismaterial von Erythema chronicum migrans in Ohrläppchen und Rückenhaut übertrug, erhielt dabei nicht das Bild eines Erythema chronicum migrans. Dies wird von ihm darauf zurückgeführt, daß möglicherweise das verwendete Material nicht während einer günstigen Phase des Erythema chronicum migrans entnommen wurde und daß die subepidermale Schicht, in der die entzündlichen Proliferate sich finden, bei der Materialverarbeitung nicht genügend mitverwendet worden war. Andererseits sah dieser Autor bei der Verimpfung eines Homogenates von Lymphocytomgewebe in die Rückenhaut eines Gesunden nicht nur eine lymphoreticuläre Reaktion im Sinne eines Lymphocytoms sich entwickeln, sondern von dieser ausgehend ein peripher wanderndes Ringerythem, wie wir es vom Erythema chronicum migrans her kennen, womit wiederum auf Beziehungen zwischen Erythema chronicum migrans und Lymphocytom hingewiesen zu sein scheint (s. auch Übertragungsversuche von Akrodermatitis chronica atrophicans-Gewebe!).

Bezüglich der Ätiologie des Erythema chronicum migrans gilt Ähnliches, wie es bereits für die Akrodermatitis chronica atrophicans besprochen wurde. Ein Erreger ist nicht bekannt. Am wahrscheinlichsten ist aber aus dem Dargelegten eine infektiöse Ätiologie (wobei allergische Phänomene durchaus eine für das klinische Bild bedeutende Rolle spielen mögen), wofür ja auch das therapeutische gute Ansprechen, insbesondere auf Penicillin, hinweist, dessen Wirksamkeit nicht allein mit einer Abbremsung entzündlicher Vorgänge erklärt sein dürfte, kommt es doch zur vollständigen Abheilung des Erythema chronicum migrans meist schon nach kurzer Behandlung. Bei der Frage der Erregerart handelt es sich aber allein um Vermutungen. Sicher ist dagegen, daß das

Erythema chronicum migrans Folge eines Holzbockstiches ist, was durch viele Beobachtungen belegt sein dürfte. Man muß dabei annehmen, daß der bislang unbekannte Erreger hierbei übertragen wird, wobei es an der Eintrittspforte (Stichstelle) zunächst zu einem klinisch vielfach deutlich sichtbaren Lymphocytom kommen kann, von dem aus sich entzündliche erythematöse Veränderungen in den oberen Coriumschichten peripher fortschreitend entwickeln, die aber wohl durch Immunisierungsvorgänge (offenbar vielfach aber recht flüchtiger Natur, wie z. B. eine Beobachtung von SCHUERMANN mit konzentrischem Doppelringerythem bei Erythema chronicum migrans zeigt) sich zentral mehr oder weniger rasch zurückbilden, so daß die eigenartige Ringform des Erythema chronicum migrans entsteht.

# D. Lymphadenosis benigna cutis (BÄFVERSTEDT)
## I. Historisches

Unter der Bezeichnung „*Lymphadenosis benigna cutis*" hat BÄFVERSTEDT 1943 die als *Sarcomatosis cutis Kaposi-Spiegler* oder *Spiegler-Fendtsches Sarkoid* und die als *Lymphocytoma cutis* bzw. Lymphocytom (L.) bekanntgewordenen Krankheitsgruppen zusammengefaßt. Die länger bekannte der beiden ist das *Spiegler-Fendtsche Sarkoid* (S. Sp. F.). Dieses Krankheitsbild wird offenbar erstmalig als Syndrom ausführlich erwähnt von KAPOSI 1893 in der vierten Auflage seines Lehrbuches und dabei als „dritter Typus" von „Sarcoma und Sarcomatosis cutis" bezeichnet (zit. nach BÄFVERSTEDT), womit sie in die Gruppe der „sarkoiden Geschwülste" neben dem „typischen melanotischen Sarkom" und dem „idiopathischen multiplen Pigmentsarkom" in Gemeinschaft mit der „Lymphodermia perniciosa (KAPOSI)" und der Mycosis fungoides eingereiht wird. Zwei der drei Fälle KAPOSIs, die ihn zur Aufstellung dieses Typus der „Sarcomatosis cutis" veranlaßten, bestanden aus einer großen Anzahl von subcutanen oder subcutan-cutanen blauroten derb-elastischen und unscharf begrenzten Knotenbildungen, wobei Blutbildveränderungen oder Lymphknotenschwellungen fehlten und Abheilung auf Arsenbehandlung innerhalb 3—4 Monaten eintrat. Weitere Fälle, die aber z. T. retrospektiv nur schwer beurteilbar sind und wohl nur teilweise hierher gehören, wurden von SPIEGLER, einem Schüler KAPOSIs, 1894 mitgeteilt. FENDT beschrieb 1900 eine mit den Beobachtungen von KAPOSI und SPIEGLER klinisch und histologisch in Einklang stehenden Fall multipler Hautgeschwülste, die von den echten Sarkomen abzutrennen waren und für die er eine infektiöse Ätiologie annahm. Ausführlichere Darstellungen stammen dann von JARISCH (1900), LANG (1902), KREIBICH (1904), MAX JOSEPH (1905) und schließlich von POLLAND (1910 und 1912), wobei die Fälle des letzteren von SUTTON (1914) und FRIEBOES (1917) in ihrer Diagnose angezweifelt wurden. Der wesentlichste Beitrag ganz allgemein zum Sarkoidbegriff wurde aber von DARIER (1910) gegeben, der, was das Sarkoid *Spiegler-Fendt* anlangt, dieses als eine wahrscheinlich infektiös bedingte, den neoplastischen Lymphodermien nahestehende Affektion ansah. Möglicherweise ist aber der selbständige Charakter dieses Krankheitsbildes von DARIER später bezweifelt worden, wurde es doch in einer späteren Auflage seines Buches (1928) nicht mehr erwähnt. BÄFVERSTEDT weist darauf hin, daß der Begriff S. Sp. F., kaum aufgetaucht, aus der europäischen Literatur weitgehend verschwindet bzw. nur als Bezeichnung für ein Syndrom unklaren Inhaltes in verschiedenen Lehr- oder Handbüchern erwähnt wird, so unter anderem bei ZURHELLE (1933) im Handbuch JADASSOHN. BÄFVERSTEDT hat das S. Sp. F.-Krankengut der Literatur einer kritischen Nachprüfung unterzogen. Unklare, zweifelhafte, nicht zu beurteilende Fälle sind danach jene von SELLEI und BERGER (1926), von FOX (1923, 1925, 1930), NETHERTON (1931), TEMPLETON (1932), WAY und ALDERSON (1932), COLE und DRIVER (1932), ZEISLER und CARO (1932), ferner jene von W. JOSEPH (1927), LUDY (1939), MADDEN (1940, 1941). Als wahrscheinlich nicht zum S. Sp. F. gehörig werden betrachtet jene von HARDAWAY (1883), RUSCH (1907), SUTTON (1914), VOLLMER (1921), TRIMBLE (1923), von NICHOLAS, GATÉ, GAILLARD und RAVAUT (1924); OLIVER und FINNERUD (1927), SCHMIDT (1927) und SAUNDERS (1928). BÄFVERSTEDT kommt letztlich zu dem Ergebnis, daß in der Literatur, bei großzügiger Beurteilung, d. h. unter Berücksichtigung älterer, nicht vollständig durchuntersuchter Fälle nur 13, als eindeutig gesichert, aber nicht einmal zehn Beobachtungen übrigbleiben.

Die zweite und zahlenmäßig weitaus größte Gruppe von Krankheitsbildern, die BÄFVERSTEDT unter der Bezeichnung Lymphadenosis benigna cutis erfaßte, ist jene der Lymphocytome. Diese sind erst im Beginn unseres Jahrhunderts bekanntgeworden durch die Beschreibung von JADASSOHN im Jahre 1906, wobei es sich bei dieser ersten Beobachtung eines Lymphocytoms (L.) (als „pseudoleukämische Erkrankung der Haut" mitgeteilt) um multiple Hauttumoren mit histologisch relativ hochdifferenziertem lymphoidem Gewebe und fehlender anderweitiger Organbeteiligung im Sinne einer Lymphadenose handelte. JADASSOHN ließ dabei die Frage offen, ob es sich um einen leukämischen, „pseudoleukämischen" oder rein „lymphomatösen" Prozeß handelte. Bereits 1910/11 hat BURCKHARDT die Follikel- und Keimzentrenbildung in der Haut näher untersucht und glaubte, ihren Ausgangspunkt in lymphoiden Keimen um die Hautgefäße annehmen zu müssen. Er verfolgte die Entwicklung der Tumoren von den perivasculär und um die Schweiß- sowie Talgdrüsen lokalisierten Lymphocytenproliferaten ausgehend, und betont bereits die Unterscheidung dieser Geschwülste von den leukämischen sowie pseudoleukämischen Prozessen mit Hilfe der Keimzentren, die den letzteren stets fehlen, und hob den chronisch-entzündlichen Charakter der L. hervor unter Hinweis auf Endovasculitiden, die lympho- und auch plasmacellulären Proliferate und den Leukocytenreichtum der Gefäße. Damit ist aber ein wesentlicher Beitrag zur Kenntnis der L. gegeben worden. Erst von den Zwanzigerjahren an mehren sich kasuistische Mitteilungen, so jene von LIPSCHÜTZ (1920), M. KAUFMANN-WOLF (1921), ARNING (1922), M. WINKLER (1922), BIBERSTEIN (1923, 1927), SPITZER (1927), WEISE (1928), JADASSOHN (1928), KÖNIGSTEIN (1931), WIENER (1931), S. EPSTEIN (1931), FANNY COHN (1931); KARRENBERG (1932), MATRAS (1930a. b, c), SIMONS (1937), SZODORAY (1938), BERGGREEN (1941), FUHS (1941a, b) und GOTTRON (1941) sowie ausführlichere Arbeiten von MULZER und KEINING (1929), MATRAS (1930), H. FREUND (1931), v. BERDE und LANG (1935), S. EPSTEIN (1936), GOTTRON (1937) (im Rahmen seiner Arbeit „Zur Leukämie der Haut"), P. KYRLE (1939). Während die Bezeichnung „Lymphocytom" von KAUFMANN-WOLF vorgeschlagen wurde (s. bei BIBERSTEIN), sind hierhergehörige Fälle auch als „Lymphknoten", „lymphadenoide oder lymphatische knotenförmige Einlagerungen" oder „heterotope Lymphome" bezeichnet worden, wie in den kasuistischen Mitteilungen von BLOEDHORN (1923/24), KÖNIGSTEIN (1928, 1929), BRANDT (1932), ARZT (1937), KREN (1937), HELLERSTRÖM (1939), FUSS (1942) und RIEHL jr. (1943). FRIEBOES sprach von „Granuloma multiplex" (1928), BRÜNAUER von „Lymphadenoidosis cutis circumscripta" (1935). Im amerikanischen Schrifttum ist die Rede von „Lymphoid tumors" (KETRON 1927) und „Miliary Lymphocytoma" (FRED WISE 1939), im englischen von „Lymphocytoma" (KLABER, HALLAM und VICKERS, HELLIER 1939). Vornehmlich im französischen Schrifttum wird von Granulomatose gesprochen, wobei darunter verstanden werden polymorphe Granulationsprozesse des reticulo-endothelialen Systems [Granulomatose maligne (Lymphogranulomatose PALTAUF-STERNBERG), Granulomatose fongoide (Mycosis fungoides) und Granulomatoses innominées ou inclassables]. MIESCHER (1937) hat das L. als ein unbekanntes Syndrom sui generis, die Granulomatose lymphadenoide bénigne, in diese Gruppe der Granulomatosen gehörig charakterisiert (zit. nach BÄFVERSTEDT). CAROL (1938), CAROL und PRAKKEN (1939) haben über Fälle „chronischer, lokalisierter, durch lymphadenoid gebautes Gewebe gekennzeichneter Entzündung" eingehend berichtet. Aus Japan sind Beschreibungen von Lymphocytom durch OTA und YAMAZAKI sowie YAMAZAKI und NAKANO (1940) bekanntgeworden.

Von Bedeutung sind nach der Publikation BÄFVERSTEDTs die Untersuchungen ALLENS (1948) über die Histologie persistierender Insektenstiche, bei denen er in einem Teil der Fälle „Lymphocytome" feststellen konnte. Zeckenstiche, die schon bei den Fällen von WEISE (1928), EPSTEIN (1931) und GOTTRON (1941) eine mutmaßliche Rolle gespielt haben dürften, werden auch von HARGREAVES (1949) in ätiologischer Hinsicht für seine Beobachtungen in Betracht gezogen. 1950 hat JORDAN gemeinsam mit REICHEL die Bäfverstedtsche Konzeption an Hand eigener Beobachtungen besonders herausgestellt und in einer weiteren Publikation zusammen mit HOLTSCHMIDT (1951) das „traumatische Zeckenbißlymphocytom" und sein gemeinsames Vorkommen mit Erythema chronicum migrans. An weiteren Arbeiten der letzten Jahre sind zu nennen jene von BIANCHI (1950) aus der Klinik MIESCHER über die Penicillinbehandlung der Lymphocytome, von LOVEMAN und FLIEGELMAN sowie von MOPPER und ROGIN (1951, amerikanisches Schrifttum), WEYBRECHT (1952), KALKOFF (1952), GERTLER (1951, 1954a, b, 1955a, b, c, d), GERTLER und SCHIMPF (1955), HAUSER (1954, im Zusammenhang mit Akrodermatitis chronica atrophicans), SPIER und HEGEWALD („Zur funktionellen Histomorphologie der Lymphocytome beim Erythema chronicum migrans", 1955), und HÖFER (1956) mit einer Übersichtsarbeit sowie 1957/58 PASCHOUD, der zahlreiche Übertragungsversuche mit Lymphocytomen unternahm, um den Infektionscharakter derselben zu beweisen.

## II. Definition des Krankheitsbildes

Unter Lymphadenosis benigna cutis werden cutan-subcutane, solitäre, regional begrenzte, gruppierte oder multiple, disseminierte Knotenbildungen von gegebenenfalls recht unterschiedlicher Größe verstanden, die sich histologisch als entzündliche lymphoreticuläre Proliferationen erweisen. Ein Teil der Fälle zeichnet sich aus durch Reaktionszentren, wie sie vom Lymphknotengewebe her bekannt sind, bei einem anderen Teil lassen sich solche nicht nachweisen und man kennt auch Bilder, die vorübergehend sarkomähnlich, jedoch benigne sind und als „Sarkoid *Spiegler-Fendt*“ oder als „sog. Sarcomatosis cutis“ bzw. als „Lymphadenosis benigna cutis unter dem Bilde der sog. Sarcomatotis cutis“ (GERTLER und SCHIMPF) bezeichnet werden. Sowohl diese Form der Lymphadenosis benigna cutis wie die häufigere, das Lymphocytom, sind in der Regel gutartig, bzw. Fälle, die maligne Entartung zeigen, scheinen sehr selten zu sein und z.T. in ihrer Diagnose wohl umstritten. In ätiologischer Hinsicht werden traumatische, toxische und infektiöse Momente angeschuldigt, die zur Proliferation des in der Haut präformierten lymphoreticulären Gewebes führen sollen. Unter dem gemeinsamen Vorkommen der Lymphadenosis benigna cutis mit anderen Krankheitszuständen fällt auf die Häufigkeit einer solchen Kombination, insbesondere mit Akrodermatitis chronica atrophicans (im Bereich derer Krankheitsherde oder außerhalb derselben) und Erythema chronicum migrans, bei letzterem als sog. zentrales Lymphocytom, d.h. an der Stelle des Zeckenstiches, der das betreffende Erythema chronicum migrans im Gefolge hat. Zusammenhänge zwischen Akrodermatitis chronica atrophicans, Erythema chronicum migrans und Lymphadenosis benigna cutis sind daher diskutiert worden (HAUSER 1954, PASCHOUD 1958). Auch ohne Auftreten eines Erythema chronicum migrans sind Lymphocytome im Anschluß an Zeckenstiche bekannt. Regionale entzündliche Lymphadenitiden werden bei einem Teil der Lymphadenosis benigna cutis beobachtet. Die Lymphadenosis benigna cutis ist durch Antibiotica, z.B. Penicillin, sowie durch Röntgenstrahlen beeinflußbar. Nach monate- oder meist jahrelangem Bestand kann sich die unbehandelte Lymphadenosis benigna cutis spontan zurückbilden. Die Beobachtung von Lymphocytomen nach Zeckenstichen, die regionalen Lymphadenitiden und die Penicillinbeeinflußbarkeit sowie verschiedene andere Momente sprechen für den Infektionscharakter zumindest der Zeckenstichlymphocytome.

## III. Klinisches Bild

### 1. Hauterscheinungen

Die Lymphadenosis benigna cutis kann klinisch unter verschiedenen Bildern in Erscheinung treten. Morphologisch unterscheiden sich diese durch Größe, Sitz (oberflächlich cutan, cutan-subcutan, subcutan), Zahl und Anordnung der Herde (solitär, gruppiert (Abb. 20), disseminiert) sowie Lokalisation, für die zahlreiche Prädilektionsstellen bekannt sind. Das Krankheitsbild entwickelt sich verhältnismäßig langsam und meist ohne Beschwerden, gelegentlich aber mit geringem Juckreiz oder Spannungsgefühl im Bereich der Veränderungen. Diese können jahrelang bestehenbleiben und andererseits nach Erreichung einer gewissen, recht unterschiedlichen Größe sich wieder zurückbilden, wobei kleine Herde ohne merkliche Residuen verschwinden, während die größeren Pigmentierung und Atrophie zurücklassen. Spontanheilungen sind nach Probeexcisionen oder nach durchgemachten Infekten bekannt (BÄFVERSTEDT sowie GERTLER und SCHIMPF). Bei Diaskopie der oberflächlichen, knötchenartigen Herde eines sog. miliaren Lymphocytoms sieht man ein einem Lupus vulgaris-Knötchen ähnliches, umschriebenes, grau-bräunliches Infiltrat, dessen Aussehen an gekochte Sagokörner (LEWIS) erinnert (Abb. 21). Das Sondenphänomen ist aber im Gegensatz zum Lupus vulgaris negativ. Miliare Lymphocytome finden sich oftmals dicht-

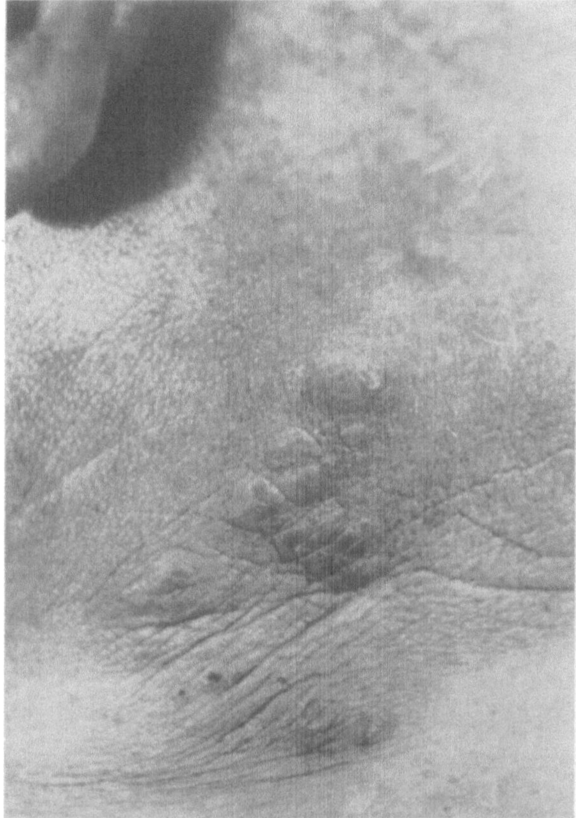

Abb. 20. Gruppiert angeordnete Lymphocytome in der linken Nackengegend

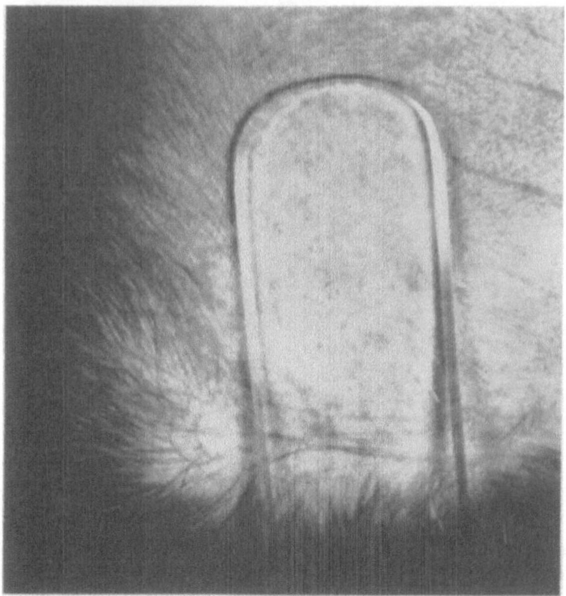

Abb. 21. Lupus vulgaris-ähnliche, stecknadelkopfgroße, graubräunliche Infiltrate bei miliarem Lymphocytom

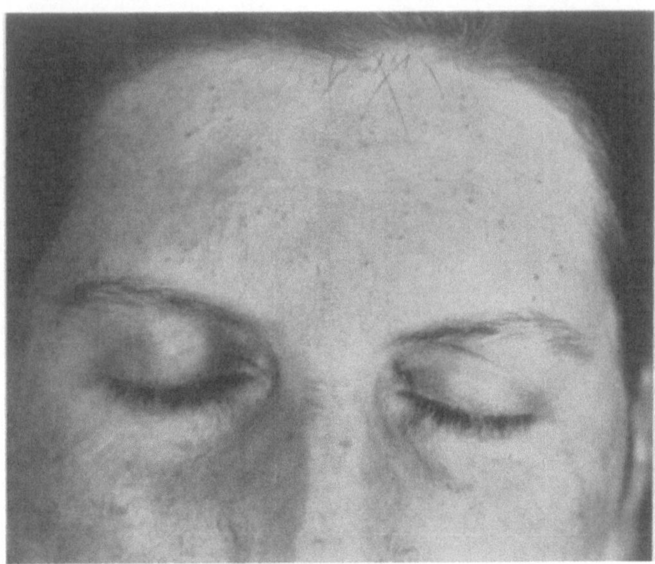

Abb. 22. Miliare Lymphocytome im Bereich der Stirn

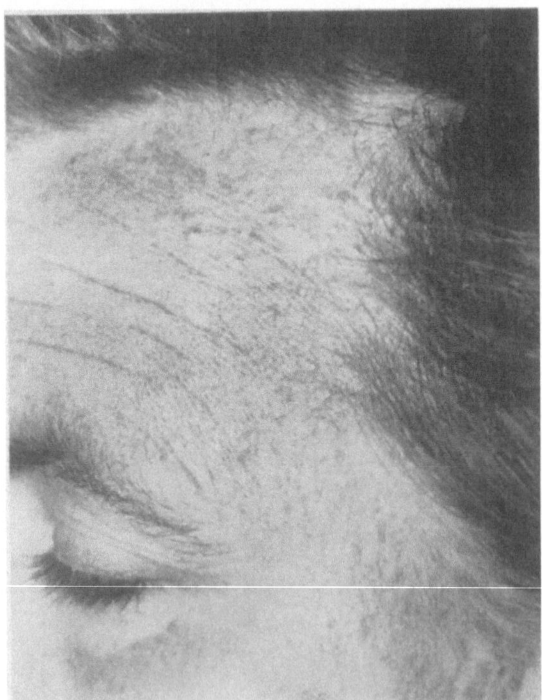

Abb. 23. Miliare Lymphocyten an der Schläfe

stehend in großer Anzahl [eigene zwei diesbezügliche Beobachtungen mit Lokalisation an der Stirn und den Schläfen (Abb. 22 und 23)], gegebenenfalls auch im Randgebiet eines größeren Lymphocytomknotens, oder sie treten innerhalb

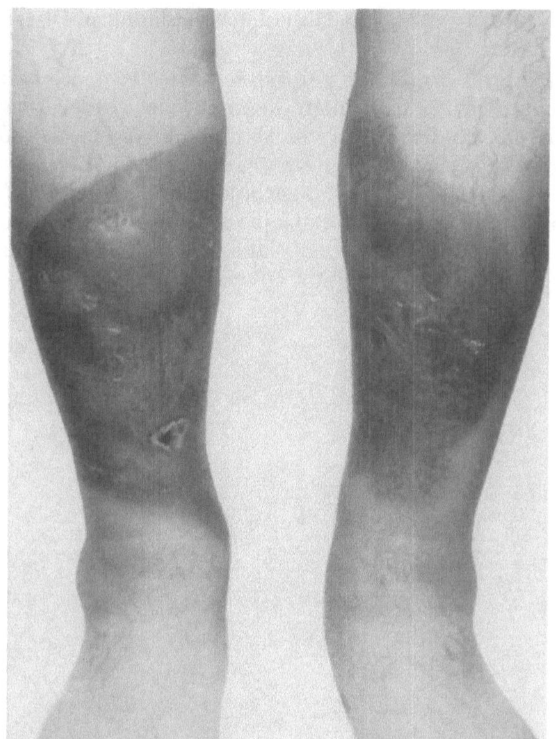

Abb. 24. Multiple Herde von Lymphadenosis benigna cutis (seit 17 Jahren bestehend!) in (seltener) symmetrischer Lokalisation an beiden Unterschenkeln. An den proximalen Randpartien des linksseitigen Herdes follikuläre miliare Lymphocytome. Abheilung nach Penicillinbehandlung

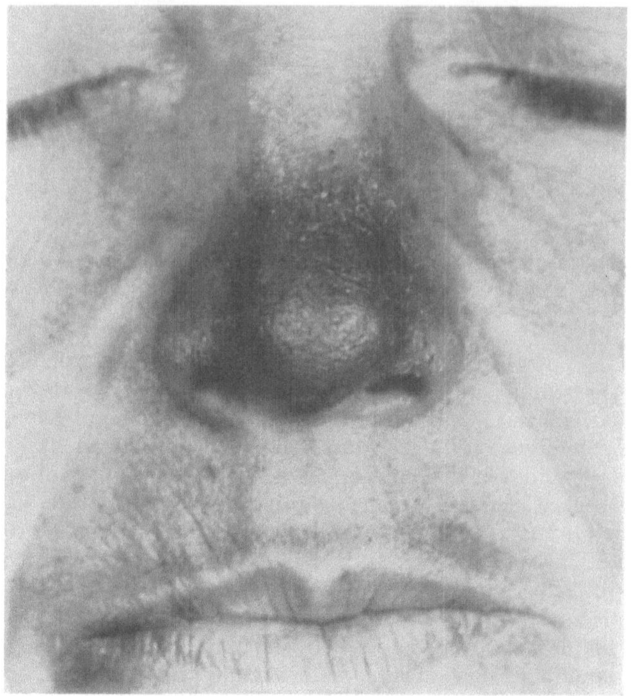

Abb. 25. Lymphadenosis benigna cutis an der Nase

desselben in Erscheinung (follicular points, ABRAMOVITZ). Neben diesen kleinen, follikulären, miliaren Lymphocytomen kennen wir größere halbkugelige oder plattenartig-knotige Veränderungen von Daumennagel- bis Handtellergröße und darüber hinaus (Abb. 24). Die Begrenzung kann rundlich, oval oder nierenförmig sein. Sind die Herde zentral eingesunken, was vor allem bei den größeren der Fall sein kann, so entstehen anuläre Gebilde, neben denen es auch gelappte und aus mehreren konfluierenden größeren Knoten zusammengesetzte tuberöse

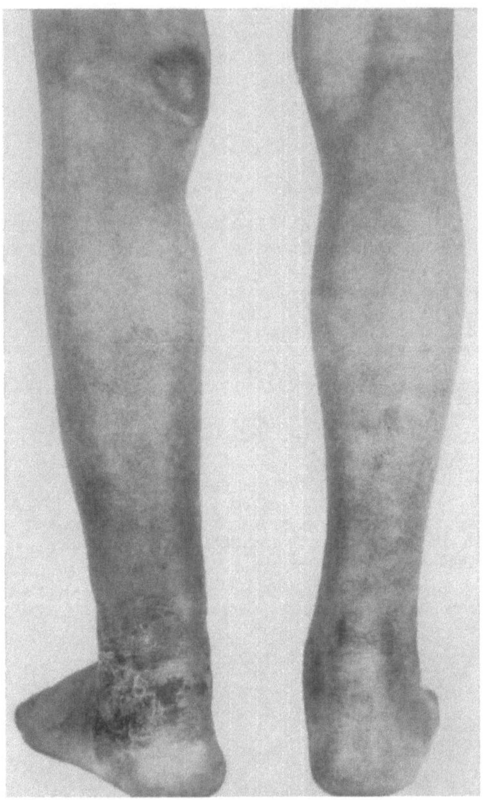

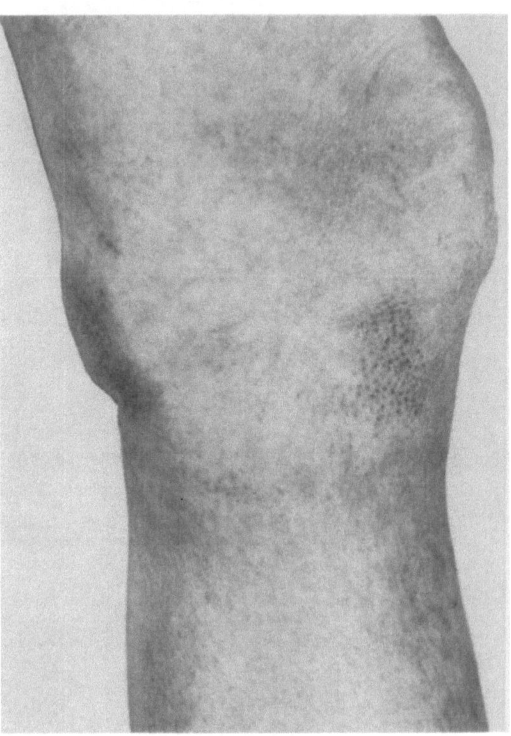

Abb. 26

Abb. 27

Abb. 26. Multiple Herde bei Lymphadenosis benigna cutis an den Unterschenkeln

Abb. 27. Gleiche Kranke wie bei Abb. 26: mittelknotiger Herd lateral der linken Kniekehle und gruppiert stehende, follikulär angeordnete miliare Lymphocytome unterhalb der linken Patella

Formen gibt. Der Farbton entspricht im wesentlichen dem oben besprochenen, er wird aber bei sehr großen Tumorbildungen auch als himbeerfarben (BURCKHARDT) oder kaffeebraun (v. BERDE und LANG) beschrieben. Die Oberfläche der Lymphadenosis benigna cutis ist glatt, glänzend, selten leicht schuppend und von erweiterten Capillaren durchzogen. Die Konsistenz der Knoten kann teigig, weich oder derb-elastisch sein. Ungewöhnlich ist Ulceration des Lymphocytoms (BÄFVERSTEDT, GERTLER und SCHIMPF, eigene Beobachtung). Dabei sollen nach BÄFVERSTEDT Hilfsfaktoren, wie z.B. bei Lokalisation am Fußrücken Druck des Schuhes und mangelnde Hygiene oder bei Sitz an den Unterschenkeln kardiale Zirkulationsstörungen maßgeblich sein. GERTLER und SCHIMPF sahen Ulcerationen kleiner Knoten, ohne daß hierfür besondere exogene Faktoren gefunden wurden, ebenso wie dies bei einer eigenen Beobachtung eines ulcerierten Lymphocytoms an der Schläfengegend der Fall war.

Neben diesen cutan oder cutan-subcutan gelegenen Knotenbildungen gibt es auch subcutane Formen, vielfach ziemlich große Tumoren von derb-elastischer Beschaffenheit, unregelmäßiger Konfiguration und darüber befindlicher unveränderter Haut. Sie haben die Tendenz nach „oben" zu steigen, um dann im Zentrum die Merkmale der beschriebenen Lymphocytome anzunehmen, während in den Außenpartien unter unveränderter Haut das „Infiltrat" zu palpieren ist. Die subcutanen Formen sind nach BÄFVERSTEDT nie isoliert vorhanden, sondern mehr oder weniger mit cutan-subcutanen Herden kombiniert (nur KETRON berichtet über rein subcutane Herdbildungen).

Bezüglich der *Lokalisation* ist bemerkenswert, daß vornehmlich die solitären

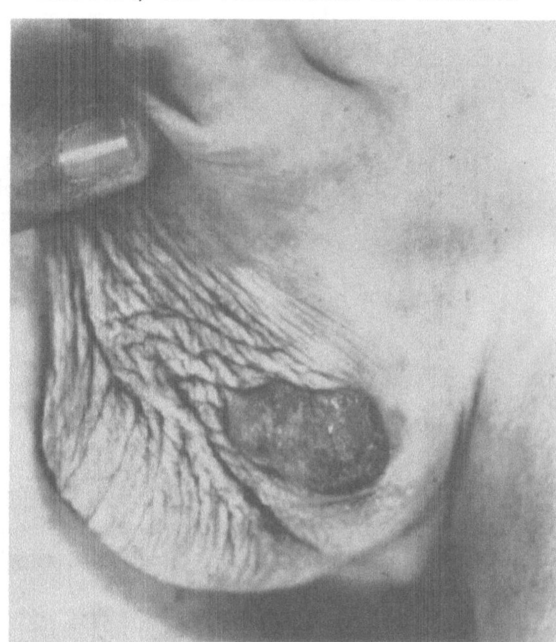

Abb. 28        Abb. 29

Abb. 28. Lymphadenosis benigna cutis am Ohrläppchen eines Erwachsenen (häufiger bei Kindern vorkommend)
Abb. 29. Lymphadenosis benigna cutis am Scrotum

und mehr regional begrenzten Fälle, insbesondere den Bereich des Kopfes, vor allem des Gesichtes [(Wangen, Nase (Abb. 25), Schläfengegend, Ohrläppchen, Stirne, Augenbrauengegend] bevorzugen (nach BÄFVERSTEDT etwa zwei Drittel der Fälle). Selten wird der behaarte Kopf betroffen. Die restlichen ein Drittel der Fälle finden sich am Stamm unter Bevorzugung der Mamillen und des äußeren Genitale sowie an den Extremitäten (Abb. 26 und 27). Meist ist der Befall ein einseitiger, aber gegebenenfalls auch ein beidseitiger, jedoch im allgemeinen nicht symmetrisch (außer bei Fällen, wie z.B. miliaren Lymphocytomen an Stirn und Schläfe eigener zweier Beobachtungen). Im Gegensatz zu dem gewöhnlich asymmetrischen Auftreten der Lymphadenosis benigna cutis ist Symmetrie der Hauttumoren bei Lymphadenose die Regel, was differentialdiagnostisch von Bedeutung ist. Besonders charakteristisch sind nach BÄFVERSTEDT die (einseitigen) „Ohrläppchen- und die Brustwarzenfälle". Bei ersteren (bevorzugt bei Kindern auftretend) kommt es zu einem blauroten teigigen Anschwellen des Lobulus auriculae (Abb. 28), bei letzteren zu kleinen, meist multiplen Herden im Bereich des Warzenhofes oder die Mamille ist in toto befallen. Als dritte Gruppe sind die „Hodensacktumoren" (Fälle KAUFMANN-WOLF, BÄFVERSTEDT u.a.) (Abb. 29) und analog hierzu gelegentlicher Befall der Vulva (LIPSCHÜTZ, CAROL und PRAKKEN) zu nennen. Neben dieser an bestimmten Prädilektionsstellen vorkommenden Lymphadenosis benigna cutis gibt es aber auch Befall verschiedenster Körperpartien. Dabei unterscheiden sich diese rein morphologisch und in klinischer Hinsicht nicht von den übrigen Typen der Lymphadenosis benigna cutis. Gesicht, Fußrücken, Fußsohle und Scrotum werden jedoch dabei nach BÄFVERSTEDT nur selten betroffen. Im übrigen sind gelegentlich auch Kombinationsfälle von Lymphadenosis benigna cutis mit Tumoren, vor allem Carcinomen (JADASSOHN, SZODORAY), bei Neurofibromen (BURCKHARDT), Syringcoystadenoma papilliferum (CARDENAL), Lichen ruber bullosus (HERMANN und WALTHER), Erysipel (RIBBERT), Rosacea (CAROL und PRAKKEN), Gumma (BURCKHARDT), Impfnarben (GEBERT, SPITZER), Mißbildungen, z. B. Fisteln (Kiemengangsreste ?, BIBERSTEIN) und bei Fremdkörperreizung (RIBBERT) (zit. nach BÄFVERSTEDT) mitgeteilt worden. Während es sich dabei aber mehr oder weniger um Einzelbeobachtungen handelt, sind Kombinationen von Lymphadenosis benigna cutis mit Akrodermatitis chronica atrophicans (Abb. 30) oder vor allem Erythema chronicum migrans auffällig häufig. Zahlreich sind Mitteilungen von Lymphadenosis benigna cutis bei Akrodermatitis chronica atrophicans, sowohl im Bereich der befallenen Haut wie auch außerhalb derselben (z. B. die Fälle von MULZER und KEINING, GOTTRON, BÄFVER

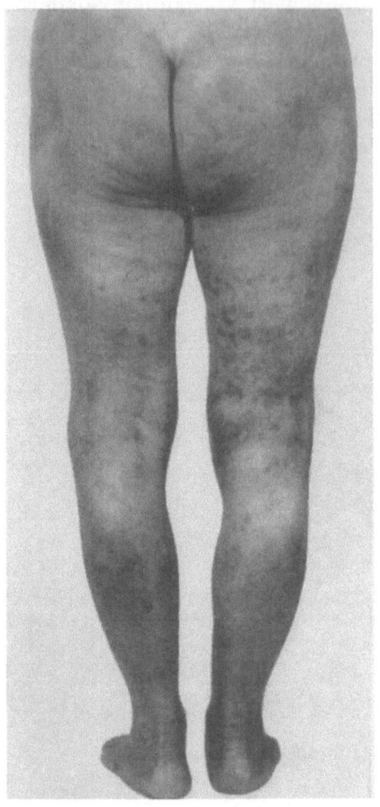

Abb. 30.    Multiple Lymphocytome bei Akrodermatitis chronica atrophicans

STEDT und eigene Beobachtungen) und schließlich die Kombination von Lymphadenosis benigna cutis mit Erythema chronicum migrans in Form des häufigen zentralen Lymphocytoms.

## 2. Regionale Lymphknotenveränderungen und anderweitige klinische Befunde (einschließlich Laboruntersuchungen) bei Lymphadenosis benigna cutis

In einem Teil der Fälle von Lymphadenosis benigna cutis werden regionale kleinere oder mäßig ausgeprägte Lymphknotenschwellungen von Erbsen- bis Bohnengröße beobachtet, die nach BÄFVERSTEDT Ausdruck eines entzündlichen Lymphknotenprozesses sind. Bei etwa einem Viertel seiner Beobachtungen an solitären oder regional begrenzten Fällen von Lymphadenosis benigna cutis fanden sich solche Lymphadenitiden. Auch ARNDT (1923), ARZT (1935) und CLAUS (1934) haben Lymphknotenschwellungen dieser Art beobachten können.

Außer diesen regionalen Lymphadenitiden sind Affektionen des lymphatischen Apparates (z.B. Hiluslymphknoten), der Leber oder Milz, oder Veränderungen an Blut oder im Knochenmark (FUHS 1941 und KONRAD 1942) bislang nicht festgestellt worden. Bestenfalls wird über leicht erniedrigte Hb-Werte oder relative Lymphocytose mit Werten von 40—50% berichtet, die aber nicht als pathologische Befunde zu einem eventuell vorliegenden Lymphocytom in Beziehung gebracht werden können. Eingehende Untersuchungen von BÄFVERSTEDT bezüglich der Thrombocyten- und Reticulocytenzahl sowie Bestimmungen der Blutungs- und Gerinnungszeit ergaben Werte, die im Bereich der Norm sich bewegten. Analoges gilt für die ausgedehnten, multipel auftretenden Fälle von Lymphadenosis benigna cutis, die diesbezüglich normale Blutbildbefunde usw. aufweisen, wenn sie komplikationsfrei sind (nicht ulceriert, nicht mit etwaigen anderen Krankheitszuständen einhergehend).

Bezüglich der BKS scheinen bei der Lymphadenosis benigna cutis zumindest bei den solitären oder regional begrenzten Fällen normale Werte vorzuliegen (S. EPSTEIN, CAROL und PRAKKEN, YAMAZAKI und NAKANO, HALLAM und VICKERS, BÄFVERSTEDT). BÄFVERSTEDT fand aber bei ausgedehnten, disseminierten Formen der Lymphadenosis benigna cutis teilweise deutlich erhöhte Werte der BKS (bis zu 37 und 51 mm/Stunde bei zwei Beobachtungen), auch ohne Kombination mit Akrodermatitis chronica atrophicans, bei denen die BKS-Beschleunigung allein schon auf letztere bezogen werden darf.

Während regionale Lymphadenitiden bei der Lymphadenosis benigna cutis zumindest in einem Teil der Beobachtungen vorliegen und dem Krankheitsbilde wahrscheinlich zuzuordnen sind, dürfte im übrigen die Lymphadenosis benigna cutis im wesentlichen einen mehr lokalen Charakter haben. Die inneren Organe scheinen nicht mitbetroffen zu werden. Ob dies aber grundsätzlich gilt, ist nicht bewiesen. Offenbar kann aber die Lymphadenosis benigna cutis gelegentlich von neurologischen Erscheinungen begleitet werden, und zwar unter dem Bilde einer Polyradikulitis, wie dies PASCHOUD (1954) mitteilte. Im Hinblick auf die Seltenheit solcher Befunde ist es aber fraglich, ob es sich dabei nicht um ein zufälliges Zusammentreffen handelte, wenn auch häufigere analoge Beobachtungen beim Erythema chronicum migrans (s. diesbezügliches Kapitel!) und dessen mutmaßliche Beziehungen zur Lymphadenosis benigna cutis auch bei dieser an entsprechende Zusammenhänge denken ließe.

# IV. Geschlechts- und Altersverteilung

Den Untersuchungen von BÄFVERSTEDT an einem Krankengut von 133 Fällen zufolge kommt die Lymphadenosis benigna cutis bei Frauen $2^1/_2$mal so häufig vor wie bei Männern. Im 1. Dezennium überwiegen männliche Kinder. Eine diesbezügliche Überprüfung von 355 Krankenberichte über Lymphadenosis benigna cutis der Literatur und des Würzburger Krankengutes durch PFEIFFER (Dissertation Würzburg, 1958) ergab 242 Frauen (68%) und 113 Männer (32%). Die Lymphadenosis benigna cutis tritt dabei in allen Altersgruppen bei beiden Geschlechtern auf. Die jüngste Beobachtung einer Lymphadenosis benigna cutis war ein 2 Monate alter Säugling (GERTLER und SCHIMPF). Lymphocytome bei 2- und 3jährigen Kindern sind wiederholt beobachtet worden (BÄFVERSTEDT). Die solitären oder regionär begrenzten Fälle sind in der Kindheit und bis zu den mittleren Jahren besonders häufig (an Ohrläppchen, Mamillen und Scrotum lokalisiert). Die multiplen ausgedehnten Formen der Lymphadenosis benigna cutis kommen andererseits mehr bei den höheren Altersgruppen vor, sie fehlen im 1. Dezenium und das Maximum liegt zwischen 60—70 Jahren (BÄFVERSTEDT). Wir konnten eine 81jährige Kranke mit zahlreichen, histologisch verifizierten Lymphocytomen im Nacken-Halsbereich beobachten.

# V. Geographische Verbreitung und Häufigkeit der Lymphadenosis benigna cutis

Eine Durchsicht der diesbezüglichen Literatur auf mitgeteilte Beobachtungen an Lymphadenosis benigna cutis ergibt für *Deutschland* eine Zahl von mindestens 109 Fälle. Im eigenen Würzburger Krankengut wurden in den letzten 9 Jahren insgesamt 41 Kranke mit Lymphadenosis benigna cutis beobachtet. Auch in *Österreich* mit etwa 60, in *Ungarn* mit 26, in der *Schweiz* mit 22 und in der *Tschechoslowakei* mit 9 in der zugängigen Literatur veröffentlichten Fällen, ist die Lymphadenosis benigna cutis offensichtlich verhältnismäßig häufig. Ähnliches dürfte für *Rußland* gelten. So haben allein ZORNO und VASILEVA (1953) über sechs eigene Beobachtungen berichtet. Von *schwedischen* Autoren liegen zahlreiche Publikationen vor, wobei allein BÄFVERSTEDT über 41 eigene Fälle verfügte. Aus *Norwegen* berichtete DANBOLT (1952) und aus *Dänemark* VOSBEIN (1944) über Lymphadenosis benigna cutis. Eine mäßige Häufigkeit des Vorkommens derselben dürfte auch für *Frankreich* anzunehmen sein (etwa 24 kasuistische Mitteilungen) und nach neueren Mitteilungen auch für *England* (etwa 13 Krankenberichte), für die *Niederlande* (7 Fälle), *Belgien* (Mitteilungen von DUPONT 1950 und MESTDAGH 1956). Während in *Italien* vereinzelte Fälle von Lymphadenosis benigna cutis mitgeteilt worden sind (FLARER 1936, FERRARI 1952, MEZZADRA 1952) und aus *Portugal* in der verfügbaren Literatur allein eine Beobachtung (DE SA-PENELLA 1953) festgestellt werden konnte, fehlen diesbezügliche Angaben aus *Spanien* und den *Balkanstaaten*.

Was außereuropäische Länder anlangt, so erscheint bemerkenswert das Fehlen diesbezüglicher Beobachtungen in der *Türkei* (MARCHIONINI und persönliche Mitteilung von Herrn Prof. RICHTER) und *Indien* (nach Mitteilung von Herrn Prof. GANS und Herrn Dr. KRONEBERGER). SAGHER hat in *Israel* in den letzten 5 Jahren nur drei Fälle von Lymphadenosis benigna cutis beobachtet. Aus dem *Irak* liegt eine kasuistische Mitteilung von KOCHS aus Bagdad vor (1953). Für das Vorkommen des Lymphocytoms in *Japan* sprechen die Arbeiten von OTA und YAMAZAKI und NAKANO (1940). Nach Mitteilung der Universitäts-Hautklinik *Nagasaki* ist das Krankheitsbild nach dem 2. Weltkrieg dort nicht mehr beobachtet worden. In *Australien* werden Lymphocytome offenbar selten beobachtet (nach Bericht der Universitäts-Hautklinik *Brisbane*). — Aus den *Vereinigten Staaten* liegen zahlreiche Kasuistiken und verschiedene Arbeiten vor, die für eine relative Häufigkeit der Lymphadenosis benigna cutis sprechen. Von *Südamerika* sind nur einige wenige Beobachtungen, wie jene von AMBROSETTI/*Argentinien* (1945 und 1950) und SANCHEZ-DE BUSTAMENTE u. Mitarb. (1951) sowie RAMOS-E-SILVA (1952) (insgesamt vier Fälle) zu nennen. Nach Mitteilung von Herrn Prof. PRUNÉS (Universitäts-Hautklinik *Santiago de Chile*, 1957) soll das Lymphocytom bei Einheimischen sehr selten sein. Beobachtungen aus *Brasilien* liegen nicht vor (persönliche Mitteilung von Herrn Prof. RABELLO/*Rio de Janeiro*).

Versucht man nun aus diesen Literatur- und persönlichen Mitteilungen eine Analyse bezüglich wirklicher Verteilung und Häufigkeit der Lymphadenosis benigna cutis in den verschiedenen Ländern anzustellen, so kommt man nur zu sehr bedingt verwertbaren Ergebnissen. Eine relativ große Häufigkeit der Lymphadenosis benigna cutis in Europa (mit Ausnahme wohl der Mittelmeerländer) kann offenbar angenommen werden, wie umgekehrt das Fehlen oder zumindest die große Seltenheit der Lymphadenosis benigna cutis in der Türkei, in Indien, Japan, Australien und wohl auch Südamerika. Andererseits muß bei Vorliegen von Einzelmitteilungen bedacht werden, daß die Diagnose Lymphadenosis benigna cutis klinisch sicher überhaupt nicht gestellt werden kann, sondern allein auf Grund histologischer Untersuchung, wobei auch dann gegebenenfalls die Diagnose noch nicht gesichert zu sein braucht (z.B. bei Fehlen von Reaktionszentren). Selbst unter Berücksichtigung diagnostischer Irrtümer dürfte aber doch die Annahme gerechtfertigt sein, daß die Lymphadenosis benigna cutis in manchen Ländern auffallend selten vorkommt oder gegebenenfalls überhaupt fehlt.

# VI. Histologie

Bei der Lymphadenosis benigna cutis finden sich histologisch lymphoreticuläre Zellproliferationen, die, wie Frühfälle (Abb. 31) zeigen, zunächst
circumvasal in Erscheinung treten, um später zu umschriebenen oder auch
konfluierenden Knotenbildungen zu führen. Diese finden sich vorwiegend im
mittleren und tieferen Corium, aber auch bis zum Str. subpapillare oder andererseits tief in das subcutane Gewebe reichend. Ein schmaler subepidermaler
Streifen bleibt frei. Je nach Anordnung der lymphoiden und der reticulären
Elemente, und je nach Häufigkeit der einen oder der anderen Zellformation
ergeben sich recht unterschiedliche Bilder. In charakteristischen Fällen findet

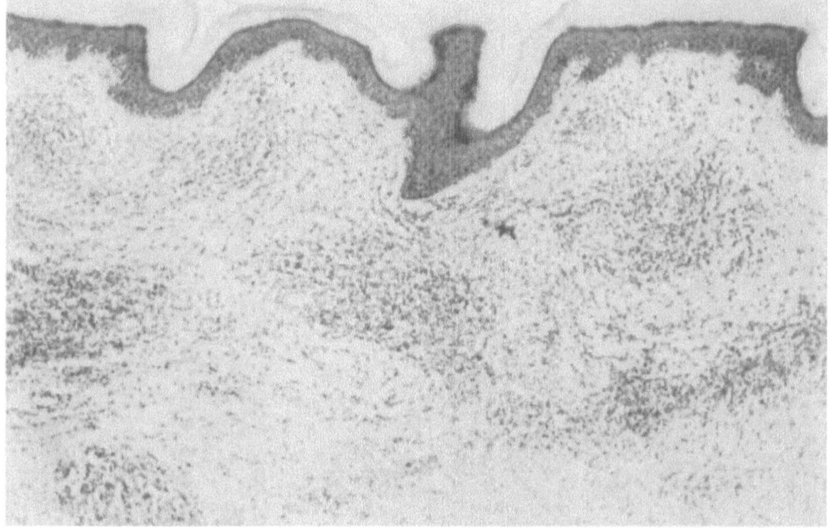

Abb. 31. Frühstadium eines Lymphocytoms: circumvasale lymphoreticuläre Proliferationen; Reaktionszentren
noch nicht deutlich ausgeprägt

sich ein lymphknotenartiger Gewebsaufbau mit rundlichen oder mehr ovalen
Reaktionszentren, die aus reticulären Elementen bestehen und sich als helle
Zentren gegenüber den dunkleren Lymphocyten und Plasmazellen der Umgebung abheben (Abb. 32 und 33). Es gibt aber auch dunkle Reaktions- oder
Funktionszentren mit großen basophilen und großkernigen Reticulumzellen, bei
denen es sich um Plasmoblasten handelt neben phagocytierenden Reticulumzellen. Solche Fälle sind von SPIER und HEGEWALD bei Erythema chronicum
migrans beobachtet und eingehend studiert, und neuerdings auch von HÖFER
beschrieben worden. Die Umgebung der Reaktionszentren, also die Peripherie
der Herde, zeigt einen betont lympho-plasmacellulären Charakter und ist besser
vascularisiert als die Zentren (SPIER und HEGEWALD). An anderweitigen Zellen
finden sich eosinophile Granulocyten und vereinzelt Gewebsmastzellen, während
neutrophile Leukocyten meist fehlen (außer in Gefäßnähe und in den oberflächlichen Schichten des veränderten Gewebes sowie bei seltenen Fällen von
ulcerierter Lymphadenosis benigna cutis). Was die Reaktionszentren anlangt,
die für die Diagnose mitentscheidend sind, so muß man gegebenenfalls danach
suchen — worauf bereits HELLIER und auch BÄFVERSTEDT hingewiesen haben —
da sie vielfach nur angedeutet vorhanden sind oder erst bei Serienschnitten
gefunden werden. In anderen Fällen wird der beschriebene typische Aufbau

nach Art eines Lymphknotens mit Reaktionszentren vermißt, was vor allem bei Frühstadien der Lymphadenosis benigna cutis der Fall sein soll (BÄFVER-STEDT) und die Zusammensetzung des Proliferates ist eine annähernd homogene aus lymphocytären und reticulären Zellen. Herrscht dabei der reticuläre Typ vor mit ausgeprägter Polymorphie und Polychromasie der Kerne, mit Mitosen sowie Mehrkernigkeit und stellenweise angedeutetem infiltrativem, eventuell sogar destruktivem Wachstum, so sind an Sarkom erinnernde feingewebliche

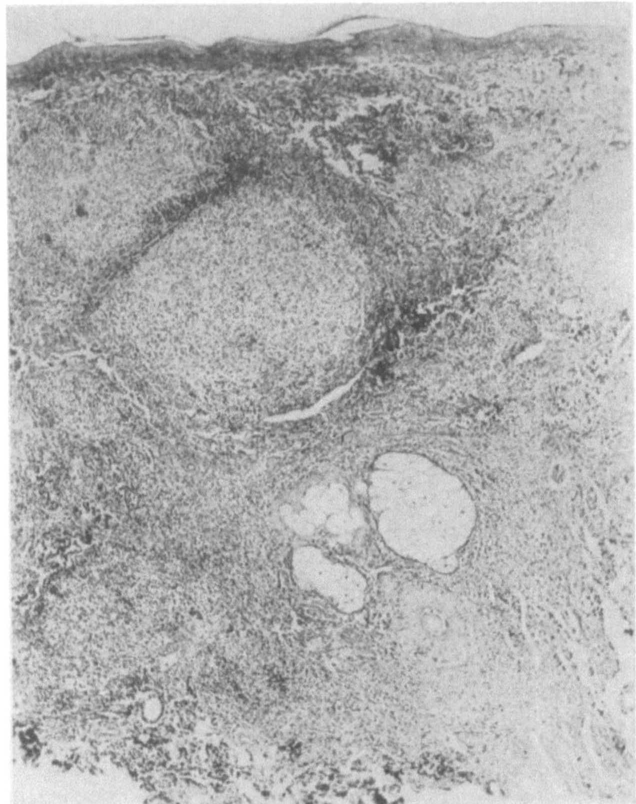

Abb. 32. Typischer Befund bei Lymphadenosis benigna cutis mit Reaktionszentren

Bilder gegeben. Für solche Fälle ist die Bezeichnung „Sarkoid *Spiegler-Fendt*" oder „sog. Sarcomatosis cutis" gerechtfertigt (GERTLER und SCHIMPF). Diese histologischen Bilder erwecken den Verdacht auf Malignität, der sich aber durch den weiteren klinischen Verlauf nicht bestätigt. Zumindest ein Teil der als maligne Entartung eines Lymphocytoms beschriebenen Fälle sind wohl hier einzuordnen. Bei der Lymphadenosis benigna cutis finden sich auch Veränderungen an den Gefäßen und am Bindegewebe. Jene bestehen in Intimawucherungen, z.T. von zwiebelschalenartiger Schichtung der Endothelien. Sie können bis zum Verschluß der Gefäßlumina führen. An *Stromaveränderungen* sind ein spärliches argentophiles Reticulum hervorzuheben, das vornehmlich in den Funktionszentren zur Darstellung kommt. Das kollagene Bindegewebe wird durch den proliferativen Prozeß auseinandergedrängt, jedoch nicht wie bei malignen Tumoren zerstört oder bestenfalls in nur geringem Umfange. Neubildung kollagener Fasern wird vermutet (BÄFVERSTEDT). Die Elastica fehlt in den Herden, und zwar nicht durch Verdrängung, sondern durch Zerstörung. Die *Epidermis* ist bei der Lymphadenosis benigna cutis nur sekundär beteiligt. Sie ist meist rarefiziert, bedingt wohl z.T. durch Dehnung infolge der vordringenden knotenförmigen Zellproliferationen. Der Papillarkörper ist dann gegebenenfalls weitgehend verstrichen, während andererseits auch vereinzelt mäßig gewucherte Reteleisten vorhanden sein können. Bei subcutanen Knotenbildungen ist die Epidermis normal. — Die Hautanhangsgebilde, die frühzeitig von den entzündlichen Veränderungen mitbetroffen werden, unterliegen bei der Lymphadenosis benigna cutis teilweise oder weitgehend der Atrophie. Dies gilt auch für die Schweißdrüsen, an denen Lumeneinengungen bzw. -obliterationen, Zersprengung der Windungen u. a. zu beobachten sind.

Histologische Untersuchungen von *regionalen Lymphadenitiden* bei Lymphadenosis benigna cutis liegen in der Literatur nur vereinzelt vor. So erwähnt z.B. BÄFVERSTEDT, daß bei zwei eigenen Beobachtungen, bei einer Lymphadenosis benigna cutis eines Ohrläppchens und bei einer multiplen ausgedehnten Form, die entsprechenden regionalen Lymphadenitiden von unspezifischem Charakter waren.

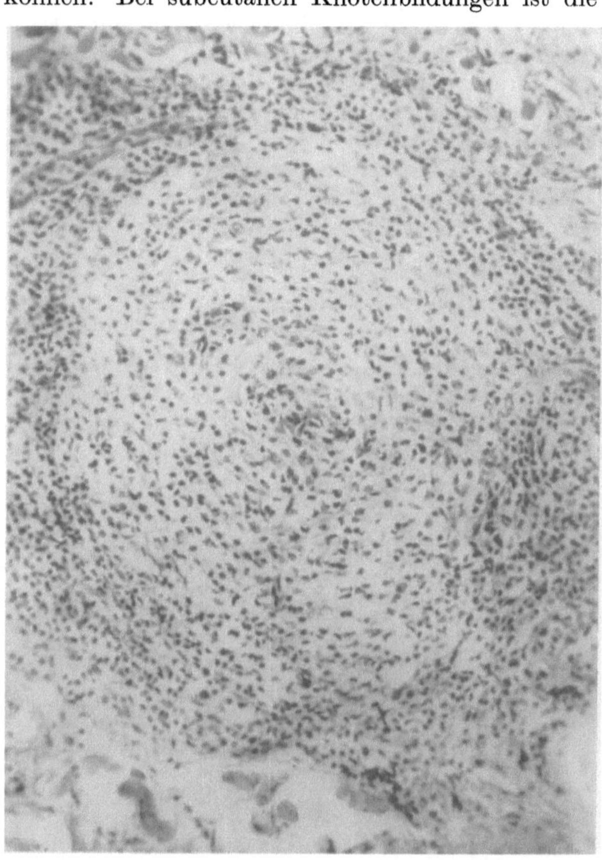

Abb. 33. Einzelknötchen von miliarem Lymphocytom: typisches zentrales Reaktionszentrum, vorwiegend aus retikulären Zellen verschiedenster Größe bestehend und lympho-plasmacellulärem Randwall

# VII. Therapie

Grundsätzlich kann die Lymphadenosis benigna cutis — wenn auch erst gegebenenfalls nach Jahren — spontan abheilen. Rückbildungen sind auch bekannt im Anschluß an Probeexcision (BÄFVERSTEDT) oder nach interkurrentem Infekt (BÄFVERSTEDT, GERTLER und SCHIMPF). — Ältere Autoren (JADASSOHN u.a.) haben zur Behandlung der Lymphocytome vor allem Arsen (per os oder als Injektion) mit wechselndem Erfolg angewandt. Später wurde dann die Röntgen- oder Radiumtherapie Mittel der Wahl, da sich viele Lymphocytome als sehr strahlensensibel erweisen. Dies soll nach SCHIRREN vor allem für das Frühstadium der Lymphadenosis benigna cutis gelten. — Erst in den Spätstadien wird die Resorption und damit die Selbstheilungstendenz beschleunigt. Im allgemeinen genügen drei- bis viermal 200—300 r, eine Gesamtdosis von

etwa 1000 r unter Röntgen-Nahbedingungen. Simons empfahl Grenzstrahlen-
behandlung. Epstein sah Heilungserfolge unter Anwendung von Radiumbestrahlung und Thorium X-Salbe. Nach Powell, Pearsall und Wigley soll
Vitamin D wirksam sein. Besserung, jedoch nicht Abheilung, bei Novocain-
unterspritzung beobachtete Gertler. — Bianchi, aus der Klinik Miescher,
hat 1950 auf den guten therapeutischen Effekt des Penicillins bei der Lymphadenosis benigna cutis aufmerksam gemacht. Es wurden dabei bis zu 2 Mill. E
Penicillin bei Kindern und bis zu 12 Mill. E bei Erwachsenen verabfolgt. Wenn
auch bereits wenige Tage nach Behandlungsbeginn ein gewisser Effekt in Form
des Flacherwerdens und Abblassens der Herde beobachtet werden kann, benötigt die restlose Abheilung in entsprechenden Fällen doch Wochen, gegebenenfalls Monate. Die Erfolge der Penicillinbehandlung sind von zahlreichen Autoren
bestätigt worden und entsprechen der eigenen Erfahrung. Es sind aber auch
vereinzelt Beobachtungen bekanntgeworden, bei denen Penicillin ohne wesentlichen Effekt angewandt wurde.

# VIII. Differentialdiagnose

Die Diagnose der Lymphadenosis benigna cutis kann klinisch allein vielfach
nicht mit Sicherheit gestellt werden, wohl aber im allgemeinen histologisch, vor
allem dann, wenn Reaktionszentren vorhanden sind. Fehlen jedoch diese und
liegen sarkoide Bilder vor, so ist auch feingeweblich gegebenenfalls die Diagnose
schwierig. Der weitere Verlauf des Krankheitsbildes entschei-
det, ebenso wie die übrige klinische Untersuchung (Beachtung eventueller Lymph-knotenschwellungen, Befund
an Leber und Milz sowie des Blutbildes zum Ausschluß
einer Hämoblastose usw.).

Je nach dem klinischen Typ der Lymphadenosis benigna
cutis kommen verschiedene anderweitige Krankheitsbilder
differentialdiagnostisch in Frage. So können z.B. miliare
Lymphocytome zunächst an Lupus miliaris disseminatus
faciei, Lupus vulgaris, klein-knotiges Sarkoid Boeck oder
Rosacea bei entsprechender Lokalisation denken lassen.
Insbesondere der Lupus vulgaris am Ohrläppchen kann

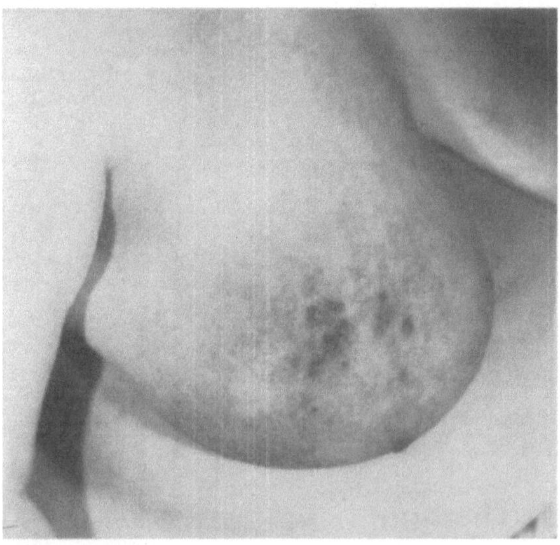

Abb. 34. Gruppierte, erbsen- bis bohnengroße, cutan-subcutane,
blaurötliche Knoten an der Mamma (links ebenfalls vorhanden,
aber geringer ausgeprägt), die von einem lividen Erythem eingenommen werden. *Nicht* Lymphadenosis benigna cutis, sondern
histologisch gesicherte Tumoren einer leukämischen Lymphadenose

gegenüber dem dort bevorzugt sitzenden Lymphocytom abzugrenzen sein.
Bei Prüfung des Sondenphänomens sinkt die Sonde beim Lymphadenosis
benigna cutis-Herd zwar ein, durchsticht aber nicht die Haut (Bäfverstedt).
Durch das Fehlen zentraler Nekrose bei der Lymphadenosis benigna cutis
läßt sich auch ein Lupus miliaris disseminatus ausschließen. Erythema induratum Bazin und Lupus erythematodes tumidus dürften zwar im allgemeinen
schon rein klinisch von der Lymphadenosis benigna cutis zu unterscheiden sein,

abgesehen von dem unterschiedlichen therapeutischen Verhalten (Penicillin- und Strahlenempfindlichkeit der Lymphadenosis benigna cutis im Gegensatz zum Erythema induratum). Mit am ehesten kann Sarkoid Boeck rein klinisch mit der Lymphadenosis benigna cutis, vornehmlich bei den großknotigen Formen verwechselt werden, wobei dann die Histologie und die klinische Durchuntersuchung auf anderweitige Organveränderungen im Sinne eines Sarkoid Boeck sowie die gegebenenfalls negative oder atypische Tuberkulinreaktion (bei letzterem) die Klärung mit ermöglicht. In der Differentialdiagnose zu den Tumoren der Lymphadenose (Abb. 34 und 35) am Hautorgan ist zu beachten, daß diese vorzüglich in Akrolokalisation und symmetrisch aufzutreten pflegen. Blutbild, Milz- und Sternalmarkuntersuchung müssen gegebenenfalls zur Klärung mit herangezogen werden. — Weiterhin sind zu nennen eosinophiles Granulom bei Lokalisation im Gesicht. Jenes ist aber im allgemeinen unregelmäßig gestaltet

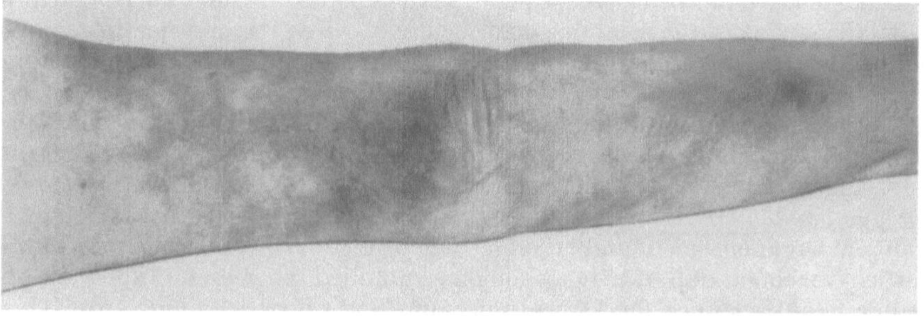

Abb. 35.   Gleiche Kranke wie in Abb. 34: Lymphadenose der Haut unter dem Bilde einer „Akrodermatitis chronica atrophicans mit Lymphocytom“ am Unterarm. Histologisch erwiesen sich sowohl die Hauterscheinungen nach Art einer Akrodermatitis chronica atrophicans, wie das fragliche Lymphocytom als Veränderungen einer Lymphadenose am Hautorgan

und scharf umschrieben, worauf ALLEN hinweist. Schwierigkeiten in der Abgrenzung können auch Keloide, Dermatofibrome, Xanthome, Lymphangiome, cystische, benigne Epitheliome und Pannikulitiden (letztere gegenüber subcutanen Formen der Lymphadenosis benigna cutis) geben. Notwendig ist in all diesen Fällen die Klärung durch histologische Untersuchung.

Im Gegensatz zu den bisher genannten, zur Differentialdiagnose in Frage stehenden Krankheitszuständen, die durch feingewebliche Untersuchung verifiziert werden können, ergeben sich aber bei den sarkomähnlichen Bildern der Lymphadenosis benigna cutis im Einzelfall auch bei Vorliegen des feingeweblichen Befundes Situationen, die eine Abgrenzung vom Sarkom nicht gestatten. Es ist darauf bereits bei Besprechung der sog. Sarkomatosis cutis eingegangen worden. Allein der weitere Verlauf ist in diesen Fällen entscheidend, so daß unter Umständen eine langfristige Beobachtung erforderlich ist.

# IX. Pathogenese und Ätiologie

In pathogenetischer Hinsicht wird angenommen, daß sich die Lymphadenosis benigna cutis aus präformiertem lymphoreticulärem Gewebe oder aus dessen Anlage — adventitiellen, pluripotenten primitiven Mesenchymzellen — im Hautorgan entwickelt unter Einwirkung verschiedenartiger Reize, wie solche traumatischer, toxischer, infektiöser oder anderweitiger Art. Eine besondere Reaktionsweise der Haut führt unter diesen Einflüssen zur entzündlichen Proliferation des präformierten Gewebes. Die genetische Bedeutung des Traumas ist außer von S. EPSTEIN vor allem herausgestellt worden von GOTTRON, der von einem traumatogenen Lymphocytom sprach. JORDAN und HOLTSCHMIDT betonen, daß die darin zum Ausdruck kommende Auffassung der beste Leitfaden zur weiteren Aufklärung der Pathogenese der Lymphocytome sei, wobei vor allem gegebenenfalls Zecken-(oder Insekten-)Stichen eine besondere Bedeutung zukommen dürfte. Sie sprechen von einem „traumatischen Zeckenbißlymphocytom". Bereits bei den Beobachtungen von WEISE, S. EPSTEIN (1931) und GOTTRON (1941) werden anamnestisch Insektenstiche angegeben. WINER und STRAKOSCH (1941) haben auf Entwicklung von lymphoidem Gewebe nach Zeckenstichen hingewiesen, und insbesondere ALLEN (1948) hat auf die vielfach lymphocytomartige Reaktion bei Zeckenstichen aufmerksam gemacht. Seit Kenntnis dieser Dinge haben sich auch die Beobachtungen von Lymphocytomen nach Zeckenstichen (Ixodes ricinus) gehäuft (JORDAN und HOLTSCHMIDT, HARGREAVES, LOVEMAN und FLIEGELMAN, MIESCHER, SCHUERMANN u. a.). Sie sind offensichtlich häufiger, als auf Grund der Anamnese angenommen werden kann, da der Zeckenstich von dem Befallenen meist überhaupt nicht bemerkt wird. Wahrscheinlich handelt es sich bei den anmnestisch durch Zeckenstich charakterisierten Lymphocytomen nur um einen Teil der Fälle von Lymphadenosis benigna cutis. So sind andererseits auch lymphocytäre Infiltrate mit Reaktionszentrenbildungen als Nebenbefund *bei Hauttumoren* beschrieben worden (bei Neurofibrom von BURCKHARDT, bei Syringocystadenoma papilliferum von CARDENAL u.a.). Abgesehen von diesen und ähnlichen Befunden, die, wie BÄFVERSTEDT betont, analog solchen in anderen Organen seien und „deren Bedeutung darin zu sehen ist, daß sie ersichtlich machen, daß die lymphoiden Knötchen in diesen Fällen als eine besondere Reaktionsweise des Organismus auf Reize offenbar völlig verschiedenen Ursprungs aufgefaßt werden können", ist aber bemerkenswert die relativ häufige Kombination der Lymphadenosis benigna cutis einerseits mit Erythema chronicum migrans und andererseits mit Akrodermatitis chronica atrophicans. Beim Erythema chronicum migrans findet sich häufig an der Stichstelle (nach PASCHOUD gegebenenfalls aber nicht nur dort allein) ein vielfach kleinerer oder größerer, rötlich-bräunlicher Knoten eines (zentralen) Lymphocytoms. SPIER und HEGE-WALD (1955) haben die funktionelle Histomorphologie dieser Lymphocytome beim Erythema chronicum migrans eingehend studiert und in ihren Befunden beim sog. basophilen Lymphocytom (mit dunklen Funktionszentren) das Vorliegen einer Antikörperproduktionsstätte gesehen, „die in Gang gesetzt, aber nicht mehr obligat unterhalten wird durch exogene Substanzen belebter oder auch unbelebter Natur". Die Basophilie der „dunklen Funktionszentren" wird bedingt durch basophile Plasmoblasten, die sich durch eine besonders hohe Aktivität ihres Stoffwechsels und durch eine hohe Mitosenquote auszeichnen. Die Autoren weisen darauf hin, daß den Plasmoblasten im Abwehrkampf eine spezifische Stellung zukomme, was wohl fundiert sei, während es bislang nicht eindeutig geklärt ist, ob im Sinne eines fakultativen oder obligaten Antikörperbildners, also im Sinne spezifischen oder unspezifischen Eiweißumsatzes (MASSHOFF). Im Hinblick auf die in den „dunklen" Funktionszentren in engster Auseinandersetzung mit phagocytierenden Reticulumzellen befindlichen syncytialen Plasmoblasten wie auch der peripherwärts mehr und mehr capillaradventitiell orientierten Plasmazellen der lymphoplasmacellulären Peripherie sei die Auffassung derartiger „basophiler" Lymphocytome als höchst eiweißstoffwechselaktiver Zentren gerechtfertigt. Dabei soll es sich bei den sog. basophilen Lymphocytomen vermutlich nur um ein fakultativ persistierendes Substrat oder eine nicht obligate Phase der Antikörperproduktion handeln, die möglicherweise wieder in sich zusammensinkt oder gegebenenfalls als Endstadium ein „ausgebranntes" Lymphocytom zeigt. Diese histomorphologischen Untersuchungen von Spier und Hegewald dürften für die Kenntnis um die Pathogenese der Lymphadenosis benigna cutis, zumindest jener beim Erythema chronicum migrans von besonderer Bedeutung sein, und zwar insofern, als sie einen Hinweis geben, daß bei diesen Lymphocytomen „auf vollen Touren laufende Antikörper-Produktionsstätten" vorliegen. In pathogenetischer Hinsicht ist darüber hinaus wichtig überhaupt die häufige Kombination der Lymphadenosis benigna cutis mit dem Erythema chronicum migrans, da aus dieser auf engere Beziehungen zwischen diesen beiden Dermatosen geschlossen werden darf. Diese Auffassung erfährt noch dadurch eine weitere Stütze, als sowohl das Erythema chronicum migrans wie auch das Lymphocytom durch Zeckenstich verursacht wird bzw. werden kann und beide Krankheitsbilder durch Penicillin günstig beeinflußbar sind. Ähnliche Gedankengänge erscheinen diskutabel bezüglich Lymphadenosis benigna cutis und Akrodermatitis chronica atrophicans, da auch diese beiden auffällig gehäuft miteinander vorkommen. Diesbezügliche Beobachtungen sind in der Literatur zahlreich mitgeteilt worden (s. bei Akrodermatitis chronica atrophicans, S. 582), wobei die Lymphocytome teils im Bereich der durch die Akrodermatitis chronica atrophicans veränderten Haut und teils auch außerhalb derselben (z. B. bei den Fällen von Mulzer und Keining sowie Gottron und eigenen Beobachtungen) angetroffen werden. Eine Annahme eventueller pathogenetischer Beziehungen zwischen Lymphadenosis benigna cutis und Akrodermatitis chronica atrophicans erscheint um so mehr gerechtfertigt, als geomedizinische Untersuchungen eine bemerkenswerte, wohl kaum zufällige weitgehende Übereinstimmung der Verbreitung von Akrodermatitis chronica atrophicans und von Ixodes ricinus zu ergeben scheinen.

Was nun die Lymphadenosis benigna cutis anlangt, so hat man aus ähnlichen Erwägungen heraus, wie sie für die Akrodermatitis chronica atrophicans und das Erythema chronicum migrans angestellt wurden, ebenfalls die Frage einer erregerbedingten Krankheit diskutiert. Diese Diskussion dürfte zumindest gerechtfertigt sein für jene Lymphocytome, die nach Zeckenstich auftreten und die sich weiterhin gut durch Penicillin beeinflussen lassen. Um den Nachweis des Infektioncharakters der Lymphadenosis benigna cutis zu erbringen, hat neuerdings Paschoud eindrucksvolle Übertragungsversuche von Mensch zu Mensch unternommen[1].

Paschoud verwendete als Übertragungsmaterial homogenisiertes Gewebe von Ohrläppchenlymphocytomen und verimpfte jene in drei aufeinanderfolgenden Passagen auf zehn Versuchspersonen (in Ohrläppchen oder Rückenhaut). Es entwickelten sich dabei an den Injektionsstellen der Probanden Veränderungen, die klinisch durchaus einem Lymphocytom entsprachen und histologisch lymphoreticuläres Gewebe, z.T. mit beginnender Funktionszentrenbildung, repräsentierten. Bei einem der Versuche von Gewebsverimpfung in die Rückenhaut kam es während der 3. Passage von dem implantierten lymphocytomartigen Knötchen aus zu einem peripher wandernden Ringerythem entsprechend einem Erythema chronicum migrans, das seinerseits bei der Wanderung über die Haut zu mehreren, spontan sich entwickelnden oberflächlichen Lymphocytomen führte. Der Autor schließt aus diesen Ergebnissen, daß nur eine infektiöse Genese von Lymphadenosis benigna cutis und von Erythema chronicum migrans die von ihm erhobenen Befunde zwanglos erklärt und daß darüber hinaus beide Dermatosen verschiedene Erscheinungsbilder des gleichen Leidens darstellten. Ein absoluter Beweis für diese durch klinisch-experimentelles Tatsachenmaterial weitgehend gestützte Ansicht sei aber nicht gegeben. — Diese Beurteilung der Versuchsergebnisse von Paschoud ist aber nicht unwidersprochen geblieben. Nach Inderbitzin sei selbst mehrfach gelungene Übertragung eines Lymphocytoms, wie unter anderem einer Akrodermatitis chronica atrophicans von Mensch zu Mensch noch kein Beweis für eine etwaige infektiöse Grundlage dieser Affektionen. Es sei möglich, daß die Lymphocytomübertragung lediglich eine homologe Transplantation von sich neoplastisch verhaltendem

---

[1] Auch Bäfverstedt hat bereits Verimpfungen von Lymphadenosis benigna cutis-Material nach der Technik der Kveim-Reaktion an mehreren Probanden durchgeführt. Es kam entweder zu keiner Reaktion oder diese wurde als unspezifisch gedeutet.

Gewebe darstelle. In ähnlichem Sinne äußerte sich SCHNYDER, der betont, daß in einem hohen Prozentsatz sich hyperplastisches lymphoreticuläres Gewebe im Tierversuch homoplastisch transplantieren ließe. Die Übertragungsversuche von Mensch zu Mensch entsprächen aber homoplastischen Transplantationsbedingungen. Die positive Übertragung von Lymphocytomen von Mensch zu Mensch dürfe deshalb nicht als Beweis dafür geltend gemacht werden, daß es sich bei dieser Hautaffektion um eine infektiöse Erkrankung handeln würde. Analoge Versuche mit hyperplastischem, lymphoreticulärem Gewebe könnten z.B. mit Lymphknotenmaterial von „großfollikulären Lymphoblastomen" (Mb. Brill-Symmers) durchgeführt werden, die aber ihrerseits nicht den Beweis für deren infektiösen Charakter erbrächten. Auch SCHNITZER äußert sich sehr zurückhaltend. Er sah bei Übertragung von Krebsgewebe der Maus auf Kaninchen ganz ähnliche Reaktionsbilder. Letztlich wäre zu diesem Thema noch eine Diskussionsbemerkung von SCHIRREN anzuführen, dem es bemerkenswert erscheint, daß das „übertragene" Lymphocytom im frühen Eruptionsstadium auf Röntgenstrahlen nicht anspricht und auch nach längerem Bestand sich erst nach Gesamtdosen von 1000 r zurückbildet. Im Gegensatz hierzu benötigt das „genuine" Lymphocytom in der Frühphase viel kleinere Strahlendosen, während schon längere Zeit bestehende Lymphocytome viel schwerer durch Röntgenstrahlen zu beeinflussen sind.

Ob die Auffassungen, wie sie aus den Stellungnahmen der Kritiker hervorgehen oder diejenigen der Autoren, die erfolgreiche Übertragungsversuche durchgeführt haben, richtig sind, kann nicht ohne weiteres beantwortet werden. Immerhin muß berücksichtigt werden, daß die Implantations- und Verimpfungsversuche von Mensch zu Mensch nicht nur bei der Lymphadenosis benigna cutis, sondern auch bei der Akrodermatitis chronica atrophicans und beim Erythema chronicum migrans Berührungspunkte in klinischer oder histologischer Sicht zeigen. Bei allen dreien kommt es gegebenenfalls zur Entwicklung eines peripher wandernden Ringerythems (z.B. Erythema chronicum migransartiger Randsaum bei Übertragung von Akrodermatitis chronica atrophicans-Gewebe) und histologisch zeigen sich auch bei den Akrodermatitis chronica atrophicans-Versuchen neben einer chronisch-plasmacellulären Entzündung lymphoreticuläre Herde nach Art eines Lymphocytoms, worauf auch GÖTZ hingewiesen hat. Dies ist um so bemerkenswerter, als auch bei den originären Krankheitsbildern selbst sich diesbezügliche Kombinationen zwischen Akrodermatitis chronica atrophicans, Lymphadenosis benigna cutis und Erythema chronicum migrans finden, so daß ungeachtet der Fragestellung, ob es sich bei diesen um Infektionskrankheiten handelt oder nicht, enge Beziehungen sowohl bei den eigentlichen Krankheitsbildern wie bei den experimentellen Untersuchungen sich herauszukristallisieren scheinen. Bemerkenswert ist m.E. aber die Spontanheilungstendenz vor allem der experimentell erzeugten Lymphocytome. Es wäre die Frage zu diskutieren, ob bei der Übertragung des entsprechenden Gewebsmaterials ein jeweils für die drei Krankheiten spezifisches Antigen übertragen wird. Dies ist auf Grund der Untersuchungen von SPIER und HEGEWALD, die von einer auf vollen Touren laufenden Antikörperproduktionsstätte in den Lymphocytomen sprachen, anzunehmen. Solange das übertragene Gewebsmaterial nicht resorbiert ist, dürfte an der Implantationsstelle eine Antigen-Antikörper-Reaktion ausgelöst und unterhalten werden, die dem primären Krankheitsbild entsprechende, vielleicht sogar spezifische Erscheinungsformen bedingt. Sie erlöschen mit Resorption des Implantates. Die experimentellen Untersuchungen wären auch so gesehen mit ein Glied in der Beweisführung für die Beziehungen von Akrodermatitis chronica atrophicans, Erythema chronicum migrans und Lymphadenosis benigna cutis zueinander, während sie andererseits nicht eindeutig den Beweis des Vorliegens eines Infektionsprozesses erbringen können. Dieser dürfte aber aus ähnlichen Argumenten, wie sie für die Akrodermatitis chronica atrophicans und das Erythema chronicum migrans dargestellt wurden, auch für die Lymphadenosis benigna cutis, zumindest für die zeckenstichbedingten Fälle, als am wahrscheinlichsten nach bisheriger Kenntnis angenommen werden können.

## Literatur

*BI. Akrodermatitis chronica atrophicans* (S. 556)

AKIMA, P.: Fall von Acrodermatitis atrophicans chronica. Ref. Zbl. Haut- u. Geschl.-Kr. **53**, 663 (1936). — AKIMA, T.: Fall von Acrodermatitis atrophicans chronica, die sich durch Acetylcholin besserte. Autoref. Zbl. Haut- u. Geschl.-Kr. **49**, 513 (1935). — ALJAWDIN, A.: Zur Kasuistik der subcutanen Knotenbildungen bei atrophischer Acrodermatitis mit Sklerodermie. Ref. Zbl. Haut- u. Geschl.-Kr. **23**, 383 (1927). — ANFIMOV, V., u. M. MIRONENKO: Ein Fall von idiopathischer progressiver Akrodermatitis. Ref. Zbl. Haut- u. Geschl.-Kr. **33**, 357 (1930). — APITZ, K.: Zit. nach H. J. KABELITZ. — AUDRY, CH.: Zit. nach L. M. PAUTRIER u. A. WEILL. — AZUA L. DE, u. J. MASSON y R. MAR: Acrodermatitis crónica atrofiante de Herxheimer. Etudio de un caso tradato con penicillina y vitamina E. Act. dermo-sifiliogr. (Madr.) **44**, 30 (1952). Ref. Zbl. Haut- u. Geschl.-Kr. **87**, 64 (1954).

BABES, A.: Der erste in Rumänien beobachtete Fall von Acrodermatitis chronica atrophicans (Herxheimer). Zbl. Haut- u. Geschl.-Kr. **56**, 12 (1936). — BÄFVERSTEDT, B.: Fall von Acrodermatitis atrophicans Herxheimer mit Calcinosis. Ref. Zbl. Haut- u. Geschl.-Kr. **69**, 356 (1943). — Über Lymphadenosis Benigna Cutis. Eine klinische und pathologisch-anatomische Studie. Acta derm.-venereol. (Helsing.) **24**, Suppl. 11 (1943). — Lymphadenosis benigna cutis as a symptom of malignant tumours. Acta derm. venereol. (Stockh.) **33**, 171 (1953). Ref. Zbl. Haut- u. Geschl.-Kr. **87**, 252 (1954). — BAHR, G. F., u. K. H. HUHN: Über den Einfluß der Kittsubstanzen bei der Färbung des kollagenen und elastischen Gewebes. Arch. Derm. Syph. (Berl.) **194**, 400 (1952). — BAHR, G. F., H. SCHUERMANN u. G. CRECELIUS: Elektronenmikroskopische Untersuchungen bei progressiver Sklerodermie, Lupus erythematodes acutus (und Acrodermatitis chronica atrophicans). Hautarzt **2**, 513 (1951). — BARBER, H. W.: Acrodermatitis atrophicans (Herxheimer), érythromélie of Pick. Ref. Zbl. Haut- u. Geschl.-Kr. **45**, 190 (1933). — BARRIO DE MEDINA, J., u. N. CALVIN: Picksche Erythromelie. Ref. Zbl. Haut- u. Geschl.-Kr. **23**, 383 (1927). — BENJAMOWITSCH, E., u. L. N. MASCHKILLEISSON: Zur Frage der Jadassohnschen Anetodermia erythematosa (Atrophia cutis maculosa idiopathica) mit besonderer Berücksichtigung ihrer Histologie. Arch. Derm. Syph. (Berl.) **154**, 611 (1928). — Weitere Beiträge zur Frage über die Atrophie der Haut. III. Acrodermatitis chronica atrophicans und ihre Beziehungen zur Sklerodermia. Acta derm. venereol. (Stockh.) **14**, 313 (1933). Ref. Zbl. Haut- u. Geschl.-Kr. **47**, 314 (1934). — BERGGREEN, P.: Lymphocytom (Lymphadenosis circumskripta?). Ref. Zbl. Haut- u. Geschl.-Kr. **67**, 286 (1941). — BERNHARDT, R.: Fall von Pick-Herxheimerscher Krankheit bei einer tuberkulösen sympathicotonischen Kranken. Zbl. Haut- u. Geschl.-Kr. **49**, 109 (1935). — BETTMANN, S.: Zit. nach M. OPPENHEIM. — BEZECNY, R.: Acrodermatitis atrophicans und Basedow. Zbl. Haut- u. Geschl.-Kr. **40**, 453 (1932a). — Acrodermatitis atrophicans. Derm. Wschr. **94**, 809 (1932b). — Acrodermatitis atrophicans mit Xanthelasmen. Zbl. Haut- u. Geschl.-Kr. **48**, 602 (1934). — Generalisierte Acrodermatitis atrophicans. Zbl. Haut- u. Geschl.-Kr. **56**, 1 (1937). — Acrodermatitis atrophicans Herxheimer. Zbl. Haut- u. Geschl.-Kr. **59**, 560 (1938). — BLAICH, W.: Untersuchungen über den Wirkungsmechanismus des Penicillins. Arch. Derm. Syph. (Berl.) **188**, 340 u. 348 (1949/50). — Über die biologischen und pharmakologischen Grundlagen der Penicillin-Nebenwirkungen und ihre Bedeutung für Theorie und Praxis. Münch. med. Wschr. **92**, 271 (1950). — BLATT, O.: Acrodermatitis atrophicans. Zbl. Haut- u. Geschl.-Kr. **18**, 749 (1926a). — Acrodermatitis atrophicans. Zbl. Haut- u. Geschl.-Kr. **20**, 536 (1926b). — Acrodermatitis atrophicans Herxheimer. Zbl. Haut- u. Geschl.-Kr. **22**, 628 (1927a). — Acrodermatitis atrophicans Herxheimer. Zbl. Haut- u. Geschl.-Kr. **23**, 627 (1927b). — Lues latens. Acrodermatitis atrophicans. Zbl. Haut- u. Geschl.-Kr. **27**, 477 (1928). — Acrodermatitis atrophicans. Zbl. Haut- u. Geschl.-Kr. **30**, 445 (1929a). — Klinische Beiträge zur Frage der Atrophodermien. Derm. Wschr. **88**, 190 (1929b). — BOHNSTEDT, R. M.: Therapeutische Erfahrungen mit Acetylcholin. Arch. Derm. Syph. (Berl.) **166**, 163 (1932). — BOMMER, S.: 34. Sitzg der Nordwestdtsch. Dermatologischen Ges. gemeinsam mit der Frühjahrstagg der Hamburger Dermat. Ges., Hambrug 3.—5. 7. 1953. Ref. Hautarzt **5**, 478 (1954). — BOMMER, S., u. A. STOLP: Beitrag zum Ursachenkomplex der Akrodermatitis chronica atrophicans Herxheimer. Hautarzt **11**, 208 (1960). — BOŠNJAKOVIĆ: Acrodermatitis atrophicans, familiär. Zbl. Haut- u. Geschl.-Kr. **67**, 524 (1941). — BRACK: Siehe Disk. NICOLAS, J. et CH. PETOURAUD. — BRASS, K.: Zit. nach F. WUHRMANN. — BREUCKMANN, H.: Über ein der Akrodermatitis chronica atrophicans ähnliches Krankheitsbild bei Winzern mit Arsenschädigungen. Arch. Derm. Syph. (Berl.) **179**, 695 (1939). — Acrodermatitis chronica atrophicans Herxheimer. Zbl. Haut- u. Geschl.-Kr. **63**, 106 (1940).— BRONSON, E. B.: Zit. bei S. E. SWEITZER u. C. W. LAYMON. — BRÜNAUER, ST. R.: Atrophien. In: L. ARZT u. K. ZIELER, Haut- und Geschlechtskrankheiten, Bd. II, S. 707. Berlin u. Wien: Urban & Schwarzenberg 1935. — BRUNNER, N.: Zur Penicillinbehandlung bei Sklerodermie und Akrodermatitis atrophicans Herxheimer. Hautarzt **2**, 545 (1951). — BRUN-PEDERSEN, M.: Acrodermatitis atrophicans Herxheimer.

Zbl. Haut- u. Geschl.-Kr. **38**, 750 (1931). — BUCHWALD, A.: Ein Fall von diffuser idiopathischer Hautatrophie. Arch. Derm. Syph. (Berl.) **10**, 553 (1883). — BÜCHNER, F.: Spezielle Pathologie, S. 231. München u. Berlin: Urban & Schwarzenberg 1955. — BURCKHARDT, W.: Akrodermatitis atrophicans Herxheimer nach Penicillinbehandlung. Dermatologica (Basel) **112**, 556 (1956).

ČAJKOVAC: Dermatitis atrophicans progressiva mit chronischer deformierender Arthritis des rechten Handgelenkes. Zbl. Haut- u. Geschl.-Kr. **60**, 201 (1938).

DANBOLT, N.: Dermatitis chronica atrophicans verbunden mit lympho-glandulärer Retikulose. Ref. Zbl. Haut- u. Geschl.-Kr. **62**, 118 (1939). — DANDA, I.: Die Weltfrequenz der Akrodermatitis chronica atrophicans. Hautarzt **14**, 337 (1963). — DAUBRESSE-MORELLE: Erythromelie de Pick ou acrodermite chronique atrophiante. Ref. Zbl. Haut- u. Geschl.-Kr. **30**, 742 (1929). — DIETZL, L.: Dermatitis atrophicans. Zbl. Haut- u. Geschl.-Kr. **50**, 14 (1935). — DOBOS, A.: Ung. Dermat. Ges. Budapest, Sitzg vom 11. 11. 1938. Ref. Zbl. Hautu. Geschl.-Kr. **61**, 625 (1939). — DÖLLKEN, H.: Acrodermatitis atrophicans. Zbl. Haut- u. Geschl.-Kr. **45**, 11 (1933). — DÖRFFEL, J.: Acrodermatitis atrophicans (Herxheimer). Zbl. Haut- u. Geschl.-Kr. **30**, 295 (1929). — Acrodermatitis atrophicans. Zbl. Haut- u. Geschl.-Kr. **36**, 545 (1931). — DU BOIS, CH.: Siehe Disk. J. NICOLAS et CH. PETOURAUD. — DUCREY, C.: Dermatitis cronica atrophicans, di probabile natura tubercolare. (Contributo clinico, istopatologico e sperimentale allo studio delle cosi dette Atrofie idiopatiche diffuse delle pelle.) Ref. Zbl. Haut- u. Geschl.-Kr. **6**, 262 (1923).

EHRMANN, S., u. F. FALKENSTEIN: Über Dermatitis atrophicans und ihre pseudo-sklerodermatischen Formen. Arch. Derm. Syph. (Berl.) **149**, 142 (1925). — ELLIOT, G. T.: Zit. nach S. E. SWEITZER u. C. W. LAYMON. — EREL, N. O.: Über einen Fall von Dermatitis chronica atrophicans Pick Herxheimer. Ref. Zbl. Haut- u. Geschl.-Kr. **56**, 37 (1937).

FALK, V.: 2 Fälle von Akrodermatitis atrophicans. (Nordostdtsch. Dermat. Verein., Königsberg, 17. 5. 1925). Zbl. Haut- u. Geschl.-Kr. **18**, 336 (1926). — FEGELER, F.: Vereinigg Rhein.-Westf. Dermatologen. Festsitzg vom 4. 5. 1958 (82. Frühjahrstagg). Ref. Derm. Wschr. **139**, 57 (1959). — FIDANZA, E. P.: Sur l'étiologie de l'érythromelie de Pick. (Travail de la clinique des maladies cutanées: Prof. L. M. PAUTRIER). Bull. Soc. franç. Derm. Syph. **36**, 793 (1929). — FINGER, E., u. M. OPPENHEIM: Die Hautatrophien, Wien 1910. Ref. Derm. Zbl. **14**, 221 (1911). — FOELSCHE, W.: Vergleichende Sternalmarkuntersuchungen bei Akrodermatitis chronica atrophicans und manifester Syphilis aller Stadien. Z. Hautu. Geschl.-Kr. **19**, 360 (1955). — FORMAN, L.: Poikilodermia? Chronic Atrophic Dermatitis? Proc. roy. Soc. Med. **31**, 351 (1938). Ref. Zbl. Haut- u. Geschl.-Kr. **60**, 155 (1938). — FREUND, H.: Lymphadenosis cutis. Acrodermatitis chronica atrophicans. Derm. Z. **59**, 122 (1930). — Lymphatische Leukämie unter dem Bilde einer Acrodermatitis atrophicans. Zbl. Haut- u. Geschl.-Kr. **38**,569 (1931). — FUNK, C. F., u. F. KRÖBER: Beitrag zur infektiösen Ätiologie der Acrodermatitis chronica atrophicans Pick-Herxheimer. DDG. XXIII. Tagg, Wien, 23.—27. 5. 1956. Zbl. Haut- u. Geschl.-Kr. **97**, 139 (1957).

GABRIEL, H.: Zur Frage der Penicillinbehandlung und Häufigkeit der Acrodermatitis atrophicans (Herxheimer). Hautarzt **3**, 172 (1952). — GANS, O., u. G. K. STEIGLEDER: Histologie der Hautkrankheiten, Bd. I/27. Berlin-Göttingen-Heidelberg: Springer 1955. — GÖHR, A.: Zur Klinik der Acrodermatitis chronica atrophicans. (Univ.-Hautklinik Berlin.) Inaug.-Diss. Berlin 1935. — GÖTZ, H.: Die Acrodermatitis chronica atrophicans Herxheimer als neue Indikation für die Behandlung mit Chloromycetin. Hautarzt **3**, 310 (1952). — Die Acrodermatitis chronica atrophicans Herxheimer als Infektionskrankheit. Hautarzt **5**, 491 (1954). — Die Acrodermatitis chronica atrophicans Herxheimer als Infektionskrankheit. Ergänzung zur 1. Mitteilung. Hautarzt **6**, 249 (1955a). — Die Acrodermatitis chronica atrophicans Herxheimer als Infektionskrankheit. Dermatologica (Basel) 110, 312 (1955b). — GÖTZ, H., K. KEHRER u. H. MÜLLER: Über Penicillinnebenwirkungen. Arch. Derm. Syph. (Berl.) **190**, 125 (1950). — GÖTZ, H., u. E. LUDWIG: Die Behandlung der Acrodermatitis chronica atrophicans Herxheimer mit Penicillin. Hautarzt 2, 6 (1951). — GÖTZ, H., u. K. MEINICKE: Ist die Acrodermatitis chronica atrophicans Herxheimer eine Spirochätose? Arch. klin. exp. Derm. **201**, 132 (1955). — GÖTZ, H., u. TH. NASEMANN: Zur Frage der Virusätiologie der Acrodermatitis chronica atrophicans Herxheimer. Hautarzt 7, 349 (1956). — GOLDSCHLAG, F.: Lues gummosa. Acrodermatitis atrophicans mit fibromartigen Bildungen. Zbl. Haut- u. Geschl.-Kr. **27**, 476 (1928a). — Acrodermatitis atrophicans mit sog. Pseudofibromen. Sarkoid Boeck. Zbl. Haut- u. Geschl.-Kr. **27**, 593 (1928b). — Acrodermatitis chronica atrophicans. Zbl. Haut- u. Geschl.-Kr. **41**,432 (1932). — Acrodermatitis atrophicans. Zbl. Haut- u. Geschl.-Kr. **56**, 594 (1937a). — Acrodermatitis atrophicans mit pseudofibromatösen Veränderungen. Zbl. Haut- u. Geschl.-Kr. **56**, 595 (1937b). — Acrodermatitis atrophicans Herxheimer. Zbl. Haut- u. Geschl.-Kr. **59**, 466 (1938a). — Acrodermatitis atrophicans Herxheimer. Zbl. Haut- u. Geschl.-Kr. **59**, 467 (1938b). — Pemphigus vulgaris, Acrodermatitis atrophicans, Osteomyelitis. Zbl. Haut- u. Geschl.-Kr. **60**, 602 (1938c). — GORDON, H.: Two cases of Acrodermatitis Atrophicans Herxheimer. Proc. roy. Soc. Med. **26**, 1299 (1933).

Ref. Zbl. Haut- u. Geschl.-Kr. **46**, 446 (1933). — GOTTRON, H.: Gleichzeitiges Vorhandensein von Acrodermatitis chronica atrophicans und circumscripter Sklerodermie. Zbl. Haut- u. Geschl.-Kr. **57**, 7 (1938a). — Lymphadenosis cutis circumscripta im Bereich der Mamille bei gleichzeitiger Acrodermatitis chronica atrophicans der Extremitäten. Zbl. Haut- u. Geschl.-Kr. **59**, 633 (1938b). — Aleukämische Lymphadenosis bei gleichzeitiger Acrodermatitis chronica atrophicans sowie Spindelzellencarcinom der Gesichtsmitte. Zbl. Haut- u. Geschl.-Kr. **65**, 325 (1940). — Großfleckige Dermatitis atrophicans. Zbl. Haut- u. Geschl.-Kr. **68**, 616 (1942). — Gleichzeitiges Vorhandensein von Acrodermatitis und circumskripter Sklerodermie. Zbl. Haut- u. Geschl.-Kr. **70**, 594 (1943). — GOUGEROT, E., et BURNIER: Deux cas d'acrodermatite chronique atrophiante de Pick-Herxheimer avec lésion nodulaire dermique débutante: lésion élémentaire. Bull. Soc. franç. Derm. Syph. **37**, 1117 (1930). — GOUGEROT, H., et O. ELIASCHEFF: Maladie de Pick-Herxheimer unilaterale chez une Française. Bull. Soc. franç. Derm. Syph. **39**, 1200 (1932). — GOUGEROT, H., et E. LORTAT-JACOB: Acrodermatite de Pick-Herxheimer débutante, infiltrée au stade encore non atrophique. Bull. Soc. franç. Derm. Syph. **40**, 1708 (1933). — GOUGEROT, H., E. LORTAT-JACOB et A. DREYFUS: Nouveau cas d'acrodermatite chronique atrophique de Pick-Herxheimer avec sclerodermie chez une Française. Bull. Soc. franç. Derm. Syph. **40**, 1305 (1933). — GOUGEROT, H., et J.-J. MEYER: Acrodermatite atrophiante de Pick-Herxheimer régressant par la pénicilline. Bull. Soc. franç. Derm. Syph. **56**, 427 (1949). — Acrodermatite de Pick-Herxheimer traitée par la pénicilline. Bull. Soc. franç. Derm. Syph. **58**, 278 (1951). — GOUGEROT, H., J. J. MEYER et FLECHNER: Acrodermatite de Pick-Herxheimer, au stade de début, traitée par l'auréomycine. Bull. Soc. franç. Derm. Syph. **58**, 386 (1952). — GRAYEB, H. J., u. J. ABULAFIA: Enfermedad de Pick-Herxheimer (Pick-Herxheimersche Krankheit). Ref. Zbl. Haut- u. Geschl.-Kr. **97**, 280 (1957). — GRÜNEBERG, TH.: Zur Frage der Ätiologie der Acrodermatitis chronica atrophicans. Derm. Wschr. **126**, 1041 (1952). — GSELL, O.: Zit. nach K. ROHR.

HALTER, K.: Fibroide Knoten an den Fingern bei Akrodermatitis chronica atrophicans. Zbl. Haut- u. Geschl.-Kr. **69**, 57 (1943). — Acrodermatitis chronica atrophicans mit aleukämischer Lymphadenosis cutis. Derm. Wschr. **128**, 1248 (1953). — HASSELMANN, C. M.: Eigene Erfahrungen und Ergebnisse mit der Penicillin-Behandlung bei 370 Syphiliskranken. Med. Klin. **44**, 657 (1949). — HAUSER, W.: Sternalmarkbefunde und ihre Beziehungen zur Blutsenkungsgeschwindigkeit bei Acrodermatitis chronica atrophicans. Arch. Derm. Syph. (Berl.) **195**, 164 (1952). — Zur Kenntnis der Gewebsmastzelle im Knochenmark unter besonderer Berücksichtigung ihres Vorkommens bei Dermatosen. (Urticaria pigmentosa, Lymphadenose, Mycosis fungoides, Erythrodermien, Acrodermatitis chronica atrophicans usw.) Arch. Derm. Syph. (Berl.) **195**, 514 (1952/53). — Zur Klinik, Ätiologie und Pathogenese der Akrodermatitis chronica atrophicans. Hautarzt **6**, 77 (1955a). — Zur Kenntnis der Akrodermatitis chronica atrophicans (unter besonderer Berücksichtigung der Veränderungen an den hautnahen Lymphknoten, des Knochenmarkes, der Serumeiweißverhältnisse sowie der Ätiologie und der Pathogenese). Arch. Derm. Syph. (Berl.) **199**, 350 (1955b). — Atrophien. In: GOTTRON/SCHÖNFELD, Dermatologie und Venerologie, Bd. II/2, S. 835. Stuttgart: Georg Thieme 1958. — Zur allgemeinen medizinischen Bedeutung der Akrodermatitis chronica atrophicans. Dtsch. med. Wschr. **87**, 1347 (1962). — The General Medical Significance of Chronic Acrodermatitis Atrophicans. Germ. med. Mth. **8**, 272 (1962). — Akrodermatitis chronica atrophicans. Ergebn. inn. Med. Kinderheilk. (im Druck). — HAXTHAUSEN, H.: Acrodermatitis atrophicans Herxheimer. Zbl. Haut- u. Geschl.-Kr. **41**, 306 (1932). — Fall von Dermatitis atrophicans progressiva mit eigentümlichen Symptomen. Zbl. Haut- u. Geschl.-Kr. **58**, 241 (1938). — Studies on the pathogenesis of morphea, vitiligo and acrodermatitis atrophicans by means of transplantation experiments. Acta derm.-venereol. (Helsingf.) **27**, 352 (1947). Ref. Zbl. Haut- u. Geschl.-Kr. **72**, 441 (1949). — HEILESEN, B.: Acrodermatitis atrophicans chronica Herxheimer. Acta derm.-venereol. (Stockh.) **35**, 213 (1955). — Acrodermatitis chronica atrophicans Herxheimer. Acta derm.-venereol. (Stockh.) **36**, 235 (1956). — HERXHEIMER, K., u. K. HARTMANN: Über Acrodermatitis chronica atrophicans. Arch. Derm. Syph. (Wien u. Leipzig) **61**, 57 (1902a). — Über Acrodermatitis chronica atrophicans. Arch. Derm. Syph. (Wien u. Leipzig) **61**, 255 (1902b). — HERZBERG, J.: Retikulosarkomatöse Umwandlung multipler subkutaner Lymphozytome bei Acrodermatitis chronica atrophicans. Derm. Wschr. **125**, 422 (1952). — HILLER, F.: Rückenmark. II. Das Hinterwurzel- und Hinterhornsyndrom. In: Handbuch der inneren Medizin, Bd. V/1, S. 376. Berlin-Göttingen-Heidelberg: Springer 1953. — HOEDE, K.: Acrodermatitis chronica atrophicans. Zbl. Haut- u. Gesch.-Kr. **62**, 22 (1939). — Zur Frage der Anerkennung einer Acrodermatitis chronica atrophicans Herxheimer als Wehrdienstbeschädigung. Hautarzt **8**, 183 (1957). — HÖVELBORN, L.: Gelenkveränderungen bei Acrodermatitis chronica atrophicans. Arch. Derm. Syph. (Berl.) **164**, 349 (1931). — HUBER, A.: Über Atrophia idiopathica diffusa progressiva cutis im Gegensatz zur senilen Atrophie der Haut. Arch. Derm. Syph. (Wien u. Leipzig) **52**, 71 (1900). — HUFSCHMITT, G.: Siehe Disk. J. NICOLAS et CH. PETOURAUD. — Deux cas de dermatite chronique atrophiante (Erythromyélie de Pick). Bull. Soc. franç. Derm. Syph. **35**, 95 (1928). — Un cas d'érythromélie. Bull. Soc. franç. Derm. Syph. **37**, 190 (1930). INCEDAYI, C. H., u. I. HAZAN: Die Pick-Herxheimersche Krankheit. Bull. Fac. Méd., Istanbul, **17**, 455 mit franz. Zus.fass. (1954) [Türkisch]. Zbl. Haut- u. Geschl.-Kr. **92**, 91 (1955). JADASSOHN, J.: Siehe Disk. zu E. ZEISLER. — JAKAC: Acrodermatitis chronica atrophicans, Anetodermia. Zbl. Haut- u. Geschl.-Kr. **64**, 372 (1940). — JESSNER, M.: Zur Kenntnis der Acrodermatitis chronica atrophicans. Arch. Derm. Syph. (Berl.) **134**, 478 (1921). — Sclerodermie en plaques neben Acrodermatitis chronica atrophicans. Ref. Zbl. Haut- u. Geschl.-Kr. **4**, 326 (1922 a). — Weiterer Beitrag zur Kenntnis der Acrodermatitis chronica atrophicans. Arch. Derm. Syph. (Berl.) **139**, 294 (1922 b). — JESSNER, M., u. A. LOEWENSTAMM: Bericht über 66 Fälle von Acrodermatitis chronica atrophicans. Derm. Wschr. **79**, 1169 (1924). — JORDAN, A.: Über die Ätiologie der idiopathischen progressiven Hautatrophie (Acrodermatitis chronica atrophicans). Autoref. Zbl. Haut- u. Geschl.-Kr. **34**, 312 (1930). — JORDAN, A., u. E. ROMEIKOWA: Über einen Fall von Acrodermatitis chronica atrophicans und Melanodermie. Derm. Z. **39**, 193 (1923). — JORDAN, P.: Acrodermatitis atrophicans mit Sklerosierung des Bindegewebes und „Lilac ring". Sklerodermie? Zbl. Haut- u. Geschl.-Kr. **59**, 127 (1938). — Vereinigung Rhein.-Westf. Dermatologen. Festsitzung vom 4. 5. 1958 (82. Frühjahrstagg). Ref. Derm. Wschr. **139**, 57 (1959). — JORDAN, P., u. J. HOLTSCHMIDT: Traumatisches Zeckenbiß-Lymphozytom mit Erythema chronicum migrans. Hautarzt **2**, 397 (1951).

KAALUND-JØRGENSEN, O.: Acrodermatitis atrophicans Herxheimer treated with penicillin by mouth. Acta derm.-venereol. (Stockh.) **36**, 189 (1956). — KABELITZ, H. J.: Plasmazellen und Eiweißstoffwechsel. Acta haemat. (Basel) **4**, 232 (1950). — KAPOSI, M.: Zit. nach S. R. BRÜNAUER. — KAUCZYNSKI, K.: Acrodermatitis atrophicans Herxheimer. Zbl. Haut- u. Geschl.-Kr. **23**, 628 (1927). — Acrodermatitis atrophicans. Zbl. Haut- u. Geschl.-Kr. **33**, 150 (1930). — Acrodermatitis atrophicans. Zbl. Haut- u. Geschl.-Kr. **49**, 3 (1935). — KEMERI v., D.: Acrodermatitis atrophicans. Zbl. Haut- u. Geschl.-Kr. **56**, 7 (1936). — KENEDY, D.: Über herdförmige Amyloidentartung bei einem Falle von Dermatitis atrophicans diffusa. Arch. Derm. Syph. (Berl.) **136**, 245 (1921). — KIRISHIMA, M.: Dermatitis atrophicans maculosa. Autoref. Zbl. Haut- u. Geschl.-Kr. **63**, 585 (1940). — KOCH, R.: Zur Frage der Anerkennung einer Acrodermatitis chronica atrophicans Herxheimer als Wehrdienstbeschädigung. Hautarzt **7**, 316 (1956). — KOGOJ, F.: Über Atrophodermien und Sklerodermien. Autoref. Zbl. Haut- u. Geschl.-Kr. **16**, 778 (1925). — KONJETZNY, G. E.: Zit. nach F. BÜCHNER. — KOSKIMIES, A.: Acrodermatitis atrophicans (Herxheimer). A clinical and serological study in 57 cases. Ref. Schweiz. med. Wschr. **83**, 248 (1953, I) u. Zbl. Haut- u. Geschl.-Kr. **87**, 375 (1954). — KREIBICH, C.: Zur Angioneurosenfrage. Klin. Wschr. **2**, 337 (1923). — KRÖBER, F.: Zur Pathogenese der Akrodermatitis chronica atrophicans (Pick-Herxheimer) unter Berücksichtigung von Wirbelsäulenveränderungen als nervöse Irritationszentren. Hautarzt **7**, 61 (1956). — KUHN, E.: Serum- und Sternalpunktatveränderungen bei Erkrankungen der Haut und Gefäße. Klin. Wschr. **30**, 1100 (1952). — KUSKE, H., J.-M. PASCHOUD u. W. SOLTERMANN: Acrodermatitis chronica atrophicans Pick-Herxheimer. Dermatologica (Basel) **114**, 317 (1957). — KWIATKOWSKI, A. L.: Acrodermatitis atrophicans. Atrophia maculosa. Zbl. Haut- u. Geschl.-Kr. **45**, 24 (1933). — Acrodermatitis atrophicans mit pseudofibromatösen Knoten. Zbl. Haut- u. Geschl.-Kr. **50**, 276 (1935a). — Atrophia maculosa cutis et Acrodermatitis atrophicans. Zbl. Haut- u. Geschl.-Kr. **51**, 164 (1935b). — Acrodermatitis atrophicans Herxheimer. Zbl. Haut- u. Geschl.-Kr. **60**, 602 (1938). — KYLIN: Zit. nach F. WUHRMANN. — KYRLE, J.: Vorlesungen über Histo-Biologie der menschlichen Haut und ihre Erkrankungen. Wien u. Berlin: Springer 1925.

LANDES, E.: Acrodermatitis chronica atrophicans Herxheimer mit fibromartigen Tumoren. Zbl. Haut- u. Geschl.-Kr. **75**, 311 (1950/51). — Lymphadenosis cutis mit wahrscheinlichem Übergang zu Retothelsarkom und Acrodermatitis chronica atrophicans Herxheimer. Derm. Wschr. **126**, 1058 (1952). — LEINBROCK, A.: Elektrophorese in der Dermatologie. In: H. J. ANTWEILER, Die quantitative Elektrophorese in der Medizin. Berlin-Göttingen-Heidelberg: Springer 1957. — LESZCZYŃSKI R. v.: Acrodermatitis atrophicans, Sclerodermia, Anetodermia. Ref. Zbl. Haut- u. Geschl.-Kr. **17**, 501 (1925). — Acrodermatitis atrophicans. Anetodermia maculosa. Zbl. Haut- u. Geschl.-Kr. **26**, 472 (1928). — Gumma cruris et dermatitis atrophicans. Zbl. Haut- u. Geschl.-Kr. **47**, 452 (1934). — LÖHE, H., u. H. TELLER: Ungewöhnliche Nebenwirkung bei Penicillin. Derm. Wschr. **119**, 645 (1947/48). — LÖWENFELD, W.: Acrodermatitis atrophicans und Dermatochalasis. Zbl. Haut- u. Geschl.-Kr. **41**, 562 (1932). — LOMHOLT, S.: Ein Fall von Akrodermatitis chronica atrophicans (Herxheimer) mit sekundären Infiltrationen und Ulzerationsbildung. Derm. Z. **24**, 485 (1917). — Akrodermatitis mit Melanose. Ref. Zbl. Haut- u. Geschl.-Kr. **8**, 252 (1923a). — Einseitige Akrodermatitis chronica atrophicans (Herxheimer). Ref. Zbl. Haut- u. Geschl.-Kr. **8**, 252 (1923b). LUDWIG, E.: Erythema chronicum migrans im Frühstadium der Acrodermatitis chronica atrophicans Herxheimer. Hautarzt **7**, 41 (1956).

MALMROS, H., u. G. BLIX: Zit. nach F. WUHRMANN. — MARCHIONINI, A.: Xanthoma und Acrodermatitis atrophicans incipiens. Zbl. Haut- u. Geschl.-Kr. **54**, 297 (1937). — Akrodermatitis atrophicans (Zustand nach Penicillinbehandlung). Hautarzt **3**, 331 (1952). — Zur Ätiologie der Acrodermatitis chronica atrophicans (Pick-Herxheimer). Münch. med. Wschr. **98**, 705 (1956, I). — Nuove ricerche sulla clinica e l'eziologia dell'acrodermatite cronica atrofizzante. Minerva derm. **31**, 255 (1956). Ref. Zbl. Haut- u. Geschl.-Kr. **97**, 280 (1957). — Disk. zu H. KUSKE, J. M. PASCHOUD u. W. SOLTERMANN. — MARCHIONINI, A., u. H. GÖTZ: Sull' eziologia e sulla terapia penicillinica dell' acrodermatite cronica atrofizzante di Herxheimer. Dermatologia (Napoli) **1**, 133 (1950). Ref. Zbl. Haut- u. Geschl.-Kr. **78**, 76 (1952). — MASSOT, M. H.: Deux cas de maladie de Pick-Herxheimer. Bull. Soc. franç. Derm. Syph. **49**, 1457 (1933). — MATRAS, A.: „Lymphocytome" in atrophischer Haut. Wien. klin. Wschr. **61**, 901 (1949). — Acrodermatitis atrophicans und lymphatische Tumorbildung der Haut. Diabetes mellitus. Derm. Wschr. **128**, 1010 (1953a). — Tumorförmige Lymphocytombildung in atrophischer Haut. Hautarzt **4**, 85 (1953b). — Ein weiterer Beitrag zu den „Lymphocytomen" in atrophischer Haut. (Dermat. Abt. Krkhs. d. Stadt Wien-Lainz.) Wien. klin. Wschr. **1953**c, 419. Ref. Zbl. Haut- u. Geschl.-Kr. **87**, 252 (1954). — Tumorartige Lymphocytome in atrophischer Haut. Arch. Derm. Syph. (Berl.) **200**, 526 (1955a). — Lymphozytoma, Akrodermatitis atrophicans. Derm. Wschr. **131**, 602 (1955b, I). — Großknotige Lymphozytome bei Akrodermatitis atrophicans et sclerodermiformis. Derm. Wschr. **132**, 876 (1955c, II). — MENDL, E.: Isolierte Acrodermatitis atrophicans des Penis. Z. Haut- u. Geschl.-Kr. **21**, 144 (1956). Ref. Zbl. Haut- u. Geschl.-Kr. **97**, 288 (1957). — MIESCHER, G.: Acrodermatitis atrophicans des Gesichtes und der rechten oberen Extremität mit Knotenbildung. Dermatologica (Basel) **86**, 233 (1942). — Neuere in- und ausländische Ergebnisse auf dem Gebiet der Therapie der Haut- und Geschlechts-Krankheiten. Arch. Derm. Syph. (Berl.) **189**, 42 (1949a). — Erfolge der Penicillinbehandlung bei Acrodermatitis atrophicans und bei Lymphocytom. Schweiz. med. Wschr. **79**, 1249 (1949b, II). — Die Behandlung der Akrodermatitis atrophicans mit Penicillin. Dermatologica (Basel) **98**, 59 (1949c). — MONCORPS, C.: Beitrag zur Pathogenese der Acrodermatitis atrophicans. Derm. Z. **48**, 285 (1926). — MONTGOMERY, H., and R. R. SULLIVAN: Acrodermatitis Atrophicans Chronica. Arch. Derm. Syph. (Berl.) **51**, 32 (1945). — MULZER, P., u. E. KEINING: Über miliare Lymphocytome der Haut. Derm. Wschr. **88**, 293 (1929, I).

NAEGELI, O.: Disk. zu J. NICOLAS et CH. PÉTOURAUD. — Acrodermatitis atrophicans Pick-Herxheimer. Zbl. Haut- u. Geschl.-Kr. **39**, 140 (1932). — NEUMANN, J.: Über eine seltene Form von Atrophie der Haut. Arch. Derm. Syph. (Wien u. Leipzig) **44**, 3 (1898). — NICOLAS, J., et CH. PÉTOURAUD: Un cas de dermatite chronique atrophiante de Herxheimer (Erythromelie de Pick). Bull. Soc. franç. Derm. Syph. **36**, 224 (1929a). — A propos du traitement de la dermatite chronique de Pick-Herxheimer. Bull. Soc. franç. Derm. Syph. **36**, 808 (1929b). — NOBL, G.: Acrodermatitis chronica atrophicans. Derm. Zbl. **22**, 142 (1919). — Beziehungen der makulösen Anetodermie zur diffusen Acrodermatitis atrophicans. Wien. klin. Wschr. **36**, 673 (1923). Ref. Zbl. Haut- u. Geschl.-Kr. **12**, 165 (1924). — Initialerscheinungen der Acrodermatitis atrophicans. Zbl. Haut- u. Geschl.-Kr. **47**, 545 (1934). — Akrodermatitis atrophicans. Zbl. Haut- u. Geschl.-Kr. **55**, 186 (1937). — NÖDL, F.: Zur Penicillinbehandlung der Akrodermatitis chronica atrophicans mit pseudosklerodermatischen Veränderungen. Z. Haut- u. Geschl.-Kr. **15**, 153 (1953).

OLIN: Zit. nach A. MARCHIONINI. — OPPENHEIM, M.: Dermatitis atrophicans maculosa. Zbl. Haut- u. Geschl.-Kr. **59**, 383 (1938). — OSTROWSKI, ST.: Bestehen Grundlagen für die Einreihung der Dermatitis chronica atrophicans und der Sklerodermie in eine Gruppe? Ref. Zbl. Haut- u. Geschl.-Kr. **33**, 357 (1930).

PARDO-CASTELLO, V.: Leprosy, associated with Dermatitis Atrophicans Diffusa et Progressiva. Arch. Derm. Syph. (Chic.) **33**, 12 (1936). — PARKES WEBER, F., and A. SCHLÜTER: Early stage of Acrodermatitis chronica atrophicans (the Pick-Herxheimer disease). Brit. J. Derm. **49**, 176 (1937). — PASTINSKY, ST.: Dermatitis atrophicans. Zbl. Haut- u. Geschl.-Kr. **57**, 86 (1938). — Acrodermatitis atrophicans incipiens. Zbl. Haut- u. Geschl.-Kr. **69**, 500 (1943). — PAUTRIER, L. M.: Nouveau cas de dermatite chronique atrophiante (maladie de Pick-Herxheimer) (42e cas). Bull. Soc. franç. Derm. Syph. **40**, 192 (1933). — Dermatite chronique atrophiante au début (52e cas) avec réaction de l'hormone hypophysaire nettement supérieure à la normale. Bull. Soc. franç. Derm. Syph. **41**, 618 (1934). — PAUTRIER, L. M., et A. DISS: Dermatite chronique atrophiante des deux membres inférieurs (Herxheimer-Pick) et lésions atrophiques circonscrites à type d'anétodermie de JADASSOHN. Bull. Soc. franç. Derm. Syph. **33**, 307 (1926). — L'anatomie pathologique de la dermatite chronique atrophiante de Pick-Herxheimer. Bull. Soc. franç. Derm. Syph. **36**, 785 (1929). — PAUTRIER, L. M., et O. ELIASCHEFF: Contribution à l'étude de la dermatite chronique atrophique (Erythromelie de Pick) (Acrodermatitis chronica atrophicans de Herxheimer). Ann. Derm. Syph. (Paris) **2**, 241 (1921). — PAUTRIER, L. M., et LERICHE: Dermatite chronique atrophiante (Herxheimer-Pick), projet d'un nouveau traitement par sympathectomie périartérielle. Bull. Soc.

franç. Derm. Syph. **32**, 128 (1925). — PAUTRIER, L. M., et A. WEILL: Dermatite chronique atrophiante (Pick-Herxheimer) au stade de début (à propos de l'étiologie endocrino-syphilitique soulevée par M. le professeur AUDRY). Bull. Soc. franç. Derm. Syph. **34**, 256 (1927). — PAUTRIER, L. M., et G. WEILL: Dermatite chronique atrophiante (maladie de Pick-Herxheimer) compliquée d'elephantiasis du membre inferieur (46e cas). Bull. Soc. franç. Derm. Syph. **40**, 1102 (1933). — PAUTRIER, L. M., et FR. WORINGER: Psoriasis signé sur le corps avec lésions de membres inférieurs au niveau d'un Pick-Herxheimer). Bull. Soc. franç. Derm. Syph. **45**, 1315 (1938). — PETGES, A.: Nouvelle pratique dermatologique, Bd. VI, S. 95. Paris: Masson & Cie. 1936. — PETGES, A., LECOULANT et MOUGNEAU: Dermatite chronique atrophique (type érythromélie de Pick, acrodermatite chronique atrophiante de Herxheimer). Bull. Soc. franç. Derm. Syph. **36**, 756 (1929). — PHOTINOS, G., u. D. ANDREADES: Acrodermatitis atrophicans Herxheimer. Ref. Zbl. Haut- u. Geschl.-Kr. **59**, 115 (1938). — PHOTINOS, G., u. P. PHOTINOS: Acrodermatitis atrophicans Herxheimer. Zbl. Haut- u. Geschl.-Kr. **59**, 115 (1938). — PIANTONI, C., u. A. FERRARIS: Dermatitis atrophicans chronica (Pick-Herxheimer). Ref. Zbl. Haut- u. Geschl.-Kr. **61**, 483 (1939). — PICK, F. J.: Über Erythromelie. Ein casuistischer Beitrag (Festschrift KAPOSI). Arch. Derm. Syph. (Wien u. Leipzig) (Erg.-Bd.) **1900**, 915. — PIERINI, L. E., u. T. NOTTEBOHN: Erythromelie Pick. Ref. Zbl. Haut- u. Geschl.-Kr. **53**, 251 (1936a). — Acrodermatitis chronica atrophicans (Pick-Herxheimer). Ref. Zbl. Haut- u. Geschl.-Kr. **53**, 316 (1936b). — PIORKOWSKI: Zwei Fälle von Acrodermatitis chronica atrophicans. Zbl. Haut- u. Geschl.-Kr. **19**, 362 (1926). — PIRILÄ, V.: The penicillin of acrodermatitis atrophicans chronica. Acta derm.-venereol. (Stockh.) **31**, 576 (1931). — PIUKOVIĆ: Acrodermatitis atrophicans extr. inf. utr. et Ulcera cruris sin. Zbl. Haut- u. Geschl.-Kr. **64**, 369 (1940). — POSPELOW, A.: Cafs d'une atrophie idiopathique de la peau. Ann. Derm. Syph. (Paris) **9**, 505 (1886).

RASCH: Zit. nach A. GÖHR. — REICHENBERGER, M.: Zit. nach H. GÖTZ. — RILLE, J. H.: Verh. Wien. Dermat. Ges.; Sitzg 18. 5. 1898. — RÖCKL, H., u. R. JAROSCHKA: Verhalten der Serumeiweißkörper bei Dermatosen. I. Teil: Klinik. Arch. Derm. Syph. (Berl.) **196**, 223 (1953). — ROHR, K.: Das menschliche Knochenmark. Stuttgart: Georg Thieme 1949. — RONA, S.: Zit. nach A. HUBER. — ROSENFELD, H.: Zit. nach F. KRÖBER. — RUSCH, P.: Beiträge zur Kenntnis der idiopathischen Hautatrophie. Arch. Derm. Syph. (Wien u. Leipzig) **81**, 3 (1906).

SANNICANDRO, G.: Acrodermatite cronica atrofizzante con nodosità fibromatose "primitive" iuxarticolari e periorbitarie. Le formazioni tumorali nella malattia di Pick-Herxheimer. Ref. Zbl. Haut- u. Geschl.-Kr. **59**, 578 (1938). — SCHÖNSTEIN, A.: Fall von ausgedehnter Acrodermatitis atrophicans mit fleckenförmiger Anetodermie. Zbl. Haut- u. Geschl.-Kr. **26**, 122 (1928). — SCHUERMANN, H.: Lymphadenosis benigna cutis (an den beiden Beinen), Acrodermatitis chronica atrophicans (an den Armen) nach wiederholtem Holzbockbefall (über 100 Holzböcke). Hautarzt **4**, 487 (1953). — SCHWANK, R.: Lymphocytoma in acrodermatitis atrophicans. Ref. Zbl. Haut- u. Geschl.-Kr. **94**, 343 (1956). — SELLEI, J.: Zur Behandlung der Acrodermatitis atrophicans mittels der Pankreasfermenttherapie. Derm. Wschr. **94**, 586 (1932). — A propos du traitement de la dermatite atrophiante (acrodermatite atrophiante; maladie de Pick-Herxheimer) par les ferments. Autoref. Zbl. Haut- u. Geschl.-Kr. **50**, 576 (1935). — SEMINARIO, C., J. PESSANO u. H. MESSONES: Ein neuer Fall von atrophierender chronischer Dermatitis (Pick-Herxheimer). Ref. Zbl. Haut- u. Geschl.-Kr. **47**, 581 (1935). — STOKES, J. H.: Siehe Disk. S. E. SWEITZER. — Acrodermatitis Chronica Atrophicans of the hands, Stasis Dermatitis, Lingua Geographica. Arch. Derm. Syph. (Chic.) **32**, 695 (1935). — STRANDBERG, J.: Zit. nach N. THYRESSON. — SULZBERGER, M. B.: Disk. zu E. ZEISLER: Acrodermatitis chronica atrophicans. Arch. Derm. Syph. (Chic.) **21**, 667 (1930). — SUTTON, R. L., and J. P. KANOKY: Zit. nach S. E. SWEITZER. — SVARTZ, N.: Zit. nach N. THYRESSON. — SWEITZER, S. E.: Acrodermatitis Chronica Atrophicans with ulceration. Arch. Derm. Syph. (Chic.) **58**, 646 (1948). — SWEITZER, S. E., and C. W. LAYMON: Acrodermatitis Chronica Atrophicans. Arch. Derm. Syph. (Chic.) **31**, 196 (1935). — SWEITZER, S. E., and L. H. WINER: Acrodermatitis Chronica Atrophicans. Arch. Derm. Syph. (Chic.) **37**, 151 (1938). — SZODORAY, L.: Dermatitis atrophicans. Zbl. Haut- u. Geschl.-Kr. **68**, 509 (1942).

TELLER, H.: Die Novocainblockade in der Behandlung von Hautkrankheiten. Derm. Wschr. **122**, 790 (1950). — THYRESSON, N.: Fälle von Acrodermatitis chronica atrophicans (Herxheimer), behandelt mit Penicillin (1946—1947). Arch. Derm. Syph. (Berl.) **189**, 157 (1949a). — Case of Dermatitis Atrophicans Progressiva with subcutaneous and cutaneous tumour-like infiltration, successful treated with Penicillin. Acta derm.-venereol. (Helsingf.) **29**, 302 (1949b). — The Penicillin treatment of Acrodermatitis Atrophicans chronica (Herxheimer). Acta derm.-venereol. (Helsingf.) **29**, 572 (1949c). — TOURAINE, A.: Maladie de Pick-Herxheimer. Poikilodermie. Pénicillinothérapie. Bull. Soc. franç. Derm. Syph. **57**, 304 (1950). — TOUTON, K.: Fall von erworbener idiopathischer Hautatrophie. Dtsch. med. Wschr. **12**, 6 (1886). — TUSCHINSKY, M. D., u. B. N. KOTLARENKO: Zit. nach K. ROHR. —

TZANCK, A., E. SIDY et M. HINCKY: Erythromélie de Pick. Bull. Soc. franç. Derm. Syph. 57, 342 (1950).

VAKANOFF, B.: Akrodermatitis chronica atrophicans Pick-Herxheimer. Zbl. Haut- u. Geschl.-Kr. 60, 292 (1938). — VOGT, H.: Zit. nach H. J. KABELITZ.

WEIS, J.: Dermatite chronique atrophiante. Bull. Soc. franç. Derm. Syph. 43, 1391 (1936). — WEISSENBACH, R. J., et P. FERNET: Maladie de Pick-Herxheimer. Bull. Soc. franç. Derm. Syph. 45, 799 (1938). — WEISSENBACH, R. J., A. LEVY-FRANCKEL et J. MARTINEAU: Maladie de Pick-Herxheimer (nouveau cas). Bull. Soc. franç. Derm. Syph. 45, 796 (1938). — WEISSENBACH, R. J., A. LEVY-FRANCKEL, J. MARTINEAU et F. CAILLIAU: Maladie de Pick-Herxheimer. Bull. Soc. franç. Derm. Syph. 45, 601 (1938). — WISE, F.: Acrodermatitis Chronica Atrophicans and its relation to Scleroderma. Ref. Zbl. Haut- u. Geschl.-Kr. 10, 433 (1924). — WISE, F., and I. S. WRIGHT: Unilateral Acrodermatitis Chronica Atrophicans (Associated with Psoriasis). Arch. Derm. Syph. (Chic.) 30, 877 (1934). — WUHRMANN, F.: In WUHRMANN, F., und CH. WUNDERLY: Die Bluteiweißkörper des Menschen. Basel: Benno Schwabe & Co. 1947.

ZEISLER, E.: Acrodermatitis Chronica Atrophicans. Arch. Derm. Syph. (Chic.) 21, 667 (1930).

CI. Erythema chronicum migrans (S. 584)

AFZELIUS, A.: Erythema migrans. Arch. Derm. Syph. (Wien u. Leipzig) 101, 404 (1910). — Erythema chronicum migrans. Acta derm.-venereol. (Uppsala) 2, 120 (1921). Ref. Zbl. Haut- u. Geschl.-Kr. 4, 28 (1922). — ALIBEKOV, S.: Fall von Erythema chronicum migrans Afzelius. Ref. Zbl. Haut- u. Geschl.-Kr. 51, 579 (1935). — ASKANI, H.: Zur Ätiologie des Erythema chronicum migrans. Derm. Wschr. 102, 125 (1936).

BALBAN, W.: Erythema annulare, entstanden durch Insektenstiche. Arch. Derm. Syph. (Wien u. Leipzig) 105, 423 (1910). — Erythema migrans. Derm. Wschr. 78, 55 (1924, I). — Erythema chronicum migrans. Zbl. Haut- u. Geschl.-Kr. 37, 424 (1931). — Erythema chronicum migrans. Zbl. Haut- u. Geschl.-Kr. 58, 1 (1938). — BERDE v., K.: Erythema chronicum migrans. Zbl. Haut- u. Geschl.-Kr. 46, 145 (1933). — Erythema chronicum migrans Afzelius Lipschütz mit Ultraseptyl geheilt. Dermatologica (Basel) 87, 281 (1943). Zbl. Haut- u. Geschl.-Kr. 70, 232 (1943). — BEZECNY, R.: Erythema migrans behandelt mit Schweinerotlaufimmunserum. Zbl. Haut- u. Geschl.-Kr. 32, 676 (1930). — Erythema migrans Lipschütz. Zbl. Haut- u. Geschl.-Kr. 59, 558 (1938). — BINDER, E., R. DOEPFMER u. O. HORNSTEIN: Übertragung des Erythema chronicum migrans von Mensch zu Mensch in zwei Passagen. Klin. Wschr. 33, 727 (1955a). — Experimentelle Übertragung des Erythema chronicum migrans von Mensch zu Mensch. Hautarzt 6, 494 (1955b). — BJØRNSTAD, R. TH., u. K. MOSSIGE: Erythema chronicum migrans mit Meningopolyradikulitis. Ref. Derm. Wschr. 133, 30 (1956, I). — BRUDER, K.: Zur Kenntnis des Erythema chronicum migrans (Lipschütz). Derm. Wschr. 121, 337 (1950). — Zur Kasuistik des Erythema chronicum migrans. Hautarzt 3, 462 (1952). — BRUHNS, C.: Erythema chronicum migrans. Arch. Derm. Syph. (Berl.) 125, 537( 1920). — Zum Begriff des „Erythema chronicum migrans". Arch. Derm. Syph. (Berl.) 135, 109 (1921). — Erythema chronicum migrans. Zbl. Haut- u. Geschl.-Kr. 17, 618 (1925, III). — BRUN, A.: Erythema migrans. Zbl. Haut- u. Geschl.-Kr. 17, 47 (1925). — BRUNS, W.: Erythema chronicum migrans. (Dermat. Verein. Groß-Hamburg, Hamburg, 25./26. 2. 1939.) Zbl. Haut- u. Geschl.-Kr. 63, 343 (1940). — BURNAND, R.: Considérations sur la granulie froide, à propos d'un cas compliqué d'erytheme cutane chronique. Bull. Soc. méd. Hop. Paris, III. 50, 889 (1934). Ref. Zbl. Haut- u. Geschl.-Kr. 50, 598 (1935).

CONRAD, J.: Zit. nach K. BRUDER.

DALSGAARD-NIELSEN, T., u. A. KIERKEGAARD: Zit. nach S. HELLERSTRÖM. — DELBANCO, E.: Erythem am rechten Oberschenkel. Zbl. Haut- u. Geschl.-Kr. 19, 16 (1926).

FORENBACHER: Erythema migrans chronicum Lipschütz. Zbl. Haut- u. Geschl.-Kr. 64, 373 (1940). — FREUDENTHAL, W.: Beiträge zur Kenntnis des Erythema migrans (Lipschütz). Erythème papulo-circiné migrateur et chronique (Darier). Arch. Derm. Syph. (Berl.) 154, 581 (1928). — Erythema migrans. Zbl. Haut- u. Geschl.-Kr. 38, 435 (1931). — FREUND, H.: Erythema migrans. Derm. Z. 59, 123 (1930). — FUSS, H.: Zit. nach K. BRUDER

GAUDENZI, C. DE: Observations sur un cas d'érythème chronique migrant d'Afzeliu Lipschütz. Ref. Ann. Derm. Syph. (Paris) 8, 385 (1941). — GELBJERG-HANSEN, G.: Zit. nach S. HELLERSTRÖM, Acta derm.-venereol. (Helsingf.) 25, 5, 458 (1945). — GOLD, S. C.: Erythema Chronicum Migrans (Lipschütz). Brit. J. Derm. 65, 221 (1953). — GOLDSCHLAG: Erythema chronicum migrans Lipschütz. Zbl. Haut- u. Geschl.-Kr. 47, 451 (1934). — GOTTRON, H. A.: Erythema migrans. Zbl. Haut- u. Geschl.-Kr. 36, 152 (1931). — Krankheitsbegriff und Geschichte, Bakteriologie, Epidemiologie, Klinik sowie Diagnose und Differentialdiagnose des Erysipeloids. (Budapest, Sitzg v. 13.—21. 9. 1935.) Ref. Zbl. Haut- u. Geschl.-Kr. 52, 671 (1935). — GOUGEROT, H., et A. PATTE: Forme télangiectasique et purpurique de „l'Erythema migrans" ou érythème annulaire centrifuge. Bull. Soc. franç.

Derm. Syph. **39**, 1346 (1932). — Forme téleangiectasique et purpurique de l'érythèma migrans ou érythème centrifuge annulaire. Ref. Zbl. Haut- u. Geschl.-Kr. **44**, 656 (1933). — GOUGEROT, RAGU, et O. ELIASCHEFF: La forme indurée de l'érythéma migrans ou érythéma annulaire centrifuge. Ref. Zbl. Haut- u. Geschl.-Kr. **43**, 655 (1933). — GREITHER, A.: Erythema chronicum migrans. In: GOTTRON-SCHÖNFELD, Dermatologie und Venerologie, Bd. II/1, S. 465. Stuttgart: Georg Thieme 1958. — GRIMM: Erythema migrans. Zbl. Haut- u. Geschl.-Kr. **53**, 438 (1936).

HAUSER, W.: Zur Klinik, Ätiologie und Pathogenese der Akrodermatitis chronica atrophicans. Hautarzt **6**, 77 (1955a). — Zur Kenntnis der Akrodermatitis chronica atrophicans (unter besonderer Berücksichtigung der Veränderungen an den hautnahen Lymphknoten, des Knochenmarkes, der Serumeiweißverhältnisse sowie der Ätiologie und der Pathogenese). Arch. Derm. Syph. (Berl.) **199**, 350 (1955b). — HEDÉN: Erythema migrans. Zbl. Haut- u. Geschl.-Kr. **40**, 589 (1932). — HELLERSTRÖM, S.: Erythema chronicum migrans. Acta derm.-venereol. (Stockh.) **11**, 4, 315 (1930a). — Erythema chronicum migrans Afzelii. Acta derm.-venereol. (Stockh.) **11**, 315 (1930b). — Erythema chronicum migrans Afzelii. Acta derm.-venereol. (Stockh.) **12**, 103 (1931). — Beitrag zur Pathogenese des Erythema chronicum Afzelii. Zbl. Haut. u. Geschl.-Kr. **44**, 380 (1930c). — Intracutanprobe mit Holzbockextrakt (Berkefeld-filtrierter Wasserextrakt) bei Erythema chronicum migrans Afzelii. Zbl. Haut- u. Geschl.-Kr. **58**, 406 (1938). — Erythema chronicum migrans Afzelii und Toxoplasmose. Dermatologica (Basel) **97**, Suppl. 29 (1948). — Erythema chronicum migrans Afzelius with meningitis. Acta derm.-venereol. (Stockh.) **31**, 227 (1951). — Erythema Chronicum Migrans Afzelius with meningitis. Sth. med. J. (Bgham, Ala.) **43**, 330 (1950). — HESSE, E.: Erythema annulare chronicum migrans. Zbl. Haut- u. Geschl.-Kr. **40**, 581 (1932). — HOFFMANN, E.: Zit. nach K. BRUDER. — HOLLSTRÖM, E.: Successful treatment of erythema migrans Afzelius. Acta derm.-venereol. (Stockh.) **31**, 235 (1951). — HÜBSCHMANN, K.: Ein Beitrag zur Kenntnis des Erythema chronicum migrans. Acta derm.-venereol. (Stockh.) **8**, 343 (1927/28).

ISAAK: Erythema migrans chronicum (Lipschütz). Zbl. Haut- u. Geschl.-Kr. **41**, 761 (1932).

JANSON, PH.: Häufigkeit, klinisches Bild, Therapie und Ätiologie des Erythema chronicum migrans. Med. Klin. **48**, 1139 (1953, II). — JORDAN, P., u. J. HOLTSCHMIDT: Traumatisches Zeckenbiß-Lymphocytom und Erythema chronicum migrans. Hautarzt **2**, 397 (1951).

KAMBARA, T.: Ein Fall von Erythema chronicum migrans. Autoref. Zbl. Haut- u. Geschl.-Kr. **58**, 179 (1938). — KAUFMANN, M.: Berliner Dermat. Ges. Sitzg vom 15. 1. 1918. Derm. Z. **25**, 334 (1918). — KENEDY, D.: Erythema chronicum migrans. Zbl. Haut- u. Geschl.-Kr. **50**, 10 (1935). — KERL, W.: Erythema chronicum migrans. Arch. Derm. Syph. (Wien u. Leipzig) **119**, 301 (1915). — KLEIN, G.: Über einen besonderen Fall von Erythema chronicum migrans. Derm. Z. **41**, 128 (1924). — KOCSIS, A., u. A. SELÉNYI: Angabe zur Ätiologie des Erythema chronicum migrans Lipschütz. Derm. Wschr. **129**, 129 (1954). — KOVÁCS, S.: Erythema chronicum migrans Lipschütz. Zbl. Haut- u. Geschl.-Kr. **53**, 1 (1936). — KREN, O.: Über die Wirkung subkutaner Pyozyanase-Injektionen. Wien. klin. Wschr. Nr 8, 252 (1908a). — Wien. Dermat. Ges. Sitzg vom 29. 1. 1908. Wien. klin. Wschr. Nr 11, 377 (1908b). — KRESTANOW, Z. A.: Zur Frage über Erythema chronicum migrans (Lipschütz). Derm. Wschr. **92**, 48 (1931, I). — Zur Ätiologie des Erythema annulare chronicum Lipschütz. Ref. Zbl. Haut- u. Geschl.-Kr. **38**, 98 (1931). — KUSKE, H., J.-M. PASCHOUD u. W. SOLTERMANN: Erythema chronicum migrans (Afzelius-Lipschütz). Dermatologica (Basel) **114**, 315 (1957). — KVORNING, S. A.: Erythema chronicum migrans. Acta derm.-venereol. (Stockh.) **36**, 180 (1956). — KWIATKOWSKI, S. L.: Erythema chronicum migrans. Ref. Zbl. Haut- u. Geschl.-Kr. **38**, 591 (1931).

LAUGIER, P.: Erythème chronique migrant de Lipschütz. Bull. Soc. franç. Derm. Syph. **44**, 2132 (1937). — LECZIŃSKY, C. G.: Case of erythema chronicum migrans with meningitis. Acta derm.-venereol. (Stockh.) **31**, 464 (1951). — LEHNER: Erythema chronicum migrans. Zbl. Haut- u. Geschl.-Kr. **27**, 745 (1928). — LEWITH, R.: Erythema chronicum migrans (Lipschütz). Zbl. Haut- u. Geschl.-Kr. **31**, 550 (1930). — LIPSCHÜTZ, B.: Über eine seltene Erythemform (Erythema chronicum migrans). Arch. Derm. Syph. (Wien u. Leipzig) **118**, 349 (1913). — Erythema chronicum migrans. Arch. Derm. Syph. (Wien u. Leipzig) **117**, 866 (1914). — Weiterer Beitrag zur Kenntnis des „Erythema chronicum migrans". Arch. Derm. Syph. (Berl.) **143**, 365 (1923). — Erythema migrans chronicum. (Wiener Dermat. Ges., 12. 2. 1925.) Zbl. Haut- u. Geschl.-Kr. **17**, 133 (1925). — Zur Kenntnis des „Erythema chronicum migrans". Acta derm.-venereol. (Stockh.) **12**, 100 (1931). — LUDWIG, E.: Erythema chronicum migrans im Frühstadium der Acrodermatitis chronica atrophicans Herxheimer. Hautarzt **7**, 41 (1956).

MARCHIONINI, A.: Disk. zu H. KUSKE, J.-M. PASCHOUD u. W. SOLTERMANN. — Zit. nach H. GÖTZ. — MASCHKILLEISSON, L. N., u. S. M. MINSKER: Zur Frage über Erythema chronicum migrans Lipschütz. Acta derm.-venereol. (Stockh.) **10**, 446 (1929). — Zur Frage des Erythema chronicum migrans Lipschütz. Ref. Zbl. Haut- u. Geschl.-Kr. **32**, 215 (1930). — MATRAS, A.:

Erythema chronicum migrans (Lipschütz). Zbl. Haut- u. Geschl.-Kr. **30**, 557 (1929). — MEMMESHEIMER, A.: Erysipeloid unter dem Bilde eines Erythema migrans. Zbl. Haut- u. Geschl.-Kr. **34**, 670 (1930). — Erythema migrans. Zbl. Haut- u. Geschl.-Kr. **38**, 739 (1931). NÉKÁM jr., L.: Erythema migrans chronicum Lipschütz. Zbl. Haut- u. Geschl.-Kr. **59**, 547 (1938). — NISHIYAMA, K., u. T. SATÔ: Erythema chronicum migrans. Ref. Zbl. Haut- u. Geschl.-Kr. **46**, 60 (1933). — Über das chronische annuläre Erythem. Autoref. Zbl. Haut- u. Geschl.-Kr. **54**, 15 (1937).

PFEIFFER, KL.: Geographische Verbreitung von Acrodermatitis chronica atrophicans, Erythema chronicum migrans und Lymphocytom. Diss. Würzburg 1958. — PHOTINOS, P.: Erythème papulo-circiné migrateur et chronique de Darier. Bull. Soc. franç. Derm. Syph. **35**, 206 (1928). — PLANNER, R. v.: Erythema chronicum migrans (Lipschütz). Zbl. Haut- u. Geschl.-Kr. **37**, 33 (1931). — POPPER, H.: Einen Fall zur Diagnose. (Wiener Dermat. Ges., 8. 11. 1917.) Arch. Derm. Syph. (Wien u. Leipzig) **125**, 339 (1918). — Erythema chronicum migrans. (Wiener Dermat. Ges., 22. 11. 1928.) Zbl. Haut- u. Geschl.-Kr. **30**, 435 (1929). — PREININGER, T.: Erythema chronicum migrans Lipschütz. Zbl. Haut- u. Geschl.-Kr. **34**, 21 (1930). — Über das Erythema chronicum migrans Lipschütz. Ref. Zbl. Haut- u. Geschl.-Kr. **35**, 766 (1931). — PROPPE, A.: Ein Fall von Erythema chronicum migrans Lipschütz. Derm. Wschr. **102**, 47 (1936, I).

RATH, K.: Ein weiterer Beitrag zur Kasuistik des Erythema chronicum migrans. Derm. Wschr. **129**, 150 (1954, I). — REMENOVSKY: Erythema migrans. Zbl. Haut- u. Geschl.-Kr. **51**, 85 (1935). — RIEHL, G.: Wiener Dermat. Ges. Sitzung vom 29. Januar 1908. Wien. klin. Wschr. Nr 11, 377 (1908). — ROSTENBERG jr., A., and B. B. BRENNAN: Migratory Erythema: Erythema Annulare Centrifugum? Arch. Derm. Syph. (Chic.) **74**, 213 (1956).

SACHS, O.: Zit. nach H. ASKANI. — SÄLDE, H.: Zit. nach S. HELLERSTRÖM. — SCHIRDUAN, M.: Verdacht auf Toxoplasmose bei Meningitis nach Erythema chronicum migrans bullosum. Arch. Derm. Syph. (Berl.) **192**, 256 (1950). — SCHOENHOF: Erythema toxicum migrans. Erythema chronicum migrans (Lipschütz). Zbl. Haut- u. Geschl.-Kr. **28**, 116 (1929). — SCHUBERT, M.: Zwei Fälle von Erythema chronicum migrans. (Frankf. Dermat. Verein., 22. 10. 1935.) Zbl. Haut- u. Geschl.-Kr. **52**, 486 (1936). — SCHUERMANN, H.: Erythema chronicum migrans. Zbl. Haut- u. Geschl.-Kr. **62**, 338 (1939). — Erythema chronicum migrans nach Befall mit 3 Holzböcken. Hautarzt **4**, 487 (1953). — SELIGMANN: Zit. nach E. HESSE. — SÉZARY: Erythema chronicum migrans de Lipschütz. Ann. Derm. Syph. (Paris) **8**, 48 (1948). — SOLENTE, G.: Über Erythema migrans. In: Nouvelle Pratique Dermatologique, Bd. 7. Paris: Masson & Cie. 1936. Ref. Zbl. Haut- u. Geschl.-Kr. **55**, 191 (1937). — SONCK, C. E.: Erythema Chronicum Migrans im Gesicht bei drei Kindern. Acta derm.-venereol. (Stockh.) **34**, 482 (1954). — SPIER, H. W., u. H. HEGEWALD: Zur funktionellen Histomorphologie der Lymphocytome beim Erythema migrans. (Das basophile Lymphocytom.) Arch. Derm. Syph. (Berl.) **199**, 317 (1955). — STADELMANN, R.: Ein Beitrag zum Krankheitsbild des Erythema chronicum migrans Lipschütz. Inaug.-Diss. Marburg 1934. — STRANDBERG, J.: Regarding an unusual form of migratory erythema caused by tick bites. Acta derm.-venereol. (Uppsala) **1**, 422 (1920). — Erythema chronicum migrans. A. Casuistical contribution. Acta derm.-venereol. (Uppsala) **2**, 266 (1921). — SUTTON, R. L., and R. L. SUTTON jr.: Erythema Chronicum Migrans. In: Diseases of the skin, 10th edit., p. 150. St. Louis: C. V. Mosby Co. 1939.

TETAU, M.: Erythema chronicum migrans de Lipschütz. Ann. Derm. Syph. (Paris), VIII. s. **2**, 376 (1942). — TOURAINE, A., et G. SOLENTE: Distinction nécessaire entre « l'érythème annulaire centrifuge » de Darier et « l'Erythema chronicum migrans » d'Afzelius Lipschütz. Ann. Derm. Syph. (Paris) **5**, 361 (1934).

WIEDMANN, A.: Ein Fall eines Erythema migrans am Augenlid. Zbl. Haut- u. Geschl.-Kr. **76**, 406 (1951).

ZORN, R.: Erythème chronique migrant. Bull. Soc. franç. Derm. Syph. **44**, 237 (1937).

### DI. *Lymphadenosis benigna cutis* (S. 598)

ABRAMOVITZ, C. W.: A case for diagnosis (Sarcoid?). Arch. Derm. Syph. (Chic.) **21**, 341 (1930). — ALLEN, A. C.: Persistent „Insect Bites" (Dermal Eosinophilic Granulomas) Simulating Lymphoblastomas, Histiocytoses, and Squamous Cell Carcinomas. Amer. J. Path. **24**, 367 (1948). — AMBROSETTI, F. E.: Linfocitoma cutaneo benigno. Ref. Zbl. Haut- u. Geschl.-Kr. **80**, 278 (1952). — ARNDT, G.: Lymphadenosis circumscripta. Zbl. Haut- u. Geschl.-Kr. **1**, 13 (1921). — Aleukämische Lymphadenose am rechten Ohrläppchen. Zbl. Haut- u. Geschl.-Kr. **7**, 302 (1923a). — Aleukämische, umschriebene Lymphadenose. (Berliner Dermat. Ges., 13. 3. 1923.) Zbl. Haut- u. Geschl.-Kr. **8**, 377 (1923b). — Lymphadenosis cutis circumscripta facialis. Zbl. Haut- u. Geschl.-Kr. **18**, 650 (1926). — ARNING, E.: Fall von „benignen, lymphocytären Tumoren" am Scrotum eines 7jährigen, sonst ganz gesunden Knaben — Typus Kaufmann-Wolf. Arch. Derm. Syph. (Berl.) **138**, 461 (1922). —

ARZT, L.: Aleukämische Lymphadenose — Tumorform (?). (Wiener Dermat. Ges., 19. 11. 1931.) Zbl. Haut- u. Geschl.-Kr. 41, 36 (1932). — Leukämische Lymphomatose — Tumorform bei 3jährigem Kinde. Zbl. Haut- u. Geschl.-Kr. 49, 586 (1935). — Lymphatische (aleukämische?) Knotenbildung der Mamilla. Zbl. Haut- u. Geschl.-Kr. 55, 182 (1937). — Lymphadenosis cutis benigna Bäfverstedt. Zbl. Haut- u. Geschl.-Kr. 76, 397 (1951a). — Ein Fall eines Lymphocytoms im Gesicht. Zbl. Haut- u. Geschl.-Kr. 76, 406 (1951b). — Lymphadenosis cutis benigna Bäfverstedt. Zbl. Haut- u. Geschl.-Kr. 81, 397 (1952a). — Lymphadenosis cutis benigna Bäfverstedt mit fraglicher lymphatischer Leukämie. Zbl. Haut- u. Geschl.-Kr. 81, 397 (1952b). — Lymphocytom. Zbl. Haut- u. Geschl.-Kr. 81, 399 (1952c).

BÄFVERSTEDT, B.: Fall von Lymphocytoma. Zbl. Haut- u. Geschl.-Kr. 65, 517 (1940). — Über Lymphadenosis Benigna Cutis. Stockholm: P. A. Norstedt & Söner 1943. — Case of Lymphadenosis Benigna Cutis (LABC) Dispersa. Acta derm.-venereol. (Stockh.) 31, 485 (1951). — Lymphadenosis Benigna Cutis as a Symptom of Malignant Tumours. Acta derm.-venereol. (Stockh.) 33, 171 (1953). — BERDE, K. v., u. M. LANG: Über Lymphocytoma miliare cutis. Derm. Wschr. 100, 641 (1935). — BERGGREEN, P.: Lymphocytom (Lymphadenosis circumskripta?). Zbl. Haut- u. Geschl.-Kr. 67, 286 (1941). — BIANCHI, G. E.: Die Penicillinbehandlung der Lymphocytome. Dermatologica (Basel) 100, 270 (1950). — BIBERSTEIN, H.: Lymphocytome. Zbl. Haut- u. Geschl.-Kr. 6, 70 (1923). — Lymphoctome. Zbl. Haut- u. Geschl.-Kr. 12, 132 (1924). — Lymphocytome. Zbl. Haut- u. Geschl.-Kr. 22, 609 (1927). — BLOEDHORN, E.: Lymphknoten im Ohrläppchen (Lymphadenosis circum-cutis circumscripta?). Z. Hals-, Nas. u. Ohrenheilk. 7, 224 (1923/24). — BRANDT, TH.: Heterotopes Lymphom am rechten Ohrläppchen. Zbl. Haut- u. Geschl.-Kr. 40, 589 (1932). — BRUCK, W.: Lymphatische Tumoren des Gesichts und der Augenbindehaut. Zbl. Haut- u. Geschl.-Kr. 8, 325 (1923). — BRÜNAUER, ST. R.: Lymphadenoidosis cutis circumscripta tuberosa faciei et colli. Zbl. Haut- u. Geschl.-Kr. 51, 396 (1935). — BURCKHARDT, J. L.: Zur Frage der Follikel- und Keimzentrenbildung in der Haut. Frankfurt. Z. Path. 6, 352 (1910/11).

CAROL, W. L. L.: Gelocaliseerde chronische outsteking met vorming van nieuw lymphadenoid weefsel. Ned. T. Geneesk 82, 3724 (1938). — Lymphocytoma tumidum faciei. Ref. Zbl. Haut- u. Geschl.-Kr. 64, 672 (1940a). — Lymphocytoma tumidum retro-auriculare. Ref. Zbl. Haut- u. Geschl.-Kr. 64, 672 (1940b). — CAROL, W. L. L., u. J. R. PRAKKEN: Vier Fälle von chronischer, lokalisierter, durch lymphadenoid gebautes Gewebe gekennzeichneter Entzündung (Granuloma lymphadenoides benignum; Lymphadenoidosis; Lymphocytoma). Acta derm.-venereol. (Helsingfors) 20, 147 (1939). — CLAUS, G.: Seltene Geschwulstbildung des Ohrläppchens beim Kinde (Lymphadenosis cutis circumscripta). Z. Hals-, Nas.- u. Ohrenheilk. 35, 212 (1934). — COHN, F.: Lymphocytom am Ohr. Zbl. Haut- u. Geschl.-Kr. 38, 451 (1931).

DANBOLT, N.: Lymphadenosis Benigna Cutis. Acta derm.-venereol. (Stockh.) 32, 469 (1952). — DARIER, J.: Die cutanen und subcutanen Sarkoide. Ihre Beziehungen zum Sarkom, zur Lymphodermie, zur Tuberkulose usw. Mh. prakt. Derm. 50, 419 (1910). — DEGOS, R., G. RABUT, G. GARNIER et J. CARON: Lymphocytome cutané bénin du cuir chevelu. Bull. Soc. franç. Derm. Syph. 57, 99 (1950). — DUPERRAT, B., et R. LONGUEVILLE: Deux cas de lymphocytomes cutanés bénins. Bull. Soc. franç. Derm. Syph. 59, 10 (1952). — DUPONT, A.: Lymphadénie cutanée bénigne. Ref. Zbl. Haut- u. Geschl.-Kr. 77, 321 (1951/52).

ECKHARD, F.: Lymphocytomatosis cutis benigna exanthematica. Zbl. Haut- u. Geschl.-Kr. 78, 407 (1952). — ENDRES, H.-J.: Lymphocytom (Lymphadenosis non follikularis benigna cutis). Zbl. Haut- u. Geschl.-Kr. 88, 350 (1954). — EPSTEIN, ST.: Lymphocytom. Zbl. Haut- u. Geschl.-Kr. 38, 441 (1931). — Lymphocytome der Haut mit Beteiligung der Conjunctiva bulbi. Beitrag zur Pathogenese der Lymphocytome. Arch. Derm. Syph. (Berl.) 173, 181 (1936). — Lymphocytoma Miliare Faciei. Arch. Derm. Syph. (Chic.) 59, 365 (1949).

FENDT, H.: Beiträge zur Kenntnis der sogenannten sarcoiden Geschwülste der Haut. Arch. Derm. Syph. (Wien u. Leipzig) 53, 213 (1900). — FERRARI, A. V.: Quadro clinico e caratteristiche istologiche della cosidetta linfadenosi benigna della cute provocate da punture di una mosca ematofaga, il „Melophagus ovinus linnaeus". Minerva derm. 27, 171 (1952). — FEUERSTEIN: Lymphocytoma scroti bei einem Kind. Derm. Wschr. 130, 1088 (1954). — Öster. Dermat. Ges. am 11. 2. 54. Z. Haut- u. Geschl.-Kr. 18, 278 (1955). — FREUND, H.: Lymphadenosis cutis. Acrodermatitis chronica atrophicans. Derm. Z. 59, 122 (1930). — Lymphatische Leukämie unter dem Bilde einer Acrodermatitis atrophicans. Zbl. Haut- u. Geschl.-Kr. 38, 569 (1931).—Über miliare und großknotige Lymphocytome der Haut. Derm. Wschr. 93, 1189 (1931, II). Ref. Zbl. Haut- u. Geschl.-Kr. 39, 783 (1932). — FRIEBOES, W.: Multiples idiopathisches Lymphosarkoma cutis, Sarkomatosis cutis Spiegler und sarkoide Tumoren. Derm. Z. 24, 257 (1917). — Granuloma multiplex scroti. Derm. Z. 53, 172 (1928).— FUHS, H.: Lymphocytome. Zbl. Haut- u. Geschl.-Kr. 66, 296 (1941a). — Aleukämische Lymphomatose mit spezifischer Tumorbildung. Zbl. Haut- u. Geschl.-Kr. 66, 581 (1941b). — Flächenhafte lymphatische Gewebseinlagerungen in der Gesichtshaut. Derm. Wschr. 114,

281 (1942a). — Lymphatische Knotenbildung des Ohrläppchens bei normalem Blutbefund. Österr. Dermat. Ges. Wien, 17. 10. 1936. Zbl. Haut- u. Geschl.-Kr. 68, 208 (1942b). GERTLER, W.: Lymphadenosis cutis benigna (Bäfverstedt) (2 Fälle). Derm. Wschr. 124, 1104 (1951). — Ausgedehnte miliare Lymphozytome mit Papillarhypertrophie der Axillen. Derm. Wschr. 130, 1015 (1954a). — Zur Morphologie der Lymphadenosis benigna cutis. Derm. Wschr. 130, 1226 (1954b). — Großknotiges Lymphozytom des Ohrläppchens. Derm. Wschr. 131, 185 (1955a). — Kleinknotige Lymphozytome über beiden Schläfen. Derm. Wschr. 131, 185 (1955b). — Multiple knotige Lymphozytome im Bereich atrophischer Hautpartien. Derm. Wschr. 131, 186 (1955c). — Reticulosarkomatöse Umwandlung tumorartiger Lymphocytome. Derm. Wschr. 132, 1035 (1955/IId). — GERTLER, W., u. A. SCHIMPF: Sog. Sarkomatosis cutis im Säuglingsalter. Derm. Wschr. 131, 252 (1955). — GOLDSMITH, W. N.: Case of Lymphocytoma. Brit. J. Derm. 46, 432 (1934). — GOTTRON, H.: Zur Leukämie der Haut. Med. Klin. 33, 373, 404 (1937/I). — Subleukämische lymphatische Leukämie mit plattenartigen und tiefknotigen Infiltraten der Hautdecke. Zbl. Haut- u. Geschl.-Kr. 58, 410 (1938). — GOTTRON, H.-A.: Lymphadenosis cutis circumscripta im Bereich der Mamille bei gleichzeitiger Acrodermatitis chronica atrophicans der Extremitäten. Zbl. Haut- u. Geschl.-Kr. 59, 633 (1938). — Traumatogenes Lymphozytom. Derm. Wschr. 112, 490 (1941). — Traumatisches Lymphozytom: Schlesische Dermat. Ges. Breslau, Sitzg vom 8. 2. 1941. Zbl. Haut- u. Geschl.-Kr. 67, 123 (1941). — Lymphocytome am Penis und Scrotum. Zbl. Haut- u. Geschl.-Kr. 69, 55 (1943). — GRÜNEBERG, TH.: Lymphadenosis cutis benigna (Bäfverstedt). Derm. Wschr. 129, 136 (1954). — GRÜTZ, O.: Lymphocytom (traumatisch?). Derm. Wschr. 129, 198 (1954).

HALLAM, R., and H. R. VICKERS: Two cases of miliary Lymphocytoma or benign lymphadenoid granulome of the skin. Brit. J. Derm. 51, 251 (1939). — HARGREAVES, M. A.: Two cases of Lymphocytoma. Dermatologica (Basel) 99, 220 (1949). — HAUSER, W.: Zur Klinik, Ätiologie und Pathogenese der Akrodermatitis chronica atrophicans. Hautarzt 6, 77 (1955). Ref. Zbl. Haut- u. Geschl.-Kr. 92, 177 (1955). — Zur Kenntnis der Akrodermatitis chronica atrophicans (unter besonderer Berücksichtigung der Veränderungen an den hautnahen Lymphknoten, des Knochenmarkes, der Serumeiweißverhältnisse, sowie der Ätiologie und der Pathogenese). Arch. Derm. Syph. (Berl.) 199, 350 (1955). Ref. Zbl. Haut- u. Geschl.-Kr. 92, 259 (1955). — HELLERSTRÖM, S.: Tumor auriculae dextr. (heterotopisches Lymphoidgewebe). Ref. Zbl. Haut- u. Geschl.-Kr. 61, 334 (1939). — Über Lymphadenosis benigna cutis (Bäfverstedt). Arch. Derm. Syph. (Berl.) 189, 311 (1949). — HELLIER, F. F.: Lymphocytoma of the face. Brit. J. Derm. 51, 260 (1939). — HERZBERG, J.: Retikulosarkomatöse Umwandlung multipler subkutaner Lymphozytome bei Acrodermatitis chronica atrophicans. Derm. Wschr. 125, 422 (1952). — HÖFER, W.: Maligne Thrombopenie nach Lymphadenosis benigna cutis. Z. Haut- u. Geschl.-Kr. 17, 368 (1954). — Lymphadenosis benigna cutis. Arch. klin. exp. Derm. 203, 23 (1956). — HÖFS, W.: Lymphadenoss cutis benigna gigantea. Derm. Wschr. 130, 1017 (1954a). — Lymphadenosis cutis benigna. Derm. Wschr. 130, 1017 (1954b). — HOLTSCHMIDT, J.: Lymphozytom. Derm. Wschr. 127, 34 (1953).

INDERBITZIN, TH.: Disk. zu J.-M. PASCHOUD.

JADASSOHN, J.: Lymphocytom. Arch. Derm. Syph. (Wien u. Leipzig) 82, 297 (1906). — Epitheliom und Lymphocytom. Zbl. Haut- u. Geschl.-Kr. 27, 245 (1928). — JANSEN, L. H.: Granulomatosen noch ungeklärter Natur. Lymphadenosis cutis benigna. Derm. Z. 106, 344 (1953). — JARISCH, A.: Die Hautkrankheiten, S. 889, Wien 1900. Zit. nach B. BÄFVERSTEDT. JESSNER, M., and N. B. KANOF: Lymphocytic infiltration of the skin. (Bronx Dermat. Soc., 19. 2. 1953.) Arch. Derm. Syph. (Chic.) 68, 447 (1953). — JORDAN, P., u. J. HOLTSCHMIDT: Traumatisches Zeckenbiß-Lymphocytom und Erythema chronicum migrans. Hautarzt 2, 397 (1951). — JORDAN, P., u. K. REICHEL: Lymphadenosis benigna cutis (Bäfverstedt). Hautarzt 1, 181 (1950). — JOSEPH, M.: Über Hautsarkomatose. Arch. Derm. Syph. (Wien u. Leipzig) 46, 177 (1898). — Lehrbuch der Haut- und Geschlechtskrankheiten, S. 209. Leipzig 1905. Zit. nach B. BÄFVERSTEDT.

KALKOFF, K. W.: Zur Abgrenzung der Lymphadenosis non follicularis benigna cutis von Hautmanifestationen der chronischen Lymphadenose. Derm. Wschr. 126, 1146 (1952). — Lymphadenosis benigna cutis BÄFVERSTEDT (non follicularis). Derm. Wschr. 129, 81 (1954a). Lymphadenosis benigna cutis Bäfverstedt (follicularis). Zbl. Haut- u. Geschl.-Kr. 87, 292 (1954b). — Lymphadenosis benigna cutis Bäfverstedt (follicularis). Derm. Wschr. 129, 82 (1954c). — KARRENBERG, C. L.: Lymphocytome der Gesichtshaut. Zbl. Haut- u. Geschl.-Kr. 39, 27 (1932). — KAUFMANN-WOLF, M.: Über gutartige lymphocytäre Neubildungen der Skrotalhaut des Kindes. Arch. Derm. Syph. (Berl.) 130, 425 (1921). — KEINING, E.: Besondere Vorkommnisse bei leukämischen Erkrankungen der Haut. Arch. Derm. Syph. (Berl.) 189, 303 (1949). — KETRON: Tumors (Lymphoid) of the neck. Arch. Derm. Syph. (Berl.) 16, 653 (1927). — KLABER, R.: Lymphocytoma miliare faciei. Brit. J. Derm. 51, 94 (1939). — KOCHS, A. G.: Lymphadenosis benigna cutis. (Kasuistik in Bildern.) Derm.

Wschr. 128, 944 (1953). — KÖNIGSTEIN, H.: Über eine bisher unbeachtete Knötchenerkrankung der Gesichtshaut. Wien. klin. Wschr. 41, 655 (1928). — Knötchenerkrankung der Gesichtshaut (adenoide Einlagerungen). Zbl. Haut- u. Geschl.-Kr. 28, 19 (1929). — Lymphocytom der Scrotalhaut. Zbl. Haut- u. Geschl.-Kr. 37, 35 (1931). — KONRAD, J.: Knotenförmige aleukämische Lymphadenose der Nasenspitze (lokalisiertes Lymphocytom). Zbl. Haut- u. Geschl.-Kr. 68, 146 (1942). — KREIBICH, K.: Lehrbuch der Hautkrankheiten, S. 406. Wien 1904. Zit. nach B. BÄFVERSTEDT. — KREN, O.: Lymphatische Knotenbildung des Ohrläppchens bei normalem Blutbefund. (Österr. Dermat. Ges., 15. 10. 1936.) Derm. Wschr. 104, 526 (1937). — Flächenhafte lymphatische Gewebseinlagerung in der Gesichtshaut. Wien. Dermat. Ges. Sitzg vom 30. 10. 1941. Zbl. Haut- u. Geschl.-Kr. 55, 613 (1937). — KUSKE, H.: Lymphocytom des Ohrläppchens. Dermatologica (Basel) 110, 60 (1955). — KYRLE, P.: Über einen Fall von benignem lenticulärem Lymphom (Lymphocytom) der Gesichtshaut. Arch. Derm. Syph. (Berl.) 179, 703 (1939).

LANDES, E.: Lymphadenosis cutis mit wahrscheinlichem Übergang zu Retothelsarkom und Acrodermatitis chronica atrophicans Herxheimer. Derm. Wschr. 126, 1058 (1952). — LANG, E.: Lehrbuch der Hautkrankheiten, S. 621. Wiesbaden 1902. Zit. nach B. BÄFVERSTEDT. — LEWIS, G. M.: Is Spiegler-Fendt Sarcoid a clinical or histologic entity? Arch. Derm. Syph. (Chic.) 31, 67 (1935). — LINSER, K.: Lymphadenosis cutis non follicularis. Derm. Wschr. 129, 481 (1954a). — Intrazikatrizielle Lymphadenosis benigna cutis. Derm. Wschr. 129, 481 (1954b). — Lymphadenosis cutis non follicularis. Zbl. Haut- u. Geschl.-Kr. 89, 365 (1954c). — LIPSCHÜTZ, B.: Untersuchungen über nicht venerische Gewebeveränderungen am äußeren Genitale des Weibes. Arch. Derm. Syph. (Berl.) 128, 261 (1920). — LOVEMAN, A. B., and M. T. FLIEGELMAN: Lymphocytoma cutis. Arch. Derm. Syph. (Chic.) 63, 169 (1951).

MARCHIONINI, A.: Disk.-Bem. zu H. KUSKE, J.-M. PASCHOUD u. W. SOLTERMANN, Demonstrationen. Dermatologica (Basel) 114, 303 (1957). — MASSHOFF, W.: Zit. nach H. W. SPIER u. H. HEGEWALD. — MATRAS, A.: Lymphatische Knötcheneinlagerungen in der Gesichtshaut. Ref. Zbl. Haut- u. Geschl.-Kr. 33, 674 (1930a). — Lymphatische Knötcheneinlagerungen in der Gesichtshaut. Abheilung durch Röntgenbestrahlung. Zbl. Haut- u. Geschl.-Kr. 34, 25 (1930b). — Über lymphatische Knötcheneinlagerungen (Lymphocytome) in der Gesichtshaut. Arch. Derm. Syph. (Berl.) 161, 520 (1930c). — Knotenförmiges „Lymphocytom" der Gesichtshaut. Derm. Wschr. 101, 1220 (1935). — „Lymphocytome" in atrophischer Haut. Wien. klin. Wschr. 61, 901 (1949). — Lymphatisch, leukämische Tumorbildungen der Haut. Derm. Wschr. 128, 1010 (1953a). — Acrodermatitis atrophicans und lymphatische Tumorbildung der Haut. Diabetes mellitus. Derm. Wschr. 128, 1010 (1953b). — Tumorförmige Lymphocytombildung in atrophischer Haut. Hautarzt 4, 85 (1953e). — Lymphocytoma mamillae. Zbl. Haut- u. Geschl.-Kr. 85, 247 (1953d). — Ein weiterer Beitrag zu den „Lymphocytomen" in atrophischer Haut. Wien. klin. Wschr. 65, 20, 419 (1953c). — Lymphadenosis benigna cutis. Derm. Wschr. 130, 1089 (1954). — Tumorartige Lymphocytome in atrophischer Haut. Arch. Derm. Syph. (Berl.) 200, 526 (1955a). — Lymphozytoma, Akrodermatitis atrophicans. Derm. Wschr. 131, 602 (1955, Ib). Großknotige Lymphozytome bei Akrodermatitis atrophicans et sclerodermiformis. Derm. Wschr. 132, 876 (1955, IIc). — MEMMESHEIMER, A.: Lymphadenosis cutis. Z. Haut- u. Geschl.-Kr. 14, 367 (1953). — MESTDAGH, CH.: Lymphocytomes cutanés bénins. Ref. Zbl. Haut- u. Geschl.-Kr. 97, 345 (1957). — MEYER-ROHN, J.: Lymphoretikuläres Infiltrat und Acrodermatitis atrophicans Herxheimer. Derm. Wschr. 129, 525 (1954). — MEZZADRA, G.: Il linfocitoma. Studio anatom-clinico. Ref. Zbl. Haut- u. Geschl.-Kr. 79, 151 (1952). — MIESCHER, G.: Le granulome lymphadénoide de la peau (lymphocytome). Bull. Soc. franç. Derm. Syph. 44, 1254 (1937). — Erfolge der Penicillinbehandlung bei Acrodermatitis atrophicans und bei Lymphocytom. Schweiz. med. Wschr. 79, 1249 (1949, II). — Lymphozytombildung bei Reaktivierung eines Pigmentnaevus. Dermatologica (Basel) 113, 304 (1956). — MOPPER, C., and J. R. ROGIN: Benign solitary lymphocytoma. Report of three cases. (Dep. of Dermat.; Wayne, Univ. Med. School, Detroit.) Arch. Derm. Syph. (Chic.) 63, 184 (1951). — MULZER, P., u. E. KEINING: Über miliare Lymphozytome der Haut. Derm. Wschr. 88, 293 (1929, I).

NUTTAL, G. H., and C. WARBURTON: Ticks. A. Monograph of the Ixodoidea. Cambridge: Cambridge University Press 1911.

OTA, M., u. J. YAMAZAKI: Ein Fall von Lymphocytom. Jap. J. Derm. 47, 117 (1940).

PASCHOUD, J.-M.: Lymphocytom des rechten Ohrläppchens. Dermatologica (Basel) 108, 434 (1954a). — Lymphocytom nach Zeckenbiß. Dermatologica (Basel) 108, 435 (1954b). — Die Lymphadenosis benigna cutis als übertragbare Infektionskrankheit. Hautarzt 8, 197 (1957); 9, 153, 263, 311 (1958). — POLLAND, R.: Über sarkomartige Hauttumoren. Arch. Derm. Syph. (Wien u. Leipzig) 104, 69 (1910). — Sarcomatosis cutis (Spiegler). Arch. Derm. Syph. (Wien u. Leipzig) 111, 3 (1912). — POWELL, G. D., P. R. PEARSALL and J. E. M.

Wigley: Calciferol on the treatment of cutaneous tuberculosis. Brit. J. med. J. **1948**, No 4547, 386. Ref. Zbl. Haut- u. Geschl.-Kr. **72**, 423 (1949).

Ramos-e-Silva, J.: Granuloma linfadenoide benigno de la piel (linfocitoma). Ref. Zbl. Haut- u. Geschl.-Kr. **78**, 173 (1952). — Riehl jr., G.: Spezifisch-lymphatische Tumorbildung des Ohrläppchens. Zbl. Haut- u. Geschl.-Kr. **69**, 588 (1943).

Schirren, H. G.: Disk. zu J. M. Paschoud: Das Lymphozytom als übertragbare Erkrankung der Haut. Dermatologica (Basel) **114**, 169 (1957). — Schnitzer, A.: Disk. zu J.-M. Paschoud. — Schnyder, U. W.: Disk. zu J. M. Paschoud. — Schreus, H. Th., u. W. Gahlen: Lymphocytom. Hautarzt **2**, 45 (1951). — Schuermann, H.: Lymphadenosis benigna cutis (ohne Zusammenhang mit einer Akrodermatitis chronica atrophicans oder mit Insektenstichen), im Bereich der linken Mamma mit Vergrößerungen der regionalen Lymphknoten. (Südwestdtsch. Dermat. Verein., 25./26. 10. 1952, Würzburg.) Hautarzt **4**, 487 (1953). — Ref. Derm. Wschr. **128**, 911/12 (1953a). — Ref. Zbl. Haut- u. Geschl.-Kr. **86**, 95 (1954/54a). — Lymphadenosis benigna cutis (an beiden Beinen), Acrodermatitis chronica atrophicans (an den Armen) nach wiederholtem Holzbockbefall. (Südwestdtsch. Dermat. Verein., 25./26. 10. 1952, Würzburg.) Hautarzt **4**, 487 (1953d). — Ref. Derm. Wschr. **128**, 912 (1953e). Ref. Zbl. Haut- u. Geschl.-Kr. **86**, 95 (1953/54c). — Lymphadenosis benigna cutis (mit 17jähr. Bestandsdauer. Unter 9 Mill. E. Penicillin praktisch abgeheilt). (Südwestdtsch. Dermat. Verein., 25./26. 10. 1952, Würzburg.) Hautarzt **4**, 487 (1953d). — Ref. Derm. Wschr. **128**, 912 (1953e). Ref. Zbl. Haut- u. Geschl.-Kr. **86**, 95 (1953/54c). — Schwank, R.: Lymphocytoma in acrodermatitis Atrophicans. Ref. Zbl. Haut- u. Geschl.-Kr. **94**, 343 (1956). — Simons, R. D. G. Ph.: Lymphocytoma nasi. Ref. Zbl. Haut- u. Geschl.-Kr. **56**, 250 (1937). — Spiegler, E.: Über die sogenannte Sarcomatosis cutis. Arch. Derm. Syph. (Wien u. Leipzig) **27**, 163 (1894). — Spier, H. W., u. H. Hegewald: Zur funktionellen Histomorphologie der Lymphocytome beim Erythema migrans (Das basophile Lymphocytom). Arch. Derm. Syph. (Berl.) **199**, 317 (1955). — Spitzer, E.: Lymphocytome. Zbl. Haut- u. Geschl.-Kr. **22**, 604 (1927). — Sutton, R. L.: Sarkoide Tumoren der Haut. Derm. Wschr. **58**, 537 (1914). — Szodoray, L.: Epithelioma und Lymphocytoma. Zbl. Haut- u. Geschl.-Kr. **60**, 474 (1938).

Thies, W.: Beitrag zur Kenntnis der miliaren Lymphocytome. Hautarzt **6**, 32 (1955). — Totze, R.: Beiträge zur Sinnesphysiologie der Zecken. Phil. Diss., Rostock 1933.

Vosbein, E. B.: Case for diagnosis — benign lymphocytoma. (Dän. Dermat. Ges., 6. 5. 1942.) Acta derm.-venereol. (Stockh.) **24**, 184 (1944).

Weise, F.: Lymphocytom? Zbl. Haut- u. Geschl.-Kr. **25**, 400 (1928). — Weyhbrecht, H.: Traumatogenes Lymphocytom des linken Ohrläppchens. Derm. Wschr. **125**, 369 (1952). Wiener, C.: Lymphocytom. Zbl. Haut- u. Geschl.-Kr. **38**, 448 (1931). — Winer, L. H., and E. A. Strakosch: Tick bites — dermacentor variabilis (Say). J. invest. Derm. **4**, 249 (1941). — Winkler, M.: Mikroskopische Präparate einer Pseudoleukämie der Haut. Schweiz. med. Wschr. **52**, 568 (1922). — Wise, F.: Disseminated miliary Lymphocytoma of the face and neck. Arch. Derm. Syph. (Chic.) **39**, 749 (1939). — Localized Lymphocytoma. Arch. Derm. Syph. (Chic.) **46**, 170 (1942).

Yamazaki, J., u. I. Nakano: Ein Fall von Lymphocytoma humidum faciei. Ref. Zbl. Haut- u. Geschl.-Kr. **67**, 551 (1941).

Zeisler, E. P.: Case for diagnosis (Localized leukemia of the skin?). Arch. Derm. Syph. (Chic.) **33**, 590 (1936). — Zeisler, E. P., and M. R. Caro: Lymphatic Leukemia of the skin. Arch. Derm. Syph. (Chic.) **26**, 522 (1932). — Zorno, J. F., u. L. I. Vasileva: Über die sog. Lymphocytome der Haut. Zbl. Haut- u. Geschl.-Kr. **82**, 296 (1953).

# Namenverzeichnis

Die *kursiv* gesetzten Seitenzahlen beziehen sich auf die Literatur

Aaronson, L. D. s. Pillsbury, D. M. 132, *170*

Abaracon, D. s. Szyfres, B. *473*

Abbot, I. D. s. Sheat, P. H. A. 255, *261*

Abel 207

Abell, E. s. Huddleson, I. E. *460*

Abraham s. Braude, A. J. 445

Abramovitz, C. W. 604, *625*

Abramson, A. W., u. B. Flacks 149, *172*

Abulafia, J. s. Grayeb, H. J. 577, *619*

Acanfora, G. *337*

Ackermann, G. 445, *449*

Acton, H. W., u. L. E. Napier 275, *337*

Adam, W., W. Nikolowski u. R. Wiehl *167*

— s. Korting, G. W. 182, 186, 187, 188, 190, *197, 198*

Adams, C. W. *402*

Adamson, H. G. 89, 97, *158, 160*

Adler, S. 267, 271, *337*

— u. M. Ber 268, 281, *337*, 364

— u. O. Theodor 268, 281, 283, *337*

Afzelius, A. 584, 585, 586, 595, *623*

Agius, E. 426, 448, *449*

Aguirre Pequeño, E. 501, 503, 507, 514, *515, 516, 517, 518*

— u. R. Gonzalez *516*

Ahringsmann, H. *449*

Aichelburg, U. *449*

Aisu, T., u. T. Ishibashi 118, *166*

Aizenstein, D. M. 120, *166*

Ajello, L. 437, *449*

Akijew, A. K. *449*

Akima, P. 577, *617*

Akima, T. 577, *617*

Akravi, F. 542, 546, *554*

— u. Rahim 542

Akrawi 577, 591

Alarcon, Carlos s. Convit, J. *372*

Alarcon, C. J. s. Convit, J. 343, *372*

Albertini, A. v., u. W. Lieberherr 431, 441, 442, *449*

— s. Löffler, W. 440, 441, 442, *464*

Alberts s. Prier 255

Albrecht, W. A. s. Pottenger, F. M. *468*

Alderson s. Way 598

Aleixo, J. 354, *371*

— u. T. A. Furtado 368, *371*

Aleksejenko, M. I. *449*

Alessandrini, A. *449*

Alessi, E. de 46, *69*

Alexander, E. R. s. Irgang, S. 102, *163*

Alférez-Lirola, J. 336, *337*

Alford, H. I. jr. s. Calhoun, E. L. *403*

Alg, E. L. s. Philips, G. B. *467*

Alibekov, S. 585, *623*

Alida, K. s. Le Bussy, Jv. 30, *74*

Alivistos, G. P. 414, *449*

Aljawdin, A. 563, *617*

Allemann, O., u. F. Ludwig 38, *69*

Allen, A. C. 255, *259*, 599, 613, 614, *625*

Allison, I. s. Pottenger, F. M. *468*

Allison, V. D., u. B. C. Hobbs 98, 99, *160*

Almeida Cardoso, R. A. s. Magarinos Torres, C. *375*

Almeida, M. A. de *371*

Almeida, T. R. *371*

Alquite 439

Alram, D. s. Chaptal, J. 99, *161*

Altenberg, R. s. Braun, W. 413, *451*

Altenbern, R. A., H. S. Ginoza u. D. R. Williams 413, *449*

— D. R. Williams, J. M. Kelsch u. W. L. Mauzy *449*

Althoff, H., u. B. Rating *449*

Altmann, K., u. H. Martin 477, 478, 489, *495*

Alton, G. s. Renoux, G. *468*

Alton, G. G. s. Jones, L. M. *461*

Alvarez Bravo, A., u. M. Gonzales Ramos 41, *70*

Alvarez, G. 201, 222, 223, *229*

Alvarez, R. R. de s. Hodges, R. M. 181, *198*

Amaral, A. D. F. 357, *371*

Amaral Rogick, F. *449*

Amarasinghe, A. s. Renoux, G. *468*

Amati, M. 277, 320, *337*

Ambrosetti, F. E. 608, *625*

Ambrosioni, P., A. Giberti, R. Ponzoni u. V. Spampinato 222, *229*

Amerault, T. E. s. Goode, E. R. *457*

Ameriso, J. 149, *172*

Amorati, A., L. Rasponi u. L. Roversi 286, *337*

Amorosi, D. s. Bruno, R. 274, 278, *338*

Amoss, H. L., u. M. A. Poston 445, *449*

— s. Leavell, H. R. *463*

Amsbacher, S. s. Pulaski, N. E. 447, *468*

Amsler, A., A. Brückner, A. Franceschetti, H. Goldmann u. E. B. Streif 33, *70*

Amsler, M., u. F. Verrey *449*

Ancona Lopez, A. *372*

Anders, W. 423, 424, 425, 428, 429, 443, *449*

Andersen, F. M. *449*

Andersen, K. 176, *197*

Anderson, Ch. *402*

Anderson, D. s. Magoffin, R. 446, *464*

Anderson, I. S. 207, 212, 214, 218, 219, *229*

Anderson, J. S., F. C. Happold, J. W. McLeod u. J. G. Thomson 218, *229*

Anderson, N. P., u. M. Stout 108, *162*

Anderson, R. E. s. Gary, N. D. *457*

Anderson, Th. 117, *166*

Anderson, T. F. s. Mudd, S. *498*

Andrade, C. *372*

Andre, H. 37, *70*

Andreades, D. s. Photinos, G. 576, *622*

Andrén, G. 445, *449*

Andrews, F. N. s. Hillaert, E. L. *459*

Anfimov, V., u. M. Mironenko *617*

Angle, F. E. *449*

Anina-Radcenko, N. D. 437, *449*

Annbyrn s. McCullough, N. B. 428

# Sachverzeichnis

43